Verschiedene **Bildtypen**:
- Realitätsnahe und detailgetreue anatomische Illustrationen für vertiefende Einblicke
- Schemazeichnungen für funktionelle Zusammenhänge
- Fotos zur Oberflächenanatomie
- Orientierungsskizzen
- Aufnahmen aus Bildgebenden Verfahren

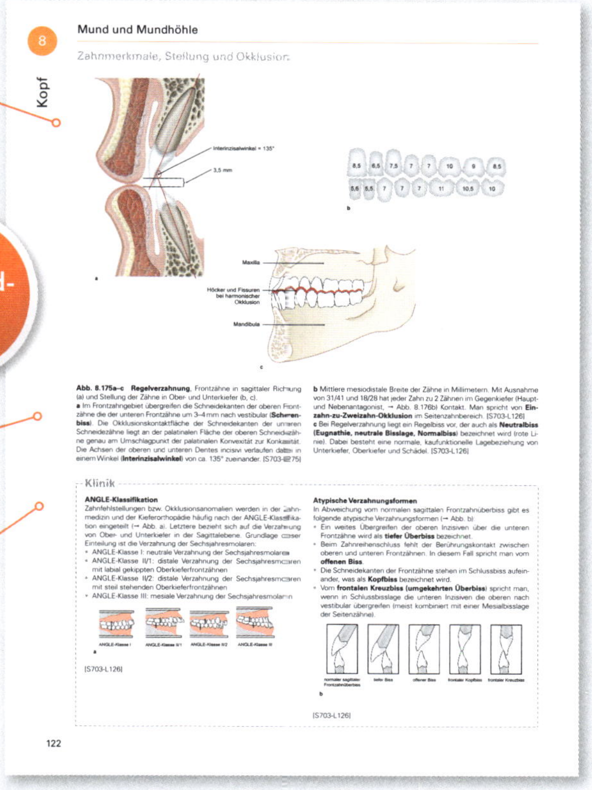


**Die Abbildungen**

**Ausführliche Bildlegenden** erklären die wichtigsten Strukturen und die topographischen Zusammenhänge.

Der **bebilderte Klinikkasten** zeigt die erkrankte Struktur. So verankert sich das Gelernte im Gedächtnis.

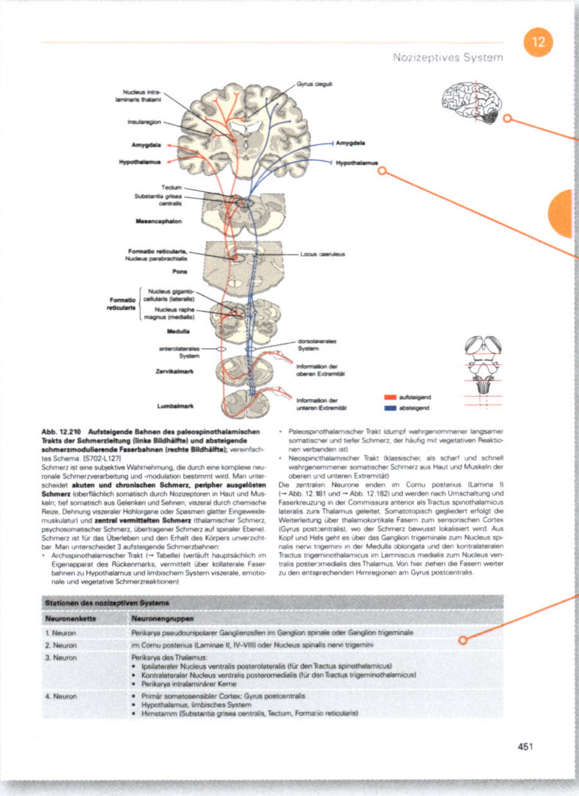


**Orientierungsskizzen** zeigen auf einen Blick den Ausschnitt der anatomischen Abbildung.

Lerntipp: Wichtige Strukturen sind **fett** hervorgehoben.

**Tabellen** bringen Zusammenhänge auf den Punkt.

**Beispielfragen aus der Prüfung**

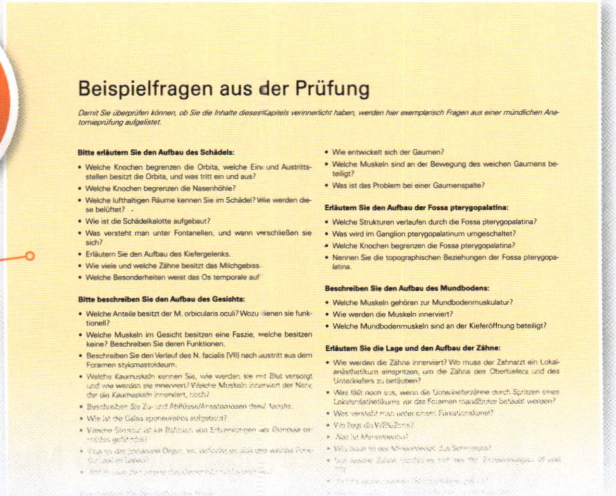


Fragen aus einer **mündlichen Anatomieprüfung** stehen exemplarisch zur Wissensüberprüfung am Kapitelende.

Friedrich Paulsen, Peter Proff, Jens Waschke (Hrsg.)

# Sobotta

## Atlas der Anatomie – Zahnmedizin

**Kopf, Hals und Neuroanatomie**

1. Auflage

ELSEVIER

Elsevier GmbH, Bernhard-Wicki-Str. 5, 80636 München, Deutschland
Wir freuen uns über Ihr Feedback und Ihre Anregungen an:
kundendienst@elsevier.com

ISBN 978-3-437-44121-9



**Wichtiger Hinweis für den Benutzer**
Die medizinischen Wissenschaften unterliegen einem sehr schnellen Wissenszuwachs. Der stetige Wandel von Methoden, Wirkstoffen und Erkenntnissen ist allen an diesem Werk Beteiligten bewusst. Sowohl der Verlag als auch die Autorinnen und Autoren und alle, die an der Entstehung dieses Werkes beteiligt waren, haben große Sorgfalt darauf verwandt, dass die Angaben zu Methoden, Anweisungen, Produkten, Anwendungen oder Konzepten dem aktuellen Wissensstand zum Zeitpunkt der Fertigstellung des Werkes entsprechen.
Der Verlag kann jedoch keine Gewähr für Angaben zu Dosierung und Applikationsformen übernehmen. Es sollte stets eine unabhängige und sorgfältige Überprüfung von Diagnosen und Arzneimitteldosierungen sowie möglicher Kontraindikationen erfolgen. Jede Dosierung oder Applikation liegt in der Verantwortung der Anwenderin oder des Anwenders. Die Elsevier GmbH, die Autorinnen und Autoren und alle, die an der Entstehung des Werkes mitgewirkt haben, können keinerlei Haftung in Bezug auf jegliche Verletzung und/oder Schäden an Personen oder Eigentum, im Rahmen von Produkthaftung, Fahrlässigkeit oder anderweitig übernehmen.

**Bibliografische Information der Deutschen Nationalbibliothek**
Die Deutsche Nationalbibliothek verzeichnet diese Publikation in der Deutschen Nationalbibliografie; detaillierte bibliografische Daten sind im Internet über https://www.dnb.de abrufbar.

24 25 26 27 28 5 4 3 2 1



In ihren Veröffentlichungen verfolgt die Elsevier GmbH das Ziel, genderneutrale Formulierungen für Personengruppen zu verwenden. Um jedoch den Textfluss nicht zu stören sowie die gestalterische Freiheit nicht einzuschränken, wurden bisweilen Kompromisse eingegangen. Selbstverständlich sind **immer alle Geschlechter** gemeint.

Planung: Sonja Frankl
Projektmanagement: Dr. Andrea Beilmann, Christine Kosel
Redaktion: Martin Kortenhaus, Senden
Rechteklärung: Andrea Ispan
Herstellung: Dr. Andrea Beilmann, Christine Kosel
Layout: Nicola Kerber, Olching
Satz: abavo GmbH, Buchloe
Druck und Bindung: Drukarnia Dimograf Sp. z o. o., Bielsko-Biała, Polen
Umschlaggestaltung: SpieszDesign, Neu-Ulm; in Anlehnung an das Reihenkonzept von Stefan Hilden, hilden_design, München

Aktuelle Informationen finden Sie im Internet unter **www.elsevier.de**

Der Begründer dieses Atlaswerkes, Professor Dr. med. Johannes Sobotta †, war zuletzt o. ö. Professor der Anatomie und Direktor des Anatomischen Instituts der Universität Bonn.

**Deutsche Ausgaben für Humanmedizin mit Erscheinungsjahr:**
1. Auflage: 1904–1907 J. F. Lehmanns Verlag, München
2.–11. Auflage: 1913–1944 J. F. Lehmanns Verlag, München
12. Auflage: 1948 und folgende Auflagen
Urban & Schwarzenberg, München
13. Auflage: 1953, Hrsg. H. Becher
14. Auflage: 1956, Hrsg. H. Becher
15. Auflage: 1957, Hrsg. H. Becher
16. Auflage: 1967, Hrsg. H. Becher
17. Auflage: 1972, Hrsg. H. Ferner und J. Staubesand
18. Auflage: 1982, Hrsg. H. Ferner und J. Staubesand
19. Auflage: 1988, Hrsg. J. Staubesand
20. Auflage: 1993, Hrsg. R. Putz und R. Pabst
Urban & Schwarzenberg, München
21. Auflage: 2000, Hrsg. R. Putz und R. Pabst
Urban & Fischer, München
22. Auflage: 2006, Hrsg. R. Putz und R. Pabst
Urban & Fischer, München
23. Auflage: 2010, Hrsg. F. Paulsen und J. Waschke
Urban & Fischer, Elsevier, München
24. Auflage: 2017, Hrsg. F. Paulsen und J. Waschke
Urban & Fischer, Elsevier, München
25. Auflage: 2022, Hrsg. F. Paulsen und J. Waschke
Urban & Fischer, Elsevier, München

**Dem vorliegenden Band Zahnmedizin liegt die 25. Auflage, Band 3, des Sobotta Atlas zugrunde.**

## Prof. Dr. med. Dr. h.c. mult. Friedrich Paulsen

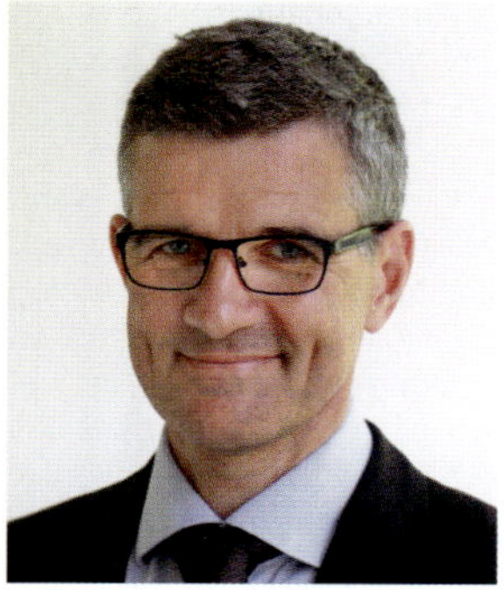

Friedrich Paulsen (geb. 1965 in Kiel) absolvierte nach dem Abitur in Braunschweig zunächst eine Ausbildung als Krankenpfleger. Anschließend studierte er Humanmedizin an der Christian-Albrechts-Universität Kiel (CAU). Nach dem AiP an der Uniklinik für Mund-, Kiefer- und Gesichtschirurgie und einer Zeit als Assistenzarzt in der Universitäts-HNO-Klinik erhielt er 1998 eine Assistentenstelle am Anatomischen Institut der CAU, wo er sich 2001 für das Fach Anatomie bei Prof. Dr. med. Bernhard Tillmann habilitierte. 2002 und 2003 verbrachte er mehrmonatige Forschungsaufenthalte am Department of Ophthalmology, Unversity of Bristol, UK. 2003 folgten Rufe auf C3-Professuren für Anatomie an die LMU München und die MLU Halle-Wittenberg. In Halle gründete er ein Weiterbildungszentrum für Klinische Anatomie. Es folgten Rufe auf Ordinariate an die Universitäten des Saarlands, Tübingen und Wien sowie an die Friedrich-Alexander-Universität Erlangen-Nürnberg (FAU), wo er seit 2010 Professor für Anatomie und Institutsdirektor ist. Von 2016 bis 2022 war er erst Vizepräsident für Lehre und dann Vizepräsident People und damit Teil der Universitätsleitung der FAU. Seit 2006 ist er Herausgeber der Zeitschrift Annals of Anatomy und seit 2014 Mitglied der Sachverständigenkommission des IMPP.
Friedrich Paulsen ist Ehrenmitglied der Anatomical Society (Great Britain and Ireland) sowie der Societatea Anatomistilor (Rumänien). Seit 2006 ist er Schriftführer der Anatomischen Gesellschaft, war von 2009 bis 2019 Generalsekretär der International Federation of Associations of Anatomy (IFAA), dem internationalen Dachverband der Anatom*innen, und von 2021 bis 2023 Präsident der European Federation of Experimental Morphology (EFEM), dem Dachverband der europäischen Anatom*innen. Von 2018 bis 2022 war er Gastprofessor am Department of Topographic Anatomy and Operative Surgery der Sechenov-University (Moskau/Russland) sowie Visiting Professor an der Wroclaw Medical University (Breslau/Polen) und der Khon-Kaen University (Khon-Kaen/Thailand). Er hat zahlreiche Wissenschaftspreise erhalten, unter anderem den Dr. Gerhard Mann SICCA-Forschungspreis, den SICCA-Forschungspreis des Berufsverbands der Augenärzte Deutschlands, den Goldenen Löwen der Deutschen Ophthalmochirurgen und die Commemorative Medal der Comenius-Universität Bratislava, sowie mehrere Preise für ausgezeichnete Lehre. 2022 erhielt der die Ehrendoktorwürde der Carol-Davila-Universität Bukarest und 2023 die Ehrendoktorwürde der Grigore T. Popa Universität, Iași, Rumänien.
Seine Forschungsschwerpunkte sind die Immunologie der Augenoberfläche, das Tränensystem sowie das trockene Auge.

## Prof. Dr. med. Dr. med. dent. Peter Proff

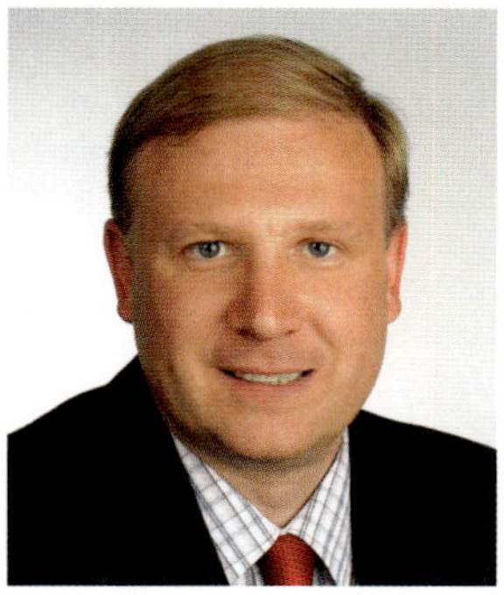

Peter Proff (geb. 1971 in Würzburg) studierte Medizin und Zahnmedizin an der Johann-Wolfgang-Goethe-Universität Frankfurt am Main sowie an der Julius-Maximilians-Universität Würzburg. Er wurde 1999 zum Dr. med. sowie 2004 zum Dr. med. dent. promoviert. Er war zunächst als wissenschaftlicher Angestellter an der Klinik und Poliklinik für Herz-, Thorax und thorakale Gefäßchirurgie der Universität Würzburg tätig und danach als wissenschaftlicher Angestellter und Oberarzt an der Poliklinik für Kieferorthopädie der Ernst-Moritz-Arndt-Universität Greifswald, wo er sich 2007 zum Thema „The orofacial system, development, structures and growth in terms of orthodontic treatment options" im Fach Zahn-, Mund- und Kieferheilkunde, insbesondere Kieferorthopädie, habilitierte. 2009 wurde Peter Proff auf den Lehrstuhl für Kieferorthopädie der Universität Regensburg berufen und ist seitdem Direktor der Poliklinik für Kieferorthopädie. Seit 2013 ist er Studiendekan für Zahnheilkunde, von 2014 bis 2019 war er parallel auch Prodekan und Vorsitzender der Habilitationskommission der Medizinischen Fakultät der Universität Regensburg.
Bei der Erstellung des Nationalen Kompetenzbasierten Lernzielkatalogs Zahnmedizin (NKLZ) war er als Sprecher eines Arbeitspakets beteiligt. Seit 2015 ist er Vorsitzender des Prüfungsausschusses für die Fachzahnarztprüfung im Fach Kieferorthopädie der Bayerischen Landeszahnärztekammer und seit 2021 Obergutachter der Kassenzahnärztlichen Bundesvereinigung (KZBV) im Fach Kieferorthopädie. Von 2014 bis 2019 war Peter Proff Vorstandsmitglied der Bayerischen Landeszahnärztekammer (BLZK) als Vertreter der Kliniken für Zahn-, Mund- und Kieferheilkunde der Bayerischen Universitäten. 2019 war er Tagungspräsident der 92. Jahrestagung der Deutschen Gesellschaft für Kieferorthopädie (DGKFO) in Nürnberg. Er ist seit 2021 Präsident der Deutschen Gesellschaft für Kieferorthopädie (DGKFO) und seit 2022 Präsident elect der Deutschen Gesellschaft für Zahn-, Mund- und Kieferheilkunde (DGZMK), der Dachorganisation aller zahnmedizinischen Fachgesellschaften in Deutschland mit über 25 000 Mitgliedern. Peter Proff ist Gutachter und Editor für zahlreiche zahnmedizinische wissenschaftliche Fachzeitschriften, Autor/Coautor von rund 250 Publikationen und hat diverse Preise und Auszeichnungen erhalten.
Schwerpunkte seiner Forschung sind Wachstum und Entwicklung im kraniofazialen Bereich und die Mechanotransduktion bei einer kieferorthopädischen Zahnbewegung.

## Prof. Dr. med. Jens Waschke

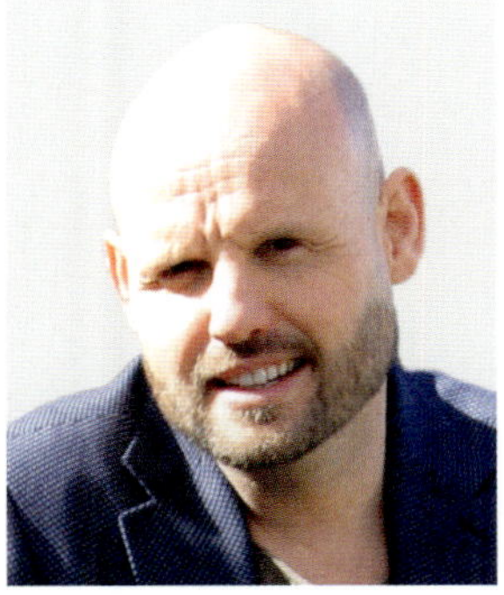

Jens Waschke (geb. 1974 in Bayreuth) hat an der Universität Würzburg Medizin studiert und 2000 in der Anatomie promoviert. Nach dem AiP in der Anatomie und der Inneren Medizin habilitierte er sich 2007 für das Fach Anatomie und Zellbiologie. Zwischen 2003 und 2004 verbrachte er einen neunmonatigen Forschungsaufenthalt in der Physiologie an der University of California in Davis. Von 2008 an war er Inhaber des neu gegründeten Lehrstuhl III an der Universität Würzburg, bevor er an die Ludwig-Maximilians-Universität in München berufen wurde. Dort leitet er seit 2011 an der Anatomischen Anstalt den Lehrstuhl I. Weitere Rufe nach Wien (MUW) und Hannover (MHH) lehnte er ab. Im Jahr 2018 wurde Jens Waschke zum Präsidenten der Anatomischen Gesellschaft gewählt und war bis 2022 Mitglied in deren Vorstand. Daneben ist er Gründungs-Ehrenmitglied der Anatomischen Gesellschaft von Äthiopien und Mitglied der Sachverständigenkommission des IMPP.
Im Jahr 2019 veröffentlichte Jens Waschke das Buch „Mensch – einfach genial", um die Anatomie für eine breite Leserschaft verständlich zu erklären. Im Jahr 2021 erschien sein erster Anatomie-Krimi „Einbein".
In seiner Forschung untersucht Jens Waschke die Mechanismen, die die Haftung zwischen Zellen kontrollieren, um neue Therapieansätze für die blasenbildende Hauterkrankung Pemphigus, die arrhythmogene Kardiomyopathie und Morbus Crohn zu identifizieren.

# Vorwort

Nach vielen Jahren Planung ist zum Wintersemester 2021/2022 die neue zahnärztliche Approbationsordnung (ZApprO) eingeführt worden. Oberstes Ausbildungsziel ist danach die Vermittlung von Kenntnissen, Fähigkeiten und Fertigkeiten, die für die zahnmedizinische Versorgung der Bevölkerung zentral sind. Die neue ZApprO konkretisiert und erweitert die Ausbildungsziele für das Studium der Zahnmedizin. Außer der wissenschaftlichen und praktischen Ausbildung sollen die eigenverantwortliche und selbstständige Ausübung der Zahnheilkunde und die Befähigung zur Weiterbildung und Fortbildung ebenfalls Ausbildungsziele sein. Insbesondere soll die theoretische Ausbildung entsprechend §3 der neuen ZApprO auch fächerübergreifendes Denken fördern und dabei theoretisches mit klinischem Wissen koppeln.

Die neue ZApprO haben wir zum Anlass genommen, den Kopfband des Sobotta um für Studierende der Zahnmedizin relevante Inhalte intensiv (144 zahnmedizinische Abbildungen wurden hinzugefügt) zu erweitern. Bislang war der gesamte Sobotta (einschließlich der 25. Aufl. 2022) maßgeblich auf Studierende der Humanmedizin zugeschnitten. Der Kopfband enthielt das gesamte relevante Wissen für Studierende der Humanmedizin und war für Studierende der Zahnmedizin zum Studium der Anatomie des Kopfes ausreichend. Spezifische anatomische Inhalte allerdings, die Studierende der Zahnmedizin besonders für ihr Studium benötigen, gab es bislang nicht. Mit dem Band „Kopf" für Zahnmediziner*innen bringen einen „Kopfband" heraus, der auf die Bedürfnisse der Zahnmedizinstudierenden zugeschnitten ist. Dabei werden folgende Aspekte explizit berücksichtigt: Aufbau der Zähne, Richtungsbezeichnungen an den Zähnen, Zahnmerkmale, Stellung, Okklusion, Zahnhalteapparat, Durchbruchszeiten, Bildgebung, Lokalanästhesie der Zähne und sehr viele weitere klinische Aspekte, die reichlich bebildert sind.

Unter didaktischen Gesichtspunkten haben wir das Konzept eines dreibändigen Atlas, wie Sobotta es schon in der ersten Auflage verwendet hat, beibehalten. Entsprechend der neuen ZApprO wird das Studium und insbesondere der vorklinische Abschnitt an das Studium der Humanmedizin angeglichen. Daher sind auch die Bände Allgemeine Anatomie und Bewegungsapparat (1), Innere Organe (2) und das Muskeltabellenheft der 25. Aufl. des Sobotta, die als Einzelbände erworben werden können, für Studierende der Zahnmedizin empfehlenswert. Das Konzept der Verknüpfung von Atlasbild und erklärendem Text, wie es seit der 23. Auflage umgesetzt wurde, ist auch im Kopfband für Zahnmediziner*innen entsprechend beibehalten. So ist jedes Bild mit einem kurzen erklärenden Text versehen, der dazu dient, den Studierenden an die Abbildung heranzuführen und zu erläutern, warum die jeweilige Präparation und Darstellung einer Region gewählt wurde. Die einzelnen Kapitel wurden systematisch im Hinblick auf den NKLM/NKLZ (Nationaler Kompetenzbasierter Lernzielkatalog Medizin [www.nklm.de]/Zahnmedizin [www.nklz.de]) und die aktuellen Lerngewohnheiten gegliedert, diverse Abbildungen ergänzt und ersetzt. Ein Großteil dieser neuen Abbildungen ist so konzipiert, dass das Lernen besonders relevanter Versorgungs- und Innervationswege unter didaktischen Gesichtspunkten erleichtert wird. Ferner haben wir zahlreiche bestehende Abbildungen überarbeitet, die Beschriftungen reduziert und durch Fettungen gewichtet, um den Zugang zu den anatomischen Inhalten zu vereinfachen. Viele Hinweise zur Klinik, die nun auch in den meisten Fällen bebildert sind, sollen aus der manchmal „trockenen Anatomie" eine klinische und lebendige Anatomie/Zahnanatomie machen, die den Studierenden die Relevanz der Anatomie für die spätere berufliche Tätigkeit vor Augen führt und einen Vorgeschmack auf die Klinik gibt. Einstiegsseiten zu den einzelnen Kapiteln geben in aller Kürze einen Überblick über den Inhalt und die wichtigsten Themen und enthalten einen aus dem Alltag gegriffenen klinischen Fall. Jedes Kapitel endet darüber hinaus mit einer Sammlung an Fragen, wie sie typischerweise in mündlichen Anatomie-Testaten und Staatsexamensprüfungen gestellt werden. Jedes Kapitel enthält eine kurze Einführung in die Embryologie zum jeweiligen Thema.

Zwei Dinge seien hervorgehoben:

1. Der Kopfband für Zahnmediziner*innen ersetzt kein begleitendes Lehrbuch.
2. Egal, wie gut ein didaktisches Konzept ist, es kann das Lernen nicht abnehmen, es aber zumindest anschaulicher machen. Anatomie zu lernen ist nicht schwer, benötigt jedoch viel Zeit. Zeit, die zu opfern sich lohnt, denn sowohl die Zahnärztin und der Zahnarzt als auch ihre/seine Patient*innen werden später davon profitieren. Der Kopfband für Zahnmediziner*innen hat nicht nur zum Ziel, das Lernen zu erleichtern, sondern auch, diese Zeit des Lernens spannend und interessant zu gestalten, sodass man den Band während des Studiums, aber auch im Lauf der beruflichen Tätigkeit immer wieder gerne in die Hand nimmt.

Erlangen, Regensburg und München im Sommer 2023,

*Friedrich Paulsen, Peter Proff und Jens Waschke*

# Fehler gefunden?

https://else4.de/978-3-437-44121-9

An unsere Inhalte haben wir sehr hohe Ansprüche. Trotz aller Sorgfalt kann es jedoch passieren, dass sich ein Fehler einschleicht oder fachlich-inhaltliche Aktualisierungen notwendig geworden sind. Sobald ein relevanter Fehler entdeckt wird, stellen wir eine Korrektur zur Verfügung. Mit diesem QR-Code gelingt der schnelle Zugriff.

Wir sind dankbar für jeden Hinweis, der uns hilft, dieses Werk zu verbessern. Bitte richten Sie Ihre Anregungen, Lob und Kritik an folgende E-Mail-Adresse: kundendienst@elsevier.com

# Danksagung

Die Arbeit am ersten Kopfband speziell für Zahnmediziner*innen, der auf dem Band Kopf, Hals und Neuroanatomie der 25. Auflage des Sobotta-Atlas basiert, hat sehr viel Freude gemacht und weiter dazu geführt, dass man sich intensiv mit dem Sobotta identifiziert. Als Anatom habe ich sehr viel Neues von Peter Proff, der Human- und Zahnmedizin studiert, und die gesamte Klinik ergänzt hat, dazugelernt und bin erstmals in eine neue anatomische Welt eingetaucht.

Ein umfangreicher Atlas wie der Sobotta erfordert heute mehr denn je ein eingespieltes Team unter der Koordination des Verlags. Den Grundstein hat die Content-Strategin Sonja Frankl gelegt, die den Prozess umfangreich koordiniert hat. Dafür sind wir ihr sehr dankbar. Ohne die langjährige und umfassende Erfahrung von Frau Dr. Andrea Beilmann, die schon diverse Auflagen des Sobotta-Atlas betreut hat und den ruhenden Pol des Sobotta-Teams bildete, wäre vieles nicht möglich gewesen. Für all ihre Hilfe und Unterstützung danken wir ihr wieder sehr. Wir denken gerne an die monatlichen Videokonferenzen zurück, in denen uns Frau Dr. Beilmann, Frau Kosel und Frau Frankl bei der Gestaltung zur Seite standen und es auf bemerkenswerte Weise verstanden haben, nicht nur Anatomen, sondern auch einen Kliniker zu einem einheitlichen Arbeitsstil zu erziehen. Frau Christine Kosel hat das Projekt gemeinsam mit Frau Dr. Beilmann koordiniert und war für die gesamte Herstellung verantwortlich. Dafür danken wir ihr sehr. Ohne die Durchsetzungskraft und die schützende Hand von Frau Kathrin Nühse wäre diese Auflage in der vorliegenden Form nicht möglich gewesen. Weitere Personen, die an der Bearbeitung und dem Gelingen intensiv beteiligt waren, viele eigene Ideen beigesteuert haben und denen wir ganz herzlich danken, sind Herr Martin Kortenhaus (redaktionelle Bearbeitung), das Team der abavo GmbH (formale Bildbearbeitung und Satz), Frau Hildegard Graf (Seitenaufbereitung und -vermaßung) und Frau Nicola Kerber (Layoutentwicklung).

Besonderer Dank gilt unseren Zeichnerinnen und Zeichnern, Frau Dr. Katja Dalkowski, Frau Anne-Kathrin Hermanns, Herrn Martin Hoffmann, Frau Sonja Klebe und Herrn Jörg Mair, die mit uns viele neue Abbildungen zu den Zähnen entwickelt haben.

Für die Hilfe bei der Erstellung klinischer Bilder sei herzlich gedankt: Herrn Prof. Dr. med. Christopher Bohr, Klinik und Poliklinik für Hals-Nasen-Ohrenheilkunde, Universitätsklinikum Regensburg – früher UK-Erlangen/FAU; Frau Dr. med. Eva Louise Bramann, Klinik für Augenheilkunde der Heinrich-Heine-Universität Düsseldorf; Herrn Prof. Dr. med. Andreas Dietz, Direktor der Klinik und Poliklinik für Hals-Nasen-Ohrenheilkunde, Universität Leipzig; Herrn Prof. Dr. med. Arndt Dörfler, Institut für Radiologie, Neuroradiologie, Friedrich-Alexander-Universität Erlangen-Nürnberg; Herrn Prof. Dr. med. Gerd Geerling, Klinik für Augenheilkunde der Heinrich-Heine-Universität Düsseldorf; Frau Dr. med. Berit Jordan, Universitätsklinik und Poliklinik für Neurologie, Martin-Luther-Universität Halle-Wittenberg; Herrn Prof. Dr. med. Dr. med. dent. Marco Kesting, Mund-, Kiefer- und Gesichtschirurgische Klinik, Friedrich-Alexander-Universität Erlangen-Nürnberg; Frau OÄ Dr. med. dent. Rebecca Klinke, Poliklinik für Kieferorthopädie, Universitätsklinikum Regensburg; Herrn Prof. Dr. med. Norbert Kleinsasser, Universitätsklinik für Hals-Nasen-Ohrenkrankheiten, Julius-Maximilians-Universität Würzburg; Herrn PD Dr. med. Hannes Kutta, HNO-Praxis Hamburg-Altona/Ottensen; Herrn Jörg Pekarsky, Institut für Anatomie, Funktionelle und Klinische Anatomie, Friedrich-Alexander-Universität Erlangen-Nürnberg; Herrn Dr. med. Dietrich Stövesandt, Klinik für Diagnostische Radiologie, Martin-Luther-Universität Halle-Wittenberg; Herrn Dr. med. dent. Tobias Wicklein, Erlangen, und Herrn Prof. Dr. med. Stephan Zierz, Direktor der Universitätsklinik und Poliklinik für Neurologie, Martin-Luther-Universität Halle-Wittenberg.

Für die Hilfe beim Korrekturlesen und dem Check auf Verständlichkeit sei Frau cand. med. dent. Anna-Lena Rau ganz herzlich gedankt.

Erlangen, Regensburg und München im Sommer 2022

*Friedrich Paulsen, Peter Proff und Jens Waschke*

# Adressen der Herausgeber

Prof. Dr. med. Dr. h.c. mult. Friedrich Paulsen
Institut für Anatomie, Lehrstuhl Funktionelle und Klinische Anatomie
Friedrich-Alexander-Universität Erlangen-Nürnberg
Universitätsstraße 19
91054 Erlangen

Prof. Dr. med. Dr. med. dent. Peter Proff
Poliklinik für Kieferorthopädie
Universitätsklinikum Regensburg
Franz-Josef-Strauß-Allee 11
93053 Regensburg

Prof. Dr. med. Jens Waschke
Anatomische Anstalt der LMU München
Lehrstuhl Anatomie I – vegetative Anatomie
Pettenkoferstraße 11
80336 München

# Naturgetreue Darstellung als höchste Priorität

*Sabine Hildebrandt*, Friedrich Paulsen, Jens Waschke*

Eine Tätigkeit als Ärztin oder Arzt ist ohne profundes anatomisches Wissen nicht denkbar. Für Diagnostik, Therapie und Prognose von Erkrankungen sind Detailwissen zu Bau, Lagebeziehungen und den versorgenden Leitungsbahnen der Körperregionen und Organe zentral. Anatomisches Wissen wird – außer auf kognitive und haptische Weise – vor allem visuell erworben und kann optimal letztlich nur durch die Inspektion, Palpation und Präparation des menschlichen Körpers erlernt werden. Bilder, Zeichnungen und dreidimensionale Programme, welche die wesentlichen Elemente darstellen, helfen dabei, im Gehirn eine dreidimensionale Vorstellung der Verhältnisse des menschlichen Körpers zu entwickeln, langfristig abzuspeichern und die Strukturen mit Namen zu versehen.

Das visuelle Prinzip galt in der anatomischen Lehre nicht immer. Die Schriften der großen Anatomen des Altertums, wie der Schule des **Hippokrates von Kos** (460–370 v. Chr.) und **Galen von Pergamon** (131–200), waren reiner Text ohne jegliche Abbildungen, da weder eine naturgetreue Darstellung in Buchform technisch möglich war, noch Sektionen am Menschen vorgenommen wurden.[1,2,3,4] Selbst **Mondino di Luzzi** (1270–1326), der in Bologna als Reformator der Anatomie die Präparation von Leichen in den Anatomie-Unterricht einführte und 1316 das erste „Buch" der Anatomie verfasste, musste auf Abbildungen verzichten. Bei seinem Werk handelte es sich um eine 77 Seiten umfassende Blattsammlung, die über mehrere Jahrhunderte das Standardwerk für die Ausbildung in der Medizin darstellte.[1,4] Zur Anschaulichkeit wurden aus einem anderen zeitgenössischen Medizinkompendium einzelne Abbildungen angehängt, die aufgrund mangelnder Detailtreue und erheblicher Fehler geringen praktischen Nutzen besaßen.

Die Renaissance stellte die Bedeutung der Naturtreue in den Vordergrund. Hier war es **Leonardo da Vinci** (1452–1519), der die visuelle Darstellung anatomischer Inhalte betonte, wobei er selbst Körper von Leichen anatomisch präparierte, um diese dann in Skizzen abzubilden[5]. Bedauerlicherweise stellte er sein geplantes Anatomie-Werk aber nicht fertig, sondern hinterließ lediglich eine Vielzahl anatomischer Zeichnungen seiner Studien. So wurde 1543 *„De humani corporis fabrica libri septem"* von **Andreas Vesalius** (1514–1564) als das erste Buch veröffentlicht, das die Anatomie vollständig darstellte, basierend auf der Präparation menschlicher Körper und bebildert mit zahlreichen hochwertigen Holzschnittdrucken.[6,7] Letztere waren allerdings nicht koloriert. Diese Praxis änderte sich über die Jahre, und die Abbildungsqualität erreichte in einem vom Anatomen **Jean Marc Bourgery** (1797–1849) und seinem Zeichner **Nicolas Henri Jakob** (1782–1871) herausgegebenen Werk einen ersten Höhepunkt. Bourgery und Jakob erschufen in einer wohl zum ersten Mal gleichberechtigten expliziten Koautorenschaft von Anatom und Zeichner gemeinsam einen achtbändigen Anatomie-Atlas über einen Zeitraum von mehr als 20 Jahren. Nachteil dieses Werkes und des von Vesalius geschaffenen war aber, dass diese großformatigen Bücher so teuer und unhandlich waren, dass sie zwar von wohlhabenden Mediziner*innen und Kunstkenner*innen ihrer Zeit – und bis in die Gegenwart – sehr geschätzt wurden und werden, für die grundlegende Ausbildung in der Medizin aber untauglich waren. Als auch für Studierende erschwingliche Alternative setzte sich im englischsprachigen Raum schnell das von **Henry Gray** (1827–1861) 1858 herausgebene Lehrbuch *„Anatomy Descriptive and Surgical"* durch, das zwar auf Sektionen basierende Illustrationen enthielt, aber nicht koloriert war.[8]

Um 1900 publizierten **August Rauber** (1841–1917) mit **Friedrich Wilhelm Kopsch** (1868–1955), **Carl Heitzmann** (1836–1896) sowie **Carl Toldt** (1840–1920), **Werner Spalteholz** (1861–1940) und mehrere andere Autoren in verschiedenen Verlagen Anatomiebücher, die als Handatlanten oder in Kombination mit einem Lehrbuch den Anspruch hatten, die Anatomie vollständig darzustellen. Der in Würzburg tätige Anatom **Johannes Sobotta** (1869–1945) bemängelte allerdings, dass diese zu ausführlich und daher für die Verwendung im Medizinstudium ungeeignet wären. Außerdem war der Preis in seinen Augen ungerechtfertigt hoch für die Qualität der Abbildungen. Daher strebte Sobotta an, einen *„mit naturgetreuen Abbildungen versehenen und für den Gebrauch der Medizinstudierenden im Präpariersaal geeigneten Atlas herzustellen"*.[9] Diesem Grundprinzip folgen seitdem alle Herausgeber des Sobotta-Atlas.

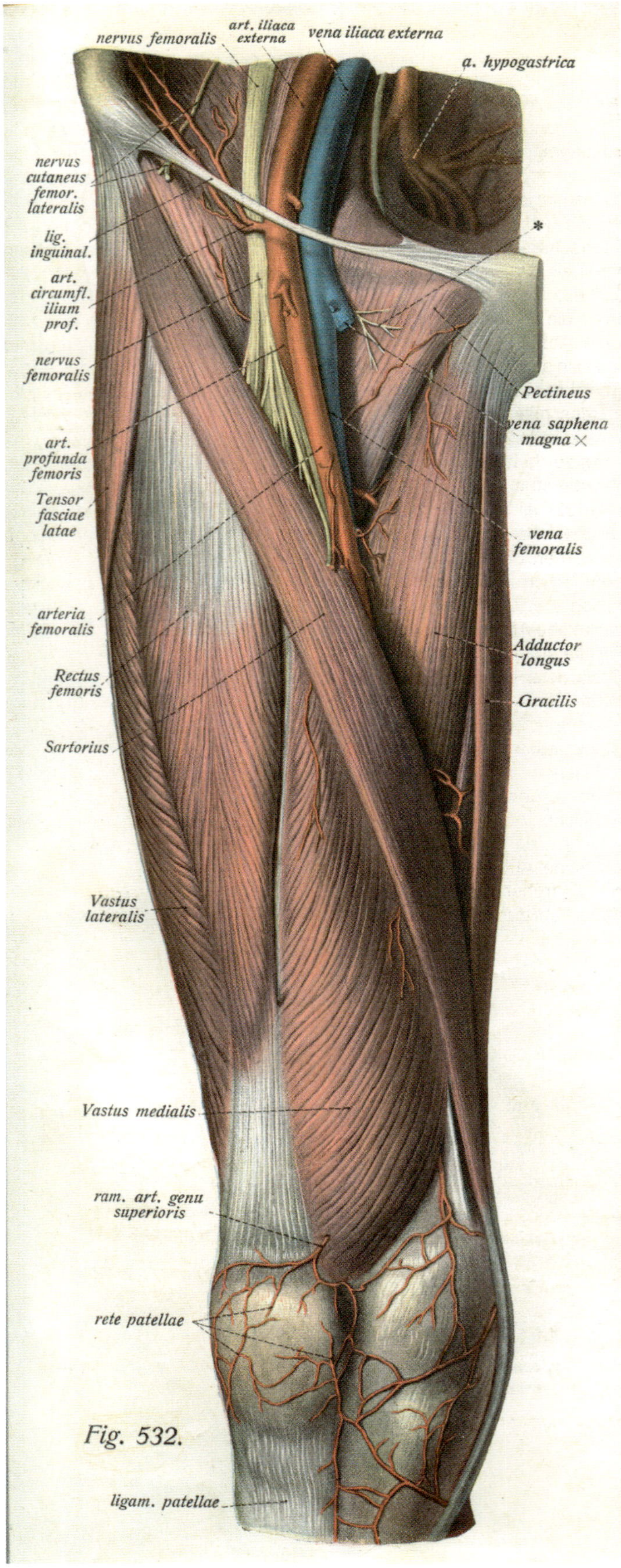


**Abb. 1 Zeichnung der ventralen Oberschenkelmuskulatur auf Basis eines Präparats** (1. Auflage des Sobotta-Atlas).

Die erste, 1904 veröffentlichte Auflage des Sobotta-Atlas erschien im Verlag J. F. Lehmanns unter dem Titel „Atlas der deskriptiven Anatomie des Menschen in 3 Bänden" und enthielt 904 großenteils farbige Abbildungen, die Johannes Sobotta weitgehend zusammen mit dem Zeichner **Karl Hajek** (1878–1935) erstellte, der damit einen großen Anteil an der Qualität und dem Erfolg des Sobotta-Atlas hatte. Tatsächlich scheint der Atlas nach seinem Erscheinen eine disruptive Wirkung gehabt zu haben, der die Weiterentwicklung anatomischer Lehrbücher und Atlanten einen großen Schritt voranbrachte. Zur Zeit der 1. Auflage des Sobotta-Atlas waren in vielen der genannten anderen Atlanten Muskeln koloriert und einzelne Leitungsbahnen farblich hervorgehoben. Eine vollständige, möglichst lebensnahe Kolorierung ganzer Abbildungen eines Situs oder eines Extremitätenabschnitts war allerdings nur im Sobotta-Atlas vorhanden und auch erst durch eine auf höchstem Niveau umgesetzte Drucktechnik möglich geworden. Dies soll hier mit einer Zeichnung aus der 1. Auflage anhand eines Präparats von einem Oberschenkel beispielhaft hervorgehoben werden (→ Abb. 1). Auch mehr als 100 Jahre später sehen diese Abbildungen immer noch frisch und naturnah aus und sind damit zeitlos.
Über die folgenden Auflagen hinweg wurden von den Herausgebern viele Abbildungen ergänzt, und auch die bestehenden Abbildungen wurden stetig überarbeitet und an die jeweils aktuellen Wahrnehmungsgewohnheiten und das ästhetische Empfinden angepasst. Leider können hier nicht alle Zeichnerinnen und Zeichner in angemessener Weise erwähnt werden, die über die 25 Auflagen hinweg den Sobotta-Atlas zu dem gemacht haben, was er heute ist. Daher sollen einzelne Künstlerinnen und Künstler stellvertretend herausgegriffen werden. Von 1925 an arbeitete **Erich Lepier** (1898–1974) als Zeichner bei Urban & Schwarzenberg, zunächst für verschiedene Kliniker und dann für den Anatomen Eduard Pernkopf. Nach dem Zweiten Weltkrieg, und nachdem Urban & Schwarzenberg die Publikation des Sobotta-Atlas vom Verlag J. F. Lehmanns übernommen hatte, war Lepier dann auch für zahlreiche Abbildungen in diesem Werk verantwortlich.
Für die späteren Auflagen soll ab der 20. Auflage 1993 stellvertretend **Sonja Klebe** hervorgehoben werden, mit der die Herausgeber auch heute noch sehr vertrauensvoll zusammenarbeiten, wie → Abb. 2 anhand einer Darstellung zur Topographie des Kopfes verdeutlicht.
Für spätere Auflagen wurden auch Abbildungen aus anderen anatomischen und klinischen Werken des Elsevier-Verlags in den Sobotta-Atlas aufgenommen. Seit der Jahrtausendwende werden die anatomischen Abbildungen in den Werken aller Verlage überwiegend digital erstellt. Die technischen Fortschritte erlaubten es seitdem, anatomische Abbildungen in umgekehrter Vorgehensweise zu erstellen, wie es früher der Fall war. Ursprünglich wurden wie im Sobotta-Atlas neue Abbildungen ausschließlich anhand echter Präparate gezeichnet.

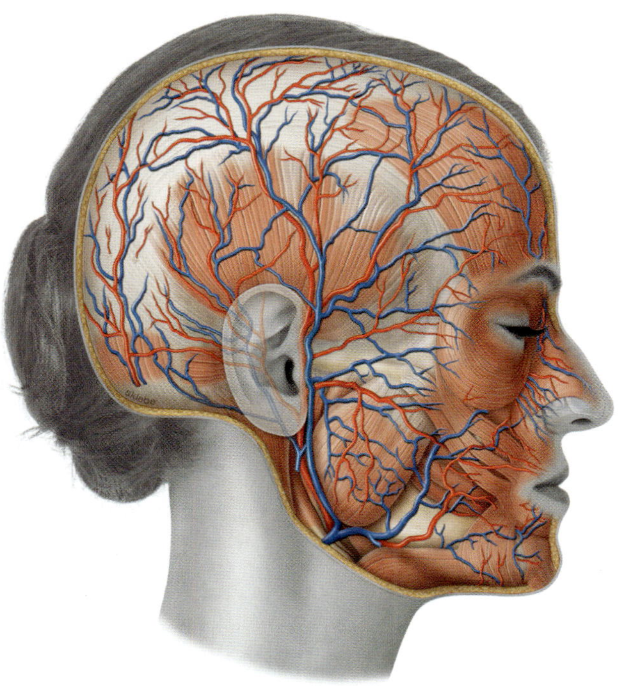

**Abb. 2 Zeichnung von Sonja Klebe zum Verlauf der Gefäße am Kopf** (25. Auflage des Sobotta-Atlas, → Abb. 8.83). [S700-L238]

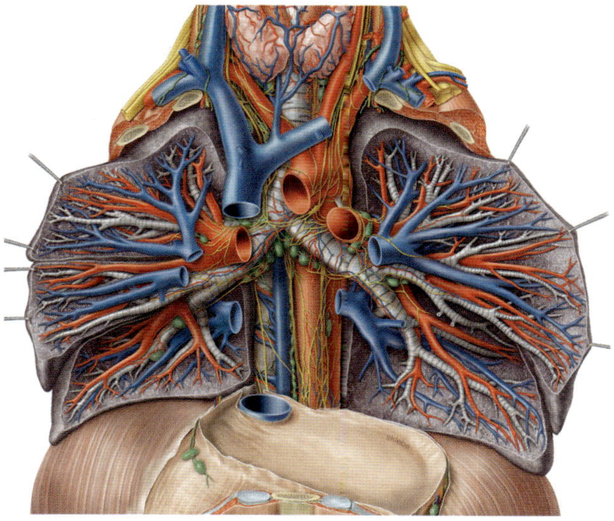

**Abb. 3 Zeichnung eines Lungenpräparats aus dem Pernkopf-Atlas** (25. Auflage des Sobotta-Atlas, → Abb. 5.113). [S700-L238]/[Q300]

Schematische Darstellungen zur Vereinfachung wurden in einem deduktiven Prinzip abgeleitet. Heute werden einfache Strichzeichnungen und Schemata mit Computerprogrammen durch Einarbeitung der Texturen verschiedener Gewebe nach einem induktiven Prinzip so ausgearbeitet, dass am Ende der Eindruck entsteht, es würde sich um eine echte anatomische Abbildung eines Präparats handeln. Die Ergebnisse sind beeindruckend anschaulich, bleiben aber „unecht". Die Herangehensweise ist aus organisatorischen und ökonomischen Gründen sehr attraktiv: Im Unterschied zu der Zeit bis nach dem Zweiten Weltkrieg verfügt heute kaum ein anatomisches Institut noch über eigene Illustrator*innen, die zusammen mit den Anatom*innen am Präparat die Abbildungen in derselben Qualität erstellen könnten, wie es früher möglich war. Hinzu kommt, dass es an den anatomischen Instituten kaum noch Präparator*innen gibt, die die Zeit aufbringen können, anatomische Präparate in höchster Qualität herzustellen. Und auch die Anatom*innen sind heute nicht mehr nur Hochschullehrer*innen und Lehrbuch-Autoren*innen, sondern Wissenschaftler*innen, die Forschung betreiben und darüber hinaus von leistungsorientierten Mitteln abhängen. Aufgrund dieser Entwicklungen ist es heute kaum noch möglich, dass Anatom*innen mit ihren Zeichnern*innen für mehrere Monate gemeinsam an einer einzelnen Abbildung arbeiten, um diese zu optimieren. Folglich ist diese Art der Abbildungserstellung nahezu verlassen worden und es gibt praktisch keine Darstellungen, welche die Abbildungen in den Atlanten früherer Jahre übertreffen oder auch nur mit diesen konkurrieren könnten. Daher wird im Sobotta-Atlas auch weiterhin auf Abbildungen aus Atlanten wie dem Pernkopf-Atlas als Vorlage zurückgegriffen, wenn deren Inhalte und deren Darstellungsqualität als unübertroffen eingeschätzt wird, wie → Abb. 3 anhand eines Präparats der Lungen exemplarisch zeigen soll: Den Herausgebern ist keine andere vergleichbare Abbildung der Lungenstruktur und der mit ihr verbundenen Leitungsbahnen bekannt, die alle vaskulären Details einschließlich der Lymphbahnen darstellt.
Diese Entscheidung für die Reproduktion von Illustrationen aus dem Pernkopf-Atlas ist allerdings nur auf dem Boden der bewussten Auseinandersetzung mit dem Unrechtskontext[10] ihrer Entstehung im Nationalsozialismus zu rechtfertigen – im Andenken an die Opfer des Nationalsozialismus, deren Körper hier abgebildet wurden. Da dies für alle Vorlagen aus Atlanten gilt, die in diesem Zeitraum schon existierten und weiterentwickelt wurden, soll auf diesen historischen Hintergrund näher eingegangen werden.[11]
Anatomisches Arbeiten in Lehre und Forschung, wie auch in der Produktion neuer Lehrmaterialien, zu denen Atlanten gehören, war und ist von einer ausreichenden Versorgung mit Leichen abhängig. Die traditionelle anatomische Leichenversorgung beruhte in Deutschland, wie auch weltweit, auf Leichen von Menschen, die in öffentlichen Institutionen starben und deren Verwandte sie nicht für ein Begräbnis beanspruchten. Dies änderte sich in Deutschland und in einigen anderen Ländern der Welt erst gegen Ende des 20. Jahrhunderts grundlegend mit dem Wirksamwerden von Körperspende-Programmen.[12,13] Davor handelte es sich um Leichen vor allem aus psychiatrischen An-

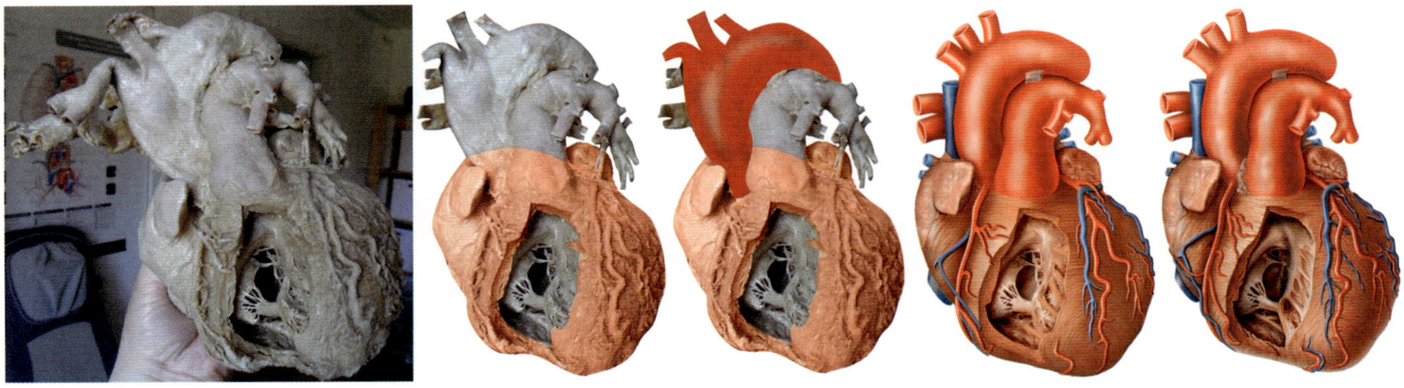

**Abb.4 Schrittweise Entwicklung einer Zeichnung von Sonja Klebe zur Topographie des Herzens, ausgehend von einem Plastinat und Photos.** [L238]

stalten und Gefängnissen oder um Leichen von Menschen, die Selbstmord begingen, und, als historisch erste gesetzlich geregelte anatomische Versorgung, von Hingerichteten. Entsprechende gesetzliche Regelungen wurden von den jeweiligen Regierungen immer wieder angepasst, so auch im „Dritten Reich".[14,15] Bis auf seltene Ausnahmen war der Mangel an Leichen für Lehre und Forschung ein durchgehendes Thema in der Anatomiegeschichte. Das änderte sich im Nationalsozialismus deutlich. In den ersten Jahren nach 1933 gab es noch die üblichen Eingaben von Anatomen (Anatominnen in leitenden universitären Funktionen gab es erst nach 1945) bei den zuständigen Behörden um Verbesserung der Leichenversorgung. Sehr bald aber wurden ihre Anfragen konkret, und sie erbaten Zugang zu Hinrichtungsstätten und den Leichen von Hingerichteten, oder fragten nach Lieferung der Leichen von Kriegsgefangenen. Anatomen waren also nicht nur passive Rezipienten der Leichen von Opfern, sondern bemühten sich aktiv um diese für die Lehre, aber vor allem auch für die Forschung.[16]

Im „Dritten Reich" waren unter den Leichen aus den Psychiatrien solche von Menschen, die im Rahmen des „Euthanasie"-Programms ermordet wurden, wie dies für verschiedene anatomische Institute dokumentiert ist.[17,18] Unter den Menschen, die Selbstmord begingen, gab es ab 1933 eine Zunahme verfolgter jüdischer Menschen.[19] Aufgrund der Änderungen in der nationalsozialistischen Gesetzgebung und der Verfolgung der sog. „Feinde des deutschen Volkes" nahmen die Gefangenenzahlen zu, und zwar nicht nur im normalen Strafvollzug und in den Gestapo-Gefängnissen, sondern vor allem auch im sich ständig weitenden Netz von Konzentrationslagern und dezentralen Lagern für Kriegsgefangene und Zwangsarbeiter*innen. Aufgrund der eskalierenden Gewalt und der unmenschlichen Lebensbedingungen in diesen Einrichtungen kam es zu hohen Sterberaten, und diese Toten wurden an viele anatomische Institute geliefert. Auch die Hinrichtungszahlen nach Zivil- und Militärprozessen stiegen im Nationalsozialismus exponentiell, besonders in den Kriegsjahren.[20] Alle anatomischen Institute erhielten die Leichen von Hingerichteten, und zwar ohne Ausnahme, und auch unabhängig davon, welcher politischen Überzeugung die einzelnen Anatomen waren, die mit diesen Toten arbeiteten.

Zwar waren mehr als 80% der im nationalsozialistischen Deutschland verbliebenen Anatomen der NSDAP beigetreten, aber nicht alle waren solch überzeugte nationalsozialistische Ideologen wie der Wiener Dekan der Medizinischen Fakultät und Ordinarius der Anatomie **Eduard Pernkopf** (1888–1955). Er nutzte den uneingeschränkten Zugang zu Leichen von hingerichteten Opfern des Nationalsozialismus nicht vor allem für wissenschaftliche Studien, wie das viele seiner Kollegen taten, sondern schuf gemeinsam mit seinen Assistenten und einer Gruppe von medizinischen Illustratoren die nächsten Bände seiner schon Anfang der 1930er Jahre begonnenen „Topographischen Anatomie des Menschen." Mit hoher Wahrscheinlichkeit zeigen ein Großteil der während der Kriegsjahre entstandenen Bilder des Atlas Opfer des nationalsozialistischen Regimes, denn die Anatomie der Universität Wien hatte zwischen 1938 und 1945 Zugang zu den Leichen von mindestens 1.377 Hingerichteten aus dem Wiener Gefängnissystem erhalten, davon mehr als die Hälfte wegen Hochverrats Verurteilte.[21] Erich Lepier, wie auch seine Illustratoren-Kollegen Karl Endtresser (1903–1978) und Franz Batke (1903–1983), hinterließen deutliche Zeichen ihrer politischen Sympathien mit dem Nationalsozialismus in ihren Signaturen von Bildern, die während des Krieges entstanden. Lepier integrierte oft ein Hakenkreuz in seinen Schriftzug, und Endtresser und Batke SS-Runen – Auffälligkeiten, die zunächst unkommentiert blieben. Das Werk erfreute sich vielmehr großer Beliebtheit bei Anatom*innen, Chirurg*innen und medizinischen Illustrator*innen gleichermaßen. Gründe dafür waren die naturnahen Details, eine durch ein neues Druckverfahren intensivierte Farbpalette und die von Pernkopf sogenannte „stratigraphische" Darstellungsweise einer Körperregion von der Oberfläche bis in die Tiefe in einer Sequenz von Präparationen. Nach dem Krieg kopierte Lepier dann etliche Pernkopf-Originale für den Sobotta-Atlas, als Ersatz für Illustrationen von Karl Hajek. Interessanterweise wurden dabei die sehr detailgetreuen Abbildungen zu den Körperhöhlen mit ihren Organen, die auch die Lymphbahnen darstellten, nicht abgezeichnet. Das Fehlen entsprechender Zeichnungen über viele Auflagen des Sobotta-Atlas hinweg ist dadurch zu erklären, dass die Bedeutung der Lymphbahnen für die Diagnostik und Behandlung von bösartigen Tumoren für lange Zeit nicht vollständig erforscht war. Da diese wichtige Funktion der Lymphbahnen inzwischen bekannt ist, sehen die aktuellen Herausgeber die Aufnahme der hochwertigen Pernkopf-Abbildungen als ein gutes Beispiel dafür an, dass eine weitere Verwendung von Zeichnungen aus diesem Werk gerechtfertigt ist.

Bereits nach der Veröffentlichung der ersten amerikanischen Ausgabe des Pernkopf-Atlas in den Jahren 1963/64 kamen Fragen nach dem politischen Hintergrund des Werkes auf, denen aber erst in den 1980er Jahren Untersuchungen amerikanischer Autoren folgten,[22] bevor dann in der Mitte der 1990er Jahre eine öffentliche Debatte um die Ethik der Nutzung des Pernkopf-Atlas geführt wurde. Dabei reichten die Empfehlungen von der vollständigen Entfernung des Atlas aus Bibliotheken bis zu dessen historisch-informiertem Gebrauch.[23] Urban & Schwarzenberg stellte die Publikation des Werkes ein, was aber seine Nutzung, besonders durch Chirurg*innen, nicht beendete.[24,25] Im Rahmen der systematischen Untersuchung der Anatomie im Nationalsozialismus kam es dann im Jahr 2016 zu einer neuen Anfrage zur ethischen Nutzung der Pernkopf-Abbildungen in speziellen chirurgischen Situationen.[26] Diese Anfrage fand eine auf dem Boden jüdischer Medizinethik formulierte Antwort im Responsum *„Vienna Protocol"* von Rabbi Joseph Polak.[27,28,29] Ein Responsum ist eine traditionelle Gelehrten- und Rechtsantwort auf eine an einen Rabbi gestellte Frage. Rabbi Polak schlussfolgerte, dass die meisten Autoritäten die Nutzung der Pernkopf-Bilder sicherlich erlauben würden, wenn sie helfen, menschliches Leben zu retten (nach dem Prinzip *„piku'ach nefesh"*: dem Vorrang des Gebotes der Erhaltung von Leben gegenüber allen anderen Geboten). Allerdings sei diese Nutzung an die absolute Bedingung geknüpft, dass aller Welt bekannt gemacht werde, was diese Bilder sind. Nur auf diese Weise werde den Toten wenigstens ein Teil der Würde gewährt, auf die sie ein Anrecht hätten.

Auf dem Boden des *„Vienna Protocol"* und der Bedingung, dass der Opfer des Nationalsozialismus, deren Körper in den Abbildungen des Pernkopf-Atlas gezeigt werden, in explizierter Weise gedacht wird, halten es die Herausgeber der hier vorgelegten neuen Auflage des Sobotta-Atlas für gerechtfertigt, wenn sie einige der Pernkopf-Bilder, in neuer Weise nachgezeichnet, wieder verwenden: **zur Behandlung und Rettung zukünftiger Patientinnen und Patienten durch die bestmögliche anatomische visuelle Instruktion, im Gedenken an die Opfer.**

In der 25. Auflage ist die Gesamtzahl der Abbildungen inzwischen auf über 2.500 angewachsen. Auch heute bleibt oberstes Gebot, mit den verschiedenen Zeichner*innen und Graphiker*innen weiterhin Bilder zu erstellen, die echten Präparaten so nahe wie möglich kommen. Dies ist beispielhaft in → Abb. 4 demonstriert. Hier wurde von einem Körperspenderherz ein Plastinat angefertigt, das der Illustratorin und Zeichnerin Frau Klebe – zusammen mit Fotografien aus verschiedenen Perspektiven – zur Erstellung einer neuen Abbildung diente. Die räumliche Tiefe, die bei der Betrachtung eine Erfassung der dreidimensionalen Anatomie erlaubt, ist das Ergebnis des Erkundungsprozesses der Künstlerin, der ohne ein eigenes Betrachten und ein „Begreifen" des Präparats so nicht möglich gewesen wäre.

Die Herausgeber danken allen beteiligten Illustrator*innen, Zeichner*innen und Künstler*innen sowie dem Elsevier-Verlags-Team, ohne die der Atlas in dieser Form nicht möglich gewesen wäre.

Boston, Erlangen und München 2022
*Sabine Hildebrandt*, Friedrich Paulsen und Jens Waschke*

**Literatur**


1 Persaud TVN. Early history of human anatomy. Springfield: Charles C Thomas, 1984.
2 Persaud TVN. A history of human anatomy: the post-Vesalian era. Springfield: Charles C Thomas, 1997: 298, 309.
3 Rauber A, Kopsch F. Anatomie des Menschen. 7. Aufl. Leipzig: Thieme, 1906.
4 Roberts KB, Tomlinson JDW. The fabric of the body. Oxford: Oxford University Press, 1992.
5 Clayton M, Philo R. Leonardo da Vinci Anatomist. London: Royal Collection Trust, 2017.
6 Garrison DH, Hast MH. The fabric of the human body (kommentierte Übersetzung des Werks von Andreas Vesalius). Basel: Karger, 2014.
7 Vollmuth R. Das anatomische Zeitalter. München: Verlag Neuer Merkur, 2004.
8 Hayes B. The Anatomist: A True story of Gray's Anatomy. Ballantine, 2007. ISBN 978-0-345-45689-2.
9 Sobotta, J. Atlas der Anatomie des Menschen. 1. Aufl. München: J. F. Lehmanns-Verlag, 1904–1907.
10 Arbeitskreis »Menschliche Präparate in Sammlungen« (2003): Empfehlungen zum Umgang mit Präparaten aus menschlichem Gewebe in Sammlungen, Museen und öffentlichen Räumen, in: Deutsches Ärzteblatt 2003; 100: A1960–A1965. Dort heißt es unter anderem: „Ergibt sich, dass der Verstorbene aufgrund seiner Abstammung, Weltanschauung oder wegen politischer Gründe durch staatlich organisierte und gelenkte Gewaltmaßnahmen sein Leben verloren hat oder besteht die durch Tatsachen begründete Wahrscheinlichkeit dieses Schicksals, ist dies eine schwere Verletzung seiner individuellen Würde. Wurde ein solcher Unrechtskontext im Einzelfall festgestellt, sind die Präparate aus den einschlägigen Sammlungen herauszunehmen und würdig zu bestatten, oder es ist in vergleichbar würdiger Weise damit zu verfahren." Dabei ist insbesondere bei Präparaten aus der NS-Zeit „einem differenzierten Umgang mit den einzelnen Präparaten – nach ausführlicher Recherche zur Provenienz – vor einer unterschiedslosen Entfernung aller zwischen 1933 und 1945 entstandenen Präparate aus Sammlungen eindeutig Vorrang zu geben." Für Präparate ungeklärter Herkunft und Datierung gelten folgende Empfehlungen: „Bestände, die nach einer ersten Begutachtung ungeklärter Herkunft und allem Anschein nach im 20. Jahrhundert entstanden sind, sollten zunächst separiert und einer eingehenden Überprüfung unterzogen werden. Wenn sich nach einer Untersuchung keine Eindeutigkeit der Zuordnung ergibt, sind diese Präparate grundsätzlich zu bestatten, es sei denn, es bestehen dem zuwiderlaufende übergeordnete Gesichtspunkte, die im Einzelfall darzulegen, zu dokumentieren und zu begründen sind."
11 Eine ausführliche Darstellung der Geschichte der Anatomie im Nationalsozialismus findet sich bei: Hildebrandt S. The Anatomy of Murder: Ethical Transgressions and Anatomical Science in the Third Reich. New York: Berghahn Books, 2016.
12 Garment A, Lederer S, Rogers N, et al. Let the Dead Teach the Living: The Rise of Body Bequeathal in 20th-century America. Academic Medicine 2007; 82, 1000–1005.
13 Habicht JL, Kiessling C, Winkelmann A. Bodies for anatomy education in medical schools: An overview of the sources of cadavers worldwide. Acad Med 2018; 93: 1293–1300.
14 Stukenbrock K. Der zerstückte Coerper: Zur Sozialgeschichte der anatomischen Sektionen in der frühen Neuzeit (1650–1800). Stuttgart: Franz Steiner Verlag, 2001.
15 Hildebrandt S. Capital Punishment and Anatomy: History and Ethics of an Ongoing Association. Clinical Anatomy 2008; 21: 5–14.
16 Noack T, Heyll U. Der Streit der Fakultäten. Die medizinische Verwertung der Leichen Hingerichteter im Nationalsozialismus. In: Vögele J, Fangerau H, Noack T (Hrsg.). Geschichte der Medizin – Geschichte in der Medizin. Hamburg: Literatur Verlag, 2006: 133–142.
17 Eine ausführliche Darstellung der Geschichte der Anatomie im Nationalsozialismus findet sich bei: Hildebrandt S. The Anatomy of Murder: Ethical Transgressions and Anatomical Science in the Third Reich. New York: Berghahn Books, 2016.
18 Czech H, Brenner E. Nazi victims on the dissection table – the anatomical institute in Innsbruck. Ann Anat 2019; 226: 84–95.
19 Goeschel C. Suicide in Nazi Germany. Oxford: Oxford University Press, 2009.
20 Zahlen zusammengestellt in Hildebrandt 2016 → 17.
21 Angetter DC. Anatomical Science at University of Vienna 1938–45. The Lancet 2000; 355: 1445–57.
22 Weissmann G. Springtime for Pernkopf. Reprinted 1987. In: Weissmann G (ed.). They All Laughed at Christopher Columbus. New York: Times Books; Williams, 1988: 48–69.
23 Hildebrandt S. How the Pernkopf Controversy Facilitated a Historical and Ethical Analysis of the Anatomical Sciences in Austria and Germany: A Recommendation for the Continued Use of the Pernkopf Atlas. Clinical Anatomy 2006; 19: 91–100.
24 Yee A, Coombs DM, Hildebrandt S, et al. Nerve surgeons' assessment of the role of Eduard Pernkopf 's Atlas of Topographic and Applied Human Anatomy in surgical practice. Neurosurgery 2019; 84: 491–498.
25 Yee A, Li J, Lilly J, et al. Oral and maxillofacial surgeons' assessment of the role of Pernkopf's atlas in surgical practice. Ann Anat 2021; 234: 1–10.
26 Vollständige Dokumentation zu dieser Anfrage und der Geschichte der Rezeption des Pernkopf Atlas sowie des „Vienna Protocol" in: Vol. 45 No. 1 (2021): Journal of Biocommunication Special Issue on Legacies of Medicine in the Holocaust and the Pernkopf Atlas, https://journals.uic.edu/ojs/index.php/jbc/article/view/10829 (letzter Zugriff: 27. November 2021).
27 Polak JA. Vienna Protocol for when Jewish or possibly-Jewish human remains are discovered. Wiener Klinische Wochenschrift 2018; 130: S239–S243.
28 Vienna Protocol 2017. How to deal with Holocaust era human remains: recommendations arising from a special symposium. „Vienna Protocol" for when Jewish or Possibly-Jewish Human Remains are Discovered. Im Internet: https://journals.uic.edu/ojs/index.php/jbc/article/view/10829/9795 (letzter Zugriff: 21. Oktober 2021).
29 Hildebrandt S, Polak J, Grodin MA, et al. The history of the Vienna Protocol. In: Hildebrandt S, Offer M, Grodin MA (eds.). Recognizing the past in the present: medicine before, during and after the Holocaust. New York: Berghahn Books, 2021: 354–372.


* Sabine Hildebrandt, MD;
Associate Scientific Researcher, Assistant Professor of Pediatrics, Harvard Medical School; Boston, U.S.A.

# 1. Abkürzungsverzeichnis

| Singular: | | | Plural: | | |
|---|---|---|---|---|---|
| A. | = | Arteria | Aa. | = | Arteriae |
| Lig. | = | Ligamentum | Ligg. | = | Ligamenta |
| M. | = | Musculus | Mm. | = | Musculi |
| N. | = | Nervus | Nn. | = | Nervi |
| Proc. | = | Processus | Procc. | = | Processus |
| R. | = | Ramus | Rr. | = | Rami |
| V. | = | Vena | Vv. | = | Venae |
| Var. | = | Variation | | | |

♀ = weiblich
♂ = männlich

Prozentangaben:

Angesichts der großen Streubreite individueller Körpermaße sind die prozentualen Größenangaben nur als grobe Richtwerte aufzufassen.

# 2. Allgemeine Richtungs- und Lagebezeichnungen des Körpers

Die folgenden Termini bezeichnen die gegenseitige Lage von Organen und Teilen des Körpers zueinander, z.T. ohne Rücksicht auf die Stellung des Körpers im Raum, sowie Lage und Richtung an den Extremitäten. Diese Begriffe werden nicht nur der menschlichen Anatomie, sondern auch der praktischen Medizin und der vergleichenden Anatomie zugerechnet.

**Allgemeine Bezeichnungen**

*anterior – posterior* = vorne – hinten (z. B. Arteriae tibiales anterior et posterior)
*ventralis – dorsalis* = bauchwärts – rückenwärts gelegen
superior – inferior = oben – unten (z. B. Conchae nasales superior et inferior)
*cranialis – caudalis* = kopfwärts – schwanzwärts gelegen
*dexter – sinister* = rechts – links (z. B. Arteriae iliacae communes dextra et sinistra)
*internus – externus* = innen liegend – außen liegend
*superficialis – profundus* = oberflächlich gelegen – tief gelegen (z. B. Musculi flexores digitorum superficialis et profundus)
*medius, intermedius* = in der Mitte zwischen zwei anderen Gebilden liegend (die Concha nasalis media z. B. liegt in der Mitte zwischen Concha nasalis superior und inferior)
*medianus* = in der Mittellinie gelegen (Fissura mediana anterior des Rückenmarks). Durch einen „medianen Sagittalschnitt" wird der Körper in zwei spiegelbildlich gleiche Teile zerlegt.
*medialis – lateralis* = gegen die Mitte des Körpers gelegen, gegen die Seite zu gelegen (z. B. Fossae inguinales medialis et lateralis)
*frontalis* = in der Stirnebene (Frontalebene) liegend, auch zur Stirn ziehend (z. B. Processus frontalis der Maxilla)
*longitudinalis* = längs verlaufend (z. B. Musculus longitudinalis superior der Zunge)
*sagittalis* = in einer Sagittalebene liegend
*transversalis* = in einer Transversalebene liegend
*transversus* = quer verlaufend (z. B. Processus transversus des Brustwirbels)

**Richtungs- und Lagebezeichnungen für die Zähne**

in Bezug auf die Mundhöhle und/oder den Zahnbogen:
*bukkal* = zur Wange gerichtet
*distal* = im Zahnbogen zum Ende des Zahnbogens bzw. nach hinten gerichtet
*labial* = zur Lippe gerichtet
*lingual* = zur Zunge gerichtet (nur Mandibula)
*mesial* = im Zahnbogen zur Mittellinie bzw. nach vorne gerichtet
*oral* = zur Mundhöhle gerichtet
*palatinal* = zum Gaumen gerichtet (nur Maxilla)
*vestibular* = zum Mundvorhof gerichtet

am Zahn:
*apikal* = zur Zahnwurzelspitze gerichtet
*approximal* = benachbart, zwischen 2 Zahnkronen gelegen
*fazial* = zur Gesichtsseite gerichtet
*gingival* = zum Zahnfleisch hin, zahnfleischwärts
*inzisal* = zur Schneidekante hin, schneidekantenwärts
*koronal* = zur Zahnkrone gerichtet, (zahn)kronenwärts
*okklusal* = zur Kaufläche hin, auf der Kaufläche gelegen, kauflächenwärts
*pulpal* = zur Zahnpulpa hin
*zervikal* = zum Zahnhals gerichtet, (zahn)halswärts

# 3. Verwendung von Klammern

[ ]: In eckige Klammern gesetzte lateinische Namen sind Alternativbegriffe, wie sie in der Terminologia Anatomica (1998) angegeben sind, z. B.: Ren [Nephros]. Um aber die Bildlegenden nicht zu sehr zu überladen, sind im Wesentlichen nur solche Alternativbegriffe aufgenommen, die Abweichungen in den Wortstämmen beinhalten und auch international zum Verständnis notwendig erscheinen. Ihre Verwendung wurde weitgehend auf die Abbildungen beschränkt, in denen sie Hauptinhalte bezeichnen.

( ): Runde Klammern wurden mit unterschiedlicher Zielsetzung verwendet:
- Für Fachbegriffe, die auch in der Terminologia Anatomica in runden Klammern aufgeführt sind, z. B.: (M. psoas minor).
- Für Fachbegriffe, die zwar nicht in der offiziell gültigen Auflistung der Nomenklatur enthalten sind, die von den Herausgebern aber als praktisch notwendige und hilfreiche lateinische Begriffe betrachtet werden, z. B.: (Crista zygomatico-alveolaris).
- Für Angaben zur näheren Beschreibung des übergeordneten Bezugs, z. B.: R. spinalis (A. vertebralis).

# 4. Farbtafel

Concha nasalis inferior
Mandibula
Maxilla
Os ethmoidale
Os frontale
Os lacrimale
Os nasale

Os occipitale
Os palatinum
Os parietale
Os sphenoidale
Os temporale
Os zygomaticum
Vomer

Beim Neugeborenen sind folgende Schädelknochen zu einer Farbe zusammengefasst.

Os nasale, Os temporale, Mandibula
Maxilla, Os incisivum
Os occipitale, Os palatinum

# Abbildungsnachweis

Der Verweis auf die jeweilige Abbildungsquelle befindet sich bei allen Abbildungen im Werk am Ende des Legendentextes in eckigen Klammern. Die Sonderzeichen verstehen sich wie folgt:

| | |
|---|---|
| [...]/[...] | = nach Vorlage von |
| [.../...] | = Kollaboration zwischen Autor und Zeichner |
| [...~...] | = modifiziert von Autor bzw. Zeichner |
| [...-...] | = Werk kombiniert mit Zeichner |

| | |
|---|---|
| B500 | Benninghoff-Archiv: Benninghoff A, Drenckhahn D. Anatomie, div. Bd. und Aufl. Elsevier/Urban & Fischer |
| E282 | Kanski, J. Clinical Ophthalmology: A Systematic Approach. 5th ed. Butterworth-Heinemann, 2003 |
| E329 | Pretorius ES, Solomon JA. Radiology Secrets Plus. 3rd ed. Elsevier/Mosby, 2011 |
| E347-09 | Moore KL, Persaud TVN, Torchia MG. The Developing Human. 9th ed. Elsevier/Saunders, 2013 |
| E393 | Adam A, Dixon AK. Grainger & Allison's Diagnostic Radiology. 5th ed. Elsevier/Churchill Livingstone, 2008 |
| E402 | Drake R, Vogl AW, Mitchell A. Gray's Anatomy for Students. 1st ed. Elsevier, 2005 |
| E460 | Drake R, et al. Gray's Atlas of Anatomy. 1st ed. Elsevier, 2008 |
| E625 | Myers E, Snyderman C. Operative Otolaryngology: Head and Neck Surgery. 3rd ed. Elsevier/Saunders, 2008 |
| E633-002 | Tillmann BN. Atlas der Anatomie. 2. A. Springer, 2010 |
| E633-003 | Tillmann BN. Atlas der Anatomie. 3. A. Springer, 2017 |
| E838 | Mitchell B, Sharma R. Embryology. An Illustrated Colour Text. 1st ed. Elsevier/Churchill Livingstone, 2005 |
| E943 | Kanski J. Clinical Ophthalmology. A Systemic Approach. 6th ed. Butterworth-Heinemann, 2007 |
| E984 | Klinke R, Silbernagl S. Lehrbuch Physiologie. 5. A. Thieme; 2005 |
| E1043 | Radlanski RJ, Wesker KH. Das Gesicht. Bildatlas klinische Anatomie. 2. A. KVM, 2012 |
| F276-006 | Marsh H. Brain tumors. Surgery. 2007; 25/12:526–9 |
| F276-007 | Hobbs C, Watkinson J. Thyroidectomy. Surgery 2007;25/11:474–8 |
| F885 | Senger M, Stoffels HJ, Angelov DN. Topography, syntopy and morphology of the human otic ganglion: A cadaver study. Ann Anat 2014;196:327–35 |
| G198 | Mettler F. Essentials of Radiology. 2nd ed. Elsevier/Saunders, 2005 |
| G211 | Ellenbogen R, Abdulrauf S, Sekhar L. Principles of Neurological Surgery. 3rd ed. Elsevier/Saunders, 2012 |
| G305 | Hardy M, et al.: Musculoskeletal Trauma. A guide to assessment and diagnosis. 1st ed. Elsevier/Churchill Livingstone, 2011 |
| G343 | Netter FH. Atlas of Human Anatomy. 5th ed. Elsevier/Saunders, 2010 |
| G435 | Perkin GD, et al. Atlas of Clinical Neurology.3rd ed. Elsevier/Saunders, 2011 |
| G548 | Swartz MH. Textbook of Physical Diagnosis. 7th ed. Elsevier, 2014 |
| G617 | Folkerth RD, Lidov H. Neuropathology. Elsevier, 2012 |
| G749 | Le Roux P, Winn H, Newell D. Management of cerebral aneurysms. Elsevier/Saunders, 2004 |
| G1060-003 | Schünke M, Schulte E, Schumacher U. Prometheus. Kopf, Hals, Neuroanatomie. Band 3. 5. A. Thieme, 2018 |
| G1076 | Schiebler TH, Korf H-W. Anatomie. 10. A. Steinkopff bei Springer, 2007 |
| G1077 | Zilles K, Rehkämper G. Funktionelle Neuroanatomie. 3. A. Springer, 1998 |
| G1081 | Purves D, et al. NeuroScience. 3rd ed. Sinauer Associates Inc, 2004 |
| G1082 | von Hagens G, Whalley A, Maschke R, Kriz W. Schnittanatomie des menschlichen Gehirns. Steinkopff, 1990 |
| G1083 | Braus H, Elze C. Anatomie des Menschen, Band 3. Periphere Leitungsbahnen II, Centrales Nervensystem, Sinnesorgane. Springer, 1960 |
| G1084 | Martini FH, Timmons MJ, Tallitsch RB. Anatomie. 1. A. Pearson, 2017 |



Den nachstehend benannten klinischen Kolleg*innen sind die Herausgeber für die Bereitstellung von Ultraschall-, Computertomographie- und Magnetresonanztomographiebildern sowie endoskopischen Aufnahmen und Farbfotos von Operationssiten und Patient*innen zu sehr großem Dank verpflichtet.

| | |
|---|---|
| G1085 | Brodmann K. Vergleichende Lokalisationslehre der Großhirnrinde in ihren Prinzipien, dargestellt aufgrund des Zellenbaues. J.A. Barth, 1909 |
| G1087 | Spoendlin H. Strukturelle Organisation des Innenohres. In: Oto-Rhino-Laryngologie in Klinik und Praxis. Band 1. (Hrsg. Helms J, Herberhold C, Kastenbauer E). Thieme, 1994:32–74 |
| G1088 | Nieuwenhuys R, Voogd J, van Huijzen C. Das Zentralnervensystem des Menschen. Ein Atlas mit Begleittext. 2. A. Springer, 1991 |
| G1089 | Berkovitz KB, et al. Oral Anatomy, Histology and Embryology. 5th ed. Elsevier/Mosby, 2017 |
| G1091 | Kandel ER, Koester JD, Mack SH, Siegelbaum SA. Principles of Neuroscience. 6th ed. McGraw Hill, 2021 |
| H084-001 | Custodio C, et al. Neuromuscular Complications of Cancer and Cancer Treatments. Physical Med Rehabilitation Clin North America 2008;19(1):27–45 |
| H234-001 | Braak H. Architectonics as seen by lipofuscin stains. In: Peters A, Jones EG (eds.): Cerebral Cortex. Cellular Components of the Cerebral Cortex. Cellular Components of the Cerebral Cortex, Vol I Plenum Press, 1984:59–104 |
| J803 | Biederbick & Rumpf |
| K383 | Cornelia Krieger, Hamburg |
| L106 | Henriette Rintelen, Velbert |
| L107 | Michael Budowick, Atlanta, U.S.A. |
| L126 | Dr. med. Katja Dalkowski, Buckenhof |
| L127 | Jörg Mair, München |
| L131 | Stefan Dangl, München |
| L132 | Michael Christof, Würzburg |
| L141 | Stefan Elsberger, Planegg |
| L231 | Stefan Dangl, München |
| L238 | Sonja Klebe, Löhne |
| L240 | Horst Ruß, München |
| L266 | Stephan Winkler, München |
| L271 | Matthias Korff, München |
| L275 | Martin Hoffmann, Neu-Ulm |
| L284 | Marie Davidis, München |
| L285 | Anne-Katrin Hermanns, „Ankats Art", Maastricht, NL |
| L316 | Roswitha Vogtmann, Würzburg |
| L317 | H.-C. Thiele, Gießen |
| L318 | Tamas Sebesteny, Bern, CH |
| M282 | Prof. Dr.med. Detlev Drenckhahn, Würzburg |
| M492 | Prof. Dr. med. Peter Kugler, Würzburg |
| M129 | Prof. Dr. Dr. Peter Proff, Regensburg |
| O534 | Prof. Dr. Arnd Dörfler, Erlangen |
| R170-5 | Welsch U, Kummer W, Deller T. Histologie- Das Lehrbuch: Zytologie, Histologie und mikroskopische Anatomie. 5. A. Elsevier/Urban & Fischer, 2018 |
| R234 | Bruch H-P, Trentz O. Berchtold Chirurgie. 6. A. Elsevier/Urban & Fischer, 2008 |
| R235 | Böcker W, Denk H, Heitz P, Moch H. Pathologie. 4. A. Elsevier/Urban & Fischer, 2008 |
| R236 | Classen M, Diehl V, Kochsiek K. Innere Medizin. 6. A. Elsevier/Urban & Fischer, 2009 |
| R242 | Franzen A. Kurzlehrbuch Hals-Nasen-Ohren-Heilkunde 3. A. Elsevier/Urban & Fischer, 2007 |
| R247 | Deller T, Sebesteny T. Fotoatlas Neuroanatomie. 1. A. Elsevier/Urban & Fischer, 2007 |
| R254 | Garzorz N. Basics Neuroanatomie. 1. A. Elsevier/Urban & Fischer, 2009 |
| R261 | Sitzer M, Steinmetz H. Neurologie. 1. A. Elsevier/Urban & Fische2011 |
| R316-007 | Wicke L. Atlas der Röntgenanatomie. 7. A. Elsevier/Urban & Fischer, 2005 |

R317 Trepel M. Neuroanatomie. 5. A. Elsevier/Urban& Fischer, 2011

R349 Raschke MJ, Stange R. Alterstraumatologie- Prophylaxe, Therapie und Rehabilitation 1. A. Elsevier/Urban & Fischer, 2009,

R389 Gröne B. Schlucken und Schluckstörungen: Eine Einführung. 1. A. Elsevier/Urban & Fischer, 2009

S100 Classen M, et al. Differentialdiagnose Innere Medizin 1. A. Urban & Schwarzenberg, 1998

S700 Sobotta-Archiv: Sobotta. Atlas der Anatomie des Menschen, div. Aufl. Elsevier/Urban & Fischer

S701 Sobotta-Archiv: Hombach-Klonisch S, Klonisch T, Peeler J. Sobotta. Clinical Atlas of Human Anatomy. 1st ed. Elsevier/Urban & Fischer

S702 Sobotta-Archiv: Böckers T, Paulsen F, Waschke J. Sobotta. Lehrbuch Anatomie, div. Aufl. Elsevier/Urban & Fischer

S703 Sobotta-Archiv: Paulsen, F, Proff P, Waschke J. Sobotta. Atlas der Anatomie- Zahnmedizin. 1. Aufl. Elsevier/Urban & Fischer

T419 Jörg Pekarsky, Institut für Anatomie LST II, Universität Erlangen-Nürnberg

T719 Prof. Dr. Norbert Kleinsasser, HNO-Klinik, Universitätsklinikum Würzburg

T720 PD Dr. med. Hannes Kutta, Universitätsklinikum Hamburg-Eppendorf

T786 Dr. Stephanie Lescher, Institut für Neuroradiologie, Klinikum der Goethe-Universität, Frankfurt, Prof. Joachim Berkefeld, Institut für Neuroradiologie, Klinikum der Goethe-Universität, Frankfurt

T867 Prof. Dr. Gerd Geerling, Universitätsklinikum Düsseldorf

T872 Prof. Dr. med. Micheal Uder, Universitätsklinikum Erlangen

T882 Prof. Dr. med Christopher Bohr, Universitätsklinikum Regensburg

T884 Tobias Wicklein, Erlangen

T887 Prof. Dr. med Stephan Zierz, Dr. Jordan, Uniklinik Halle

T899 Prof. Kampik, Prof. Müller, Augenklinik, Universität München

T905 Prof. Reich, Klinik für Mund-Kiefer-Gesichtschirurgie, Universität Bonn

T910 Prof. Schliephake, Mund-Kiefer-Gesichtschirurgie, Universität Göttingen

T912 cand. med. Carsten Schröder, Kronshagen

T916 PD Dr. Vogl, Radiologische Poliklinik, Universität München

T1127 Prof. Dr. med, Thomas Rupprecht, FAU Erlangen-Nürnberg

T1129 Prof. Dr. med. Dr. med. dent. Marco Kesting, Erlangen

T1189 Prof. Dr. med. Esther Asan, Julius-Maximilians-Universität Würzburg

T1190 Prof. Dr. Dr. Robert Nitsch, WWU, Münster

T1191 Prof. Dr. Dr. Dr. Günter Rager, Fribourg

# Inhalt

## Kopf



## Auge



## Ohr



## Hals



## Gehirn und Rückenmark

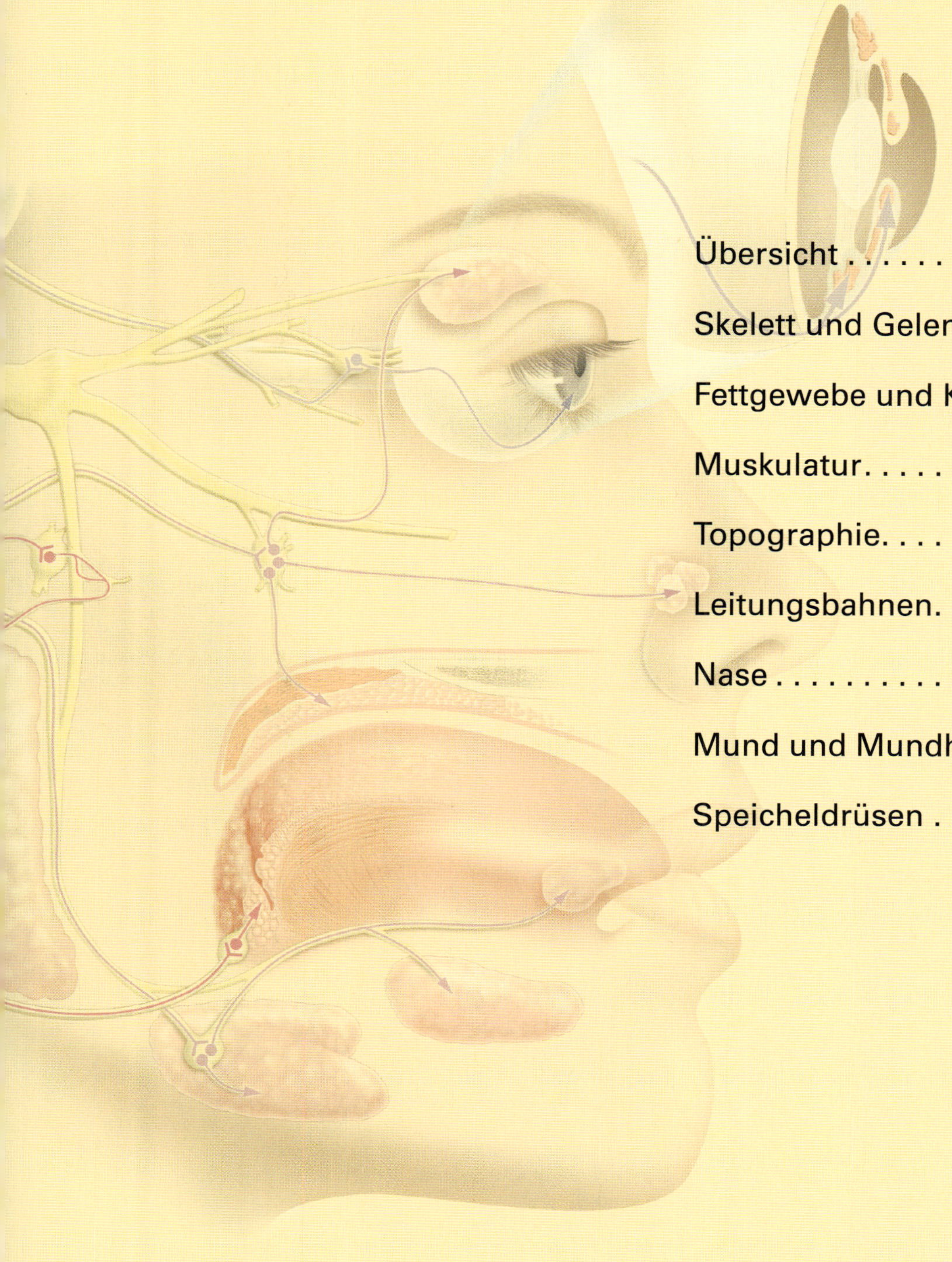

# 8 Kopf

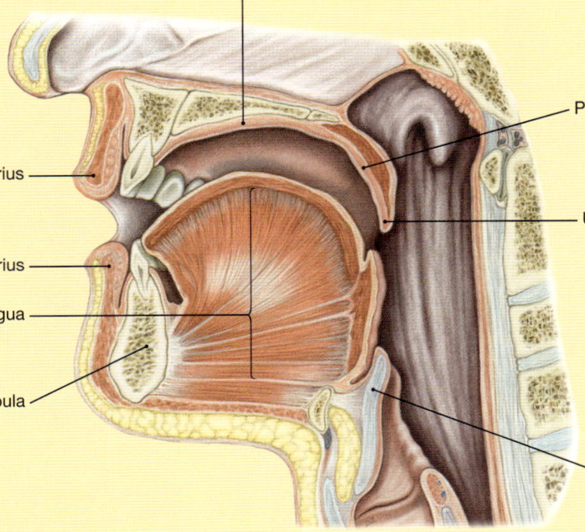


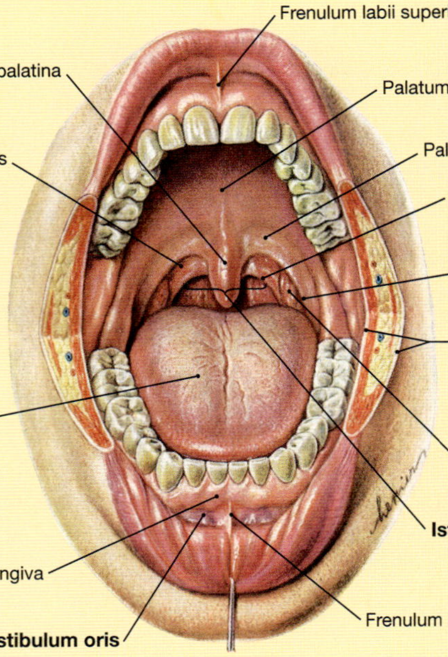


# Der Überblick

Der **Kopf (Caput)** ist über den Hals beweglich mit dem Rumpf (Stamm, Truncus) verbunden. Dadurch wird es möglich, die Sinnesorgane des Kopfes auf Umweltreize zu richten, ohne dabei den gesamten Körper mitbewegen zu müssen. Die knöcherne Grundlage des Kopfes ist der **Schädel (Cranium),** dessen hinterer Anteil wesentliche Teile des **Zentralnervensystems (Gehirn)** als Neurocranium und dessen vorderer Anteil die großen Fernsinnesorgane als Viscerocranium mit sehr unterschiedlichen Funktionen umschließt. So sind hier das **Auge** (Sehorgan), das **Ohr** (Hörorgan und Gleichgewichtsorgan), die **Nase** (Riechorgan) sowie **Mundhöhle** und **Schlund** (Geschmacksorgan) untergebracht. Mit Nasenhöhle und oberem Teil des Schlunds beginnt der Atemweg; Mundhöhle und mittlerer Teil des Schlunds sind der Anfangsteil des Speisewegs. Der Kopf dient damit der **Nahrungsaufnahme und der Orientierung.** Gemeinsam mit der Nase und den Nasennebenhöhlen tragen Mund, Rachen und Kauapparat maßgeblich zur Formgebung des Gesichts bei. Beim Menschen ist die Mundhöhle mit ihren Organen darüber hinaus an der **Artikulation für Sprache und Gesang** beteiligt. Als Muskulatur ohne Faszien inseriert die **mimische Muskulatur** direkt in der Haut am Kopf und ermöglicht dadurch die einzigartige Mimik des Gesichts zur Unterstützung der Kommunikation mit der Umwelt. Die Grenze zwischen Kopf und Hals bilden von hinten nach vorne die Protuberantia occipitalis externa an der Rückseite des Schädels, der Ohransatz und der Unterkiefer.

# Die wichtigsten Themen

*In Anlehnung an die Lernziele des Nationalen Kompetenzbasierten Lernzielkatalogs Medizin/Zahnmedizin (NKLM/NKLZ) finden Sie hier eine Zusammenfassung der wichtigsten Themen dieses Kapitels. Nach Bearbeitung dieses Kapitels sollten Sie in der Lage sein:*

- die Schädelknochen und die Schädelentwicklung wiederzugeben;
- Suturen und Fontanellen einschließlich der Verschlusszeiten zu benennen;
- den grundlegenden Aufbau des Schädels, seiner Knochen und deren Verbindung untereinander zu beschreiben;
- Neurocranium, Viscerocranium, Schädelkalotte, Schädelbasis und Schädelgruben den jeweiligen Strukturen zuzuordnen und ihren Aufbau zu erläutern;
- wesentliche Durchtrittsstellen und Strukturen, Foramina, Fissuren und Impressionen der inneren und äußeren Schädelbasis zu benennen;
- Ansatz, Ursprung, Funktion und Innervation der mimischen Muskeln zu beschreiben;
- Aufbau, Blutversorgung, Lymphabfluss und Innervation der Kopfschwarte zu schildern;
- sich in den verschiedenen Regionen (Gesicht, seitliche Gesichtsregion) zu orientieren, sie systematisch zuzuordnen und den topographischen Verlauf von Blutgefäßen, Lymphgefäßen und Nerven in den Regionen zu beschreiben sowie die in der Tiefe der seitlichen Gesichtsregion liegenden, von außen nicht sichtbaren anatomischen Strukturen sich dreidimensional vorzustellen und zu benennen;
- bedeutende topographisch-klinische Zusammenhänge zu benennen;
- Ursprung, Verlauf, Faserqualität und Innervationsgebiet der 12 Hirnnerven (→ Kap. 12) wiederzugeben;
- die grundsätzliche Entwicklung von Nase und Nasennebenhöhlen zu beschreiben;
- den Aufbau der äußeren Nase, den knöchernen und knorpeligen Aufbau des Nasenskeletts sowie die Begrenzungen der Nasenhöhlen und deren Ausdehnung zu schildern;
- die Blutversorgung und Innervation der gesamten Nase im Hinblick auf deren klinische Relevanz zu beschreiben;
- das Riechfeld und seine Verbindungen zur vorderen Schädelgrube zu demonstrieren;
- Lage, knöcherne Begrenzungen, Mündungen und topographische Beziehungen der Nasennebenhöhlen zu schildern;
- die Entwicklung von Mundhöhle, Kauapparat, Zunge, Gaumen und Speicheldrüsen zu erläutern;
- sämtliche Strukturen der Mundhöhle, deren Gefäßversorgung, Innervation sowie den Verlauf von Nerven und Gefäßen, die topographische Lage sowie die Nachbarschaftsbeziehungen der Strukturen und Organe zueinander und zu den benachbarten Regionen mit ihren Funktionen zu beschreiben;
- die Zahnentwicklung und den detaillierten Aufbau der unterschiedlichen Zähne einschließlich der Dentitionen zu erläutern;
- Bau und Funktion des Kiefergelenks sowie Lage, Funktion, Blutversorgung und Innervation der Kaumuskeln zu beschreiben;
- Aufbau, Lage, Funktion, Innervation, Blutgefäßversorgung und Lymphabfluss von Zunge, Gaumen und Speicheldrüsen wiederzugeben;
- die Blutversorgung der Tonsilla palatina genau zu erläutern;
- die Topographie des Mundbodens einschließlich seiner Logen, der beteiligten Muskeln, deren Blutversorgung, Innervation und Lymphabflüsse wiederzugeben.

# Der Bezug zur Klinik

*Um bei den vielen anatomischen Details nicht den Bezug zum späteren Klinikalltag zu verlieren, wird im Folgenden ein typischer Fall geschildert, der zeigt, warum die Inhalte dieses Kapitels so wichtig sind.*

## Fazialisparese

### Anamnese

Im Sommer stellt sich ein 22-jähriger Auszubildender bei seinem Hausarzt vor, weil er seit einigen Tagen zunehmend die rechte Gesichtshälfte nicht mehr bewegen könne und Probleme beim Trinken habe. Außerdem laufe ihm ununterbrochen Speichel aus dem Mundwinkel. Er habe auch das Gefühl, auf der rechten Seite lauter zu hören. Sonst scheint der Patient gesund zu sein. Fieber, Kopf- und Gliederschmerzen, ein grippaler Infekt oder ein Zeckenbiss in letzter Zeit werden verneint. Die Krankengeschichte ist unauffällig. Der junge Mann nimmt keine Medikamente und konsumiert auch keine Drogen. Alkohol trinke er nur gelegentlich und in Maßen; er rauche nicht. Auch die Familienanamnese ist unauffällig.

### Untersuchungsbefund

Der erste Blick in das Gesicht des Patienten, als er in das Untersuchungszimmer kommt, lässt sofort die Diagnose Fazialisparese vermuten. Die rechte Gesichtshälfte „hängt" deutlich sichtbar herab (→ Abb. a). Die Nasolabialfalte ist auf der rechten Seite verstrichen. Auf Aufforderung kann der Patient auf der rechten Seite weder die Stirn runzeln oder lächeln noch pfeifen oder die Wange aufblasen. Der Versuch, das Auge fest zu verschließen, führt zum Lagophthalmus (das Auge bleibt rechts offen) und zum BELL-Phänomen.

***BELL-Phänomen: Der Augenbulbus dreht sich beim Lidschluss automatisch nach oben. Kann das Lid nicht geschlossen werden, ist nur noch die weiße Sclera sichtbar.***

Der Arzt testet durch Bestreichen der Wange die Gesichtssensibilität, die aber intakt ist. Da der Patient die Stirn auf der betroffenen Seite nicht runzeln kann, kommt der Arzt zu der vorläufigen Diagnose: idiopathische (ohne erkennbare Ursache) periphere (infranukleäre) Fazialisparese.

***Bei zentraler Fazialisparese kann die Stirn noch gerunzelt werden.***

Der Hausarzt überweist den Patienten daraufhin zu einem Hals-Nasen-Ohren-Arzt.

Der HNO-Arzt stellt ebenfalls eine rechtsseitige komplette periphere Fazialisparese fest. Ohrmuschel und Gesichtsweichteile sind normal, Gehörgang und Trommelfell beidseits reizlos. Das Parotissekret ist reizlos. Die Hals- und Gesichtspalpation ergibt keinen Hinweis auf einen Tumor oder eine Entzündung.

### Diagnostik

Der HNO-Arzt führt eine Audiometrie durch, bei der sich kein Hinweis auf eine Hörminderung findet. Zum Ausschluss anderer ernster Ursachen (z. B. Tumor) veranlasst er eine MRT des Kopfes, eine Blutabnahme sowie eine Elektroneurographie (ENG) und eine Elektromyographie (EMG). Die Laborbefunde sind allesamt normal, ein Zoster oticus, eine Herpes-simplex-Infektion oder eine Borreliose können ausgeschlossen werden. ENG und EMG ergeben keine Zeichen ausgeprägter Nervenschädigung. Nach der Vorstellung bei einem Neurologen lässt sich auch eine neurologische Symptomatik ausschließen. Die MRT-Aufnahme zeigt eine dezente Schwellung des N. facialis [VII] in seinem knöchernen Kanal.

### Diagnose

Idiopathische, rechtsseitige periphere Fazialisparese.

***Bis zu 70 % der peripheren Fazialisparesen sind idiopathisch.***

### Therapie

Unter einer ambulanten Infusionstherapie mit einem Kortisonpräparat beginnen sich bereits am 3. Tag die ausgefallenen Gesichtsbewegungen zu normalisieren. Lediglich der Stirnast funktioniert zu diesem Zeitpunkt noch nicht wieder.

### Weiterer Verlauf

Im Rahmen einer ambulanten Nachuntersuchung zeigt sich 4 Wochen später, dass die Gesichtsbeweglichkeit wieder vollkommen symmetrisch ist.

### Aus dem Präpsaal

Achten Sie auf die folgenden Abgänge des N. facialis: N. petrosus major, Chorda tympani und N. stapedius

### Zurück in der Klinik

Während die mimische Muskulatur im Verlauf der Kortisontherapie zunehmend beweglicher wird, stellt der Patient fest, dass das rechte Auge beim Essen immer tränt. Er sucht daher erneut seinen Hausarzt auf. Dieser erklärt ihm, dass es sich dabei um sog. Krokodilstränen handelt, die auch als gustatorisches Weinen bezeichnet werden. Dieses harmlose Irritationssyndrom tritt gelegentlich im Rahmen der Regenerationsprozesse bei einer Fazialisparese auf. Der Tränenfluss betroffener Patienten ist beim Essen einseitig verstärkt. Ursache ist das Einwachsen regenerierender parasympathischer gustatorischer Fasern in die Tränendrüse (Glandula lacrimalis), das zu einer falschen Vernetzung und Fehlinnervation führt. Bei starkem subjektivem Leidensdruck kommen Therapieversuche mit Botulinumtoxin-Injektionen infrage.

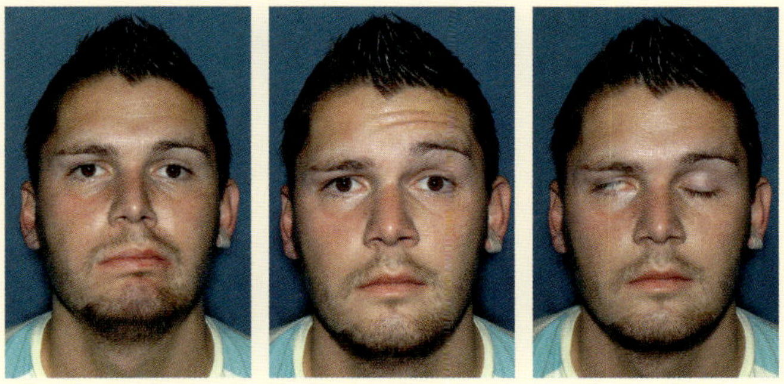

**Abb. a Links: Patient bei Vorstellung; Mitte: Patient nach Aufforderung, die Stirn zu runzeln; rechts: Patient nach Aufforderung, die Augen zu schließen.** [S700-T887]

# Übersicht

## Regionen von Kopf und Hals

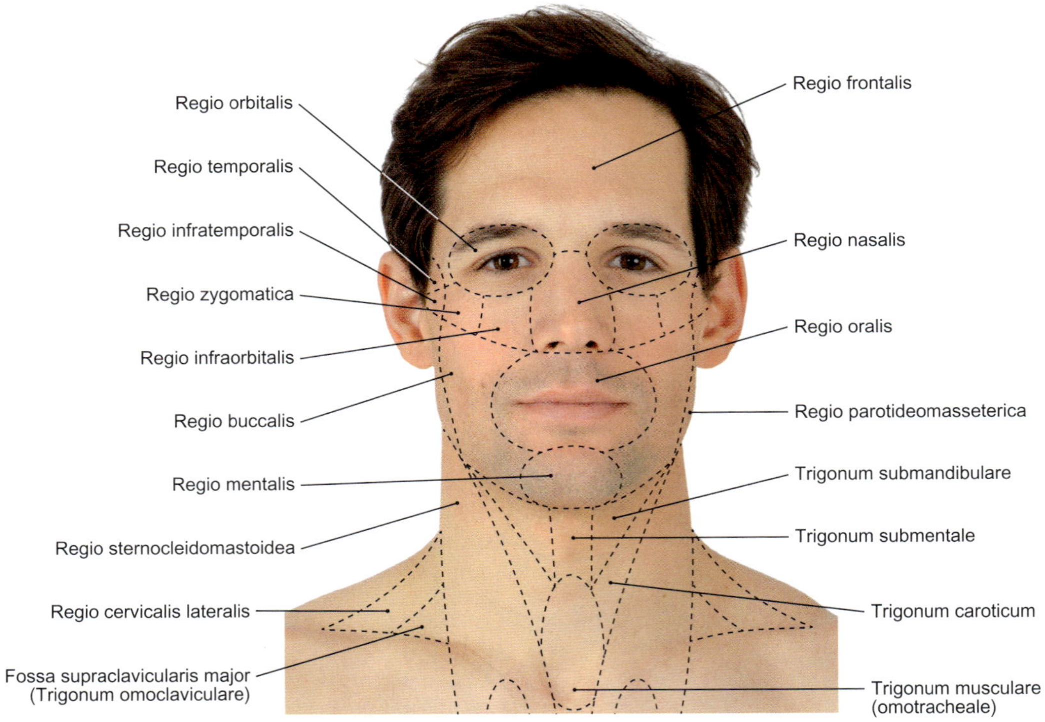


**Abb. 8.1 Regionen von Kopf und Hals, Regiones capitis et colli;** Ansicht von vorne. [S700-J803]
Am **Kopf** unterscheidet man folgende topographische Regionen:
- Regio frontalis
- Regio temporalis
- Regio orbitalis
- Regio nasalis
- Regio infraorbitalis
- Regio zygomatica
- Regio oralis
- Regio buccalis
- Regio mentalis
- Regio parietalis
- Regio occipitalis
- Regio parotideomasseterica

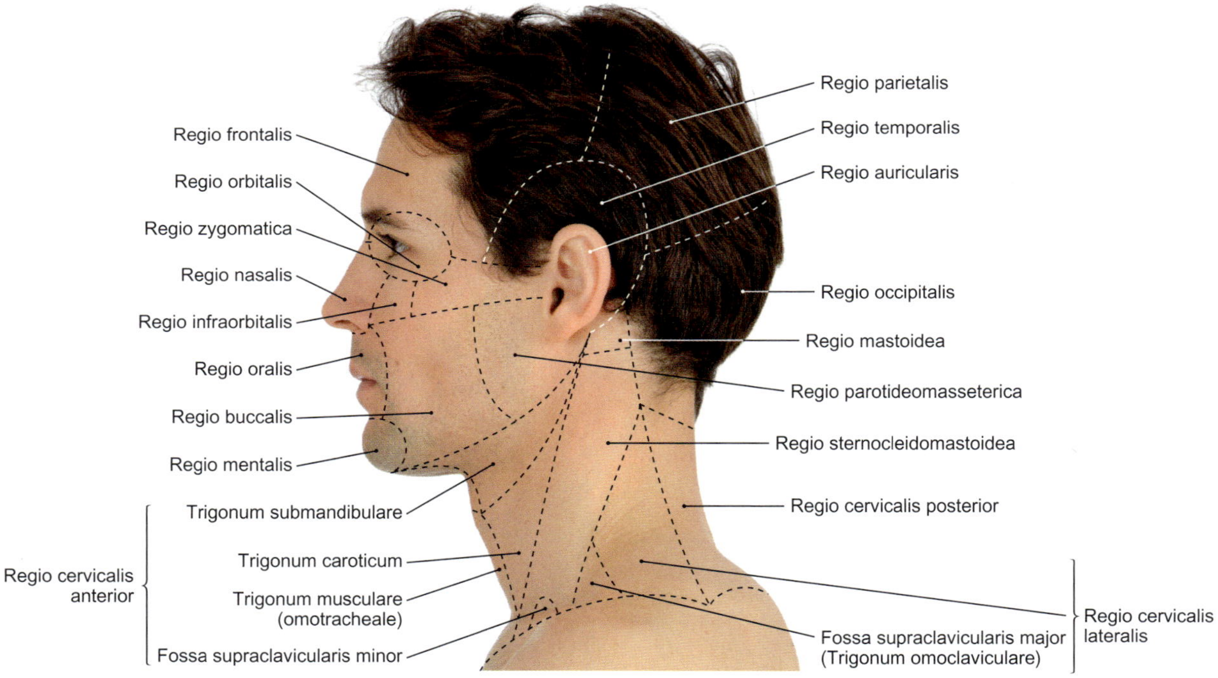


**Abb. 8.2 Regionen von Kopf und Hals, Regiones capitis et colli;** Ansicht von lateral. [S700-J803]
Am **Hals** unterscheidet man folgende topographische Regionen:
- Regio cervicalis anterior, bestehend aus Trigonum submentale, Trigonum submandibulare, Trigonum caroticum und Trigonum musculare (omotracheale)
- Regio sternocleidomastoidea mit Fossa supraclavicularis minor
- Regio cervicalis lateralis mit Trigonum omoclaviculare
- Regio cervicalis posterior

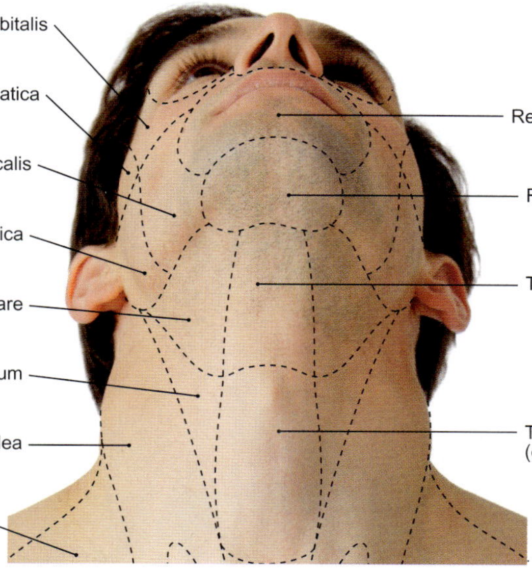


**Abb. 8.3 Regionen von Kopf und Hals, Regiones capitis et colli;**
Ansicht von vorne unten. [S700-J803]

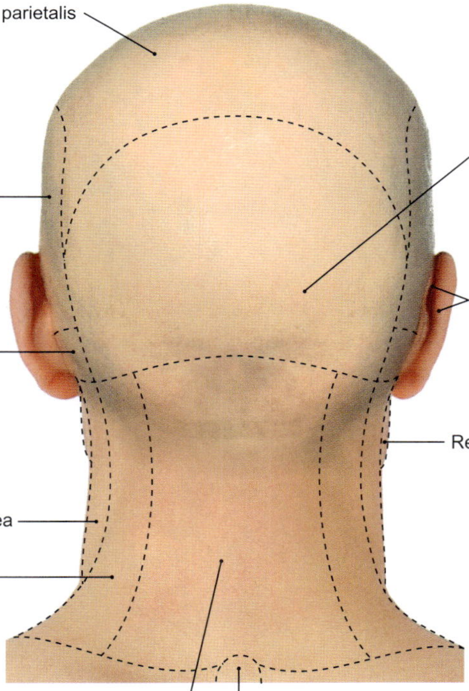


**Abb. 8.4 Regionen von Kopf und Hals, Regiones capitis et colli;**
Ansicht von hinten. [S700-J803/L271]
Der gesamte Nackenbereich wird oft auch als Regio nuchae bezeichnet.

## Gesichtsmorphometrie und Proportionen

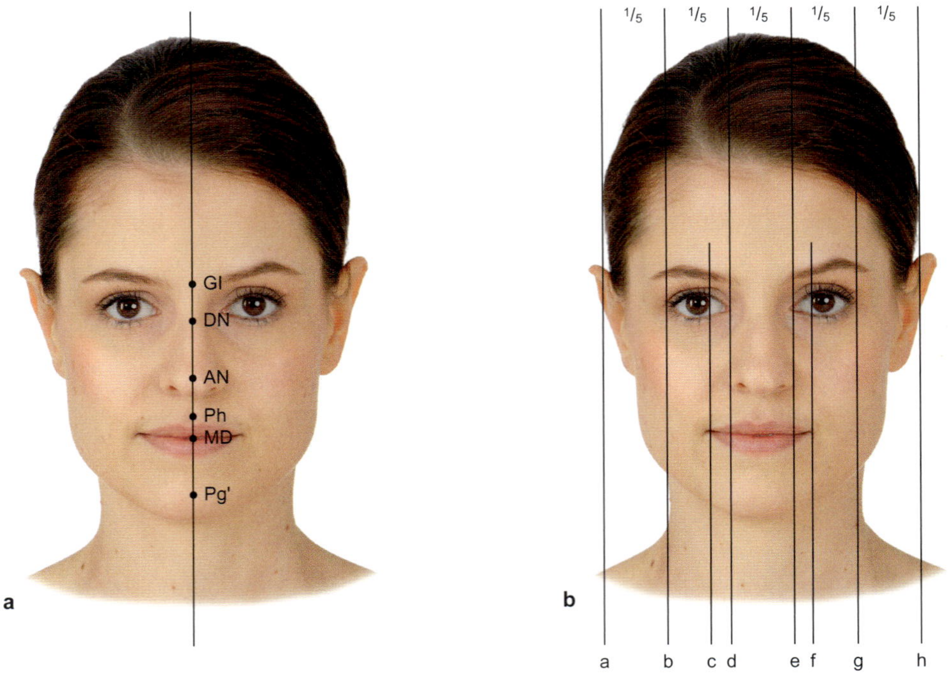


**Abb. 8.5a und b Gesichtsmorphometrie und Proportionen;** Ansicht von vorne; vertikale Proportionen. [S700-J803]/[E1043]
**a** Bei idealen Proportionen verläuft die Mittellinie des Gesichts entlang einer Linie, welche die Glabella (Gl), den Nasenrücken (Dorsum nasi, DN), die Nasenspitze (Apex nasi, AN), das Philtrum (Ph) und das Weichgewebspogonion (Pg') umfasst. Auch die Mitte des Zahnbogens (Medietas dentium, MD) liegt auf dieser Linie.
**b** Bei idealer Symmetrie kann das Gesicht durch vertikale Linien in 5 gleich große Abschnitte geteilt werden. Diese Linien verlaufen am äußersten Rand der Ohrmuscheln (a, h) sowie an den lateralen (b, g) und medialen (d, e) Augenwinkeln entlang. Die Mundwinkel liegen üblicherweise auf einer vertikalen Linie mit dem medialen Rand der Iris.

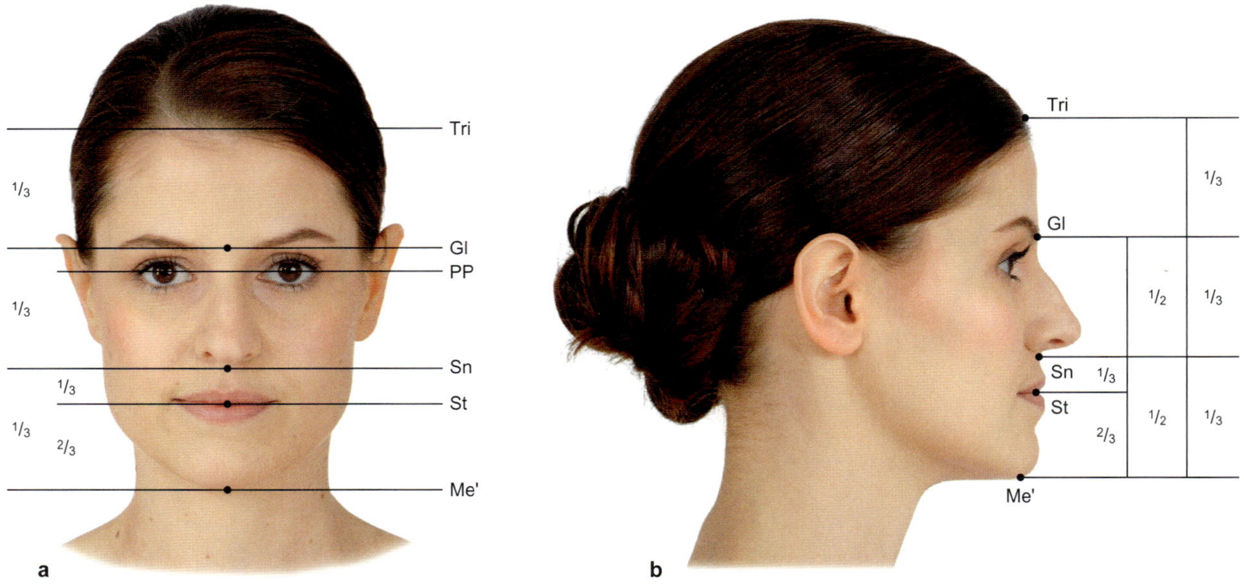


**Abb. 8.6a und b Gesichtsmorphometrie und Proportionen;** transversale Proportionen. [S700-J803]/[E1043]
**a** Ansicht von vorne.
**b** Ansicht von lateral.
Bei idealer Symmetrie kann das Gesicht horizontal in 3 gleich große Abschnitte geteilt werden. Durch gleich große Abstände zwischen Haaransatz (Trichion, Tri) und Glabella (Gl), zwischen Glabella und Subnasion (Sn) sowie zwischen Subnasion und Kinn (Menton, Me') wird das Gesicht in Obergesicht, Mittelgesicht und Untergesicht unterteilt. Das Untergesicht ist durch die Mundspalte (St) ebenfalls in 3 Drittel geteilt. Ein Drittel liegt oberhalb der Mundspalte, während die Kinnregion 2 Drittel einnimmt. Die Bipupillarlinie (PP) kann der transversalen Orientierung dienen, wenn die Augen genau auf gleicher Höhe liegen.

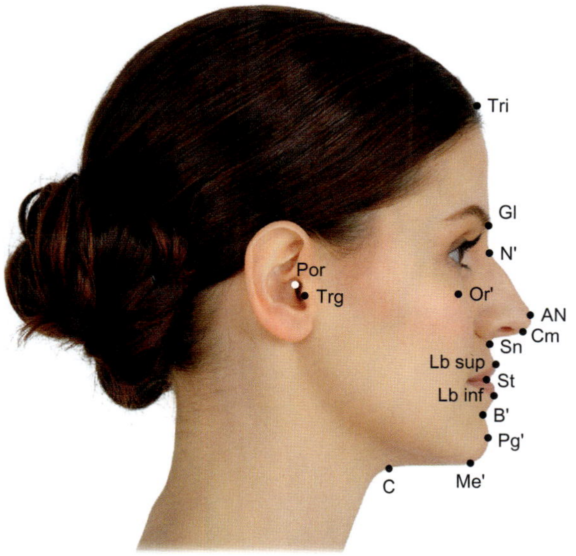


**Abb. 8.7 Häufigste Messpunkte des Gesichts;** Ansicht von lateral. [S700-J803]/[E1043]

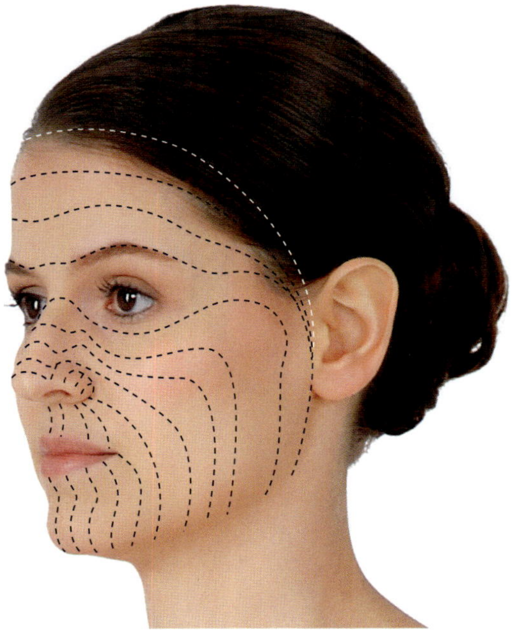

**Abb. 8.8 Spannungslinien der Gesichtshaut;** Ansicht von rechts vorne. [S700-J803]/[E1043]
Bei allen operativen Eingriffen im Gesicht mit Inzision der Gesichtshaut müssen die Spannungslinien beachtet werden. Sie entstehen durch den Verlauf der Kollagenfibrillen und die Lage der mimischen Muskulatur. Inzisionen entlang der Linien und Hautfalten sind günstig, da sie die geringsten Spannungen in der Haut erzeugen und damit am wenigsten zur Narbenbildung führen.

| Abkürzung | Messpunkt | Erklärung |
|---|---|---|
| Tri | Trichion | Haaransatz |
| Gl | Glabella | Stirnbeinerhebung zwischen den Augenbrauen |
| N′ | Weichgewebsnasion | tiefster Punkt zwischen Nase und Stirn |
| Or′ | Weichgewebsorbitapunkt | tiefster Punkt der Kurvatur der Orbitakante |
| AN | Apex nasi | Nasenspitze |
| Cm | Columella | Nasensteg |
| Sn | Subnasion | |
| Lb sup | Labrale superius | vorderster Punkt der Oberlippe |
| St | Stomium | Lippenschlusspunkt |
| Lb inf | Labrale inferius | vorderster Punkt der Unterlippe |
| B′ | Weichgewebs-B-Punkt | tiefster Punkt der Einziehung der Labiomentalfalte |
| Pg′ | Weichgewebspogonion | |
| Me′ | Weichgewebsmenton | am weitesten kaudal liegender Punkt der weichgeweblichen Kinnkontur |
| C | Cervicale | Übergangspunkt zwischen Submentalkontur und Halskontur |
| Por | Porion | Öffnung des äußeren Gehörgangs |
| Trg | Tragion | obere auslaufende Kante des Tragus |

## Gesicht

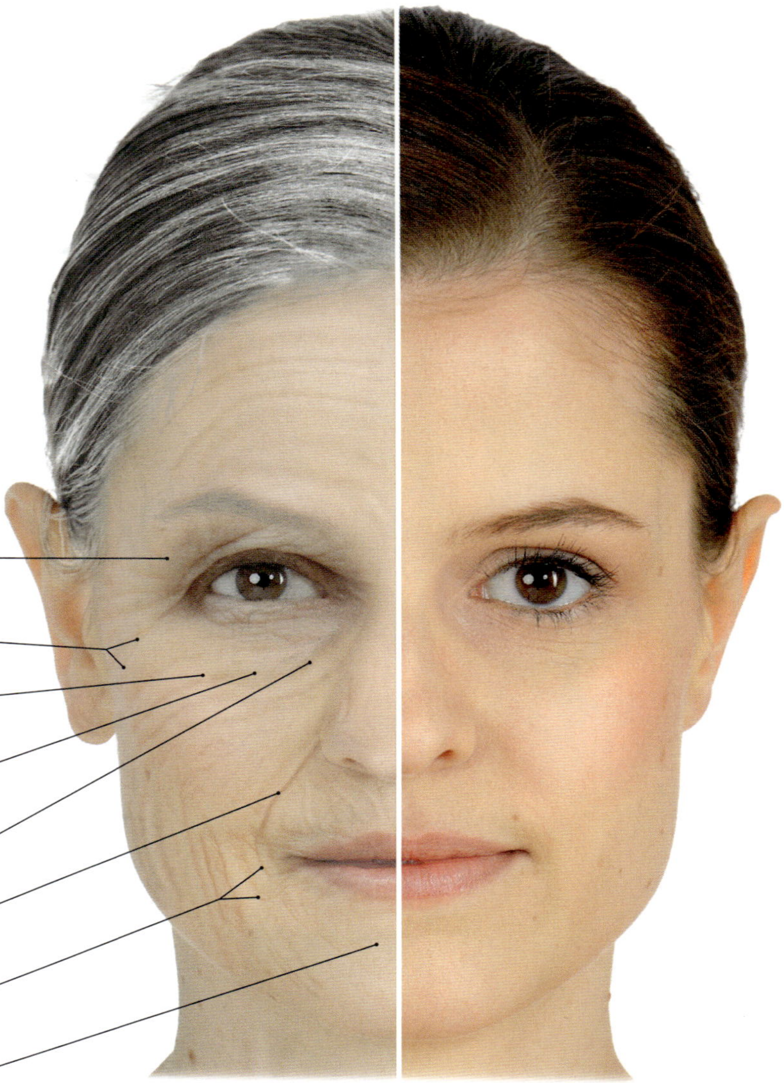


**Abb. 8.9 Alterung des Gesichts;** Ansicht von vorne. [S700-J803/L271]/[E1043]
Mit zunehmendem Alter kommt es nicht nur zu komplexen Veränderungen der Gesichtshaut, sondern auch aller anderen Gewebe wie beispielsweise Muskeln, Knochen oder der unter der Haut gelegenen subkutanen Fettpolster (Fettkompartimente). Es handelt sich um Alterungsabläufe, die für jede Gesichtsregion spezifisch sind, die individuell unterschiedlich schnell fortschreiten und durch viele Umweltfaktoren (z. B. UV-Strahlung, Rauchen) beeinflusst werden. Der Alterungsprozess vollzieht sich schleichend und ist an der Haut sichtbar: Es bilden sich immer mehr Falten; die Haut hängt mitsamt dem subkutanen Bindegewebe der Schwerkraft folgend nach unten durch. Dies zeigt sich besonders an Augenlidern und Mundwinkeln.

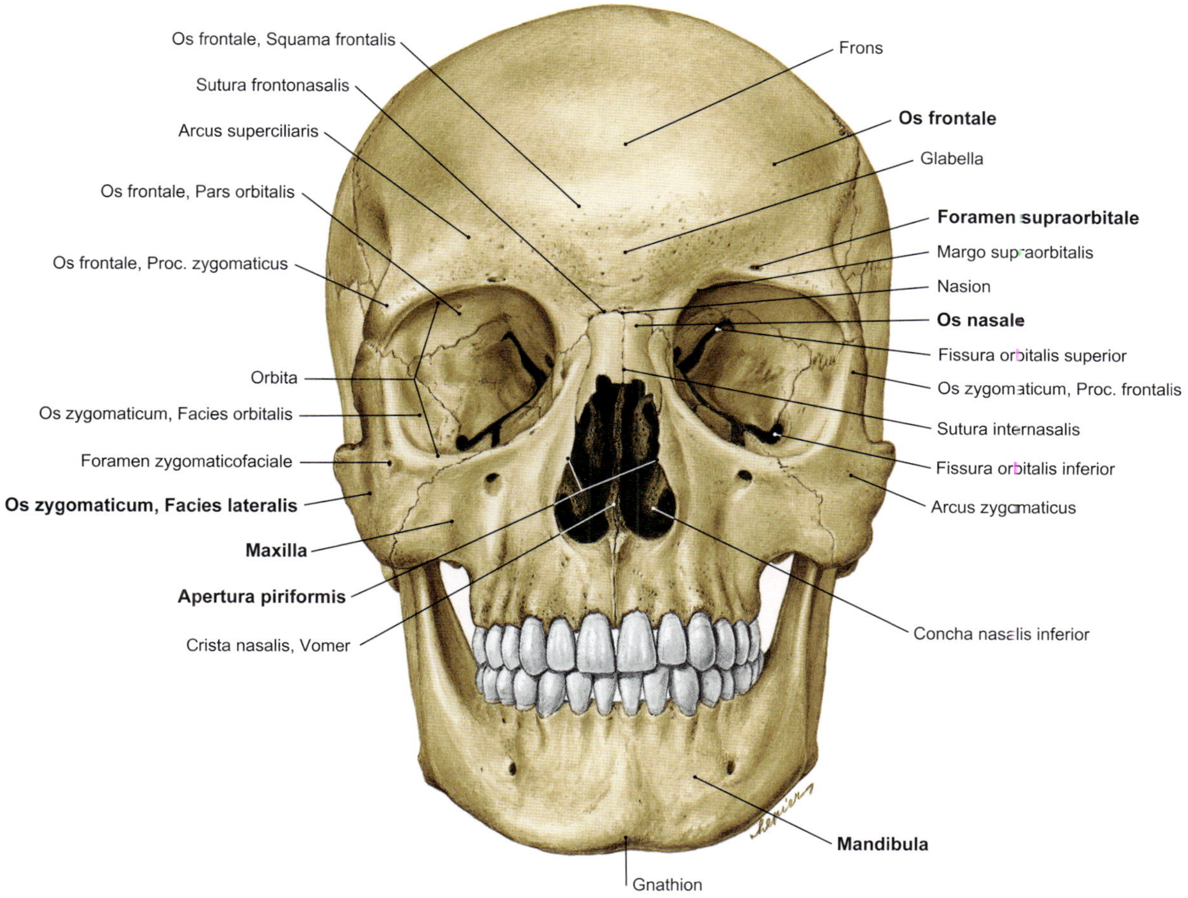


**Abb. 8.10 Schädel, Cranium;** Ansicht von vorne. [S700]
Von unten nach oben sieht man den Unterkiefer (Mandibula), die beiden Oberkiefer (Maxillae), die Nasenbeine (Ossa nasalia) zwischen Oberkiefer und Augenhöhle (Orbita) sowie oberhalb der Orbita das Stirnbein (Os frontale).
Das Stirnbein **(Os frontale)** besteht aus 4 Anteilen (→ Abb. 8.28). Oberhalb des Orbitarands (Margo supraorbitalis) wölbt sich beidseits ein Arcus superciliaris vor. Ein Fortsatz des Os frontale ragt medial nach unten und formt einen Teil des medialen Orbitarands. Lateral steht der Proc. zygomaticus mit dem Proc. frontalis des Os zygomaticum in Kontakt. Beide bilden gemeinsam den lateralen Orbitarand.
Das Jochbein **(Os zygomaticum)** bildet den größten Teil des lateralen und des unteren Orbitarands.
Das Nasenbein **(Os nasale)** steht beidseits über die Sutura frontonasalis mit dem Os frontale in Verbindung, während die Sutura internasalis beide Nasenbeine miteinander verbindet.

## Struktur und Funktion

Die Schädelknochen bilden um das Gehirn den Hirnschädel (Neurocranium, blau) sowie als Gesichtsschädel (Viscerocranium oder Splanchnocranium, orange) die knöcherne Grundlage des Gesichts (→ Abbildung). Unter morphologischen Gesichtspunkten wird der Hirnschädel in Calvaria (Schädelkalotte) und Schädelbasis unterteilt.
Knochen des **Neurocraniums** sind: 1. Os ethmoidale (Siebbein), 2. oberer Teil des Os frontale (Stirnbein), 3. Os sphenoidale (Keilbein), 4. Os temporale (Schläfenbein, paarig), 5. Os parietale (Scheitelbein, paarig), 6. Os occipitale (Hinterhauptbein).
Das **Viscerocranium** wird gebildet durch: 1. den unteren Teil des Os frontale (Stirnbein), 2. Maxilla (Oberkiefer, paarig, beinhaltet auch das mit ihm vor der Geburt verschmolzene Os incisivum (Prämaxillare)), 3. Os zygomaticum (Jochbein, paarig), 4. Mandibula (Unterkiefer), 5. Os nasale (Nasenbein, paarig), 6. Os conchale inferius (Nasenmuschelbein, paarig), 7. Os lacrimale (Tränenbein, paarig), 8. Os palatinum (Gaumenbein, paarig), 9. Vomer (Pflugscharbein).

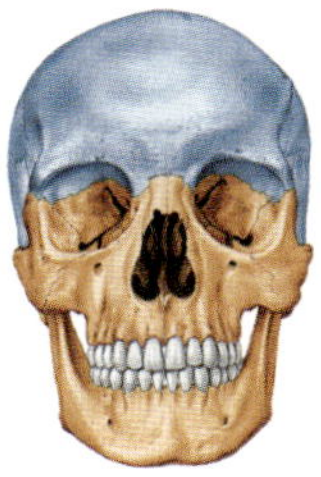

[S700-L127]

## Klinik

**Zentrale Mittelgesichtsfrakturen** treten am häufigsten als Folge von Verkehrsunfällen auf. Sie werden nach LE FORT eingeteilt (→ Abbildung) in:

- **LE FORT I:** isolierte Absprengung des Alveolarfortsatzes
- **LE FORT II:** Absprengung der Maxilla im Bereich des mittleren Orbitabodens, Beteiligung von Siebbein, vorderer Schädelbasis und Nasenbein möglich
- **LE FORT III:** Abriss des gesamten Gesichtsschädels vom Gehirnschädel

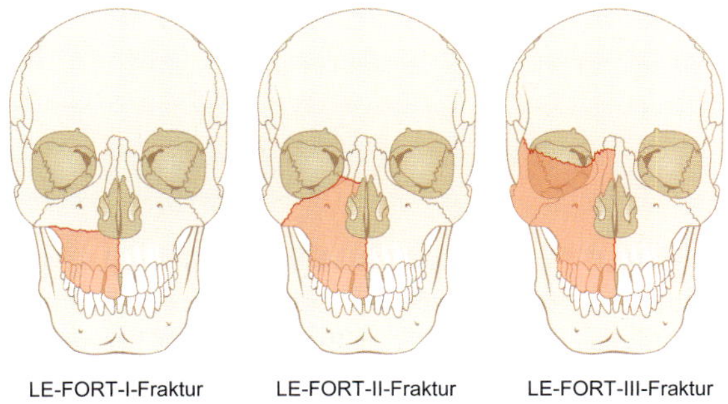


[S700]

## Schädelknochen

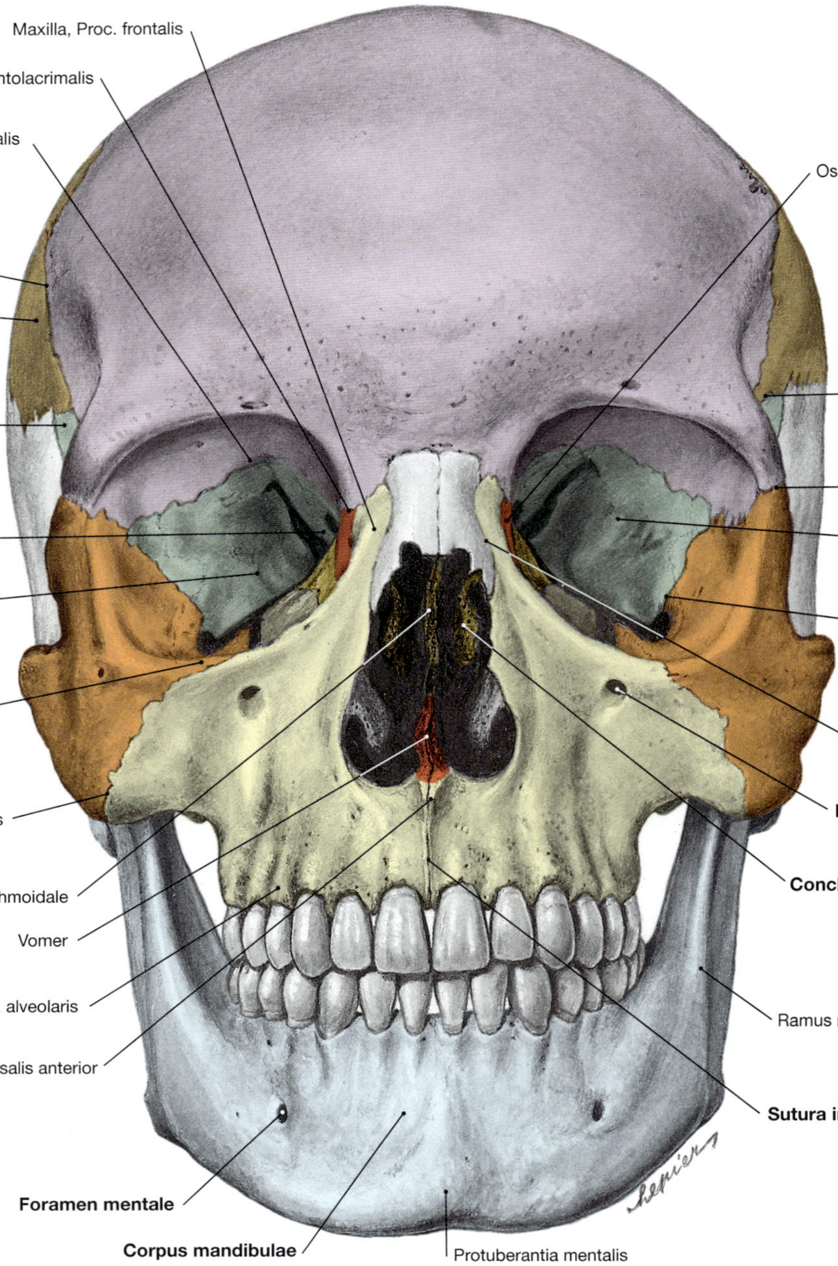


**Abb. 8.11 Schädelknochen, Ossa cranii;** Ansicht von vorne; Farbtafel siehe S. XII. [S700]

Zwischen Augenhöhle und Mundhöhle liegt beidseits der Oberkieferknochen **(Maxilla).** Die Maxilla bildet Teile des unteren und des medialen Orbitarands und grenzt lateral an das Os zygomaticum. Der Proc. frontalis der Maxilla steht mit dem Os frontale in Verbindung. Im Corpus maxillae liegt unterhalb des unteren Orbitarands das Foramen infraorbitale. In der Mittellinie wölbt sich die Spina nasalis anterior vor. Unten befindet sich der Proc. alveolaris, der den Oberkieferunterrand bildet und die Zähne trägt.

Der Unterkiefer **(Mandibula)** besteht aus Corpus und Rami mandibulae, die am Angulus mandibulae ineinander übergehen. Das Corpus mandibulae trägt die Zähne. Darunter liegt die Basis mandibulae, die in der Mittellinie als Protuberantia mentalis vorspringt. Ferner sieht man das Foramen mentale.

### Klinik

**Frakturen des Nasenbeins oder des Nasengerüsts** gehören zu den häufigsten Frakturen im Gesichtsbereich. Man unterscheidet geschlossene von offenen Nasenfrakturen, bei denen infolge von Haut- und Weichteilverletzungen Knochen frei liegt. Zusätzlich können das Nasenseptum und die Conchae nasales verletzt sein. Nasengerüstfrakturen sind typische Verletzungsmuster bei tätlichen Auseinandersetzungen, Verkehrsunfällen, Kampfsportarten wie Karate und Boxen sowie bei zahlreichen Mannschaftssportarten.

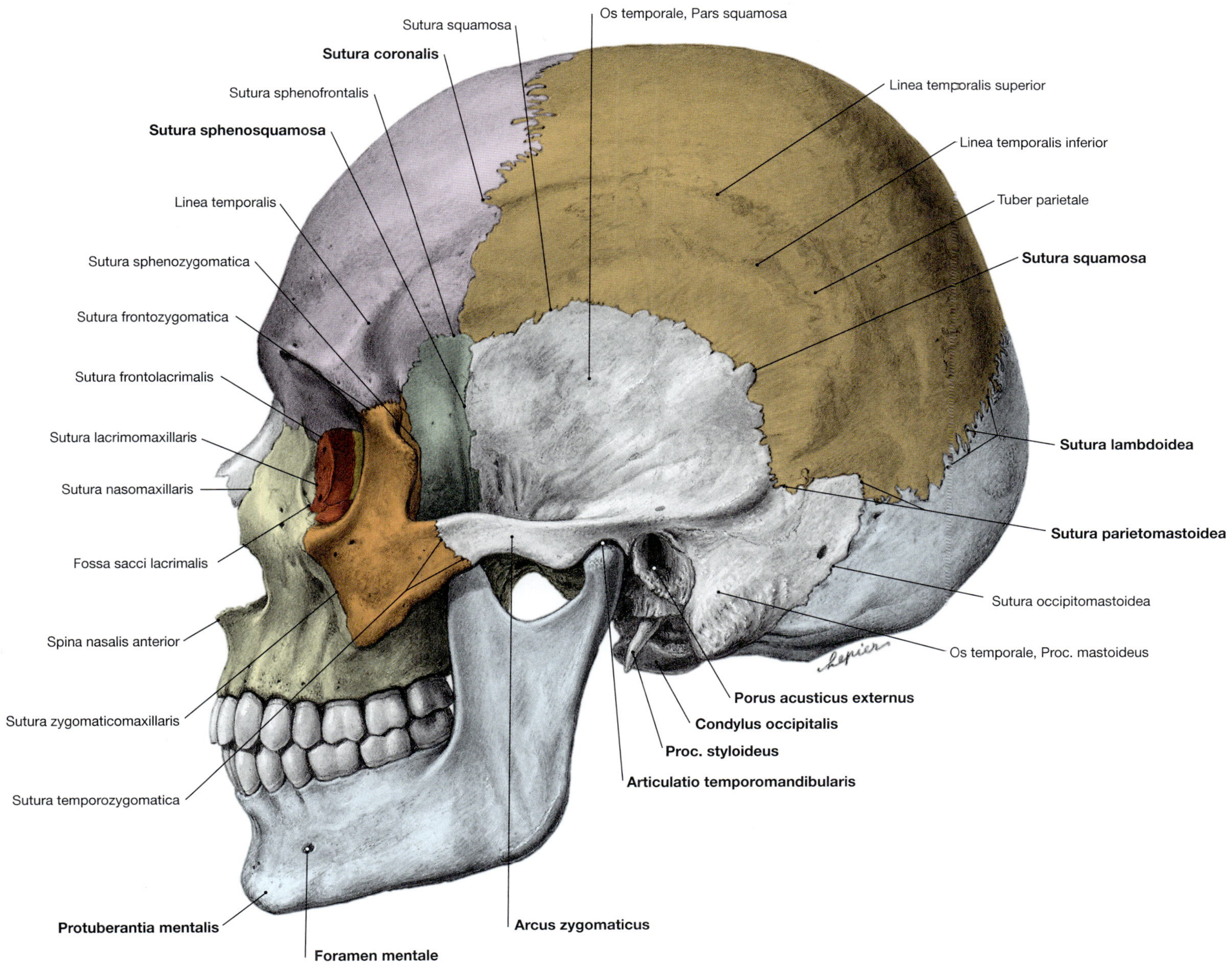


**Abb. 8.12 Schädelknochen, Ossa cranii;** Ansicht von lateral; Farbtafel siehe S. XII. [S700]
Die Seitansicht zeigt Teile der Ossa frontale, parietale, occipitale, sphenoidale und temporale, Teile des Gesichtsschädels (Os nasale, Os lacrimale, Maxilla und Os zygomaticum) sowie die laterale Seite des Unterkiefers (Mandibula).
Im Bereich des Viscerocraniums grenzt das **Os nasale** oben an das Os frontale und hinten an die Maxilla. Zwischen Maxilla und Os ethmoidale bildet der obere Abschnitt des Tränenbeins **(Os lacrimale)** die Fossa sacci lacrimalis. Der Proc. alveolaris der Maxilla trägt die Oberkieferzähne. Medial steht die **Maxilla** mit dem Os frontale in Verbindung, lateral mit dem Os zygomaticum. Vorne wölbt sich die Spina nasalis anterior vor. Das **Os zygomaticum** ist für die Kontur der Wangenregion verantwortlich.
Das Mandibulaköpfchen (Caput mandibulae) artikuliert mit dem Os temporale im Kiefergelenk (Articulatio temporomandibularis).
Vorne oben steht das **Os frontale** über die Sutura coronalis mit dem Scheitelbein **(Os parietale)** und mit dem Keilbein **(Os sphenoidale)** in Verbindung. Das Os parietale grenzt über die Sutura lambdoidea an das Hinterhauptsbein (Os occipitale). Den größten Teil der lateralen Schädelwand bildet die Pars squamosa des Os temporale.
Os temporale und Os zygomaticum bilden den Jochbogen (Arcus zygomaticus), der die Fossa temporalis überbrückt.

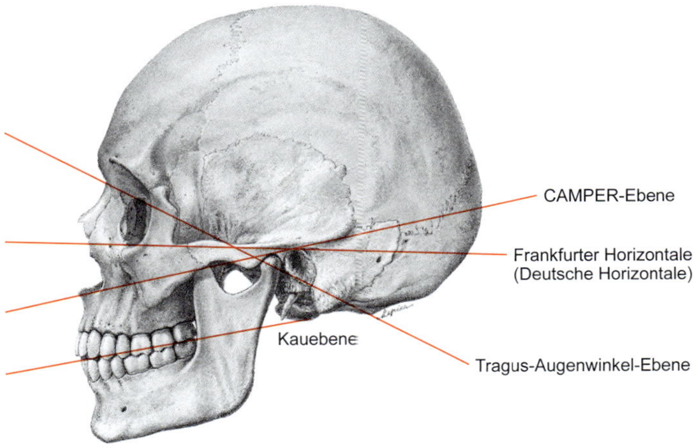


**Abb. 8.13 Bezugsebenen des Gebisses.** [S700]
**Frankfurter Horizontale:** Unterkante Orbita – Oberkante Meatus acusticus externus
**CAMPER-Ebene:** tiefster Punkt Spina nasalis anterior – höchster Punkt Meatus acusticus externus
**Kauebene:** verläuft parallel zur CAMPER-Ebene
**Tragus-Augenwinkel-Ebene:** verläuft durch Tragus und äußeren Augenwinkel

## Schädelknochen

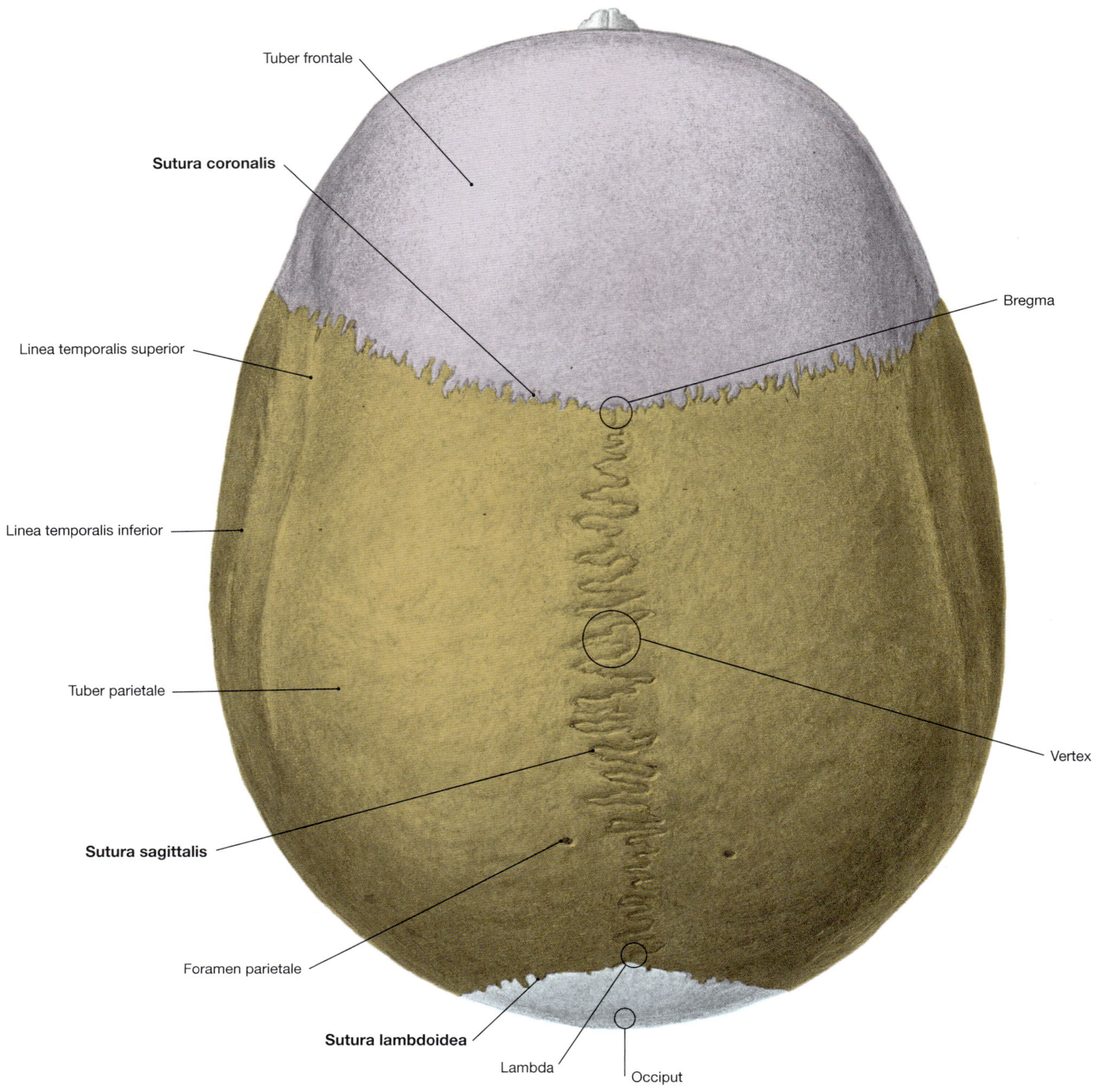


**Abb. 8.14 Schädelknochen, Ossa cranii;** Ansicht von oben; Farbtafel siehe S. XII. [S700]
Beim Blick auf das Schädeldach (Schädelkalotte, Calvaria) erkennt man das Os frontale, die Ossa parietalia und das Os occipitale. Os frontale und Ossa parietalia sind durch die **Kranznaht** (Sutura coronalis) grenzen aneinander. Die beiden Ossa parietalia grenzen über die **Pfeilnaht** (Sutura sagittalis) aneinander. Das Os occipitale ist mit den beiden Ossa parietalia über die **Lambdanaht** (Sutura lambdoidea) verbunden. Die Kontaktstelle der Suturae coronalis und sagittalis heißt **Bregma,** die Kontaktstelle der Suturae sagittalis und lambdoidea **Lambda.** Im dorsalen Anteil der Ossa parietalia befinden sich unmittelbar lateral der Sutura sagittalis paarige Foramina parietalia für den Durchtritt von Vv. emissariae.

### Klinik

Nach größerer Gewalteinwirkung von außen kann es häufig zu **Schädelfrakturen** kommen. Man unterscheidet dabei **Linearfrakturen** mit deutlicher Bruchlinie, **Berstungsfrakturen** mit multiplen Fragmenten (Impressionsfraktur, falls nach innen gekippt, mit Kompression oder Riss der Dura mater und Verletzung des Hirngewebes), **Diastasen** (Nahtsprengungen) und **Schädelbasisfrakturen.** Jede Fraktur, die mit einer Riss-/Platzwunde der Kopfhaut einhergeht oder mit den Nasennebenhöhlen oder dem Mittelohr in Verbindung steht, gilt als offene Fraktur, die einer operativen Behandlung bedarf, da sie potenziell infiziert sein kann.

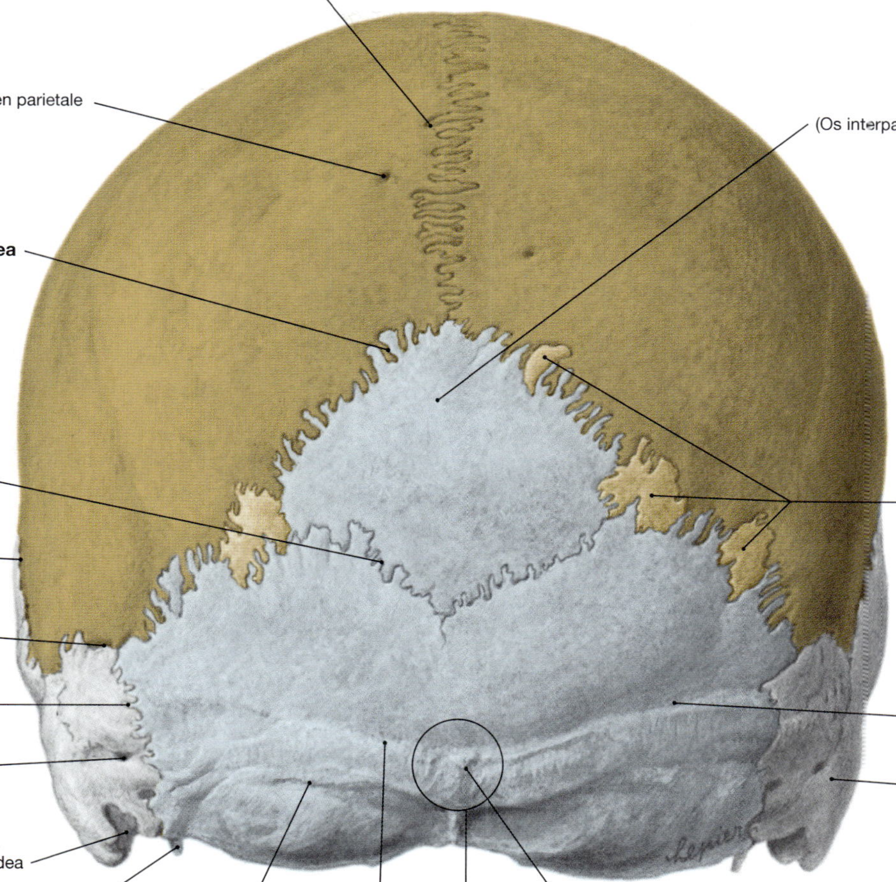


**Abb. 8.15 Schädelknochen, Ossa cranii;** Ansicht von hinten; Farbtafel siehe S. XII. [S700]

Der Blick von hinten zeigt die Ossa temporalia, parietalia und das Os occipitale. Lateral erkennt man auf beiden Seiten das **Os temporale** mit dem Proc. mastoideus. Am unteren medialen Rand des Proc. mastoideus liegt die Incisura mastoidea, eine Einkerbung, die dem Venter posterior des M. digastricus als Ansatz dient.

Von hinten sieht man die beiden **Ossa parietalia,** die in der Mittellinie über die Sutura sagittalis aneinandergrenzen sowie hinten über die Sutura lambdoidea an das Os occipitale und seitlich außen über die Suturae parietomastoideae an die Ossa temporalia grenzen.

Ein Großteil der Schädelrückseite wird vom **Os occipitale** gebildet. Die zentrale Struktur ist die Squama occipitalis. Häufig können als Variante im Bereich der Sutura lambdoidea Nahtknochen (Ossa suturalia) eingelagert sein. Das Os occipitale besitzt als knöchernen Orientierungspunkt die meist sehr gut tastbare Protuberantia occipitalis externa. Ihr am weitesten nach hinten vorspringender Punkt ist das Inion. Seitlich setzt sich die Protuberantia auf beiden Seiten bogenförmig als Linea nuchalis superior fort, die als knöcherne Leiste dem Ansatz autochthoner Rückenmuskulatur dient. Unten verlaufen ebenfalls bogenförmig, ca. 2–2,5 cm unterhalb der Protuberantia occipitalis externa, die beiden Lineae nuchales inferiores, die ebenfalls als Muskelansätze fungieren.

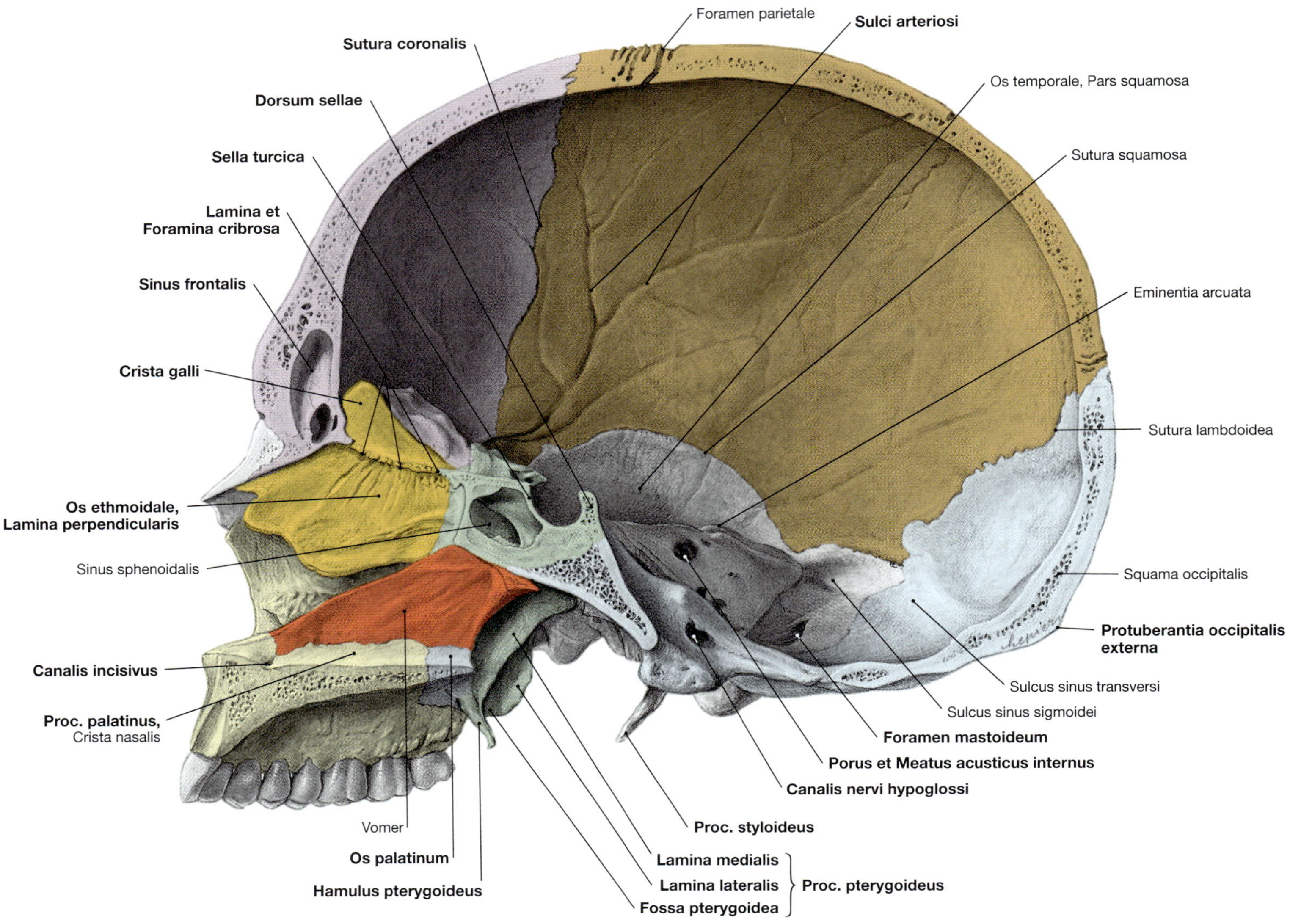


**Abb. 8.16 Schädelknochen, Ossa cranii, rechts;** Ansicht von medial; Farbtafel siehe S. XII. [S700]
Die Schädelhöhle umfasst das Schädeldach (Calvaria) sowie die aus vorderer, mittlerer und hinterer Schädelgrube bestehende Basis. Sie umgibt das Gehirn mit den Hirnhäuten, den proximalen Anteilen der Hirnnerven, den Blutgefäßen und den venösen Sinus. Auf der Innenseite der Schädelkapsel sieht man die durch den Puls der A. meningea media hervorgerufenen Sulci arteriosi. Am Übergang zum Gesichtsschädel schließen sich die Lamina perpendicularis des Os ethmoidale und der Vomer als Teile des knöchernen Nasenseptums an. Der harte Gaumen wird vom Proc. palatinus der Maxilla und vom Os palatinum gebildet.

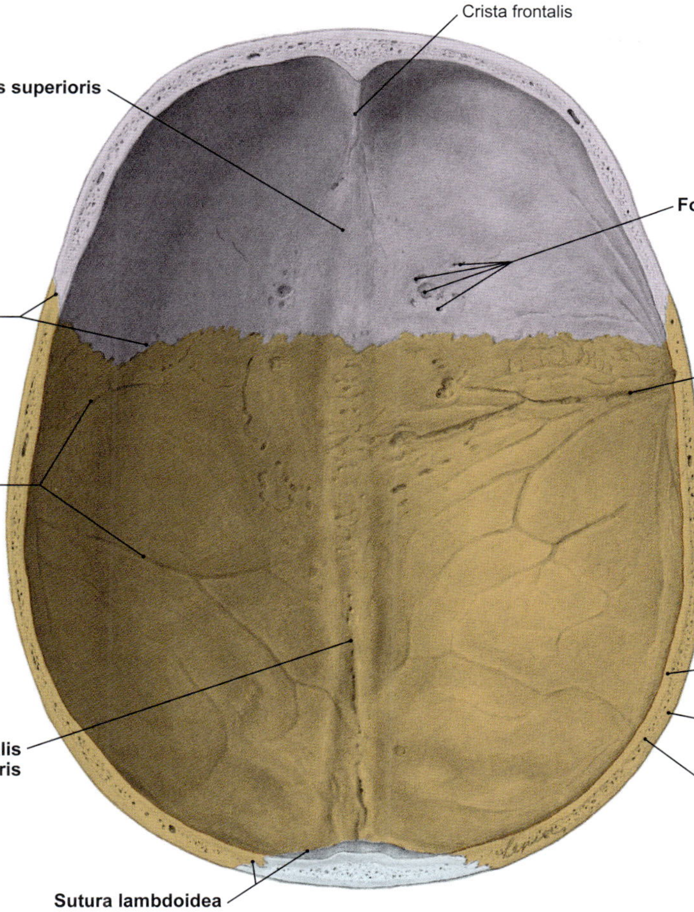


**Abb. 8.17 Schädeldach, Calvaria;** Ansicht von innen; Farbtafel siehe S. XII. [S700]

An der Innenseite des Schädeldachs sieht man die Sutura coronalis zwischen Os frontale und Ossa parietalia und die Sutura lambdoidea zwischen Ossa parietalia und Os occipitale. Ferner ist die Crista frontalis auf der Innenseite des Os frontale sichtbar, die der Anheftung der Falx cerebri (Duraduplikatur aus straffem Bindegewebe; trennt die Großhirnhemisphären voneinander) dient. Die Crista frontalis geht in den Sulcus sinus sagittalis superioris (Rinne des Sinus sagittalis superior) über, der nach hinten breiter und tiefer wird. Er erstreckt sich über die Sutura lambdoidea bis auf das Os occipitale.

Lateral des Sulcus sinus sagittalis superioris befinden sich auf dessen gesamter Länge unregelmäßig angeordnete kleine Vertiefungen (Foveolae granulares, in denen die blumenkohlartigen Granulationes arachnoideae [PACCHIONI-Granulationen] liegen). Im lateralen Abschnitt der Schädelkalotte sind zahlreiche Furchen (Sulci arteriosi et venosi) zu erkennen.

Die **Knochen der Calvaria** besitzen einen besonderen **Aufbau.** Sie bestehen aus einer dicken äußeren und einer dünnen inneren Kompakta, die als Lamina externa und Lamina interna (Lamina vitrea) bezeichnet werden, mit einer schmalen Zwischenschicht aus Spongiosa, die man Diploë nennt.

## Klinik

Äußere Gewalteinwirkungen können zu **Schädelfrakturen** führen (→ Abbildungen).

1. **Lineare Frakturen** liegen mit deutlichen Bruchlinien vor (1), die die gesamte Dicke des Schädels durchziehen und in der Regel keine Verschiebung der Knochen zur Folge haben.
2. Geschlossene Impressionsfrakturen (2) gehören zu den **depressiven Frakturen** und enthalten mehrere Knochenfragmente, die nach innen gerichtet sind. Häufig ist die Dura mater mit verletzt. In diesem Fall ist eine operative Behandlung indiziert. Ansonsten heilen solche Frakturen sehr gut, ohne dass eine spezielle Behandlung erforderlich ist.
3. Offene Impressionsfrakturen gehören ebenfalls zu den depressiven Frakturen und sind definiert, wenn eine gleichzeitige Verletzung der Kopfschwarte vorliegt (3). Ist zusätzlich die darunter liegende Dura mater verletzt, spricht man von einer offenen Hirnverletzung. In beiden Fällen ist eine neurochirurgische oder HNO-ärztliche Intervention notwendig, je nachdem, ob die Schädelkapsel oder die Nasennebenhöhlen und/oder das Ohr betroffen sind, da ein erhebliches Infektionsrisiko besteht.
4. **Diastatische Frakturen,** auch als „Wachstumsfrakturen" bezeichnet (4), treten bei Säuglingen und Kleinkindern entlang und quer zu Suturen auf und können zu einer Nahtverbreiterung führen.
5. **Schädelbasisfrakturen** (nicht dargestellt).

Da die Lamina interna der Schädelkalotte sehr dünn ist, wird sie im Rahmen von **Biegebrüchen** häufig verletzt. Werden dabei im Sulcus arteriae meningeae mediae der Lamina interna verlaufende Äste der A. meningea media verletzt, kann es zur Ausbildung eines **epiduralen Hämatoms** kommen (→ Klinikkasten unter → Abb. 12.74).

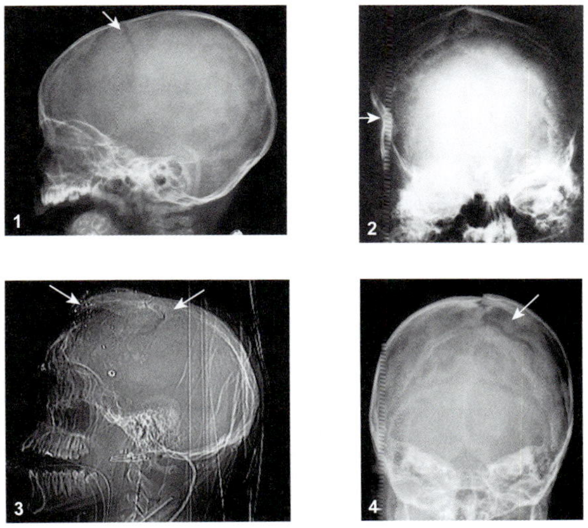


1 [G305], 2 [G198], 3 [G211], 4 [G305]

## Innere Schädelbasis

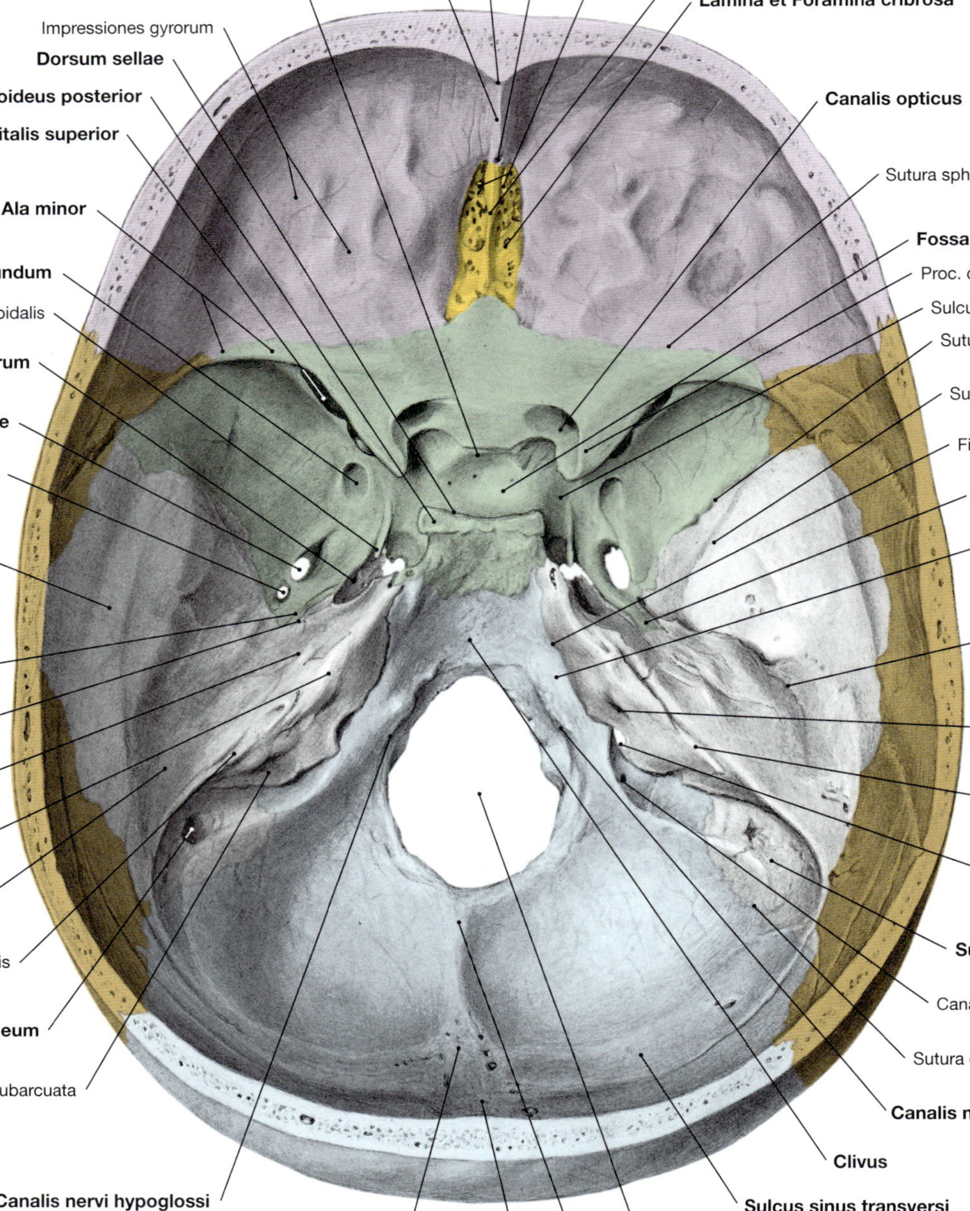


**Abb. 8.18 Innere Schädelbasis, Basis cranii interna;** Ansicht von oben; Farbtafel siehe S. XII. [S700]
Vordere (Fossa cranii anterior), mittlere (Fossa cranii media) und hintere Schädelgrube (Fossa cranii posterior) bilden die innere Schädelbasis.
Die Ossa frontale, ethmoidalia und sphenoidale sind am Aufbau der **vorderen Schädelgrube** beteiligt. Sie liegt über der Nasenhöhle und den Augenhöhlen. In der vorderen Schädelgrube befinden sich das Foramen caecum, die Crista galli (Anheftungsstelle der Falx cerebri) und beidseits davon die Lamina cribrosa. Hinter den Ossa frontale und ethmoidalia bilden das Corpus und die Alae minores des Os sphenoidale den Boden der vorderen Schädelgrube. Das Corpus bildet außerdem die Grenze zur mittleren Schädelgrube.

Die **mittlere Schädelgrube** wird von den Ossa sphenoidale und temporalia gebildet. Ihr Boden ist in der Mittellinie erhöht und geht hier ins Corpus des Os sphenoidale über. Die lateralen Abschnitte bilden Gruben und sind jeweils Bestandteil der Ala major des Os sphenoidale und der Pars squamosa des Os temporale. In der mittleren Schädelgrube befinden sich auf jeder Seite der Canalis opticus, der Türkensattel (Sella turcica) mit der Fossa hypophysialis, die Fissura orbitalis superior und die Foramina rotundum, ovale, spinosum und lacerum. Hinten wird die mittlere Schädelgrube durch die Facies anterior partis petrosae gebildet.

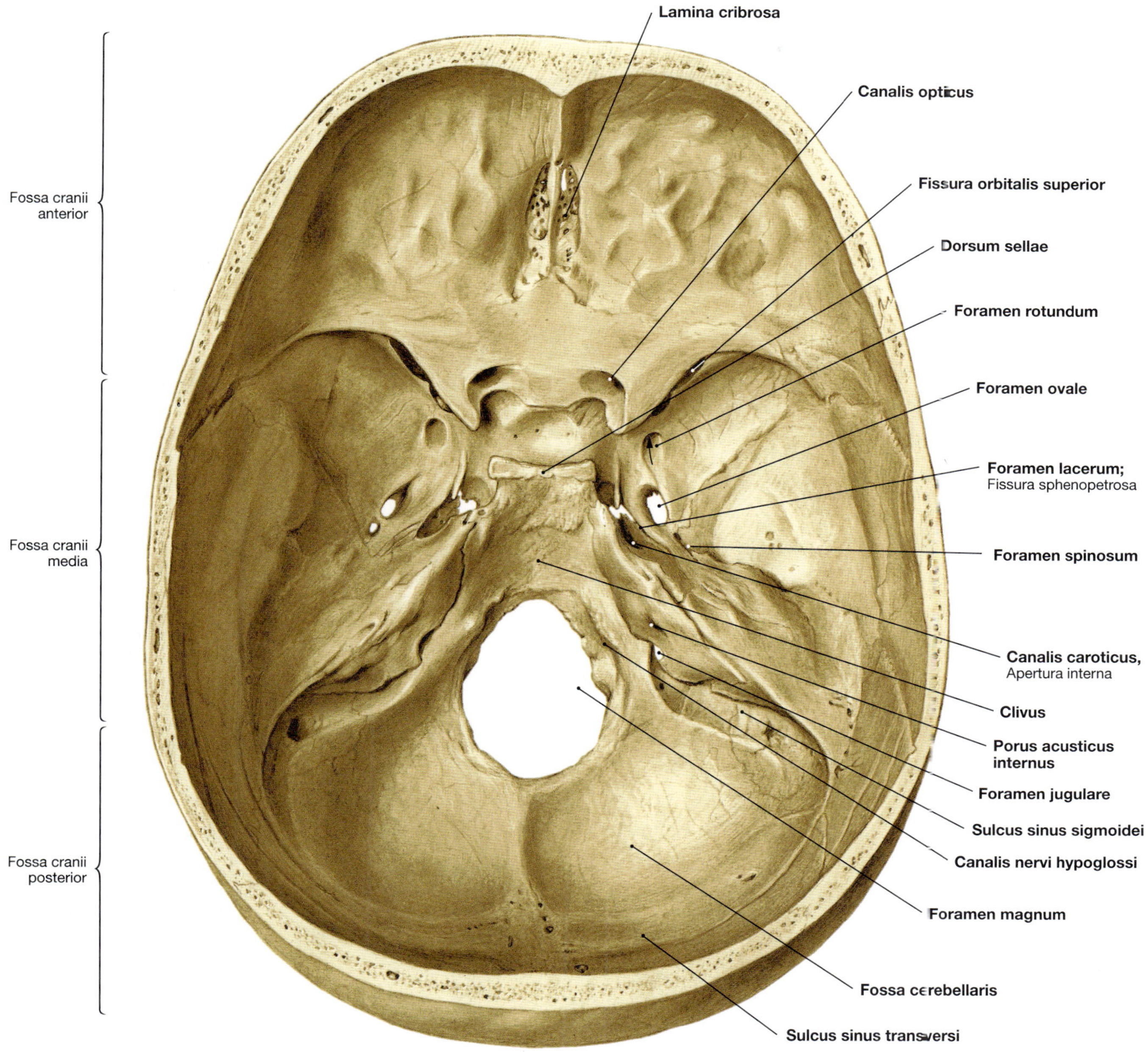


**Abb. 8.19 Innere Schädelbasis, Basis cranii interna;** Ansicht von oben. [S700]

Von den 3 Schädelgruben ist die **hintere Schädelgrube** die größte. Sie wird hauptsächlich von den Ossa temporalia und vom Os occipitale sowie zu geringen Anteilen vom Os sphenoidale und von den Ossa parietalia gebildet.

Ihre Vordergrenze bilden in der Mittellinie das Dorsum sellae und der Clivus. Der Clivus ist eine schräg vom Dorsum sellae zum Foramen magnum abfallende Knochenfläche. Er besteht aus Anteilen des Corpus des Os sphenoidale und der Pars basilaris des Os occipitale. Hinten wird die hintere Schädelgrube hauptsächlich vom Sulcus sinus transversi begrenzt. Die größte Durchtrittsstelle der hinteren Schädelgrube ist das Foramen magnum.

Weitere Strukturen der hinteren Schädelgrube sind der Canalis nervi hypoglossi, der Porus acusticus internus und das Foramen jugulare. Zum Foramen jugulare führt von lateral der Sulcus sinus sigmoidei. Die zentrale Vertiefung der hinteren Schädelgrube ist die Fossa cerebellaris.

## Äußere Schädelbasis

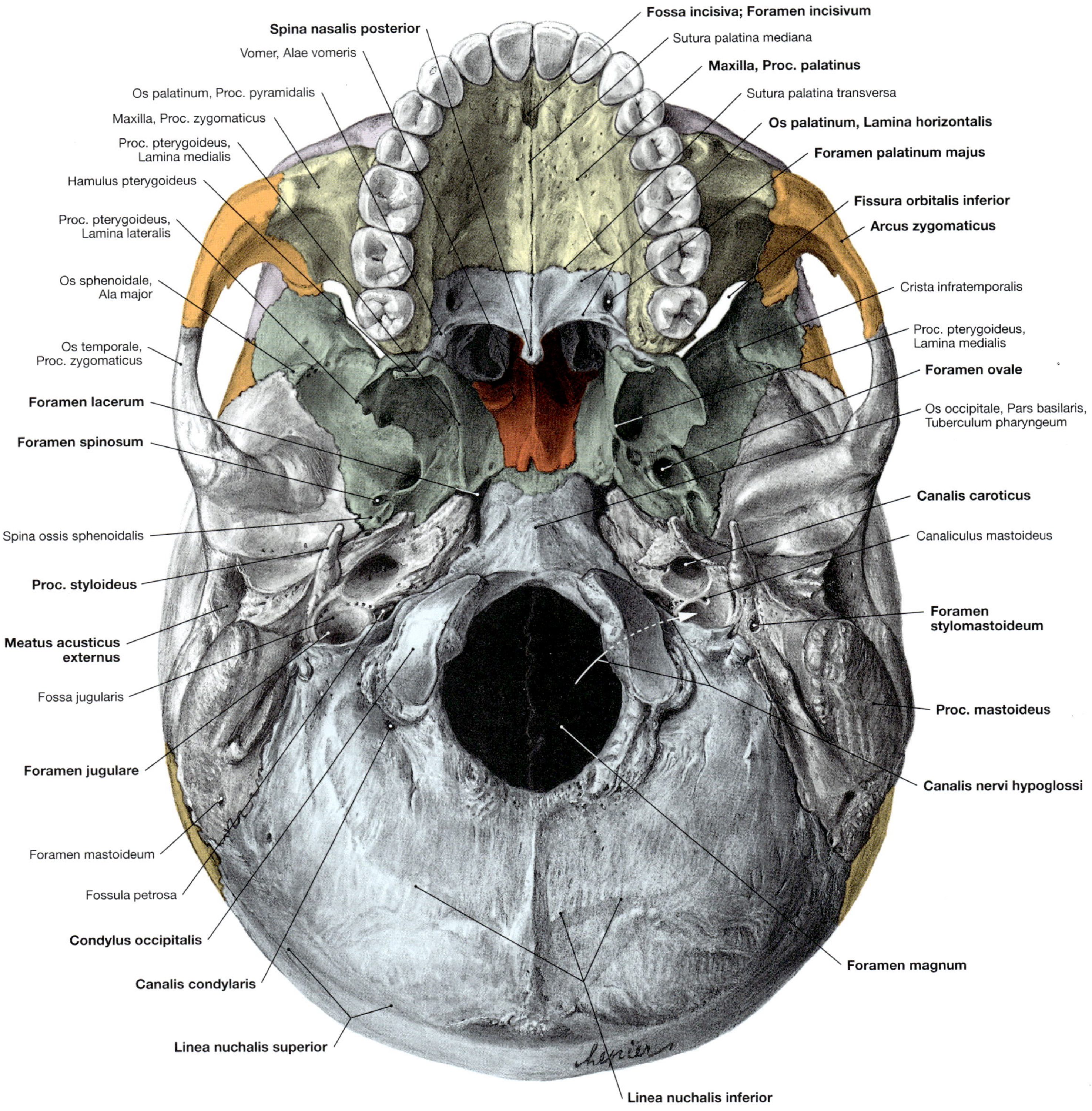


**Abb. 8.20 Äußere Schädelbasis, Basis cranii externa;** Ansicht von unten; Farbtafel siehe S. XII. [S700]

Die Schädelbasis reicht vorne bis zu den mittleren Schneidezähnen, seitlich jeweils bis zum Proc. mastoideus und Arcus zygomaticus sowie hinten bis zu den Lineae nuchales superiores. Die Schädelbasis wird in 3 Abschnitte geteilt:

- Vorderer Teil mit Oberkieferzähnen und Gaumen
- Mittlerer Teil hinter dem Gaumen bis zum Vorderrand des Foramen magnum
- Hinterer Teil vom Vorderrand des Foramen magnum bis zu den Lineae nuchales superiores

**Vordere Schädelbasis:** Sie umfasst den harten Gaumen (→ Abb. 8.31).

**Mittlere Schädelbasis:** Der vordere Anteil des mittleren Abschnitts besteht aus Vomer und Os sphenoidale; den hinteren Abschnitt bilden die Ossa temporalia und das Os occipitale. Der vorne in der Mittellinie liegende Vomer sitzt dem Os sphenoidale oben auf und trägt zum hinteren Anteil des knöchernen Nasenseptums bei.

Das Os sphenoidale besteht aus einem zentralen Corpus sowie den paarigen Alae majores und Alae minores (von unten nicht sichtbar). Unmittelbar hinter dem Corpus des Os sphenoidale beginnt mit der Pars basilaris des Os occipitale der hintere Teil der mittleren Schädelbasis. Die Pars basilaris erstreckt sich bis zum Foramen magnum. Hier wölbt sich das Tuberculum pharyngeum vor. Dabei handelt es sich um einen Vorsprung, an dem Teile des Pharynx an der Schädelbasis befestigt sind. (Fortsetzung → Abb. 8.21)

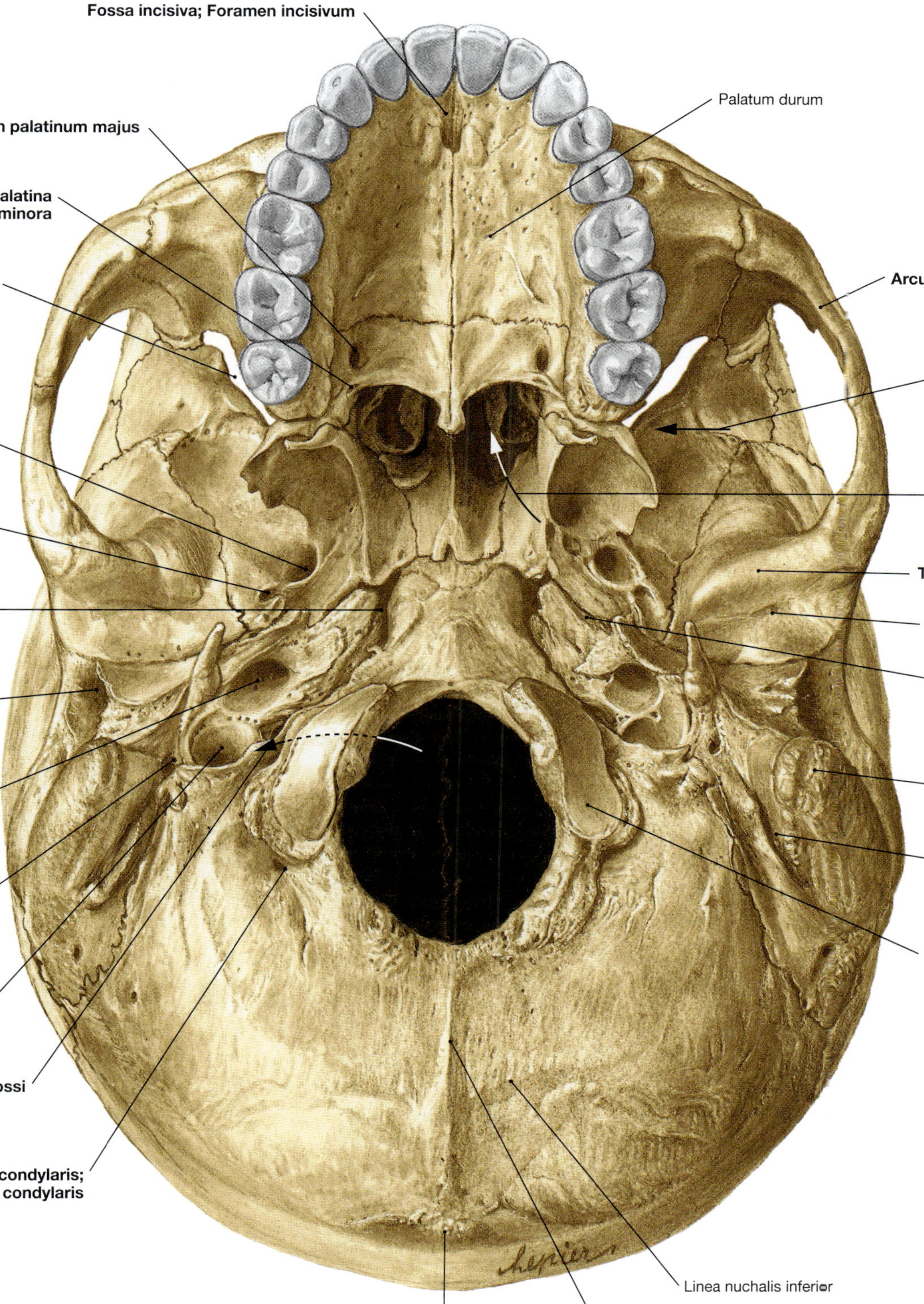


**Abb. 8.21 Äußere Schädelbasis, Basis cranii externa;** Ansicht von unten. [S700]

**Mittlere Schädelbasis** (Fortsetzung von → Abb. 8.20): An der Grenze zwischen Ala major des Os sphenoidale und Pars petrosa des Os temporale liegt der Sulcus tubae auditivae, der den Eingang in den knöchernen Anteil der Tuba auditiva bildet (→ Abb. 10.20, → Abb. 10.21). Der knöcherne Kanal setzt sich durch die Pars petrosa des Os temporale zur Paukenhöhle fort. Seitlich liegt die Pars squamosa des Os temporale, die an der Bildung des Kiefergelenks (Articulatio temporomandibularis) beteiligt ist. Die Fossa mandibularis ist Teil der Gelenkfläche des Kiefergelenks (→ Abb. 8.60, → Abb. 8.68). Am Vorderrand der Fossa mandibularis befindet sich das Tuberculum articulare.

**Hintere Schädelbasis:** Der hintere Abschnitt erstreckt sich vom Vorderrand des Foramen magnum bis zu den Lineae nuchales superiores und besteht aus Teilen des Os occipitale und der Ossa temporalia. Die paarige Pars lateralis trägt je einen Condylus occipitalis zur Artikulation mit dem Atlas. Hinter beiden Kondylen befindet sich jeweils die Fossa condylaris, die den Canalis condylaris enthält; oberhalb verläuft der Canalis nervi hypoglossi. Unmittelbar lateral davon liegt das Foramen jugulare.

## Durchtrittsstellen der äußeren Schädelbasis

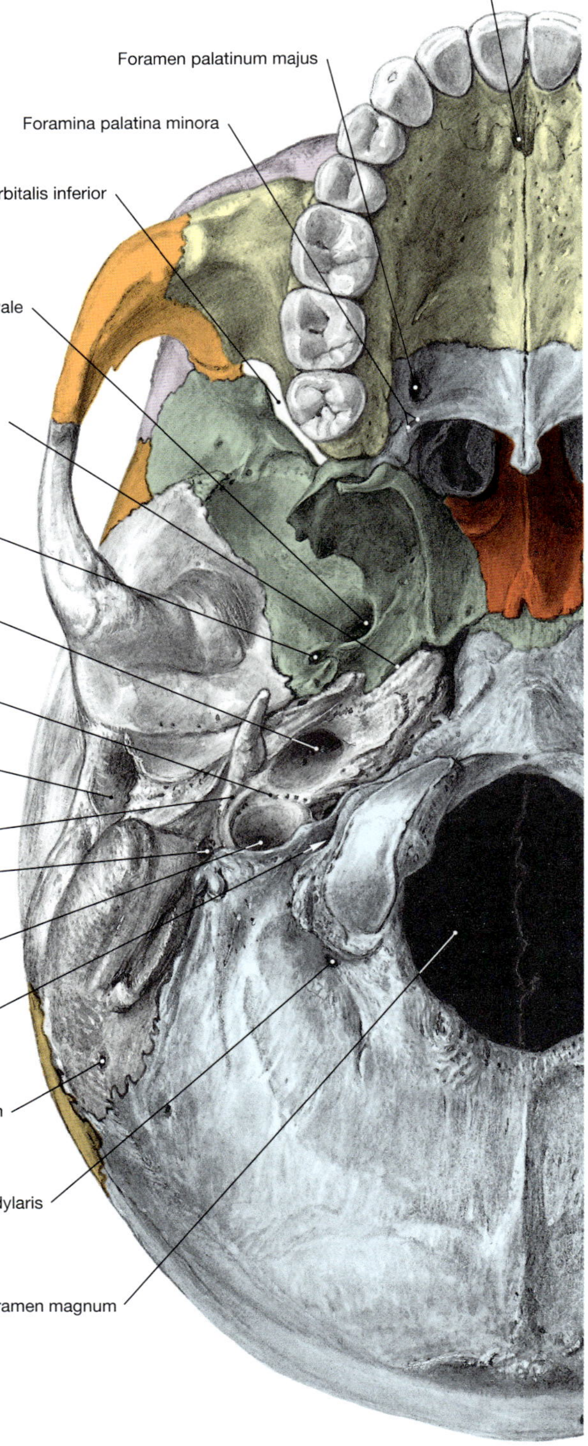


**Abb. 8.22 Äußere Schädelbasis, Basis cranii externa, mit Foramina;** Ansicht von unten; Farbtafel siehe S. XII. [S700]

**Foramina der äußeren Schädelbasis und deren Inhalt**

| Foramen | Inhalt |
|---|---|
| **Foramen incisivum** | • N. nasopalatinus (N. maxillaris [V/2]) |
| **Foramen palatinum majus** | • N. palatinus major (N. maxillaris [V/2])<br>• A. palatina major (A. palatina descendens) |
| **Foramina palatina minora** | • Nn. palatini minores (N. maxillaris [V/2])<br>• Aa. palatinae minores (A. palatina descendens) |
| **Fissura orbitalis inferior** | • A. infraorbitalis (A. maxillaris)<br>• V. ophthalmica inferior<br>• N. infraorbitalis (N. maxillaris [V/2])<br>• N. zygomaticus (N. maxillaris [V/2]) |
| **Foramen rotundum** (→ Abb. 8.18) | • N. maxillaris [V/2] |
| **Foramen ovale** | • N. mandibularis [V/3]<br>• Plexus venosus foraminis ovalis |
| **Foramen spinosum** | • R. meningeus (N. mandibularis [V/3])<br>• A. meningea media (A. maxillaris) |
| **Fissura spheno-petrosa, Foramen lacerum** | • N. petrosus minor (N. glossopharyngeus [IX])<br>• N. petrosus major (N. facialis [VII])<br>• N. petrosus profundus (Plexus caroticus internus) |
| **Apertura externa canalis carotici und Canalis caroticus** | • A. carotis interna, Pars petrosa<br>• Plexus venosus caroticus internus<br>• Plexus caroticus internus (Truncus sympathicus, Ganglion cervicale superius) |
| **Foramen stylomastoideum** | • N. facialis [VII] |
| **Foramen jugulare** | vorderer Bereich:<br>• Sinus petrosus inferior<br>• N. glossopharyngeus [IX]<br>hinterer Bereich:<br>• A. meningea posterior (A. pharyngea ascendens)<br>• Sinus sigmoideus (Bulbus superior venae jugularis)<br>• N. vagus [X]<br>• R. meningeus (N. vagus [X])<br>• N. accessorius [XI] |
| **Canaliculus mastoideus** | • R. auricularis nervi vagi (N. vagus [X]) |
| **Canaliculus tympanicus** | • N. tympanicus<br>• A. tympanica inferior |
| **Canalis nervi hypoglossi** | • N. hypoglossus [XII]<br>• Plexus venosus canalis nervi hypoglossi |
| **Canalis condylaris** | • V. emissaria condylaris |
| **Foramen magnum** | • Meninges<br>• Plexus venosus vertebralis internus (Sinus marginalis)<br>• Aa. vertebrales (Aa. subclaviae)<br>• A. spinalis anterior (Aa. vertebrales)<br>• Medulla oblongata/Medulla spinalis<br>• Radices spinales (N. accessorius [XI]) |

### Klinik

Bei **Schädelbasisfrakturen** verlaufen die Bruchspalten durch die Öffnungen der Schädelbasis. Die durchtretenden Nerven und Gefäße können dabei verletzt werden. Nervenausfälle und Blutungen sind daher häufig. Ebenso ist eine Eröffnung der Stirn- und Keilbeinhöhlen sowie der Siebbeinzellen möglich (Austritt von Liquor aus der Nase). Bei lateralen Frakturen ist häufig das Felsenbein betroffen (Austritt von Liquor aus dem Ohr).

| Foramina der inneren Schädelbasis und deren Inhalt | |
|---|---|
| **Foramen** | **Inhalt** |
| **Lamina cribrosa** | • Nn. olfactorii [I]<br>• A. ethmoidalis anterior (A. ophthalmica) |
| **Canalis opticus** | • N. opticus [II]<br>• A. ophthalmica (A. carotis interna)<br>• Meninges; Vaginae nervi optici |
| **Fissura orbitalis superior** | medialer Bereich:<br>• N. nasociliaris (N. ophthalmicus [V/1])<br>• N. oculomotorius [III]<br>• N. abducens [VI]<br>lateraler Bereich:<br>• N. trochlearis [IV]<br>• gemeinsamer Stamm von:<br>– N. frontalis (N. ophthalmicus [V/1])<br>– N. lacrimalis (N. ophthalmicus [V/1])<br>• R. orbitalis (A. meningea media)<br>• V. ophthalmica superior |
| **Foramen rotundum** | • N. maxillaris [V/2] |
| **Foramen ovale** | • N. mandibularis [V/3]<br>• Plexus venosus foraminis ovalis |
| **Foramen spinosum** | • R. meningeus (N. mandibularis [V/3])<br>• A. meningea media (A. maxillaris) |
| **Fissura spheno-petrosa, Foramen lacerum** | • N. petrosus minor (N. glossopharyngeus [IX])<br>• N. petrosus major (N. facialis [VII])<br>• N. petrosus profundus (Plexus caroticus internus) |
| **Apertura interna canalis carotici und Canalis caroticus** | • A. carotis interna, Pars petrosa<br>• Plexus venosus caroticus internus<br>• Plexus caroticus internus (Truncus sympathicus, Ganglion cervicale superius) |
| **Porus und Meatus acusticus internus** | • N. facialis [VII]<br>• N. vestibulocochlearis [VIII]<br>• A. labyrinthi (A. basilaris)<br>• Vv. labyrinthi |
| **Foramen jugulare** | vorderer Bereich:<br>• Sinus petrosus inferior<br>• N. glossopharyngeus [IX]<br>hinterer Bereich:<br>• A. meningea posterior (A. pharyngea ascendens)<br>• Sinus sigmoideus (Bulbus superior venae jugularis)<br>• N. vagus [X]<br>• N. accessorius [XI]<br>• R. meningeus (N. vagus [X]) |
| **Canalis nervi hypoglossi** | • N. hypoglossus [XII]<br>• Plexus venosus canalis nervi hypoglossi |
| **Canalis condylaris** | • V. emissaria condylaris |
| **Foramen magnum** | • Meninges<br>• Plexus venosus vertebralis internus (Sinus marginalis)<br>• Aa. vertebrales (Aa. subclaviae)<br>• A. spinalis anterior (Aa. vertebrales)<br>• Medulla oblongata/Medulla spinalis<br>• Radices spinales (N. accessorius [XI]) |

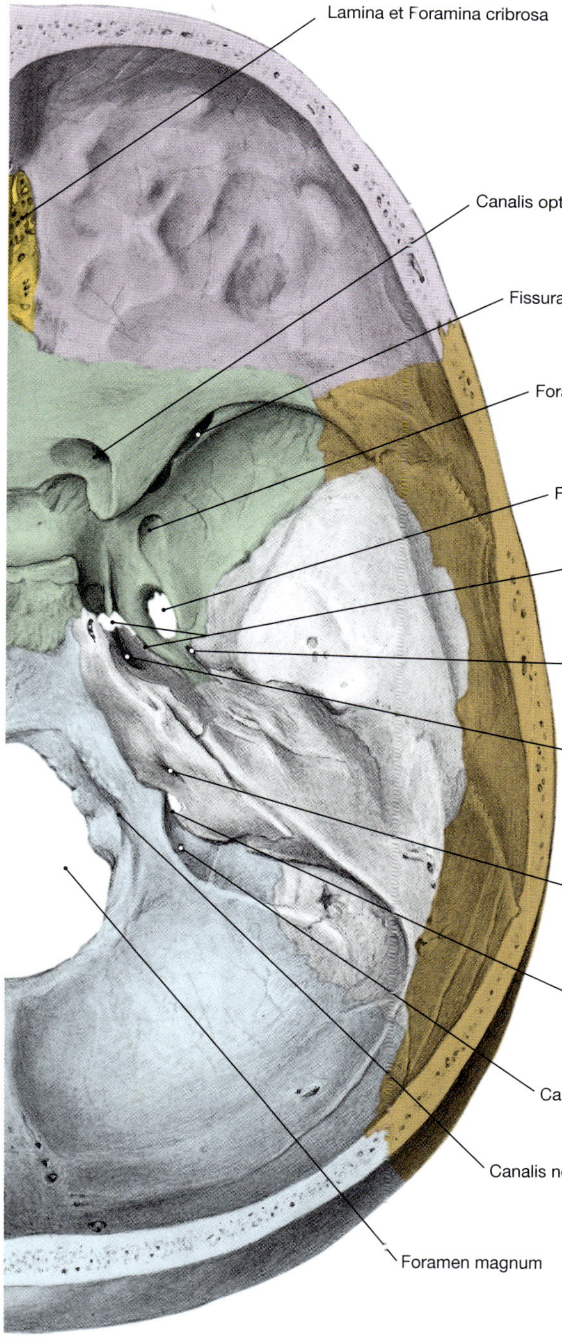


**Abb. 8.23 Innere Schädelbasis, Basis cranii interna, mit Foramina;** Ansicht von oben; Farbtafel siehe S. XII. [S700]

## Entwicklung des Schädels

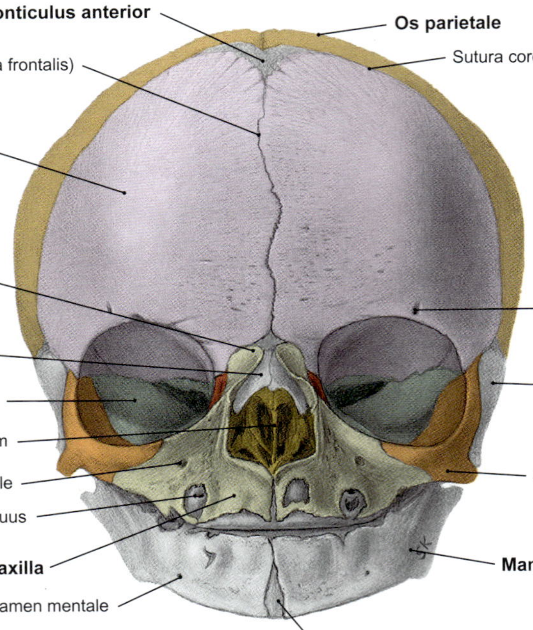


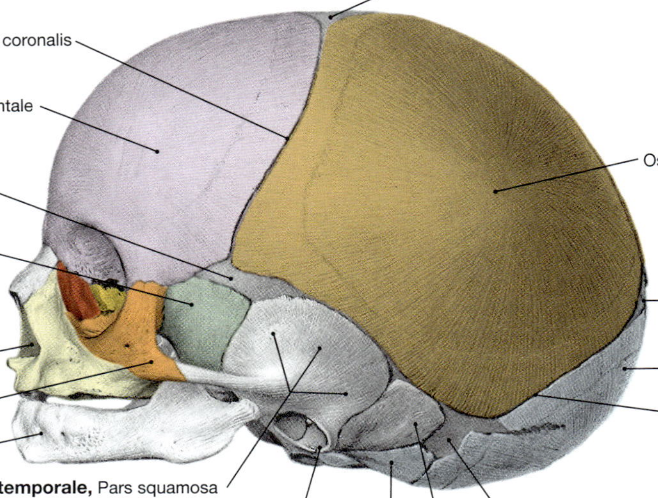


**Abb. 8.24a und b Schädel, Cranium, eines Neugeborenen;** Farbtafel siehe S. XII. [S700-L238]
**a** Ansicht von vorne.
**b** Ansicht von lateral.
Bei der Geburt besitzt das Neugeborene 6 Fontanellen, 2 unpaare (Fonticuli anterior und posterior) und 2 paarige (Fonticuli sphenoidales und mastoidei). Unter der **Geburt** dienen Schädelnähte und Fontanellen als Orientierungsstrukturen bei der Beurteilung von Lage und Stand des kindlichen Kopfes. Der Fonticulus posterior ist führender Teil des Kopfes bei der normalen Hinterhauptslage.
Gemeinsam mit den Schädelnähten (Suturen) ermöglichen die Fontanellen dem Schädel, sich in begrenztem Maße während des Geburtsvorgangs zu verformen. Das rasche Wachstum nach der Geburt führt zu einer schnellen Verkleinerung der Fontanellen, die sich bis zum Ende des 3. Lebensjahres vollständig verschließen.

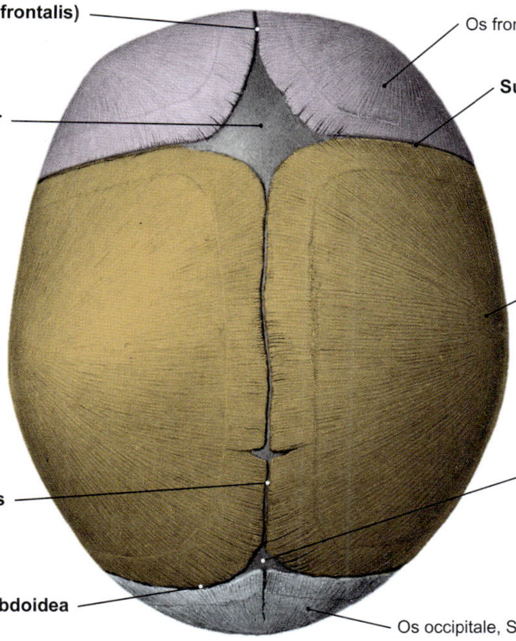


**Abb. 8.25 Schädel, Cranium, eines Neugeborenen;** Ansicht von oben; Farbtafel siehe S. XII. [S700]
Bei der Geburt sind die Deckknochen des Schädeldachs (Calvaria) in den Schädelnähten (Suturae) noch durch Bindegewebe voneinander getrennt. In Bereichen, in denen mehr als 2 Knochen aufeinandertreffen, sind die Suturen zu Fontanellen (Fonticuli) erweitert. Im Lauf des Lebens verknöchern die meisten Suturen, Fonticuli und Synchondrosen. Wichtige Suturen sind die Suturae lambdoidea **(Lambdanaht),** (frontalis) **(Stirnnaht),** sagittalis **(Pfeilnaht)** und coronalis **(Kranznaht),** die sich bis zum 50. Lebensjahr verschließen (die Stirnnaht bereits zwischen dem 1. und 2. Lebensjahr).

| **Fontanellen** | | |
|---|---|---|
| **Fontanelle** | **Anzahl** | **Verschluss [LM = Lebensmonat]** |
| Fonticulus anterior (große Fontanelle) | 1 | ca. 36. LM |
| Fonticulus posterior (kleine Fontanelle) | 1 | ca. 3. LM |
| Fonticulus sphenoidalis (vordere Seitenfontanelle) | paarig | ca. 6. LM |
| Fonticulus mastoideus (hintere Seitenfontanelle) | paarig | ca. 18. LM |

## Entwicklung des Schädels



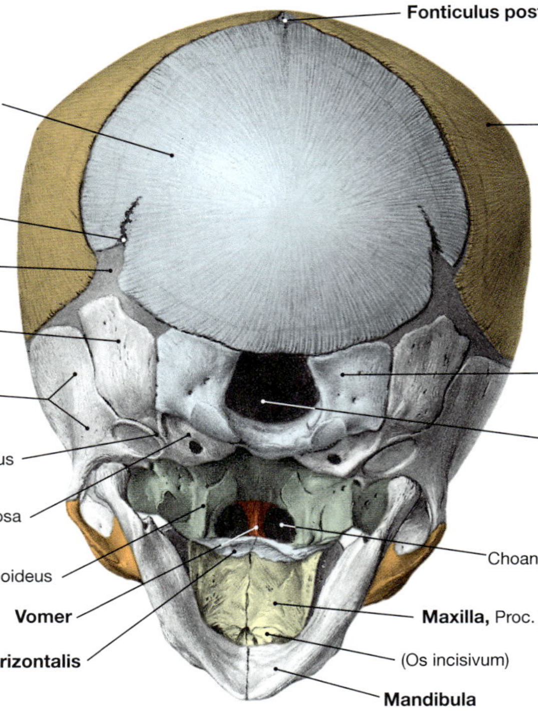


**Abb. 8.26 Schädel, Cranium, eines Neugeborenen;** Ansicht von hinten unten; Farbtafel siehe S. XII. [S700]
Die Schädelentwicklung folgt teilweise einem desmalen, teilweise einem chondralen Osteogenesemodus (→ Tabelle). Als Anlagematerial dient das aus dem paraxialen Kopfmesenchym, dem prächordalen Mesoderm, den okzipitalen Somiten und der Neuralleiste stammende Mesenchym. Zwischen manchen Schädelknochen bestehen zur Zeit der Geburt Knorpelgelenke (Articulationes cartilagineae; Synchondroses cranii).

**Verknöcherungsmodus der Schädelknochen**

| Modus | Viscerocranium | Neurocranium | Gehörknöchelchen |
|---|---|---|---|
| **desmal** | Mandibula bis auf Proc. condylaris, Maxilla, Os zygomaticum, Os palatinum, Os nasale, Vomer, Os lacrimale | Lamina medialis des Proc. pterygoideus des Os sphenoidale, Pars squamosa des Os temporale, Squama occipitalis, Os frontale, Os parietale | |
| **chondral** | Proc. condylaris der Mandibula, Os ethmoidale, Concha nasalis inferior | Os sphenoidale bis auf die Lamina medialis des Proc. pterygoideus, Pars petrosa und Pars tympanica des Os temporale, Pars lateralis und Pars basilaris des Os occipitale | |
| **MECKEL-Knorpel** | | | Malleus, Incus |
| **REICHERT-Knorpel** | | Proc. styloideus des Os temporale | Stapes |

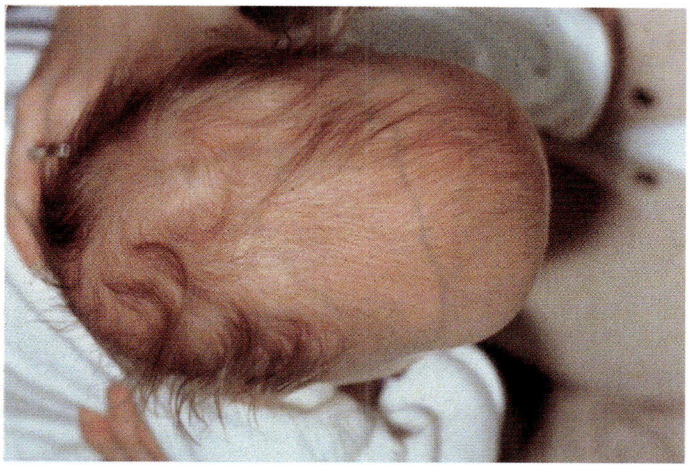

a

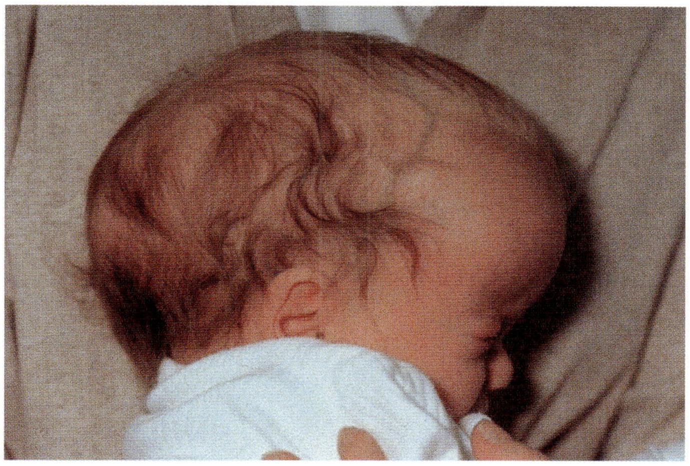

b

**Abb. 8.27a und b Kraniostenosen; Kind mit Skaphozephalus.** [E347-09]
**a** Ansicht von oben.
**b** Ansicht von rechts.

Dieses Krankheitsbild entsteht bei vorzeitigem Schluss der Sagittalnaht. Die Schädelkalotte ist übermäßig lang.

## Klinik

Störungen des Knochenwachstums werden als Dysostosen bezeichnet. **Kraniosynostosen** sind Fehlbildungen, bei denen es zum vorzeitigen Schluss einer oder mehrerer Suturen kommt. Der vorzeitige Schluss der Sutura sagittalis führt zur Ausdehnung des Schädels in der Frontal- und in der Okzipitalregion. Der Schädel verlängert und verschmälert sich **(Skaphozephalie).** Der vorzeitige Schluss der Kranznaht führt zur Ausbildung eines Turmschädels **(Akrozephalie).** Schließen sich Suturae coronalis und lambdoidea nur auf einer Seite vorzeitig, resultiert eine asymmetrische Kraniosynostose **(Plagiozephalie).** Bei einer **Mikrozephalie** bleibt das Hirnwachstum aus. Da sich das Schädelwachstum dem Hirnwachstum anpasst, bleibt das gesamte Neurocranium klein. Kinder mit Mikrozephalie bleiben in ihrer geistigen Entwicklung zurück.

## Stirnbein und Siebbein

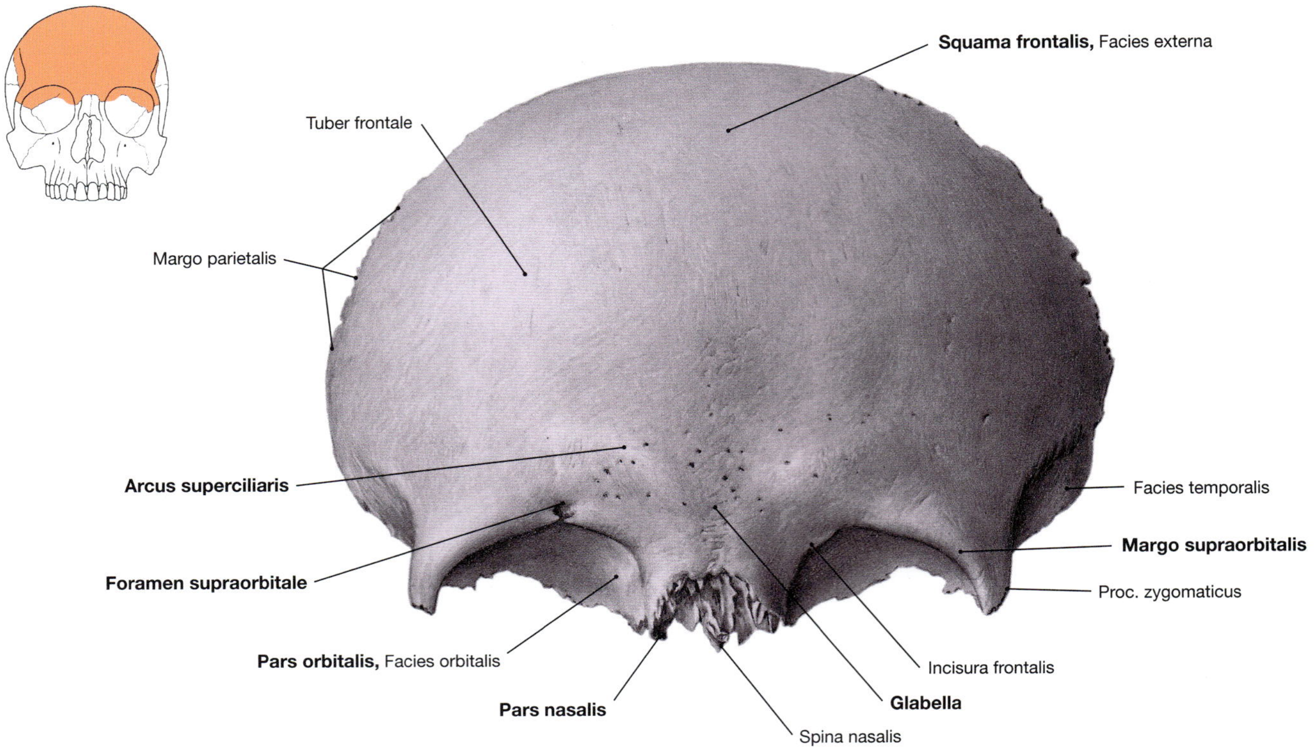


**Abb. 8.28 Stirnbein, Os frontale;** Ansicht von vorne; Farbtafel siehe S. XII. [S700]

Das Stirnbein ist der vorderste Knochen des Schädeldachs. Er bildet Teile der Wände von Augen- und Nasenhöhle. Man unterscheidet am unpaaren Os frontale **4 Anteile:**

- Die unpaare Schuppe (Squama frontalis)
- Die paarige Pars orbitalis und
- Die unpaare Pars nasalis

Oberhalb des Orbitarands (Margo supraorbitalis) wölbt sich beidseits ein prominenter Arcus superciliaris vor, der bei Männern meist stärker als bei Frauen ausgeprägt ist. Zwischen den beiden Arcus ist der Knochen in der Mittellinie abgeflacht und bildet die Glabella (Bereich zwischen den Augenbrauen). Am medialen oberen Orbitarand ist meist ein Foramen supraorbitale, seltener eine Incisura frontalis ausgebildet.

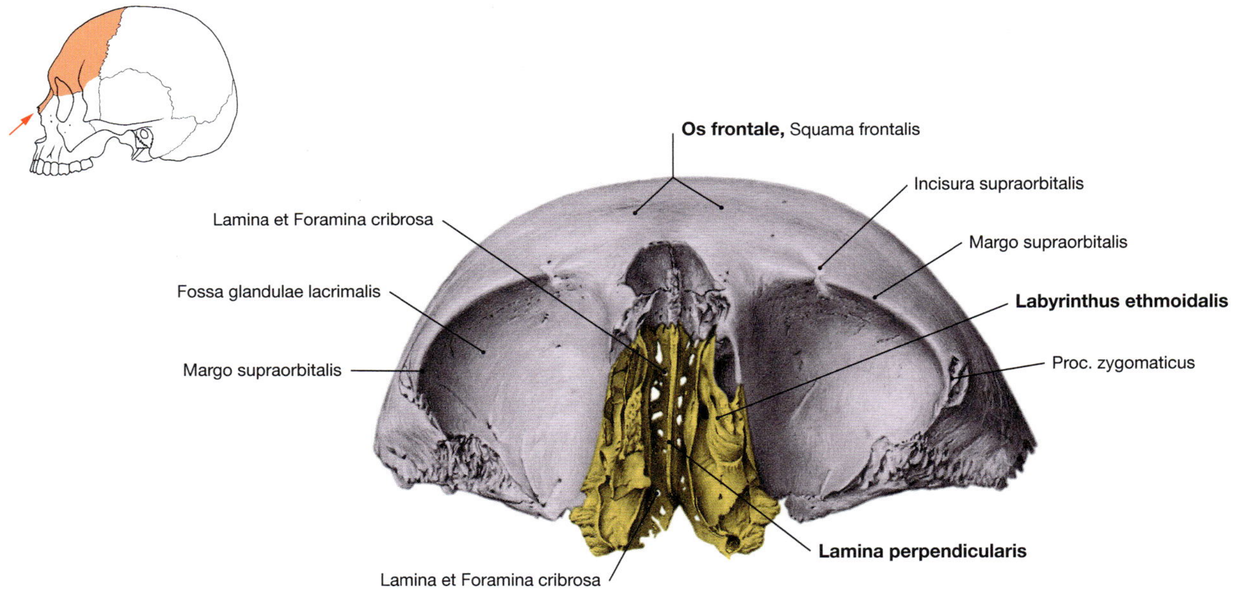


**Abb. 8.29 Stirnbein, Os frontale, Siebbein, Os ethmoidale, und Nasenbeine, Ossa nasalia;** Ansicht von unten; Farbtafel siehe S. XII. [S700]

Medial vorne und unten bilden die mit dem Os frontale in Verbindung stehenden Os ethmoidale und Ossa nasalia Teile des Nasenskeletts. Im Stirnbein liegt der Sinus frontalis.

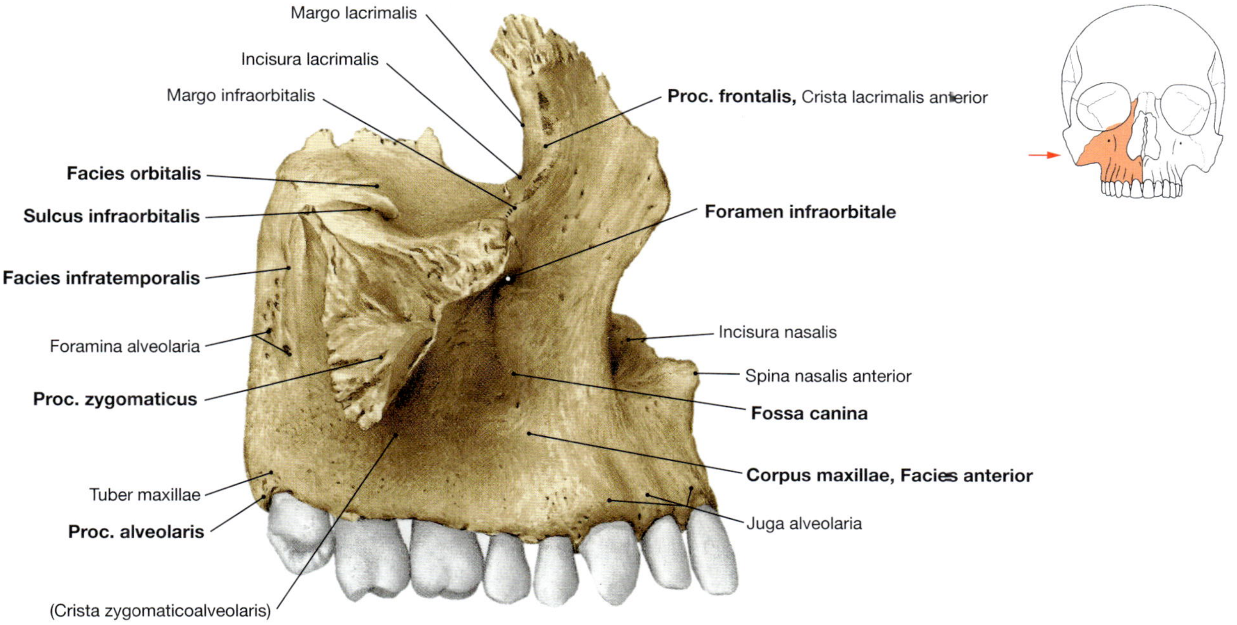


**Abb. 8.30 Oberkiefer, Maxilla, rechts;** Ansicht von lateral. [S700]
Der Oberkiefer lässt sich in Oberkieferkörper (Corpus maxillae) sowie Stirnfortsatz (Proc. frontalis, steht mit dem Os frontale in Verbindung), Jochfortsatz (Proc. zygomaticus, bildet mit dem Os zygomaticum den Jochbogen), Gaumenfortsatz (Proc. palatinus, vorderer Anteil des knöchernen Gaumens, → Abb. 8.31) und Alveolarfortsatz (Proc. alveolaris) unterteilen. Letzterer bildet den Oberkieferunterrand und enthält die Zahnfächer (Alveoli dentales), in denen sich die Zahnwurzeln befinden. Die vorgewölbten vorderen Ränder der Zahnfächer werden als Juga alveolaria bezeichnet. Im Corpus maxillae liegt knapp unterhalb des unteren Orbitarands das Foramen infraorbitale.

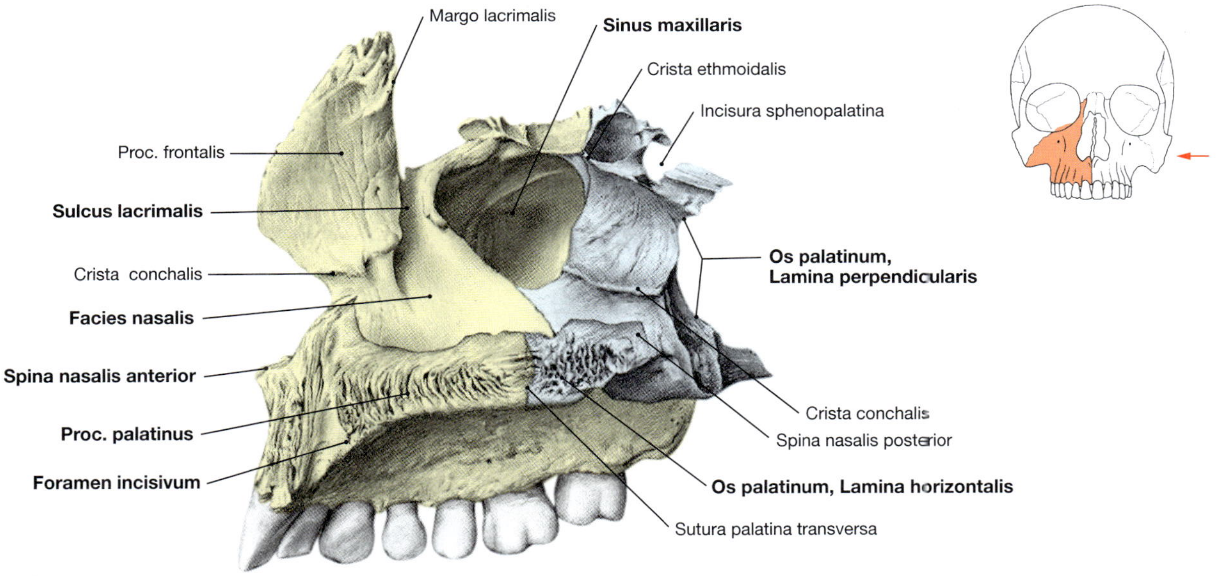


**Abb. 8.31 Oberkiefer, Maxilla, und Gaumenbein, Os palatinum, rechts;** Ansicht von medial mit Blick in den Sinus maxillaris; Farbtafel siehe S. XII. [S700]
Dem Oberkiefer folgt nach hinten das Gaumenbein, das sich aus 2 Platten zusammensetzt: Die **Lamina horizontalis** bildet den hinteren Anteil des knöchernen Gaumens (Palatum osseum), die **Lamina perpendicularis** verläuft vertikal nach oben und begrenzt den Sinus maxillaris hinten medial.

## Nasenhöhle

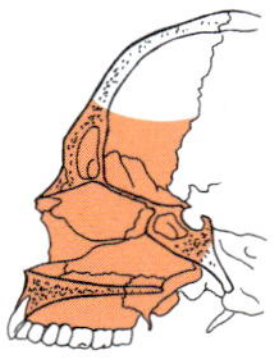

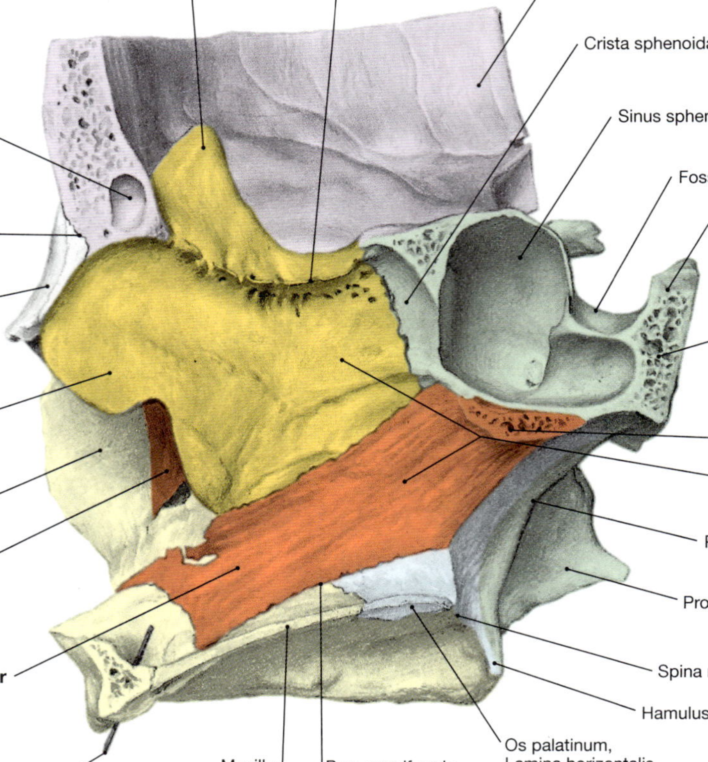


**Abb. 8.32 Knöcherne Nasenscheidewand, Septum nasi osseum;** Ansicht von lateral; Farbtafel siehe S. XII. [S700]

Das knöcherne Nasenseptum wird von der Lamina perpendicularis des Siebbeins (Os ethmoidale) und vom Pflugscharbein (Vomer) gebildet. Das **Os ethmoidale** sitzt zwischen Os frontale und Maxilla und steht außerdem mit den Ossa nasalia, lacrimalia, sphenoidale und palatina in Verbindung. Oben bildet es die Crista galli. Die von zahlreichen Löchern durchsetzte Lamina cribrosa bildet das Dach der Nasenhöhle und einen Teil des Bodens der vorderen Schädelhöhle. Unten schließt sich an die Crista galli die Lamina perpendicularis des Os ethmoidale an, die das knöcherne Labyrinth des Siebbeins in eine rechte und eine linke Hälfte teilt und den oberen Anteil des knöchernen Nasenseptums bildet.

Der **Vomer** bildet den größten Teil des Nasenscheidewandskeletts. Der platte, trapezförmige Knochen steht oben mit der Lamina perpendicularis des Os ethmoidale und hinten über die Ala vomeris mit dem Os sphenoidale in Kontakt, unten grenzt seine Pars cuneiformis vomeris an den Proc. palatinus der Maxilla sowie an die Lamina horizontalis des Os palatinum.

### Klinik

Eine Nasenscheidewandverkrümmung **(Septumdeviation)** kann traumatisch durch Schläge oder Stürze auf die Nase bedingt sein oder durch ein Fehlwachstum der Mittelgesichtsknochen entstehen. Bei mehr als 60 % der Bevölkerung liegt zumindest eine leichte Verkrümmung des Nasenseptums vor. Nasenscheidewandverkrümmungen behindern in erster Linie die Nasenatmung. Ist dies der Fall, kann die eingeatmete Luft nicht gewärmt, gereinigt und befeuchtet werden. Die Nasenatmungsbehinderung führt zu vermehrter Mundatmung mit Schnarchen und/oder gesteigerter Entzündungsneigung. Da die Nasennebenhöhlen nicht mehr ausreichend belüftet werden, kann es zu Nasennebenhöhlenentzündungen mit postnasalem Sekretfluss und zu Entzündungen des Kehlkopfs und der Bronchien kommen. Im höheren Lebensalter können durch den Sauerstoffmangel Herz-Kreislauf-Erkrankungen entstehen.

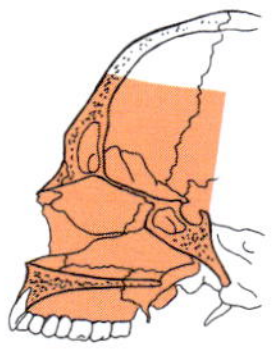

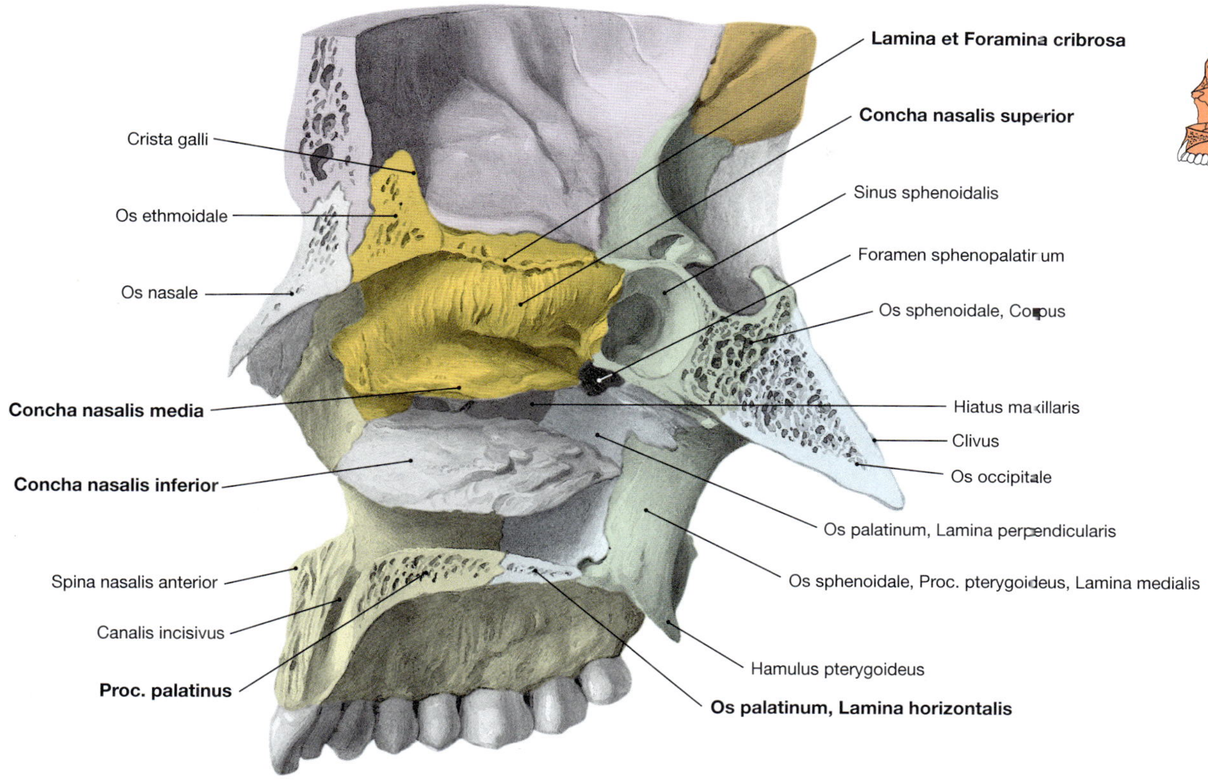


**Abb. 8.33 Laterale Wand der Nasenhöhle, Cavitas nasi; rechts;** Ansicht von links; Farbtafel siehe S. XII. [S700]

Der Blick auf die laterale Nasenwand zeigt oben als Dach die Lamina cribrosa des Siebbeins (Os ethmoidale), das auch die obere (Concha nasalis superior) und die mittlere Nasenmuschel (Concha nasalis media) bildet. Zwischen beiden Nasenmuscheln verläuft der obere Nasengang (Meatus nasi superior). Darunter sitzt die untere Nasenmuschel (Concha nasalis inferior) als eigenständiger Knochen.

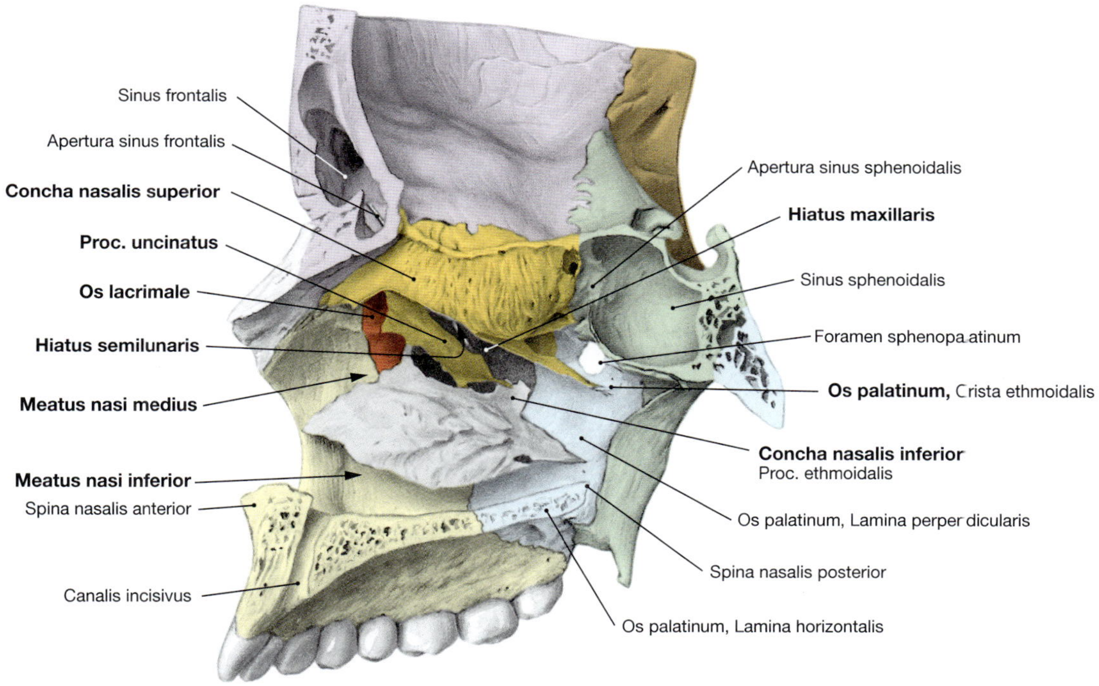


**Abb. 8.34 Laterale Wand der Nasenhöhle, Cavitas nasi; rechts;** Ansicht von medial nach Abtragung der mittleren Nasenmuschel; Farbtafel siehe S. XII. [S700]

Unterhalb der mittleren Nasenmuschel liegt eine dünne Knochenlamelle, der **Proc. uncinatus,** der zum Siebbein gehört, aber die mediale Kieferhöhlenwand nur unvollständig verschließt. Es verbleiben zahlreiche Öffnungen über und unter dem Proc. uncinatus. Eine davon ist der Hiatus maxillaris.

Der Boden und Teile der Seitenwand werden von der **Maxilla** und dem **Os palatinum** (Boden: Lamina horizontalis; Seitenwand: Lamina perpendicularis) gebildet. In der Seitenwand befindet sich auch das **Os lacrimale,** das einen Teil der vorderen Begrenzung der Kieferhöhle bildet. Die Concha nasalis inferior ist an den 3 letztgenannten Knochen befestigt. Sie teilt die laterale Nasenwand in einen über ihr liegenden mittleren Nasengang (Meatus nasi medius) und einen unter ihr liegenden unteren Nasengang (Meatus nasi inferior).

## Harter Gaumen

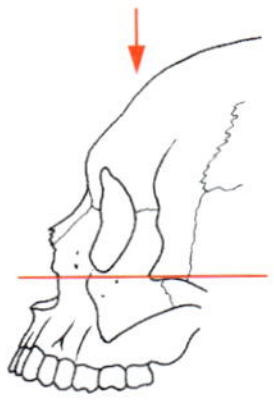

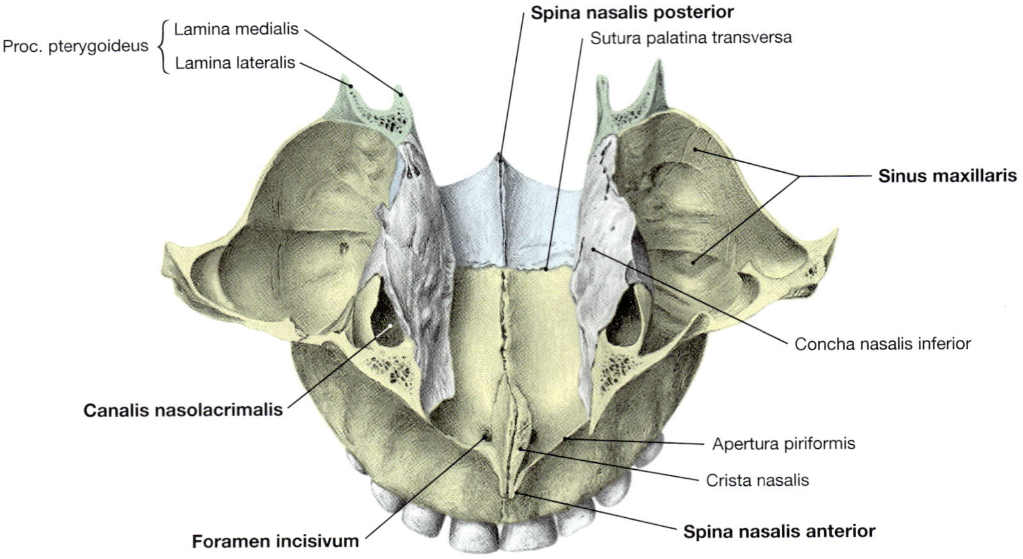


**Abb. 8.35 Harter Gaumen, Palatum durum; Kieferhöhle, Sinus maxillaris, und untere Nasenmuschel, Concha nasalis inferior;** Ansicht von oben; Farbtafel siehe S. XII. [S700]
Der harte Gaumen ist eine horizontale Knochenplatte, die von der Maxilla und vom Os palatinum gebildet wird. Er trennt Mund- und Nasenhöhle voneinander. Eine Verbindung besteht über die Foramina incisiva. In der dargestellten Ansicht blickt man auf den Boden der Nasenhöhle. Seitlich liegen die Sinus maxillares.

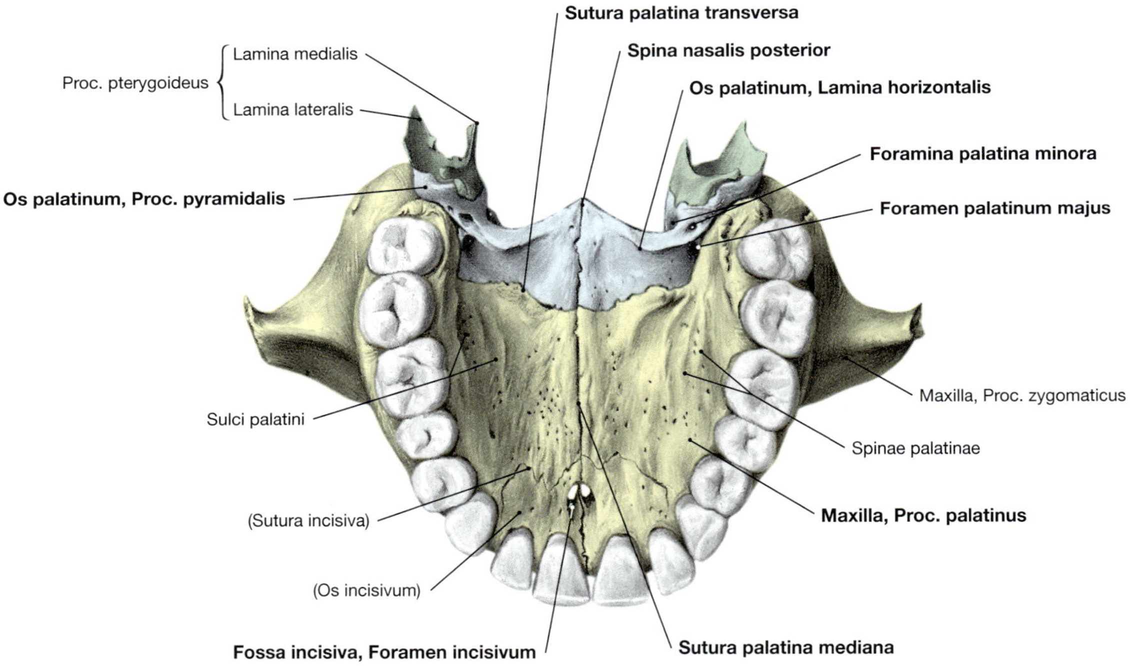


**Abb. 8.36 Harter Gaumen, Palatum durum;** Ansicht von unten; Farbtafel siehe S. XII. [S700]
Der harte Gaumen gehört zur **vorderen Schädelbasis.** Die Zähne sind in den beiden Alveolarbögen der Maxilla befestigt, die den harten Gaumen vorne und seitlich umschließen. Er besteht rostral aus den Procc. palatini der beiden Maxillae und hinten aus den Laminae horizontales der Ossa palatina. Die **Procc. palatini** stehen in der Mittellinie über die Sutura palatina mediana in Verbindung, dorsal grenzen sie über die Sutura palatina transversa an die beiden Ossa palatina. Die **Laminae horizontales** der Ossa palatina haben in der Mittellinie über die Sutura interpalatina (Fortsetzung der Sutura palatina mediana) Kontakt zueinander.
Hinter den Schneidezähnen befindet sich vorne in der Mittellinie die **Fossa incisiva,** die in das Foramen incisivum und die Canales incisivi übergeht. Nahe am lateralen Hinterrand des harten Gaumens liegen auf beiden Seiten je ein **Foramen palatinum majus,** das in den Canalis palatinus majus übergeht, sowie die **Foramina palatina minora.** Sie liegen im Proc. pyramidalis des Os palatinum und gehen in die Canales palatini minores über. In der Mittellinie ragt die **Spina nasalis posterior** als spitzer Fortsatz des harten Gaumens nach hinten vor.

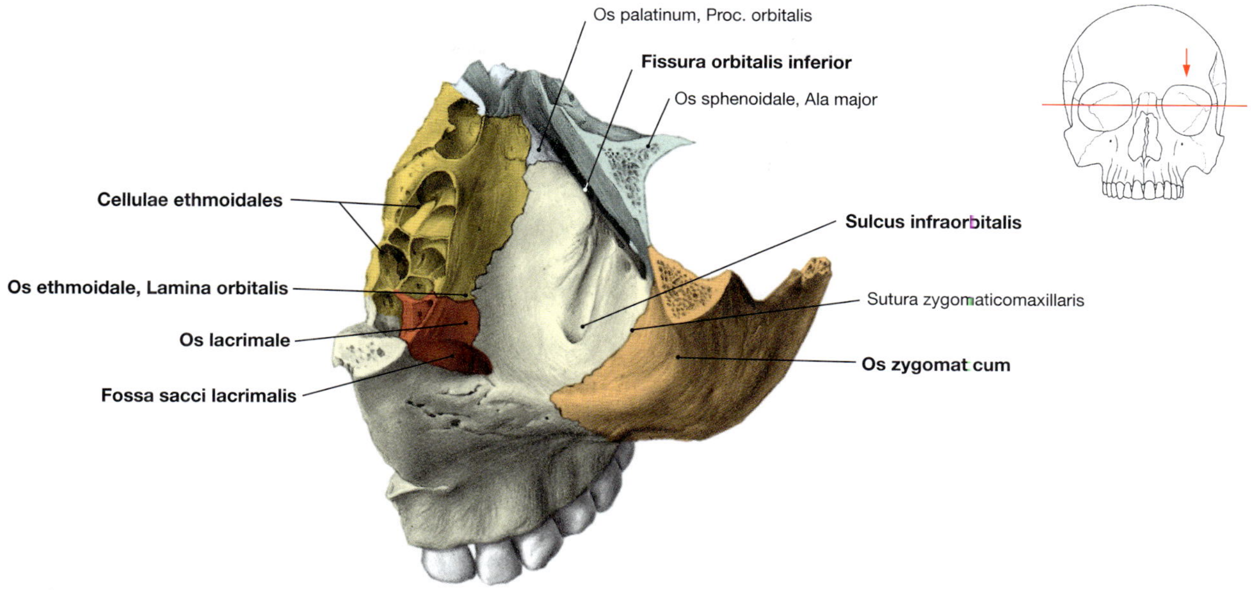


**Abb. 8.37 Boden der Augenhöhle, Paries inferior orbitae, links;** Ansicht von oben; Farbtafel siehe S. XII. [S700]

Der Orbitaboden bildet das Dach der Kieferhöhle. In ihm liegt der Sulcus infraorbitalis, der vorne in einen knöchernen Kanal unterhalb des Orbitabodens übergeht und am Foramen infraorbitale mündet. Hier verlaufen der N. infraorbitalis und die gleichnamigen Gefäße. Lateral wird der Orbitaboden vom Os zygomaticum gebildet, medial beteiligen sich der Proc. orbitalis des Os palatinum, die Lamina orbitalis des Os ethmoidale und das Os lacrimale. Letzteres bildet gemeinsam mit der Maxilla die Fossa sacci lacrimalis, in der der Tränensack liegt. Zur Augenhöhle → Abb. 9.7 bis → Abb. 9.11.

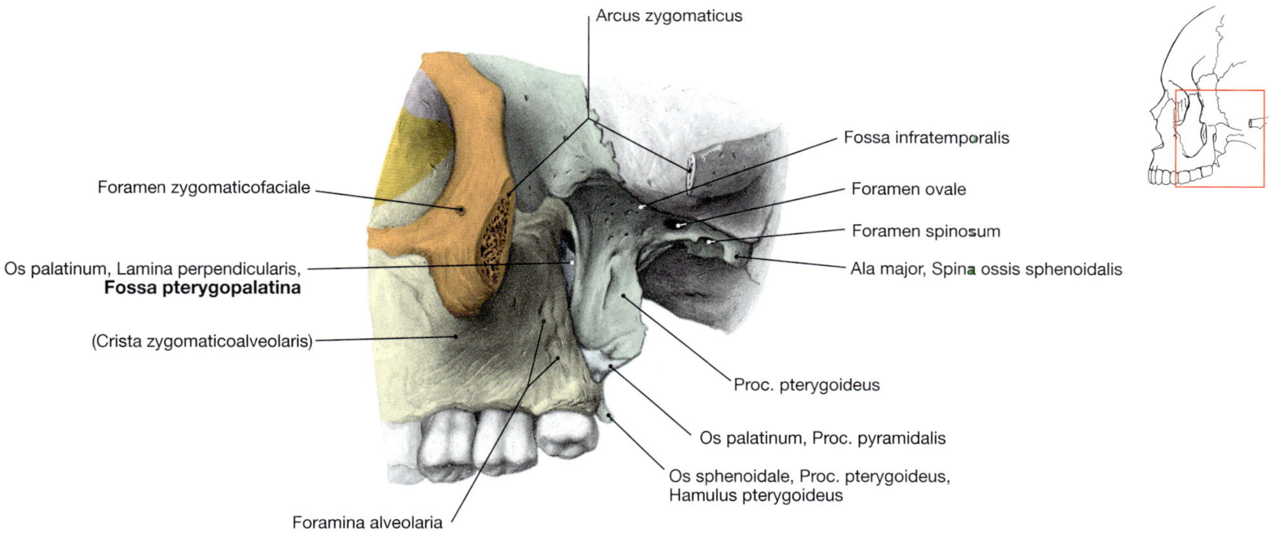


**Abb. 8.38 Flügelgaumengrube, Fossa pterygopalatina, links;** Ansicht von lateral; Farbtafel siehe S. XII. [S700]

Die Fossa pterygopalatina ist die mediale Fortsetzung der Fossa infratemporalis und wird von Maxilla, Os palatinum und Os sphenoidale begrenzt. Sie bildet eine **Schaltstelle** zwischen mittlerer Schädelgrube sowie Augenhöhle und Nase. Durch sie ziehen zahlreiche Nerven und Gefäße zu den in diesen Räumen liegenden Strukturen (→ Abb. 8.199 bis → Abb. 8.203).

Der **Zugang zur Flügelgaumengrube** im Rahmen von Tumoroperationen in dieser Region erfolgt üblicherweise von lateral, z. B. bei einem Nasen-Rachen-Fibrom.

## Augenhöhle

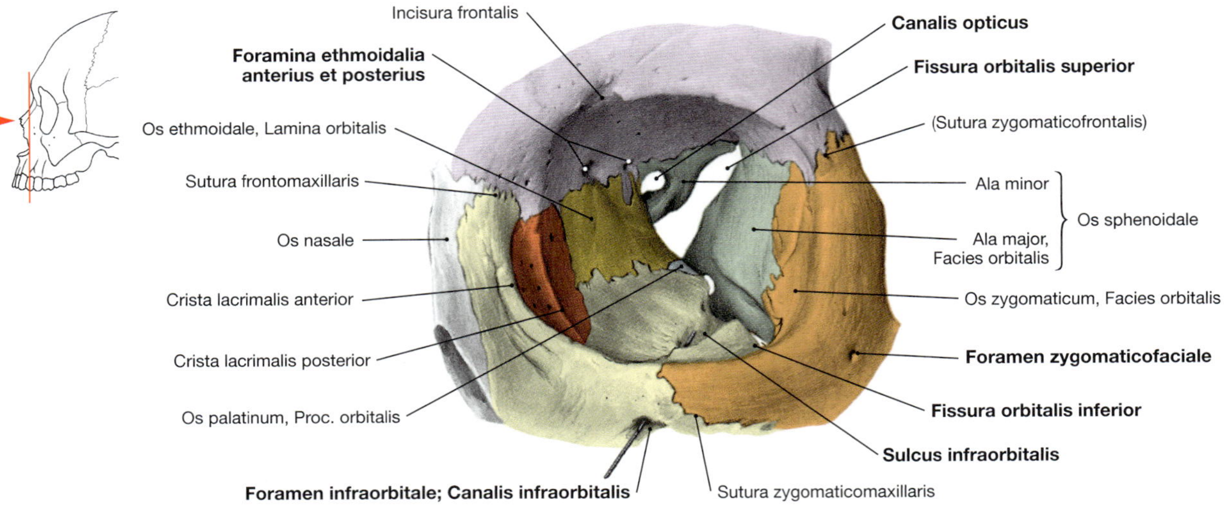


**Abb. 8.39 Augenhöhle, Orbita, links;** Ansicht von vorne; Sonde im Canalis infraorbitalis; Farbtafel siehe S. XII. [S700]

Die Orbita wird von den Ossa frontale, ethmoidale, lacrimale, palatinum, sphenoidale, zygomaticum und der Maxilla begrenzt. Öffnungen zur Orbita gibt es über die Fissurae orbitales superior und inferior, den Canalis opticus sowie die Foramina ethmoidalia anterius und posterius. Im Boden der Orbita liegt im hinteren Teil der Sulcus infraorbitalis, der sich vorne im Canalis infraorbitalis fortsetzt und unterhalb des unteren Orbitarands als Foramen infraorbitale mündet. Lateral kommt im Os zygomaticum regelmäßig ein Foramen zygomaticofaciale vor. Zur Augenhöhle → Abb. 9.7 bis → Abb. 9.11.

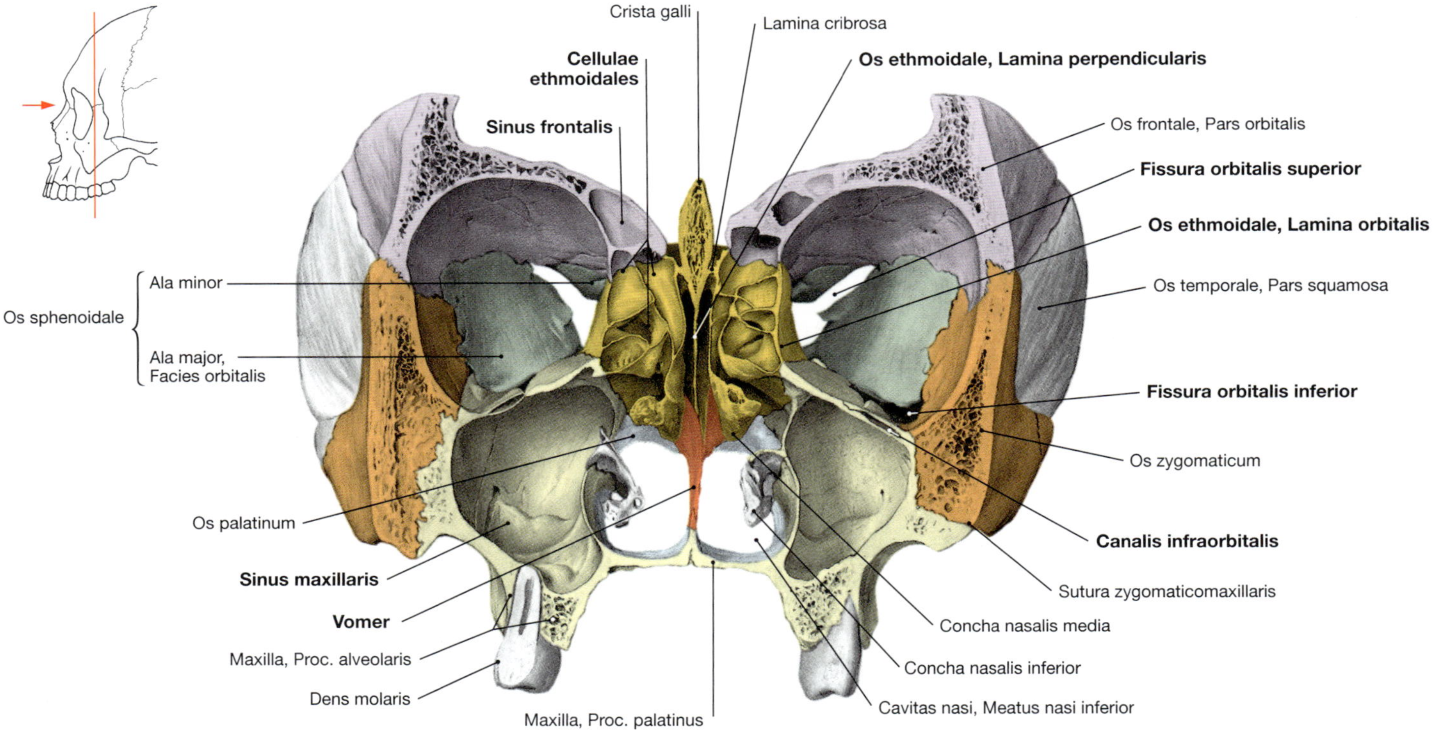


**Abb. 8.40 Gesichtsschädel, Viscerocranium;** frontaler Sägeschnitt in Höhe der beiden Orbitae; Ansicht von vorne; Farbtafel siehe S. XII. [S700]

Das unpaare Siebbein (Os ethmoidale) beherbergt die vorderen und hinteren Siebbeinzellen **(Cellulae ethmoidales).** Direkt unterhalb der Crista galli schließt sich die Lamina perpendicularis des Os ethmoidale an, die das knöcherne Labyrinth des Siebbeins in eine rechte und eine linke Hälfte teilt und den oberen Anteil des knöchernen Nasenseptums bildet. Hinten schließt sich der Vomer an. Die dünne **Lamina orbitalis** bildet sowohl die lateralen Wände der Cellulae ethmoidales als auch einen Großteil der medialen Orbitawand und wird als **Lamina papyracea** bezeichnet. Direkt unterhalb der Orbita liegt der Sinus maxillaris. In seinem Dach, der gleichzeitig Boden der Orbita ist, verläuft der Canalis infraorbitalis. Das Niveau der Lamina cribrosa liegt deutlich unterhalb des Orbitadachs. Zur Augenhöhle → Abb. 9.7 bis → Abb. 9.11.

### Klinik

Aufgrund der papierdünnen Lamina orbitalis (papyracea) des Os ethmoidale zwischen Orbita und Siebbeinzellen können **Entzündungen der Siebbeinzellen** leicht auf die Orbita übergreifen und eine Orbitaphlegmone verursachen. In → Abb. 8.40 ist die große Nähe einer Molarenzahnwurzel zum Sinus maxillaris zu sehen. Entzündungen der 2. Prämolaren oder 1. Molaren können zu einer odontogenen Kieferhöhlenentzündung (Sinusitis maxillaris) führen (s.a. → Klinikkasten unter → Abb. 8.190).

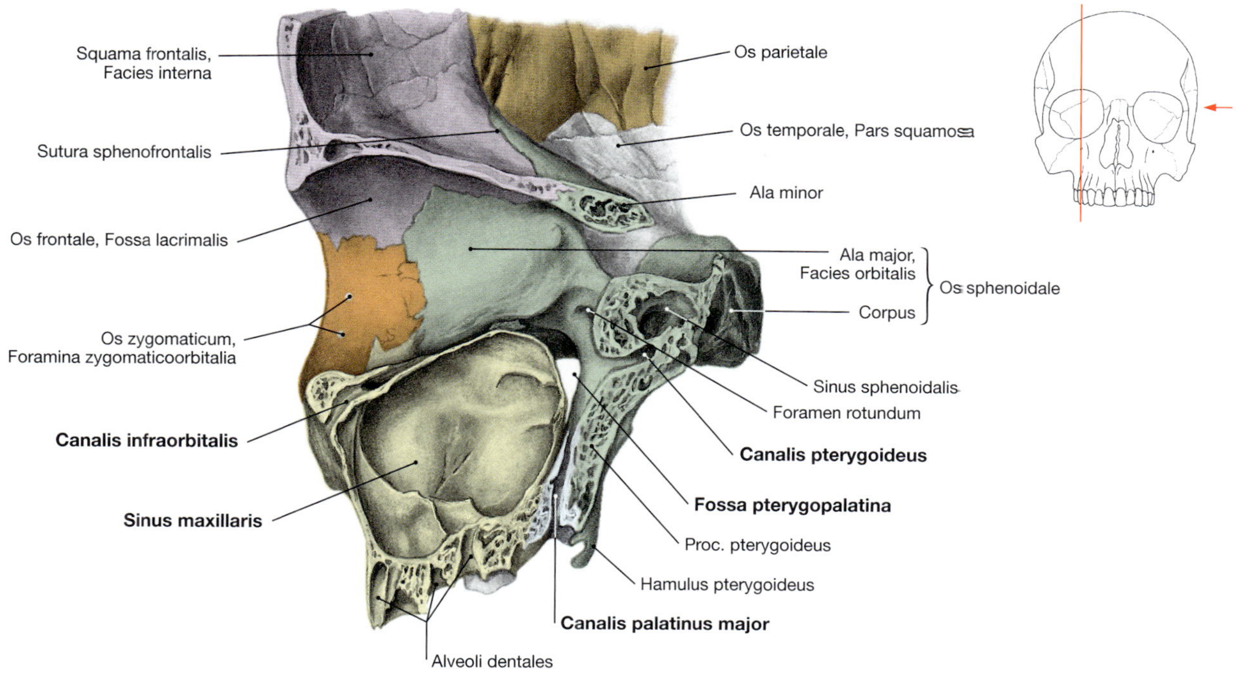


**Abb. 8.41 Laterale Wand der Augenhöhle, Paries lateralis orbitae, rechts;** Ansicht von medial; Farbtafel siehe S. XII. [S700]
Die laterale Orbitawand wird von den Ossa zygomaticum, frontale, sphenoidale und der Maxilla gebildet. Man erkennt hier sehr gut den Canalis infraorbitalis im vorderen Drittel des Orbitabodens sowie die sehr dünne Knochendecke zum Sinus maxillaris. Hinten schließt sich an den Sinus maxillaris die Fossa pterygopalatina an, die lateral Verbindung zur Fossa infratemporalis und oben zur Orbita hat, sowie unten über den Canalis palatinus major mit der Mundhöhle in Verbindung steht. Hinten oben mündet der Canalis pterygoideus in die Fossa pterygopalatina.

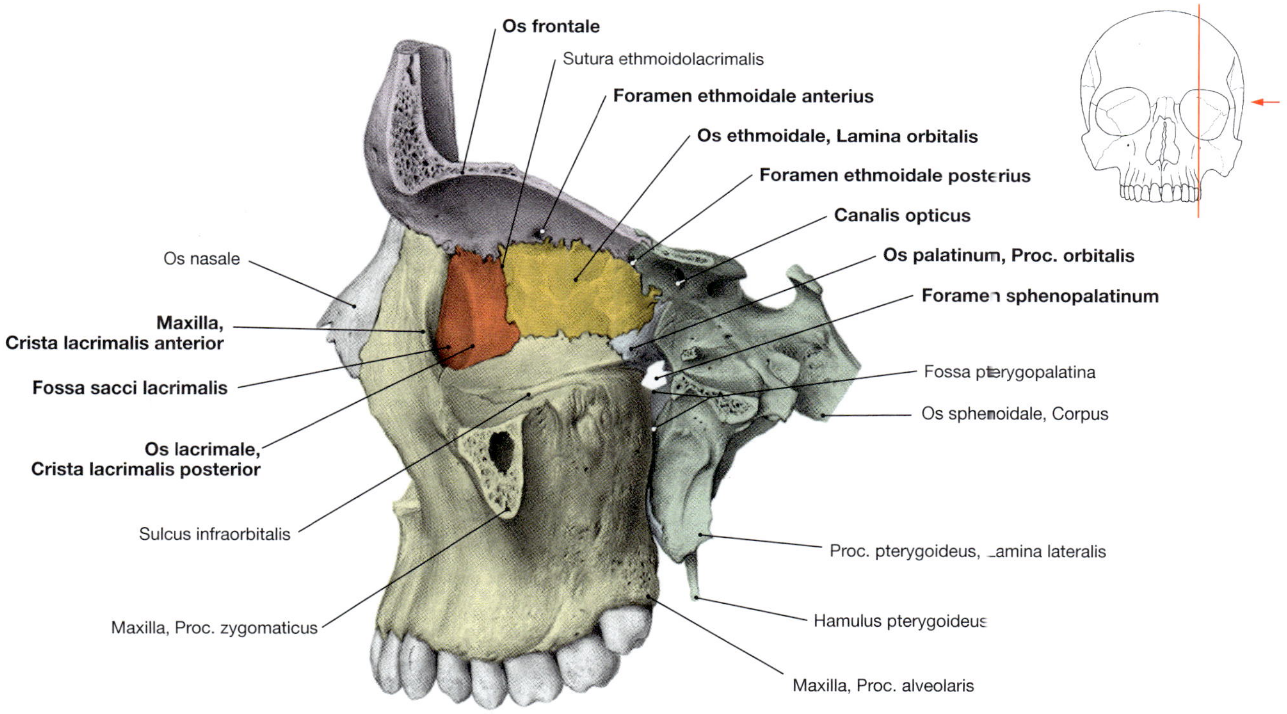


**Abb. 8.42 Mediale Wand der Augenhöhle, Paries medialis orbitae, links;** Ansicht von lateral; Farbtafel siehe S. XII. [S700]
Die mediale Orbitawand wird vorne vom Os lacrimale, von der Maxilla und vom Os frontale gebildet, während sich hinten zwischen dem Os frontale und der Maxilla die Lamina orbitalis des Os ethmoidale (Lamina papyracea), der Proc. orbitalis des Os palatinum sowie das Os sphenoidale befinden. Die Crista lacrimalis anterior der Maxilla und die Crista lacrimalis posterior des Os lacrimale begrenzen gemeinsam eine Vertiefung (Fossa sacci lacrimalis) für den Tränensack. In der medialen Orbitawand liegen die Foramina ethmoidalia anterius und posterius und der Canalis opticus. Knapp oberhalb der Fossa pterygopalatina befindet sich das Foramen sphenopalatinum.

## Keilbein

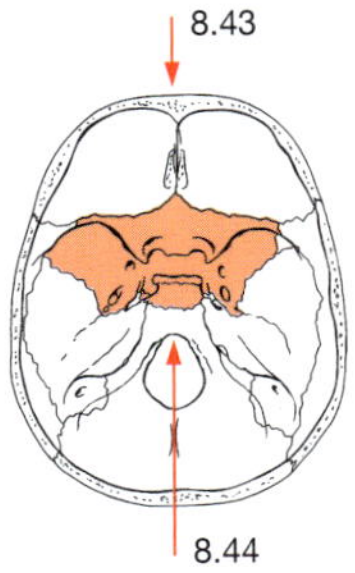


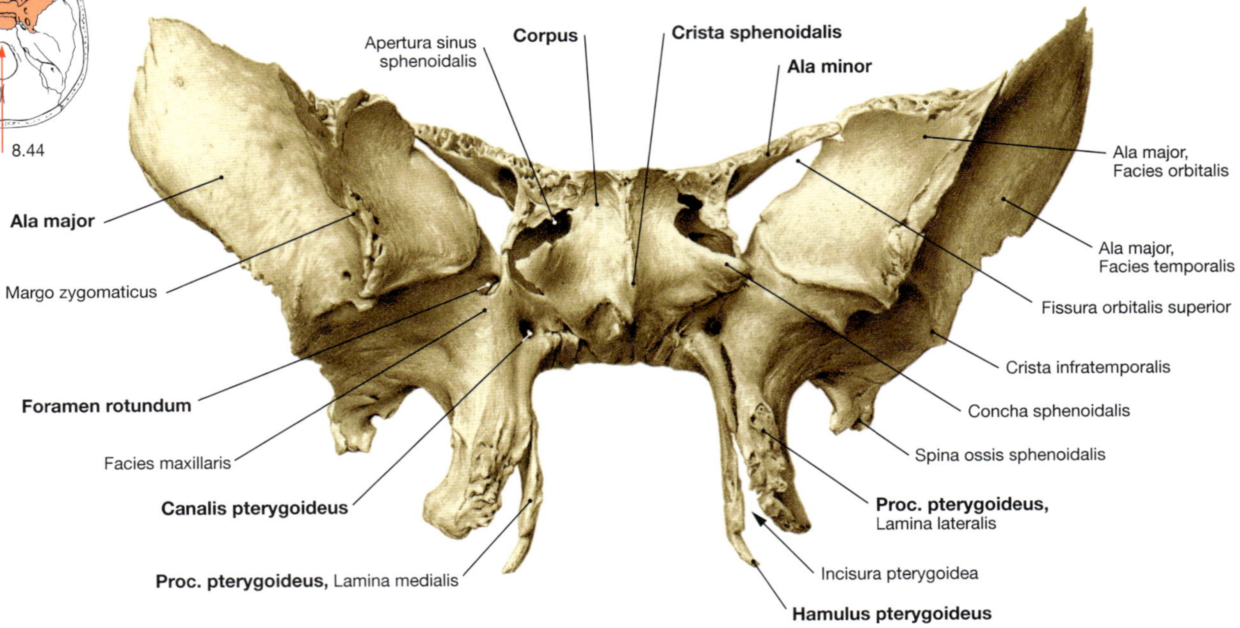


**Abb. 8.43 Keilbein, Os sphenoidale;** Ansicht von vorne. [S700]
Das unpaare Os sphenoidale ist ein Verbindungsknochen zwischen Viscerocranium und Neurocranium. Vom Keilbeinkörper (Corpus) gehen seitlich 2 Flügelpaare (Alae) ab. Oben liegen die **Alae minores,** unten die **Alae majores.** Nach unten schließen sich die Flügelgaumenfortsätze **(Procc. pterygoidei)** an. Im Zentrum des Keilbeins liegen die Keilbeinhöhlen **(Sinus sphenoidales).** Die vordere Fläche des Corpus wird durch eine Crista sphenoidalis in 2 Hälften geteilt.

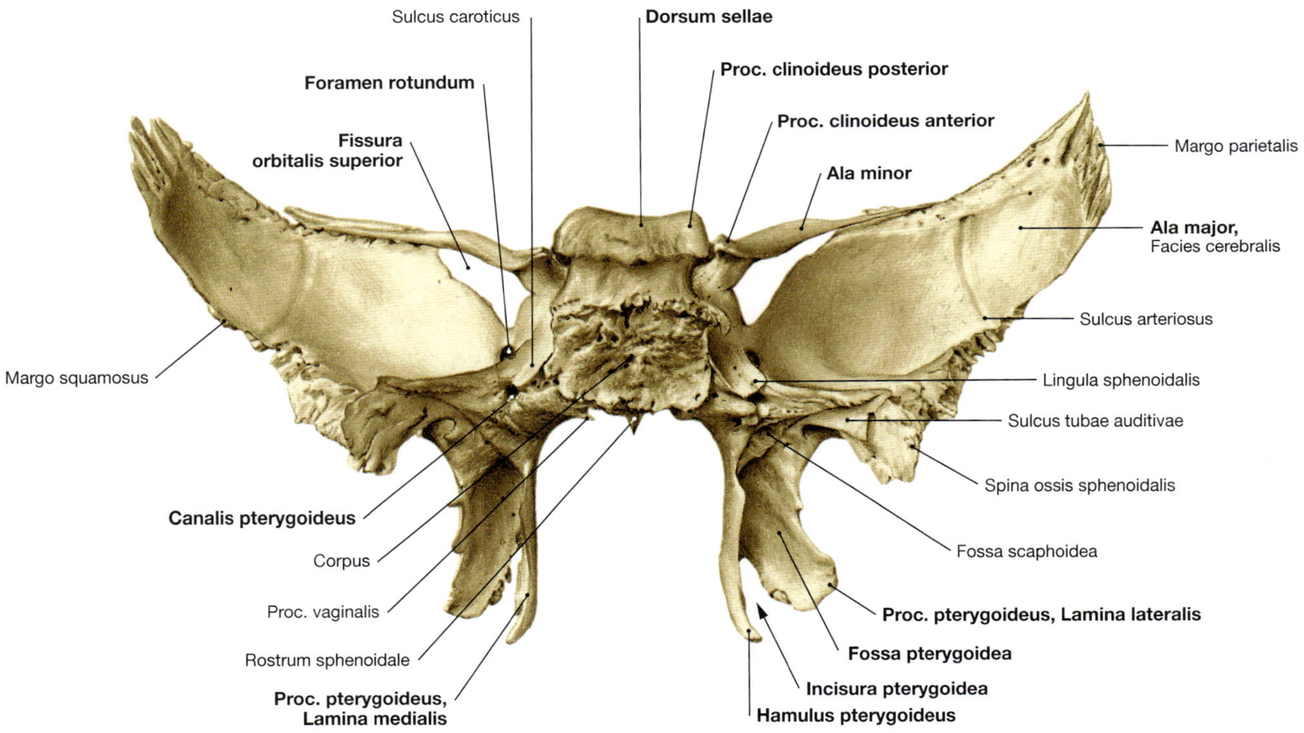


**Abb. 8.44 Keilbein, Os sphenoidale;** Ansicht von hinten. [S700]
Ala minor und Ala major des Os sphenoidale begrenzen die **Fissura orbitalis superior.** Der Proc. pterygoideus teilt sich auf jeder Seite in eine kleinere Lamina medialis und eine größere Lamina lateralis auf, die zwischen sich die Fossa pterygoidea einschließen und durch die **Incisura (Fissura) pterygoidea** getrennt sind. Die Lamina medialis geht am kaudalen Ende in den **Hamulus pterygoideus** über. An ihrer Basis durchbohrt der Canalis pterygoideus das Os sphenoidale und mündet in die Fossa pterygopalatina.

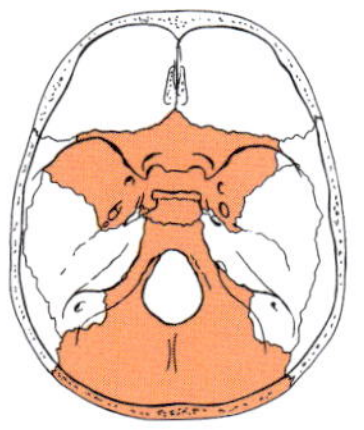

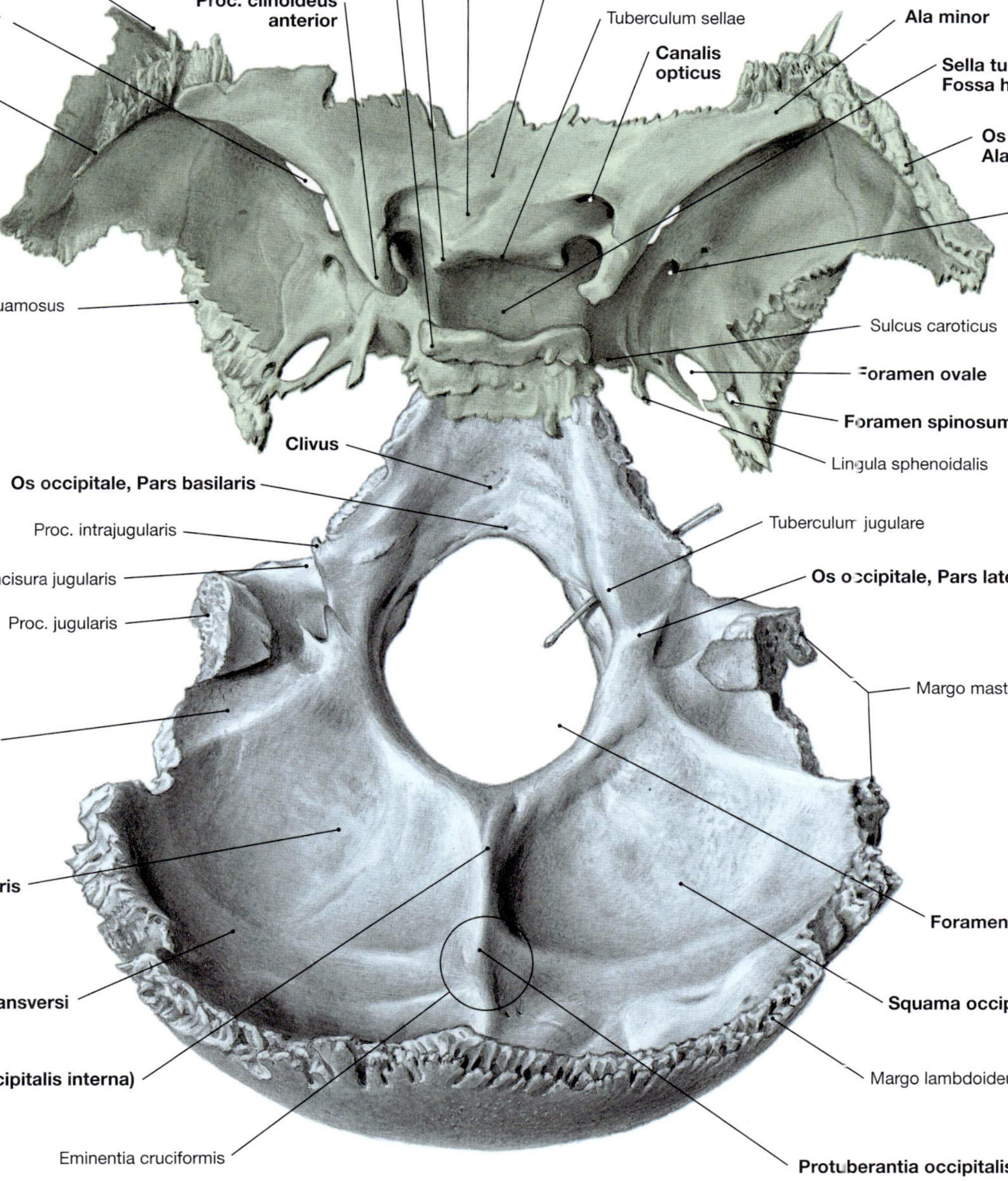


**Abb. 8.45 Keilbein, Os sphenoidale, und Hinterhauptsbein, Os occipitale;** Ansicht von oben; Farbtafel siehe S. XII. [S700]

Das Zentrum des **Os sphenoidale** bildet der Türkensattel **(Sella turcica)** mit der Fossa hypophysialis. Das Tuberculum sellae, das sich seitlich jeweils im Proc. clinoideus medius fortsetzt, bildet den Vorderrand der Fossa hypophysialis. Vor dem Tuberculum sellae liegen der Sulcus prechiasmaticus sowie das Jugum sphenoidale. Der Clivus bildet den hinteren Sattelanteil, dessen Oberkante sich lateral jeweils zum Proc. clinoideus posterior erhebt. Die Ala minor wird im Bereich der Sella turcica an ihrem Vorderrand vom Canalis opticus durchbohrt. In die Ala major sind auf beiden Seiten von vorne oben nach hinten unten die Foramina rotundum, ovale und spinosum eingelassen.

Das unpaare **Os occipitale** besteht aus der Squama occipitalis, 2 Partes laterales und einer Pars basilaris. Die 4 Anteile begrenzen das **Foramen magnum.** Auf der Innenfläche der Squama occipitalis treffen sich der Sulcus sinus sagittalis superioris und die Sulci der Sinus transversi an der Protuberantia occipitalis interna. Ferner erkennt man auf der Innenfläche rechts und links den Sulcus sinus sigmoidei sowie den Sulcus sinus occipitalis. Die Squama occipitalis ist auf der Innenseite oberhalb der Protuberantia occipitalis interna zur Fossa cerebralis, unterhalb davon zur Fossa cerebellaris vertieft. Gemeinsam bilden das Corpus des Os sphenoidale und die Pars basilaris des Os occipitale den Clivus.

## Schläfenbein

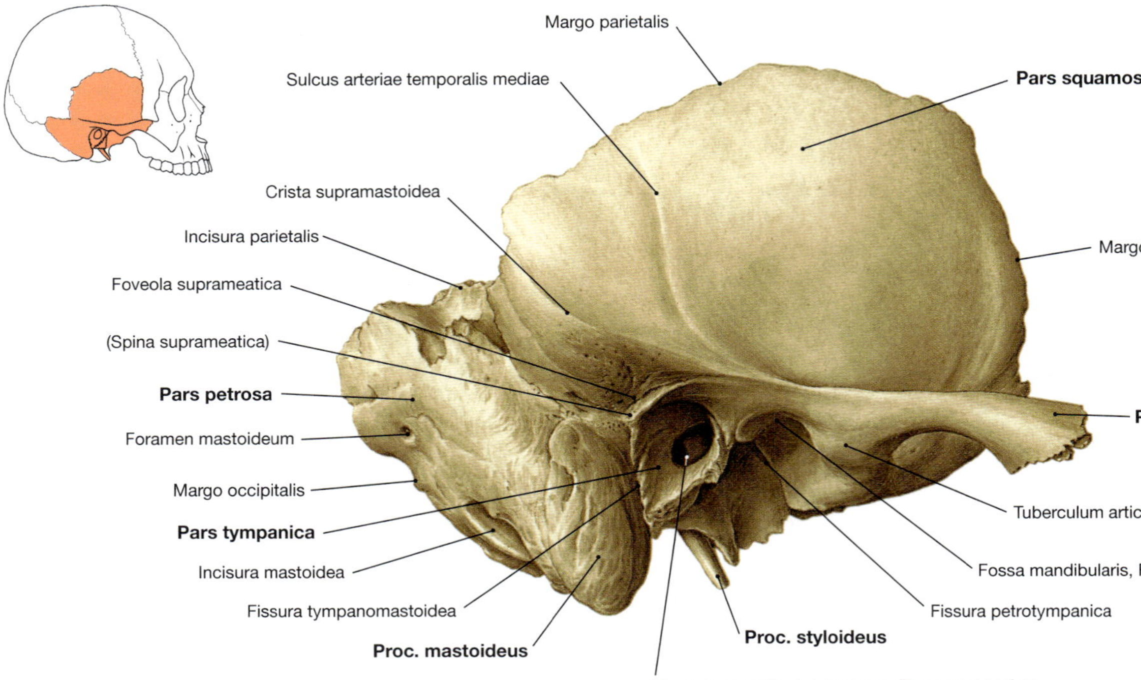


**Abb. 8.46 Schläfenbein, Os temporale, rechts;** Ansicht von lateral. [S700]

Das paarige Os temporale gehört sowohl zum Gesichts- als auch zum Hirnschädel. Es ist an der Bildung der Schädelseitenwand und der Schädelbasis beteiligt. Man unterscheidet die Pars squamosa, die Pars tympanica und die Pars petrosa (Felsenbein).

Die als Schuppe ausgebildete **Pars squamosa** grenzt über den Margo parietalis an das Os parietale. Vorne und oberhalb des Meatus wölbt sich der Proc. zygomaticus vor und zieht nach vorne.

Die **Pars petrosa** grenzt hinten an die Ossa parietale und occipitale. Ihre zentrale äußere Öffnung ist der Meatus acusticus externus. Nach hinten unten schließt sich der Proc. mastoideus an. In der Pars petrosa liegen Mittelohr und Innenohr (nicht sichtbar). Als Zugänge dienen der innere Gehörgang (Meatus acusticus internus, → Abb. 8.23), das Foramen stylomastoideum (→ Abb. 8.22) und der Canalis musculotubarius (→ Abb. 10.28 und → Abb. 10.40).

Die **Pars tympanica** bildet die knöcherne Wand des äußeren Gehörgangs. Sie liegt ringförmig an den Partes squamosa und petrosa an. Sie begrenzt den Meatus acusticus externus (knöcherner Gehörgang) von vorne, unten und hinten und reicht bis zum Trommelfell (→ Abb. 10.14 und → Abb. 10.22).

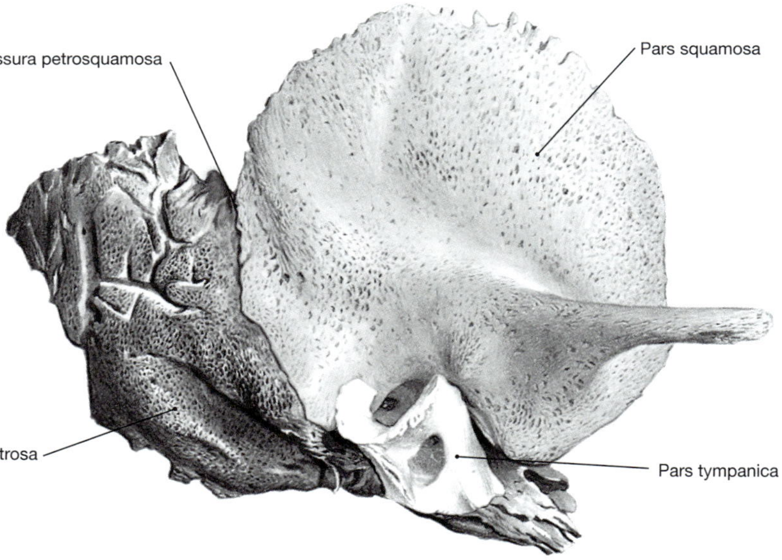


**Abb. 8.47 Schläfenbein, Os temporale, eines Neugeborenen, rechts;** Ansicht von lateral; schematische Darstellung; Farbtafel siehe S. XII. [S700]

Die Darstellung zeigt die verschiedenen Anteile des Schläfenbeins: Pars squamosa, Pars petrosa und Pars tympanica.

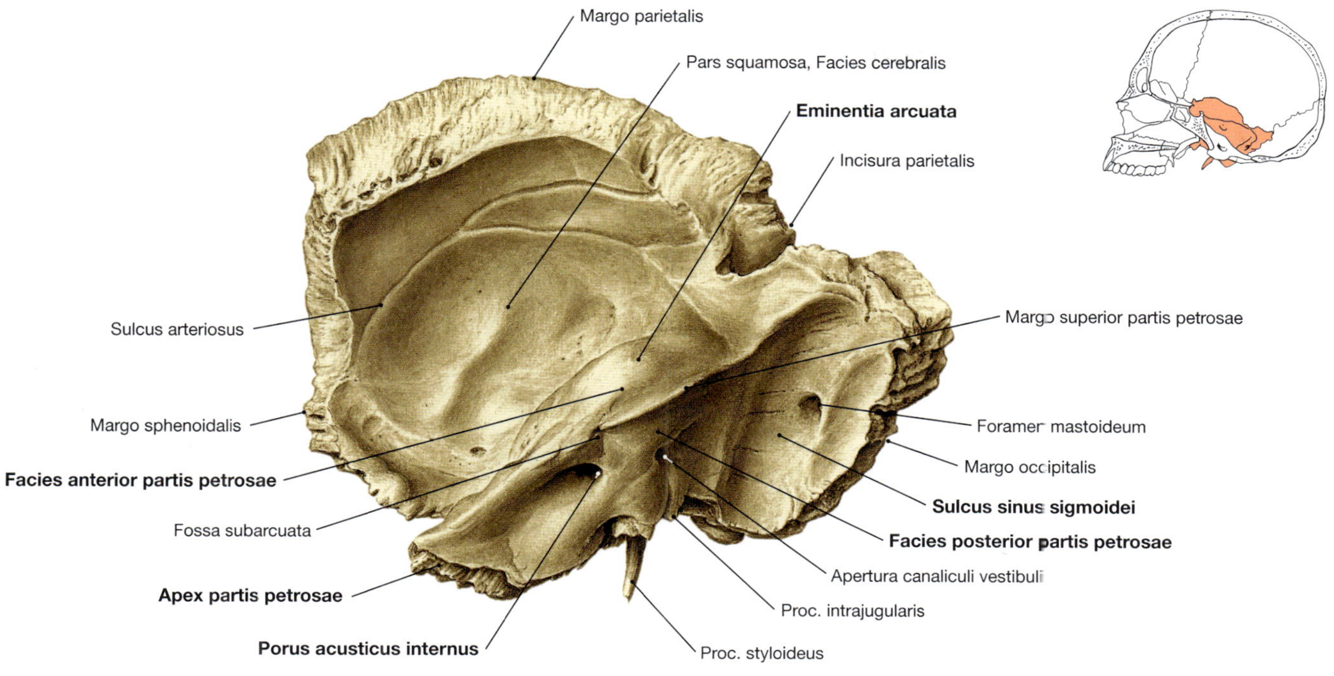


**Abb. 8.48 Schläfenbein, Os temporale, rechts;** Ansicht von innen. [S700]
Die Pars petrosa hat die Form einer Pyramide, deren Spitze (Apex partis petrosae) nach vorne medial ausgerichtet ist und deren Basis auf den Proc. mastoideus zeigt. Die zur mittleren Schädelgrube gerichtete Facies anterior wölbt sich zur Eminentia arcuata vor; in der Facies posterior liegt der **Porus acusticus internus** als Eingang in den Meatus acusticus internus. Die Hinterfläche der Pars petrosa wird durch den Sulcus sinus sigmoidei vertieft. Hier befindet sich auch das **Foramen mastoideum.** Auf der Innenseite (Facies cerebralis) der Pars squamosa sieht man die Sulci arteriosi der A. meningea media.

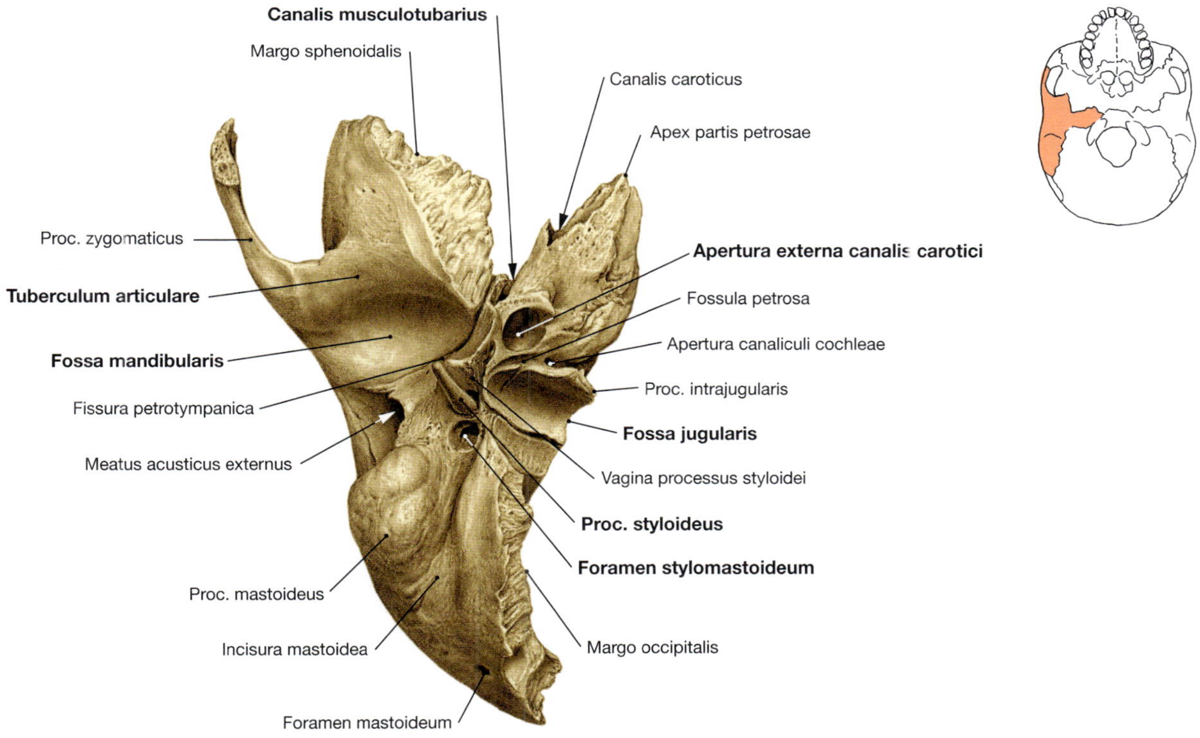


**Abb. 8.49 Schläfenbein, Os temporale, rechts;** Ansicht von unten. [S700]
Die Facies inferior des Os temporale vertieft sich zur **Fossa jugularis,** die das Foramen jugulare gemeinsam mit dem Os occipitale begrenzt. Am Einschnitt zwischen Pars squamosa und Pars petrosa beginnt der Canalis musculotubarius. Außerdem sieht man die Apertura externa canalis carotici und den Proc. styloideus. Seitlich hinten öffnet sich das **Foramen stylomastoideum.** Direkt vor dem äußeren Gehörgang bildet die Pars squamosa die **Fossa mandibularis,** die rostral vom Tuberculum articulare umrandet wird.

## Unterkiefer

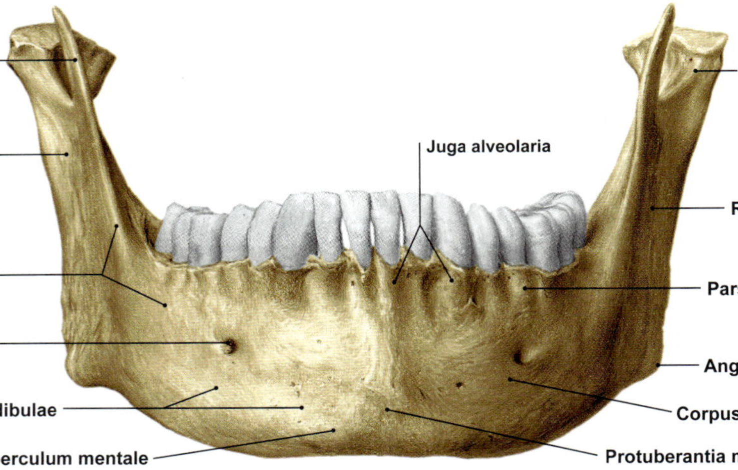


**Abb. 8.50 Unterkiefer, Mandibula;** Ansicht von vorne. [S700]
Die unpaare Mandibula besteht aus einem Körper (Corpus mandibulae) und 2 Ästen (Rami mandibulae). Jeder Ramus teilt sich in einen **Proc. coronoideus** und einen **Proc. condylaris.** Das Corpus besteht aus Basis und Pars alveolaris, die durch die schräg nach vorne vom Proc. coronoideus absteigende Linea obliqua getrennt sind. Vorne sitzt an der Pars alveolaris das Kinn (Mentum) mit der Protuberantia mentalis, den Kinnhöckern (Tubercula mentalia) und den Foramina mentalia. Besonders im Bereich der Frontzähne wird der Knochen durch die in den Zahnalveolen sitzenden Wurzeln vorgewölbt. Die Vorwölbungen sind als Juga alveolaria sicht- und tastbar. Die angrenzende Kompakta des Knochens ist in diesem Bereich äußerst dünn (ca. 0,1 mm).

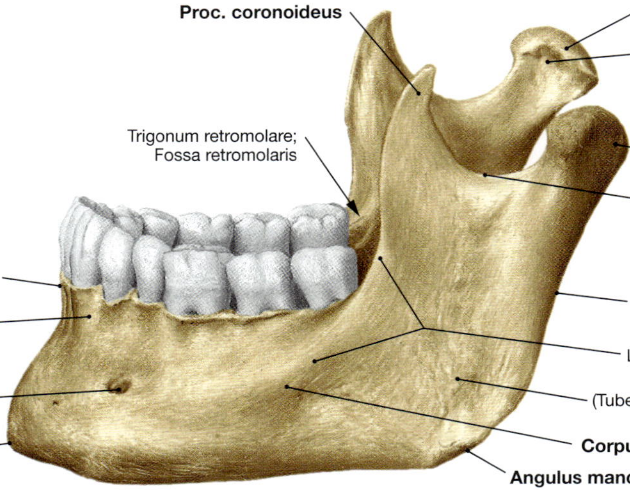


**Abb. 8.51 Unterkiefer; Mandibula;** Ansicht von lateral. Corpus mandibulae und Ramus mandibulae gehen am **Angulus** ineinander über. [S700]
Der Proc. condylaris trägt das **Caput mandibulae.**

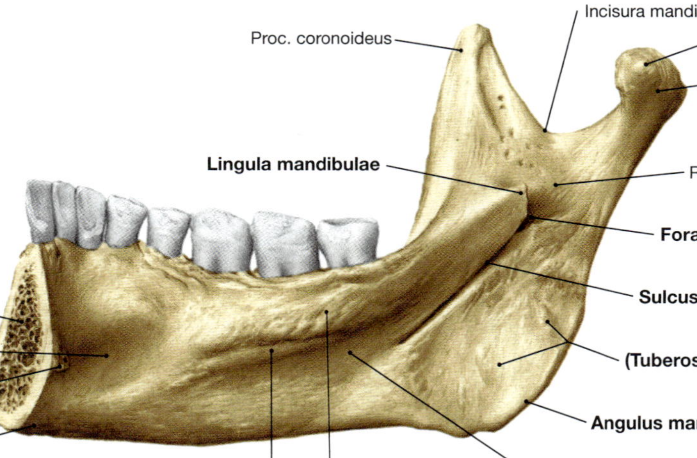


**Abb. 8.52 Unterkiefer, Mandibula;** Ansicht der Innenseite eines Mandibularbogens. [S700]
Auf der Innenseite des Ramus mandibulae befindet sich das **Foramen mandibulae.** Davor bildet die **Linea mylohyoidea** eine stufenförmige Leiste, die dem Ansatz des M. mylohyoideus dient und die Ebene des Mundbodens markiert.

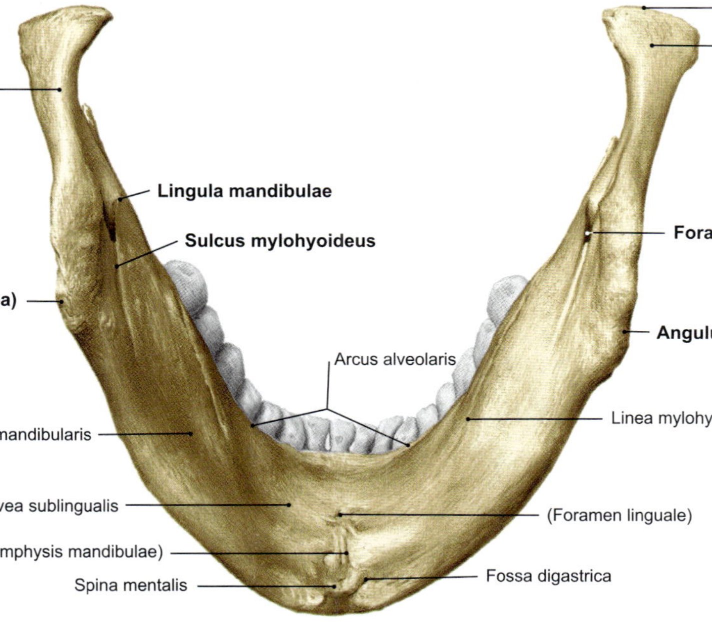


**Abb. 8.53 Unterkiefer, Mandibula;** Ansicht von unten. [S700]
Auf der Innenseite der Mandibula befindet sich nahe der Mittellinie die Spina mentalis. Lateral und unterhalb davon vertieft sich der Knochen jeweils zur Fossa digastrica, oberhalb der Spina mentalis zur Fovea sublingualis und zur Fovea submandibularis. Auf der Innenseite des Angulus mandibulae befindet sich die **Tuberositas pterygoidea.**

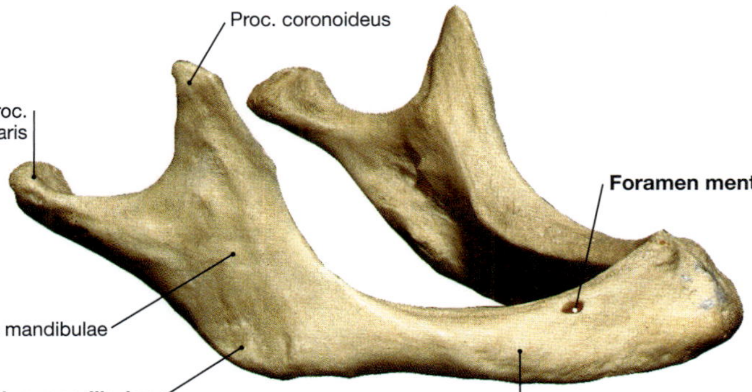


**Abb. 8.54 Unterkiefer, Mandibula, eines Greises.** [S700]
Zahnverlust – besonders im fortgeschrittenen Lebensalter – führt zur **Rückbildung der Pars alveolaris** der Mandibula. Diese kann so weit fortschreiten, dass das Foramen mentale beim zahnlosen Unterkiefer frei an dessen Oberrand liegt. Der **Angulus mandibulae** weist einen wesentlich größeren Winkel als beim bezahnten Unterkiefer auf.

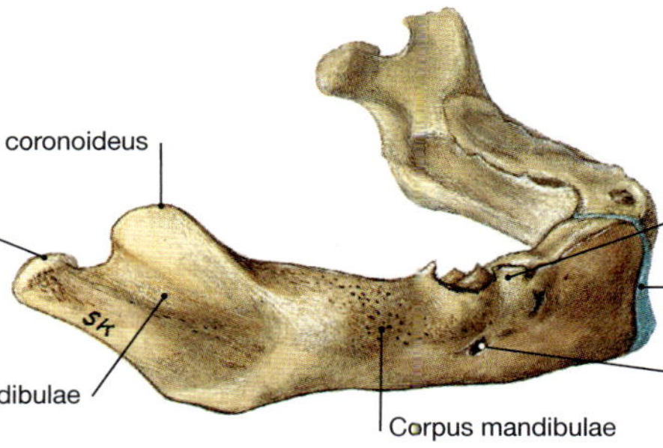


**Abb. 8.55 Unterkiefer, Mandibula, eines Neugeborenen.** [S700]
Beim Neugeborenen stehen die beiden Unterkiefersegmente noch über die **Symphysis mandibulae** in Verbindung. Der Winkel zwischen Corpus und Ramus mandibulae ist noch sehr groß.

## Klinik

**Frakturen des Unterkiefers** kommen häufig vor. Die U-förmige Struktur des Unterkiefers erklärt die verschiedenen Arten von Unterkieferfrakturen, insbesondere in Höhe der Eckzähne und des 3. Molars (Pfeile in der → Abbildung). Im Bereich der Frakturstelle sammelt sich im lockeren Gewebe des Mundbodens extravasales Blut und verursacht kleine punktförmige Blutungen unter der Haut (Ekchymosen), ein typisches Zeichen bei Unterkieferfrakturen.
Wenn kein Zahnersatz geschaffen wird, führt **Zahnverlust** zur Rückbildung der Pars alveolaris mandibulae im Bereich der fehlenden Zähne. Die Anpassung einer Zahnprothese ist bei stark rückgebildeter Pars alveolaris sehr schwierig und gelingt oft erst nach rekonstruktivem Knochenaufbau.

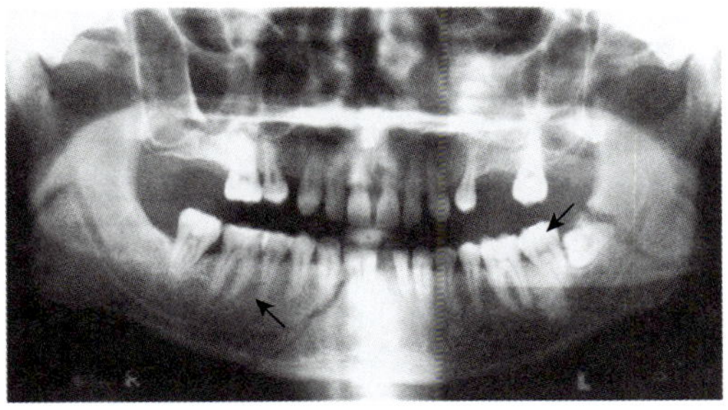

[E393]

## Zahntragende Knochen

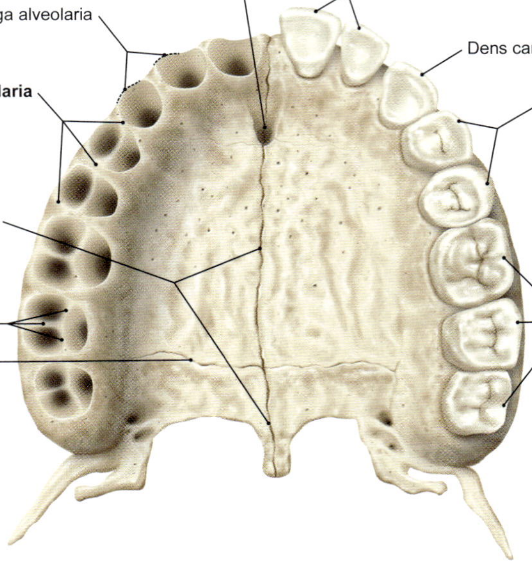


a

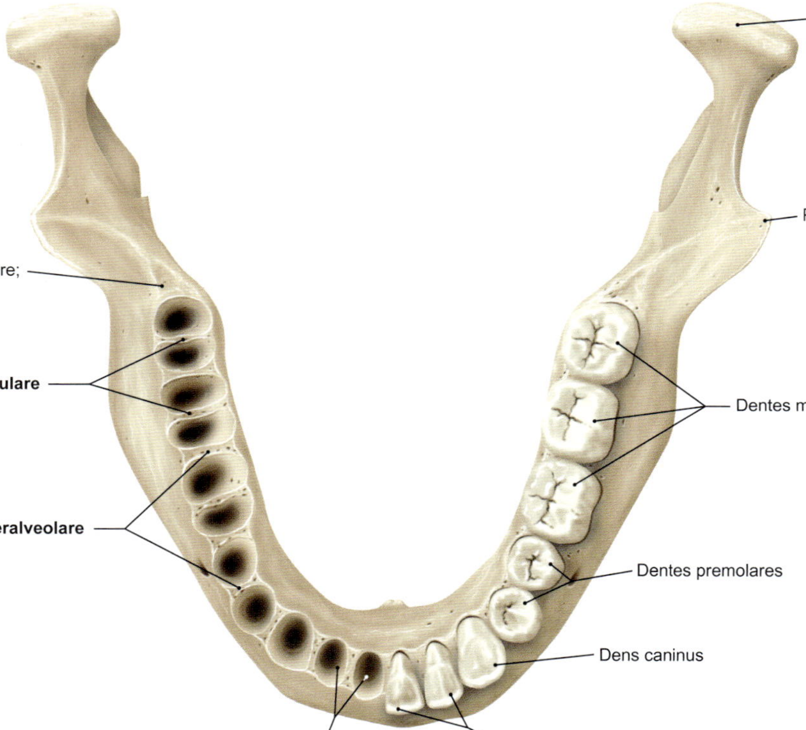


b

**Abb. 8.56a und b Oberkiefer, Maxilla,** und **Unterkiefer, Mandibula,** eines Erwachsenen. [S703-L127]
**a** Oberkiefer, Maxilla, Ansicht von kaudal.
**b** Unterkiefer, Mandibula, Ansicht von kranial.
Die linke Bildhälfte zeigt jeweils die Zahnalveolen (Alveoli dentales) von Ober- und Unterkiefer ohne Zähne, die rechte Bildhälfte demonstriert die Kiefer mit Zähnen. Dabei blickt man auf die Kauflächen. Beim vollständig bezahnten Gebiss des Erwachsenen besitzt jeder Kiefer 16 Zähne (insgesamt 32: Maxilla + Mandibula), die bilateral (jeweils 8 pro Seite) symmetrisch in Zahnbögen angeordnet sind und im jeweiligen Kieferabschnitt an unterschiedliche Kaufunktionen angepasst sind. Entsprechend ihrer Funktion und mechanischen Belastung besitzen die Zähne eine unterschiedliche Anzahl von Höckern (Cuspides dentis), Wurzeln (Radices dentis) und Wurzelkanälen (Canales radicis dentis) (→ Tabelle unter → Abb. 8.148). Benachbarte Zahnalveolen sind durch **Septa interalveolaria,** die einzelnen Wurzeln mehrwurzeliger Zähne durch **Septa interradicularia** getrennt.

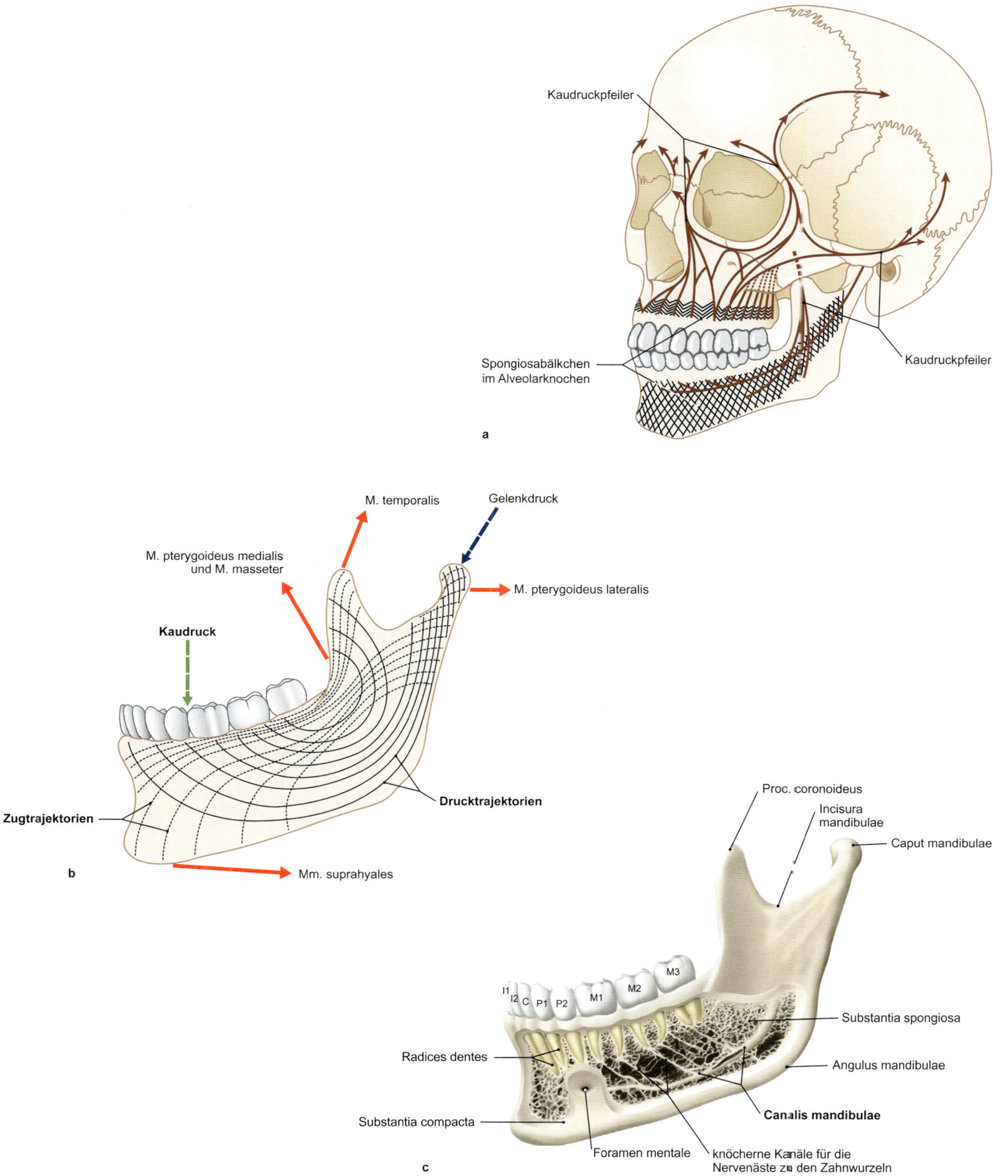


**Abb. 8.57a–c Oberkiefer, Maxilla,** eines Erwachsenen (a) und **Unterkiefer, Mandibula,** eines Erwachsenen (b) mit eingezeichnetem **Verlauf der Kaudruckpfeiler.** Linke Mandibulahälfte eines Erwachsenen (c) mit entfernter lingualer und vestibularer Kortikalis zur Darstellung der **mandibulären Spongiosa.**

**a–b** Ansicht von vorne lateral (a) bzw. lateral (b). Die Zähne sind durch den Zahnhalteapparat, Parodontium, in den Kiefern verankert. Zur Aufnahme von Kaudruck bilden die Spongiosatrabekel im Alveolarknochen Druckkegel, die sich im Oberkiefer (a) und im Unterkiefer (b) zu jeweils einem Basalbogen zusammenschließen. Im Oberkiefer entstehen Kaudruckpfeiler, die den Druck auf die Schädelkapsel weiter übertragen; im Unterkiefer wird der Druck auf das Kiefergelenk und den Proc. coronoideus gelenkt. Der Trajektorienverlauf ist in der Mandibula (b) nach spannungsoptischen Versuchen von Küppers (1971) dargestellt. Drucktrajektorien sind als durchgezogene Linien, Zugtrajektorien als unterbrochene Linien dargestellt. [S703-L126]

**c** Ansicht von lateral. In der mandibulären Spongiosa sieht man den Canalis mandibulae, von dem Knochenkanälchen für die Rr. dentales inferiores bogenförmig von unten hinten nach oben vorne ziehen. Ihr Verlauf ist mit der Richtung der Drucktrajektorien in (b) identisch. Auf Druck beanspruchte Spongiosatrabekel werden rechtwinklig von Zugtrabekeln der Spongiosa gekreuzt (b). [S703-L275]

## Kiefergelenk

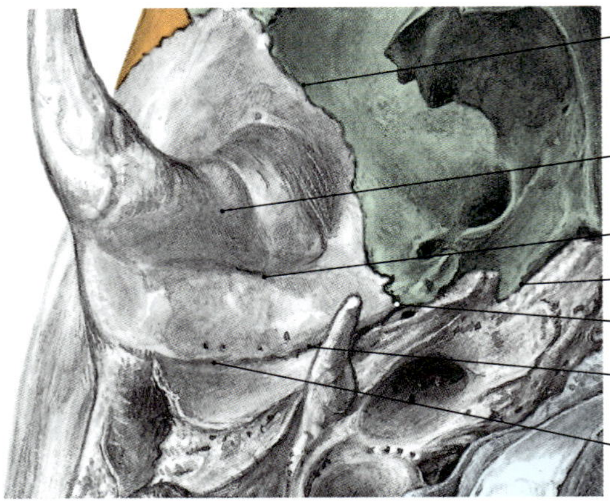


**Abb. 8.58 Gelenkgrube und Gelenkhöcker des Kiefergelenks, Articulatio temporomandibularis, rechts;** Ansicht von unten. Farbtafel siehe S. XII. [S700]
Man blickt auf die normalerweise von hyalinem Gelenkknorpel überzogene Facies articularis der Fossa mandibularis. Vorne liegt das ebenfalls von hyalinem Knorpel überzogene Tuberculum articulare (Tuberkulumabhang). Im hinteren Drittel der Fossa mandibularis verbindet sich die Pars squamosa mit der Pars petrosa des Os temporale, medial liegt das Os temporale an dieser Stelle dem Os sphenoidale an. Dadurch existieren in diesem Bereich **3 Fissuren:**

- Lateral außen erkennt man die Fissura tympanosquamosa.
- In der Mitte liegt die Fissura petrotympanica.
- Medial verläuft die Fissura sphenopetrosa, in der die Chorda tympani die Schädelbasis verlässt.

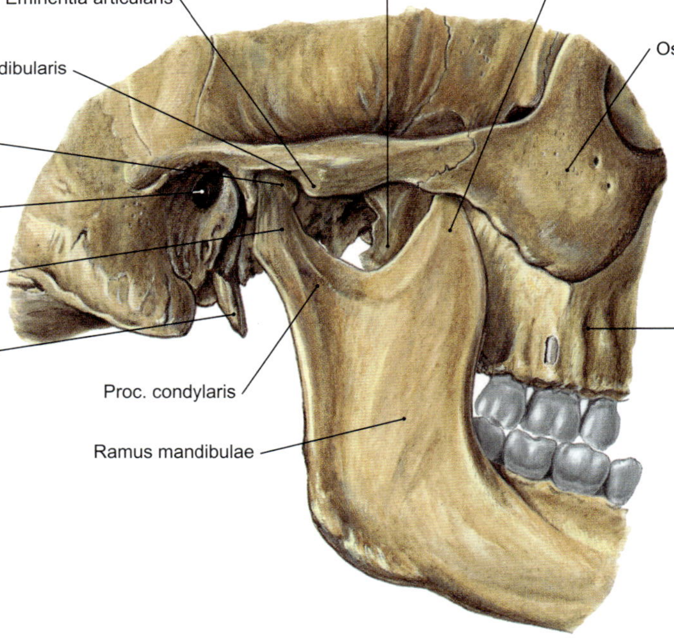


**Abb. 8.59 Kiefergelenk, Articulatio temporomandibularis, rechts;** Ansicht von lateral. [S700-L285]
Der Proc. condylaris des Unterkiefers liegt in der Fossa mandibularis des Os temporale. Vor dem Kondylus befindet sich die Eminentia articularis, dahinter der knöcherne Teil des äußeren Gehörgangs. Oberhalb der Fossa mandibularis liegt die mittlere Schädelgrube.

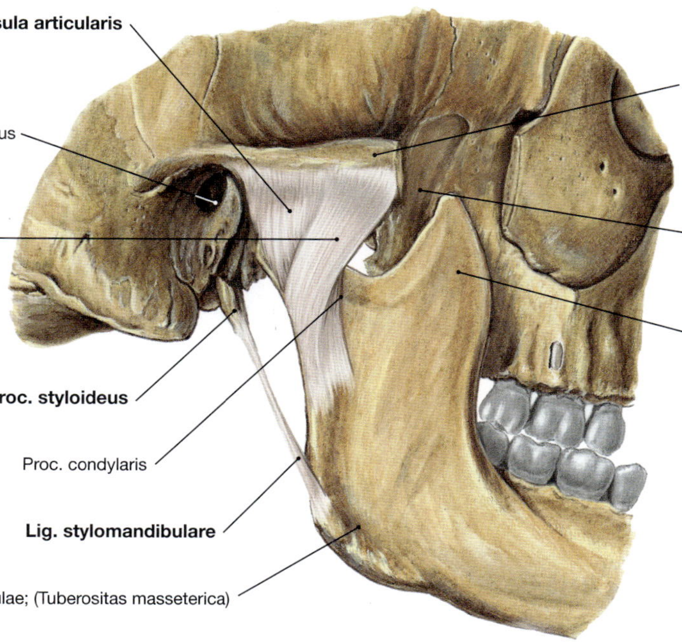


**Abb. 8.60 Kiefergelenk, Articulatio temporomandibularis, rechts;** Ansicht von lateral. [S700-L285]
Das Kiefergelenk wird von einer weiten Gelenkkapsel (Capsula articularis) umschlossen, die vom Schläfenbein trichterförmig zum Proc. condylaris zieht. Lateral und vorne wird die Gelenkkapsel durch das Lig. laterale verstärkt, das vom Jochbogen schräg nach hinten unten zum Collum mandibulae verläuft. Variabel ist auf der Gelenkinnenseite (nicht dargestellt) als Lig. mediale bezeichnetes Bindegewebe ausgebildet. Lig. laterale und Lig. mediale (sofern ausgebildet) sind an der Gelenkführung beteiligt und hemmen Randbewegungen vor allem nach hinten. Das Lig. laterale stabilisiert außerdem den Kondylus auf der Arbeitsseite. Vom Proc. styloideus zieht das Lig. stylomandibulare zum Hinterrand des Ramus mandibulae. Es ist meist nur schwach ausgebildet und gemeinsam mit dem Lig. sphenomandibulare an der Hemmung der Mundöffnungsbewegung nahe der Endstellung beteiligt (→ Abb. 8.62).

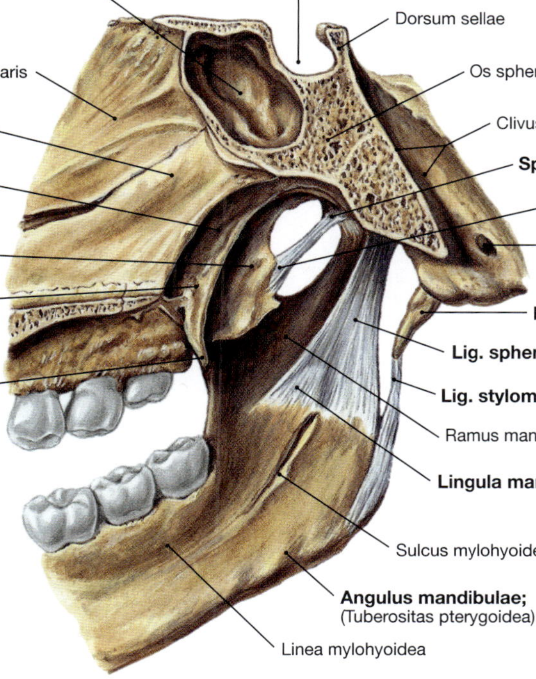


**Abb. 8.61 Lig. stylomandibulare und Lig. sphenomandibulare, rechts;** Ansicht von medial. [S700]
Beide Bänder haben Einfluss auf die **Kinematik** des Kiefergelenks, aber keine Beziehung zur Gelenkkapsel.
Das kräftige **Lig. sphenomandibulare** entspringt an der Spina ossis sphenoidalis und zieht zwischen den Mm. pterygoidei lateralis und medialis zur Lingula mandibulae. Hier inseriert es fächerförmig über dem Foramen mandibulae. Das vom Proc. styloideus kommende **Lig. stylomandibulare** zieht zum Angulus mandibulae. Gemeinsam hemmen beide Bänder die **Mundöffnungsbewegung** nahe der Endstellung.
Ohne Beziehung zum Kiefergelenk und ohne Einfluss auf dessen Kinematik verläuft das **Lig. pterygospinale** von der Spina ossis sphenoidalis zur Lamina lateralis des Proc. pterygoideus. Das Band hat eine **stabilisierende** Funktion.

## Kiefergelenk

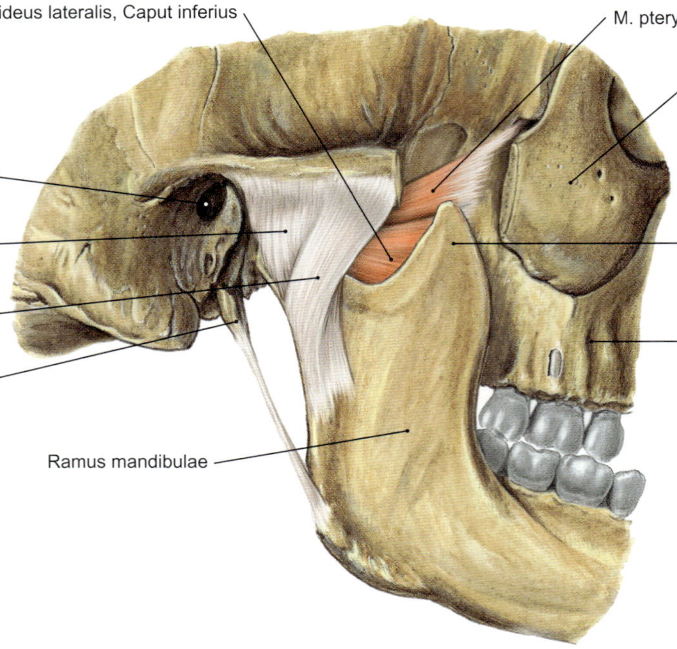


**Abb. 8.62 Kiefergelenk, Articulatio temporomandibularis, rechts;** Ansicht von lateral. [S700-L285]

Der M. pterygoideus lateralis ist direkt mit dem Kiefergelenk verbunden. Seine 2 Muskelanteile laufen auf den vorderen Anteil der Gelenkkapsel zu. Dabei gelangen sie medial hinter das Lig. laterale.

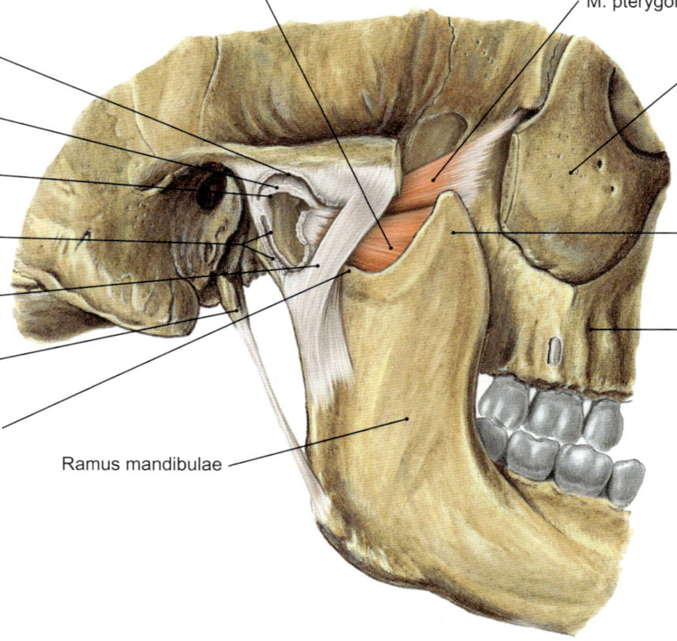


**Abb. 8.63 Kiefergelenk, Articulatio temporomandibularis, rechts;** Ansicht von lateral. [S700-L285]
Nach Teilentfernung des lateralen Kapselanteils sowie von Anteilen des Lig. laterale ist zu erkennen, dass das an der Ala major des Os sphenoidale entspringende Caput superius des M. pterygoideus lateralis den vorderen Teil der Gelenkkapsel des Kiefergelenks oberhalb der Pars inferior penetriert. Es inseriert sowohl am Discus articularis des Kiefergelenks als auch am Proc. condylaris. Das Caput inferius des M. pterygoideus lateralis entspringt an der Außenfläche der Lamina lateralis des Proc. pterygoideus des Os sphenoidale, penetriert unterhalb der Ansatzsehne des Caput superius des M. pterygoideus lateralis die Gelenkkapsel von vorne und inseriert vollständig am Proc. condylaris.

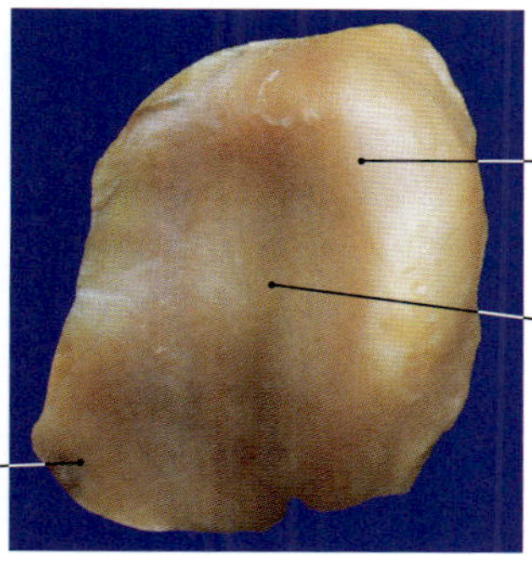


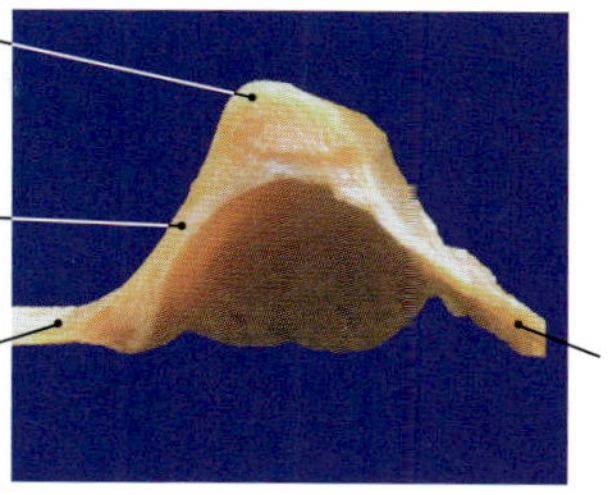


**Abb. 8.64a und b Gelenkscheibe, Discus articularis, des Kiefergelenks, Articulatio temporomandibularis.** [S700]
**a** Ansicht von oben.
**b** Ansicht von lateral.
Der Discus articularis ist regional unterschiedlich aufgebaut. Vorne ist er zum vorderen Band verdickt, in das medial ein Teil der Ansatzsehne des Caput superius des M. pterygoideus lateralis einstrahlt. Zentral befindet sich die aus straffem Bindegewebe bestehende intermediäre Zone, die besonders im lateralen Anteil dünn ist. Sie geht kontinuierlich in das kräftige hintere Band über. Sowohl in das vordere als auch in das hintere Band sind Knorpelzellen eingelagert. Das hintere Band teilt sich weiter in eine bilaminäre Zone aus 2 Bindegewebszügen auf. Der Discus articularis ist auf allen Seiten mit der Gelenkkapsel verwachsen.

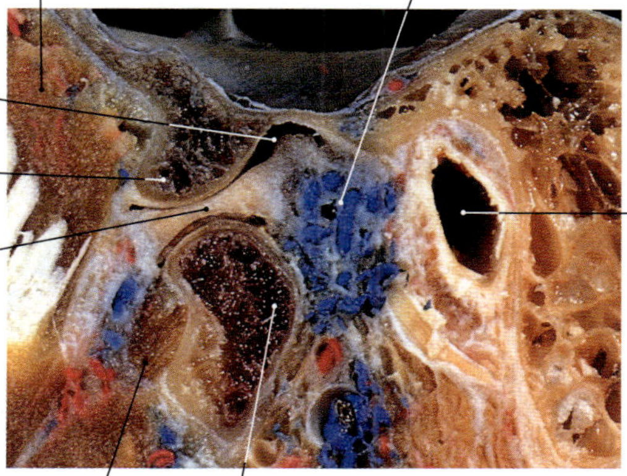


**Abb. 8.65 Kiefergelenk, Articulatio temporomandibularis;** Sagittalschnitt durch die Kiefergelenkgegend mit injizierten Venen; Ansicht von lateral. [S700]
Man erkennt die bilaminäre Zone zwischen Tuberculum articulare und Caput mandibulae. Der Knochen zwischen mittlerer Schädelgrube und Fossa mandibularis ist dünn. Zwischen den Bindegewebszügen der bilaminären Zone liegt ein ausgeprägtes **retroartikuläres Venenpolster.** Zum äußeren Gehörgang (Meatus acusticus externus) besteht eine enge Beziehung.

## Klinik

Stärkere Gewalteinwirkungen auf die Mandibula führen nicht selten zu Frakturen des Collum mandibulae **(Kollumfraktur).** Sie können intra- oder extrakapsulär sowie mit oder ohne Dislokation auftreten. Daneben können Blutungen aus dem retroartikulären Venenpolster (→ Abb. 8.65) zu Schmerzen im äußeren Gehörgang beitragen. Bei den Dislokationen ist die **Luxation des Kiefergelenkkopfes** nach vorne am häufigsten (→ Abbildung), aber auch Luxationen nach hinten lateral oder nach oben können sowohl ein- als auch beidseitig vorkommen.
Da das Kiefergelenk eine Diarthrose ist, können dieselben Erkrankungen wie in den großen Extremitätengelenken auftreten, z. B. Arthrose oder rheumatoide Arthritis. Im Rahmen einer **Arthrose des Kiefergelenks** kommt es bevorzugt im lateralen Teil des Discus articularis zu Defekten.

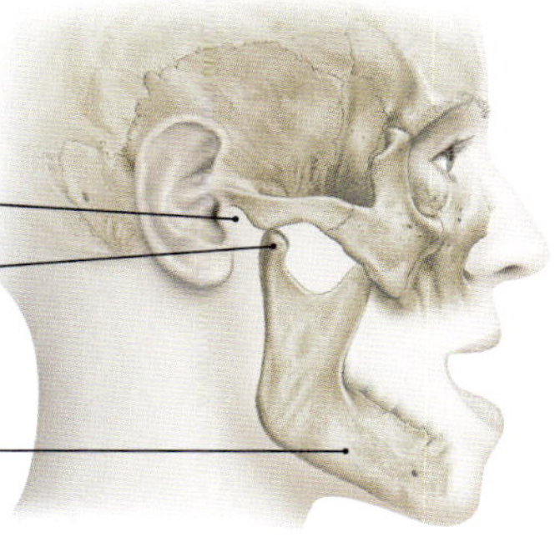


[S700-L127]

## Kiefergelenk

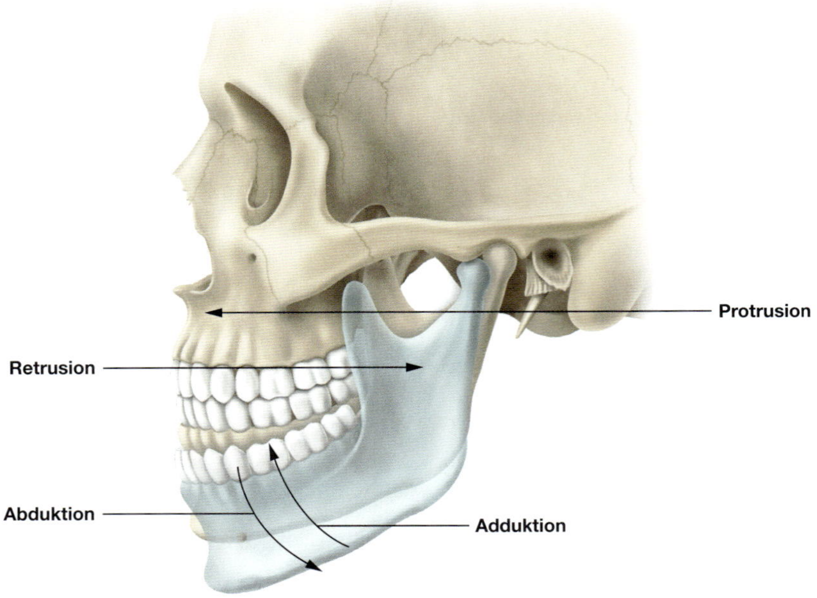


a

**Abb. 8.66a Bewegungen des Kiefergelenks, Articulatio temporomandibularis, links.**
**a** Ansicht von lateral. Eigenständige Bewegungen in einem Kiefergelenk sind nicht möglich, da beide Kiefergelenke durch die Mandibula mechanisch gekoppelt sind. Die Kiefergelenke erlauben beim Kauen 2 Hauptfunktionen: Heben **(Adduktion)** und Senken **(Abduktion)** des Unterkiefers sowie Mahlbewegungen. Neben Ab- und Adduktion gehören Vorschieben **(Protrusion),** Zurückziehen **(Retrusion)** sowie Zermahlen (Seitwärtsschieben – **Laterotrusion und Mediotrusion)** zum Bewegungsmuster der Kiefergelenke. An den Bewegungen sind die Kaumuskeln unterschiedlich beteiligt. [S700-L275]
**b–e Bewegungen des Unterkiefers, Mandibula, im Kiefergelenk;** Ansicht von oben.[S703-L127]
Das Kiefergelenk ist ein bikondyläres Gelenk; Bewegungen auf einer Seite betreffen auch immer die andere Seite mit. Dabei unterscheidet man zwischen **Rotation** (Adduktion und Abduktion, a), **Translation** (Protrusion und Retrusion, a) sowie **Mahlen.**
**b** Bei der **Rotation** verläuft die Gelenkachse jeweils quer durch das Caput mandibulae. Die Bewegungsachsen der linken und der rechten Seite schneiden sich in einem Winkel von etwa 150° (allerdings schwankt der Winkel individuell zwischen 110 und 180°). Bei der Rotation fungieren die Kiefergelenke als kombiniertes Scharniergelenk. Bis 15° **Abduktion** handelt es sich um eine reine **Scharnierbewegung,** > 15° werden Rotation und Translation kombiniert.
**c** Bei der **Translation** kann die Mandibula in beiden Kiefergelenken protrahiert **(Protrusion)** und retrahiert **(Retrusion)** werden. Die Bewegungen verlaufen dabei parallel zur Medianachse jeweils durch die Mitte des Caput mandibulae.
**d** Bei **Mahlbewegungen** rotiert der **ruhende Kondylus** (im Bild der linke Kondylus auf der **Arbeitsseite**) um eine nahezu senkrechte Achse durch das Caput mandibulae, während der **schwingende Kondylus** (im Bild der rechte Kondylus auf der **Balanceseite**) zur gleichen Zeit nach vorne und innen (Translationsbewegung) schwingt. Der **BENNETT-Winkel** beschreibt das Ausmaß der Unterkieferschwingung. Auf der Arbeitsseite vollzieht der Unterkiefer eine **Laterotrusion**, auf der Balanceseite eine **Mediotrusion**.
**e** Darstellung der **Mahlbewegung im rechten Kiefergelenk.** In diesem Fall ist die rechte Articulatio temporomandibularis die Arbeitsseite. Dabei dreht sich der ruhende Kondylus um die fast senkrechte Rotationsachse, während der linke Kondylus schwingt.

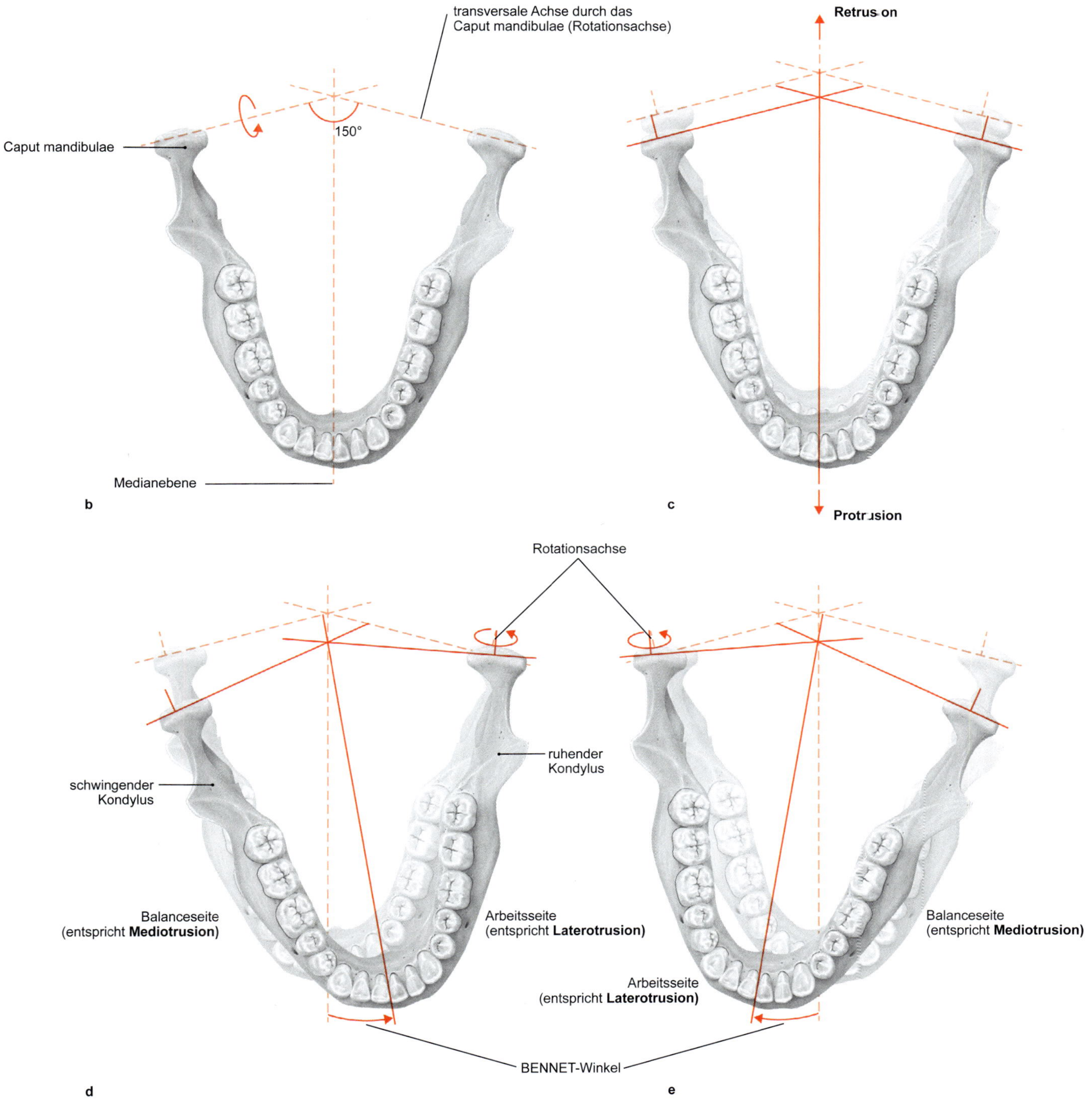


**Abb. 8.66b–e Bewegungen des Kiefergelenks, Articulatio temporomandibularis, links.** [S703-L127]

## Kiefergelenk

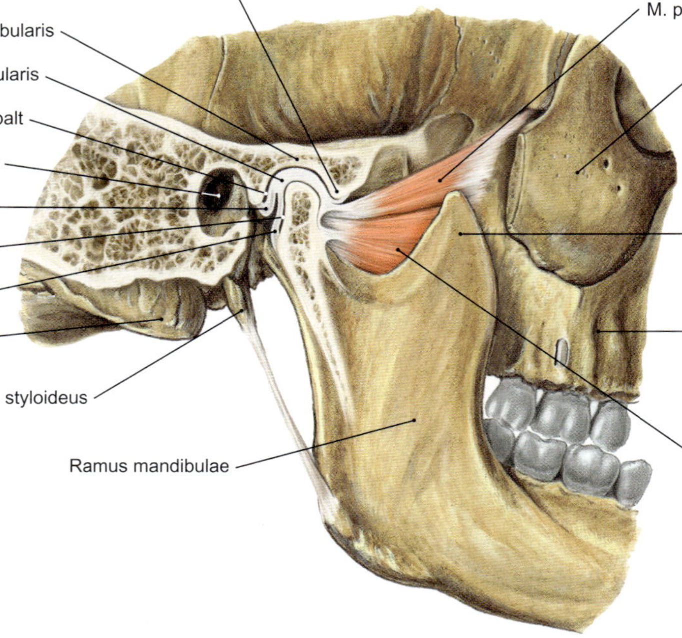


**Abb. 8.67 Kiefergelenk, Articulatio temporomandibularis, rechts;** Sagittalschnitt, Ansicht von lateral. [S700-L285]

Bei geschlossenem Mund mit aneinanderliegenden (interkuspidierenden) Zahnreihen (Ruhelage) liegt der Proc. condylaris mit dem darauf sitzenden Discus articularis in der Fossa mandibularis. Da der Discus articularis auf allen Seiten mit der Gelenkkapsel verwachsen ist, entstehen eine obere größere Gelenkkammer (zwischen Fossa mandibularis und Diskus) und eine kleinere untere Gelenkkammer (zwischen Diskus und Kondylus). Man spricht daher von einem dithalamischen (aus 2 Kammern bestehenden) Gelenk. Auf der Rückseite erkennt man das obere (Stratum superius) und das untere (Stratum inferius) Band der bilaminären Zone des Discus articularis. Das Stratum superius ist kurz und elastisch. Es zieht zu den Fissurae petrotympanica und tympanosquamosa und hat enge topographische Beziehungen zur Chorda tympani des N. facialis [VII] (→ Abb. 8.102). Das straffere Stratum inferius inseriert weiter unten und hinten zwischen Caput und Collum mandibulae.

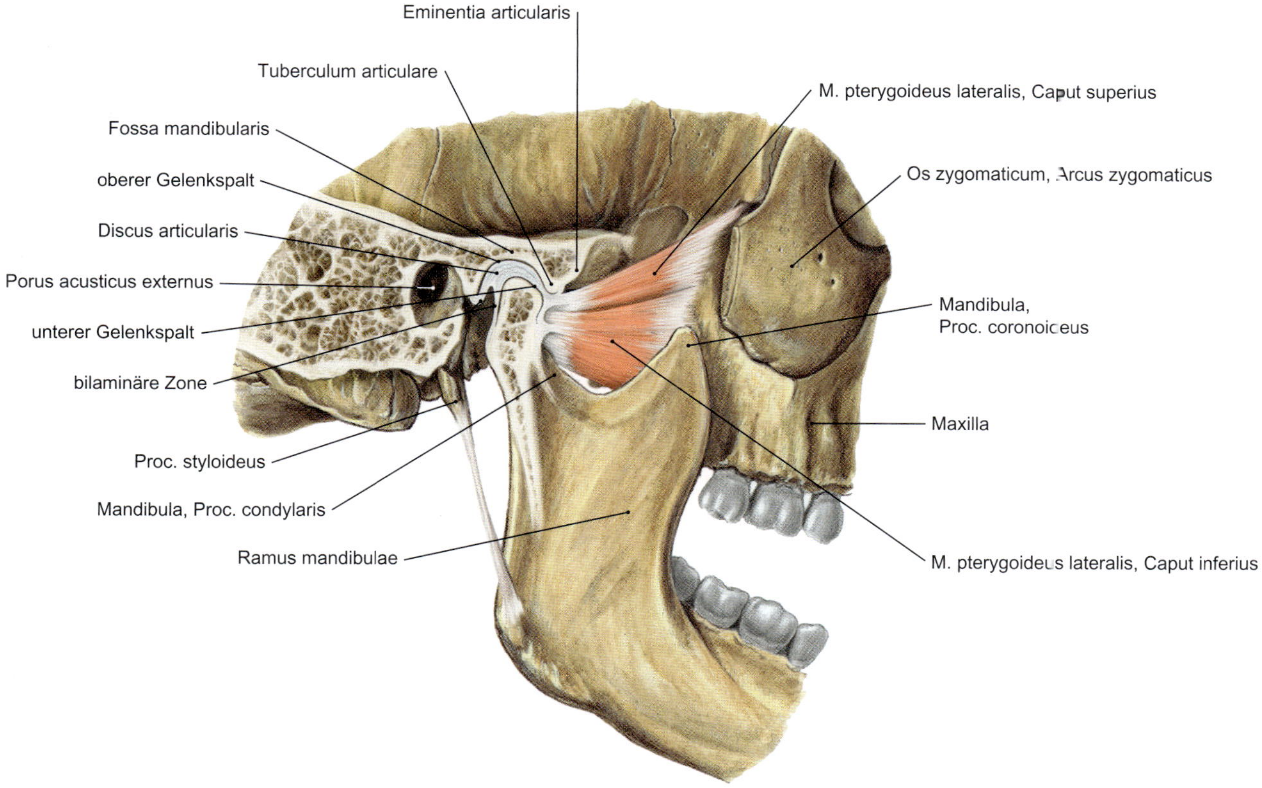


**Abb. 8.68 Kiefergelenk, Articulatio temporomandibularis, rechts;** Sagittalschnitt, Ansicht von lateral. [S700-L285]
Bei der Mundöffnung bis 15° kommt es zur Rotation des Kondylus um seine transversale Achse. Durch Spannung des Lig. laterale und durch Zug des Caput superius des M. pterygoideus lateralis wird der Kondylus bei Mundöffnung über 15° außerdem nach vorne auf das Tuberculum articulare (Tuberkulumabhang) gezogen.

## Kiefergelenk

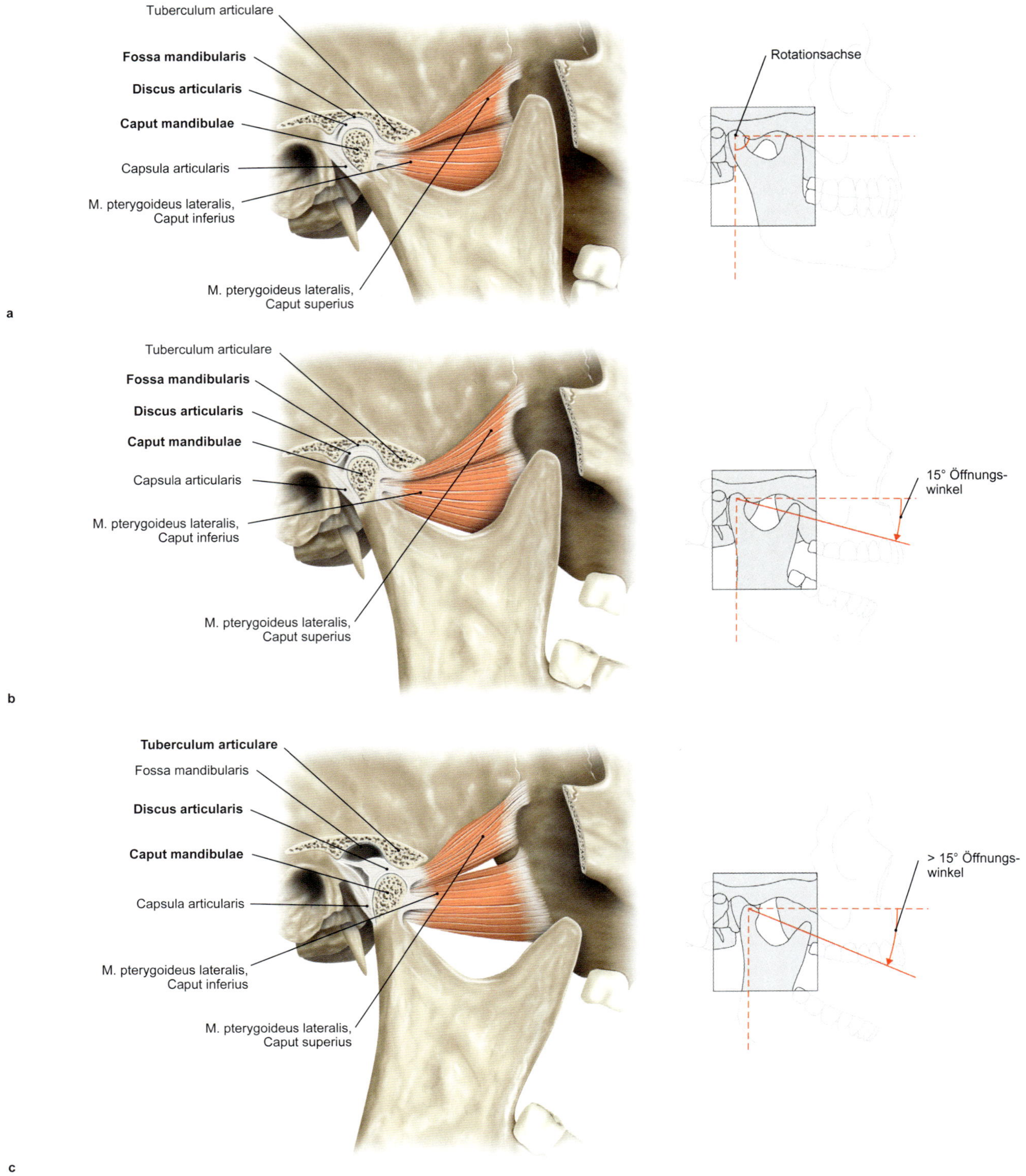


**Abb. 8.69a–c Bewegungen im rechten Kiefergelenk, Articulatio temporomandibularis, bei der Mundöffnung;** Sagittalschnitte, Ansicht von lateral. [S703-L127]
Links ist jeweils das rechte Kiefergelenk im Sagittalschnitt zusammen mit dem M. pterygoideus lateralis dargestellt; rechts sieht man schematisch die jeweilige Achse.
**a** Bei geschlossenem Mund und aufeinanderliegenden Zähnen befindet sich das Caput mandibulae in der Fossa mandibularis des Os temporale und wird von diesem nur durch den Discus articularis getrennt.
**b** Bis 15° Abduktion rotiert der Proc. condylaris um seine transversale Achse und verbleibt dabei in der Fossa mandibularis.
**c** Bei Abduktion über 15° wird der Proc. condylaris durch Spannung des Lig. laterale (→ Abb. 8.60, → Abb. 8.63) und durch Zug des Caput superius des M. pterygoideus lateralis nach vorne auf das Tuberculum articulare (Tuberkulumabhang) gezogen. Der Discus passt sich dieser Bewegung an.

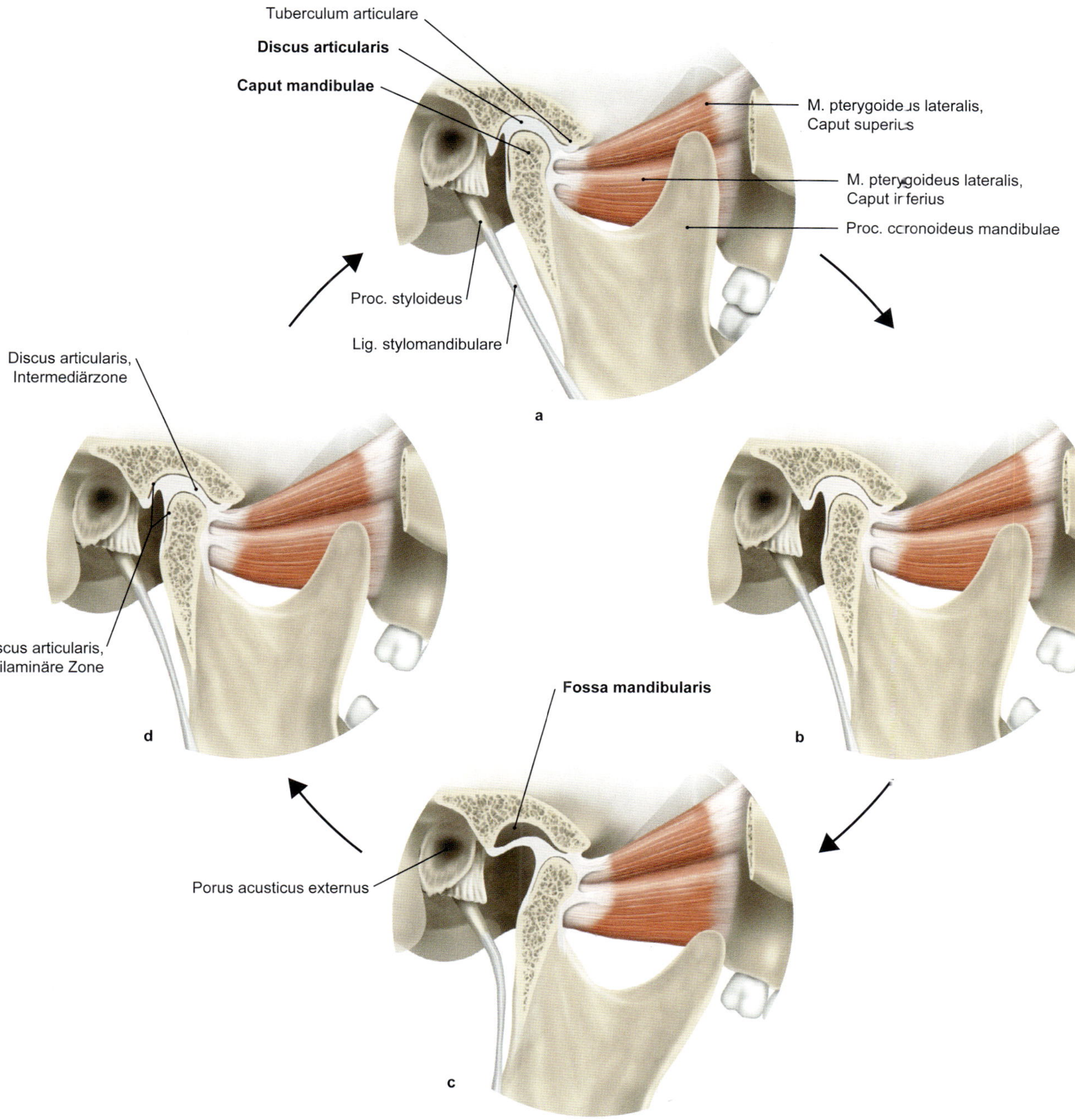


**Abb. 8.70a–d Änderungen der Stellung des Kiefergelenks, Articulatio temporomandibularis, bei der Ab- und Adduktion, rechts;** Sagittalschnitte, Ansicht von lateral. [S703-L275]

**a** Bei geschlossenem Mund und aufeinanderliegenden Zähnen liegt das Caput mandibulae in der Fossa mandibularis (s. a. → Abb. 8.69).

**b** Bis 15° Abduktion bleibt das Caput mandibulae in der Fossa mandibularis und führt lediglich eine Rotationsbewegung um eine transversale Achse durch.

**c** Über 15° Abduktion wird das Caput mandibulae auf das Tuberculum articulare (Tuberkulumabhang) gezogen und rotiert hier entlang der transversalen Achse weiter. Bei der Adduktion läuft die Bewegung entgegengesetzt ab.

**d** Ab 15° Adduktion gleitet das Caput mandibulae in die Fossa mandibularis zurück und rotiert hier entlang der transversalen Achse weiter bis zum Erreichen des Kieferschlusses (a). Der Discus articularis passt sich aufgrund seiner Struktur (vorderes Band, Intermediärzone, hinteres Band mit bilaminärer Zone, → Abb. 8.64) allen Bewegungen an.

## Kiefergelenk, Bildgebung



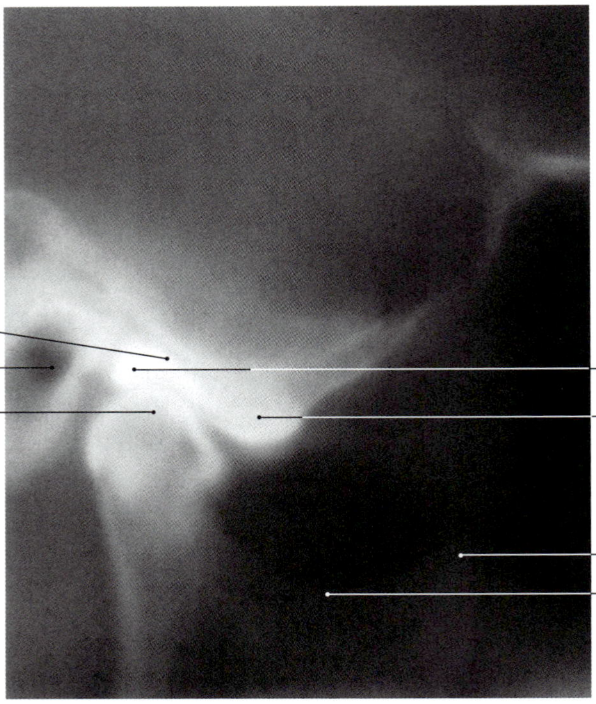


**Abb. 8.71 Kiefergelenk, Articulatio temporomandibularis;** Röntgenschichtbild im lateralen Strahlengang; Mund geschlossen. [S700-T905]

Bei geschlossenem Mund und entspannter Kaumuskulatur liegt der Proc. condylaris in der Fossa mandibularis.

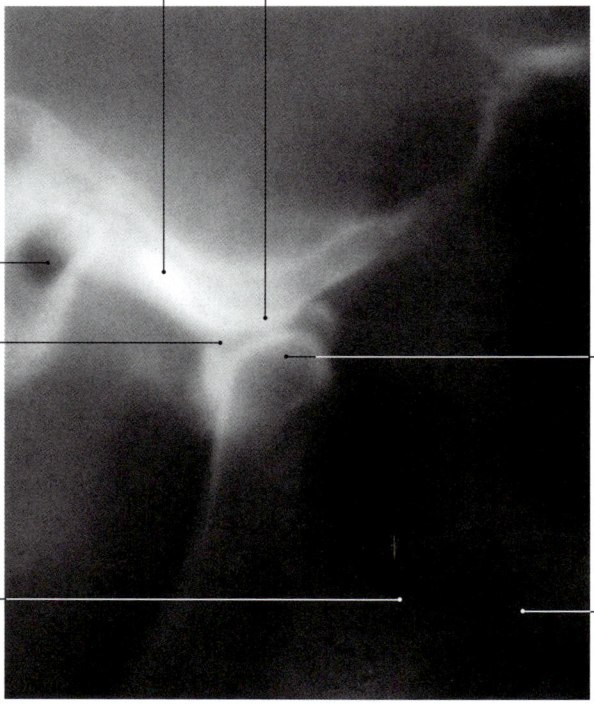


**Abb. 8.72 Kiefergelenk, Articulatio temporomandibularis;** Röntgenschichtbild im lateralen Strahlengang; Mund geöffnet. [S700-T905]

Bei geöffnetem Mund verschieben sich der Discus articularis und der Proc. condylaris nach vorne auf das Tuberculum articulare.

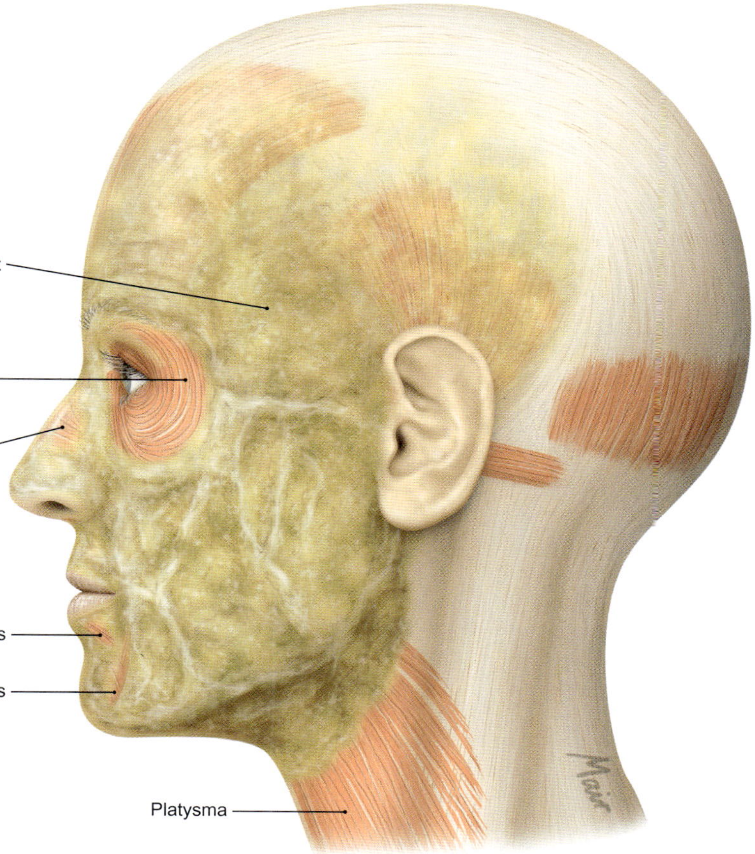


**Abb. 8.73 Subkutane Fettschicht des Gesichts;** Ansicht von lateral. [S700-J803/L127]/[E1043]

Nach Entfernung der Gesichtshaut sieht man die Verteilung der oberflächlichen subkutanen Fettschicht. Die Ausprägung des Fettgewebes variiert individuell erheblich, hängt auch stark vom Ernährungsstatus ab und trägt zur Individualität des Gesichts bei. Einzig auf dem M. orbicularis oculi und im Bereich der Nase kommt kaum subkutanes Fettgewebe vor. Das Fettgewebe wird durch Bindegewebszüge in Kompartimente unterteilt (→ Abb. 8.74). Die Bindegewebssepten spannen sich zwischen Haut, lockerem Bindegewebe, den mimischen Muskeln und dem von den Faszien der Glandula parotidea (Fascia parotidea), des M. masseter (Fascia masseterica), des M. buccinator (Fascia buccopharyngea) und des M. temporalis (Fascia temporalis) gebildeten „superficial muscular aponeurotic system" (SMAS) aus, das eine erstaunlich zugfeste Schicht bildet. Das SMAS reicht bis an die Kopfschwarte.

## Kompartimente

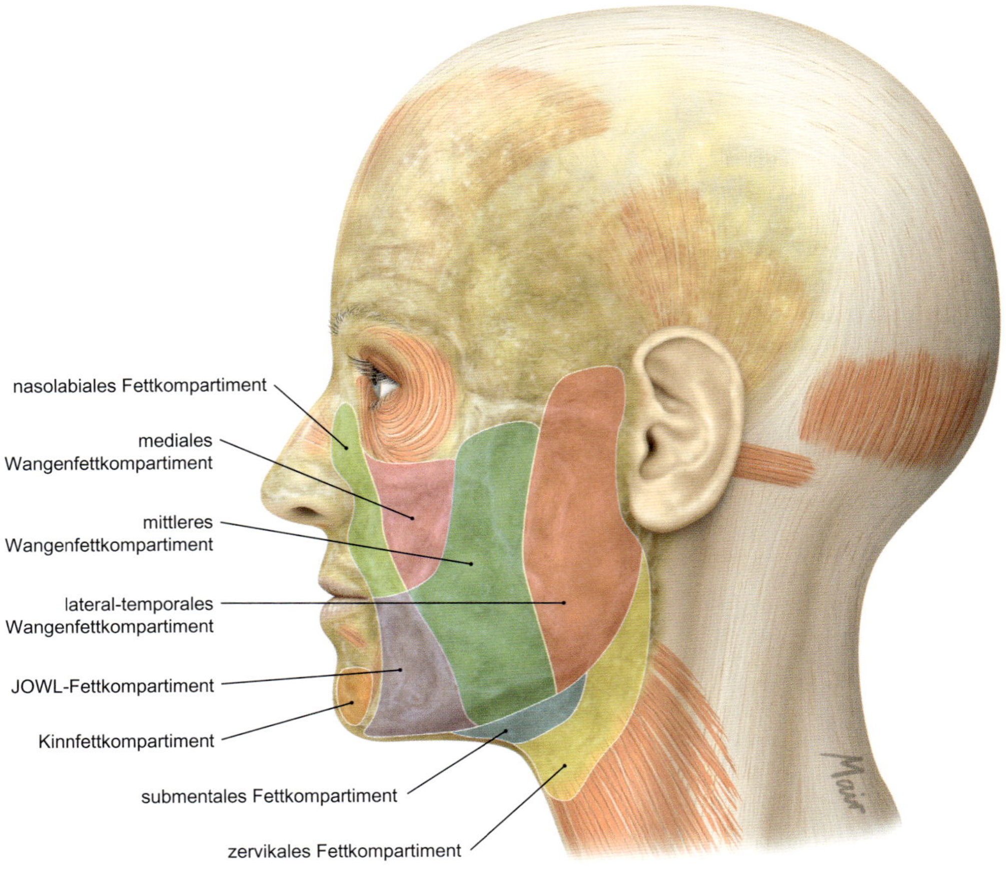


**Abb. 8.74 Subkutane Fettkompartimente;** Ansicht von lateral. [S700-J803/L127]/[E1043]

Darstellung des Verlaufs der Bindegewebssepten des „superficial muscular aponeurotic system" (SMAS) sowie farbige Darstellung der verschiedenen subkutanen Fettkompartimente unterhalb des Jochbogens.

### Klinik

Dem **SMAS (superficial muscular aponeurotic system)** kommt in der plastischen Chirurgie für das **Facelifting** (Gesichtsstraffung, Rhytidektomie) entscheidende Bedeutung zu. Über einen bogenförmigen Hautschnitt vor der Ohrmuschel kann das SMAS präpariert und von den umgebenden Strukturen abgelöst werden. Der ohrmuschelnahe Teil kann anschließend individuell stark gekürzt und die Schnittkante durch Zug zur Ohrmuschel vor dieser wieder festgenäht werden. Auch die Gesichtshaut wird dabei gekürzt (→ Abbildung).

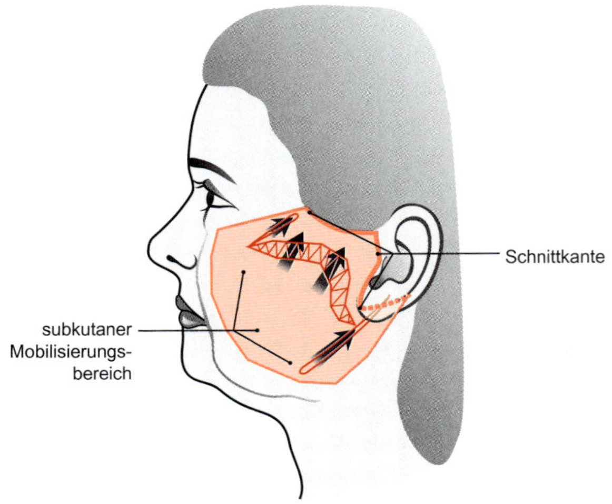


[S702-L126]

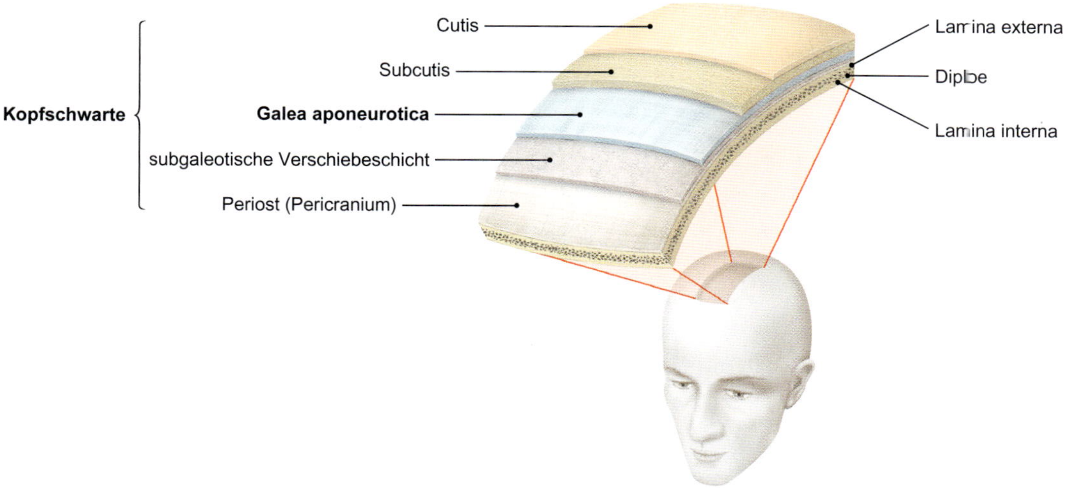


**Abb. 8.75 Aufbau der Kopfschwarte;** Ansicht von schräg vorne und oben. [S702-L127]
Die funktionelle Einheit aus Haut, Subcutis und Sehnenhaube (Galea aponeurotica), die über dem Schädeldach (Calvaria) liegt, wird als Kopfschwarte bezeichnet. Sie besteht aus **5 Schichten**, die man sich leicht über den Begriff **SCALP** merken kann.

- S = „skin" (Haut, Cutis)
- C = „connective tissue" (straffes Bindegewebe, Subcutis)
- A = „aponeurosis" (Aponeurosis epicranialis, Galea aponeurotica mit M. epicranius)
- L = „loose connective tissue" (lockeres Bindegewebe, subgaleotische Verschiebeschicht)
- P = „pericranium" (Pericranium, Periost der Schädelkapsel)

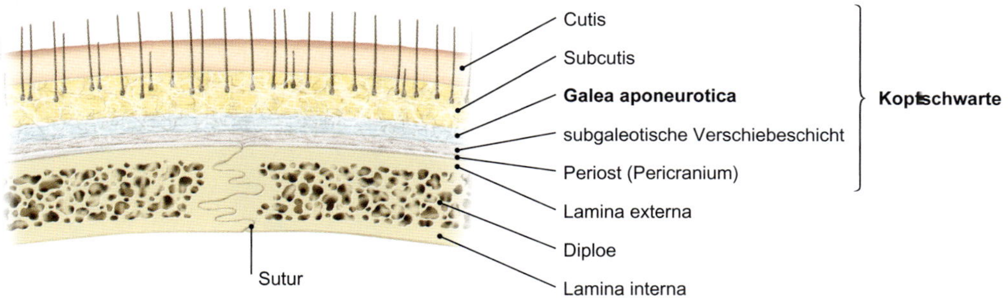


**Abb. 8.76 Aufbau der Kopfschwarte;** Sagittalschnitt. [S702-L127]
Die Gesamtdicke der Kopfschwarte beträgt etwa 5 mm. Die Cutis ist im Bereich der behaarten Kopfhaut derb und enthält viele Haarschäfte, Talgdrüsen und Schweißdrüsen. In der Subcutis liegen die hierzu gehörenden Haarpapillen, Haarbälge und Haarwurzeln. Sie besteht zum größten Teil aus straffem Bindegewebe, das die Haut an der Galea aponeurotica verankert. Außerdem verlaufen hier Blutgefäße und Nerven. In unbehaarten Arealen sind Cutis und Subcutis dünner. Die Galea aponeurotica ist eine flächenhafte Sehne, an der die paarigen Venter frontalis und Venter occipitalis des M. epicranius (M. occipitofrontalis) sowie der auf jeder Seite variabel vorkommende M. temporoparietalis befestigt sind. Galea aponeurotica und Subcutis sind durch Retinacula fest miteinander verbunden. Das lockere Bindegewebe (subgaleotische Verschiebeschicht) verbindet die Galea aponeurotica mit dem Pericranium. Das Pericranium der Schädeldecke ist fest mit der Lamina externa der Schädelknochen und dem Bindegewebe der Schädelnähte verwachsen.

## Klinik

Unter der Geburt sind die Belastungen am Schädel des Kindes durch den Geburtskanal hoch. Es kann besonders im Hinterhaupts- und Scheitelbereich zu blutig-serösen Ödemen kommen, die als **Kopfgeschwulst (Caput succedaneum)** bezeichnet werden. Eine Blutung unter dem Periost (subperiostale Blutung) bleibt auf einzelne Knochen der Calvaria beschränkt **(Kephalhämatom),** da das Periost im Bereich der Schädelnähte sehr fest verwachsen ist.
Gelangen längere Haare in rotierende Maschinen, kann die Kopfschwarte abgerissen werden **(Skalpierungsverletzung).** Der Arbeitsschutz schreibt daher das Tragen von Kopfbedeckungen an solchen Maschinen vor. Die leichte Ablösbarkeit der Kopfschwarte macht man sich bei Eingriffen am Gehirn zunutze, indem die Kopfschwarte über einen „Bügelschnitt" (von einer Ohrmuschel zur anderen) nach vorne und nach hinten vom Periost abgezogen werden kann. Nach der OP wird die Kopfschwarte wieder zurückverlagert und vernäht. Verletzungen der Blutgefäße in der Subcutis führen aufgrund des straffen Bindegewebes dazu, dass die Gefäße offen gehalten werden und sich schlecht retrahieren können. **Blutungen** nach Verletzungen sind daher häufig ausgeprägt.

## Gesichtsmuskeln

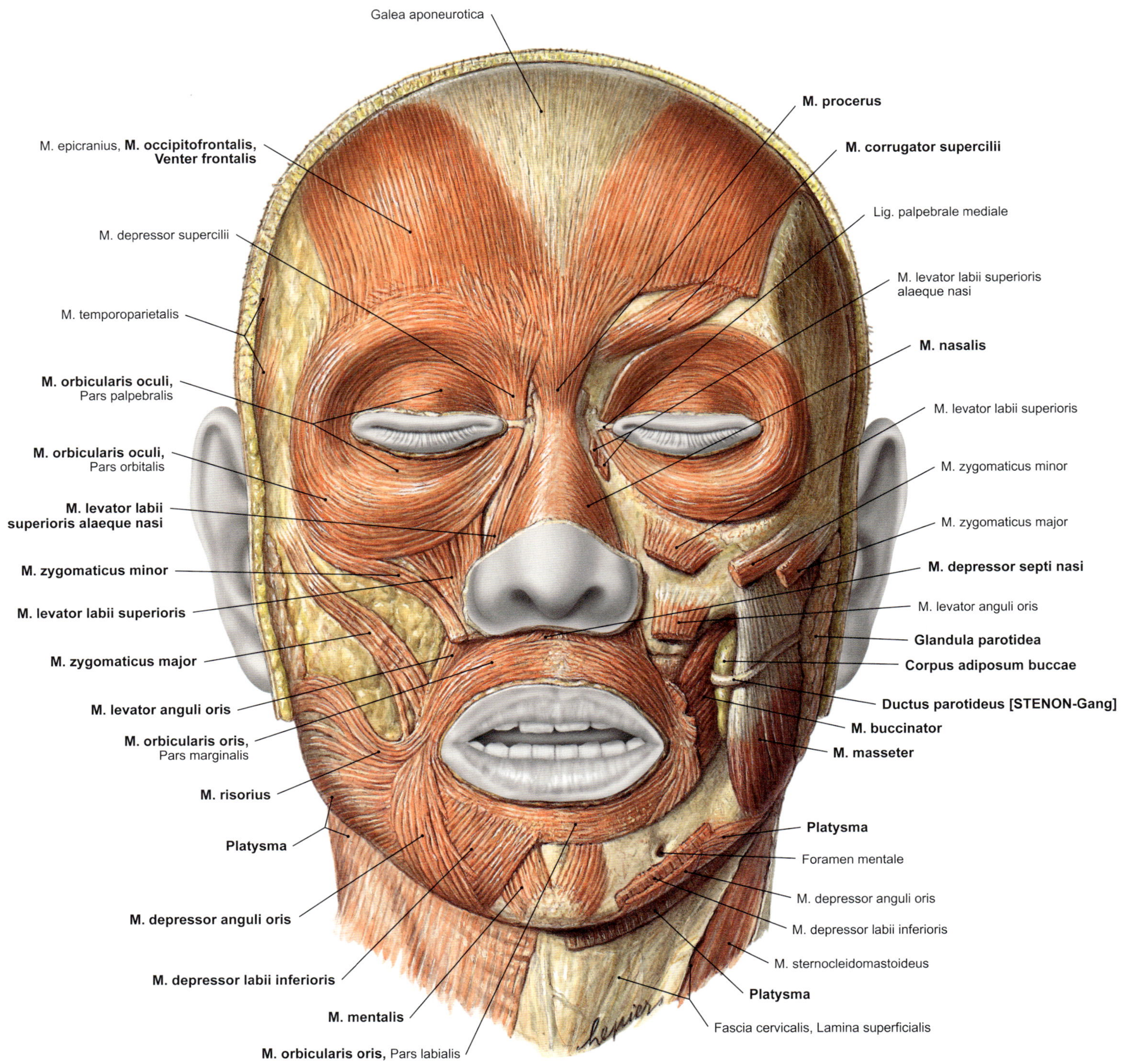


**Abb. 8.77 Gesichtsmuskeln, Mm. faciei, und Kaumuskeln, Mm. masticatorii;** Ansicht von vorne. [S700]

Die mimischen Muskeln sind, wie der Name sagt, für die Mimik des Gesichts sowie den individuellen Gesichtsausdruck des Menschen (Physiognomie) verantwortlich. Die Muskeln im Augenbereich haben wichtige Schutzfunktionen, die Muskeln im Bereich des Mundes stehen im Dienst der Nahrungsaufnahme und der Artikulation.

Man sieht auf jeder Seite den Venter frontalis des M. occipitofrontalis (M. epicranius), die Partes orbitalis und palpebralis des M. orbicularis oculi (Pars lacrimalis → Abb. 9.26), den M. corrugator supercilii, den M. procerus, die Mm. nasalis, depressor septi nasi, levator labii superioris alaeque nasi, den M. orbicularis oris mit Pars labialis und Pars marginalis, den M. buccinator, die Mm. zygomatici major und minor, die Mm. risorius, levator labii superioris, levator anguli oris, depressor anguli oris, depressor labii inferioris und mentalis sowie das in den Hals ausstrahlende Platysma.

Von den Kaumuskeln sieht man in der linken Gesichtshälfte nur den M. masseter, über den der Ductus parotideus (STENON-Gang) von der Glandula parotidea nach vorne zieht und an dessen Vorderrand nahezu rechtwinklig umbiegt, um in den M. buccinator einzutreten.

Zwischen M. masseter und M. buccinator liegt der Wangenfettkörper (Corpus adiposum buccae, BICHAT-Fettkörper), der an der Konturbildung der Wangenregion beteiligt ist. Mit Ausnahme des M. buccinator besitzen die mimischen Muskeln keine Faszie. Die Faszien auf dem M. buccinator, dem M. masseter und der Glandula parotidea sind entfernt.

→ T 1.1, T 1.3–T 1.6, T 5

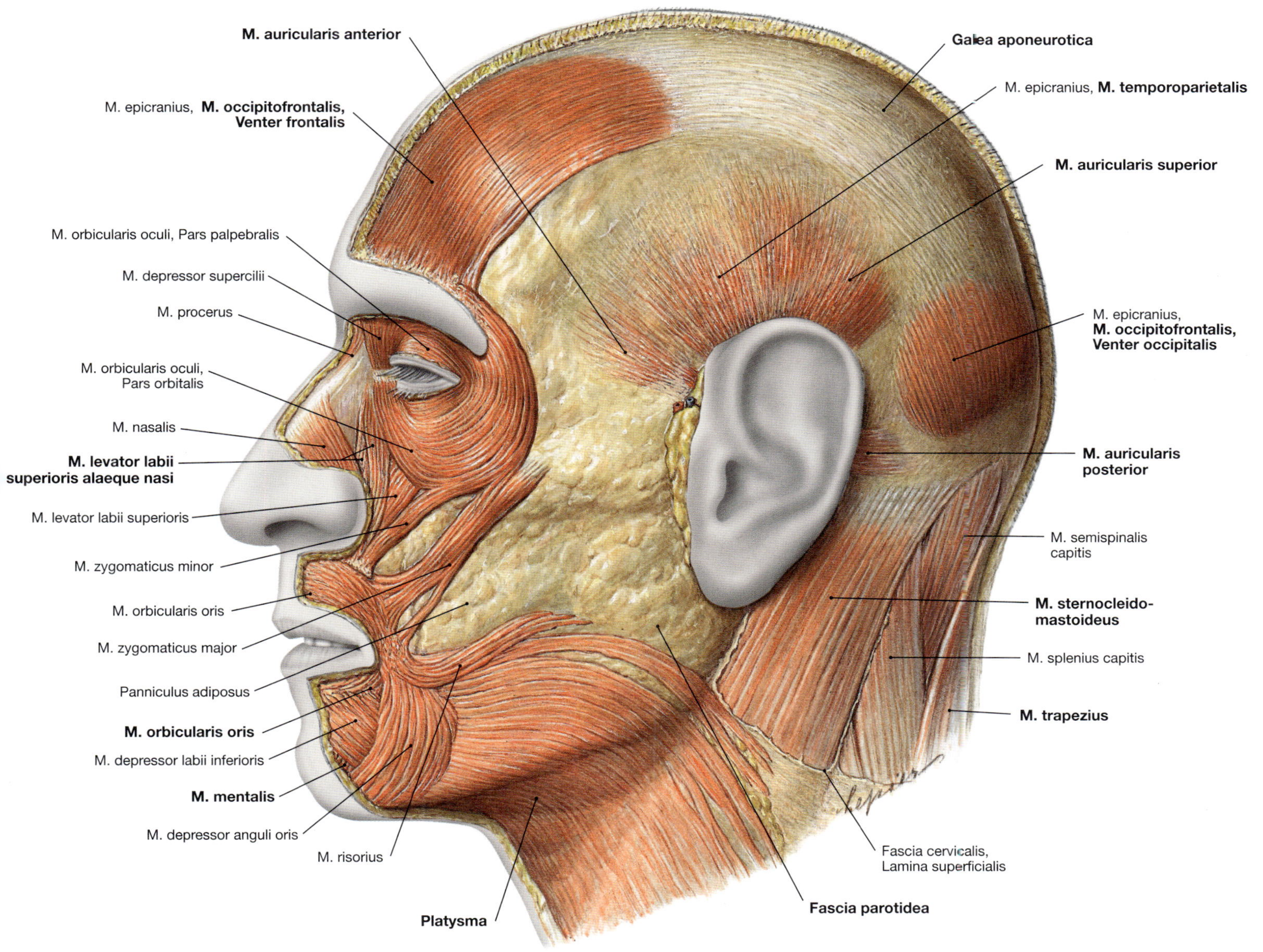


**Abb. 8.78 Gesichtsmuskeln, Mm. faciei, links;** Ansicht von lateral. [S700]
Der Blick von der Seite zeigt außer den in → Abb. 8.77 erwähnten Muskeln zusätzlich den Venter occipitalis des M. occipitofrontalis (M. epicranius) mit der sich zwischen Venter frontalis und Venter occipitalis ausspannenden **Galea aponeurotica.** Über dem Ohr sitzt der ebenfalls in die Galea aponeurotica einstrahlende M. temporoparietalis (ebenfalls Teil des M. epicranius), der von der Fascia temporalis entspringt. Außerdem sieht man als weitere mimische Muskeln die Mm. auriculares anterior, superior und posterior. Im Nacken sind Anteile des M. sternocleidomastoideus, des M. trapezius und einige autochthone Muskeln sichtbar.

→T 1

## Klinik

**Lähmungen des M. orbicularis oculi** im Rahmen einer Parese des N. facialis [VII] (Fazialisparese) führen dazu, dass das Augenlid nicht mehr aktiv geschlossen werden kann und auch im Schlaf offen steht (paralytischer **Lagophthalmus,** → Abb. 12.152). Das Unterlid hat keine Spannung und hängt schlaff herab **(Ektropium paralyticum).** Die Tränenflüssigkeit kann nicht mehr über den Canaliculus inferior abgeführt werden und fließt über den ektropionierten Lidunterrand ab (Tränenträufeln, **Epiphora**). Der fehlende Lidschlag führt zur Austrocknung der Hornhaut mit Hornhautentzündung **(Keratitis)** und Hornhauttrübung.
Eine altersbedingte Erschlaffung des Unterlids wird als **Ektropium senile** bezeichnet.
**Lähmungen des M. orbicularis oris** (ebenfalls im Rahmen einer Fazialisparese) gehen mit Artikulationsstörungen beim Sprechen einher. Der Mundwinkel hängt herab, sodass unwillkürlich Speichel aus dem Mund fließt.

## Gesichts- und Kaumuskeln

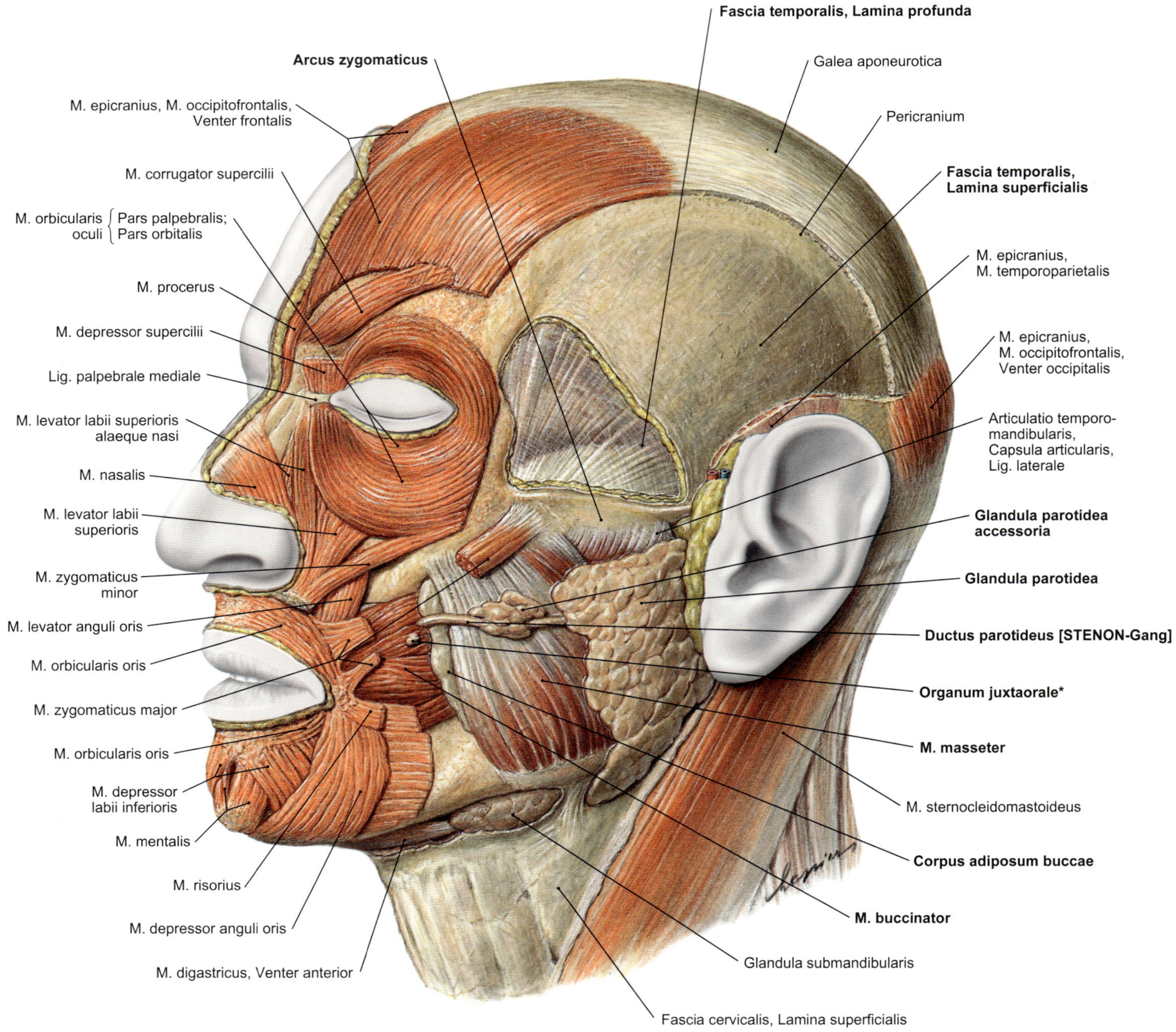


**Abb. 8.79 Gesichtsmuskeln, Mm. faciei, und Kaumuskeln, Mm. masticatorii;** Ansicht von schräg lateral. [S700]

Die Faszien auf dem M. buccinator und dem M. masseter sowie die Fascia parotidea und teilweise das oberflächliche Blatt der Halsfaszie sind entfernt. Dadurch sieht man die entsprechenden Muskeln, die Glandula parotidea, die bis zum Hals reicht, sowie die Glandula submandibularis.

Der Hauptausführungsgang der Glandula parotidea, Ductus parotideus (STENON-Gang, STENSEN-Gang), tritt am vorderen Pol aus der Drüse aus, verläuft horizontal von hinten über den **M. masseter** nach vorne und biegt dann nahezu rechtwinklig am Vorderrand des M. masseter nach innen, um den **M. buccinator** zu penetrieren. Zwischen M. buccinator und M. masseter liegt das Corpus adiposum buccae (BICHAT-Fettkörper). Am Ductus parotideus sitzt akzessorisches Drüsengewebe (Glandula parotidea accessoria). Nahe der Stelle, an welcher der Ductus parotideus den M. buccinator penetriert, liegt das juxtaorale Organ (* CHIEVITZ-Organ) auf dem M. buccinator. Es handelt sich um ein ca. 5 × 3 mm messendes epitheliales Organ in der Wange, das in ein nerven- und zellreiches Bindegewebe eingebettet und von einer perineuralen Hülle umgeben ist. Die Funktion ist nicht abschließend geklärt; man geht aber davon aus, dass es dynamische Veränderungen beim Kauen, Schlucken, Saugen und Sprechen registriert und u. a. dazu beiträgt, dass man sich beim Kauen nicht auf die Wange beißt.

Im Schläfenbereich wurde der M. parietoparietalis des M. epicranius entfernt. Das gibt den Blick auf das oberflächliche Blatt (Lamina superficialis) der Fascia temporalis frei.

Oberhalb des Jochbogens (Arcus zygomaticus) ist ein Teil der Lamina superficialis gemeinsam mit dem darunterliegenden Schläfenfettkörper (Corpus adiposum temporalis) entfernt, sodass man das tiefe Blatt (Lamina profunda) der Fascia temporalis mit dem darunter durchschimmernden M. temporalis sehen kann.

→ T 1, T 5

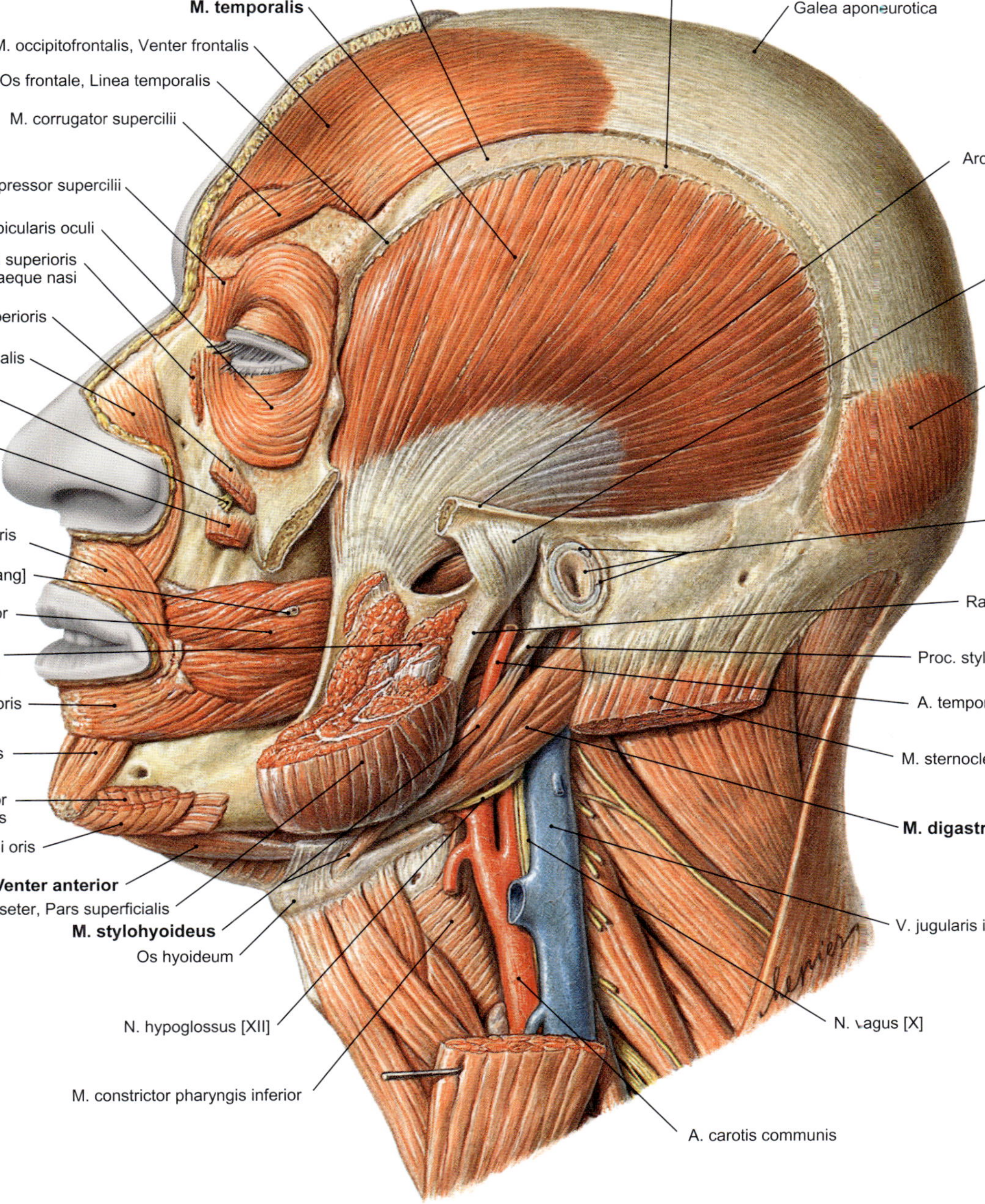


**Abb. 8.80 Gesichtsmuskeln, Mm. faciei, und Kaumuskeln, Mm. masticatorii, links;** Ansicht von lateral. [S700]
Nach Entfernung des oberflächlichen und des tiefen Blatts der Temporalisfaszie sowie nach teilweiser Entfernung des Jochbogens mit Anteilen des M. masseter liegt der **M. temporalis** frei.
Dargestellt ist der Ursprungsbereich des M. temporalis entlang der Linea temporalis inferior der Facies externa des Os parietale und der Facies temporalis des Os frontale. Die konvergierenden Muskelfasern gehen in eine platte Sehne über, die hinter dem Jochbogen in der Fossa infratemporalis verschwindet und bis zum Proc. coronoideus zieht.

**Ursprünge des M. temporalis:**
- Linea temporalis inferior der Facies externa des Os parietale
- Facies temporalis des Os frontale
- Facies temporalis, Pars squamosa des Os temporale
- Facies temporalis des Os zygomaticum
- Facies temporalis des Os sphenoidale bis zur Crista infratemporalis

Die Abbildung zeigt ferner einige suprahyale Muskeln (M. digastricus mit Venter anterior und Venter posterior, M. stylohyoideus).

→T 1, T 5

## Klinik

**Schwellungen der Glandula parotidea** (z. B. im Rahmen einer Parotitis epidemica [Mumps, Ziegenpeter], → Klinikkasten unter → Abb. 8.250) sind bei Kaubewegungen aufgrund der engen Nachbarschaft zu den Kaumuskeln und wegen des gemeinsamen Faszienblatts (Fascia parotideomasseterica) mit dem M. masseter oft sehr schmerzhaft. Die Schmerzen werden oft in den äußeren Gehörgang fortgeleitet (Tragusdruckschmerz).
Bei starker Abmagerung, z. B. im Endstadium von bösartigen Tumorerkrankungen **(Tumorkachexie)** oder in einem fortgeschrittenen Stadium einer HIV-Infektion, wird der Kontur gebende BICHAT-Wangenfettkörper abgebaut; der Patient hat dann eingefallene Wangen.

## Kaumuskeln

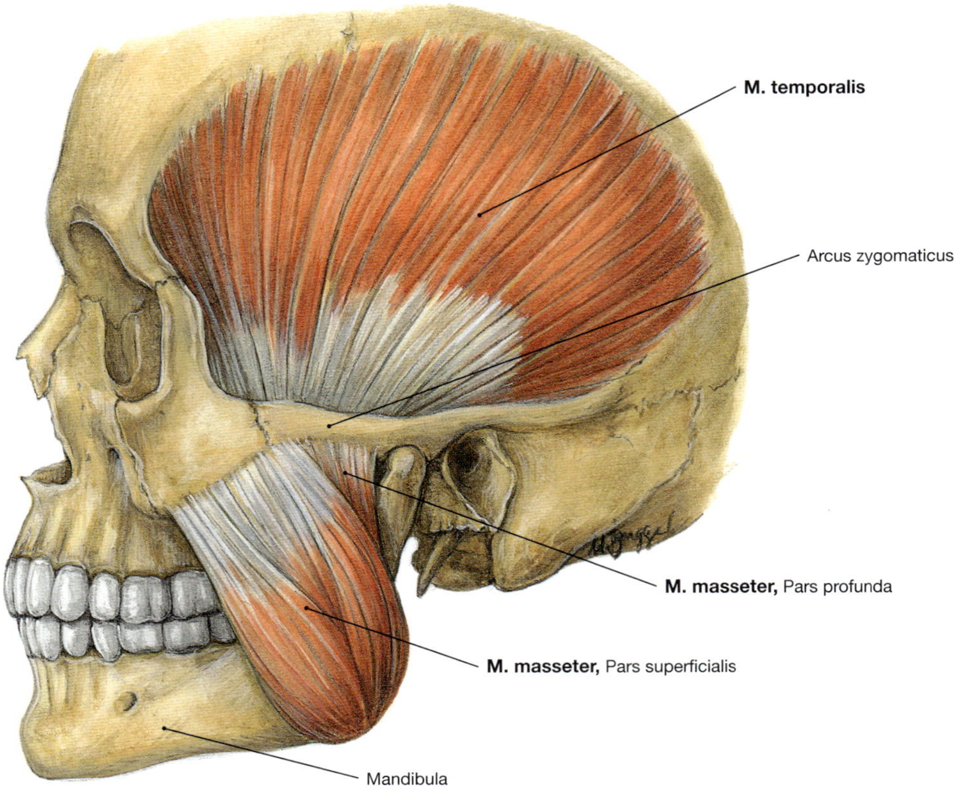


**Abb. 8.81 M. masseter und M. temporalis, links;** Ansicht von lateral. [S700]

Der **M. masseter** besteht aus einer Pars superficialis und einer Pars profunda.

→T 5

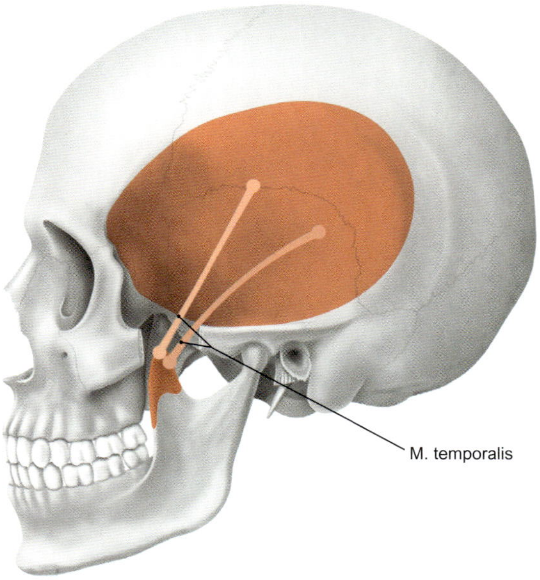


**Abb. 8.82 Ursprung und Ansatz des M. temporalis, links;** Ansicht von lateral. [S703-L275]

Der M. temporalis entspringt am Os temporale unterhalb der Linea temporalis inferior sowie am tiefen Blatt der Fascia temporalis. Seine Sehnenfasern konvergieren am Proc. coronoideus mandibulae. Bei beidseitiger Betätigung adduziert er als stärkster Kaumuskel die Mandibula und ist mit seinem vorderen Anteil an der Protrusion und mit seinem hinteren Anteil an der Retrusion beteiligt. Bei einseitiger Tätigkeit stabilisiert er das Caput mandibulae mit seinem hinteren Anteil auf der Arbeitsseite; auf der Balanceseite kann er das Caput mandibulae nach vorne verlagern und zur kontralateralen Seite drehen. Der hintere Anteil hält das Caput mandibulae in Ruhelage in der Fossa mandibularis.

→T 5

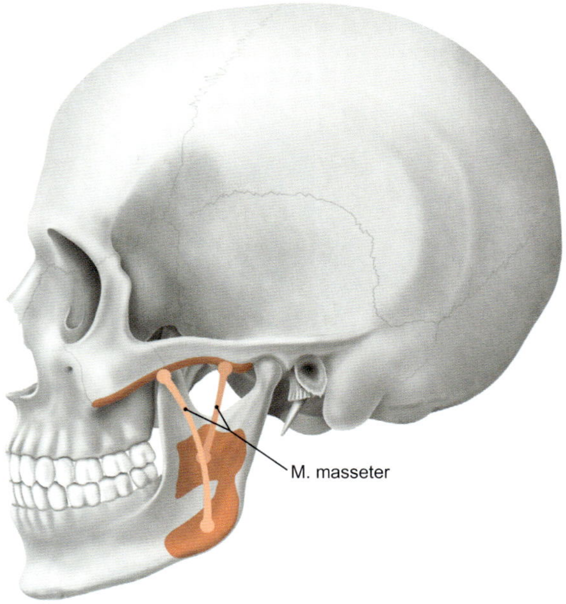


**Abb. 8.83 Ursprung und Ansatz des M. masseter, links;** Ansicht von lateral. [S703-L275]

Der M. masseter besitzt eine Pars superficialis und eine Pars profunda. Die Pars superficialis entspringt am Unterrand des Arcus zygomaticus, die Pars profunda an der Innenfläche des Arcus zygomaticus. Die Pars superficialis inseriert am Angulus mandibulae (Tuberositas masseterica), die Pars profunda breitflächig am Periost des Ramus mandibulae bis zum Unterrand der Mandibula. Der M. masseter ist für den kräftigen Kieferschluss (Adduktion) zuständig. Seine Pars superficialis wirkt darüber hinaus bei der Protrusion mit.

→T 5

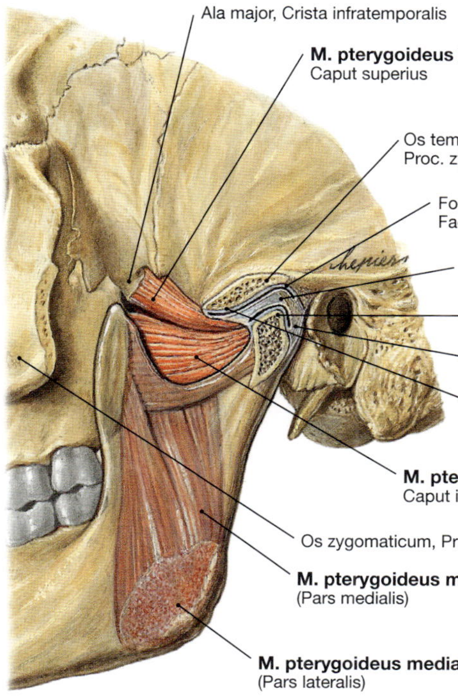


**Abb. 8.84 Kiefergelenk, Articulatio temporomandibularis, M. pterygoideus medialis und M. pterygoideus lateralis, links;** Ansicht von lateral. [S700]

Der M. pterygoideus medialis besitzt eine Pars medialis und eine Pars lateralis.

→ T 5

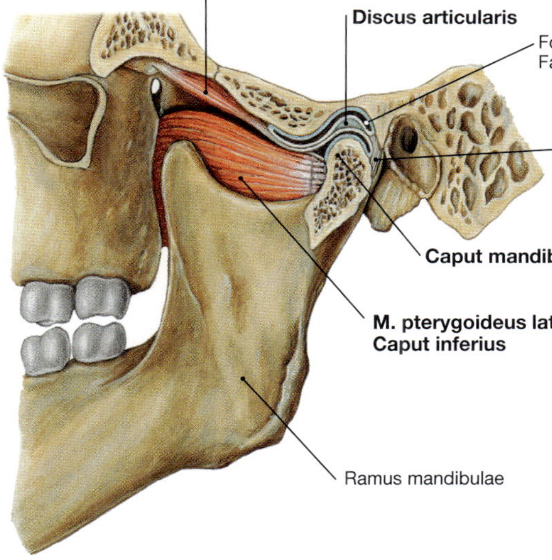


**Abb. 8.85 Kiefergelenk, Articulatio temporomandibularis, und Beziehung zum M. pterygoideus lateralis, links;** Ansicht von lateral. [S700]

Der M. pterygoideus lateralis besitzt ein Caput superius und ein Caput inferius (→ Abb. 8.84).

→ T 5

## Kaumuskeln



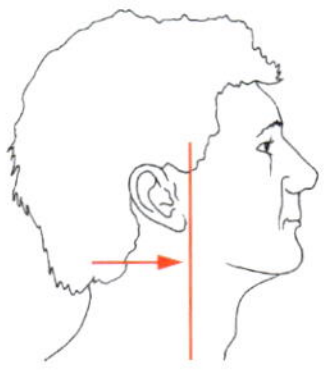

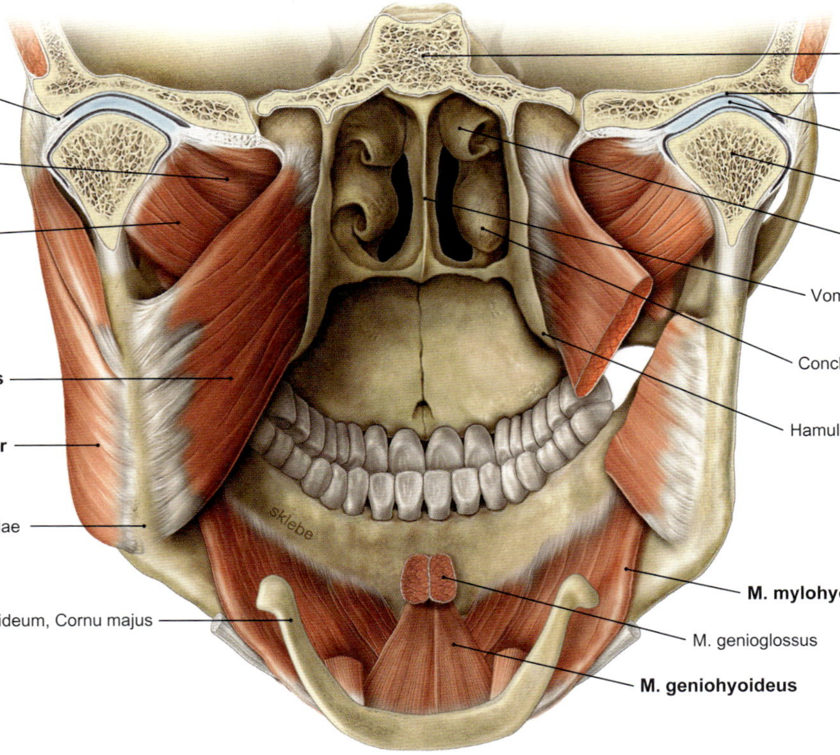


**Abb. 8.86 Kaumuskeln, Mm. masticatorii;** Frontalschnitt im Bereich des Kiefergelenks; Ansicht von hinten. [S700-L238]
Man sieht die Insertionen der Mm. masseter und pterygoideus medialis jeweils auf beiden Seiten des Angulus mandibulae. Die Mandibula ist zwischen den Muskeln wie eine Schaukel aufgehängt (links dargestellt).

→T 5

### Klinik

Eine **Kieferklemme** äußert sich als Unvermögen, den Mund zu öffnen. Sie wird durch Abszesse in den Faszienlogen der Kaumuskeln verursacht. Von der Kieferklemme wird die **Kiefersperre** abgegrenzt (Unvermögen, den Mund zu schließen), die meist zufällig durch sehr starkes Gähnen oder eine extreme Mundöffnung ausgelöst wird, aber auch Folge eines Unfalls sein kann.

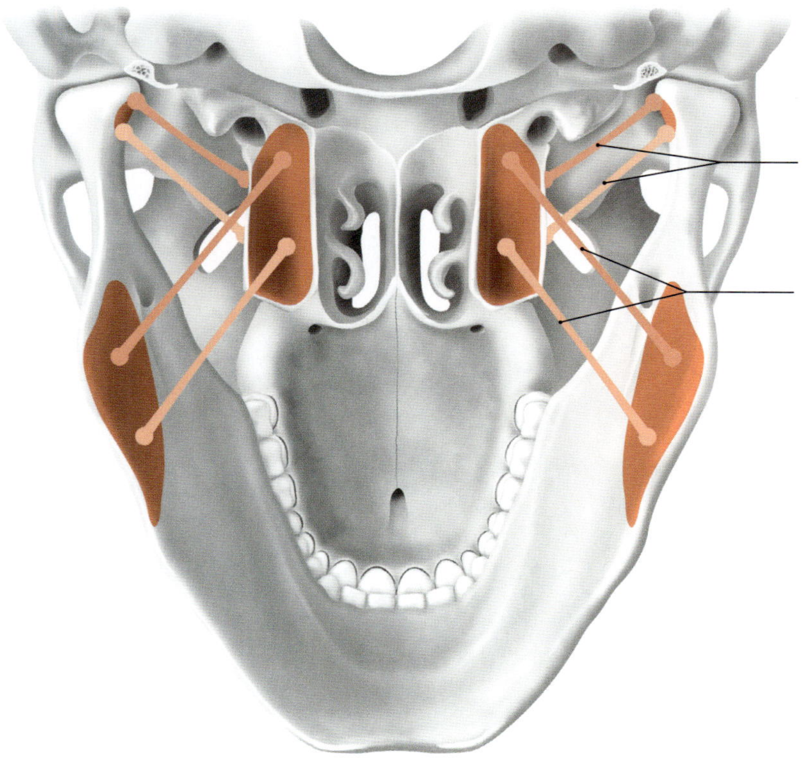


**Abb. 8.87 Ursprung und Ansatz des M. pterygoideus medialis und des M. pterygoideus lateralis;** Ansicht von hinten und unten. [S703-L275]

Der **M. pterygoideus medialis** entspringt in der Fossa pterygoidea und inseriert am inneren Unterrand der Mandibula an der Tuberositas pterygoidea. Seine beidseitige Kontraktion adduziert die Mandibula und wirkt bei der Protrusion mit. Seine einseitige Kontraktion ist für die Mahlbewegung auf der Balanceseite von großer Bedeutung, weil das Caput mandibulae dadurch nach vorne verlagert und zur kontralateralen Seite gedreht wird.

Der **M. pterygoideus lateralis** besitzt ein Caput superius und ein Caput inferius. Das **Caput superius** entspringt an der Crista infratemporalis des Os sphenoidale; das **Caput inferius** kommt von der Lamina lateralis des Processus pterygoideus. Das Caput superius setzt am Discus articularis und an der Gelenkkapsel der Articulatio temporomandibularis an, das Caput inferius am Processus condylaris mandibulae im Bereich der Fovea pterygoidea.

Funktionell leitet das Caput superius bei beidseitiger Kontraktion die Kieferöffnung ein, indem es den Discus articularis jeweils nach vorne zieht; bei einseitiger Kontraktion wird das Caput mandibulae nach vorne verlagert, was für die Mahlbewegung auf der Balanceseite essenziell ist. Das Caput inferius fixiert bei beidseitiger Kontraktion das Caput mandibulae am Tuberkulumabhang während der Adduktion; bei einseitiger Aktivität wird die Mahlbewegung auf der Arbeitsseite durch Stabilisierung des ruhenden Condylus während der Drehbewegung ermöglicht.

→T 5

## Nerven von Kopf und Hals

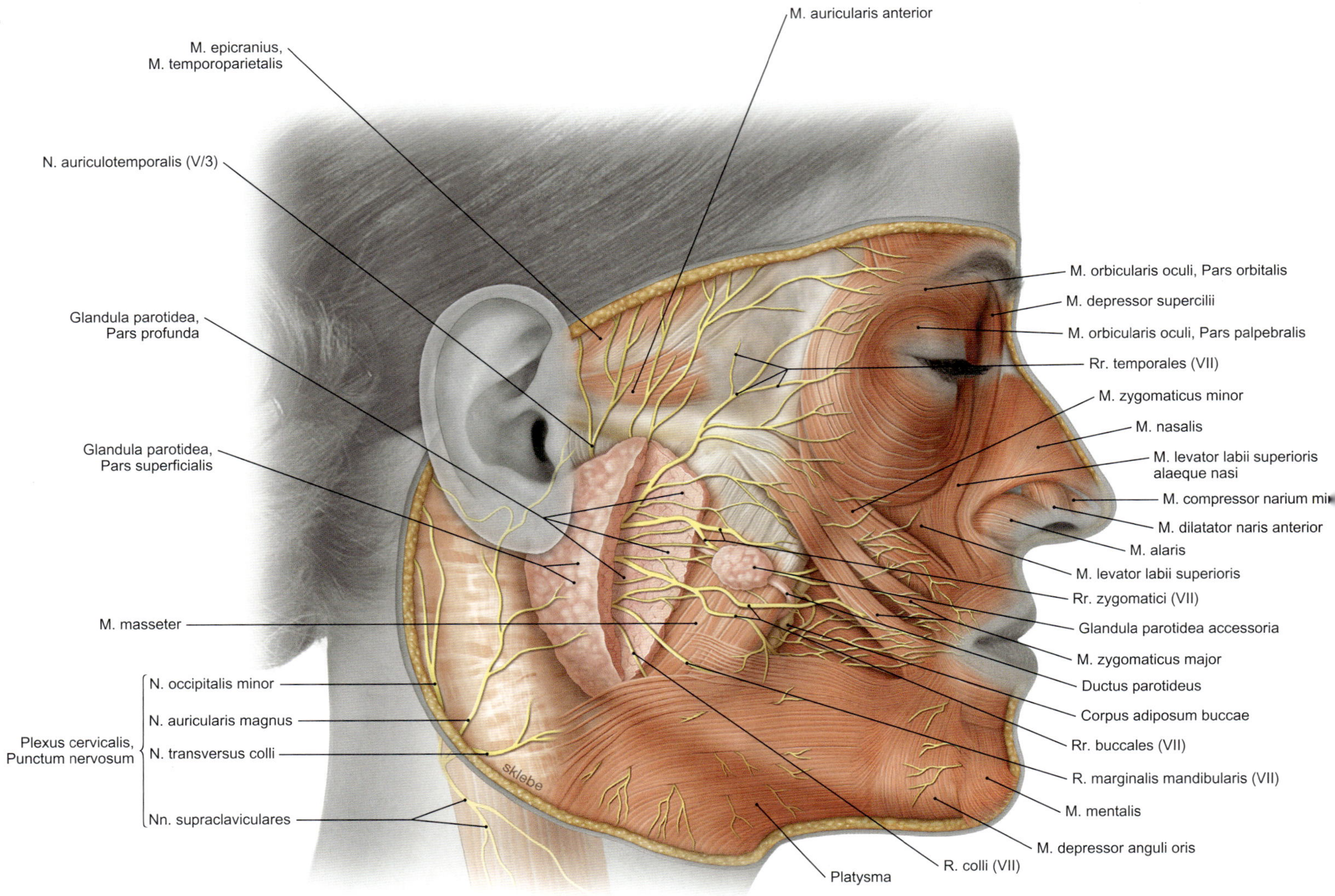


**Abb. 8.88 Nerven von Kopf und Hals, seitliche oberflächliche Regionen, rechts;** Ansicht von lateral. [S700-L238]
Oberflächliche Nerven sind die Endäste des **N. facialis [VII],** die aus dem in der Glandula parotidea (vorderer Drüsenabschnitt oberflächlich entfernt) liegenden Plexus intraparotideus hervorgehen (Rr. temporales, Rr. zygomatici, Rr. buccales, R. marginalis mandibularis, R. colli nervi facialis). Vor der Ohrmuschel steigt der aus dem N. trigeminus [V] hervorgehende **N. auriculotemporalis** auf.
Der Hals und das Hinterhaupt werden von Ästen des **Plexus cervicalis** sensorisch innerviert, die größtenteils aus dem Punctum nervosum (ERB-Punkt) auf der Rückseite des M. sternocleidomastoideus hervorgehen: N. transversus colli, N. auricularis magnus, N. occipitalis minor und Nn. supraclaviculares.

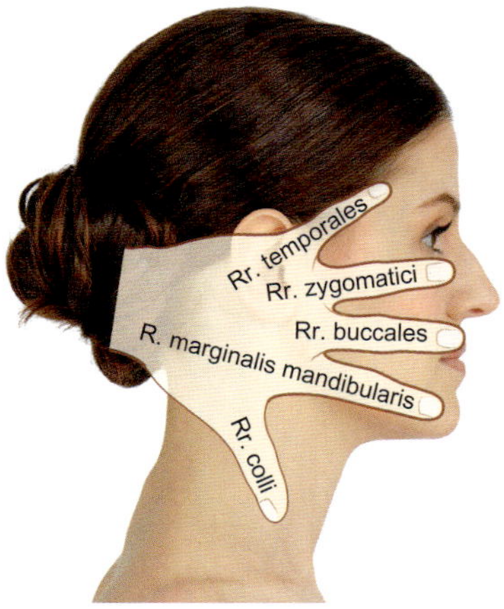


**Abb. 8.89 Endäste des N. facialis [VII], seitliche oberflächliche Regionen, rechts;** Ansicht von lateral. [S701-J803/L126]
Durch Auflegen einer Hand mit gespreizten Fingern kann man sich die oberflächlichen Endäste des **N. facialis [VII],** die aus dem Plexus intraparotideus hervorgehen, gut vorstellen.

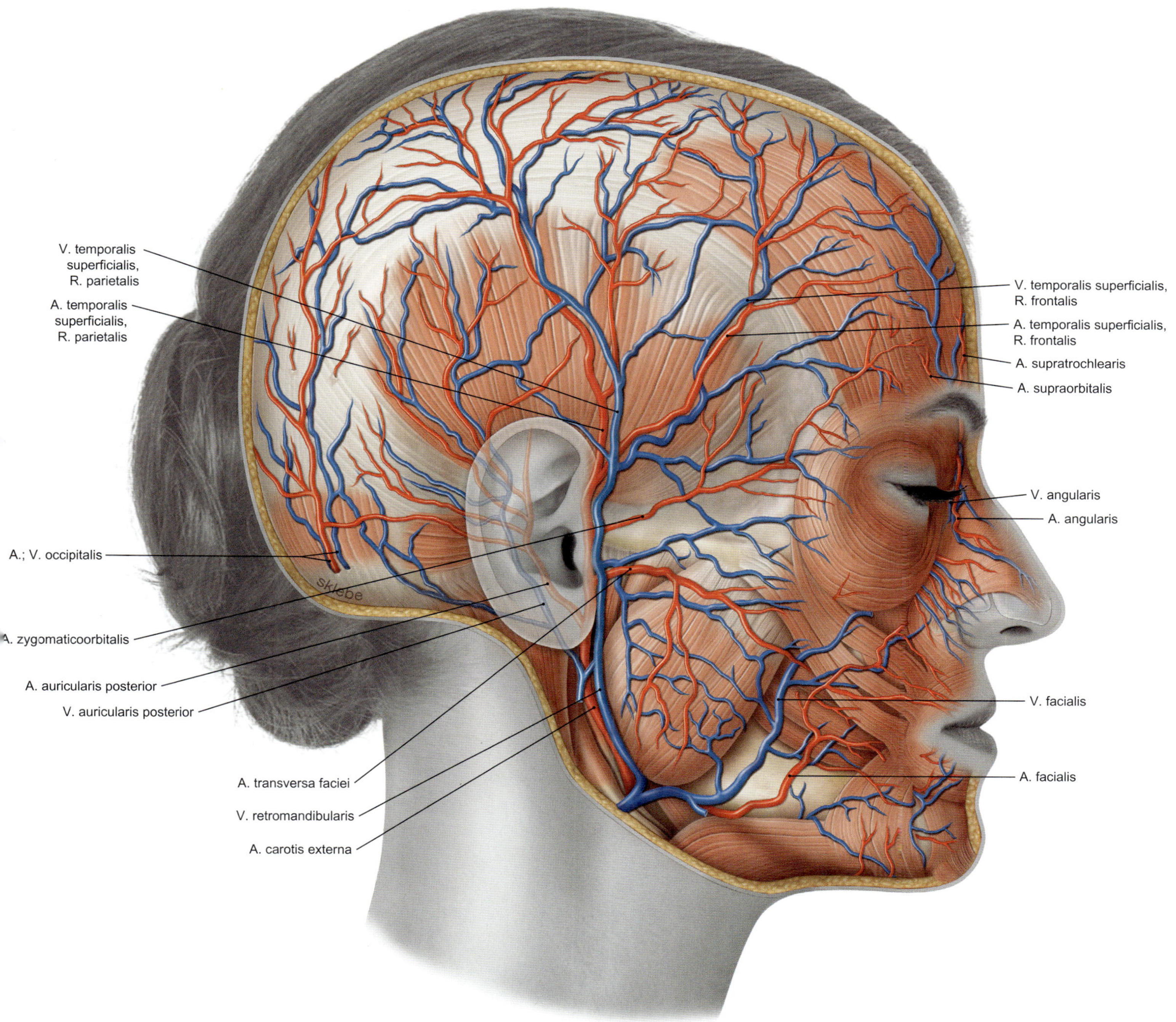


**Abb. 8.90 Gefäße des Kopfes, seitliche oberflächliche Regionen, rechts;** Ansicht von lateral. [S700-L238]
Nach Entfernung der Glandula parotidea werden der Gefäßverlauf der aus der **A. carotis externa** hervorgehenden arteriellen Äste und der in die **V. retromandibularis** einmündenden Venen sichtbar. Außerdem sieht man den Verlauf der **A. und V. facialis** um die Außenfläche der Mandibula. An dieser Stelle kann normalerweise der Arterienpuls getastet werden. Die A. und V. facialis setzen sich knapp unterhalb des Auges in die A. und V. angularis fort, die mit den Ästen der A. ophthalmica bzw. V. ophthalmica superior in der Orbita anastomosieren.

## Klinik

Operationen und Schnittverletzungen an der Glandula parotidea können zur **Durchtrennung der intraparotidealen Äste des N. facialis [VII]** mit Teillähmung mimischer Muskeln führen (periphere Fazialisparese oder Teilparese).

## Nerven der seitlichen Gesichtsregion

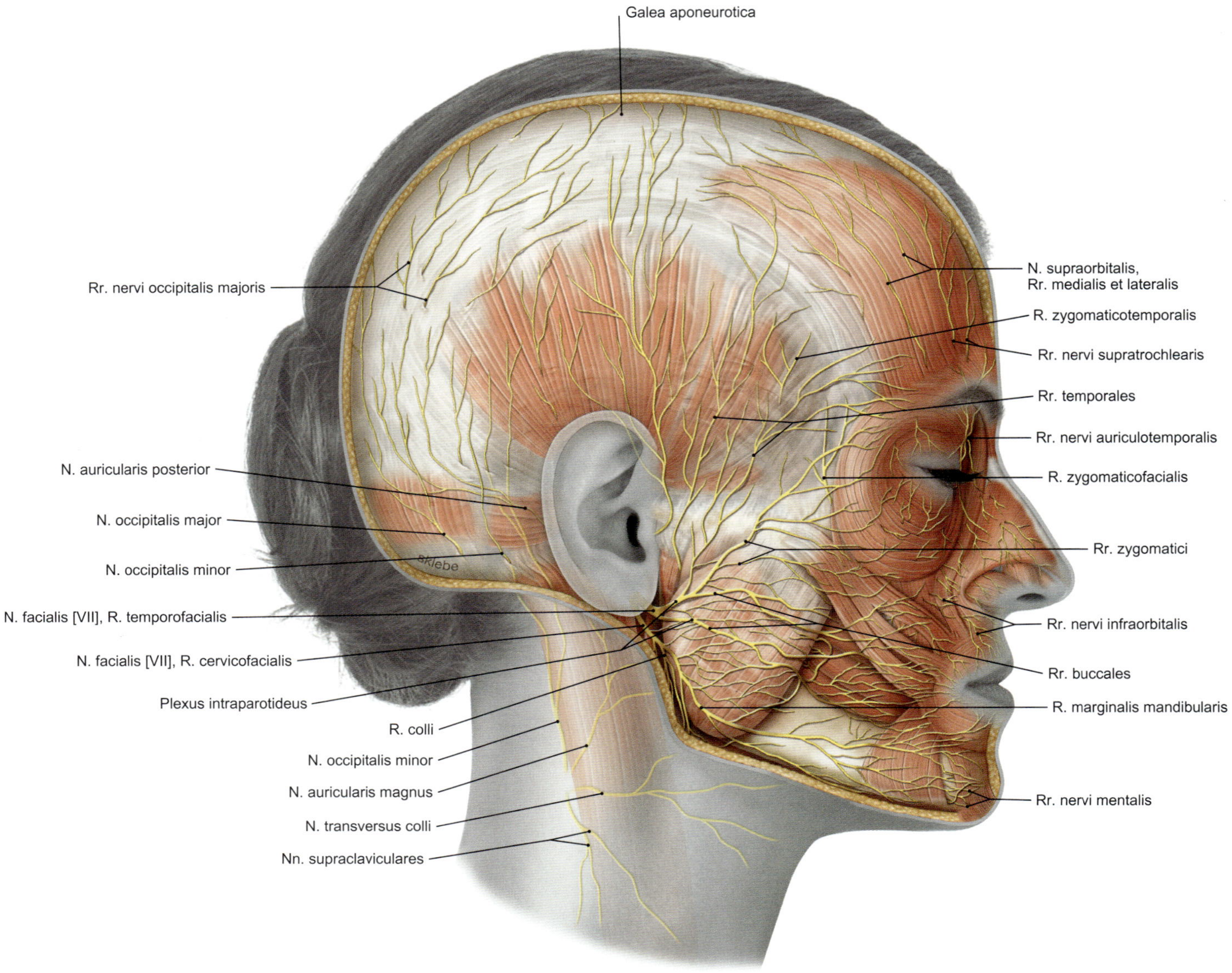


**Abb. 8.91 Nerven des Kopfes, seitliche oberflächliche Regionen, rechts;** Ansicht von lateral. [S700-L238]
Nach Entfernung der Glandula parotidea sind der Ursprung der Fazialisendäste, die aus dem **Plexus intraparotideus** hervorgehen, deutlich sichtbar. Ferner erkennt man die **sensorischen Endäste des N. trigeminus [V].**

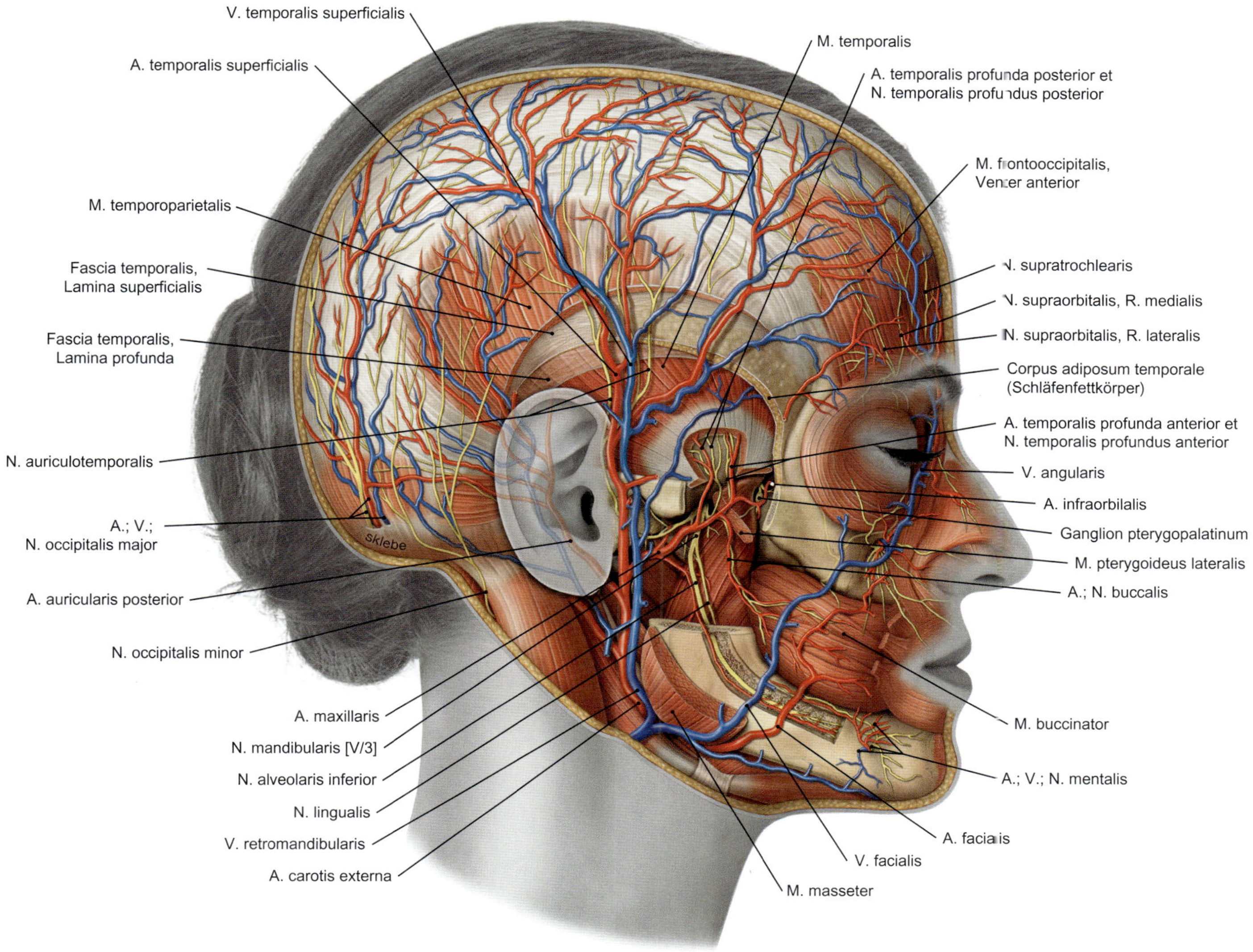


**Abb. 8.92 Gefäße und Nerven des Kopfes, seitliche tiefe Regionen, rechts;** Ansicht von lateral. [S700-L238]

Nach Entfernung der Glandula parotidea zeigt der Blick in die tiefe seitliche Kopfregion die Strukturen in der **Fossa retromandibularis.** Die **A. carotis externa** verläuft gemeinsam mit der V. retromandibularis und dem N. auriculotemporalis in der Fossa retromandibularis und verzweigt sich in Aa. occipitalis, auricularis posterior, maxillaris und temporalis superficialis sowie zahlreiche kleine Äste. Der M. temporalis ist bis in Höhe der Ohrmuscheloberkante von seiner Faszie befreit, sein Ansatz am Proc. coronoideus entfernt und die Ansatzsehne gefenstert, um die eintretenden Nn. temporales profundi und Aa. temporales profundi darzustellen. Im darüberliegenden Abschnitt des Muskels sieht man, dass der M. temporalis von 2 Faszien bedeckt ist, zwischen denen Fettgewebe liegt (temporaler Fettkörper).

Im unteren Gesichtsbereich sind alle mimischen Muskeln auf der Mandibula entfernt, der Canalis mandibulae, der intraossär vom Foramen mandibulae zum Foramen mentale verläuft, ist eröffnet und zeigt den darin verlaufenden N. alveolaris inferior und die gleichnamige Arterie. Am Foramen mentale wird der Nerv zum N. mentalis.

Auf dem M. buccinator ist der sensorische N. buccalis sichtbar, ein Ast des N. mandibularis [V/3].

## Arterien und Nerven der seitlichen Gesichtsregion



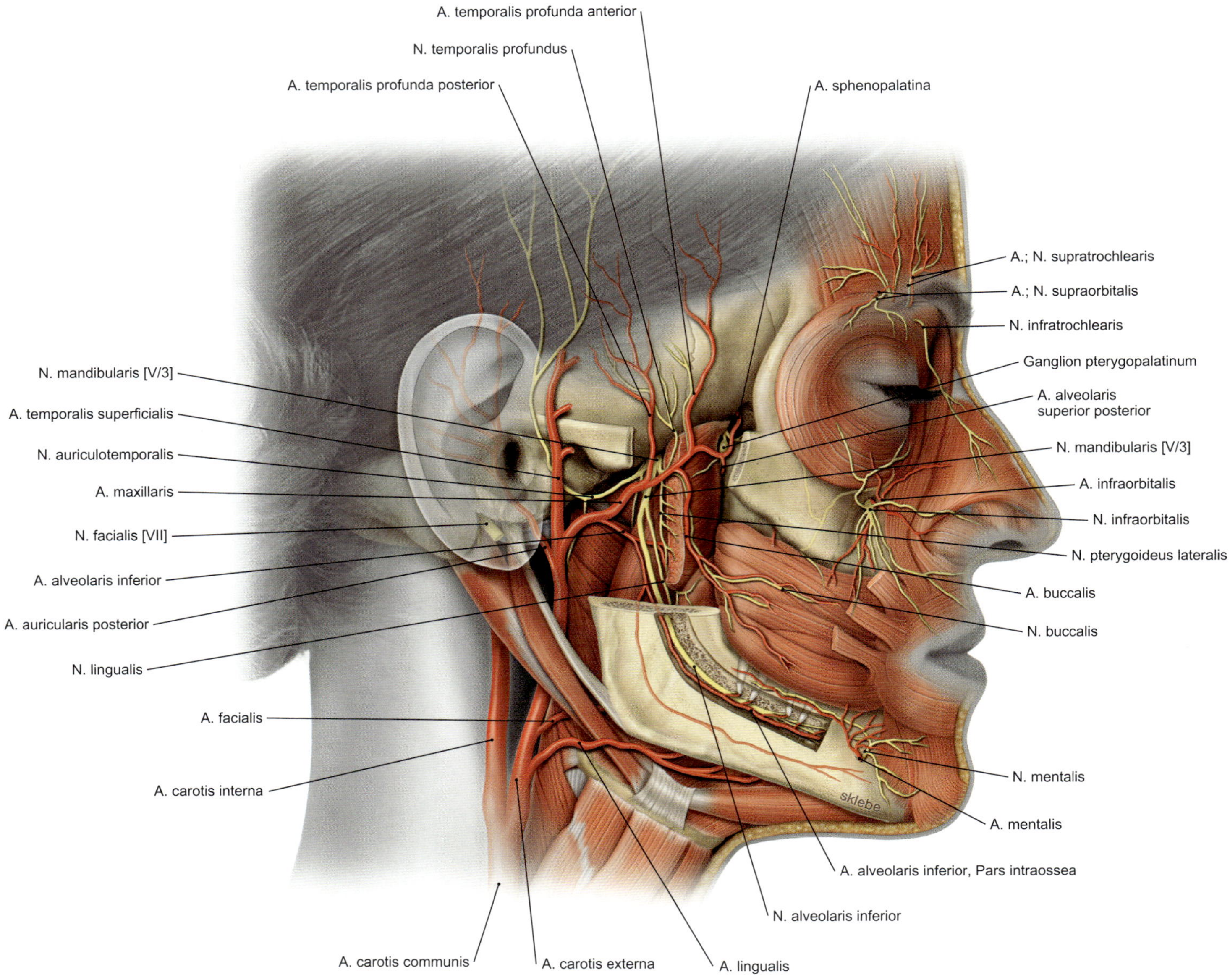


**Abb. 8.93 Arterien und Nerven des Kopfes, seitliche tiefere Regionen, rechts;** Ansicht von lateral. [S700-L238]
Die **A. maxillaris** verläuft in den meisten Fällen hinter dem Ramus mandibulae und nur selten lateral davon (→ Abb. 8.94). Sie zieht weiter zwischen den Kaumuskeln, versorgt sie mit Blut, gibt Äste zum M. buccinator und zur Mandibula ab und erreicht mit ihren Endästen Orbita, Nase, Maxilla und Gaumen. Die **A. carotis externa** verläuft mit den aus ihr hervorgehenden Ästen durch die Fossa retromandibularis. Die A. facialis ist über dem eröffneten Corpus mandibulae entfernt.

Man sieht außerdem die **sensorischen Endäste des N. trigeminus [V],** die jeweils aus seinen 3 Anteilen hervorgehen:

- Nn. supraorbitalis und supratrochlearis (aus N. ophthalmicus [V/1])
- N. infraorbitalis (aus N. maxillaris [V/2])
- N. mentalis (aus N. mandibularis [V/3])

Darüber hinaus ist ein Teil der aus dem N. mandibularis [V/3] hervorgehenden Äste dargestellt einschließlich des in der Mandibula verlaufenden N. alveolaris inferior.

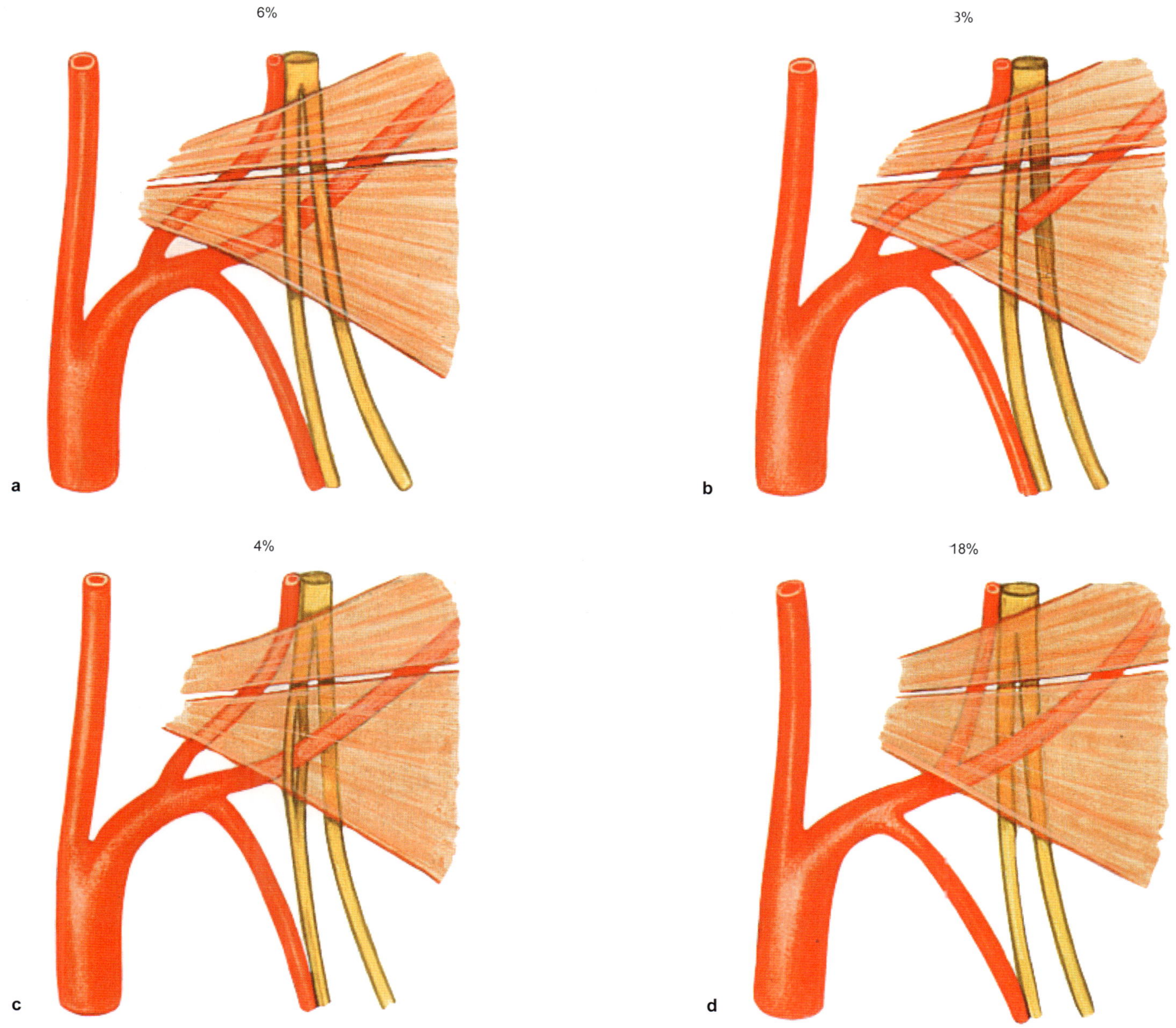


**Abb. 8.94a–d Varianten des Verlaufs der A. maxillaris.** [S700]
**a** Verlauf der A. maxillaris medial des M. pterygoideus lateralis und medial von N. lingualis und N. alveolaris inferior
**b** Verlauf der A. maxillaris zwischen N. lingualis und N. alveolaris inferior
**c** Verlauf der A. maxillaris durch eine Schlinge des N. alveolaris inferior
**d** Abzweigung der A. meningea media distal des Abgangs der A. alveolaris inferior

**Äste der A. maxillaris**

| Abschnitt | Äste |
|---|---|
| **Pars retromandibularis** | • A. auricularis profunda<br>• A. tympanica anterior<br>• A. alveolaris inferior<br>– Rr. dentales<br>– Rr. peridentales<br>– R. mentalis<br>– R. mylohyoideus<br>• A. meningea media<br>• A. pterygomeningea |
| **Pars intermuscularis** | • A. masseterica<br>• A. temporalis profunda anterior<br>• A. temporalis profunda posterior<br>• Rr. pterygoidei<br>• A. buccalis |
| **Pars sphenopalatina** | • A. alveolaris superior posterior<br>– Rr. dentales<br>– Rr. peridentales<br>• A. infraorbitalis<br>– Aa. alveolares superiores anteriores<br>– Rr. dentales<br>– Rr. peridentales<br>• A. canalis pterygoidei<br>• A. palatina descendens<br>• A. sphenopalatina |

## Gefäße und Nerven der seitlichen Gesichtsregion

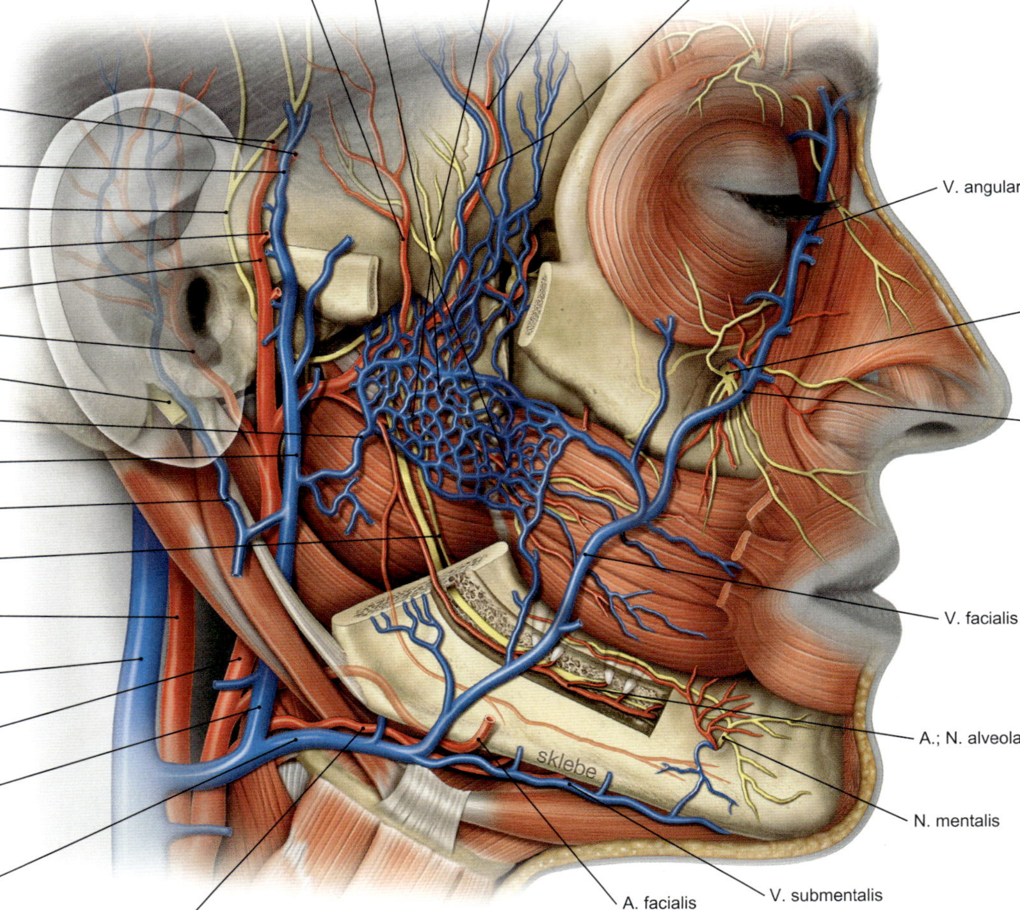


**Abb. 8.95 Gefäße und Nerven des Kopfes, seitliche tiefere Regionen, rechts;** Ansicht von lateral. [S700-L238]
Nach Entfernung des größten Teils der Glandula parotidea zeigt der Blick in die tiefe seitliche Kopfregion die Strukturen in der **Fossa retromandibularis.**
Unter den Mm. digastricus und stylohyoideus steigen die Aa. carotides interna und externa auf. Die **A. carotis externa** verläuft gemeinsam mit der V. retromandibularis und dem N. auriculotemporalis in der Fossa retromandibularis und verzweigt sich in Aa. occipitalis, auricularis posterior, maxillaris und temporalis superficialis sowie zahlreiche kleine Äste. Im unteren Gesichtsbereich sind alle mimischen Muskeln auf der Mandibula entfernt, der Canalis mandibulae, der intraossär vom Foramen mandibulae zum Foramen mentale verläuft, ist eröffnet und zeigt den darin verlaufenden **N. alveolaris inferior** und die gleichnamige Arterie. Am Foramen mentale wird der Nerv zum **N. mentalis.**
Unterhalb der Orbita ist ein Teil der A. facialis entfernt. Auf dem M. buccinator ist der sensorische **N. buccalis** sichtbar, ein Ast des N. mandibularis [V/3].
Der **N. facialis [VII]** ist unterhalb der Ohrmuschel noch als Nervenstamm zu erkennen. Er gibt kurz nach seinem Austritt aus dem Foramen stylomastoideum Äste zum M. digastricus, Venter posterior (R. digastricus) und zum M. stylohyoideus (R. stylohyoideus) sowie zu den mimischen Ohrmuskeln (N. auricularis posterior) ab (nicht sichtbar).
Venöses Blut im Bereich der Kaumuskeln wird über den **Plexus pterygoideus** drainiert und größtenteils in die V. maxillaris geleitet. Der Plexus pterygoideus steht ferner über die V. profunda faciei mit der V. facialis in Verbindung sowie über die V. ophthalmica inferior mit dem Sinus cavernosus.

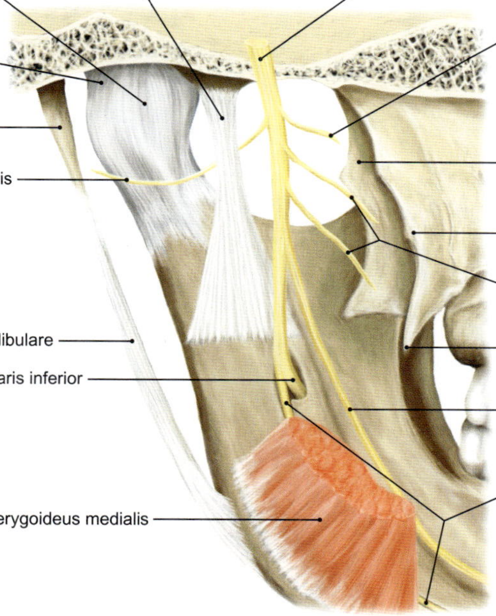


**Abb. 8.96 Aufzweigung des N. mandibularis [V/3], rechts;** Ansicht von medial. [S700-L284]/[E1043]
Der N. mandibularis [V/3] (→ Abb. 12.141) verzweigt sich normalerweise zwischen dem Lig. sphenomandibulare und dem M. pterygoideus medialis, Pars medialis, in den **N. lingualis** und den **N. alveolaris inferior.** Der N. alveolaris inferior verläuft dann nach lateral und tritt lateral vom Lig. sphenomandibulare in den Canalis mandibulae ein.

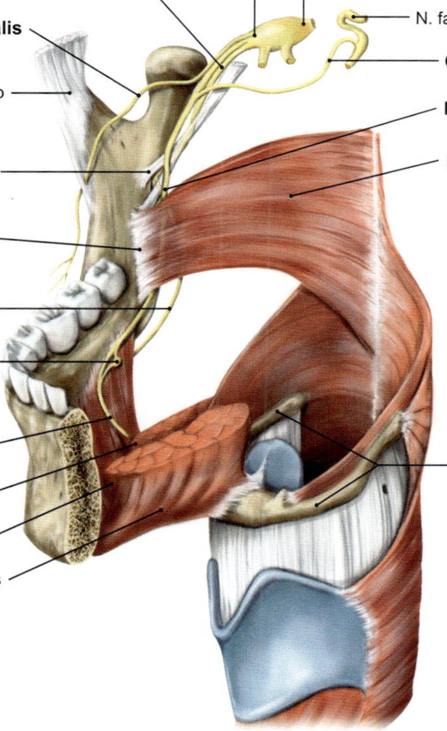


**Abb. 8.97 Aufzweigung des N. mandibularis [V/3], rechts;** Ansicht von vorne links. [S700-L266]
Der aus dem N. mandibularis [V/3] abzweigende **N. lingualis** gelangt von lateral zur Zunge. Kurz nach seinem Abgang aus dem N. mandibularis [V/3] legt sich ihm die Chorda tympani an, die im Canalis facialis aus dem N. facialis [VII] abzweigt und parasympathische Fasern zum Ganglion submandibulare sowie gustatorische Fasern von den vorderen zwei Dritteln der Zunge führt. In dieser Abbildung ist eine „hohe Teilung" des N. mandibularis [V/3] dargestellt, der sich bereits kurz nach Austritt aus dem Ganglion trigeminale (Ganglion semilunare, klin.: Ganglion GASSERI) in den N. alveolaris inferior und den N. lingualis aufteilt.

## Gefäße des Kopfes

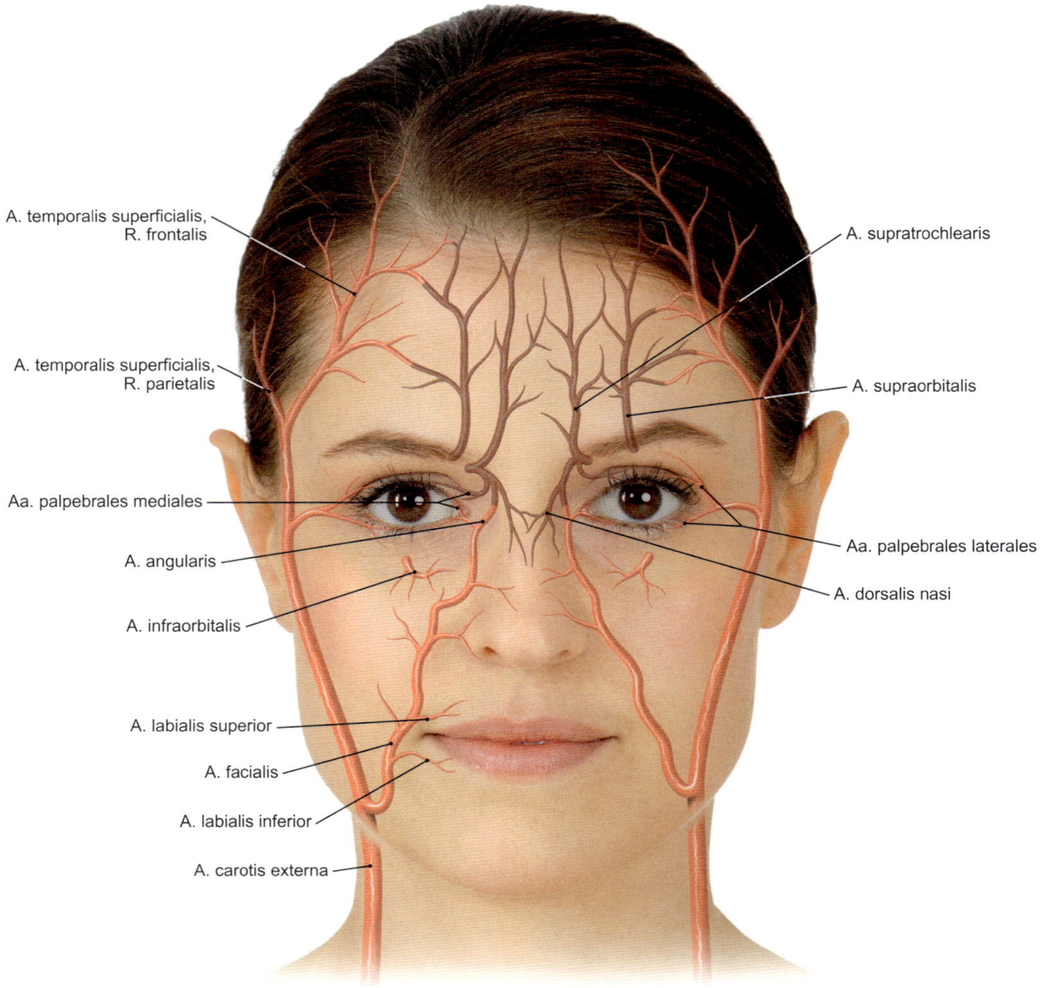


**Abb. 8.98 Äste der A. carotis externa (rot) und der A. carotis interna (braun) im Gesicht;** Ansicht von vorne. [S700-J803/L127]

Zwischen den Ästen der A. carotis externa und der A. carotis interna gibt es zahlreiche Anastomosen.

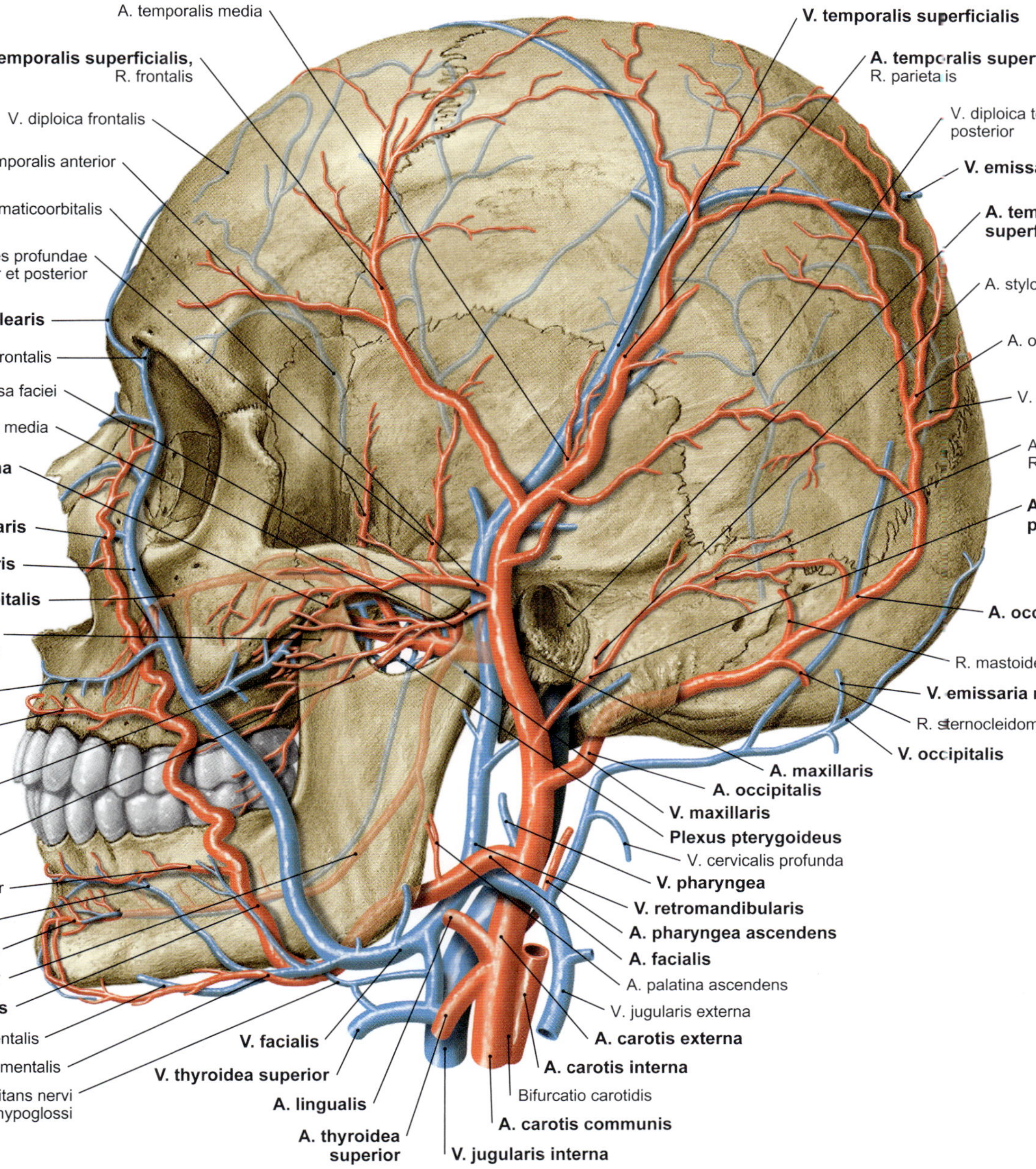


**Abb. 8.99 A. carotis externa, und V. jugularis interna, links;** Ansicht von lateral. [S700-L127]

Die Hauptstämme der Gefäße liegen nahe beieinander, der Verlauf der Äste, insbesondere der Venen ist sehr variabel.

## Gefäße des Kopfes



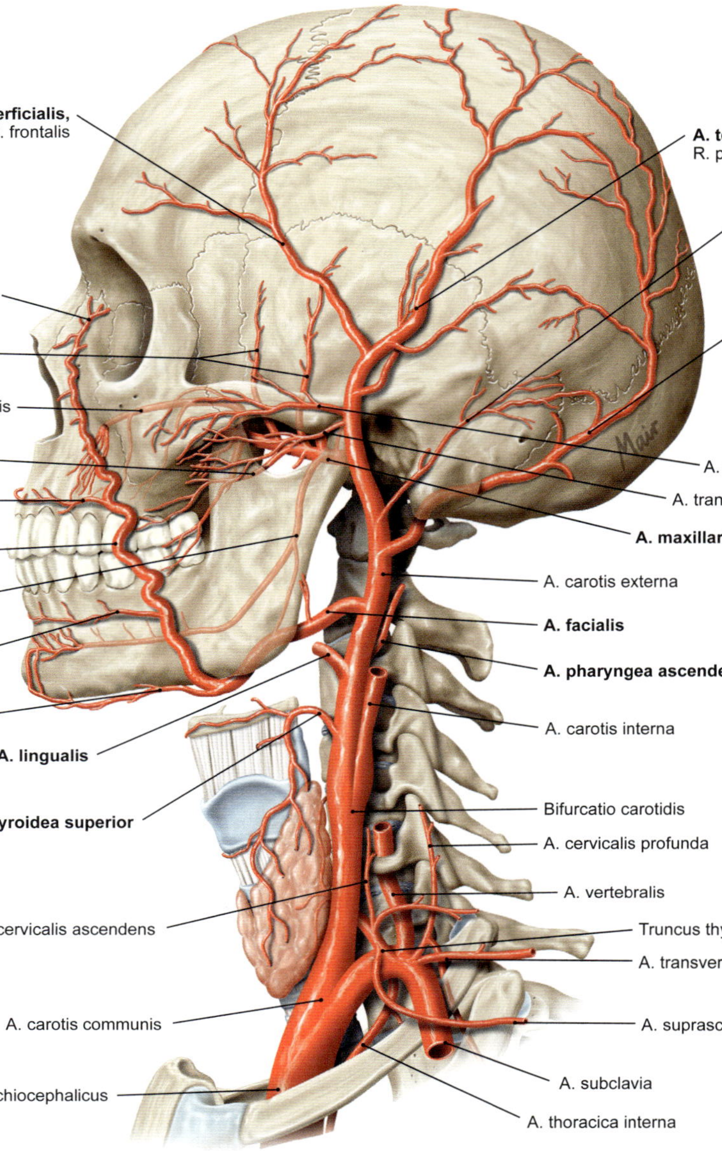


**Abb. 8.100 Äußere Halsschlagader, A. carotis externa, links;** Ansicht von lateral. [S703-L127]

Die A. carotis externa gibt nach ihrem Abgang aus der A. carotis communis **Äste** entsprechend der in der → Tabelle erwähnten Reihenfolge ab.

| Äste der A. carotis externa | |
|---|---|
| **1. A. thyroidea superior** | • R. infrahyoideus<br>• A. laryngea superior<br>• R. cricothyroideus<br>• R. sternocleido-mastoideus<br>• Rr. glandulares |
| **2. A. pharyngea ascendens** | • Rr. tonsillares<br>• Rr. pharyngeales<br>• A. tympanica inferior<br>• A. meningea posterior |
| **3. A. lingualis** | • Rr. dorsales linguae<br>• A. sublingualis<br>• A. profunda linguae |
| **4. A. facialis** | • A. palatina ascendens<br>• R. tonsillaris<br>• A. submentalis<br>• Rr. glandulares<br>• A. labialis inferior<br>• A. labialis superior<br>– R. septi nasi<br>• R. lateralis nasi<br>• A. angularis |
| **5. A. occipitalis** | • R. mastoideus<br>• R. auricularis<br>• Rr. sternocleidomastoidei<br>• Rr. occipitales<br>• R. meningeus (Var.)<br>• R. descendens |
| **6. A. auricularis posterior** | • A. stylomastoidea<br>– A. tympanica posterior<br>• R. auricularis<br>• R. occipitalis<br>• R. parotideus |
| **7. A. temporalis superficialis** | • R. parotideus<br>• A. transversa faciei<br>• Rr. auriculares anteriores<br>• A. zygomaticoorbitalis<br>• A. temporalis media<br>• R. frontalis<br>• R. parietalis |
| **8. A. maxillaris** | **Pars mandibularis:**<br>• A. alveolaris inferior<br>– R. mentalis<br>• A. meningea media<br>– A. tympanica superior<br>– A. auricularis profunda<br>– A. tympanica anterior<br>**Pars pterygoidea:**<br>• A. masseterica<br>• Aa. temporales profundae posterior et anterior<br>• Rr. pterygoidei<br>• A. buccalis<br>**Pars pterygopalatina:**<br>• A. alveolaris superior posterior<br>– Rr. dentales<br>– Rr. peridentales<br>• A. infraorbitalis<br>– Aa. alveolares superiores anteriores<br>• A. palatina descendens<br>– A. palatina major<br>– Aa. palatinae minores<br>– – R. pharyngeus<br>• A. sphenopalatina<br>– Aa. nasales posteriores laterales<br>– Rr. septales posteriores<br>– A. nasopalatina<br><br>Die Endäste der A. maxillaris sind A. infraorbitalis, A. sphenopalatina, A. alveolaris superior posterior und A. palatina descendens. |

## Gefäße des Kopfes



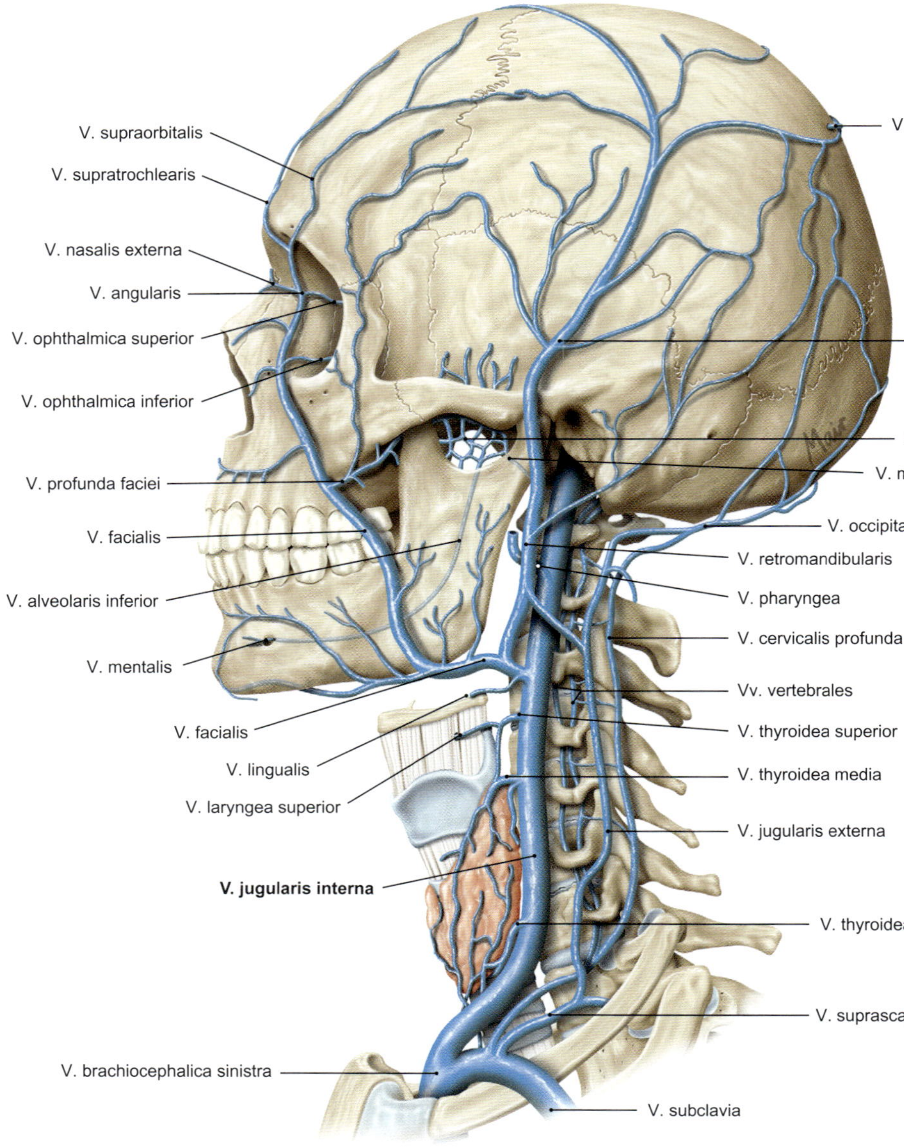


**Abb. 8.101 Innere Drosselvene, V. jugularis interna, links;** Ansicht von lateral. [S703-L127]
Die V. jugularis interna beginnt als erweiterte Fortsetzung des Sinus sigmoideus an der Schädelbasis. Sie drainiert das Blut aus Schädel, Gehirn, Gesichtsregion und Hals. Zuflüsse erhält sie aus der äußeren Kopfregion über die Vv. facialis, lingualis, pharyngea, thyroidea superior, thyroidea media und über Vv. emissariae (→ Tabelle).

### Klinik

Der Puls der V. jugularis **(Jugularis-Puls)** gibt Hinweise auf den venösen Blutdruck und lässt auf die Funktion des rechten Herzens schließen. Die Wellenform des Jugularis-Pulses gibt ferner Anhaltspunkte für die Funktion des rechten Herzens.
**Entzündungen im Gesichtsbereich,** insbesondere im sog. Gefahrendreieck („triangle of danger", → Abbildung), das von den Mundwinkeln über den Nasenrücken bis zum Bereich zwischen den Augenbrauen reicht, können Keime (z. B. nach Ausdrücken eines Pickels) aufgrund der Flussrichtung des venösen Blutes bei gleichzeitiger Abwesenheit von Venenklappen über die Verbindungen der Gesichtsvenen in diesem Bereich mit den venösen Sinus durae matris (insbesondere der V. angularis) zu intraorbitalen Venen (V. ophthalmica superior) und weiter bis zum Sinus cavernosus fortgeleitet werden. Hier können sie eine lebensbedrohliche Sinusphlebitis bis hin zur Sinusthrombose, Meningitis oder einen Hirnabszess auslösen.

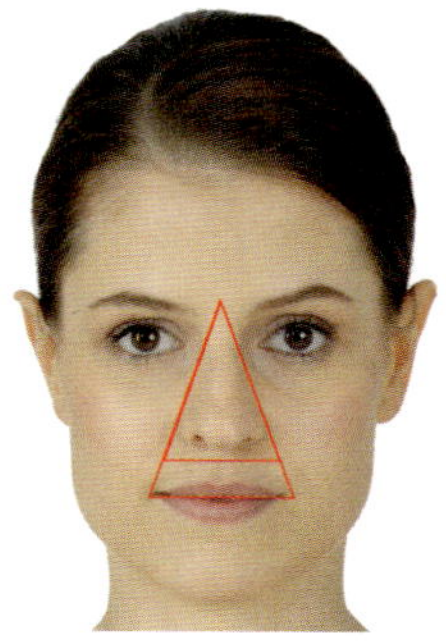

[S701-J803]

| Zuflüsse der V. jugularis interna | |
|---|---|
| **Sinus/Vene** | **Zuflüsse** |
| **Zuflüsse aus der Schädelhöhle** | |
| obere Gruppe der Sinus durae matris<br>• Sinus sigmoidei als Weiterführung der Sinus transversi<br>• Sinus occipitalis | • Sinus petrosus superior<br>• V. aqueducti vestibuli<br>• Vv. emissariae mastoidea und condylaris<br>• Vv. inferiores cerebri<br>• V. anastomotica inferior<br>• laterale und inferiore Kleinhirnvenen<br>• Duravenen<br>• Vv. diploicae occipitales |
| untere Gruppe der Sinus durae matris<br>• Sinus petrosus superior<br>• Sinus petrosus inferior<br>• Sinus cavernosi | • Sinus sphenoparietalis<br>• Vv. tympanicae<br>• Duravenen<br>• V. petrosa |
| **Zuflüsse von außerhalb der Schädelhöhle** | |
| V. ophthalmica superior | • V. supratrochlearis<br>• Vv. palpebrales<br>• Vv. nasales externae<br>• Vv. vorticosae<br>• Vv. ciliares<br>• V. centralis retinae<br>• V. nasofrontalis<br>• Vv. ethmoidales<br>• V. lacrimalis<br>• Vv. palpebrales (anteilig)<br>• Vv. conjunctivales<br>• Vv. episclerales<br>• Rr. musculares |
| V. facialis | • V. profunda faciei<br>• Plexus pterygoideus<br>• V. submentalis<br>• V. palatina externa<br>• Vv. palpebrales (anteilig)<br>• V. retromandibularis<br>• V. labialis superior<br>• V. labialis inferior |
| V. retromandibularis | • Vv. temporales superficiales<br>• V. maxillaris<br>• Plexus pterygoideus<br>• V. auricularis posterior |
| Vv. pharyngeae | |
| V. lingualis | • Vv. dorsales linguae<br>• V. sublingualis |
| V. thyroidea superior | • V. laryngea superior |
| V. thyroidea media | |
| V. sternocleidomastoidea | |

## N. facialis [VII]

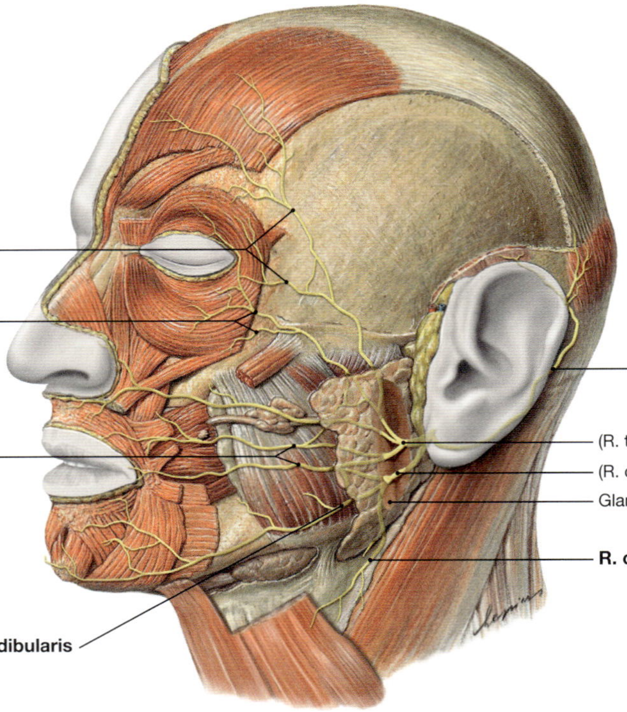


**Abb. 8.102 Endäste des N. facialis [VII] im Gesicht, links;** Ansicht von lateral. [S700]
Innerhalb der Glandula parotidea bildet der N. facialis [VII] (→ Abb. 12.149) den Plexus intraparotideus, der aus praktisch-klinischen Gründen in einen R. temporofacialis (Pars temporofacialis) und einen R. cervicofacialis (Pars cervicofacialis) aufgegliedert wird. Aus den beiden Anteilen gehen die Endäste des N. facialis [VII] hervor: Rr. temporales, zygomatici, buccales, marginales mandibulares und colli. Dorsalwärts hinter die Ohrmuschel zieht der ebenfalls als Endast aus dem N. facialis [VII] abgehende N. auricularis posterior.

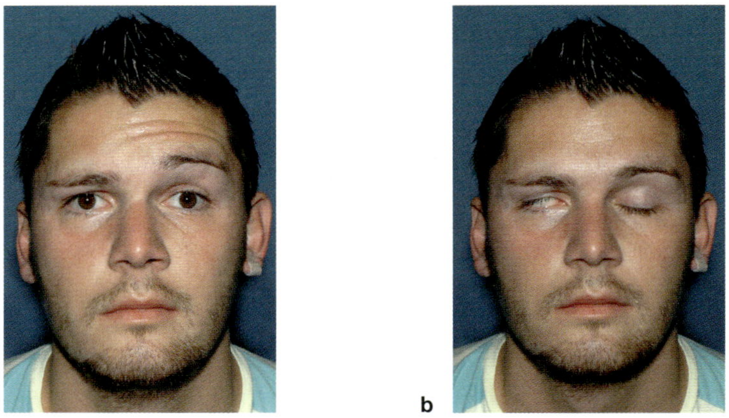


**Abb. 8.103a und b Periphere Parese des N. facialis [VII],** rechts. [S700-T887]
**a** Nach Aufforderung, die Augenbrauen hochzuziehen, legt sich nur die linke Stirnseite in Falten (Ausfall des M. occipitofrontalis, Hinweis auf eine periphere Fazialisparese).
**b** Nach Aufforderung, beide Augen fest zu verschließen, gelingt dies auf der geschädigten Seite nicht (Lagophthalmus). Der Augenbulbus dreht sich beim Schluss der Augen automatisch nach oben. Da das Augenlid nicht mehr schließt, sieht man die weiße Sclera auf der betroffenen Seite (BELL-Phänomen).

### Klinik

Bei einer **peripheren Fazialisparese** (→ Abb. 12.152) ist das motorische 2. Neuron dieser Nervenbahn betroffen; der Ort der Schädigung kann überall zwischen dem Nucleus nervi facialis und seinen peripheren Ästen liegen. Ursachen können insbesondere virale Entzündungen sein oder eine Nervenverletzung bei Parotisoperation. Die sog. zentrale (supranukleäre) Schädigung des N. facialis [VII] **(zentrale Fazialisparese)** beruht auf einer Schädigung des motorischen 1. Neurons. Ursachen sind meist Blutungen oder Infarkte im Bereich des Tractus corticonuclearis der inneren Kapsel der kontralateralen Seite. Da das Kerngebiet für die Rr. temporales des N. facialis [VII] sowohl kontra- als auch ipsilaterale Zuflüsse erhält, können die Stirnmuskeln und der M. orbicularis oculi im Oberlidbereich weiterhin beidseits kontrahiert werden. Auf der kontralateralen Seite fallen jedoch die von den Rr. zygomatici, buccales, marginales mandibulares und colli innervierten Muskeln aus (sog. untere Fazialisparese).

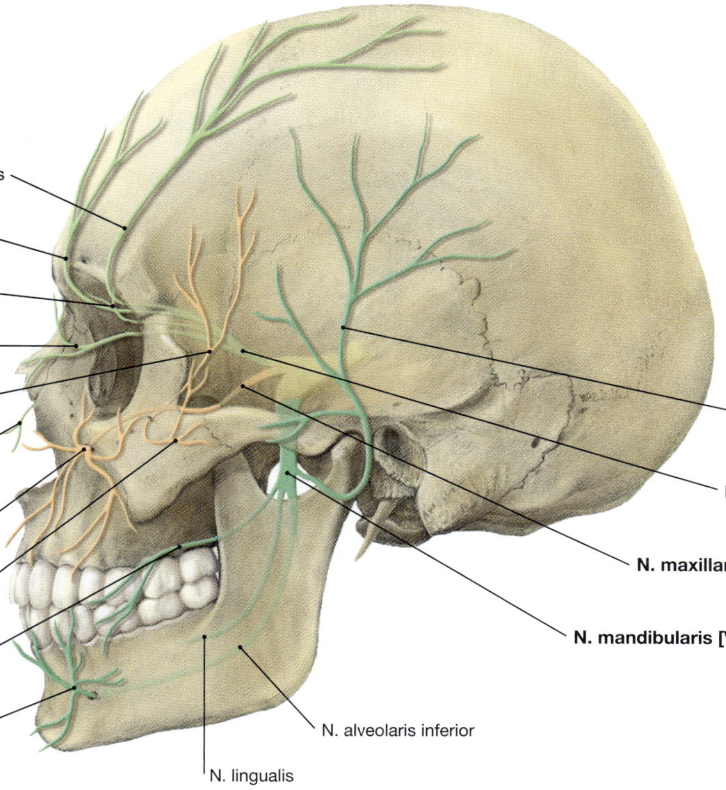


**Abb. 8.104 Äste des N. trigeminus [V], links;** Ansicht von lateral. [S700-L284]
Die 3 großen, aus dem N. trigeminus [V] hervorgehenden Äste, N. ophthalmicus [V/1], N. maxillaris [V/2] und N. mandibularis [V/3], zweigen sich nach Austritt aus dem Schädel topographisch gegliedert in weitere Äste auf. Sichtbare Äste des **N. ophthalmicus [V/1]** sind die Nn. supraorbitalis, supratrochlearis, lacrimalis, infratrochlearis und der R. nasalis externus. Vom **N. maxillaris [V/2]** gehen als in der Abbildung sichtbare Äste der N. infraorbitalis und der N. zygomaticus mit seinen Rr. zygomaticotemporalis und zygomaticofacialis hervor. Vom **N. mandibularis [V/3]** spalten sich die Nn. buccalis, lingualis, alveolaris inferior und auriculotemporalis ab. Endast des N. alveolaris inferior ist nach Verlassen des Canalis mandibulae der N. mentalis.

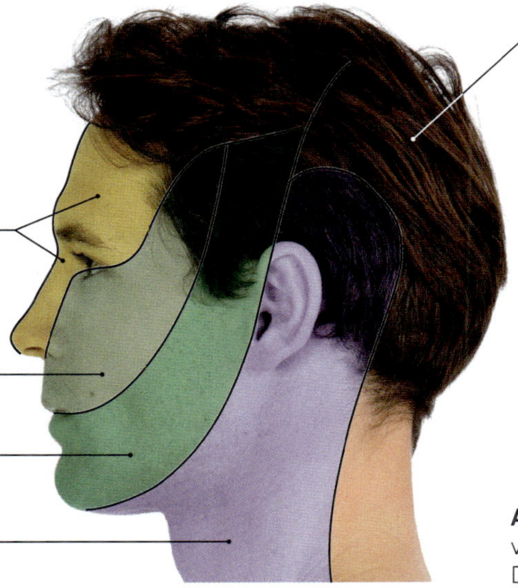


**Abb. 8.105 Hautinnervation von Kopf und Hals, rechts;** Ansicht von lateral. [S700-J803/L126]
Die Ansicht von ventral ist in → Abb. 12.144 dargestellt.

## Klinik

Im Rahmen einer klinischen Untersuchung der Hirnnerven wird der N. trigeminus [V] durch manuellen Druck auf seine 3 Austrittsstellen **(Trigeminusdruckpunkte)** überprüft, die normalerweise nicht druckschmerzhaft sein sollen: an Foramen supraorbitale/Incisura supraorbitalis, Foramen infraorbitale und Foramen mentale.

Eine **Trigeminusneuralgie** (Tic douloureux) ist eine komplexe sensorische Störung der sensorischen Trigeminuswurzel mit ausgeprägten Schmerzen. Typischerweise tritt der Schmerz im Innervationsgebiet von N. mandibularis [V/3] und N. maxillaris [V/2] plötzlich auf und kann extrem stark ausgeprägt sein. Oft wird er bereits durch Berührung der entsprechenden Hautareale im Gesicht ausgelöst.

## Lymphgefäße und Lymphknoten des Kopfes

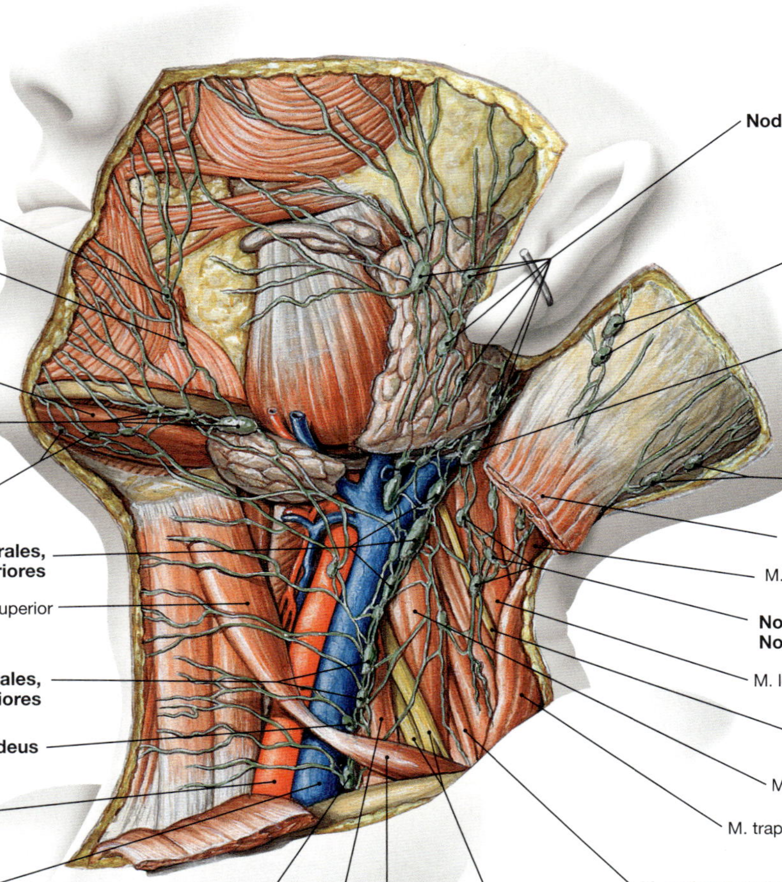


**Abb. 8.106 Oberflächliche Lymphgefäße, Vasa lymphatica superficialia, und Lymphknoten, Nodi lymphoidei, von Kopf und Hals eines Kindes, links;** Ansicht von lateral. [S700]

Die Lymphe von Gesicht, Kopfschwarte und Hinterhaupt wird **regional** zu den Nodi lymphoidei submentales, submandibulares, parotidei, mastoidei und occipitales drainiert. Von hier erfolgt der weitere Lymphabstrom in die oberflächlichen **(Nodi lymphoidei cervicales laterales superficiales)** und in die tiefen Halslymphknoten (**Nodi lymphoidei cervicales laterales profundi superiores und inferiores,** → Abb. 11.95). Ein wichtiger tiefer Halslymphknoten ist der Nodus lymphoideus jugulodigastricus zwischen Vorderrand des M. sternocleidomastoideus und Kieferwinkel am Unterrand der Glandula parotidea.

Die Nodi lymphoidei parotidei werden in oberflächliche **(Nodi lymphoidei parotidei superficiales)** und tiefe Lymphknoten **(Nodi lymphoidei parotidei profundi)** gegliedert. Letztere umfassen die Nodi lymphoidei preauriculares, infraauriculares und intraglandulares. Ferner kommen einzelne Gesichtslymphknoten **(Nodi lymphoidei faciales)** vor (Nodi lymphoidei buccinatorius, nasolabialis, malaris, mandibularis) sowie Lymphknoten an der Zunge (Nodi lymphoidei linguales).

**Lymphknoten des Kopfes (Nodi lymphoidei capitis)**

- Nodi lymphoidei occipitales
- Nodi lymphoidei mastoidei
- Nodi lymphoidei parotidei superficiales
- Nodi lymphoidei parotidei profundi
  - Nodi lymphoidei preauriculares
  - Nodi lymphoidei infraauriculares
  - Nodi lymphoidei intraglandulares
- Nodi lymphoidei faciales
  - Nodus lymphoideus buccinatorius
  - Nodus lymphoideus nasolabialis
  - Nodus lymphoideus malaris
  - Nodus lymphoideus mandibularis
- Nodi lymphoidei submentales
- Nodi lymphoidei submandibulares
- Nodi lymphoidei linguales

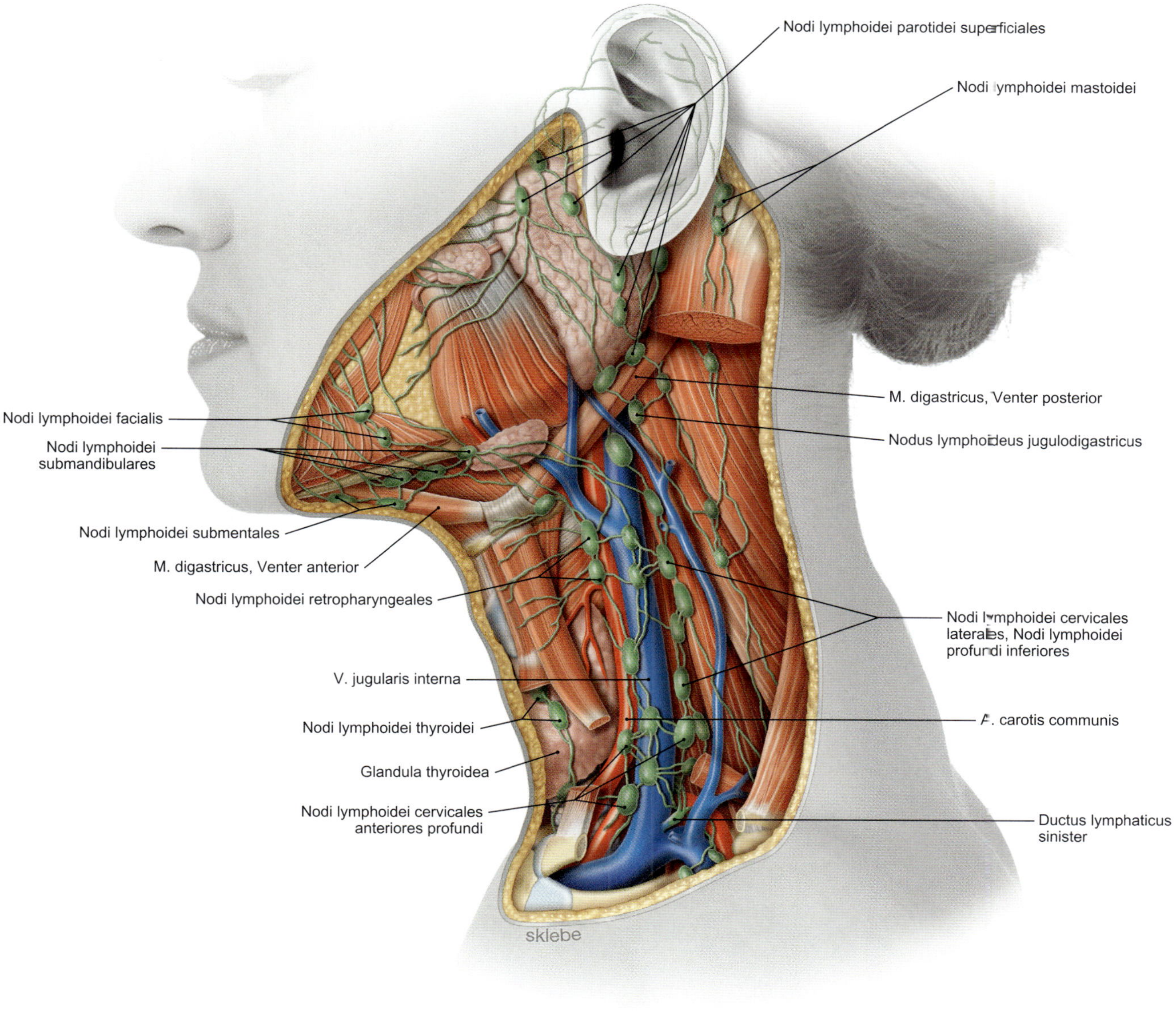


**Abb. 8.107 Oberflächliche Lymphgefäße, Vasa lymphatica superficialia, und Lymphknoten, Nodi lymphoidei des Gesichts und tiefe Lymphknoten des Halses, Nodi lymphoidei cervicales profundi, links;** Ansicht von lateral. [S700-L238]

Wie beim Kind (→ Abb. 8.106) wird die Lymphe von Gesicht, Kopfschwarte und Hinterhaupt regional zu den Nodi lymphoidei submentales, submandibulares, parotidei, mastoidei und occipitales drainiert.

Sowohl die vorne liegenden Halslymphknoten (Nodi lymphoidei cervicales anteriores) als auch die seitlich liegenden Halslymphknoten (Nodi lymphoidei cervicales laterales) gliedern sich in oberflächliche und tiefe Lymphknoten.

Zu den **vorderen** tiefen Halslymphknoten (Nodi lymphoidei cervicales anteriores profundi) gehören die Nodi lymphoidei infrahyoidei mit Nodi lymphoidei prelaryngei, die Nodi lymphoidei thyroidei, Nodi lymphoidei pretracheales, Nodi lymphoidei paratracheales und Nodi lymphoidei retropharyngeales.

Zu den **seitlichen** tiefen Halslymphknoten (Nodi lymphoidei cervicales laterales profundi) zählen eine **obere Gruppe** (Nodi lymphoidei profundi superiores), bestehend aus Nodus lymphoideus jugulodigastricus, Nodus lymphoideus lateralis und Nodus lymphoideus anterior, sowie eine **untere Gruppe** (Nodi lymphoidei profundi inferiores), bestehend aus Nodus lymphoideus juguloomohyoideus, Nodus lymphoideus lateralis und Nodi lymphoidei anteriores. Ferner gibt es Nodi lymphoidei supraclaviculares und Nodi lymphoidei accessorii (am N. accessorius [XI]) mit Nodi lymphoidei retropharyngeales.

## Nasenskelett

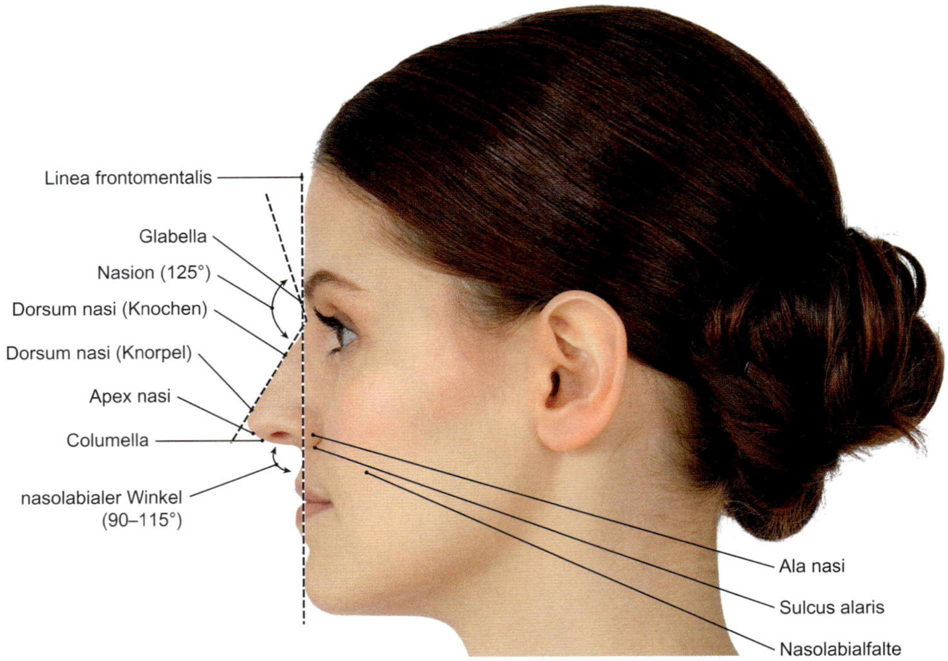


**Abb. 8.108 Äußere Nase mit ästhetischen Nasenwinkeln und Orientierungspunkten;** Ansicht von links. [S700-J803]
Die äußere Nase ist an der Formgebung des Gesichts wesentlich beteiligt. Man unterscheidet:
- Nasenwurzel (Radix nasi) oberhalb vom Philtrum (Sulcus nasolabialis)
- Nasenrücken (Dorsum nasi)
- Nasenflügel (Alae nasi dextra und sinistra)
- Nasenspitze (Apex nasi)
- Membranöser Anteil des Nasenseptums (Pars membranacea septi nasi, Columella, Pars mobilis septi)
- Nasenloch (Naris, paarig)

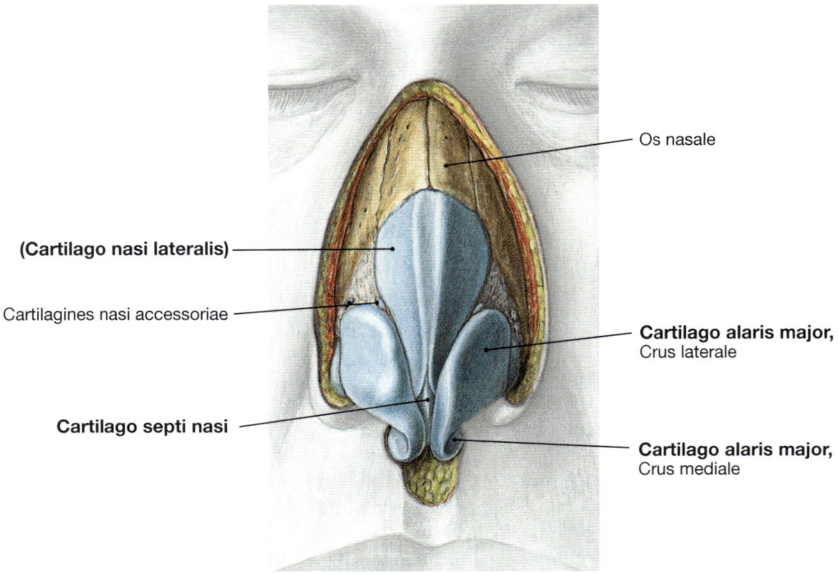


**Abb. 8.109 Nasenskelett;** Ansicht von vorne. [S700]
Das Nasenskelett setzt sich aus einem knöchernen und einem knorpeligen Anteil zusammen. Der knorpelige Anteil ist an der Apertura piriformis zwischen Os nasale und Maxilla befestigt und über Bindegewebe mit ihr verbunden. Die einzelnen Elemente bestehen aus hyalinem Knorpelgewebe und sind auch untereinander durch Bindegewebe verbunden. Das Dach wird vom **Seiten- oder Dreiecksknorpel** (Cartilago nasi lateralis, Cartilago triangularis) und der Nasenflügel vom **Nasenspitzen- oder großen Flügelknorpel** (Cartilago alaris major) mit einem Crus laterale und einem Crus mediale gebildet. Daneben gibt es auf jeder Seite meist 2 kleinere **Flügelknorpel** (Cartilagines alares minores). Unten und zentral wird das Nasenskelett vom knorpeligen Anteil des Nasenseptums (Cartilago septi nasi) gestützt.

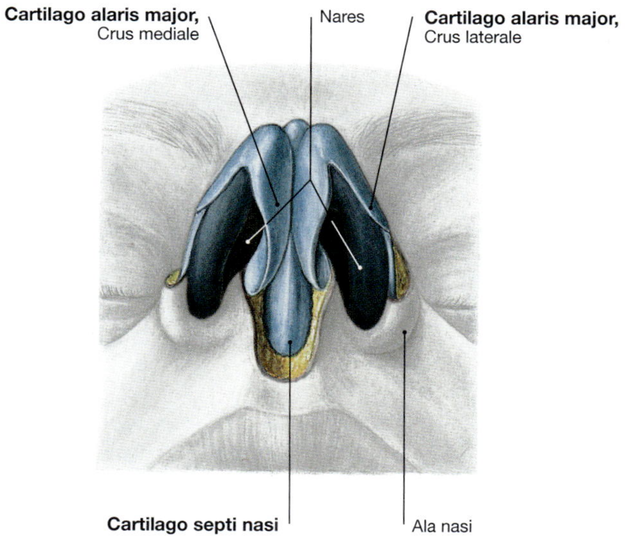


**Abb. 8.110 Knorpel der Nase, Cartilagines nasi;** Ansicht von unten. [S700]
Der Blick von unten zeigt die Nasenlöcher (Nares), die von den beiden Schenkeln des großen Flügelknorpels (Crus mediale und Crus laterale der Cartilago alaris major) begrenzt werden. Zentral unten sieht man das knorpelige Nasenseptum (Cartilago septi nasi).

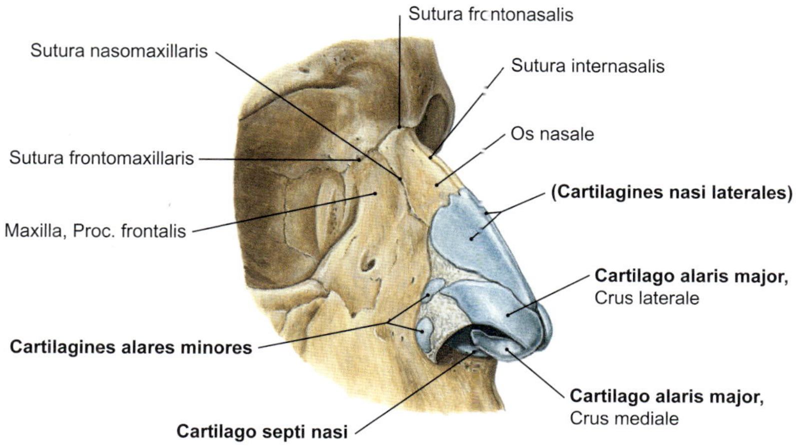


**Abb. 8.111 Nasenskelett; Ansicht von vorne rechts.** [S700]
Das knorpelige Nasenskelett ist über Bindegewebe an der Apertura piriformis fixiert. Man sieht die Cartilagines nasi laterales, alares majores, alares minores und die Cartilago septi nasi. In knorpelfreien Bereichen befindet sich Bindegewebe.

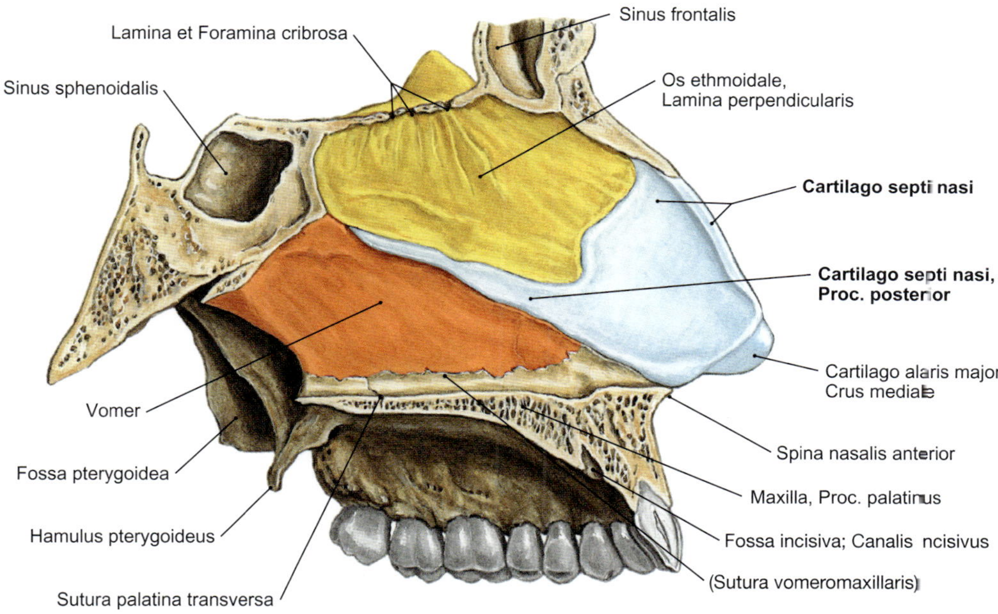


**Abb. 8.112 Nasenscheidewand, Septum nasi;** Ansicht von rechts; Farbtafel siehe S. XII. [S700]
Das Nasenseptum wird vorne von der Cartilago septi nasi gebildet, die sich mit einem langen Proc. posterior zwischen dem knöchernen Nasenseptum (oben), bestehend aus der Lamina perpendicularis des Os ethmoidale, und dem Vomer (unten) erstreckt.

## Klinik

Im klinischen Sprachgebrauch sind gängige Ausdrücke: die **Columella** (vorderer Abschnitt des Septums zwischen Nasenspitze und Philtrum), die **„keystone area"** (Überlappung der Seitenknorpel durch das Os nasale), das **weiche Dreieck** (ein Hautareal am Oberrand des Nasenlochs, in dessen Nähe das Crus mediale in das Crus laterale umbiegt, bzw. **knorpelfreies Feld,** besteht nur aus einer Hautduplikatur), die **„supratip area"** (Nasenrücken knapp oberhalb der Nasenspitze), **schwaches Dreieck** (entspricht der „supratip area", da hier der Nasenrücken knapp oberhalb der Nasenspitze nur durch das Septum gebildet wird). Diese Bereiche gelten in der plastischen Chirurgie als Gefahrenpunkte.
Bei einem **Septumhämatom** (z. B. nach Nasenfraktur) ist eine sofortige Entlastung durch Punktion sowie ggf. Inzision und Nasentamponade erforderlich, da sonst der Septumknorpel unterzugehen droht.

## Laterale Nasenwand

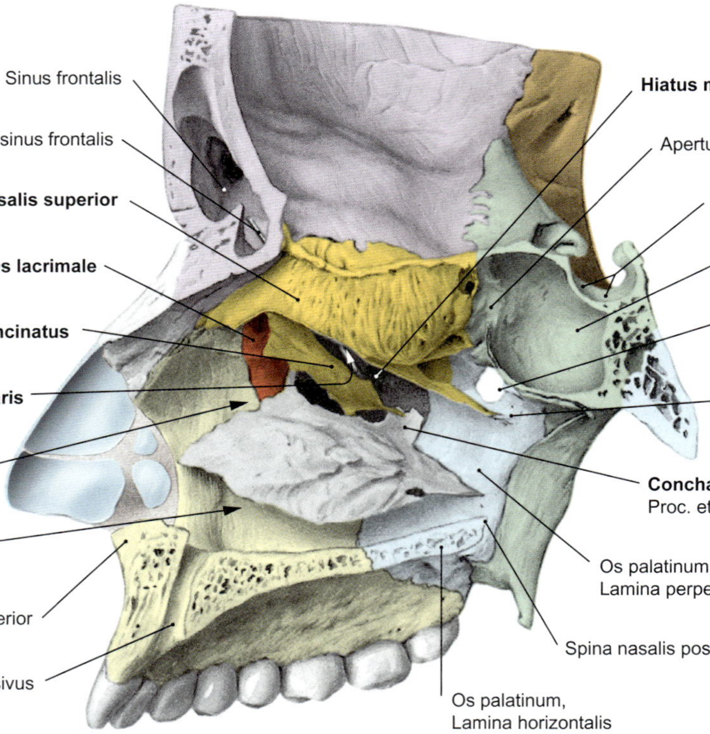


**Abb. 8.113 Knöcherne Strukturen der lateralen Wand der Nase, Cavitas nasi, ohne mittlere Nasenmuschel;** Ansicht von links; Farbtafel siehe S. XII. [S700]

Die laterale Nasenhöhlenwand weist einen komplexen und variablen Aufbau auf. Dargestellt ist die am häufigsten vorherrschende Topographie. Die am Aufbau beteiligten Knochen sind:

- Vorne:
  - Os nasale
  - Facies nasalis maxillae
  - Os lacrimale
- In der Mitte:
  - Corpus maxillae mit Hiatus maxillaris
  - Os ethmoidale mit Proc. uncinatus (eine dünne Knochenlamelle), den knöchernen Wänden zu den vorderen und hinteren Siebbeinzellen (Cellulae ethmoidales anteriores und posteriores) und die obere und mittlere Nasenmuschel (Conchae nasales superior und media). Die mittlere Nasenmuschel ist nicht dargestellt (→ Abb. 8.114)
  - Untere Nasenmuschel (Concha nasalis inferior)
- Hinten:
  - Lamina perpendicularis des Os palatinum
  - Lamina medialis des Proc. pterygoideus ossis sphenoidalis

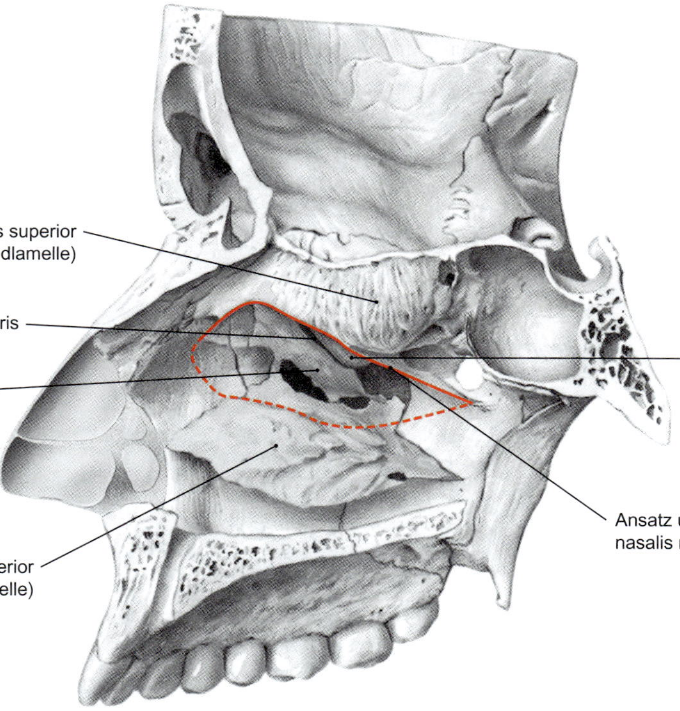


**Abb. 8.114 Knöcherne Strukturen der lateralen Wand der Nase, Cavitas nasi, ohne mittlere Nasenmuschel;** Ansicht von links. [S700]
Die verhältnismäßig komplexe Anatomie am Hiatus semilunaris und in seiner Umgebung unterhalb der mittleren Nasenmuschel wird mit dem Begriff **osteomeataler Komplex** beschrieben. Dabei wird der Zugang zur Kieferhöhle (Hiatus maxillaris) üblicherweise durch 3 Strukturen unvollständig verschlossen:

- **Proc. uncinatus** – eine dünne Knochenlamelle des Os ethmoidale, die den Hiatus maxillaris unvollständig verschließt. Sie bildet einen Teil der medialen Wand des Sinus maxillaris. An der Oberkante des Proc. uncinatus verbleibt ein sichelförmiger glatter Spalt, der als **Hiatus semilunaris** bezeichnet wird. Unter dem Proc. uncinatus befinden sich meist ebenfalls Öffnungen, die normalerweise nur von Nasenschleimhaut überdeckt werden, aber auch als Öffnungen bestehen bleiben können. Sie werden als vordere und hintere Fontanellen bezeichnet.
- Vor und unterhalb des Proc. uncinatus begrenzen das Os lacrimale und die untere Nasenmuschel.
- Von hinten oben wölbt sich eine oft ausgeprägte vordere Siebbeinzelle in und vor den Hiatus maxillaris, die als **Bulla ethmoidalis** bezeichnet wird. Sie begrenzt gleichzeitig den Hiatus semilunaris nach hinten und oben.

## Klinik

Unter operativen Gesichtspunkten unterscheidet man an der lateralen Nasenwand 4 **Grundlamellen.** Es handelt sich dabei um knöcherne Lamellen, die als embryologische Residuen das Siebbein durchziehen. 1. GL – Proc. uncinatus; 2. GL – Bulla ethmoidalis; 3. GL – Concha nasalis media; 4. GL – Concha nasalis superior. Die Strukturen des **osteomeatalen Komplexes (osteomeatale Einheit)** sind klinisch nicht nur im Hinblick auf die Ventilation, sondern auch für die Drainage der Nasennebenhöhlen außerordentlich bedeutsam. In der **endonasalen Nasennebenhöhlenchirurgie** liegt hier der zentrale operative Zugangsweg, z. B. bei der Behandlung chronischer Sinusitiden oder einer Polyposis nasi.

# Nase

## Nasenhöhle

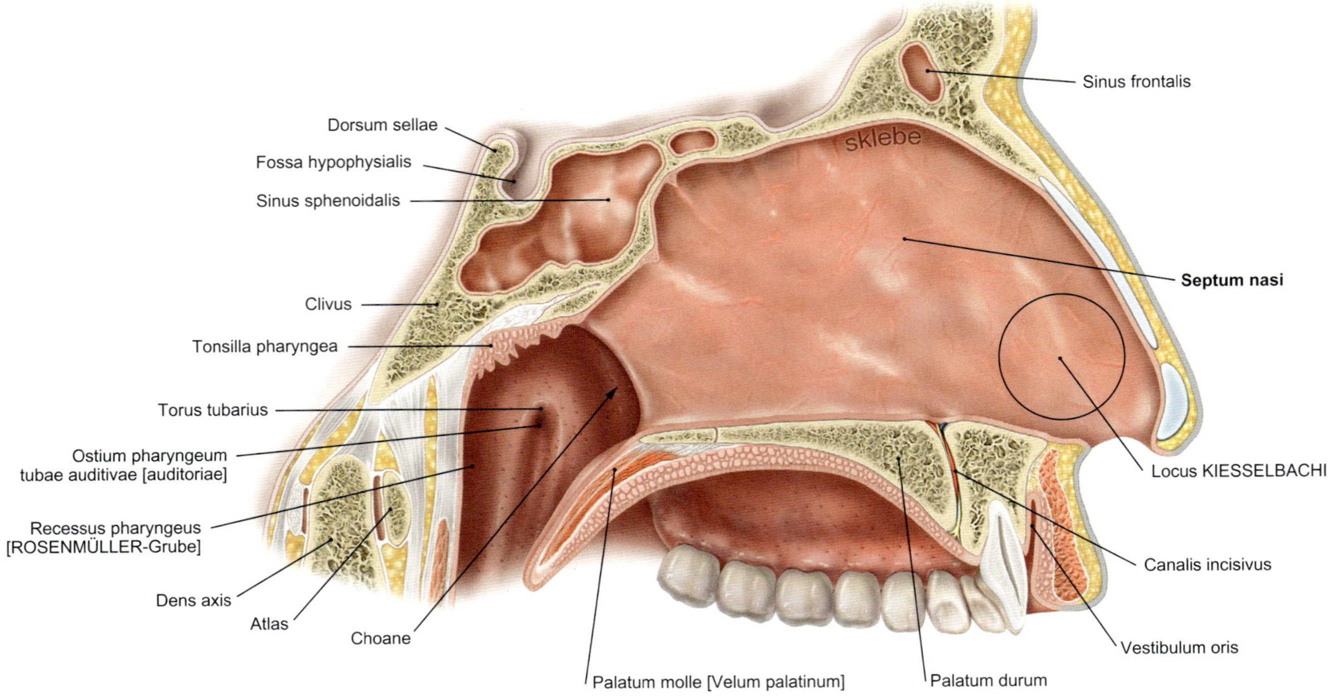


**Abb. 8.115 Nasenscheidewand, Septum nasi;** Ansicht von rechts. [S703-L238]

Die Nasenscheidewand ist von respiratorischem Flimmerepithel bedeckt; der Flimmerschlag der Kinozilien ist in Richtung Nasopharynx gerichtet.

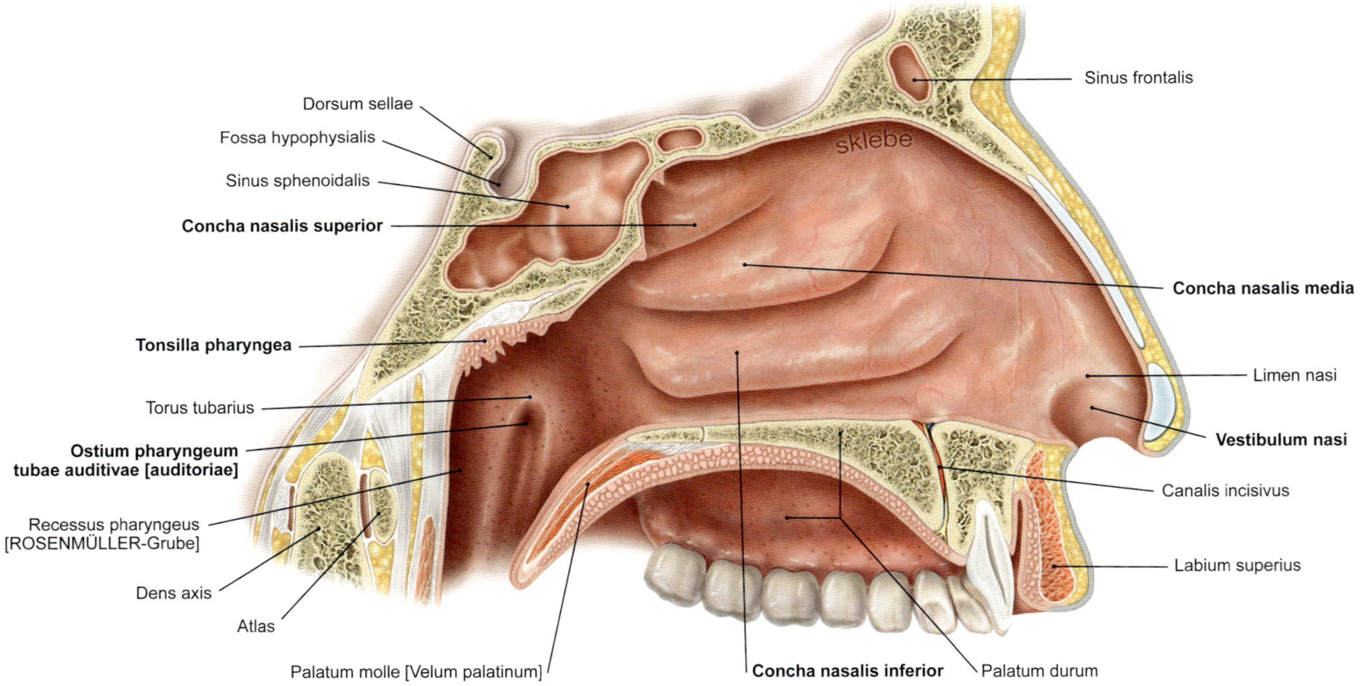


**Abb. 8.116 Laterale Wand der Nasenhöhle, Cavitas nasi, links;** Ansicht von rechts. [S703-L238]

Die laterale Nasenwand wird größtenteils von der unteren **(Concha nasalis inferior)** und der mittleren **(Concha nasalis media)** Nasenmuschel eingenommen. Die obere Nasenmuschel **(Concha nasalis superior)** ist klein. Sie steht in Beziehung zum Riechfeld am Nasendach. Hier treten die Fila olfactoria vom Bulbus olfactorius durch die Lamina cribrosa und ziehen bis in die benachbarte Schleimhaut, auch die der oberen Nasenmuschel.

Das **Vestibulum nasi** ist von verhorntem Plattenepithel ausgekleidet, das am Limen nasi über unverhorntes Plattenepithel in Flimmerepithel übergeht. Die Verlängerung der unteren Nasenmuschel führt auf das Ostium pharyngeum der Tuba auditiva [auditoria] zu. Oberhalb davon sitzt am Rachendach die Tonsilla pharyngea.

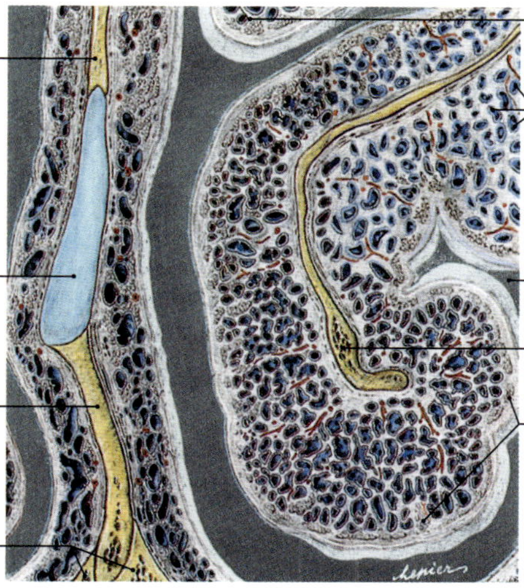


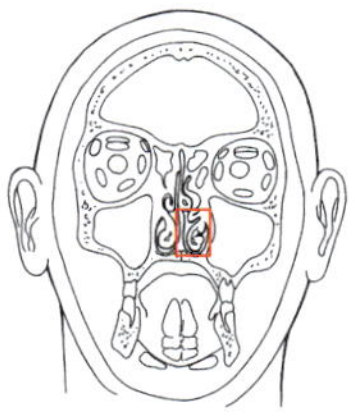

**Abb. 8.117 Untere Nasenmuschel, Concha nasalis inferior, links;** Frontalschnitt auf Höhe des Anfangsteils des Proc. posterior der Cartilago septi nasi; Ansicht von vorne. [S700]
Der Schnitt zeigt das dünne knöcherne Skelett der unteren Nasenmuschel (Concha nasalis inferior), das von Schwellkörpergewebe (Plexus cavernosus), einem Geflecht aus spezialisierten Arterien und Venen, überzogen ist. An der Oberfläche der Nasenmuschel befindet sich Flimmerepithel mit eingelagerten serösen Drüsen (Glandulae nasales).

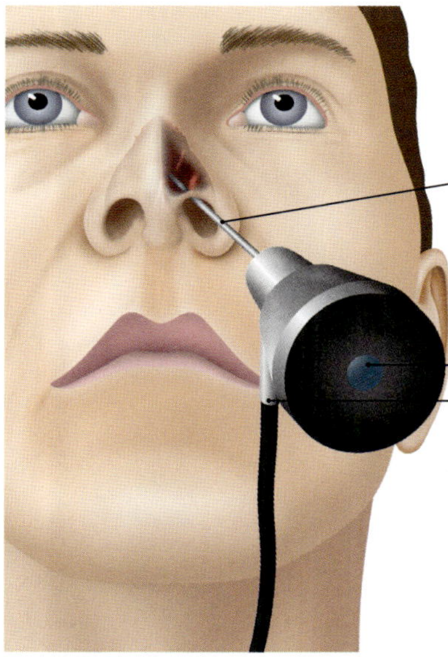


**Abb. 8.118 Transnasale Lupenendoskopie.** Ansicht von vorne unten. [S703-L275]
Die Endoskopie der Nase (Nasenhöhlenspiegelung, [trans]nasale [Lupen-]Endoskopie) mit einer starren Optik ist ein in der Hals-Nasen-Ohren-Heilkunde sehr häufig eingesetztes Standarduntersuchungsverfahren zur Beurteilung der Nasenhaupthöhlen, des Nasenrachens, der Eingänge in die Nasennebenhöhlen und der Nasenschleimhaut.

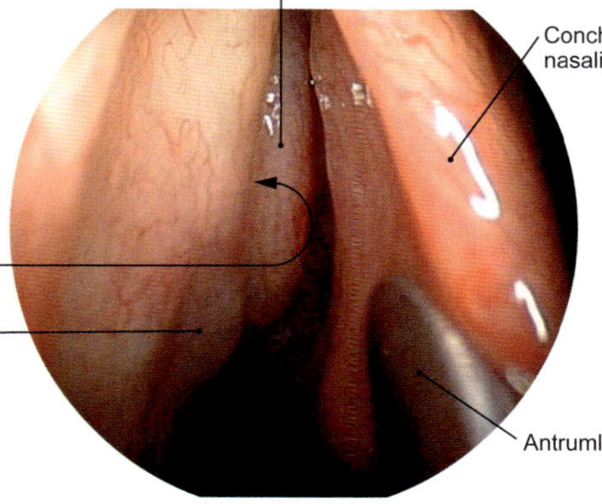


**Abb. 8.119 Nasenhöhle, Cavitas nasi, links;** transnasale Lupenendoskopie mit einer 30°-Optik. [S700-T720]
Der Untersucher blickt direkt auf den Kopf der mittleren Nasenmuschel (Concha nasalis media).

## Klinik

Charakteristikum der Nasenschleimhaut ist ein ausgeprägtes Geflecht venöser Kapazitätsgefäße. Abhängig vom Schwellungszustand bestehen ca. 35 % des nasalen Schleimhautvolumens aus vaskulären Plexus. Das Schwellkörpergewebe ist an der unteren und der mittleren Nasenmuschel sowie im Nasenseptum am Locus KIESSELBACHI am stärksten ausgeprägt.

Bei ca. 80 % aller Menschen ist ein sog. **Nasenzyklus** nachweisbar: Es kommt zu einem wechselseitigen An- und Abschwellen der Nasenschleimhaut beider Nasenseiten für 2–7 Stunden mit alternierendem Nasenwiderstand bei der Atmung im Verhältnis 1 : 3, jedoch bei gleichbleibendem Gesamtwiderstand.

## Nasennebenhöhlen

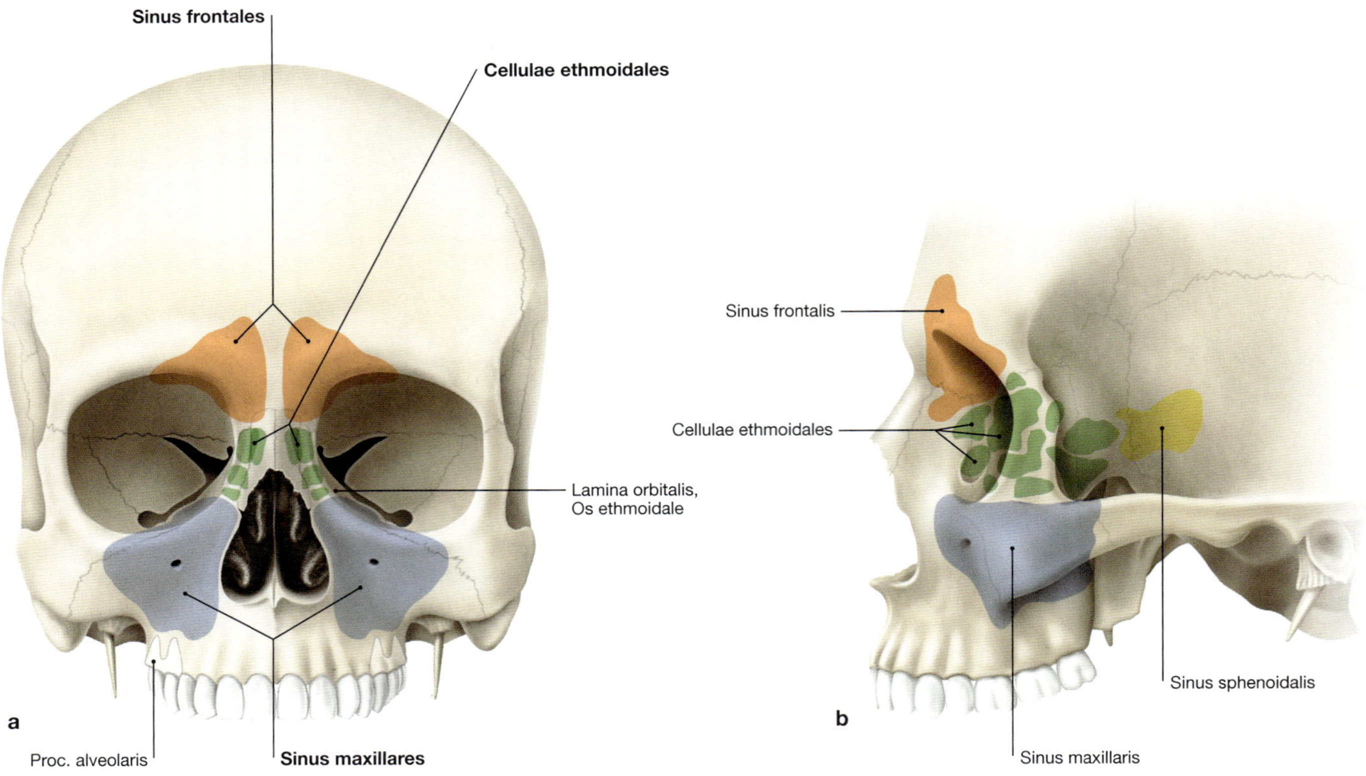


**Abb. 8.120a und b Projektion der Nasennebenhöhlen auf den Schädel.** [S700-L275]
**a** Ansicht von vorne.
**b** Ansicht von lateral.

Die Ausbildung der Nasennebenhöhlen ist außerordentlich variabel, einzelne Höhlen können auch fehlen.

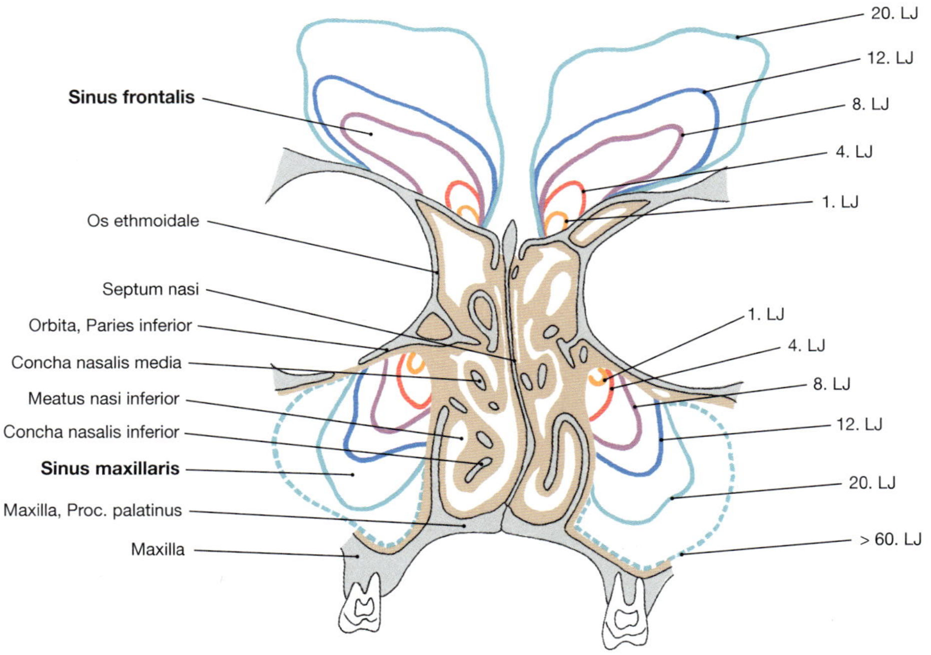


**Abb. 8.121 Entwicklung der Kiefer- und der Stirnhöhle.** LJ: Lebensjahr. [S700-L238]

Die Ausbildung der Stirnhöhle erreicht etwa um das 5. Lebensjahr den Orbitaoberrand.

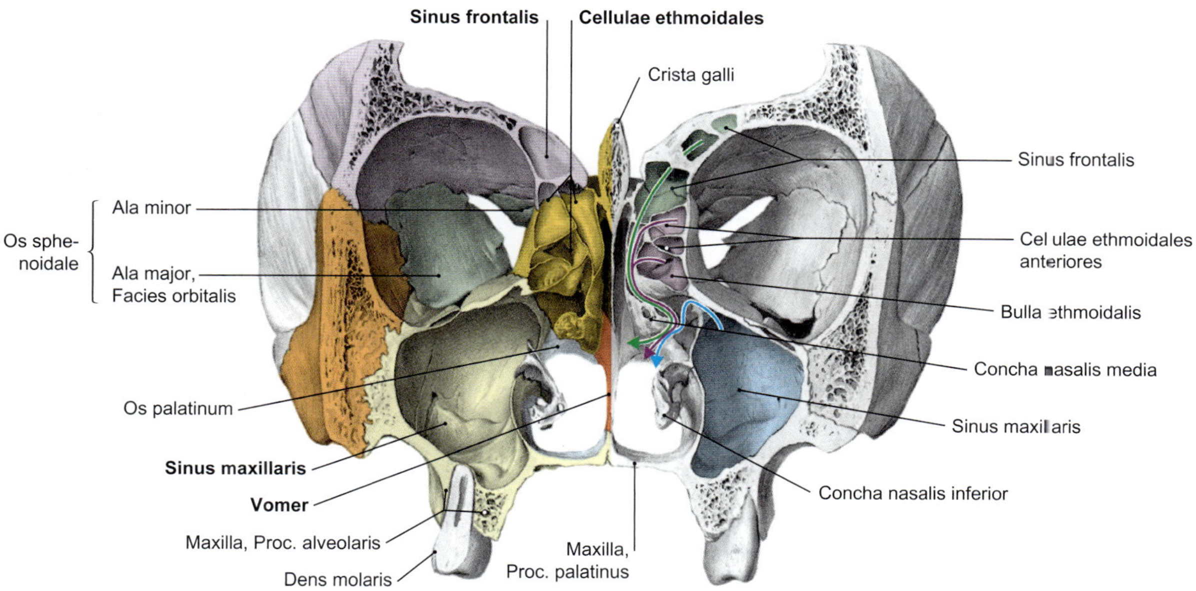


**Abb. 8.122 Knöcherne Topographie (rechte Schädelhälfte) und Mündung der Nasennebenhöhlen (linke Schädelhälfte);** Frontalschnitt durch den Gesichtsschädel; Farbtafel siehe S. XII. [S700]
Die Stirnhöhle (Sinus frontalis, grün), die vorderen Siebbeinzellen (Cellulae ethmoidales anteriores, violett) und die Kieferhöhle (Sinus maxillaris, blau) münden über den Hiatus semilunaris in den mittleren Nasengang. Auf der linken Schädelseite sieht man im Anschnitt durch die Maxilla die enge Beziehung zwischen Zahnwurzel und Sinus maxillaris.

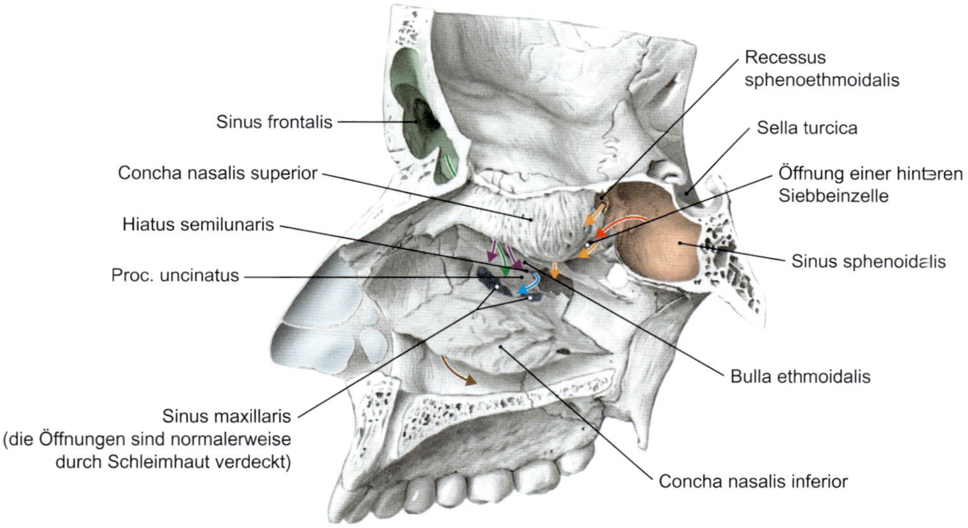


**Abb. 8.123 Mündung der Nasennebenhöhlen und des Ductus nasolacrimalis an der lateralen Nasenwand.** Ansicht von links. [S700]
Pfeile: braun = Tränennasengang; grün = Stirnhöhle; violett = vordere Siebbeinzellen; blau = Kieferhöhle; orange = hintere Siebbeinzellen; rot = Keilbeinhöhle.
Der Sinus sphenoidalis hat enge topographische Beziehung zur Sella turcica, in der die Hypophyse (Glandula pituitaria) liegt. Der Ductus nasolacrimalis öffnet sich über die Plica lacrimalis (HASNER-Klappe) in den unteren Nasengang. Die mittlere Nasenmuschel ist nicht dargestellt. Dadurch sieht man den Hiatus semilunaris. Darüber liegt die Bulla ethmoidalis, darunter der Proc. uncinatus. Hinter der oberen Nasenmuschel liegt der Recessus sphenoethmoidalis mit der Mündung des Sinus sphenoidalis (Apertura sinus sphenoidalis, roter Pfeil).

## Klinik

Der **Sinus sphenoidalis** kann sich in große Teile des Keilbeins ausbreiten. Bei operativen Eingriffen im Sinus sphenoidalis sind bei ausgedehnter Pneumatisation die A. carotis interna (Tuberculum arteriae carotidis internae) und der N. opticus [II] (Tuberculum nervi optici) aufgrund der engen Beziehung zur seitlichen Sinuswand gefährdet.

## Sekretfluss und Mündung der Nasennebenhöhlen

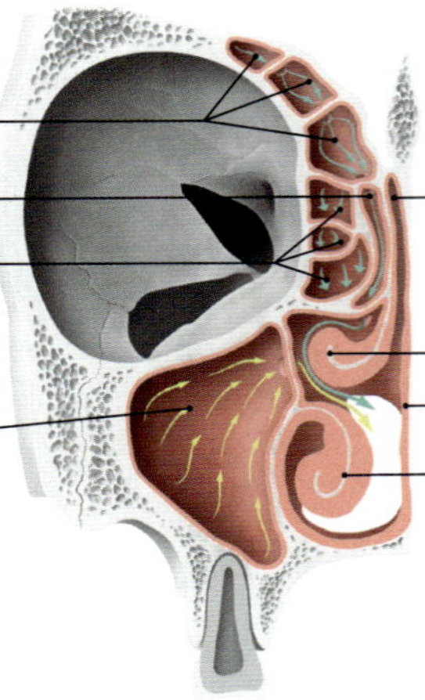


**Abb. 8.124 Sekretfluss durch Zilienschlag aus den Sinus frontalis und maxillaris sowie den Cellulae ethmoidales anteriores.** Rechts, Frontalschnitt. [S703-L275]
Die Nasennebenhöhlen sind wie die Nasenhaupthöhle (Nasenseptum und Strukturen der lateralen Nasenwand) von respiratorischem Flimmerepithel ausgekleidet. Der Flimmerschlag der Kinozilien des Respirationsepithels und damit der Flüssigkeitsstrom ist in Richtung auf das Ostium der jeweiligen Nasennebenhöhle gerichtet (Sinus maxillaris, gelb; Sinus frontalis und Cellulae ethmoidales anteriores, grün). Die Nasennebenhöhlen transportieren so eingeatmete Partikel und Mikroorganismen aus dem Höhlenlumen heraus. Die Abbildung zeigt, dass das Ostium des Sinus maxillaris weit oben liegt.

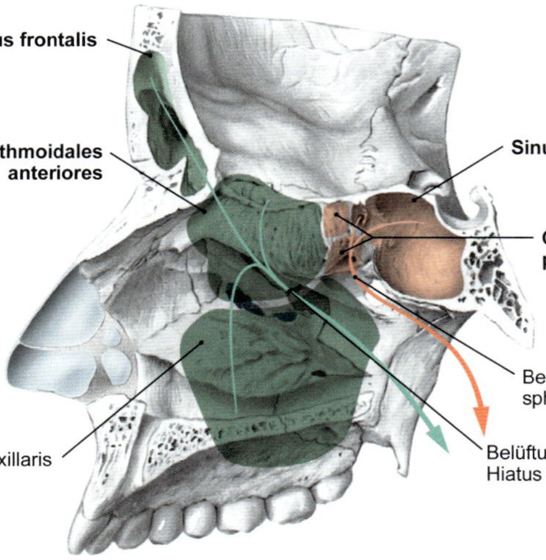


**Abb. 8.125 Sekretabfluss aus den Nasennebenhöhlen.** Blick auf die rechte laterale Nasenwand. [S700~L275]
Sinus frontalis, Cellulae ethmoidales anteriores und Sinus maxillaris (grün) drainieren über den mittleren Nasengang unterhalb der mittleren Nasenmuschel in die Nasenhöhle; Cellulae ethmoidales posteriores und Sinus sphenoidalis drainieren über den Recessus sphenoethmoidalis in den oberen Nasengang hinter die obere Nasenmuschel.

**Mündungsstellen der Nasennebenhöhlen und des Tränennasengangs**

| Struktur | Unterer Nasengang | Mittlerer Nasengang | Oberer Nasengang |
|---|---|---|---|
| Ductus nasofrontalis | x | | |
| Sinus frontalis | | x | |
| Cellulae ethmoidales anteriores | | x | |
| Cellulae ethmoidales posteriores | | | x |
| Sinus maxillaris | | x | |
| Sinus sphenoidalis | | | x |

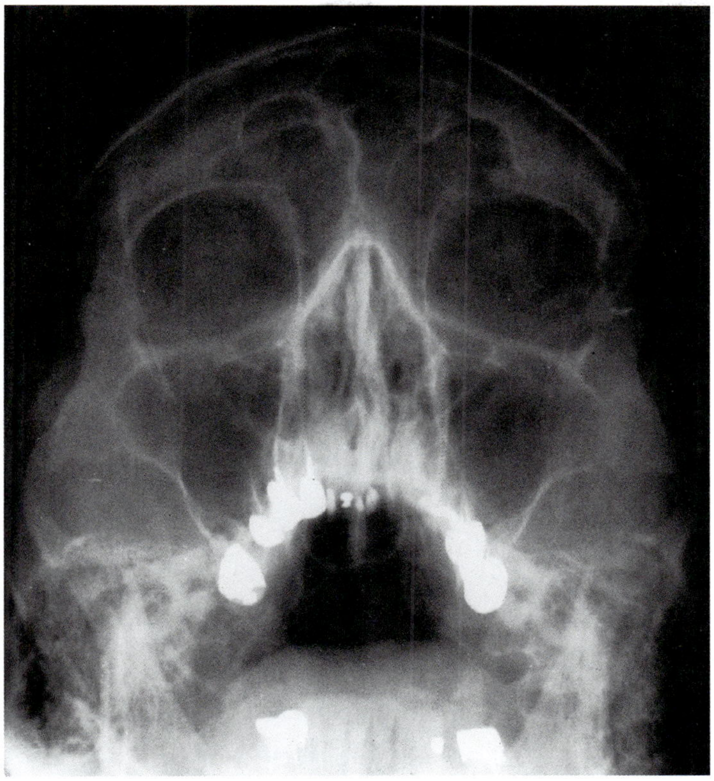
a

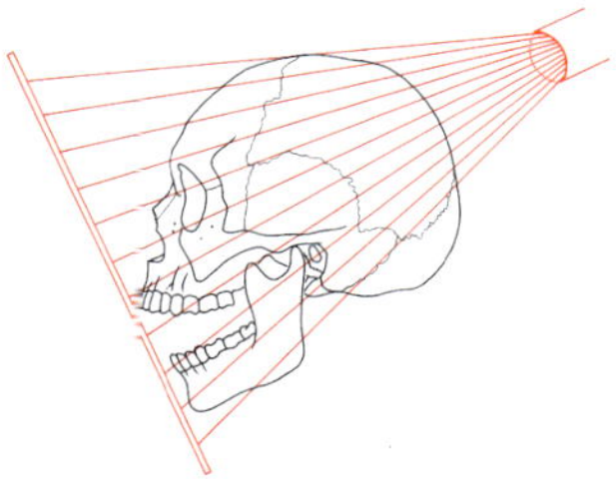

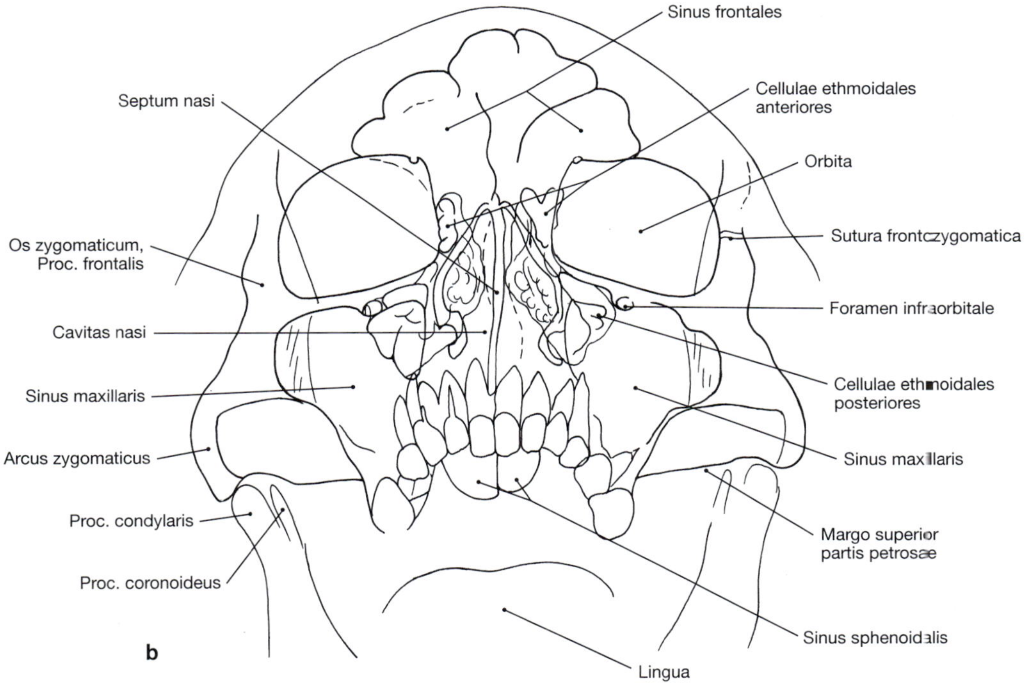

b

**Abb. 8.126a und b Nasennebenhöhlen, Sinus paranasales;** Röntgenbild des Schädels im postero-anterioren (p.a.) Strahlengang bei geöffnetem Mund. [S700-T895]

## Klinik

Konventionelle Röntgenaufnahmen sind zur raschen Orientierung über das Nasennebenhöhlensystem sinnvoll, werden aber zunehmend seltener durchgeführt. Um eine Operationsindikation zu stellen, sind sie von der Computer- und Magnetresonanztomographie abgelöst worden.
**Sinusitiden** sind eine häufige Erkrankung. Beim Kind kommt es besonders oft zur Entzündung der Siebbeinzellen, beim Erwachsenen ist die Kieferhöhle am häufigsten betroffen. Entzündungen der Siebbeinzellen können durch die dünne Lamina orbitalis (papyracea) des Os ethmoidale in die Orbita durchbrechen oder im hinteren Bereich der Siebbeinzellen oder der Keilbeinhöhle auf den Canalis opticus übergreifen und zur Schädigung des Sehnervs führen.

## Topographie der Nasennebenhöhlen

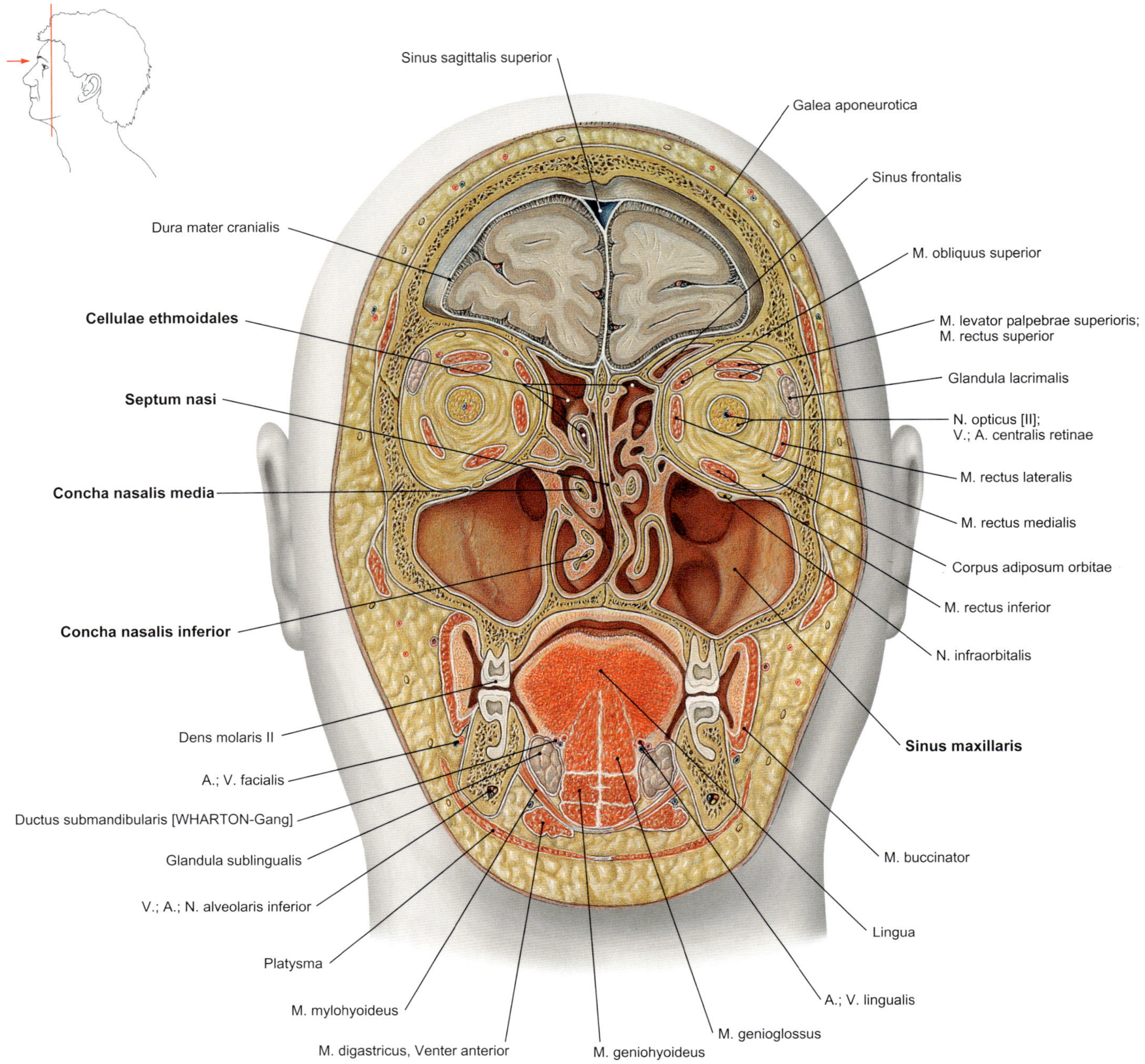


**Abb. 8.127 Frontalschnitt durch den Kopf auf Höhe des zweiten oberen Mahlzahns;** Ansicht von vorne. [S700-L238]
Der Schnitt zeigt die individuellen seitendifferenten Ausprägungen der angeschnittenen Nasennebenhöhlen. Die Sinus maxillares beider Seiten sind unterschiedlich ausgeprägt und variabel gekammert. Das Nasenseptum ist nach links verlagert (Septumdeviation). Dadurch sind untere und mittlere Nasenmuschel rechts kräftiger ausgebildet als links. Auch die Siebbeinzellen sind rechts und links unterschiedlich ausgebildet. Auf der linken Seite erkennt man supraorbital noch einen Anschnitt des Sinus frontalis.

### Klinik

Bei **Septumdeviation** kann die Nasenatmung so stark behindert sein, dass es zu Kopfschmerzen, Hyposmie oder sogar Anosmie kommt. Die Ausbildung der Nasennebenhöhlen ist äußerst variabel. Dies betrifft interindividuelle und Seitenunterschiede bis hin zu einer Nichtanlage einzelner Höhlen **(Aplasie).**
Allerdings können einzelne Höhlen auch sehr stark ausgebildet sein. Ist der Sinus frontalis nach okzipital über das Orbitadach erweitert **(Recessus supraorbitalis),** spricht der Kliniker von einer gefährlichen Stirnhöhle. Im Rahmen einer Stirnhöhlenentzündung kann es über die dünne knöcherne Wand in der vorderen Schädelgrube zu Meningitiden, Epiduralabszessen oder sogar zu Hirnabszessen kommen.

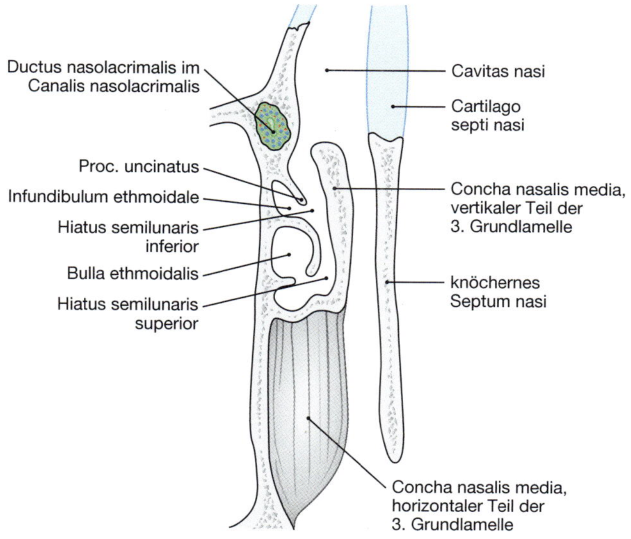


**Abb. 8.128 Topographie der Nasennebenhöhlen.** Horizontalschnitt durch Nasenseptum und osteomeatalen Komplex einer linken Nasenseite knapp oberhalb der unteren Nasenmuschel. [S702-L126]

Der Ductus nasolacrimalis hat lateral enge topographische Beziehung zur Kieferhöhle, medial zur Nasenhöhle. Kurz hinter dem Kopf der mittleren Nasenmuschel folgen von vorne nach hinten Proc. uncinatus, Hiatus semilunaris und Bulla ethmoidalis.

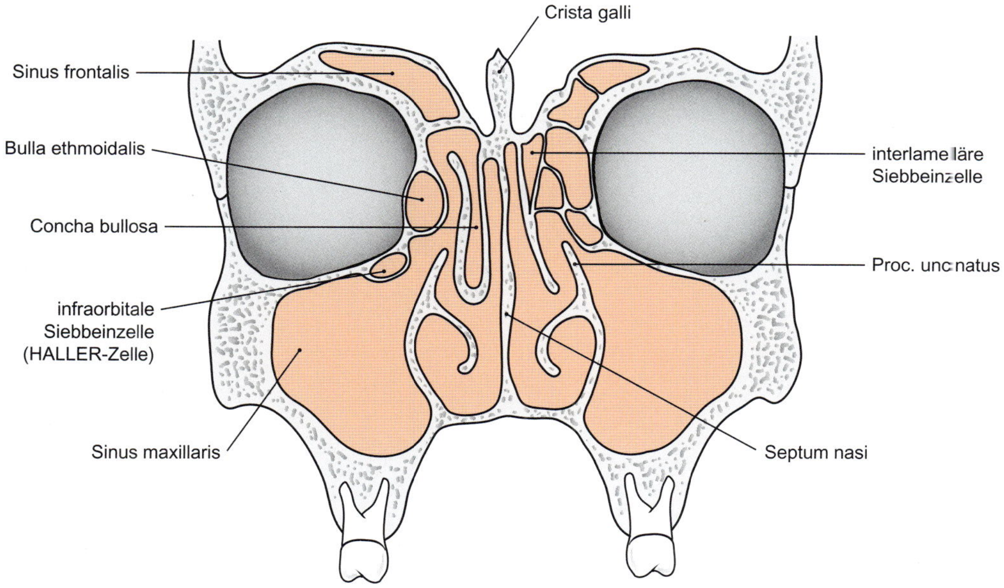


**Abb. 8.129 Topographie und Varianten der Siebbeinzellen, Cellulae ethmoidales;** Frontalschnitt durch den Gesichtsschädel. [S702-L126]
Anatomische Varianten kommen im vorderen Siebbein regelmäßig vor. Eine infraorbitale Siebbeinzelle (Infraorbitalzelle, HALLER-Zelle) pneumatisiert die Orbitawand; eine Concha bullosa pneumatisiert den Knochen einer Nasenmuschel (meist ist die mittlere Nasenmuschel betroffen).

## Topographie der Nasennebenhöhlen

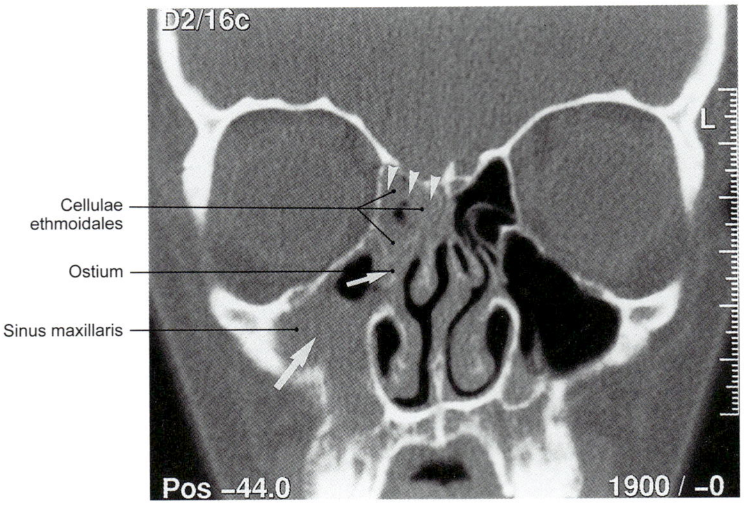


**Abb. 8.130 Chronische Sinusitis;** koronare Computertomographie (CT) der Nasennebenhöhlen. [S700-T720]

Die entzündliche Schleimhautschwellung der rechten Kieferhöhle und des Ostiums ist durch weiße Pfeile, die Schwellung der Siebbeinzellen durch weiße Pfeilspitzen gekennzeichnet.

### Klinik

In der endonasalen Nasennebenhöhlenchirurgie ist der mittlere Nasengang der Zugangsweg für die Behandlung chronischer Sinusitiden von Stirnhöhle, Kieferhöhle und vorderen Siebbeinzellen. Einseitige Kieferhöhlenentzündungen sind häufig odontogen bedingt (odontogene Sinusitis maxillaris). Meist geht die Entzündung vom 2. Prämolar oder vom 1. Molar aus (s. a. → Abb. 8.40).
Mögliche Ursachen einer odontogen bedingten Sinusitis maxillaris sind:

- Pulpanekrosen, periapikale Veränderungen (→ Abb. a), peridontale Entzündungen oder nicht behandelte Zysten im Oberkiefer (→ Abb. b)
- Eröffnung des Sinus maxillaris bei Zahnextraktionen, weil die Zahnwurzeln bis in die Kieferhöhle reichen können (der Sinus muss dann plastisch verschlossen werden, um keine Kieferhöhlenentzündung bakteriellen Ursprungs entstehen zu lassen)
- Eindringen von Füllmaterialien des Wurzelkanals in den Sinus maxillaris bei Überstopfung
- Irritation der Schleimhaut des Sinus maxillaris im Rahmen peri- und postimplantologischer Reaktionen durch eingebrachte Knochenaufbaumaterialien oder verlagerte dentale Implantate

Die meisten dentogen entzündlichen Reaktionen entstehen durch unmittelbar am Zahn ablaufende Resorptions- und Entzündungsprozesse (→ Abb. a, → Abb. b). Dabei ist es oft schwierig, die lokal ablaufenden Prozesse mittels radiologischer Schnittbilddiagnostik verlässlich zu diagnostizieren. Hier ist die klinische Expertise der Zahnärztin oder des Zahnarztes gefragt, um die Ursache aufzudecken. Oft ist eine rhinochirurgische Behandlung unter Hinzuziehung einer HNO-Kollegin oder eines HNO-Kollegen nötig, um die maxilläre Clearance und Entfernung entzündlich veränderter Schleimhaut aus der Kieferhöhle über einen erweiterten nasalen Zugang zu verbessern.
**a** Radikuläre Zyste. [S703-L275]
**b** Oberkieferzyste. [S703-L275]

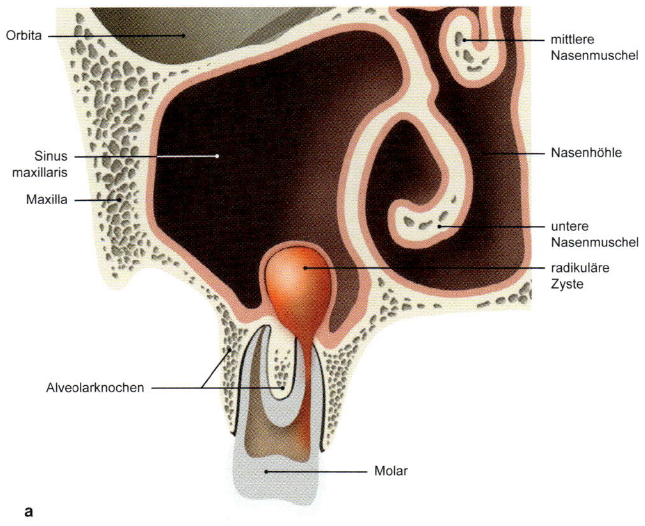


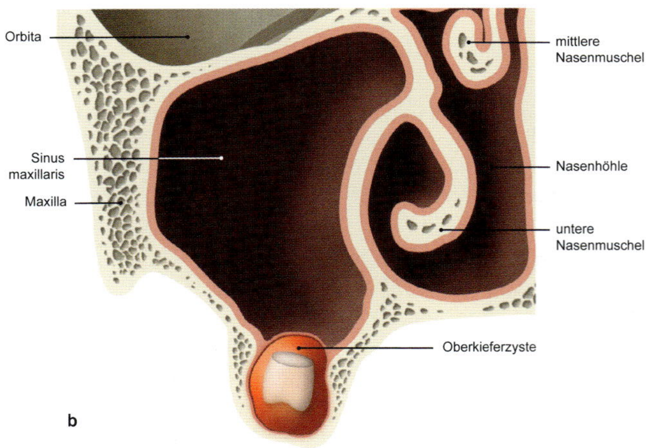

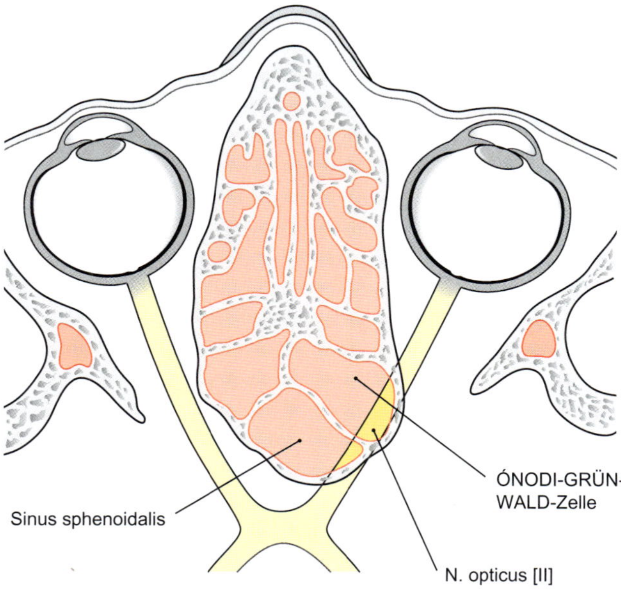


**Abb. 8.131 Topographie und Varianten der Siebbeinzellen, Cellulae ethmoidales;** Horizontalschnitt durch das Siebbein in Höhe des Canalis opticus. [S702-L126]

Bei Ausbildung einer ÓNODI-GRÜNWALD-Zelle liegt die Keilbeinhöhle teilweise unterhalb dieser hinteren Siebbeinzelle. Sie hat häufig eine enge Beziehung zum N. opticus [II].

| **Nasennebenhöhlen – in der Klinik gebräuchliche Begriffe** | |
|---|---|
| **Agger nasi** | eine vordere Siebbeinzelle vor und oberhalb des Ansatzes der mittleren Nasenmuschel |
| **Atrium meatus medii** | Region vor dem mittleren Nasengang oberhalb des Kopfes der unteren Nasenmuschel |
| **Bulla ethmoidalis** | eine vordere Siebbeinzelle oberhalb des Hiatus semilunaris, die sehr regelmäßig ausgebildet ist, aber auch fehlen kann |
| **Fontanelle** | akzessorische Öffnung in der medialen Kieferhöhlenwand, die von Schleimhaut bedeckt ist |
| **Grundlamellen** | Lamellen, die als embryologische Residuen das Siebbein durchziehen. Es werden **4 Grundlamellen** (GL) unterschieden:<br>• 1. GL: Proc. uncinatus<br>• 2. GL: Bulla ethmoidalis<br>• 3. GL: Concha nasalis media<br>• 4. GL: Concha nasalis superior |
| **HALLER-Zelle** | eine Siebbeinzelle, die die untere Orbitawand pneumatisiert (Infraorbitalzelle) |
| **Hiatus maxillaris** | eine große Öffnung des Sinus maxillaris zur Nasenhöhle, die partiell durch den Proc. uncinatus des Os ethmoidale sowie durch Schleimhaut verschlossen wird |
| **Hiatus semilunaris** | ein sichelförmiger, bis zu 3 mm breiter Spalt zwischen Bulla ethmoidalis und dem oberen, freien Rand des Proc. uncinatus; über den Hiatus semilunaris gelangt man in das Infundibulum ethmoidale |
| **Infundibulum ethmoidale** | Raum, der vom Proc. uncinatus, von der Lamina papyracea und der Bulla ethmoidalis begrenzt wird |
| **ÓNODI-GRÜNWALD-Zelle** | eine hintere Siebbeinzelle, die sich über den Sinus sphenoidalis nach hinten vorwölbt |
| **osteomeataler Komplex** | Oberbegriff für die komplizierte Anatomie am Hiatus semilunaris und seiner Umgebung |
| **Proc. uncinatus** | eine dünne Knochenlamelle des Os ethmoidale, die einen Teil der medialen Wand des Sinus maxillaris bildet und den Hiatus semilunaris von vorne unten begrenzt |
| **Recessus frontalis** | Spaltraum, der die Verbindung zwischen Stirnhöhle und Nasenhaupthöhle herstellt (Ductus nasofrontalis, Canalis nasofrontalis) |
| **Sulcus olfactorius** | Rinne zwischen der vorderen Anheftung der Concha nasalis media an der Schädelbasis und am Nasendach |

## Leitungsbahnen

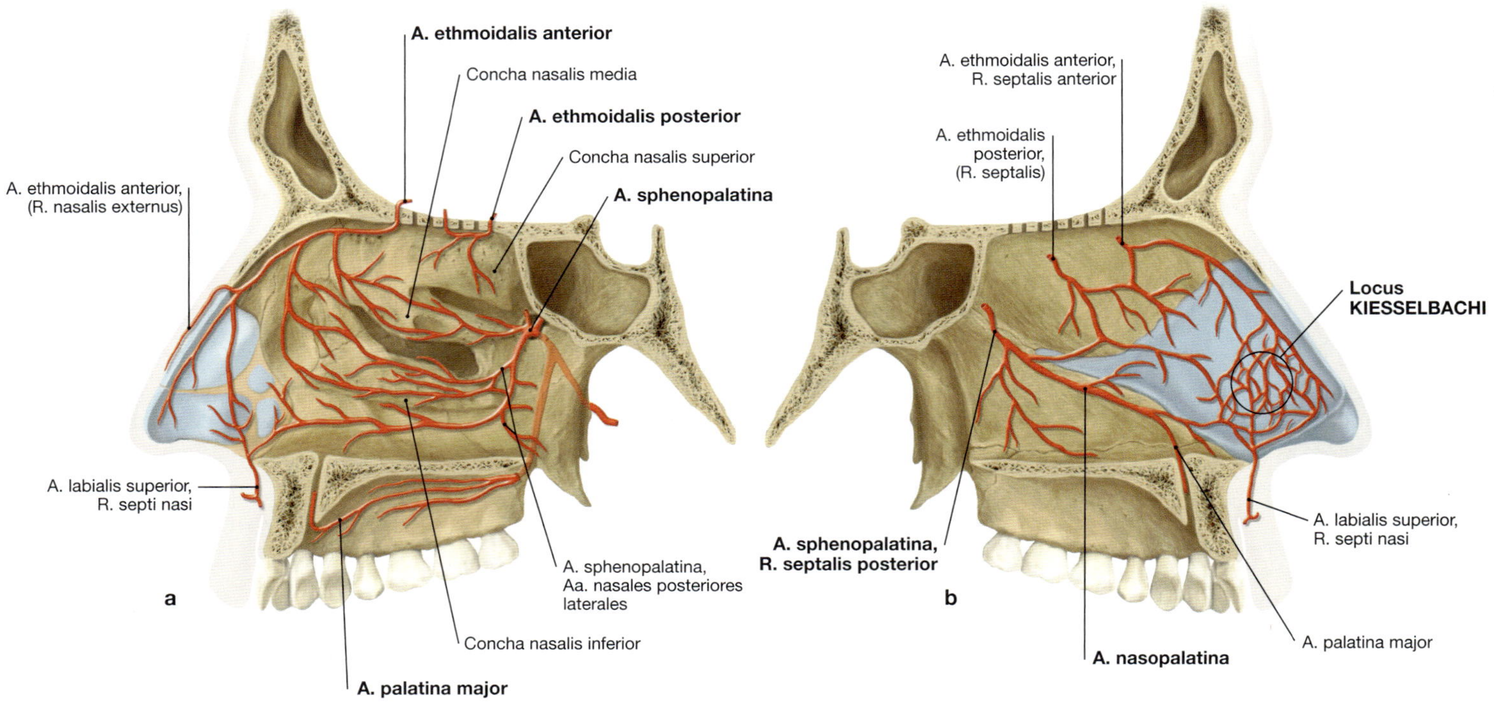


**Abb. 8.132a und b Arterien der Nasenhöhle, Cavitas nasi.** [S700-L284]
**a** Laterale Wand der rechten Nasenhöhle; Ansicht von links.
**b** Nasenseptum der rechten Nasenhöhle; Ansicht von rechts.
Die Nase wird über Äste der A. carotis externa und der A. carotis interna arteriell versorgt:

- A. carotis interna: Aus der A. ophthalmica verlaufen die **Aa. ethmoidales anterior** und **posterior** durch das vordere und hintere Siebbein und erreichen die laterale Nasenwand und das Nasenseptum.
- A. carotis externa: Als Endast der A. maxillaris erreicht die **A. sphenopalatina** die Nasenhöhle über das Foramen sphenopalatinum. Anastomosen bestehen über die Blutgefäße der Lippe zur A. facialis. Am Nasenseptum geht aus der A. sphenopalatina die **A. nasopalatina** hervor, die durch den Canalis incisivus die Mundhöhle erreicht und hier mit der A. palatina major anastomosiert. Die A. nasopalatina speist gemeinsam mit den Aa. ethmoidales anterior und posterior den Locus KIESSELBACHI, ein arteriovenöses Gefäßgeflecht.

### Klinik

Häufigster Ort von **Nasenbluten** (Epistaxis) ist der Locus KIESSELBACHI am Nasenseptum.
Schädelbasisfrakturen im Bereich der Lamina cribrosa können zu Zerreißungen der Aa. ethmoidales anterior und/oder posterior mit konsekutivem Nasenbluten führen.
Wenn bei lebensbedrohlichen Blutungen eine Nasentamponade nicht zum Erfolg führt, muss die A. sphenopalatina unterbunden werden.

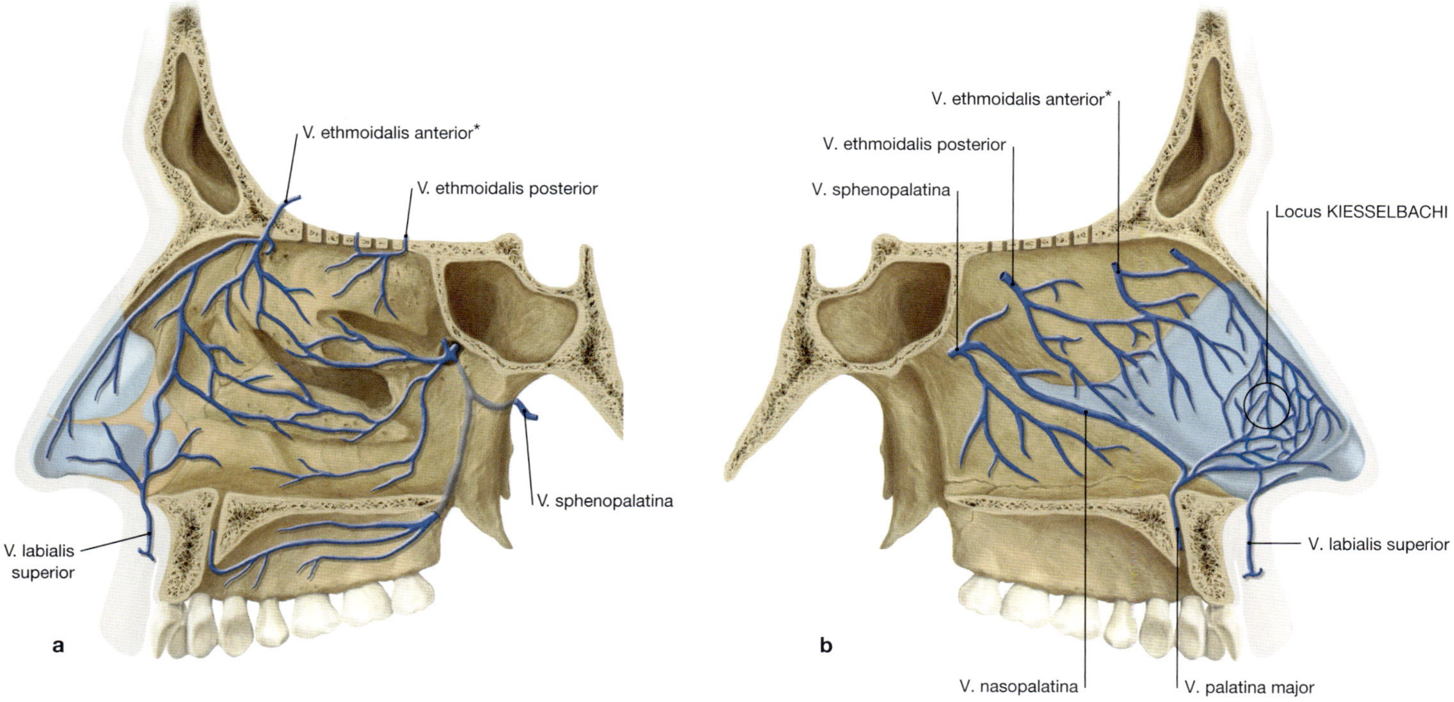


**Abb. 8.133a und b Venen der Nasenhöhle, Cavitas nasi.** [S700-L284]
**a** Laterale Wand der rechten Nasenhöhle; Ansicht von links.
**b** Nasenseptum der rechten Nasenhöhle; Ansicht von rechts.
Das Blut wird über die **Vv. ethmoidales anterior** und **posterior** zum Sinus cavernosus in der Schädelhöhle, über die **V. sphenopalatina** zum Plexus pterygoideus in der Fossa infratemporalis und über die Verbindung zu den **Vv. labiales** zur V. facialis drainiert.

* Verbindungsvene zum Sinus sagittalis superior über das Foramen caecum (nur im Kindesalter ausgeprägt)

## Leitungsbahnen

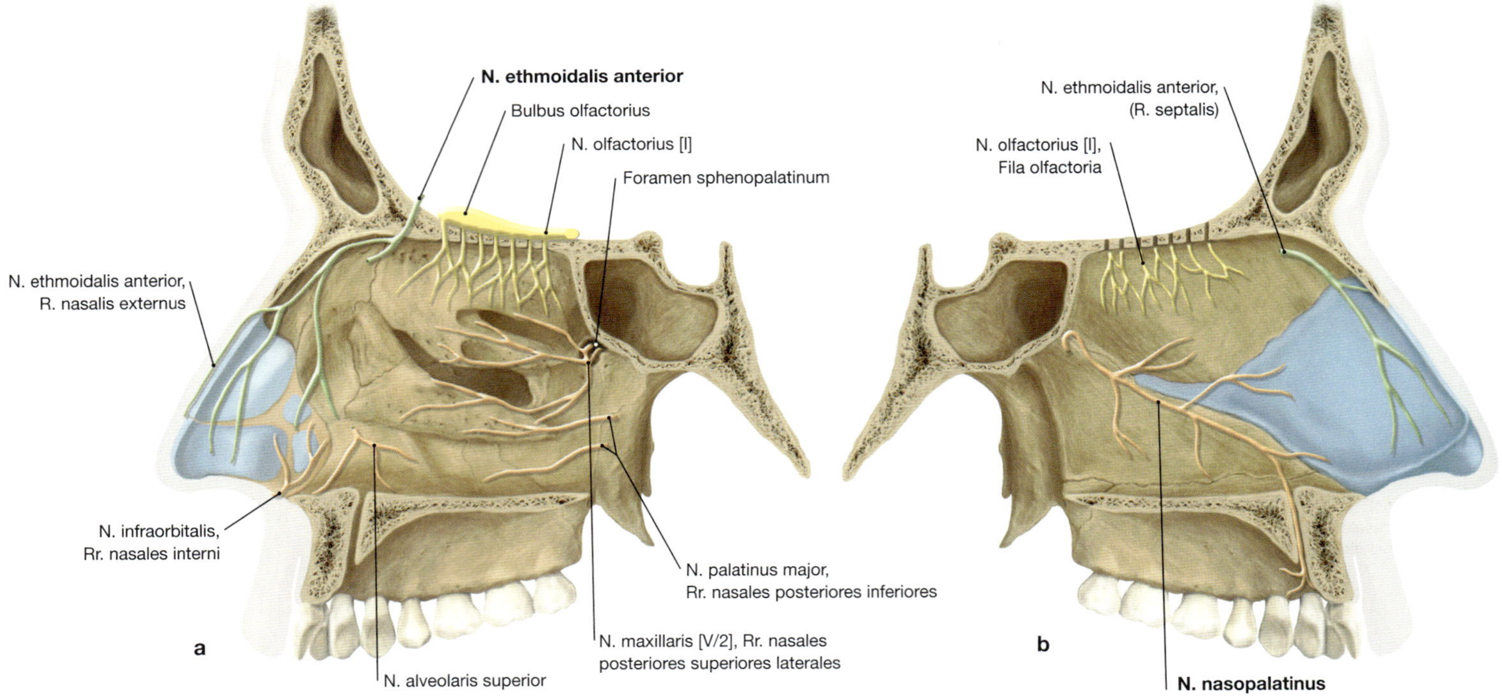


**Abb. 8.134a und b Innervation der Nasenhöhle, Cavitas nasi.** [S700-L284]
**a** Laterale Wand der rechten Nasenhöhle; Ansicht von links.
**b** Nasenseptum der rechten Nasenhöhle; Ansicht von rechts.
Die sensorische Innervation der Nasenschleimhaut erfolgt über Äste des N. trigeminus [V]: N. ophthalmicus [V/1] → N. ethmoidalis anterior und N. maxillaris [V/2] → Rr. nasales, N. nasopalatinus. Das Riechfeld wird vom **N. olfactorius [I]** innerviert. Am Nasenseptum verläuft der **N. nasopalatinus,** der durch den Canalis incisivus zieht (wo er manchmal auch als N. incisivus bezeichnet wird) und die Schleimhaut des harten Gaumens im Bereich der Rückseite der Schneidezähne bis zum Eckzahn innerviert.

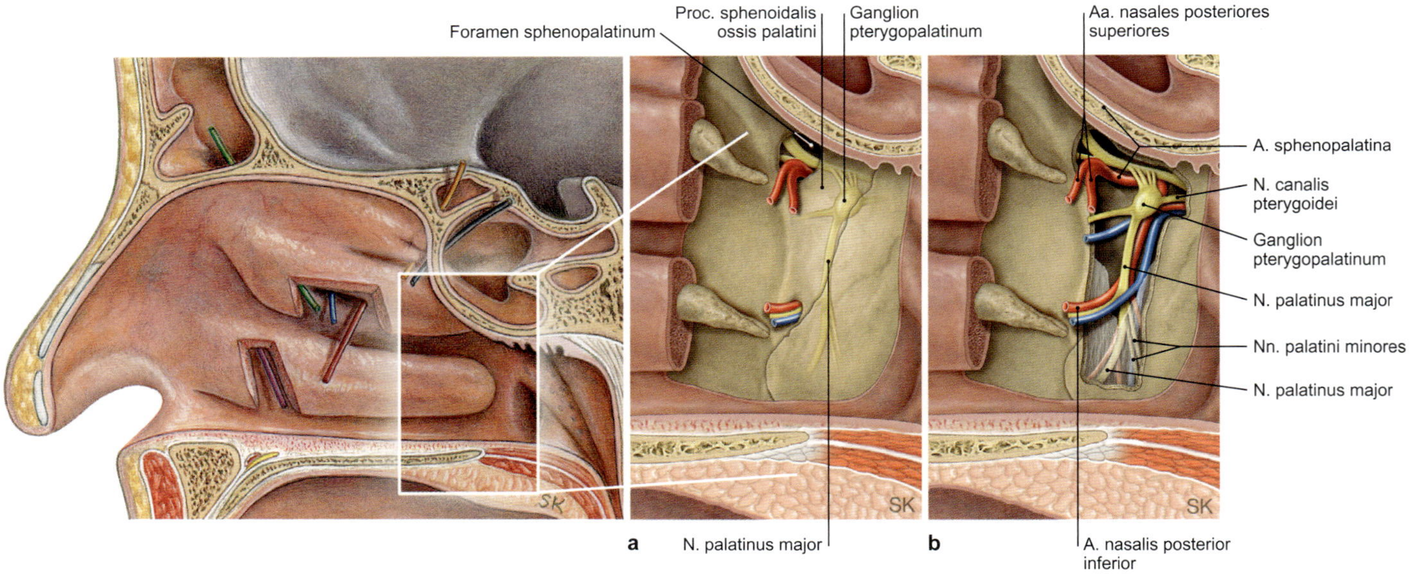


**Abb. 8.135a und b Fossa pterygopalatina;** Ansicht von medial (Ansicht von links), laterale Wand der rechten Nasenhöhle. [S700-L238]
**a** Schleimhaut durchtrennt und nach rostral geklappt, Ganglion pterygopalatinum und N. palatinus major durchscheinend dargestellt.
**b** Laterale Wand der Fossa pterygopalatina eröffnet.
Innerhalb der Fossa pterygopalatina sieht man das Ganglion pterygopalatinum und die innerhalb der Fossa pterygopalatina verlaufenden Leitungsbahnen.

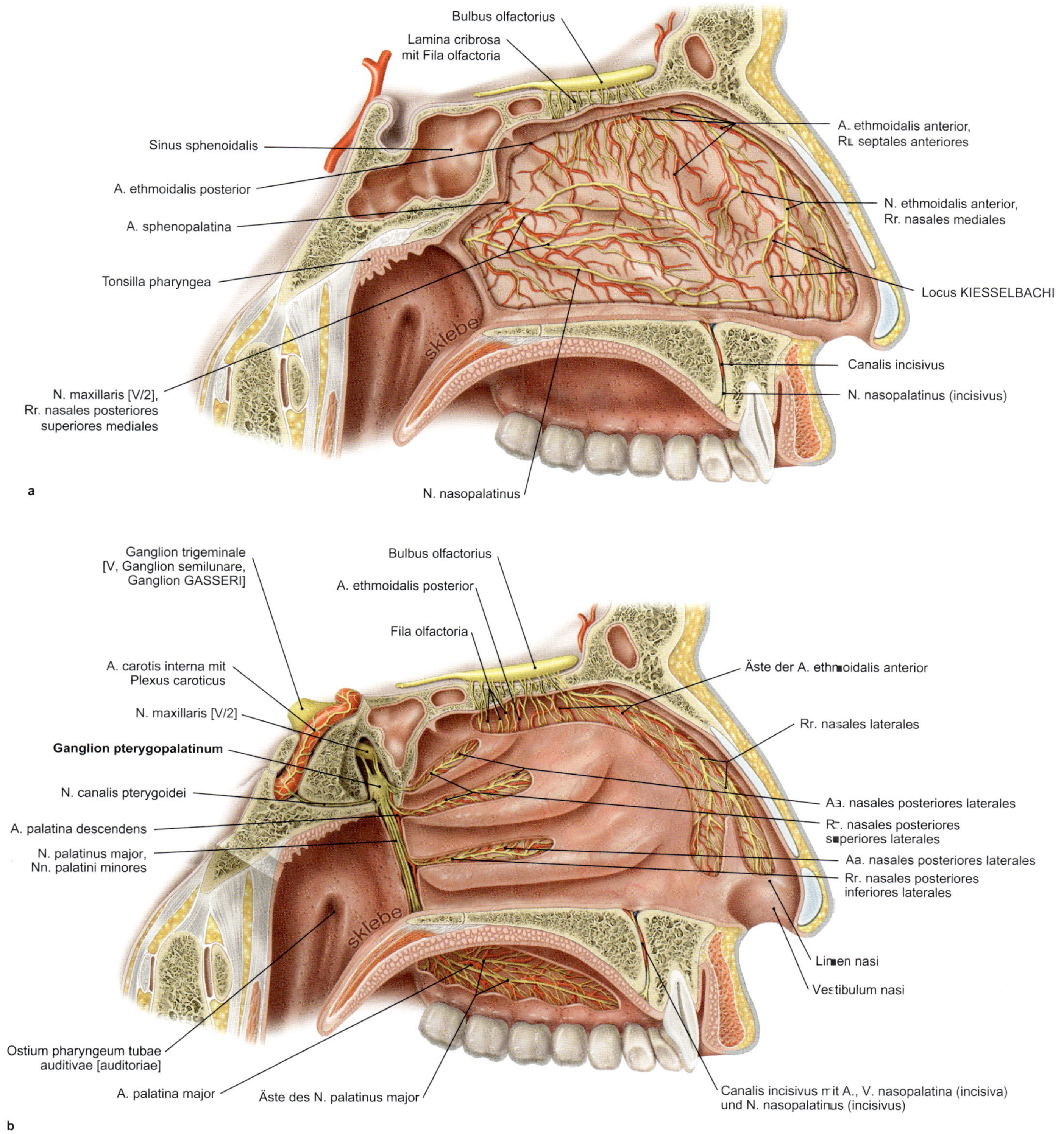


**Abb. 8.136a und b Nerven- und Arterienversorgung der medialen und lateralen Nasenwand;** Ansicht von medial. [S703-L238]
**a** Mediale Wand der rechten Nasenhöhle. Bei entfernter Schleimhaut wird der Blick auf die subepithelial gelegenen Nervenäste und die arteriellen Blutgefäße sichtbar.
**b** Laterale Wand der linken Nasenhöhle. Die Wand der Fossa pterygopalatina ist eröffnet und die Schleimhaut teilweise entfernt. Innerhalb der Fossa pterygopalatina sieht man das **Ganglion pterygopalatinum** mit seinen Verbindungen sowie die innerhalb der Fossa pterygopalatina verlaufenden Leitungsbahnen.

## Klinik

Die Nasenschleimhaut ist außerordentlich gut sensorisch innerviert. Jede Manipulation in der Nase kann daher äußerst schmerzhaft sein. Kommt es im Rahmen eines Schädel-Hirn-Traumas zum Abriss der Fila olfactoria, kann eine **Anosmie** (der Patient kann nicht mehr riechen) resultieren.

Zerreißt die Dura mater, kann es zur **Rhinoliquorrhö** kommen. Dem Patienten tropft eine klare, durchsichtige Flüssigkeit (Liquor) aus der Nase. Die Diagnose wird durch den Nachweis von Glukose mittels Glukose-Teststreifen gestellt. Aufgrund der Infektionsgefahr ist eine operative Versorgung zwingend erforderlich.

## Mundhöhle

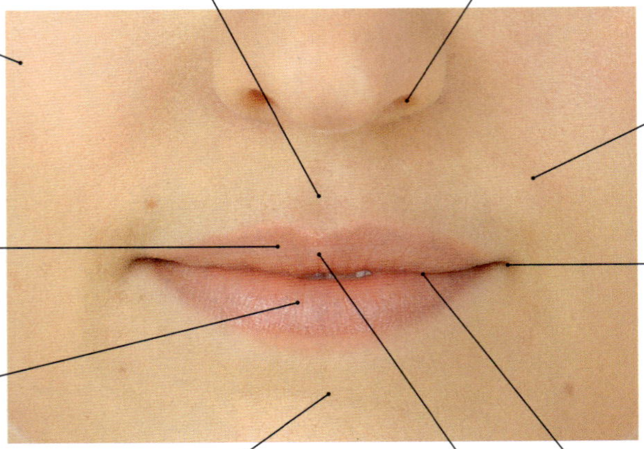


**Abb. 8.137 Mundöffnung, Rima oris;** Ansicht von vorne. [S700-J803]
Der Mundeingang wird von den Lippen verschlossen. Da das Epithel der Lippen dünn und nicht pigmentiert ist und sich reich kapillarisierte Bindegewebspapillen bis nahe an die freie Oberfläche erstrecken, schimmert das Blut in den Papillen durch die Haut und bedingt die Rotfärbung der Mundöffnung (Lippenrot). Die Oberlippe besitzt eine unterhalb der Columella der Nase liegende Vertiefung, das Philtrum, das als Lippenwulst, Tuberculum labii superioris, endet.

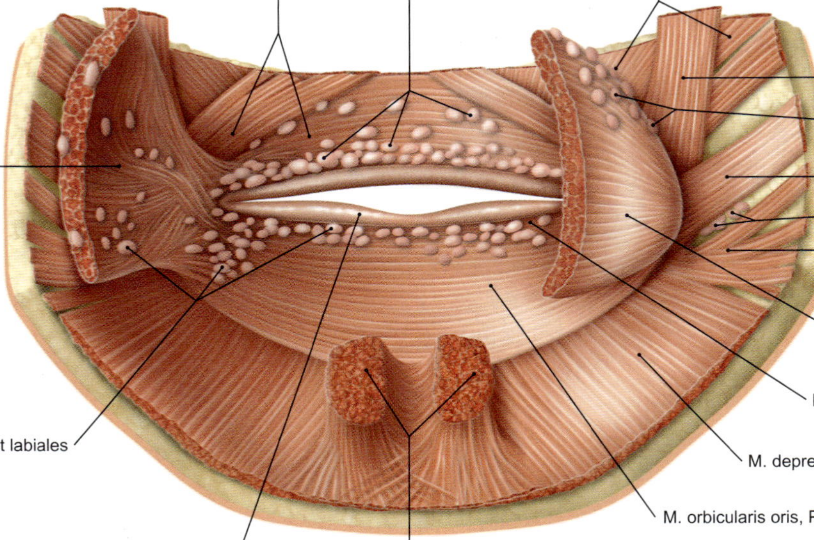


**Abb. 8.138 Muskeln der Mundgegend, Regio oralis;** Ansicht von oral. Die Schleimhaut ist entfernt; kleine Speicheldrüsen sind z.T. erhalten. [S700-L275]
Grundlage der Lippen ist die Pars labialis des quergestreiften mimischen M. orbicularis oris. Seine Pars marginalis biegt unter dem Lippenrot nach außen unter die Haut um und verzweigt sich mit anderen mimischen Muskeln. In der Submucosa liegen unterhalb des M. orbicularis oris zahlreiche kleine, gemischte seromuköse Speicheldrüsen (Glandulae labiales). Im Gegensatz dazu bilden die kleinen Glandulae buccales um den M. buccinator ein mukoseröses Sekret.

→T 1.5

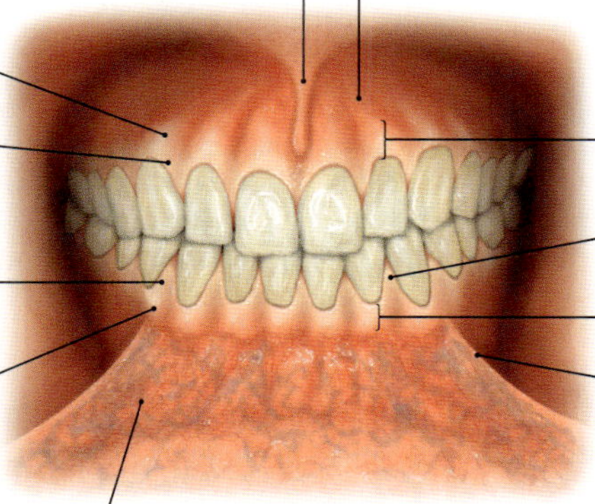


**Abb. 8.139 Mundvorhof, Vestibulum oris, mit Zahnfleisch, Gingiva, und Mundschleimhaut, Mucosa oralis;** Ansicht von vorne. [S702-L266]/[G1089]

Die Lippen werden über Bindegewebszüge fixiert. Die Oberlippe wird dabei über das in der Mittellinie verlaufende Frenulum labii superioris, die Unterlippe über das paarige Frenulum labii inferioris befestigt, das auf beiden Seiten zur oralen Schleimhaut meist zwischen Eckzahn und 1. Prämolar zieht. Bis an die Zahnhälse reicht das Zahnfleisch als Gingiva marginalis, die beweglich ist und zwischen den Zähnen jeweils den Sulcus gingivalis bildet. An die Gingiva marginalis schließt die unverschiebliche Gingiva propria an, die den Proc. alveolaris von Maxilla und Mandibula bedeckt. Sie geht in die Mundschleimhaut über.

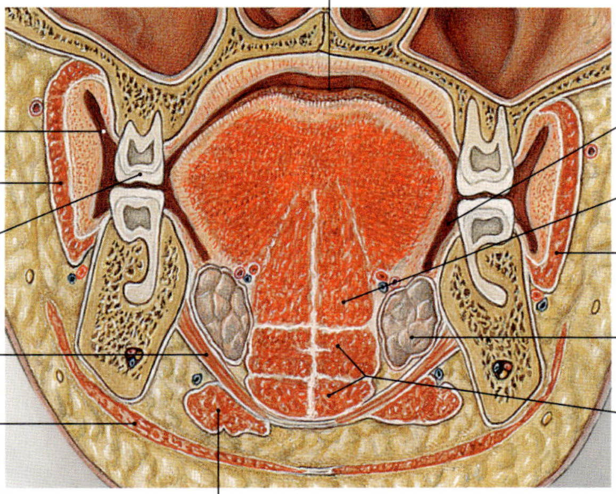


**Abb. 8.140 Frontalschnitt durch die Mundhöhle, Cavitas oris, auf Höhe des zweiten oberen Mahlzahns;** Ansicht von vorne. [S700-L238]

Der Mundvorhof (Vestibulum oris) wird vorne von den Lippen, seitlich von den Wangen und außen sowie innen von den Alveolarfortsätzen und den Zähnen begrenzt. Die eigentliche Mundhöhle ist die Cavitas oris propria. Bei geschlossenem Mund wird sie praktisch vollständig vom Zungenkörper ausgefüllt. Ihr Dach ist der Gaumen, ihr Grund der Mundboden.

## Klinik

Zur Erstellung eines genetischen Fingerabdrucks, z. B. im Rahmen von Abstammungsgutachten (Vaterschaftstest) oder zur Aufdeckung krimineller Vergehen, wird ein **Mundschleimhautabstrich** entnommen. Dazu werden mit einem sterilen Watteträger von der Wangeninnenseite Schleimhautzellen gewonnen, aus denen DNA extrahiert und anschließend analysiert werden kann.

Keratinisierungsstörungen mit zellulären und epithelialen Atypien der normalerweise rosafarbenen Mundschleimhaut imponieren als weißliche Schleimhautveränderungen **(Leukoplakien).** Sind sie nicht abwischbar, spricht man von **Präkanzerosen,** die den prämalignen Erkrankungen der Mundschleimhaut zugerechnet werden und einer umgehenden histopathologischen Abklärung und ggf. chirurgischen Entfernung bedürfen. Sind die weißen Belege hingegen abwischbar, handelt es sich meist um **Pilzinfektionen** (am häufigsten mit Candida albicans), die medikamentös therapiert werden können.

## Mundhöhle



### Klinik

**Dentogene Infektionen und Abszesse der Wurzelspitze im Bereich der Frontzähne** können sich in verschiedene Richtungen ausbreiten (→ Tabelle), insbesondere zum Sinus maxillaris, in die äußeren Nasenweichteile, in das Weichgewebe des Mundvorhofs und der Mundhöhle, nach submental und nach sublingual (→ Abb. a).
**Dentogene Infektionen und Abszesse der Wurzelspitzen im Bereich der Prämolaren und Molaren** (→ Tabelle) streuen in den Sinus maxillaris, in die Wangenweichteile, das Weichgewebe des Mundvorhofs und der Mundhöhle, submental, submandibulär und sublingual (→ Abb. b).
**a** Ausbreitungswege bei Zahnabszessen an der Wurzelspitze; Ansicht von links lateral bei sagittalisierter Mundhöhle. [S703-L275]
**b** Ausbreitungswege bei Zahnabszessen an der Wurzelspitze; Ansicht von vorne (Frontalschnitt in Höhe des 1. Molars). [S703-L275]
Entsprechend vielfältig sind die **Ausbreitungswege** nach Zahnabszessen oder anderen Infektionen im Bereich der Mundhöhle, der seitlichen Gesichtsregion und des Pharynx (→ Abb. c, → Abb. d).
**c** Mögliche Ausbreitung (gelb markierte Spatien und Logen) von Infektionen der Mundhöhle; Ansicht von vorne (Frontalschnitt in Höhe des 1. Molars). [S703-L275]
**d** Mögliche Ausbreitung (gelb markierte Spatien und Logen) von Infektionen der Mundhöhle; Ansicht von oben (Horizontalschnitt in Höhe des Ductus parotideus). [S703-L238]

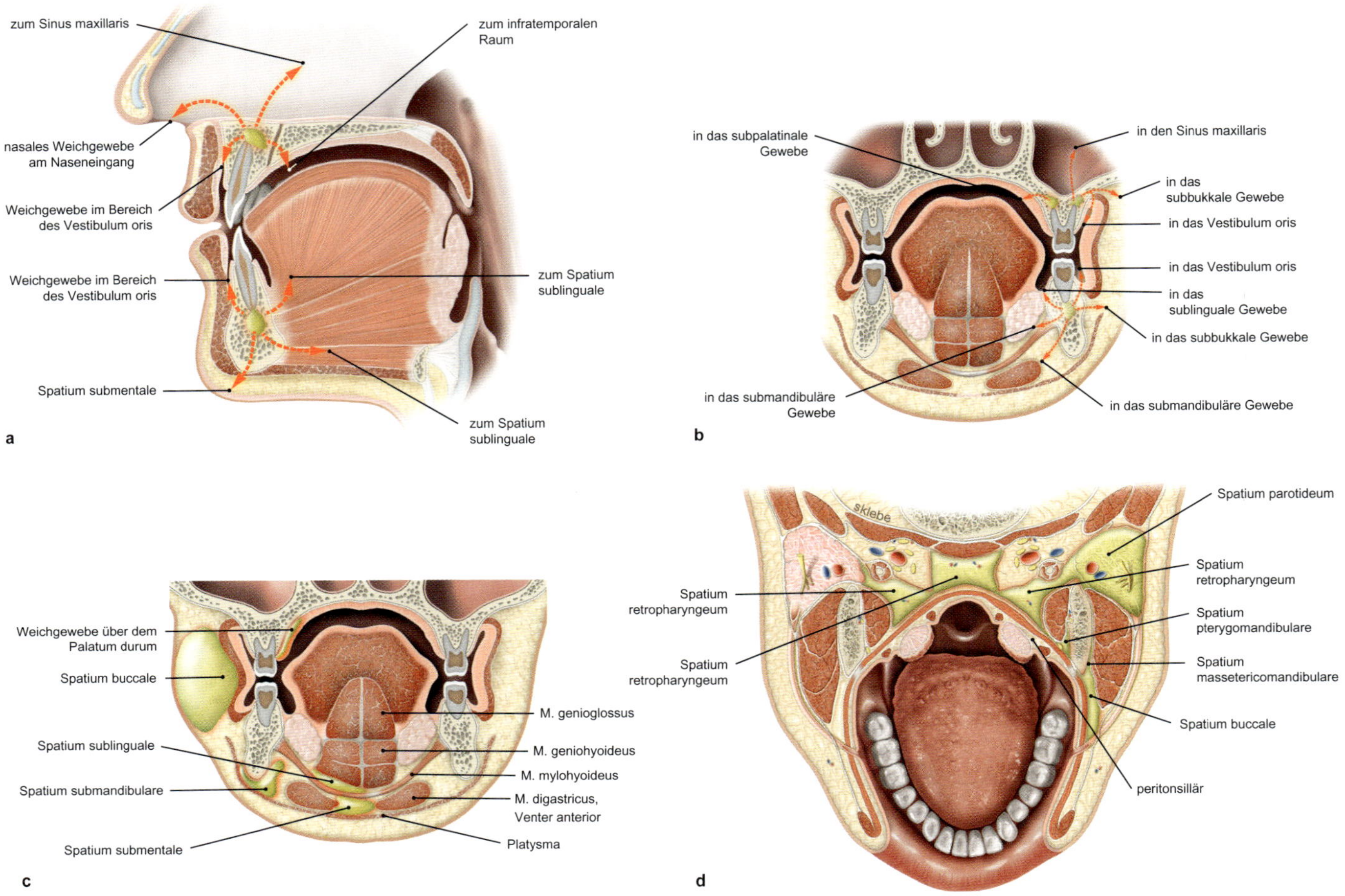


| Spatien und Logen als potenzielle Ausbreitungswege dentogener Abszesse und Infektionen | | | | | |
|---|---|---|---|---|---|
| **Spatium/ Loge** | **Lokalisation** | **Begrenzungen** | **Inhalt** | **Klinik** | **Verbindungen** |
| Spatium submentale | Spaltraum in der Regio cervicalis anterior | • Kranial: M. mylohyoideus<br>• Kaudal: Lamina superficialis fasciae cervicalis und Platysma<br>• Lateral: M. digastricus (Venter anterior) beidseits<br>• Dorsal: Os hyoideum<br>• Rostral: innere Vorderkante der Mandibula | Nodi lymphoidei submentales, kleine Venen | submentale odontogene Abszesse ausgehend von den Unterkieferfrontzähnen | Spatium submandibulare, Spatium sublinguale |

| Spatien und Logen als potenzielle Ausbreitungswege dentogener Abszesse und Infektionen *(Forts.)* | | | | | |
|---|---|---|---|---|---|
| **Spatium/ Loge** | **Lokalisation** | **Begrenzungen** | **Inhalt** | **Klinik** | **Verbindungen** |
| Spatium submandibulare | Spaltraum in der Regio cervicalis anterior | • Kranial: M. mylohyoideus<br>• Kaudal: Lamina superficialis fasciae cervicalis und Platysma<br>• Medial: M. digastricus (Venter anterior)<br>• Dorsal: Os hyoideum<br>• Rostral und lateral: Innenrand der Mandibula | Glandula submandibularis, Nodi lymphoidei submandibulares, A. facialis | submandibuläre Abszesse, meist odontogen ausgehend von den Prämolaren und Molaren | Spatium submentale, Spatium sublinguale, Spatium lateropharyngeum |
| Spatium sublinguale | Spaltraum oberhalb des M. mylohyoideus | • Kranial: Zunge und Mundbodenschleimhaut<br>• Kaudal: M. mylohyoideus<br>• Okzipital: M. geniohyoideus und M. genioglossus<br>• Rostral und lateral: Innenseite der Mandibula<br>• Medial: Teilung des Spatiums in 2 Hälften durch M. genioglossus und Zungenbinnenmuskulatur | Glandula sublingualis, Proc. uncinatus der Glandula submandibularis, Ductus submandibularis, A./V. profunda linguae, N. lingualis, Endäste von N. glossopharyngeus [IX] und N. hypoglossus [XII] | sublinguale Abszesse, meist odontogen ausgelöst apikale Parodontitis | Spatium submandibulare |
| Spatium buccale | Spaltraum zwischen M. buccinator, Platysma und Haut | • Rostral: Mundwinkel<br>• Okzipital: M. masseter<br>• Kranial: M. zygomaticus, Proc. zygomaticus maxillae<br>• Kaudal: M. depressor anguli oris, Ansatz Lamina profunda facialis an der Mandibula<br>• Medial: M. buccinator<br>• Lateral: Platysma, Subkutis und Kutis | Ductus parotideus, A./V. facialis, A./V. transversa faciei | odontogene Abszesse (sog. Wangenabszesse) der Prämolaren und Molaren von Maxilla und Mandibula, Hämatome nach Weisheitszahnextraktion | Spatium pterygomandibulare, Spatium infratemporale, Spatium submassetericum, Spatium infraorbitale (superior) |
| Spatium massetericomandibulare | Spaltraum zwischen M. masseter und Mandibula | • Kranial: Os zygomaticum<br>• Lateral: M. masseter<br>• Medial: Corpus mandibulae, Angulus mandibulae | | massetерikomandibuläre Abszesse mit Schwellung, odontogen besonders M3 | Spatium paramandibulare, Spatium pterygomandibulare |
| Spatium pterygomandibulare | Spaltraum zwischen Ramus mandibulae und M. pterygoideus medialis | • Kranial: M. pterygoideus lateralis<br>• Kaudal: M. pterygoideus medialis<br>• Lateral: mediale Seite des Ramus mandibulae<br>• Medial: M. pterygoideus medialis<br>• Okzipital: Glandula parotidea<br>• Rostral: M. buccinator, Raphe pterygomandibularis, M. constrictor pharyngis superior | N. alveolaris inferior, N. lingualis, Chorda tympani, N. mylohyoideus, A./V. alveolaris inferior, Lig. sphenomandibulare | Odontogene Abszesse der Weisheitszähne und von M2 (Mandibula) (sog. pterygomandibuläre Abszesse) | Spatium buccale, Spatium peritonsillare, Spatium lateropharyngeum, Spatium massetericomandibulare, Spatium parotideum |
| Spatium parotideum (Parotisloge) | Spaltraum zwischen M. masseter und der Mandibula sowie des Peripharyngealraums | • Okzipital: M. digastricus, M. sternocleidomastioideus<br>• Rostral: M. masseter, Hinterrand Angulus mandibulae<br>• Lateral: seitliche Gesichtsregion<br>• Medial: Spatium peripharyngeum | Glandula parotidea, N. facialis [VII], V. retromandibularis, Nodi lymphoidei parotidei, A. carotis externa, Ductus parotideus | SJÖGREN-Syndrom, benigne und maligne Parotistumoren, Parotitis oder Parotisabszesse, odontogene Abszesse besonders der Molaren | Spatium lateropharyngeum, Spatium buccale, Spatium pterygomandibulare |
| Spatium lateropharyngeum [parapharyngeum] | Spaltraum lateral des Pharynx | • Kranial: Schädelbasis<br>• Kaudal: obere Thoraxapertur | Nodi lymphoidei cervicales profundi, Truncus sympathicus, Vagina carotica, A. carotis interna, V. jugularis interna, N. glossopharyngeus [IX], N. vagus [X], N. accessorius [XI], N. hypoglossus [XII], N. mandibularis [V3] (nur kranial), Ganglion oticum (nur kranial), Proc. styloideus | odontogene Abszesse der Molaren, Entzündungen der Tonsilla palatina und der Glandula parotidea mit Sepsis, Jugularvenenthrombose, Meningitis | Spatium retropharyngeum, Mediastinum, Spatium buccale, Spatium pterygomandibulare, Spatium parotideum |
| Spatium retropharyngeum | Spaltraum dorsal des Pharynx | • Anterior: Fascia buccopharyngea<br>• Posterior: Lamina prevertebralis der Fascia cervicalis<br>• Kranial: Schädelbasis<br>• Kaudal: obere Thoraxapertur | lockeres Bindgewebe, kleine Arterien und Venen | Retropharyngealabszesse, Peritonsillarabszesse, Pfählungsverletzungen | Spatium lateropharyngeum, Mediastinum, Spatium buccale, Spatium pterygomandibulare, Spatium parotideum |

## Mundhöhle

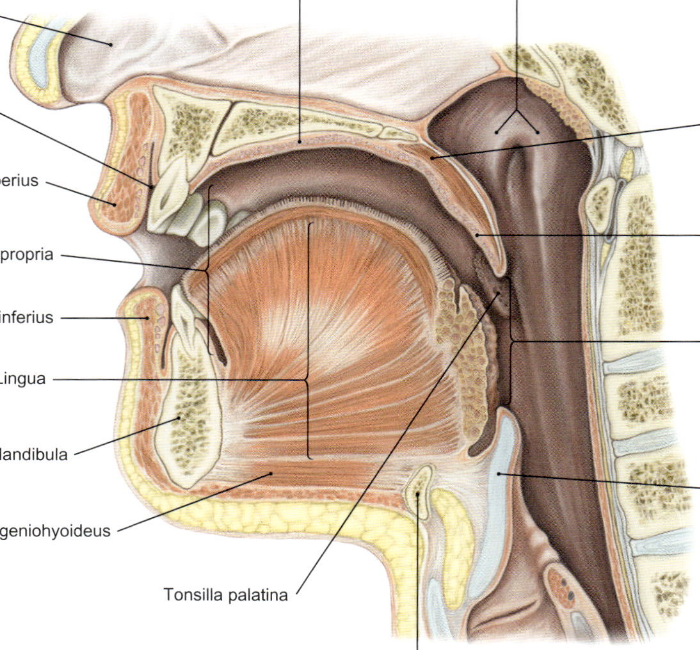


**Abb. 8.141 Mundhöhle, Cavitas oris, rechts;** Ansicht von links. Mediansagittalschnitt. [S700-L285]
Die Cavitas oris propria wird vom Zungenkörper ausgefüllt. Er grenzt vorne und seitlich an die Zähne und oben an den harten und weichen Gaumen. Unten liegt die Zunge auf dem Mundboden. Teile der Zungenmuskulatur sind vorne an der Mandibula befestigt.

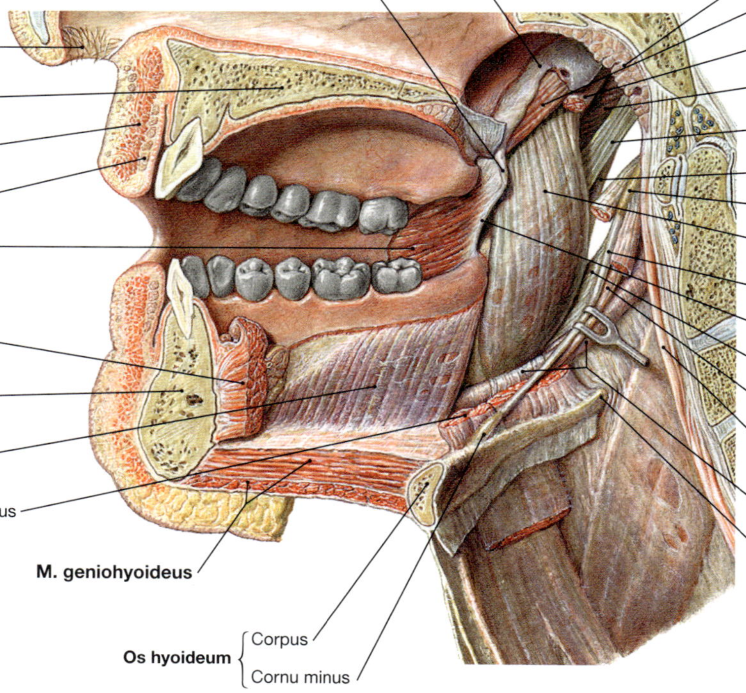


**Abb. 8.142 Mundhöhle, Cavitas oris, rechts;** Ansicht von links. Sagittalschnitt auf Höhe des mittleren Schneidezahns. [S700]
Seitlich wird die Mundhöhle von den Wangen, oben durch den Gaumen und unten durch die Mundbodenmuskulatur begrenzt.

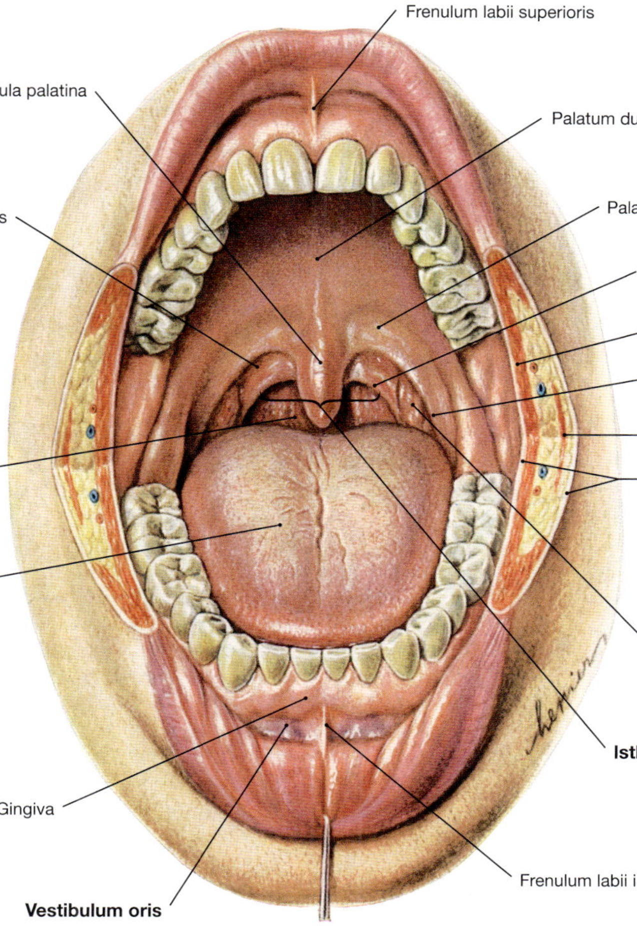


**Abb. 8.143 Mundhöhle, Cavitas oris;** Ansicht von vorne. Mund geöffnet. [S700]
Die Mundöffnung (Rima oris) bildet den Eingang in den Verdauungstrakt und in die Mundhöhle. Diese gliedert sich in den Mundvorhof (Vestibulum oris) und in die eigentliche Mundhöhle (Cavitas oris propria). Das **Vestibulum oris** wird außen von Lippen und Wangen und innen von Alveolarfortsätzen und Zähnen begrenzt. Bei geschlossener Zahnreihe besteht jeweils hinter dem letzten Zahn eine Verbindung zur Mundhöhle (Spatium retromolare). Im Bereich der Schlundenge **(Isthmus faucium)** geht die Mundhöhle in die Pars oralis des Pharynx (Oropharynx) über. In das Vestibulum oris und in die Cavitas oris propria münden die Ausführungsgänge zahlreicher kleiner (500–1.000) und der 3 paarigen großen Speicheldrüsen. Das Innere der Mundhöhle wird zum größten Teil vom Zungenkörper (Corpus linguae) ausgefüllt.

## Zahnbögen

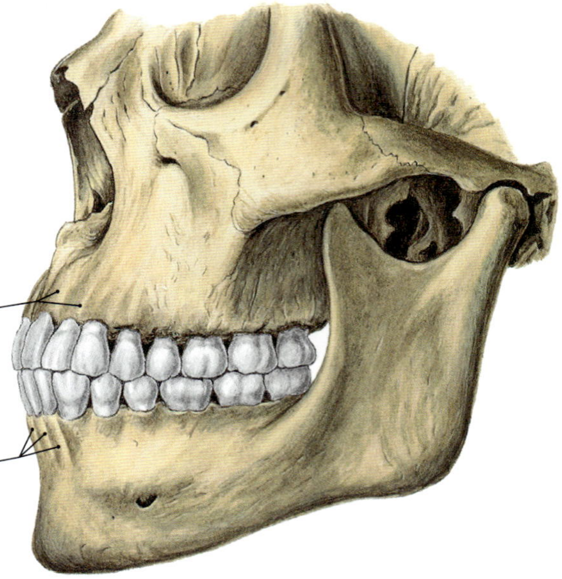


**Abb. 8.144 Oberer und unterer Zahnbogen, Arcus dentales maxillaris [superior] et mandibularis [inferior];** im Gesichtsschädel eines 28-Jährigen; Zähne in Okklusionsstellung; Ansicht von lateral. [S700]
Die Zahnwurzeln rufen im Alveolarfortsatz gratförmige, vertikal verlaufende Ausbuchtungen (Juga alveolaria) hervor. Die Zähne des Oberkiefers stehen in **Okklusionsstellung** über denen des Unterkiefers. Sie sind so angeordnet und gegeneinander verschoben, dass die Höcker des einen Zahns in den Vertiefungen der beiden gegenüberliegenden Zähne zu liegen kommen (Höcker-Fissuren-Verzahnung). Im **Oberkiefer** besteht jeder Quadrant aus einem mittleren Schneidezahn und einem kleineren seitlichen Schneidezahn, die häufig ausgeprägte Randleisten besitzen. Der Eckzahn hat die längste Wurzel und ist einhöckrig. Die 2 Prämolaren sind zweihöckrig; der zweite (distale) ist meist etwas kleiner. Der jeweils größte Zahn ist der 1. Molar. Er ist durch einen mesiopalatinalen Höcker gekennzeichnet (Tuberculum CARABELLI [30%]). Der 2. Molar entspricht nahezu dem 1., ist aber kleiner. Der 3. Molar (Weisheitszahn, Dens serotinus) ist sehr unterschiedlich gestaltet und kann auch fehlen (nicht angelegt oder nicht durchgebrochen). Im **Unterkiefer** sind Schneide- und Eckzähne kleiner. Es kommen ebenfalls je 2 Prämolaren vor. Der 1. Molar besitzt meist 5 Höcker, der 2. Molar 4 und der 3. Molar (Weisheitszahn, Dens serotinus) ist wie im Oberkiefer sehr variabel gestaltet und kann ebenso fehlen.

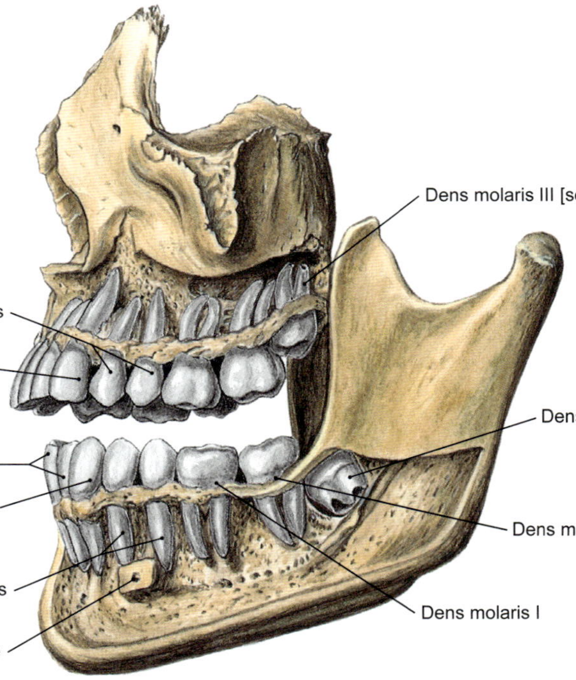


**Abb. 8.145 Oberkiefer, Maxilla, und Unterkiefer, Mandibula, eines 20-Jährigen.** [S700]
Nach dem Zahnwechsel besteht das Gebiss aus bis zu 32 bleibenden Zähnen (Dentes permanentes). Der 3. Molar (Dens molaris tertius, Weisheitszahn, Dens serotinus) ist im Unterkiefer noch nicht durchgebrochen. Er kann sich zurückbilden oder gar nicht angelegt sein (Aplasie). Die Mahlzähne erscheinen bei Mädchen durchschnittlich ca. 7 Monate früher als bei Jungen. Bei beiden Geschlechtern brechen die Molaren des Unterkiefers früher durch als die des Oberkiefers. Milchzahnwurzeln benötigen weitere 16–26 Monate; die Wurzeln bleibender Zähne sind erst nach weiteren 1,7–3,5 Jahren voll ausgebildet.

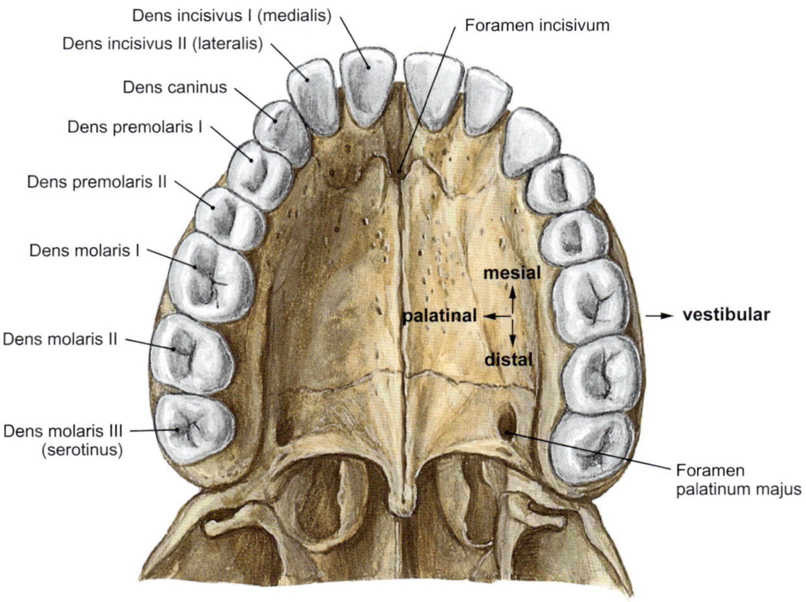


**Abb. 8.146 Zahnbogen des Oberkiefers, Arcus dentalis maxillaris [superior].** [S700]
Die Zähne (Dentes) sind in 2 Zahnreihen, dem oberen (Arcus dentalis maxillaris oder superior) und dem unteren Zahnbogen (Arcus dentalis mandibularis oder inferior), im Ober- und Unterkiefer verankert und bilden das Gebiss. Es ist beim Menschen **heterodont;** die Zähne sind als Schneide- (Incisivi), Eck- (Canini) und Seitenzähne (Prämolaren und Molaren) unverwechselbar unterschiedlich geformt. Bei den Seitenzähnen bedeutet „Molar" direkt übersetzt so viel wie „Mahlzahn" und „Prämolar" so viel wie „Vormahlzahn". Schneide- und Eckzähne werden auch als Frontzähne bezeichnet.

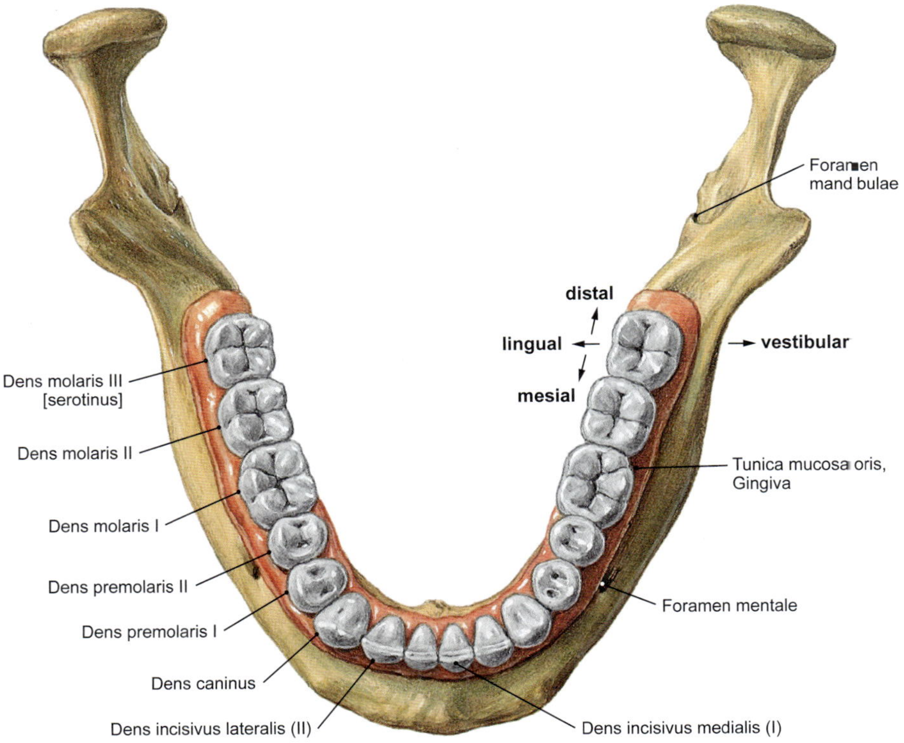


**Abb. 8.147 Zahnbogen des Unterkiefers, Arcus dentalis mandibularis [inferior].** [S700]
Die Lagebezeichnungen der Zähne am unteren Zahnbogen unterscheiden sich nur mit einer Ausnahme von denen des oberen Zahnbogens. Für die Lagebezeichnung „oral" wird im Oberkiefer „palatinal", im Unterkiefer „lingual" verwendet. Das Zahnfleisch **(Gingiva)** ist Teil der Mundschleimhaut, bedeckt die Alveolarfortsätze und überzieht den Alveolarknochen sowie die interdentalen Knochensepten. Ferner umschließt die Gingiva den Zahnhals und geht am Margo gingivalis in die Mundschleimhaut über. Sie trägt zur Verankerung der Zähne und zur Stabilisierung ihrer Position im Alveolarknochen bei (Pars fixa gingivae), als Bestandteil der Mundschleimhaut bildet sie das Saumepithel, das sich der Zahnoberfläche anheftet.

## Aufbau der Zähne



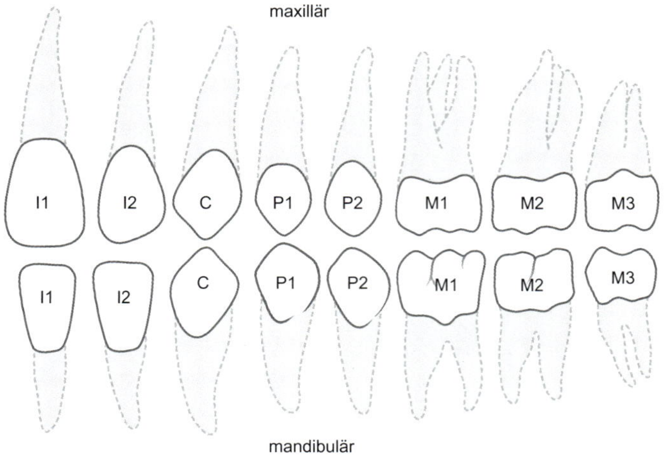


**Abb. 8.148 Zahnformen der Dentes permantes.** [S703-L126]
Das Gebiss des Erwachsenen besteht sowohl in der Maxilla als auch in der Mandibula auf jeder Körperseite aus 8 unterschiedlich geformten Zähnen, die ausgehend von der Mittellinie hintereinander angeordnet sind. Dies sind:
I1 – Dens incisivus medialis (I), mittlerer Schneidezahn
I2 – Dens incisivus lateralis (II), seitlicher Schneidezahn
C – Dens caninus, Eckzahn
P1 – Dens premolaris I, 1. Prämolar
P2 – Dens premolaris II, 2. Prämolar
M1 – Dens molaris I, 1. Molar
M2 – Dens molaris II, 2. Molar
M3 – Dens molaris III [serotinus], 3. Molar, Weisheitszahn
Die Molaren sind durch Zahnhöcker (Cuspides dentis; Tubercula dentis) und Vertiefungen (Fossae dentis) gekennzeichnet (→ Tabelle, → Abb. 8.149). Der 1. Molar besitzt häufig einen akzessorischen Höcker (Cuspis dentis accessorium; Tuberculum dentis accessorium), der als Tuberculum CARABELLI bezeichnet wird.

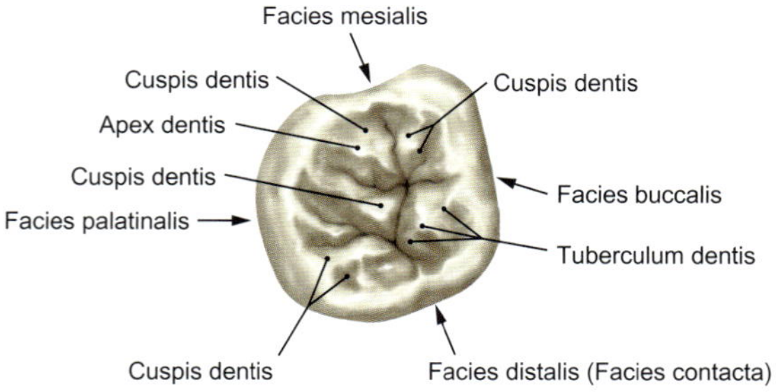


**Abb. 8.149 Kauflächen am 1. oberen bleibenden Prämolar, Dens premolaris permanens I.** [S703-L127]
Kaufläche eines Prämolars mit Bezeichnung der einzelnen Kauflächen (→ Tabelle).

### Struktur und Funktion

Die Beziehungen zur Nachbarschaft werden bei Zähnen als **Flächen, Facies,** dargestellt.
Anzahl, Stärke und Form der **Wurzeln, Radices,** sind funktionell auf die Zahnkrone abgestimmt. Dabei ist die Morphologie der Wurzeln der einzelnen Zähne des Milchgebisses und des bleibenden Gebisses recht unterschiedlich und variabel. Einwurzelige Zähne sind die Schneidezähne, Eckzähne und Prämolaren (Ausnahme: 1. oberer Prämolar). Zweiwurzelige Zähne sind der 1. obere Prämolar und die unteren Molaren. Dreiwurzelige Zähne sind die oberen Molaren. Die 3. Molaren besitzen variable Wurzelanzahlen.

**Anzahl der Höcker, Wurzeln und Wurzelkanäle der Dentes permanentes von Maxilla und Mandibula (nach Wenz und Hellwig 2018 sowie Kern et al. 2022)**

| Dens | Cuspis dentis (Höcker) | Radix dentis (Wurzel) | Canalis radicis dentis (Wurzelkanal) |
|---|---|---|---|
| **Maxilla** | | | |
| **I1** (11/21) | Schneidekante | 1 | 1 |
| **I2** (12/22) | Schneidekante | 1 | 1 |
| **C** (13/23) | 1 (Kauspitze) | 1 | 1 |
| **P1** (14/24) | 2 | 1 (ca. 40 %); 2 (ca. 60 %); 3 (selten) | 1 (ca. 20 %); 2 (ca. 80 %); 3 (selten) |
| **P2** (15/25) | 2 | 1 (ca. 90 %); 2 (ca. 10 %) | 1 (ca. 60 %); 2 (ca. 40 %) |
| **M1** (16/26) | 4* | 3 | 3 (ca. 45 %); 4 (ca. 55 %) |
| **M2** (17/27) | 4 | 3 | 3 (ca. 55 %); 4 (ca. 45 %) |
| **M3** (18/28) | meist 3 (variabel) | Wurzeln häufig verschmolzen** | unregelmäßig |
| **Mandibula** | | | |
| **I1** (31/41) | Schneidekante | 1 | 1 (ca. 70 %); 2 (ca. 30 %); 3 (selten) |
| **I2** (32/42) | Schneidekante | 1 | 1 (ca. 70 %); 2 (ca. 30 %) |
| **C** (33/43) | Kauspitze | 1 | 1 (ca. 80 %); 2 (ca. 20 %) |
| **P1** (34/44) | 2 (75 %); 3 (25 %) | 1 | 1 (ca. 75 %); 2 (ca. 25 %); 3 (selten) |
| **P2** (35/45) | 3 (lingualer Höcker meist zweigeteilt) | 1 | 1 (ca. 95 %); 2 (ca. 5 %); 3 (selten) |
| **M1** (36/46) | 5 | 2 | 2 (ca. 25 %); 3 (ca. 75 %); 4 (selten) |
| **M2** (37/47) | 4 | 2 | 2 (ca. 30 %); 3 (ca. 70 %); 4 (selten) |
| **M3** (38/48) | meist 4 (sehr variabel) | meist 2 (sehr variabel) | unregelmäßig |

* ohne Tuberculum CARABELLI (ein akzessorischer Zusatzhöcker am mesiopalatinen Höcker)
** sog. Pfahlwurzel

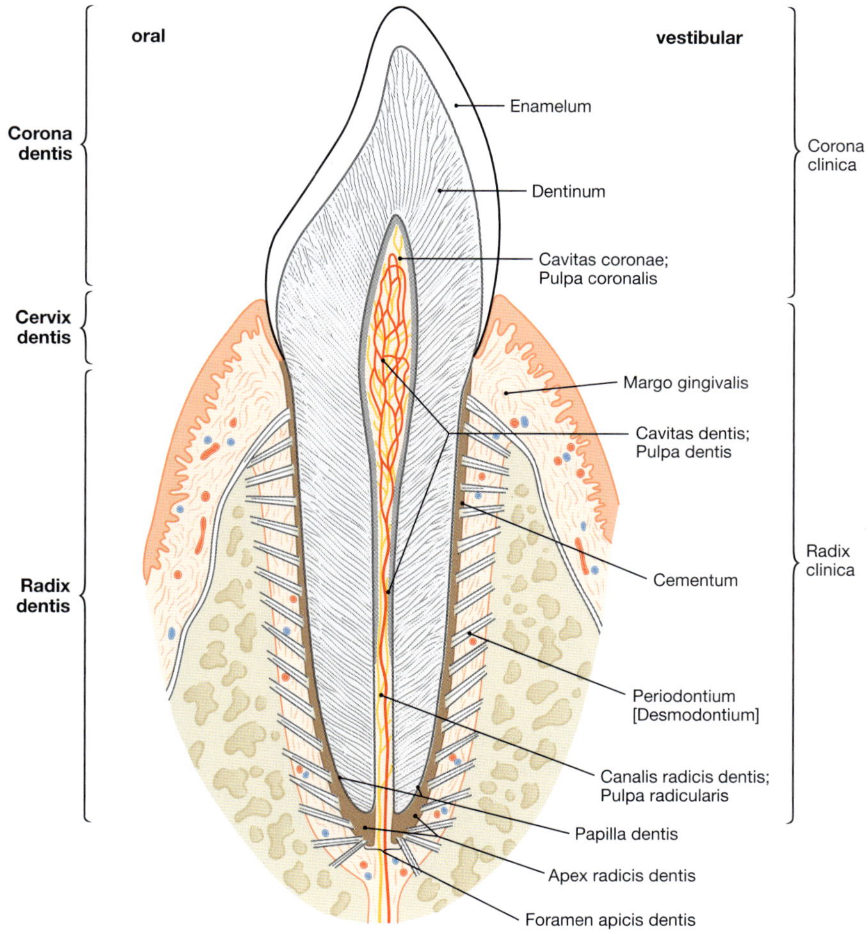


**Abb. 8.150 Zahnaufbau am Beispiel eines Schneidezahns, Dens incisivus.** [S700-L126]
An den zu wesentlichen Teilen aus Dentin (Dentinum, Substantia eburnea) bestehenden Zähnen unterscheidet man Zahnkrone (Corona dentis), Zahnhals (Cervix dentis) und Zahnwurzel (Radix dentis). Die **Zahnkrone** ist der sichtbare Teil des Zahns. Sie überragt das Zahnfleisch (Gingiva) und wird von Schmelz (Enamelum, Substantia adamantinea) überzogen. Die **Zahnwurzel** steckt in der Alveole (Alveolus dentalis), dem Wurzelfach, einer Vertiefung im Proc. alveolaris der Maxilla oder der Mandibula und ist von Zement (Cementum) überzogen. Über das Periodontium (Wurzelhaut, Desmodontium) ist sie im Alveolarknochen verankert. Der **Zahnhals** ist der Bereich, an dem Schmelz und Zement aneinandergrenzen. Hier ist die Gingiva am Zahn befestigt.
Der tiefste Punkt der Zahnwurzel ist die **Wurzelspitze** (Apex radicis dentis). Die Wurzelpapille (Papilla dentis) wird am Foramen apicis dentis vom Wurzelkanal (Canalis radicis dentis) durchbohrt, durch den Gefäße und Nerven in die Pulpahöhle (Cavitas dentis), bestehend aus Cavitas pulparis (Wurzelbereich) und Cavitas coronae (Kronenbereich), ein- und austreten.
Innerhalb der Pulpahöhle liegt die **Zahnpulpa** (Pulpa dentis), ein Blutgefäß, Lymphgefäße und Nerven enthaltendes Bindegewebe, das den Zahn ernährt. Auch hier unterscheidet man zwischen Wurzelbereich (Pulpa radicularis, Wurzelpulpa) und Kronenbereich (Pulpa coronalis, Kronenpulpa). Zement, Wurzelhaut, Alveolarknochen und Teile der Gingiva werden gemeinsam als Parodontium bezeichnet.

## Klinik

Zahnfrakturen sind Brüche, Spalten, Absplitterungen oder auch nur Risse eines Zahns. Ursachen sind traumatische Ereignisse, die durch Stoß oder Schlag (meist Frontzähne), Aufbisse auf harte Fremdkörper in Speisen (Kirschkerne, ungemahlene harte Körner aus Vollkornprodukten, Schrotkugeln in Wildbret oder Unfälle auftreten (→ Abbildung).
[S703-L126]

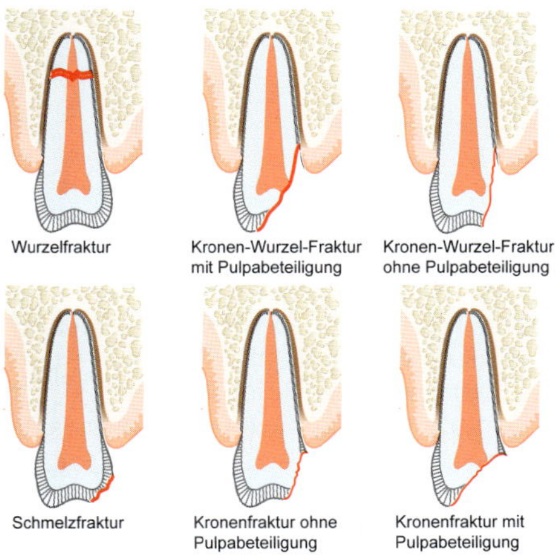


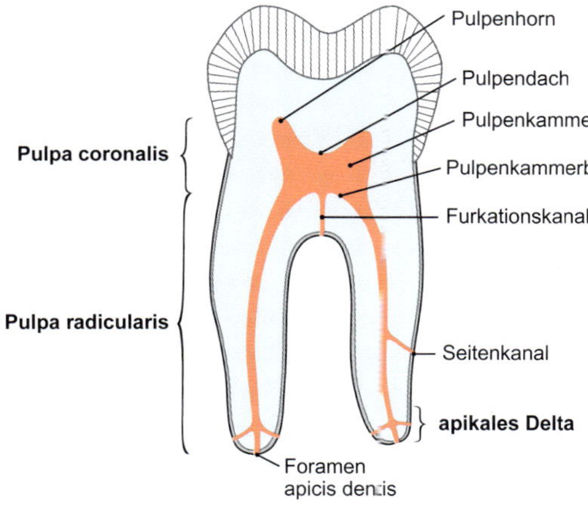


**Abb. 8.151 Molar, Dens molaris.** [S703-L126]
In der Morphologie des Pulpencavums unterscheidet man zwischen **Kronenpulpa (Pulpa coronalis)** und **Wurzelpulpa (Pulpa radicularis).** Bei der Kronenpulpa lassen sich Pulpenkammer, Pulpenkammerboden, Pulpendach und Pulpenhörner differenzieren. Vom Pulpenkammerboden und von der Wurzelkammer können Furkationskanäle und Seitenkanäle abgehen, die sich im Bereich der Zahnwurzel als Foramina apicalia in den Desmodontalspalt öffnen. Häufig liegt nicht nur ein apikales Foramen vor, sondern es kommen mehrere akzessorische Öffnungen von Wurzelkanälen vor, die hier ein **apikales Delta** bilden.

## Aufbau der Zähne

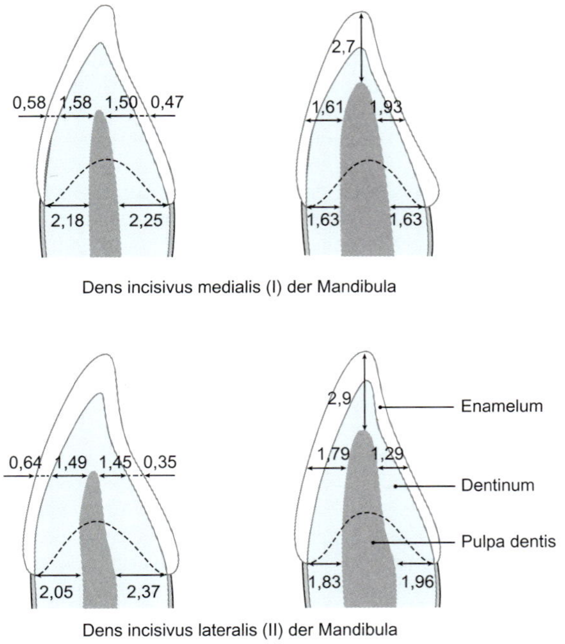


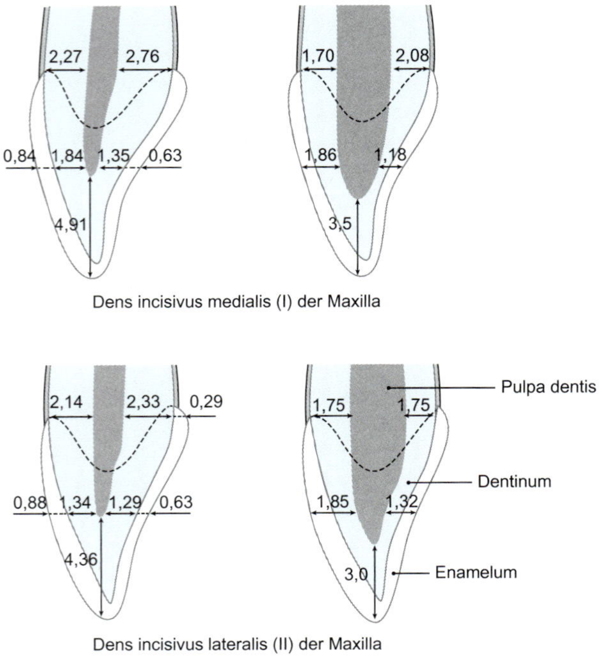


**Abb. 8.152 Untere Schneidezähne, Dentes incisivi.** [S703-L126]
Mittlere Dicken von Schmelz und Dentin des medialen (Dens incisivus I) und des lateralen unteren Schneidezahns (Dens incisivus II) in Millimetern, links bei älteren, rechts bei jüngeren Zähnen. Die Kenntnis dieser Werte ist von klinischer Bedeutung bei der Präparation von Zähnen für zahnärztliche Restaurationen.

**Abb. 8.153 Obere Schneidezähne, Dentes incisivi.** [S703-L126]
Mittlere Dicken von Schmelz und Dentin des medialen (Dens incisivus I) und des lateralen oberen Schneidezahns (Dens incisivus II) in Millimetern, links bei älteren, rechts bei jüngeren Zähnen. Die Kenntnis dieser Werte ist von klinischer Bedeutung bei der Präparation von Zähnen für zahnärztliche Restaurationen.

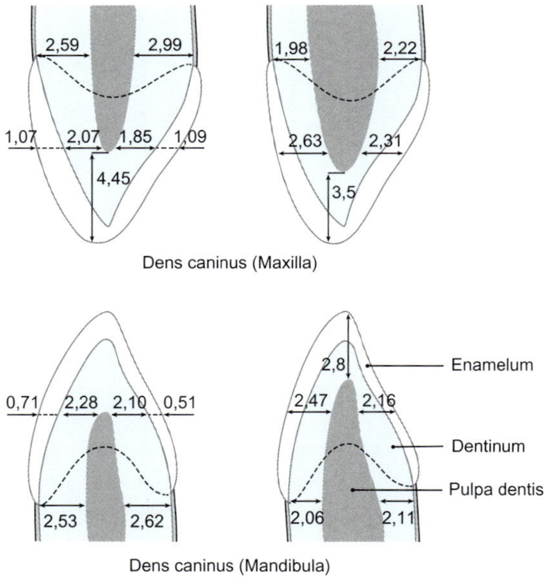


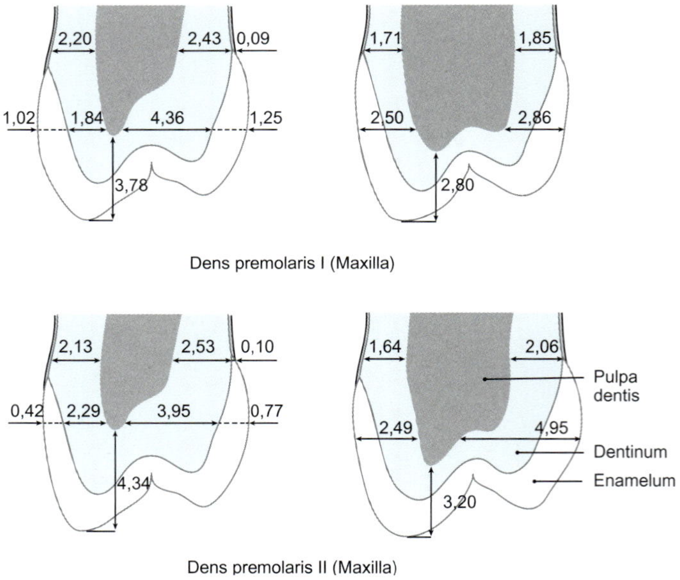


**Abb. 8.154 Eckzähne, Dentes canini.** [S703-L126]
Mittlere Dicken von Schmelz und Dentin der oberen und unteren Eckzähne in Millimetern, links bei älteren, rechts bei jüngeren Zähnen. Die Kenntnis dieser Werte ist von klinischer Bedeutung bei der Präparation von Zähnen für zahnärztliche Restaurationen. Die Eckzähne besitzen die längste Wurzel aller Zähne des Menschen und haben eine hohe Kariesresistenz, sodass sie in höherem Alter häufig zur Befestigung von Zahnersatz präpariert werden. Sie besitzen eine hohe prothetische Wertigkeit.

**Abb. 8.155 Obere Prämolaren, Dentes premolares.** [S703-L126]
Mittlere Dicke von Schmelz und Dentin der oberen Prämolaren in Millimetern, links bei älteren, rechts bei jüngeren Zähnen. Die Kenntnis dieser Werte ist von klinischer Bedeutung bei der Präparation von Zähnen für zahnärztliche Restaurationen.

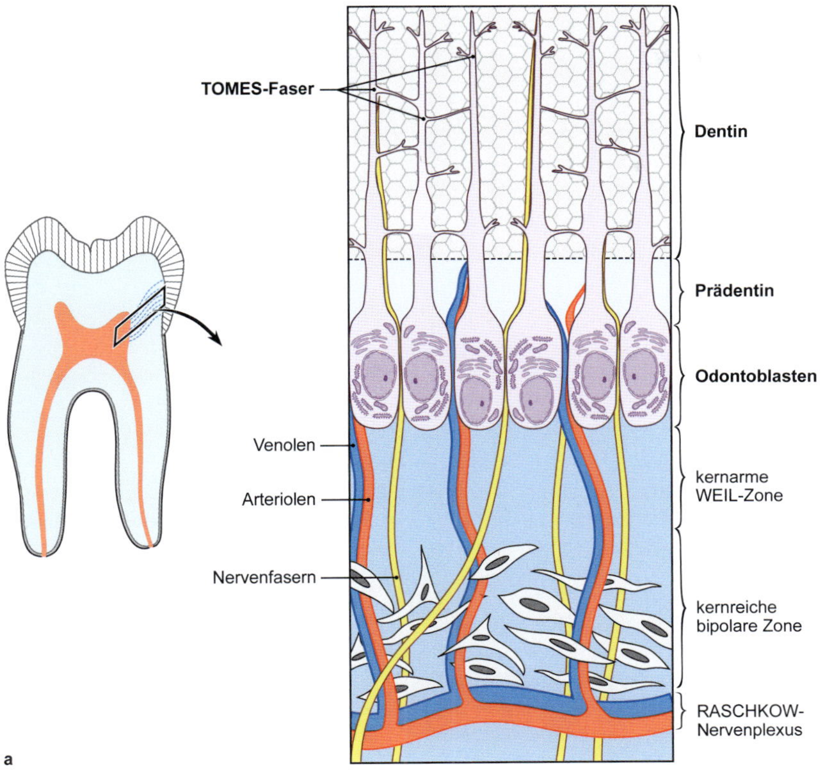


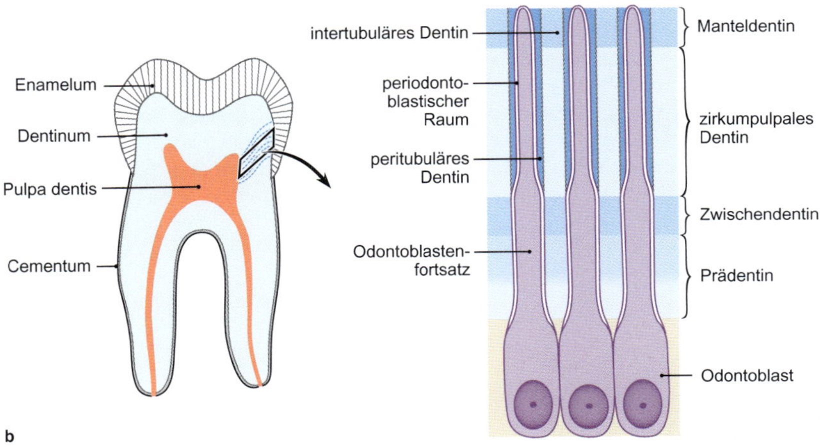


**Abb. 8.156a und b Schema der Gewebezonen der Pulpa.** [S703-L126]

**a** Die für die Herstellung des **Dentins** (Hartsubstanz) zuständigen Zellen sind die **Odontoblasten.** Sie liegen als längliche Zellen aufgereiht an der Pulpa-Dentin-Grenzfläche. Jeder Odontoblast entsendet einen Fortsatz **(TOMES-Faser)** in einem Dentinkanälchen, das bis zur Dentin-Schmelz-Grenze reicht (der Schmelz ist in der Abbildung nicht dargestellt und würde sich oben an das Schema anschließen). Die Dentinkanälchen enthalten darüber hinaus sensible Nervenfasern, die dem RASCHKOW-Nervenplexus entstammen. Zwischen den Zellleibern der Odontoblasten und dem Dentin verbleibt eine nicht mineralisierte Zone aus **Prädentin.** An die Odontoblasten schließt sich eine relativ zellarme Pulpaschicht an (WEIL-Zone), die Zytoplasmafortsätze von Fibroblasten der darauffolgenden kernreichen bipolaren Zone enthält. Bei den bipolaren Zellen handelt es sich um Präodontoblasten, die als Stammzellen für den Nachschub der Odontoblastenschicht sorgen, und Kollagen, Extrazellulärmatrix und Interzellularsubstanz aus Glykoproteinen und hygroskopischen Glykosaminoglykanen bilden. Odontoblasten sind in der Lage, lebenslang an der Pulpahöhlenwand neues Dentin (Sekundärdentin) anzubauen. Die organische Matrix reifen Dentins besteht überwiegend aus Kollagenfibrillen (Typ I), der Mineralgehalt macht etwa 70 % des Feuchtgewichts aus und besteht vorwiegend aus Hydroxylapatit (→ Tabelle). Dentin ist damit nach Schmelz die zweithärteste Substanz des Körpers (→ Tabelle).

**b** Je nach „Herstellungsalter" werden verschiedene **Dentintypen** unterschieden. Zunächst bilden die Odontoblasten **Prädentin,** das sich über **Zwischendentin** zu **zirkumpulpalem Dentin** entwickelt. Die älteste Dentinschicht ist das **Manteldentin** an der Grenze zum Schmelz. Die Odontoblastenfortsätze sind an der Grenze zum Dentin von einem periodontoblastischen Raum umgeben. Um die Dentinkanälchen (im Bereich des zirkumpulpalen Dentins und des Manteldentins) unterscheidet man zwischen **intertubulärem** und **peritubulärem Dentin.** Peritubuläres Dentin entwickelt sich erst nach dem Durchbruch der Zähne und kleidet die Kanälchen aus. Es ist frei von Kollagenfibrillen und hat einen höheren Anteil an Mineralien.

**Chemische Zusammensetzung der Hartsubstanzen des Körpers (alle Angaben in Prozent; nach Schroeder 2000)**

| Bestandteil | Knochen | Schmelz (Enamelum, Substantia adamantinea) | Dentin (Dentinum, Substantia eburnea) | Zement (Cementum) |
|---|---|---|---|---|
| Wasser | 25 | 4 | 10 | 12 |
| organische Matrix | 30 | 1 | 20 | 27 |
| Mineralien | 45 | 95 | 70 | 61 |

## Aufbau der Zähne



### Klinik

**Karies**
Zahnkaries (Caries dentinum) oder einfach nur Karies ist eine der weltweit am häufigsten vorkommenden Erkrankungen. In Deutschland sind 98 % der Bevölkerung mindestens einmal im Leben davon betroffen.

**Entstehung und Verlauf**
Karies ist eine multifaktoriell bedingte destruierende Erkrankung der Zahnhartgewebe, des Schmelzes und des Dentins. Durch eine Störung der oralen Mikroflora unter Begünstigung pathogener Mikroorganismen kommt es durch Säureeinwirkung zu einer Entkalkung der Zahnoberfläche, von der die Karies ausgeht. Die Karies tritt dabei vor allem an Kariesprädilektionsstellen auf (→ Abb. a). Unbehandelt werden Struktur und Funktion der betroffenen Zähne nach und nach zerstört und es kann zu Zahnverlust kommen.

**Einflussfaktoren**
Entstehung und Verlauf einer Karies werden durch diverse Faktoren wie mangelnde Zahnhygiene, Zahnstellung (Engstellung, Fehlstellung), Zahnstatus (fehlende Zähne), Nahrungszusammensetzung und Konsistenz, Speicheleigenschaften und Menge, Kaugewohnheiten, Zungen- und Wangenaktivität, Fluoridgehalt des Schmelzes, Medikamenteneinnahme oder mangelnde Füllungen beeinflusst.

**Einteilungen**
Von den diversen Einteilungen sind einige hier aufgeführt:

- **WHO-System der Kariesklassifikation:**
  - D1 – klinisch erkennbare Schmelzläsion mit intakter Oberfläche
  - D2 – klinisch erkennbare Schmelzkavitation
  - D3 – klinisch erkennbare Dentinkavitation
  - D4 – Läsion mit Pulpabeteiligung
- **Einteilung nach radiologischer Kariestiefe** (E = „enamel" [engl. Schmelz], S = Schmelz, D = Dentin), → Abb. b:
  - E0/S0 – nicht sichtbar
  - E1/S1 – in der äußeren Schmelzhälfte
  - E2/S2 – in der inneren Schmelzhälfte
  - D1 – im äußeren Dentindrittel
  - D2 – im mittleren Dentindrittel
  - D3 – im pulpanahen (inneren) Dentindrittel

**a** Kariesprädilektionsstellen, also Regionen, an denen sich aus anatomisch-funktionellen Gründen bevorzugt Karies bildet, sind die Zahnvertiefungen (Fissuren, Grübchen der Seitenzähne, die Kontaktpunkte der Zähne und die Zahnzwischenräume, die Zahnhälse und die Zahnwurzeln. [S703-L126]
**b** Radiologische Einteilung der Approximalkaries. [S703-L126]

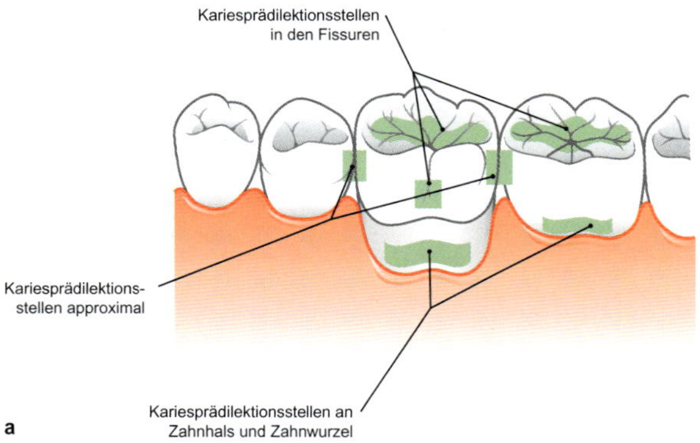

a

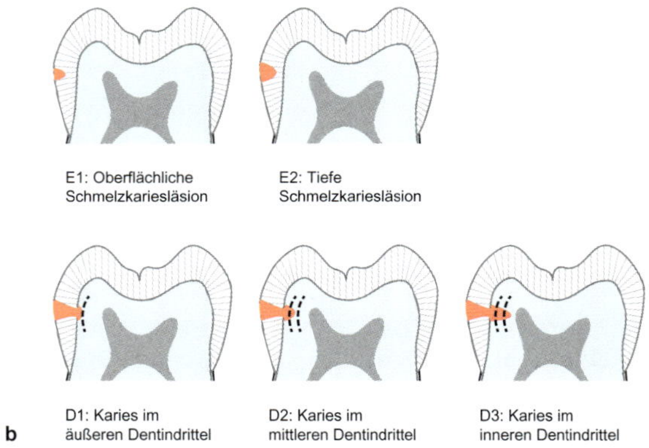

b

## Klinik *(Forts.)*

- **Einteilung in kariöse Kavitäten,** → Abb. c: Im Rahmen der Zahnbehandlung eines kariösen Zahns wird das kariöse Gewebe mechanisch entfernt (sog. Präparation). Dabei entsteht eine Kavität (Hohlraum) im Zahn, die anschließend aufgefüllt werden muss. Nach der Art des Hohlraums entsprechend der vom Defekt erfassten Zahnflächen unterscheidet man weltweit einheitlich 5 Klassen, die mit römischen Buchstaben gekennzeichnet werden:
  - I = Grübchen und Fissuren in der Kaufläche (Seitenzähne okklusal)
  - II = Berührungsflächen der Seitenzähne (approximal und ggf. okklusal)
  - III = Berührungsflächen von Schneide- und Eckzähnen, Schneidekante nicht beteiligt
  - IV = Berührungsflächen von Schneide- und Eckzähnen, Schneidekante beteiligt
  - V = Zahnhalsfläche
- **Einteilung nach befallener Zahnhartsubstanz:**
  - I. Schmelzkaries (histologische Zonen von außen nach innen):
    - 1 = Oberflächenschicht
    - 2 = Läsionskörper – Läsionszentrum (Zone des größten Mineralverlustes)
    - 3 = dunkle Zone
    - 4 = transluzente Zone (Zone der fortschreitenden Demineralisation)
  - II. Dentinkaries (histologische Zonen von außen nach innen):
    - 1 = Zone der Nekrose
    - 2 = Zone der Penetration
    - 3 = Zone der Demineralisation (Entkalkung und Erweichung des intertubulären Dentins)
    - 4 = Zone mit fehlenden Odontoblastenfortsätzen („dead tract"; fehlende Kommunikation mit der Pulpa)
    - 5 = Zone der Sklerosierung (Obliteration/Verschluss der Dentinkanälchen als Schutzmechanismus)
    - 6 = Reaktionsdentin (Ausbildung von Tertiärdentin an der Pulpa-Dentin-Grenze)
  - III. Wurzelkaries (Zementkaries; Kariesform, die den Zement und das Dentin der Zahnwurzel befällt)
- **Verlaufsentsprechende Einteilung in Stadien:**
  - Initialkaries (Demineralisation ohne Strukturdefekt)
  - Caries superficialis (cs; Schmelzkaries)
  - Caries media (cm; Dentinkaries)
  - Caries profunda (cp; Vordringen der Karies bis in pulpanahe Dentinschichten)
  - Caries profunda complicata (Eröffnung der Pulpahöhle; Pulpa aperta)
  - Caries sicca (ruhende Zahnkaries mit Zahnverfärbung)
- **Einteilung nach Lokalisation:**
  - Approximalkaries (im Bereich der Interdentalräume; → Abb. d)
  - Glattflächenkaries (im Bereich der glatten Zahnflächen)
  - Fissurenkaries (im Bereich der Zahnfissuren)
  - Wurzelkaries (im Bereich der Zahnwurzeln)

**Prophylaxe**

Die systemische Gabe von Fluoridionen während der Hartsubstanzbildung der Ersatzzähne führt teilweise zur Bildung von **Fluorapatit** anstelle von Hydroxylapatit. Fluorapatit ist in Säuren schwerer löslich und erhöht dadurch die Kariesresistenz.

**c** Einteilung der kariösen Kavitäten in die 5 Klassen nach BLACK (Greene Vardiman Black, 1889, amerikanischer Zahnarzt). Durch die Kavitätenklassifizierung kann eine grobe Entscheidung für das geeignetste Verfahren zur Präparation und Füllung des Zahns getroffen werden. [S703-L126]

**d** Stadien einer Dentinkaries (Schema). [S703-L126]

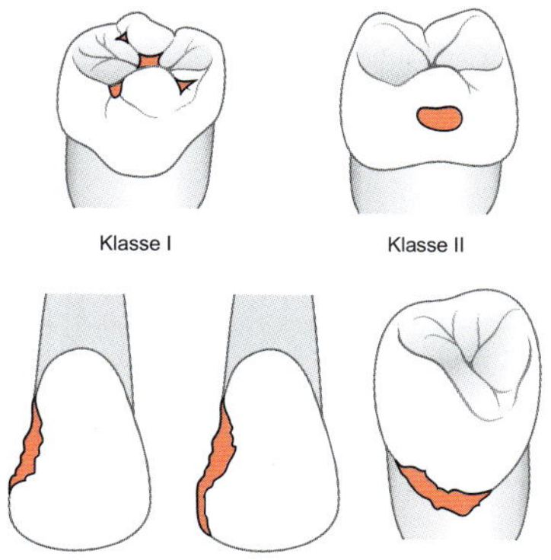

c

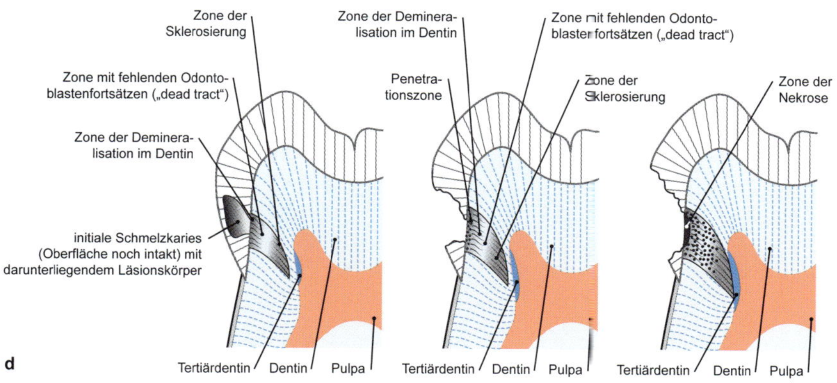

d

## Richtungsbezeichnungen

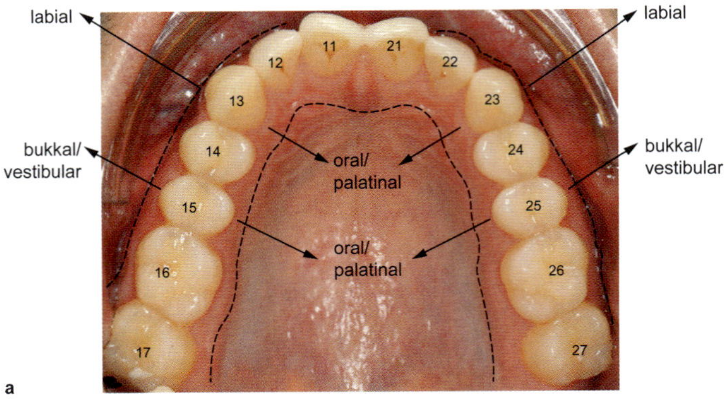


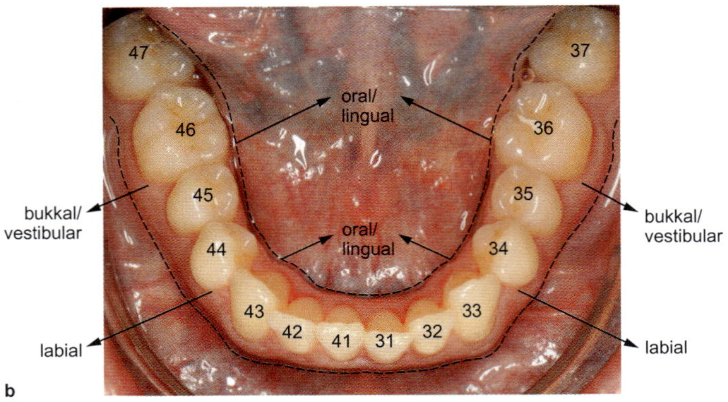


**Abb. 8.157a und b Richtungsbezeichnungen in der Mundhöhle.** Fotos eines voll bezahnten Ober- und Unterkiefers vor Durchbruch der Weisheitszähne. [S703-M1129]
**a** Maxilla, Ansicht von kaudal.
**b** Mandibula, Ansicht von kranial.

Als anatomische Richtungsbezeichnungen in der Mundhöhle werden die Begriffe **labial, vestibular** (klinisch meist vestibulär), **bukkal, palatinal** (nur an der Maxilla), **oral** und **lingual** (nur an der Mandibula) verwendet (→ Tabelle).

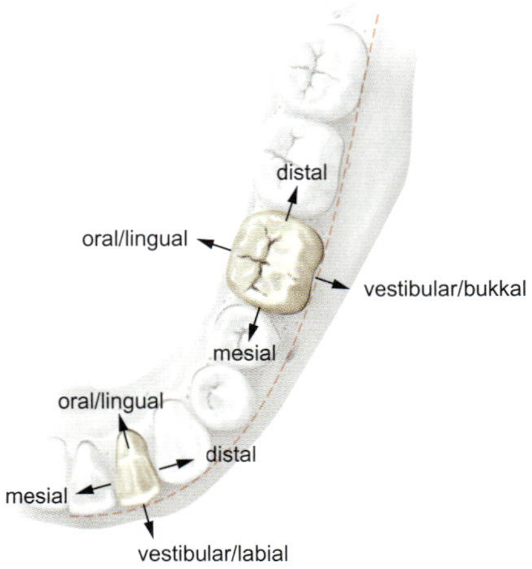


**Abb. 8.158 Richtungsbezeichnungen am Zahnbogen.** Ansicht von kranial auf einen halbierten Zahnbogen der Mandibula, links. [S703-L127]

Als anatomische Richtungsbezeichnungen am Zahnbogen werden die Begriffe **mesial**, **distal**, **vestibular/bukkal**, **vestibular/labial** und **oral/lingual** verwendet (→ Tabelle). In der Klinik wird statt vestibular meist vestibulär gesagt.

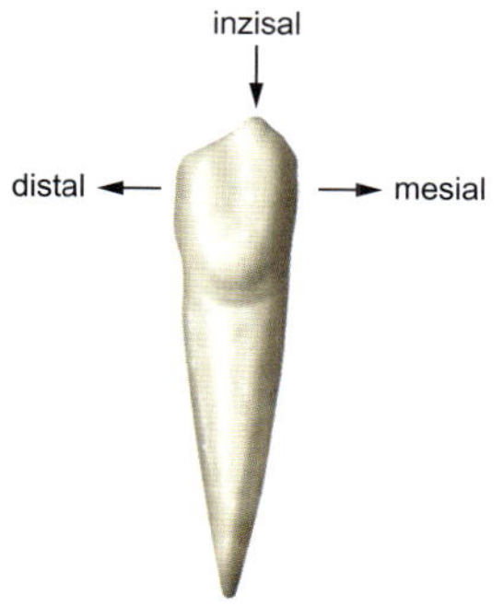


**Abb. 8.159 Richtungsbezeichnungen am unteren Eckzahn, Dens caninus.** [S703-L127]

Beispiel für einen einwurzeligen Zahn (→ Tabelle).

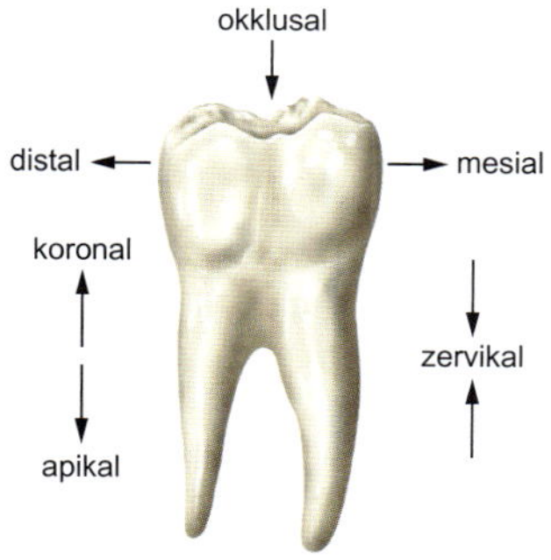


**Abb. 8.160 Richtungsbezeichnungen am ersten unteren Mahlzahn, Dens molaris I.** [S703-L127]

Beispiel für einen zweiwurzeligen Zahn (→ Tabelle).

| Anatomische Richtungsbezeichnungen des Zahns | | |
|---|---|---|
| **in Bezug auf die Mundhöhle (→ Abb. 8.157)** | **in Bezug auf den Zahnbogen (→ Abb. 8.158)** | **weitere Bezeichnungen** |
| • labial: zur Lippe gerichtet<br>• vestibular/vestibulär: zum Mundvorhof gerichtet<br>• palatinal: zum Gaumen gerichtet (nur Maxilla)<br>• bukkal: zur Wange gerichtet<br>• oral: zur Mundhöhle gerichtet<br>• lingual: zur Zunge gerichtet (nur Mandibula) | • mesial: im Zahnbogen zur Mittellinie bzw. nach vorne gerichtet<br>• distal: zum Ende des Zahnbogens bzw. im Zahnbogen nach hinten gerichtet<br>• vestibular/bukkal: zum Mundvorhof/zur Wange gerichtet<br>• vestibular/labial: zum Mundvorhof/zur Lippe gerichtet<br>• oral/lingual: zur Mundhöhle/zur Zunge gerichtet | • koronal: zur Zahnkrone gerichtet<br>• apikal: zur Zahnwurzelspitze gerichtet<br>• zervikal: zum Zahnhals gerichtet<br>• okklusal: auf der Kaufläche gelegen<br>• approximal: zwischen 2 Zahnkronen gelegen<br>• inzisal: zur Schneidekante hin<br>• pulpal: zur Zahnpulpa hin<br>• fazial: zur Gesichtsseite gerichtet |

## Struktur und Funktion

Bei der **Benennung der Oberflächen** des Zahns geht man von der Mitte des Zahnbogens aus. Der näher zu dieser Mitte gelegene, also im Zahnbogen nach vorne gerichtete Teil wird als mesial, der entfernter gelegene, also im Zahnbogen nach hinten gerichtete Teil als distal bezeichnet (→ Tabelle).

## Gebiss

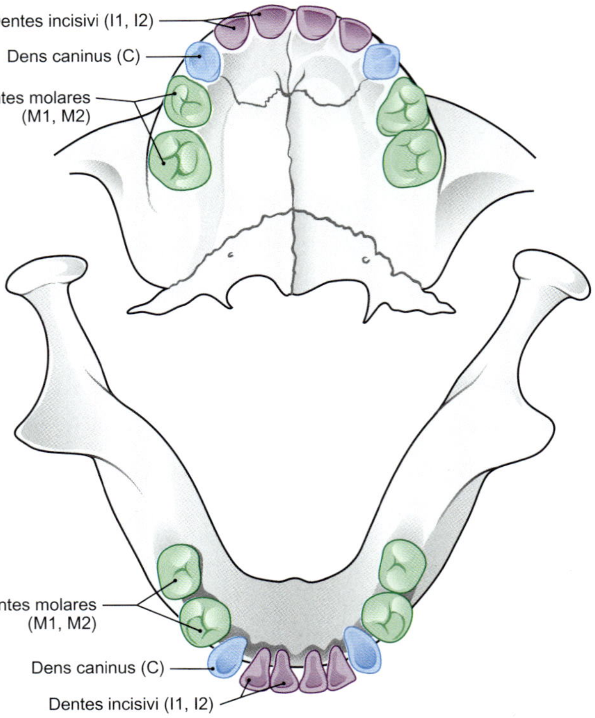


**Abb. 8.161 Gebiss, 1. Generation, Milchzähne, Dentes decidui;** Ansicht von unten auf die Maxilla bzw. von oben auf die Mandibula. [S700-L126]

Das Milchgebiss besteht aus 4 × 5 = 20 Zähnen, Dentes: 4 × 2 Schneidezähne, Dentes incisivi (violett); 4 × 1 Eckzahn, Dens caninus (blau); 4 × 2 Mahlzähne, Dentes molares (grün).

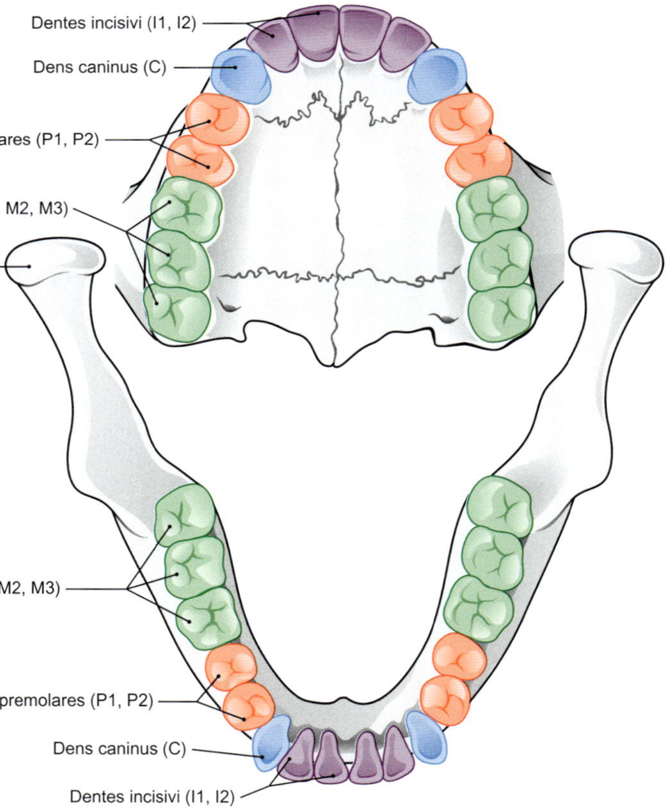


**Abb. 8.162 Gebiss, 2. Generation, bleibende Zähne, Dentes permanentes;** Ansicht von unten auf die Maxilla bzw. von oben auf die Mandibula. [S700-L126]

Das bleibende Gebiss besteht aus 4 × 8 = 32 Zähnen, Dentes: 4 × 2 Schneidezähne, Dentes incisivi (violett); 4 × 1 Eckzahn, Dens caninus (blau); 4 × 2 Vormahlzähne, Dentes premolares (rot); 4 × 3 Mahlzähne, Dentes molares (grün).

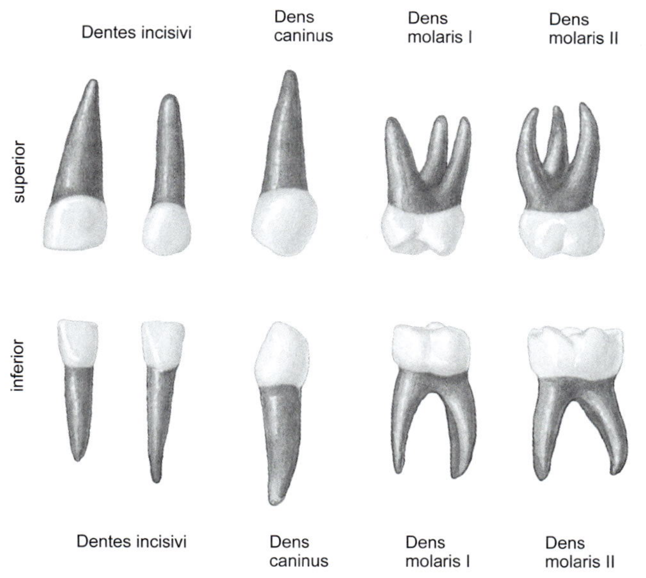


**Abb. 8.163 Milchzähne, Dentes decidui, eines dreijährigen Kindes;** Ansicht von vestibular. [S700]

Die Zahnanlagen entwickeln sich bereits vor der Geburt. Ab dem 6. Monat nach der Geburt brechen die ersten Milchzähne, Dentes decidui, in die Mundhöhle durch. Mit 30 Monaten sind normalerweise alle 20 Milchzähne durchgebrochen. Diese behält das Kind so lange, bis es mit etwa 6 Jahren die ersten bleibenden Zähne, Dentes permanentes, bekommt. Die Milchzähne haben dabei eine wichtige Platzhalterfunktion für den Durchbruch der bleibenden Zähne.

Obwohl die Milchzähne ausgetauscht werden, sollten sie immer gut gepflegt werden, da sie aufgrund eines dünneren Zahnschmelzes anfälliger für Karies sind und wegen einer größeren Pulpahöhle auch empfindlicher sind als die bleibenden Zähne.

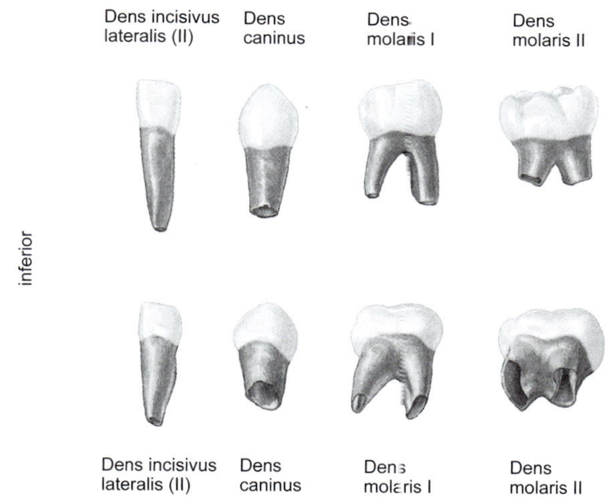


**Abb. 8.164 Milchzähne, Dentes decidui, eines zweijährigen Kindes;** obere Reihe Ansicht von vestibular, untere Reihe Ansicht von schräg unten. [S700]

Die medialen Schneidezähne sind nicht mit dargestellt. Man sieht an den Zähnen des zweijährigen Kindes, dass die Wurzelbildung bei vielen Zähnen noch nicht abgeschlossen ist. Diese erfolgt größtenteils erst nach dem Zahndurchbruch.

## Klinik

**Zahnformel**

International wird in der zahnmedizinischen Praxis eine Zahnformel (Zahnschema, → Abb. a, → Abb. b) verwendet. Dabei werden die Kieferhälften **(Quadranten)** mit einer Zahl versehen. Die **Zähne** des Dauergebisses (→ Abb. c) und des Milchgebisses (→ Abb. d) werden, von der Mittellinie ausgehend, nach hinten fortlaufend von 1 bis 8 (bleibendes Gebiss) bzw. von 1 bis 5 (Milchgebiss) durchnummeriert. Die Ziffer des Quadranten wird vorangesetzt, es folgt die Ziffer des Zahns. So bezeichnet z. B. die Angabe 11 (sprich: eins eins) den 1. Schneidezahn im rechten Oberkiefer des bleibenden Gebisses; die Ziffer 52 (sprich: fünf zwei) den 2. Schneidezahn im rechten Oberkiefer des Milchgebisses.

**a** Zahnformel für das Dauergebiss. [S700]
**b** Zahnformel im Milchgebiss. [S700]
**c** Schema Dauergebiss. [S703-L127]
**d** Schema Milchgebiss. [S703-L127]

Zahnformel des Erwachsenen

| | | | | | | | | | | | | | | | | | |
|---|---|---|---|---|---|---|---|---|---|---|---|---|---|---|---|---|---|
| | Oberkiefer | | | | | | | | | | | | | | | | |
| rechts | 18 | 17 | 16 | 15 | 14 | 13 | 12 | 11 | 21 | 22 | 23 | 24 | 25 | 26 | 27 | 28 | links |
| | 48 | 47 | 46 | 45 | 44 | 43 | 42 | 41 | 31 | 32 | 33 | 34 | 35 | 36 | 37 | 38 | |
| | Unterkiefer | | | | | | | | | | | | | | | | |

a

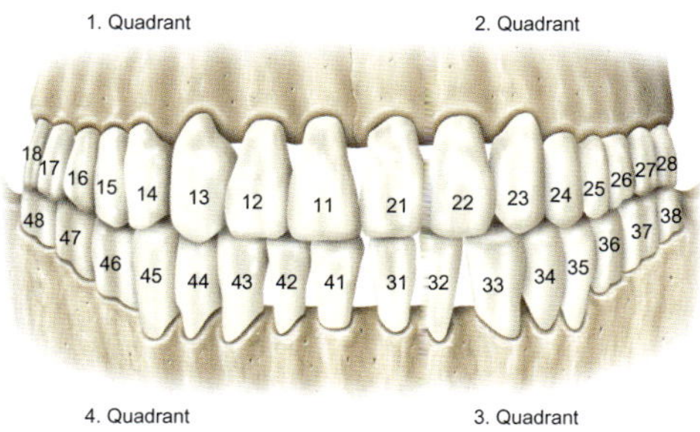


c

Zahnformel im Milchgebiss

| | | | | | | | | | | | |
|---|---|---|---|---|---|---|---|---|---|---|---|
| | Oberkiefer | | | | | | | | | | |
| rechts | 55 | 54 | 53 | 52 | 51 | 61 | 62 | 63 | 64 | 65 | links |
| | 85 | 84 | 83 | 82 | 81 | 71 | 72 | 73 | 74 | 75 | |
| | Unterkiefer | | | | | | | | | | |

b

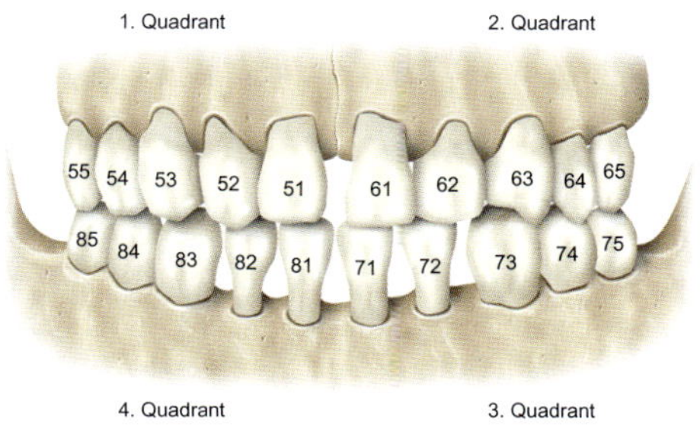


d

## Bleibende Zähne

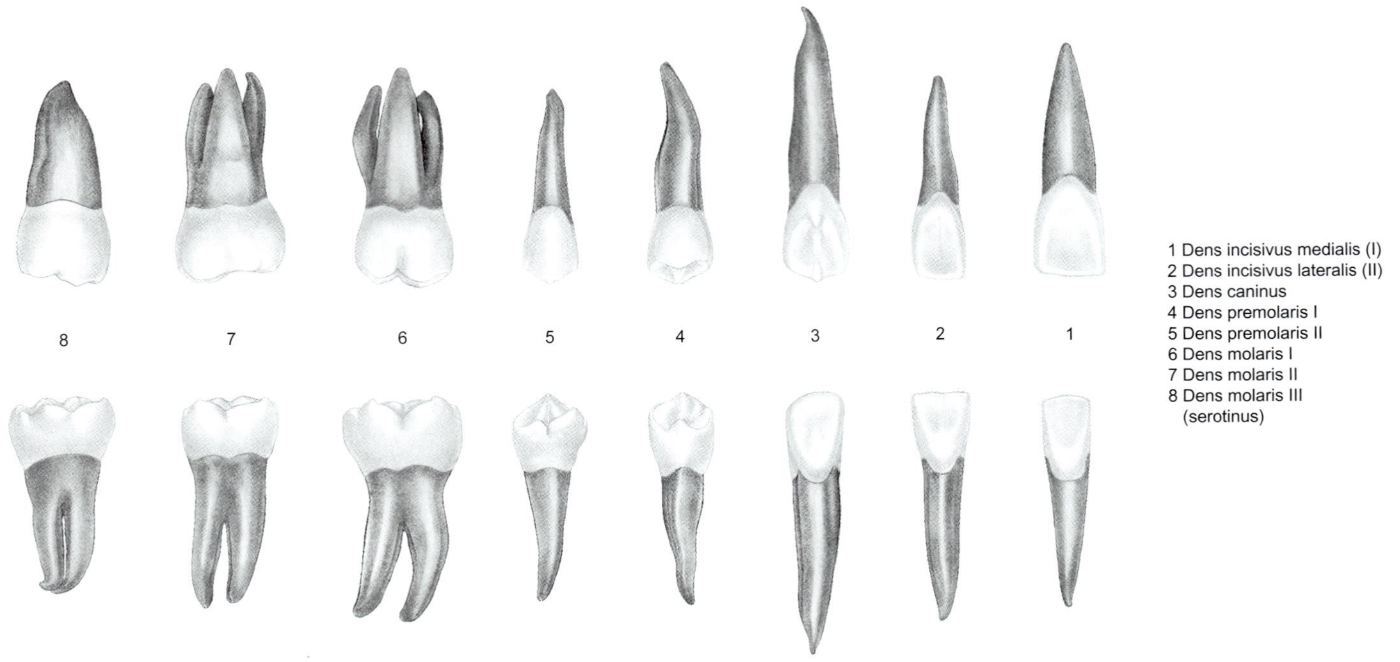


**Abb. 8.165 Bleibende Zähne, Dentes permanentes;** Ansicht von oral. [S700]

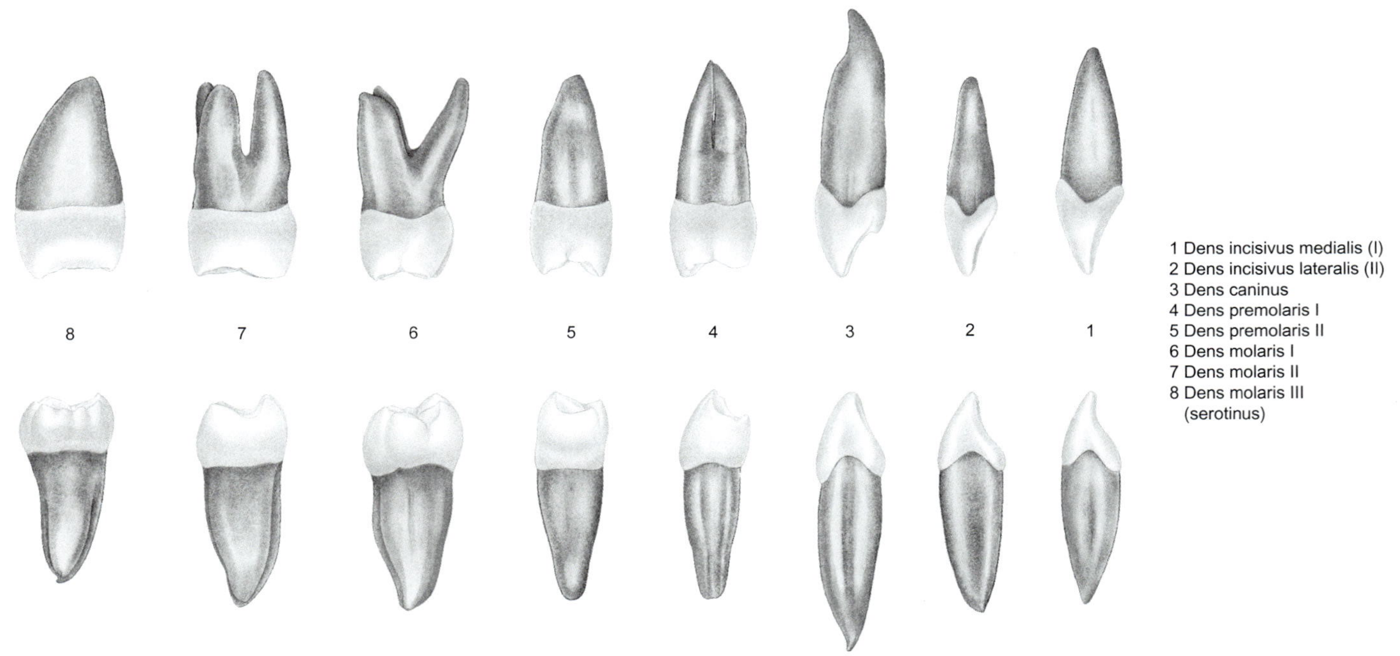


**Abb. 8.166 Bleibende Zähne, Dentes permanentes;** Ansicht von distal. [S700]

Ab etwa 6 Jahren beginnt der Zahnwechsel und die ersten Milchzähne, Dentes decidui, fallen aus. Dadurch wird für die bleibenden Zähne, Dentes permanentes, Platz geschaffen. Die bleibenden Zähne sind wie die Milchzähne bereits seit der Geburt angelegt und im Kiefer herangereift. Sie brechen nun nach und nach in die Mundhöhle durch. Dabei wird die Wurzel des Milchzahns durch Stoffe, die von den neuen Zähnen abgegeben werden, langsam aufgelöst. Die Milchzähne fangen nach und nach an zu wackeln und fallen schließlich aus. Ihren Platz nehmen nun die bleibenden Zähne ein.

Die unteren 1. Molaren brechen üblicherweise als sog. **Sechsjahresmolaren** als erste durch und sind damit die ersten bleibenden Seitenzähne (die Sechser im Erwachsenengebiss). Sie besitzen darüber hinaus eine wichtige Funktion, da sie die Zähne von Ober- und Unterkiefer zueinander stabilisieren und so für eine gute Bisslage sorgen.
Danach folgen die Schneidezähne und die Seitenzähne. Zuletzt mit etwa 11–13 Jahren brechen die oberen Eckzähne und die **Zwölfjahresmolaren** (Siebener) als 2. Mahlzähne durch. Die letzten Zähne des bleibenden Gebisses, wenn sie überhaupt durchbrechen, sind die Weisheitszähne (Achter) mit einer Durchbruchszeit zwischen 16 und 25 Jahren.

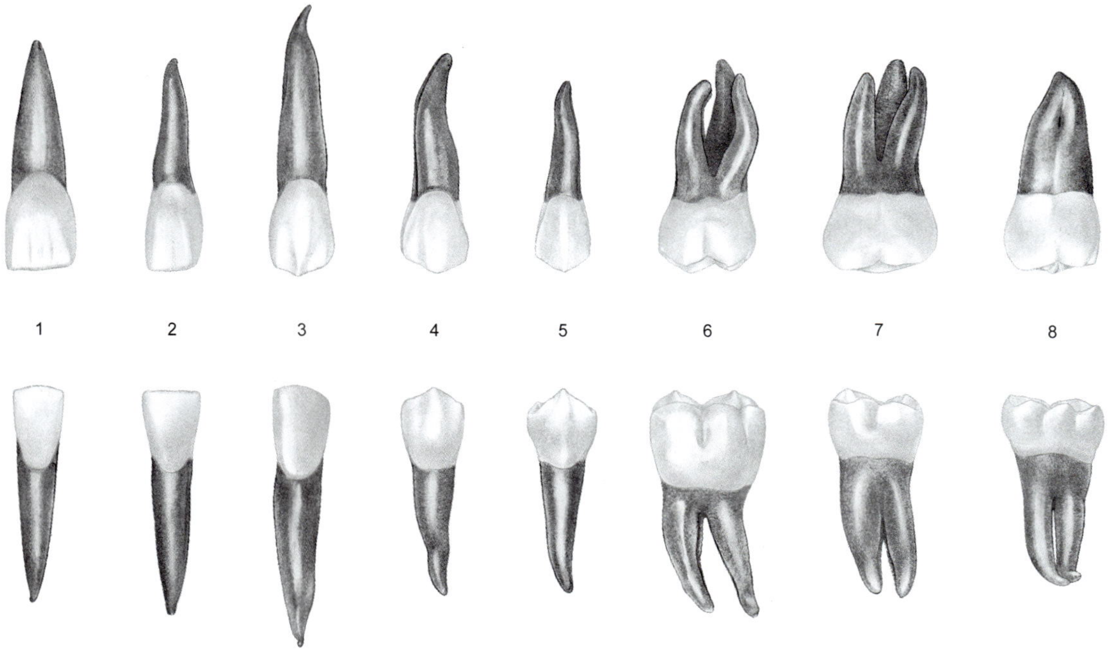


1 Dens incisivus medialis (I)
2 Dens incisivus lateralis (II)
3 Dens caninus
4 Dens premolaris I
5 Dens premolaris II
6 Dens molaris I
7 Dens molaris II
8 Dens molaris III (serotinus)

**Abb. 8.167 Bleibende Zähne, Dentes permanentes;** Ansicht von vestibular. [S700]

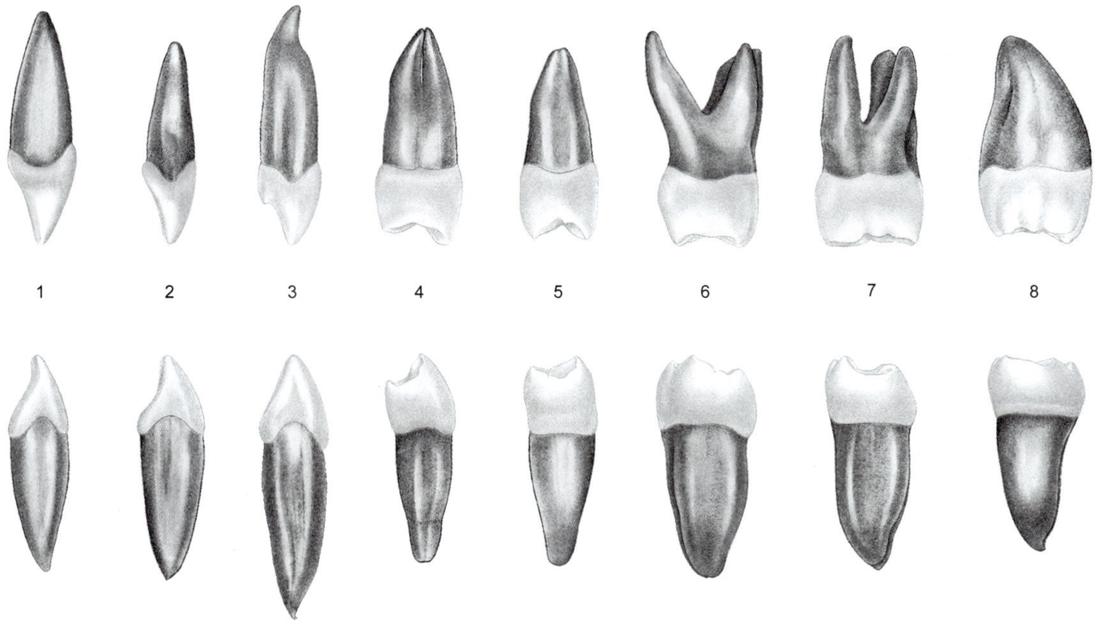


1 Dens incisivus medialis (I)
2 Dens incisivus lateralis (II)
3 Dens caninus
4 Dens premolaris I
5 Dens premolaris II
6 Dens molaris I
7 Dens molaris II
8 Dens molaris III (serotinus)

**Abb. 8.168 Bleibende Zähne, Dentes permanentes;** Ansicht von mesial. [S700]

## Klinik

Da die Zähne die widerstandsfähigsten Organe des Körpers und damit besonders dauerhaft sind, spielen sie in der **forensischen Medizin** bei der Identifizierung von Opfern eine wichtige Rolle.

## Zahnmerkmale, Stellung und Okklusion

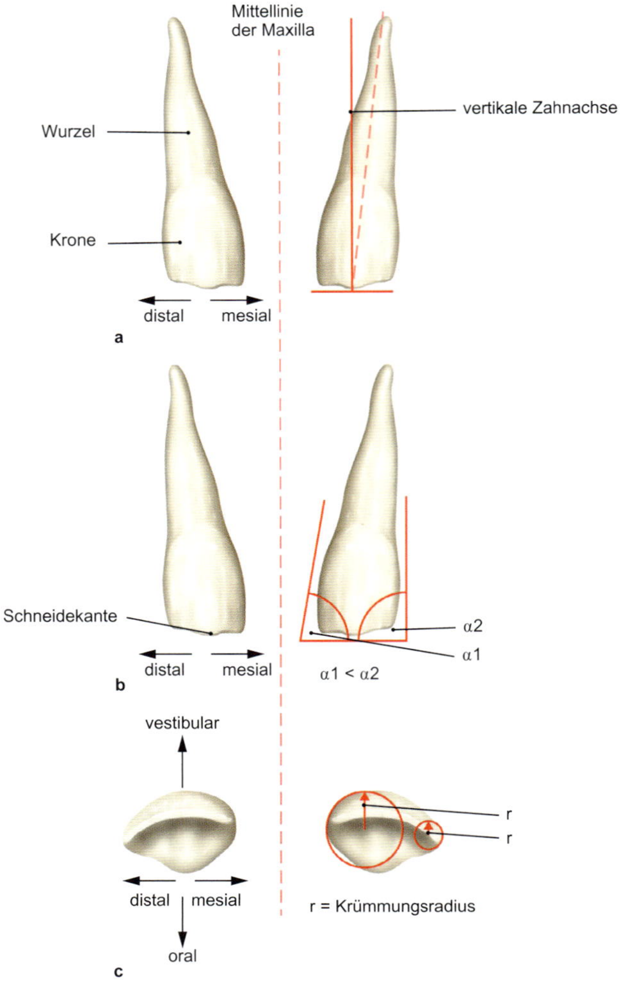


**Abb. 8.169a–c Gemeinsame Zahnmerkmale** (Wurzelmerkmal, Winkelmerkmal, Krümmungsmerkmal/Massenmerkmal). [S703-L127]
Kennzeichen, die allen Zähnen gemeinsam sind, werden als Zahnmerkmale bezeichnet. Mit ihrer Hilfe können Zähne der rechten oder linken Kieferhälfte zugeordnet werden. Diese Zahnmerkmale sind:
**a** Das **Wurzelmerkmal:** Bei Betrachtung des Zahns von vestibular weicht die Zahnwurzel geringfügig von der vertikalen Zahnachse nach distal ab.
**b** Das **Winkelmerkmal:** Bei Betrachtung des Zahns von vestibular geht die Schneidekante (Kaufläche) mesial in einem spitzeren Winkel in die Approximalfläche über als distal.
**c** Das **Krümmungsmerkmal/Massenmerkmal:** Die vestibulare Zahnfläche hat mesial einen größeren Krümmungsradius als distal. Dadurch liegt der größte Zahndurchmesser weiter mesial und nicht genau mittig. Der Zahn ist somit mesial massiger als distal (vor allem im Unterkiefer). Andere Unterscheidungsmerkmale sind die **Kronenflucht** (Winkel zwischen Achse der Zahnkrone und Wurzelachse), der **Kronenäquator** (anatomischer Zahnäquator, angenommene Linie auf der Zahnkrone, die den größten Umfang vom Zahn markiert mit der größten Vorwölbung der Seitenflächen), die **Zahnhalslinie** (Schmelz-Zement-Linie) und der **Wurzelquerschnitt** (selten rund, sondern meist oval, dadurch ist der mesiodistale Durchmesser stets kleiner als der vestibuloorale).

**Abb. 8.170a–e Kauflächen von Seitenzähnen**.
Die Kauflächen von Seitenzähnen setzen sich aus individuell geformten **Höckern** (Cuspides dentis; Tubercula dentis) mit **Höckerabhängen,** aus **Randleisten** und aus **Fissuren** zusammen (a–d). Höckerabhänge, die von der Höckerspitze nach mesial oder distal verlaufen, werden Höckergrate genannt; der von der Höckerspitze direkt nach zentral verlaufende Höckerabhang ist der **Dreieckswulst.**
**a** Kauflächenbestandteile eines Oberkieferprämolars (Schema). [S703-L126]
**b** Kauflächenbestandteile eines Oberkieferprämolars (P1, 14). [S703-L127]
**c** Kauflächenbestandteile eines Oberkieferprämolars (M1, 16). [S703-L127]
**d** Kauflächenbestandteile eines Unterkiefermolars (M1, 46). [S703-L127]
**e** Schema der Kauflächen korrespondierender Seitenzähne in der Ansicht von oral. [S703-L126]
Die **anatomische Kaufläche** wird von den mesial und distal liegenden Randleisten begrenzt, die ohne Übergang in die angrenzenden Höckergrate übergehen. Die **funktionelle Kaufläche** greift im Gegensatz dazu auf die Außenflächen (äußere Höckerabhänge) der tragenden Höcker über. Dies sind die palatinalen Abhänge der palatinalen Höcker der Maxilla und die bukkalen Abhänge der bukkalen Höcker der Mandibula (a). Einzelne Höcker einer Kaufläche sind durch Hauptfissuren und durch Nebenfissuren (Parafissuren) voneinander abgegrenzt.
Die Kauflächen des Dauergebisses besitzen bis zu 5 Höcker (Ausnahme: Dentes incisivi). Dabei findet man bei den Dentes canini eine geteilte Schneidekante in Form einer Kauspitze; sie sind somit einhöckerig. Die Dentes premolares und molares weisen dagegen zwei- oder mehrhöckerige Kauflächen auf.

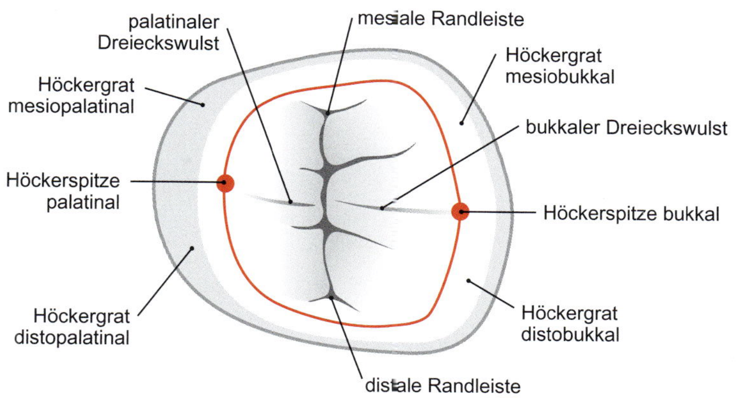

a

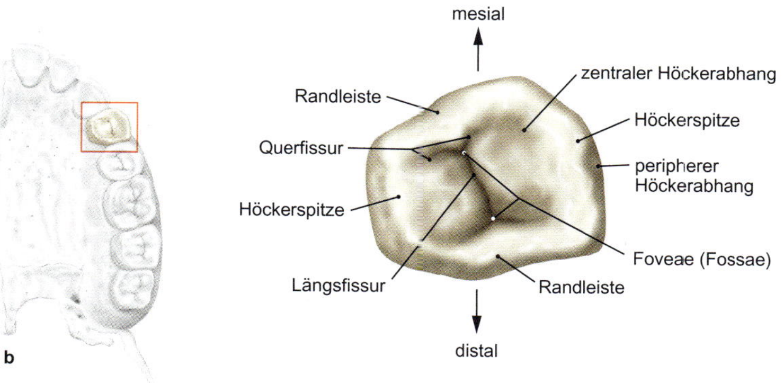

b

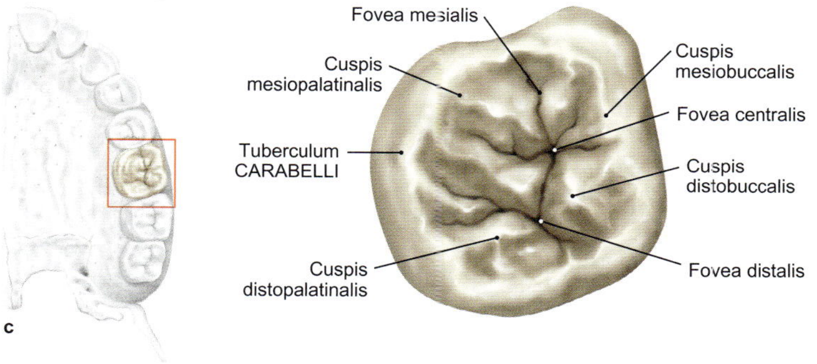

c

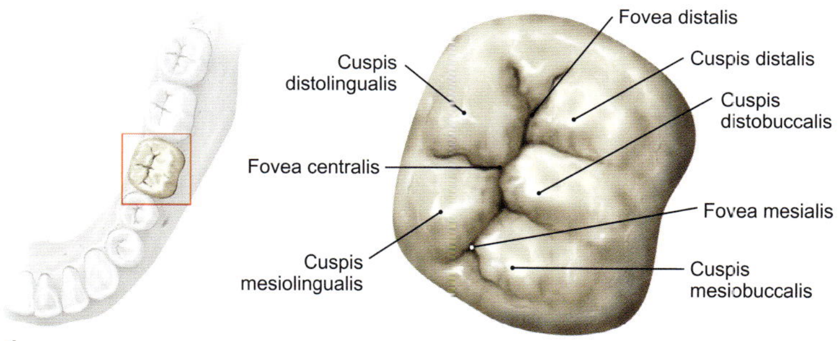

d

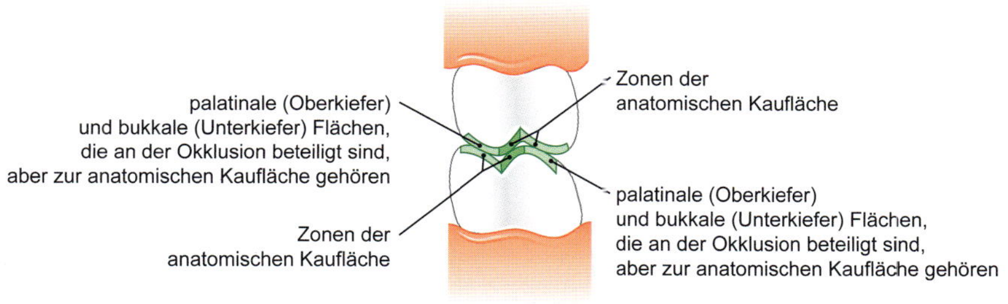

e

## Zahnmerkmale, Stellung und Okklusion

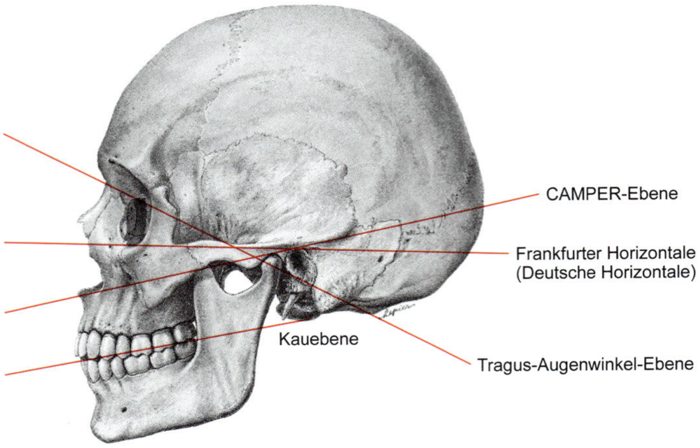


**Abb. 8.171 Okklusale Bezugslinien des Gebisses.** [S700]
Die Bezugslinien dienen der Beurteilung der Lage der Zähne im jeweiligen Kiefer und zur Orientierung am Gesichtsschädel:

- Die **Kauebene (Okklusionsebene)** verläuft durch den Inzisalpunkt (→ Abb. 8.172) sowie den höchsten Punkt der distobukkalen Höckerspitze von M2 auf jeder Seite (→ Abb. 8.172).
- Die **Frankfurter Horizontale** verbindet den Oberrand des Porus acusticus externus mit dem tiefsten Punkt der knöchernen Orbita.
- Die **CAMPER-Ebene** verbindet den höchsten Punkt des Meatus acusticus externus mit der Spina nasalis anterior. Klinisch wird sie heute über die beiden dorsalen (Tragus rechts und links) und den anterioren Weichteilpunkt (Subnasion oder Subnasalpunkt) definiert.
- Die **Tragus-Augenwinkel-Ebene** verbindet den Unterrand des Porus acusticus externus, den Tragus und den äußeren Augenwinkel miteinander und verläuft durch das Caput mandibulae.

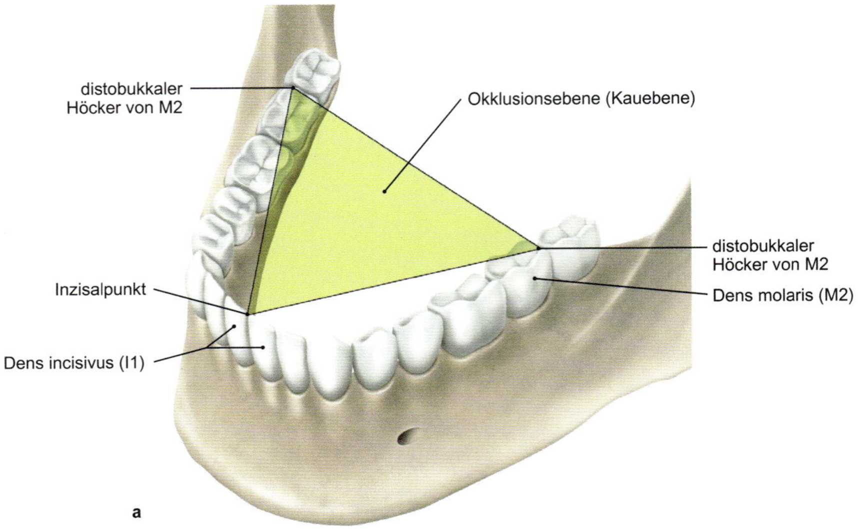


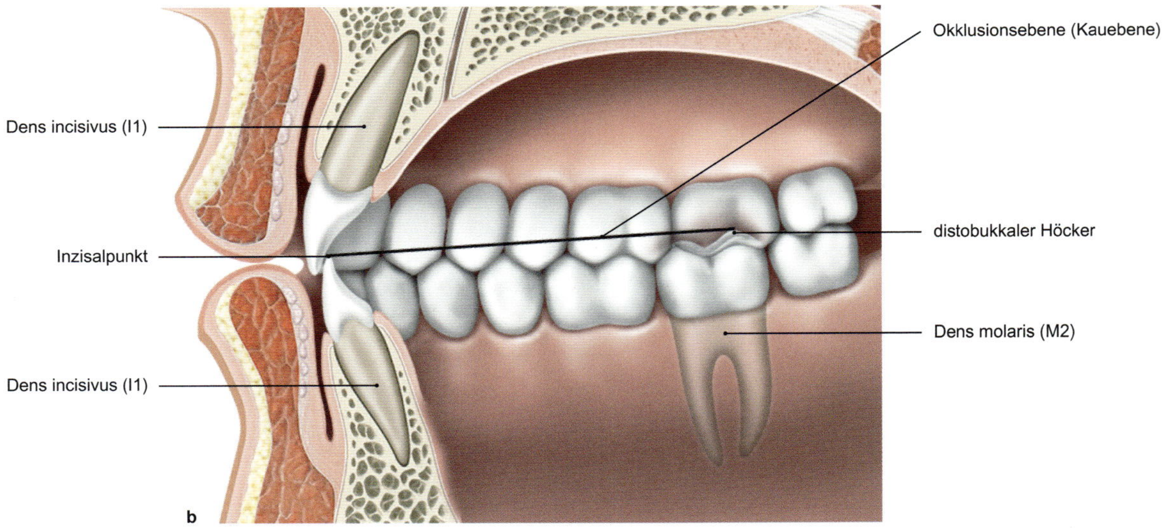


**Abb. 8.172a und b Kauebene (Okklusionsebene).**
**a** Ansicht von links vorne oben: Die Kauebene ist die Ebene zwischen dem **Inzisalpunkt** (Berührungspunkt der mesialen Schneidekanten der mandibulären ersten Schneidezähne) und den distobukkalen Höckern der 2. Unterkiefermolaren (M2, 37, 47). [S703-L275]

**b** In der Seitansicht von links bei sagittalisierter Mundhöhle sieht man, dass die Kauebene genau in Höhe der **Lippenschlusslinie** und parallel zur CAMPER-Ebene (→ Abb. 8.171) verläuft. [S703-L127]

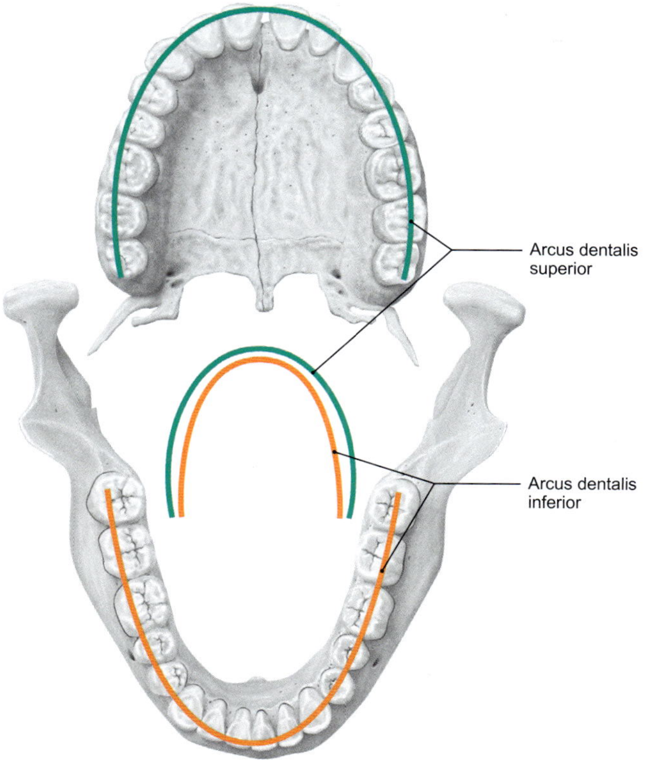


**Abb. 8.173 Zahnbögen, Arcus dentalis superior und Arcus dentalis inferior,** Ansicht von kaudal bzw. kranial. [S703-L127]
Der Arcus dentalis superior hat die Form einer offenen Ellipse, der Arcus dentalis inferior hat Parabelform. Die Zahnbögen besitzen jeweils einen Scheitelpunkt zwischen den Zähnen 11 und 21 (Maxilla) sowie den Zähnen 31 und 41 (Mandibula). Im Idealfall (Norm) übergreifen die Oberkieferzähne die Zähne im Unterkiefer; dadurch ist der Arcus dentalis superior etwas größer als der Arcus dentalis inferior (türkise und orange Linie in der Mitte). Die Zahnbögen mit Alveolarknochen und Zähnen grenzen den Mundvorhof (Vestibulum oris) von der Mundhöhle (Cavitas oris) ab.

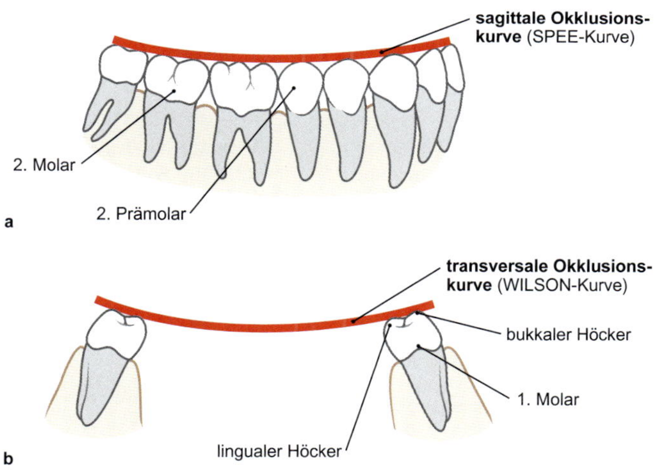


**Abb. 8.174a und b Okklusionskurven,** Ansicht von rechts vestibular (a) und von frontal (b). [S703-L126]
**a** Die Höckerspitzen der Unterkieferzahnreihe liegen von vestibular betrachtet auf einer Verbindungslinie, die eine Kurve beschreibt. Ihr tiefster Punkt liegt in Höhe des 1. Molars (M1). Diese Kurve wird als **sagittale Okklusionskurve** bezeichnet. Verläuft die Verlängerung dieser Kurve durch das Kiefergelenk, wird sie **SPEE-Kurve** genannt (und ist dann eine Sonderform der sagittalen Okklusionskurve).
**b** Werden die Höcker der entsprechenden Zähne im Zahnbogen in transversaler Richtung verbunden, ergibt sich ebenfalls eine Kurve, die als **transversale Okklusionskurve (WILSON-Kurve)** bezeichnet wird. Sie kommt dadurch zustande, dass die lingualen Höcker der Unterkieferseitenzähne im Mund niedriger liegen als die bukkalen.

## Zahnmerkmale, Stellung und Okklusion

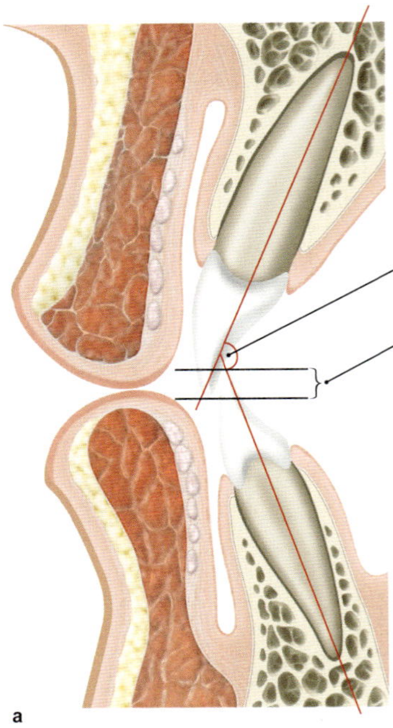

a

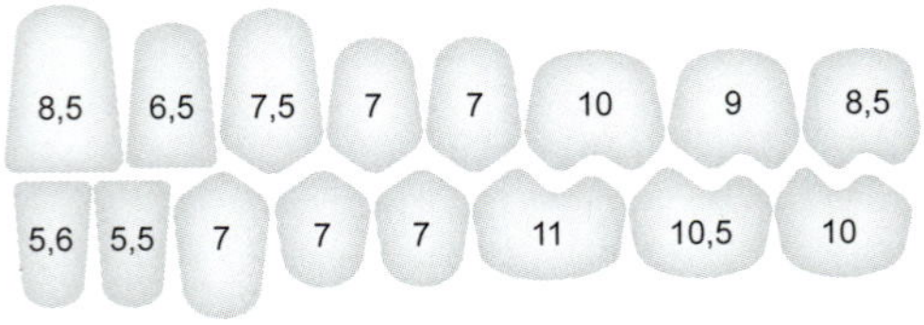

b

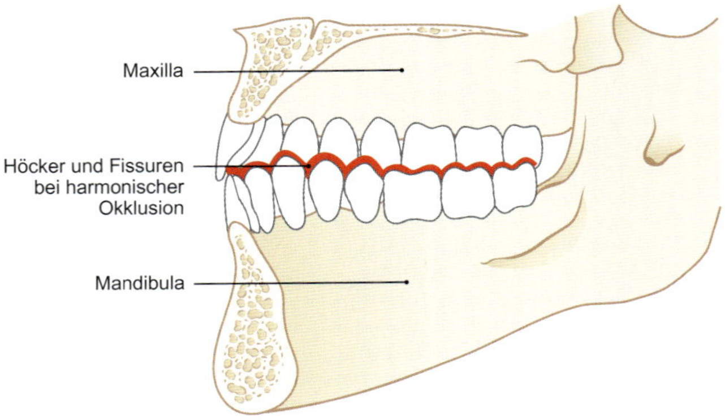

c

**Abb. 8.175a–c Regelverzahnung,** Frontzähne in sagittaler Richtung (a) und Stellung der Zähne in Ober- und Unterkiefer (b, c).
**a** Im Frontzahngebiet übergreifen die Schneidekanten der oberen Frontzähne die der unteren Frontzähne um 3–4 mm nach vestibular **(Scherenbiss).** Die Okklusionskontaktfläche der Schneidekanten der unteren Schneidezähne liegt an der palatinalen Fläche der oberen Schneidezähne genau am Umschlagpunkt der palatinalen Konvexität zur Konkavität. Die Achsen der oberen und unteren Dentes incisivi verlaufen dabei in einem Winkel **(Interinzisalwinkel)** von ca. 135° zueinander. [S703-L275]
**b** Mittlere mesiodistale Breite der Zähne in Millimetern. Mit Ausnahme von 31/41 und 18/28 hat jeder Zahn zu 2 Zähnen im Gegenkiefer (Haupt- und Nebenantagonist, → Abb. 8.176b) Kontakt. Man spricht von **Einzahn-zu-Zweizahn-Okklusion** im Seitenzahnbereich. [S703-L126]
**c** Bei Regelverzahnung liegt ein Regelbiss vor, der auch als **Neutralbiss (Eugnathie, neutrale Bisslage, Normalbiss)** bezeichnet wird (rote Linie). Dabei besteht eine normale, kaufunktionelle Lagebeziehung von Unterkiefer, Oberkiefer und Schädel; Ansicht von oral. [S703-L126]

### Klinik

#### ANGLE-Klassifikation

Zahnfehlstellungen bzw. Okklusionsanomalien werden in der Zahnmedizin und der Kieferorthopädie häufig nach der ANGLE-Klassifikation eingeteilt (→ Abb. a). Letztere bezieht sich auf die Verzahnung von Ober- und Unterkiefer in der Sagittalebene. Grundlage dieser Einteilung ist die Verzahnung der Sechsjahresmolaren:

- ANGLE-Klasse I: neutrale Verzahnung der Sechsjahresmolaren
- ANGLE-Klasse II/1: distale Verzahnung der Sechsjahresmolaren mit labial gekippten Oberkieferfrontzähnen
- ANGLE-Klasse II/2: distale Verzahnung der Sechsjahresmolaren mit steil stehenden Oberkieferfrontzähnen
- ANGLE-Klasse III: mesiale Verzahnung der Sechsjahresmolaren

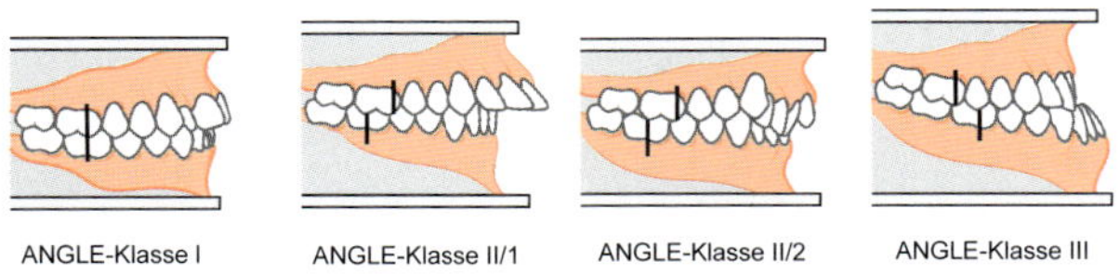

a

[S703-L126]

#### Atypische Verzahnungsformen

In Abweichung vom normalen sagittalen Frontzahnüberbiss gibt es folgende atypische Verzahnungsformen (→ Abb. b):

- Ein weites Übergreifen der oberen Inzisiven über die unteren Frontzähne wird als **tiefer Überbiss** bezeichnet.
- Beim Zahnreihenschluss fehlt der Berührungskontakt zwischen oberen und unteren Frontzähnen. In diesem Fall spricht man vom **offenen Biss.**
- Die Schneidekanten der Frontzähne stehen im Schlussbiss aufeinander, was als **Kopfbiss** bezeichnet wird.
- Vom **frontalen Kreuzbiss (umgekehrten Überbiss)** spricht man, wenn in Schlussbisslage die unteren Inzisiven die oberen nach vestibular übergreifen (meist kombiniert mit einer Mesialbisslage der Seitenzähne).

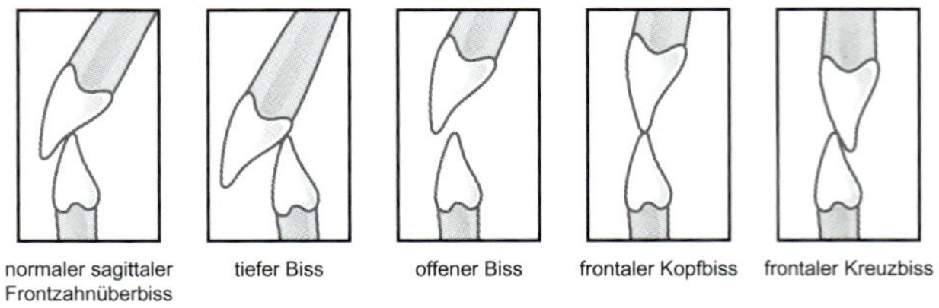

b

[S703-L126]

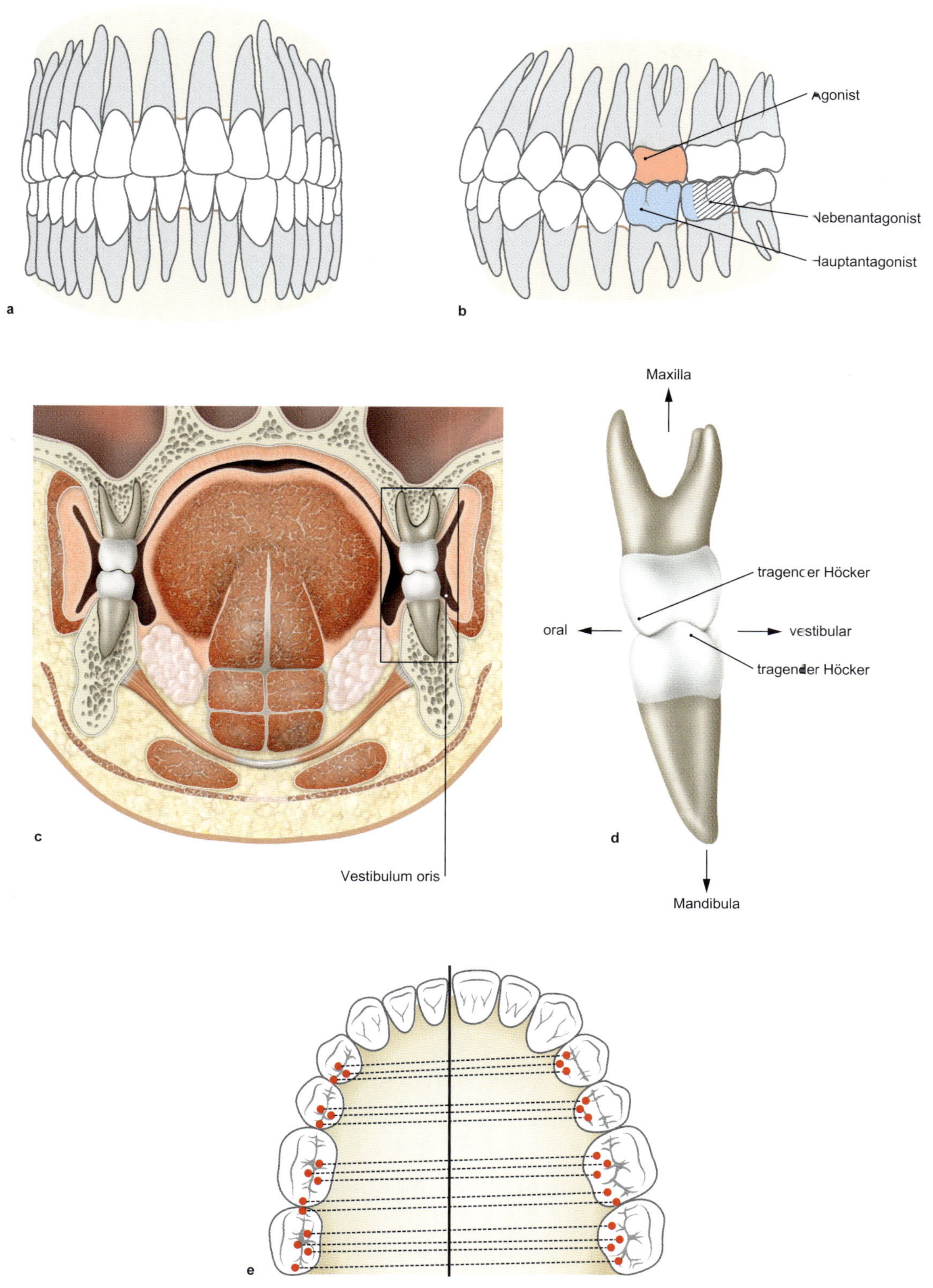


**Abb. 8.176a–e Reguläre Verzahnung des Gebisses,** Ansicht Frontzahnbereich (a), Ansicht von vestibular links (b), Ansicht Seitenzahnbereich im Frontalschnitt (c, d) und Ansicht von kranial/kaudal (e).

**a** Bei idealer Verzahnung im Frontzahnbereich berührt der mittlere untere Schneidezahn mit seiner Schneidekante die mesiale Randleiste und die Mittelleiste seiner Antagonisten (im Gegenkiefer). Der laterale untere Inzisivus schließt mit der distalen Randleiste des mittleren und der mesialen Randleiste des lateralen oberen Inzisivus. Außerdem hat der untere Caninus Okklusionskontakt an der distalen Randleiste des seitlichen oberen Inzisivus und der mesialen Randleiste des oberen Caninus. [S703-L126]

**b** Bei idealer Verzahnung im Seitenzahnbereich (in transversaler Richtung) übergreifen die bukkalen Höcker der Oberkieferzähne die der Unterkieferzähne nach vestibular. Jeder Zahn hat dabei Kontakt zu 2 Zähnen seines Gegenkiefers, einem Hauptantagonisten und einem Nebenantagonisten (Einzahn-zu-Zweizahn-Okklusion im Seitenzahnbereich). [S703-L126]

**c** In transversaler Richtung übergreifen die bukkalen Höcker der oberen Seitenzähne diejenigen der unteren Seitenzähne. [S703-L275]

**d** Ausschnittvergrößerung, die das Übergreifen der bukkalen Höcker eines oberen Seitenzahns über denjenigen des entsprechenden unteren Seitenzahns zeigt. [S703-L275]

**e** Höcker-Fissuren-Kontakte einer idealen Verzahnung bei maximaler Interkuspidation. Rechts sind die Okklusionskontakte der palatinalen Höcker der Oberkieferseitenzähne an den Höckerabhängen/Randleisten der links dargestellten Unterkieferseitenzähne sichtbar. [S703-L126]

## Zahnhalteapparat

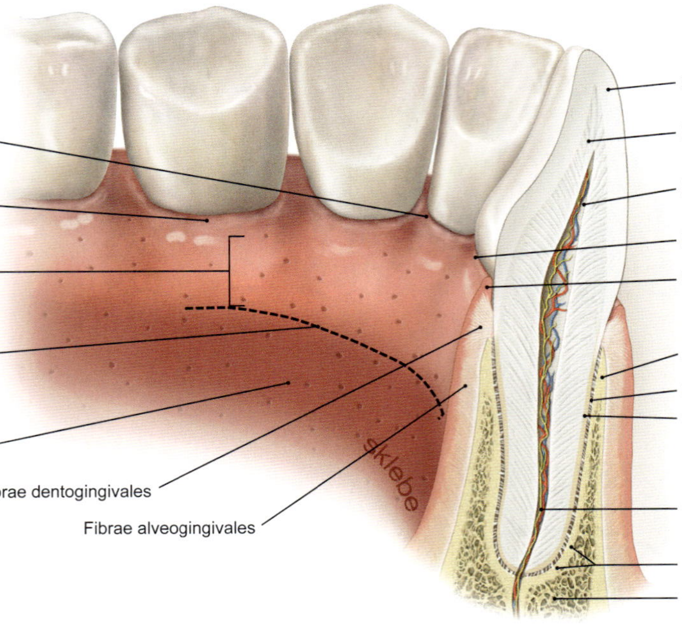


**Abb. 8.177 Zahnhalteapparat; Parodontium.** Ansicht von mesial auf einen sagittalisierten Schneidezahn mit anschließendem Teilzahnbogen eines Unterkiefers. [S703-L238]

Der Zahnhalteapparat umfasst alle Strukturen, die die Zähne in den Zahnalveolen der Kieferknochen befestigen. Dazu gehören:

- das Zahnfleisch (Gingiva)
- der Wurzelzement (Cementum – lateinisch Neutrum: daher auch gleichwertig als „das" Wurzelzement bezeichnet)
- die Wurzelhaut (Desmodontium, Desmodont)
- der Alveolarknochen

Die Zähne sind bindegewebig über das **Desmodont** in der Zahnalveole aufgehängt. Es handelt sich dabei um die Sonderform einer Syndesmose, die als **Gomphose (Syndesmosis dentoalveolaris)** bezeichnet wird.

Über den Zahnhalteapparat ist der Zahn federnd in der Alveole aufgehängt. Die Orientierung der Fasern des Desmodonts ermöglicht die Übertragung von Kaudruckkräften in Zugkräfte. Der Zahnhalteapprat ist sehr gut durchblutet und intensiv innerviert, was für eine hohe Regenerationsfähigkeit, Schmerzempfindlichkeit und die Kaudruckregulation von großer Bedeutung ist.

Das **Zahnfleisch (Gingiva, marginales Parodontium)** bedeckt Zahnhals und koronalen Teil des Alveolarfortsatzes und ist unverschieblich mit beiden Strukturen verbunden. Es reicht als **freie Gingiva** (Pars libera, ca. 1–2 mm, Zahnfleischsaum) über die **befestigte Gingiva** (Pars fixa, Pars conjuncta, ca. 3–7 mm) bis zur sichtbaren **mukogingivalen Grenzlinie** und ist von oralem Gingivaepithel bedeckt. Unterhalb der Grenzlinie setzt sich das Zahnfleisch in die verschiebliche **Alveolarschleimhaut** und Mundbodenschleimhaut fort.

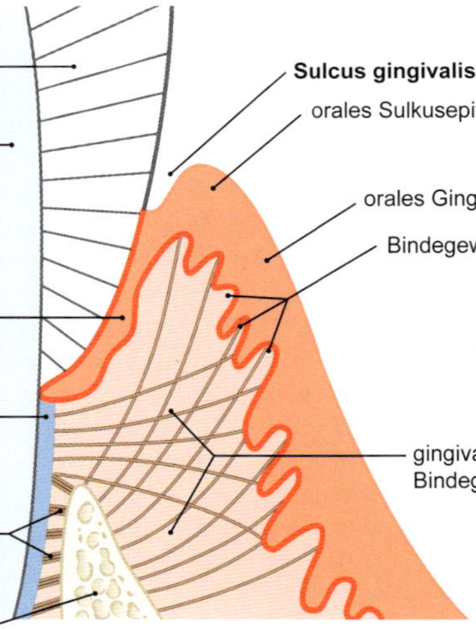


**Abb. 8.178 Zahnfleisch; Gingiva, mit Saumepithel** (Schema). [S703-L126]

Zwischen Zahn und Gingivarand liegt ein etwa 0,5 mm tiefer Graben **(Sulcus gingivalis, Gingiva-Sulkus).** Er befindet sich direkt über dem **Saumepithel,** das die den Zahnhals wie eine Manschette umgebende freie Gingiva am zervikalen Schmelz befestigt, damit das Mundhöhlenepithel an der Zahnoberfläche fixiert und so den desmodontalen Spalt in Richtung Mundhöhle verschließt. Das Saumepithel ist insofern besonders, da es 2 Basallaminae, eine innere und eine äußere, besitzt, die an der Schmelz-Dentin-Zement-Grenze des Zahnhalses ineinander umschlagen. Die **innere Basallamina** ist über Hemidesmosomen am Schmelz fixiert und stellt somit den Epithelansatz am Zahn her, die **äußere Basallamina** setzt sich in die Basalmembran des oralen Sulkusepithels fort. Die Epithelzellen zwischen beiden Basalmembranen bilden das Saumepithel. Seine Unversehrtheit ist die Voraussetzung für die Gesundheit des gesamten Zahnhalteapparates.

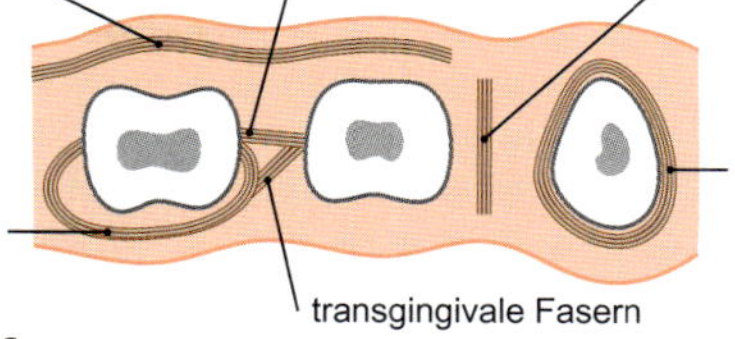


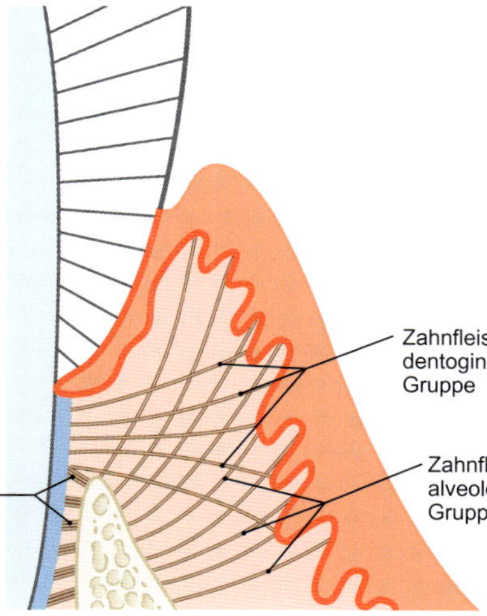


**Abb. 8.179a und b Verlauf der gingivalen Kollagenfaserbündel** (Schema) im Horizontal- (a) und im Frontalschnitt (b). [S703-L126]
**a** Verlauf der Fasern im Horizontalschnitt in Höhe der Schmelz-Zement-Grenze. Die Fasern werden entsprechend ihrer Lage und ihres Verlaufs bezeichnet.
**b** Verlauf der Fasern im Frontalschnitt in Höhe der Gingiva mit Saumepithel. Darstellung des **marginalen Parodontiums** (in der Zahnmedizin versteht man unter „marginal" [lat. Margo, marginis = Rand] eine Lage- und Richtungsbezeichnung = zum Zahnfleischrand gehörend).

## Struktur und Funktion

Der Abstand zwischen dem krestalen (am Knochenkamm, in Richtung Knochenkamm) Rand des Alveolarknochens und dem koronalen Ende des Saumepithels der Gingiva wird als biologische Breite definiert. Die **biologische Breite** umfasst die bindegewebige und die epitheliale Anheftung (Attachment) und hat eine Länge von ca. 2 mm. Sie ist Teil des dentogingivalen Komplexes, der den koronalen Bereich des Limbus alveolaris (ca. 2,73 mm) zusammenfasst. Dazu gehören neben dem bindegewebigen und dem epithelialen Attachment von je etwa 1 mm noch der Zahnfleischsulkus (Sulcus gingivalis) mit ca. 0,7 mm. Je nach Lokalisation am Zahnbogen schwankt die biologische Breite leicht. In der Klinik ist die biologische Breite für die Versorgung mit künstlichen Zahnkronen von Bedeutung.

## Klinik

**Gingivale Rezessionen** sind der entzündungsfreie Rückgang des Zahnfleischs an den Fazial- und seltener den Oralflächen der Zähne. Dabei liegt die Wurzeloberfläche frei und die Gingiva verläuft unterhalb der Schmelz-Zement-Grenze (→ Abbildung). Gingivale Rezessionen sind häufig und nehmen mit steigendem Alter zu. Ursachen können Verletzungen beim Zähneputzen, Entzündungen, orale Piercings, intrasulkuläre Restaurationsränder, anatomische Varianten, kieferorthopädische Behandlungen u. a. sein. Mögliche Folgen sind Kälteempfindlichkeit, Zahnhalskaries oder gestörte Ästhetik. Bildet sich das Zahnfleisch spaltförmig zurück, spricht man von einer **STILLMAN-Spalte** (besonders im Bereich des Mundvorhofs). Im Verlauf der Gingivarückbildung kann es am Grund der Rezession zu einer fibrösen Verdickung kommen, die an der oralen Seite als **McCALL-Girlande** bezeichnet wird.

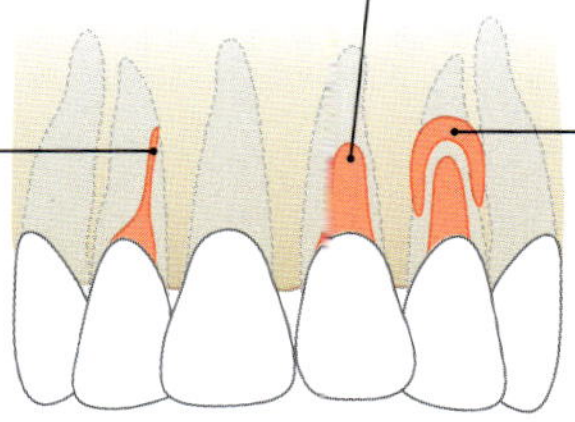


[S703-L126]

## Zahnhalteapparat

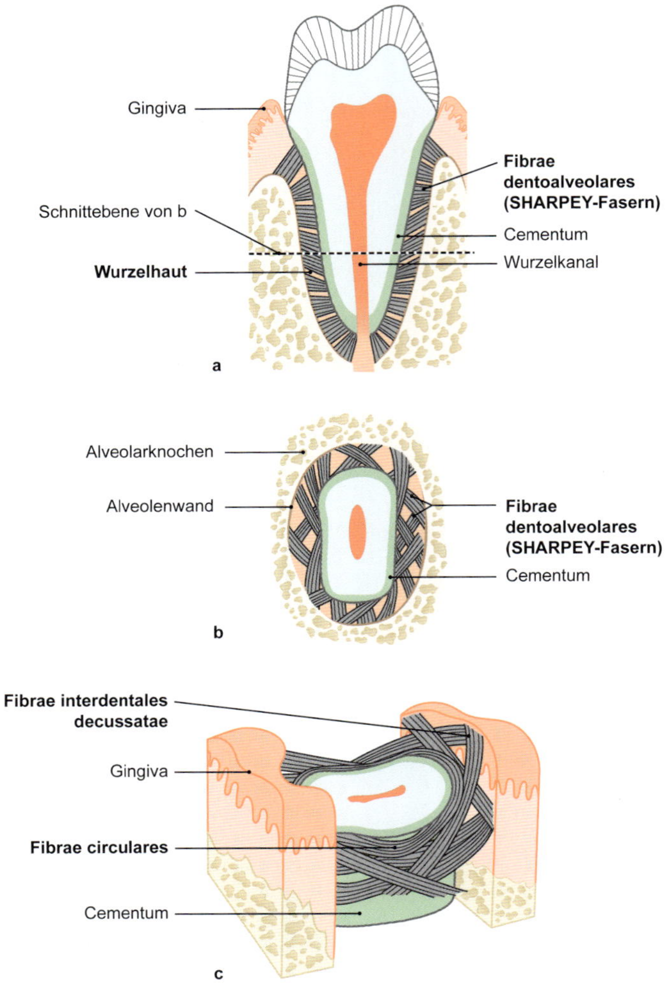


**Abb. 8.180a–c Wurzelhaut; Desmodontium, Desmodont** mit Verlauf der Kollagenfasern an einem unteren Prämolar im Längsschnitt (a), im Horizontalschnitt (b) und in der Seitansicht bei entfernter Gingiva (c). [S703-L126]

Die **Wurzelhaut** ist ein zell- und faserreiches Bindegewebe, das gut durchblutet ist und den Zahn in der Zahnalveole aufhängt. Sie befindet sich somit im ca. 200 µm breiten Spaltraum zwischen Wurzelzement und Innenwand der Zahnalveole. Das Bindegewebe besteht hauptsächlich aus Kollagenfibrillenbündeln **(SHARPEY-Fasern)** mit spezieller Orientierung, die den Zahn so in der Alveole aufhängen und sichern, dass alle Belastungen (wie seitliche Kippung, axialer Druck, Torsionsbewegungen) aufgefangen und die Faserbündel dabei stets auf Zug beansprucht werden. Die hohe Belastung beim Kauen macht permanente Regenerationsvorgänge nötig, die durch desmodontale Fibroblasten ermöglicht werden. Man unterscheidet nach Lage der Kollagenfibrillenbündel zwischen **Fibrae dentoalveolares** (zementoalveoläre Faserbündel, a, b), die meist schräg abwärts verlaufen, sowie **Fibrae interdentales decussatae** und **Fibrae circulares,** die zusammen als supraalveoläre Faserbündel bezeichnet werden (→ Abb. 8.181) (c). Die supraalveolären Faserbündel sind in der Gingiva verankert.

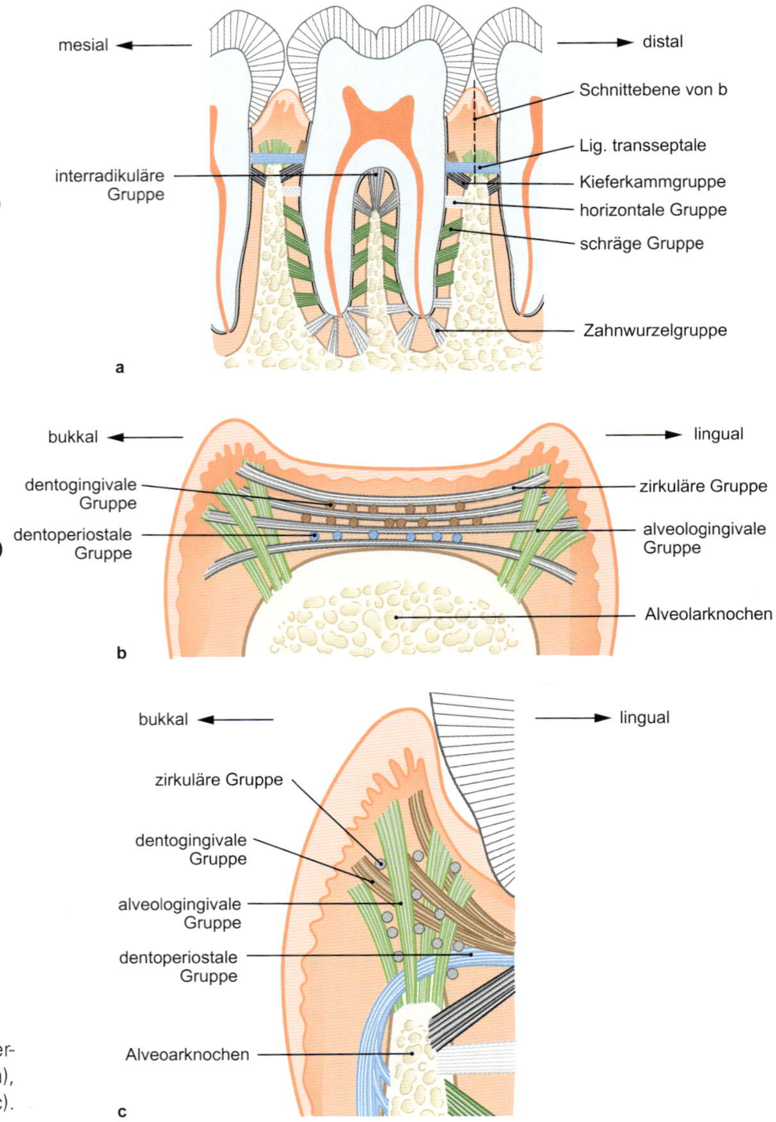


**Abb. 8.182a–c Einteilung der Kollagenfaserbündel des Desmodonts.** Faserverlauf in verschiedenen Vergrößerungen. [S703-L126]
**a** Sagittalschnitt durch einen seitlichen Molar in der Mandibula.
**b** Frontalschnitt durch die Gingiva zwischen 2 Molaren der Mandibula (Schnittebene in a).
**c** Frontalschnitt durch den seitlichen Anteil der Gingiva im Bereich eines Molars der Mandibula (Schnittebene in a).
Die in → Abb. 8.179 bis → Abb. 8.181 beschriebenen Kollagenfaserbündel werden von manchen Autoren weiter unterteilt:

- Die **Fibrae dentoalveolares** gliedern sich in eine Kieferkammgruppe (supraalveoläre Faserbündel), eine horizontale Gruppe, eine schräge Gruppe, eine interradikuläre Gruppe und eine Zahnwurzelgruppe (a).
- Bei den **Zahnfleischfasern** unterscheidet man zwischen einer zirkulären Gruppe (b), die insofern einzigartig ist, als sie nur in der Gingiva liegt und weder den Zahn noch den Alveolarknochen erreicht. Des Weiteren werden eine alveologingivale Gruppe, eine dentoperiostale Gruppe und eine dentogingivale Gruppe unterschieden (c). Schließlich gibt es eine Transseptalgruppe (transseptale Fasern), die als Lig. transseptale bezeichnet wird und das interproximale Gewebe zwischen benachbarten Zähnen überspannt (a).

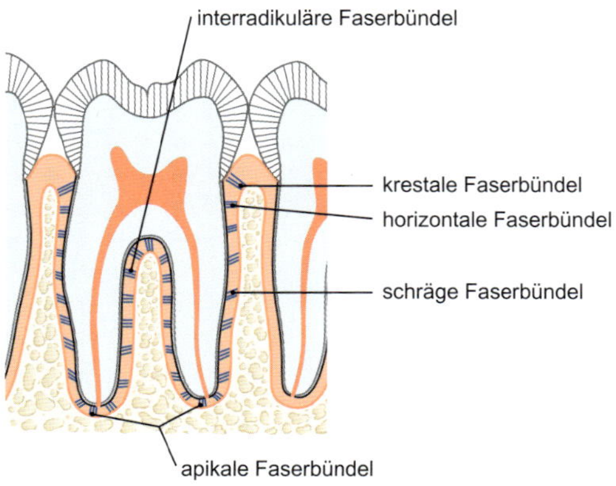


**Abb. 8.181 Wurzelhaut; Desmodontium, Desmodont** mit Verlauf der Kollagenfasern an einem unteren Molar im Längsschnitt.
Entsprechend Lage und Verlauf (→ Abb. 8.180) werden die Kollagenfibrillenbündel **(SHARPEY-Fasern)** auch als krestale, horizontale, schräge und apikale Faserbündel bezeichnet.

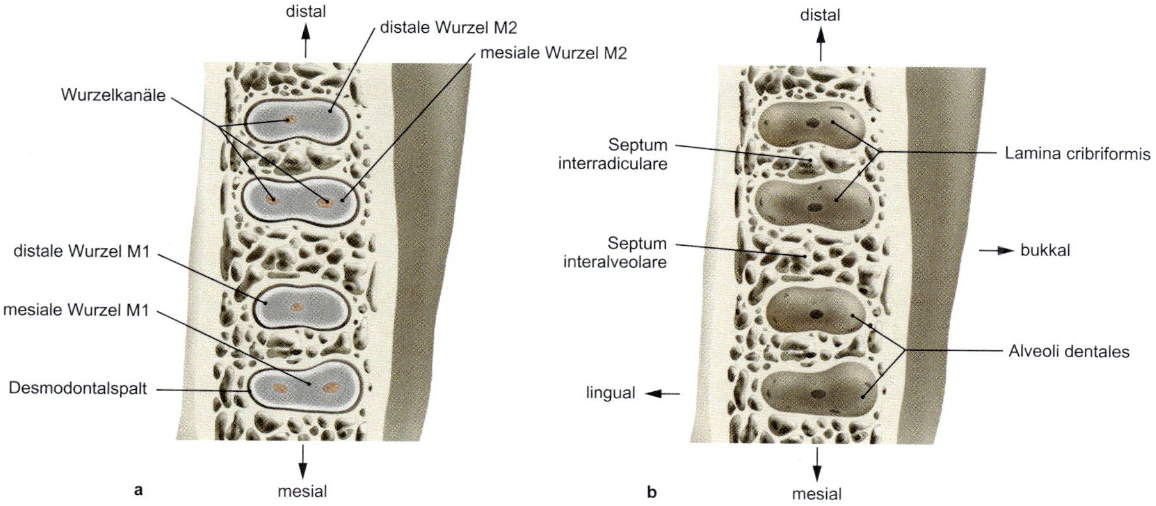


**Abb. 8.183a und b Aufbau des Alveolarknochens.** Horizontalschnitte durch den Unterkiefer in Höhe der Alveoli dentales zweier Molarer. [S703-L275]

**a** Zahnfächer mit Zahnwurzeln. Jeder Zahnfächer **(Zahnalveole, Alveolus dentalis)** ist wie ein Becher aufgebaut, in dem die Zähne über die Wurzelhaut (Desmodontium, Desmodont) federnd aufgehängt sind (→ Abb. 8.180). Die Becherwand besteht aus kortikalem Knochen, der sich bis auf einen ca. 200 µm breiten Spaltraum (für das Desmodont) der Zahnform anpasst und so auch die einzelnen Zahnwurzeln umscheidet.

**b** Zahnfächer ohne Zahnwurzeln. In der Wand der Zahnalveole kommen diverse kleine Löcher vor **(Lamina cribriformis),** durch die kleine Nerven und Gefäße das Desmodont erreichen.

## Klinik

**Parodontologie**

Parodontologie ist die Lehre von der Anatomie, Physiologie und Pathophysiologie des Zahnhalteapparates. Sie beschäftigt sich mit der Diagnose, Therapie und Prophylaxe seiner Erkrankungen.

**Parodontopathien** sind Erkrankungen des Zahnhalteapparats. Eine **Parodontose** ist dabei eine chronisch degenerative Form, bei der sich der Zahnhalteapparat zurückbildet. Mögliche Folgen sind die Zahnlockerung und der spätere Zahnverlust mit Atrophie des Alveolarfortsatzes.

In der Parodontologie wird die Bezeichnung **Knochentasche** für die in der Alveole befindliche Zahnwurzel genutzt, wenn diese aufgrund entzündlicher Prozesse nicht mehr vollständig vom Alveolarknochen umgeben ist. Im Rahmen einer bakteriellen **Parodontitis** bildet sich zuerst eine Zahnfleischtasche und sekundär eine Knochentasche, die oft nur radiologisch sichtbar ist. Entsprechend ihrer Ausbildung unterscheidet man drei-, zwei- und einwandige sowie schüsselförmige Knochentaschen (→ Abbildung).

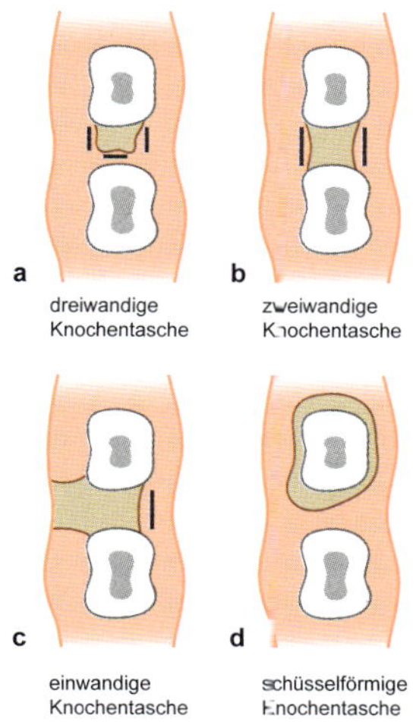


[S703-L126]

## Durchbruchszeiten der Zähne

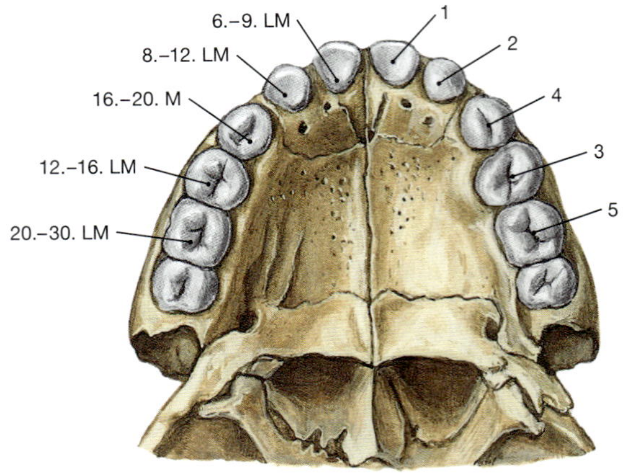


**Abb. 8.184 Oberkiefer, Maxilla, mit Milchzähnen, Dentes decidui, und dem ersten bleibenden Zahn;** links: mittlere Durchbruchszeit in Monaten (LM); rechts: Reihenfolge des Durchbruchs. [S700]
Bleibende Zähne (Ersatzzähne) und Milchzähne unterliegen den gleichen Entstehungsmechanismen, sie bilden sich nur in einem unterschiedlichen Zeitintervall. Dabei sind die Durchbruchszeiten und die Reihenfolge, in der die Milchzähne in der Mundhöhle erscheinen, individuell sehr verschieden. Mit 30 Monaten ist das Milchgebiss normalerweise vollständig.

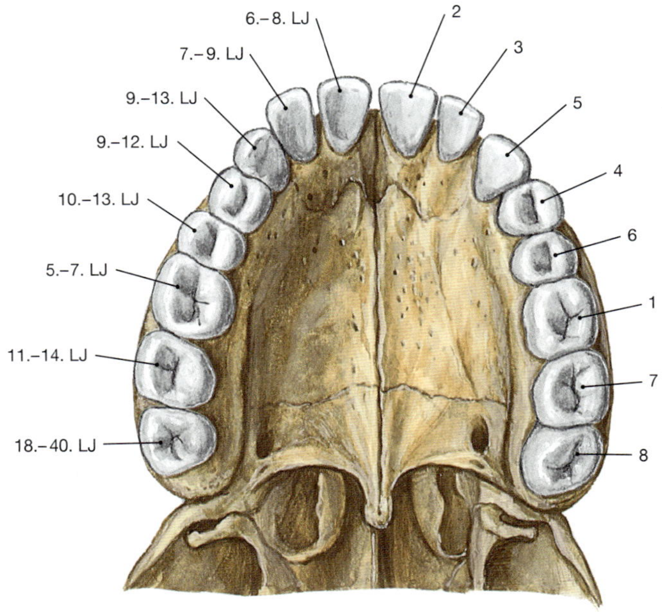


**Abb. 8.185 Oberkiefer, Maxilla, mit bleibenden Zähnen, Dentes permanentes;** links: mittlere Durchbruchszeit in Jahren (LJ); rechts: Reihenfolge des Durchbruchs. [S700]
Das Milchgebiss (erste Dentition mit 20 Zähnen) gleicht mit Ausnahme der Molaren dem Dauergebiss (zweite Dentition mit 32 Zähnen). Die bleibenden Molaren brechen stets in gleicher Reihenfolge durch; 1. Molaren mit 6 **(Sechsjahresmolaren),** 2. mit 12 **(Zwölfjahresmolaren)** und 3. mit 18 Jahren oder später **(Weisheitszähne).**

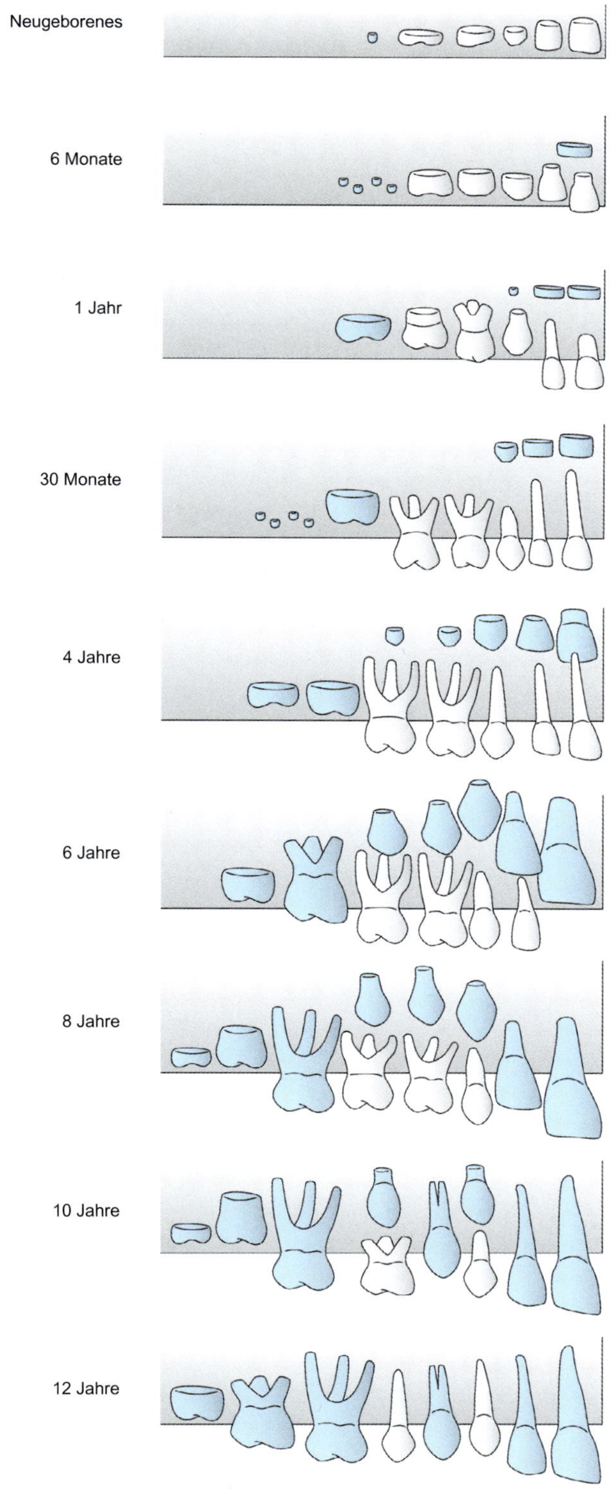


**Abb. 8.186 Durchbruch von Milchzähnen und bleibenden Zähnen;** Schema. [S703-L127]

Darstellung des **Zahndurchbruchs** am Beispiel der rechten Oberkieferhälfte. Anhand der Durchbruchszeiten lassen sich mögliche Wachstumsverzögerungen bei Kindern feststellen.

## Entwicklung der Zähne

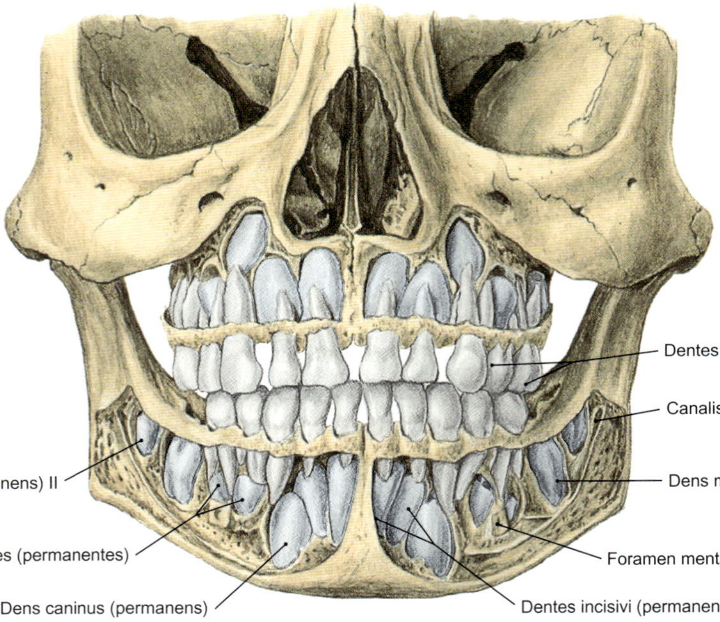


**Abb. 8.187 Oberkiefer, Maxilla, und Unterkiefer, Mandibula, eines fünfjährigen Kindes;** Milchzähne und Anlagen der bleibenden Zähne, Ansicht von vorne. [S700]
Das Gebiss des Menschen ist diphydont; es tritt in 2 Dentitionen auf, als Milch- und als Dauergebiss. Zunächst entwickeln sich beim Kind 20 Milchzähne (Dentes decidui). Entwicklung und Durchbruch der 1. und 2. Dentition sind zeitlich auf das Körperwachstum abgestimmt. Zu unterschiedlichen Zeitpunkten erfolgt die Resorption der Milchzahnwurzeln.

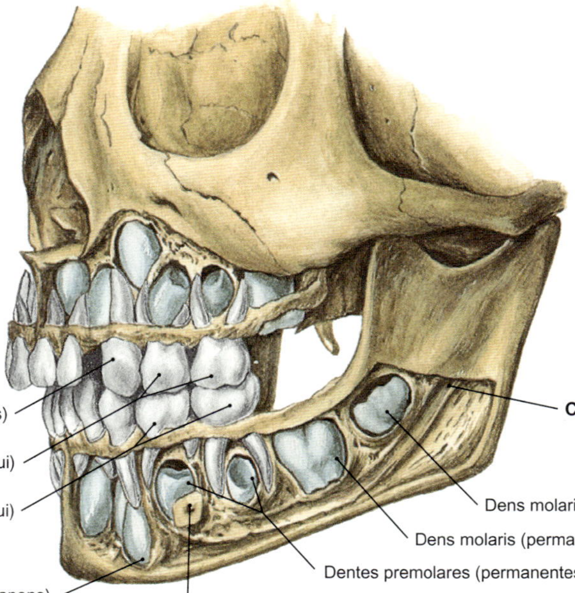


**Abb. 8.188 Oberkiefer, Maxilla, und Unterkiefer, Mandibula, eines fünfjährigen Kindes,** Milchzähne und Anlagen der bleibenden Zähne, Ansicht von lateral. [S700]
Die Anlage des 3. Molars (Dens molaris permanens III) ist nicht sichtbar.

## Klinik

**Einflüsse auf die Zahnentwicklung**

- Umwelt- und genetische Faktoren können die Zahnentwicklung beeinflussen. Resultierende Zahnanomalien betreffen Größe, Form und Anzahl der Zähne.
- Die Verabreichung von **Tetrazyklinen** (Antibiotikafamilie) während der Zahnentwicklung kann zu Farbablagerungen und zu Schmelzdefekten führen.
- Von Bedeutung sind auch Schmelzverfärbungen und -defekte, die durch zu hohe Fluoridgaben in Form von Fluoridtabletten entstehen können **(Dentalfluorose).**
- Schmelzdefekte können auch durch Vitamin-D-Mangel **(Rachitis)** verursacht sein.
- Reste der Zahnleiste können als SERRE-Körper, Überbleibsel der epithelialen Wurzelscheide als MALASSEZ-Epithelreste erhalten bleiben, aus denen sich Zysten bilden können.

**Weisheitszähne**

Wegen der unterschiedlichen Gestalt des 3. Molars (**Weisheitszahn,** Dens serotinus, Dens molaris permanens III) und der unterschiedlichen Ausbildung der Mandibula muss für jeden Patienten individuell entschieden werden, ob die Weisheitszähne eingeordnet werden können oder extrahiert werden sollten (→ Abb. 8.189, → Abb. 8.190).

## Klinik

**Korrekturmöglichkeiten**

Kieferorthopäden verwenden **Brackets und Bänder** als temporäre Hilfsmittel zur Ausrichtung und Begradigung der Zähne für einen korrekten Biss und eine verbesserte Zahngesundheit (→ Abbildungen).

**a** Panoramaröntgenaufnahme von Ober- und Unterkiefer eines Erwachsenen; 1: Schneidezahn I, 2: Schneidezahn II; 3: Eckzahn; 4: Prämolar I; 5: Prämolar II; 6: Molar I; 7: Molar II; 8: Molar III (Weisheitszahn). [S700-T1129]

**b** Brackets an den oberen und unteren Zähnen und Bänder an den oberen und unteren 1. Molaren bei einem Erwachsenen. [S700-T1129]

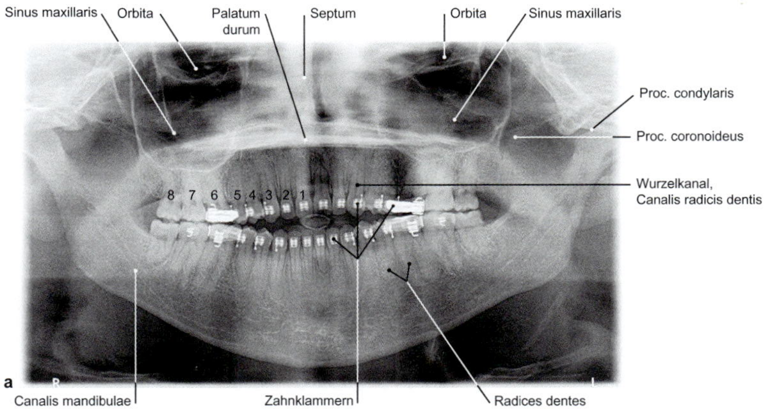

a

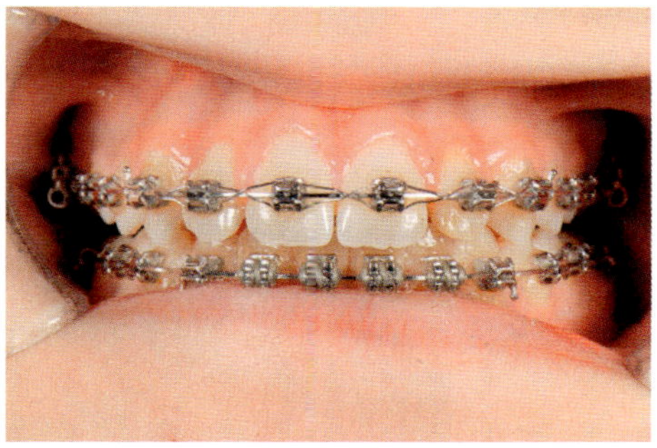
b

## Röntgen der Zähne

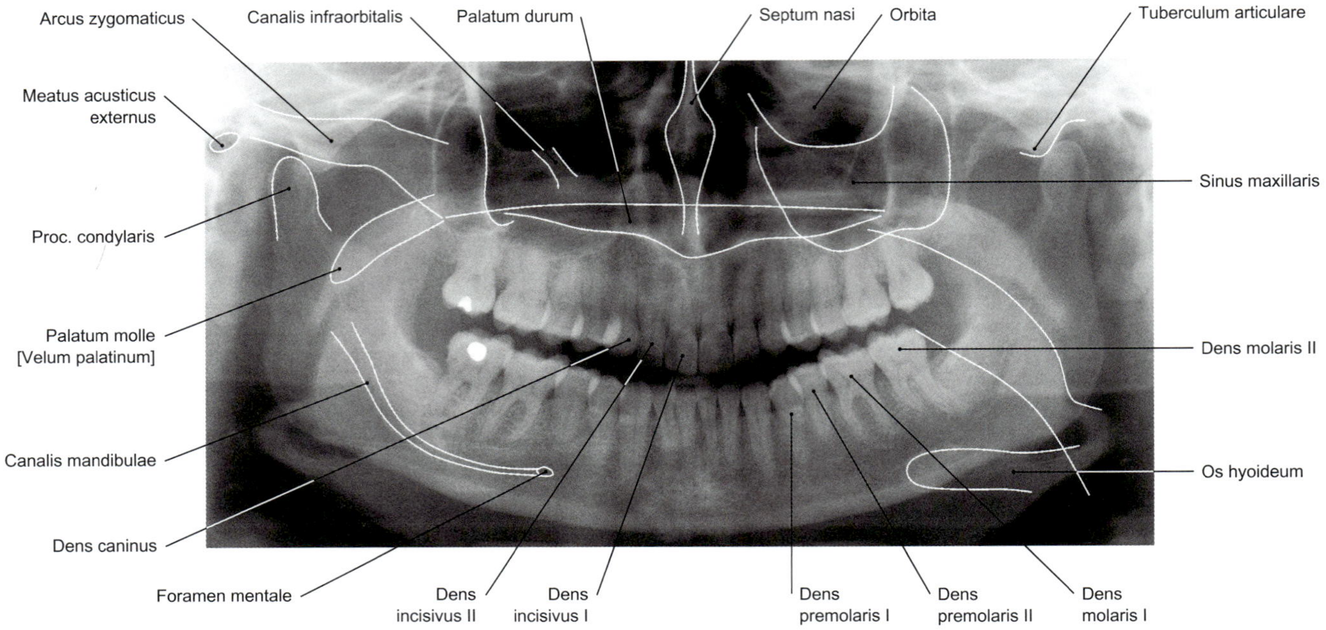


**Abb. 8.189 Oberkiefer, Maxilla, und Unterkiefer, Mandibula, ohne Weisheitszähne;** Panoramaröntgenaufnahme (Panoramaschichtaufnahme). [S700]

Die Panoramaaufnahme gibt einen Überblick auf alle Zähne mit beiden Kieferknochen und die umgebenden Gesichtsstrukturen.

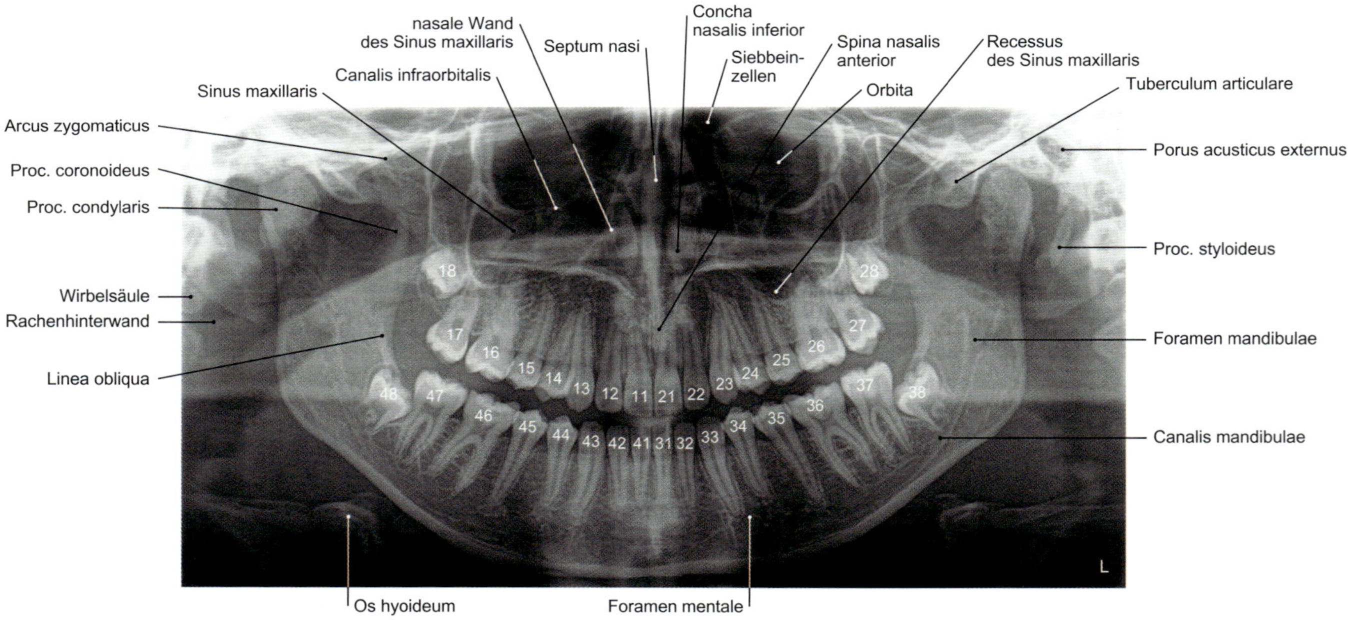


**Abb. 8.190 Oberkiefer, Maxilla, und Unterkiefer, Mandibula, mit Weisheitszähnen;** Panoramaröntgenaufnahme (Panoramaschichtaufnahme). [S703-M1129]

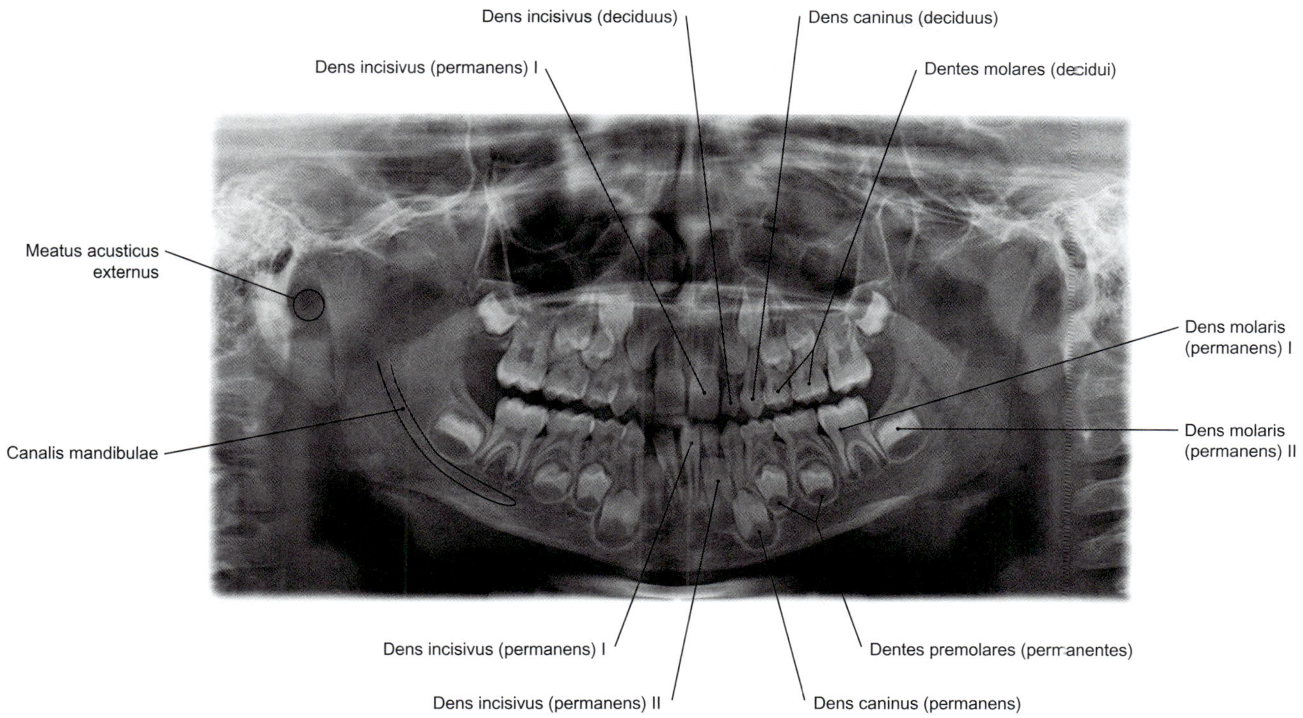


**Abb. 8.191 Oberkiefer, Maxilla, und Unterkiefer, Mandibula, eines fünfjährigen Kindes;** Panoramaröntgenaufnahme (Panoramaschichtaufnahme). [S700-T884]

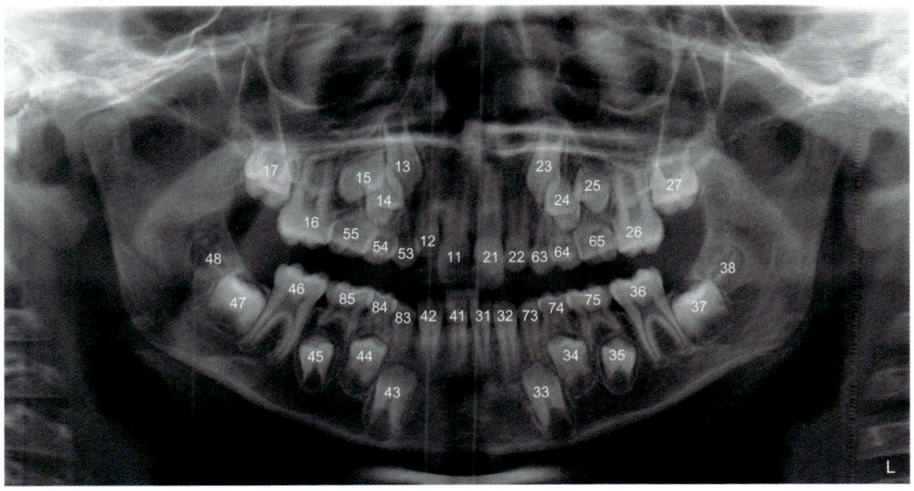


**Abb. 8.192 Oberkiefer, Maxilla, und Unterkiefer, Mandibula, eines fünfjährigen Kindes;** Panoramaröntgenaufnahme (Panoramaschichtaufnahme). [S703-M1129]

## Röntgen der Zähne

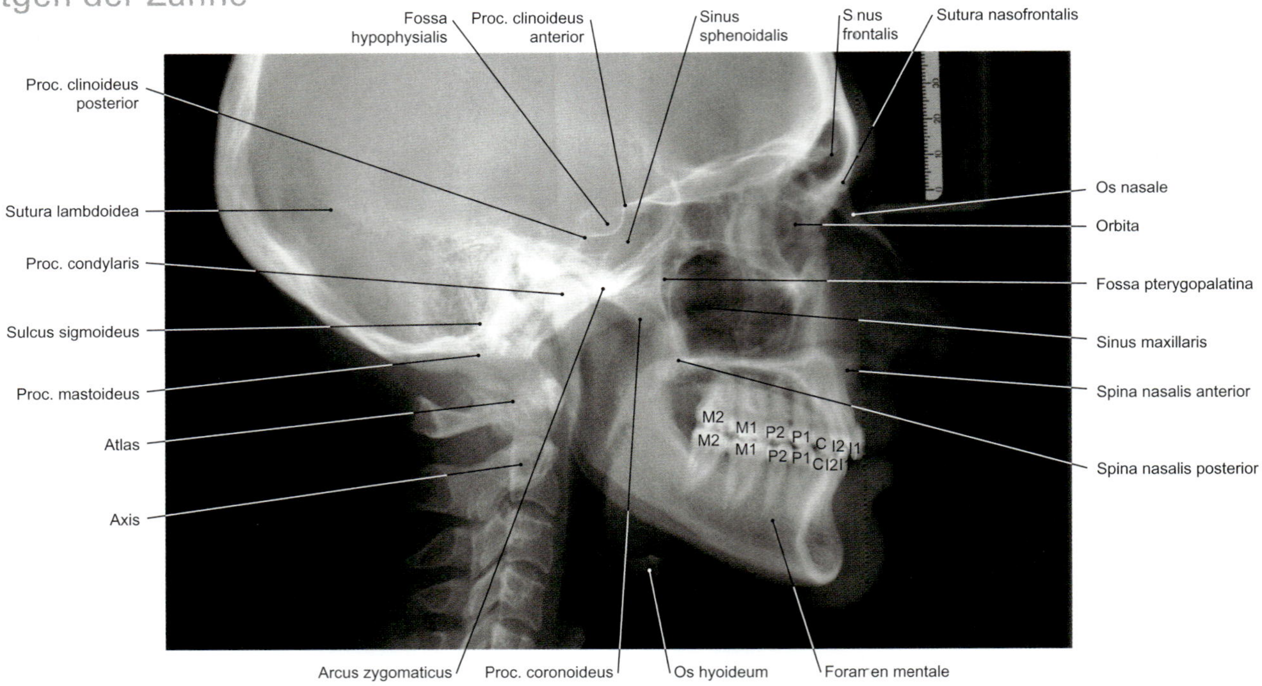


**Abb. 8.193 Bleibendes Gebiss ohne Weisheitszähne;** Fernröntgenseitbild. [S703-M1129]
Das **Fernröntgenseitbild** (FRS, Profilröntgenbild) wird vor allem in der Kieferorthopädie und der Mund-, Kiefer-, Gesichtschirurgie (MKG) verwendet. Es handelt sich um eine laterolaterale Aufnahmetechnik mit möglichst parallelem Strahlengang.

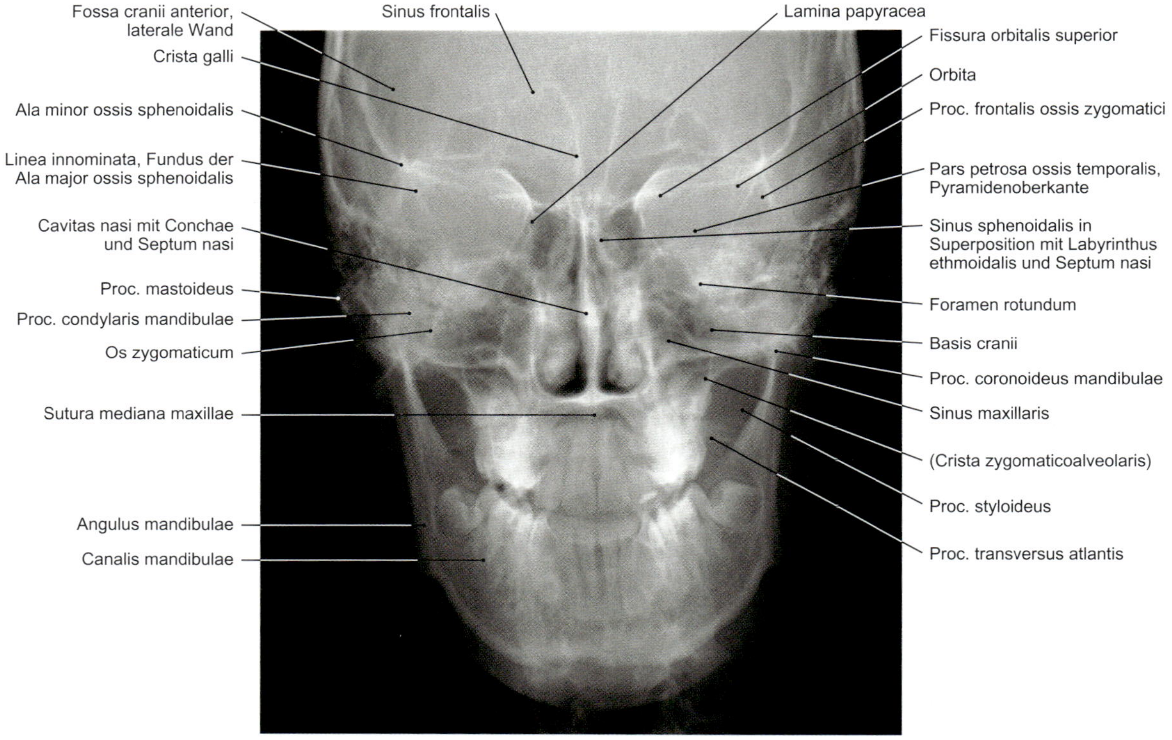


**Abb. 8.194 Viszerokranium;** p.a. Röntgenaufnahme. [S703-M1129]

Die p.a. Röntgenaufnahme ermöglicht eine gute Beurteilung der Zähne von der Krone bis zur Wurzel. Außerdem lassen sich die Nasennebenhöhlen (besonders die Kieferhöhle) und die Kiefergelenke mit beurteilen.

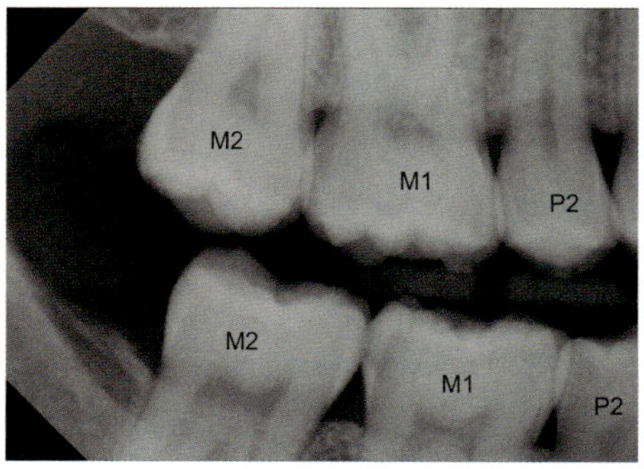


**Abb. 8.195 Prämolaren 2 und Molaren 1 und 2 im Oberkiefer, Maxilla, und Unterkiefer, Mandibula;** Bissflügelaufnahme. [S703-M1129]
Die **Bissflügelaufnahme** (Flügelbissaufnahme) ist eine besondere radiologische Aufnahmetechnik, bei der nicht der gesamte Zahn, sondern nur die Kronenbereiche der Ober- und Unterkieferseitenzähne einer Gesichtshälfte geröntgt werden. Außerdem kann der Verlauf der Knochengrenze des Alveolarknochens beurteilt werden. Meist werden Bissflügelaufnahmen im Rahmen der Kariesdiagnostik (bei Approximalkaries oder Kronenkaries) angefertigt.

## Klinik

**Röntgenaufnahmetechniken**
Verschiedene Röntgenaufnahmetechniken helfen Zahnärzten und Zahnärztinnen sowie Oralchirurgen und Oralchirurginnen Zahnprobleme wie Zahnkaries (auch bei Füllung und zwischen Zähnen), Zahninfektionen (auch Abszesse an der Zahnwurzel oder unterhalb der Gingiva), Knochenverlust im Kieferknochen (im Rahmen von Parodontalerkrankungen oder bei fehlenden Zähnen), Hyperdontien und Hypodontien (genetisch zu viele oder zu wenig Zähne) und Tumoren (gutartige und bösartige) zu erkennen.
Die Art der Röntgenaufnahme hängt dabei von der Erkrankung und Behandlung ab, die der Patient benötigt. Besonders häufig werden die Panoramaschichtaufnahme (→ Abb. 8.189 bis → Abb. 8.192, → Abb. e), das Fernröntgenseitbild (→ Abb. 8.193), die p. a. Röntgenaufnahme des Viszerokraniums (→ Abb. 8.194, → Abb. a) und die Bissflügelaufnahme (→ Abb. 8.195, → Abb. b, → Abb. c, → Abb. d) eingesetzt.
Im Folgenden sind eine Zahnrestauration (→ Abb. a) und verschiedene Zahnpathologien (→ Abb. b bis → Abb. e) dargestellt.

**a** Röntgenaufnahme p. a. des Viszerokraniums mit zahnärztlichen Restaurationen im Seitenzahnbereich von Oberkiefer und Unterkiefer. [S703-M1129]
**b** Bissflügelaufnahme des II. Quadranten (Oberkiefer, Maxilla) mit den Dentes 22–26; die mesiale Wurzel des Zahnes 26 ragt weit in einen tiefen Recessus des linken Sinus maxillaris. [S703-M1129]
**c** Bissflügelaufnahme des IV. Quadranten (Unterkiefer, Mandibula) mit den Dentes 44–47; der Stern markiert ein Zementoblastom (seltener gutartiger odontogener Tumor ektomesenchymalen Ursprungs) an der mesialen Wurzel des 1. Molars (46). [S703-M1129]
**d** Bissflügelaufnahme des IV. Quadranten (Unterkiefer, Mandibula) mit den Dentes 44–47; der Stern markiert einen Zahn im Zahn (Dens invaginatus; Dens in dente; Dentikel) am 2. Prämolar (45). [S703-M1129]
**e** Halbseitenpanoramaschichtaufnahme von Oberkiefer, Maxilla, und Unterkiefer, Mandibula, jeweils mit den Dentes P2–M3 und einem retinierten und verlagerten Zahn (M3, 48). [S703-M1129]

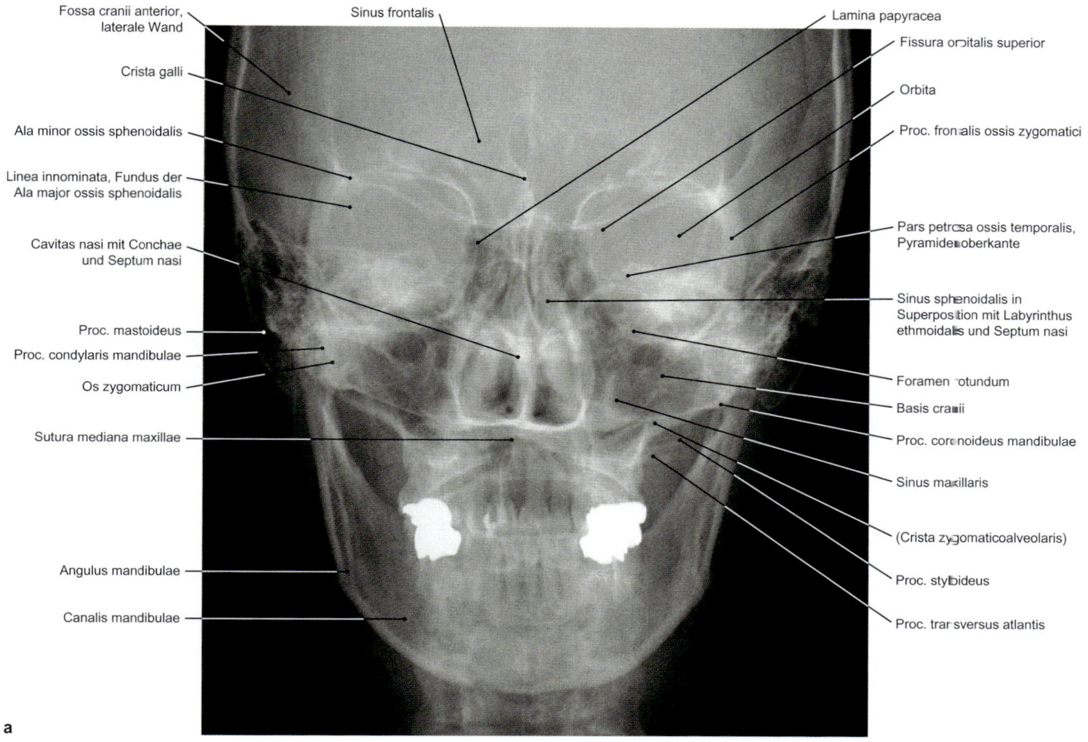

a

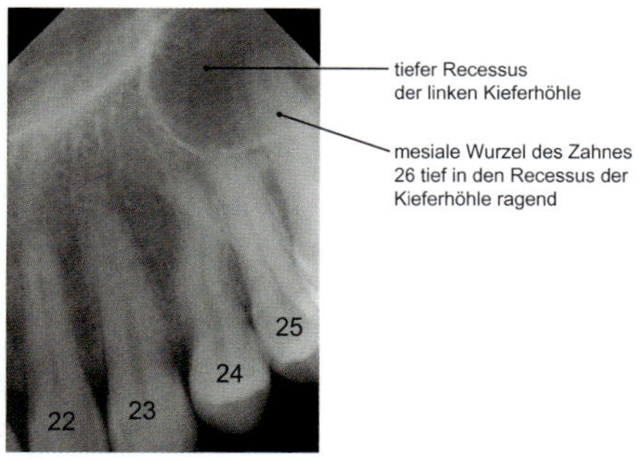

b

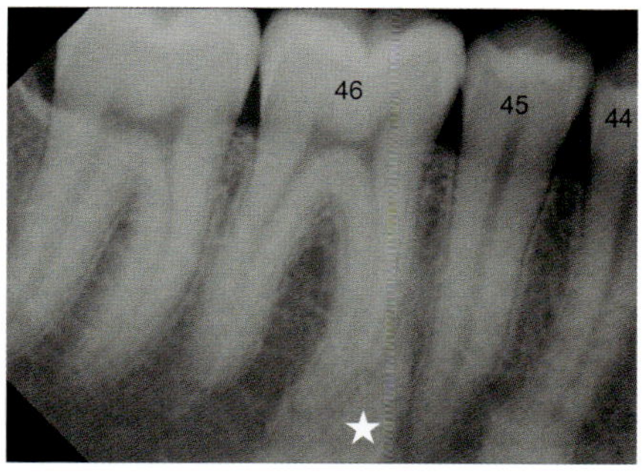

c

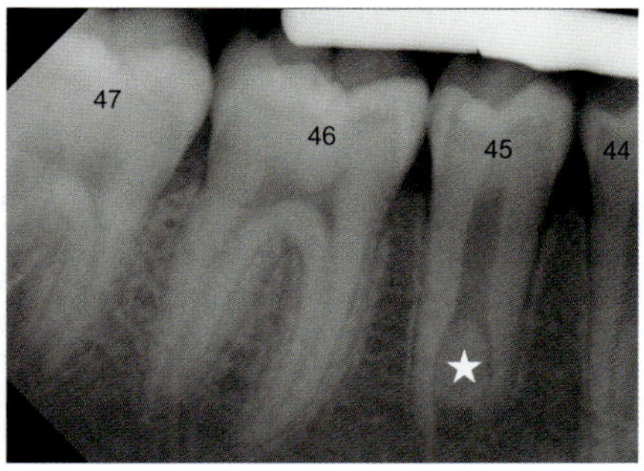

d

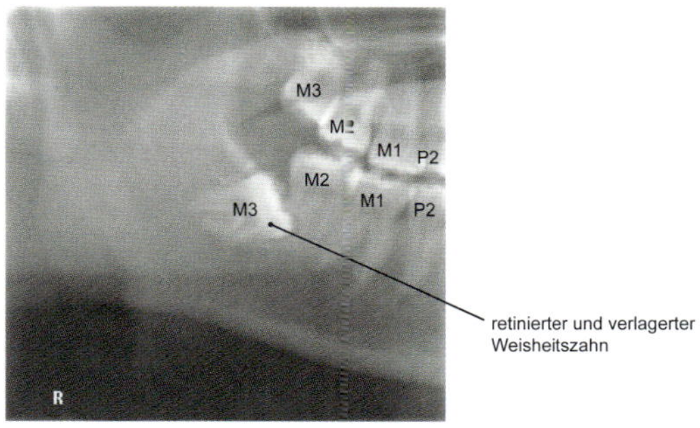

e

## Gefäßversorgung und Innervation der Zähne

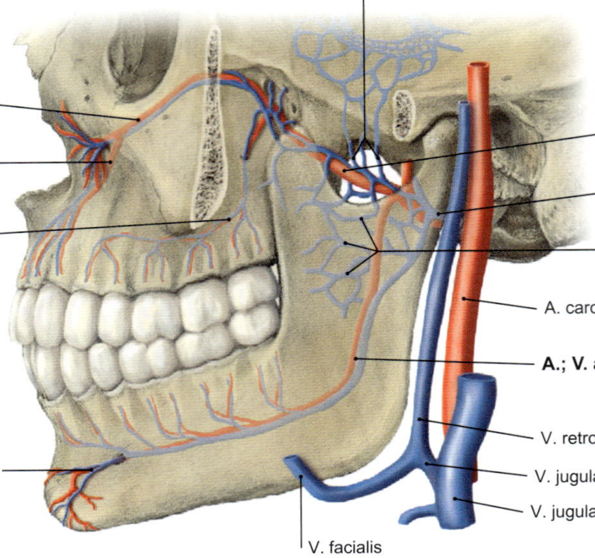


**Abb. 8.196 Gefäßversorgung der Zähne.** [S700-L284]
Die arterielle Versorgung der oberen Seitenzähne erfolgt aus der A. maxillaris über die **A. alveolaris superior posterior,** die der oberen Frontzähne über die **A. infraorbitalis.** Zähne und Gingiva des Unterkiefers werden von der **A. alveolaris inferior,** die im Canalis mandibulae verläuft, mit Blut versorgt. Die in Begleitung der Arterien verlaufenden Venen leiten das Blut in den **Plexus pterygoideus.**

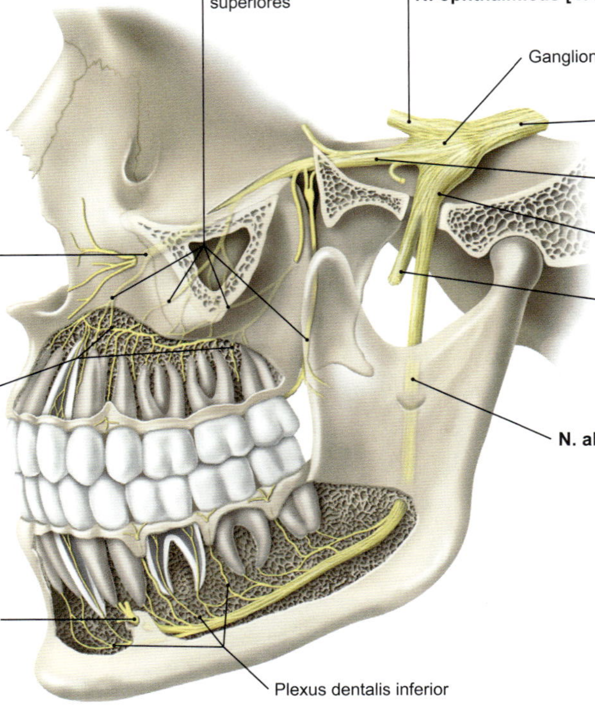


**Abb. 8.197 Innervation der Zähne, links;** Ansicht von lateral. [S700-L275]
Die sensible Innervation der Zähne erfolgt über den N. maxillaris [V/2] und den N. mandibularis [V/3] des N. trigeminus [V]. Die **Oberkieferzähne** werden vom Plexus dentalis superior sensorisch innerviert, der sich aus den Rr. alveolares superiores posteriores, medii und anteriores der Nn. alveolares superiores des N. infraorbitalis zusammensetzt. Die **Zähne des Unterkiefers** werden vom Plexus dentalis inferior innerviert, der aus dem N. alveolaris inferior gebildet wird und sich in Rr. dentales inferiores aufteilt. Zusätzlich wird das Frontzahngebiet am Unterkiefer vom N. mentalis erreicht. Die Innervation der Gingiva ist noch komplexer als die Innervation der Zähne. (→ Abb. 8.222)

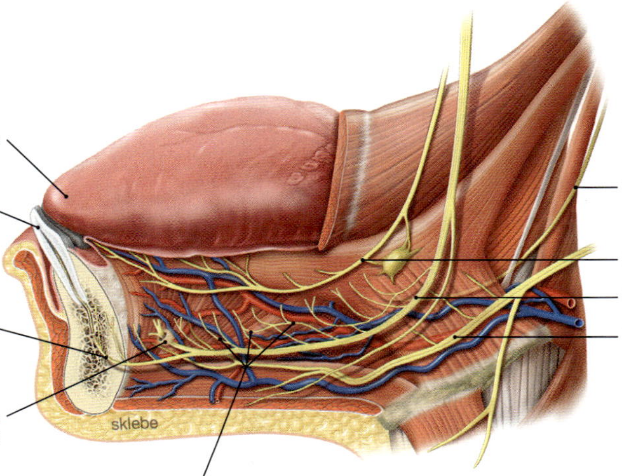


**Abb. 8.198 Innervation der Zähne, links;** Ansicht von lateral bei sagittalisierter Mandibula und angedeutetem Foramen mentale. [S703-L238]
Die sensible Innervation der Unterkieferzähne erfolgt über den N. mandibularis [V/3] des N. trigeminus [V]. Die aus dem N. alveolaris inferior als Ast des N. mandibularis [V/3] hervorgehenden Rr. dentales inferiores sind dargestellt. Beim dargestellten Dens incisivus sieht man, wie ein R. dentalis inferior über die Wurzelspitze in die Pulpahöhle des Zahns eintritt. Die Abbildung zeigt ferner Gefäße und Nerven der Zunge (vgl. → Abb. 8.247).

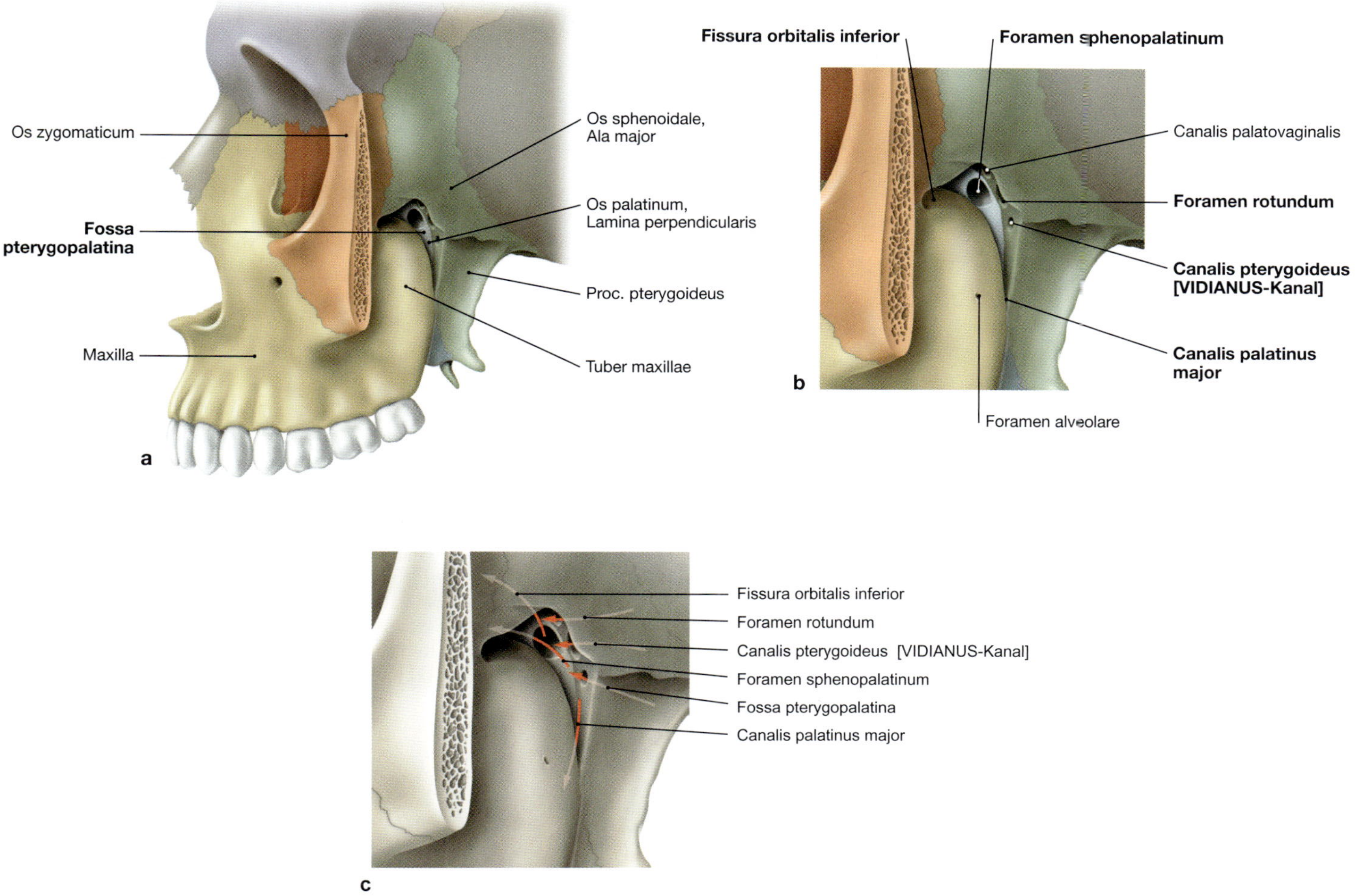


**Abb. 8.199a–c Fossa pterygopalatina, links;** Ansicht von lateral; Farbtafel siehe S. VIII. [S700-L275]
**a** Übersicht.
**b** Vergrößerung.
**c** Verbindungen (Pfeile deuten den Weg zu den entsprechenden Strukturen an).
Die Fossa pterygopalatina ist ein nervaler Schaltbereich zwischen mittlerer Schädelgrube, Augenhöhle und Nase. Maxilla, Os palatinum und Os sphenoidale beteiligen sich an der Begrenzung der Grube. Sie wird vorne vom Tuber maxillae, hinten vom Proc. pterygoideus, medial von der Lamina perpendicularis des Os palatinum und oben von der Ala major des Os sphenoidale begrenzt. Nach oben erfolgt der Übergang in die Fissura orbitalis inferior. Medial hat sie Verbindung zur Nase über das Foramen sphenopalatinum. Kaudal setzt sich der Canalis palatinus major fort. Hinten öffnet sich die Grube in den Retropharyngealraum; lateral öffnet sie sich weit in die Fossa infratemporalis.

## Fossa pterygopalatina

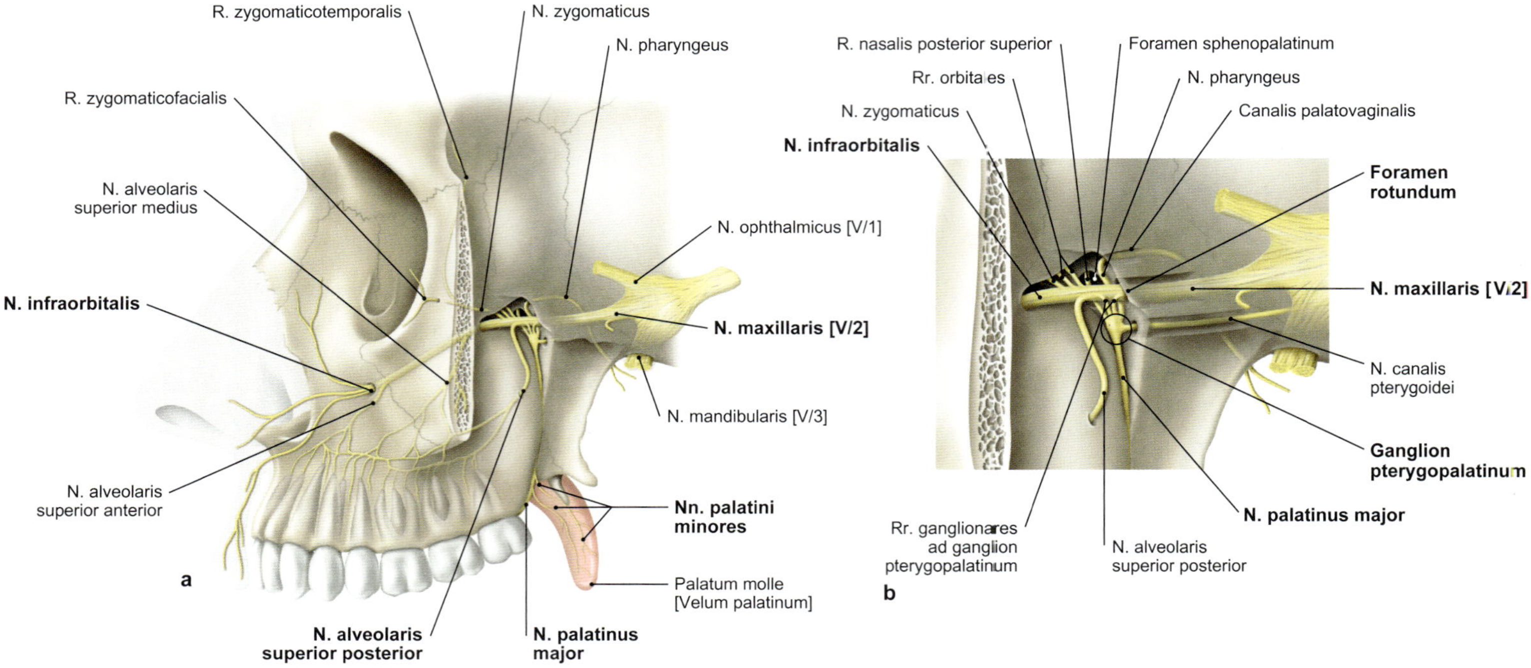


**Abb. 8.200a und b N. maxillaris [V/2], links;** Ansicht von lateral. [S700-L275]
**a** Endäste.
**b** Räumliche Beziehung zum Ganglion pterygopalatinum.
Der N. maxillaris [V/2] tritt über das **Foramen rotundum** durch die Schädelbasis in die Fossa pterygopalatina ein und verlässt sie über die **Fissura infraorbitalis.** In der Fossa pterygopalatina gehen Rr. orbitales, der N. zygomaticus, der N. alveolaris superior posterior sowie Rr. ganglionares zum Ganglion pterygopalatinum ab.
Über die Rr. ganglionares des N. maxillaris [V/2] verlaufen sensorische Nervenfasern durch das **Ganglion pterygopalatinum** zum weichen und zum harten Gaumen. Über den N. facialis [VII] (N. intermedius), den N. petrosus major und den N. canalis pterygoidei erreichen parasympathische Fasern aus dem Nucleus salivatorius superior das Ganglion pterygopalatinum und werden hier von prä- auf postganglionär umgeschaltet. Die postganglionären Fasern innervieren die Tränen-, Nasen- und Gaumendrüsen parasympathisch. Postganglionäre sympathische Fasern kommen vom N. caroticus internus (Plexus caroticus internus), formieren sich zum N. petrosus profundus und ziehen durch das Ganglion pterygopalatinum zu den Tränen-, Nasen- und Gaumendrüsen.

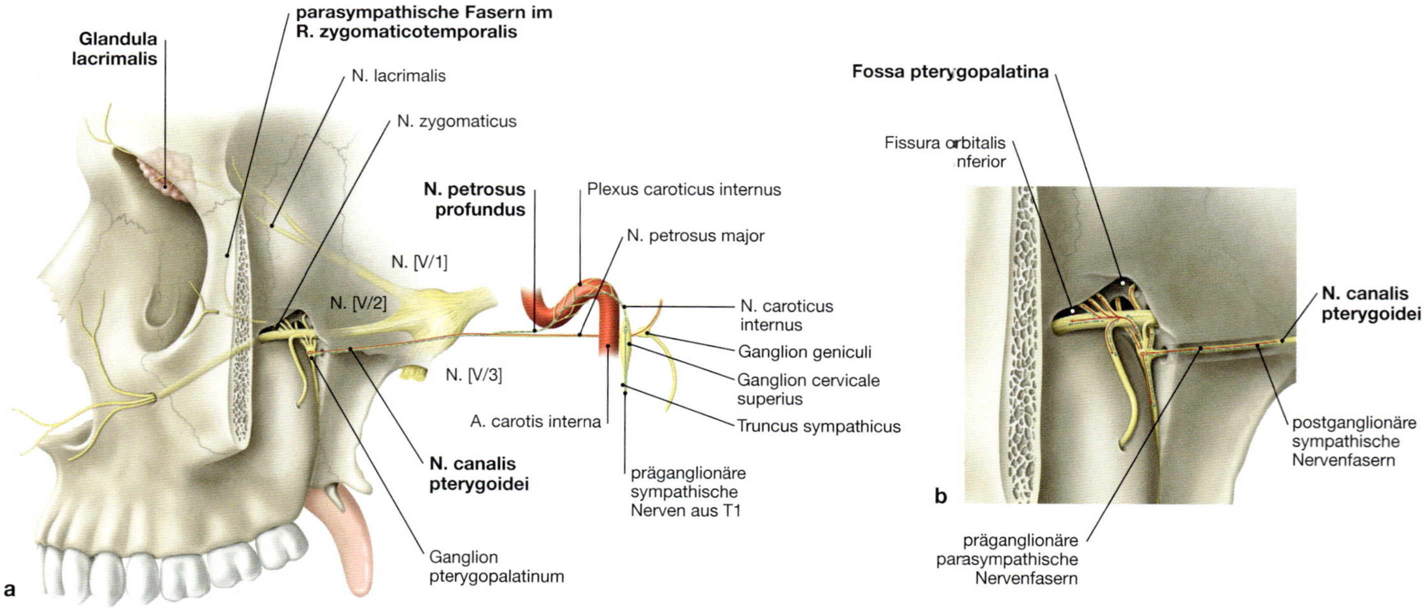


**Abb. 8.201a und b N. canalis pterygoidei, links;** Ansicht von lateral. [S700-L275]
**a** Übersicht.
**b** Nerven in der Fossa pterygopalatina.
**Parasympathische** Fasern des N. facialis [VII], die den N. petrosus major bilden, gelangen zum Ganglion pterygopalatinum, werden hier von prä- auf postganglionär umgeschaltet und ziehen dann weiter zu den Tränen-, Nasen- und Gaumendrüsen. **Postganglionäre sympathische** Fasern kommen vom Plexus caroticus internus, lagern sich zum N. petrosus profundus zusammen und ziehen ohne Umschaltung durch das Ganglion pterygopalatinum. Sie gelangen ebenfalls zu den Tränen-, Nasen- und Gaumendrüsen.

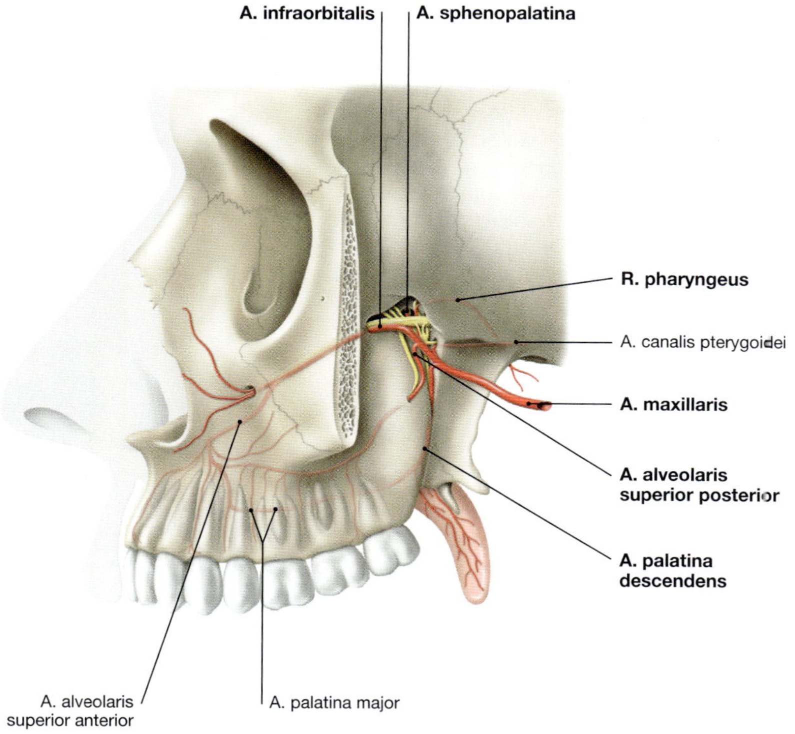


**Abb. 8.202 A. maxillaris in der Fossa pterygopalatina, links;** Ansicht von lateral. [S700-L275]

In der Fossa pterygopalatina zweigt sich die A. maxillaris in ihre **Endäste** auf: Aa. infraorbitalis, sphenopalatina, alveolaris superior posterior, palatina descendens und R. pharyngeus

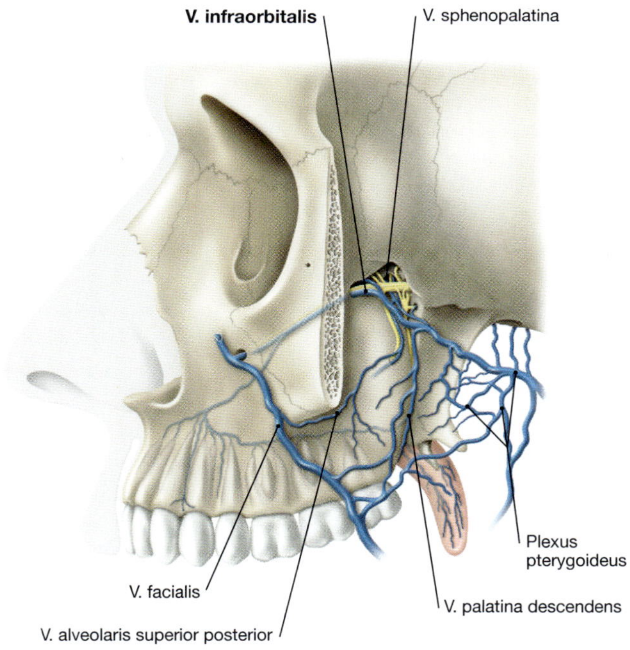


**Abb. 8.203 Venen der Fossa pterygopalatina, links;** Ansicht von lateral. [S700-L275]

Der venöse Abfluss der Vv. infraorbitalis, sphenopalatina, alveolaris superior posterior, palatina descendens erfolgt in den **Plexus pterygoideus,** der in der Fossa infratemporalis liegt.

## Lokalanästhesie der Zähne

### Klinik

Unter Lokalanästhesie (örtliche Betäubung) versteht man im Gegensatz zur Allgemeinanästhesie (umgangssprachlich „Vollnarkose") die auf einen kleinen Bereich eingeschränkte Schmerzausschaltung im Bereich von Nervenendigungen oder Nerven, ohne dass das Bewusstsein des Patienten beeinträchtigt wird. Dabei unterscheidet man zwischen **Infiltrationsanästhesie** (Terminalanästhesie; Ausschaltung der Äste sensibler peripherer Nerven in einem umschriebenen Gebiet) und **Leitungsanästhesie** (Regionalanästhesie; vollständige Ausschaltung eines sensiblen peripheren Nervs). So ist beispielsweise die Anästhesie eines ganzen Nervs, z.B. des N. alveolaris inferior, eine Leitungsanästhesie, während die gezielte Ausschaltung eines Zahns, z.B. eines oberen Inzisivus, als Infiltrationsanästhesie durchgeführt wird. Ziel ist dabei immer die **Schmerzausschaltung.** Um eine regelrechte Schmerzausschaltung durch Infiltrations- oder durch Leitungsanästhesie zu erreichen, ist die Kenntnis der Anatomie im Kopfbereich von entscheidender Bedeutung.
Aufgrund der unterschiedlichen Innervation der **Zähne und der Gingiva im Oberkiefer** muss der zu betäubende Zahn zur Lokalanästhesie einzeln umspritzt werden (Infiltrationsanästhesie, → Abbildung).
Zur Betäubung der **Zähne des Unterkiefers** führt man üblicherweise eine Leitungsanästhesie durch (→ Abbildung). Dabei wird der N. alveolaris inferior kurz vor seinem Eintritt in den Canalis mandibulae betäubt. Durch Mitbetäubung des N. lingualis kommt es zu sensorischen Störungen der jeweiligen Zungenhälfte mit Ausnahme der Zungenspitze. Auch der Endast des N. alveolaris inferior ist betroffen, sodass die Kinnregion und Teile der Unterlippe keine Sensorik mehr aufweisen.
Die lokale Infiltrationsanästhesie zielt auf die Äste des N. infraorbitalis (aus V/2) und des N. alveolaris inferior (aus V/3) ab. Dabei geht es darum, gezielt Teile der Gingiva, der Lippen, des Kinns und der Zunge zu betäuben, da alle terminalen Äste des N. infraorbitalis und des N. alveolaris inferior ebenfalls betäubt werden.

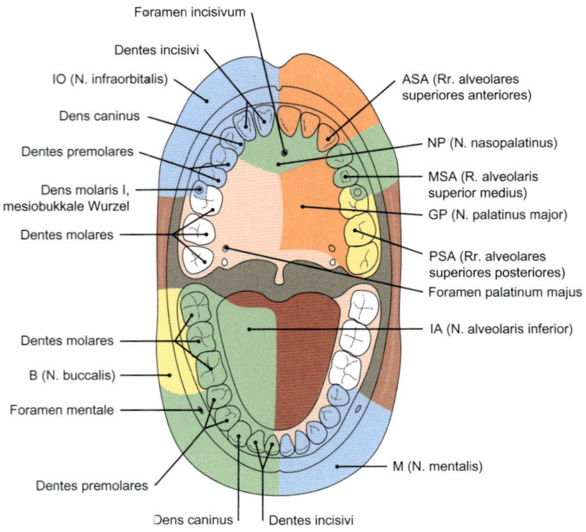


[S701-L231]
Abkürzungen: ASA = vorderer oberer Alveolarblock, B = bukkaler Block, GP = Palatinalblock, IA = unterer Alveolarblock, M = Mentalisblock, IO = Infraorbitalblock, MSA = mittlerer oberer Alveolarblock, NP = Nasopalatinusblock, PSA = hinterer oberer Alveolarblock

Häufig eingesetzte Infiltrations- und Leitungsanästhesien in der Zahn-, Mund- und Kieferheilkunde sind in der → Tabelle aufgeführt und werden im Folgenden einzeln dargestellt.

**Häufig eingesetzte Infiltrations- und Leitungsanästhesien**

| Infiltration im Bereich des/der | Nerv | Innervationsgebiet | Name/Besonderheit | Injektionsvolumen | Abbildung |
|---|---|---|---|---|---|
| **Maxilla** | | | | | |
| Foramen infraorbitale | N. infraorbitalis, Äste des N. infraorbitalis und der Rr. alveolares superiores anteriores; Rr. nasales externi, palpebrales inferiores und labiales superiores des N. infraorbitalis | Alveolarfortsatz, vestibuläre Schleimhaut und Zähne im Oberkieferfrontzahnbereich, Oberlippe, seitliche äußere Nase, unteres Augenlid und vorderer Wangenabschnitt | Nervus-infraorbitalis-Block; LA | 1–1,5 ml | → Abb. 8.204 |
| lateralen Schneidezahns | Äste des N. infraorbitalis und der Rr. alveolares superiores anteriores | Alveolarfortsatz, vestibuläre Schleimhaut und Zähne im Oberkieferfrontzahnbereich, Oberlippe, seitliche äußere Nase | IA | 1–1,5 ml | → Abb. 8.205 |
| Prämolaren | Äste des N. infraorbitalis und der Rr. alveolares superiores medii und posteriores | Alveolarfortsatz, vestibuläre Schleimhaut und Zähne im vorderen Seitenzahnbereich, seitliche Oberlippe bis zum Mundwinkel | IA | 1–1,5 ml | → Abb. 8.206 |
| Molaren | Rr. alveolares superiores medii und posteriores; Rr. labiales superiores des N. infraorbitalis | Alveolarfortsatz, vestibuläre Schleimhaut und Zähne im mittleren bis hinteren Seitenzahnbereich, Mundwinkel | IA | 1–1,5 ml | → Abb. 8.207 |

LA = Leitungsanästhesie; IA = Infiltrationsanästhesie

| **Häufig eingesetzte Infiltrations- und Leitungsanästhesien** *(Forts.)* | | | | | |
|---|---|---|---|---|---|
| **Infiltration im Bereich des/der** | **Nerv** | **Innervationsgebiet** | **Name/Besonderheit** | **Injektionsvolumen** | **Abbildung** |
| **Maxilla** *(Forts.)* | | | | | |
| Tuber maxillae | Rr. alveolares superiores posteriores | Alveolarfortsatz, vestibuläre/bukkale Schleimhaut, Molaren, M1 nur teilweise | LA | 1–1,5 ml | → Abb. 8.208 |
| Foramen incisivum | N. nasopalatinus | palatinale Gingiva und Gaumenschleimhaut bis Eckzahnregion beidseits | Nervus-nasopalatinus-Block; LA | 0,3–0,5 ml | → Abb. 8.209 |
| Foramen palatinum majus | N. palatinus major, teilweise auch Nn. palatini minores | hintere palatinale Schleimhaut von der Eckzahnregion der betreffenden Seite bis Hinterrand harter Gaumen | Nervus-palatinus-major-Block; LA | | → Abb. 8.210 |
| Fossa pterygopalatina (durch das Foramen palatinum majus und den Canalis palatinus major) | Rr. alveolares superiores anteriores, medii und posteriores; N. nasopalatinus; N. palatinus major (hintere zwei Drittel); Rr. nasales externi, palpebrales inferiores und labiales superiores des N. infraorbitalis | Alveolarfortsatz, alle Oberkieferzähne mit Desmodont, vestibuläre/bukkale Schleimhaut Oberlippe, seitliche äußere Nase und vorderer Wangenabschnitt, unteres Augenlid | Nervus-maxillaris-Block; LA | 1–1,5 ml | → Abb. 8.211 |
| **Mandibula** | | | | | |
| lateralen Schneidezahns | vordere Äste des Plexus dentalis und Äste des N. mentalis | Dentes incisivi und Dens caninus, Unterlippe, Kinn, vestibulare Schleimhaut | IA | 0,5–1 ml | → Abb. 8.212 |
| Foramen mentale | N. mentalis | Dentes I1, I2, C, P1 und P2, Unterlippe, Kinn, vestibuläre Schleimhaut | Nervus-mentalis-Block; LA | 0,5–1 ml | → Abb. 8.213 |
| medial vom Ramus mandibulae | N. buccalis | bukkale Gingiva und Alveolarknochen im Bereich M1–M3 einschließlich Trigonum retromolare | Nervus-buccalis-Block; LA | 0,5 ml | → Abb. 8.214 |
| Foramen mandibulae | N. alveolaris inferior, N. mentalis, N. lingualis | Alveolarfortsatz, linguale Schleimhaut und alle Zähne des entsprechenden Unterkiefers, vestibuläre Gingiva im Frontzahngebiet bis zu den Prämolaren, der oralen und lingualen Gingiva, Unterlippe, Kinn, vordere zwei Drittel der Zunge | Nervus-alveolaris-inferior-Block; LA | 1,5–2 ml | → Abb. 8.215 |
| medial in Höhe der Incisura mandibulae | N. alveolaris inferior, N. mentalis, N. lingualis, N. buccalis, N. auriculotemporalis | Alveolarfortsatz, linguale Schleimhaut und alle Zähne des entsprechenden Unterkiefers, vestibuläre und bukkale Gingiva im Unterkiefer, Unterlippe, Kinn, vordere zwei Drittel der Zunge, Haut vor der Ohrmuschel, äußerer Gehörgang bis Trommelfell, Haut des hinteren Anteils der Schläfenregion | sog. GOW-GATES-Block als Variante des Nervus-alveolaris-inferior-Blocks; LA | 1,5–2 ml | → Abb. 8.216 |
| Foramen mandibulae | N. alveolaris inferior, N. mentalis, N. lingualis, N. buccalis | Alveolarfortsatz, orale und linguale Schleimhaut und alle Zähne des entsprechenden Unterkiefers, vestibulare Gingiva im Frontzahngebiet einschließlich der Prämolaren, Unterlippe, Kinn, vordere zwei Drittel der Zunge | Injektion bei geschlossenem Mund, sog. AKINOSI-VAZIRANI-Block; LA | 1,5–2 ml | → Abb. 8.217 |

LA = Leitungsanästhesie; IA = Infiltrationsanästhesie

## Lokalanästhesie der Zähne

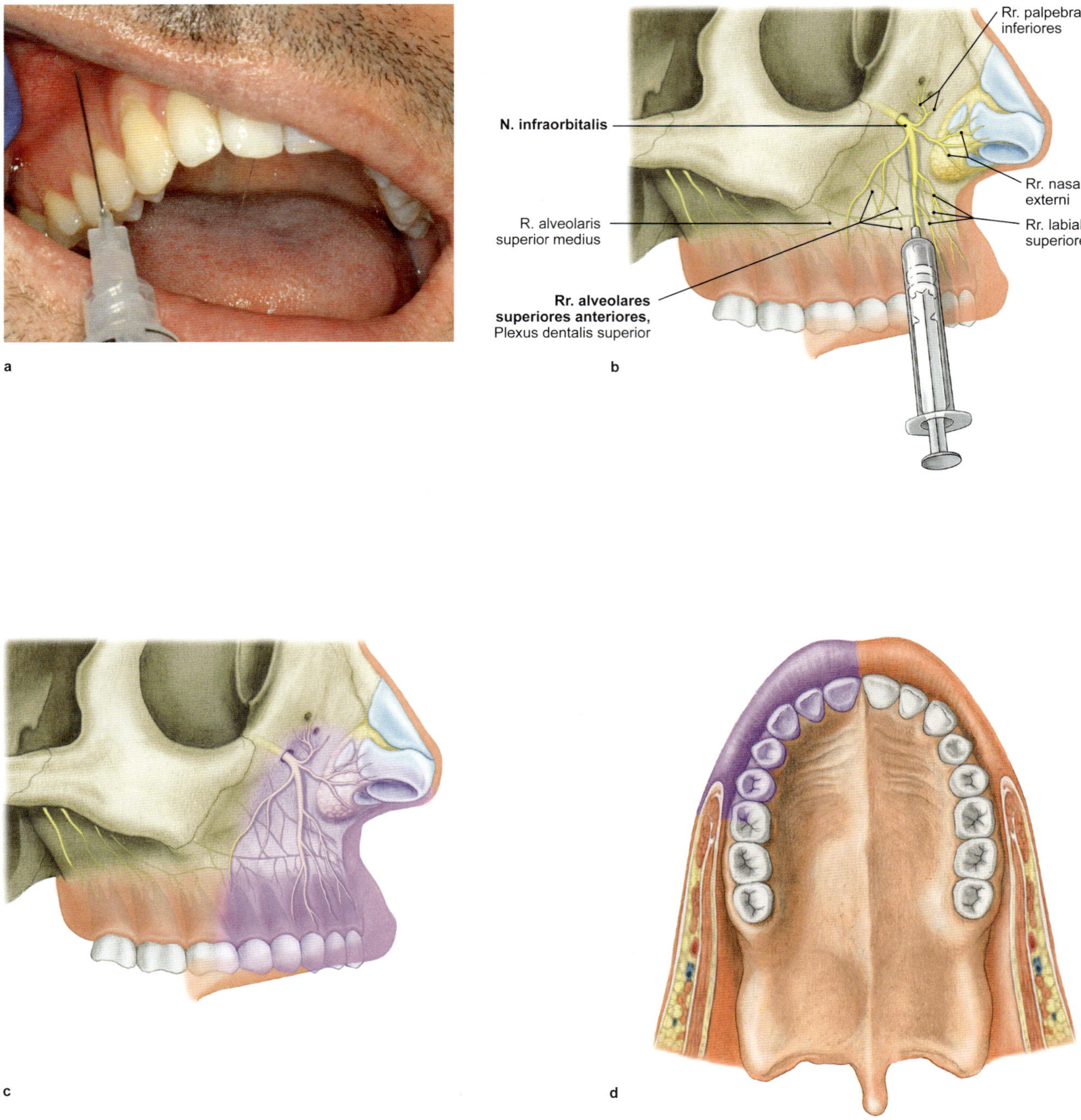


**Abb. 8.204a–d Anästhesie des N. infraorbitalis (Nervus-infraorbitalis-Block, Leitungsanästhesie), rechts.**
Injektion im Bereich des **Foramen infraorbitale** mit Ausschaltung des N. infraorbitalis, seiner Äste (Rr. nasales externi, palpebrales inferiores und labiales superiores) und der den Plexus dentalis superior bildenden Rr. alveolares superiores anteriores (der Nn. alveolares superiores). Nach Injektion kommt es zur **Anästhesie** des Alveolarfortsatzes, der vestibulären Schleimhaut und Zähne im Oberkieferfrontzahnbereich, der Oberlippe, der seitlichen äußeren Nase, des unteren Augenlids und des vorderen Wangenabschnitts.
**a** Lage der Nadel vor Einstich in die Schleimhaut. [S703-M1129]
**b** Lage der Nadel bei Injektion des Lokalanästhetikums. [S703-L285]
**c** Betäubtes Gebiet in der Seitenansicht. [S703-L285]
**d** Betäubtes Gebiet in der Ansicht von kaudal. [S703-L285]

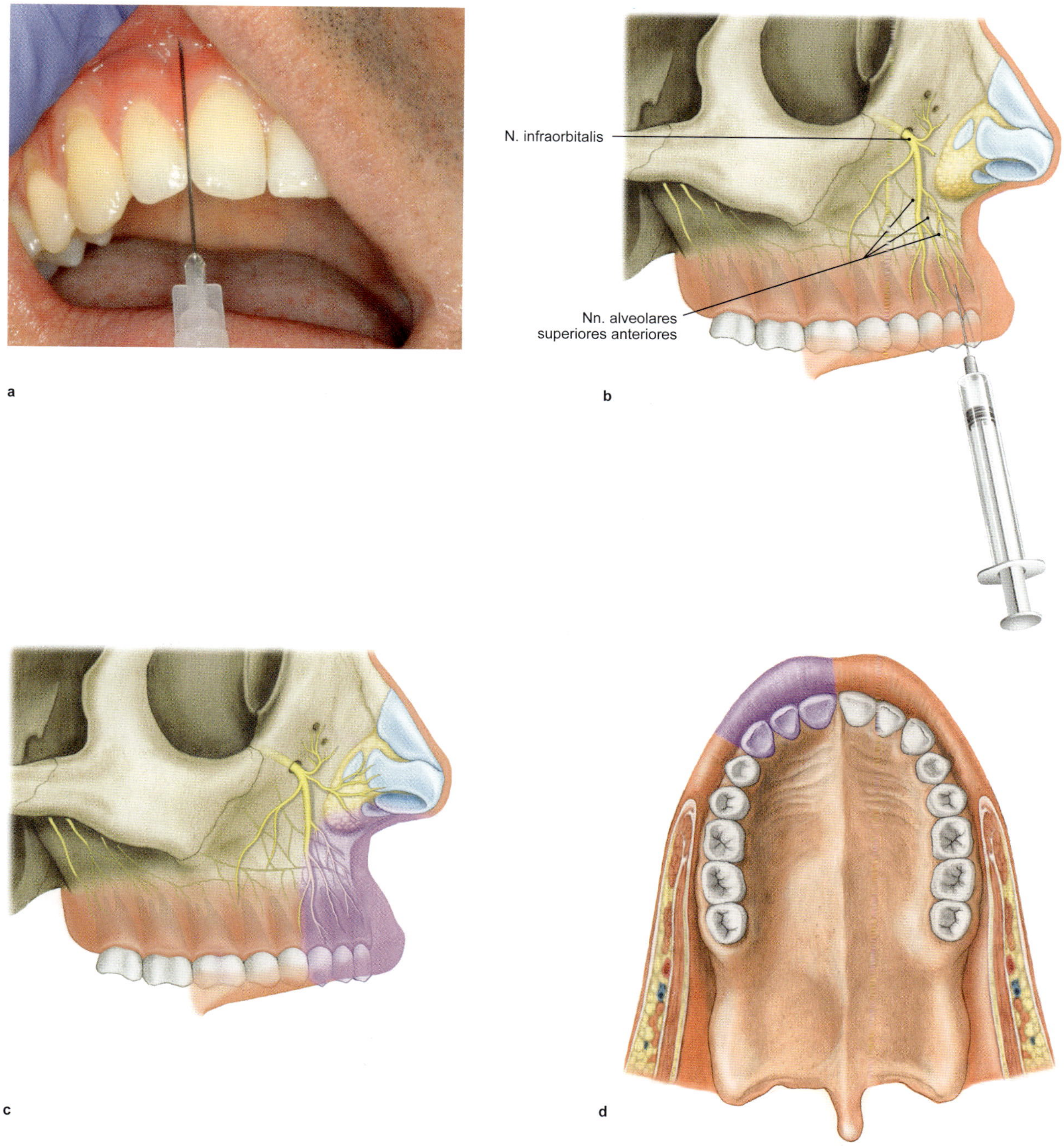


**Abb. 8.205a–d Anästhesie im Bereich der oberen Frontzähne (Infiltrationsanästhesie), rechts.**
Infiltration im Bereich des **oberen lateralen Schneidezahns** mit Ausschaltung von Ästen des N. infraorbitalis und der den Plexus dentalis superior bildenden Rr. alveolares superiores anteriores (der Nn. alveolares superiores).

Nach Injektion kommt es zur **Anästhesie** des Alveolarfortsatzes, der vestibulären Schleimhaut und Zähne im Oberkieferfrontzahnbereich, der Oberlippe und der seitlichen äußeren Nase.
**a** Lage der Nadel vor Einstich in die Schleimhaut. [S703-M1129]
**b** Lage der Nadel bei Injektion des Lokalanästhetikums. [S703-L285]
**c** Betäubtes Gebiet in der Seitansicht. [S703-L285]
**d** Betäubtes Gebiet in der Ansicht von kaudal. [S703-L285]

## Lokalanästhesie der Zähne

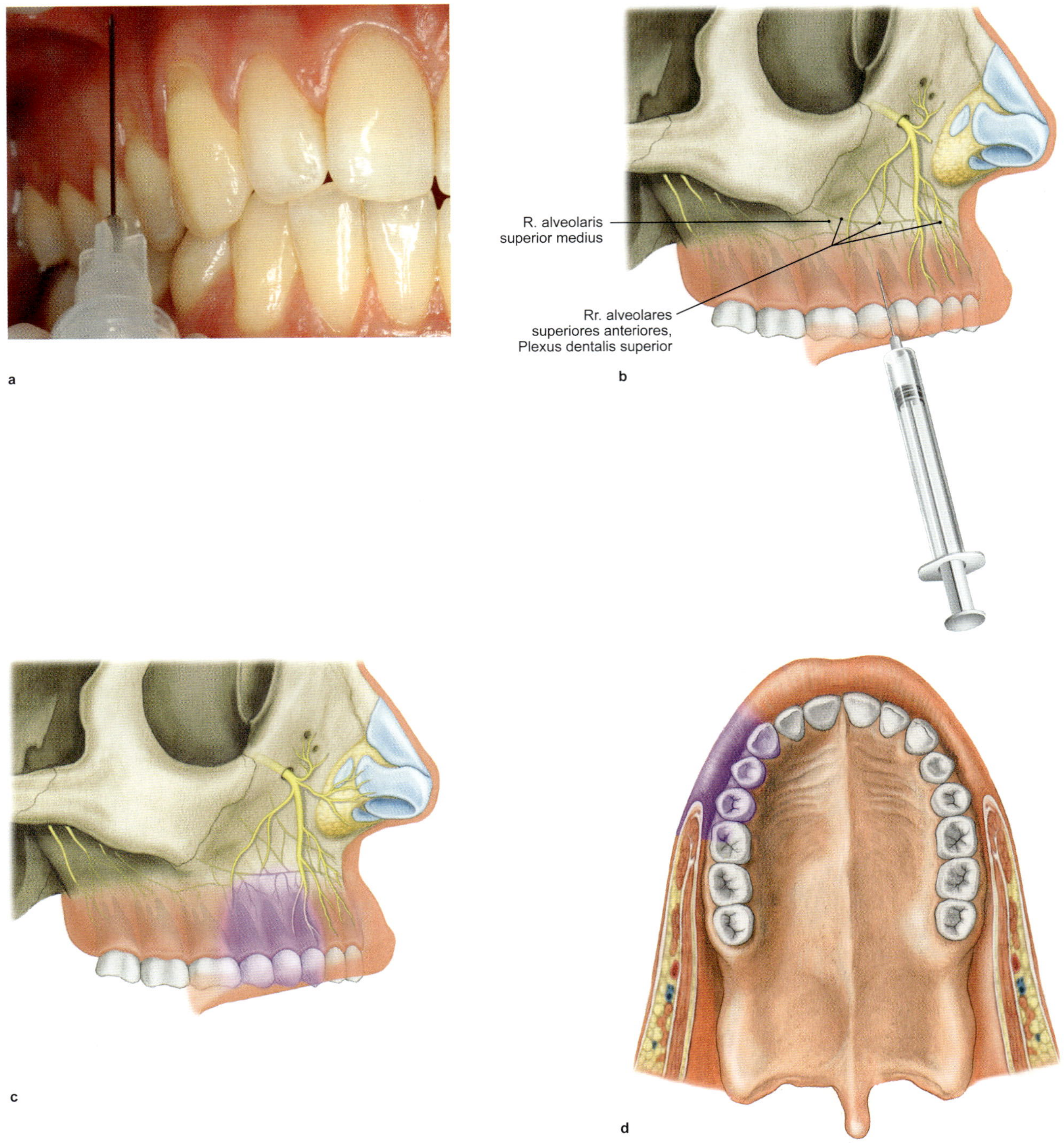


**Abb. 8.206a–d Anästhesie im Bereich der oberen Prämolaren (Infiltrationsanästhesie), rechts.**
Infiltration im Bereich des **1. oberen Prämolars** mit Ausschaltung von Ästen des N. infraorbitalis sowie des R. alveolaris superior medius und der den Plexus dentalis superior bildenden Rr. alveolares superiores anteriores (der Nn. alveolares superiores).

Nach Injektion kommt es zur **Anästhesie** des Alveolarfortsatzes, der vestibulären Schleimhaut und Zähne im vorderen Seitenzahnbereich und der seitlichen Oberlippe bis zum Mundwinkel.
**a** Lage der Nadel vor Einstich in die Schleimhaut. [S703-M1129]
**b** Lage der Nadel bei Injektion des Lokalanästhetikums. [S703-L285]
**c** Betäubtes Gebiet in der Seitansicht. [S703-L285]
**d** Betäubtes Gebiet in der Ansicht von kaudal. [S703-L285]

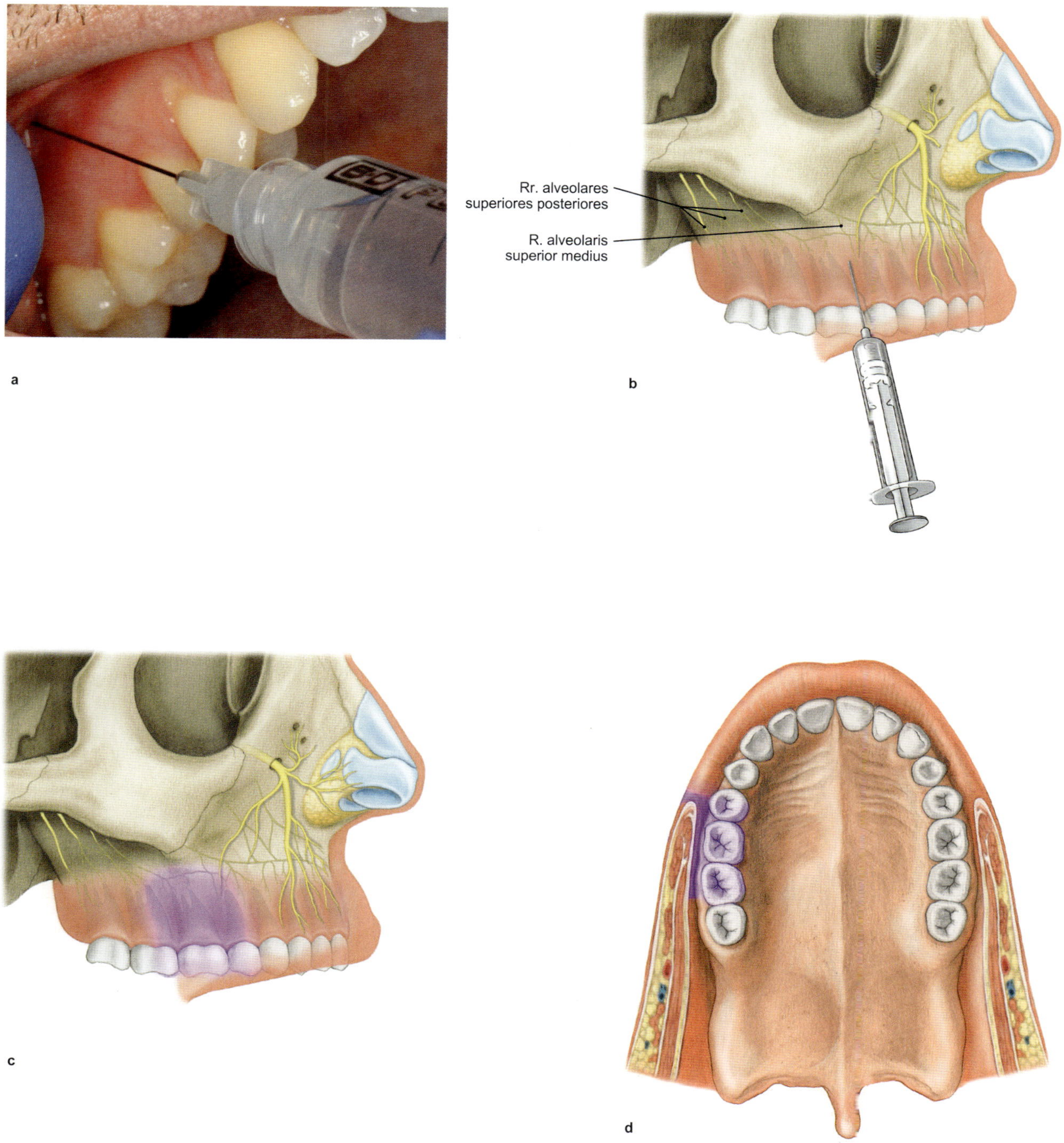


**Abb. 8.207a–d Anästhesie im Bereich der oberen Molaren (Infiltrationsanästhesie), rechts.**
Infiltration im Bereich des **1. oberen Molars** mit Ausschaltung der Rr. alveolares superiores medii und posteriores (der Nn. alveolares superiores) sowie der Rr. labiales superiores des N. infraorbitalis.

Nach Injektion kommt es zur **Anästhesie** des Alveolarfortsatzes, der vestibulären Schleimhaut und Zähne im mittleren bis hinteren Seitenzahnbereich und des Mundwinkels.
**a** Lage der Nadel vor Einstich in die Schleimhaut. [S703-M1129]
**b** Lage der Nadel bei Injektion des Lokalanästhetikums. [S703-L285]
**c** Betäubtes Gebiet in der Seitansicht. [S703-L285]
**d** Betäubtes Gebiet in der Ansicht von kaudal. [S703-L285]

## Lokalanästhesie der Zähne

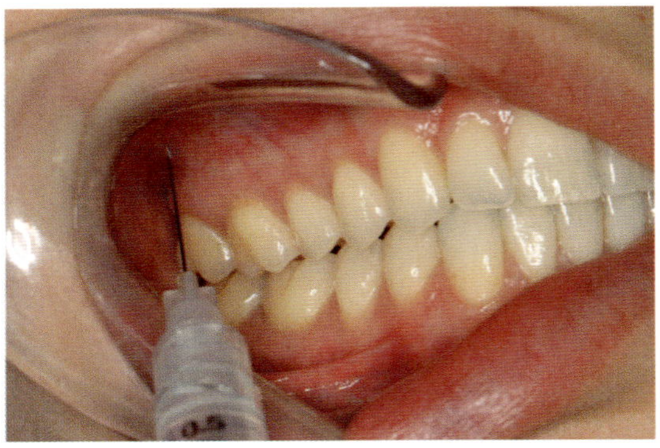

a

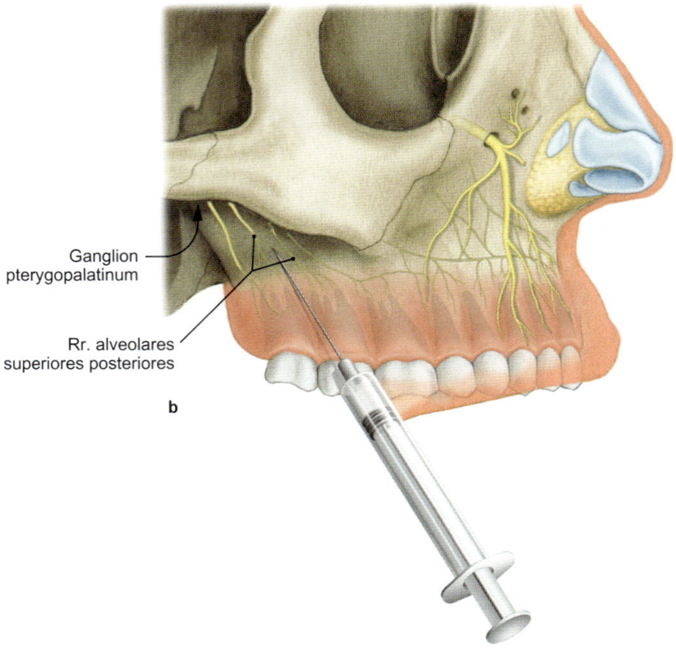


b

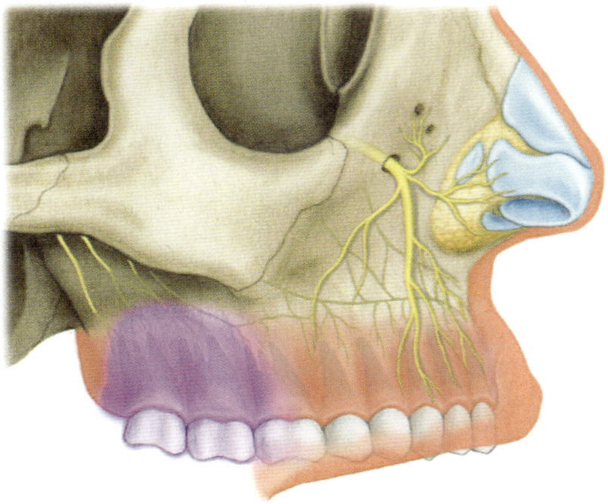

c

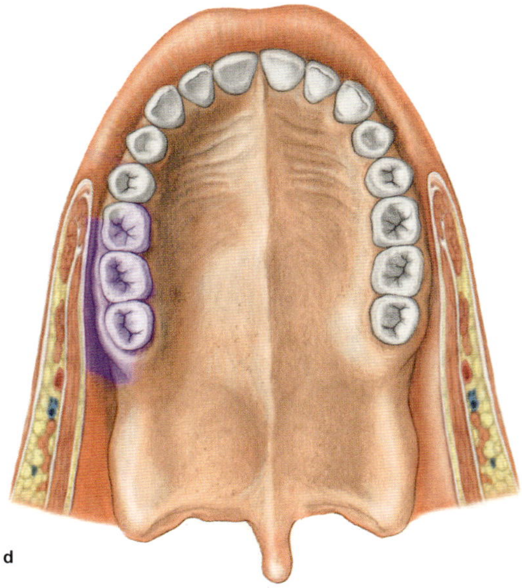

d

**Abb. 8.208a–d Anästhesie im Bereich der oberen hinteren Molaren (Infiltrationsanästhesie), rechts.**
Infiltration im Bereich des **Tuber maxillae** mit Ausschaltung der Rr. alveolares superiores posteriores (der Nn. alveolares superiores).
Nach Injektion kommt es zur **Anästhesie** des Alveolarfortsatzes, der vestibulären und bukkalen Schleimhaut sowie des 2. und 3. Molars. Der 1. Molar wird nur unvollständig betäubt.

**a** Lage der Nadel vor Einstich in die Schleimhaut. [S703-M1129]
**b** Lage der Nadel bei Injektion des Lokalanästhetikums. [S703-L275]
**c** Betäubtes Gebiet in der Seitansicht. [S703-L285]
**d** Betäubtes Gebiet in cer Ansicht von kaudal. [S703-L285]

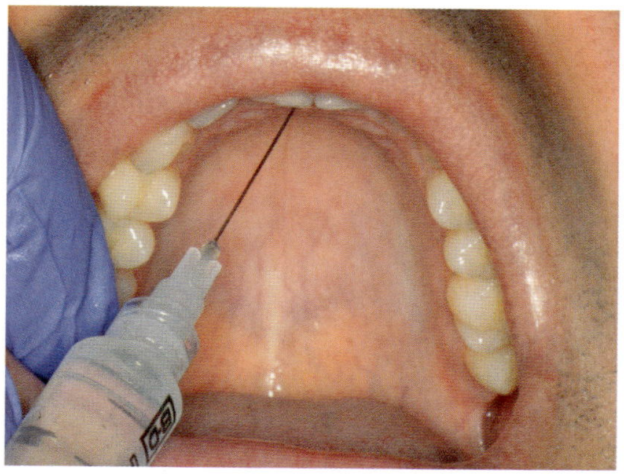

a

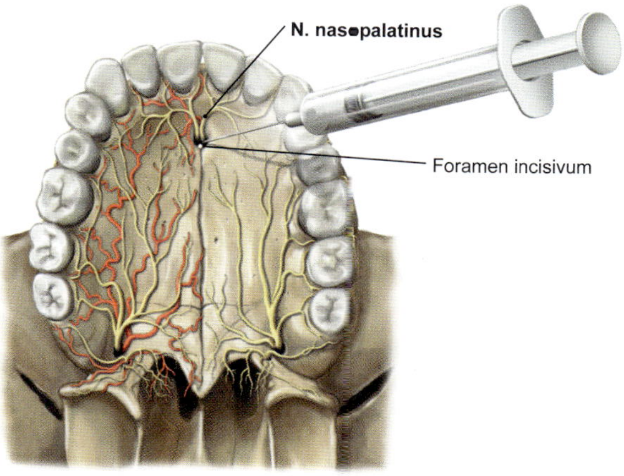


b

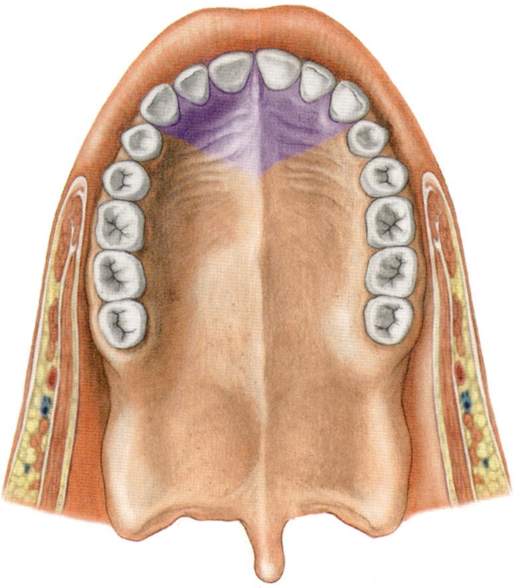

c

**Abb. 8.209a–c Anästhesie des N. nasopalatinus (Nervus-nasopalatinus-Block, Leitungsanästhesie), median.**
Injektion im Bereich des Foramen incisivum mit Ausschaltung des **N. nasopalatinus** und seiner Äste.

Nach Injektion kommt es zur **Anästhesie** der vorderen palatinalen Schleimhaut bis zur Eckzahnregion auf beiden Seiten. Zähne werden nicht ausgeschaltet.
**a** Lage der Nadel vor Einstich in die Schleimhaut. [S703-M1129]
**b** Lage der Nadel bei Injektion des Lokalanästhetikums. [S703-L 275/L266]
**c** Betäubtes Gebiet in der Ansicht von kaudal. [S703-L285]

## Lokalanästhesie der Zähne

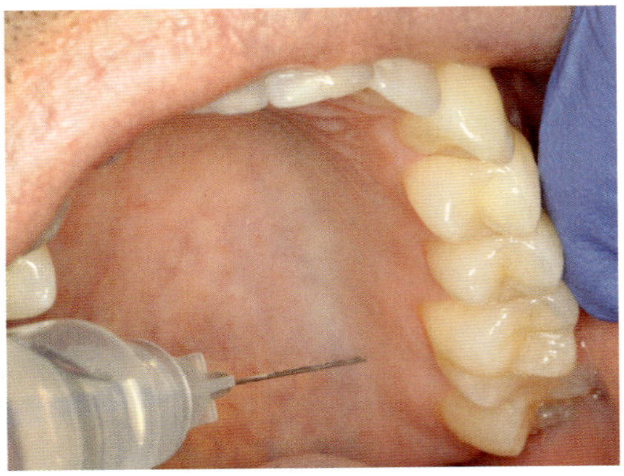

a

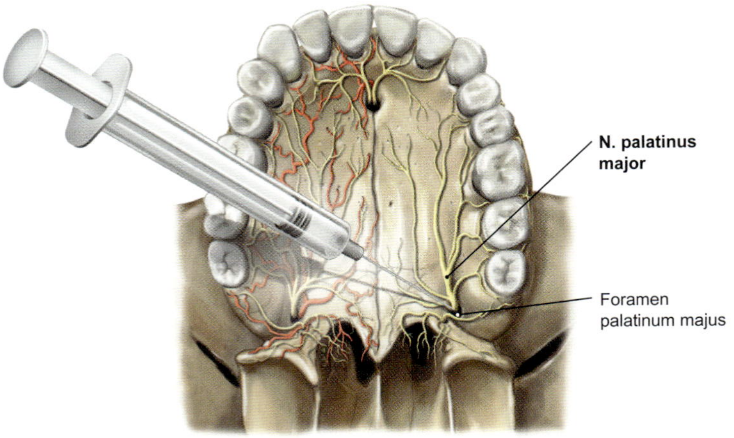


b

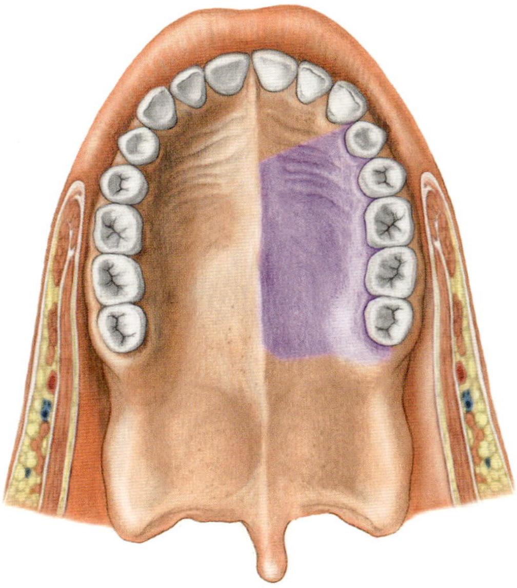

c

**Abb. 8.210a–c Anästhesie des N. palatinus major (Nervus-palatinus-major-Block, Leitungsanästhesie), links.**
Injektion im Bereich des Foramen palatinum majus mit Ausschaltung des **N. palatinus major,** seiner Äste und teilweise der Nn. palatini minores.

Nach Injektion kommt es zur **Anästhesie** der hinteren palatinalen Schleimhaut von der Eckzahnregion der betreffenden Seite bis zum Hinterrand des harten Gaumens. Zähne werden nicht ausgeschaltet.
**a** Lage der Nadel vor Einstich in die Schleimhaut. [S703-M1129]
**b** Lage der Nadel bei Injektion des Lokalanästhetikums. [S703-L 275/L266]
**c** Betäubtes Gebiet in der Ansicht von kaudal. [S703-L285]

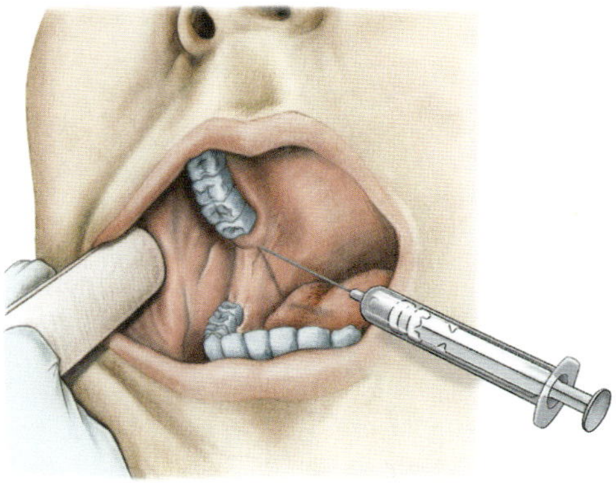

a

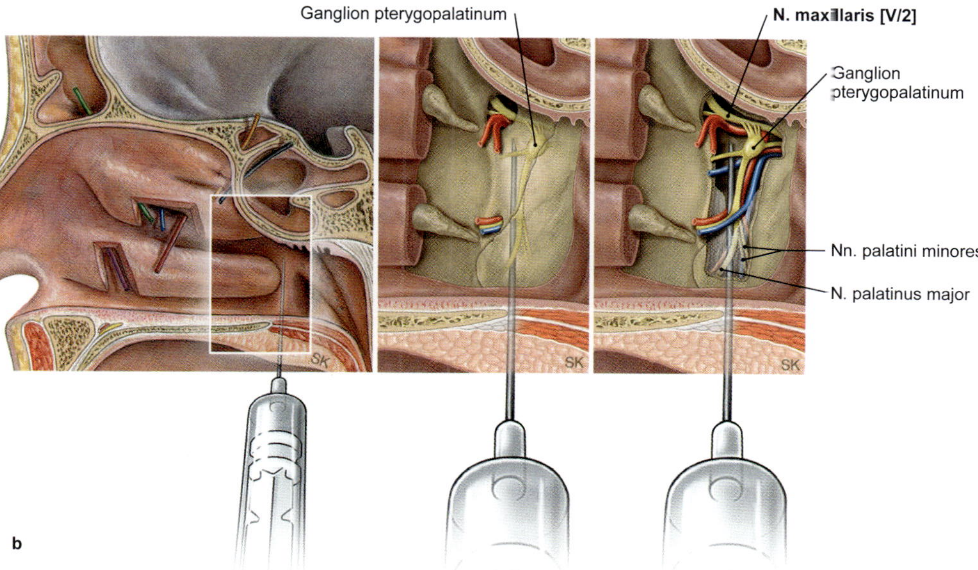


b

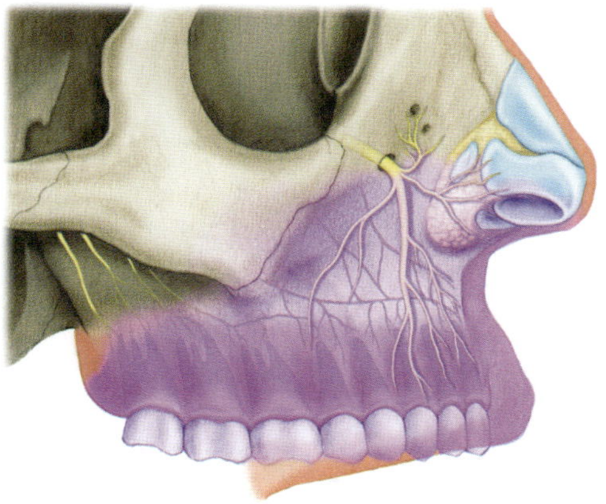

c

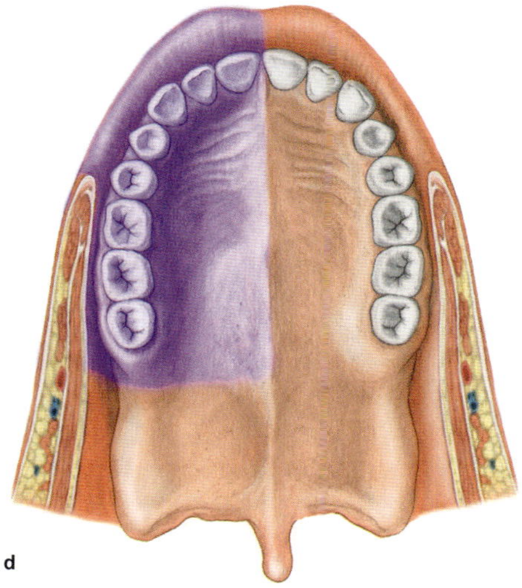

d

**Abb. 8.211a–d Anästhesie im Bereich des N. maxillaris (Nervus-maxillaris-Block, Leitungsanästhesie), rechts.**
Nach Aufsuchen des Foramen palatinum majus und Vorschieben der Nadel durch den Canalis palatinus major in die **Fossa pterygopalatina** Injektion des Lokalanästhetikums mit Ausschaltung der Rr. alveolares superiores anteriores, medii und posteriores (der Nn. alveolares superiores), des N. nasopalatinus, des N. palatinus major (hintere zwei Drittel) und der Rr. nasales externi, palpebrales inferiores und labiales superiores des N. infraorbitalis.

Nach Injektion kommt es zur **Anästhesie** des Alveolarfortsatzes, aller Oberkieferzähne mit Desmodont, der vestibulären/bukkalen Schleimhaut, der Oberlippe, der seitlichen äußeren Nase, des vorderen Wangenabschnitts und des Unterlids.
**a** Lage der Nadel vor Einstich in die Schleimhaut. [S703-L285]
**b** Lage der Nadel bei Injektion des Lokalanästhetikums. [S703-L238]
**c** Betäubtes Gebiet in der Seitansicht [S703-L285]
**d** Betäubtes Gebiet in der Ansicht von kaudal. [S703-L285]

## Lokalanästhesie der Zähne

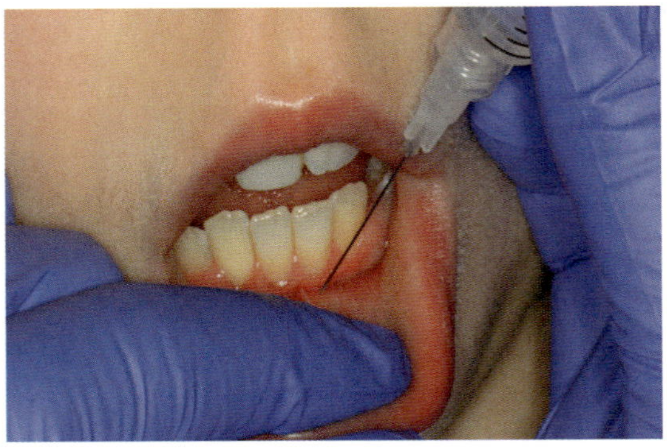

a

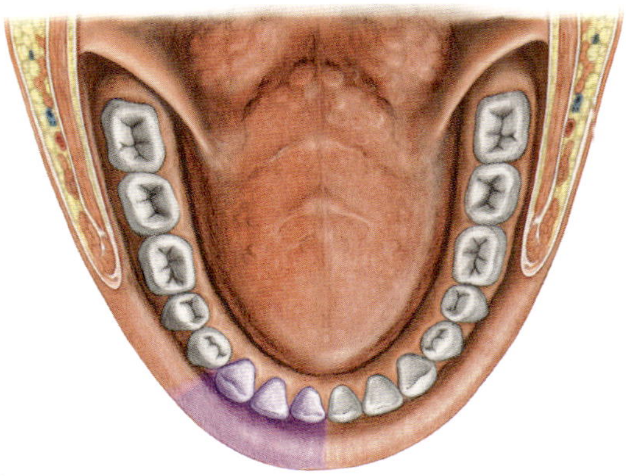

b

**Abb. 8.212a und b Anästhesie der mandibulären Schneidezähne und des Eckzahns (Infiltrationsanästhesie), rechts.**
Infiltration im Bereich des **lateralen Incisivus** mit Ausschaltung vorderer Äste des Plexus dentalis und Ästen des N. mentalis.

Nach Injektion kommt es zur **Anästhesie** der Dentes incisivi und des Dens caninus, der Unterlippe, des Kinns und der vestibulären Schleimhaut.

**a** Lage der Nadel vor Einstich in die Schleimhaut. [S703-M1129]

**b** Betäubtes Gebiet in der Ansicht von kranial. [S703-L285]

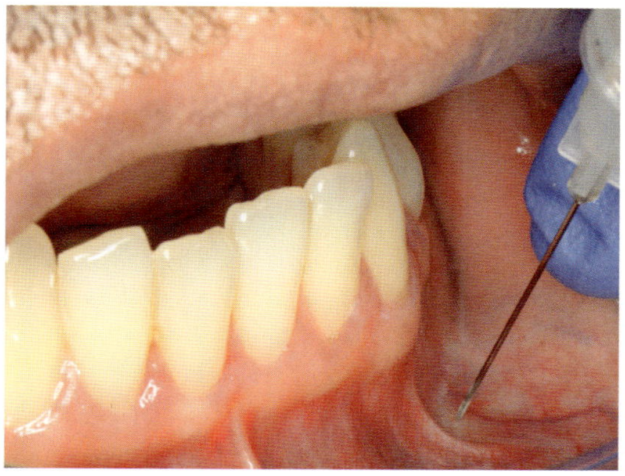

a

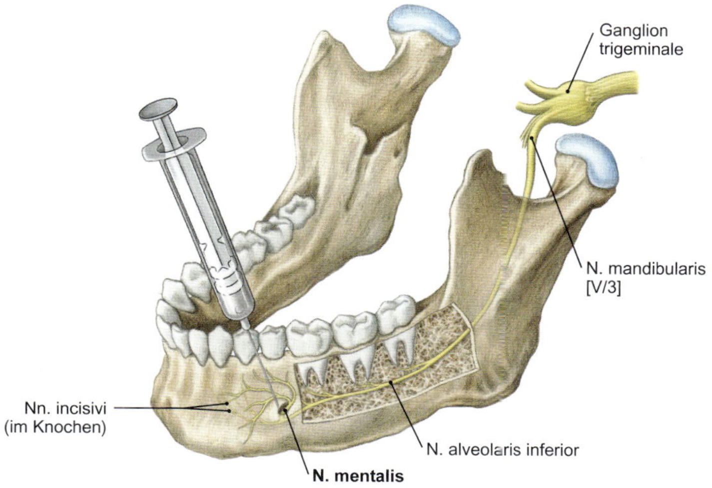


b

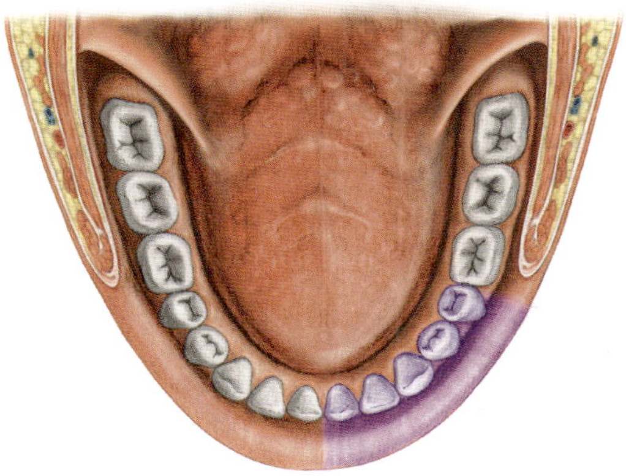

c

**Abb. 8.213a–c Anästhesie des N. mentalis (Nervus-mentalis-Block, Leitungsanästhesie), links.**
Injektion im Bereich des Foramen mentale mit Ausschaltung des **N. mentalis** und seiner Äste sowie des N. incisivus im Alveolarknochen (durch Diffusion durch das Foramen mentale).

Nach Injektion kommt es zur **Anästhesie** des Alveolarfortsatzes, der Dentes I1, I2, C, P1 und P2, der Unterlippe, des Kinns und der vestibulären Schleimhaut.
**a** Lage der Nadel vor Einstich in die Schleimhaut. [S703-M1129]
**b** Lage der Nadel bei Injektion des Lokalanästhetikums. [S703-L275]
**c** Betäubtes Gebiet in der Ansicht von kranial. [S703-L285]

## Lokalanästhesie der Zähne



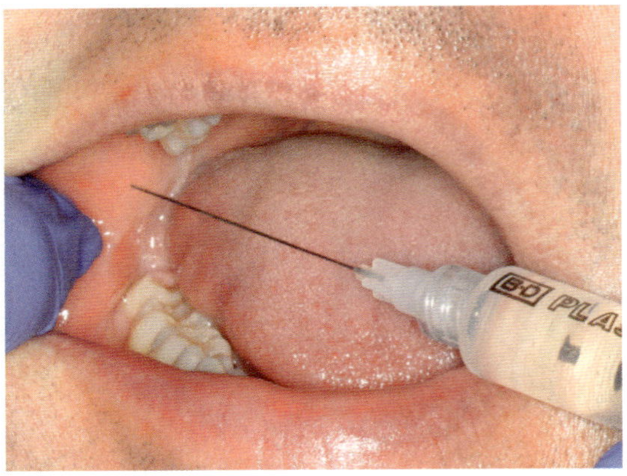

a

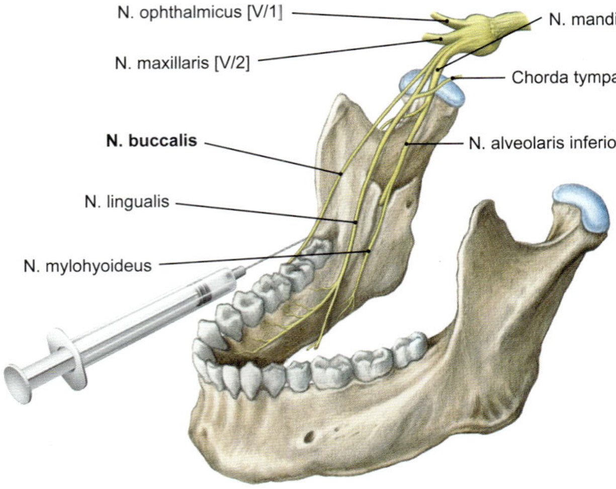


b

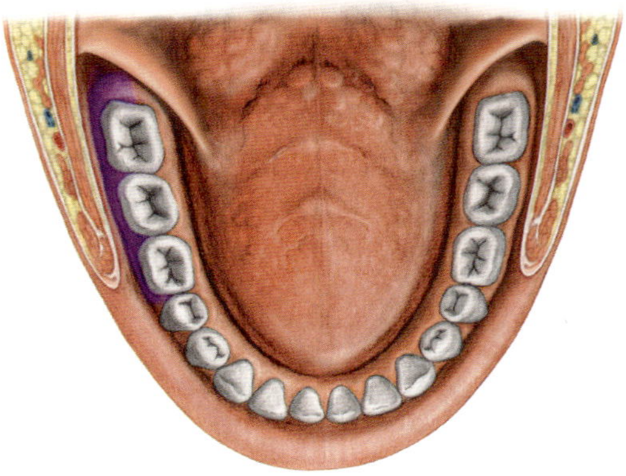

c

**Abb. 8.214a–c Anästhesie des N. buccalis (Nervus-buccalis-Block, Leitungsanästhesie), rechts.**
Injektion in die **bukkale Schleimhaut** hinter dem 3. Molar und medial vom Ramus mandibulae nur ca. 2 mm tief.

Nach Injektion kommt es zur **Anästhesie** der bukkalen Gingiva und des Alveolarknochens im Bereich M1–M3 einschließlich des Trigonum retromolare.

**a** Lage der Nadel vor Einstich in die Schleimhaut. [S703-M1129]
**b** Lage der Nadel bei Injektion des Lokalanästhetikums. [S703-L285]
**c** Betäubtes Gebiet in der Ansicht von kranial. [S703-L285]

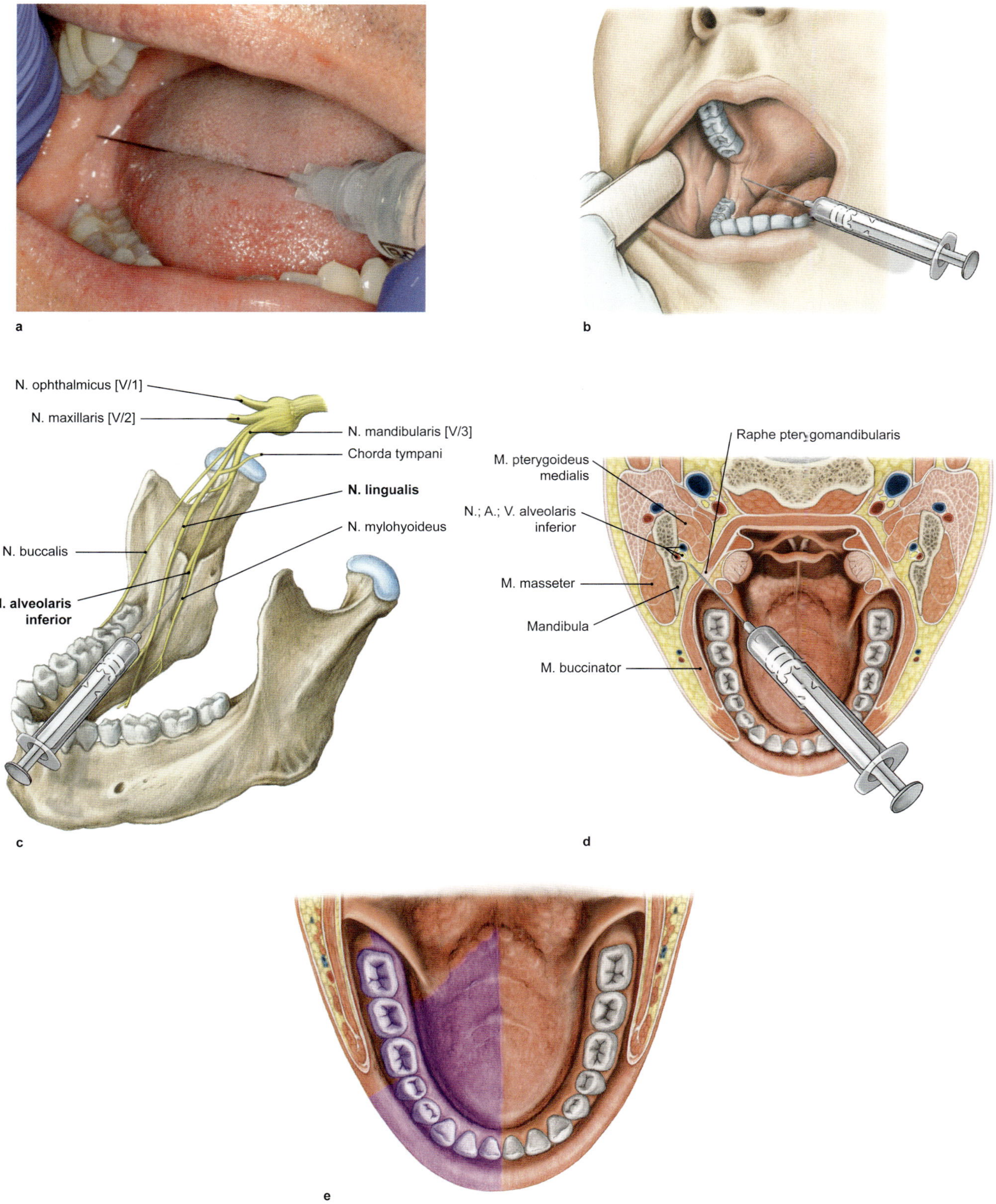


**Abb. 8.215a–e Anästhesie des N. alveolaris inferior (Nervus-alveolaris-inferior-Block, IA-Block, Leitungsanästhesie), rechts.**
Durch die Injektion im Bereich des Foramen mandibulae wird der **N. alveolaris inferior** einschließlich des abgehenden N. mentalis ausgeschaltet. Außerdem wird der nahe am Foramen mandibulae verlaufende N. lingualis vom Lokalanästhetikum erreicht.
Nach Injektion kommt es zur **Anästhesie** des Alveolarfortsatzes, der lingualen Schleimhaut und aller Zähne des entsprechenden Unterkiefers, außerdem der vestibulären Gingiva im Frontzahngebiet bis zu den Prämolaren, der oralen und lingualen Gingiva, der Unterlippe, des Kinns und der vorderen zwei Drittel der Zunge.
**a** Lage der Nadel vor Einstich in die Schleimhaut. [S703-M1129]
**b** Lage der Nadel vor Einstich in die Schleimhaut (Schema). [S703-L285]
**c** Lage der Nadel bei Injektion des Lokalanästhetikums in Relation zu den Nn. alveolaris inferior und lingualis. [S703-L285]
**d** Lage der Nadel bei Injektion des Lokalanästhetikums in der Ansicht von kranial (Horizontalschnitt). [S703-L285]
**e** Betäubtes Gebiet in der Ansicht von kranial. [S703-L285]

## Lokalanästhesie der Zähne

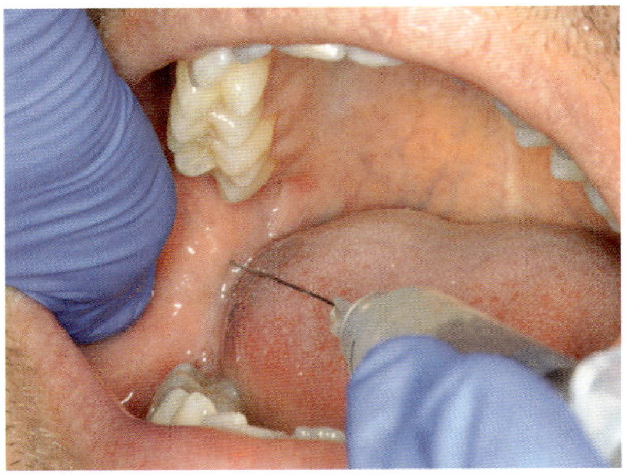

a

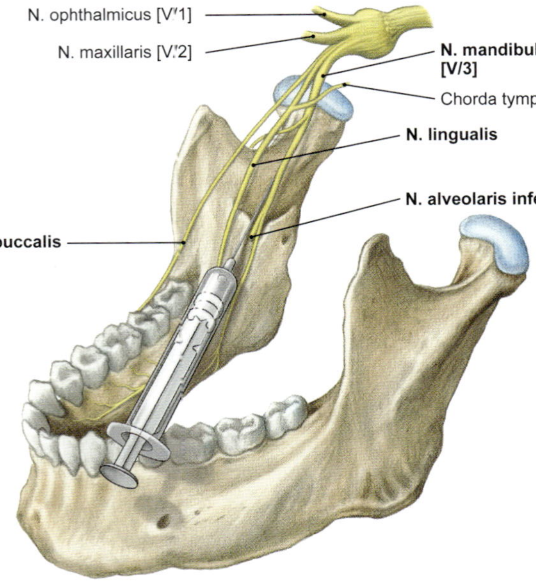


b

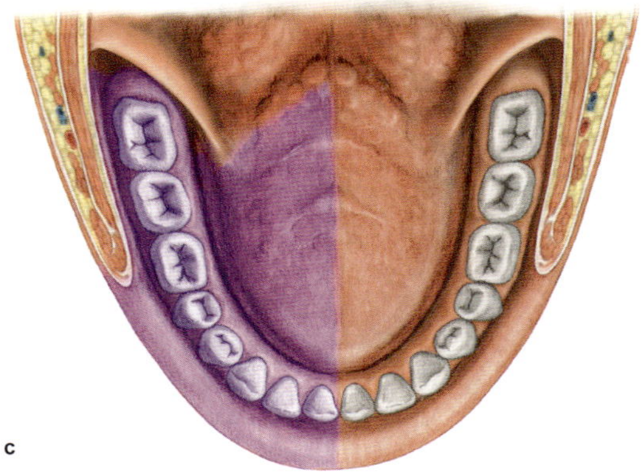

c

**Abb. 8.216a–c GOW-GATES-Block (als Alternative zum Nervus-alveolaris-inferior-Block, Leitungsanästhesie), rechts.**
Die GOW-GATES-Technik ist in den Fällen indiziert, in denen eine Weichteilanästhesie vom distalsten Molar bis zur Mittellinie erforderlich ist und die konventionelle Blockade des N. alveolaris inferior (IA-Block) nicht erfolgreich ist. Die Erfolgsquote liegt bei über 95 %. In vielen Fällen ist nur eine Injektion für die Anästhesie des Unterkiefers erforderlich. Ein weiterer Vorteil ist die geringere positive Aspirationsrate (Einziehen von Blut vor der Injektion) von 2 % im Vergleich zu 10–15 % beim IA-Block. Der GOW-GATES-Block ist eine echte Unterkiefernervenblockinjektion, da er eine Regionalanästhesie für praktisch alle sensorischen Äste des **N. mandibularis [V3]** bewirkt. Die Nadel wird medial der Mandibula in Höhe der Incisura mandibulae platziert.
Nach Injektion kommt es zur **Anästhesie** des N. alveolaris inferior, des N. mentalis, des N. lingualis, des N. buccalis und des N. auriculotemporalis mit Ausfall des Alveolarfortsatzes, der lingualen Schleimhaut und aller Zähne des entsprechenden Unterkiefers, der vestibulären und bukkalen Gingiva, der Unterlippe, des Kinns, der vorderen zwei Drittel der Zunge, der Haut vor der Ohrmuschel, des äußeren Gehörgangs bis zum Trommelfell und der Haut des hinteren Anteils der Schläfenregion.
**a** Lage der Nadel vor Einstich in die Schleimhaut. [S703-M1129]
**b** Lage der Nadel bei Injektion des Lokalanästhetikums. [S703-L285]
**c** Betäubtes Gebiet in der Ansicht von kranial. [S703-L285]

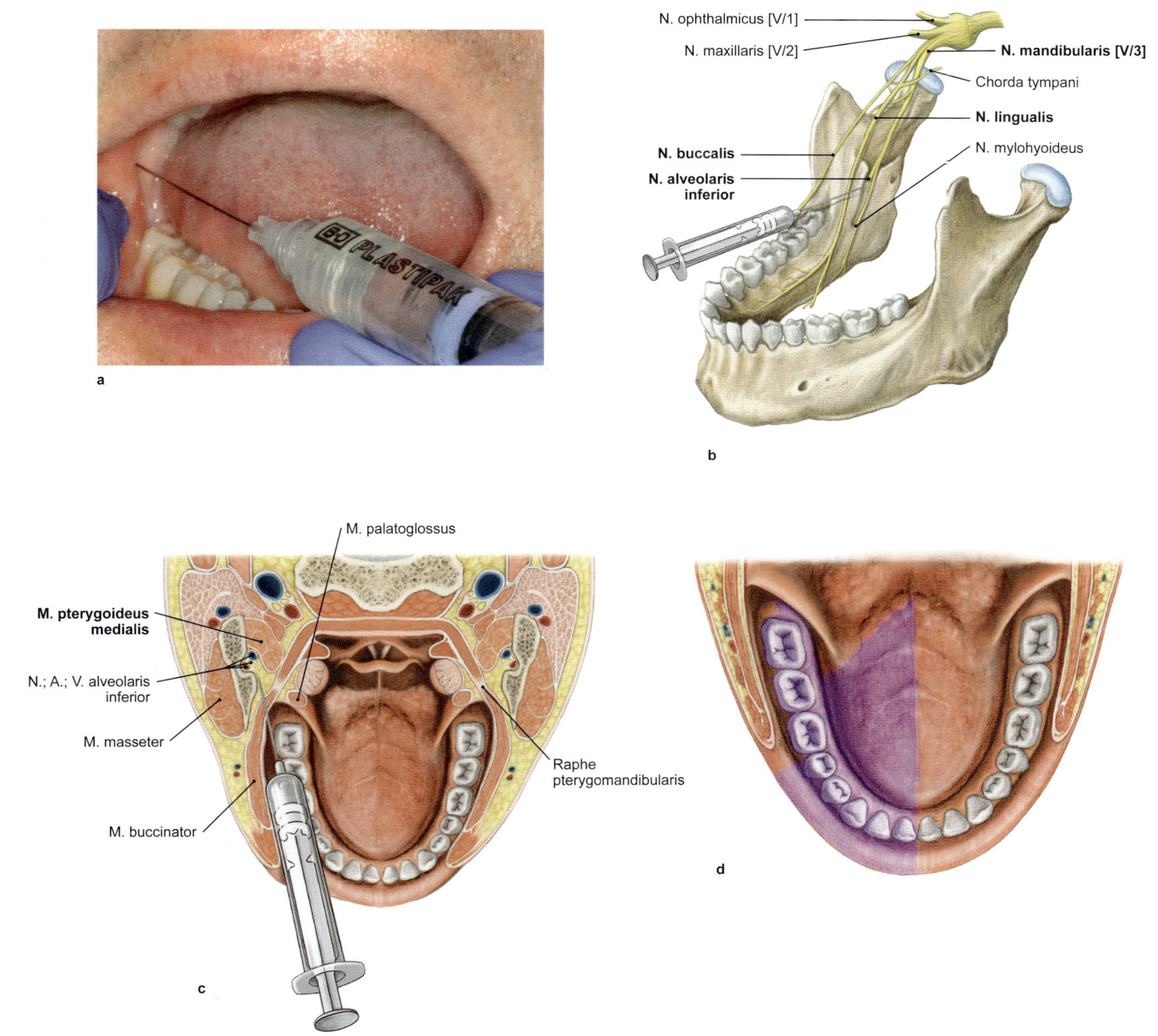


**Abb. 8.217a–d AKINOSI-VAZIRANI-Block (als Alternative zum Nervus-alveolaris-inferior-Block, Leitungsanästhesie), rechts.**
Das Besondere der AKINOSI-VAZIRANI-Mandibularblocktechnik ist, dass der Mund des Patienten nahezu geschlossen ist. Ziel ist es, die Nadelspitze zwischen Ramus mandibulae und M. pterygoideus medialis zu platzieren und hier mittels Injektion den **N. mandibularis [V3]** zu betäuben. Die Bolusinjektion des Lokalanästhetikums wirkt auf den N. alveolaris inferior, den N. mentalis, den N. lingualis und den N. buccalis.
Nach Injektion kommt es zur **Anästhesie** des Alveolarfortsatzes, der oralen und lingualen Schleimhaut, der Unterkieferzähne der entsprechenden Seite, der vestibulären Gingiva im Frontzahngebiet einschließlich der Prämolaren, der Unterlippe, des Kinns und der vorderen zwei Drittel der Zunge.
**a** Lage der Nadel vor Einstich in die Schleimhaut. [S703-M1129]
**b** Lage der Nadel bei Injektion des Lokalanästhetikums in der Ansicht von schräg vorne. [S703-L285]
**c** Lage der Nadel bei Injektion des Lokalanästhetikums in der Ansicht von kranial (Horizontalschnitt). [S703-L285]
**d** Betäubtes Gebiet in der Ansicht von kranial. [S703-L285]

## Gaumen und Gaumenmuskeln

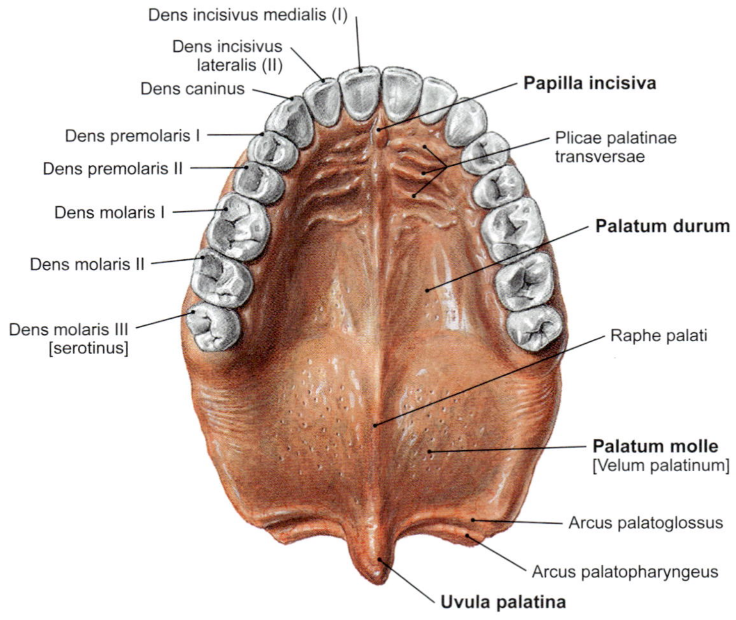


**Abb. 8.218 Harter Gaumen, Palatum durum, und weicher Gaumen, Palatum molle;** Ansicht von unten. [S700]
Der Gaumen (Palatum) bildet das Dach der Mundhöhle und den Boden der Nasenhöhle. Er grenzt damit Mundhöhle und Nasenhöhle voneinander ab. Vorne besteht er aus dem harten Gaumen (Palatum durum), hinten aus dem weichen Gaumen (Palatum molle).
Der **harte Gaumen** ist an der Lautbildung von Konsonanten beteiligt und dient der Zunge beim Zerquetschen von Nahrung als Widerlager. Hierzu befinden sich beidseits der Mittellinie mehrere flache Schleimhautquerleisten (Plicae palatinae transversae, Rugae palatinae). Sie dienen dem Zerreiben und dem Halten von Nahrung.
Der **weiche Gaumen** ist nachgiebig und trennt den Nasopharynx beim Schluckakt vom Speiseweg, indem er sich der Rachenhinterwand anlegt.

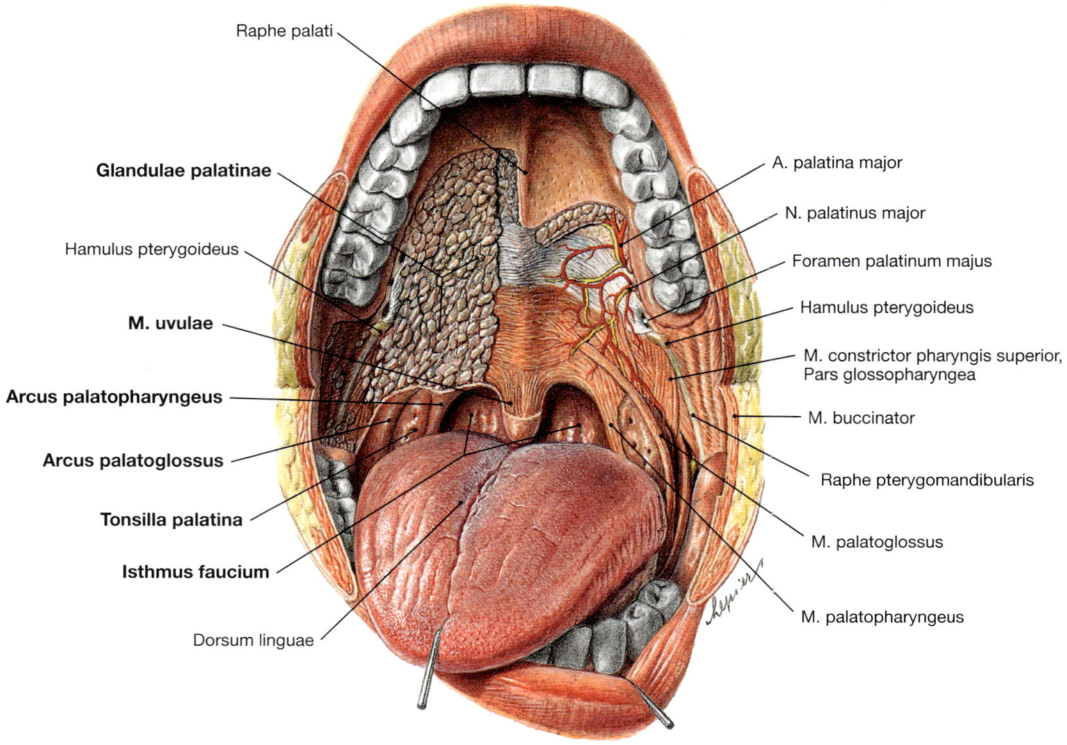


**Abb. 8.219 Mundhöhle, Cavitas oris, und Gaumenmuskeln, Mm. palati;** Ansicht von vorne. [S700]
Der Gaumen ist von einer dicken Schleimhaut überzogen, die unverschiebbar mit dem Periost verwachsen ist. Subepithelial liegen am Gaumen Pakete kleiner Speicheldrüsen (Glandulae palatinae). Der bewegliche weiche Gaumen schließt nach hinten an und geht an seinem Ende in das Zäpfchen (Uvula) über. Die Uvula besteht aus Muskulatur (M. uvulae) und Speicheldrüsen.

Lateral strahlen jeweils die **Gaumenbögen** (Arcus palatoglossus und Arcus palatopharyngeus), deren Grundlage gleichnamige Muskeln sind (Mm. palatoglossus und palatopharyngeus), in den weichen Gaumen und die Uvula ein. Die Gaumenbögen einer Seite umrahmen die Gaumenmandel (Tonsilla palatina). Durch die Gaumenbögen entsteht die **Rachenenge** (Isthmus faucium); sie ist der muskulär verschließbare Eingang zum Pharynx.

→ T 4

### Klinik

**Spaltbildungen von Gaumen, Kiefer und Gesicht** können sehr unterschiedlich ausgeprägt sein. Sie gehen auf eine unzureichende Mesenchymproliferation und daraus resultierend auf die Nichtverschmelzung von Kiefer- und Nasenwülsten zurück. Die im Volksmund als „Hasenscharte" bekannte Form ist eine ein- oder beidseitige Spaltbildung der Oberlippe. Schwere Formen setzen sich als **Lippen-Kiefer-Gaumen-Spalte** weiter nach hinten fort, kommen mit einer Häufigkeit von 1 : 2.500 Geburten vor und betreffen Mädchen öfter. **Isolierte Gaumenspalten** entstehen, wenn die beiden Hälften des sekundären Gaumens nicht miteinander oder nicht mit dem primären Gaumen verschmelzen. Die leichteste Form ist eine gespaltene Uvula **(Uvula bifida).** Diese Spalten sind nicht genetisch bedingt, sondern lassen sich auf einen Folsäuremangel in der Ernährung der Mutter während der Schwangerschaft zurückführen.

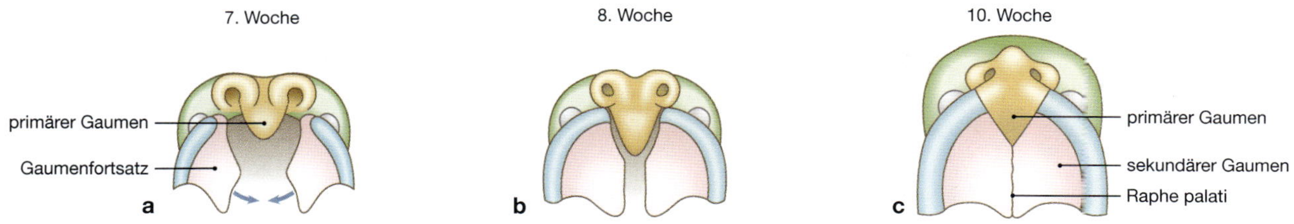


**Abb. 8.220a–c Entwicklung des Gaumens, Trennung von Nasen- und Rachenraum.** [E838]
Aus den medialen Nasenwülsten geht in der Tiefe das Zwischenkiefersegment hervor, aus dem das Philtrum der Oberlippe, ein Oberkieferanteil (mit den 4 Schneidezähnen) und ein Gaumenanteil (bildet den primären Gaumen) hervorgehen. Der primäre Gaumen ragt von vorne in den Nasen-Rachen-Raum hinein. Der Hauptanteil des definitiven knöchernen Gaumens wird von den Gaumenfortsätzen, die sich aus den Oberkieferfortsätzen entwickeln, gebildet. In der 7. Woche verlagert sich die Zunge nach unten, die Gaumenfortsätze richten sich horizontal aus, wachsen zwischen Nasenhöhle und Mundhöhle aufeinander zu und vereinigen sich in der Mittellinie zum sekundären Gaumen. Vorne verschmelzen die Gaumenfortsätze mit dem primären Gaumen.

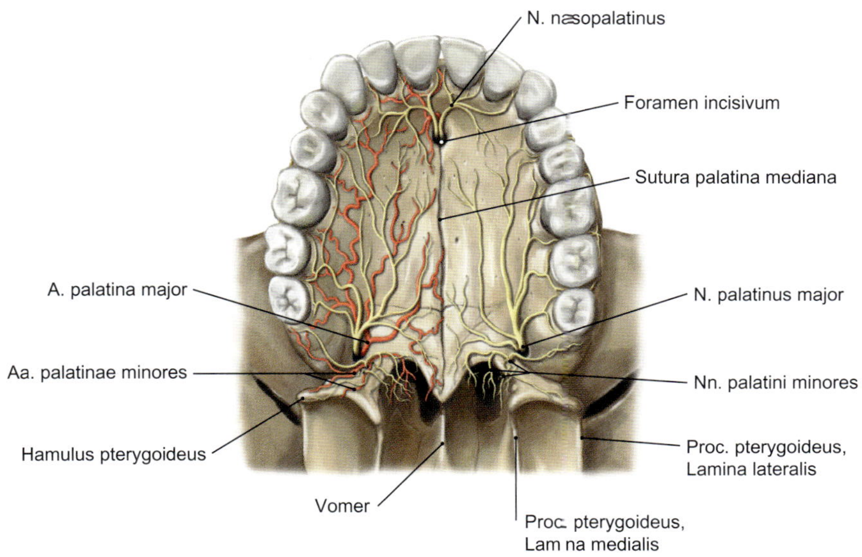


**Abb. 8.221 Arterielle Blutversorgung und Nerven des Gaumens;** Ansicht von unten. [S702-L266]
Blutgefäße und Nerven erreichen den Gaumen von kranial über das Foramen incisivum und die Foramina palatina majora und minora. Die Nerven entstammen dem N. maxillaris [V/2].

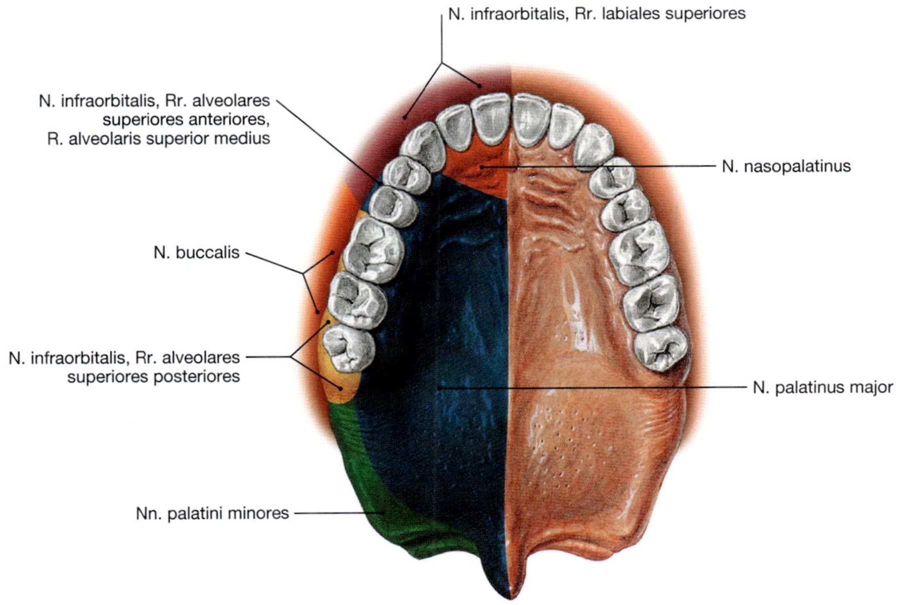


**Abb. 8.222 Sensible Innervation der Schleimhaut des harten Gaumens, Palatum durum, des weichen Gaumens, Palatum molle, sowie der Gingiva und des Vestibulum oris;** Ansicht von unten. [S700]
Die sensible Innervation von Gaumenschleimhaut, Oberlippe, Wangen und Zahnfleisch erfolgt über verschiedene Äste des N. trigeminus [V]: N. maxillaris [V/2] sowie N. buccalis des N. mandibularis [V/3].

## Gaumenmuskeln

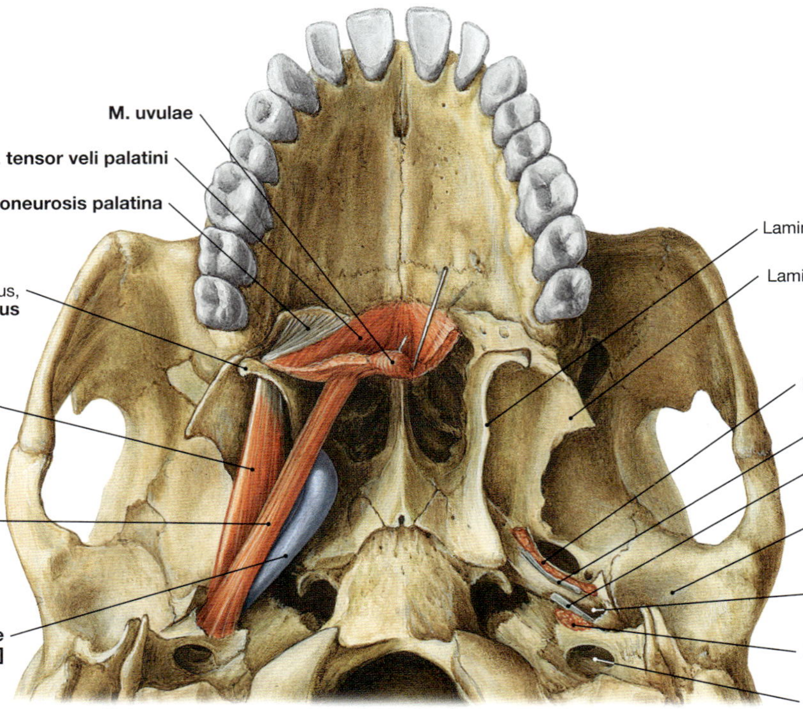


**Abb. 8.223 M. levator veli palatini, M. tensor veli palatini und Tubenknorpel, Cartilago tubae auditivae;** Ansicht von unten. [S700]
Der M. tensor veli palatini und der M. levator veli palatini spannen die **Aponeurosis palatina.** Beide Muskeln sind an der Schädelbasis befestigt. Der M. tensor veli palatini nutzt den Hamulus pterygoideus als Hypomochlion (Gleitlager). Die Muskeln ziehen den weichen Gaumen bei Kontraktion nach hinten oben und dienen im Rahmen des Schluckvorgangs dem **Verschluss zwischen Naso- und Oropharynx.** Außerdem sind sie an der Öffnung der Tuba auditiva [auditoria] beteiligt (→ Abb. 10.36).

→T 4

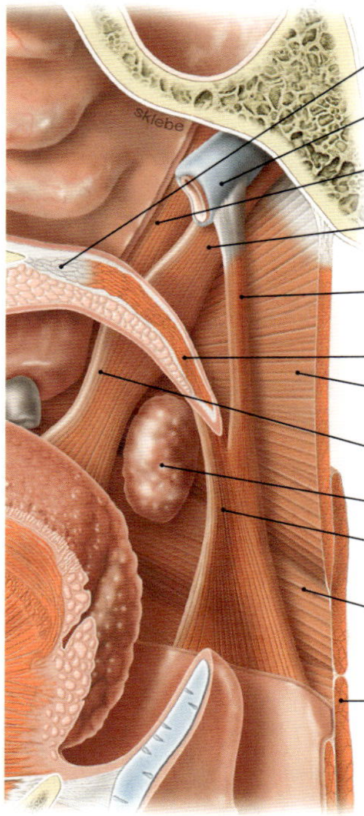


**Abb. 8.224 Muskeln des weichen Gaumens, Palatum molle, rechts;** Ansicht von links. [S702-L238]/[E633-003]
Außer den in → Abb. 8.223 dargestellten M. tensor veli palatini und M. levator veli palatini, die dem Heben des weichen Gaumens sowie der Öffnung der Tuba auditiva dienen, strahlen der M. uvulae, der dem Auspressen der mukösen Speicheldrüsen der Uvula dient, der M. palatoglossus und der M. palatopharyngeus in die **Aponeurosis palatina** ein. Die beiden letzten Muskeln ziehen den weichen Gaumen bei Kontraktion nach unten und dienen nach Abschluss des Schluckvorgangs der **Öffnung zwischen Naso- und Oropharynx.**

→T 4

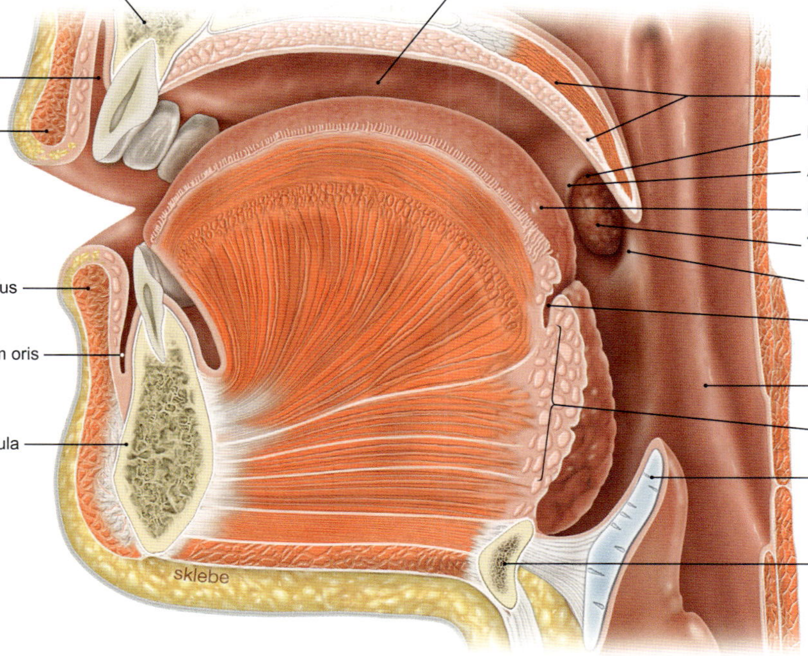


**Abb. 8.225 Zunge, Lingua, in der Mundhöhle;** Ansicht von medial auf die sagittalisierte Mundhöhle. [S700-L238]
Hinter dem Sulcus terminalis schließt sich die Zungenwurzel mit der Zungenmandel (Tonsilla lingualis) an. Die Tonsilla lingualis ist Teil des WALDEYER-Rachenrings, zu dem auch die zwischen den beiden Gaumenbögen (Arcus palatoglossus und Arcus palatopharyngeus) sitzende Tonsilla palatina gehört.

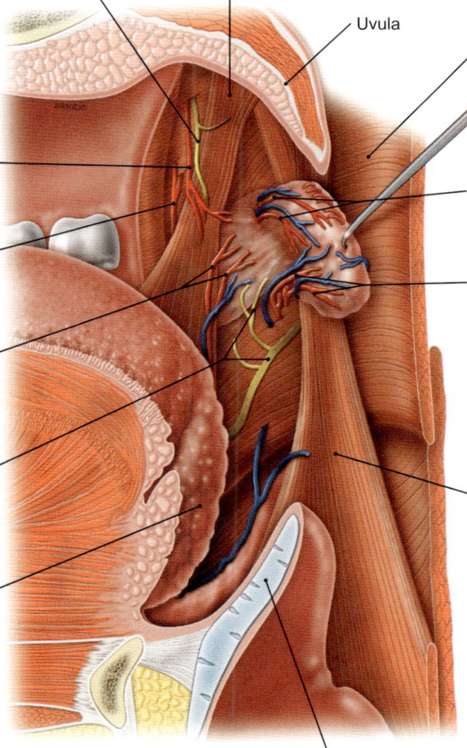


**Abb. 8.226 Blut- und Nervenversorgung der Gaumenmandel, Tonsilla palatina, rechts;** Ansicht von medial. [S702-L238]
An der Blutversorgung der Tonsilla palatina sind die **Rr. tonsillares** der A. palatina ascendens, der R. pharyngeus der A. palatina descendens und die Rr. pharyngeales der A. pharyngea ascendens sowie die Rr. dorsales linguae der A. lingualis beteiligt. Die Innervation des Tonsillenbetts erfolgt über die **Rr. tonsillares** der Nn. palatini minores und des N. glossopharyngeus [IX].

## Gaumenmandel, Blutversorgung

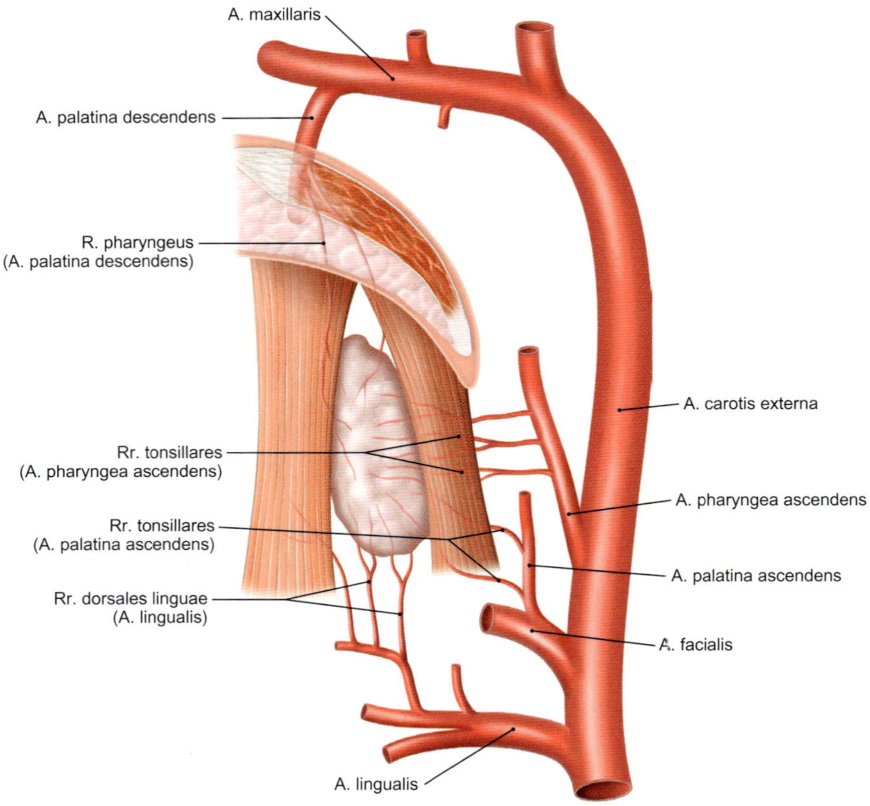


**Abb. 8.227 Blutversorgung der Gaumenmandel, Tonsilla palatina, rechts;** Ansicht von medial, Schema. [S700-L275]
Die Blutversorgung der Tonsilla palatina erfolgt über 4 Quellen:
- R. pharyngeus der **A. palatina descendens** aus der A. maxillaris
- Rr. pharyngeales der **A. pharyngea ascendens** aus der A. carotis externa
- Rr. tonsillares der **A. palatina ascendens** aus der A. facialis
- Rr. dorsales linguae der **A. lingualis** aus der A. carotis externa

| **Lymphatischer Rachenring (WALDEYER-Rachenring)** | |
|---|---|
| **Definition** | **Bestandteile** |
| Es handelt sich um eine Gruppe lymphoepithelialer Gewebe, die am Übergang von Mund- und Nasenhöhle zum Rachen lokalisiert sind. Sie bilden in ihrer Gesamtheit einen Ring. Der lymphatische Rachenring steht im Dienst der Immunabwehr und gehört zum mukosaassoziierten lymphatischen Gewebe (MALT). | • Rachenmandel (Tonsilla pharyngea) → Abb. 8.116, → Abb. 8.143<br>• Tubenmandeln (Tonsillae tubariae) → Abb. 8.219<br>• Gaumenmandeln (Tonsillae palatinae) → Abb. 8.219<br>• Zungenmandel (Tonsilla lingualis)<br>• Sogenannte Seitenstränge |

## Klinik

Die Faszien im Bereich des Pharynx und des Halses bilden teilweise untereinander verbundene Räume (Kompartimente). Dies ermöglicht die Ausbreitung von Infektionen innerhalb der Kompartimente (→ Abbildung). Bei einer Gaumenmandelentzündung **(Tonsillitis)** können Bakterien in den Parapharyngealraum (im Bereich des Rachens, → Abb. 11.26) eindringen. Von hier aus können sich die Keime in andere Räume im Hals ausbreiten und Abszesse oder eine Sepsis verursachen.
Häufig rezidivierende Entzündungen der Gaumenmandeln sind eine Indikation zur chirurgischen Entfernung **(Tonsillektomie),** einem der häufigsten operativen Eingriffe im HNO-Bereich. Nachblutungen im Anschluss an eine Tonsillektomie sind bis zu 3 Wochen nach OP möglich (in seltenen Fällen sogar noch länger) und daher sehr gefürchtet.

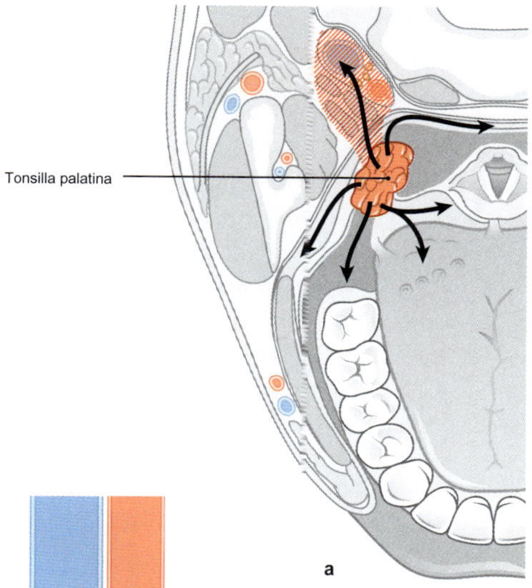


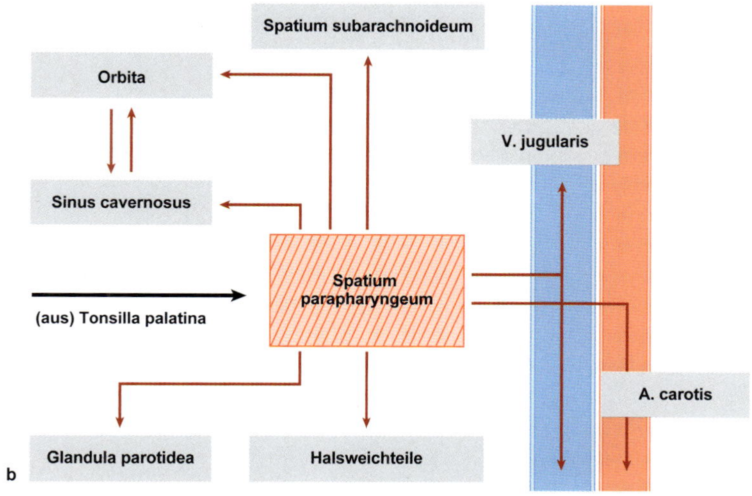


[S701-L126]/[G1060-003]

## Zunge



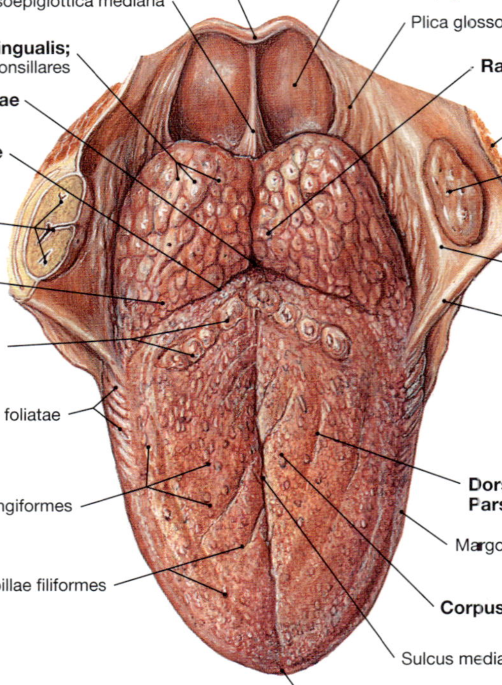


**Abb. 8.228 Zunge, Lingua;** Ansicht von oben. [S700]
Auf dem **Zungenrücken** (Dorsum linguae) trennt der Sulcus medianus linguae die Zunge in eine rechte und eine linke Zungenhälfte. Der Sulcus terminalis linguae (eine v-förmige Furche) bildet die Grenze zwischen Corpus linguae und Radix linguae und teilt die Zunge in eine Pars anterior und eine Pars posterior. An der Spitze des Sulcus terminalis linguae senkt sich das Oberflächenepithel zum **Foramen caecum linguae** ein. Dieses Foramen kennzeichnet den Ort, an dem sich die Schilddrüse aus dem Mundboden-Ektoderm auf dem Weg in ihre endgültige Position vor dem Larynx abgesenkt hat (Abgangsstelle des Ductus thyroglossalis).
Die Schleimhaut der Pars anterior ist rau, da sie zahlreiche kleine, teils makroskopisch sichtbare Papillen (Papillae linguales, filiformes, foliatae, fungiformes und vallatae) trägt, die der Tast- und der Geschmacksempfindung dienen.
Die **Zungenwurzel** (Radix linguae) wird von der Tonsilla lingualis bedeckt, die seitlich von den beiden Gaumenbögen, Arcus palatoglossus und Arcus palatopharyngeus, und hinten vom Kehldeckel (Epiglottis) umrahmt wird. Von der Zungenwurzel ziehen die unpaare Plica glossoepiglottica mediana und die paarigen Plicae glossoepiglotticae laterales zum Kehldeckel und begrenzen die Valleculae epiglotticae.

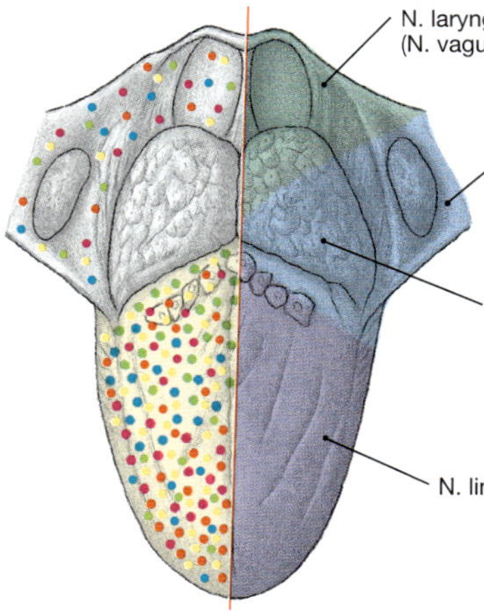


**Abb. 8.229 Innervation und Geschmacksqualitäten des Zungenrückens.** [S700-L238]
Die sensorische Innervation erfolgt im vorderen Abschnitt über den N. lingualis, einen Ast des N. mandibularis [V/3], im Bereich des Sulcus terminalis linguae durch die Rr. linguales des N. glossopharyngeus [IX] und am Zungengrund durch den N. laryngeus superior, einen Ast des N. vagus [X].
Geschmackseindrücke der **vorderen zwei Drittel** der Zunge gelangen über Äste des N. facialis [VII] (Chorda tympani, N. intermedius) zum oberen Teil des Tractus solitarius im Hirnstamm; die Perikarya dieser Nervenfasern liegen im Ganglion geniculi. Geschmackseindrücke des **hinteren Drittels** der Zunge werden über den N. glossopharyngeus [IX] und den N. vagus [X] zum unteren Teil des Tractus solitarius im Hirnstamm übermittelt. Die Perikarya dieser Nervenfasern liegen im Ganglion inferius des N. glossopharyngeus [IX] oder des N. vagus [X].
In allen Bereichen der vorderen zwei Drittel der Zunge können alle 5 Geschmacksqualitäten wahrgenommen werden, allerdings mit unterschiedlicher Intensität. So schmeckt man an der Zungenspitze mehr süß, am Zungengrund mehr bitter.

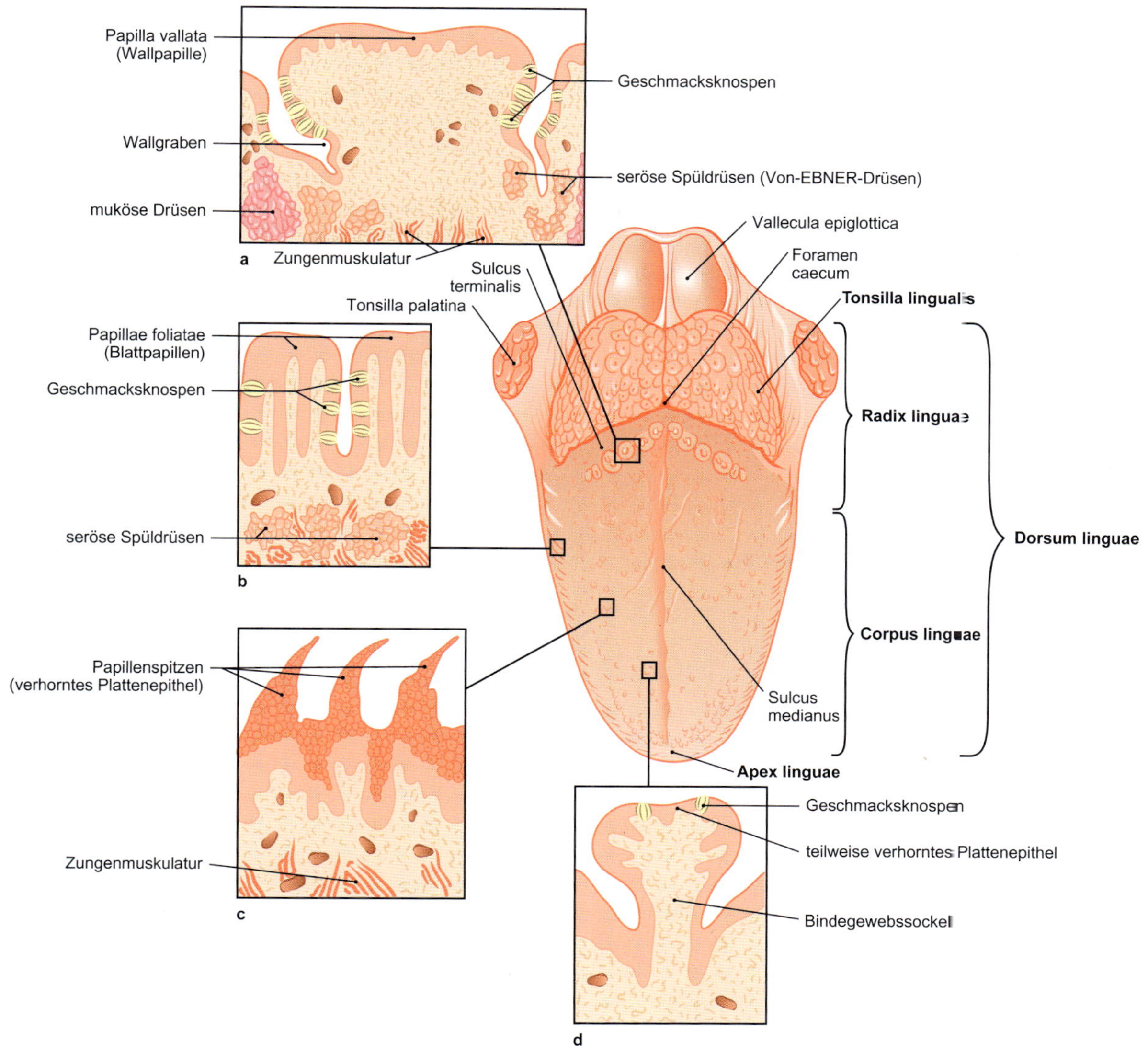


**Abb. 8.230a–d Schleimhautrelief der Zunge;** Ansicht von kranial. [S703-L126]
Die „Zungenoberfläche" ist der Zungenrücken (Dorsum linguae), der sich in den Zungenkörper (Corpus linguae) mit der Zungenspitze (Apex linguae) und die Zungenwurzel (Radix linguae) mit den Zungenbälgen (insgesamt als Tonsilla lingualis bezeichnet) gliedert. In der Mittellinie wird die Zunge durch den Sulcus medianus in links und rechts von ihr liegende Strukturen unterteilt. Die Grenze der vorderen zwei Drittel der Zunge nach okzipital bildet der V-förmige Sulcus terminalis. Vor dem Sulcus terminalis liegen verschiedene Typen von Zungenpapillen, die in den Ausschnittvergrößerungen dargestellt sind.
**a Papillae vallatae (Wallpapillen).** Sie sind warzenförmig, liegen direkt vor dem Sulcus terminalis und sind mit dem bloßen Auge sichtbar. Jede Papilla vallata ist ringförmig von einem Wall mit Spülgraben umgeben und besitzt am Wall viele Geschmacksknospen, die mittels Von-EBNER-Spüldrüsen zügig von Geschmacksstoffen befreit werden können.
**b Papillae foliatae (Blattpapillen).** Sie kommen vorwiegend am seitlichen Hinterrand der Zunge vor und enthalten Geschmacksknospen.
**c Papillae filiformes (Fadenpapillen).** Sie kommen überall auf dem Zungenrücken vor und machen die Rauigkeit der Zunge aus. Sie dienen dem Tastsinn (sensorische Nervenendigungen im Bindegewebssockel: hohes stereognostisches Auflösungsvermögen).
**d Papillae fungiformes (Pilzpapillen).** Sie sind seltener als die Papillae filiformes und kommen besonders an der Zungenspitze und am Zungenrücken vor. Sie besitzen auf der Papillenkuppe Geschmacksknospen und im Bindegewebssockel Thermo- und Mechanorezeptoren.

## Zungenmuskulatur

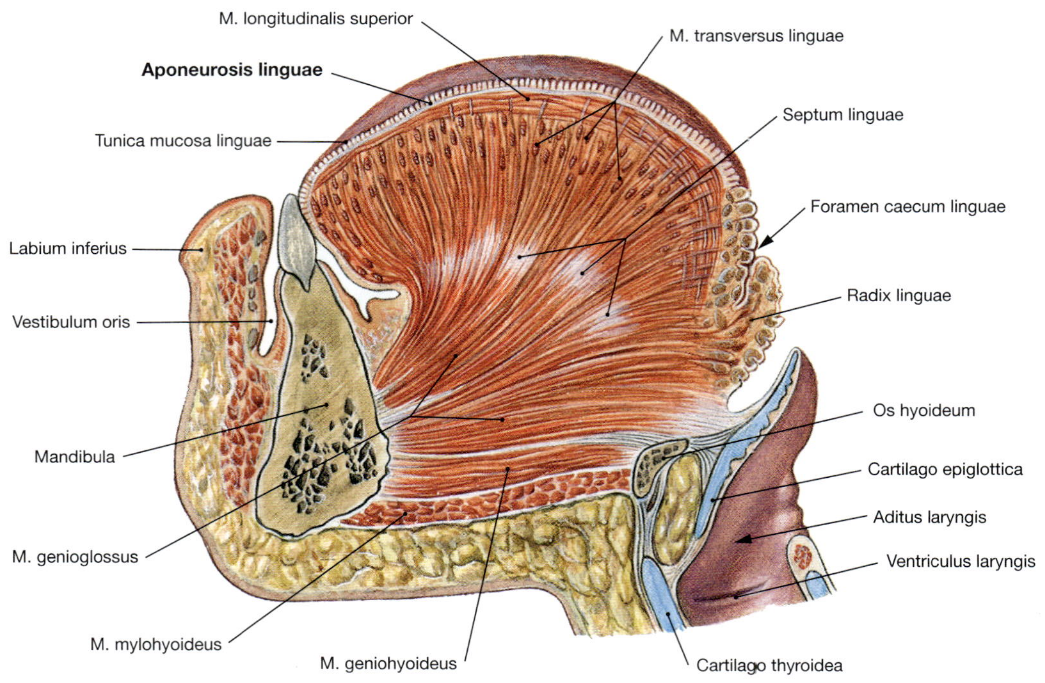


**Abb. 8.231 Zunge, Lingua, und Zungenmuskeln, Mm. linguae;** Medianschnitt. [S700]
Die Zunge ist ein Muskelkörper mit großer Verformbarkeit. Sie ist wesentlich am Kau- und Schluckakt beteiligt und ermöglicht das Saugen und Sprechen. Außerdem ist sie ein wichtiges Tastinstrument und Sitz des Geschmacksorgans. Man unterscheidet Binnenmuskeln (Eigenmuskulatur) und Außenmuskeln, die am Skelett entspringen und in den Zungenkörper einstrahlen. Die äußeren Zungenmuskeln verändern die Lage der Zunge, die inneren Zungenmuskeln verändern ihre Form. Die Zungenmuskulatur inseriert zum größten Teil an der **Aponeurosis linguae,** einer derben Bindegewebsplatte unter der Schleimhaut des Zungenrückens.

→ T 3.1, T 3.2

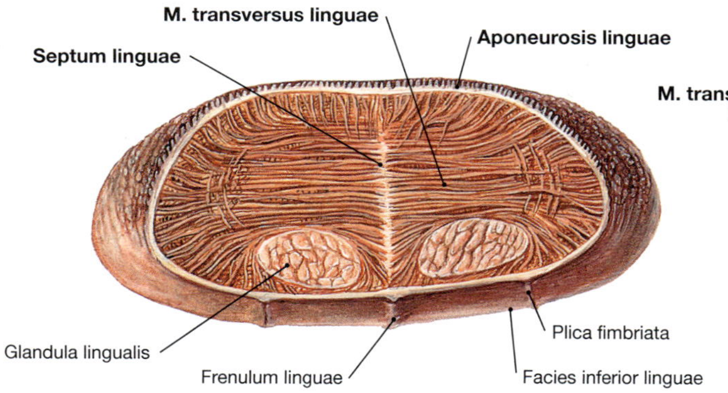


**Abb. 8.232 Zunge, Lingua, und innere Zungenmuskeln, Mm. linguae interni;** Querschnitt durch die Zungenspitze. [S700]
Die inneren Zungenmuskeln durchflechten sich in den Ebenen des Raums. In der Medianebene trennt das Septum linguae die Zunge unvollständig in 2 Hälften. Die Bewegungsvielfalt der Zunge entsteht durch agonistische und antagonistische Muskelkräfte. Im Bereich der Zungenspitze liegt beidseits eine Speicheldrüse (Glandula lingualis, BLANDIN-NUHN-Drüse).

→ T 3.1

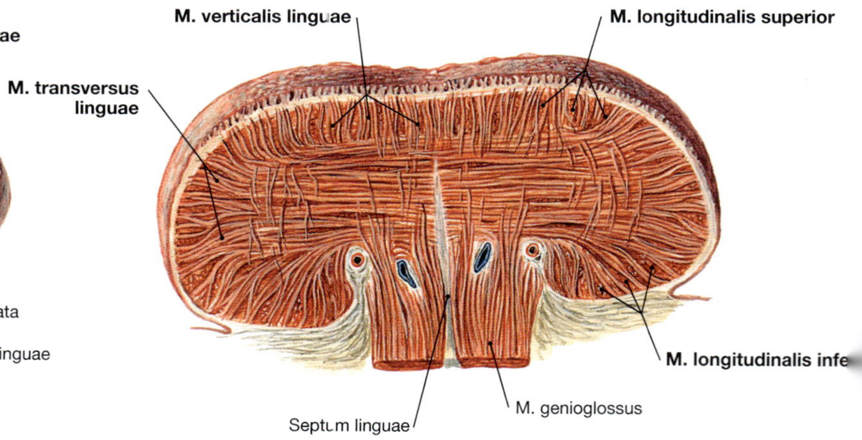


**Abb. 8.233 Zunge, Lingua, und innere Zungenmuskeln, Mm. linguae interni;** Querschnitt auf Höhe des mittleren Abschnitts. [S700]
Die inneren Zungenmuskeln haben ihren Ursprung und Ansatz in der Zunge. Man unterscheidet die Mm. longitudinales superior und inferior, transversus linguae und verticalis linguae. Die Muskeln stehen in den 3 Raumebenen senkrecht aufeinander und durchflechten sich. Die starke Verformbarkeit der Zunge ermöglicht Funktionen wie Kauen, Saugen, Singen, Sprechen und Pfeifen. Der M. genioglossus gehört zu den äußeren Zungenmuskeln.

→ T 3.1, T 3.2

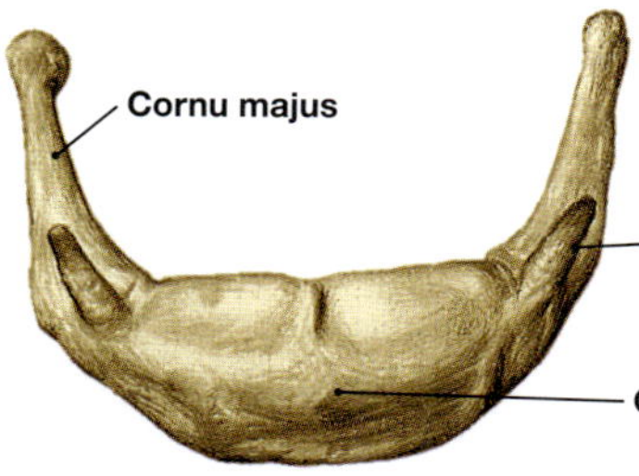


**Abb. 8.234 Zungenbein, Os hyoideum;** Ansicht von vorne oben. [S700]
Das hufeisenförmige Zungenbein besteht aus einem Körper (Corpus), der die paarigen großen und kleinen Hörner (Cornua majora und minora) trägt.

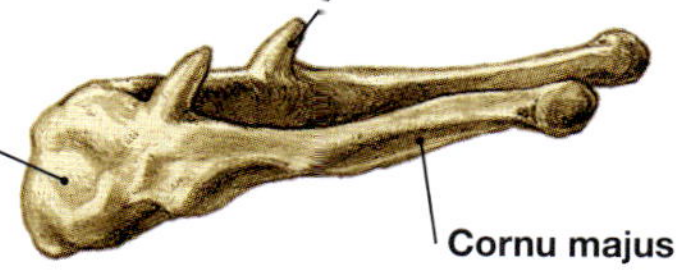


**Abb. 8.235 Zungenbein, Os hyoideum;** Ansicht von lateral. [S700]

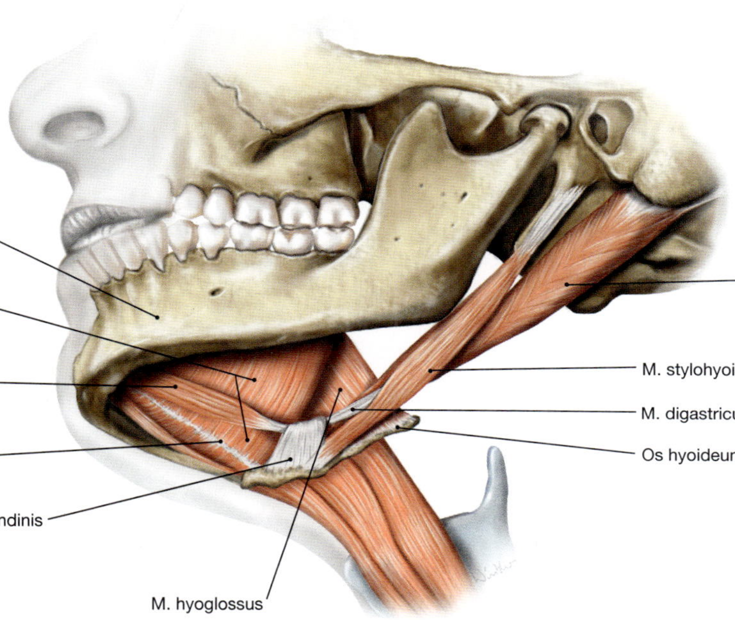


**Abb. 8.236 Mundregion;** Ansicht von seitlich unten. [S700-L266]
Den Boden der Mundhöhle bildet das muskuläre **Diaphragma oris,** das aus den beiden Mm. mylohyoidei besteht. Außerdem beteiligen sich die Mm. geniohyoidei (nicht sichtbar) und digastrici am Aufbau des Mundbodens. Da alle Muskeln direkt oder indirekt mit dem Zungenbein in Verbindung stehen, werden sie gemeinsam mit den Mm. stylohyoidei als **Mm. suprahyoidei** (suprahyale Muskeln) bezeichnet. Funktionell stellt der Mundboden ein verstellbares Widerlager der Zunge dar.

→ T 3.2, T 10

## Klinik

Berühren des Zungengrunds, der Gaumenbögen oder der Rachenhinterwand löst einen **Schluck-** oder **Würgereflex** aus. An den Reflexen sind die Muskeln der Zunge, des Pharynx, des Larynx und des Oesophagus beteiligt.
**Allergische Reaktionen** können am weichen Gaumen zu lebensbedrohlichen Schwellungen der Schleimhaut führen.
**Entzündungen** der Gaumenschleimhaut, insbesondere am weichen Gaumen, führen typischerweise zu starken Schluckbeschwerden.
**Durchblutungsstörungen des Hirnstamms** gehen häufig mit Lähmungen der Gaumenmuskulatur einher, in deren Folge es zu Schluck- und Tubenventilationsstörungen kommt. Bei den betroffenen Patienten kann eine Gaumensegelparese auftreten (Schädigung der Kerngebiete von N. glossopharyngeus [IX] und N. vagus [X]). Aufgrund der Lähmung des M. levator veli palatini hängt das Gaumensegel auf der betroffenen Seite herab. Die Uvula weicht zur gesunden Seite aus.
Die Zunge ist oft erster Schädigungsort bei **Verätzungen und Verbrühungen.** Am Zungenrand treten potenzielle **Präkanzerosen** als Hyperkeratosen oder Leukoplakien auf.

## Mundboden und Mundbodenmuskeln

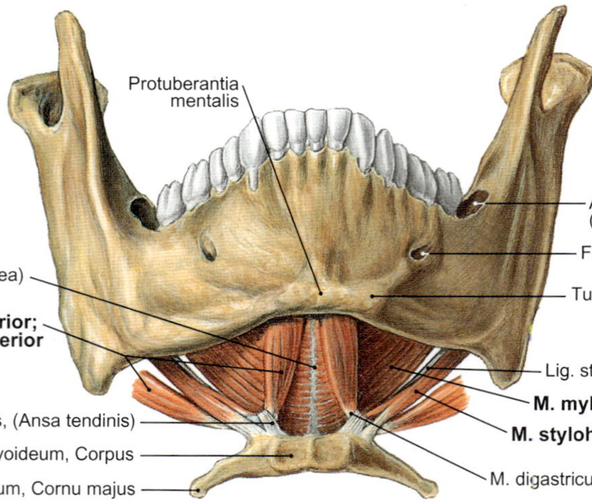


**Abb. 8.237 Unterkiefer, Mandibula, und Mundbodenmuskeln, Mm. suprahyoidei;** Ansicht von vorne. [S700]
Der Mundboden (Diaphragma oris) wird von Muskeln gebildet, die zur suprahyalen Muskulatur gehören. Zentraler Muskel des Mundbodens ist der **M. mylohyoideus,** der sich beidseits bis vorne zwischen den beiden Rami mandibulae ausspannt und in der Mittellinie über die Raphe mylohyoidea verbunden ist. Darunter liegt der paarige Venter anterior des **M. digastricus,** der über eine Zwischensehne mit dem Venter posterior des M. digastricus in Verbindung steht. Die Zwischensehne ist über eine Bindegewebeschlaufe am Zungenbein fixiert. Als dritten suprahyalen Muskel sieht man den vom Zungenbein kommenden **M. stylohyoideus.**

→T 10

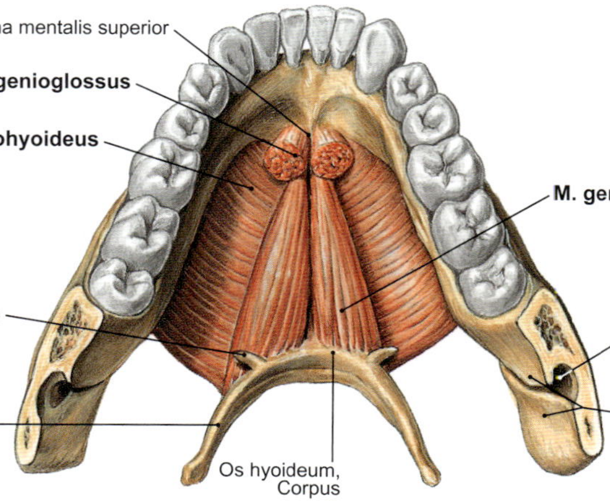


**Abb. 8.238 Unterkiefer, Mandibula, Mundbodenmuskeln, Mm. suprahyoidei, und Zungenbein, Os hyoideum;** Ansicht von oben. [S700]
Man sieht das von den beiden Mm. mylohyoidei gebildete Diaphragma oris, auf dem der zur suprahyalen Muskulatur gehörende paarige **M. geniohyoideus** von der Innenfläche der Mandibula zum Zungenbein verläuft. Der darauf liegende M. genioglossus, der zur äußeren Zungenmuskulatur gehört, ist knapp hinter seinem Ursprung an der Spina mentalis superior der Mandibula abgetrennt.

→T 10

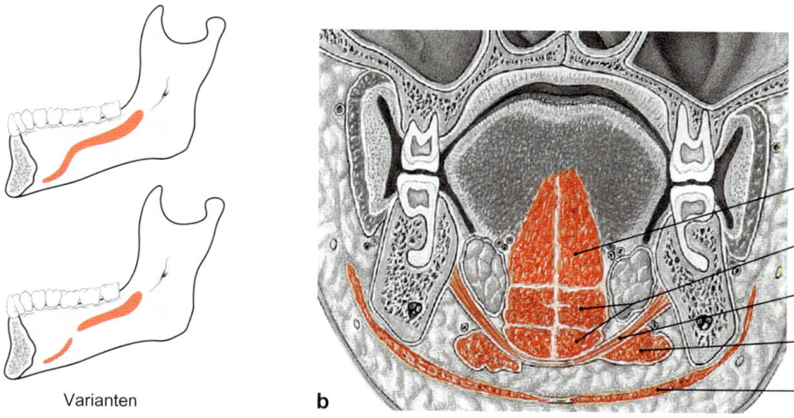


**Abb. 8.239a und b Linea mylohyoidea und Mundbodenaufbau.**
**a Varianten der Linea mylohyoidea;** Ansicht von medial am sagittalisierten Unterkiefer. Darstellung von 2 Varianten des Verlaufs der Linea mylohyoidea an der Innenseite der Mandibula. [S700-L126]
**b Mundboden-Aufbau;** Ansicht im Frontalschnitt. Von unten/außen nach oben/innen liegen aufeinander: (1) Platysma; (2) M. digastricus, Venter anterior; (3) M. mylohyoideus; (4) M. geniohyoideus; (5) M. genioglossus. [S700-L238]/[G1080]

→T 10

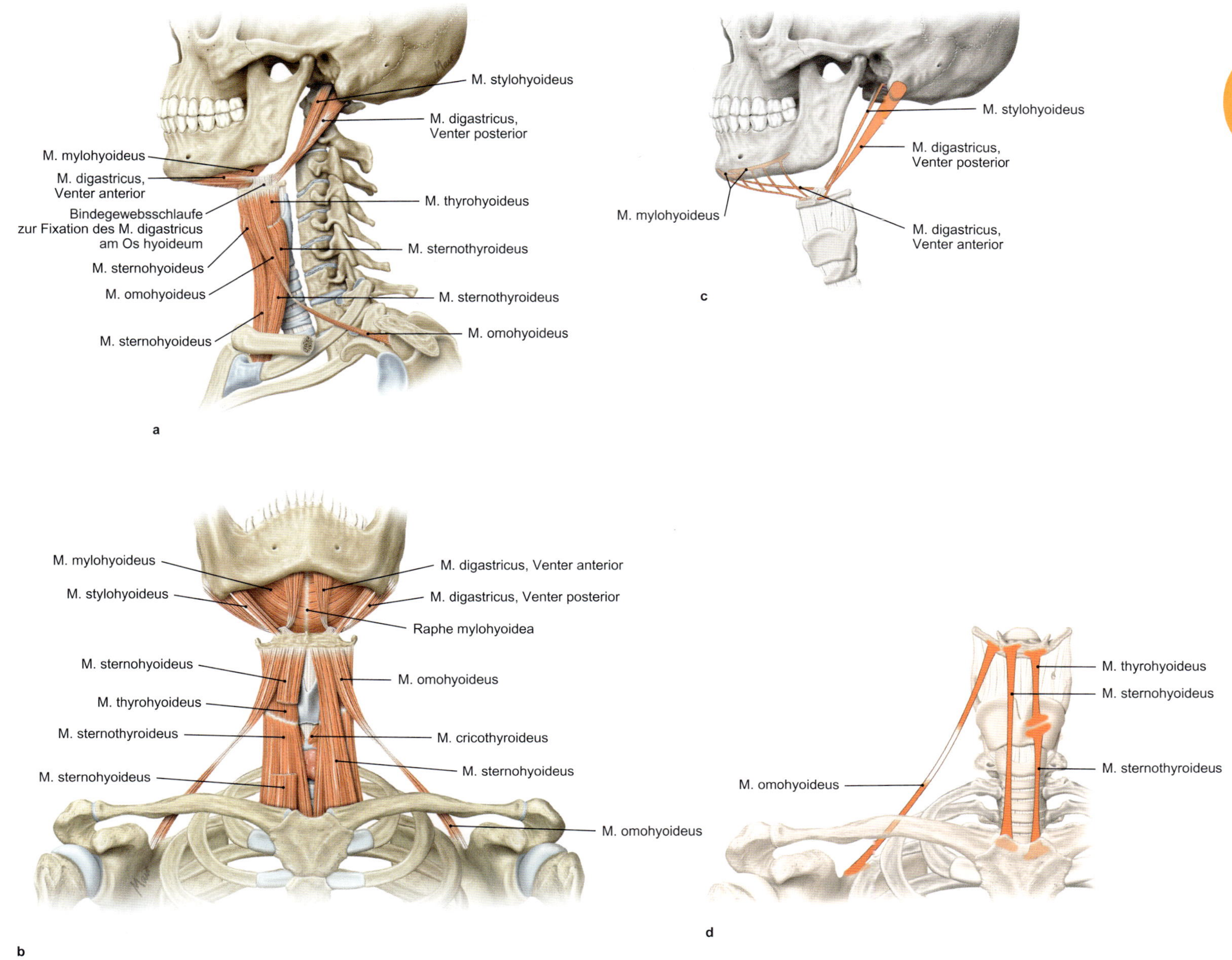


**Abb. 8.240a–d Supra- und infrahyale Muskeln.** Ansicht von lateral links (a, c) und von vorne (b, d). [S703-L127]

**a** Supra- und infrahyale Muskeln, Ansicht von lateral links.

**b** Supra- und infrahyale Muskeln, Ansicht von vorne.

**c** Ansatz und Ursprung der suprahyalen Muskeln:

- Der **M. digastricus** entspringt mit seinem **Venter posterior** an der Incisura mastoidea des Os temporale, wird über eine Zwischensehne am Os hyoideum auf seinen **Venter anterior** umgelenkt und inseriert in der Fossa digastrica der Mandibula.
- Der **M. mylohyoideus** kommt von der Linea mylohyoidea der Mandibula und vereinigt sich mit dem Muskel der Gegenseite in der **Raphe mylohyoidea** und inseriert am Corpus ossis hyoidei.
- Der **M. stylohyoideus** kommt vom Proc. styloideus des Os temporale und setzt am Corpus ossis hyoidei mit 2 Teilzügen, welche die Zwischensehne des M. digastricus umgreifen, an.
- Der **M. geniohyoideus** entspringt an der Spina mentalis der Mandibula und zieht zum Corpus ossis hyoidei (→ Abb. 8.238, → Abb. 8.239, → Abb. 8.244).

**d** Ansatz und Ursprung der infrahyalen Muskeln:

- Der **M. sternohyoideus** entspringt der Innenfläche des Manubrium sterni, der Gelenkkapsel der Articulatio sternoclavicularis und dem sternalen Anteil der Clavicula. Er setzt am Corpus ossis hyoidei an.
- Der **M. sternothyroideus** kommt von der Innenfläche des Manubrium sterni sowie dem Knorpel der I. und II. Rippe. Er inseriert an der Linea obliqua der Lamina cartilaginis thyroideae sowie an den Tubercula superius und inferius der Schildknorpelplatte.
- Der **M. thyrohyoideus** entspringt an der Außenfläche der Lamina cartilaginis thyroideae sowie an der Tubercula superius und inferius. Er inseriert am Corpus ossis hyoidei und am Cornu majus ossis hyoidei.
- Der **M. omohyoideus** entspringt mit seinem Venter inferior am Margo superior der Scapula und am Grund des Proc. coracoideus. Mit seinem Venter superior inseriert er am Corpus ossis hyoidei.

→ T 10, T 11

## Zungenmuskeln

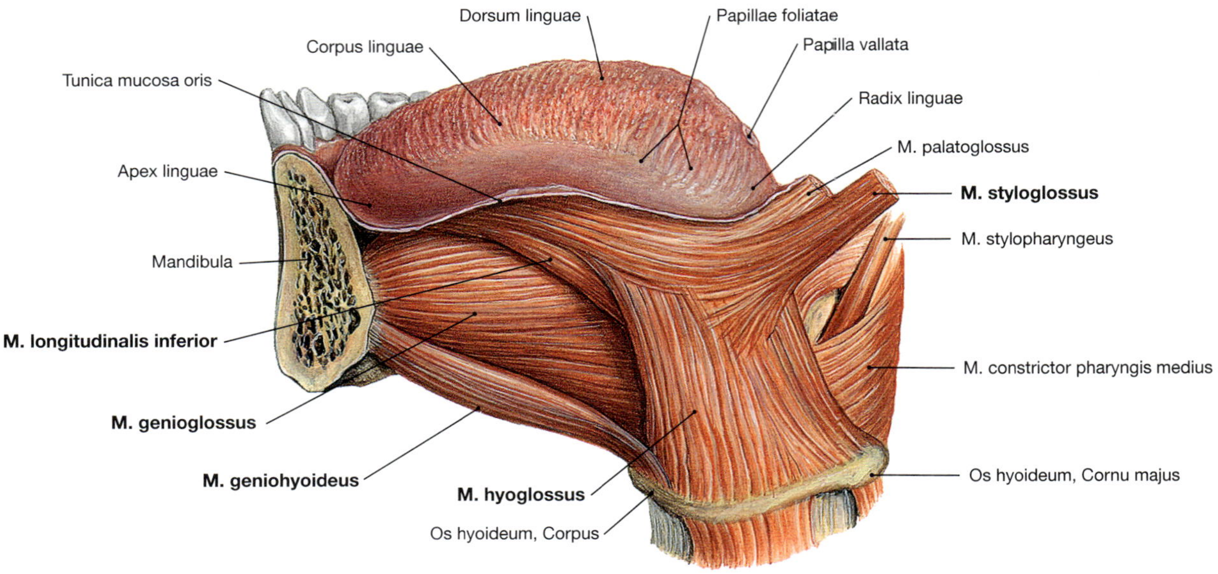


**Abb. 8.241 Zunge, Lingua, und äußere Zungenmuskeln, Mm. linguae externi;** Ansicht von links. [S703-L127]
Die äußeren Zungenmuskeln strahlen in die Zunge ein. Man unterscheidet die **Mm. genioglossus, hyoglossus und styloglossus.** Außerdem gehört der M. palatoglossus zu den äußeren Zungenmuskeln. Der M. hyoglossus kann funktionell von einem M. chondroglossus unterstützt werden, der vom kleinen Horn des Zungenbeins ausgeht (→ Abb. 8.242 und → Abb. 8.243).

→ T 3.2

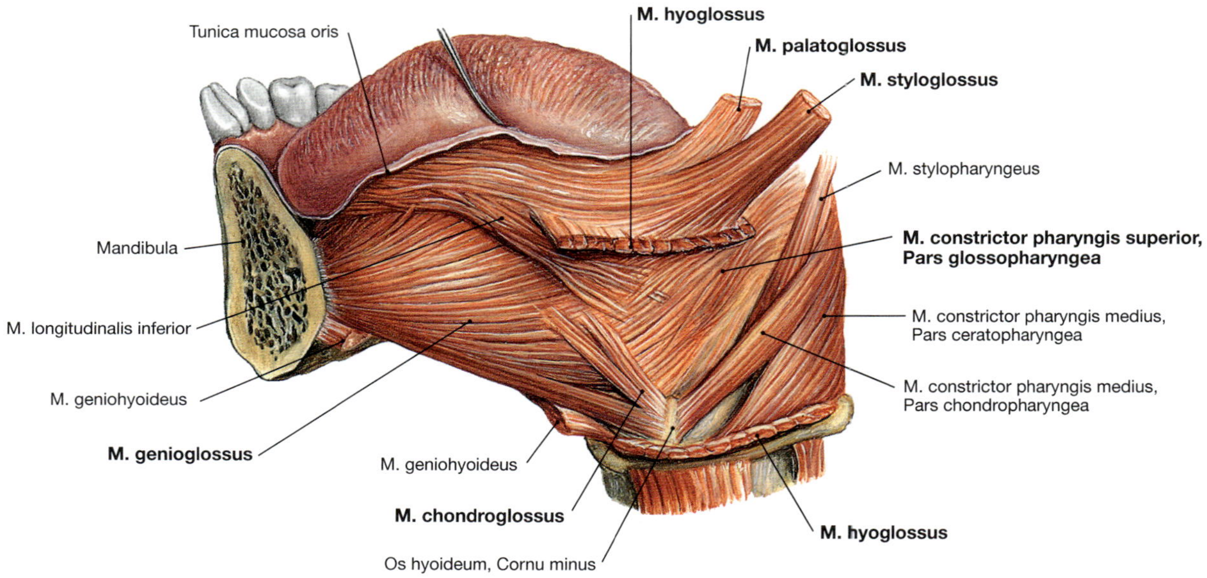


**Abb. 8.242 Zunge, Lingua, und äußere Zungenmuskeln, Mm. linguae externi;** Ansicht von links. [S700]
Unter dem entfernten M. hyoglossus sieht man den kleinen **M. chondroglossus,** der vom kleinen Horn des Zungenbeins ausgeht und funktionell den M. hyoglossus unterstützt. Hinten strahlen außer den äußeren Zungenmuskeln der M. palatoglossus und die Pars glossopharyngea des M. constrictor pharyngis superior in die Zunge ein.

→ T 3.2

### Klinik

Die Zunge kann nur bei intaktem M. genioglossus herausgestreckt werden. Bei tiefer **Bewusstlosigkeit** erschlafft der M. genioglossus. In Rückenlage rutscht die Zunge dabei in den Pharynx und kann den Atemweg verlegen. Daher müssen Bewusstlose vorsichtshalber immer in eine stabile Seitenlage gebracht werden.

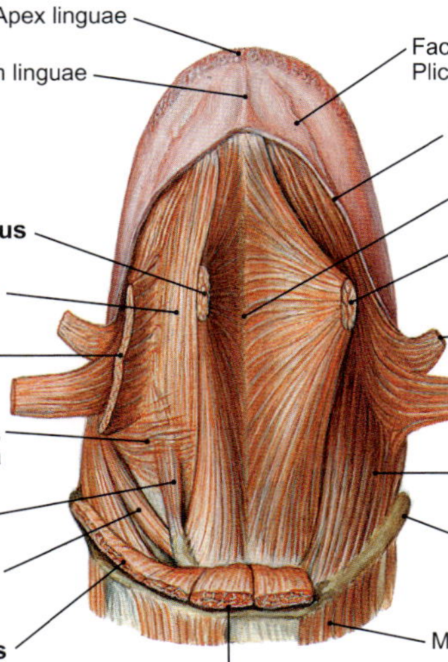


**Abb. 8.243 Zungenmuskeln, Mm. linguae;** Ansicht von unten. [S700]
Der M. genioglossus ist an seinem Ursprung von der Mandibula abgetrennt worden. Auch die Mm. styloglossus und palatoglossus sind abgetrennt. Seitlich sieht man als weitere äußere Zungenmuskeln die Mm. hyoglossus (an der rechten Zungenseite durchtrennt) und chondroglossus. Unten in der Zunge verläuft der M. longitudinalis inferior (Zungenbinnenmuskulatur).

→T 3.2

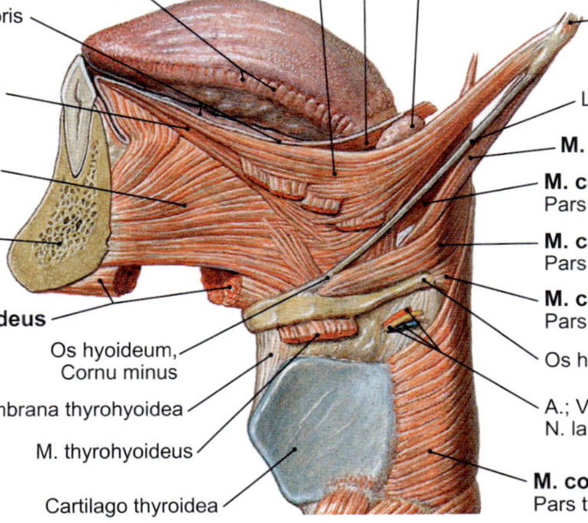


**Abb. 8.244 Äußere Zungenmuskeln, Mm. linguae externi, und Schlundschnürer, Mm. constrictores pharyngis;** Ansicht von lateral; Mandibularbogen entfernt. [S700]
Zwischen M. styloglossus und M. stylopharyngeus spannt sich das Lig. stylohyoideum aus. Unterhalb davon schließen sich die Rachenmuskeln an, der M. constrictor pharyngis superior mit der Pars glossopharyngea sowie der M. constrictor pharyngis medius mit den Partes chondropharyngea und ceratopharyngea. Unterhalb des Zungenbeins sitzt der M. constrictor pharyngis inferior mit der Pars thyropharyngea.

→T 3.2, T 6

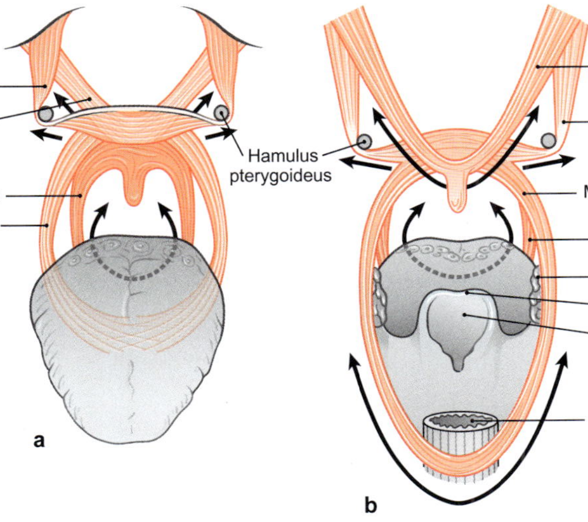


**Abb. 8.245a und b Muskuläres Schlingensystem für den Schluckakt.** [S700-L126]
**a** Ansicht von vorne.
**b** Ansicht von hinten.
Der M. palatoglossus bildet mit den inneren Zungenmuskeln, dem M. palatopharyngeus und den Gaumenmuskeln (M. tensor veli palatini und M. levator veli palatini) ein Schlaufensystem, dem eine wesentliche Rolle für den Schluckakt durch Verengung des Isthmus faucium zukommt (s. a. Gaumen, → Abb. 10.37, und Schluckakt, → Abb. 11.20).

→T 4

## Logen des Mundbodens

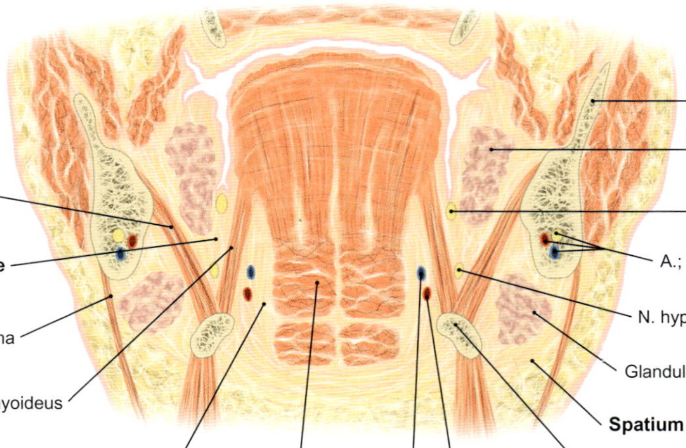


**Abb. 8.246 Logen des Mundbodens, Diaphragma oris;** Horizontalschnitt im Bereich des Os hyoideum. [S702-L127]
Die Muskeln der Mundbodenmuskulatur sind durch bindegewebige Spalträume voneinander getrennt. Diese als Mundbodenlogen bezeichneten Räume sind das **Spatium lateropharyngeum [parapharyngeum],** in dem die A. und V. lingualis verlaufen, das **Spatium sublinguale,** in dem der N. lingualis liegt, und das **Spatium submandibulare** mit der Glandula submandibularis. Alle Mundbodenlogen haben hinten Anschluss an den Gefäß-Nerven-Strang des Halses.

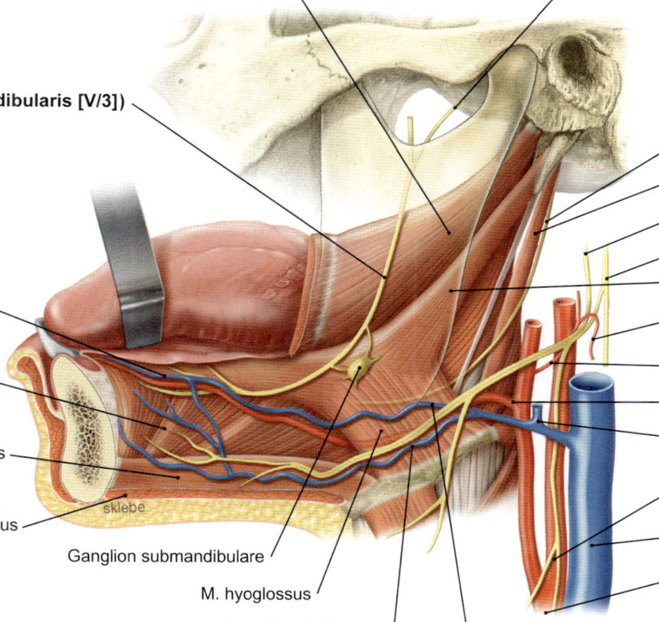


**Abb. 8.247 Gefäße und Nerven der Zunge, Lingua;** Ansicht von lateral; Mandibularbogen entfernt. [S700-L238]

## Klinik

Wenn sich **Mundbodenabszesse** nach dorsal und kaudal über den Gefäß-Nerven-Strang des Halses bis ins Mediastinum ausbreiten, kann es zu lebensbedrohlichen Situationen kommen. Entzündungen im Bereich der Weichgewebe des Unterkiefers gehen meist mit einer Schwellung der submentalen und submandibulären Lymphknoten einher, die dann unter dem Kinn oder im Trigonum submandibulare tastbar sind.
Periphere **Läsionen des N. hypoglossus [XII]** (im Beispiel der → Abbildung auf der rechten Seite) führen beim Herausstrecken der Zunge zu einem Abweichen zur betroffenen (rechten) Seite. Durch Muskelatrophie ist es zu einer Faltenbildung der Schleimhautoberfläche auf der gelähmten Seite gekommen.

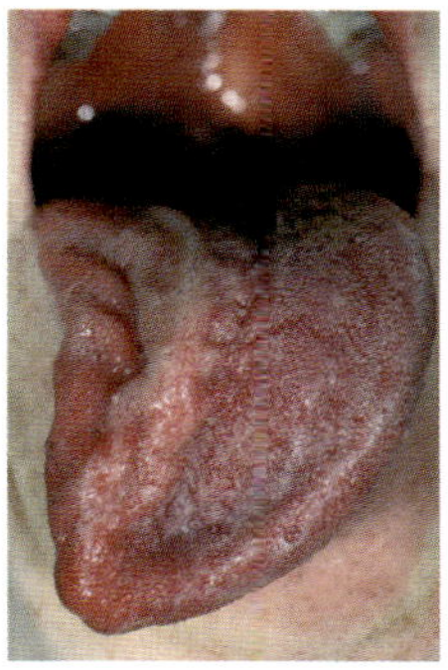

[G435]

## Gefäße und Nerven der Zunge

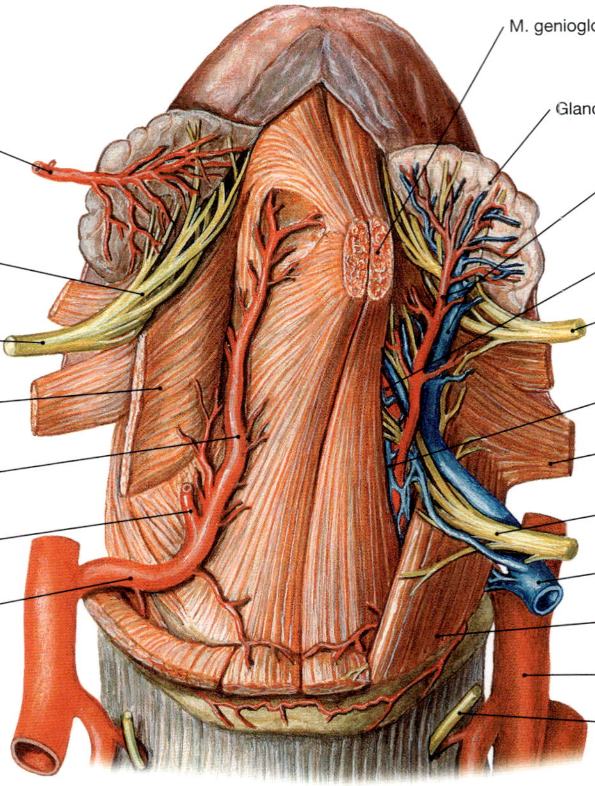


**Abb. 8.248 Gefäße und Nerven der Zunge, Lingua;** Ansicht von vorne unten. [S700]
Die **arterielle** Versorgung der Zunge erfolgt durch die A. lingualis aus der A. carotis externa. Als Äste zweigen die A. profunda linguae, die tief in die Muskulatur der Zunge eindringt und hauptsächlich den mittleren und vorderen Zungenabschnitt versorgt, und die A. sublingualis zur Unterzungenspeicheldrüse (Glandula sublingualis) und zum Mundboden ab. Die nach hinten abzweigenden Äste, Rr. dorsales linguae, können miteinander in Verbindung stehen, alle anderen Äste werden durch das Septum linguae voneinander getrennt und versorgen nur eine Zungenhälfte.
Der **venöse** Blutabfluss erfolgt über die V. lingualis. Sie liegt dem M. hyoglossus außen auf und leitet das Blut der Zunge in die V. jugularis interna. Die V. lingualis drainiert Blut aus den Vv. sublingualis, profunda linguae und dorsales linguae sowie aus der V. comitans nervi hypoglossi.

Die **motorische** Innervation der Zunge erfolgt mit Ausnahme des M. palatoglossus, der aus dem Plexus pharyngeus versorgt wird, über den N. hypoglossus [XII]. Die sensorische Innervation erfolgt in den vorderen zwei Dritteln über den N. lingualis, einen Ast des N. mandibularis [V/3], im Bereich des Sulcus terminalis durch den N. glossopharyngeus [IX] und am Zungengrund durch den N. laryngeus superior (Ast des N. vagus [X]).

**Äste der A. lingualis:**
- (R. hyoideus)
- Rr. dorsales linguae
- R. suprahyoideus
- A. sublingualis
- A. profunda linguae

| Innervation der Zunge | | |
|---|---|---|
| **Nerv** | **Qualität** | **Innervationsgebiet** |
| N. lingualis (Ast aus [V/3]) | sensibel | vordere zwei Drittel der Zunge |
| N. glossopharyngeus [IX] | sensibel, sensorisch | hinteres Drittel der Zunge |
| N. vagus [X], N. laryngeus superior (Ast aus [X]) | sensibel, sensorisch | Übergang zur Epiglottis |
| Chorda tympani (Ast des Intermediusanteils aus [VII]) | sensorisch<br>parasympathisch | • Papillae fungiformes<br>• Glandula submandibularis, Glandula sublingualis, kleine Speicheldrüsen der Mundschleimhaut |
| N. hypoglossus [XII] | motorisch | alle Zungenmuskeln mit Ausnahme des M. palatoglossus |
| Plexus pharyngeus (Äste aus [IX und X]) | motorisch | M. palatoglossus |

### Klinik

In der Schleimhaut unter der Zunge befindet sich ein **subepitheliales Venennetz.** Daher werden sublingual verabreichte Medikamente schnell resorbiert.

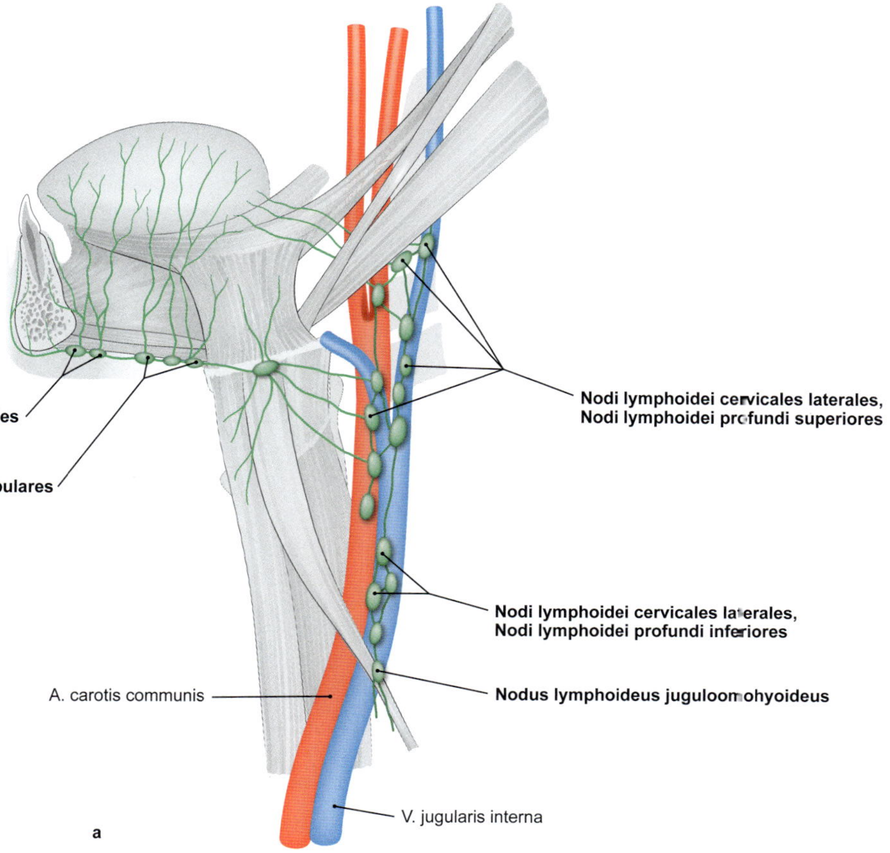


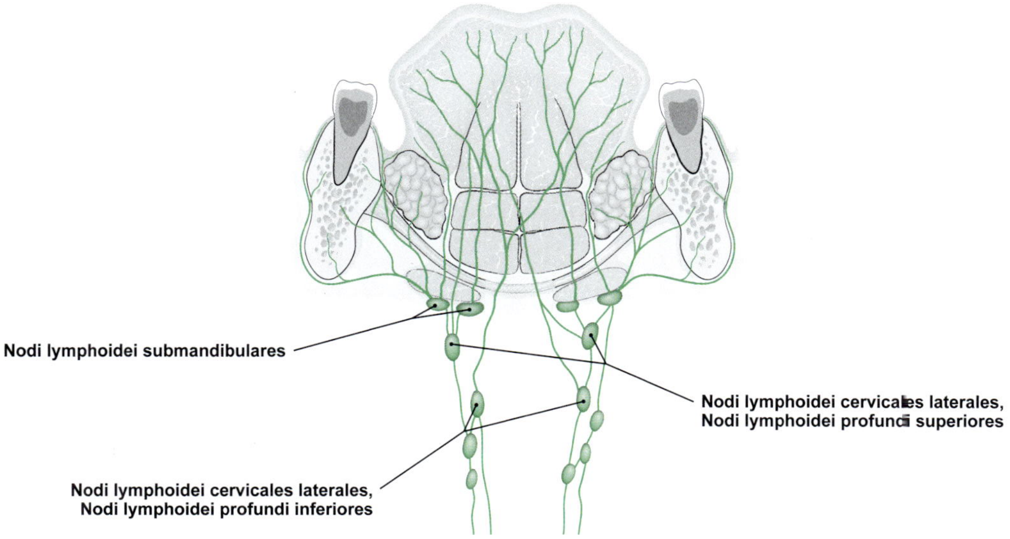


**Abb. 8.249a und b Lymphabfluss von Zunge, Lingua, Zähnen, Dentes, und Mundboden, Diaphragma oris;** Ansicht von links (a) und im Frontalschnitt (b). [S703-L275]
Die Zunge und die Unterkieferzähne drainieren die Lymphe zu den **Nodi lymphoidei submentales** und **submandibulares.** Darüber fließt die Lymphe weiter in die **Nodi lymphoidei cervicales anteriores profundi** und weitere Lymphknotenstationen entlang der V. jugularis interna (**Nodi lymphoidei cervicales laterales profundi**, s. a. → Abb. 8.106, → Abb. 8.107).

## Ohrspeicheldrüse



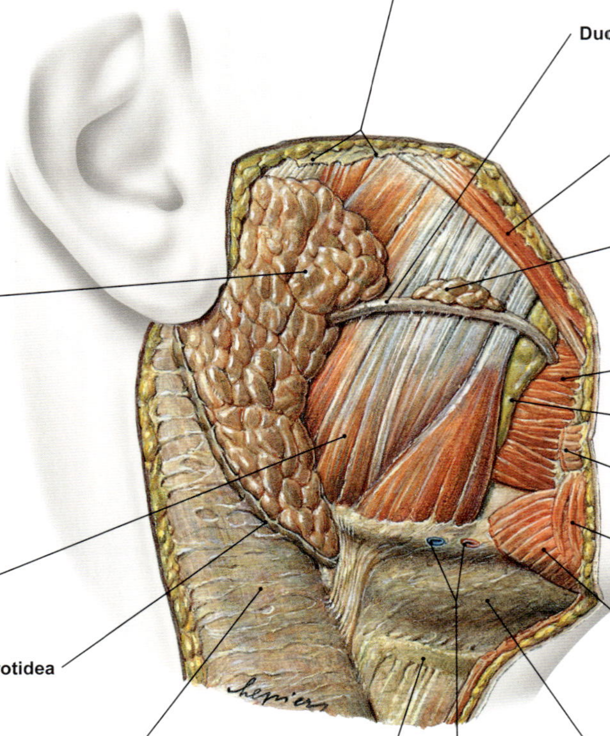


**Abb. 8.250 Ohrspeicheldrüse, Glandula parotidea, rechts;** Ansicht von lateral. [S700]
Die rein seröse Glandula parotidea ist die größte Mundspeicheldrüse. Größe und Ausdehnung sind sehr variabel. Der oberflächliche Drüsenteil liegt unmittelbar vor dem äußeren Ohr. Er ist von einer derben Bindegewebsfaszie (Fascia parotidea) umgeben (Schnittränder dargestellt).

Die Fascia parotidea ist die Fortsetzung der Lamina superficialis der Fascia cervicalis. Der Ductus parotideus tritt am Vorderrand der Drüse aus, verläuft horizontal über die obere Hälfte des M. masseter hinweg nach vorne zum M. buccinator, durchbohrt den Muskel und mündet gegenüber dem 2. oberen Molar an der Papilla ductus parotidei in das Vestibulum oris. Am Ausführungsgang sitzt häufig akzessorisches Drüsengewebe (Glandula parotidea accessoria).

### Klinik

Operative Behandlungen von Parotistumoren können zum **gustatorischen Schwitzen (FREY-Syndrom)** führen. Im Rahmen der Operation werden sympathische und parasympathische Fasern im Drüsenparenchym durchtrennt. Bei der postoperativen Regeneration der Fasern finden parasympathische Fasern Anschluss an ehemals sympathisch innervierte Schweißdrüsen der Haut. Da der Neurotransmitter des Sympathicus zur Innervation der Schweißdrüsen Azetylcholin ist (ebenso wie beim Parasympathicus), werden nun ehemals sympathisch innervierte Schweißdrüsen parasympathisch innerviert. Bei einer Parasympathicusaktivierung (z. B. wenn die Person Hunger hat und etwas Leckeres zu essen sieht) kommt es zur Schweißdrüsenaktivierung. Es bilden sich Schweißperlen auf der Wange (daher gustatorisches Schwitzen).
Eine **Parotitis epidemica,** Mumps oder „Ziegenpeter", ist sehr schmerzhaft, da sich das Drüsengewebe bei Schwellung innerhalb der Organfaszie nicht ausdehnen kann.
Bösartige **Parotistumoren** können zur peripheren Fazialisschädigung führen; im Gegensatz hierzu zerstören gutartige Tumoren der Parotis den N. facialis [VII] üblicherweise nicht.

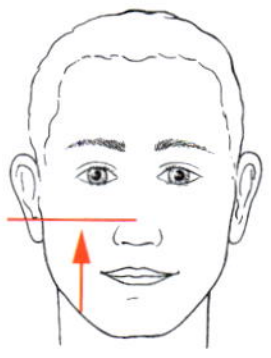

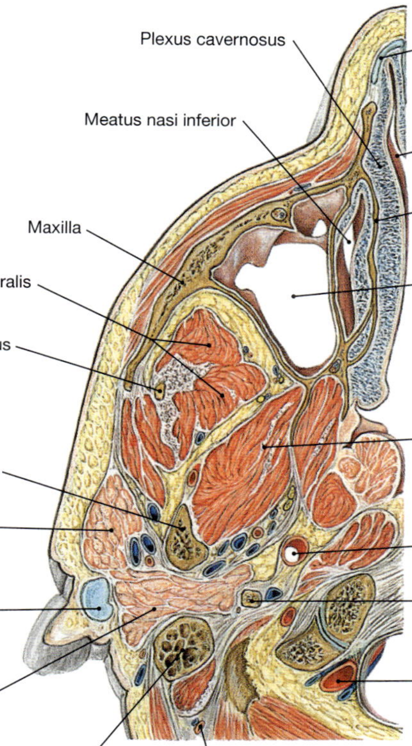


**Abb. 8.251 Ohrspeicheldrüse, Glandula parotidea, und Kaumuskulatur, Mm. masticatorii;** Horizontalschnitt; Ansicht von unten. [S700]
Die Glandula parotidea besteht aus 2 Anteilen. Der oberflächliche Teil **(Pars superficialis)** liegt unmittelbar vor dem äußeren Ohr. In der Tiefe setzt sich die Drüse mit dem größeren faszienlosen Teil **(Pars profunda)** in der Fossa retromandibularis fort. Im Anschnitt sieht man zwischen Glandula parotidea und Sinus maxillaris Teile der Mm. temporalis und pterygoideus lateralis.

| Mundspeicheldrüsen (Glandulae salivariae oris) | | | |
|---|---|---|---|
| **Größe** | **Drüsen** | **Abbildungen** | **Typ** |
| In der Mundhöhle kommen beidseits je 3 große Speicheldrüsen (Glandulae salivariae majores) und zahlreiche kleine Speicheldrüsen (Glandulae salivariae minores) vor. | | | |
| **große Speicheldrüsen** | Ohrspeicheldrüse (Glandula parotidea) | → Abb. 8.77, → Abb. 8.79, → Abb. 8.106, → Abb. 8.250, → Abb. 8.262 | serös |
| | Unterkieferspeicheldrüse (Glandula submandibularis) | → Abb. 8.79, → Abb. 8.254 bis → Abb. 8.258, → Abb. 8.262 | seromukös |
| | Unterzungenspeicheldrüse (Glandula sublingualis) | → Abb. 8.127, → Abb. 8.255 bis → Abb. 8.258, → Abb. 8.262 | mukoserös |
| **kleine Speicheldrüsen** | Lippen (Glandulae labiales) | → Abb. 8.138 | seromukös |
| | Wangen (Glandulae buccales) | → Abb. 8.138 | seromukös |
| | Zunge (Glandula lingualis) | → Abb. 8.232, → Abb. 8.258, → Abb. 8.259, → Abb. 8.262 | serös – seromukös |
| | Gaumen (Glandulae palatinae) | → Abb. 8.219, → Abb. 8.262 | mukös |
| | um Molaren (Glandulae molares) | | seromukös |
| | Pharynx (Glandulae pharyngeales) | | mukös |

## Ohr- und Unterkieferspeicheldrüse

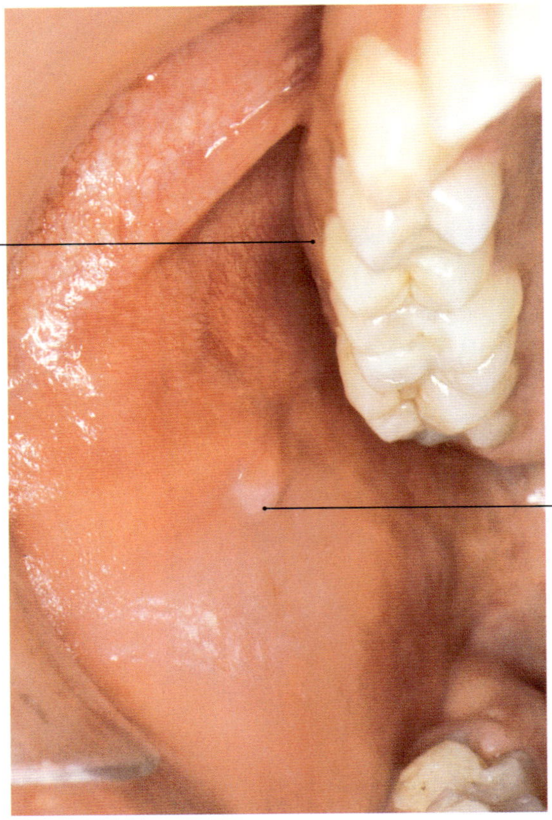


**Abb. 8.252 Mündung des Ausführungsgangs der Ohrspeicheldrüse, Papilla ductus parotidei, rechts;** Ansicht von schräg unten. [S700-T910]
Der Drüsenausführungsgang der Glandula parotidea (Ductus parotideus, STENON-Gang) mündet gegenüber dem 2. oberen Molar an der Papilla ductus parotidei in das Vestibulum oris.

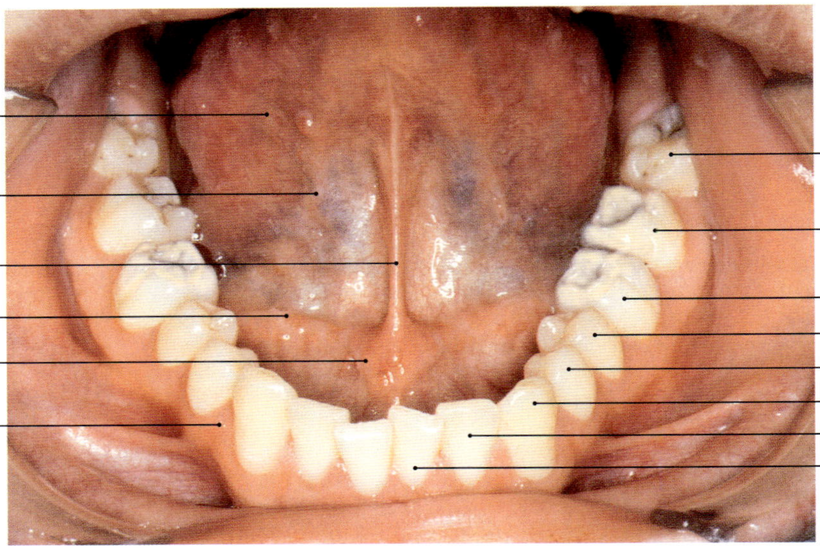


**Abb. 8.253 Mündung des Ausführungsgangs der Unterkieferspeicheldrüse, Caruncula sublingualis;** Ansicht von vorne oben. [S700-T910]
Der Drüsenausführungsgang der Glandula submandibularis (Ductus submandibularis, WHARTON-Gang) verläuft auf dem Mundboden (→ Abb. 8.256 und → Abb. 8.257), vereinigt sich mit dem Hauptausführungsgang der Glandula sublingualis (Ductus sublingualis major) und mündet auf der Caruncula sublingualis neben dem Frenulum linguae und hinter den Schneidezähnen in die Cavitas oris propria.

### Klinik

**Fehlbildungen im Ausführungsgangsystem,** besonders des Ductus submandibularis, können zum Bild der **Ranula** (mit Speichel gefüllte Retentionszyste) führen.
Bei Nierenerkrankungen können harnpflichtige Stoffe im Speichel ausgeschieden werden. Kalkabscheidungen aus dem Speichel können zur Bildung von Zahnstein, besonders an der lingualen Seite der unteren Schneidezähne, oder zu Speichelsteinen **(Sialolithen)** in den Ausführungsgängen der Speicheldrüsen mit Speichelsteinkolik, Obstruktion des Speichelgangs, Schwellung der Drüse als sog. Tumor salivaris führen.
Therapeutische Bestrahlung im Rahmen von Tumoren der Kopf-Hals-Region oder radioaktive Strahlung kann zum **Syndrom des „trockenen Mundes"** mit Schluck- und Sprachschwierigkeiten führen. **Entzündungen** der Speicheldrüsen können akut oder chronisch verlaufen.

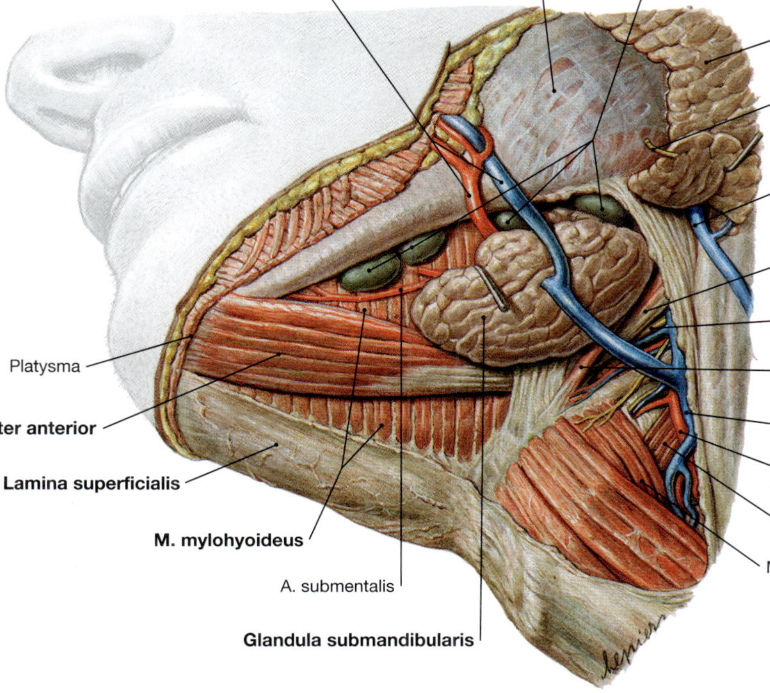


**Abb. 8.254 Unterkieferspeicheldrüse, Glandula submandibularis, links;** Ansicht von schräg lateral unten. [S700]
Die Glandula submandibularis liegt im Trigonum submandibulare. Sie besitzt eine eigene Faszie, die innerhalb der Loge der Lamina superficialis der Fascia cervicalis eingebettet ist (→ Abb. 11.9 und → Abb. 11.10). Die Drüse hat direkte topographische Beziehung zur A. und V. facialis.

## Unterkiefer- und Unterzungenspeicheldrüse

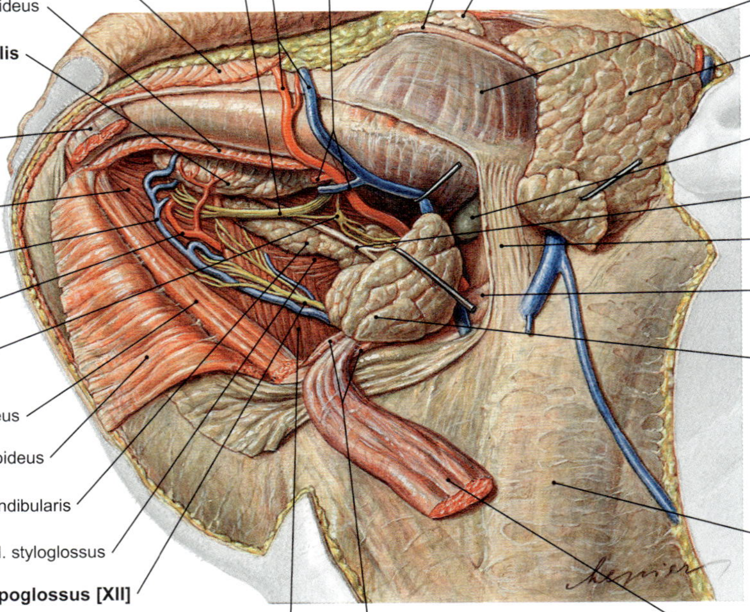


**Abb. 8.255 Unterkieferspeicheldrüse, Glandula submandibularis, und Unterzungenspeicheldrüse, Glandula sublingualis, links;** Ansicht von lateral unten. [S700]

Der oberflächliche Drüsenanteil der Glandula submandibularis ist nach hinten verlagert, der M. mylohyoideus ist an der Mandibula durchtrennt und nach medial geschlagen. Unter dem entfernten Muskel erkennt man den tiefen Drüsenanteil der Glandula submandibularis und die parallel zum Corpus mandibulae liegende Glandula sublingualis.

Die **arterielle** Versorgung der Drüsen erfolgt über die Aa. facialis, submentalis und lingualis. Das **venöse** Blut fließt über die V. sublingualis und die V. submentalis in die V. facialis oder direkt in die V. jugularis interna. **Regionale Lymphknoten** sind die Nodi lymphoidei submentales und submandibulares.

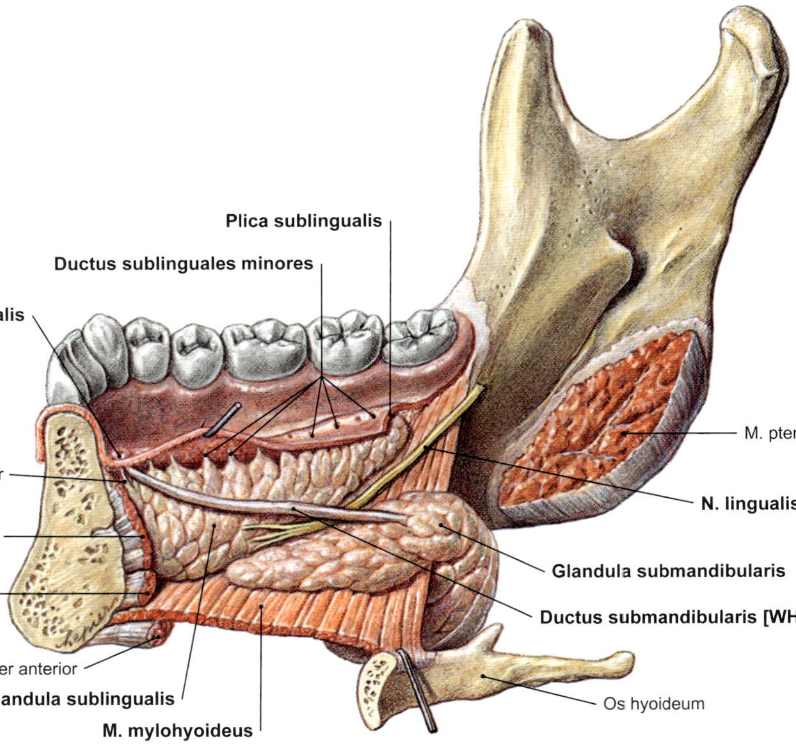


**Abb. 8.256 Unterkieferspeicheldrüse, Glandula submandibularis, und Unterzungenspeicheldrüse, Glandula sublingualis, rechts;** Ansicht von medial. [S700]

Die Glandula sublingualis liegt auf dem M. mylohyoideus lateral vom M. genioglossus. Sie durchbricht manchmal den Mundboden. Der Drüsenkörper wölbt die Mundbodenschleimhaut als Plica sublingualis vor, auf der zahlreiche kleinere Ausführungsgänge (Ductus sublinguales minores) des hinteren Drüsenabschnitts münden. Der untere Drüsenanteil der Glandula submandibularis umgreift hakenförmig den Hinterrand des M. mylohyoideus und setzt sich oberhalb des Muskels in den Ductus submandibularis fort. Der N. lingualis zieht zwischen Glandula submandibularis und Glandula sublingualis unterhalb des Ductus submandibularis zur Zunge.

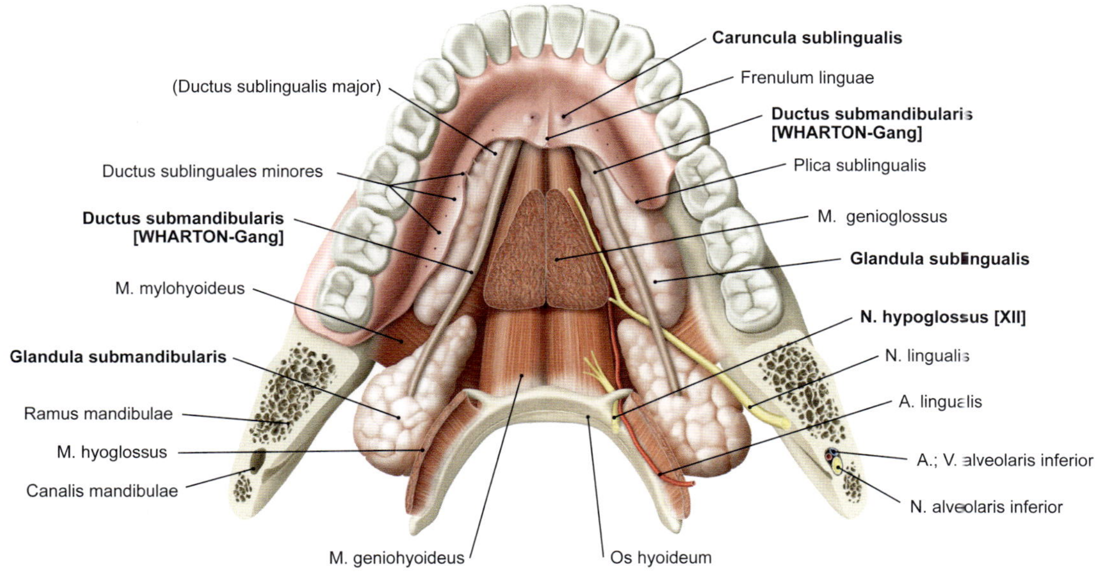


**Abb. 8.257 Unterzungenspeicheldrüse, Glandula sublingualis, und Unterkieferspeicheldrüse, Glandula submandibularis;** Ansicht von oben. [S703-L275]

Der vordere Drüsenabschnitt der Glandula sublingualis besitzt einen einzelnen größeren Ausführungsgang **(Ductus sublingualis major),** der sich auf dem M. genioglossus mit dem Ductus submandibularis [WHARTON-Gang] vereinigt (nicht sichtbar, vgl. → Abb. 8.256) und gemeinsam auf der Caruncula sublingualis mündet. Der N. hypoglossus [XII] erreicht die Zunge zwischen M. hyoglossus und M. genioglossus.

## Klinik

**Untersuchung der Speicheldrüsen und Lymphknoten**

Da die Unterkieferspeicheldrüse, Glandula submandibularis, und die Unterzungenspeicheldrüse, Glandula sublingualis, sowie die benachbarten Lymphknoten (Nodi lymphoidei submentales et submandibulares) um den beweglichen Mundboden angeordnet sind, lassen sie sich gut gegen Widerstand ertasten. Dies ist durch eine **bimanuelle Tastuntersuchung** möglich (→ Abbildung). Auch Konkremente (z. B. Speichelsteine) lassen sich so gut ertasten.

**Speichelsteine (Sialolithen)**

Das Ausführungsgangsystem der Glandula submandibularis ist am häufigsten von Speichelsteinen (Sialolithen) betroffen. Salze im eingedickten Speichel lagern sich dabei zu kristallinen Strukturen zusammen und können als Sialolith den Ausführungsgang der Speicheldrüse verlegen. Beim Essen schwillt die Drüse dann rasch an und schmerzt (→ Klinikkasten unter → Abb. 8.253).

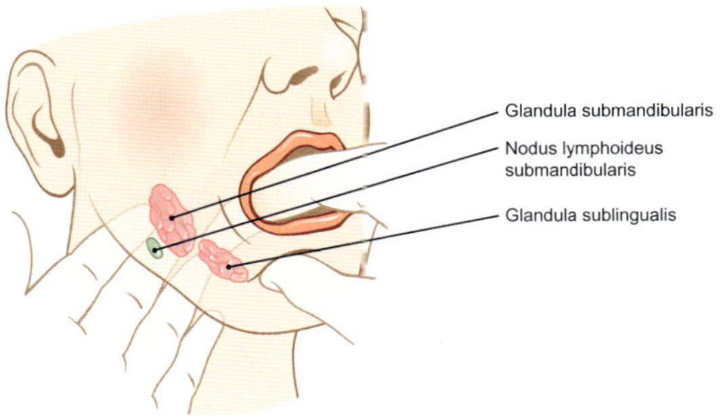


[S703-L126]

## Gefäße und Nerven der Zunge und der Speicheldrüsen

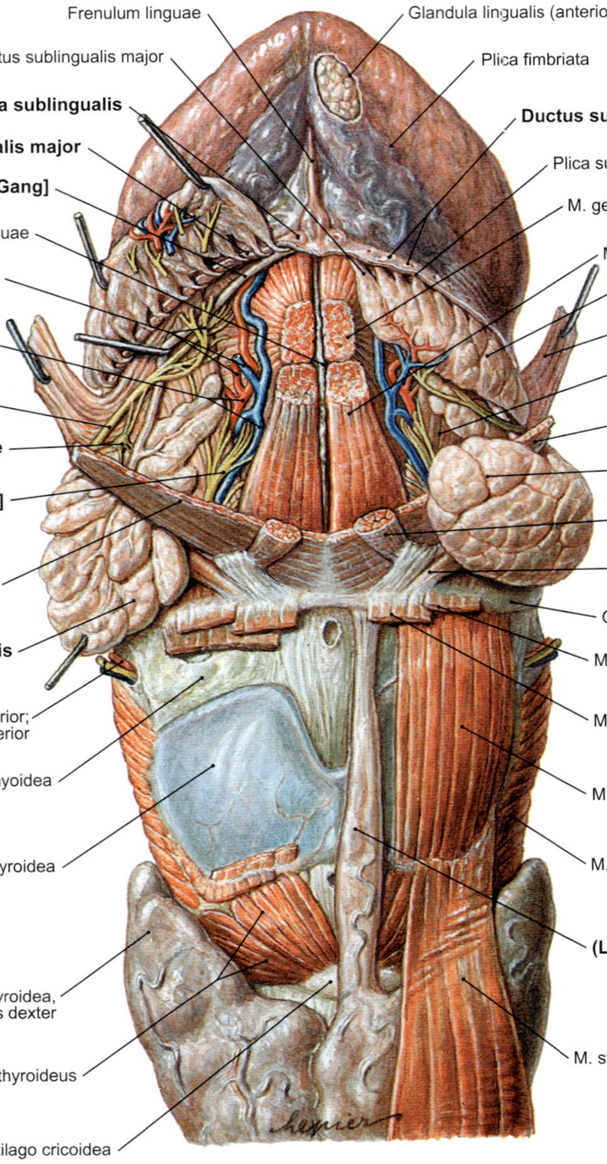


**Abb. 8.258 Gefäße und Nerven der Zunge, Lingua, sowie große Speicheldrüsen, Glandulae salivariae majores;** Ansicht von vorne unten. [S700]
Der Blick von vorne auf die angehobene Zunge zeigt ein unter der Zunge liegendes subepitheliales Venennetz. Rechts ist die Glandula sublingualis hochgeschlagen und gibt den Blick auf den darunter verlaufenden N. lingualis und den Ductus submandibularis (WHARTON-Gang) frei. Der N. hypoglossus [XII] tritt etwas tiefer in die Zunge ein. Als häufiges Residuum der Schilddrüsenentwicklung ist vor dem Kehlkopf ein Lobus pyramidalis sichtbar, der bis zum Zungenbein reichen kann.

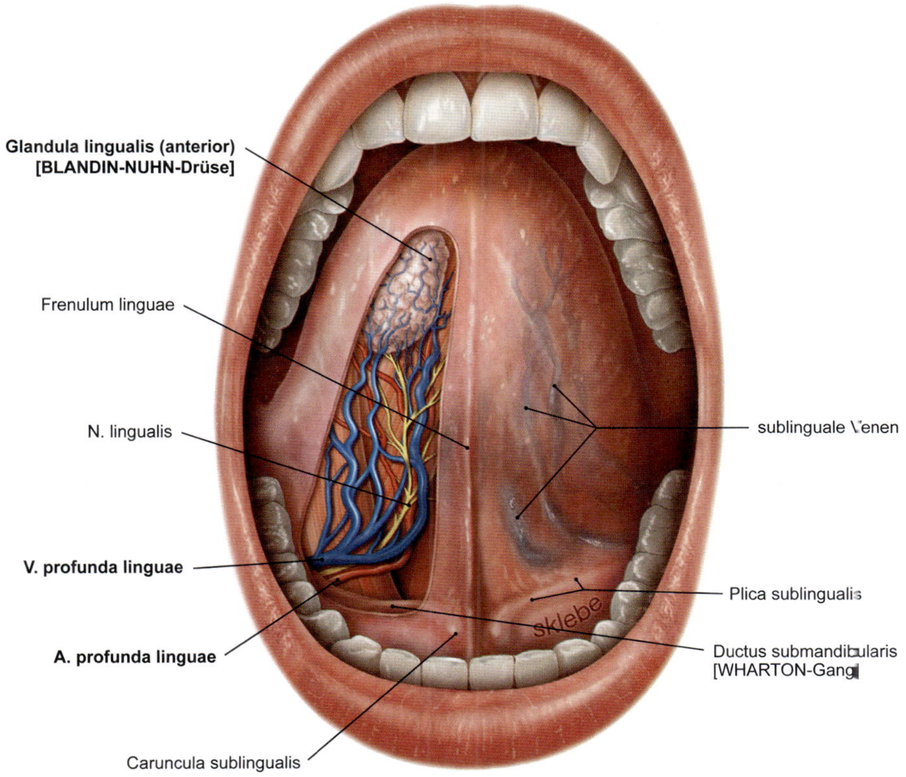


a

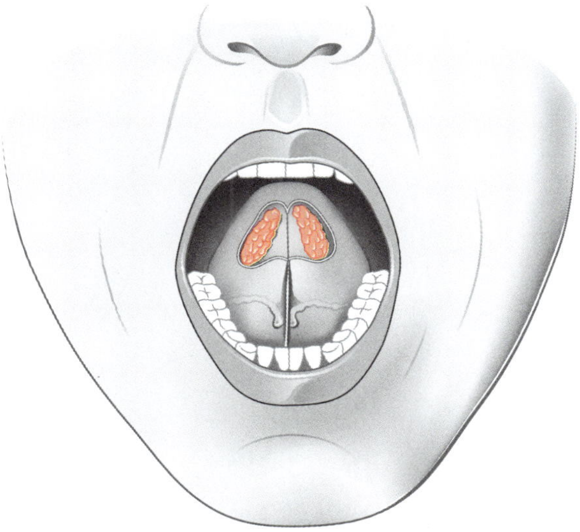

b

**Abb. 8.259a und b Zungenspitzenspeicheldrüse, Glandula lingualis (anterior), BLANDIN-NUHN-Drüse,** Ansicht von vorne unten.
**a** Die Glandula lingualis (anterior) befindet sich in der Zungenspitze und wird über die A. und V. profunda linguae mit Blut versorgt. Parasympathisch wird sie wie die Glandulae sublingualis et submandibularis über das Ganglion submandibulare versorgt (→ Abb. 8.262). [S703-L238]
**b** Die Glandula lingualis (anterior) ist eine paarige Speicheldrüse im Bereich der Zungenspitze. Ihr seromuköses Sekret wird über kurze Ausführungsgänge in die Krypten des Zungenepithels auf der Zungenunterseite nahe dem Frenulum linguae sezerniert. [S700-L126]

# Speicheldrüsen

## Kleine Speicheldrüsen

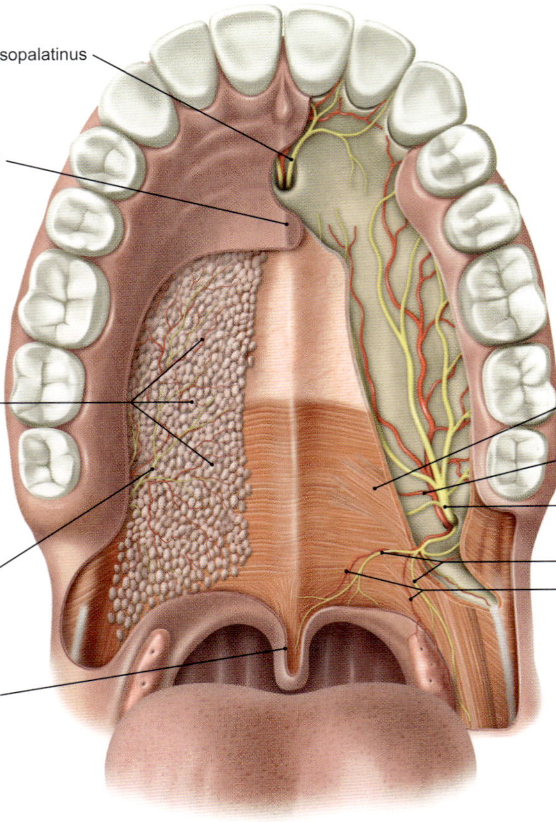


**Abb. 8.260 Gaumenspeicheldrüsen, Glandulae palatinae,** Ansicht von vorne unten. [S703-L275]
Die **Glandulae palatinae** sind hunderte von kleinen mukösen Speicheldrüsen in der Tela submucosa des harten und des weichen Gaumens, die bis an die Uvula reichen können. Jede Glandula palatina hat einen eigenen kurzen Ausführungsgang, der in die Gaumenschleimhaut mündet. Die Innervation erfolgt sensibel, sympathisch und parasympathisch. Die Fasern verlaufen über das Ganglion pterygopalatinum und erreichen mit den Nn. palatini major und minores die Drüsenkörper.

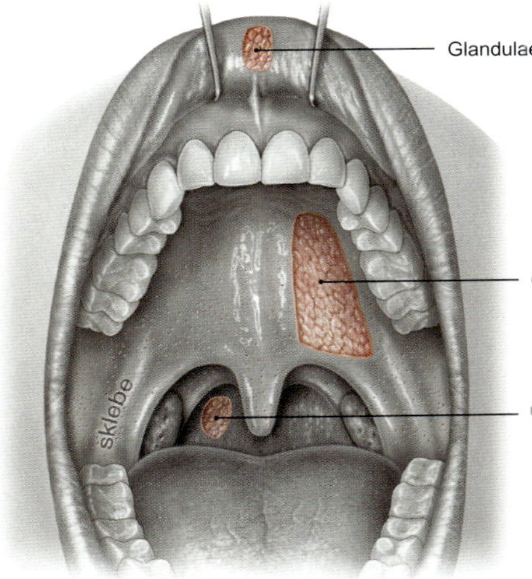


**Abb. 8.261 Kleine Speicheldrüsen, Glandulae salivariae minores,** Ansicht von vorne. [S703-L238]
Neben den 3 großen, paarigen Drüsen gibt es 700–1000 kleine Speicheldrüsen, die Speichel in die Mundhöhle abgeben. Sie produzieren nur 5–8 % des Gesamtspeichels, aber diese Menge reicht aus, um den Mund feucht zu halten und das „Festkleben" von Nahrungsbestandteilen an der Mundhöhlenwand zu verhindern. Ihr Sekret ist reich an Amylase. Außer den dargestellten **Glandulae labiales, palatinae und pharyngeales** gibt es Glandulae buccales, linguales und molares.

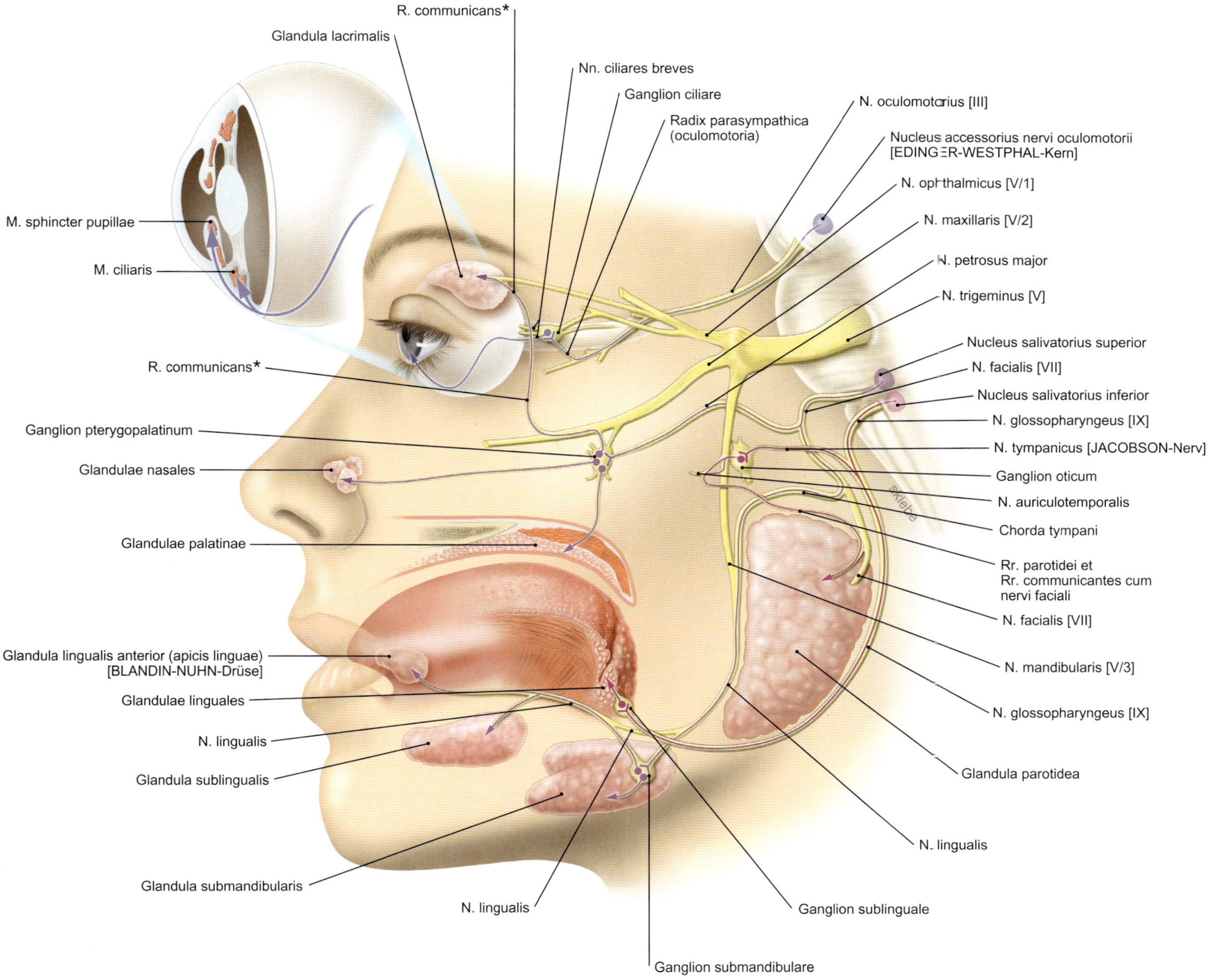


**Abb. 8.262 Innervation der Drüsen des Kopfes mit vegetativen Kopfganglien;** schematische Darstellung. [S700-L238]
Parasympathische Fasern nehmen ihren Ausgang vom oberen und vom unteren Speicheldrüsenkern (Nucleus salivatorius superior und Nucleus salivatorius inferior). **Präganglionäre parasympathische** Fasern verlaufen mit verschiedenen Nerven zu den Kopfganglien (Ganglia oticum, submandibulare, sublinguale, pterygopalatinum, ciliare). Hier werden die Fasern auf postganglionär umgeschaltet und erreichen über kurze Anschlusswege ihre Zielstrukturen (Drüsen). **Präganglionäre sympathische** Fasern für den Kopf entstammen dem Seitenhorn des Rückenmarks und werden größtenteils im Ganglion cervicale superius (oberes Grenzstrangganglion) auf postganglionär umgeschaltet. Die **postganglionären** Fasern bilden um die Arterien (z. B. A. carotis interna) Plexus und erreichen mit den Blutgefäßen ihre Zielstrukturen, oder sie schließen sich lokalen Nerven an.

* Tränendrüsenanastomose

## Ganglion oticum

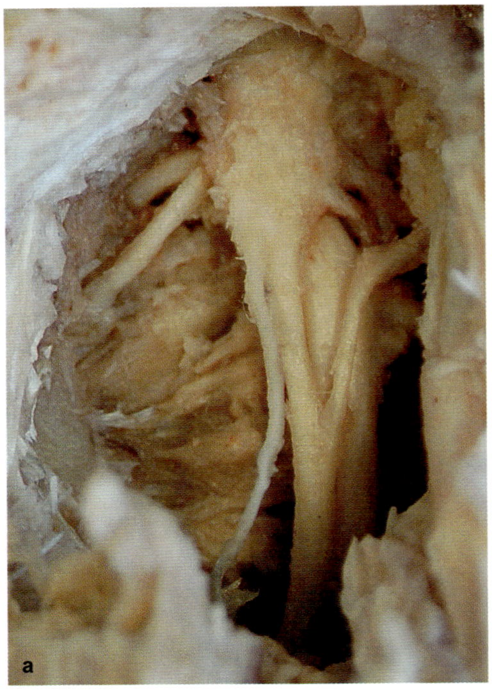

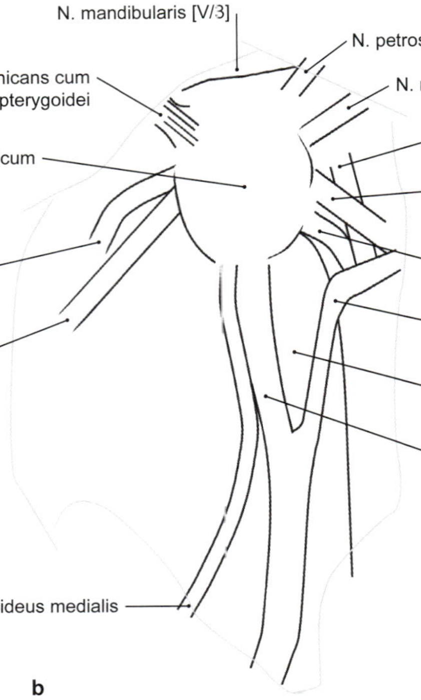


**Abb. 8.263a und b Ganglion oticum links mit seinen Ästen;** Ansicht von rechts. [F885]
**a** Übersichtsfotografie.
**b** Korrespondierende schematische Zeichnung.

Das parasympathische Ganglion oticum befindet sich unmittelbar unterhalb des Foramen ovale in der Fossa infratemporalis unter der Schädelbasis. Es steht in enger topographischer Beziehung zu N. mandibularis [V/3], A. meningea media, M. tensor veli palatini und Pars cartilaginea der Tuba auditiva. Durch das Ganglion verlaufen motorische, sympathische und parasympathische Fasern. Die motorischen und sympathischen Fasern ziehen ohne Umschaltung hindurch, die parasympathischen Fasern werden von prä- auf postganglionär umgeschaltet. Sie erreichen über den N. petrosus minor das Ganglion und verlassen es nach Umschaltung über den R. communicans cum nervi auriculotemporali, einen Ast des N. mandibularis [V/3]. Nach kurzem Verlauf im N. auriculotemporalis schließen sich die Nervenfasern innerhalb der Glandula parotidea an Fasern des N. facialis [VII] an, die sie nach kurzem Verlauf wieder verlassen, um das Drüsenparenchym zu erreichen (Rr. communicantes cum nervi faciali). Die parasympathischen Fasern innervieren nicht nur die Glandula parotidea sekretorisch, sondern auch die Glandulae buccales. Die durchziehenden motorischen Fasern stammen vom N. pterygoideus medialis (aus [V/3]) und innervieren nach Durchtritt durch das Ganglion oticum als N. musculi tensoris tympani den M. tensor tympani sowie als R. musculi tensoris veli palatini den M. tensor veli palatini. Bei den sympathischen Fasern handelt es sich um postganglionäre Fasern, die bereits im Ganglion cervicale superius umgeschaltet wurden und über den Plexus caroticus externus bis zum Ganglion oticum gelangt sind. Nach Durchtritt durch das Ganglion oticum erreichen sie die Glandula parotidea und die Glandulae buccales.

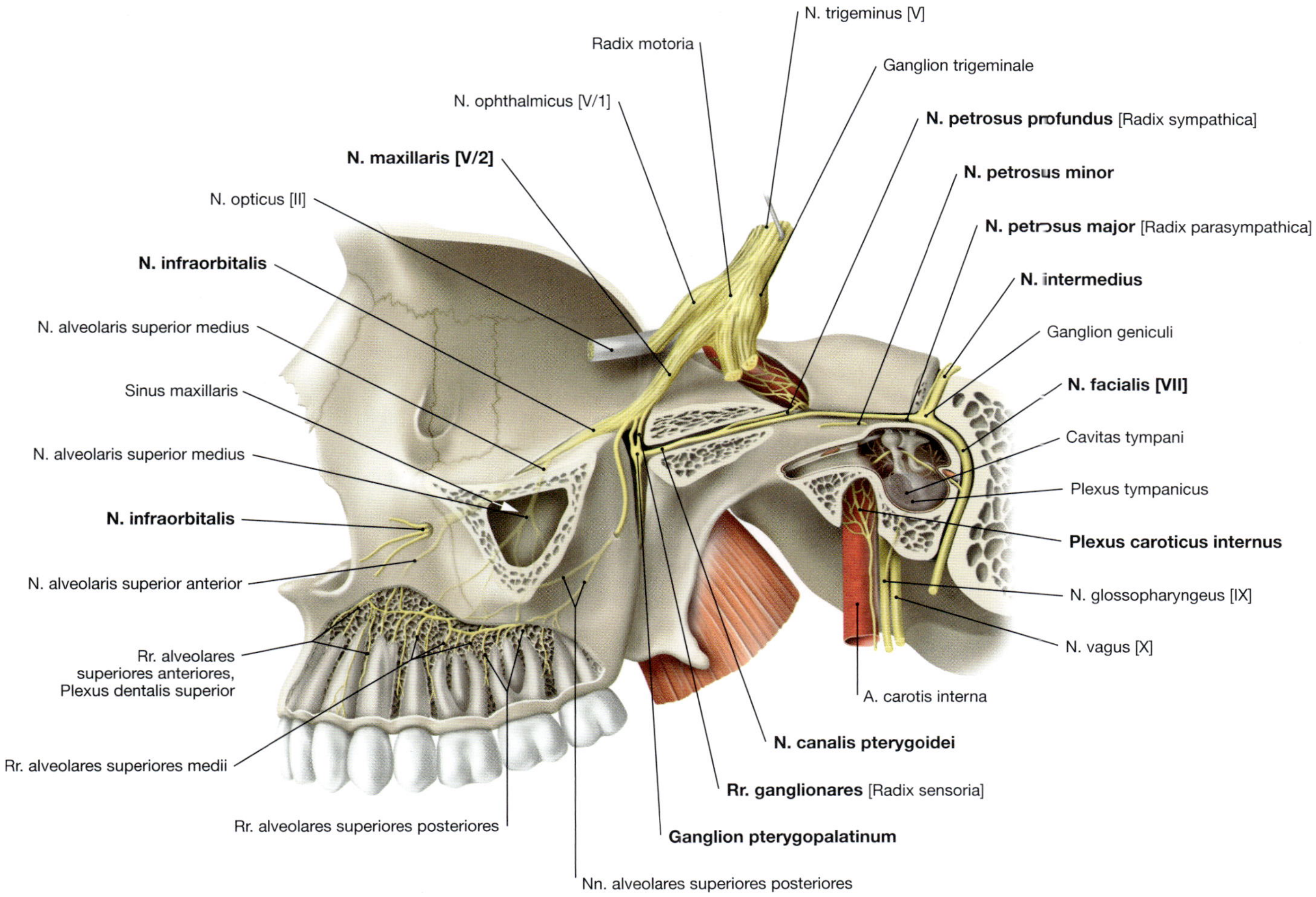


**Abb. 8.264 Ganglion pterygopalatinum.** [S700-L275]
Über die Rr. ganglionares des N. maxillaris [V/2] verlaufen sensorische Nervenfasern durch das Ganglion pterygopalatinum zum weichen und zum harten Gaumen. Über den N. facialis [VIII] (N. intermedius), den N. petrosus major und den N. canalis pterygoidei erreichen parasympathische Fasern aus dem Nucleus salivatorius superior das Ganglion pterygopalatinum und werden hier von prä- auf postganglionär umgeschaltet. Die postganglionären Fasern innervieren die Tränen-, Nasen- und Gaumendrüsen parasympathisch. Postganglionäre sympathische Fasern kommen vom N. caroticus internus (Plexus caroticus internus), formieren sich zum N. petrosus profundus und ziehen durch das Ganglion pterygopalatinum zu den Tränen-, Nasen- und Gaumendrüsen.

# Beispielfragen aus der Prüfung

*Damit Sie überprüfen können, ob Sie die Inhalte dieses Kapitels verinnerlicht haben, werden hier exemplarisch Fragen aus einer mündlichen Anatomieprüfung aufgelistet.*

**Bitte erläutern Sie den Aufbau des Schädels:**

- Welche Knochen begrenzen die Orbita, welche Ein- und Austrittsstellen besitzt die Orbita, und was tritt ein und aus?
- Welche Knochen begrenzen die Nasenhöhle?
- Welche lufthaltigen Räume kennen Sie im Schädel? Wie werden diese belüftet?
- Wie ist die Schädelkalotte aufgebaut?
- Was versteht man unter Fontanellen, und wann verschließen sie sich?
- Erläutern Sie den Aufbau des Kiefergelenks.
- Wie viele und welche Zähne besitzt das Milchgebiss?
- Welche Besonderheiten weist das Os temporale auf?

**Bitte beschreiben Sie den Aufbau des Gesichts:**

- Welche Anteile besitzt der M. orbicularis oculi? Wozu dienen sie funktionell?
- Welche Muskeln im Gesicht besitzen eine Faszie, welche besitzen keine? Beschreiben Sie deren Funktionen.
- Beschreiben Sie den Verlauf des N. facialis [VII] nach Austritt aus dem Foramen stylomastoideum.
- Welche Kaumuskeln kennen Sie, wie werden sie mit Blut versorgt und wie werden sie innerviert? Welche Muskeln innerviert der Nerv, der die Kaumuskeln innerviert, noch?
- Beschreiben Sie Zu- und Abflüsse/Anastomosen der V. facialis.
- Wie ist die Galea aponeurotica aufgebaut?
- Welche Struktur ist im Rahmen von Erkrankungen der Glandula parotidea gefährdet?
- Was ist das juxtaorale Organ, wo befindet es sich und welche Funktion soll es haben?
- Wohin wird die Lymphe des Gesichtsbereichs drainiert?

**Beschreiben Sie den Aufbau der Nase:**

- Wie ist das Nasengerüst aufgebaut?
- Wie wird die Nase mit Blut versorgt? Wie gelangen die Arterien zur Nase?
- Was ist der Hiatus semilunaris, wie wird er begrenzt, und was mündet hier üblicherweise?
- Was ist der Locus KIESSELBACHI?

**Erläutern Sie den Aufbau der Mundhöhle:**

- Welche Strukturen münden in die Mundhöhle ein?
- Wie wird die Mundhöhle begrenzt?
- Beschreiben Sie die Innervation der Zunge.
- Welche Papillen kommen auf der Zunge vor?
- Welche Zungenmuskeln kennen Sie? Wie werden sie innerviert?
- Was liegt zwischen dem vorderen und dem hinteren Gaumenbogen?
- Wie wird die Tonsilla palatina arteriell versorgt?
- Wie entwickelt sich der Gaumen?
- Welche Muskeln sind an der Bewegung des weichen Gaumens beteiligt?
- Was ist das Problem bei einer Gaumenspalte?

**Erläutern Sie den Aufbau der Fossa pterygopalatina:**

- Welche Strukturen verlaufen durch die Fossa pterygopalatina?
- Was wird im Ganglion pterygopalatinum umgeschaltet?
- Welche Knochen begrenzen die Fossa pterygopalatina?
- Nennen Sie die topographischen Beziehungen der Fossa pterygopalatina.

**Beschreiben Sie den Aufbau des Mundbodens:**

- Welche Muskeln gehören zur Mundbodenmuskulatur?
- Wie werden die Muskeln innerviert?
- Welche Mundbodenmuskeln sind an der Kieferöffnung beteiligt?

**Erläutern Sie die Lage und den Aufbau der Zähne:**

- Wie werden die Zähne innerviert? Wo muss der Zahnarzt ein Lokalanästhetikum einspritzen, um die Zähne des Oberkiefers und des Unterkiefers zu betäuben?
- Was fällt noch aus, wenn die Unterkieferzähne durch Spritzen eines Lokalanästhetikums vor das Foramen mandibulae betäubt werden?
- Was versteht man unter einem Furkationskanal?
- Wo liegt die WEIL-Zone?
- Was ist Manteldentin?
- Wie hoch ist der Mineralgehalt des Schmelzes?
- Um welche Zähne handelt es sich bei den Bezeichnungen 46 und 63?
- Welche gemeinsamen Zahnmerkmale gibt es?
- Welche Punkte definieren die Frankfurter Horizontale?
- Was versteht man unter Regelverzahnung?
- Was ist das Parodontium und aus welchen Anteilen besteht es?
- Wann bricht der Sechsjahresmolar durch?

**Erläutern Sie die Lage und den Aufbau der Speicheldrüsen:**

- Welche Anteile besitzt die Glandula parotidea?
- Wozu hat die Glandula parotidea topographische Beziehung?
- Beschreiben Sie den Verlauf des Ductus parotideus.
- Wohin mündet die Glandula sublingualis?
- Zeigen Sie die Mündungsstelle des Ductus submandibularis.
- Woher kommen die sympathischen und parasympathischen Fasern für die Innervation der großen Speicheldrüsen?
- Welche kleinen Speicheldrüsen gibt es, wo liegen sie und wie viele sind es?
- Wie werden die Speicheldrüsen mit Blut versorgt?

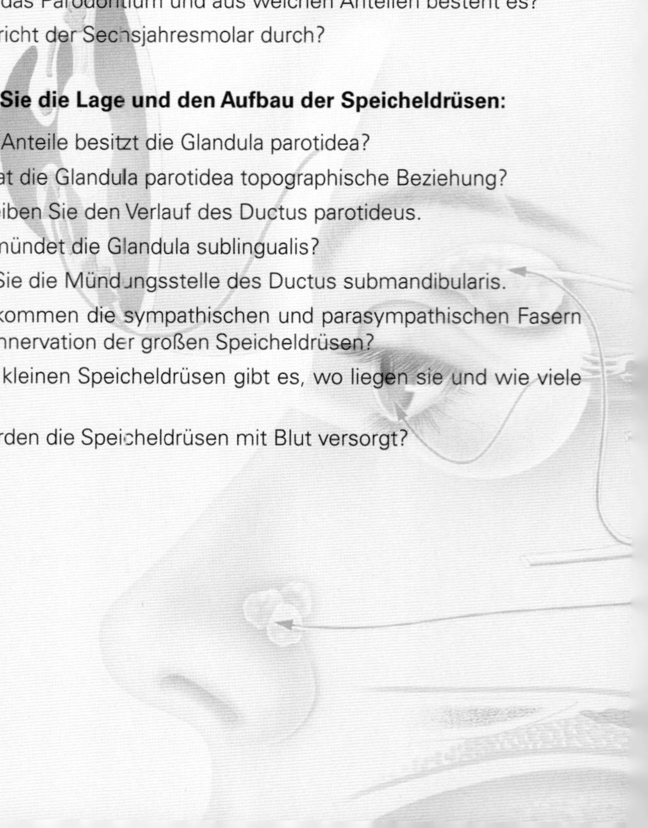

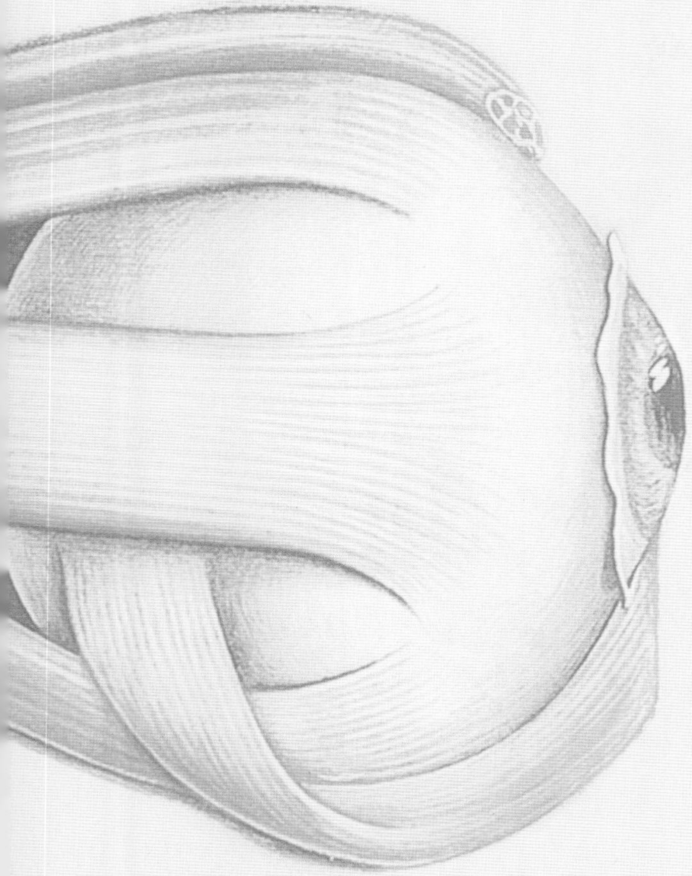

# Auge



9

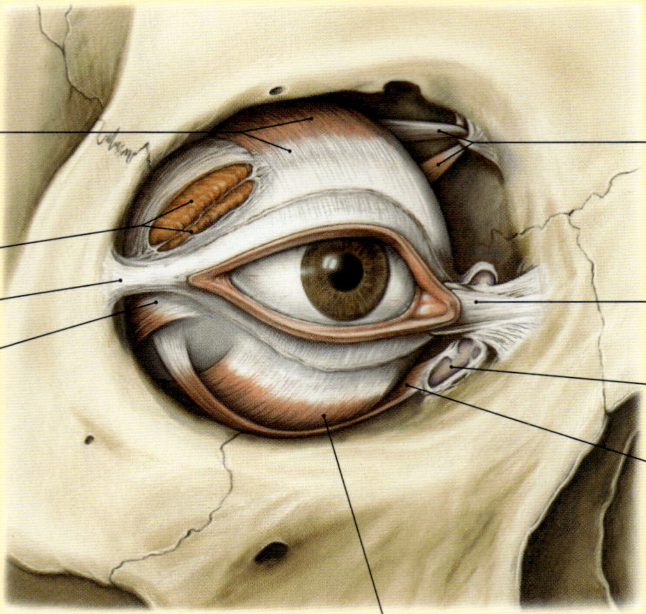


# Der Überblick

Das Auge oder Sehorgan (Organum visus) wird häufig auch als „Tor zur Seele" bezeichnet und ist für viele Menschen das wichtigste Sinnesorgan. Es umfasst den **Augapfel** (Bulbus oculi) mit dem optischen Apparat sowie die Hilfseinrichtungen (Structurae oculi accessoriae) wie **äußere Augenmuskeln** (Mm. externi bulbi oculi), **Augenlider** (Palpebrae), **Bindehaut** (Tunica conjunctiva) und **Tränenapparat** (Apparatus lacrimalis). Der Augapfel hat einen Durchmesser von durchschnittlich 24 mm und liegt, umhüllt von einer **Bindegewebskapsel** (Vagina bulbi) und eingebettet in einen **Fettkörper** (Corpus adiposum orbitae), gemeinsam mit den Hilfsstrukturen (Ausnahme Augenlider) in der knöchernen **Augenhöhle** (Orbita). Der Augenbulbus kann von den 6 äußeren Augenmuskeln, 4 geraden und 2 schrägen, in alle Blickrichtungen bewegt werden. Der Bulbus selbst besteht aus 3 Schichten. Die Außenschicht bildet die **äußere Augenhaut** (Tunica fibrosa), die aus Lederhaut (Sclera) und Hornhaut (Cornea) besteht. Die Hornhaut ist durchsichtig und bildet das Fenster zur Außenwelt, über welches das zu Sehende das Augeninnere erreicht. Auf die äußere Augenhaut folgt die **mittlere Augenhaut** (Tunica vasculosa, Uvea) mit den Anteilen Regenbogenhaut (Iris), Ziliarkörper (Corpus ciliare) und Aderhaut (Choroidea). Innen schließt sich die **innere Augenhaut** (Tunica interna) als Netzhaut (Retina) an. Hier sind die Rezeptoren untergebracht, die den Seheindruck registrieren und weiterleiten. Der Innenraum des Augapfels wird in eine **vordere** und eine **hintere Augenkammer** (Camera anterior und Camera posterior) gegliedert. Die Grenze zwischen beiden Räumen bildet die Augenlinse (Lens oculi). Die vordere Augenkammer enthält Kammerwasser, die hintere wird vom **Glaskörper** (Corpus vitreum) ausgefüllt.

# Die wichtigsten Themen

*In Anlehnung an die Lernziele des Nationalen Kompetenzbasierten Lernzielkatalogs Medizin/Zahnmedizin (NKLM/NKLZ) finden Sie hier eine Zusammenfassung der wichtigsten Themen dieses Kapitels. Nach Bearbeitung dieses Kapitels sollten Sie in der Lage sein:*

- die Entwicklung des Auges aus den 3 Ursprungsgeweben Neuroektoderm des Zwischenhirns, Oberflächenektoderm des Kopfes und Kopfmesenchym nachzuvollziehen und die daraus resultierenden Besonderheiten der jeweiligen Strukturen des Auges herzuleiten;
- den Aufbau der Orbita und die am Aufbau beteiligten Strukturen sowie die ein- und austretenden Strukturen zu benennen;
- den Orbitainhalt zu erläutern und die Orbita in verschiedene Abschnitte und Etagen einzuteilen;
- die topographischen Bezüge der Orbita zu den Nachbarstrukturen zu beschreiben;
- den Aufbau der Hilfsstrukturen wie Augenlider, Bindehaut, Tränenapparat mit Tränendrüse und ableitenden Tränenwegen unter funktionellen Gesichtspunkten zu erläutern;
- den Aufbau und die Funktion der äußeren Augenmuskeln, ihre Fixierung in der Orbita sowie die Blutversorgung und die Innervation des Bulbus oculi und der Orbita zu beschreiben und zu unterscheiden;
- die einzelnen Bestandteile des Bulbus oculi wiederzugeben und ihre Funktionen zu beschreiben.

# Der Bezug zur Klinik

*Um bei den vielen anatomischen Details nicht den Bezug zum späteren Klinikalltag zu verlieren, wird im Folgenden ein typischer Fall geschildert, der zeigt, warum die Inhalte dieses Kapitels so wichtig sind.*

## Blow-out-Fraktur

### Anamnese

Ein 24-jähriger Student spielt am ersten Tag seiner semesterfreien Zeit mit einem Freund Squash. Während des Spiels kann er einem von der Wand abprallenden Ball nicht schnell genug ausweichen. Der Squashball trifft zentral sein rechtes Auge (→ Abb. a). Schmerzerfüllt hält er sich das rechte Auge. Sein Freund ruft sofort mit dem Handy den Notarzt und holt aus dem Restaurant des Squashcenters ein Kühlpack, das sich der Student auf das rechte Auge hält.

### Untersuchungsbefund

Der eingetroffene Notarzt bemerkt bei der Erstuntersuchung, dass der Augapfel des rechten Auges in die Orbita zurückgewichen erscheint (Enophthalmus). Die Lidstrukturen sind rechts nicht nur geschwollen, sondern es ist auch zu einer Einblutung in das Weichgewebe gekommen (Monokelhämatom rechts). Obwohl der Student mit dem Auge noch sehen kann, ist die Blickwendung (dem Finger des Notarztes in alle Himmelsrichtungen folgen) nahezu aufgehoben. Der Student berichtet auch über Doppelbilder und gibt an, auf der rechten Seite unterhalb des Auges nichts zu spüren, wenn der Notarzt hier entlangstreicht.

### Diagnostik

Der Student wird in die Universitätsaugenklinik gebracht. Hier wird ein Schädel-CT durchgeführt. Das CT zeigt eine Fraktur des Orbitabodens mit Verlagerung von Orbitainhalt in die rechte Kieferhöhle (→ Abb. b). Der N. infraorbitalis, der M. obliquns inferior und der M. rectus inferior sind verlagert. Nasennebenhöhlen und Gesichtsschädel sind sonst intakt. Weitere routinemäßige Untersuchungen des Auges ergeben keinen Hinweis auf eine Netzhautablösung oder andere Schäden innerhalb des Augenbulbus. Der Visus beträgt 100 %.

### Diagnose

Blow-out-Fraktur rechts mit Beteiligung des N. infraorbitalis und Einklemmung der unteren äußeren Augenmuskeln.

### Therapie

Der Student wird für die operative Orbitabodenrekonstruktion am nächsten Morgen vorbereitet. Dies ist notwendig, da jede Orbitabodenfraktur, die mit Symptomen wie Doppelbildern, Sensibilitätsstörungen und Enophthalmus einhergeht, zwingend unverzüglich operiert werden muss, damit es nicht zu einer aufsteigenden Infektion aus der keimbesiedelten Kieferhöhle in die sterile Orbita und/oder sekundär zum Sehverlust durch Kompression des N. opticus oder zu dauerhaften Doppelbildern durch Atrophie der Augenmuskulatur kommt. Im Rahmen der Operation werden zunächst die Weichteile zurückverlagert und Knochenfragmente soweit möglich reponiert. Anschließend erfolgt die Orbitabodenrekonstruktion mit homologem Material (z. B. lyophilisierte Dura). Alternativ wäre auch eine Rekonstruktion mit alloplastischen Materialien (z. B. Kunststoff oder metallisches Osteosynthesematerial) möglich gewesen.

### Weiterer Verlauf

Der postoperative Verlauf gestaltet sich unauffällig. Nach einer Woche sind die Doppelbilder nahezu verschwunden. Der Weichteilmantel des äußeren Auges ist nur noch leicht geschwollen und hat mittlerweile eine gelb-grüne Farbe angenommen.

### Aus dem Präpsaal

Isolierte Orbitabodenfrakturen (Blow-out-Frakturen) sind in Bezug auf die Gesamtzahl der Mittelgesichtsfrakturen eher selten.

***Sport-, Verkehrs- und Arbeitsunfälle sowie Rohheitsdelikte sind die häufigsten Ursachen isolierter Orbitafrakturen.***

Viel häufiger tritt eine Orbitabodenfraktur in Kombination mit anderen Frakturen auf. Die Komplexität der knöchernen Strukturen des Gesichtsschädels und der hindurchtretenden Leitungsbahnen zu beachten ist vor allem für die körperliche Untersuchung wichtig, um das genaue Ausmaß der Schädigung bestimmen zu können. Es empfiehlt sich, vor allem die am Aufbau der Orbita beteiligten Knochen und die benachbarten Strukturen am knöchernen Schädel im Präpariersaal anzuschauen.

***Beachte die dünnen knöchernen Wände bei der Orbitapräparation.***

Man muss sich dabei immer wieder klarmachen, wie viele Strukturen hier auf engem Raum beieinanderliegen.

### Zurück in der Klinik

Durch den Aufprall des Squashballs wurde der Bulbus in die trichterförmige Orbita gedrückt. Meist kommt es dabei zu Verletzungen der Gefäße im Weichteilmantel des Auges und der Augenlider, seltener zu Nervenverletzungen. Manchmal kann auch der N. opticus in seinem knöchernen Kanal (Canalis nervi optici) komprimiert werden. Besonders häufig ist der N. infraorbitalis betroffen, der über die Fissura orbitalis inferior und das Foramen infraorbitale in die Wangenregion gelangt. Deswegen ist vor allem die Sensibilitätsprüfung von Unterlid, Wange und Oberlippe von Bedeutung.

Drei der vier Orbitawände grenzen an Nasennebenhöhlen. Bei dem Studenten ist durch die Kontusion des Augapfels der Boden der Orbita zerbrochen.

***Der Boden der Orbita ist gleichzeitig das Dach der Kieferhöhle. Darin verläuft der N. infraorbitalis.***

Dadurch wurden der M. rectus inferior und der M. orbitalis inferior im Bruchspalt eingeklemmt. Das erklärt die Doppelbilder bei der Erstuntersuchung. Bei einer Fraktur der medialen Orbitawand, die zu einem großen Teil von der Lamina papyracea des Os ethmoidale gebildet wird, kann Luft aus den Siebbeinzellen in das orbitale Fettgewebe oder unter die Lidhaut gelangen (Luftemphysem). Dann wäre ein leises Knistern bei der Palpation des Lids zu hören. Bis zur Defektsanierung gilt das Verbot, die Nase zu putzen, und es werden abschwellende Nasentropfen verordnet. Bei Mittelgesichtsfrakturen muss auch immer das Vorliegen einer Liquorfistel überprüft werden. In diesem Fall könnte klares Sekret (Liquor) aus der Nase tropfen. Eine offene Verbindung zwischen Orbita und einer angrenzenden Nasennebenhöhle bedarf aufgrund des gegebenen Infektionsrisikos immer einer Therapie mit Antibiotika.

***Die Lamina papyracea hat ihren Namen verdient. Man kann praktisch durch sie hindurchsehen.***

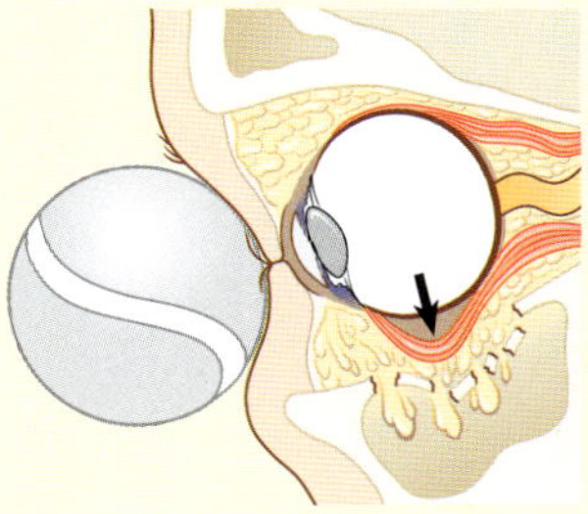

a

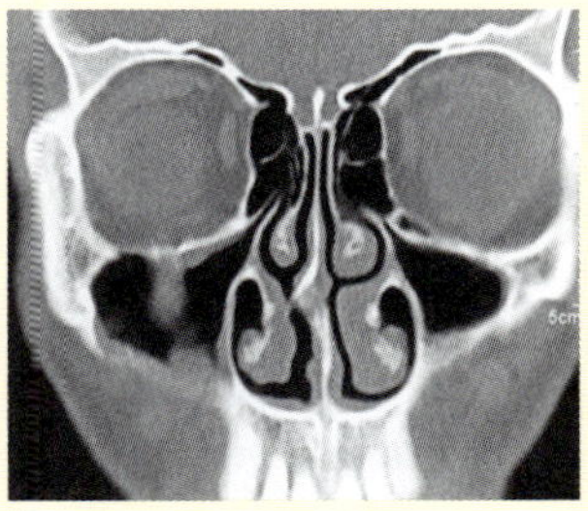

b

**Abb. a Unfallhergang:** Der Ball trifft den Augenbulbus, es kommt zu einer Fraktur des Orbitabodens mit Verlagerung von Orbitainhalt in die Kieferhöhle. [S700-L126]

**Abb. b Koronares CT des Schädels:** Fraktur des Orbitabodens rechts mit Verlagerung von Orbitainhalt in die Kieferhöhle. [R349]

# Entwicklung

## Entwicklung 4.–5. Woche

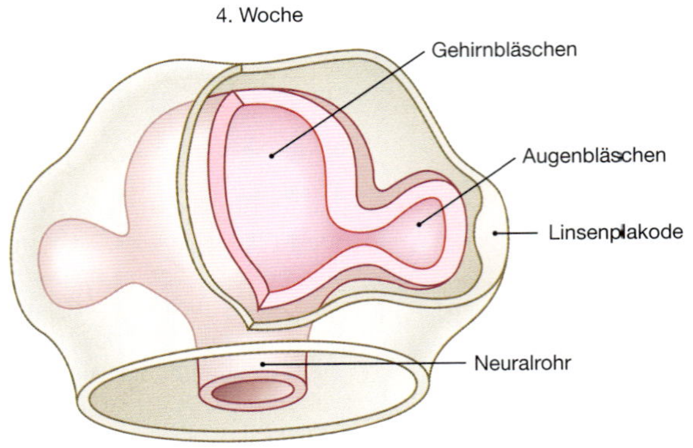


**Abb. 9.1 Augenentwicklung, 4. Woche.** [E838]
In der 4. Woche stülpen sich die Augenbläschen aus dem Diencephalonbereich des Prosencephalons aus. Das Augenbläschen wandert weiter nach außen und induziert im umgebenden Oberflächenektoderm die Ausbildung einer Linsenplakode.

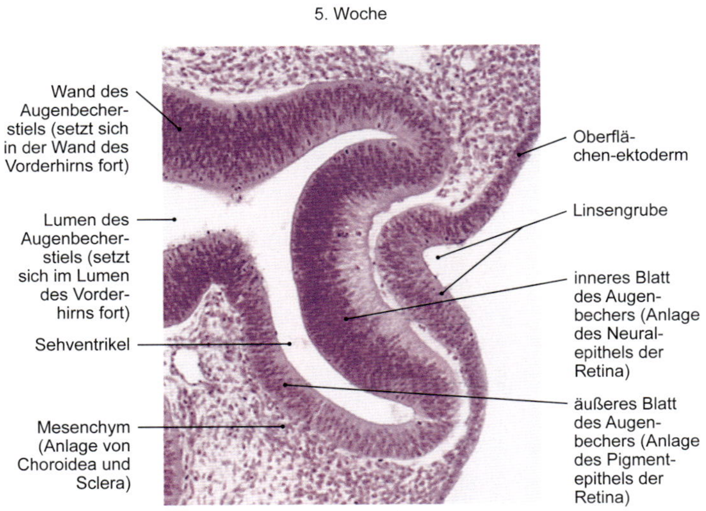


**Abb. 9.2 Augenentwicklung, 5. Woche;** mikroskopischer Sagittalschnitt. [E347-09]
Die Abbildung zeigt das bereits zur Becherform eingestülpte Augenbläschen, das engen Kontakt zur Linsenplakode hat. Der Sehventrikel zwischen den beiden Blättern des Augenbechers (Vorläufer der Retina) und im Augenbecherstiel (Vorläufer des N. opticus [II]) ist noch relativ weit.

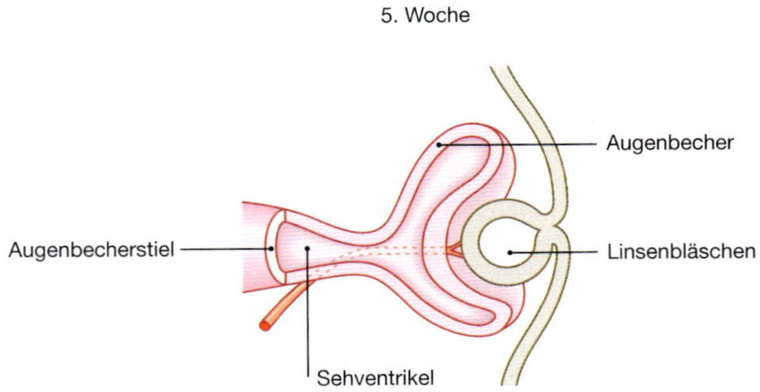


**Abb. 9.3 Augenentwicklung, 5. Woche.** [E838]
Das Linsenbläschen kugelt sich aus dem Oberflächenektoderm ab und wird vom Augenbläschen seitlich umwachsen, sodass um das Linsenbläschen aus dem Augenbläschen der Augenbecher entsteht. Über einen schmalen Gang, den ehemaligen Sulcus opticus, ist der Augenbecher noch mit dem Zwischenhirn verbunden.

### Struktur und Funktion

**Augenentwicklung**
Die Entwicklung des Auges beginnt Anfang der 4. Woche mit einer Ausstülpung des Augenbläschens aus dem Diencephalonbereich des Prosencephalons. Bereits nach kurzer Zeit wird der vordere Pol zum Augenbecher eingestülpt. Aus dem äußeren Blatt des Bechers wird im hinteren Augensegment das retinale Pigmentepithel, vorne entstehen daraus die Epithelien von Ziliarkörper und Iris. Das innere Blatt differenziert sich zur Retina. An der Kontaktstelle zwischen Augenbecher und Oberflächenektoderm schnürt sich das Linsenbläschen ab, das sich in die Tiefe verlagert. Aus dem Ektoderm gehen ferner die Epithelien von Cornea und Conjunctiva hervor. Die meisten anderen Anteile der mittleren und der äußeren Augenhaut sind mesenchymalen Ursprungs. Die Linsenanlage ist zunächst noch von einem Blutgefäßnetz (u. a. aus der A. hyaloidea) umsponnen, das später verloren geht. Der proximale Stumpf der A. hyaloidea wird zur A. centralis retinae.

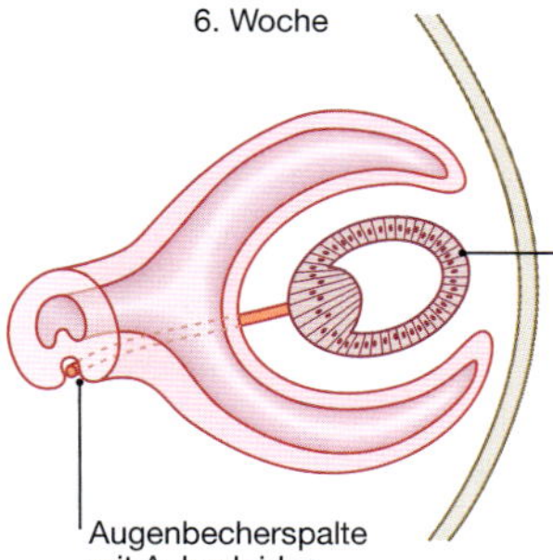


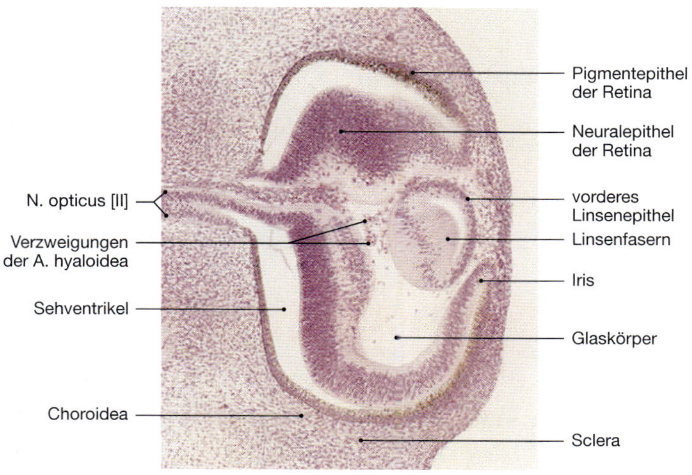


**Abb. 9.4 Augenentwicklung, 6. Woche.** [E838]
Am tiefsten Punkt des Augenbechers entwickelt sich eine längliche Furche, die Augenbecherspalte. In ihr bilden sich Blutgefäße, umgeben von den ersten Nervenfasern des späteren N. opticus [II]. Die Blutgefäße versorgen im Rahmen der Entwicklung als A. und V. hyaloidea das Innere des Augenbechers. Im 7. Monat bilden sich die Gefäße im Augenbecher zurück; im N. opticus bleiben die Gefäße als A. und V. centralis retinae jedoch erhalten.

**Abb. 9.5 Augenentwicklung, 6. Woche;** mikroskopischer Sagittalschnitt. [E347-09]
In der 6. Woche bilden sich die Linsenfasern durch Verlängerung der Epithelzellen in der hinteren Wand des Linsenbläschens.

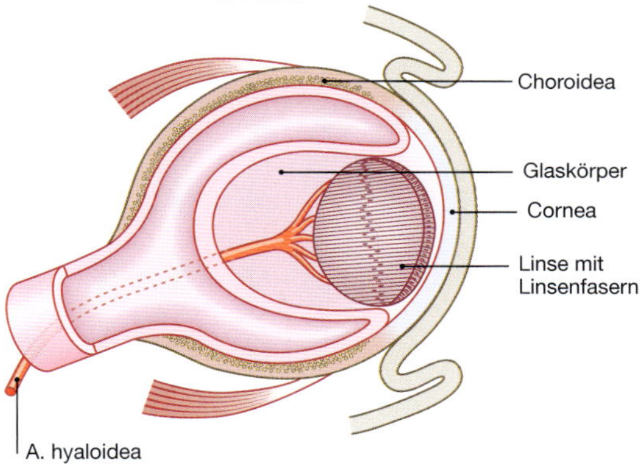


**Abb. 9.6 Augenentwicklung, 8. Woche.** [E838]

Durch die Augenbecherspalte wandern Mesenchymzellen ein, die den Glaskörper (Corpus vitreum), eine gelartige Substanz mit feinen Fasern, ausbilden. Der Glaskörper gibt dem Augenbulbus seine feste Form.

## Klinik

**Entwicklungsstörungen** des Auges sind relativ selten. Angeborene Blindheit tritt mit einer Inzidenz von 20 pro 100.000 Lebendgeborene auf. Meist geht sie mit anderen (geistigen) Behinderungen einher. Es kann vorkommen, dass Reste der A. hyaloidea persistieren, die von der Sehnervpapille in den Glaskörper oder sogar bis zur Linse reichen und eine Trübung der Linse bewirken können. Meist ist die **Persistenz der A. hyaloidea** aber ohne klinische Bedeutung. Unter **Zyklopie** (Zyklopenäugigkeit) versteht man die mehr oder weniger vollständige Verschmelzung der Augen (→ Abbildung). Sie gehört zu den Gesichts- und Augenfehlbildungen. Das angeborene Fehlen aller Augenstrukturen bezeichnet man als **Anophthalmie.**

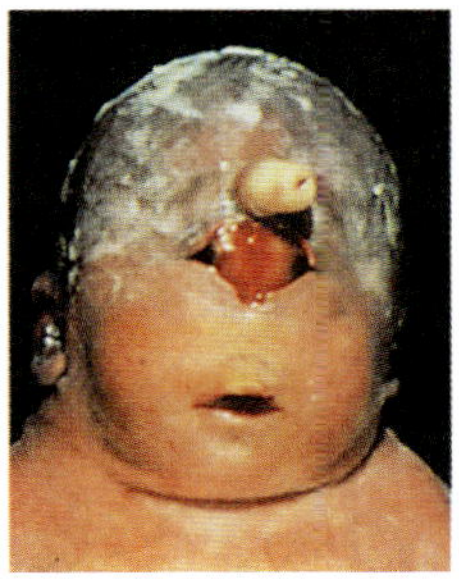

**Männliches Neugeborenes mit Zyklopie.** Die Zyklopie ist eine Gesichts- und Augenfehlbildung, bei der ein rüsselartiger Nasenfortsatz oberhalb eines verschmolzenen Auges ausgebildet ist. [E347-09]

## Knöcherne Augenhöhle

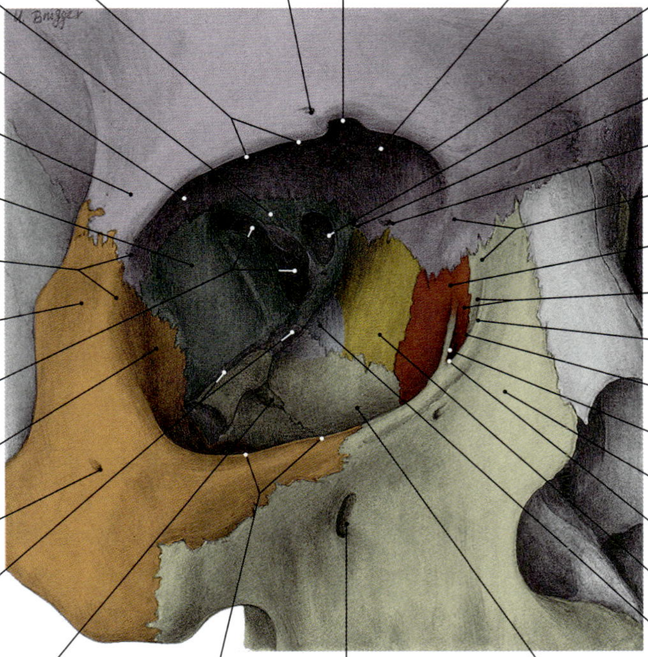


**Abb. 9.7 Augenhöhle, Orbita, rechts;** Ansicht von schräg vorne; Farbtafel siehe S. XII. [S700]
Die Wände der Orbita werden von 7 Knochen (Os frontale, Os ethmoidale, Os lacrimale, Os palatinum, Maxilla, Os sphenoidale und Os zygomaticum) gebildet. Die Paries lateralis grenzt an die Fossa temporalis, die Paries medialis hat Beziehung zu den Siebbeinzellen und zur Nasenhöhle. Im hinteren Abschnitt bestehen enge topographische Beziehungen zur mittleren Schädelgrube, zum Canalis opticus und zur Fossa pterygopalatina.

* Diese Stellen können als Foraminae oder Incisurae ausgebildet sein.

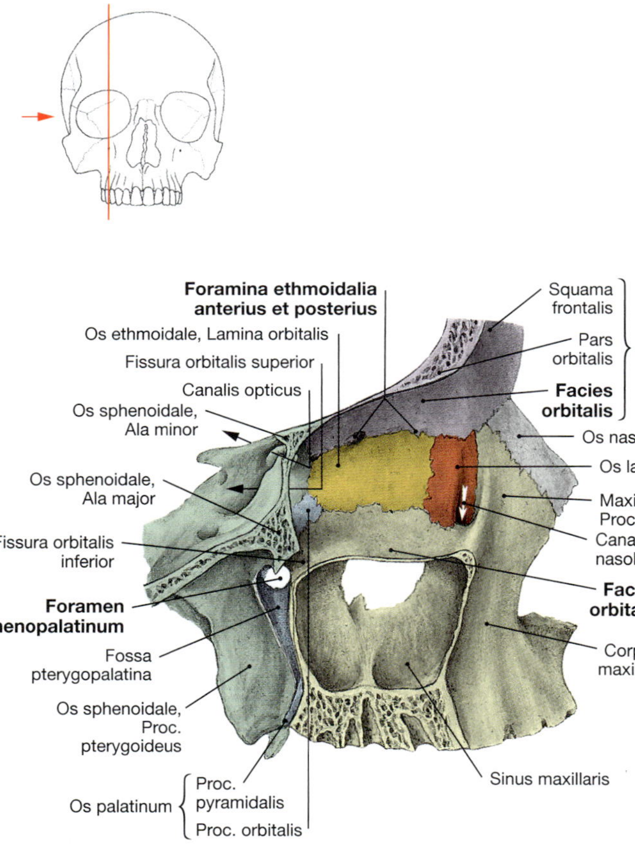


**Abb. 9.8 Mediale Wand der Augenhöhle, Paries medialis orbitae, rechts;** Ansicht von lateral; Farbtafel siehe S. XII. [S700]

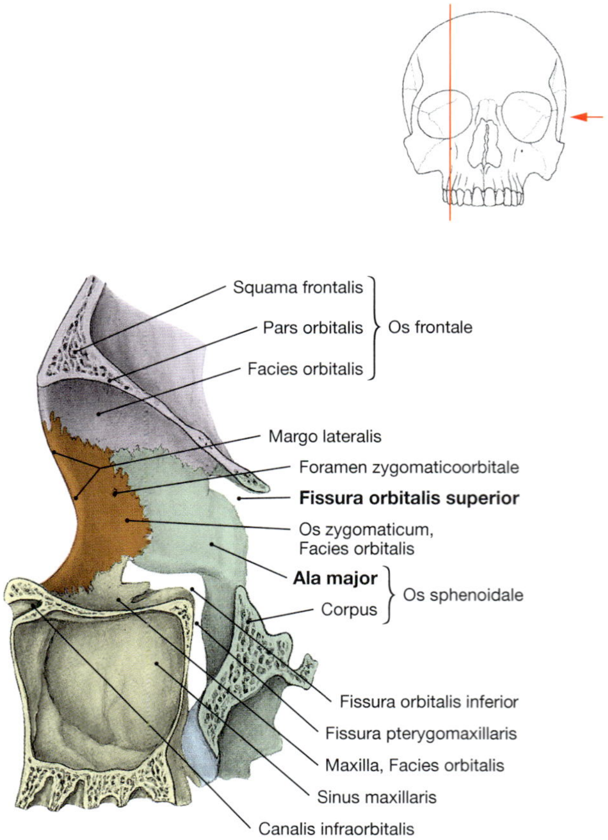


**Abb. 9.9 Laterale Wand der Augenhöhle, Paries lateralis orbitae, rechts;** Ansicht von medial; Farbtafel siehe S. XII. [S700]

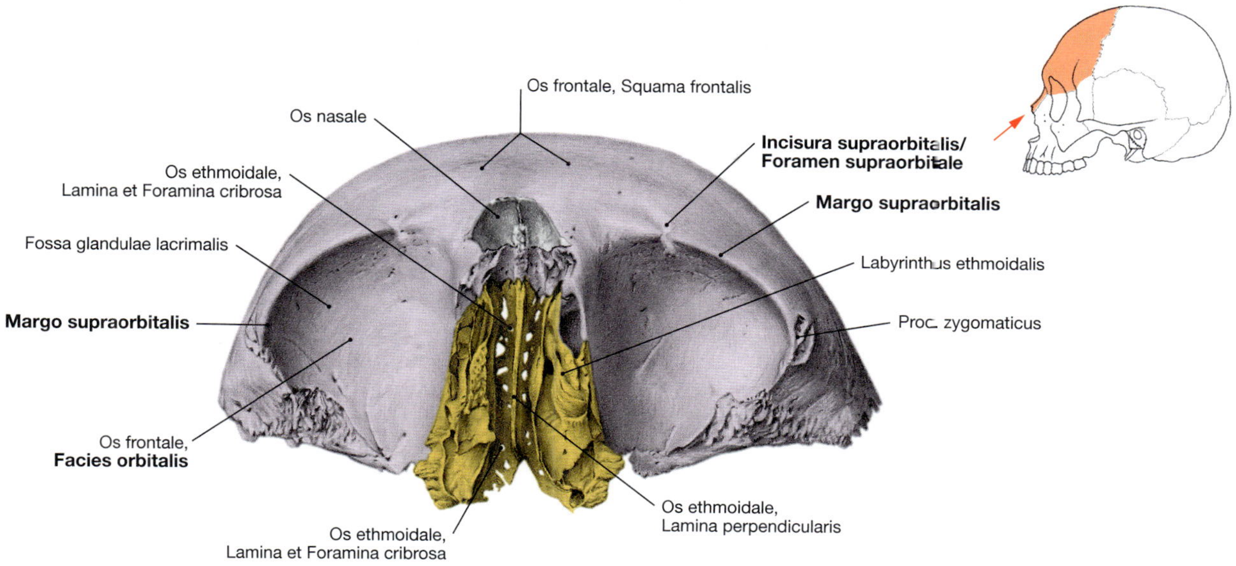


**Abb. 9.10 Dach der Augenhöhle, Paries superior orbitae;** Ansicht von unten; Farbtafel siehe S. XII. [S700]
Das Dach der Orbita ist gleichzeitig der Boden der vorderen Schädelgrube und von Teilen des Sinus frontalis. Sämtliche Knochen des Labyrinthus ethmoidalis sind extrem dünn und können im Rahmen chirurgischer Eingriffe leicht frakturiert werden.

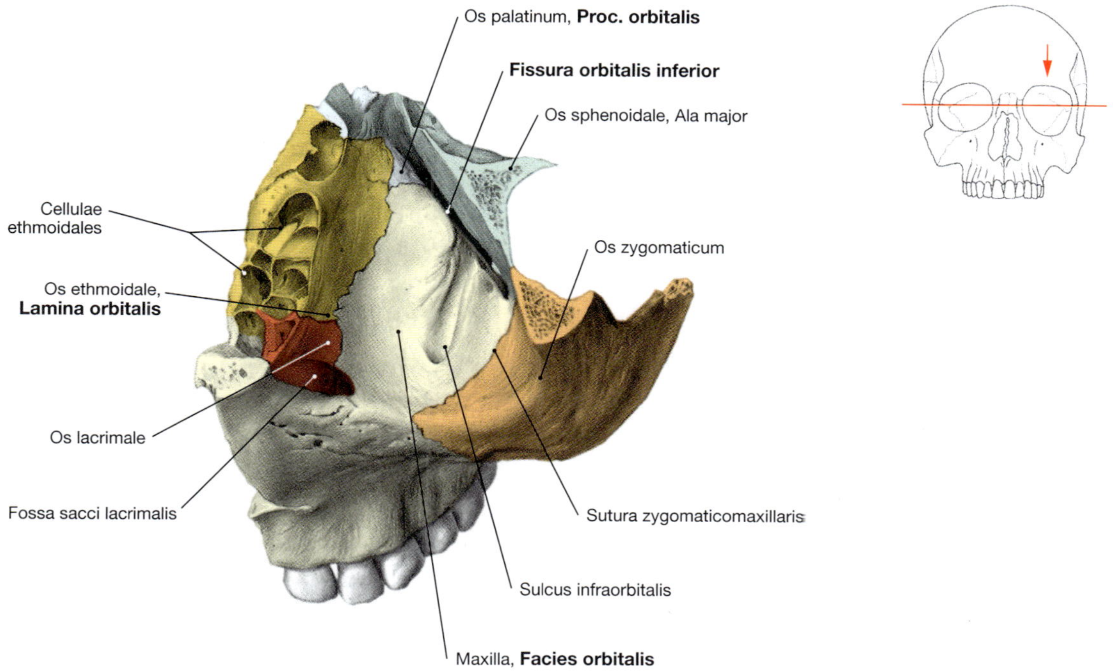


**Abb. 9.11 Boden der Augenhöhle, Paries inferior orbitae, links;** Ansicht von oben; Farbtafel siehe S. XII. [S700]
Der Orbitaboden ist gleichzeitig das Dach des Sinus maxillaris. In seinem hinteren Abschnitt liegt der Sulcus infraorbitalis, der sich im vorderen Abschnitt in einen knöchernen Kanal durch die Maxilla fortsetzt und als Foramen infraorbitale (nicht sichtbar) unterhalb der Orbita mündet.

## Klinik

Obwohl die mediale knöcherne Orbitawand papierdünn ist (daher Lamina papyracea), kommt es bei stumpfer Gewalteinwirkung auf den Augenbulbus (z. B. wenn ein Tennisball zentral auf die Orbita trifft) meist zu einer Fraktur des Orbitabodens (sog. **Blow-out-Fraktur,** → Abbildung). Dabei können intraorbitale Strukturen (Mm. rectus inferior und obliquus inferior) im Frakturspalt eingeklemmt oder ganz in den Sinus maxillaris verlagert werden **(Orbitalhernie).** Durch Einschränkung der Bulbusbeweglichkeit können Doppelbilder, ein Enophthalmus oder eine Blickparese nach oben resultieren. Bei Beteiligung des im Orbitaboden verlaufenden N. infraorbitalis kommt es zu **Sensibilitätsstörungen** im Bereich der Gesichtshaut des Oberkiefers.

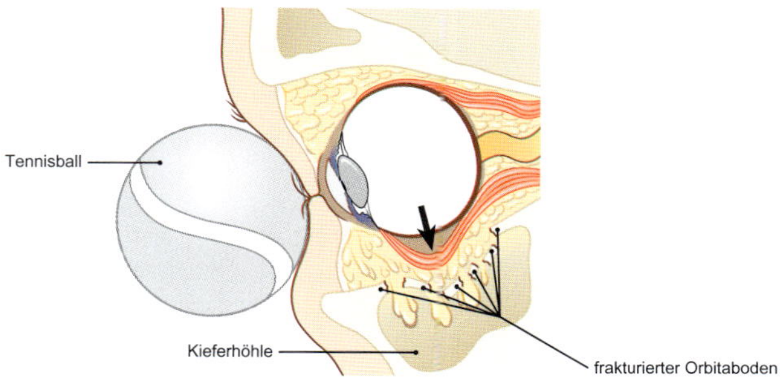


[S700-L126]

# Lider

## Lider und äußeres Auge

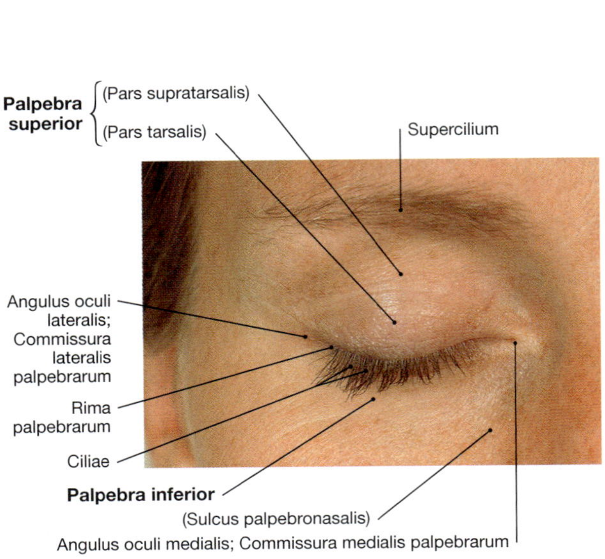


**Abb. 9.12 Auge, Oculus, rechts, bei geschlossener Lidspalte.** [S700]
Im Durchschnitt blinzelt der Mensch 20- bis 30-mal pro Minute. Mit jedem Lidschluss wird der Tränenfilm auf der Augenoberfläche verteilt. Dabei erfolgt die Kontraktion des M. orbicularis oculi zeitversetzt von temporal nach nasal, sodass es zu einer Wischbewegung in Richtung des nasalen Lidwinkels kommt. Mechanische Reize (z. B. plötzlicher Luftzug, Staubkorn, Fliege) führen zum Lidschlussreflex, der dem Schutz der Augenoberfläche dient.

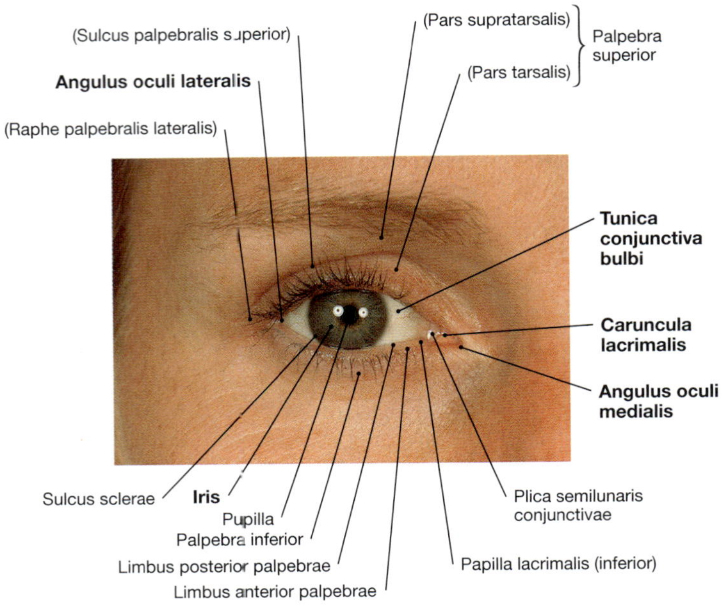


**Abb. 9.13 Auge, Oculus, rechts, bei geöffneter Lidspalte.** [S700]
Die Weite der normalen Lidspalte beträgt beim Erwachsenen zwischen 6 und 10 mm, der Abstand zwischen temporalem und nasalem Lidwinkel 28–30 mm.

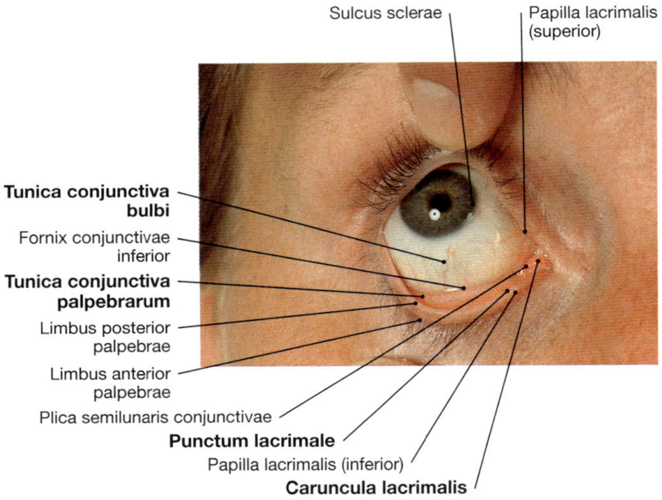


**Abb. 9.14 Auge, Oculus, rechts, mit abgehobenem Ober- und Unterlid.** [S700]
Mit Ausnahme der Hornhaut sind der Augenbulbus im Bereich der Augenoberfläche und die zum Bulbus gerichtete Seite der Augenlider von Bindehaut (Conjunctiva) überzogen, einer gefäßführenden, aber sonst durchsichtigen dünnen Schleimhautschicht.

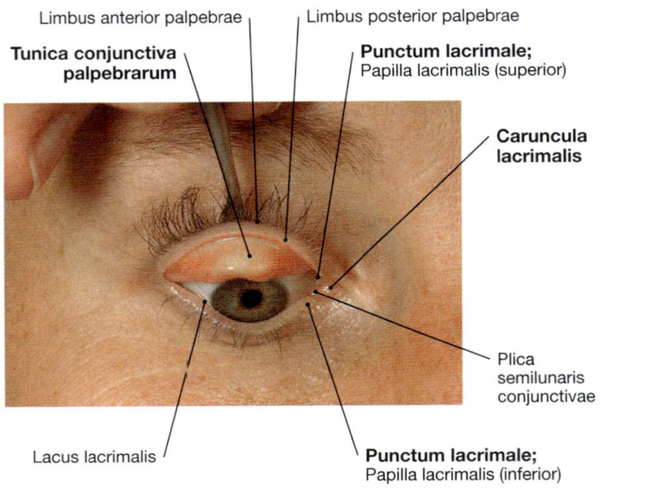


**Abb. 9.15 Auge, Oculus, rechts, mit ektropioniertem Oberlid.** [S700]
Im Bereich der Lidrückseite spricht man von Conjunctiva palpebrae, auf dem Augenbulbus von Conjunctiva bulbi und im Bereich der Umschlagfalte beider Bindehautblätter von Conjunctiva fornicis. Letztere wird auch als Bindehautsack bezeichnet. In den unteren Bindehautsack können Medikamente eingetropft werden.

### Klinik

Eine Reihe von Erkrankungen geht mit einer **Verengung** oder einer **Erweiterung der Lidspalte** einher. So führt eine Schädigung des Sympathicus zur Lähmung des M. tarsalis superior im Augenlid und damit zu einer Verengung der Lidspalte. Eine Okulomotoriusparese äußert sich als Ptose (Herabhängen) des Oberlids durch Lähmung des M. levator palpebrae superioris. Im Gegensatz dazu führt eine Fazialisparese durch Ausfall des M. orbicularis oculi zu einer Lidspaltenerweiterung.

Eine **Entzündung** der Bindehaut (Konjunktivitis) ist besonders bei Kontaktlinsenträgern häufig.
Bei Patienten mit Anämie (Blutarmut) erscheint die Conjunctiva weißlich blass, da durch den Mangel an Erythrozyten die normale Blutgefäßzeichnung fehlt. Der Blick in den Bindehautsack nach Abziehen des Unterlids mit dem Finger des Untersuchers gilt daher als einfaches diagnostisches Hilfsmittel.

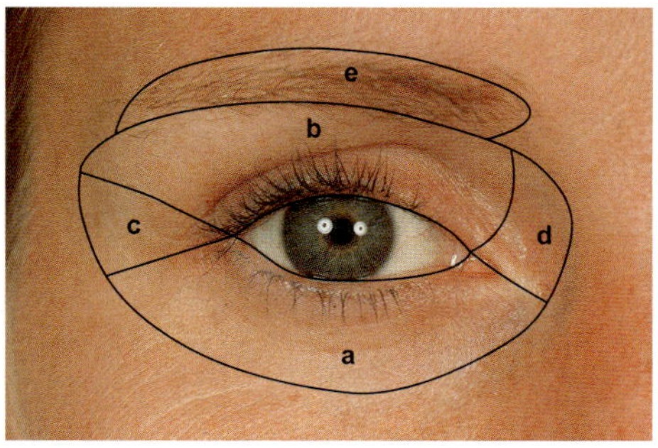


**Abb. 9.16 Hautregionen am Auge, Oculus, rechts.** [S700]/[E1043]
Lid- und Augenregion sind zentrale Elemente des Gesichts. Sie prägen das äußere Erscheinungsbild eines Menschen in besonderem Maße. Das Nachlassen der Elastizität der dünnen Lidhaut im höheren Lebensalter bei gleichzeitig gesteigerter Lebenserwartung führt in den Industrienationen immer mehr Menschen zu plastisch-ästhetischen Lidchirurgen. Letztere unterscheiden aufgrund struktureller Besonderheiten verschiedene Augenregionen:

**a** Unterlidregion.
**b** Oberlidregion.
**c** Temporale Kanthalregion.
**d** Nasale Kanthalregion.
**e** Augenbrauenregion.

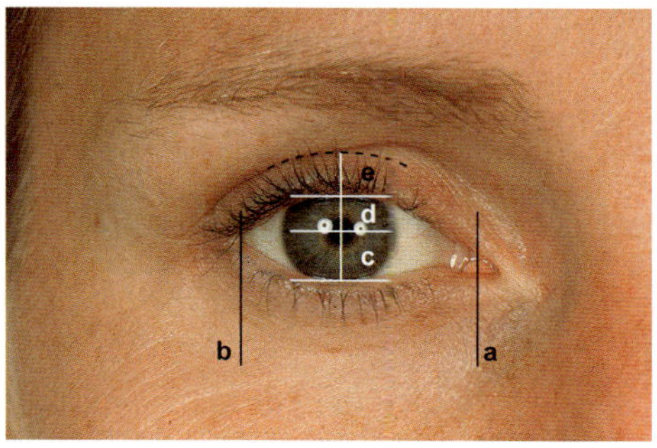


**Abb. 9.17 Palpebrale Breite und Lidspaltenweite am Auge, Oculus, rechts.** [S700]/[E1043]
Die „palpebrale Breite" ist die Distanz zwischen den beiden senkrechten Linien durch den nasalen **(a)** und temporalen **(b)** Lidwinkel. Sie beträgt durchschnittlich zwischen 28 und 30 mm. Die Abstände von der unteren **(c)** und der oberen **(e)** Lidkante zur Pupillenmitte **(d)** werden als „mittlere Reflexstrecken" bezeichnet. Aus diesen beiden Distanzen ergibt sich die „palpebrale Höhe" oder Lidspaltenweite von im Durchschnitt 10–12 mm. Die Distanz zwischen Oberlidkante und Oberlidfalte beträgt durchschnittlich 9–12 mm (Frauen) bzw. 7–9 mm (Männer), kann aber stark variieren und wird oft vom Brauenwulst überdeckt.

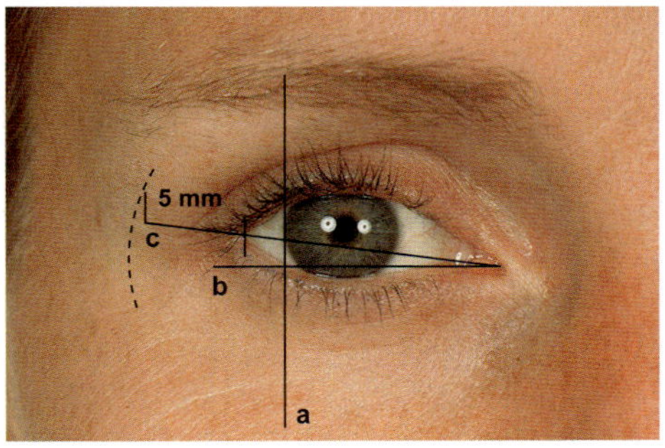


**Abb. 9.18 Proportionen am Auge, Oculus, rechts.** [S700]/[E1043]
Der nasale Lidwinkel sitzt etwas tiefer als der temporale Lidwinkel. Dies wird durch den Winkel zwischen einer Horizontalen **(b)** durch den nasalen Lidwinkel und der Verbindungslinie **(c)** zwischen nasalem und temporalem Lidwinkel deutlich. Der Abstand zwischen temporalem Lidwinkel und äußerer Orbitakante beträgt etwa 5 mm. Der höchste Punkt der Augenbrauenwölbung liegt normalerweise im lateralen Augendrittel und ist durch eine senkrechte Linie **(a)** dargestellt.

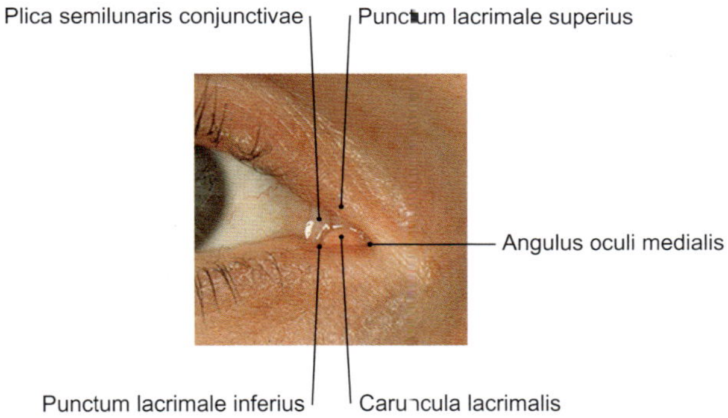


**Abb. 9.19 Nasaler Lidwinkel, Angulus oculi medialis, rechts.** [S700]/[E1043]
Im nasalen Lidwinkel, Angulus oculi medialis (Epicanthus medialis, Commissura medialis palpebrarum), liegt eine kleine halbmondförmige Bindehautfalte, Plica semilunaris conjunctivae, die als 3. Augenlid bezeichnet wird. Beim Menschen und bei den meisten Primaten stellt sie das Rudiment der Nickhaut, Membrana nictitans, dar, die bei vielen Wirbeltieren wie eine Schutzbrille vor das Auge geklappt werden kann. Außerdem befindet sich im nasalen Lidwinkel das Tränenwärzchen, Caruncula lacrimalis. Auch dies ist als modifizierter Teil der Bindehaut anzusehen, in dem Fettgewebe vorkommt. In der bedeckenden Schleimhaut liegen Becherzellen und intraepitheliale muköse Drüsen. Wenige Millimeter vom nasalen Lidwinkel entfernt öffnen sich auf dem Lidrand des Ober- und des Unterlids das obere (Punctum lacrimale superius) und das untere (Punctum lacrimale inferius) Tränenpünktchen. Sie stellen den Eingang in die ableitenden Tränenwege dar (→ Abb. 9.40 ff.). Das Punctum lacrimale inferius liegt beim Erwachsenen ca. 6,5 mm vom inneren Lidwinkel entfernt, das obere Tränenpünktchen nur ca. 6 mm. Beim Lidschluss kommen dadurch beide Pünktchen nicht miteinander in Kontakt. Die Öffnung der Pünktchen ist leicht nach hinten gerichtet.

# Lider

## Aufbau

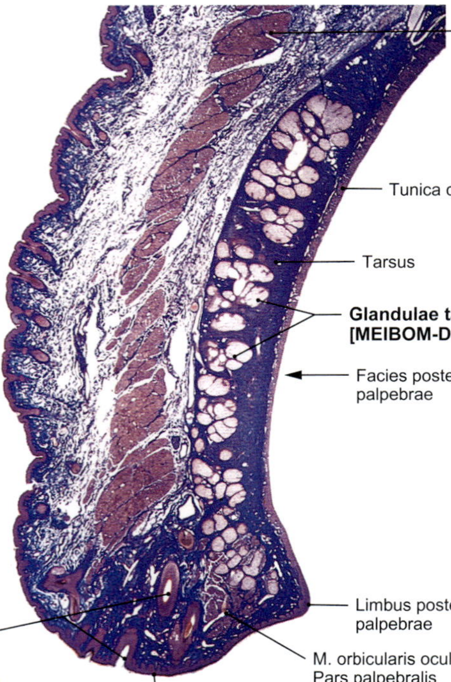


**Abb. 9.20 Oberlid, Palpebra superior;** Fotografie eines mikroskopischen Präparats; Azanfärbung; Sagittalschnitt, Lupenvergrößerung. [S700]

Das Augenlid wird in ein äußeres und ein inneres Blatt unterteilt. Zum äußeren Blatt gehört der quergestreifte M. orbicularis oculi mit seiner Pars palpebralis. Das innere Blatt umfasst die Lidbindehaut (Tunica conjunctiva palpebrarum), die Lidplatte (Tarsus) mit den integrierten MEIBOM-Drüsen (Glandulae tarsales, modifizierte Talgdrüsen) und im Lidrandbereich die aus der Pars palpebralis des M. orbicularis oculi in den Tarsus einstrahlenden Muskelfasern (RIOLAN-Muskel, Fasciculi ciliares).

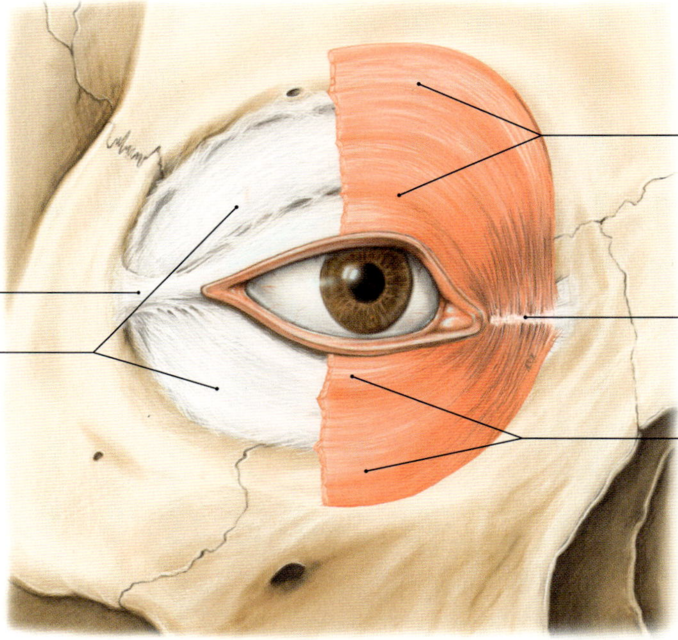


**Abb. 9.21 M. orbicularis oculi, rechts;** Ansicht von vorne, nur die nasale Hälfte des Muskels ist dargestellt. [S700-L285]/[E1043]

Der Orbitaeingang und das Septum orbitale sind von der Pars orbitalis des M. orbicularis oculi zirkulär umgeben. Die Pars palpebralis des Muskels setzt sich in den Augenlidern fort. Der Muskel bildet damit die muskuläre Grundlage von Ober- und Unterlid und dient dem Lidschluss. Sein innerster Teil bildet im Bereich des Lidrandes von Ober- und Unterlid den RIOLAN-Muskel (→ Abb. 9.20).

→ T 1.3

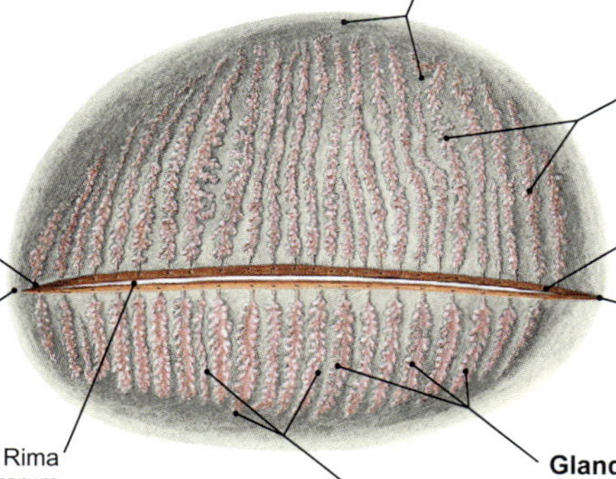


**Abb. 9.22 Augenlider, Palpebrae, rechts;** Ansicht von hinten; Drüsenschläuche der Glandulae tarsales in aufgehelltem Präparat. [S700]

Jedes Lid enthält ca. 25–30 Einzeldrüsen, die jeweils über einen eigenen Ausführungsgang am Lidrand münden.

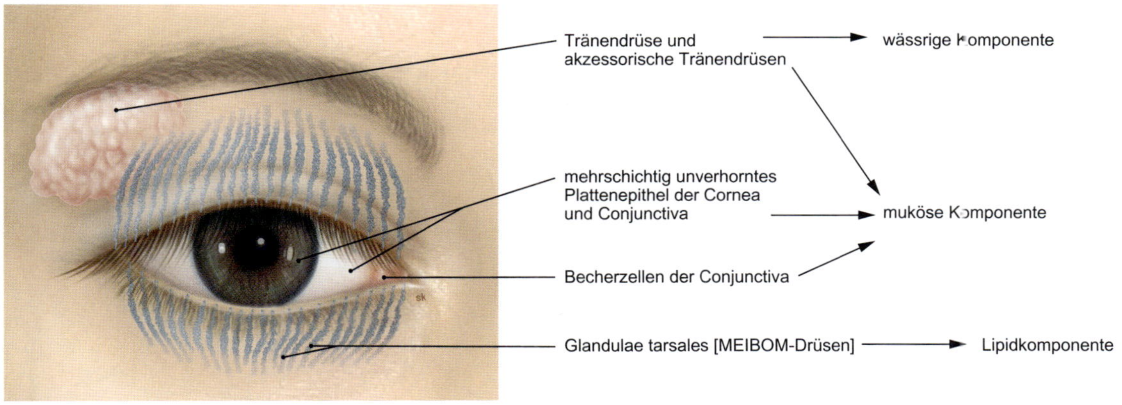


**Abb. 9.23 Strukturen der Augenoberfläche,** die an der Bildung der 3 Komponenten des Tränenfilms beteiligt sind; schematische Darstellung. [S700-L238]

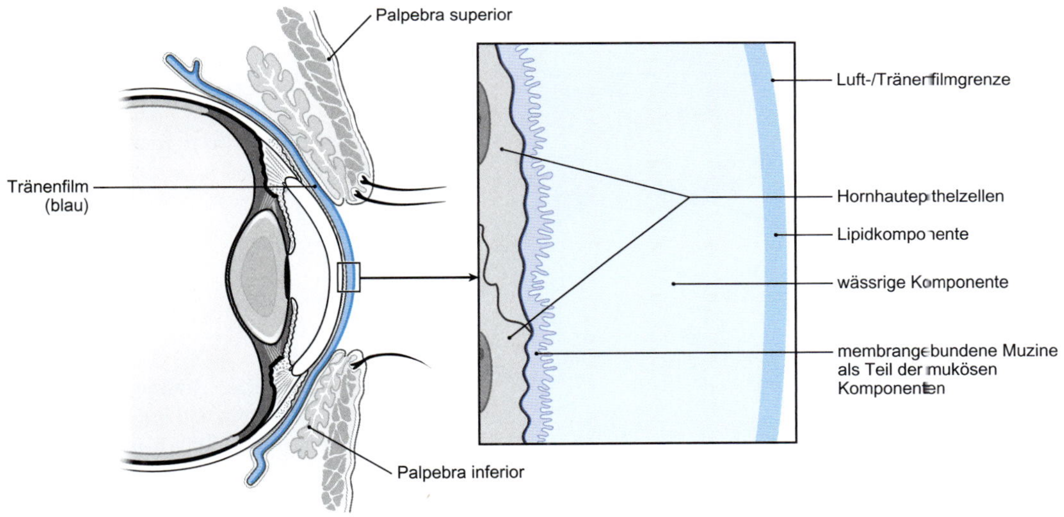


**Abb. 9.24 Tränenfilm;** schematisches Modell. [S700-L126]/[T419/P310]

Der Tränenfilm besteht zum größten Teil aus Wasser (> 99 %). Er befeuchtet die Epithelien von Hornhaut und Bindehaut als bis zu 40 µm dicker Flüssigkeitsfilm und bildet eine refraktive Oberfläche. Der Tränenfilm stellt somit eine isotonische Elektrolytlösung dar, in der außer Wasser und Elektrolyten Lipide und zahlreiche Peptide und Proteine (> 1500) vorkommen, die eine Barriere gegen pathogene Mikroorganismen bilden. Er kann in 3 Komponenten unterteilt werden: eine oberflächliche Lipidkomponente, die der Verdunstung der darunter liegenden wässrigen Komponente entgegenwirkt. Letztere ist über membrangebundene Muzine als Teil der mukösen Komponente an den Epithelzellen von Horn- und Bindehaut fixiert.

## Tränenfilm und M. orbicularis oculi



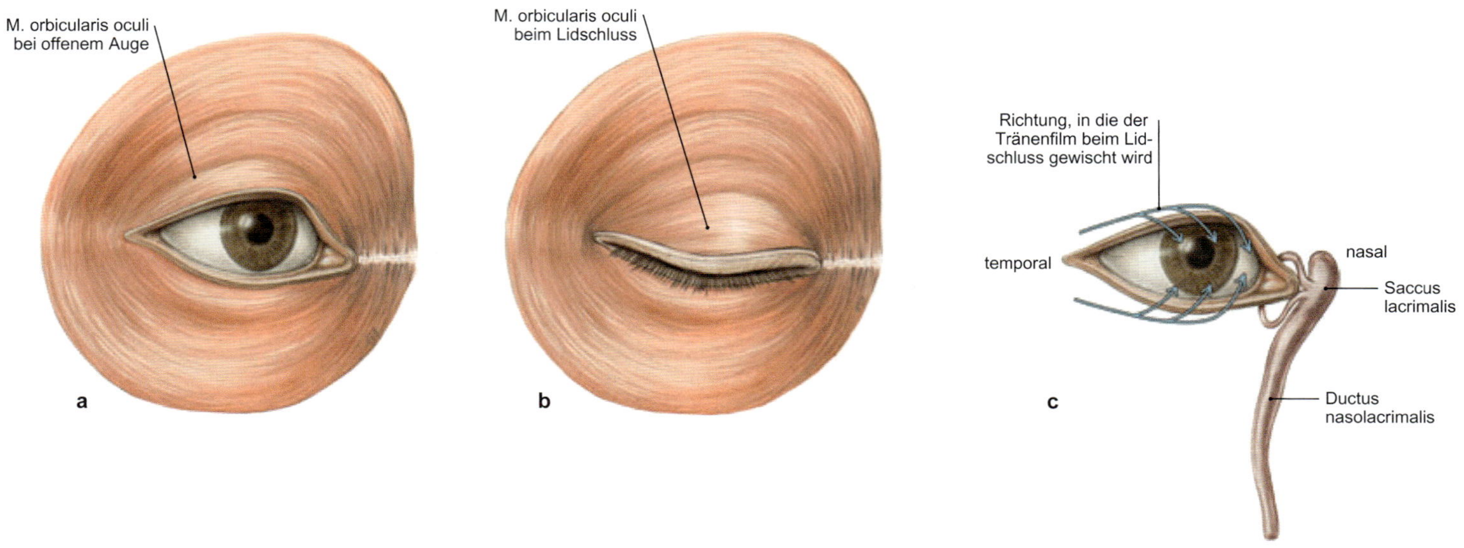


**Abb. 9.25a–c Bewegung des Tränenfilms.** [S700-L285]/[T419/P310]
**a** Der Tränenfilm befeuchtet die Epithelien von Hornhaut und Bindehaut und gewährleistet die Abwehr auf der Augenoberfläche.
**b** Befeuchtung und Abwehr werden dadurch gewährleistet, dass der dünne Tränenfilm ständig neu durch den Lidschlag aufgebaut wird. Dabei wird der Tränenfilm durch die Anordnung der Muskelfasern des M. orbicularis oculi funktionell leicht zeitversetzt von temporal nach nasal transportiert.
**c** Die „verbrauchte" Tränenflüssigkeit wird letztlich in Richtung auf den nasalen Lidwinkel „gewischt". Hier entsteht ein Tränensee (Lacus lacrimalis), der über das obere und untere Tränenpünktchen in die ableitenden Tränenwege bei jedem Lidschlag aufgenommen und abtransportiert wird.

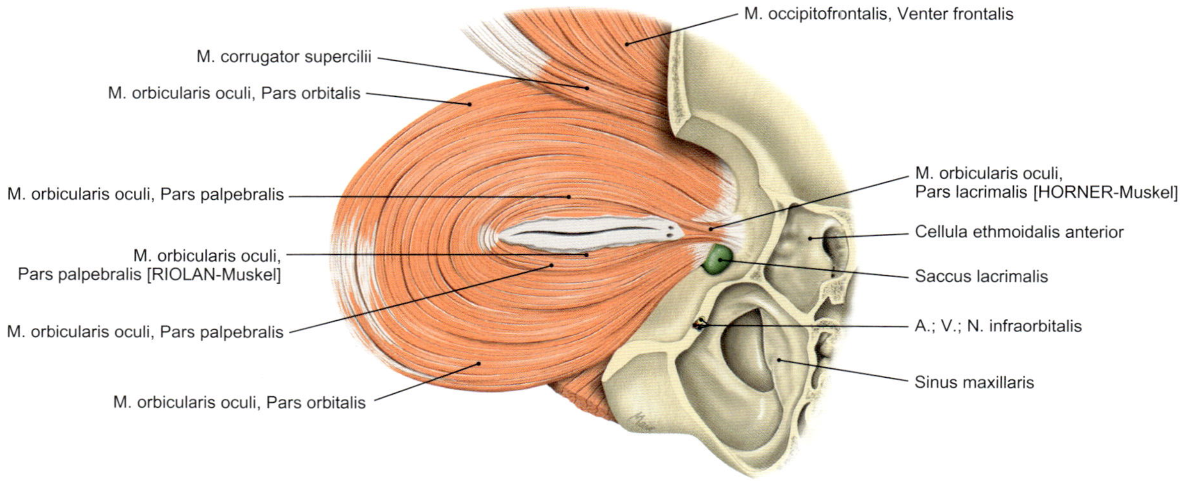


**Abb. 9.26 M. orbicularis oculi, links;** Ansicht von hinten. [S700-L127]/[E633-002]
Im nasalen Lidwinkel erkennt man die Pars lacrimalis des Muskels (HORNER-Muskel), die für den Tränenabfluss von Bedeutung ist.
Der M. orbicularis oculi besteht aus 3 Anteilen:
- Die **Pars orbitalis** dient dem festen willkürlichen Verschluss des Auges (Zukneifen).
- Eine Kontraktion der **Pars palpebralis** löst den Lidschluss aus (Blinzeln), der willkürlich möglich ist, meist aber unwillkürlich abläuft.
- Die **Pars lacrimalis** (HORNER-Muskel) ist um die Tränenkanälchen herum angeordnet und für den Tränenabfluss essenziell. Beim Lidschluss tauchen die beiden **Tränenpünktchen** (Puncta lacrimalia: Punctum lacrimale superius und Punctum lacrimale inferius) im Bereich des nasalen Lidrand-Drittels in den Tränensee (Lacus lacrimalis) ein. Man vermutet, dass durch Kontraktion der Pars lacrimalis eine Art Sog aufgebaut wird (Druck-Saug-Pumpe). Die Tränenflüssigkeit wird über die Tränenpünktchen durch das obere und untere Tränenkanälchen (Canaliculi lacrimales superior und inferior) in den Tränensack (Saccus lacrimalis) gesogen. Das untere Tränenkanälchen transportiert den größten Teil der Tränenflüssigkeit.

→T 1.3

### Klinik

**Verletzungen des N. facialis [VII]** führen u.a. zur Lähmung des M. orbicularis oculi. Das Auge kann nicht mehr geschlossen werden **(Lagophthalmus).** Wenn der Patient das Auge schließen soll, dreht sich der Augenbulbus ganz normal nach oben (die äußeren Augenmuskeln sind intakt), sodass man nur noch die weiße Sclera sieht (**BELL-Phänomen;** → Abb. 12.152). Durch den fehlenden Lidschluss verteilt sich der Tränenfilm nicht mehr auf der Augenoberfläche und reißt auf. Die Hornhaut trocknet nach kurzer Zeit aus und trübt ein. Der Patient kann auf dem betreffenden Auge nicht mehr sehen. Der fehlende Lidschluss stellt bei einer peripheren Fazialisparese das größte therapeutische Problem dar.

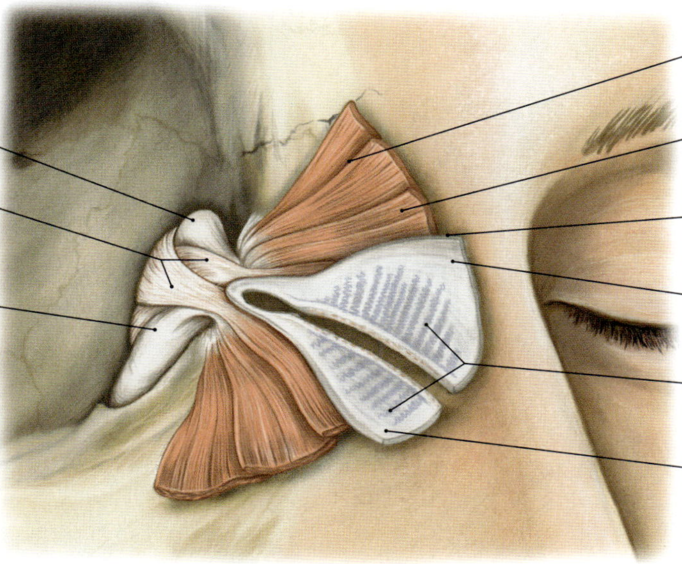


**Abb. 9.27 M. orbicularis oculi und Augenlider, Palpebrae; abgetrennt und nach außen umgeschlagen, rechts.** [S700-L285]/[E1043]
Die Pars lacrimalis des M. orbicularis oculi (HORNER-Muskel) umgreift die Tränenkanälchen, Canaliculi lacrimales (nicht sichtbar, da vom Muskel umgeben, → Abb. 9.28), von hinten und zieht zur Rückseite des Tränensacks, Saccus lacrimalis (→ Abb. 9.26 und → Abb. 9.43). Dabei durchflechten sich die Fasern der Pars lacrimalis des Oberlids, Palpebra superior, mit denen des Unterlids, Palpebra inferior. Die Pars lacrimalis des M. orbicularis oculi (HORNER-Muskel) ist für den Tränentransport durch die Tränenkanälchen essenziell. Die als „Tränenpumpe" bezeichnete Funktion ist nicht endgültig verstanden. Man geht davon aus, dass über die um die Canaliculi geschlungenen Muskelfasern der Pars lacrimalis ein „Druck-Saug-Effekt" zustande kommt. Die Muskelfasern inserieren über kleine Sehnen am Septum lacrimale der hinteren Tränensackwand, sodass sich bei ihrer Kontraktion das Lumen des Tränensacks erweitert. Auf der Rückseite der Augenlider schimmern die Glandulae tarsales, MEIBOM-Drüsen, durch.

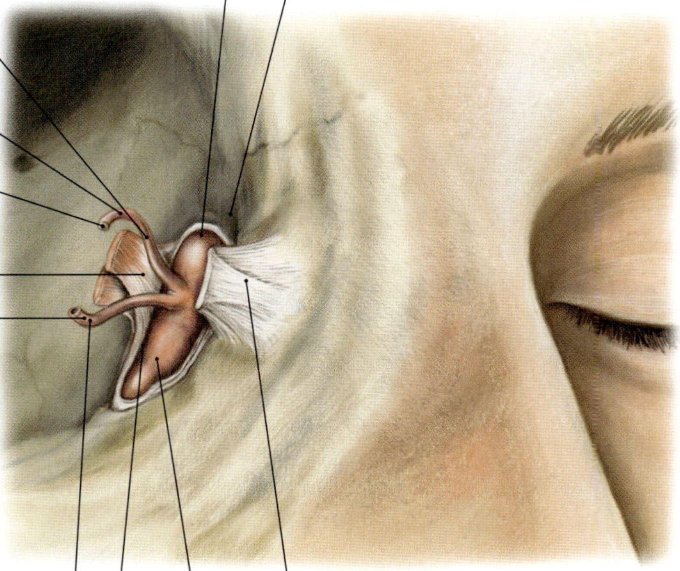


**Abb. 9.28 M. orbicularis oculi, Pars lacrimalis, Tränenkanälchen, Canaliculi lacrimales, Tränensack, Saccus lacrimalis, und mediales Lidbändchen, Lig. palpebrale mediale; rechts.** [S700-L285]/[E1043]
Im nasalen Lidwinkel erkennt man die abgetrennte Pars lacrimalis des M. orbicularis oculi (HORNER-Muskel), die für den Tränenabfluss von Bedeutung ist. Sie umgibt das obere (Canaliculus lacrimalis superior) und untere (Canaliculus lacrimalis inferior) Tränenkanälchen, ist aber so gekürzt, dass man sieht, wie die Pars lacrimalis auf die Rückseite des Tränensacks, Saccus lacrimalis, zieht und dort inseriert. Vor dem Tränensack verläuft das mediale Lidbändchen, Lig. palpebrale mediale, das kurz vor dem Vorderrand der Fossa lacrimalis am Knochen befestigt ist (→ Abb. 9.43).

## Augenhöhleneingang mit Blutversorgung und Innervation

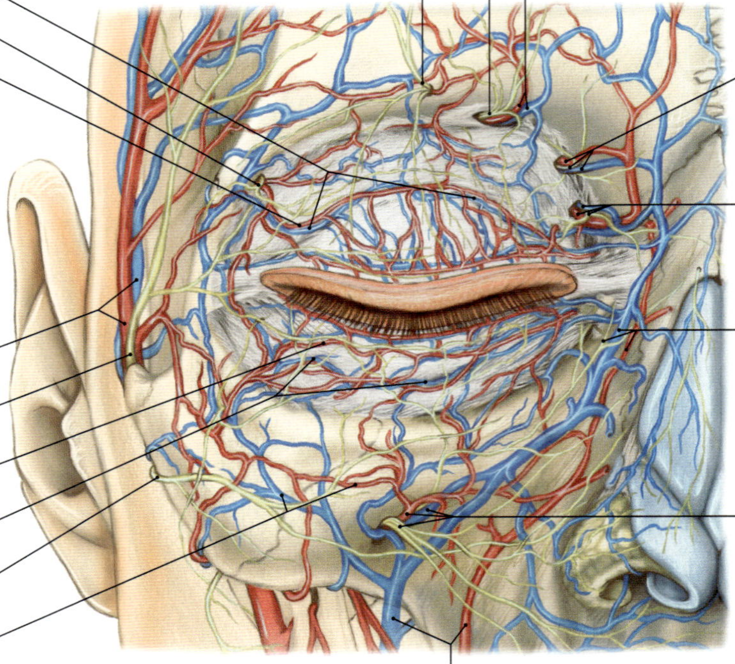


**Abb. 9.29 Arterien, Venen und Nerven des Augenhöhleneingangs, Aditus orbitalis, und der periorbitalen Region, rechts;** Ansicht von vorne. [S700-L285]/[E1043]
Die Orbita ist oberhalb des Septum orbitale von einem zirkulären arteriellen Gefäßkranz umgeben, der von den Arcus palpebrales superior und inferior gebildet wird. Der Gefäßkranz wird von zahlreichen Arterien aus dem **Versorgungsgebiet der A. carotis interna** (A. supraorbitalis, Aa. palpebrales laterales der A. lacrimalis, Aa. palpebrales mediales) und der **A. carotis externa** (A. facialis, A. angularis, A. infraorbitalis, A. temporalis superficialis, A. zygomaticoorbitalis) gespeist. Die Nn. supra- und infraorbitalis, Äste des N. ophthalmicus [V/1] bzw. des N. maxillaris [V/2], verlassen die Orbita durch die gleichnamigen Foramina (der N. supraorbitalis kann die Orbita auch durch eine Incisura supraorbitalis verlassen). An diesen Nervenaustrittspunkten wird die Sensibilität des N. ophthalmicus [V/1] und des N. maxillaris [V/2] geprüft.

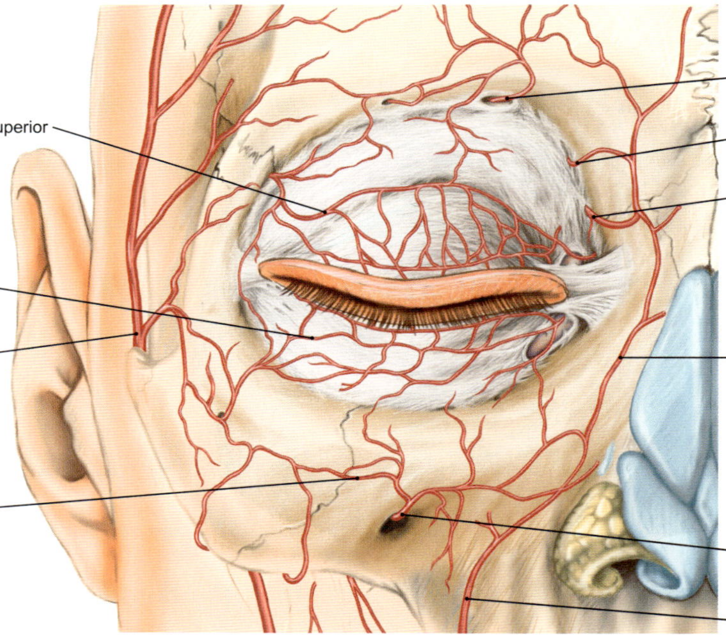


**Abb. 9.30 Arterien des Augenhöhleneingangs, Aditus orbitalis, und der periorbitalen Region, rechts;** Ansicht von vorne. [S700-L285]/[E1043]
Die Orbita ist oberhalb des Septum orbitale von einem zirkulären arteriellen Gefäßkranz umgeben, der von den Arcus palpebrales superior und inferior gebildet wird. Der Gefäßkranz wird von zahlreichen Arterien aus dem **Versorgungsgebiet der A. carotis interna** (A. supraorbitalis, Aa. palpebrales laterales der A. lacrimalis, Aa. palpebrales mediales) und der **A. carotis externa** (A. facialis, A. angularis, A. infraorbitalis, A. temporalis superficialis, A. zygomaticoorbitalis) gespeist.

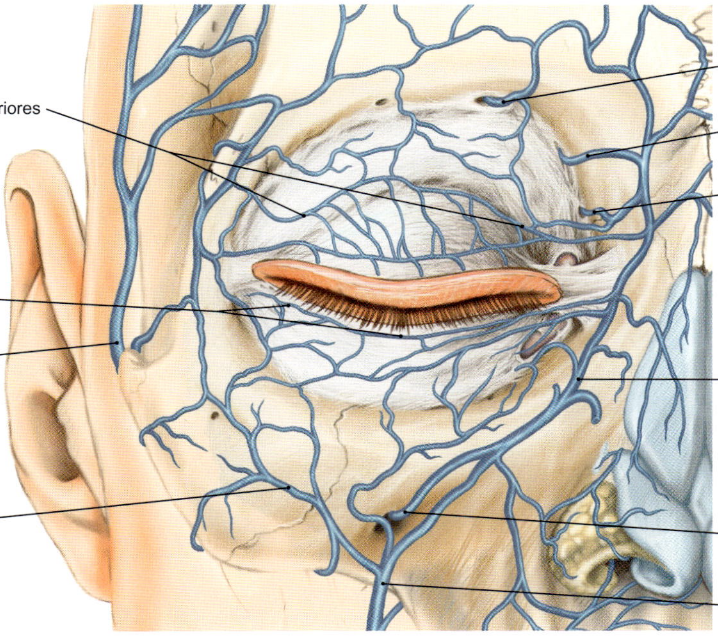


**Abb. 9.31 Venen des Augenhöhleneingangs, Aditus orbitalis, und der periorbitalen Region, rechts;** Ansicht von vorne. [S700-L285]/[E1043]

Das venöse Blut wird aus der Lidregion über die Vv. palpebrales superiores und inferiores zur V. temporalis superficialis, zur V. transversa faciei und zur **V. facialis** drainiert. Nasal gelangt das Blut aufgrund des Fehlens von Venenklappen in die Vv. angularis, infra- und supratrochlearis und supraorbitalis und somit **über die Orbita zum Sinus cavernosus**.

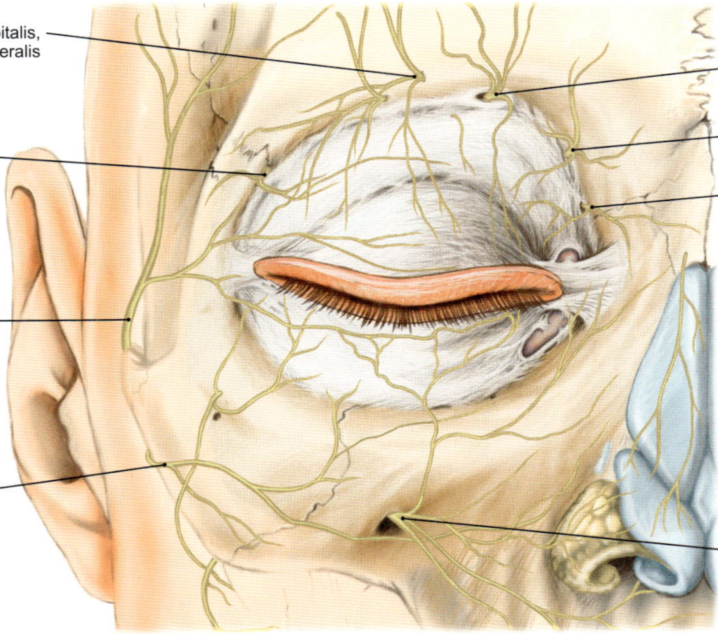


**Abb. 9.32 Nerven des Augenhöhleneingangs, Aditus orbitalis, und der periorbitalen Region, rechts;** Ansicht von vorne. [S700-L285]/[E1043]

Die Nn. supra- und infraorbitalis, Äste des N. ophthalmicus [V/1] bzw. des N. maxillaris [V/2], verlassen die Orbita durch die gleichnamigen Foramina (der N. supraorbitalis kann die Orbita auch durch eine Incisura supraorbitalis verlassen). An diesen **Nervenaustrittspunkten** wird die Sensibilität des N. ophthalmicus [V/1] und des N. maxillaris [V/2] geprüft (Trigeminusdruckpunkte).

## Klinik

Als Hagelkorn **(Chalazion)** wird eine von einer MEIBOM-Drüse ausgehende granulomatöse Entzündung bezeichnet, deren Ursache meist eine Verstopfung des Drüsenausführungsgangs ist. Knapp unterhalb der Lidkante kann dabei eine traubenkern- bis haselnussgroße, schmerzlose und nicht verschiebliche Auftreibung getastet werden (→ Abb. a).

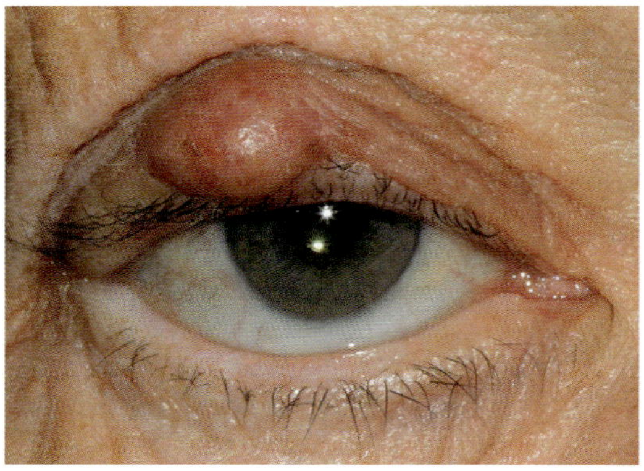

**a Hagelkorn, Chalazion, am Oberlid, Palpebra superior.** [S700-T867]

Die Auswärtskippung eines Augenlids mit Abhebung von der Augenoberfläche wird als **Ektropium** bezeichnet. Meist ist das Unterlid betroffen. Häufigste Form ist das **Ectropium senile** (Ectropium atonicum), das auf einer Erschlaffung der Muskulatur und Veränderungen des Bindegewebes im höheren Lebensalter beruht (→ Abb. c). Das führt dazu, dass das Auge nicht mehr vollständig geschlossen werden kann (Lagophthalmus); oder dass es zu Tränenträufeln (Epiphora) kommt und die Tränenflüssigkeit über den Lidrand nach außen abläuft, da die Tränenpünktchen nicht mehr dem Augenbulbus anliegen. Außerdem sind ein trockenes Auge, rezidivierende Bindehautentzündungen oder Hornhautulzerationen möglich. Therapie der Wahl ist die operative Korrektur.

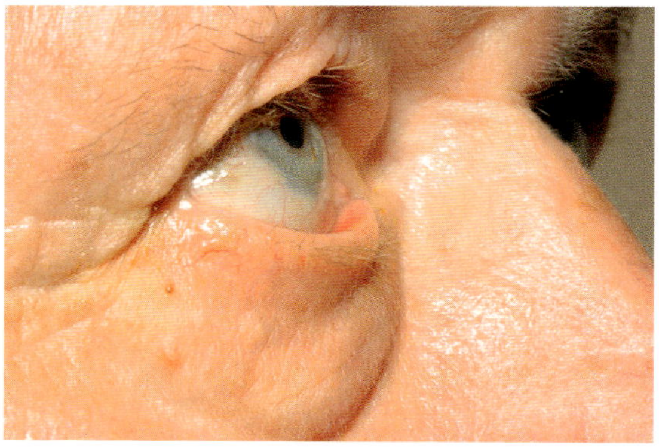

**c Ectropium senile des Unterlids, rechts.** [S700-T867]

Ein Gerstenkorn **(Hordeolum)** ist eine meist eitrige Entzündung einzelner Drüsen der Augenlider (in der Regel bakteriell bedingt und schmerzhaft). Entzündungen des Lidrands führen häufig zu einer **Blepharitis** mit den typischen Symptomen eines trockenen Auges, wie Brennen, Sandkorngefühl, geringgradige Photophobie und Lidrandrötung (→ Abb. b).

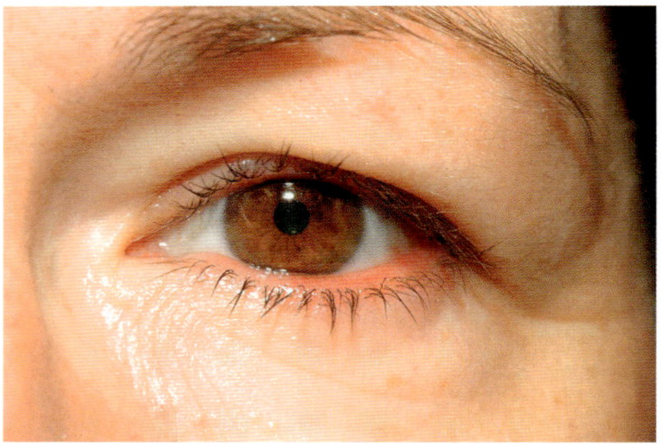

**b Entzündung des Lidrands, seborrhoische Blepharitis.** [S700-T867]

Bei Verdacht auf eine Tränendrüsenfunktionsstörung, z. B. im Rahmen einer Fazialisparese, wird ein **SCHIRMER-Test** durchgeführt. Dazu hängt man einen genormt langen Filterpapierstreifen in den Bindehautsack ein. Er nimmt die Tränenflüssigkeit auf und verfärbt sich dabei (→ Abb. d). Bei einer normalen Tränenflüssigkeitsproduktion sollten innerhalb von 5 Minuten mehr als zwei Drittel des Streifens verfärbt sein. Eine geringere Benetzungsstrecke deutet auf eine verminderte Produktion von Tränenflüssigkeit hin.
Ein weiterer Test zur Funktion des Tränenfilms ist die Bestimmung der **Tränenfilmaufrisszeit** (Break-up Time), mit deren Hilfe die Benetzungsfähigkeit überprüft wird. Eine normale Aufrisszeit liegt bei 20–30 Sekunden. Eine Aufrisszeit unter 10 Sekunden ist ein Hinweis auf eine Störung.

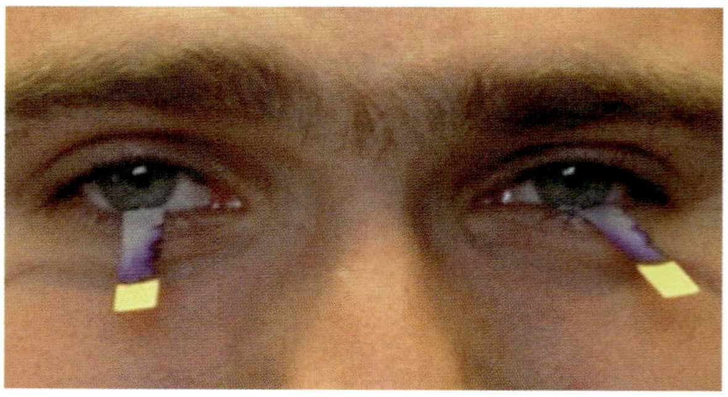

**d SCHIRMER-Test bei einem gesunden Probanden.** Beide Streifen zeigen bereits nach 2 Minuten eine deutliche violette Verfärbung des gelben SCHIRMER-Streifens. Nach 5 Minuten ist er komplett verfärbt. [S700-T912]

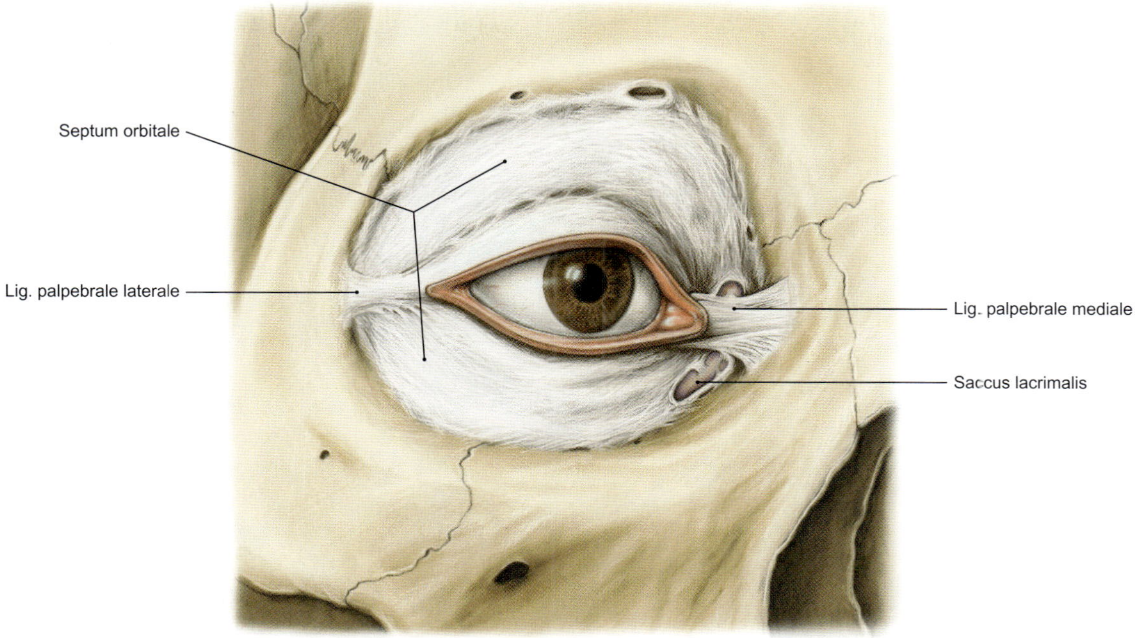


**Abb. 9.33 Augenhöhleneingang, Aditus orbitalis, rechts, mit Septum orbitale, Lidplatten und Lidbändern;** Ansicht von vorne seitlich. [S700-L285]/[E1043]
Das Septum orbitale ist eine Bindegewebsplatte, die den Orbitaeingang, Aditus orbitalis, unvollständig verschließt. Sie ist an den Orbitarändern an der Periorbita (Periost) befestigt. Das Septum orbitale reicht bis an die Lidplatten, Tarsus superior und Tarsus inferior, und wird seitlich durch die Lidbändchen, Ligg. palpebralia laterale und mediale, verstärkt.

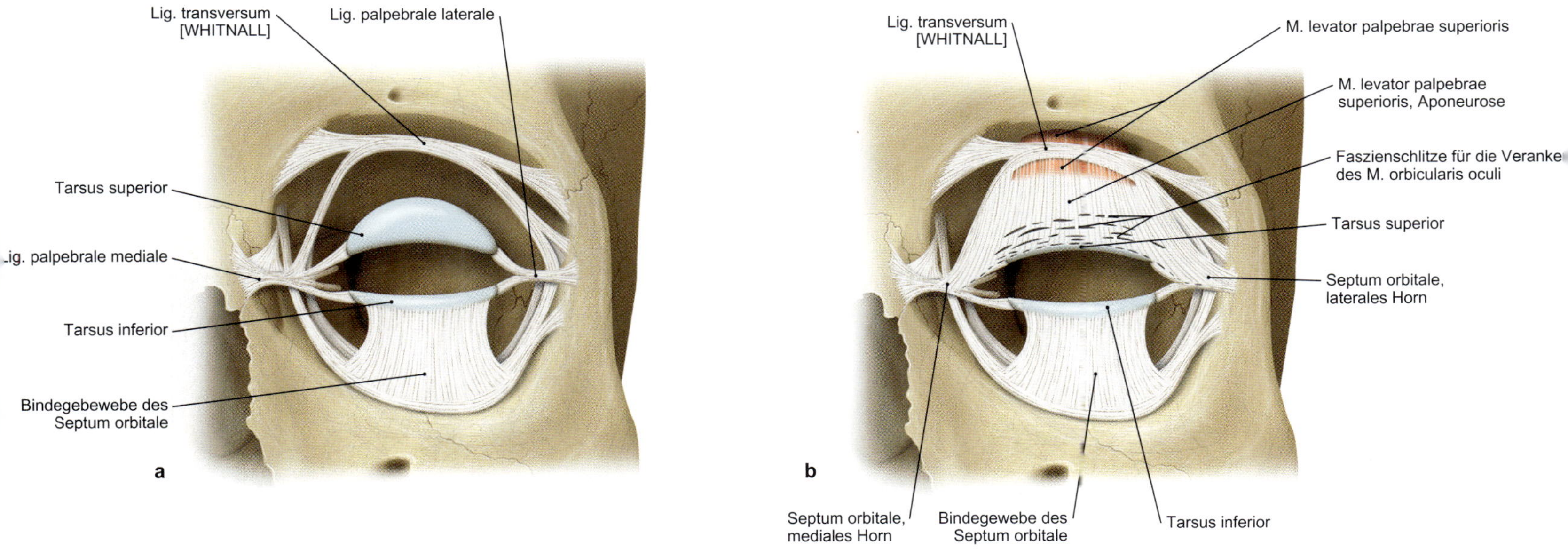


**Abb. 9.34a und b Augenhöhleneingang, Aditus orbitalis, rechts, mit Septum orbitale, Lidplatten und Lidbändern;** Ansicht von vorne. [S700-L127]
**a** Darstellung der Bindegewebsstrukturen ohne die Levatoraponeurose.
**b** Darstellung der Bindegewebsstrukturen mit Levatoraponeurose.
Das Septum orbitale ist eine bindegewebige Membran, die jeweils den Tarsus des Ober- und des Unterlids mit den Rändern der Orbita über Bänder verbindet. Die Bindegewebsstrukturen gehen am Orbitarand in die Periorbita (Periost der Augenhöhle) über und halten das Fettgewebe in der Orbita in Form. Das kräftigste der Haltebänder ist neben den Ligg. palpebralia mediale und laterale das nach WHITNALL benannte Lig. transversum im oberen Abschnitt der Orbita.

## Lider und Tränendrüse

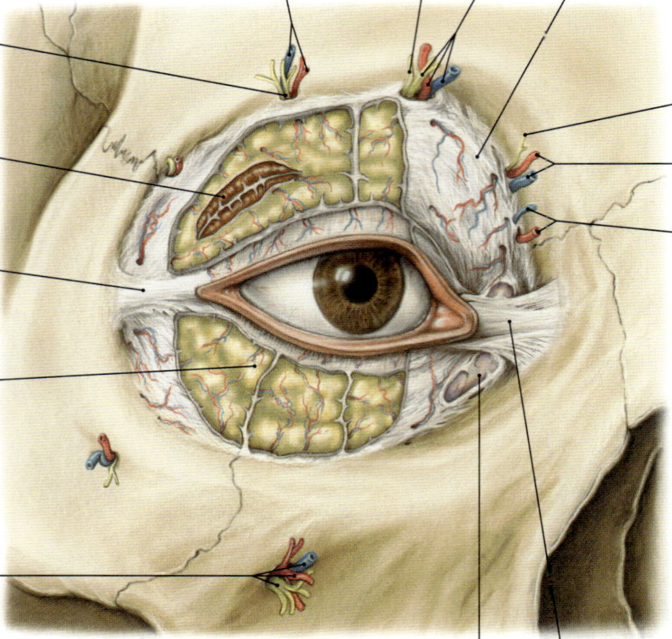


**Abb. 9.35 Augenhöhleneingang, Aditus orbitalis, rechts, Septum orbitale (teilweise entfernt), Lidplatten und Lidbänder, rechts;** Ansicht von vorne seitlich. [S700-L285]/[E1043]

Unterhalb des Septum orbitale liegt orbitales Fettgewebe, das hier als postseptales, präaponeurotisches (vor der Ansatzsehne des M. levator palpebrae superioris gelegenes) Fett bezeichnet wird. Im äußeren oberen Quadranten befindet sich der vordere Anteil der Tränendrüse, Glandula lacrimalis, unmittelbar hinter dem Septum orbitale.

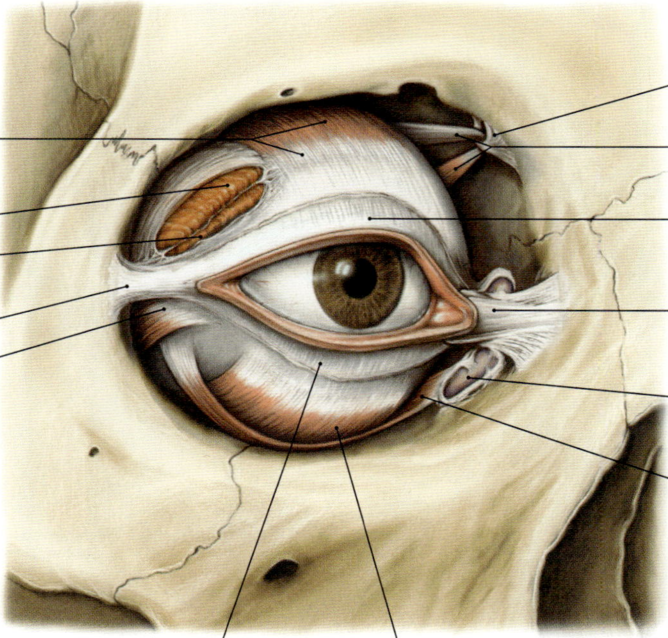


**Abb. 9.36 Tränendrüse, Glandula lacrimalis, in ihrer Bindegewebskapsel auf dem Augenbulbus, Bulbus oculi, rechts;** Ansicht von vorne seitlich. [S700-L285]/[E1043]

Nach Entfernung des postseptalen Fettkörpers, Corpus adiposum orbitae, und des Septum orbitale ist die Tränendrüse (Glandula lacrimalis) in ihrer Bindegewebskapsel sichtbar. Die Kapsel ist im vorderen Abschnitt entfernt. Die Tränendrüse wird durch die Ansatzsehne des M. levator palpebrae superioris in einen größeren oberen Anteil, Pars orbitalis, und einen kleineren unteren Anteil, Pars palpebralis, geteilt.

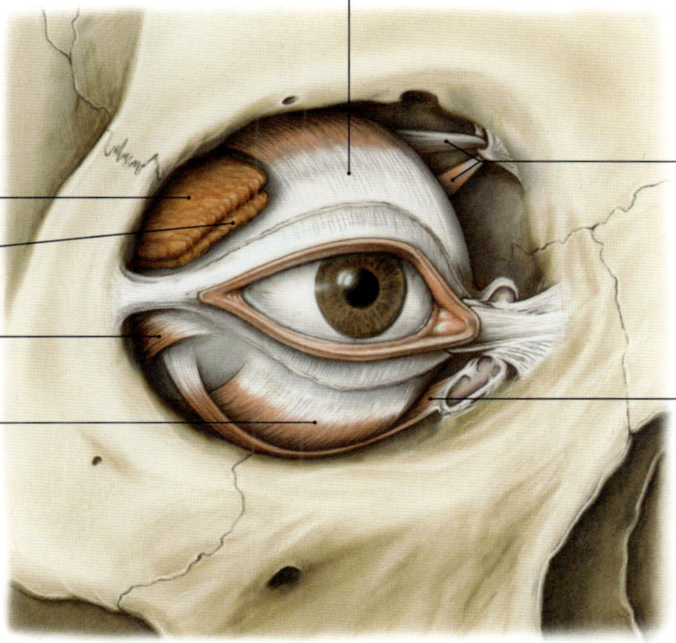


**Abb. 9.37 Tränendrüse, Glandula lacrimalis, auf dem Augenbulbus, Bulbus oculi, rechts;** Ansicht von vorne seitlich. [S700-L285]/[E1043]
Nach Entfernung der Bindegewebskapsel der Tränendrüse sieht man deren Ausdehnung im oberen lateralen Quadranten auf dem Augenbulbus in Relation zum Verlauf der Ansatzsehne des M. levator palpebrae superioris.

## Klinik

**Entzündungen der Tränendrüse** (Dakryoadenitiden; → Abbildung) führen zu einer Protrusion des Septum orbitale und zu einer Verengung der Lidspalte.

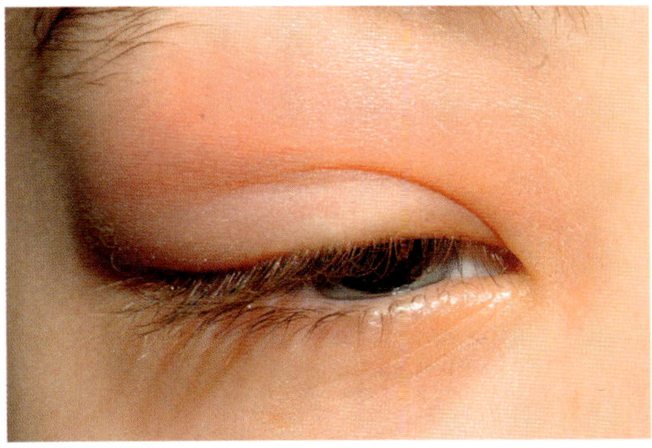

**Verengte Lidspalte bei akuter Dakryoadenitis (Entzündung der Tränendrüse); rechts.** [S700-T867]

# Tränendrüse und Tränenapparat

## Tränendrüse, Innervation

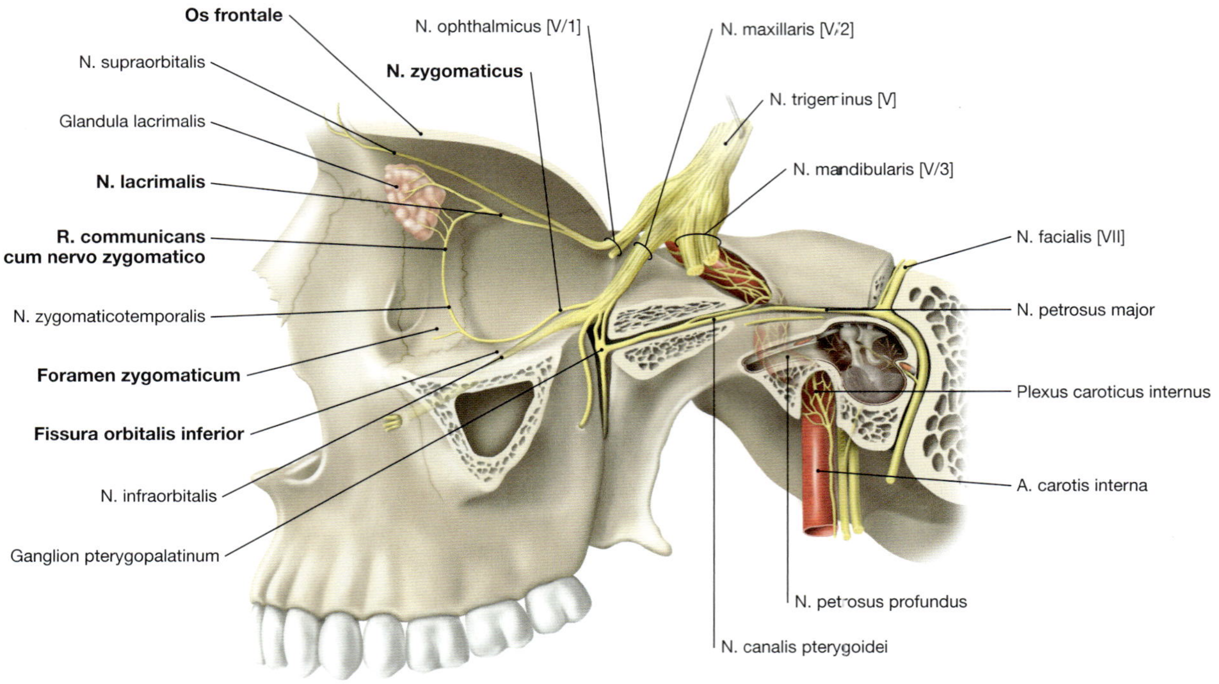


**Abb. 9.38 Innervation der Tränendrüse, Glandula lacrimalis, rechts;** Ansicht von medial auf die laterale Wand der Orbita. [S700-L275]

Dargestellt sind die Tränendrüse, A. und N. lacrimalis sowie die Verbindung zwischen N. zygomaticus und N. lacrimalis über den R. communicans cum nervo zygomatico.

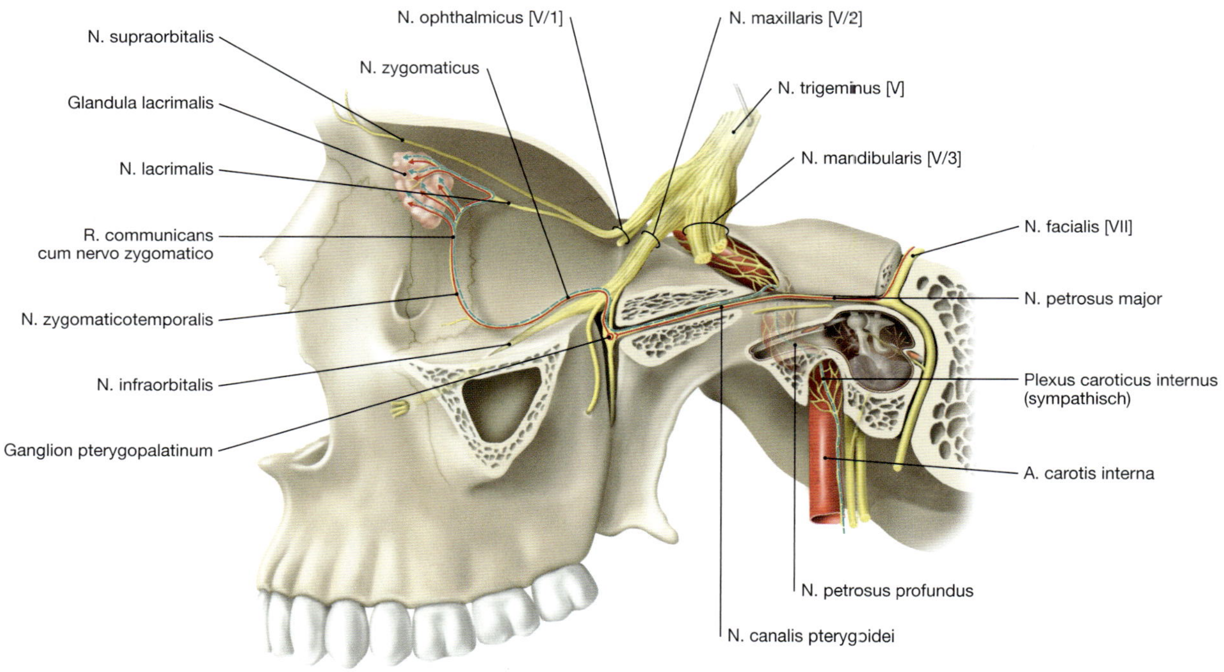


parasympathische Fasern

sympathische Fasern

**Abb. 9.39 Sympathische und parasympathische Innervation der Tränendrüse, Glandula lacrimalis;** schematische Darstellung. [S700-L275]

Präganglionäre Sympathicusfasern werden im Ganglion cervicale superius auf postganglionäre Fasern umgeschaltet, die über die Aa. carotis interna, ophthalmica und lacrimalis die Tränendrüse erreichen oder bereits im Bereich des Foramen lacerum die A. carotis interna verlassen und von hier mit den parasympathischen Fasern zur Tränendrüse ziehen. Präganglionäre parasympathische Fasern verlaufen über den Intermediusanteil des N. facialis [VII] ohne Umschaltung durch das äußere Fazialisknie (Ganglion geniculi) via N. petrosus major und N. canalis pterygoidei zum Ganglion pterygopalatinum. Hier werden sie auf postganglionäre Fasern umgeschaltet, die mit dem N. zygomaticus über den R. communicans cum nervo zygomatico den N. lacrimalis und mit diesem die Tränendrüse erreichen.

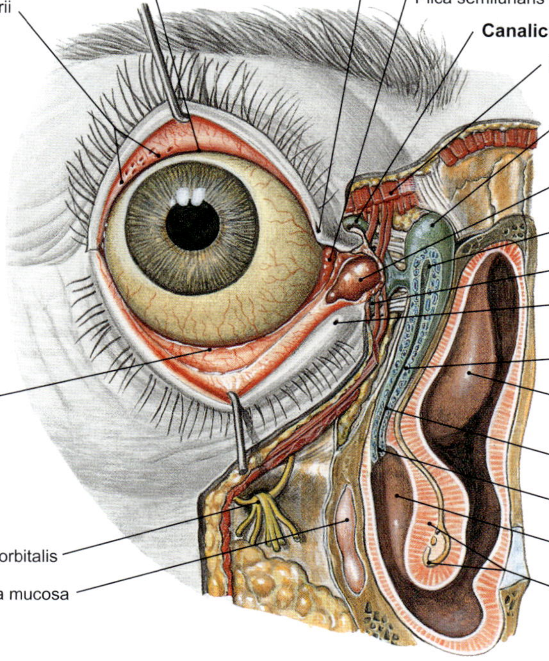


**Abb. 9.40 Tränenapparat, Apparatus lacrimalis, rechts;** Ansicht von vorne; Augenlider vom Augapfel weggezogen, dadurch Blick in den oberen und unteren Bindehautsack; Tränennasengang bis zu seiner Mündung in den Meatus nasi inferior eröffnet. [S700]
Die ableitenden Tränenwege setzen sich aus oberem und unterem Tränenkanälchen (Canaliculi lacrimales superior und inferior), Tränensack (Saccus lacrimalis) und Tränennasengang (Ductus nasolacrimalis) zusammen. Der Ductus nasolacrimalis mündet in den unteren Nasengang (Meatus nasi inferior) unterhalb der unteren Nasenmuschel (Concha nasalis inferior).

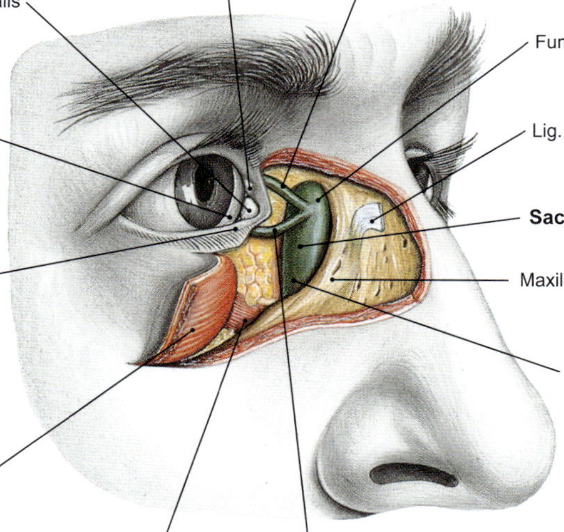


**Abb. 9.41 Tränenapparat, Apparatus lacrimalis, rechts;** Ansicht von vorne seitlich; Haut, Muskulatur und Septum orbitale im nasalen Lidwinkel entfernt. [S700]
Jeder Canaliculus lacrimalis beginnt mit einem 0,25 mm (oberes) bis 0,3 mm (unteres) großen runden, ovalen oder schlitzförmigen Punctum lacrimale, das sich im ca. 10 mm langen Tränenkanälchen (Canaliculus lacrimalis) fortsetzt. Der Canaliculus lacrimalis besteht aus einem ca. 2 mm langen vertikal verlaufenden Anteil (Pars verticalis), der dann nahezu rechtwinklig umbiegt und in einen ca. 8 mm horizontal verlaufenden Anteil (Pars horizontalis) übergeht.
In bis zu 95 % vereinigen sich der obere und der untere Canaliculus lacrimalis zu einem gemeinsamen, ca. 1–2 mm langen Kanal (Canaliculus communis), der ca. 2,5–4 mm unterhalb der Fundus sacci lacrimalis in den Tränensack, Saccus lacrimalis, einmündet.
Der Saccus lacrimalis sitzt in der Fossa sacci lacrimalis und setzt sich nach unten als Ductus nasolacrimalis in einem knöchernen Kanal fort, der vorne von der Maxilla und hinten vom Os lacrimale gebildet wird.

# Tränendrüse und Tränenapparat

## Tränenapparat

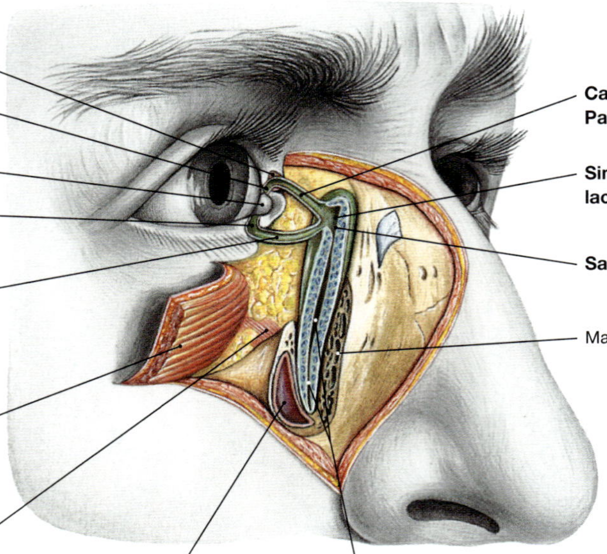


**Abb. 9.42 Tränenapparat, Apparatus lacrimalis, rechts;** Horizontalschnitt auf Höhe des Tränensacks. [S700]

Die Tränenkanälchen (Canaliculi lacrimales) bestehen jeweils aus einer kurzen Pars verticalis und einer anschließenden, etwa viermal so langen Pars horizontalis. Die Umbiegestelle zwischen Pars verticalis und Pars horizontalis ist fast rechtwinklig, wird aber mit zunehmendem Alter immer runder. Zwischen Pars verticalis und Pars horizontalis ist jedes Kanälchen zur Ampulla canaliculi lacrimalis erweitert. Die Pars horizontalis liegt nahe am Lidrand und läuft auf die knöcherne Fossa sacci lacrimalis der Orbita zu, in welcher der Tränensack, Saccus lacrimalis, liegt. Die Partes horizontales haben einen Durchmesser von 0,3–0,6 mm, können sich aber leicht bis auf 1,5 mm erweitern.

In bis zu 95 % vereinigen sich die Partes horizontales des oberen und des unteren Tränenkanälchens zu einem gemeinsamen Gang, der nach Durchtritt durch das die Fossa sacci lacrimalis bedeckende Septum lacrimale (→ Abb. 9.43) die Wand des Tränensacks etwa 2,5–4 mm unterhalb des Fundus sacci lacrimalis penetriert und in das Lumen (Sinus sacci lacrimalis superior, MAIER-Sinus) des Tränensacks einmündet. Das Lumen des Tränensacks ist von einem Schwellkörpergewebe umgeben, das funktionell im Dienst des Tränentransports steht. Schwillt das Gewebe an, ist der Tränentransport vermindert oder aufgehoben, und die Tränen fließen über die Wangen ab (Weinen). Zu einer Füllung der Blutgefäße des Schwellkörpers kommt es, wenn Fremdkörper in den Bindehautsack gelangen oder bei ausgeprägten Emotionen (z. B. Freude oder Trauer).

**Abmessungen der ableitenden Tränenwege**

| **Struktur** | | | **Abmessung** |
|---|---|---|---|
| Punctum lacrimale | superius | | Ø 0,25 mm |
| | inferius | | Ø 0,3 mm |
| Canaliculus lacrimalis | superior | Pars verticalis | Länge: 1,8–2,25 mm, Ø 0,08–0,1 mm |
| | | Pars horizontalis | Länge: 7–9 mm, immer ca. 0,5 mm kürzer als Canaliculus inferior, Ø 0,3–0,6 mm |
| | inferior | Pars verticalis | Länge: 1,8–2,25 mm, Ø 0,08–0,1 mm |
| | | Pars horizontalis | Länge: 7–9 mm, immer ca. 0,5 mm länger als Canaliculus superior, Ø 0,3–0,6 mm |
| Saccus lacrimalis | vertikal | | Ø 12 mm |
| | sagittal | | Ø 5–6 mm |
| | transversal | | Ø 4–5 mm |
| Ductus nasolacrimalis | gesamt | | Länge: 12,4 mm |
| | knöcherne Ummantelung | | Länge: 10 mm |
| | | | Ø 4,6 mm |

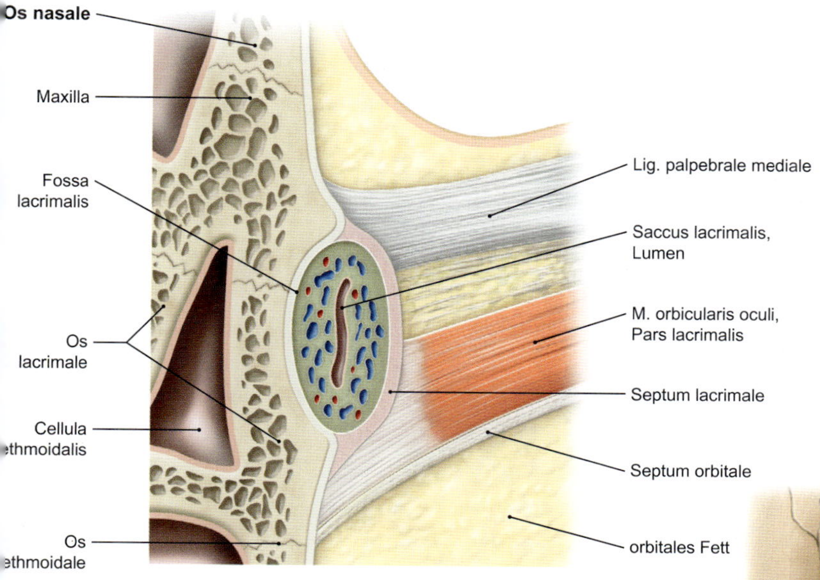


**Abb. 9.43 Tränenapparat, Apparatus lacrimalis, rechts;** Horizontalschnitt auf Höhe des Tränensacks, Saccus lacrimalis. [S700-L275]
An der Vorderkante der Fossa lacrimalis inseriert das Lig. palpebrale mediale; die Pars lacrimalis des M. orbicularis oculi inseriert mit ihrer Sehne seitlich am Septum orbitale und an der Hinterseite des Tränensacks. In dieser Darstellung wird die enge topographische Beziehung zu den Cellulae ethmoidales deutlich.

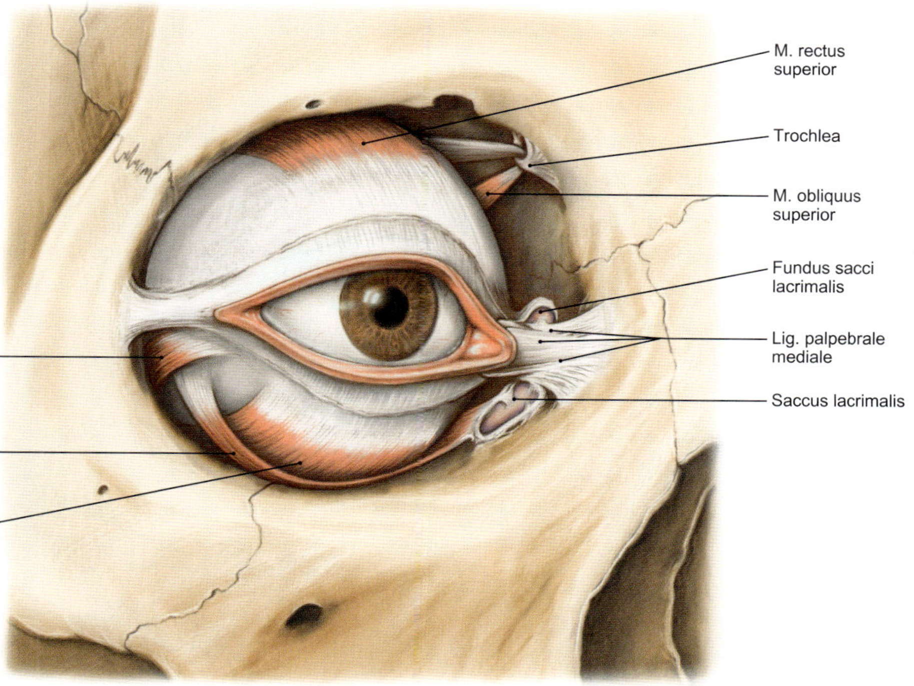


**Abb. 9.44 Tränenapparat, Apparatus lacrimalis, in der Orbita, rechts;** Ansicht von vorne seitlich. [S700-L285]/[E1043]
Der Tränensack liegt direkt hinter dem Lig. palpebrale mediale, das er mit seinem Fundus überragt. Unterhalb des medialen Lidbändchens tritt der Tränensack in die Fossa lacrimalis ein; vergleiche → Abb. 9.28.

→T 2

## Klinik

Die häufigsten Erkrankungen des Tränenableitungssystems sind Entzündung (**Dakryozystitis;** → Abb. a), Verengung **(Dakryostenose)** und Steinbildung **(Dakryolithiasis).** Dabei kommt es meist zu Tränenträufeln **(Epiphora).** Dakryostenosen können auch angeboren sein. In den meisten Fällen basiert eine angeborene Stenose auf einer persistierenden HASNER-Membran, einer dünnen Bindegewebsmembran am Übergang zum unteren Nasengang, die in den meisten Fällen kurz nach der Geburt rupturiert, bei Persistenz aber vom Arzt durchstoßen werden muss.
Die **Entwicklung der ableitenden Tränenwege** ist ein komplexer Vorgang, der besonders mit kongenitalen Verengungen oder Verschlüssen des Ductus nasolacrimalis im Bereich des unteren Nasengangs einhergehen kann. Bei bis zu 6 % der Neugeborenen erreicht der Ductus nasolacrimalis nicht korrekt den Meatus nasi. Dabei gibt es verschiedene Möglichkeiten:

- Der Ductus nasolacrimalis findet keinen Anschluss an den unteren Nasengang und endet blind über dem knöchernen Nasenboden (→ Abb. b).
- Der Ductus nasolacrimalis endet in der knöchernen Wand des Sinus maxillaris (→ Abb. c).
- Das Lumen des Tränennasengangs findet keinen Anschluss an den unteren Nasengang und wird von einer Membran aus Nasenschleimhaut bedeckt (→ Abb. d). Das ist die häufigste Fehlentwicklung.
- Die Mündung des Tränennasengangs ist durch eine nach lateral umgeschlagene knöcherne Lamelle der unteren Nasenmuschel verlegt (→ Abb. e).

Die Säuglinge leiden an Epiphora (Tränenträufeln) und/oder rezidivierenden Entzündungen der ableitenden Tränenwege. Meist öffnen sich die Membranen in den ersten 9 Lebensmonaten von selbst, tun sie dies nicht, ist eine ophthalmochirurgische Intervention erforderlich.

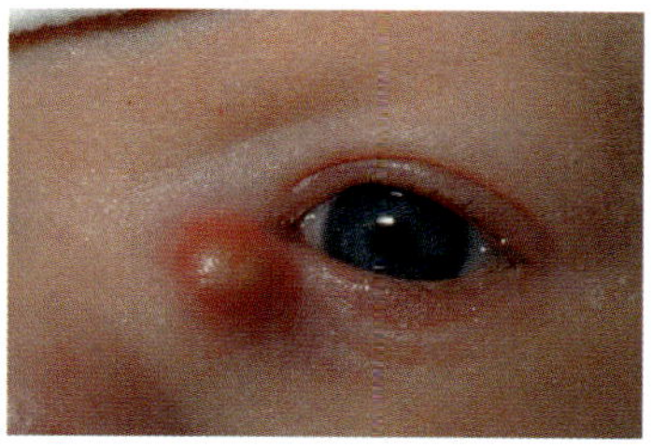
a

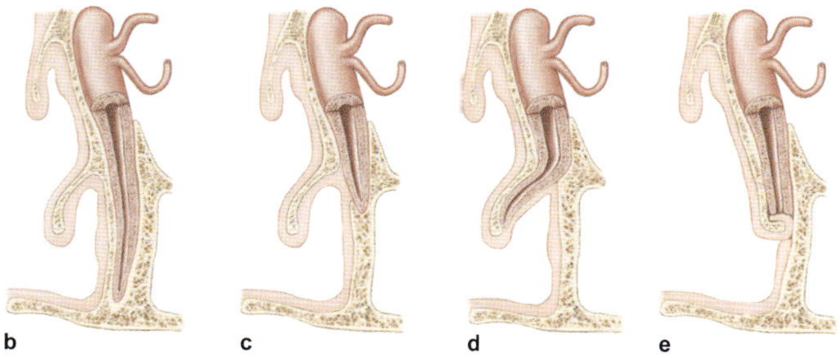
b c d e

**Entzündung des ableitenden Tränensystems (Dakryozystitis) bei einem Säugling (a) und kongenitale Verengungen oder Verschlüsse des Ductus nasolacrimalis (b–e).** a [S700-T867], b–e [S700-L285]

## Äußere Augenmuskeln

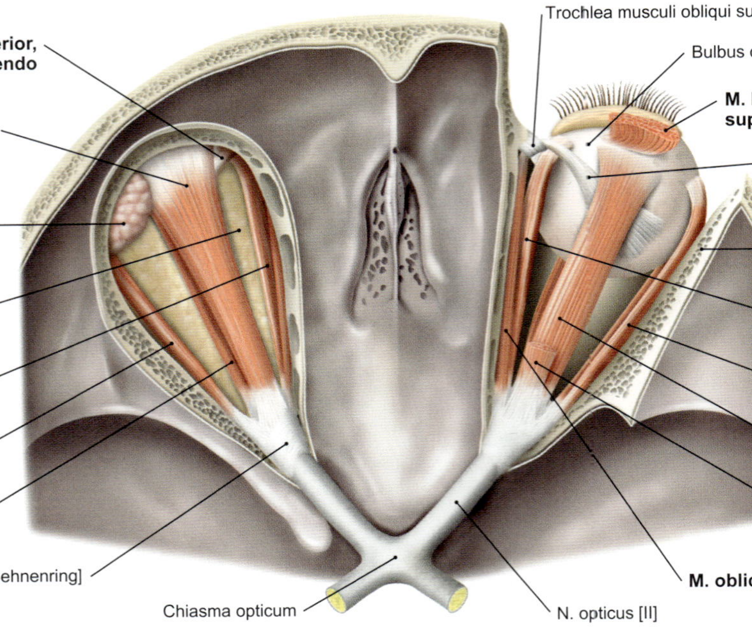


**Abb. 9.45 Äußere Augenmuskeln, Mm. bulbi;** Ansicht von oben; nach Entfernung der Orbitadächer auf beiden Seiten und des größten Teils des M. levator palpebrae superioris sowie des orbitalen Fettgewebes auf der rechten Seite. [S700-L275]

→T 2

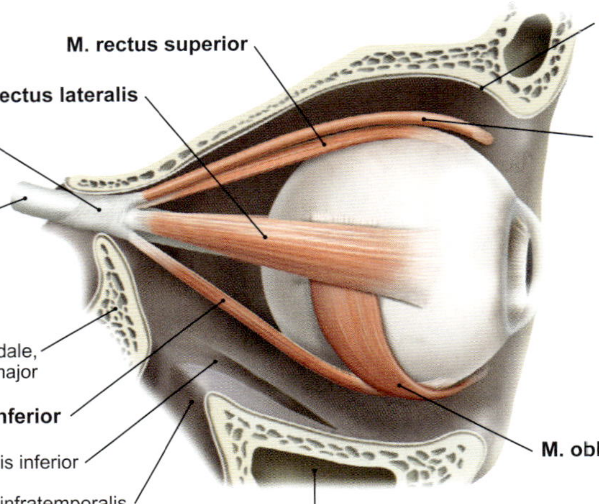


**Abb. 9.46 Äußere Augenmuskeln, Mm. bulbi, rechts;** Ansicht von lateral; nach Entfernung der lateralen Wand der Orbita. [S700-L275]
Der Augenbulbus wird von 6 äußeren Augenmuskeln (4 gerade: Mm. recti superior, inferior, medialis und lateralis; 2 schräge: Mm. obliqui superior und inferior) bewegt. Mit Ausnahme des M. obliquus inferior (Ursprung an der Facies orbitalis der Maxilla seitlich der Incisura lacrimalis im vorderen medialen Bereich der Orbita) und des M. obliquus superior (Ursprung am Corpus ossis sphenoidalis medial vom Anulus tendineus communis und an der Durascheide des N. opticus) entspringen alle äußeren Augenmuskeln am **Anulus tendineus communis (ZINN-Sehnenring).** Alle 6 Muskeln strahlen in die Sclera ein. Die 4 geraden Augenmuskeln setzen vor dem Äquator des Augenbulbus an, während die 2 schrägen Augenmuskeln hinter dem Äquator inserieren. Der M. obliquus superior wird zuvor über eine im vorderen oberen Bereich des Os frontale befestigte, sehnige Schlaufe (Trochlea) umgelenkt, die er als Hypomochlion nutzt. Anschließend zieht er rückläufig hinter dem Äquator zur Oberseite des Augenbulbus. Vom ZINN-Sehnenring entspringt außerdem der M. levator palpebrae superioris, der in das obere Augenlid (Palpebra superior) einstrahlt.

→T 2

### Klinik

**Eine Lähmung des M. levator palpebrae superioris** (bei Schädigung des N. oculomotorius [III]) führt zur **Ptosis** (Lidptose, Herabhängen des Augenlids). Der Patient sieht normalerweise keine Doppelbilder, da das betroffene Augenlid über der Pupille liegt. Hebt man das herabhängende Augenlid, treten allerdings Doppelbilder auf, da die Mm. recti superior, inferior und medialis ebenfalls gelähmt sind. Auch bei Schädigungen des N. abducens [VI] und des N. trochlearis [IV] resultiert ein Lähmungsschielen mit Diplopie (Doppelbilder).

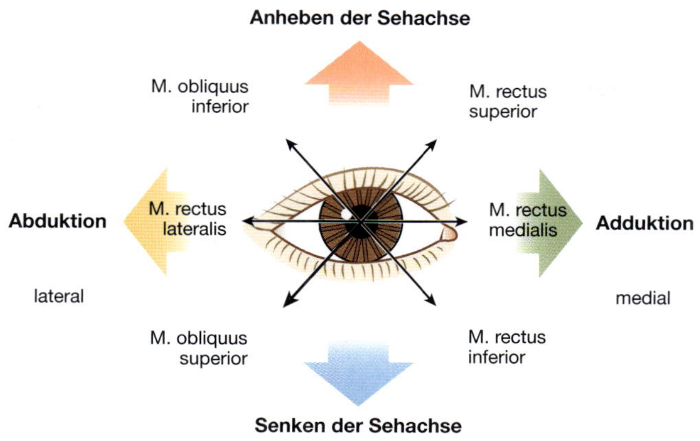


**Abb. 9.47 Funktion der äußeren Augenmuskeln,** Mm. bulbi. [S700-L126]
Die klinische Überprüfung der Bulbusmotilität erfolgt durch **Testen der 9 Hauptblickrichtungen (geradeaus, rechts, links, oben, unten, links oben, rechts oben, links unten, rechts unten).** Die bei jeder Blickrichtung aktivierten Muskeln sind für beide Augen dargestellt. Die synchrone Bewegung beider Augenbulbi ist eine sehr komplexe Angelegenheit, da die über verschiedene Hirnnerven (Nn. oculomotorius [III], trochlearis [IV] und abducens [VI]) innervierten Muskeln synergistisch koordiniert werden müssen. Die äußeren Augenmuskeln sind sehr fein innerviert und unterscheiden sich in ihrem Feinbau von der normalen Skelettmuskulatur.

| Muskel | | Funktion | Innervation |
|---|---|---|---|
| M. rectus superior | 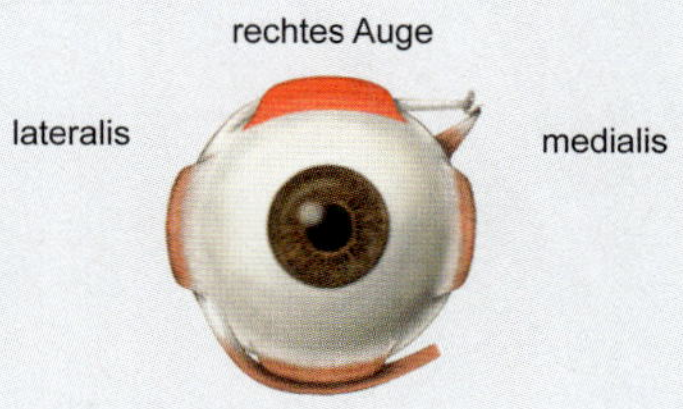  | Anheben der Sehachse<br>Adduktion und Innenrotation des Bulbus | N. oculomotorius [III], R. superior |
| M. rectus inferior | 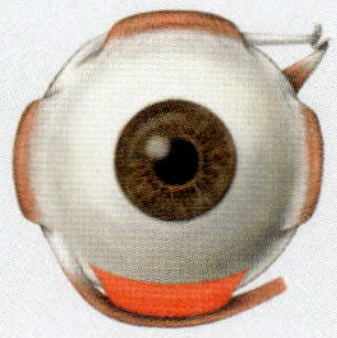 | Absenken der Sehachse<br>Adduktion und Außenrotation des Bulbus | N. oculomotorius [III], R. inferior |
| M. rectus lateralis | 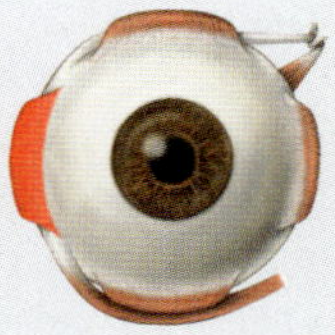 | Abduktion des Bulbus | N. abducens [VI] |
| M. rectus medialis | 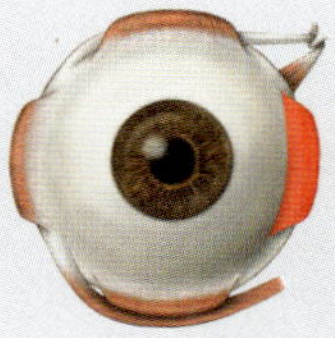 | Adduktion des Bulbus | N. oculomotorius [III], R. inferior |
| M. obliquus inferior | 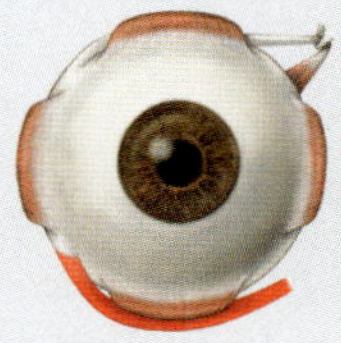 | Anheben der Sehachse<br>Abduktion und Außenrotation des Bulbus | N. oculomotorius [III], R. inferior |
| M. obliquus superior | 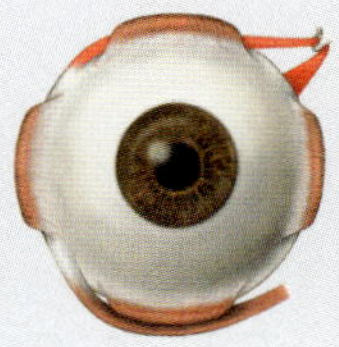 | Absenken der Sehachse<br>Abduktion und Innenrotation des Bulbus | N. trochlearis [IV] |

**Abb. 9.48 Funktion und Innervation der am Bulbus oculi ansetzenden äußeren Augenmuskeln.** [S700-L285]
Der jeweilige Muskel ist kräftig rot dargestellt.

→T 2

## Klinik

Bei einer **Okulomotoriusparese** fallen mit Ausnahme des M. rectus lateralis (N. abducens [VI]) und des M. obliquus superior (N. trochlearis [IV]) alle äußeren Augenmuskeln aus. Durch Überwiegen der beiden nicht betroffenen Muskeln ist das Auge nach unten außen gerichtet. Da gleichzeitig der M. levator palpebrae superioris ausgefallen ist, weist der Patient eine Ptose auf. Mit dem betroffenen Auge sieht er nicht und hat somit auch keine Doppelbilder. Erst wenn das Augenlid nach oben gezogen wird, klagt der Patient über Diplopie.

## Äußere Augenmuskeln

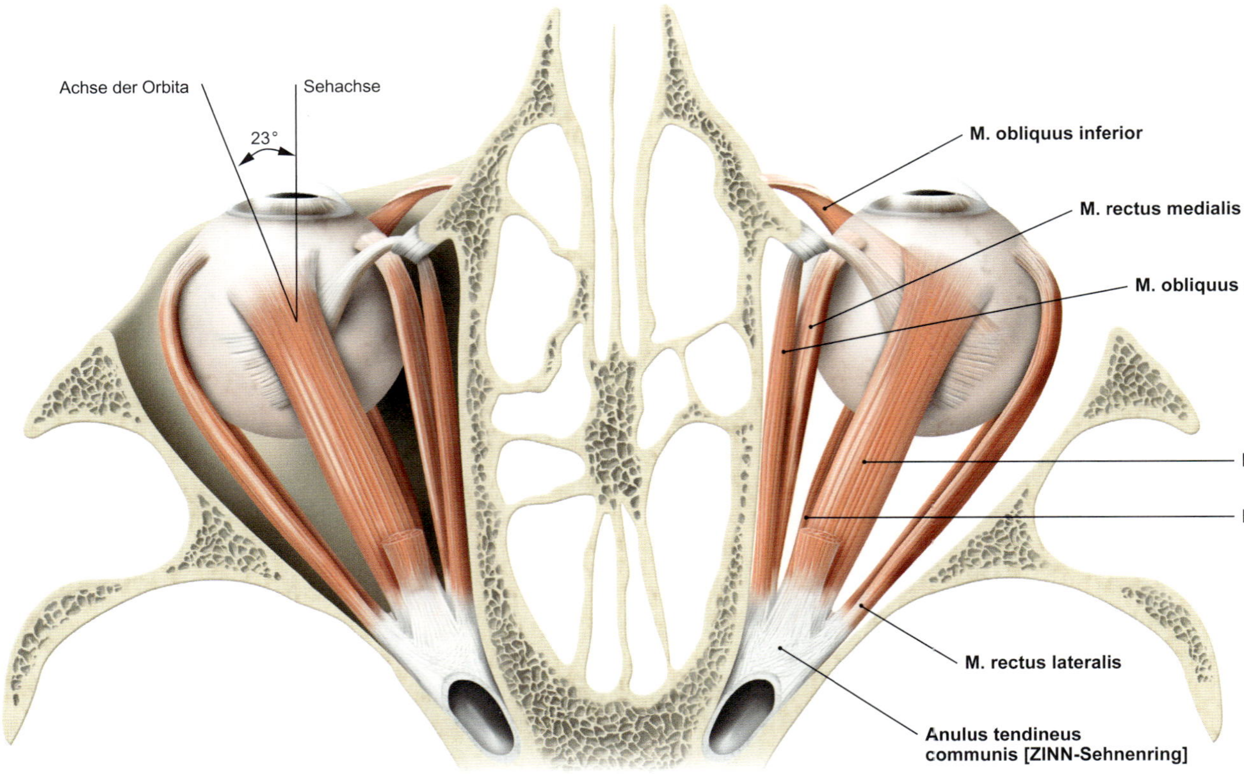


**Abb. 9.49 Äußere Augenmuskeln, Mm. bulbi;** Ansicht von oben. [S700-L275]
Darstellung des Anulus tendineus communis (ZINN-Sehnenring) und der Muskelinsertionen am Augenbulbus. Die Sehachse (optische Achse) und die Achse der Orbita differieren um 23°. Aus diesem Grund liegt die Fovea centralis (Stelle des schärfsten Sehens) lateral der Papilla nervi optici (blinder Fleck).

→T 2

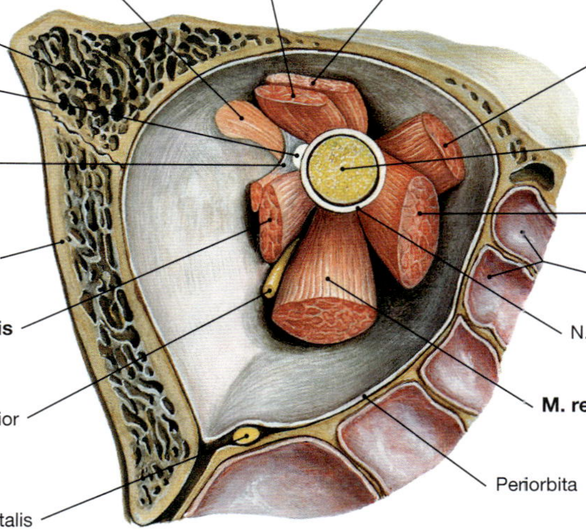


**Abb. 9.50 Äußere Augenmuskeln, Mm. bulbi; rechts;** Ansicht von vorne auf die Hinterwand der Orbita. [S700]

Nahe der Fissura orbitalis superior sind in die Periorbita glatte, vom Sympathicus innervierte Muskelzellen eingelagert, die in ihrer Gesamtheit als M. orbitalis bezeichnet werden.

→T 2

### Klinik

Schädigungen des N. trochlearis [IV] führen zur **Trochlearisparese.** Dabei fällt der M. obliquus superior aus, der das Auge normalerweise abduziert und senkt. Die Sehachse ist bei solchen Patienten nach medial (nasal) und oben gerichtet. **Abduzensparesen** sind die am häufigsten vorkommenden Augenmuskelparesen – u. a. weil der N. abducens [IV] (→ Abb. 9.51) zentral durch den Sinus cavernosus verläuft und hier leichter als die im Randbereich des Sinus verlaufenden Nn. oculomotorius [III] und trochlearis [IV] verletzt werden kann. Eine Lähmung des M. rectus lateralis führt dazu, dass die Sehachse nach medial (nasal) verlagert wird.

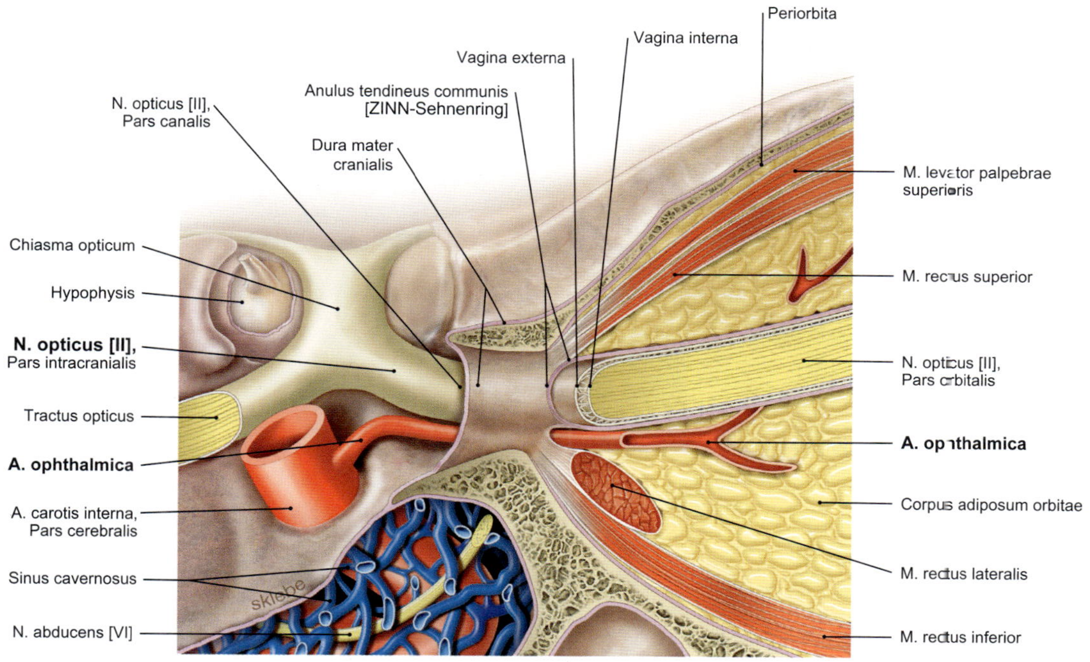


**Abb. 9.51 Sehnerv, N. opticus [II]; rechts;** Ansicht von lateral; nach Eröffnung des Canalis opticus. [S700-L238]

Der N. opticus [II] verläuft gemeinsam mit der A. ophthalmica (Ast der A. carotis interna) durch den Canalis opticus und den Anulus tendineus communis (ZINN-Sehnenring) in die Orbita.

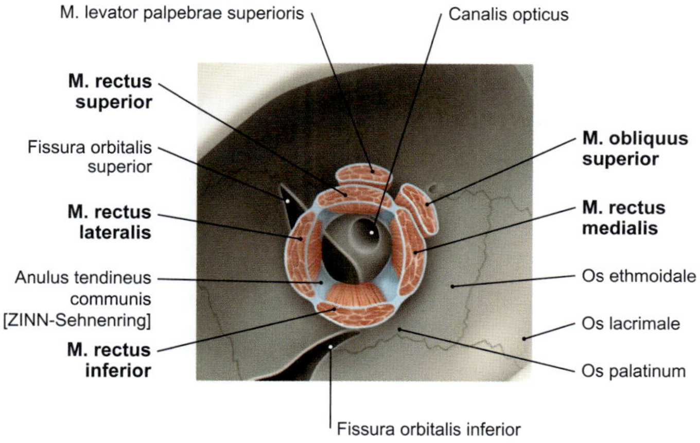


**Abb. 9.52 Muskelursprünge am Anulus tendineus communis (ZINN-Sehnenring), rechts;** Ansicht von vorne. [S700-L275]

Am Anulus tendineus communis entspringen die Mm. rectus superior, rectus medialis, rectus inferior und rectus lateralis. Durch den Anulus treten in der Abbildung nicht dargestellte Leitungsbahnen (→ Abb. 9.53). Der ebenfalls dargestellte M. levator palpebrae superioris entspringt an der Ala minor ossis sphenoidalis in der Orbitaspitze und außen am Anulus tendineus communis. Der M. obliquus superior kommt vom Corpus ossis sphenoidalis medial vom Anulus tendineus communis an der Durascheide. Bindegewebsfasern seiner Faszie strahlen ebenfalls in den Anulus tendineus communis ein.

→ T 2

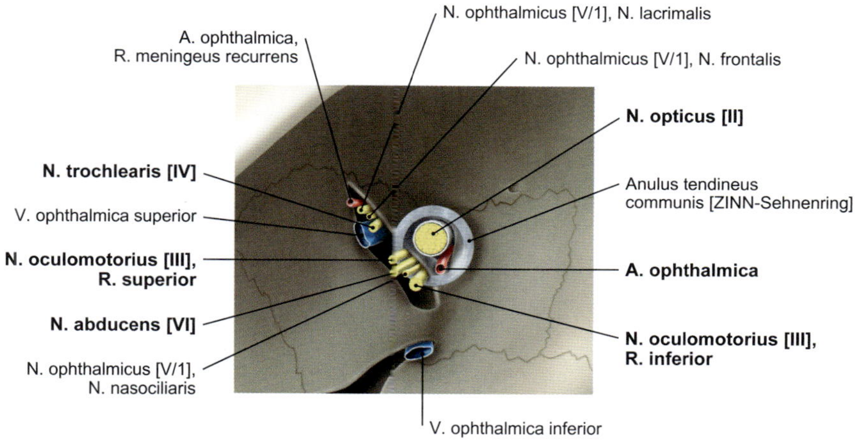


**Abb. 9.53 Leitungsbahnen durch den Canalis opticus und die Fissura orbitalis superior, rechts;** Ansicht von vorne. [S700-L275]

Über die Fissura orbitalis superior und durch den Anulus tendineus communis (ZINN-Sehnenring) treten N. oculomotorius [III], N. nasociliaris, N. abducens [VI] und Radix sympathica ganglii ciliaris. Die V. ophthalmica superior, der N. lacrimalis, der N. frontalis und der N. trochlearis [IV] gelangen ebenfalls über die Fissura orbitalis superior in die Orbita. Diese Leitungsbahnen verlaufen aber außerhalb des Anulus tendineus communis. Nicht dargestellt sind V. ophthalmica inferior, A. infraorbitalis, N. infraorbitalis und N. zygomaticus, die über die Fissura orbitalis inferior in die Orbita gelangen. Zentral innerhalb des N. opticus [II] verläuft die A. centralis retinae als erster Ast der A. ophthalmica.

## Klinik

Ein sog. **Orbitaspitzensyndrom** kann zu einer inkompletten oder kompletten Ophthalmoplegie (Augenmuskellähmung) führen. Ursache sind meist chronische Entzündungen oder Tumoren im Bereich der Orbitaspitze. Ein **embolischer Verschluss der A. centralis retinae** ist eine häufige vaskuläre Ursache einer akuten Erblindung.

## Arterien und Nerven der Augenhöhle

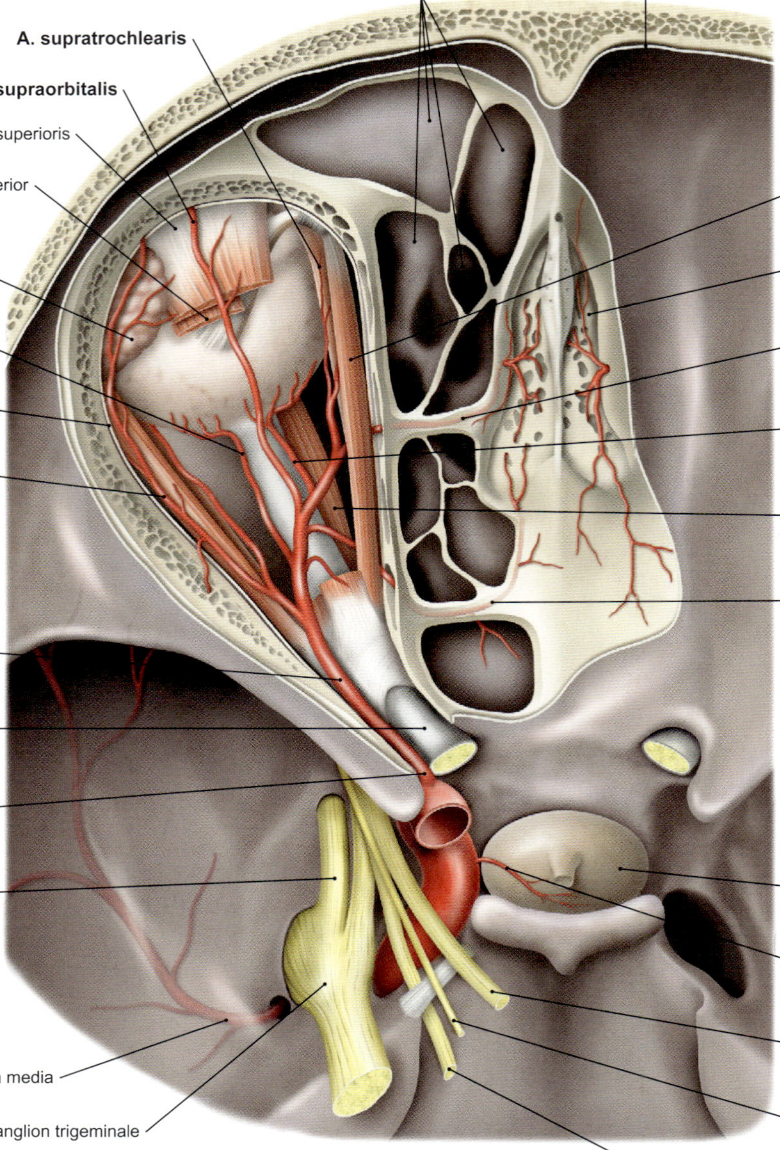


**Abb. 9.54 Arteriendes Auges, Oculus, und der Augenhöhle, Orbita;** Ansicht von oben auf die eröffnete Orbita links; Orbitainhalt mit äußeren Augenmuskeln. [S700-L275]

Die A. ophthalmica ist die Hauptarterie der Orbita. Sie entspringt aus der Pars cerebralis der A. carotis interna und zieht normalerweise leicht unterhalb des N. opticus [II] durch den Canalis opticus in die Orbita. Hier teilt sie sich in zahlreiche Äste auf, die den Augapfel und die in der Orbita liegenden Strukturen mit Blut versorgen. Verbindungen bestehen über einen R. orbitalis zur A. meningea media (nicht dargestellt), über die Aa. ethmoidales anterior und posterior zu den Blutgefäßen der Nase sowie über das Septum orbitale oder den Knochen penetrierende Gefäße zu den Gesichtsarterien (Aa. supraorbitalis, supratrochlearis, palpebralis medialis und lateralis, dorsalis nasi).

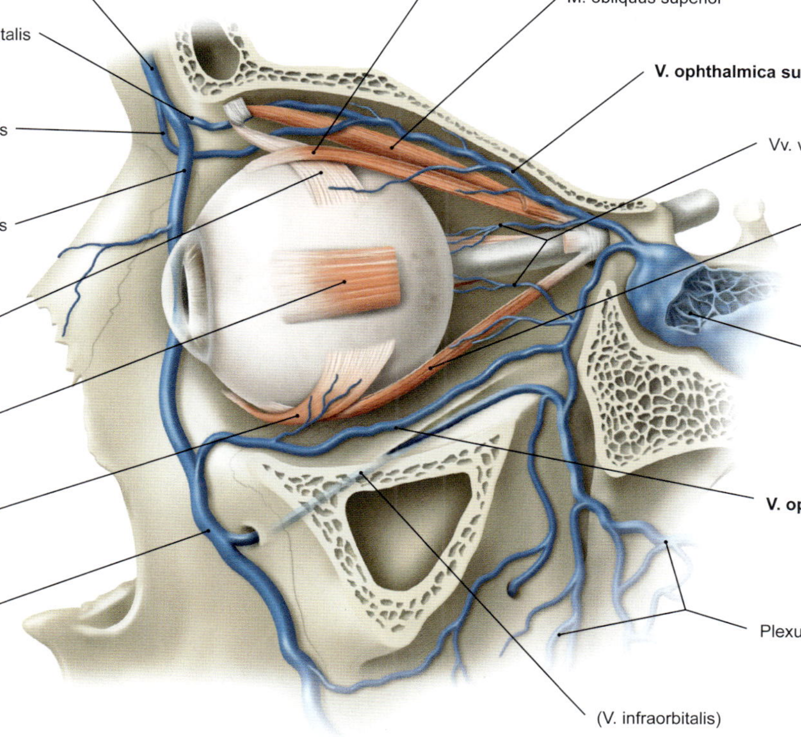


**Abb. 9.55 Venen des Auges, Oculus, und der Augenhöhle, Orbita, rechts;** Ansicht von lateral in die Orbita; nach Entfernung der lateralen Wand der Orbita. [S700-L275]

Der venöse Abfluss erfolgt über die Vv. ophthalmicae superior und inferior. Letztere ist meist kleiner als die V. ophthalmica superior. Venöse Verbindungen bestehen zur oberflächlichen und tiefen Gesichtsregion (Plexus pterygoideus) sowie zum Sinus cavernosus.

## Klinik

Über die im nasalen Lidwinkel verlaufende V. angularis und die intraorbital verlaufende V. ophthalmica besteht eine Verbindung zwischen Gesicht (V. facialis) und Sinus cavernosus. Bei Infektionen der äußeren Gesichtsregionen (z. B. nach Ausdrücken eines Pickels auf der Wange) kann es über diesen Weg zu einer **Keimverschleppung** in den Sinus cavernosus mit nachfolgender **Thrombose des Sinus cavernosus** (→ Klinikkasten unter → Abb. 12.70) kommen. Bei ersten Anzeichen einer aufsteigenden Infektion kann die V. angularis im Lidwinkel unterbunden werden, um einer Sinusthrombose vorzubeugen.

## Arterien und Nerven der Augenhöhle

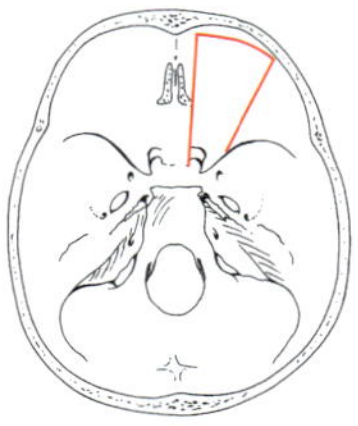

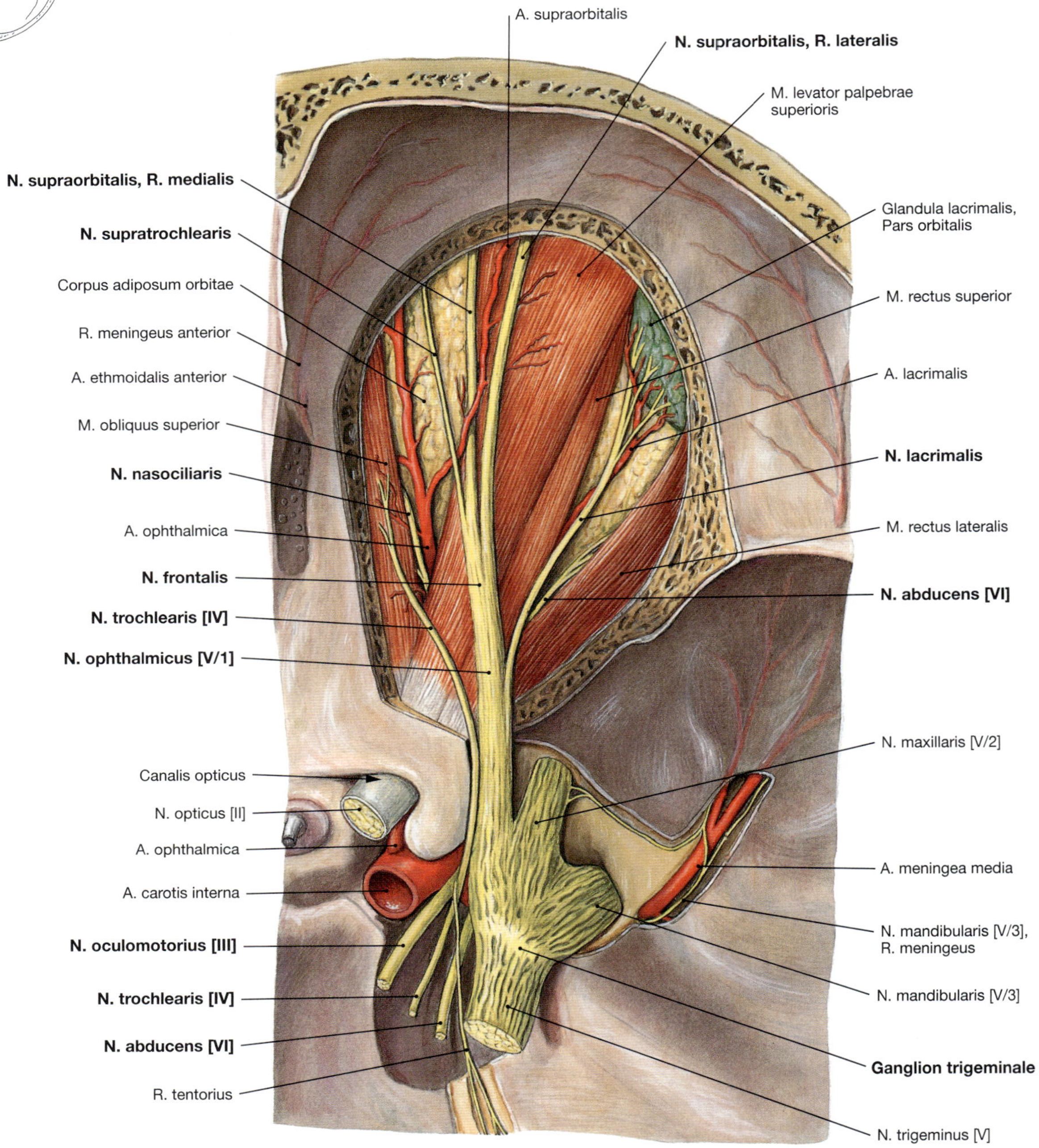


**Abb. 9.56 Arterien und Nerven der Augenhöhle, Orbita, rechts;** Ansicht von oben auf die eröffnete Augenhöhle **(obere Orbitaetage);** Darstellung des Ganglion trigeminale (Ganglion semilunare, klin.: Ganglion GASSERI); knöchernes Dach der Orbita, Periorbita und Corpus adiposum orbitae teilweise entfernt. [S700]

Dargestellt sind der **Verlauf des N. ophthalmicus [V/1]** durch die von oben eröffnete Fissura orbitalis superior und dessen weitere Aufteilung in die Nn. lacrimalis und frontalis (inkl. weiterer Aufzweigung) sowie den tiefer verlaufenden N. nasociliaris. Außerdem sieht man den dünnen N. trochlearis [IV], der den M. obliquus superior motorisch innerviert, und den tiefer verlaufenden N. abducens [VI] zur Innervation des M. rectus lateralis.

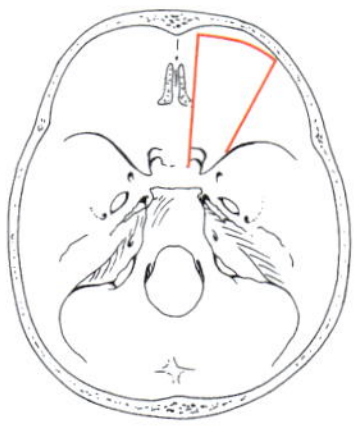

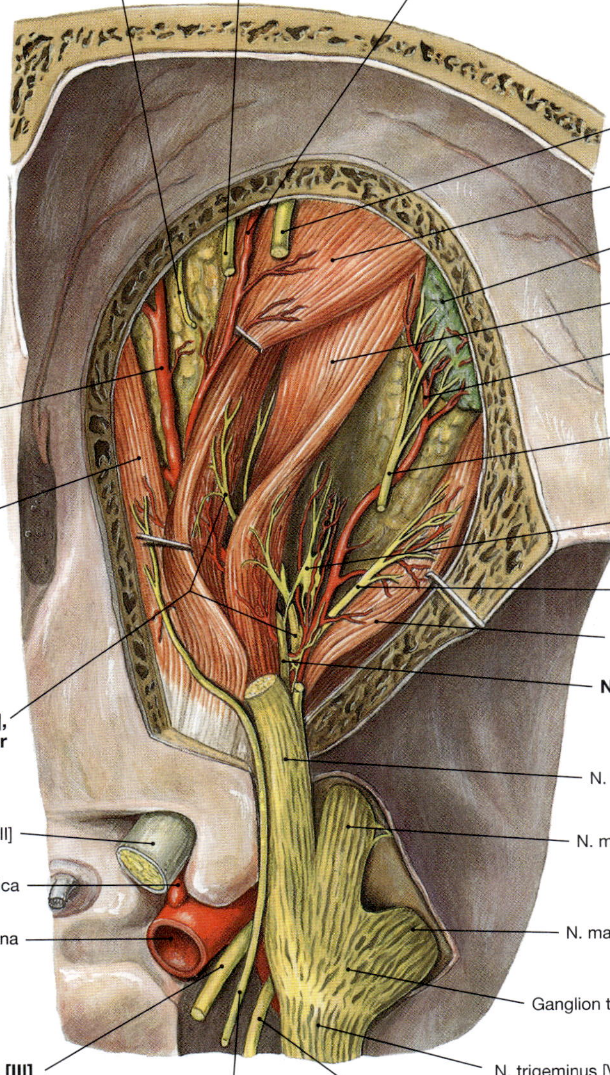


**Äste der A. ophthalmica**

- A. centralis retinae
- A. lacrimalis
  - R. anastomoticus cum a. meningea media
  - Aa. palpebrales laterales
- R. meningeus recurrens
- Aa. ciliares posteriores longae
- Aa. musculares
  - Aa. ciliares anteriores
  - Aa. conjunctivales anteriores
  - Aa. episclerales
- A. supraorbitalis
  - R. diploicus
- A. ethmoidalis anterior
  - R. meningeus anterior
  - Rr. septales anteriores
  - Rr. nasales anteriores laterales
- A. ethmoidalis posterior
- Aa. palpebrales mediales
  - Aa. conjunctivales posteriores
  - Arcus palpebralis superior
  - Arcus palpebralis inferior
- A. supratrochlearis
- A. dorsalis nasi

**Abb. 9.57 Arterien und Nerven der Augenhöhle, Orbita, rechts;** Ansicht von oben; nach Abtragung des Dachs der Augenhöhle; Darstellung des Ganglion ciliare; M. levator palpebrae superioris und M. rectus superior zur Seite geschlagen. [S700]

Man sieht die von unten in die Muskeln eintretenden Nervenäste des N. oculomotorius [III]. Nach Entfernung des unter den Muskeln liegenden orbitalen Fettgewebes liegt das ca. 1 mm messende **Ganglion ciliare** frei, das lateral des N. opticus [II] etwa 1–2 cm hinter dem Bulbus oculi in das Corpus adiposum orbitae eingebettet ist. Im Ganglion ciliare liegen Nervenzellkörper postganglionärer parasympathischer Neurone, die von präganglionären parasympathischen Axonen des Nucleus accessorius nervi oculomotorii [autonomicus, EDINGER-WESTPHAL-Kern] erreicht werden. Die parasympathischen Fasern dienen der Innervation der inneren Augenmuskeln (M. ciliaris und M. sphincter pupillae, → Abb. 8.262). Postganglionäre sympathische Fasern für den M. dilatator pupillae ziehen ohne Umschaltung durch das Ganglion ciliare hindurch. Sie wurden bereits im Ganglion cervicale superius von prä- auf postganglionär umgeschaltet.

## Arterien und Nerven der Augenhöhle

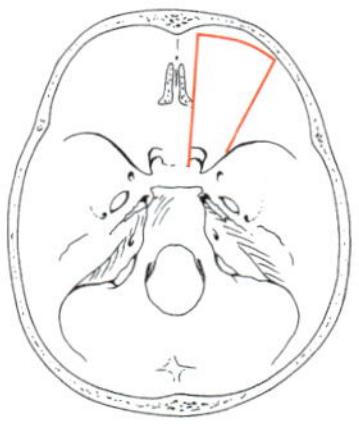

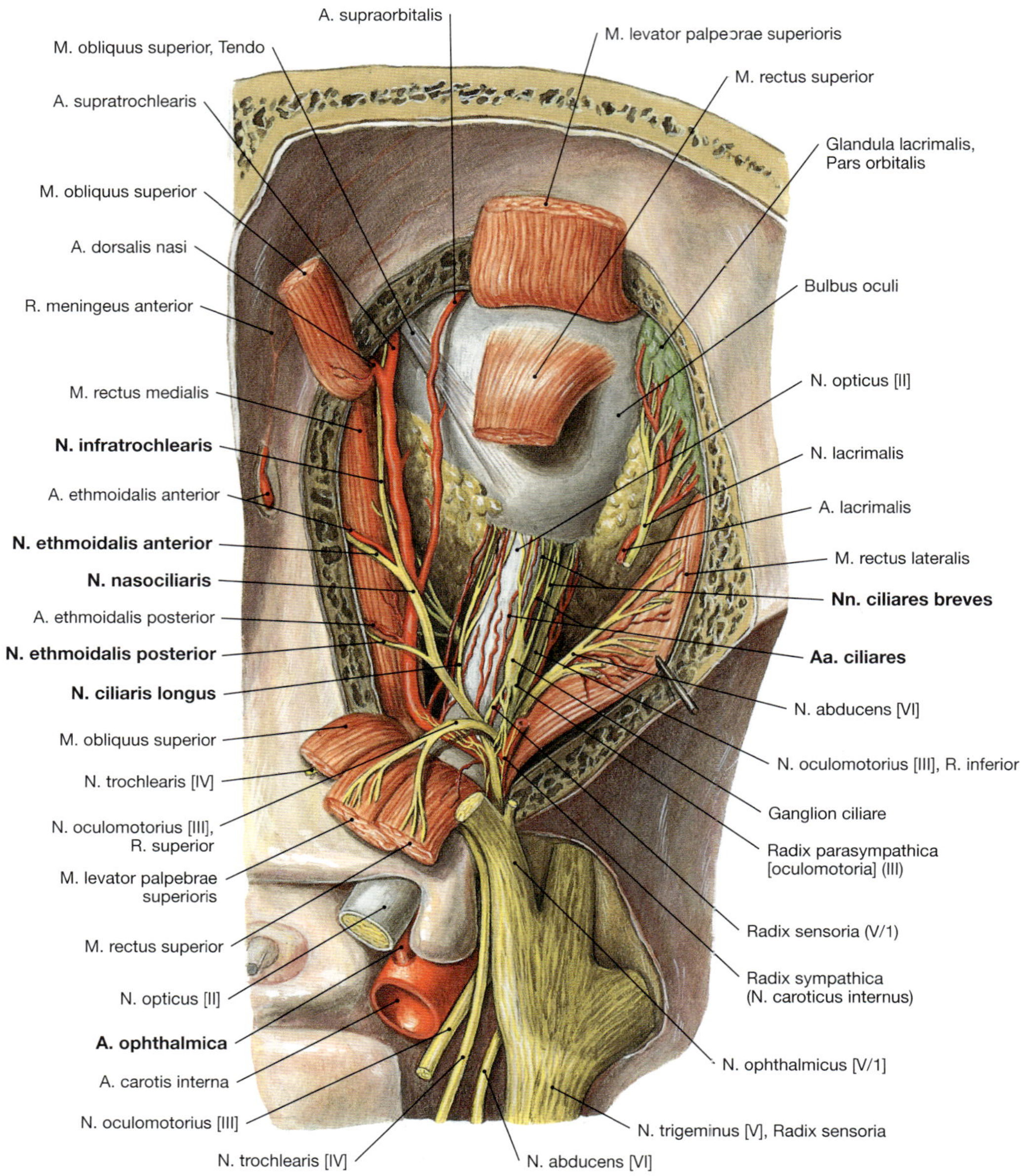


**Abb. 9.58 Arterien und Nerven der Augenhöhle, Orbita, rechts;** Ansicht von oben; nach teilweiser Entfernung der Mm. levator palpebrae superioris, rectus superior und obliquus superior. [S700]
Die Abbildung zeigt den Orbitainhalt der **mittleren Orbitaetage.** Man erkennt die Gefäße, die den N. opticus [II] direkt mit Blut versorgen (Aa. ciliares) und aus der durch die Orbita verlaufenden A. ophthalmica entspringen, sowie die Nn. ciliares longi und breves, das Ganglion ciliare und die Aufzweigung des N. nasociliaris.

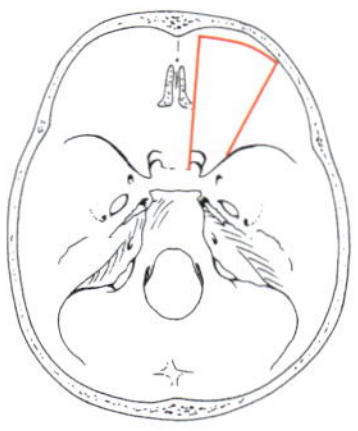

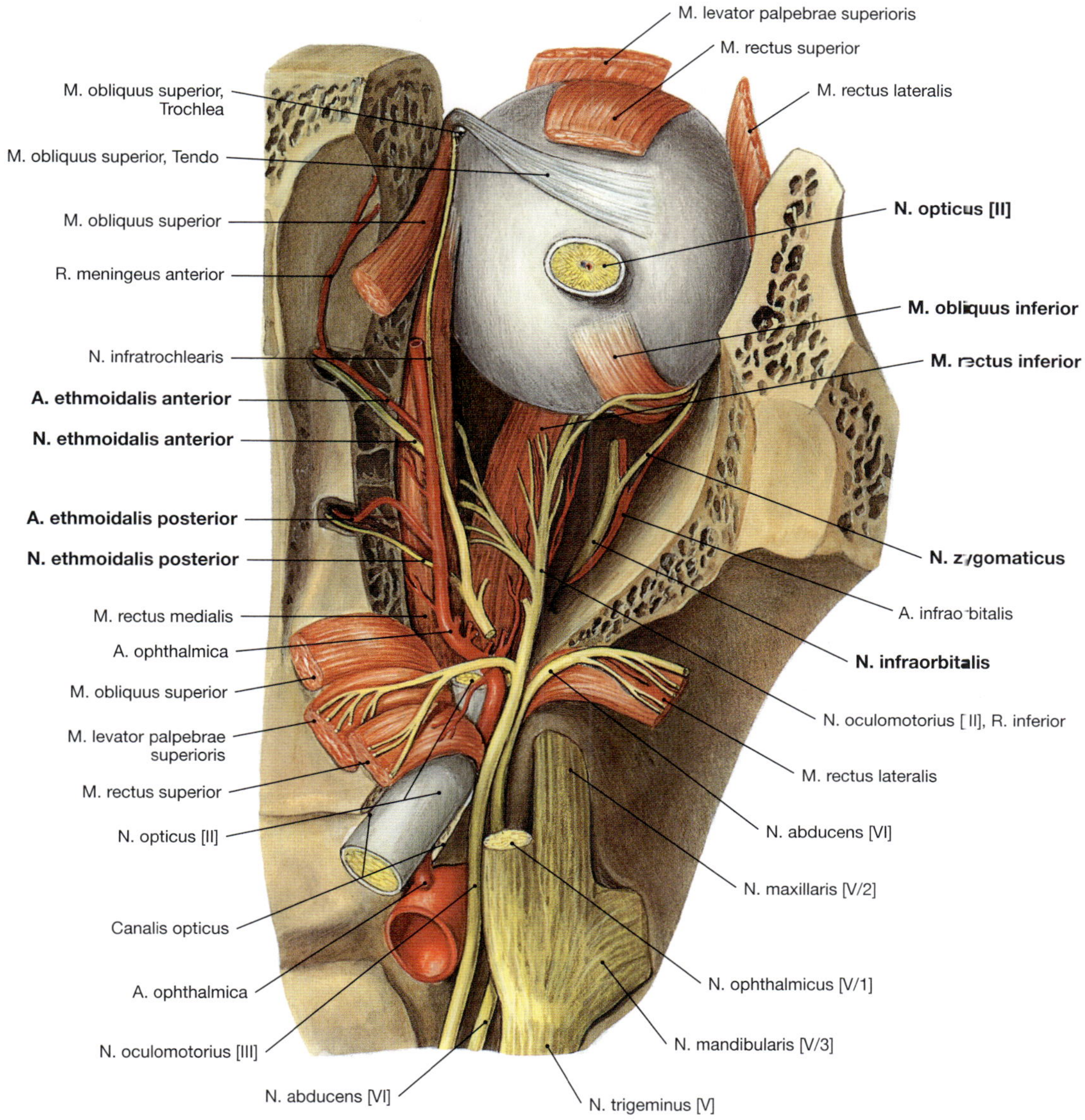


**Abb. 9.59 Arterien und Nerven der Augenhöhle, Orbita, rechts;** Ansicht von oben; nach Durchtrennung des N. opticus [II]. [S700]
Nach Entfernung weiterer Strukturen und des gesamten orbitalen Fettgewebes ist der Blick auf den M. rectus inferior frei, und man sieht daneben bereits in die **untere Orbitaetage.** Der Bulbus ist so rotiert, dass man die Insertion des M. obliquus inferior nahe der Eintrittsstelle des abgetrennten N. opticus [II] erkennen kann. Auf der medialen Seite sind die Siebbeinzellen (Cellulae ethmoidales) eröffnet, um den Verlauf der Nn. ethmoidales anterior und posterior sowie der Aa. ethmoidales anterior und posterior aus der Orbita in das Siebbein zu zeigen. In der tiefen Etage sind lateral A. und N. infraorbitalis sichtbar. Aus dem N. infraorbitalis geht der N. zygomaticus ab, der sensible Fasern führt und über postganglionäre parasympathische Fasern die Tränendrüse innerviert.

## Klinik

Der N. opticus [II] hat topographisch eine enge Beziehung zur Keilbeinhöhle (Sinus sphenoidalis), sodass **Prozesse innerhalb des Sinus sphenoidalis** (Sinusitiden, Tumoren) auf ihn übergreifen können, da er nur durch eine dünne knöcherne Wand von der Keilbeinhöhle getrennt ist. Manchmal fehlt diese auch. Bei Operationen in der Keilbeinhöhle muss daher auf den Sehnerv geachtet werden.

## Nerven der Augenhöhle

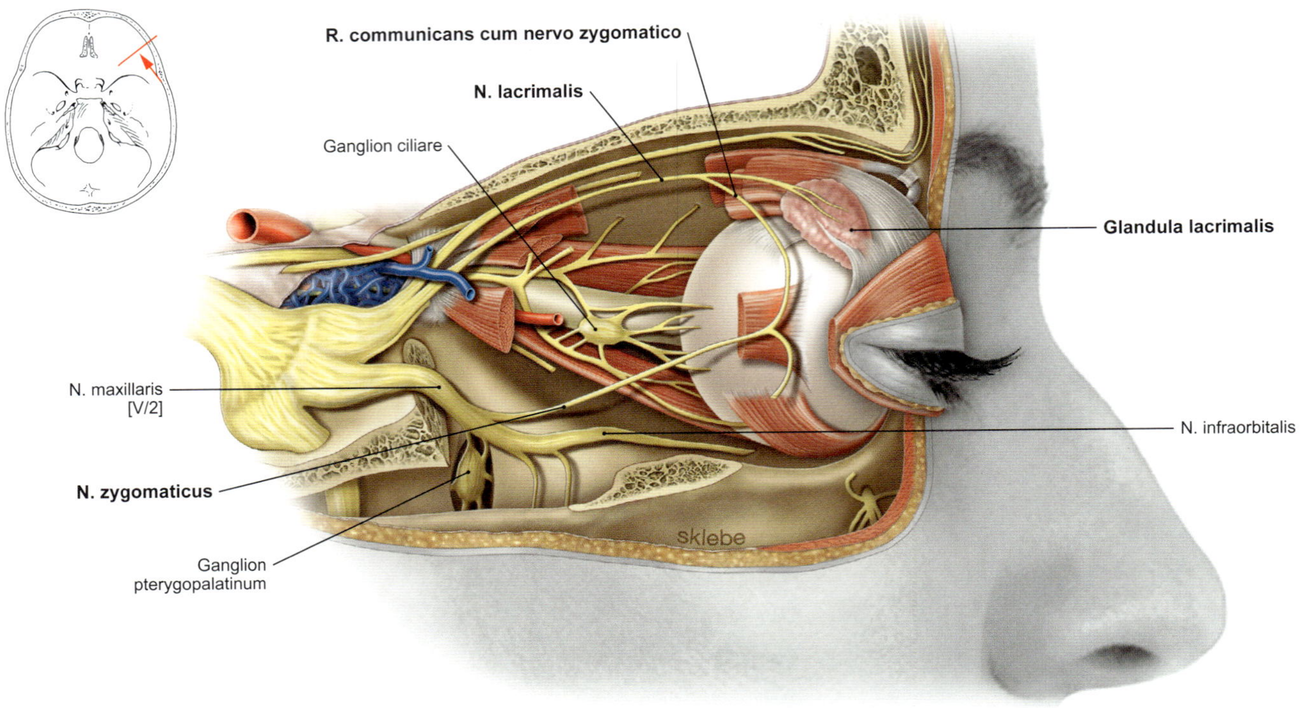


**Abb. 9.60 Nerven der Augenhöhle, Orbita, und des Auges, Oculus, Innervation der Tränendrüse, Glandula lacrimalis, und Darstellung des Ganglion ciliare, rechts;** Ansicht von lateral; nach Entfernung der temporalen Wand und des orbitalen Fettkörpers. [S700-L238]

Die Tränendrüse wird über sympathische, parasympathische und somatosensible Fasern innerviert. **Postganglionäre parasympathische Fasern** kommen vom Ganglion pterygopalatinum und stimulieren die Drüsensekretion. Die Fasern verlassen das Ganglion pterygopalatinum, legen sich dem N. zygomaticus (einem Ast des N. maxillaris [V/2]) an und verlassen ihn als R. communicans cum nervo zygomatico (Tränendrüsenanastomose; → Abb. 8.262 und → Abb. 9.38). Sie erreichen so den N. lacrimalis und mit diesem die Tränendrüse. Die **sensible** Innervation der Tränendrüse erfolgt über den N. lacrimalis (einen Ast des N. ophthalmicus [V/1]). Der Sympathicus wirkt hemmend auf die Sekretproduktion. **Postganglionäre sympathische Fasern** kommen aus dem Ganglion cervicale superius. Die Fasern verlaufen ohne Umschaltung durch das Ganglion pterygopalatinum und gelangen von hier auf dem gleichen Weg wie die parasympathischen Fasern zur Tränendrüse (→ Abb. 9.38).

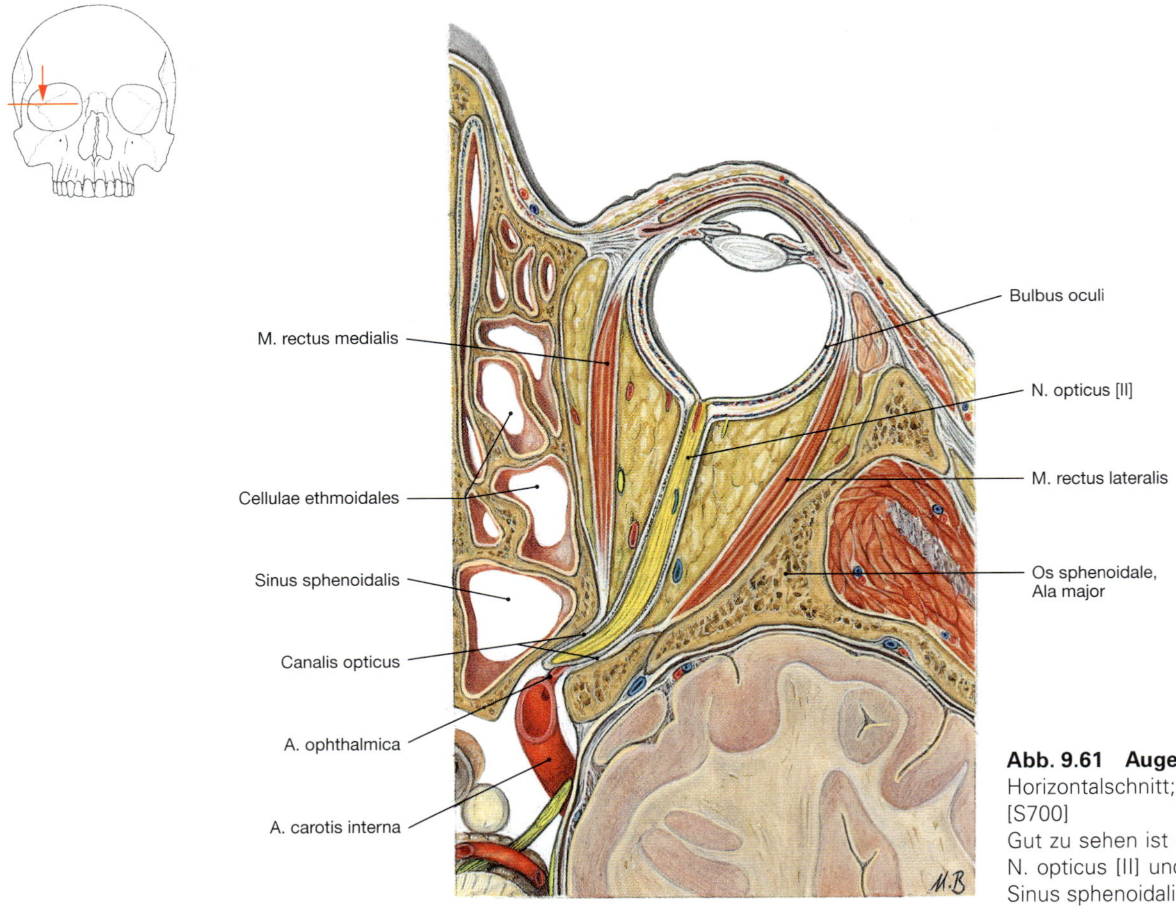


**Abb. 9.61 Augenhöhle, Orbita, rechts;** Horizontalschnitt; Ansicht von oben. [S700]

Gut zu sehen ist die enge Beziehung von N. opticus [II] und A. carotis interna zum Sinus sphenoidalis.

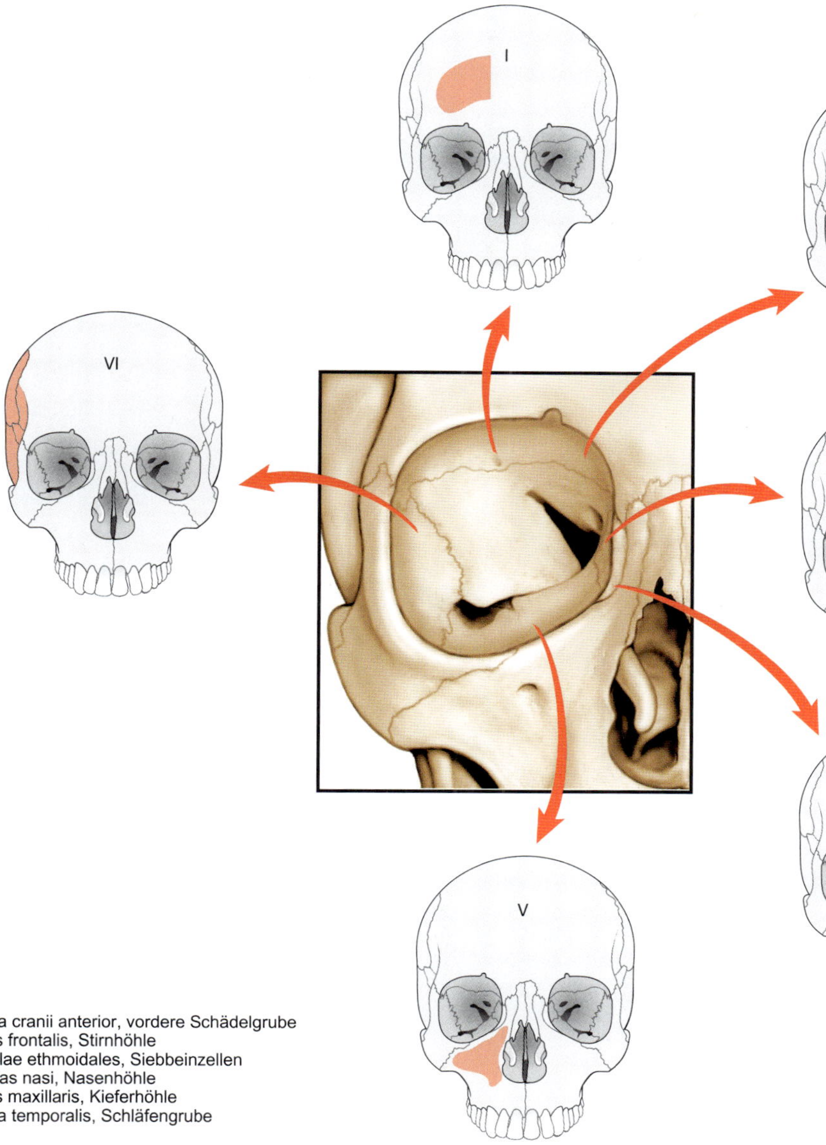


**Abb. 9.62 Topographische Beziehungen der Augenhöhle, Orbita, zu den Nachbarregionen, rechts;** Ansicht von vorne. [S700-L126]
Die Orbita steht in enger topographischer Beziehung zu den Nachbarregionen. Hierzu gehören die vordere Schädelgrube (Fossa cranii anterior), die Stirnhöhle (Sinus frontalis), die Siebbeinzellen (Cellulae ethmoidales), die Nasenhöhle (Cavitas nasi), die Kieferhöhle (Sinus maxillaris) und die Schläfengrube (Fossa temporalis).

## Klinik

Die Behandlung von Erkrankungen erfordert die interdisziplinäre Zusammenarbeit zahlreicher Fachrichtungen. So sind außer dem Ophthalmologen der HNO-Arzt, der Mund-Kiefer-Gesichtschirurg, der Neurochirurg, der Radiologe, der Neurologe und je nach Bedarf weitere Fachdisziplinen (z. B. Kinderarzt, Anästhesist, Nuklearmediziner etc.) beteiligt. **Entzündungen und Tumoren der Augenhöhle** können in die Nachbarregionen (und z.T. vice versa) durchbrechen und bedürfen einer interdisziplinären Therapie.

## Augenhöhle, Vertikalschnitt



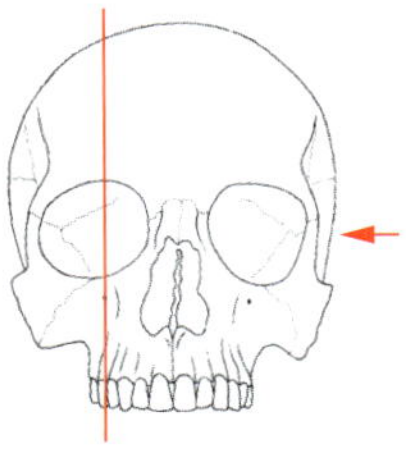

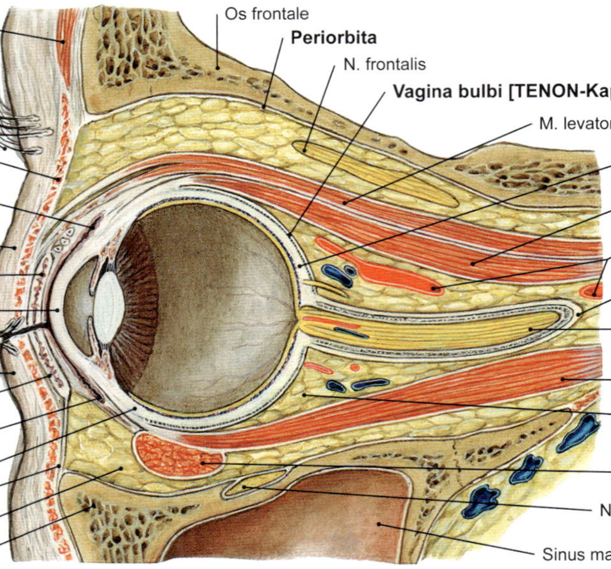


**Abb. 9.63 Augenhöhle, Orbita, rechts;** Ansicht von medial; Vertikalschnitt durch den mittleren Bereich. [S700]
Die Orbita ist von Periorbita (Periost) ausgekleidet. Sämtliche Strukturen der Orbita sind in einen Fettgewebekörper (Corpus adiposum orbitae) eingebettet. Der Orbitaeingang wird durch das Septum orbitale begrenzt; der Bulbus ist von einer Bindegewebshülle (Vagina bulbi, TENON-Kapsel) umgeben. Zwischen Vagina bulbi und Sclera des Augapfels befindet sich ein dünner Spalt (Spatium episclerale).

## Klinik

Die **endokrine Orbitopathie** ist eine Entzündung in der Orbita im Rahmen der BASEDOW-Krankheit. Letztere ist eine Autoimmunerkrankung, bei der man davon ausgeht, dass das Immunsystem fehlerhaft Antikörper gegen Schilddrüsengewebe und einige Gewebe in der Augenhöhle (u. a. Augenmuskeln und Fettgewebe) bildet. Im Einzelnen ist der Mechanismus jedoch nicht vollständig geklärt. Daraus resultiert die Kombination aus Schilddrüsenüberfunktion (Hyperthyreose) und Exophthalmus (Hervortreten der Augen, → Abbildung). Der Exophthalmus geht mit Verbreiterung der Lidspalte, Lidretraktion und Bewegungsstörungen der Augen einher.
Zur Wahl eines geeigneten **chirurgischen Zugangs zur Orbita** wird sie nach unterschiedlichen klinischen Gesichtspunkten eingeteilt:

- Bulbärer Abschnitt – retrobulbärer Abschnitt
- Zentraler oder intrakonaler (von den kegelförmig angeordneten geraden Augenmuskeln begrenzter) Teil – peripherer oder extrakonaler Teil
- Obere Etage – mittlere Etage – untere Etage:
  - Die obere Etage erstreckt sich zwischen Orbitadach und M. levator palpebrae superioris. Sie beinhaltet: N. frontalis, N. trochlearis, N. lacrimalis, A. supraorbitalis, A. supratrochlearis, A. und V. lacrimalis und V. ophthalmica superior (→ Abb. 9.56).
  - Die mittlere Etage erstreckt sich zwischen den geraden Augenmuskeln und umfasst damit den intrakonalen Raum (→ Abb. 9.58). Sie beinhaltet: N. oculomotorius, N. nasociliaris, N. abducens, N. zygomaticus, Ganglion ciliare, A. ophthalmica, V. ophthalmica superior, Aa. ciliares posteriores breves und longae.
  - Die untere Etage erstreckt sich zwischen den Mm. rectus inferior und obliquus inferior sowie dem Orbitaboden (→ Abb. 9.59). Sie beinhaltet: N. infraorbitalis, A. infraorbitalis und V. ophthalmica inferior.

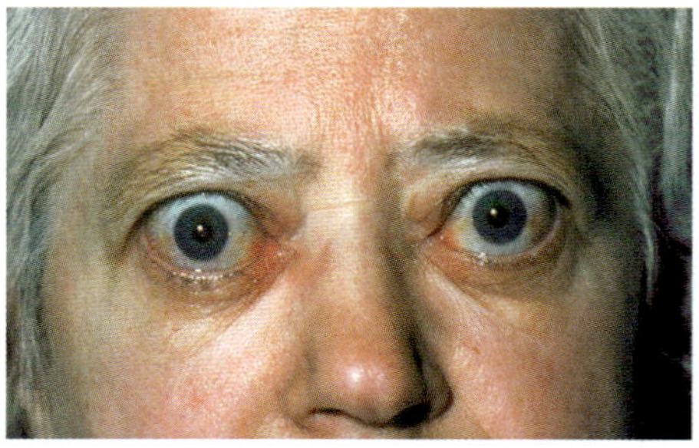

**Patientin mit ausgeprägtem Exophthalmus bei endokriner Orbitopathie.** [T127]

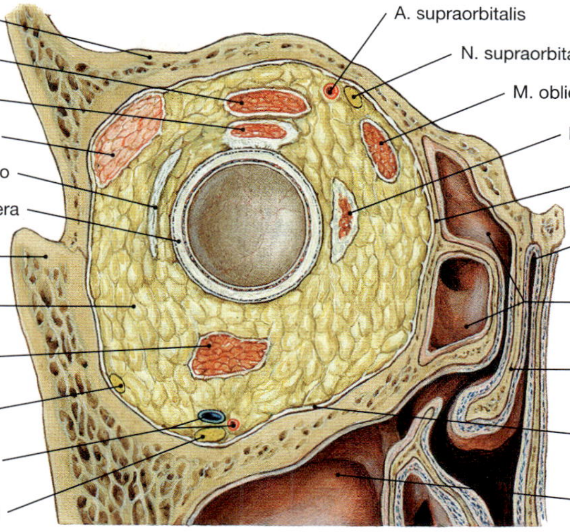


**Abb. 9.64 Augenhöhle, Orbita, rechts;** Frontalschnitt durch die Orbita auf Höhe des hinteren Abschnitts des Bulbus oculi; Ansicht von vorne. [S700]

Sämtliche Strukturen sind in Orbitafettgewebe (Corpus adiposum orbitae) eingelagert, Baufett, das die Orbita wie ein Puffer auskleidet.

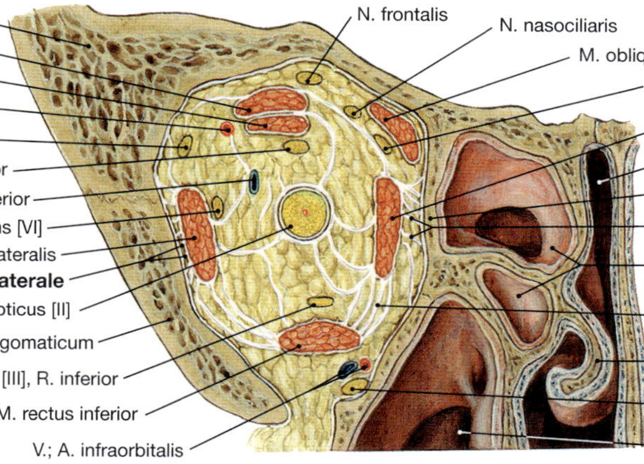


**Abb. 9.65 Augenhöhle, Orbita, rechts;** Frontalschnitt durch den retrobulbären Bereich der Orbita; Ansicht von vorne. [S700]
Der Bulbus und die Strukturen des Retrobulbärraums sind an der Periorbita und untereinander durch dünne Bindegewebszüge befestigt. Kräftigere Bindegewebszüge werden als Retinaculum mediale (zwischen M. rectus medialis und Periorbita) und Retinaculum laterale (zwischen M. rectus lateralis und Periorbita) sowie als Lig. suspensorium bulbi (LOCKWOOD-Band, zwischen M. rectus medialis und M. rectus inferior sowie Periorbita) bezeichnet.

## Klinik

**Retinale Venenverschlüsse** sind nach der diabetischen Retinopathie (bei Diabetes mellitus) die zweithäufigsten vaskulären Netzhauterkrankungen. Sehr häufig werden die Venenverschlüsse durch lokal entstandene Thromben (Thrombose der V. centralis retinae = Zentralvenenthrombose) verursacht (→ Abbildung). Sie gehen mit starker Visusminderung einher. Bei Diabetikern kommt es häufig zu Veränderungen der Netzhautgefäße, die zu Glaskörpereinblutungen führen können und dann zu einer Visusminderung beitragen. Sollten sich Glaskörpereinblutungen nach 2–3 Monaten nicht von allein auflösen, wird bei schlechtem Visus meist eine Entfernung des Glaskörpers (Vitrektomie) durchgeführt.

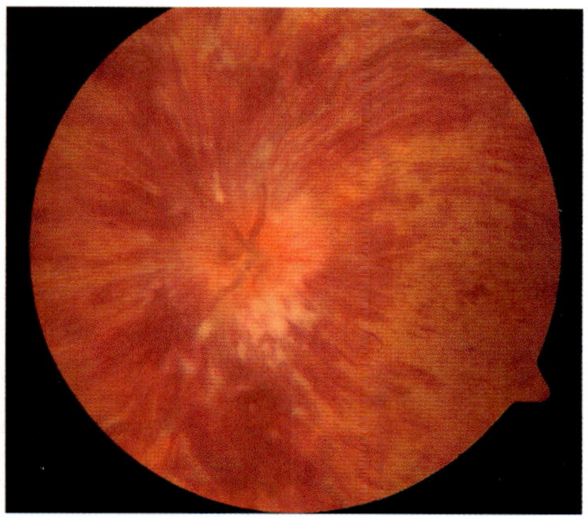

**Zentralvenenverschluss, links** mit Blutungen in allen Netzhautquadranten. [S700-T867]

## Augapfel, Horizontalschnitt

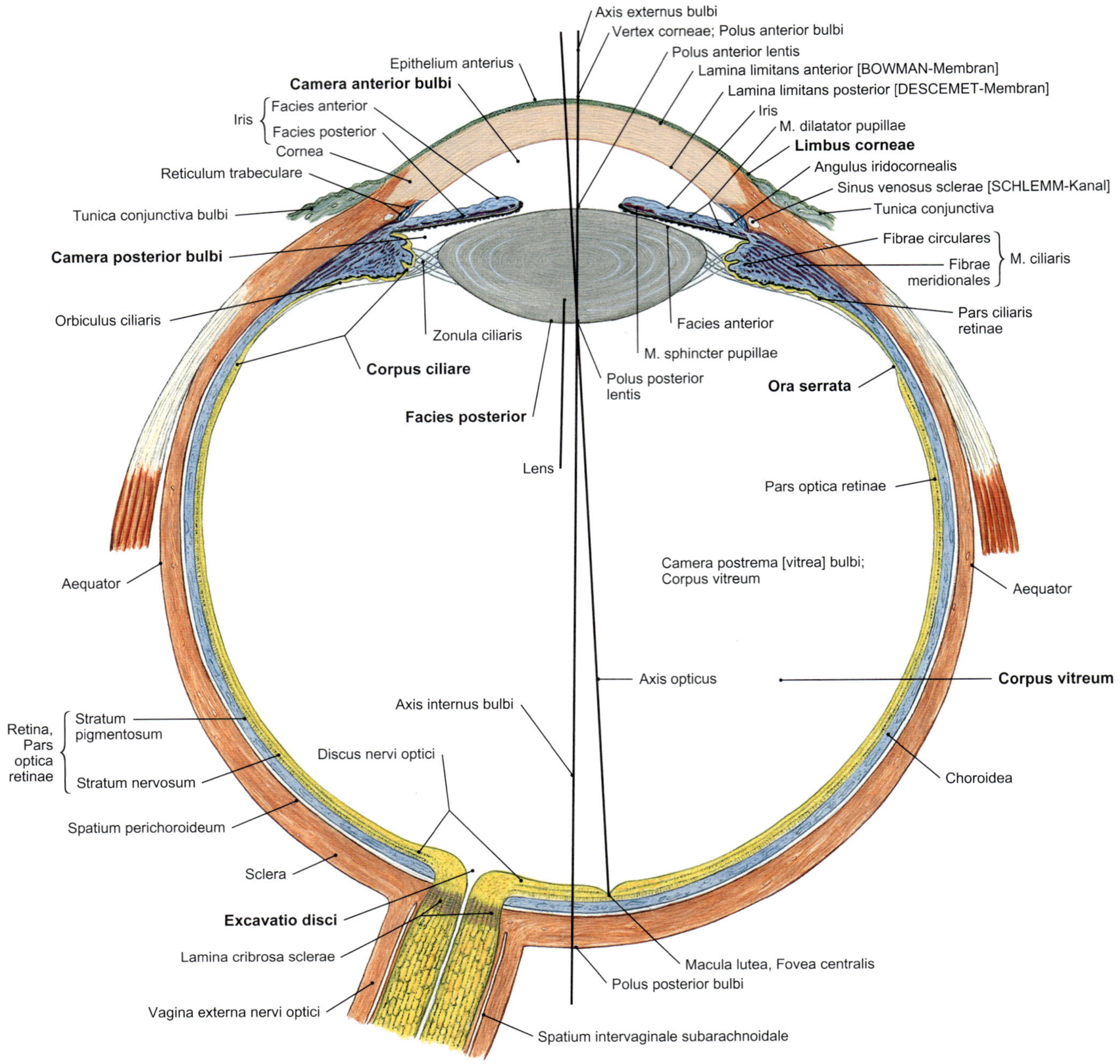


**Abb. 9.66 Augapfel, Bulbus oculi, rechts;** schematisierter Horizontalschnitt in Höhe des Abgangs des Sehnervs. [S700]

Im Vorderabschnitt des Auges wird die Außenhülle des Augapfels (Tunica fibrosa bulbi) von der **Hornhaut** (Cornea) gebildet. Sie wölbt sich als Sichtscheibe zur Außenwelt vor. Am Limbus corneae geht sie in die schwächer gekrümmte **Lederhaut** (Sclera) über, die im hinteren Abschnitt die Tunica fibrosa bulbi bildet. Außen setzen die Augenmuskeln an der Sclera an. Unterhalb der Sclera schließt sich die Tunica vasculosa bulbi (Gefäßhaut, Uvea) an. Sie besteht im Vorderabschnitt des Auges aus der **Regenbogenhaut** (Iris) sowie aus dem Ziliarkörper (Corpus ciliare [Strahlenkörper]) und im Hinterabschnitt aus der **Aderhaut** (Choroidea). An der Ora serrata geht der Ziliarkörper in die Choroidea über. Die Choroidea ist die am intensivsten durchblutete Region des Körpers, die außer der Ernährung der nach innen folgenden **Netzhaut** (Retina) der Temperaturregulation des Bulbus dient. Die Retina bildet die innerste Schicht des Augapfels (Tunica interna bulbi). Sie enthält die lichtempfindlichen Sinneszellen (Stratum nervosum) und das Pigmentepithel (Stratum pigmentosum), im vorderen Abschnitt gehören zu dieser Schicht das Pigmentepithel des Ziliarkörpers und das Epithel der Iris. Das Innere des Augenbulbus wird vom **Glaskörper** (Corpus vitreum) ausgefüllt.

### Klinik

Verschiedene Erkrankungen (z. B. Keratitis = Hornhautentzündung, Keratokonus oder eine Verätzung) können den operativen Ersatz der Hornhaut notwendig machen, damit der Patient wieder sehen kann **(Hornhauttransplantation).** Da die Hornhaut nicht vaskularisiert ist, ist eine Transplantation aus immunologischer Sicht wesentlich einfacher als bei vaskularisierten Organen. Deshalb ist die Hornhauttransplantation die weltweit am häufigsten durchgeführte Gewebeverpflanzung. Eine **Netzhautablösung** (Ablatio oder Amotio retinae) bezeichnet die Ablösung der inneren Anteile der Netzhaut (Stratum nervosum, Neuroretina) von ihrer Versorgungsschicht, dem retinalen Pigmentepithel (Pars pigmentosa, RPE). Symptome wie das Sehen von Blitzen oder farbigen Flecken können aber auch fehlen, solange die Macula (Stelle des schärfsten Sehens) nicht betroffen ist. Ohne ihre Versorgung durch den Kontakt mit dem Pigmentepithel kommt es nach etwa 48 Stunden zu einem teilweise irreparablen Funktionsverlust der betroffenen Netzhautanteile. Nach erfolgreicher Wiederanlage der betroffenen Netzhaut kann sich die Funktion in Abhängigkeit von der Dauer der Ablösung wieder bessern. Bei Fortbestehen einer vollständigen Netzhautablösung kommt es zur Erblindung des betroffenen Auges.

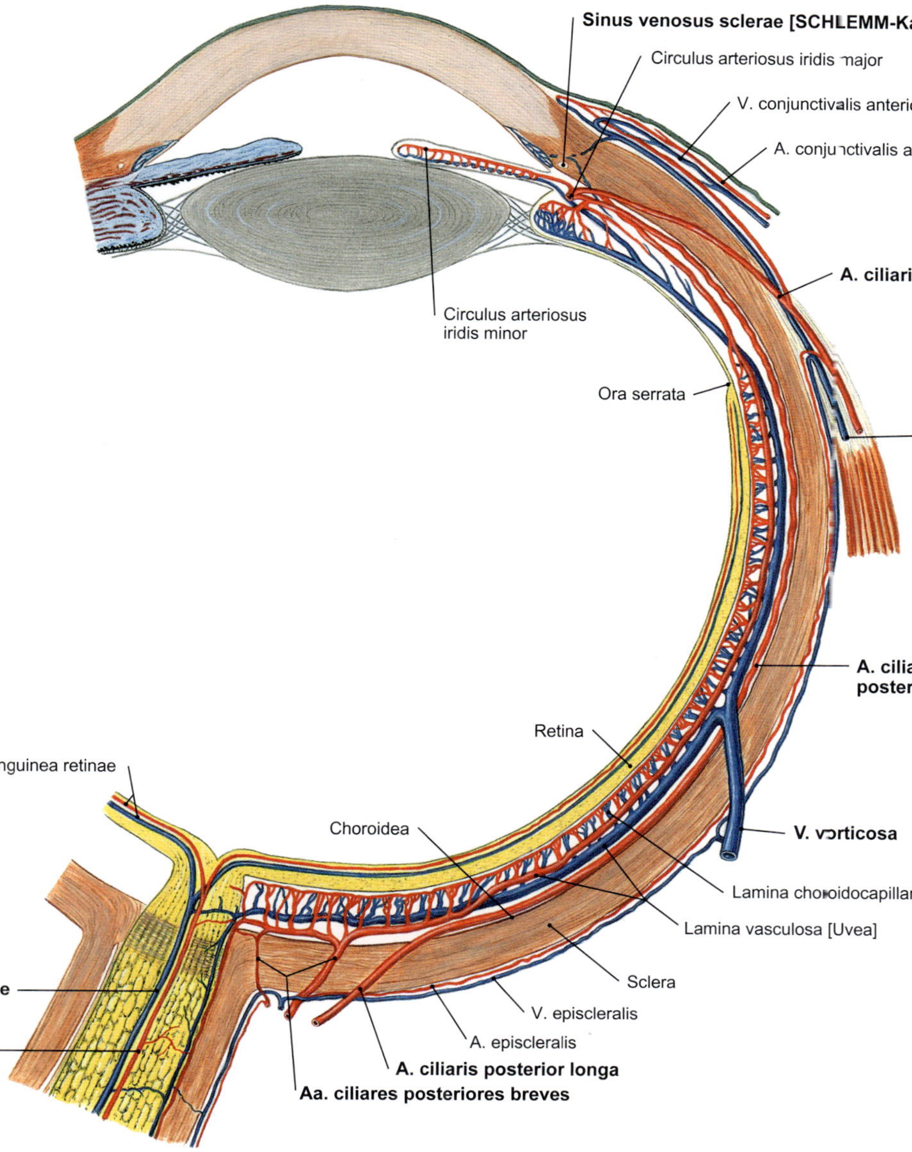


**Abb. 9.67 Blutgefäße des Augapfels, Bulbus oculi, rechts;** Horizontalschnitt in Höhe des N. opticus [II]; Ansicht von oben. [S700]
Die arterielle Blutversorgung ist in → Abb. 9.54 dargestellt. Der venöse Abfluss erfolgt über die V. centralis retinae sowie 4–8 Vv. vorticosae (Vortexvenen; → Abb. 9.55). Letztere durchdringen die Sclera hinter dem Aequator bulbi und münden in die Vv. ophthalmicae superior und inferior.

| **Maße des Augapfels** (Durchschnittswerte nach anatomischer und ophthalmologischer Literatur) | | | |
|---|---|---|---|
| Äußerer Bulbusdurchmesser (Axis externus bulbi) | 24,0 mm | Krümmungsradius der Sclera | 13,0 mm |
| Innerer Bulbusdurchmesser (Axis internus bulbi) | 22,5 mm | Krümmungsradius der Cornea | 7,8 mm |
| Dicke der Cornea | 0,5 mm | Brechwert des gesamten Auges (Fernsicht) | 59 Dioptrien |
| Tiefe der vorderen Augenkammer | 3,6 mm | Brechwert der Cornea | 43 Dioptrien |
| Dicke der Linse | 3,6 mm | Brechwert der Linse (Fernsicht) | 19 Dioptrien |
| Abstand zwischen Linse und Netzhaut | 15,6 mm | Abstand beider Pupillen | 61–69 mm |
| Dicke der Netzhaut | 0,3 mm | | |

## Kammerwinkel

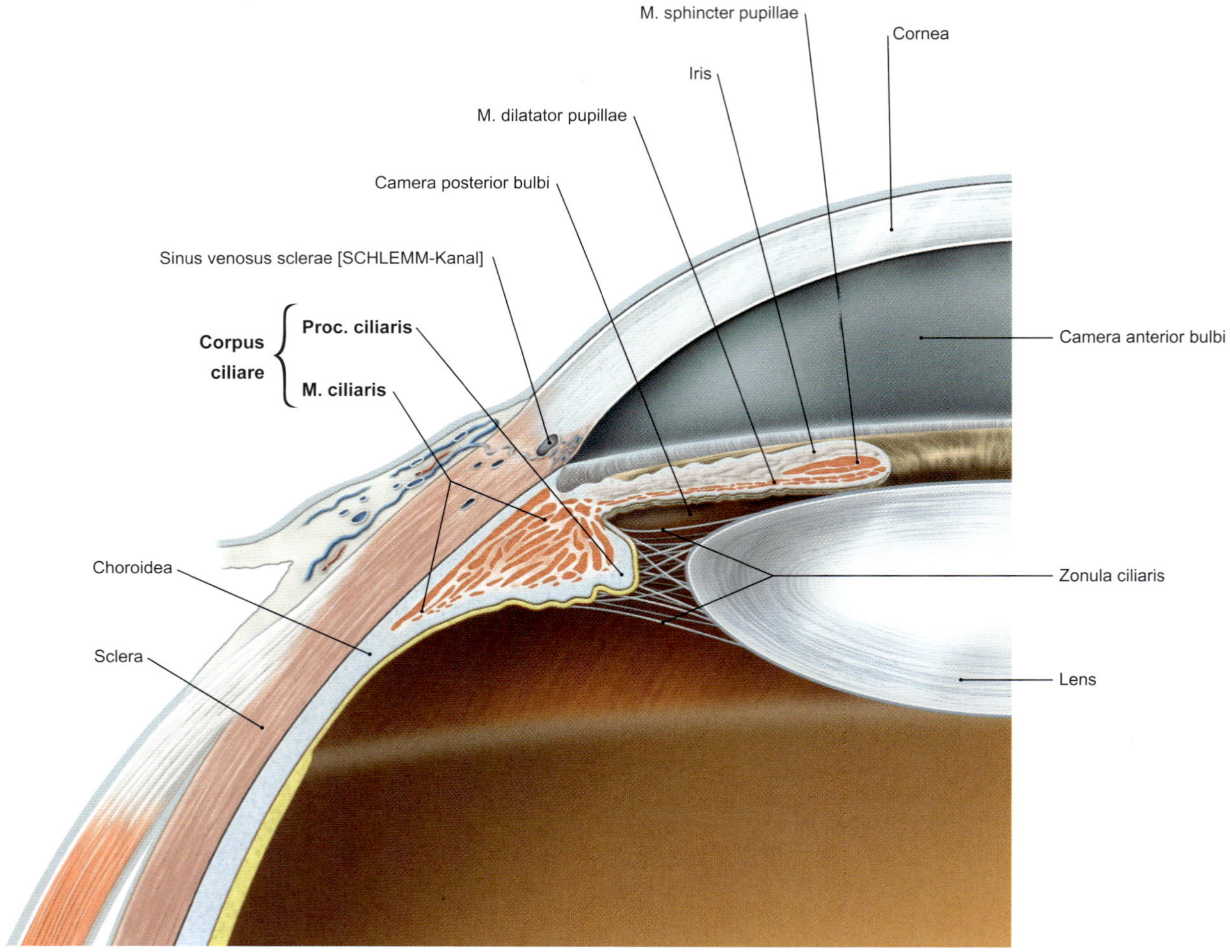


**Abb. 9.68 Kammerwinkel, Angulus iridocornealis, und seine Umgebung.** [S700-L275]
Der Kammerwinkel wird von Cornea, Iris und Sclera begrenzt. Das Epithel des Ziliarkörpers sezerniert das Kammerwasser, das von der hinteren in die vordere Augenkammer fließt und durch das Trabekelwerk im Kammerwinkel in den SCHLEMM-Kanal und von hier in die episkleralen Venen gelangt. Grundlage des Ziliarkörpers ist der M. ciliaris. Er besitzt meridionale (BRÜCKE-Muskel), radiäre und zirkuläre (MÜLLER-Muskel) Muskelzellen und dient der Akkommodation.

### Klinik

Zum **Glaukom** (grüner Star) kommt es durch Störungen des Kammerwasserabflusses, die oft zu intraokulären Druckerhöhungen (normal 15 mmHg) führen. Dadurch entstehen vornehmlich Schäden im Bereich der Sehnervpapille mit Erblindungsgefahr. Ursachen sind z. B. eine Verlegung des Kammerwinkels beispielsweise durch Verklebung der Iris an der Cornea (**Winkelblockglaukom,** selten) oder bei offenem Winkel ein gestörter Abfluss durch das Trabekelwerk des SCHLEMM-Kanals (**Offenwinkelglaukom,** häufig). Therapeutisch werden Medikamente eingesetzt, die zur Engstellung der Pupillen führen (Miotika). Dadurch wird der Kammerwasserabfluss durch den SCHLEMM-Kanal erhöht und der Augeninnendruck gesenkt.
Genetisch bedingte Störungen der Fibrillensynthese **(MARFAN-Krankheit)** führen zur Insuffizienz der Zonulafasern mit Lageverschiebungen der Linse (Linsenluxation) sowie dauerhafter Kugelform der Linse (gestörte Fernakkommodation).

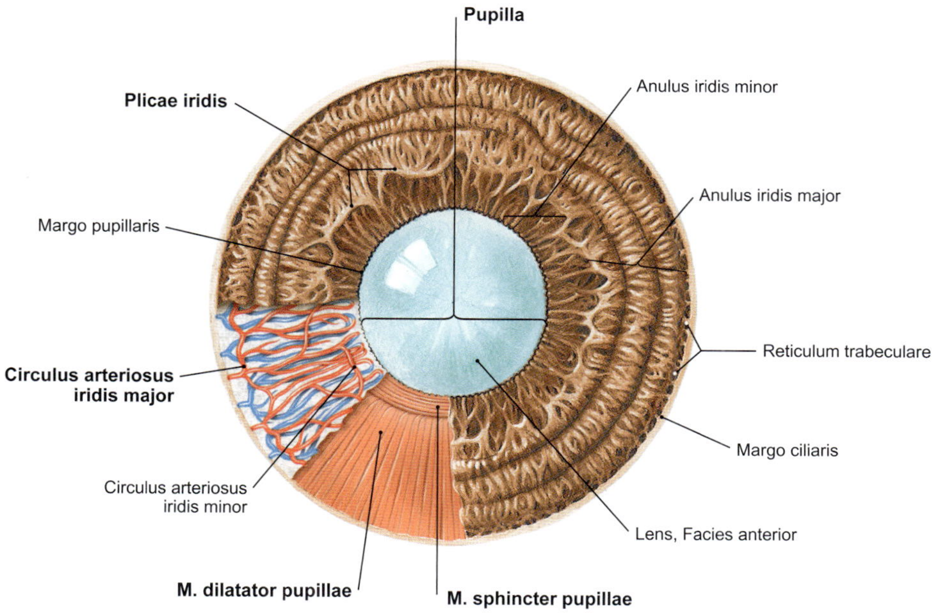


**Abb. 9.69 Regenbogenhaut, Iris, und Linse, Lens;** Ansicht von vorne. [S702-L127]

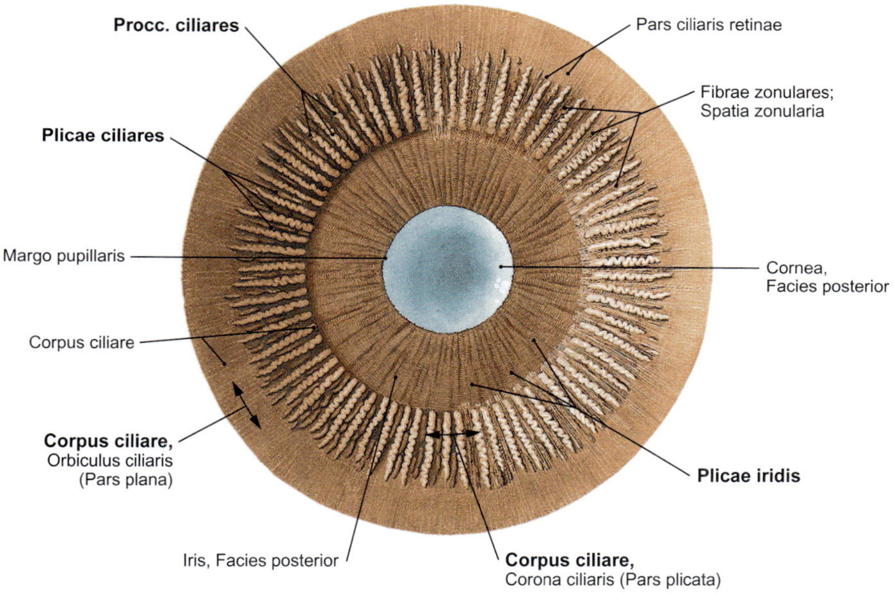


**Abb. 9.70 Regenbogenhaut, Iris, und Ziliarkörper, Corpus ciliare;** Ansicht von hinten; nach Entfernung der Linse. [S700]
Der Ziliarkörper unterteilt sich in einen ebenen Anteil (Pars plana) und in einen aufgeworfenen Anteil (Pars plicata). Von Letzterem entspringen ca. 70 Ziliarfortsätze (Procc. ciliares). Der Ziliarkörper ist vom Ziliarepithel bedeckt, das im Bereich der Pars plicata das Kammerwasser sezerniert. Vom Ziliarepithel verlaufen Zonulafasern (Aufhängebänder der Linse, Zonulae ciliares) zur Linsenkapsel.

## Klinik

Der **Pupillenlichtreflex (PLR)** steuert die Intensität des Lichts, das die Netzhaut erreicht. Helles Licht löst eine Verengung der Pupille (Miosis) aus, dämmriges Licht erweitert die Pupillen (Mydriasis). Netzhaut und Sehnerv sind das afferente (sensorische) und die Pupillenmuskeln das efferente (motorische) Glied des PLR (→ Abbildung). Der PLR liefert diagnostische Informationen über die sensorischen (Netzhaut) und pupillomotorischen Funktionen des Auges. [S700-L126]

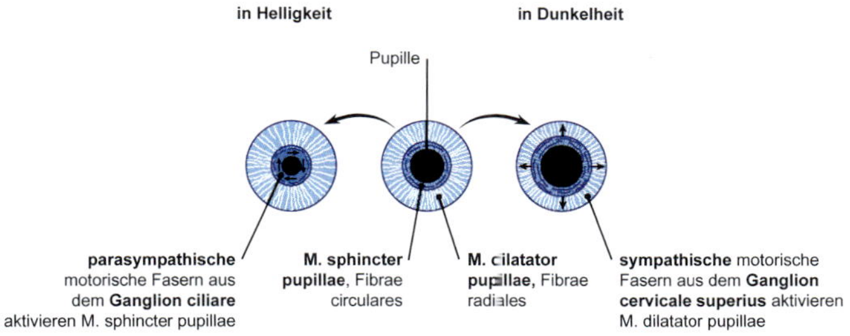

# Augapfel

## Linse

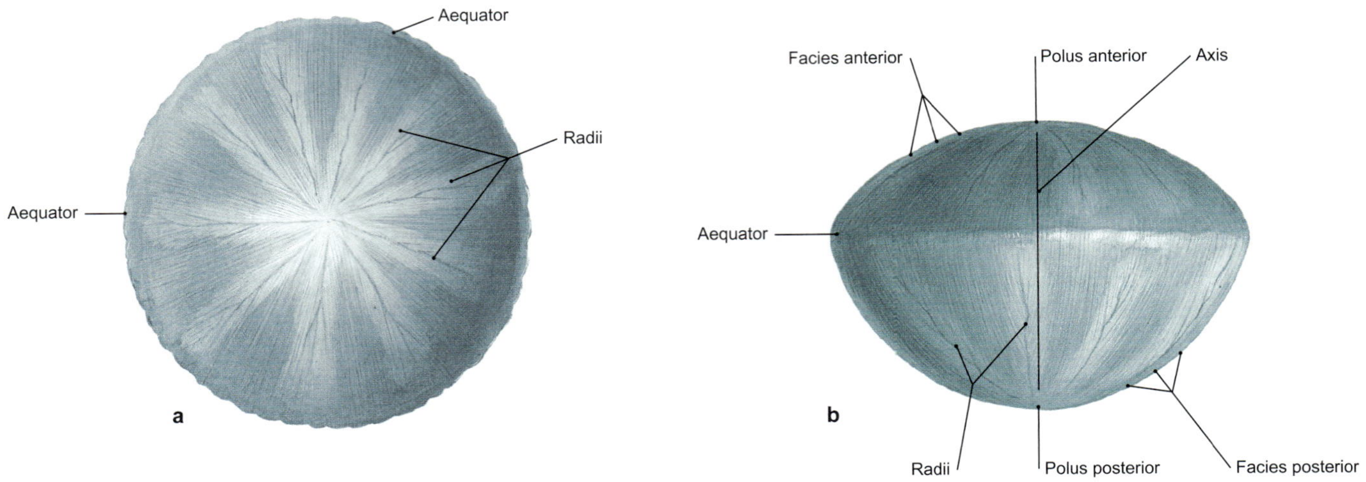


**Abb. 9.71a und b Linse, Lens.** [S700]
**a Ansicht von vorne.** Die Linse hat je nach Akkommodationszustand eine Brechkraft von 10 bis 20 Dioptrien (zum Vergleich: Die Brechkraft der Hornhaut ist mit 43 Dioptrien zwar wesentlich höher, sie kann aber nicht modifiziert werden).
**b Ansicht vom Aequator**

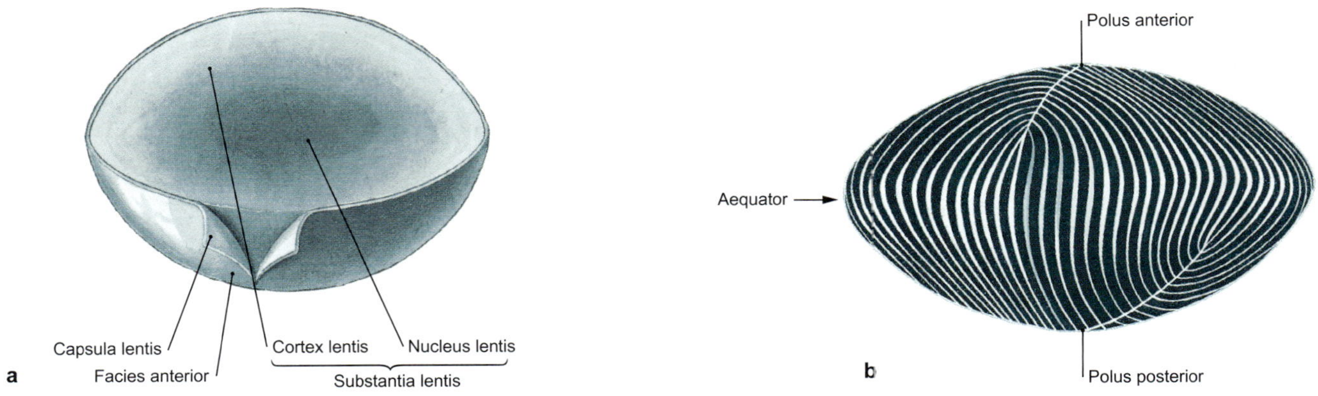


**Abb. 9.72a und b Linse, Lens.** [S700]
**a Ansicht von schräg vorne;** nach meridionaler Halbierung und teilweiser Abhebung der vorderen Linsenkapsel, Capsula lentis. Die Mittelpunkte der Flächen werden als vorderer (Polus anterior) bzw. hinterer Pol (Polus posterior) bezeichnet.
**b Linsenfasern beim Neugeborenen;** schematische Darstellung; Ansicht vom Aequator her.

### Klinik

Die **Akkommodation** beruht darauf, dass die Linse ihren Durchmesser vergrößert (runder wird), wenn sich der Ziliarmuskel, der die Linse zirkulär umgibt, zusammenzieht. Er beult sich in Richtung auf die Linse hin aus, dadurch nimmt der Zug auf die Zonulafasern ab, die Linse rundet sich aufgrund ihrer Eigenelastizität ab (→ Abb. a). Beim „jungen" Menschen ist dadurch eine Änderung der optischen Bandbreite um bis zu 15 Dioptrien möglich. Durch die kontinuierliche Anlagerung von Linsenfasern nimmt die Elastizität der Linse (etwa ab dem 40. Lebensjahr) so weit ab, dass sich die Akkommodationsbreite verringert (Alterssichtigkeit, **Presbyopie).** Dies erfordert eine Korrektur durch die Verwendung einer geeigneten Brille.

Durch Abnahme des intrazellulären Wassergehalts kommt es zu Veränderungen von für die Transparenz der Linse bedeutsamen Proteinen (Crystalline). Dies führt zur Linsentrübung (grauer Altersstar, **Cataracta senilis,** → Abb. b), welche die häufigste Augenerkrankung darstellt. Eine beginnende Linsentrübung ist mittels Spaltlampenuntersuchung frühzeitig diagnostizierbar. Die Kataraktoperation ist in Deutschland die am häufigsten durchgeführte Operation überhaupt (ca. 10 % aller 80-Jährigen leiden an einer fortgeschrittenen Katarakt).

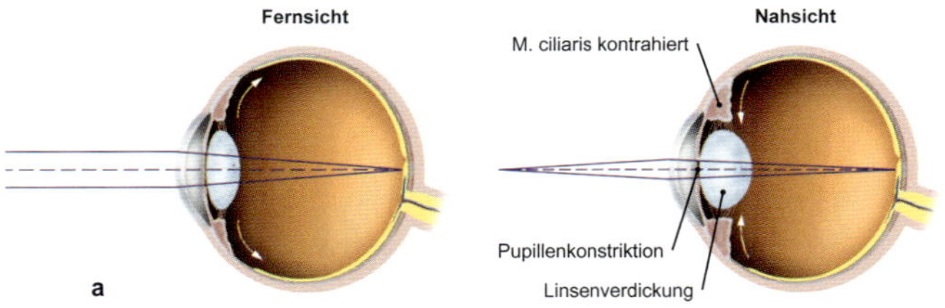


[S701-L275]

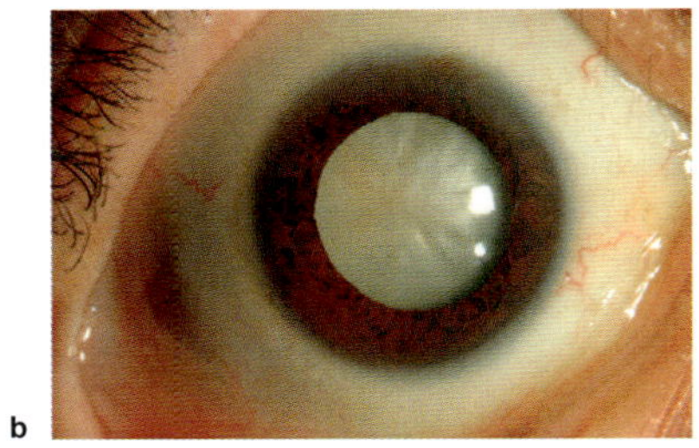


**Cataracta senilis** (mit deutlich zu erkennender weißlicher Trübung). [S700-T867]

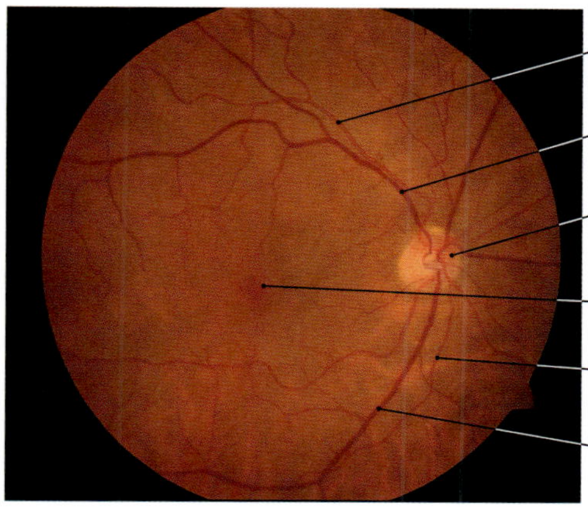


**Abb. 9.73 Augenhintergrund, Fundus oculi, rechts;** Ansicht von vorne; ophthalmoskopische Nativaufnahme. [S700-T867]
Die Untersuchung des Augenhintergrunds mittels direkter Ophthalmoskopie (Funduskopie, Augenhintergrundspiegelung) dient der Beurteilung der Netzhaut, der Gefäße (besonders der A./V. centralis retinae), der Papilla (Discus nervi optici; Sehnervpapille) sowie von Macula lutea (gelber Fleck) und Fovea centralis (Stelle des schärfsten Sehens). Die Netzhautgefäße (A./V. centralis retinae sowie ihre Äste) können begutachtet und aufgrund des Gefäßdurchmessers (Arterien – geringerer Durchmesser) unterschieden werden. Die Sehnervpapille ist normalerweise randscharf begrenzt, gelb-orange und weist eine zentrale Vertiefung (Excavatio disci) auf. 3–4 mm temporal der Papille sitzt die Macula lutea (hier sind die meisten Zapfenzellen lokalisiert). Zahlreiche Gefäßäste der Vasa centralia retinae laufen radiär auf die Macula zu, erreichen das Zentrum (Fovea centralis) jedoch nicht. Letzteres wird über die Choroidea versorgt.
* klin.: gelber Fleck
** klin.: Papille oder blinder Fleck (Discus = Papilla nervi optici)

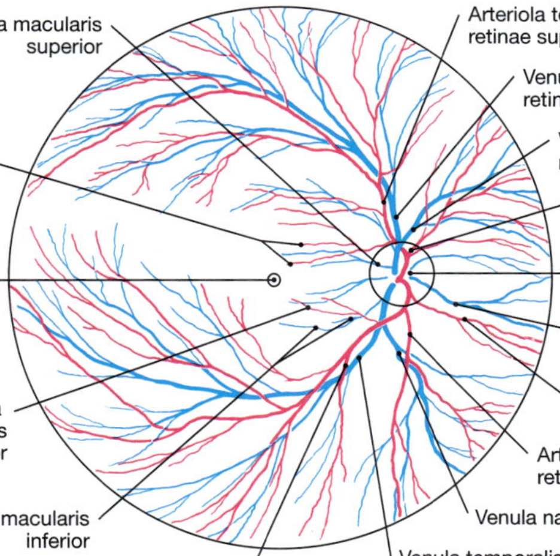


**Abb. 9.74 Augenhintergrund, Fundus oculi, und Blutgefäße der Netzhaut, Vasa sanguinea retinae, rechts;** Ansicht von vorne; schematische Darstellung des Gefäßverlaufs. [S700-T899]
* Papilla nervi optici

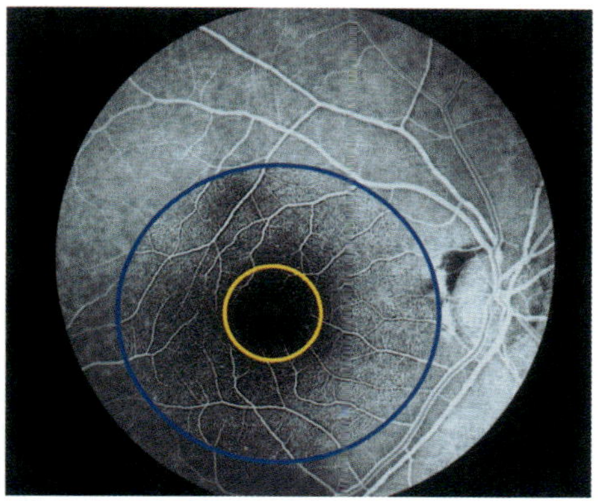

**Abb. 9.75 Augenhintergrund, Fundus oculi, rechts;** Ansicht von vorne; Fluoreszenzangiographie in arteriovenöser Phase mit anatomischen Landmarken: Macula (blauer Kreis); Fovea (gelber Kreis). [E282]

## Klinik

Bei einer **Netzhautablösung** (Ablatio retinae) sieht die Netzhaut weißlich-gelblich aus. Gefäßveränderungen wie diabetische Retinopathie oder Hypertonie lassen sich mittels Fundoskopie frühzeitig diagnostizieren. Zur weiterführenden Diagnostik kann eine Fluoreszenzangiographie durchgeführt werden (→ Abb. 9.75). Bei erhöhtem Hirn-(Liquor-)Druck erscheint die Sehnervpapille in den Bulbus vorgewölbt und weist einen unscharfen Rand auf **(Stauungspapille).** Auch beim Glaukom kommt es zu charakteristischen Veränderungen (Glaukompapille, → Abbildung). Pathologische Veränderungen der Macula lutea treten häufig altersbedingt auf. Die als **altersabhängige Makuladegeneration** (AMD) bezeichnete Erkrankung ist die häufigste Erblindungsursache in Deutschland.

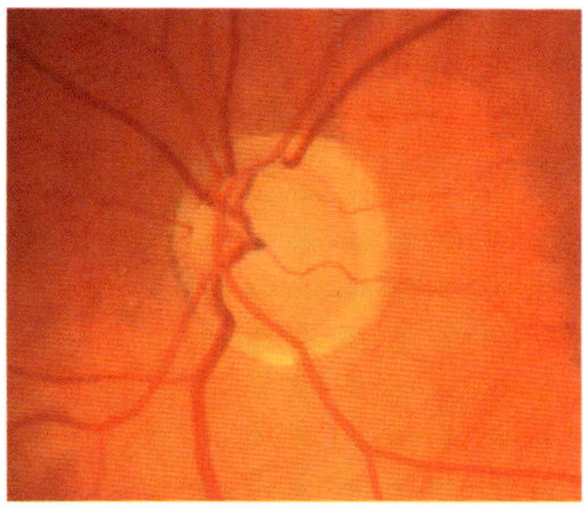

**Konzentrische glaukomatöse Vergrößerung der Sehnervpapille.** [S700-T867]

## Augenhöhle, MRT



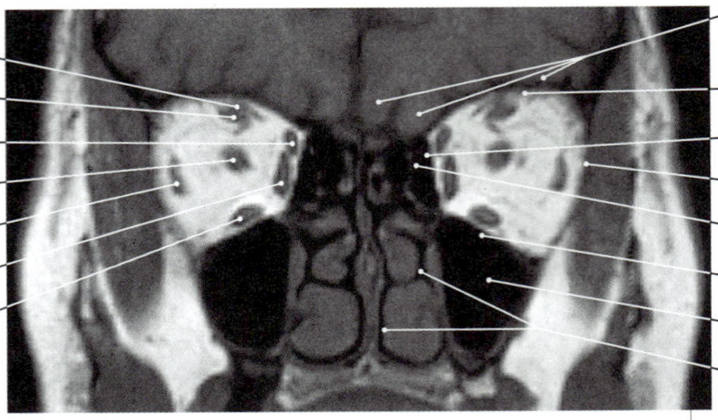


**Abb. 9.76 Äußere Augenmuskeln, Mm. bulbi;** magnetresonanztomographischer Frontalschnitt (MRT) eines Gesunden auf Höhe der Mitte der Augenhöhle; Ansicht von vorne. [S700-T916]

Man erkennt sehr gut die enge topographische Beziehung von Orbita, Sinus maxillaris, Lobus frontalis, Cellulae ethmoidales und M. temporalis (nicht bezeichnet).

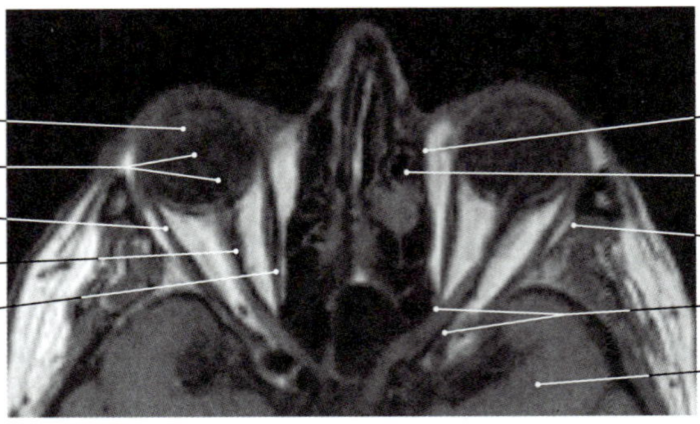


**Abb. 9.77 Augapfel, Bulbus oculi, und äußere Augenmuskeln, Mm. bulbi;** magnetresonanztomographischer Transversalschnitt (MRT) eines Gesunden auf Höhe des N. opticus [II]; Ansicht von oben. [S700-T916]

In dieser Schnittebene wird der leicht geschlungene Verlauf des N. opticus [II] deutlich, der als Reservestrecke für die Augenbewegungen von Bedeutung ist.

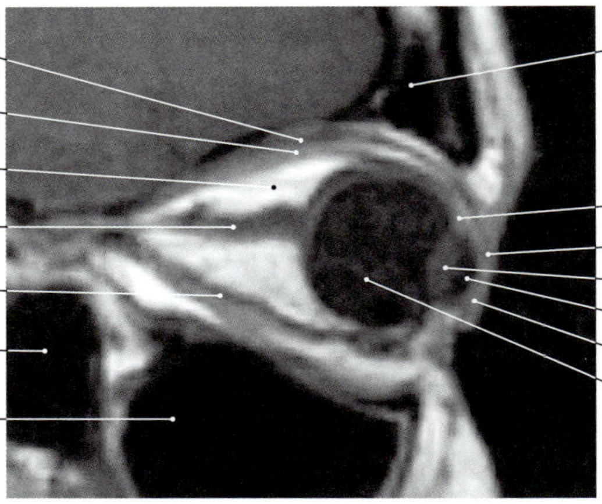


**Abb. 9.78 Augapfel, Bulbus oculi, und äußere Augenmuskeln, Mm. bulbi;** magnetresonanztomographischer Sagittalschnitt (MRT) eines Gesunden auf Höhe des N. opticus [II]; Ansicht von lateral. [S700]

In der MRT können der Bulbär- und der Retrobulbärraum durch die unterschiedlichen Gewebe sehr gut voneinander abgegrenzt werden.

→T 2

### Untersuchungsmethoden

Die meisten sichtbaren Strukturen des Auges lassen sich mit speziellen optischen Instrumenten (z. B. Lupenbrille, Ophthalmoskop, Spaltlampe) beim Lebenden darstellen und beurteilen, z. B. Cornea, Kammerwasser, Kammerwinkel, Iris, Linse, Glaskörper, Retina mit Sehnervpapille und Macula.
Bildgebende Verfahren helfen bei der Diagnostik chronischer Entzündungen oder von Tumoren, die im nicht einsehbaren Teil der Orbita (außerhalb des Bulbus, retrobulbär) lokalisiert sind. **Computertomographie** (CT) und **Magnetresonanztomographie** (MRT) sind die am häufigsten verwendeten bildgebenden Verfahren zur Beurteilung der intraorbitalen Strukturen und ihrer topographischen Beziehungen. Durch intravenöse Kontrastmittelgabe können mit diesen Verfahren häufig noch weiterführende Informationen erlangt werden.
Ist keine Beurteilung des Augenhintergrunds mittels Fundoskopie möglich (z. B. aufgrund pathologischer Veränderungen der optischen Medien, wie Hornhauttrübung, Katarakt oder Einblutungen in den Glaskörper), kann auch eine **Sonographie** des Auges durchgeführt werden.

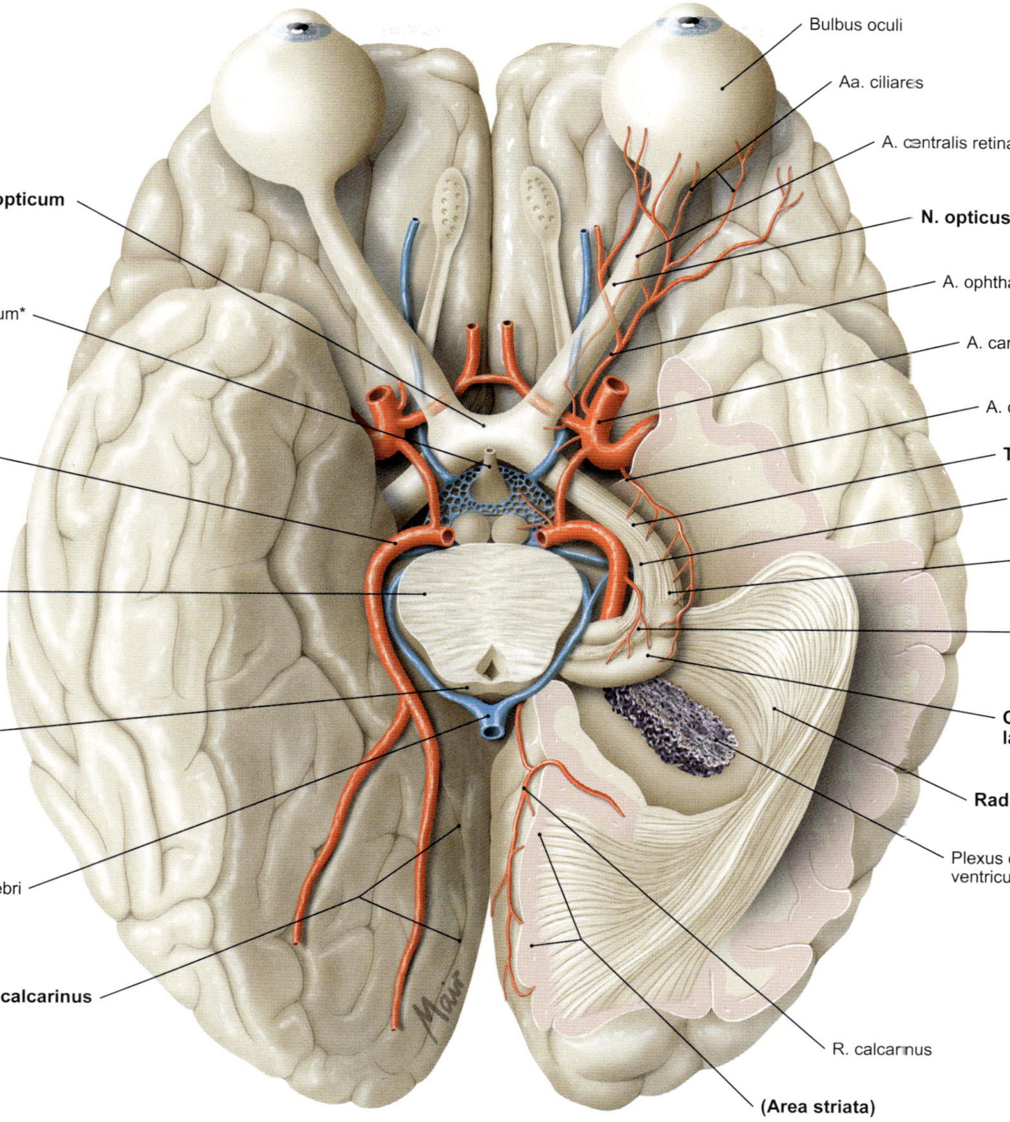


**Abb. 9.79 Gehirn, Cerebrum, und Gefäßversorgung der Sehbahn;** Ansicht von unten. Die Hypophyse ist an ihrem Stiel (*) abgetrennt. Sie liegt in enger Nachbarschaft zum Chiasma opticum. [S700-L127]

Die Sehbahn beginnt innerhalb der Retina. Hier liegen die ersten 3 Projektionsneurone sowie Interneurone (Horizontalzellen, amakrine Zellen) der Sehbahn. Von außen nach innen folgen aufeinander:

**1. Neuron:** Photorezeptorzellen (Stäbchenzellen [ca. 120 Mio.] und Zapfenzellen [ca. 6,5 Mio.])

**2. Neuron:** bipolare Ganglienzellen (Perikarya im Ganglion retinae), die Signale von den Photorezeptoren aufnehmen und an multipolare Ganglienzellen (3. Neuron) weiterleiten

**3. Neuron:** multipolare Ganglienzellen (ca. 10,5 Mio., Perikarya im Ganglion opticum).

Das Prinzip der intraretinalen Kette aus 3 Neuronen gilt allerdings nur für die Zapfenzellen. Jeweils bis zu 40 Stäbchen leiten ihr Signal an eine Stäbchenbipolare weiter, von der dann die Weiterleitung auf indirektem Weg unter Vermittlung von Amakrinen (auch von diesen gibt es je nach Literatur bis jetzt 20–50 verschiedene Typen) an eine Ganglienzelle erfolgt. Die Axone des Ganglion opticum erreichen das Corpus geniculatum laterale (Radix lateralis), einige Fasern ziehen allerdings auch in die Area pretectalis und in den Colliculus superior (Radix medialis) sowie in den Hypothalamus. Die Fasern verlaufen im N. opticus [II] zum Chiasma opticum. Hier kreuzen sie vom nasalen Anteil der Retina zur Gegenseite. Fasern vom temporalen Anteil kreuzen nicht. Im Tractus opticus verlaufen dann jeweils Fasern, die Informationen aus den kontralateralen Gesichtsfeldhälften vermitteln.

Das **4. Neuron** entspringt im Corpus geniculatum laterale und zieht in das Gebiet um den Sulcus calcarinus zu den Areae 17 und 18 der Großhirnrinde (Area striata, primärer visueller Cortex mit ca. 500 Mio. Neuronen).

In der Area striata findet eine kortikale Vergrößerung statt: Etwa 50 % der Sehrinde verarbeiten die zentralen 3 % des Gesichtsfelds.

## Klinik

Bevor einfallendes Licht auf die lichtempfindlichen Anteile der Photorezeptoren trifft, muss es zunächst alle weiteren Schichten der Netzhaut durchdringen (3. Neuron, 2. Neuron). Man spricht von der Inversion der Retina. Die Photorezeptoren (1. Neuron) liegen mit ihren Außensegmenten dem Pigmentepithel an, es bestehen allerdings keine Haftstrukturen zwischen Pigmentepithel und Photorezeptoren. In diesem Bereich kann es zur Netzhautablösung (**Ablatio** oder **Amotio retinae**) kommen, die bei Nichtbehandlung zur Erblindung führen kann.

# Sehbahn

## Sehbahn

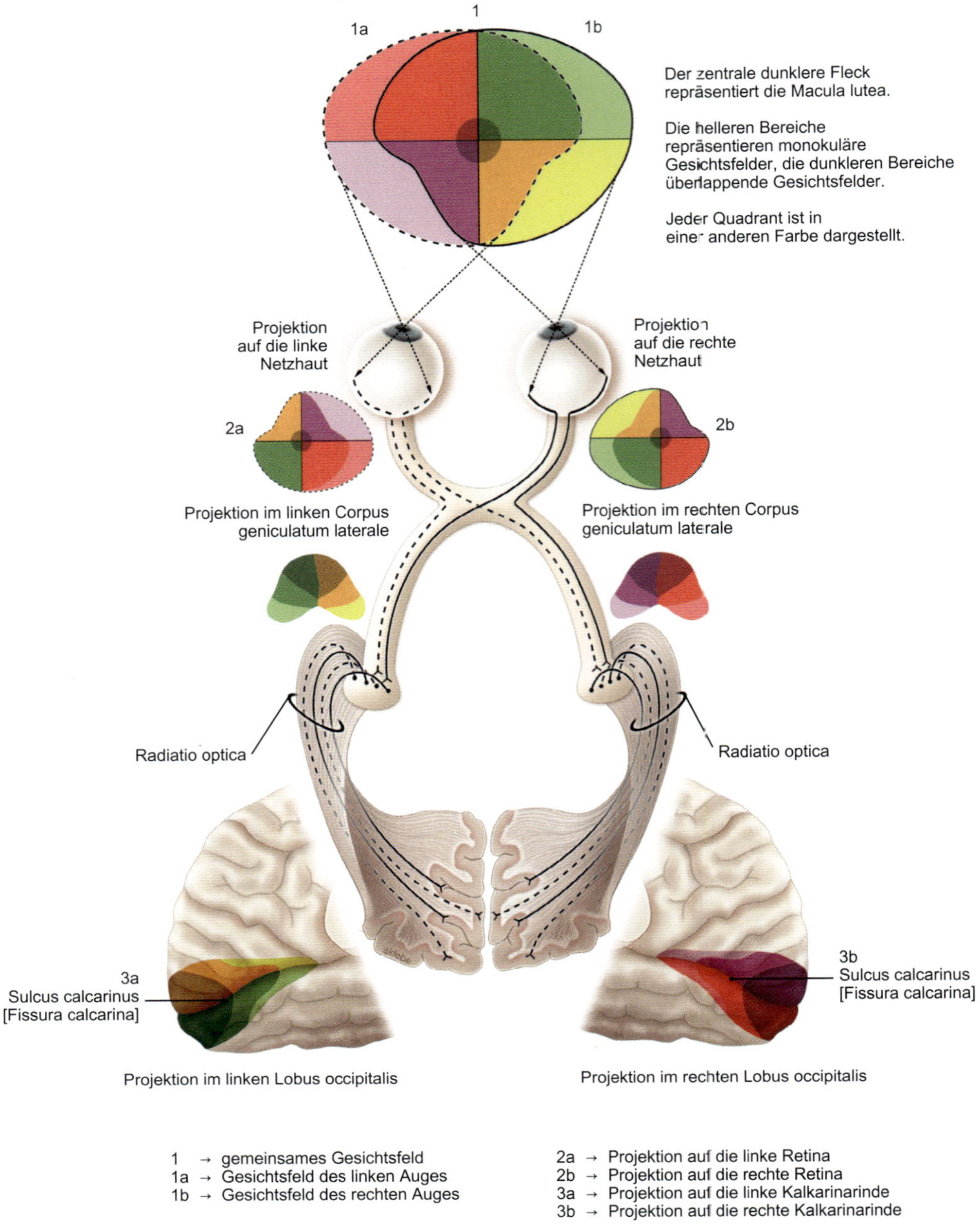


**Abb. 9.80 Sehbahn;** schematische Übersicht; Ansicht von oben. Das zentrale Gesichtsfeld besitzt ein überproportional großes Projektionsgebiet. [S702-L238]
Erst in den visuellen Assoziationskortizes wird das Bild so wahrgenommen, wie es tatsächlich vor dem Auge erscheint, vorher steht es „auf dem Kopf". Die Einteilung der Gesichtsfelder in 4 Farben dient der Demonstration, wie die entsprechenden Bereiche im visuellen Cortex und in den verschiedenen Abschnitten der Sehbahn weitergeleitet werden und repräsentiert sind.

### Klinik

Hypophysentumoren können bei Größenzunahme aufgrund ihrer engen topographischen Nachbarschaft zum Chiasma opticum (Sehbahnkreuzung) zu einer **bitemporalen Hemianopsie** führen. Postchiasmatische oder intrazerebrale Läsionen der Sehbahn führen zu einer **homonymen Hemianopsie.** So kommt es beispielsweise bei Schädigung des rechten Tractus opticus zu einer linksseitigen homonymen Hemianopsie. Die Verletzung der linken Radiatio optica (GRATIOLET-Sehstrahlung) zieht eine rechtsseitige homonyme Hemianopsie nach sich. Als weitere Symptome können eine hemianopische Pupillenstarre, ein Abblassen der Pupille (nach Monaten) oder auch eine Stauungspapille hinzukommen. Ursachen können Tumoren, eine basale Meningitis, Aneurysmen, Ischämien und Blutungen sein. Bei beidseitigem Ausfall der Sehrinde kommt es zur **kortikalen Amaurose** (Rindenblindheit; → Abb. 12.129).

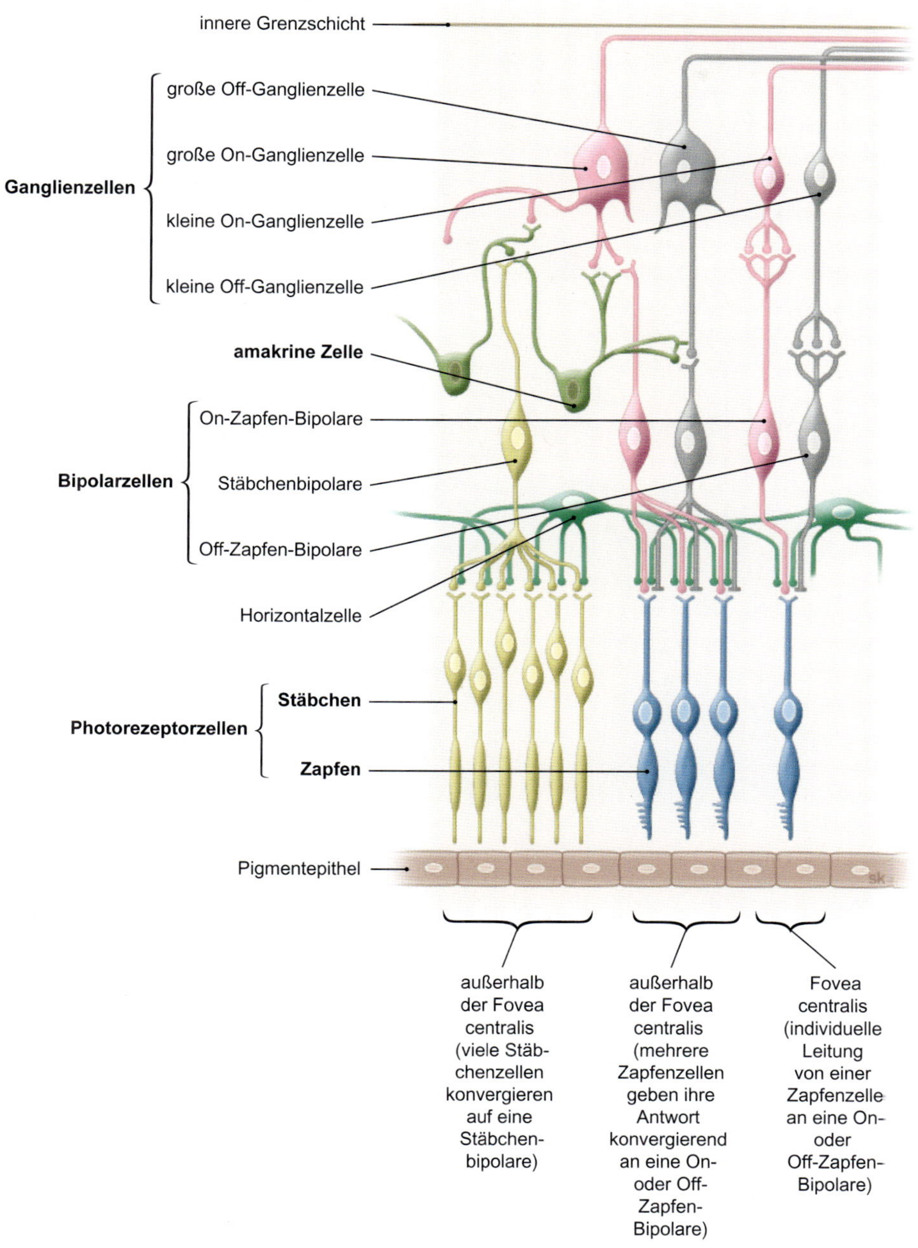


**Abb. 9.81 Neuronale Verschaltungen in der Netzhaut, Retina;** vereinfachtes Schema. [S702-L238]
Der mit den unbewegten Augen wahrgenommene Teil der Umwelt, das Gesichtsfeld, wird auf der Retina abgebildet. Sie enthält die ersten 3 (Zapfenzellen) bzw. 4 (Stäbchenzellen) Neurone der Sehbahn. 1. Neuron sind die Photorezeptorzellen (Zapfen- oder Stäbchenzellen); 2. Neuron sind die Bipolaren, die auf Zapfen entweder als On- oder Off-Zapfen-Bipolaren und auf Stäbchen als Stäbchenbipolare folgen; 3. Neuron sind für die Zapfen große oder kleine Ganglienzellen, die als On- oder Off-Ganglienzellen vorkommen; 3./4. Neuron der Stäbchenbipolaren sind amakrine Zellen und Ganglienzellen. Zapfen- und Stäbchenzellen können gemeinsam auf eine große Ganglienzelle projizieren. Der Bereich der Retina, dessen Belichtung zu einer Antwort in einer bestimmten Ganglienzelle und der zugehörigen Nervenfaser des N. opticus [II] führt, wird als rezeptives Feld bezeichnet. Ist das rezeptive Feld groß, ist die Auflösung nur gering; ist es klein, ist die Auflösung hoch. Die On- und Off-Ganglienzellen mit ihren vorgeschalteten On- und Off-Zapfen-Bipolaren spielen dabei für die Kontrastverstärkung (erregendes Zentrum und hemmende Umgebung) eine entscheidende Rolle. Diese Mechanismen werden durch die Horizontalzellen als hemmende Interneurone zusätzlich verstärkt. Die Mechanismen sind allerdings noch nicht vollständig verstanden.

## Pupillen- und Akkommodationsreflex

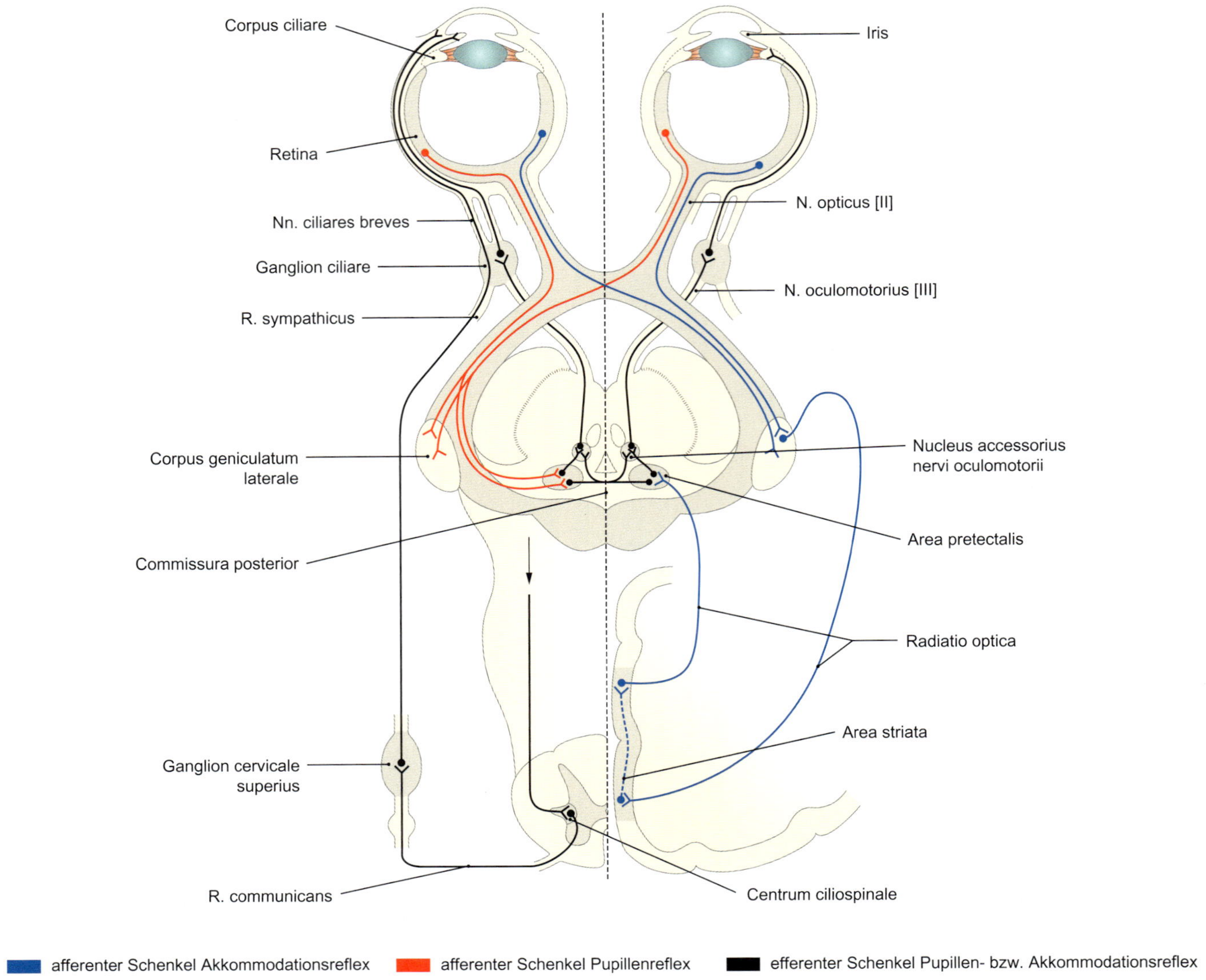


**Abb. 9.82 Pupillen- (links) und Akkommodationsreflex (rechts).** [S702-L126]/[(B500~T1191)/G1088]

Für einen intakten Sehvorgang ist nicht nur die Vermittlung von Seheindrücken an das Bewusstsein wichtig, sondern auch die Hell-Dunkel-Einstellung, die Nah-Fern-Einstellung und die Einstellung der Blicklinien sind von großer Bedeutung. Diese Funktionen werden über den Pupillenreflex, den Akkommodationsschaltapparat und den Konvergenzschaltapparat vermittelt.

**Pupillenreflex:** polysynaptisch vermittelte reflektorische Anpassung der Pupillenweite an unterschiedliche Lichtverhältnisse. Aktivierung der Photorezeptorzellen der Retina führt zur Reizweiterleitung in die Area pretectalis, von wo die Information nach Verschaltung zum parasympathischen Nucleus accessorius nervi oculomotorii [EDINGER-WESTPHAL-Kern] und zum ziliospinalen Zentrum des Rückenmarks weitergeleitet wird. **Pupillenverengung:** Vom Nucleus accessorius nervi oculomotorii gelangt die Information zum Ganglion ciliare. Nach Umschaltung kommt es zur Innervation des M. sphincter pupillae (Miosis). **Pupillenerweiterung:** Nach Umschaltung im Centrum ciliospinale des Rückenmarks und weiterer Umschaltung im Ganglion cervicale superius erreichen die postganglionären sympathischen Fasern mit den Arterien den M. dilatator pupillae (Mydriasis).

**Akkommodationsreflex und Konvergenzreaktion:** Um nahe Objekte scharf sehen zu können, müssen die Brechkraft der Linse erhöht (durch Akkommodation) und die Blicklinien auf das Objekt und damit zur Mitte ausgerichtet werden (durch die Konvergenzreaktion). Zusätzlich muss durch Verengung der Pupille (Blende) die Tiefenschärfe erhöht werden. Der afferente Reflexschenkel jeder Seite ist mit der gesamten Sehbahn identisch (bis zum visuellen Cortex) und enthält daher die Informationen beider Augen. **Akkommodation:** Im efferenten Reflexschenkel projizieren Neurone des visuellen Cortex über das Brachium colliculi superioris in die Area pretectalis und werden wie beim Lichtreflex verschaltet (gekreuzt und ungekreuzt). Die Linsenbrechkraft wird durch die Kontraktion des von allgemein viszeroefferenten Fasern des N. oculomotorius [III] innervierten M. ciliaris erhöht, die Miosis durch Kontraktion des von denselben Fasern innervierten M. sphincter pupillae erreicht. **Konvergenz:** Sie wird über somatoefferente Fasern des N. oculomotorius [III] zu den Augenmuskeln bewirkt, indem Neurone des Nucleus nervi oculomotorii von Nervenfasern aus der Area pretectalis erregt werden. Es kommt zur Aktivierung des M. rectus medialis, um den jeweiligen Bulbus zur Mitte zu bewegen. Gleichzeitig erschlafft der M. rectus lateralis über Fasern, die aus der Area pretectalis entlang des Fasciculus longitudinalis medialis zum Nucleus abducentis ziehen.

### Klinik

Läsionen der Retina und des N. opticus [II] führen nicht nur zur Erblindung, sondern auch zur Aufhebung des Pupillenreflexes **(amaurotische Pupillenstarre).** Die direkte Lichtreaktion des Auges ist dabei erloschen. Läsionen des efferenten Schenkels (z. B. Schädigung des N. oculomotorius [III]) führen zur Aufhebung der direkten und indirekten Lichtreaktion **(absolute Pupillenstarre).** Ein Verlust jeglicher Lichtreaktion beider Augen (z. B. bei Schädigung des Mesencephalons) wird als **reflektorische Pupillenstarre** bezeichnet.

# Beispielfragen aus der Prüfung

*Damit Sie überprüfen können, ob Sie die Inhalte dieses Kapitels verinnerlicht haben, werden hier exemplarisch Fragen aus einer mündlichen Anatomieprüfung aufgelistet.*

**Bitte erläutern Sie den Aufbau der Orbita:**

- Welche Knochen begrenzen die Orbita, welche Ein- und Austrittsstellen besitzt sie, und was tritt ein und aus?
- Welche Strukturen und Höhlen grenzen an die Orbita?
- Was verläuft durch den Canalis nervi optici?
- Was verläuft im Orbitaboden?
- Wovon wird die Orbita ausgekleidet?
- Wie kann die Orbita eingeteilt werden?
- Wo liegen Schwachstellen in der knöchernen Orbita?
- Warum wird die mediale Orbitawand als Lamina papyracea bezeichnet?

**Bitte beschreiben Sie den Orbitaeingang:**

- Welche Strukturen verschließen den Orbitaeingang? Wie sind sie aufgebaut?
- Was ist das Septum orbitale? Wo liegt es?
- Wie wird die Haut um den Orbitaeingang innerviert?
- Gibt es Gefäßverbindungen zwischen dem Gesicht und der Orbita? Welche?
- Welche Muskeln sind an der Lidöffnung und am Lidschluss beteiligt?
- Was ist die Conjunctiva bulbi, was die Conjunctiva palpebrae? Wo liegt der Bindehautsack?
- Wo liegt die Tränendrüse? Wie wird sie innerviert und mit Blut versorgt? Wohin gibt sie ihr Sekret ab? Was ist die Funktion des Sekrets?

**Beschreiben Sie den Aufbau der ableitenden Tränenwege:**

- Wo liegt der Tränensack?
- Wo mündet der Tränennasengang?
- Was passiert mit der verbrauchten Tränenflüssigkeit?
- Wie funktioniert der Tränenabfluss?
- Welcher Muskel ist für den Tränenabfluss essenziell?

**Erläutern Sie den Inhalt der Orbita:**

- Welche äußeren Augenmuskeln kennen Sie?
- Wie werden die äußeren Augenmuskeln innerviert und mit Blut versorgt?
- Wo haben die äußeren Augenmuskeln ihren Ansatz und Ursprung?
- Wohin bewegt sich der Augenbulbus bei isolierter Kontraktion des M. obliquus superior?
- Was ist die Trochlea, und wozu dient sie?
- Welche Äste gehen aus dem N. ophthalmicus [V/1] hervor, und was innervieren sie?
- Was ist der ZINN-Sehnenring? Welche Strukturen treten durch ihn hindurch?
- Wie ist der Augenbulbus in der Orbita fixiert?
- Welche Gefäßverbindungen gibt es zwischen Orbita und Nase?

**Erläutern Sie die Innervation des Auges:**

- Wo liegt das Ganglion ciliare? Welche Funktion hat es?
- Wie heißen die inneren Augenmuskeln? Wie werden sie innerviert?
- Was versteht man unter der HORNER-Trias?
- Was wird im Ganglion ciliare umgeschaltet?

**Beschreiben Sie den Aufbau des Augenbulbus:**

- Wo wird Kammerwasser gebildet, und wie zirkuliert es?
- Wie ist die Hornhaut aufgebaut?
- Was ist der Ziliarkörper? Welche Funktion hat er?
- Wie ist die Augenlinse aufgebaut, und wie funktioniert sie?
- Aus welchen Schichten ist der Augenbulbus aufgebaut?
- Erläutern Sie die Verschaltung der Neurone in der Retina.
- Welche Blutgefäße speisen die Aderhaut?

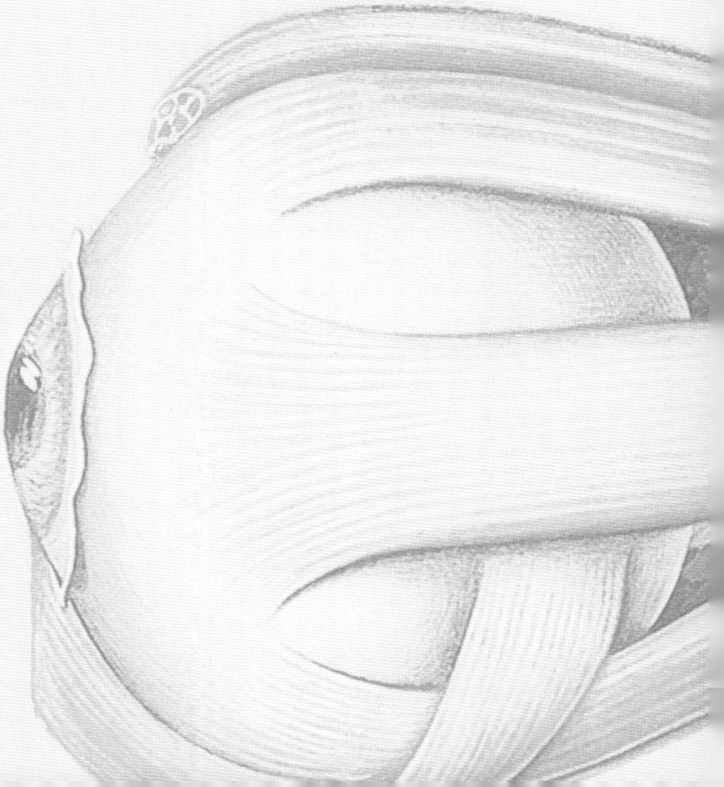

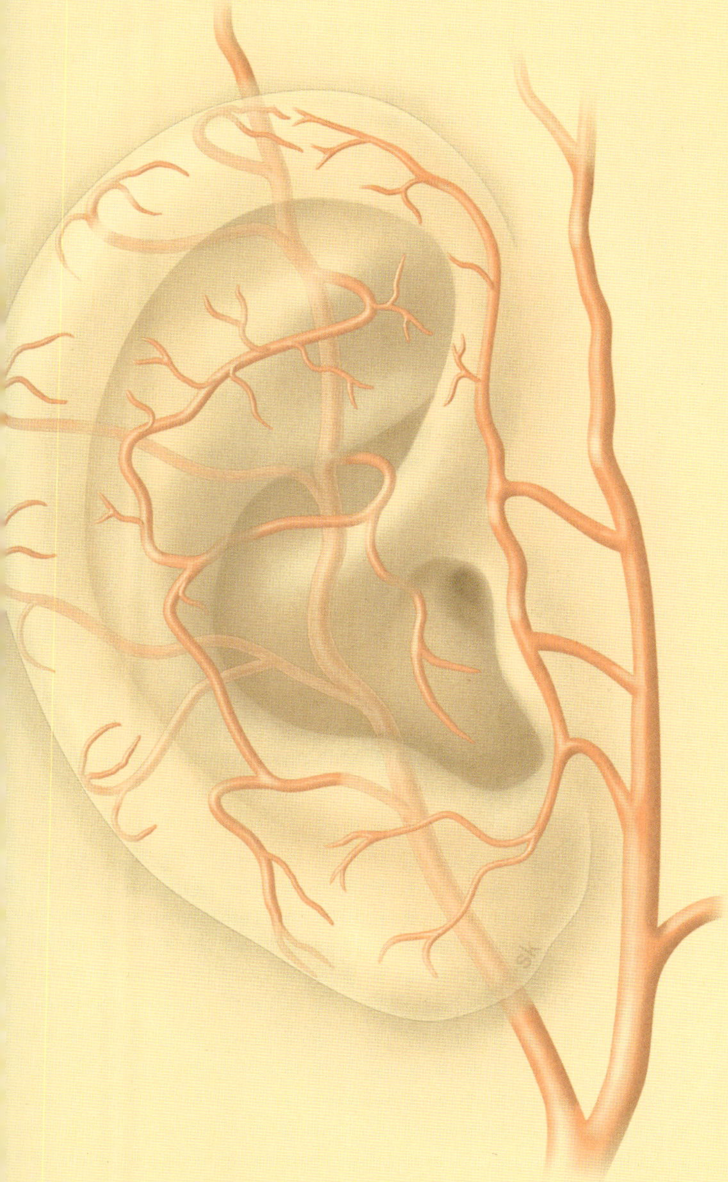

# Ohr



10

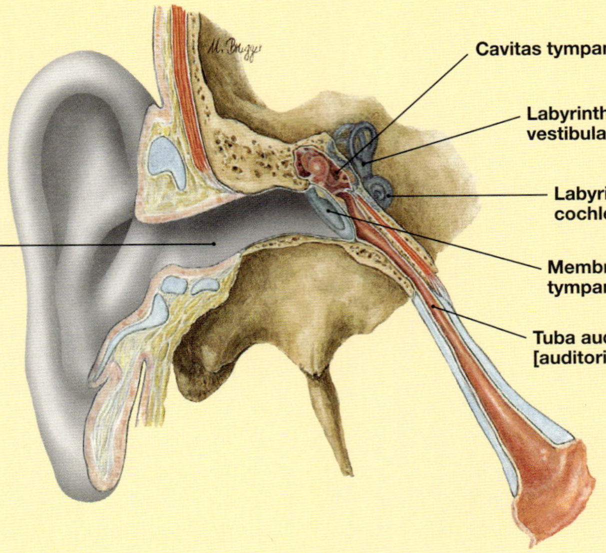


# Der Überblick

Das Ohr gliedert sich in **äußeres Ohr, Mittelohr** und **Innenohr.** Zum äußeren Ohr gehören **Ohrmuschel** (Auricula), **äußerer Gehörgang** (Meatus acusticus externus) und **Trommelfell** (Membrana tympanica). Hinter dem Trommelfell liegt die im Felsenbein (Pars petrosa ossis temporalis) sitzende und zum Mittelohr zählende **Paukenhöhle** (Cavitas tympani) mit den **Gehörknöchelchen Hammer** (Malleus), **Amboss** (Incus) und **Steigbügel** (Stapes). Die Paukenhöhle steht über die **Ohrtrompete** (Tuba auditiva, Tuba auditoria, EUSTACHIO-Röhre) mit dem Nasenrachen in Verbindung und setzt sich beim Erwachsenen über das Antrum mastoideum in den lufthaltigen Räumen des Warzenfortsatzes **(Cellulae mastoideae)** fort. Die Gehörknöchelchen bilden eine bewegliche Kette zur Übertragung der vom Trommelfell übermittelten Schallwellen auf die Perilymphe des Innenohrs. Das Innenohr, das auch als **Labyrinth** bezeichnet wird und wie das Mittelohr im Felsenbein des Os temporale liegt, enthält das **Hör- und Gleichgewichtsorgan** (Organum vestibulocochleare). Die **Schnecke** (Cochlea) ist das Hörorgan. Sie enthält mit Peri- und Endolymphe gefüllte Gänge und registriert die Schwingungen der Lymphe, die der schallleitende Apparat des Ohrs dorthin überträgt. Das Gleichgewichtsorgan besteht aus 3 **Bogengängen** (Canales semicirculares ossei), 2 Vorhofsäcken (**Utriculus** und **Sacculus**) und dem Endolymphgang **(Ductus endolymphaticus).** Gleichgewichtssinneszellen, die im Utriculus und Sacculus sitzen, registrieren Veränderungen der Kopf- oder Körperlage in senkrechter bzw. waagerechter Position (Linearbeschleunigungen). Die Sinneszellen in den Bogengängen sind für die Registrierung von Drehbeschleunigungen verantwortlich. Die Aktionspotenziale, die in den Sinnesfeldern des Hör- und Gleichgewichtsorgans entstehen, werden über den VIII. Hirnnerv (N. vestibulocochlearis) weitergeleitet.

# Die wichtigsten Themen

*In Anlehnung an die Lernziele des Nationalen Kompetenzbasierten Lernzielkatalogs Medizin/Zahnmedizin (NKLM/NKLZ) finden Sie hier eine Zusammenfassung der wichtigsten Themen dieses Kapitels. Nach Bearbeitung dieses Kapitels sollten Sie in der Lage sein:*

- die Anatomie von äußerem Ohr, Mittelohr und Innenohr zu erläutern und deren Inhaltsstrukturen zu beschreiben;
- die Begrenzungen der 3 Regionen klar zu definieren, die Nachbarschaftsbeziehungen zu erläutern und in einen Kontext mit klinisch relevanten Aspekten zu bringen;
- den Verlauf und Aufbau der Tuba auditiva, die an der Tubenfunktion beteiligten Muskeln und die Beziehungen zum Mittelohr korrekt zu beschreiben;
- den funktionellen Zusammenhang zwischen Tubenventilation, Paukenhöhle und Warzenfortsatzzellen nachzuvollziehen;
- die Leitungsbahnen in der Pars petrosa samt deren Verlauf sowie deren Versorgungs- und Innervationsgebiete zu erläutern;
- die Entwicklung von äußerem Ohr, Mittelohr und Innenohr samt funktioneller Zusammenhänge zu erklären und daraus Entwicklungsstörungen abzuleiten.

# Der Bezug zur Klinik

*Um bei den vielen anatomischen Details nicht den Bezug zum späteren Klinikalltag zu verlieren, wird im Folgenden ein typischer Fall geschildert, der zeigt, warum die Inhalte dieses Kapitels so wichtig sind.*

## Otitis media acuta

### Anamnese

Der dreijährige Maximilian muss bereits am späten Vormittag wieder aus dem Kindergarten abgeholt werden, da er Fieber bekommen hat und sich ständig ans rechte Ohr fasst. Als die Mutter eintrifft, läuft ihr Maxi heulend entgegen. Die Kindergärtnerinnen erzählen der Mutter, dass Maxi kein Frühstück gegessen hat, immer wieder auf den Arm wollte, spontan zu weinen anfing und sich dauernd ans Ohr griff. Die Mutter kennt das bereits und geht von einer Mittelohrentzündung aus, die Maxi schon oft hatte. Sie fährt daher mit ihm vom Kindergarten direkt zum Kinderarzt.

### Untersuchungsbefund

Die Arzthelferin misst bei Maxi 38,7 °C. Die Kinderärztin fragt, wie Maxi letzte Nacht geschlafen habe, ob er in letzter Zeit schnarche, viel durch den Mund atme oder schlechter höre. Die Mutter gibt an, dass Maxi in der letzten Nacht gut geschlafen, aber tatsächlich geschnarcht habe. Ob er schlechter höre, könne sie nicht sagen. Maxi habe derzeit Schnupfen mit dickem gelbem Nasensekret, sagt die Mutter, aber das sei ja in dem Alter normal. Beim Blick in den Mund fällt der Kinderärztin eine zerklüftete, leicht gerötete und vergrößerte Rachenmandel auf, die Mundhöhle ist sonst unauffällig. Der Blick mit dem Otoskop in die Ohren zeigt auf der rechten Seite ein stark gerötetes und in den äußeren Gehörgang vorgewölbtes Trommelfell (→ Abb. a).

***Charakteristisch für eine akute Mittelohrentzündung sind ein stark gerötetes und vorgewölbtes Trommelfell sowie starke Ohrenschmerzen.***

Links ist alles unauffällig. Beim Abtasten der Halslymphknoten findet die Kinderärztin retroaurikulär vergrößerte Lymphknoten. Einen Mastoiddruckschmerz kann sie bei Maxi nicht auslösen.

### Diagnose

Akute Mittelohrentzündung (Otitis media acuta)

### Therapie

Die Kinderärztin verschreibt Maxi abschwellende Nasentropfen und Ibuprofen-Saft zur Schmerzlinderung und Fiebersenkung. Die Mutter soll großzügig mit den Nasentropfen umgehen und diese mehrfach am Tag auf beiden Seiten anwenden. Anhand eines Bildes vom Ohr erläutert sie der Mutter die Verbindung zwischen Nasenrachen, Tuba auditiva und Mittelohr, um ihr klarzumachen, warum Maxi die Nasentropfen unbedingt und über mehrere Tage erhalten soll. Falls sich die Situation in den nächsten 2 Tagen nicht bessere oder gar verschlechtere, soll die Mutter mit Maxi sofort wieder in die Praxis kommen oder zum Notdienst fahren. Die Kinderärztin geht aber davon aus, dass sich die Situation schnell verbessert.

### Weiterer Verlauf

Der Ibuprofen-Saft verfehlt seine Wirkung nicht. Maxi geht es schon kurze Zeit nach der Einnahme deutlich besser, das Fieber sinkt, er fängt wieder an zu interagieren, zu spielen und ist fast wieder der Alte. Am Abend hat Maxi wieder hohes Fieber, und die Mutter gibt ihm erneut Ibuprofen-Saft. Auch die Nasentropfen verabreicht sie ihm regelmäßig. In der Nacht schläft Maxi unruhig, bekommt aber kein Fieber mehr. Zur Sicherheit gibt ihm die Mutter am nächsten Morgen noch einmal den Ibuprofen-Saft. Am Folgetag und an den Tagen danach bleibt das Kind unauffällig. Die Mutter bringt ihn am 3. Tag wieder in den Kindergarten und bittet die Kindergärtnerinnen, Maxi mittags zum Schlafen die mitgebrachten Nasentropfen zu geben. Maxi bleibt auch im Kindergarten unauffällig.

### Aus dem Präpsaal

Im Präpariersaal sollte man sich die Lage des Eingangs der Tuba auditiva hinter den Choanen im Nasenrachen und, wenn möglich, das eröffnete Mittelohr mit den Gehörknöchelchen

***Hammer, Amboss und Steigbügel***

ansehen. Darüber hinaus lassen auch anatomische Modelle die Verbindung vom Nasenrachen über die Tuba auditiva zum Mittelohr gut erkennen.

### Zurück in der Klinik

Die Kinderärztin stellt bei Maxi die Diagnose einer akuten Otitis media. Dies sei eine häufige Erkrankung im Kleinkindalter, erklärt sie der Mutter, da die Mittelohrstrukturen noch klein sind und es gerade im Rahmen von Infekten leicht zu Belüftungsstörungen des Ohrs kommt, die dann zu einer akuten Entzündung führen können.

***Bei Kindern ist die Tuba auditiva noch klein und kurz. Im Rahmen von Infekten kann es daher leicht zu einer Tubenventilationsstörung kommen.***

Solche akuten Entzündungen müssen von einer chronischen Belüftungsstörung des Mittelohrs abgegrenzt werden, die durch eine Vergrößerung der Rachenmandel (Tonsilla pharyngea) hervorgerufen wird. Vergrößerte Rachenmandeln heißen im Volksmund auch „Polypen", während Hals-Nasen-Ohren-Ärzte sie als „Adenoide" oder „adenoide Vegetationen" bezeichnen. Hierbei verlegt die vergrößerte Rachenmandel den Eingang in die Tuba auditiva, im schlimmsten Fall auf beiden Seiten. Die Rachenmandel ist dabei so groß, dass die Kinder nicht mehr durch die Nase atmen können, sondern kontinuierlich durch den Mund atmen. Da das Schädelwachstum noch nicht abgeschlossen ist, entwickeln die Kinder den „Gesichtsausdruck eines Mundatmers" (Facies adenoidea). Da die Tubenventilation gestört ist, können die Kinder nicht gut hören und lernen daher auch nicht richtig zu sprechen. Sie sind unkonzentriert und kommen – falls bereits im Schulalter – in der Schule nicht richtig mit. Bei diesen Kindern muss die hyperplastische Rachenmandel operativ entfernt werden, um die Situation zu verbessern. Außerdem werden Paukenröhrchen in einen unteren Quadranten des Trommelfells eingebracht, die zunächst für eine Belüftung über den äußeren Gehörgang sorgen. Die Paukenröhrchen müssen, sofern sie nicht von selbst herausfallen, nach einiger Zeit wieder entfernt werden.

Mittelohrentzündungen sind aufgrund der topographischen Nähe zu den Nachbarstrukturen immer gefährlich.

***Das Mittelohr besitzt 6 Wände, über die sich eine Mittelohrentzündung in angrenzende Regionen ausbreiten kann.***

Es kann in der Folge zur Trommelfellperforation, Entzündung des Warzenfortsatzes (Mastoiditis), Hirnhautentzündung (Meningitis), Hirnabszess, Thrombose des Sinus sigmoideus, Verschleppung von Keimen in die A. carotis interna mit nachfolgender Sepsis, Innenohrentzündung (Labyrinthitis) oder weiteren Komplikationen kommen.

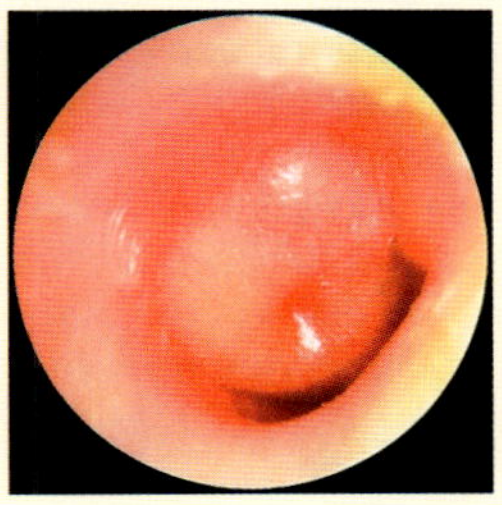

**Abb. a Rechtes Trommelfell bei Otitis media acuta;** Blick mit dem Otoskop von außen über den äußeren Gehörgang auf das Trommelfell, das stark gerötet und vorgewölbt ist. [G548]

# Übersicht

## Entwicklung

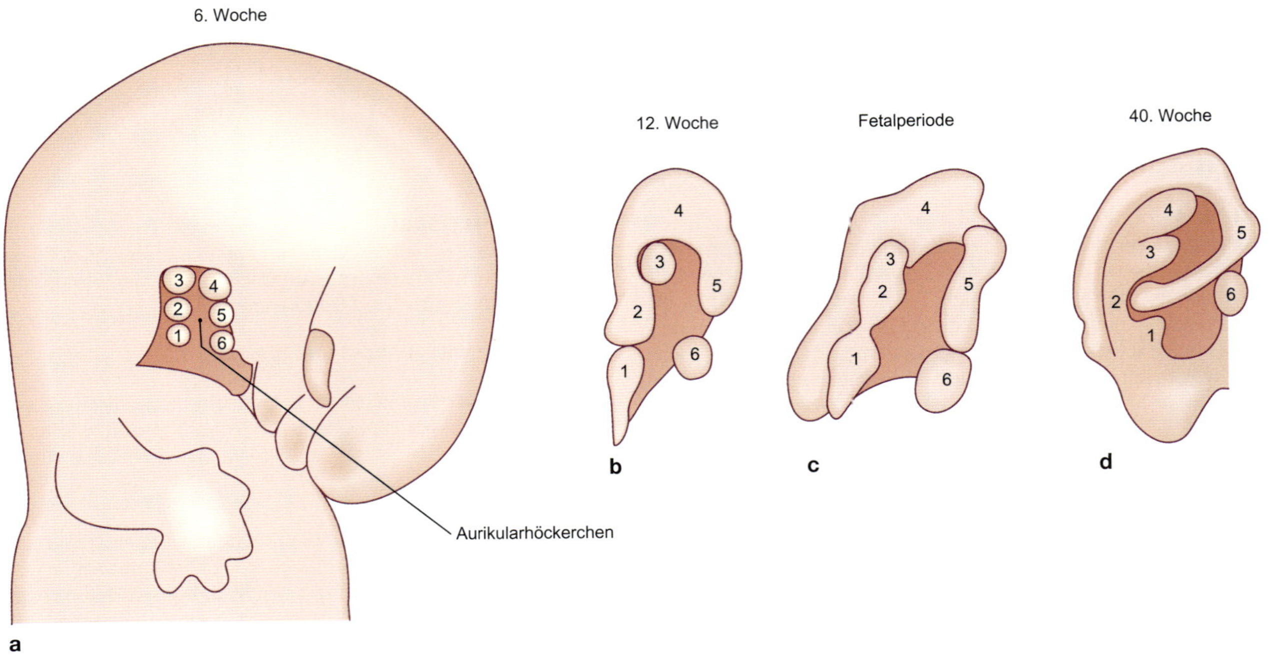


**Abb. 10.1a–d Entwicklung der Ohrmuschel aus den 6 Aurikularhöckerchen, rechts.** [S700-L231]
Die Verschmelzung der Aurikularhöckerchen (1–6) ist ein komplizierter Vorgang, daher sind Entwicklungsstörungen nicht selten. Die Anlage erfolgt ursprünglich in der unteren Halsregion. Mit der Entwicklung des Unterkiefers kommt es zu einer Kranialverlagerung, sodass die Ohrmuscheln schließlich auf Höhe der Augen liegen. Tiefer liegende Ohrmuscheln sind sehr häufig mit anderen (oft chromosomalen) Fehlbildungen assoziiert. Der äußere Gehörgang entwickelt sich aus dem hinteren Anteil der 1. Kiemenfurche, die als trichterförmige Röhre nach innen wächst, bis sie die entodermale Auskleidung der Paukenhöhle (Recessus tubotympanicus) erreicht. Zu Beginn der 9. Woche proliferieren die Epithelzellen des Gehörgangsbodens und bilden eine Gehörgangsplatte. Diese löst sich im 7. Monat wieder auf. Persistiert die Gehörgangsplatte, kommt es zu einer angeborenen Taubheit.

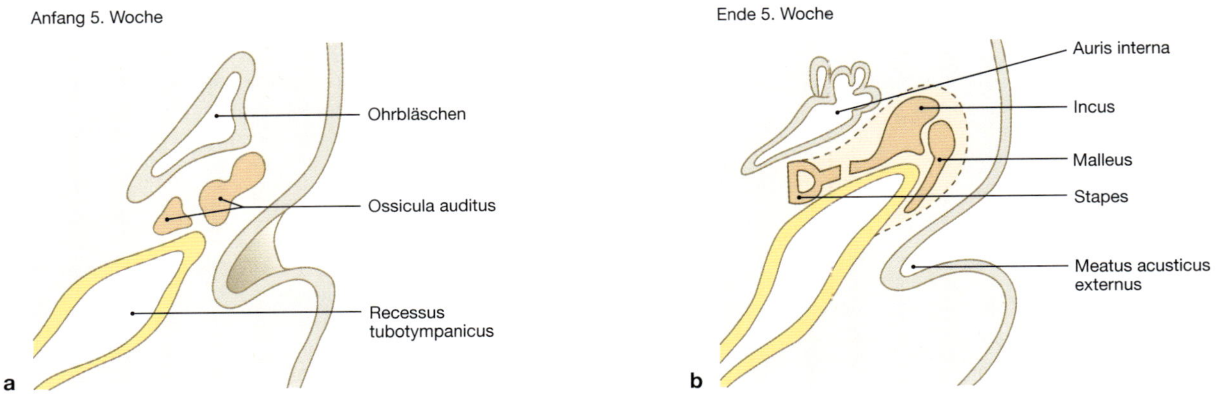


**Abb. 10.2a und b Differenzierung der Gehörknöchelchen,** Ossicula auditus. [E838]
**a** Anfang 5. Woche.
**b** Ende 5. Woche.
Zu Anfang der 5. Woche beginnen sich im Mesenchym des 1. und 2. Kiemenbogens die Gehörknöchelchen zu differenzieren. Aus dem 1. Kiemenbogen gehen Hammer und Amboss als Derivate des MECKEL-Knorpels hervor sowie der M. tensor tympani, der vom 1. Kiemenbogennerv, dem N. mandibularis [V/3], innerviert wird. Der 2. Kiemenbogen bringt den Steigbügel als Derivat des REICHERT-Knorpels hervor. Er kann durch den M. stapedius bewegt werden, der vom 2. Kiemenbogennerv, dem N. facialis [VII], innerviert wird.

## Struktur und Funktion

### Ohrentwicklung

Etwa am 22. Tag kommt es beidseits des Rautenhirns zu einer Verdickung des **Oberflächenektoderms.** Die als **Ohrplakode** bezeichnete Verdickung stülpt sich in der Folge zum **Ohrgrübchen** ein und bildet das **Ohrbläschen** (Ohrzyste). Jedes Bläschen teilt sich in einen vorderen **(rostralen) Anteil,** aus dem Sacculus sowie Ductus cochlearis hervorgehen, und in einen **hinteren (okzipitalen) Anteil,** aus dem Utriculus, Bogengänge und Ductus endolymphaticus hervorgehen. Rostraler und okzipitaler Anteil bleiben über einen schmalen Gang verbunden. Die so entstandenen Strukturen werden in ihrer Gesamtheit als **häutiges Labyrinth** bezeichnet.
1. Kiemenfurche und 1. Kiementasche wachsen aufeinander zu. Aus dem Ektoderm der 1. Kiemenfurche geht der äußere Gehörgang hervor; aus dem Entoderm der ersten Kiementasche entsteht das **Mittelohr.** Proximal verengt sich Letztere zur **Ohrtrompete** (EUSTACHIO-Röhre), über die eine sehr schmale Verbindung zum Vorderdarm, dem späteren Nasopharynx, bestehen bleibt. Distal erweitert sich die 1. Kiementasche zur **Paukenhöhle.**
An der lateralen Paukenhöhlenwand bildet sich der Recessus tubotympanicus, der auf die vordringende Kiemenfurche zuwächst. An der Kontaktstelle bleibt nur noch eine dünne Membran übrig – das **Trommelfell.**
Im Mesenchym von 1. und 2. Kiemenbogen entstehen am Anfang der 5. Woche die **Gehörknöchelchen.** Am äußeren Rand der 1. Kiemenfurche bilden sich am Anfang der 6. Woche 6 **Aurikularhöckerchen,** die auf komplexe Weise bis zur Geburt miteinander zur Ohrmuschel verschmelzen.

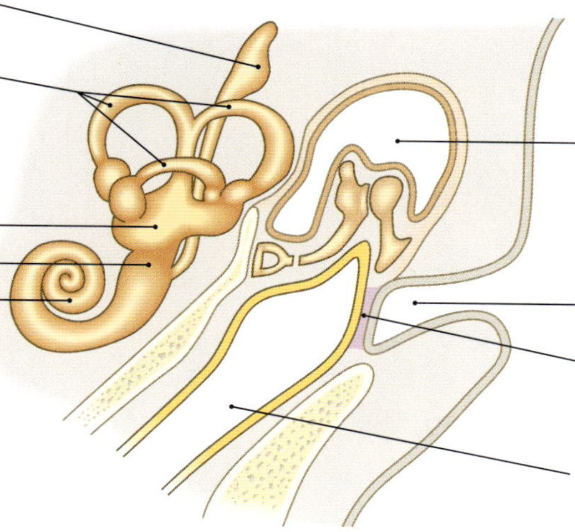


**Abb. 10.3 Strukturen des inneren, mittleren und äußeren Ohrs zur Zeit der Geburt.** [E838]
Die zunächst knorpelig angelegten Gehörknöchelchen sind bis zum 8. Monat im Mesenchym eingebettet. Dieses bildet sich nach und nach zurück und wird durch einen entodermalen Schleimhautüberzug ersetzt, der die gesamte Paukenhöhle auskleidet.

## Klinik

2 : 1.000 Kinder kommen mit einer **angeborenen Taubheit** auf die Welt. Bei etwa einem Drittel liegt ein genetischer Defekt zugrunde. Andere Ursachen sind Infektionen während der Schwangerschaft, chronische Erkrankungen der Mutter, Medikamente, Alkohol und Nikotin. Durch die Unfähigkeit zu hören sind der Spracherwerb sowie strukturiertes Denken und Kommunizieren stark eingeschränkt. Früherkennung und somit frühzeitig einsetzende Therapie sind daher von immenser Wichtigkeit.

**Ohrmuschelfehlbildungen** sind häufig. Sie werden in Dysplasien Grad 1–3 eingeteilt (→ Abbildungen). Mit einem Grad 3 geht z. B. häufig das dominant erbliche FRANCESCHETTI-Syndrom (Dysostosis mandibulofacialis) einher, bei dem es durch eine Fehlentwicklung von 1. Kiemenbogen und 1. Kiemenfurche zu fehlgebildeten Ohren und Jochbeinen, fliehendem Kinn und Gaumenspalte kommt.

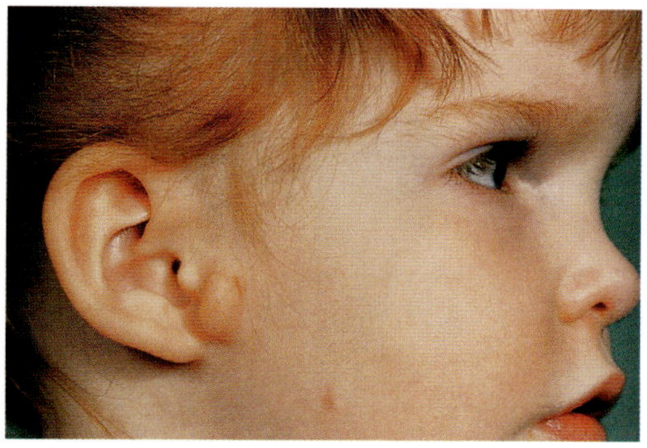
a

Kind mit einem präaurikulären Hautanhängsel, Ohrmuscheldysplasie Grad 1. [E347-09]

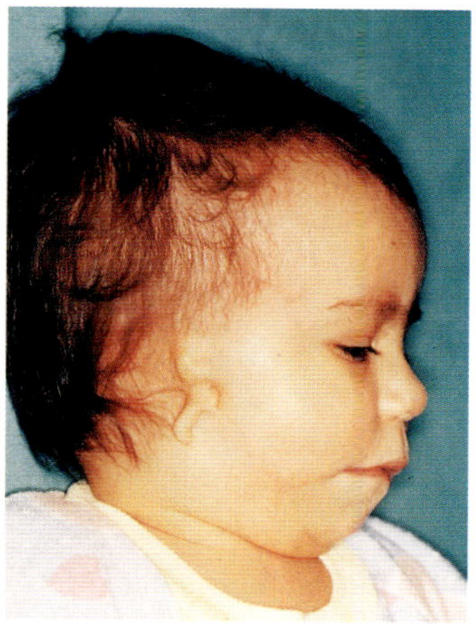
b

Kind mit einer verkleinerten, rudimentären Ohrmuschel (Mikrotie), Ohrmuscheldysplasie Grad 2. Die Ohrmuschel ist verkleinert und stark fehlgebildet. Dies betrifft häufig auch den äußeren Gehörgang. [E347-09]

## Äußeres, Mittel- und Innenohr

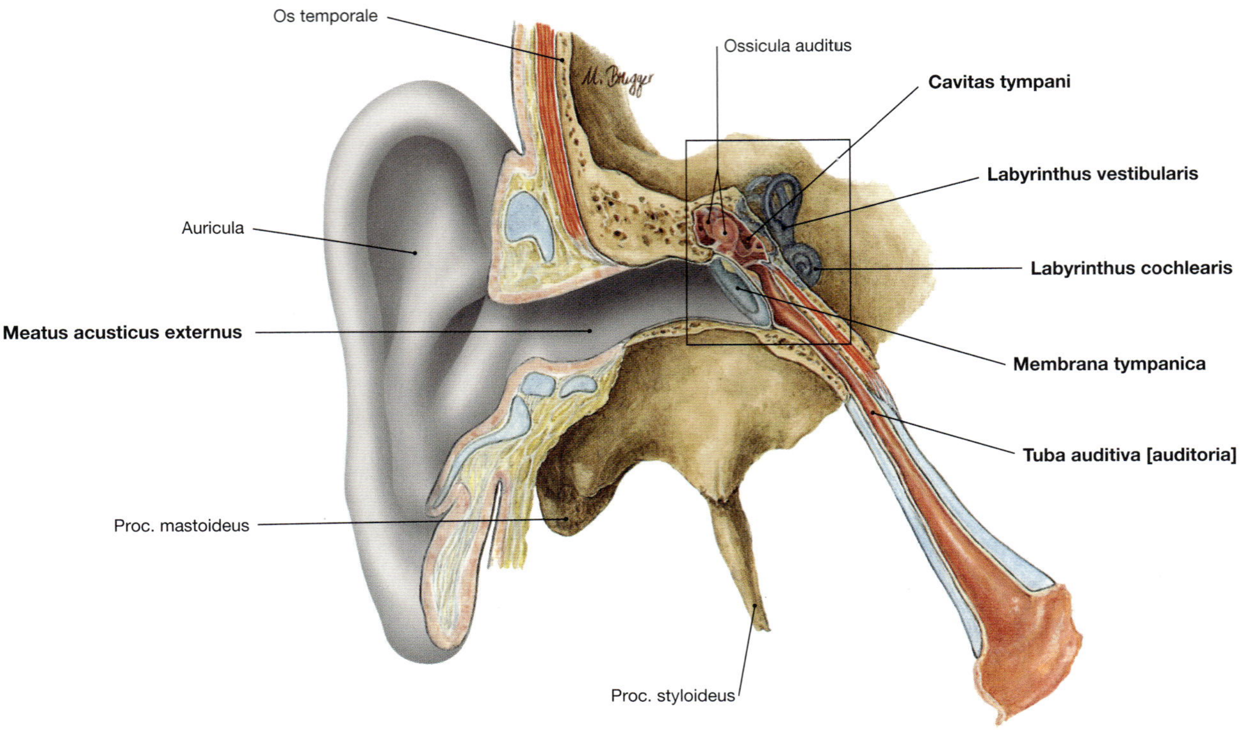


**Abb. 10.4 Teile des Ohrs, Auris, rechts;** Längsschnitt durch Gehörgang, Mittelohr und Ohrtrompete; Ansicht von vorne. [S700]
Darstellung mit Ohrmuschel (Auricula), äußerem Gehörgang (Meatus acusticus externus), Trommelfell (Membrana tympanica), Paukenhöhle (Cavitas tympani), Gehörknöchelchen (Ossicula auditus), Hörorgan (Labyrinthus cochlearis) und Gleichgewichtsorgan (Labyrinthus vestibularis).
Schallwellen bringen das Trommelfell zum Schwingen **(Luftleitung).** Über die Gehörknöchelchen werden die Schwingungen bis zum ovalen Fenster des Innenohrs (→ Abb. 10.24) weitergeleitet. Dabei wird der niedrige Schallwellenwiderstand (Schallimpedanz; → Abb. 10.16) der Luft an die hohe Impedanz des flüssigkeitsgefüllten Innenohrs angepasst. Darüber hinaus kann das Innenohr auch Schwingungen der Schädelknochen verarbeiten **(Knochenleitung).** Im Innenohr läuft die Schallenergie als Welle (Wanderwelle) weiter. Die Sinneszellen des Innenohrs wandeln die Schallenergie in **elektrische Impulse** um, die über den N. cochlearis an das Gehirn weitergegeben werden. Das Gleichgewichtsorgan dient der Wahrnehmung von Dreh- und Linearbeschleunigungen. Bewegungen der Endolymphe im Gleichgewichtsorgan führen zur Auslenkung von Sinneszellfortsätzen, die synaptisch mit afferenten Fasern des N. vestibularis verbunden sind.

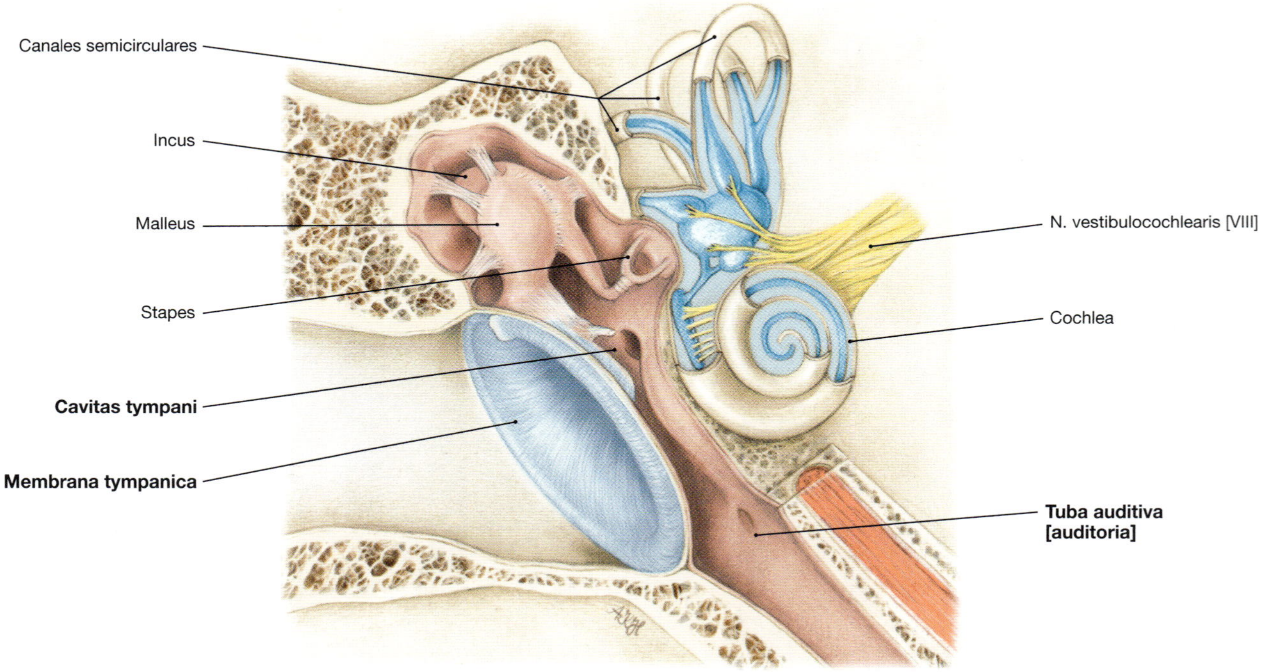


**Abb. 10.5 Mittel- und Innenohr, Auris media und Auris interna, rechts;** Ausschnitt aus → Abb. 10.4; Ansicht von vorne. [S700-L285]
Man sieht außer dem Trommelfell die 3 Gehörknöchelchen in der Paukenhöhle (Cavitas tympani): Hammer (Malleus), Amboss (Incus) und Steigbügel (Stapes) sowie Teile des häutigen Labyrinths (Labyrinthus membranaceus, blau).

### Klinik

Mechanische Manipulationen (z. B. das Reinigen des Gehörgangs mit einem Wattestäbchen) oder Schädigungen führen nicht selten zur Entzündung im Bereich der Ohrmuschel und des äußeren Gehörgangs **(Otitis externa).**

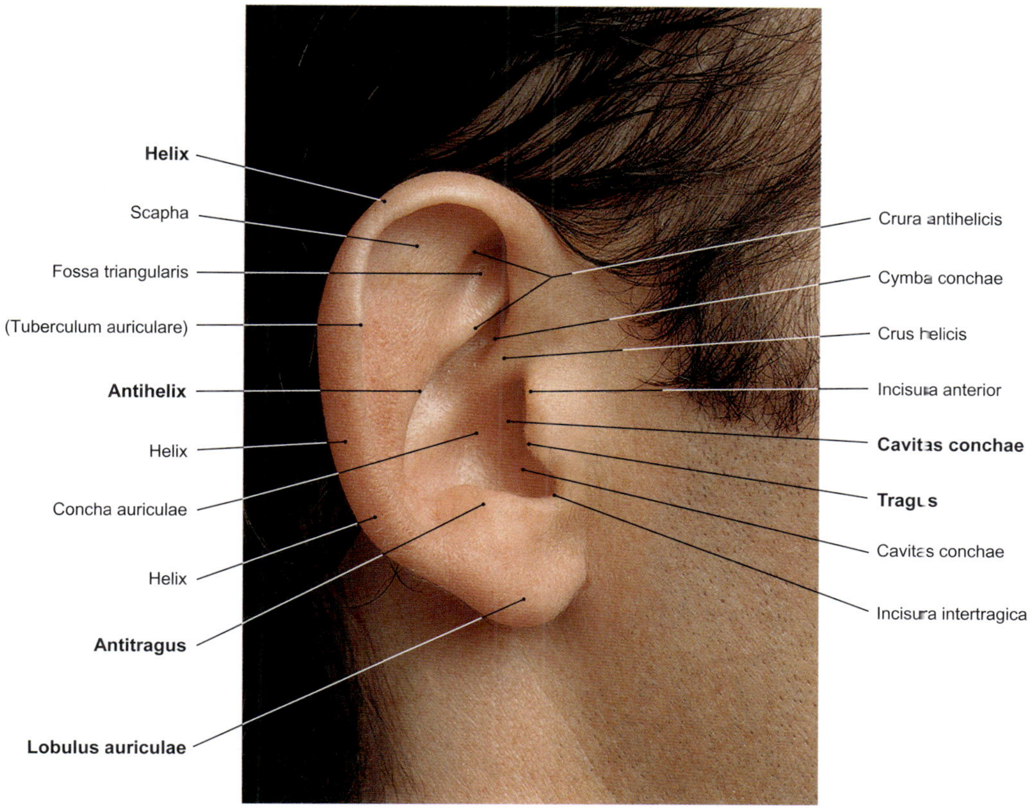


**Abb. 10.6 Ohrmuschel, Auricula, rechts;** Ansicht von lateral. [S700]
Die Ohrmuschel besteht aus einem Grundgerüst aus elastischem Knorpel. Die Haut über der lateralen Fläche ist unverschieblich mit dem Perichondrium verbunden; auf der Rückseite der Ohrmuschel ist sie verschieblich. Subkutanes Fettgewebe fehlt. Das Ohrläppchen (Lobulus auriculae) ist knorpelfrei.

## Ohrmuschel, Gefäße und Innervation

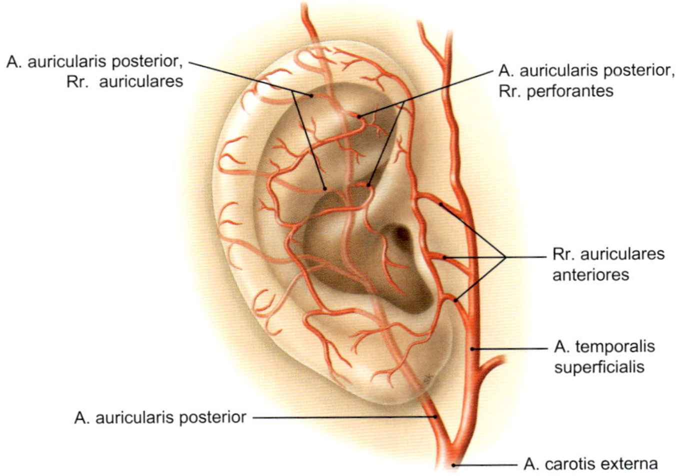


**Abb. 10.7 Arterien der Ohrmuschel, Auricula, rechts;** Ansicht von lateral. [S700-L238]
Die Ohrmuschel ist aufgrund ihrer exponierten Lage (Kälteschutz, Wärmeabgabe) sehr gut durchblutet. Die Gefäße sind **Äste der A. carotis externa** (A. auricularis posterior, A. temporalis superficialis).

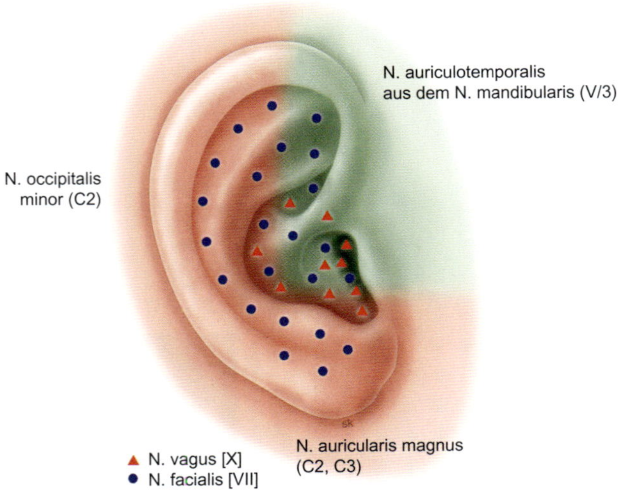


**Abb. 10.8 Sensible Innervation der Ohrmuschel, Auricula, rechts;** Ansicht von lateral. [S700-L238]/[E402-004]
Die Ohrmuschelinnervation erfolgt vor dem Ohr über den **N. auriculotemporalis** (aus dem N. mandibularis [V/3]), hinter und unterhalb des Ohrs aus dem **Plexus cervicalis** (N. auricularis magnus, N. occipitalis minor), an der Ohrmuschel selbst über den **N. facialis [VII]** (welchen Teil genau er versorgt, ist nicht abschließend geklärt) und am Eingang in den äußeren Gehörgang über den **N. vagus [X].**

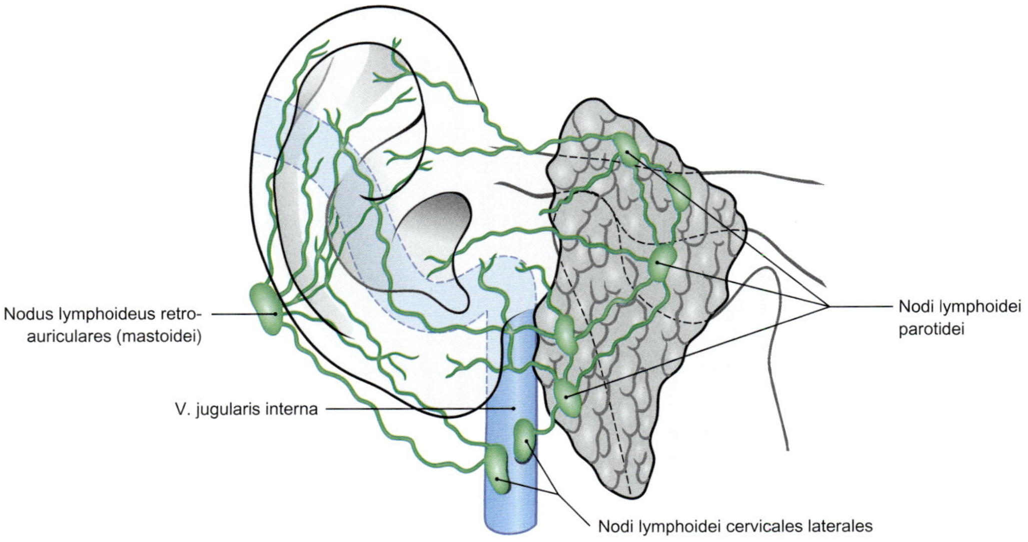


**Abb. 10.9 Lymphabfluss der Ohrmuschel, Auricula, rechts;** Ansicht von lateral. [S700-L126]
Die Lymphe der Ohrmuschel wird über parotidale (Nodi lymphoidei parotidei superficiales et profundi) und retroaurikuläre (Nodi lymphoidei retroauriculares, Nodi lymphoidei mastoidei) Lymphknoten in die seitlichen Halslymphknoten (Nodi lymphoidei cervicales laterales entlang der V. jugularis interna drainiert.

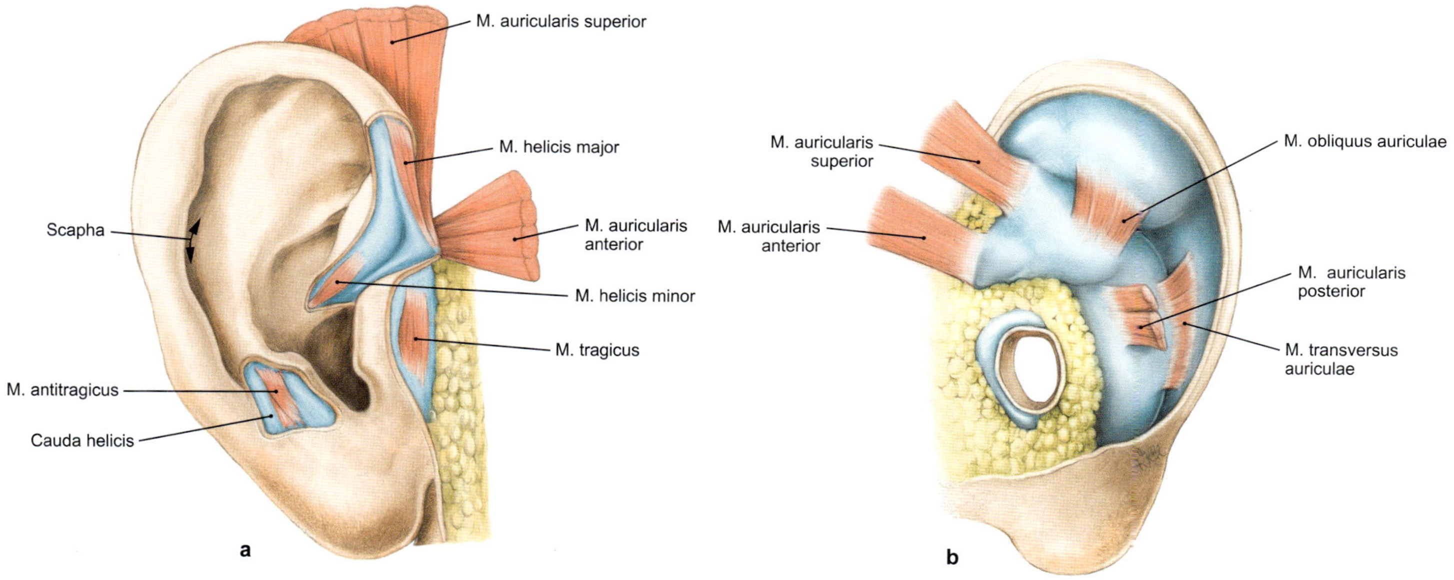


**Abb. 10.10a und b Muskeln, Mm. auriculares, und Knorpel der Ohrmuschel, Auricula, rechts.** [S700-L285]
**a** Ansicht von lateral.
**b** Ansicht von dorsal.
An der Ohrmuschel findet man häufig noch rudimentäre Muskeln (einige Menschen können mit den Ohren wackeln). Es handelt sich dabei um mimische Muskulatur (Innervation durch den N. auricularis posterior des N. facialis [VII]), die zu einem rudimentären Sphinktersystem gehört, das bei vielen Tieren noch gut ausgeprägt ist. So dreht das Pferd z. B. seine Ohrmuscheln in Richtung des Schalls. Igel und Bär verschließen den äußeren Gehörgang, um während des Winterschlafs nicht durch Außengeräusche gestört zu werden.

→T 1.2

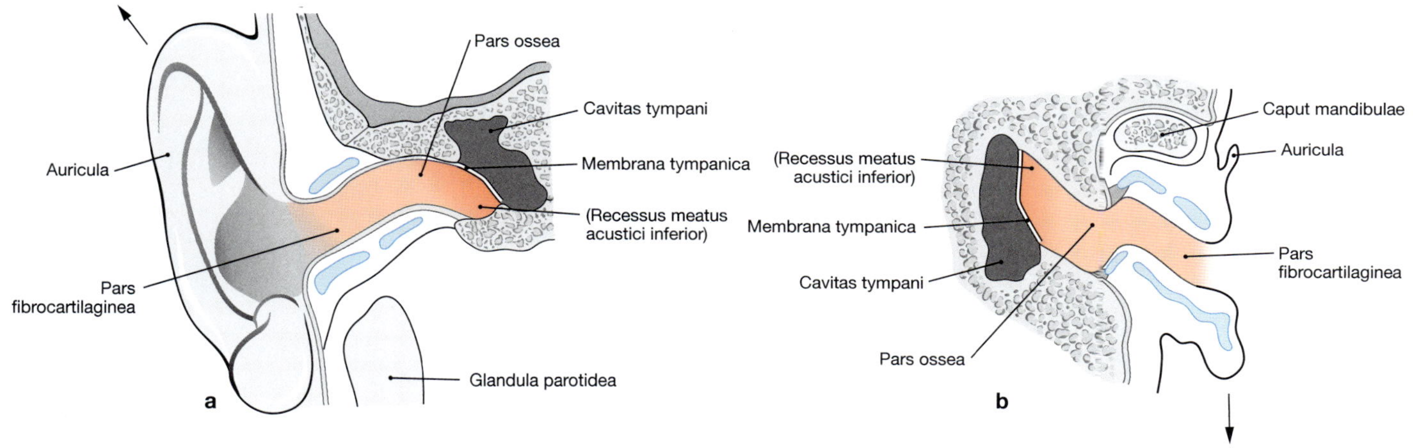


**Abb. 10.11a und b Äußerer Gehörgang, Meatus acusticus externus, rechts;** schematische Darstellung. [S700-L126]
**a** Frontalschnitt.
**b** Horizontalschnitt.
Der äußere Gehörgang hat einen s-förmigen Verlauf und wird von der Pars tympanica des Os temporale gebildet. Um das Trommelfell mit einem Ohrspiegel oder einem Mikroskop inspizieren zu können (Otoskopie), muss die Ohrmuschel nach hinten oben gezogen werden. Dadurch wird der knorpelige Anteil des Gehörgangs gestreckt und der Blick auf das Trommelfell (zumindest teilweise) freigegeben. Die **Innervation** des äußeren Gehörgangs (nicht dargestellt) erfolgt über den N. meatus acustici externi des N. auriculotemporalis (vordere und obere Wand), den R. auricularis des N. vagus [X] (hintere und z.T. untere Wand) und über die Rr. auriculares des N. facialis [VII] und des N. glossopharyngeus [IX] (hintere Wand und Trommelfell).
**Pfeile:** Zugrichtung des Untersuchers an der Ohrmuschel, um den Gehörgang zu strecken und so Einblick auf das Trommelfell zu erhalten.

## Klinik

- Nach Verletzungen oder Insektenstichen in die Ohrmuschel kann es zu einer Entzündung des elastischen Knorpels kommen **(Ohrmuschelperichondritis).** Die Behandlung erfolgt durch Alkoholumschläge sowie lokale und systemische Verabreichung von Glukokortikoiden und Antibiotika.
- Da das Ohrläppchen gut durchblutet und sehr gut zugänglich ist und keinen elastischen Knorpel besitzt, wird es gerne zur Gewinnung von Blut herangezogen, z.B. bei Diabetikern zur Bestimmung des Blutglukosespiegels.
- Ohrmuschelveränderungen machen häufig plastisch-rekonstruktive Eingriffe nötig.
- Aufgrund der sensiblen Innervation des äußeren Gehörgangs durch den N. vagus [X] lösen Manipulationen im Gehörgang (z.B. Entfernung von Ohrenschmalz oder in den Gehörgang eingedrungener Fremdkörper) bei der jeweiligen Person fast immer einen Hustenreiz aus. Im schlimmsten Fall kann es durch die Manipulation zu Erbrechen oder zum Kollaps kommen.

## Trommelfell



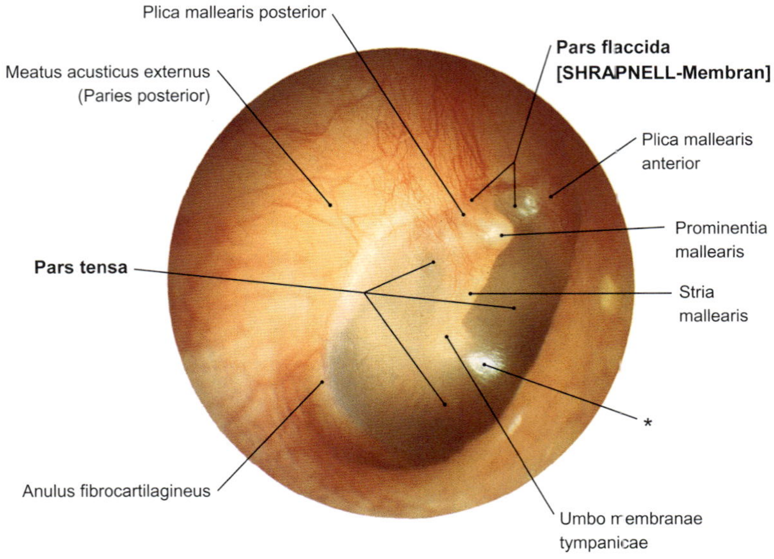


**Abb. 10.12 Trommelfell, Membrana tympanica, rechts;** Ansicht von lateral; Ohrspiegelbild. [S700]
Die Pars tympanica des Os temporale begrenzt den Meatus acusticus externus von vorne, unten und hinten. Oben ist der knöcherne Ring durch die Incisura tympanica unterbrochen (Befestigungsort der Pars flaccida des Trommelfells). Mit Ausnahme der Incisura tympanica verläuft der Sulcus tympanicus zirkulär in der Pars tympanica (hier ist die Pars tensa des Trommelfells über einen faserknorpeligen Anulus fibrocartilagineus befestigt).

*typisch gelegener Lichtreflex

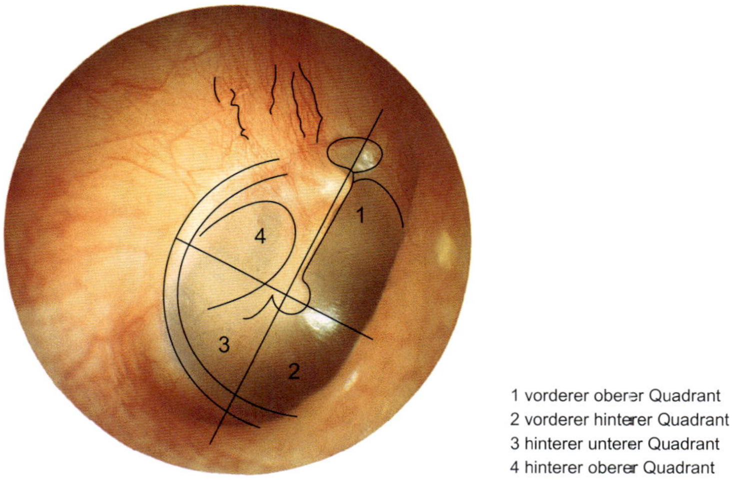


**Abb. 10.13 Trommelfell, Membrana tympanica, rechts, mit Einteilung in 4 Quadranten;** Ansicht von lateral. [S700]

Bei Beleuchtung des perlmuttglänzenden Trommelfells entsteht normalerweise im vorderen unteren Quadranten ein dreieckiger Lichtreflex, der Rückschlüsse auf die Trommelfellspannung zulässt.

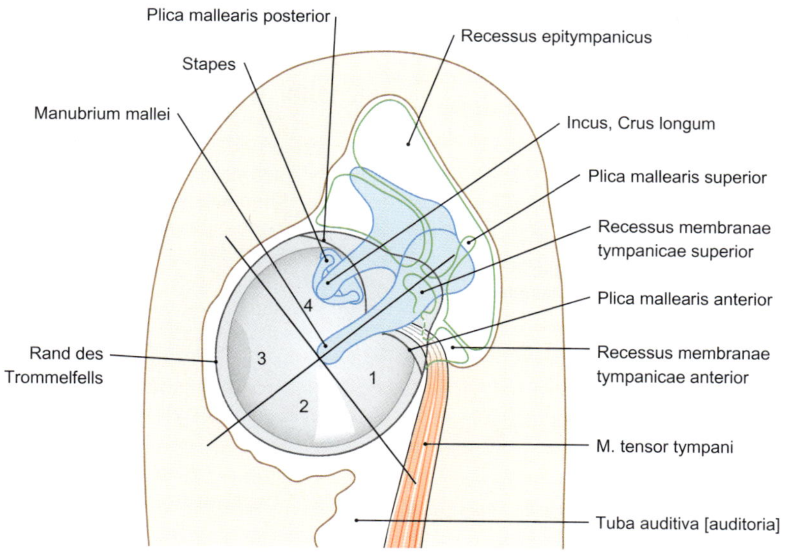


**Abb. 10.14 Trommelfell, Membrana tympanica, und Recessus der Paukenhöhle, Cavitas tympani, rechts, mit Einteilung in 4 Quadranten;** Ansicht von lateral; schematische Darstellung. [S700-L126]

Die Einteilung in Quadranten hat praktisch-klinische Bedeutung. In den oberen Quadranten liegen die Gehörknöchelchen. Außerdem verlaufen hier die Chorda tympani und die Ansatzsehne des M. tensor tympani (→ Abb. 12.148).

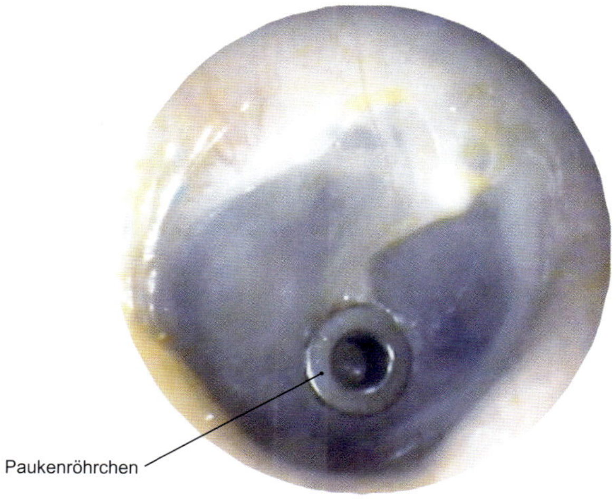


**Abb. 10.15 Paukenröhrchen im vorderen unteren Quadranten.** [S700-T720]
Um die Mittelohrstrukturen im Rahmen einer Parazentese (Schnitt durch das Trommelfell) nicht zu gefährden, wird diese im vorderen unteren oder im hinteren unteren Quadranten durchgeführt. Anschließend kann zur längerfristigen Belüftung durch den Schnitt ein Paukenröhrchen eingelegt werden.

## Klinik

Die Pars flaccida des Trommelfels ist dünner als die Pars tensa und deshalb bei **eitriger Mittelohrentzündung** (Otitis media) (→ Abb. a) der bevorzugte Ort einer Spontanperforation. Durch das Trommelfell hindurch können Paukenhöhlenergüsse gesehen und drainiert werden. Hierzu wird eine Parazentese (Trommelfellschnitt) im vorderen oder hinteren unteren Quadranten durchgeführt (→ Abb. b) und austretendes entzündliches Sekret abgesaugt. Zur längerfristigen Drainage und Belüftung wird an der Stelle des Trommelfellschnitts (→ Abb. c) ein Paukenröhrchen eingelegt (→ Abb. d und → Abb. 10.15). Bei übermäßiger Bildung von Cerumen (Ohrenschmalz) entsteht häufig ein Zeruminalpfropf, der den äußeren Gehörgang verschließen kann **(Cerumen obturans)** und zur Schallleitungsschwerhörigkeit führt. Die im Cerumen enthaltenen Bitterstoffe dienen normalerweise dazu, Mikroorganismen, Fliegen, kleine Käfer etc. fernzuhalten.
[E625]

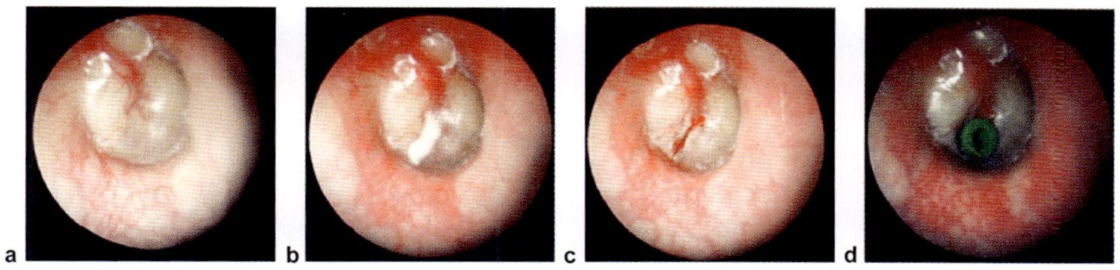

## Gehörknöchelchen

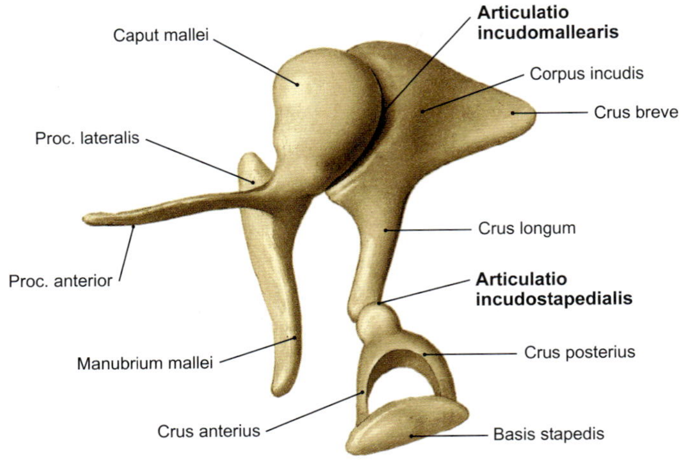


**Abb. 10.16 Gehörknöchelchen, Ossicula auditus, rechts**; Ansicht von medial oben. [S7C0]
Die Knochen sind hintereinandergeschaltet und durch echte Gelenke (Articulatio incudomallearis – ein Sattelgelenk – und Articulatio incudostapedialis – ein Kugelgelenk) miteinander verbunden. Die Gehörknöchelchenkette dient der Übertragung der über das Trommelfell übermittelten Schallwellen auf die Perilymphe des Innenohrs. Dabei muss der niedrige Luftwiderstand auf den wesentlich höheren Widerstand der Innenohrflüssigkeit übertragen werden. Hierzu ist eine Verstärkung der Schallwellen nötig (Impedanzanpassung), die durch den Größenunterschied der Trommelfellfläche (55 mm²) zur Fläche des ovalen Fensters (3,2 mm²; 17-fach) und die Hebelwirkung der Gehörknöchelchenkette (1,3-fach) umgesetzt wird. Der Schalldruck wird dadurch um das 22-Fache verstärkt.

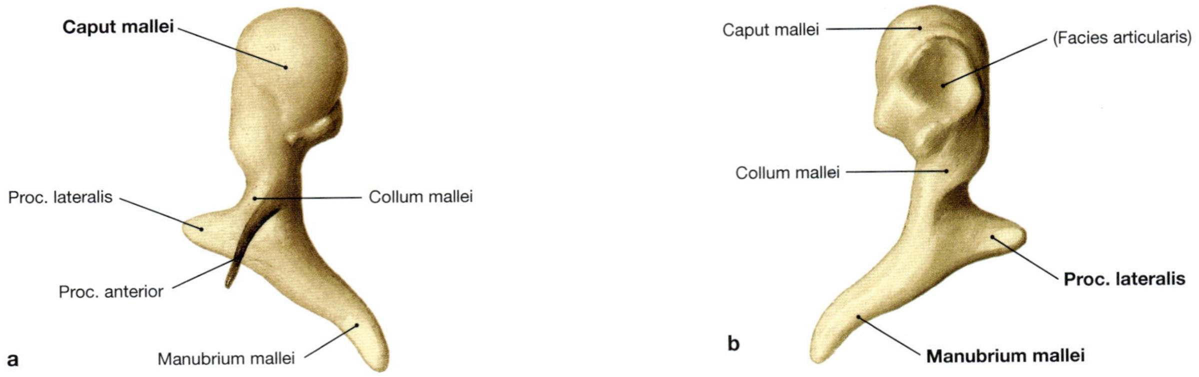


**Abb. 10.17a und b Hammer, Malleus, rechts.** [S700]
**a** Ansicht von vorne.
**b** Ansicht von hinten.

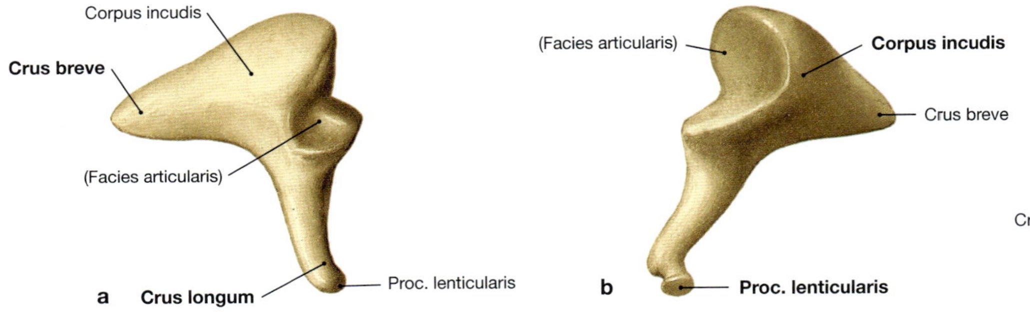


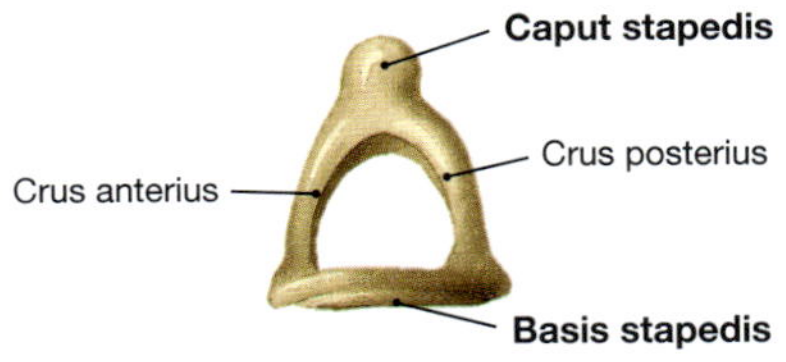


**Abb. 10.18a und b Amboss, Incus, rechts.** [S700]
**a** Ansicht von lateral.
**b** Ansicht von medial.

**Abb. 10.19 Steigbügel, Stapes, rechts;** Ansicht von oben. [S700]

### Klinik

Störungen in der Transformationskette (Trommelfell, Gehörknöchelchen) führen zu einer **Schallleitungsschwerhörigkeit.** Bei komplettem Ausfall der Schalldruck-Transformation kommt es zu einem Hörverlust von ca. 20 dB. Eine typische Erkrankung, die zu einer solchen Störung führt, ist die **Otosklerose.** Es handelt sich dabei um eine lokalisierte Erkrankung des Felsenbeins. Sie führt durch eine Fixierung der Steigbügelfußplatte (Verknöcherung des Lig. anulare stapediale, → Abbildung) im ovalen Fenster zu einer langsam zunehmenden Schallleitungsschwerhörigkeit. Erkrankungsherde im Bereich der Schnecke können zusätzlich eine Innenohrschwerhörigkeit verursachen. Frauen im Alter zwischen 20 und 40 sind doppelt so häufig betroffen wie Männer. In 70 % der Fälle tritt die Otosklerose in beiden Ohren auf.

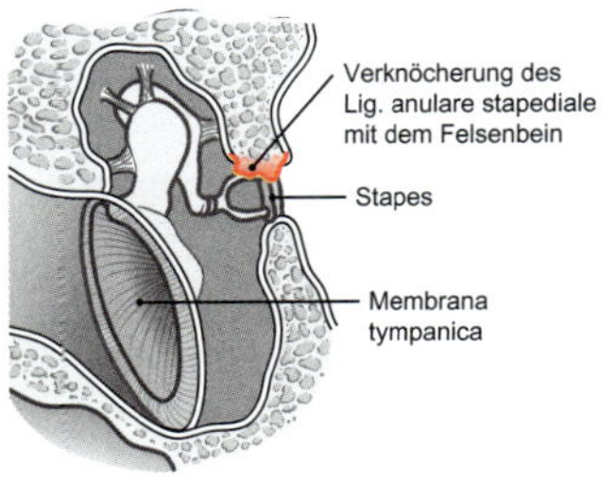


[S701-L126]

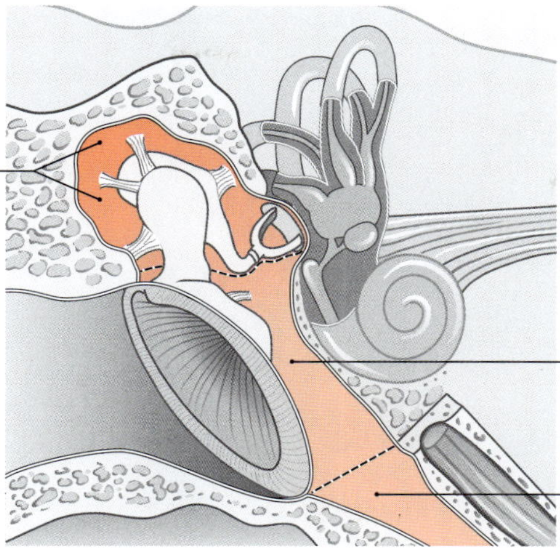


**Abb. 10.20 Etagen der Paukenhöhle, Cavitas tympani, rechts;** Ansicht von vorne. [S702-L126]

Die Paukenhöhle wird in Bezug auf die Lage ihrer Abschnitte zum Trommelfell aus klinischer Sicht in 3 Abschnitte eingeteilt:

- Das **Epitympanon** (Recessus epitympanicus, Kuppelraum, Attikus) beherbergt den Aufhängeapparat und den größten Anteil der Gehörknöchelchen und steht über das Antrum mastoideum mit den Mastoidzellen in Verbindung.
- Das **Mesotympanon** umfasst das Manubrium mallei, den Proc. lenticularis des Ambosses und die Sehne des M. tensor tympani.
- Das **Hypotympanon** geht in die Tuba auditiva [auditoria] über (Recessus hypotympanicus).

Die Grenzen zwischen den 3 Abschnitten sind durch gestrichelte Linien hervorgehoben.

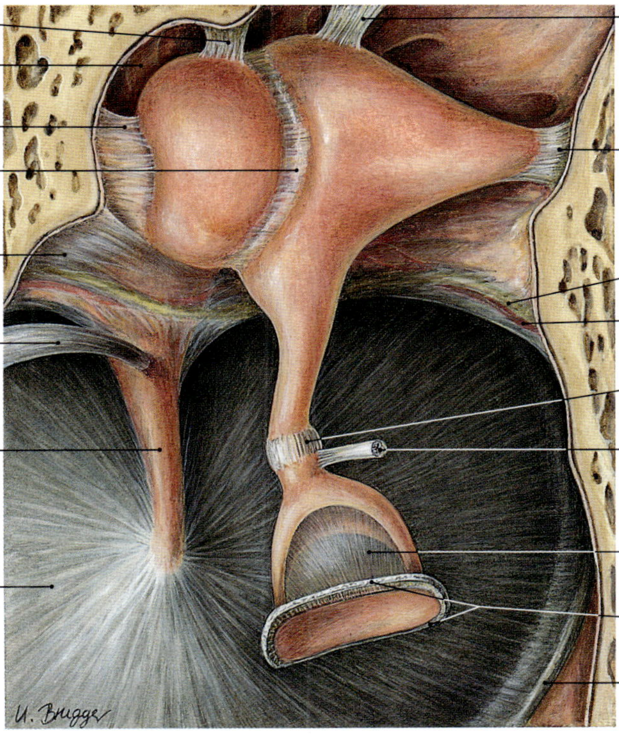


**Abb. 10.21 Gelenke und Bänder der Gehörknöchelchen, Articulationes und Ligg. ossiculorum auditus, rechts;** Ansicht von medial oben. [S700]

Hammer und Amboss sind über Bänder im Epitympanon fixiert und stehen untereinander gelenkig über die Articulatio incudomallearis (Sattelgelenk) in Verbindung. Der Steigbügel hat über die Articulatio incudostapedialis (Kugelgelenk) Kontakt zum Amboss. Seine Basis (Basis stapedis) ist über das Lig. anulare stapediale im ovalen Fenster fixiert (Syndesmose). Alle Strukturen in der Paukenhöhle einschließlich der Chorda tympani sind von Mittelohrschleimhaut überzogen.

## Klinik

Eine der häufigsten Ursachen für eine Schallleitungsschwerhörigkeit im Kindesalter ist eine Verlegung der Tubenöffnung (Tubenverschluss) durch einen **Tubenkatarrh** oder bei eingeschränkter Nasenatmung im Rahmen von **vergrößerten Rachenmandeln (Adenoide).** Besteht die Tubenfunktionsstörung über einen längeren Zeitraum, kommt es zu Umbauprozessen der Mittelohrschleimhaut. Dabei entsteht ein aktiv sezernierendes Epithel mit Ausbildung einer Flüssigkeitsansammlung in der Paukenhöhle (Seromukotympanon).

# Mittelohr

## Paukenhöhle

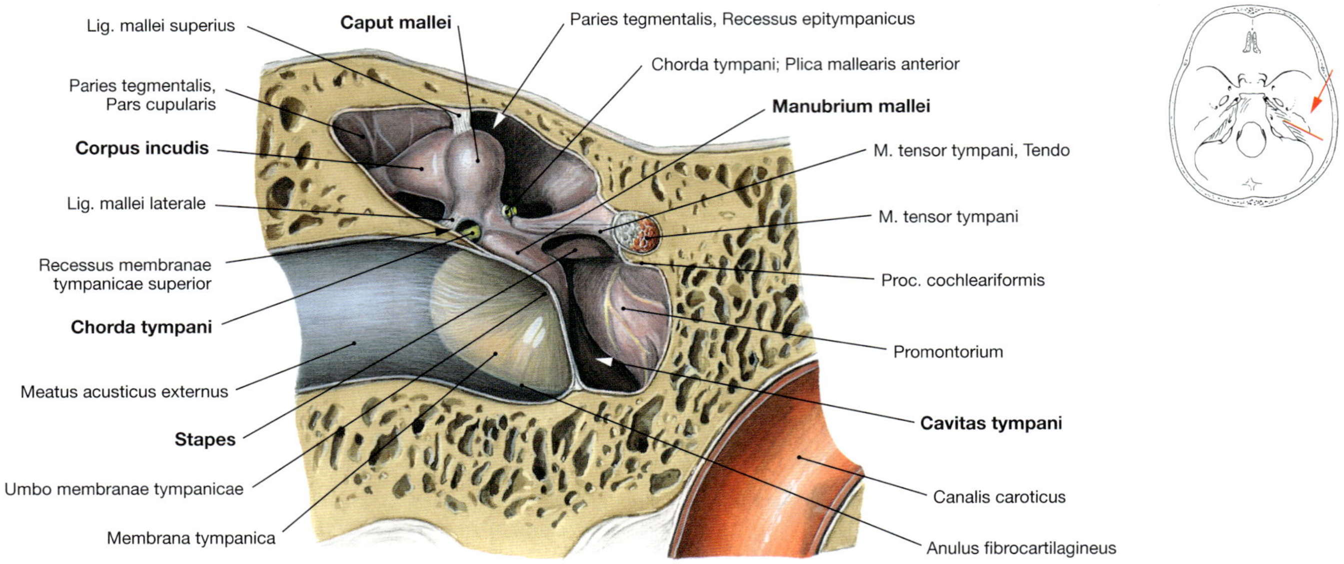


**Abb. 10.22 Paukenhöhle, Cavitas tympani, rechts;** Frontalschnitt; Ansicht von vorne. [S700]

Die Paukenhöhle ist ein luftgefüllter Hohlraum des Mittelohrs, in dem sich die Gehörknöchelchen befinden. Sie liegt direkt hinter dem Trommelfell und wird über die Tuba auditiva [auditoria] [EUSTACHIO-Röhre] belüftet, die dem Druckausgleich dient. Die Ausdehnung zwischen Paukenkuppel (Epitympanon) und Paukenkeller (Hypotympanon) beträgt etwa 12–15 mm bei einer Tiefe von 3–7 mm. Das Binnenvolumen beträgt nur etwa 1 cm³.

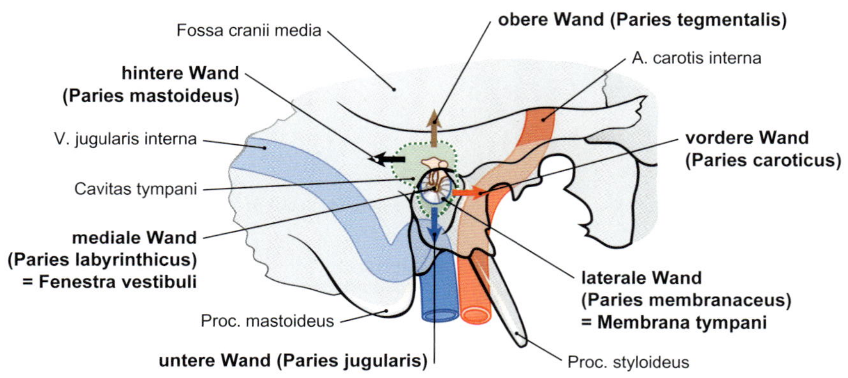


| Topographische Beziehungen der Paukenhöhle (Cavitas tympani) | | |
|---|---|---|
| Mastoid (Paries mastoideus) | posterior, hintere Wand (Proc. mastoideus) | |
| V. jugularis (Paries jugularis) | inferior, untere Wand (Fossa jugularis) | |
| A. carotis interna (Paries caroticus) | anterior, vordere Wand (Karotiskanal) | |
| mittlere Schädelgrube (Paries tegmentalis) | superior, obere Wand (mittlere Schädelgrube) | |
| ovales Fenster (Paries labyrinthicus) | medial, mediale Wand (Labyrinth) | |
| Trommelfell (Paries membranaceus) | lateral, laterale Wand (Trommelfell) | |

**Abb. 10.23 Topographische Beziehungen der Paukenhöhle, Cavitas tympani, zu den Nachbarstrukturen, rechts;** Ansicht von lateral; schematische Darstellung. [S702-L126]

Das Epitympanon ist nach oben durch eine dünne Knochenplatte (Tegmen tympani, **Paries tegmentalis**) von der mittleren Schädelgrube abgegrenzt. Die Vorderwand des Mesotympanons **(Paries caroticus)** hat Beziehung zur A. carotis interna. Die laterale Wand **(Paries membranaceus)** wird fast ausschließlich vom Trommelfell gebildet. Im unteren Wandabschnitt mündet die Ohrtrompete (Tuba auditiva [auditoria]) in die Paukenhöhle. Die Hinterwand **(Paries mastoideus)** grenzt an den Warzenfortsatz (Proc. mastoideus). Hinten oben besteht eine direkte Verbindung zu den pneumatisierten Räumen des Mastoids (Aditus ad antrum). Die mediale Wand (**Paries labyrinthicus;** → Abb. 10.24 und → Abb. 10.26) trennt die Schnecke (Cochlea) von der Paukenhöhle. Die untere Wand der Paukenhöhle **(Paries jugularis)** gehört zum Hypotympanon. Sie grenzt die Paukenhöhle von der V. jugularis interna ab. Der Knochen ist an dieser Stelle sehr dünn und teilweise pneumatisiert.

### Klinik

Die akute Mittelohrentzündung **(Otitis media)** stellt eine der häufigsten Erkrankungen im Kindesalter dar. Ursache sind meist Bakterien und Viren, die im Rahmen oder nach einer Infektion des Nasopharynx über die Ohrtrompete (Tuba auditiva [auditoria]) in das Mittelohr gelangen. Die Entzündung ist durch Schleimhautrötung, -ödem, granulozytäre Infiltration und Eiterbildung gekennzeichnet. Da der Eiter durch die entzündungsbedingte Tubenblockade nicht abfließt, kann die Entzündung auf die Umgebung übergreifen und schwerwiegende **Komplikationen** auslösen, wie z. B.:

- Trommelfellperforation (häufigster Fall, via Paries membranaceus)
- Mastoiditis (via Paries mastoideus, Antrum mastoideum,
- Thrombophlebitis und Jugularisthrombose (via Paries jugularis)
- Sepsis (Keimverstreuung über das Blut via Paries caroticus)
- Hirnabszess und/oder Meningitis (via Paries tegmentalis)
- Labyrinthitis (mit Schwindel und Hörminderung via Paries labyrinthicus)

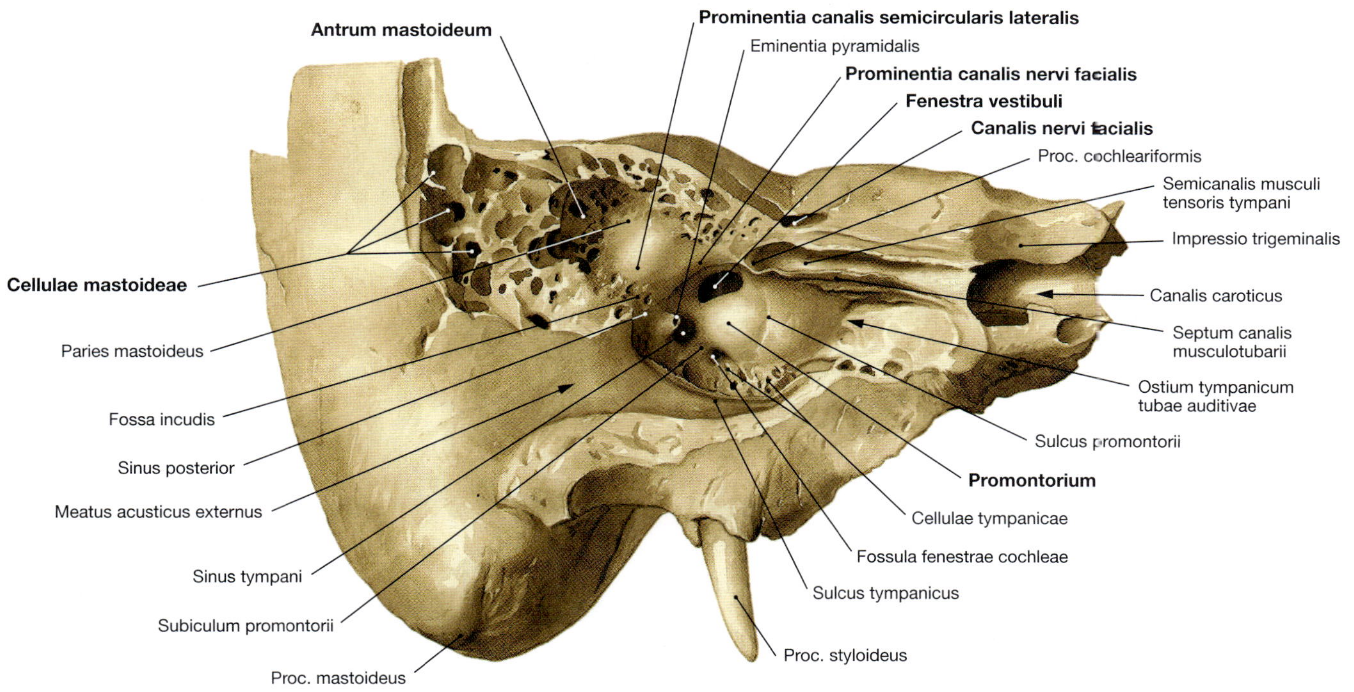


**Abb. 10.24 Mediale Wand, Paries labyrinthicus, der Paukenhöhle, Cavitas tympani, rechts;** vertikaler Schnitt in der Längsachse des Felsenbeins; Ansicht von lateral vorne. [S700]
Oberhalb des ovalen Fensters ist die Wand durch den lateralen Bogengang zur Prominentia canalis semicircularis lateralis vorgewölbt. Durch die mediale Wand verläuft der N. facialis [VII] im Canalis nervi facialis. Der Kanal wölbt die mediale Wand zur horizontal verlaufenden Prominentia canalis nervi facialis vor. Die Tuba auditiva [auditoria] beginnt am Ostium tympanicum tubae auditivae und wird nach oben durch das Septum canalis musculotubarii vom Semicanalis musculi tensoris tympani abgegrenzt. Der Warzenfortsatz (Proc. mastoideus) ist normalerweise pneumatisiert (Cellulae mastoideae) und hat über das Antrum mastoideum Verbindung zur Paukenhöhle.

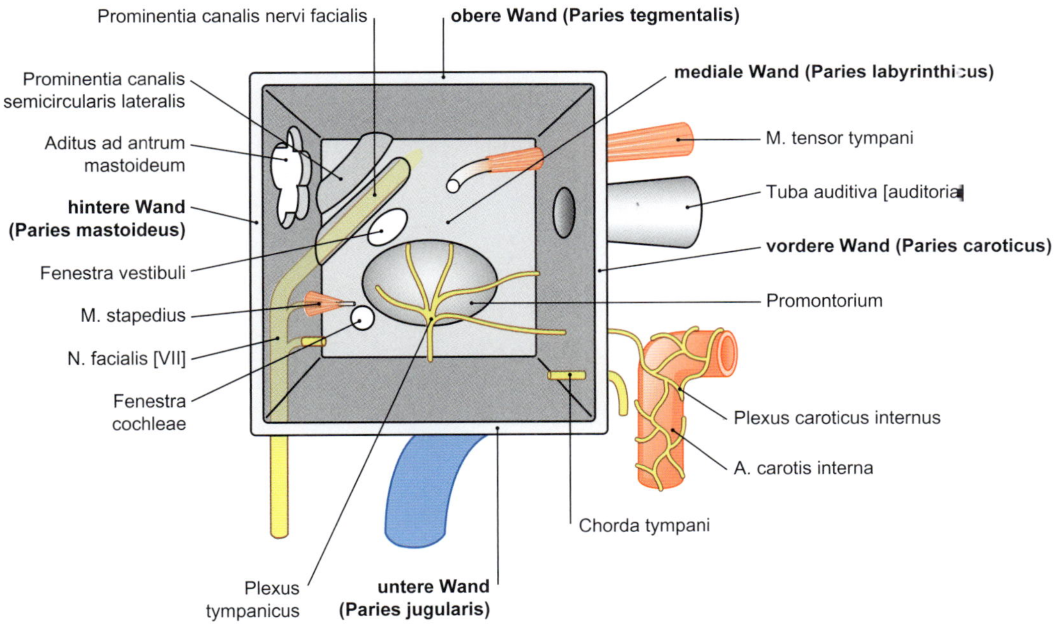


**Abb. 10.25 Mediale Wand, Paries labyrinthicus, der Paukenhöhle, Cavitas tympani, rechts;** Ansicht von lateral vorne, schematische Darstellung. [S702-L126]/[E402-004]
Das Schema stellt die Paukenhöhle als rechteckigen Kasten mit 6 Wänden dar, wobei die laterale Wand, in der das Trommelfell sitzen würde, entfernt ist. Das Schema dient der einfachen Orientierung, um sich in den anatomischen Bildern (→ Abb. 10.24 und → Abb. 10.26) leichter zurechtzufinden und die im Knochen liegenden/verlaufenden Strukturen übertragen zu können.

## Paukenhöhle

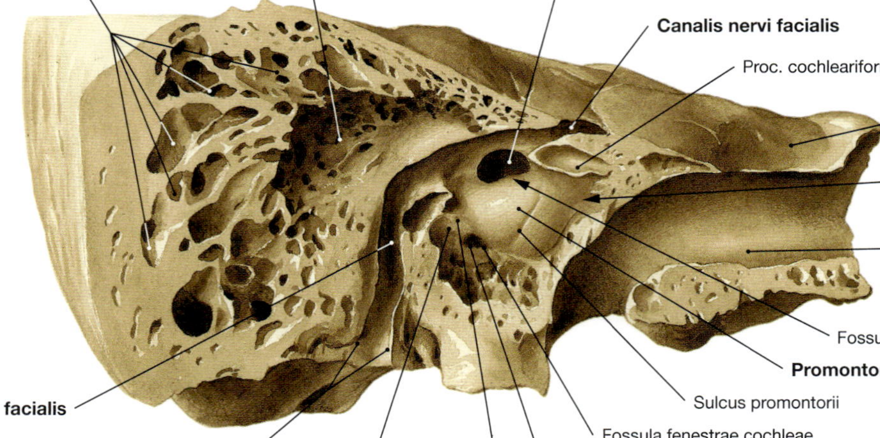


**Abb. 10.26 Mediale Wand, Paries labyrinthicus, der Paukenhöhle, Cavitas tympani, rechts;** Ansicht von lateral vorne; nach Abtragung der lateralen Wand und der angrenzenden Teile der vorderen und der oberen Wand; Canalis nervi facialis und Canalis caroticus eröffnet. [S700]

Die mediale Paukenhöhlenwand bildet die Grenze zum Innenohr (Labyrinth). Sie besitzt 2 Öffnungen:

- Das **ovale Fenster** (Fenestra vestibuli), in dem die Steigbügelfußplatte über das Lig. anulare stapediale fixiert ist
- Das weiter unten lokalisierte **runde Fenster** (Fenestra cochleae), das durch die Membrana tympanica secundaria verschlossen ist

Zwischen ovalem und rundem Fenster wird die mediale Paukenhöhlenwand durch die basale Schneckenwindung zum Promontorium vorgewölbt.

### Klinik

Eine Entzündung der Cellulae mastoideae **(Mastoiditis)** ist meist eine fortgeleitete Entzündung aus der Paukenhöhle. Sie zählt zu den häufigsten Komplikationen einer Mittelohrentzündung. Vom Mastoid kann sich die Entzündung auf die Weichteile hinter und vor dem Ohr, den M. sternocleidomastoideus, das Innenohr, den Sinus sigmoideus, die Meningen und den N. facialis [VII] fortpflanzen.

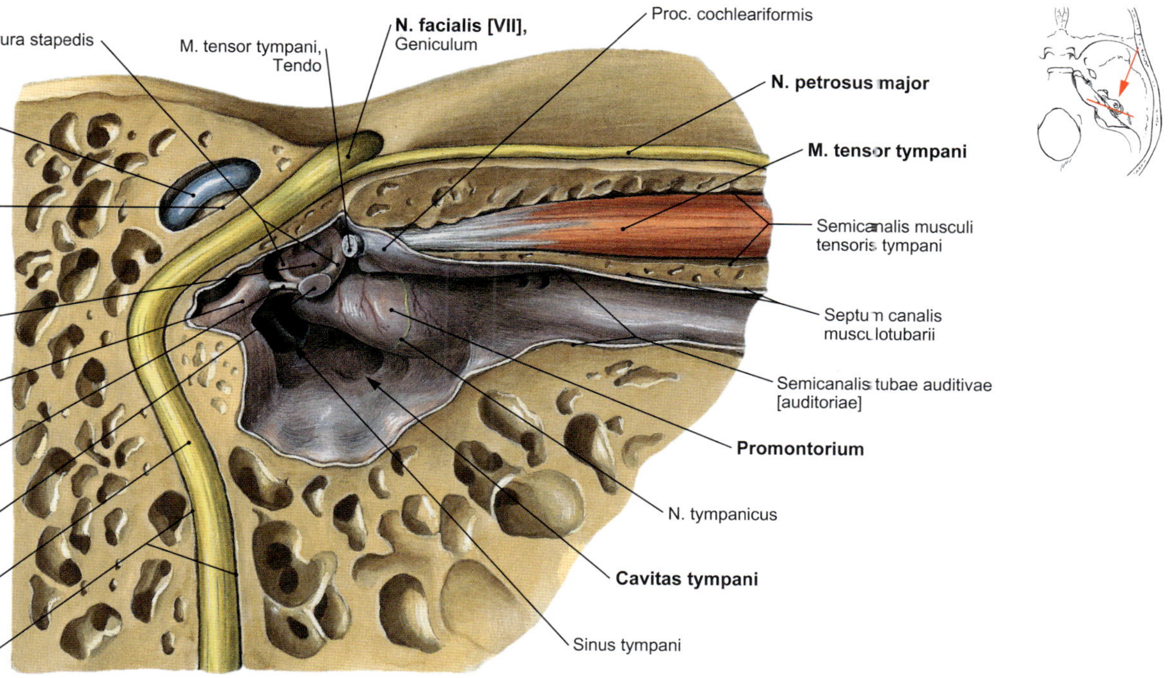


**Abb. 10.27 N. facialis [VII], Paukenhöhle, Cavitas tympani, und Ohrtrompete, Tuba auditiva [auditoria], rechts;** vertikaler Schnitt in Längsachse des Felsenbeins; Ansicht von vorne; Fazialiskanal eröffnet. [S700]
Der N. facialis [VII] hat 2 Stämme, den eigentlichen N. facialis und den N. intermedius. Beide vereinigen sich in der Tiefe des Fazialiskanals (Canalis nervi facialis) zum N. intermediofacialis (allgemein weiter als N. facialis [VII] bezeichnet). In seinem Verlauf zieht er bogenförmig um die Paukenhöhle und wirft in der medialen Paukenhöhlenwand die Prominentia canalis facialis auf. Unterhalb davon wölbt sich die Eminentia pyramidalis vor. In ihr sitzt der vom N. facialis [VII] innervierte M. stapedius (→ Abb. 12.153). Seine Sehne tritt aus der Eminentia pyramidalis aus und inseriert von seitlich unten am Steigbügelköpfchen.
**Funktion des M. stapedius:** Dämpfung der Schwingungen am ovalen Fenster durch Verkippung des Steigbügels, Verschlechterung der Schallübertragung, Schutz vor lauten Geräuschen.

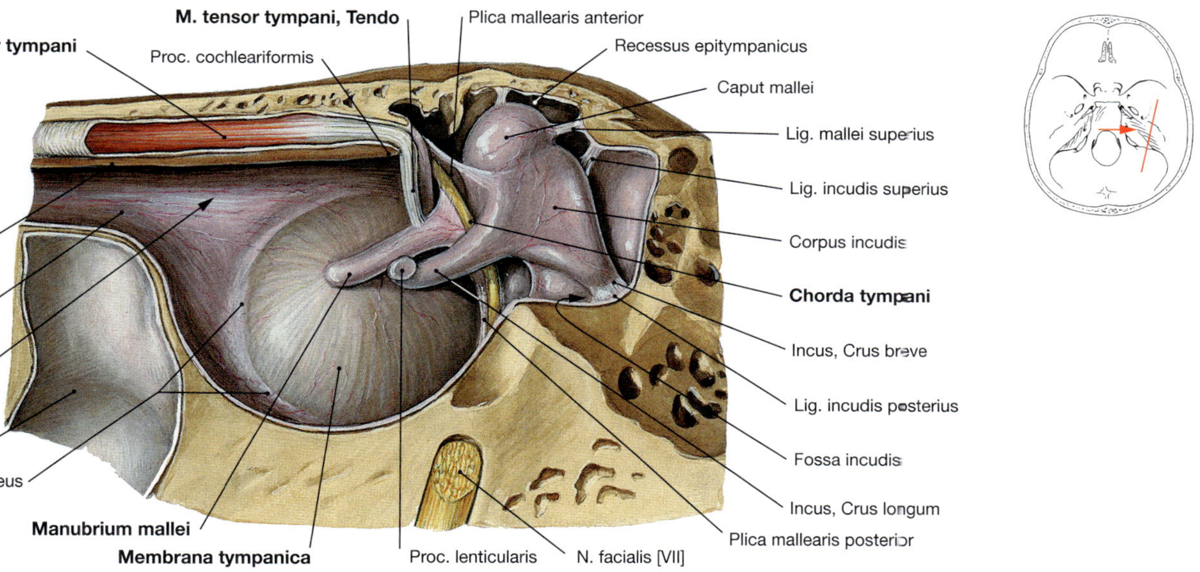


**Abb. 10.28 Laterale Wand, Paries membranaceus, der Paukenhöhle, Cavitas tympani, rechts;** Ansicht von medial. [S700]
Von vorne gelangt der Canalis musculotubarius in die Paukenhöhle. Er enthält 2 knöcherne Halbkanäle (Semicanales), die durch ein knöchernes Septum getrennt sind. In ihnen verlaufen der M. tensor tympani und die Tuba auditiva [auditoria]. Die Sehne des M. tensor tympani biegt am Proc. cochleariformis rechtwinklig um und zieht zum Manubrium mallei.
**Funktion des M. tensor tympani:** Spannen des Trommelfells durch Zug am Manubrium mallei. Dadurch kommt es zur Versteifung der Gehörknöchelchenkette mit verbesserter Übertragung hoher Tonfrequenzen. Die kurz vor Ende des Canalis nervi facialis abgehende und rückläufig durch einen eigenen Knochenkanal ziehende **Chorda tympani** gelangt wieder in die Paukenhöhle und verläuft hier, eingebettet in Schleimhaut, zwischen Hammer und Crus longum des Amboss mitten durch die Paukenhöhle, bis sie die Schädelbasis über die Fissura sphenopetrosa (oder Fissura petrotympanica) verlässt.

## Klinik

Kommt es im Rahmen einer Fazialisparese zu einer Beteiligung des N. stapedius und damit zu einer Lähmung des M. stapedius, resultiert daraus auf der betroffenen Seite eine gestörte Hörempfindung. Laute Geräusche werden aufgrund mangelnder Dämpfung (durch die Verkippung der Steigbügelfußplatte im ovalen Fenster) als unangenehm laut empfunden **(Hyperakusis)**.

# Mittelohr

## Paukenhöhle

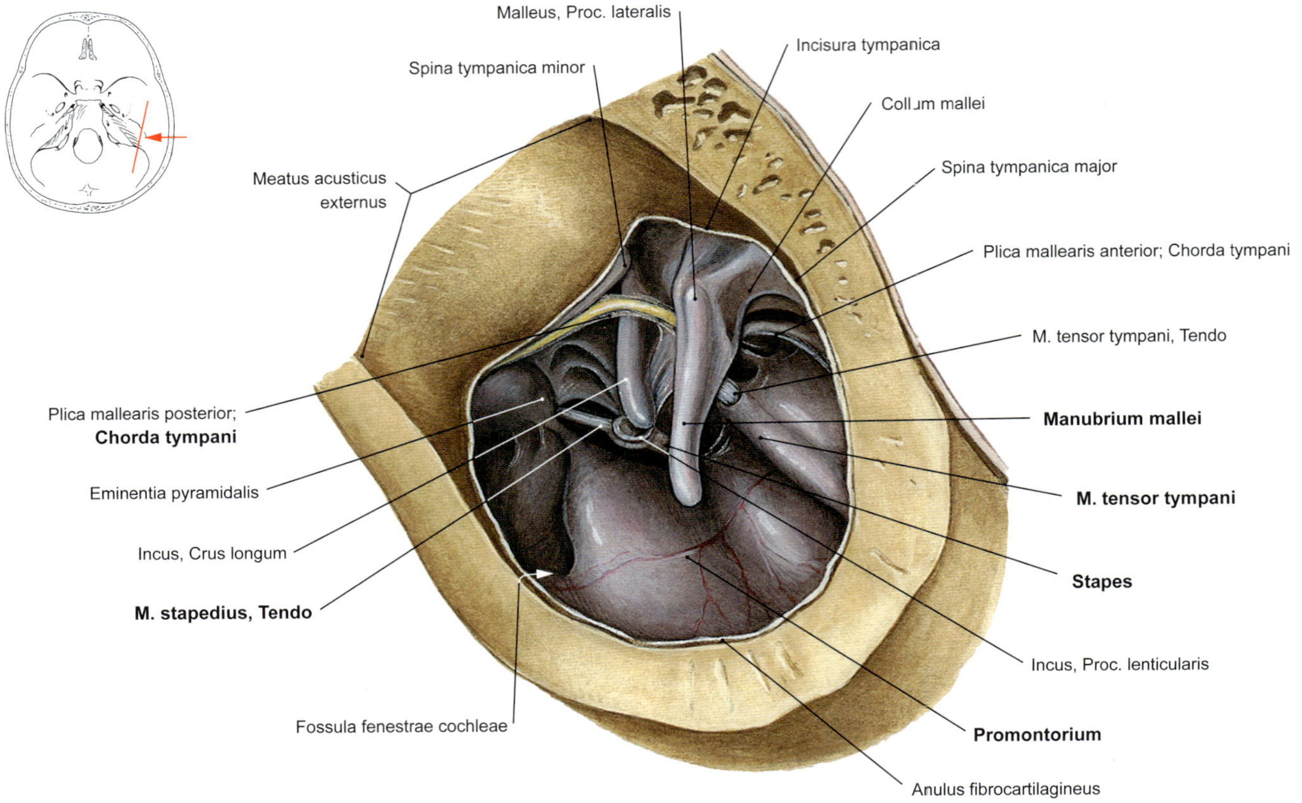


**Abb. 10.29 Paukenhöhle, Cavitas tympani, rechts;** Ansicht von lateral; nach Entfernung des Trommelfells und der Schleimhaut um die Chorda tympani. [S700]

Man blickt auf die von Schleimhaut umgebenen Strukturen in der Paukenhöhle.

Im Hauptraum (Mesotympanon) liegen hinter dem Trommelfell die von Schleimhaut überzogenen 3 Gehörknöchelchen (von lateral nach medial: Hammer (Malleus), Amboss (Incus) und Steigbügel (Stapes). Die Schleimhaut kleidet die Paukenhöhle einschließlich der Innenseite des Trommelfells, den knöchernen Anteil der Tuba auditiva und die Cellulae mastoideae aus. Manchmal gehen von den Gehörknöchelchen mesoartige Schleimhautblätter aus und unterteilen die Paukenhöhle in Abschnitte. Vom Hammer sind in der Abbildung der Hammergriff (Manubrium mallei) und der kurze Fortsatz (Proc. lateralis) sowie der Hammerhals (Collum mallei) sichtbar. Nach medial folgt der Incus, dessen Crus longum und Proc. lenticularis erkennbar sind und in der Tiefe der Abbildung erkennt man die Gelenkfläche des Caput stapedis zur Artikulation mit dem Proc. lenticularis des Amboss. Zwischen Crus longum incudis und Manubrium mallei tritt die Chorda tympani hindurch. Außerdem kann man in der Abbildung die Ansatzsehnen des M. tensor tympani und des M. stapedius erkennen.

### Struktur und Funktion

Beim Neugeborenen sind die Paukenhöhle und das Antrum mastoideum bereits angelegt; das Mastoid enthält zu diesem Zeitpunkt noch keine lufthaltigen Zellen. Erst in den ersten Lebensjahren mit Abschluss etwa im 6. Lebensjahr wird das Mastoid ausgehend vom Antrum mastoideum pneumatisiert. Dabei erfolgen der Pneumatisationsprozess und der Umfang der Pneumatisation individuell sehr unterschiedlich. So können auch Jochbogen und Felsenbeinpyramide pneumatisiert sein. Hierbei spricht man von ausgedehnter Pneumatisation. Die Pneumatisation kann aber auch gering ausgebildet sein (gehemmt pneumatisiert) oder sie kann fehlen und der Warzenfortsatz bleibt kompakt (kompakter Knochen). Man geht davon aus, dass die Durchgängigkeit der Tuba auditiva für den Grad der Pneumatisation eine wichtige Rolle spielt. Chronische Mittelohrerkrankungen sind häufig mit einer Pneumatisationshemmung vergesellschaftet.

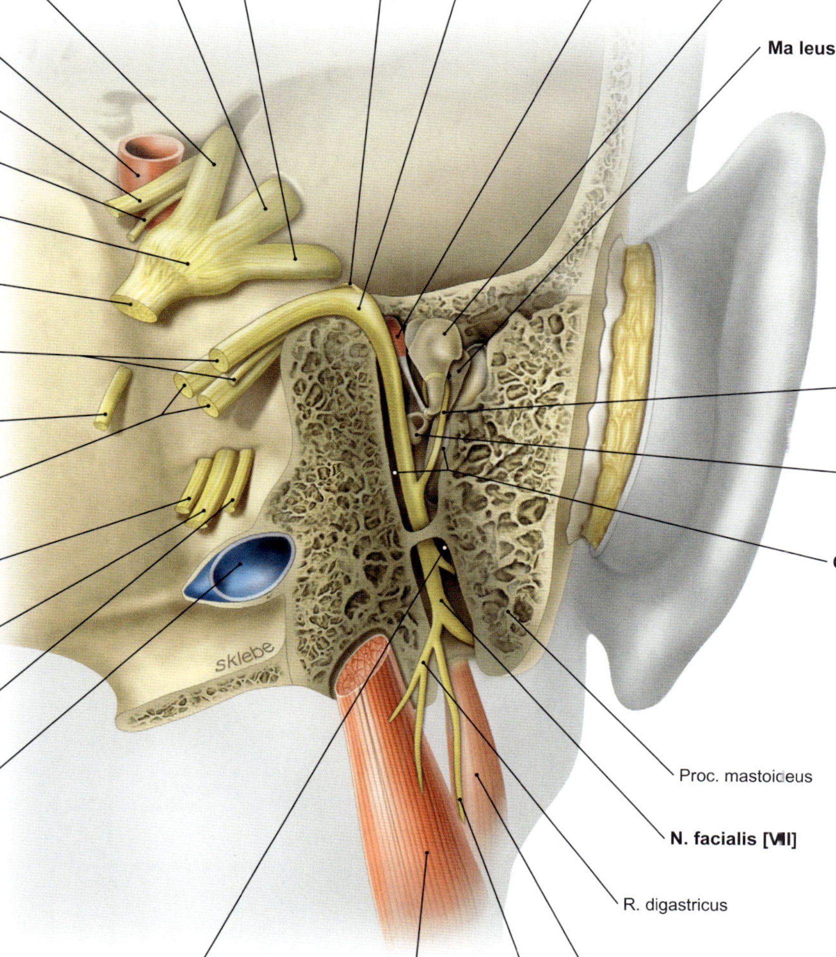


**Abb. 10.30 N. facialis [VII] im Felsenbein, Os temporale, Pars petrosa, rechts;** Ansicht von hinten; Felsenbein teilweise ausgesägt; Fazialiskanal und Paukenhöhle eröffnet. [S700-L238]

Durch Abtragung des Proc. mastoideus mit Eröffnung des Fazialiskanals und der Paukenhöhle wird der gesamte Verlauf des N. facialis [VII] in seinem knöchernen Kanal mit Abgang seiner Äste (→ Abb. 12.148) sichtbar.

## Klinik

Der N. facialis [VII] kann im Rahmen von Felsenbeinfrakturen, Mittelohr- oder Warzenfortsatzentzündungen sowie von sich häufig daraus ergebenden Operationen geschädigt werden. Zur **Fazialisdiagnostik** (Auf welcher Höhe sitzt die Schädigung?) und zur Verlaufskontrolle bei Fazialisparesen werden verschiedene Testverfahren eingesetzt: SCHIRMER-Test (Tränendrüsenfunktion), Stapediusreflexprüfung, Geschmackstest und manchmal auch eine Sialometrie (Messung der Speicheldrüsenfunktion) zur Testung der Chorda tympani sowie Elektromyographie (EMG) und Elektroneuronographie (ENoG) zur Überprüfung der mimischen Muskulatur.

## N. facialis [VII], Topographie

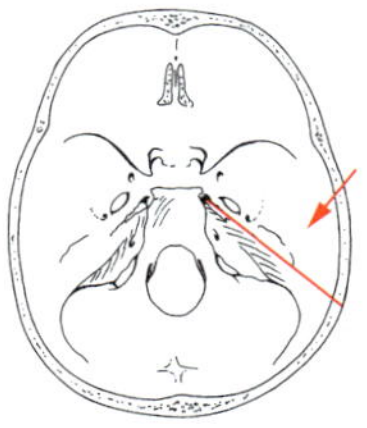

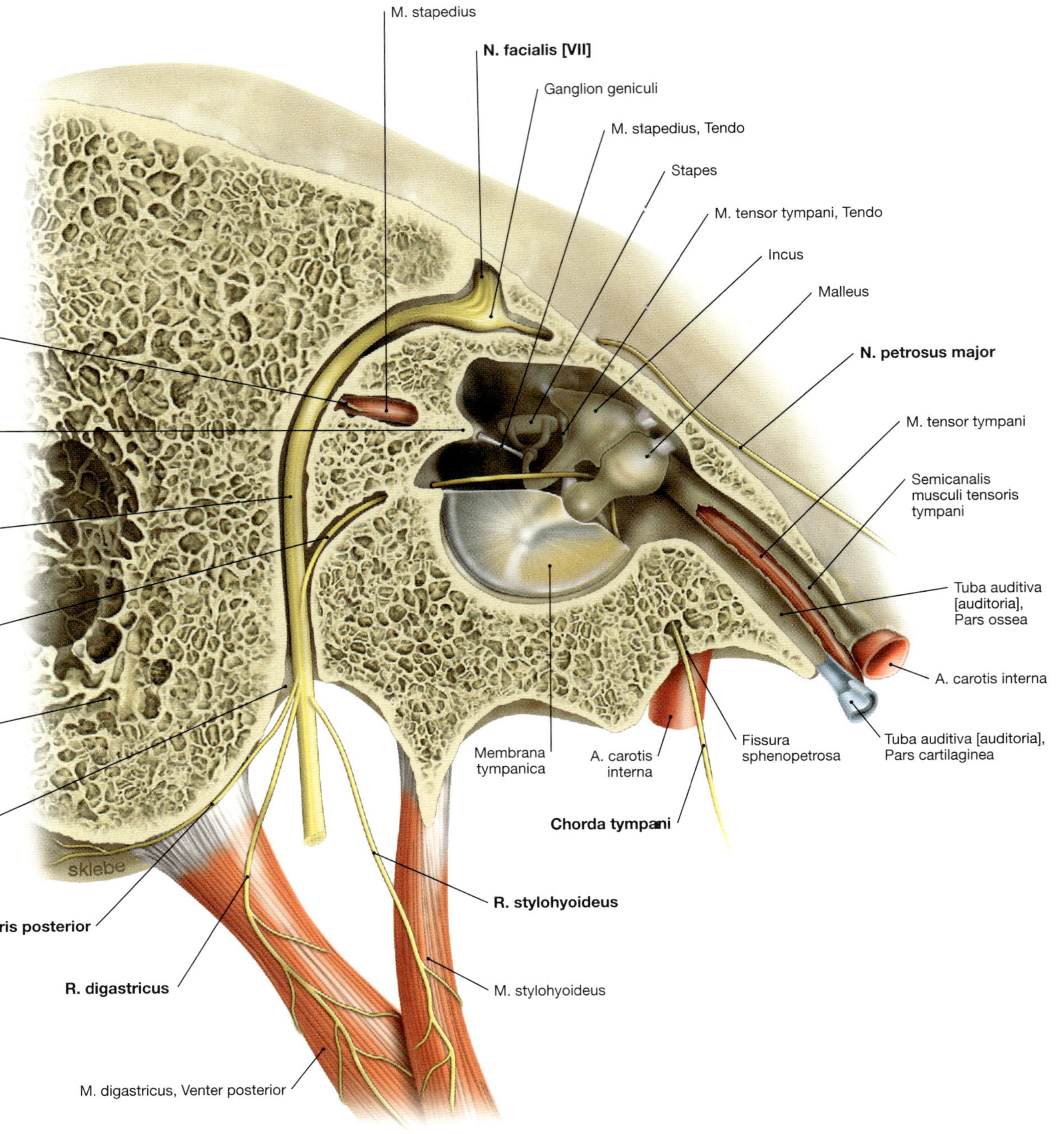


**Abb. 10.31 N. facialis [VII], rechts;** Ansicht von lateral. [S700-L238]
Darstellung des N. facialis [VII] in seinem Verlauf durch das Felsenbein bis kurz nach dem Austritt aus dem Foramen stylomastoideum (danach abgeschnitten). Innerhalb des knöchernen Fazialiskanals gehen der **N. stapedius** zur Innervation des M. stapedius und die **Chorda tympani** ab, die rückläufig in die Paukenhöhle eintritt und quasi „frei" in einer Schleimhautfalte zwischen Hammer und Amboss durch die Paukenhöhle zur Fissura sphenopetrosa verläuft, wo sie die Paukenhöhle wieder verlässt.

### Klinik

Die Chorda tympani ist aufgrund ihres Verlaufs bei Operationen im Mittelohr gefährdet. Bei Mittelohrentzündung kommt es häufig zu einem isolierten **Ausfall der Chorda tympani** mit Mundtrockenheit und Verlust der Geschmacksempfindung auf der betroffenen Seite.

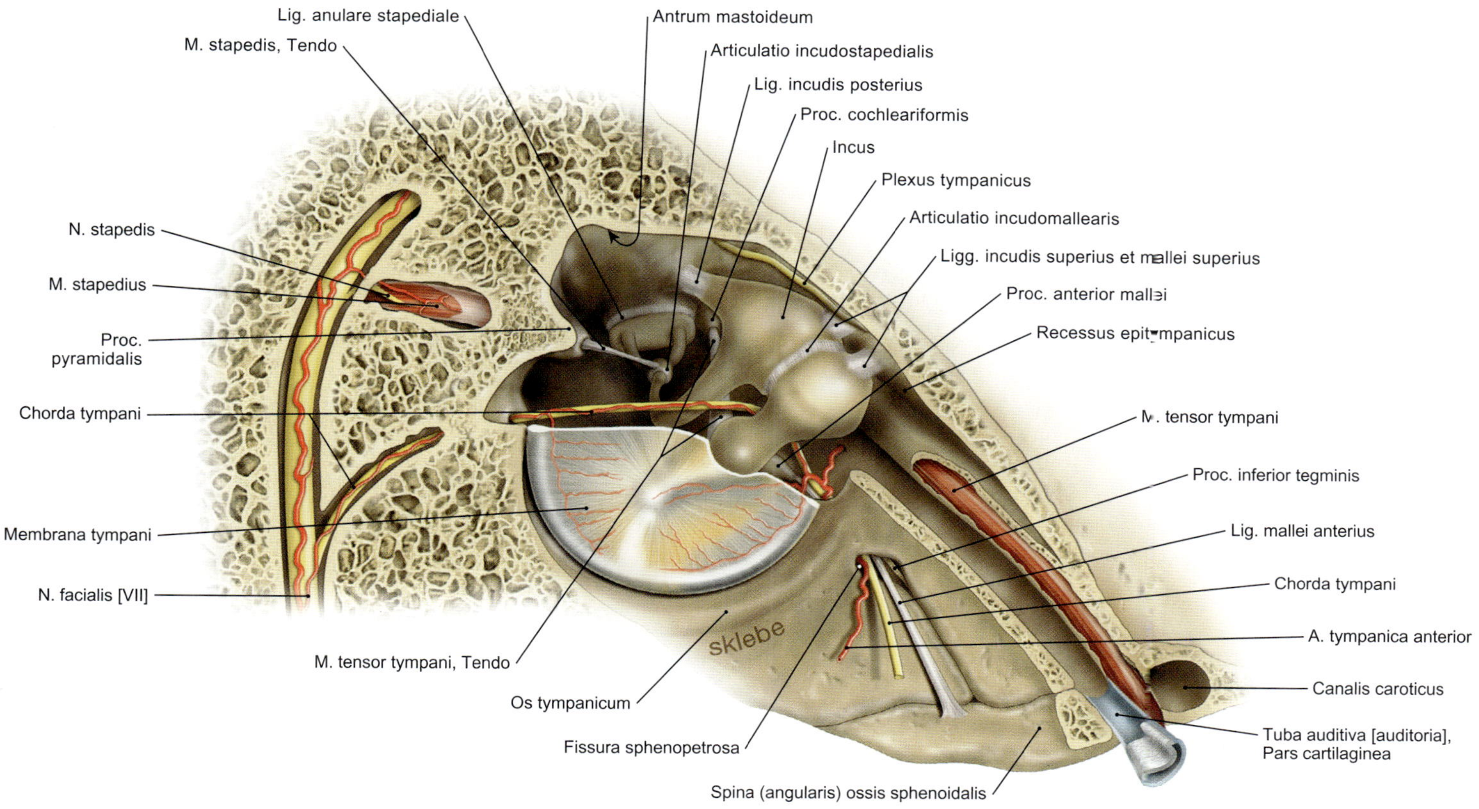


**Abb. 10.32 N. facialis [VII] und Gelenke, Bänder und Muskeln der Gehörknöchelchen, Ossicula auditus, links;** Ansicht von lateral; Felsenbein teilweise ausgeschnitten. [S700-L238]
Der Plexus tympanicus dient der sensiblen Innervation der Mittelohrschleimhaut einschließlich der Schleimhaut von Tuba auditiva [auditoria] und Mastoid. Außerdem erhält er präganglionäre, parasympathische Fasern aus dem N. tympanicus des N. glossopharyngeus [IX] sowie sympathische Fasern der Nn. caroticotympanici aus dem Plexus caroticus internus. Aus dem Plexus tympanicus formiert sich u. a. der in der Abbildung nicht sichtbare N. petrosus minor. Die Paukenhöhle gliedert sich in Epi-, Meso- und Hypotympanon. Das Epitympanon beherbergt die Gehörknöchelchen mit Ausnahme des Hammergriffs und des Proc. lenticularis incudis, den Recessus epitympanicus und die Verbindung zum Mastoid; im Mesotympanon liegen das Manubrium mallei, der Proc. lenticularis incudis und die Sehne des M. tensor tympani. Die Chorda tympani verläuft an der Grenze zwischen Epi- und Mesotympanon. Im Hypotympanon erreicht die Tuba auditiva das Mittelohr.

## N. facialis [VII], Topographie

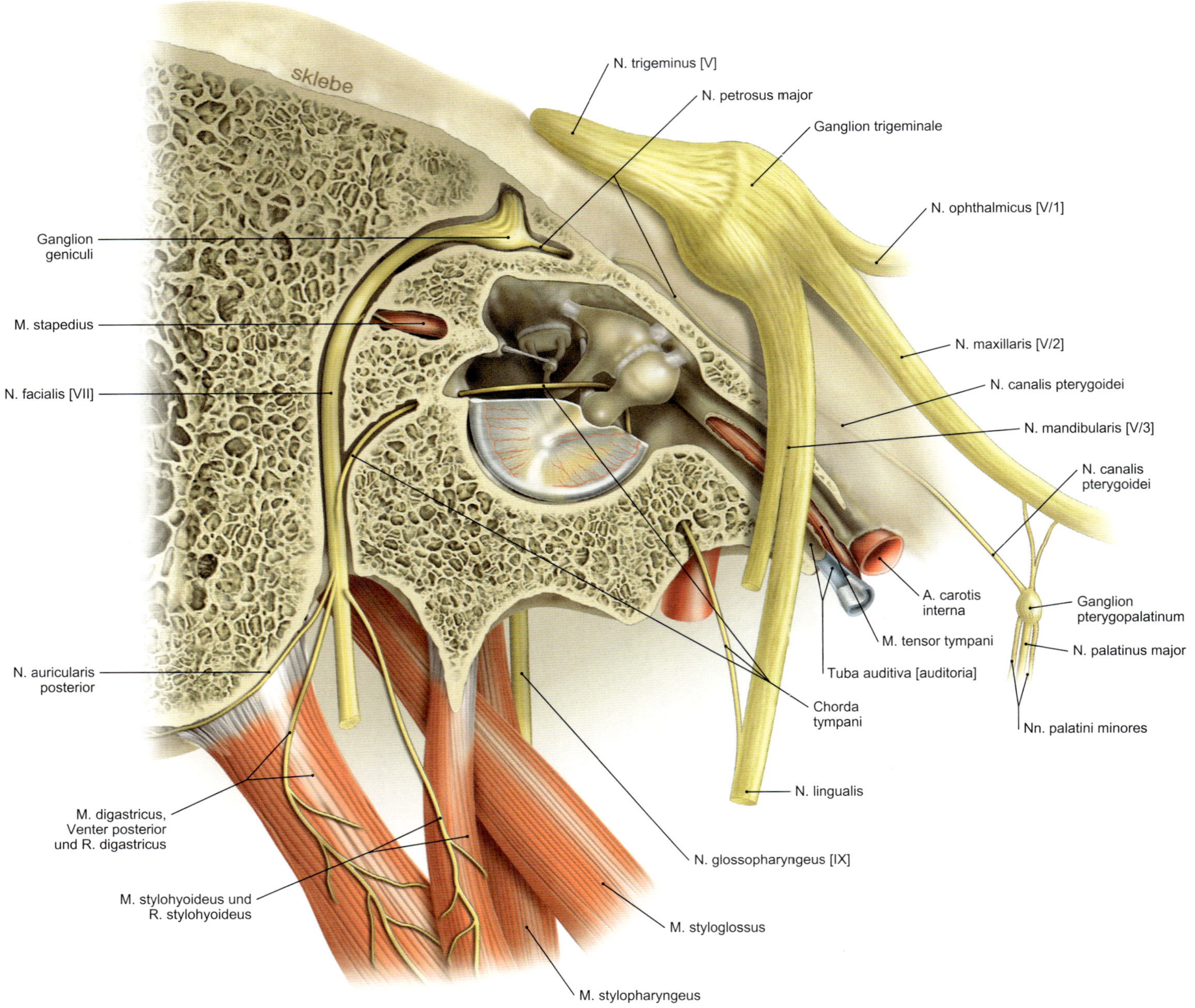


**Abb. 10.33 N. facialis [VII] im Felsenbein mit Beziehungen zum N. trigeminus [V],** Schnitt durch ein rechtes Schläfenbein im Bereich des Mittelohrs; N. petrosus major unter der Dura und N. canalis pterygoidei durchscheinend dargestellt. [S700-L238]

Am Ganglion geniculi gibt der N. facialis [VII] als ersten Ast den N. petrosus major ab. Er verläuft im Os temporale nach vorne medial und tritt am Hiatus nervi petrosi majoris auf der Facies anterior der Pars petrosa ossis temporalis unterhalb der Dura aus. Hier verläuft er im Sulcus nervi petrosi majoris bis zum Foramen lacerum und verlässt hier die mittlere Schädelgrube. Nach dem Durchtritt verlaufen seine Fasern gemeinsam mit den Fasern des N. petrosus profundus als N. canalis pterygoidei [VIDIANUS] durch das Keilbein zur Fossa pterygopalatina und erreichen so das Ganglion pterygopalatinum. In der Abbildung ist der Durchtritt des N. petrosus major durch das Foramen lacerum vom N. mandibularis [V/3] verdeckt, der Verlauf als N. canalis pterygoidei durchscheinend im Knochen und die Endstrecke nur noch schematisch bis zum Ganglion pterygopalatinum dargestellt. Der Nerv führt für die Innervation von Tränen- und Nasendrüsen präganglionäre parasympathische Fasern zum Ganglion pterygopalatinum. Kurz nach Durchtritt des N. facialis [VII] durch das Foramen stylomastoideum geht der N. auricularis posterior zur Innervation der Ohrmuskeln ab. Dargestellt ist ferner die Verbindung des N. facialis [VII] mit dem N. mandibularis [V/3] über die Chorda tympani. Sie führt präganglionäre parasympathische Fasern und sensorische (Geschmacks-)Fasern.

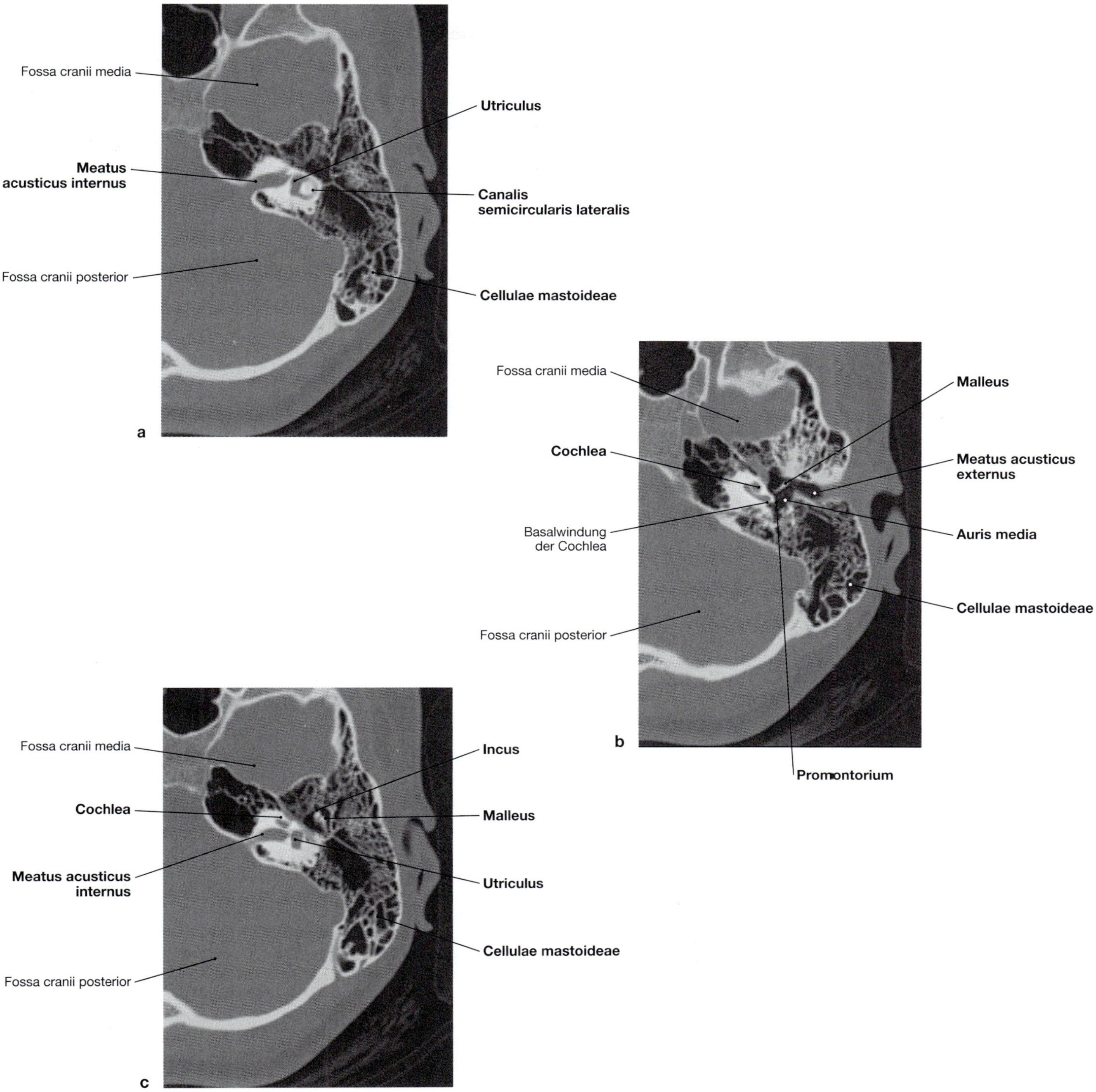


**Abb. 10.34a–c Schläfenbein, Os temporale, mit Mittel- und Innenohr, linkes Ohr;** computertomographischer Querschnitt (CT), Ansicht von unten. [E460]

Mittels hochauflösender CT lassen sich heute sämtliche Mittelohr- und Innenohrstrukturen visualisieren. So können beispielsweise der innere Gehörgang, die Pneumatisation des Warzenfortsatzes, die Stellung der Gehörknöchelchen sowie das Labyrinth beurteilt werden.

## Klinik

Der N. facialis [VII] kann durch den Proc. mastoideus hindurch operativ freigelegt werden, um beispielsweise eine Entlastung im Rahmen einer entzündlichen Schwellung des Nervs zu schaffen. Dabei wird der knöcherne Kanal von hinten eröffnet bzw. abgetragen.

## Ohrtrompete

**Abb. 10.35 Tubenknorpel, Cartilago tubae auditivae, rechts;** Ansicht von unten; an der Schädelbasis freipräpariert. [S700]
Die ca. 4 cm lange Ohrtrompete (Tuba auditiva [auditoria], EUSTACHIO-Röhre, Tuba EUSTACHII) verläuft schräg von seitlich hinten oben nach medial vorne unten und verbindet die Paukenhöhle mit dem Nasopharynx (Nasen-Rachen-Raum). Sie dient funktionell dem Druckausgleich. Zur optimalen Schallleitung muss in der Paukenhöhle (das Trommelfell ist luftundurchlässig) der gleiche Luftdruck wie im äußeren Gehörgang herrschen. Ist dies nicht der Fall, z. B. während des Steig- oder Sinkflugs im Flugzeug, kommt es zu Höreinbußen.

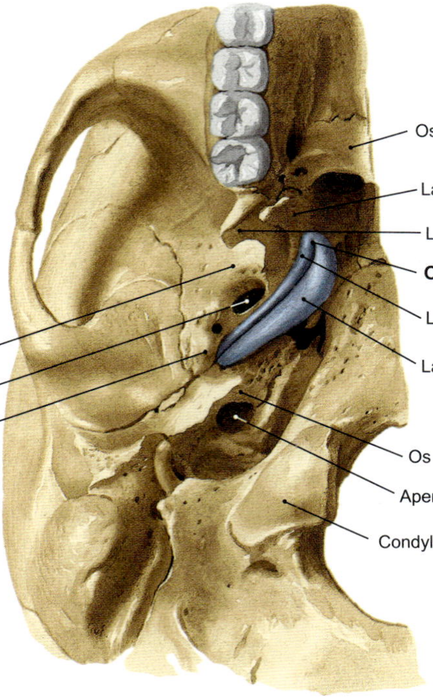


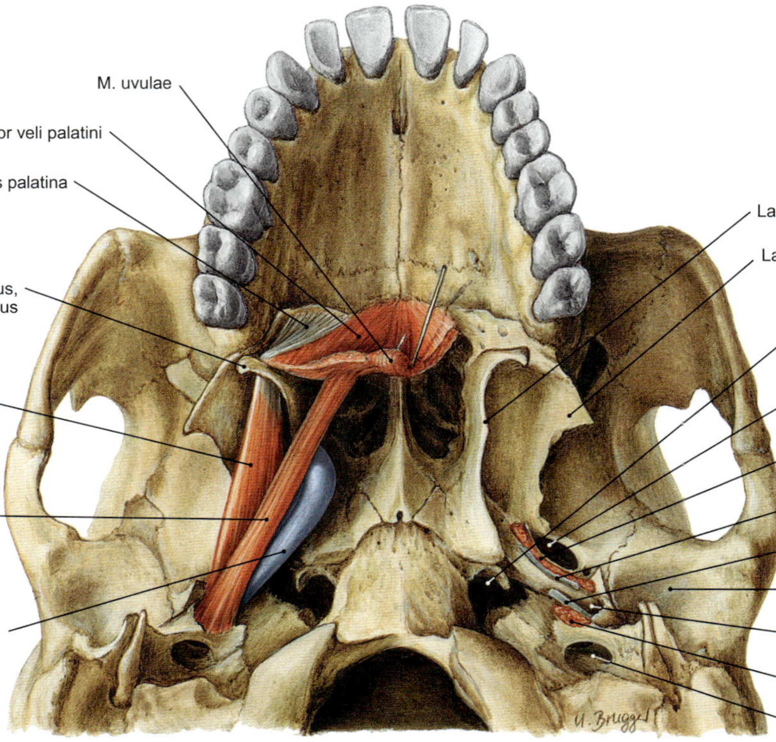


**Abb. 10.36 M. levator veli palatini, M. tensor veli palatini und Tubenknorpel, Cartilago tubae auditivae;** Ansicht von unten. [S700]
Die Tuba auditiva [auditoria] (knöcherner Anteil nicht sichtbar) beginnt in der Vorderwand der Paukenhöhle (Paries caroticus) mit dem Ostium tympanicum tubae auditivae und mündet am Ostium pharyngeum tubae auditivae, das sich seitlich hinten in den Nasopharynx vorwölbt. Man unterscheidet einen knöchernen Abschnitt (Pars ossea) und einen etwa doppelt so langen knorpeligen Abschnitt (Pars cartilaginea). Letzterer besteht aus einer Rinne aus elastischem Knorpel (Cartilago tubae auditivae). Die auf dem Kopf stehende Knorpelrinne wird medial von Bindegewebe (Lamina membranacea) zu einem schlitzförmigen Kanal geschlossen. Die Tuba auditiva [auditoria] wird bei Kontraktion der Mm. tensor und levator veli palatini im Rahmen des Schluckakts geöffnet.

→ T 4

### Klinik

Die Tuba auditiva [auditoria] ist von respiratorischem Flimmerepithel mit Becherzellen ausgekleidet. Der Flimmerschlag ist in Richtung Nasopharynx gerichtet. Bei Versagen der Schutzmechanismen in der Tube kann es zu aufsteigenden Entzündungen mit Ausbildung eines **Tubenkatarrhs** bis hin zur Mittelohrentzündung kommen. Durch Lufteinblasung über die Nase können Tubenverklebungen und -verschlüsse gelöst werden (z. B. Schlucken bei Druckproblemen).

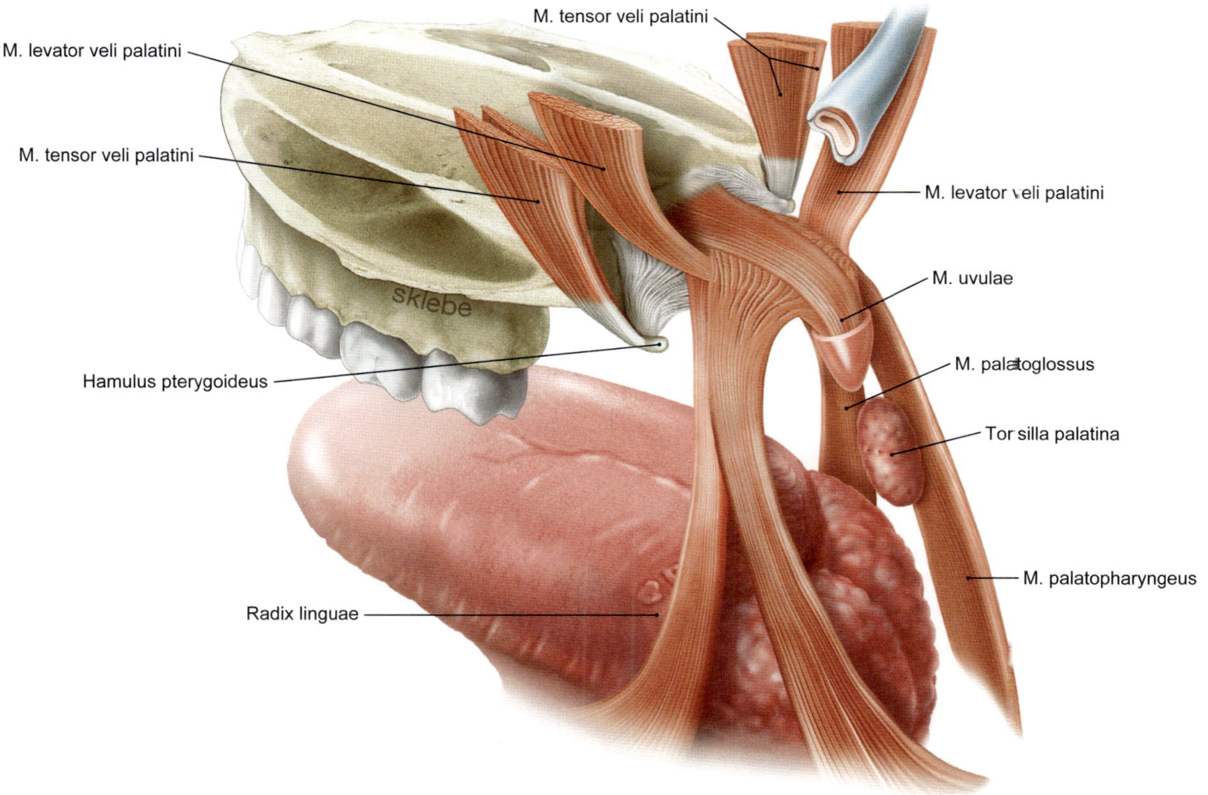


**Abb. 10.37 Muskeln des weichen Gaumens, Palatum molle;** Ansicht von hinten links. [S700-L238]

Grundlage des weichen Gaumens ist eine Bindegewebsplatte (Aponeurosis palatina), in die 4 paarige Muskeln und der unpaare **M. uvulae,** der das Gaumenzäpfchen (Uvula) bildet, einstrahlen.

Die beiden unteren paarigen Muskeln sind

- **M. palatoglossus,** bildet die Grundlage des vorderen Gaumenbogens (Arcus palatoglossus)
- **M. palatopharyngeus,** bildet die Grundlage des hinteren Gaumenbogens (Arcus palatopharyngeus)

Zwischen den beiden Gaumenbögen liegt die Tonsilla palatina. Bei Kontraktion ziehen die beiden Muskelpaare den weichen Gaumen nach unten und verkleinern damit den Isthmus faucium.

Die beiden oberen paarigen Muskeln sind

- **M. levator veli palatini,** der das Gaumensegel hebt
- **M. tensor veli palatini,** der das Gaumensegel spannt

Die Kontraktion der oberen Muskelpaare führt gemeinsam mit der Kontraktion des M. uvulae zur Hebung und Spannung des Gaumensegels, das nach hinten an die Pharynxwand gezogen wird und dadurch den Nasopharynx vom Oropharynx abtrennt (wichtig beim Schlucken). Darüber hinaus sind die beiden oberen Muskeln an der Öffnung der Tuba auditiva [auditoria] beteiligt (→ Abb. 10.36 und → Abb. 10.38).

→ T 4

## Klinik

**Gaumenspalten** gehen mit Funktionslosigkeit der Mm. tensor und levator veli palatini einher, da das Punctum fixum der Muskeln fehlt und sie ins Leere kontrahieren (→ Abbildung). Dabei ist die Tubenfunktion aufgehoben. Unbehandelt kommt es im Mittelohr zu einem **Adhäsivprozess** aufgrund der fehlenden Mittelohrbelüftung. Die Kinder hören sehr schlecht und lernen auch meist nicht zu sprechen. [S700-L238]

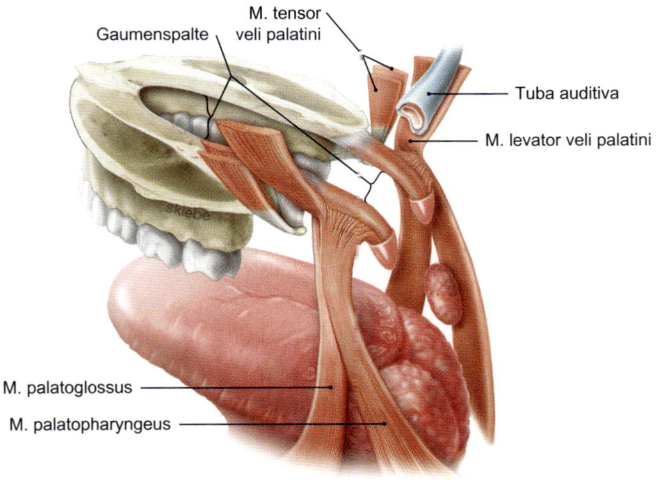

## Ohrtrompete

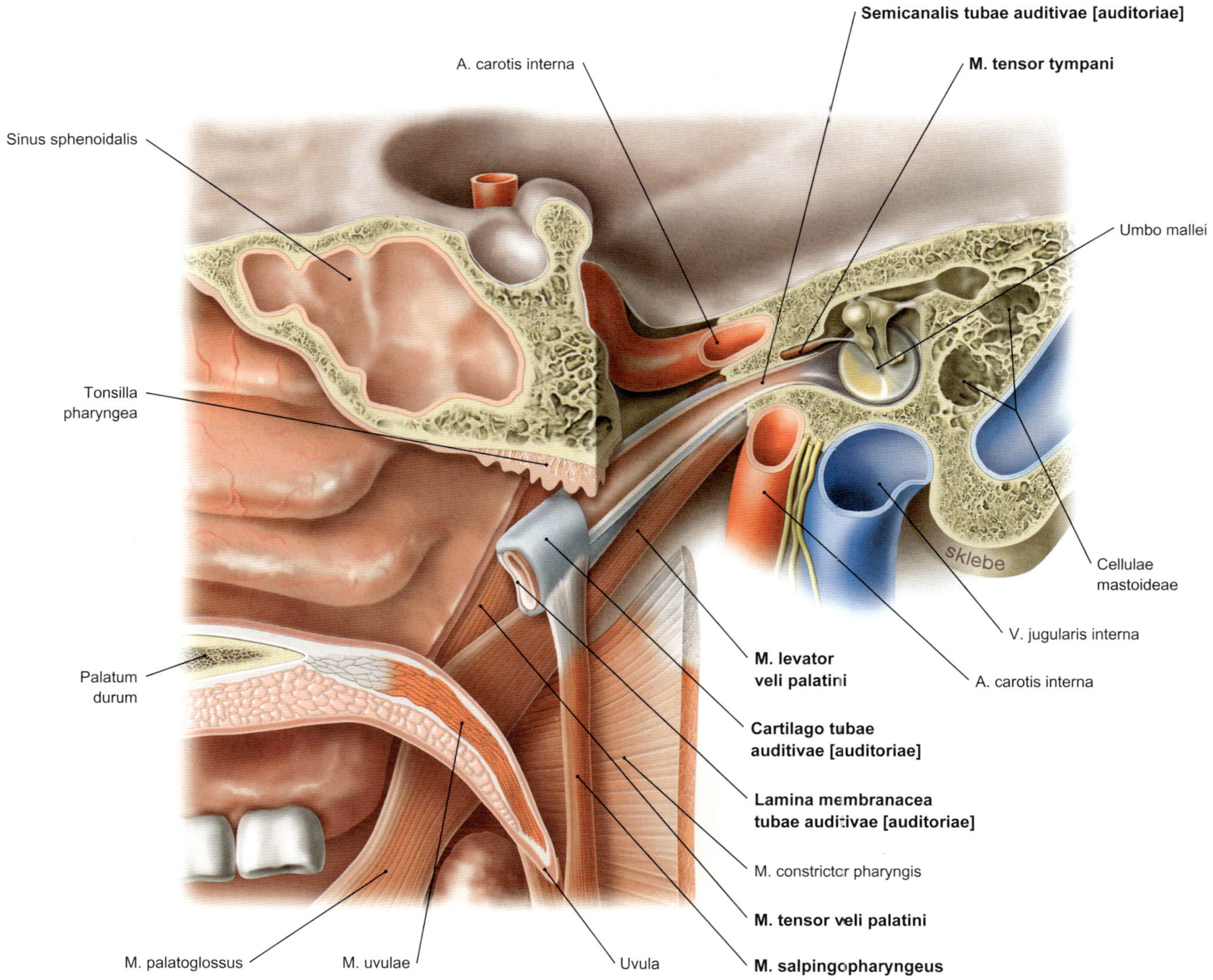


**Abb. 10.38 Ohrtrompete, Tuba auditiva [auditoria], rechts;** Ansicht von medial. [S702-L238]
Darstellung der Verbindung zwischen Nasopharynx und Paukenhöhle sowie Lage der Muskeln. Der **M. salpingopharyngeus** entspringt am unteren Anteil des Tubenknorpels im Nasopharynx. Seine Kontraktion bewirkt den Verschluss der Tube. Gleichzeitig hebt er den Schlund.

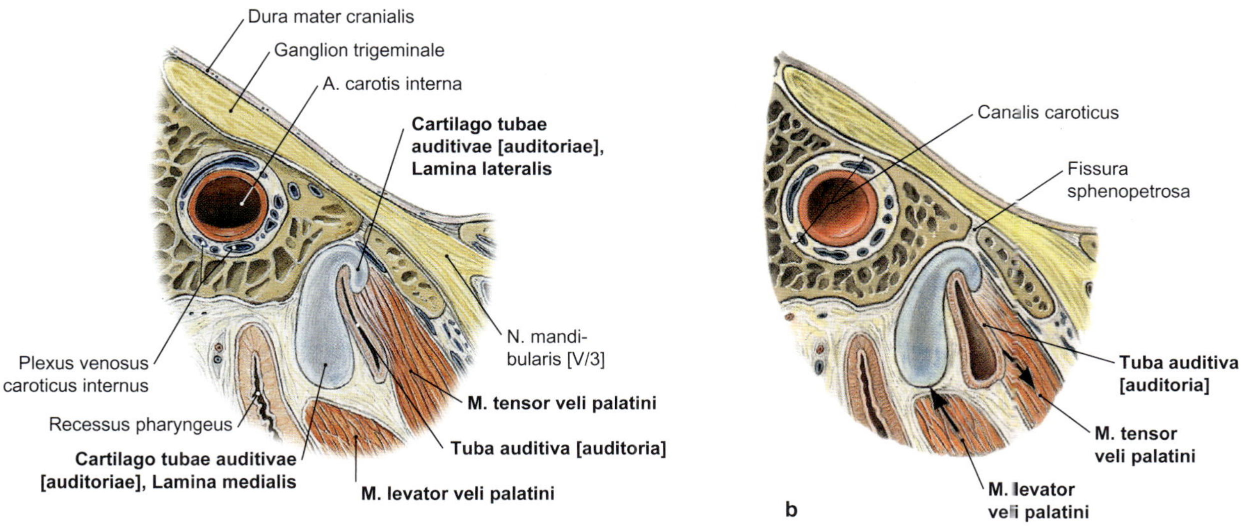


**Abb. 10.39a und b Ohrtrompete, Tuba auditiva [auditoria], rechts;** Querschnitte auf Höhe des lateralen Anteils der Pars cartilaginea; Ansicht von lateral. [S700]
**a** Geschlossene Tube. Beim Verschluss der Tube wirkt der M. salpingopharyngeus mit (nicht eingezeichnet).
**b** Offene Tube. Die Wirkung der Muskeln auf die Tube ist durch Pfeile verdeutlicht.

Im Rahmen des Schluckakts kommt es zur Kontraktion der Mm. tensor und levator veli palatini. Die Kontraktion des M. tensor veli palatini führt durch Zug an der Pars membranacea und am Oberrand des Tubenknorpels zur Erweiterung des Tubenlumens. Die Kontraktion des M. levator veli palatini führt zur Ausbildung des Muskelbauchs mit Druck von unten gegen den Tubenknorpel. Dabei wird die Rinne aufgebogen und das Tubenlumen erweitert.

→ T 4, T 6.2

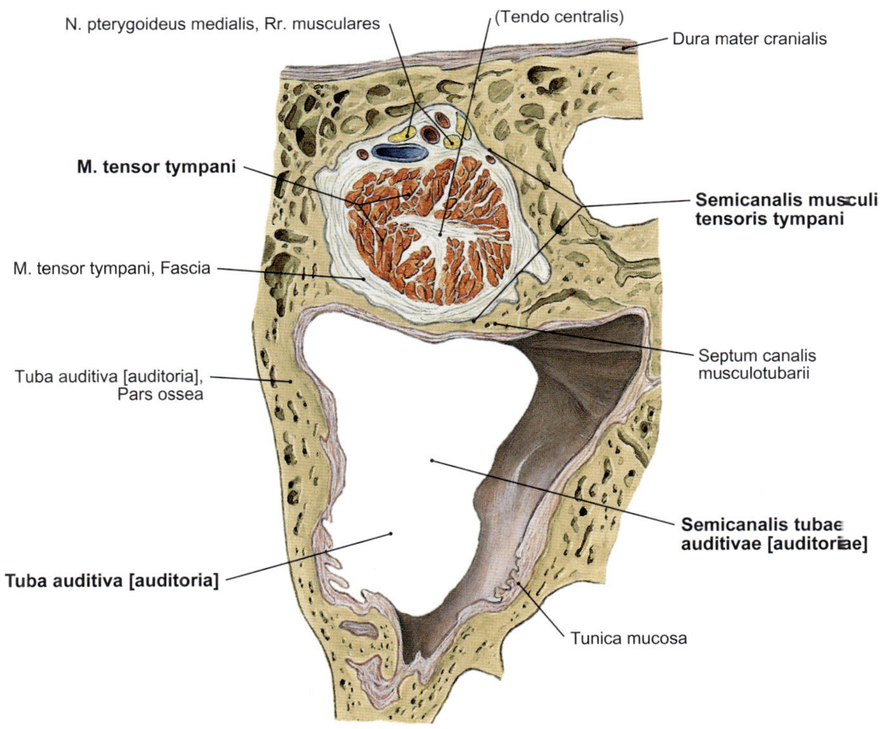


**Abb. 10.40 Ohrtrompete, Tuba auditiva [auditoria], rechts;** Querschnitt auf Höhe der Pars ossea durch den Canalis musculotubarius; Ansicht von lateral. [S700]
Der knöcherne Abschnitt der Tuba auditiva [auditoria] liegt in einem dreieckigen Knochenkanal (Semicanalis tubae auditivae des Canalis musculotubarius) der Pars petrosa ossis temporalis. Durch eine dünne knöcherne Wand getrennt verläuft der M. tensor tympani im Semicanalis musculi tensoris tympani des Canalis musculotubarius.

# Innenohr

## Knöchernes Labyrinth

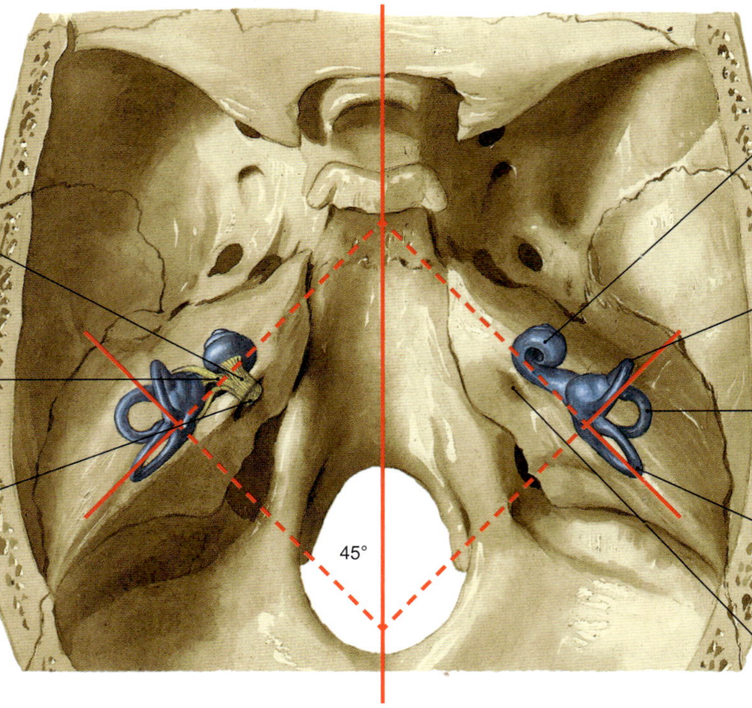


**Abb. 10.41 Innenohr, Auris interna, und N. vestibulocochlearis [VIII];** Ansicht von oben; Innenohr in seiner natürlichen Position auf das Felsenbein projiziert. [S702]
Die Spitze der Schnecke (Cochlea) ist nach lateral vorne gerichtet. Die Bogengänge (Canales semicirculares) sind in einem Winkel von 45° in Bezug auf die Hauptebenen des Schädels (Frontal-, Sagittal- und Horizontalebene) ausgerichtet. Dies spielt bei der Beurteilung von CT-Aufnahmen des Schädels eine Rolle.

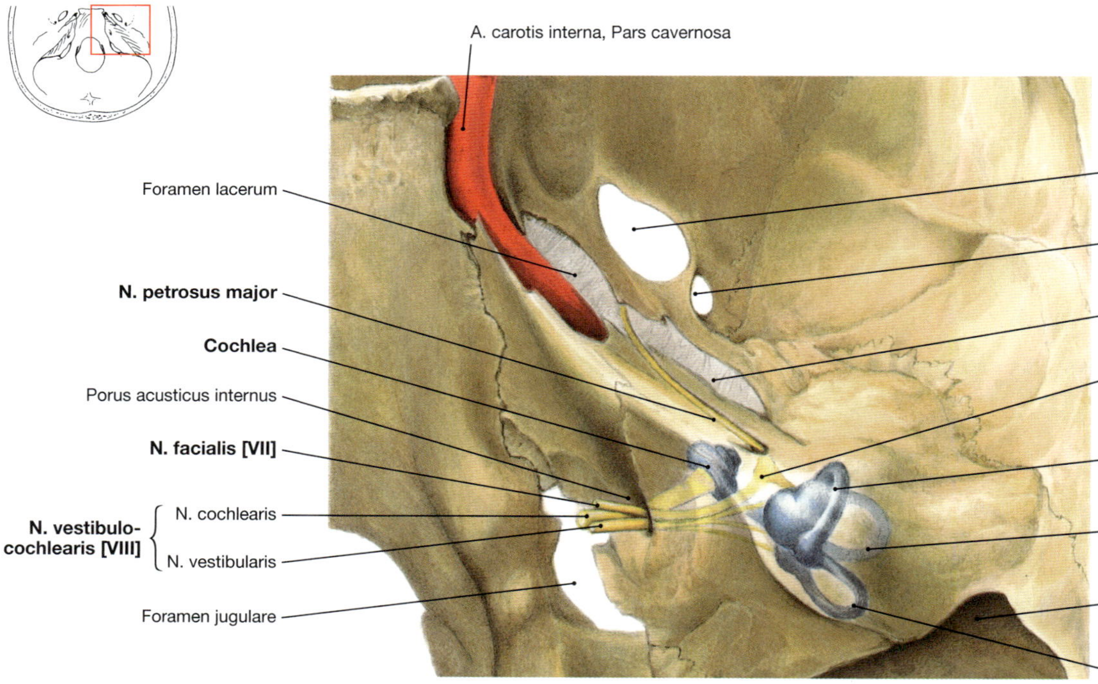


**Abb. 10.42 Innenohr, Auris interna, mit N. facialis [VII] und N. vestibulocochlearis [VIII], rechts;** Ansicht von oben auf das Felsenbein. [S700]
Beim Eintritt in den Porus acusticus internus liegen der N. facialis [VII] und sein Intermediusanteil auf den zum N. vestibulocochlearis [VIII] (in der Klinik häufig auch N. statoacusticus) zusammengefassten Nn. cochlearis und vestibularis. Die Nerven teilen sich im Felsenbein auf. Der **N. cochlearis** verläuft leicht bogenförmig nach vorne zur Cochlea, der **N. vestibularis** leicht bogenförmig nach hinten. Kurz vor Erreichen des Labyrinths teilt er sich in eine Pars superior zum vorderen und lateralen Bogengang sowie zum Sacculus und in eine Pars inferior zum Utriculus und hinteren Bogengang auf. Die Perikarya der Neurone beider Anteile werden zum **Ganglion vestibulare** zusammengefasst. Der N. facialis [VII] verläuft oberhalb und zwischen Cochlea und Gleichgewichtsorgan im Fazialiskanal. Der Hauptstamm biegt am äußeren Fazialisknie rechtwinklig nach unten ab. Am Ganglion geniculi verlässt der **N. petrosus major** den N. facialis [VII]. Er verläuft in einer Duratasche auf dem Felsenbein in Richtung auf das Foramen lacerum zu und enthält parasympathische Fasern für die Innervation von Tränen- und Nasendrüsen.

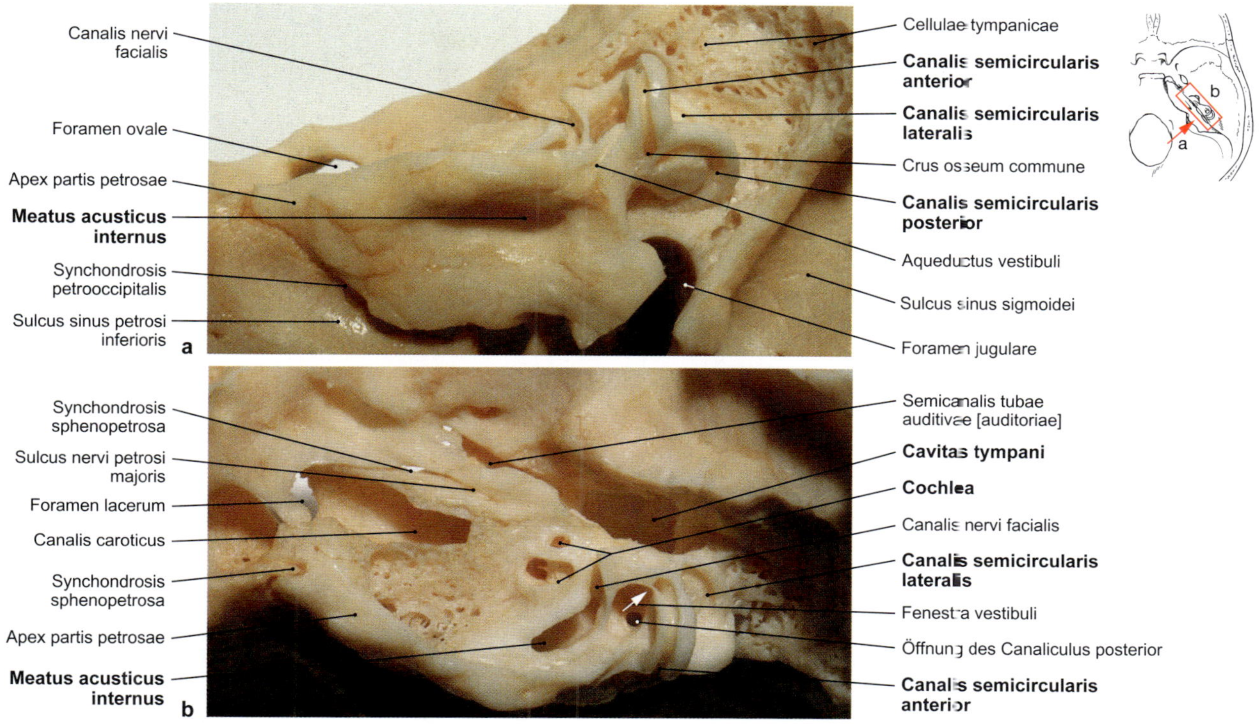


**Abb. 10.43a und b Knöchernes Labyrinth, Labyrinthus osseus, rechts;** aus dem Felsenbein herausgefräst. [S700]
**a** Ansicht von hinten oben.
**b** Ansicht von oben.

Das Innenohr (Auris interna) ist ein Komplex aus knöchernen Kanälen und Erweiterungen in der Pars petrosa des Os temporale (knöchernes Labyrinth). In ihnen befindet sich ein System aus Membranschläuchen und -säcken, das als häutiges Labyrinth bezeichnet wird. Es beherbergt das Gleichgewichts- und Hörorgan (Organum vestibulocochleare).

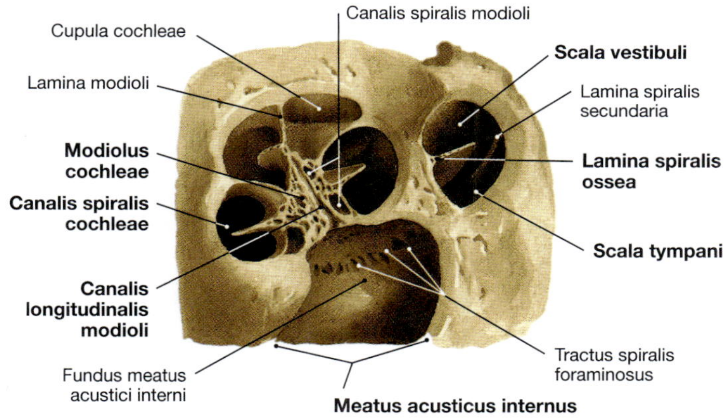


**Abb. 10.44 Schneckengang, Canalis spiralis cochleae, rechts;** Ansicht von oben; in der Achse des Modiolus aufgefräst. [S700]
Die Cochlea besteht aus einem Kanal (Canalis spiralis cochleae), der in 2½ Windungen um die Schneckenspindel (Modiolus cochleae) gewunden ist. In den Canales spiralis und longitudinalis modioli sitzt das Ganglion spirale cochleae mit den Perikarya der bipolaren Nervenzellen des N. cochlearis. Vom Modiolus springt die Lamina spiralis ossea in den Schneckenkanal vor.

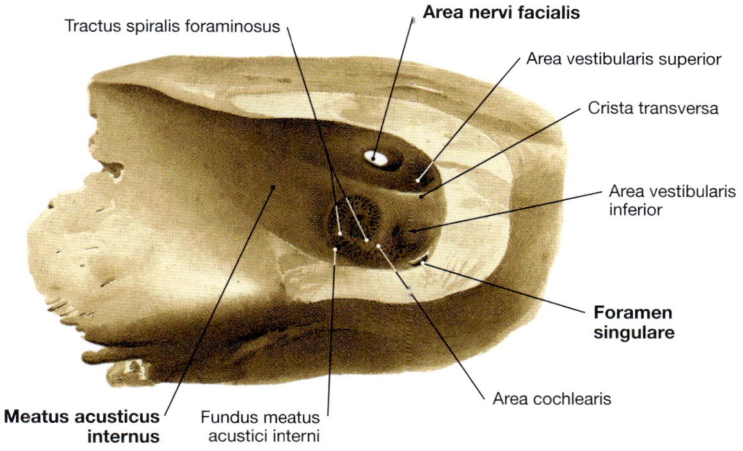


**Abb. 10.45 Innerer Gehörgang, Meatus acusticus internus, und Boden des inneren Gehörgangs, Fundus meatus acustici interni, rechts;** Ansicht von medial; nach teilweiser Abtragung der Hinterwand. [S700]
Der innere Gehörgang beginnt am Porus acusticus internus und setzt sich etwa 1 cm nach lateral fort. Hier endet er in einer löchrigen Knochenplatte. In dem 1 cm langen Segment verlaufen N. facialis [VII] und N. vestibulocochlearis [VIII].

## Klinik

Das **Akustikusneurinom** (Vestibularis-Schwannom) ist ein gutartiger Tumor der SCHWANN-Zellen, der besonders häufig den N. vestibularis betrifft. Er entsteht im Meatus acusticus internus und wächst verdrängend in die hintere Schädelgrube (Kleinhirnbrückenwinkel-Tumor, Pfeil in → Abbildung). Frühsymptome sind Hörminderung und Gleichgewichtsstörungen.
[F276-006]

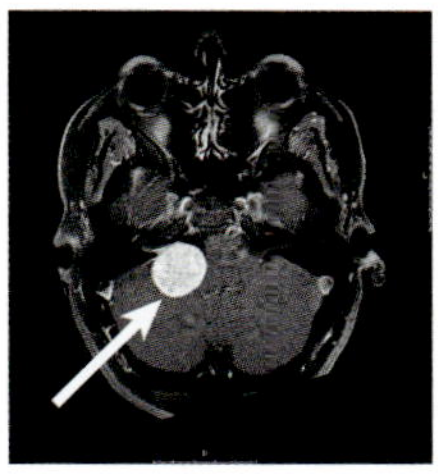

## Knöchernes Labyrinth

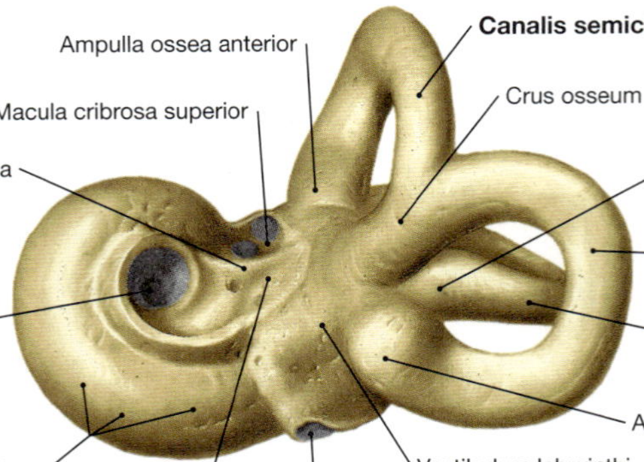


**Abb. 10.46 Knöchernes Labyrinth, Labyrinthus osseus, rechts;** Ansicht von schräg hinten; knöcherne Umhüllung des häutigen Labyrinths aus dem Felsenbein herausgefräst. [S700]

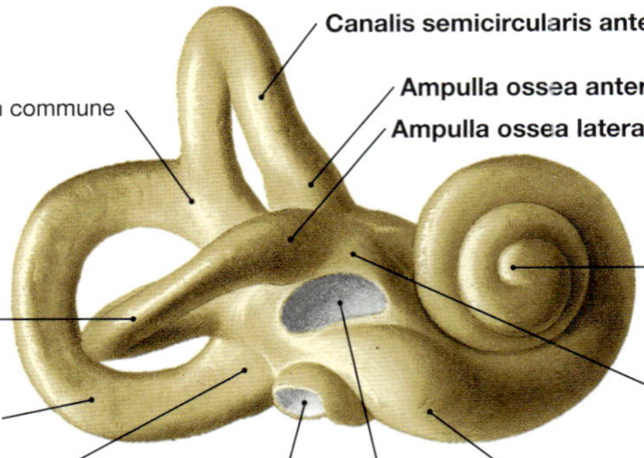


**Abb. 10.47 Knöchernes Labyrinth, Labyrinthus osseus, rechts;** Ansicht von lateral; knöcherne Umhüllung des häutigen Labyrinths aus dem Felsenbein herausgefräst. [S700]

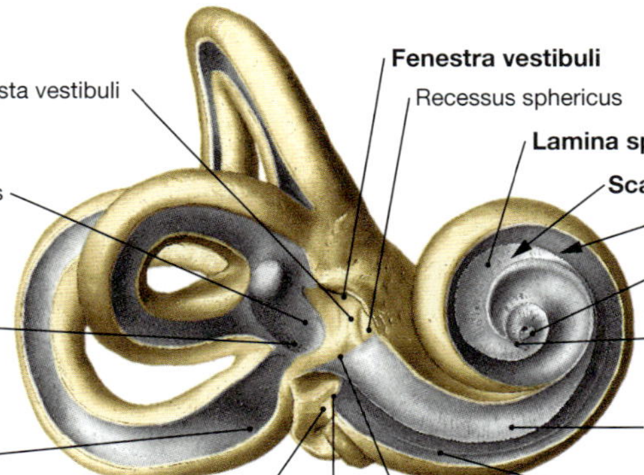


**Abb. 10.48 Knöchernes Labyrinth, Labyrinthus osseus, rechts;** Ansicht von lateral vorne; Hohlräume aufgefräst. [S700]

Das knöcherne Labyrinth besteht aus dem Vestibulum, 3 knöchernen Bogengängen (Canales semicirculares ossei), der knöchernen Schnecke (Cochlea) und dem inneren Gehörgang (Meatus acusticus internus). Das Vestibulum ist Ausgangspunkt für Cochlea und Bogengänge. Es steht über das ovale Fenster mit der Paukenhöhle in Verbindung.

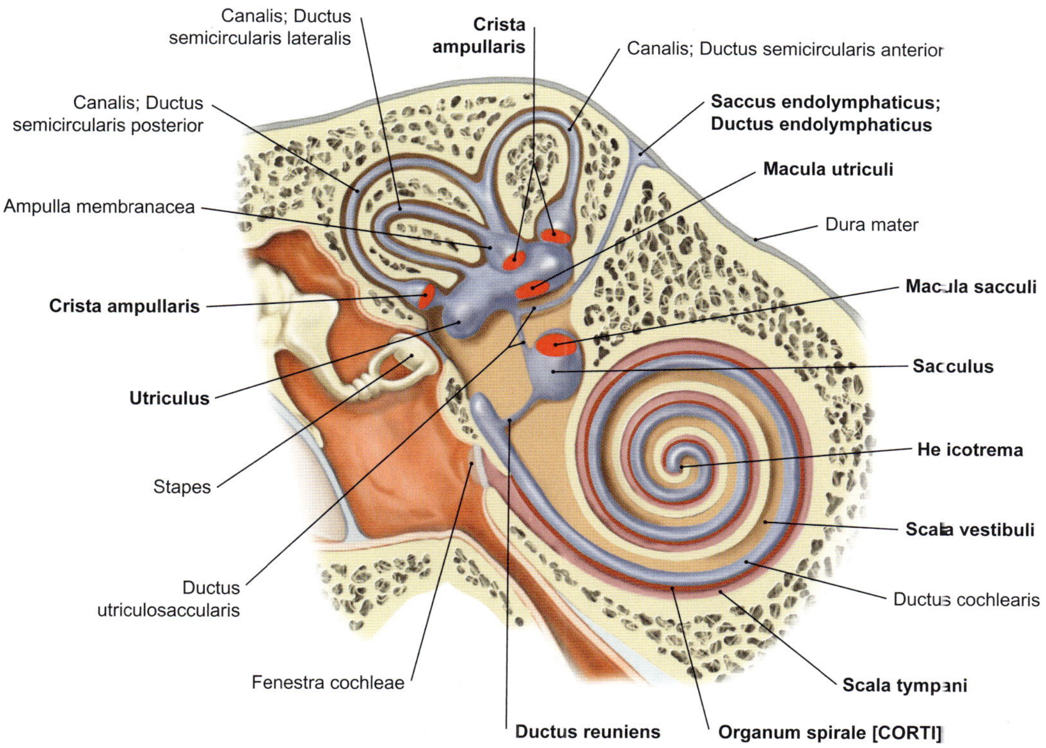


**Abb. 10.49 Häutiges Labyrinth, Labyrinthus membranaceus, rechts;** Längsschnitt durch das Felsenbein; Ansicht von vorne, schematische Darstellung. [S700-L284]
Das häutige Labyrinth ist mit kaliumreicher und natriumarmer Endolymphe gefüllt. Es liegt dem knöchernen Labyrinth nicht unmittelbar an, sondern ist durch den mit Perilymphe gefüllten perilymphatischen Raum von diesem getrennt. Nach der Funktion unterteilt man das häutige Labyrinth in einen vestibulären und einen kochleären Anteil. Das **vestibuläre Labyrinth** umfasst die im Vestibulum lokalisierten Strukturen Sacculus und Utriculus, den Ductus utriculosaccularis, die 3 Bogengänge und den Ductus endolymphaticus mit dem Saccus endolymphaticus. Letzterer stellt eine an der Felsenbeinhinterfläche gelegene epidurale Aussackung dar, in der die Endolymphe resorbiert wird. Das **kochleäre Labyrinth** wird vom Ductus cochlearis gebildet. Vestibuläres und kochleäres Labyrinth kommunizieren über den Ductus reuniens.

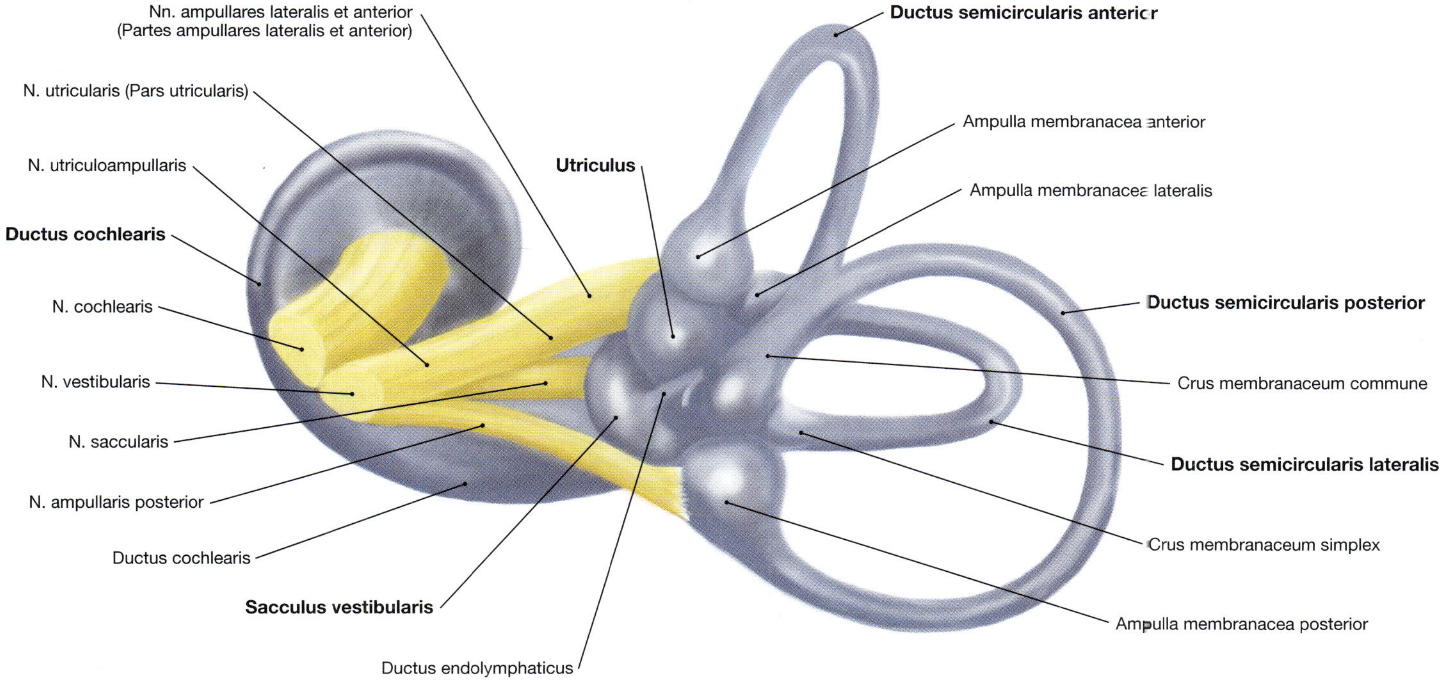


**Abb. 10.50 N. vestibulocochlearis [VIII] und häutiges Labyrinth, Labyrinthus membranaceus;** halbschematische Übersicht, Ansicht von dorsal. [S700-L284]
Das häutige Labyrinth umfasst den Ductus cochlearis, den Sacculus, den Utriculus sowie die 3 häutigen Bogengänge (Ductus semicirculares). Letztere stehen mit dem Utriculus in Verbindung. Jeder Bogengang bildet am Übergang zum Utriculus eine Erweiterung (Ampulla membranacea). Oberer und hinterer Bogengang vereinigen sich zu einem gemeinsamen Schenkel (Crus commune). Jede Ampulle enthält Sinnesepithel (Crista ampullaris, nicht dargestellt).

## Blutversorgung und Innervation des häutigen Labyrinths

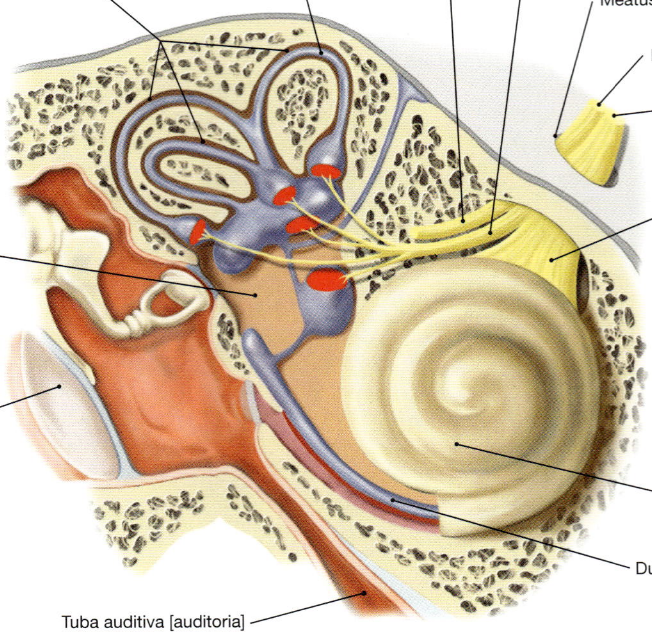


**Abb. 10.51 Innervation des Innenohrs, Auris interna, rechts;** Längsschnitt durch das Felsenbein; Ansicht von vorne, schematische Darstellung. [S700-L284]
Das Innenohr gliedert sich in das vom kompakten Knochen des Felsenbeins umgebene **knöcherne Labyrinth** (Labyrinthus osseus) und das darin enthaltene **häutige Labyrinth** (Labyrinthus membranaceus), ein System aus Membranschläuchen.

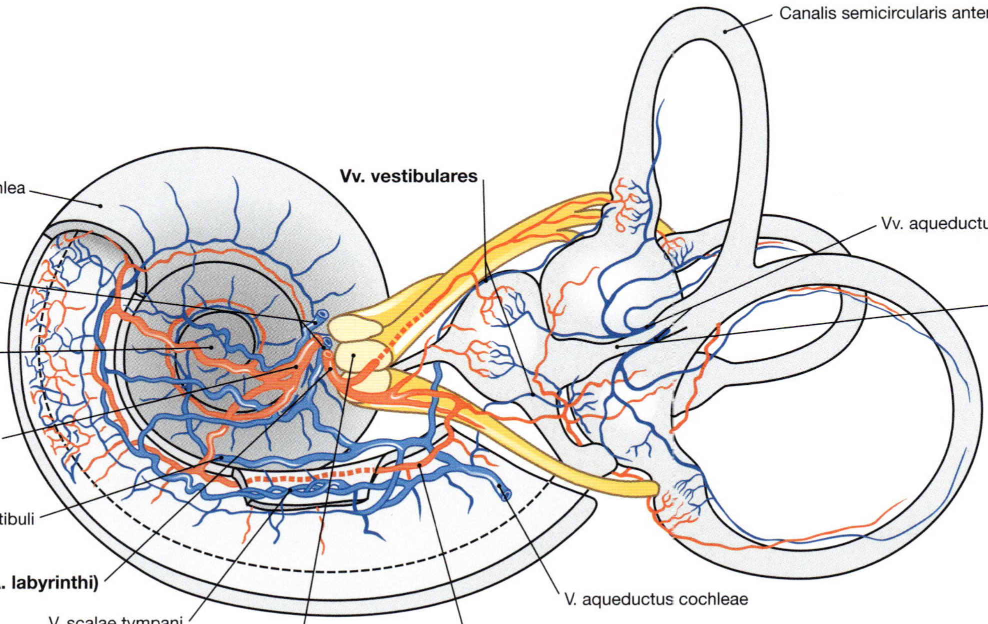


**Abb. 10.52 Blutversorgung und Innervation des Innenohrs, Auris interna, rechts;** Ansicht von medial. [S700-L126]/[G1083~(B500-M282-L132)]
Die gesamte Blutversorgung des Innenohrs erfolgt durch Äste der **A. cochlearis (A. labyrinthi;** → Abb. 12.57), der Blutabfluss über Vv. labyrinthi. A. und V. inferior anterior cerebelli schlingen sich meist wenige Millimeter in den inneren Gehörgang hinein (nicht dargestellt) und geben hier die A. und Vv. labyrinthi zur Blutversorgung des Labyrinths ab (**Cave:** Endarterie).

### Klinik

**Thrombotische Verschlüsse der A. labyrinthi** oder ihrer zuführenden Äste gehen mit Gleichgewichtsstörungen und Hörausfall einher, da die A. labyrinthi eine Endarterie ist.
Die Trias aus anfallsartigen Schwindelattacken, einseitigem Hörverlust sowie einseitigem Tinnitus wird als **Morbus MENIÈRE** bezeichnet. Als Ursache wird eine Rückresorptionsstörung der Endolymphe mit Aufblähung des häutigen Labyrinths (Hydrops cochleae) diskutiert. Daraus resultieren pathologische Veränderungen an den Sinneszellen.

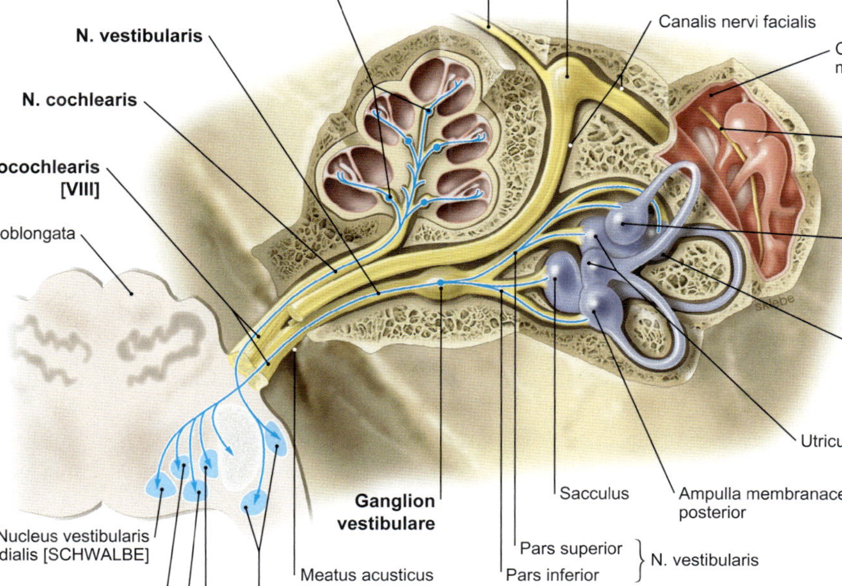


a

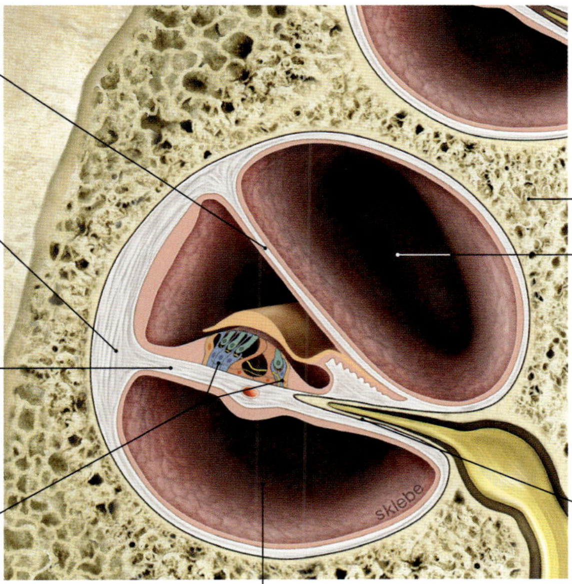


b

**Abb. 10.53a und b Schnecke, Cochlea, Vestibularorgan, Organum vestibulare, N. vestibulocochlearis [VIII] mit Kernen und Faserqualitäten, N. facialis [VII] sowie Mittelohr, Auris media;** Ansicht von oben, Pars petrosa eröffnet. [S700-L238]

**a** Der N. facialis [VII] verläuft nach seinem Eintritt über den Meatus acusticus internus zwischen Schnecke und Vestibularorgan. Am Ganglion geniculi biegt er nach vorne und unten um und tritt in topographische Beziehung zum Mittelohr (→ Abb. 10.24, → Abb. 10.25, → Abb. 10.26). Der N. vestibulocochlearis [VIII] (syn.: N. statoacusticus) enthält speziell somatoafferente (SSA) Fasern sowie efferente Fasern, die das olivokochleäre Bündel bilden. Sein **kochleärer Anteil** leitet Hörinformationen zu den Nuclei cochleares anterior und posterior im Hirnstamm; sein **vestibulärer Anteil** leitet Gleichgewichtsinformationen zu den Nuclei vestibulares medialis, lateralis, superior und inferior im Hirnstamm. Die Perikarya der bipolaren Neurone für die Cochlea liegen im **Ganglion spirale** und für das Gleichgewichtsorgan im **Ganglion vestibulare.**

**b** Der Canalis spiralis cochleae wird durch die Membrana vestibuli (REISSNER-Membran) und die Membrana basilaris (Basilarmembran) in 3 Räume unterteilt:

- Die mit Perilymphe gefüllte **Scala vestibuli** (Vorhoftreppe), die vom Vestibulum bis zum Helicotrema (Öffnung zwischen Scala vestibuli und Scala tympani in der obersten Windung der Cochlea) reicht
- Den mit Endolymphe gefüllten **Ductus cochlearis**
- Die mit Perilymphe gefüllte **Scala tympani** (Paukentreppe), die vom Helicotrema bis zum runden Fenster in der medialen Paukenhöhlenwand reicht. Am Helicotrema stehen Scala vestibuli und Scala tympani miteinander in Verbindung.

Der Boden des Ductus cochlearis ist die Basilarmembran (Lamina basilaris), die das Hörorgan (CORTI-Organ) trägt. Die Endolymphe wird von der Stria vascularis an der lateralen knöchernen Wand der Cochlea gebildet.

## Schnecke und Schallleitung

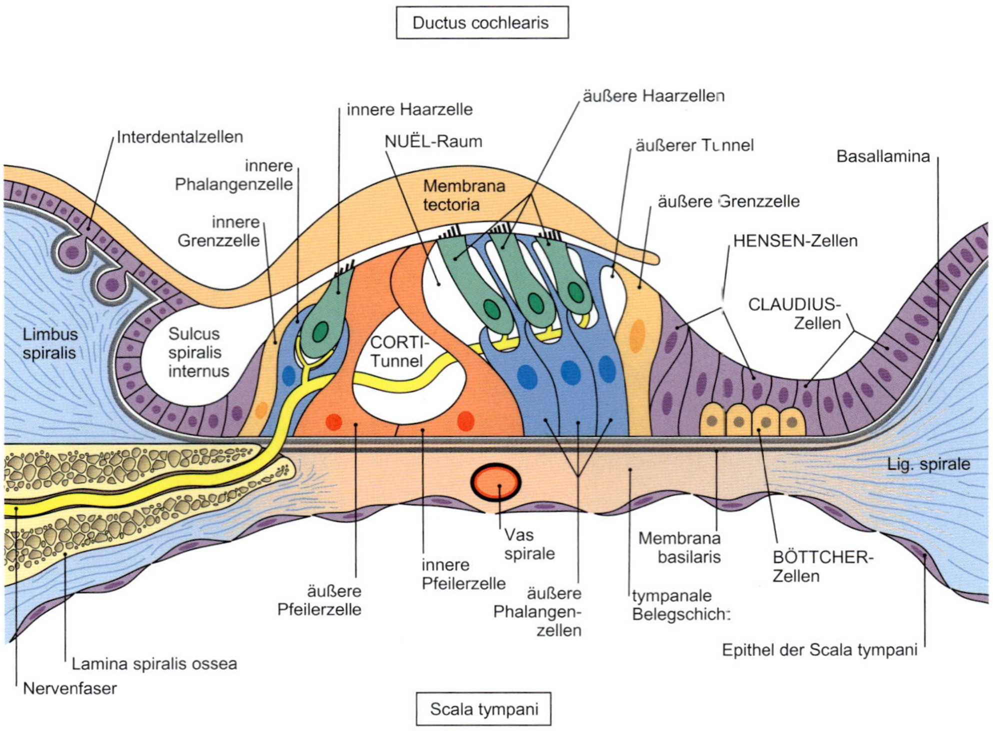


**Abb. 10.54 Organum spirale (CORTI-Organ);** schematische Darstellung. [R170-5-L107]
Die komplexe afferente und efferente Innervation der Haarzellen ist hier sehr vereinfacht dargestellt.

Das CORTI-Organ stellt das eigentliche Hörorgan dar. Hier sitzen Hörsinneszellen (Haarzellen) gemeinsam mit Stützzellen auf der Basilarmembran und werden von einer gallertigen Membran (Membrana tectoria) überdeckt. Das CORTI-Organ erstreckt sich über die gesamte Länge des Ductus cochlearis.

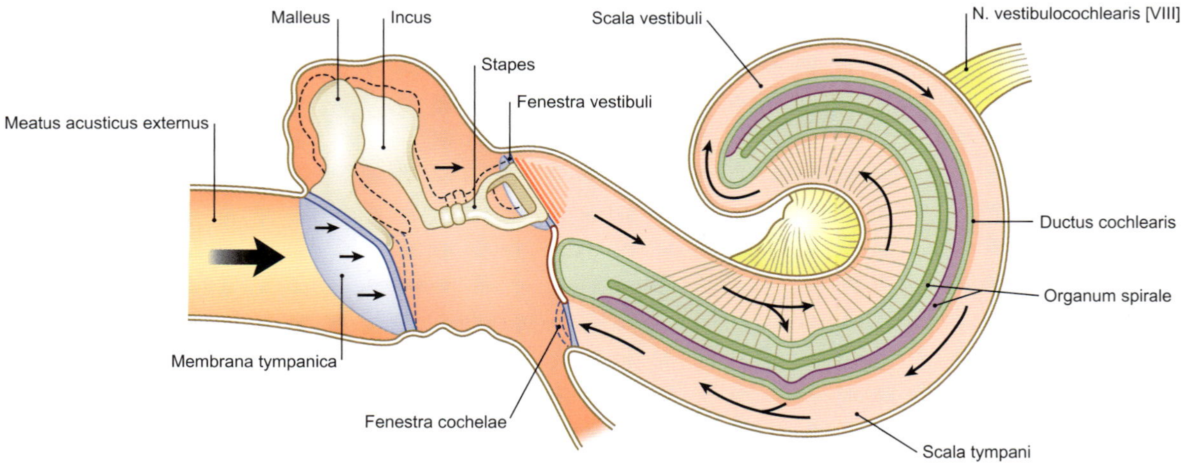


**Abb. 10.55 Schallleitung.** [S700-L126]
Die Schallleitung erfolgt durch Schallwellen, die über das äußere Ohr (Ohrmuschel und äußerer Gehörgang) aufgenommen und über das Trommelfell und die Gehörknöchelchenkette, die im Mittelohr die Amplitude der Schallwellen physikalisch verstärkt, via Steigbügelfußplatte auf die Perilymphe übertragen werden. Dies ruft Wellenbewegungen hervor, die an den Wänden des Ductus cochlearis (insbesondere der Basilarmembran) entlangwandern (Wanderwellen). Hierdurch kommt es zu Scherbewegungen am CORTI-Organ. Die Stereozilien der inneren Haarzellen werden abgeknickt (Deflexion). Diese biomechanischen Ereignisse werden von den Sinneszellen in Rezeptorpotenziale umgewandelt (mechanoelektrische Transduktion).

### Klinik

Schädigungen der Haarzellen gehen z. B. nach zu lautem Musikhören oder nach einer Explosion (Knalltrauma) sehr häufig mit **Tinnitus** einher. Dabei bezeichnet der Begriff Tinnitus aurium („Klingeln der Ohren") oder kurz Tinnitus ein Symptom, bei dem der Betroffene Geräusche wahrnimmt, die keine äußere, für andere Personen wahrnehmbare Ursache haben.

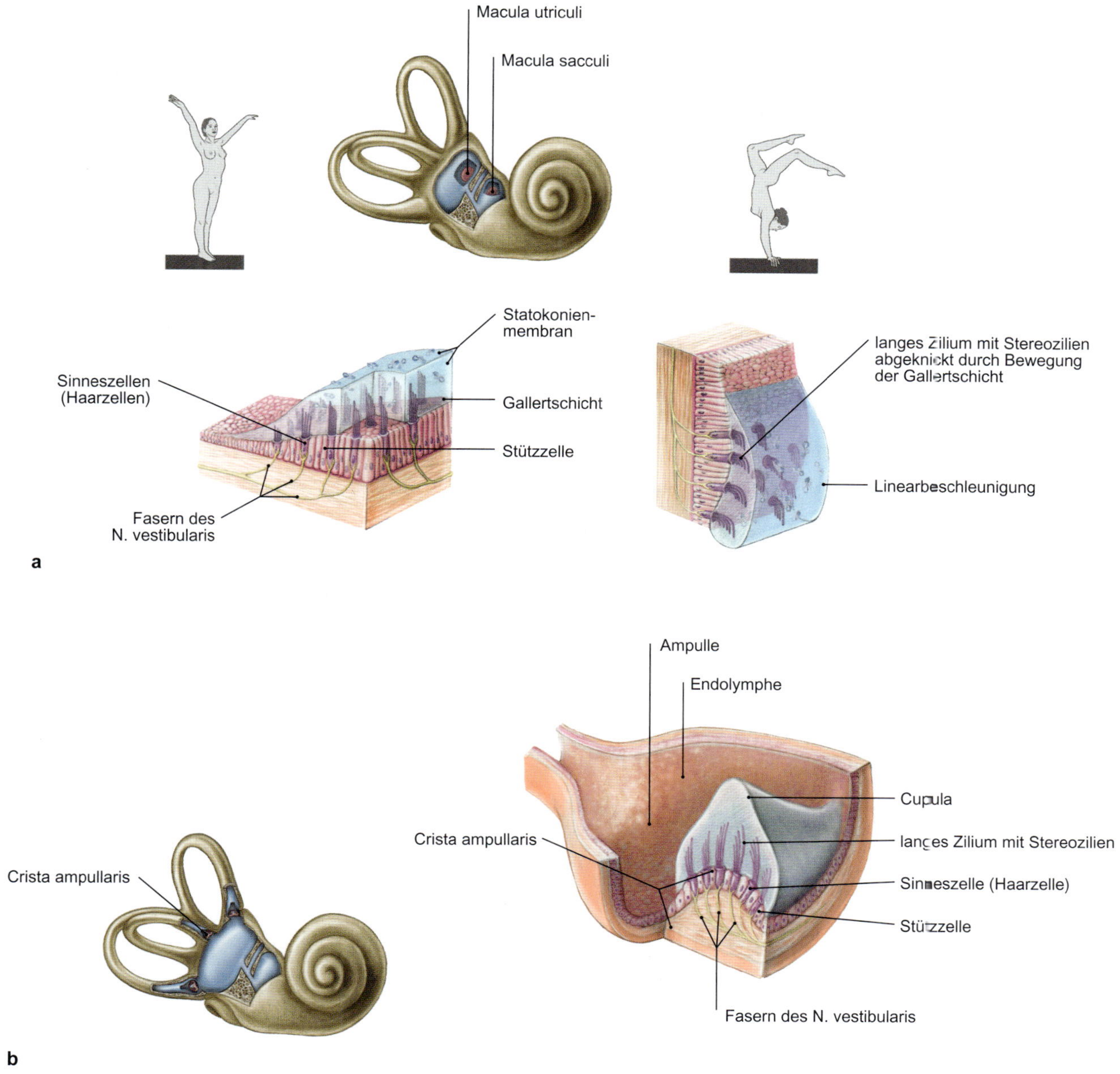


**Abb. 10.56a und b Aufbau der Maculae utriculi und sacculi sowie der Cristae ampullares.** [S700-L285]
Das mit Endolymphe gefüllte vestibuläre Labyrinth besteht aus **Sacculus** (Macula sacculi – senkrechte Linearbeschleunigungen), **Utriculus** (Macula utriculi – waagerechte Linearbeschleunigungen) und den **3 Bogengängen** (Cristae ampullares mit ihren Cupulae – Drehbeschleunigungen).
**a** Im Sacculus und im Utriculus überragt jeweils ein ovaler, mit Sinneszellen und Stützzellen ausgestatteter Epithelfleck (Macula) von 2 mm Länge das übrige Epithel.
**b** In den Ampullen erhebt sich eine quer stehende Leiste aus Sinnes- und Stützzellen in das erweiterte Lumen (Crista ampullaris).
Über den Maculae und den Cristae ampullares liegt jeweils eine gallertige Masse, die als Statokonienmembran oder Otolithenmembran (Maculae) oder als Cupula (Cristae ampullares) bezeichnet wird. Die Sinneszellen, die je ein langes Zilium von 60 µm Länge sowie ca. 80 Stereozilien tragen, ragen in die jeweilige Gallertschicht von Maculae und Cristae hinein und werden durch Bewegung der Gallerte (Abknickung, a) aktiviert, was zur synaptischen Aktivierung afferenter Fasern des N. vestibularis [VIII] führt.

## Klinik

Bei einem Cholesteatom (Syn.: Perlgeschwulst des Ohrs aus mehrschichtig verhornendem Plattenepithel; wuchert in das Mittelohr hinein mit nachfolgender chronisch eitriger Entzündung), akuter Otitis media, Mastoiditis und nach Schädeltraumata kann es zu einer **Labyrinthitis** mit Schwindel, Reiz- oder Ausfallnystagmus kommen. Infektionswege sind rundes und ovales Fenster, Lücken im knöchernen Labyrinth (nach Verletzung und Knochenarrosion von infizierten pneumatischen Räumen) oder fortgeleitete Entzündungen über Nerven und Gefäße, Canaliculus cochleae oder Canaliculus vestibuli zu den Hirnhäuten. Folgen sind **Schallempfindungsschwerhörigkeit** bis Hörverlust und Zerstörung des Gleichgewichtsapparats.

## Hören und Gleichgewicht

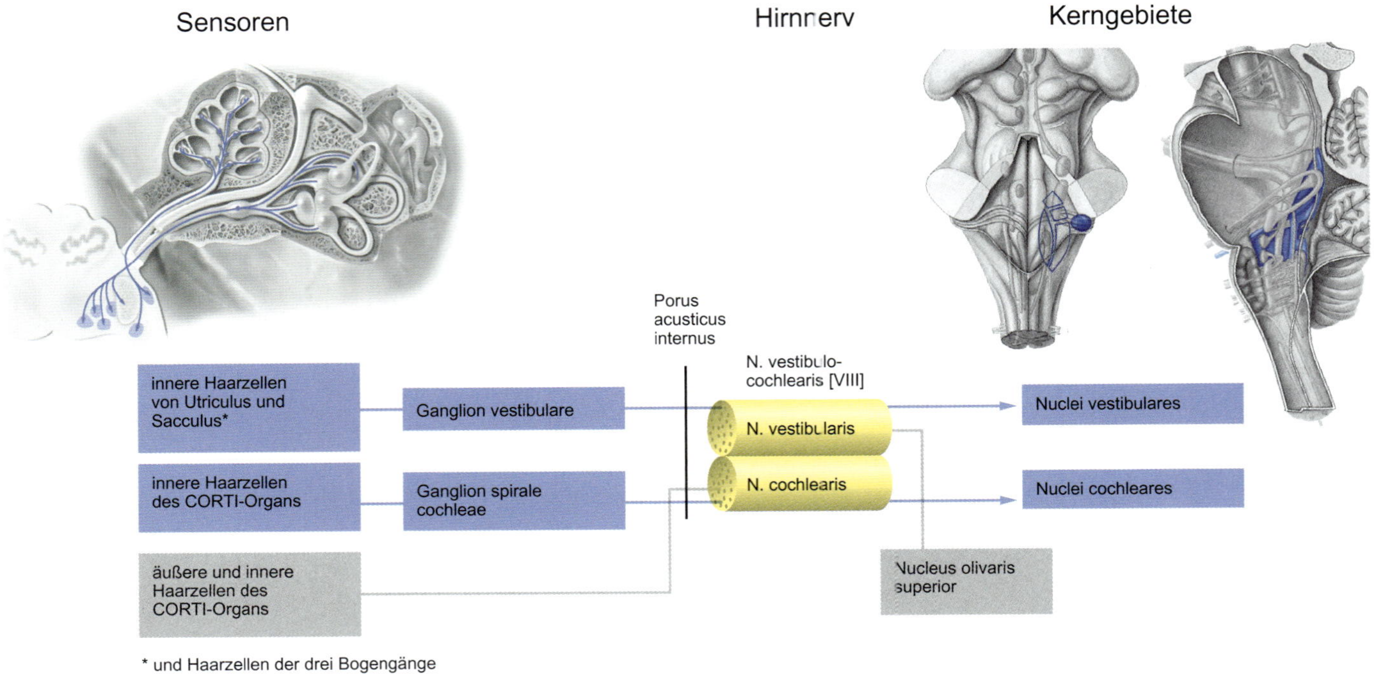


**Abb. 10.57 Verlauf, Äste und Faserqualitäten des N. vestibulocochlearis [VIII];** schematische Darstellung. [S700-L127-L238]
Hör- und Gleichgewichtseindrücke werden durch die äußeren und inneren Haarzellen (Sinneszellen) des CORTI-Organs in der Schnecke bzw. durch die Haarzellen (Sinneszellen) von Utriculus und Sacculus sowie der 3 Bogengänge registriert. Die Information wird jeweils über das 1. Neuron der Hör- und der Gleichgewichtsbahn fortgeleitet. Die Perikarya des 1. Neurons sitzen im Ganglion spirale bzw. im Ganglion vestibulare. Die Axone des jeweiligen 1. Neurons bilden den N. cochlearis bzw. den N. vestibularis, die sich zum N. vestibulocochlearis [VIII] (syn.: N. statoacusticus) zusammenschließen. Die Axone des N. cochlearis projizieren zu den 2 Nuclei cochleares im Hirnstamm, die Axone des N. vestibularis zu den 4 Nuclei vestibulares. (Für die Eigennamen der Kerne → Abb. 10.53.)
Aus dem oberen Olivenkomplex gelangen efferente axonale Fortsätze zu den Haarzellen des Innenohrs (olivokochleäres Bündel). Die Fasern verlaufen zunächst mit dem N. vestibularis und wechseln innerhalb des Meatus acusticus internus auf den N. cochlearis (OORT-Anastomose), mit dem sie zu den Haarzellen gelangen (→ Abb. 10.58).

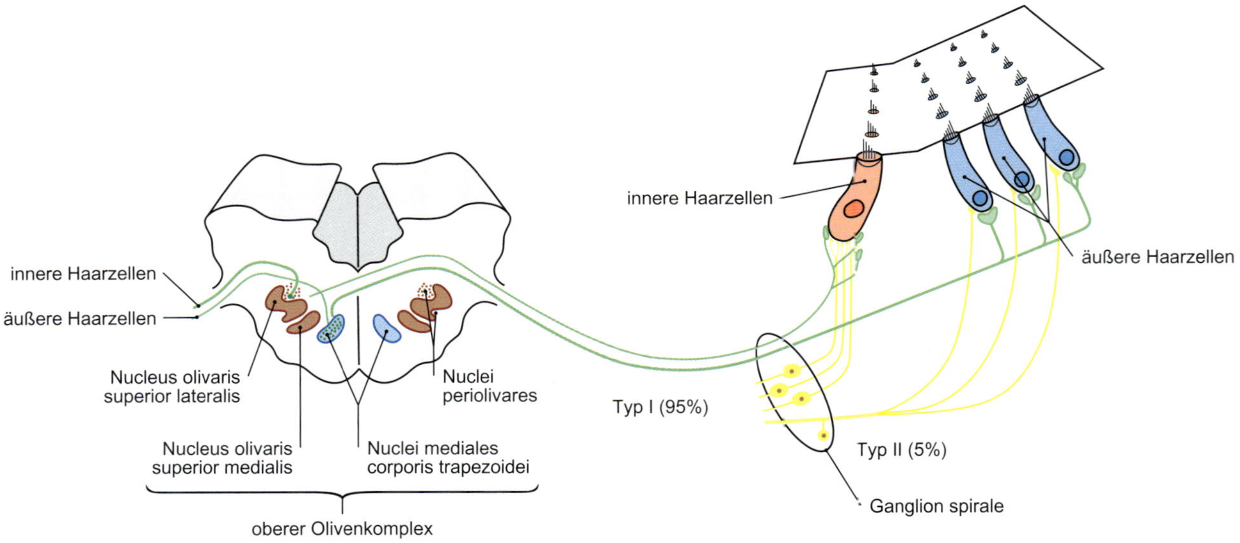


**Abb. 10.58 Periphere Abschnitte der Hörbahn. Ursprünge und Terminationsgebiete der Ganglienzellen und der olivokochleären efferenten Fasern;** schematische Darstellung. [S702-L126]/[(B500~M282-L132)/G1087]
Im CORTI-Organ befinden sich 3–4 Reihen äußerer Haarzellen und 1 Reihe innerer Haarzellen. Die von den äußeren Haarzellen über Abknicken ihrer Stereozilien in Richtung auf die längste Stereozilie durch Kontakt mit der über dem CORTI-Organ liegenden Tektorialmembran registrierte Information führt zur Aktivierung afferenter pseudounipolarer Typ-II-Ganglienzellen, deren Perikarya im Ganglion spirale liegen (nur 5 % aller Ganglienzellen des Ganglion spirale). Die meisten ihrer Axone beteiligen sich nicht an der Bildung des N. cochlearis, sondern haben intrinsische kochleäre Koordinationsfunktionen. Sie dienen als kochleärer Verstärkungsmechanismus, der die Voraussetzung für die sehr niedrige Hörschwelle und die Fähigkeit zur Frequenzdiskriminierung ist. Die von den inneren Haarzellen aktivierten Typ-I-Neurone sind bipolare Ganglienzellen. Eine Ganglienzelle erhält Informationen von 10–20 inneren Haarzellen. Die Axone der im Ganglion spirale liegenden Perikarya der bipolaren Ganglienzellen formen anschließend den N. cochlearis und projizieren zu den Nuclei cochleares anterior und posterior. Aus dem oberen Olivenkomplex gelangen efferente Fasern zu den inneren und äußeren Haarzellen (olivokochleäres Bündel). Die efferenten Fasern bilden mit den afferenten Fasern der inneren Haarzellen und mit den Zellbasen der äußeren Haarzellen Synapsen.

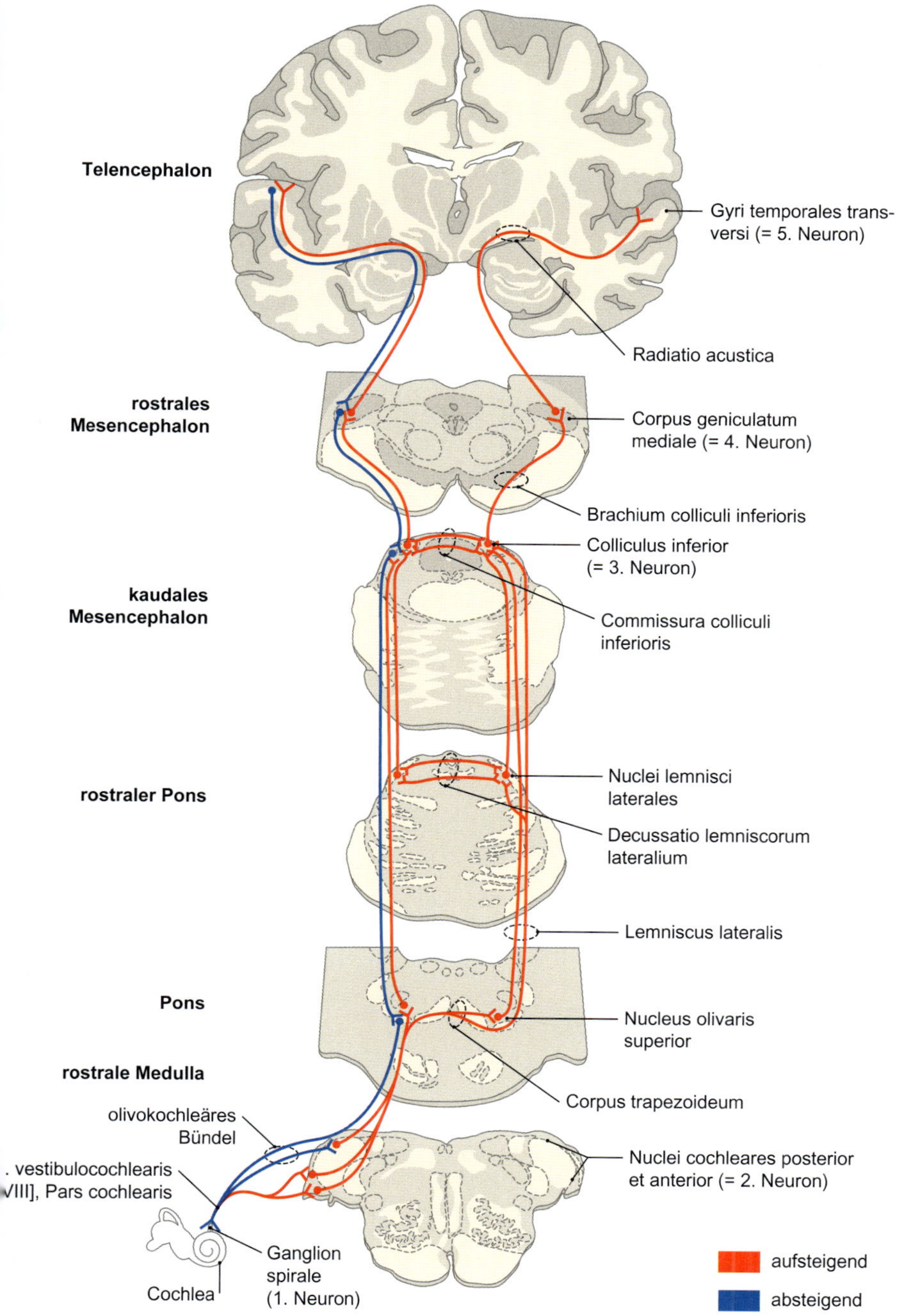


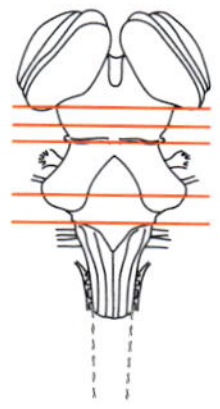

| Auditives System | |
|---|---|
| **Neuronen-kette** | **Neuronengruppen** |
| 1. Neuron | Typ-I-Ganglienzellen im Ganglion spirale |
| 2. Neuron | Nuclei cochleares anterior et posterior im Übergang zwischen Pons und Medulla oblongata im Recessus lateralis des IV. Ventrikels |
| (indirekte Hörbahn) | (Nuclei olivares superiores, ggf. über Nuclei corporis trapezoidei) |
| 3. Neuron | Nucleus centralis colliculi inferioris im Tectum mesencephali |
| 4. Neuron | Corpus geniculatum mediale des Metathalamus |
| 5. Neuron | Gyri temporales transversi [HESCHL-Querwindungen], BRODMANN-Area 41 im Lobus temporalis |

**Abb. 10.59 Hörbahn. Wichtigste neuronale Stationen und Kreuzungen der zentralen Hörbahn;** schematische Darstellung. [S702-L127]/[G1081]

Funktion der aufsteigenden Hörbahn ist, akustische Signale an das Gehirn weiterzuleiten, um sie dort verarbeiten und zum Bewusstsein bringen zu lassen. Die Hörbahn besteht aus einer Kette aus 5 Neuronengruppen (→ Tabelle) und ist durchgehend tonotop gegliedert. Tonotop bedeutet, dass die Verbindungen vom Ohr zum Gehirn so konstruiert sind, dass die Nervenendigungen im Gehirn die Nachbarschaftsbeziehungen der Zellkörper in der Basilarmembran widerspiegeln. In der Cochlea wird der basisnahe Bereich von hohen Frequenzen, der spitzennahe Bereich von tiefen Frequenzen erregt. In der **primären Hörrinde** (Gyri temporales transversi, HESCHL-Querwindungen), die über die Axone des 5. Neurons als **Radiatio acustica** erreicht wird, sind hohe Frequenzen eher lateral und tiefe Frequenzen mehr medial repräsentiert. In der primären Hörrinde findet die Bewusstwerdung von Tönen, Klängen und einfachen akustischen Mustern statt. Wörter, Sprache oder Melodien werden erst in der angrenzenden sekundären Hörrinde (nicht dargestellt) verarbeitet.

## Klinik

Um zu überprüfen, ob eine Schwerhörigkeit das Innenohr betrifft (sensorisch) oder neuronale (retrokochleäre) Ursachen hat, kann zur Funktionsüberprüfung des Innenohrs und der zentralen Impulsverarbeitung der Hörbahn schon vor der Sprachentwicklung (noch im Säuglingsalter) eine **BERA (brainstem-evoked response audiometry)** durchgeführt werden. Dazu werden nach standardisierter akustischer Reizung des Innenohrs über Oberflächenelektroden auf der Kopfhaut **akustisch evozierte Potenziale (AEP)** abgeleitet und u. a. deren Latenz und Amplitude beurteilt.

## Gleichgewichtsbahn



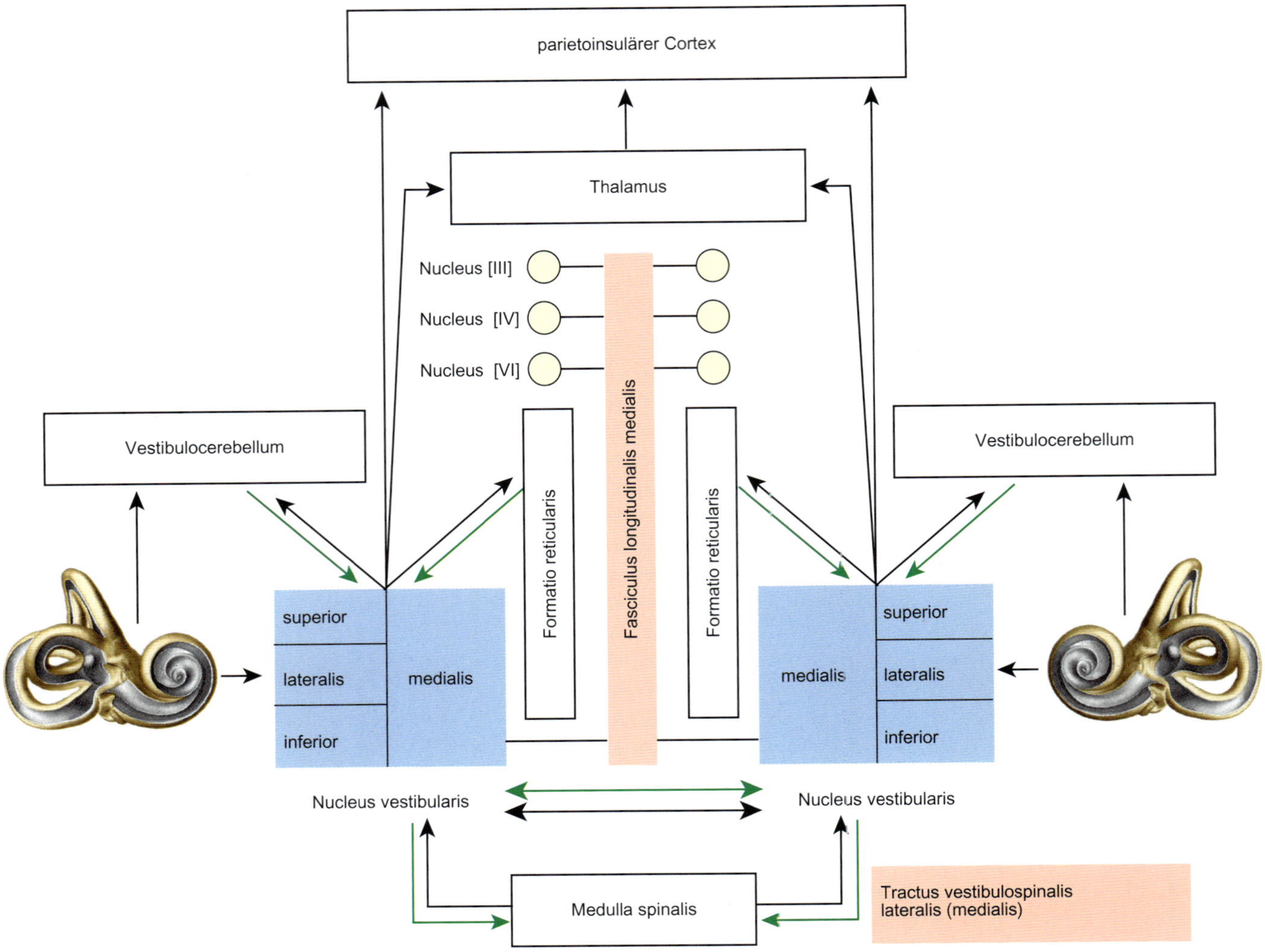


**Abb. 10.60 Vestibuläres System, wichtige Afferenzen und Efferenzen der als Integrationskerne fungierenden Nuclei vestibulares;** schematische Darstellung. [S702-L127]/[G1081]

Das vestibuläre System registriert Änderungen der Körperlage und/oder Bewegungen des Körpers, um das Körpergleichgewicht zu halten (→ Tabelle). Dabei nimmt der Vestibularapparat im Innenohr Lage- und Bewegungsänderungen wahr. Die registrierten Impulse werden nicht nur an die Vestibulariskerne in der Medulla oblongata weitergeleitet, sondern auch an das Kleinhirn (Lobus flocculonodularis als Hauptbestandteil des Vestibulocerebellums). Außerdem werden sie intensiv mit propriozeptiven Impulsen aus den GOLGI-Sehnenorganen und Muskelspindeln, die über das Rückenmark in den Vestibulariskernen eintreffen, sowie mit Informationen aus dem optischen System abgeglichen (Blickstabilisierung). Die Vestibulariskerne sind damit Integrationszentrum zur schnellen Anpassung an eine geänderte Körperlage oder -bewegung. Dies geschieht unbewusst ohne kortikale Verschaltung. Zur Bewusstwerdung ist eine weitere Verschaltung über Thalamus und Cortex nötig. Interessanterweise kennt man bis heute kein primäres Rindenareal, das einzig dem vestibulären System zugeordnet werden kann. Stattdessen werden bis zu 10 Areale diskutiert, die an der Impulsverarbeitung beteiligt sind (z. B. Sulcus intraparietalis, parietoinsulärer Cortex, somatosensorischer Cortex, Hippocampus).

**Vestibuläres System**

| Neuronenkette | Neuronengruppen |
|---|---|
| 1. Neuron | Ganglienzellen im Ganglion vestibulare |
| 2. Neuron | Nuclei vestibulares superior, lateralis, inferior et medialis im Übergang zwischen Pons und Medulla oblongata |
| 3. Neuron | Thalamus (Nucleus posterior ventrolateralis) |
| 4. Neuron | Cortex: Sulcus intraparietalis, parietoinsuläres Areal, Gyrus postcentralis, BRODMANN-Area 7 und Hippocampus |

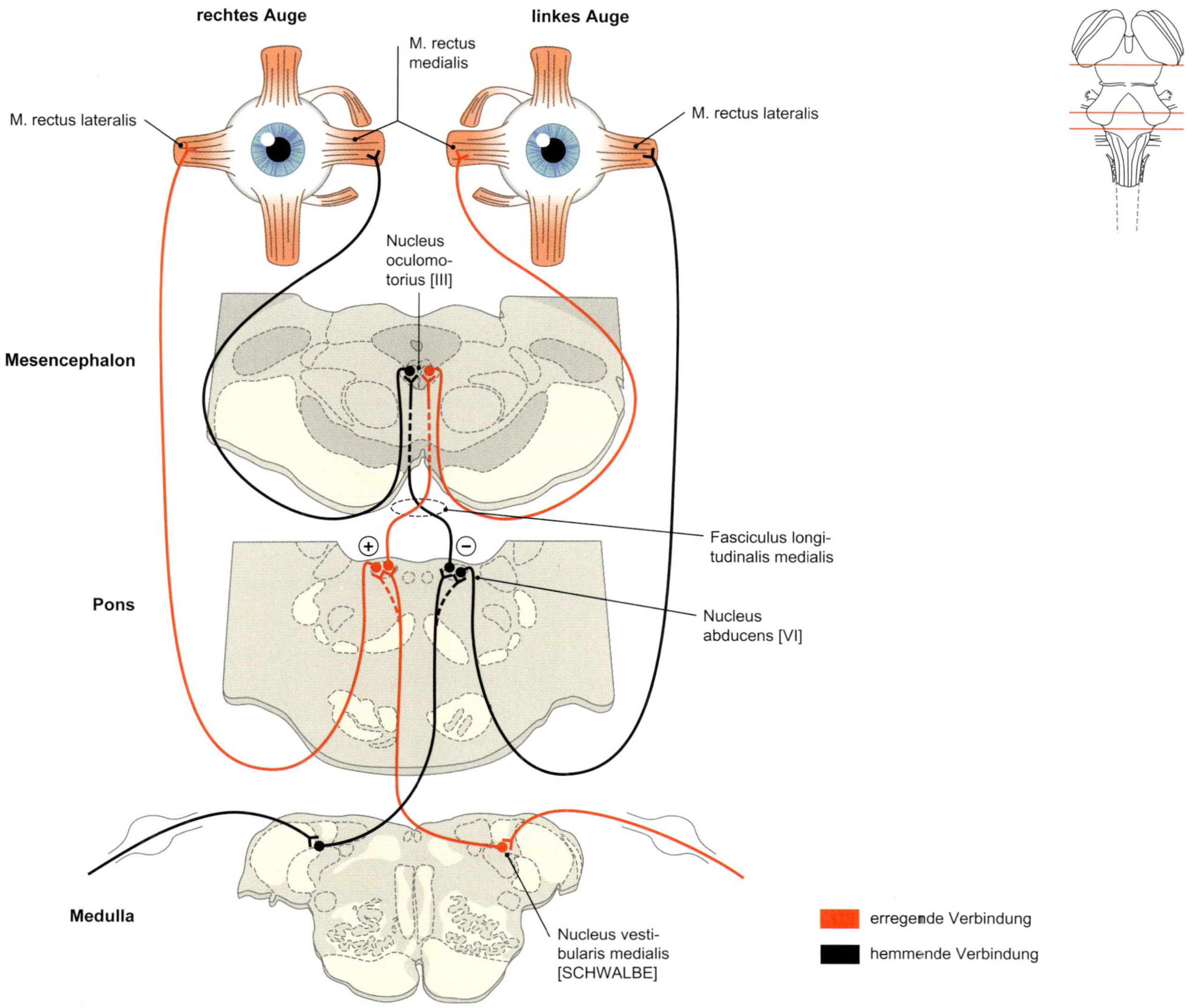


**Abb. 10.61 Vestibulookulärer Reflex** bei Reizung des linken lateralen Bogengangs; schematische Darstellung. [S702-L127]/[G1081]

50 % der Sehrinde verarbeiten die zentralen 3 % des Gesichtsfeldes. Aus diesem Grund ist eine wesentliche Funktion des Vestibularorgans, bei Bewegungen des Kopfes die Augenstellung so anzupassen, dass das entstehende Bild in beiden Augen gleichzeitig auf das zentrale Gesichtsfeld, insbesondere die Stelle des schärfsten Sehens (Fovea centralis), eingestellt wird. Dieser Anpassungsvorgang erfolgt reflektorisch über verschiedene Kerngebiete und Fasersysteme des vestibulären Systems, besonders über den Fasciculus longitudinalis medialis (→ Abb. 10.60). Die Aktivierung der Sinneszellen in den Cristae ampullares der lateralen Bogengänge führt bei Kopfdrehung (nach links) zu einer erhöhten Impulsfrequenz im linken N. vestibularis. Via medialem Vestibulariskern werden Motoneurone des kontralateralen Nucleus nervi abducentis aktiviert, die zur Kontraktion des M. rectus lateralis (rechte Seite) führen. Interneurone aktivieren gleichzeitig den ipsilateralen Okulomotoriuskern, der seinerseits die synchrone Kontraktion des M. rectus medialis (linke Seite) veranlasst. Über das Bogengangsystem der Gegenseite erhalten die beiden antagonistisch wirkenden Muskeln (M. rectus lateralis auf der linken Seite und M. rectus medialis auf der rechten Seite) entgegengesetzte Befehle und wirken damit antagonistisch (entspannen sich). Kopfbewegungen führen so zu einer Augenbewegung in die Gegenrichtung.

## Klinik

Zur Objektivierung eines vom Patienten empfundenen **Schwindels** und zur Lokalisierung einer Läsion muss das Vestibularorgan getestet werden. Verbreitete Tests sind der **ROMBERG-Versuch** (Patient steht mit geschlossenen Augen und vorgehaltenen Armen) und der **UNTERBERGER-Tretversuch** (Patient marschiert mit geschlossenen Augen auf der Stelle), um eine Fallneigung auszuschließen. Ein weiterer Test ist die **Nystagmusprüfung** (Nystagmus = Augenzittern) mittels Lupenbrille (FRENZEL-Brille). Unter Nystagmus versteht man unkontrollierbare, meist horizontale Augenbewegungen, die durch eine langsame Folgebewegung und eine schnelle Rückstellbewegung charakterisiert sind (vergleichbar den Augenbewegungen beim Blick aus dem fahrenden Zug). Rasches Hin-und-her-Schütteln des Patientenkopfes durch den Untersucher testet die Auslösbarkeit eines Provokationsnystagmus. Der Provokationsnystagmus wird in verschiedenen Positionen vom Untersucher ausgelöst. So kommt auch ein evtl. bestehender latenter Nystagmus zum Vorschein. Die **kalorische Nystagmusprüfung** dient der Testung des Labyrinths jeweils einer Seite. Hierzu wird dem liegenden Patienten im abgedunkelten Raum mit angehobenem Kopf jeweils mit kaltem und warmem Wasser das Ohr gespült. Kaltes Wasser löst dabei physiologisch einen Nystagmus zur Gegenseite, warmes Wasser einen zur gleichen Seite aus. Eine pathologische Unter- oder Unerregbarkeit einer Seite weist auf eine periphere Funktionsstörung hin.

# Beispielfragen aus der Prüfung

*Damit Sie überprüfen können, ob Sie die Inhalte dieses Kapitels verinnerlicht haben, werden hier exemplarisch Fragen aus einer mündlichen Anatomieprüfung aufgelistet.*

**Bitte erläutern Sie den Aufbau der Ohrmuschel:**

- Wie entwickelt sich die Ohrmuschel?
- Was sind Aurikularhöcker?
- Benennen Sie charakteristische Strukturen an der Ohrmuschel.
- Was unterscheidet das Ohrläppchen vom Rest der Ohrmuschel?
- Wo befindet sich der Tragus?
- Was sehen Sie sich alles an, wenn Sie bei einem Patienten einen Tragusdruckschmerz auslösen können?
- Stecken Sie einmal den kleinen Finger ins Ohr und machen Sie den Mund mehrfach auf und zu. Was bemerken Sie?

**Bitte beschreiben Sie den äußeren Gehörgang:**

- Wie verläuft der äußere Gehörgang?
- Was müssen Sie machen, um mit dem Otoskop auf das Trommelfell blicken zu können?
- Wie ist der äußere Gehörgang aufgebaut? Wie lang ist er etwa?
- Was für Drüsen liegen in der Wand des äußeren Gehörgangs? Welche Funktion haben sie?

**Beschreiben Sie den Aufbau des Trommelfells:**

- Wie ist das Trommelfell aufgebaut?
- Wie entwickelt sich das Trommelfell?
- Warum wird das Trommelfell klinisch in Quadranten eingeteilt? Welche Quadranten kennen Sie?
- Warum ist der vordere untere Quadrant häufig schlecht sichtbar?
- Welche Strukturen liegen direkt hinter dem Trommelfell?
- Welche Farbe hat das gesunde Trommelfell, und wo liegt der Lichtreflex?
- Wie ist das Trommelfell fixiert?
- Kann Luft das gesunde Trommelfell durchdringen?
- Wie können Sie die Trommelfelldichtheit bei sich selbst testen?

**Erläutern Sie den Aufbau der Paukenhöhle:**

- Womit steht die Paukenhöhle in Beziehung?
- Wie groß ist die Paukenhöhle?
- Wie weit ist das Trommelfell von der medialen Paukenhöhlenwand entfernt?
- Wie kann man die Paukenhöhle einteilen?
- Welche Strukturen liegen in der Paukenhöhle?
- Wie wird die Paukenhöhle belüftet?
- Liegen die Gehörknöchelchen frei in der Paukenhöhle?
- Kennen Sie noch andere lufthaltige Räume in der Nachbarschaft zur Paukenhöhle?
- Beschreiben Sie den Aufbau der Gehörknöchelchen.
- Welche Muskeln setzen an den Gehörknöchelchen an?
- Was versteht man im Zusammenhang mit dem M. stapedius von einer konsensuellen Reaktion?
- Warum ist die Chorda tympani bei Operationen am Mittelohr gefährdet?
- Wo verläuft im Verhältnis zur Paukenhöhle der N. facialis?

**Erläutern Sie den Aufbau der Tuba auditiva:**

- Wie ist die Tuba auditiva aufgebaut?
- Welche Muskeln sind an der Tubenfunktion beteiligt, und wie werden sie innerviert?
- Der knöcherne Teil der Tuba auditiva wird auch als Semicanalis tubae auditivae bezeichnet. Was liegt in der anderen Hälfte (Semikanal)?
- Was könnte die Ursache für eine Tubenfunktionsstörung bei Gaumenspalten sein?

**Beschreiben Sie den Aufbau des Innenohrs:**

- Wie liegt die knöcherne Schnecke in der Pars petrosa?
- Was versteht man unter dem Begriff „Labyrinth"?
- Wie wird das Innenohr mit Blut versorgt?
- Beschreiben Sie die Schallleitung.
- Was ist der Ductus endolymphaticus?
- Wo liegen die Perikarya des N. cochlearis?
- Was ist das CORTI-Organ?
- Was sind das häutige und das knöcherne Labyrinth?
- Wo liegt das runde Fenster (Fenestra cochleae)?
- Was ist das Helicotrema?

**Erläutern Sie die Hörbahn und die Kontrolle des Gleichgewichts:**

- Schildern Sie den Verlauf der Hörbahn.
- Mit welchen anderen Kerngebieten steht das Gleichgewichtsorgan in Verbindung?

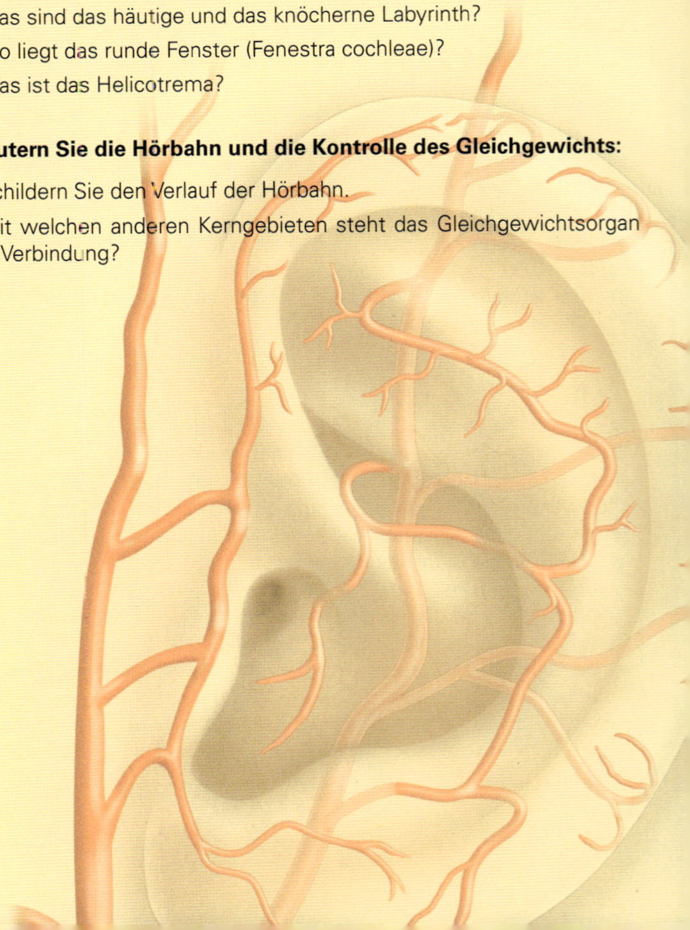

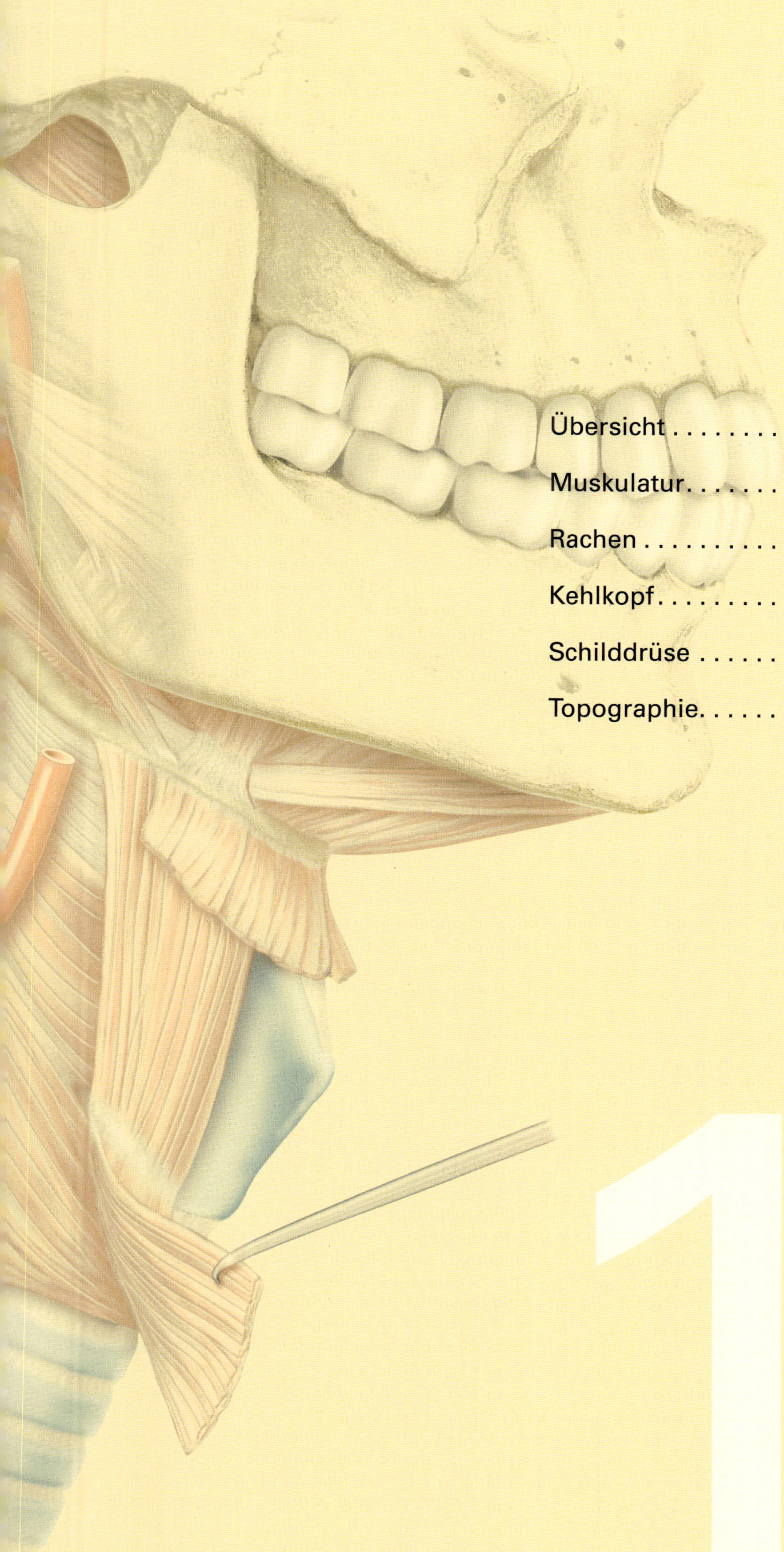

# Hals



11

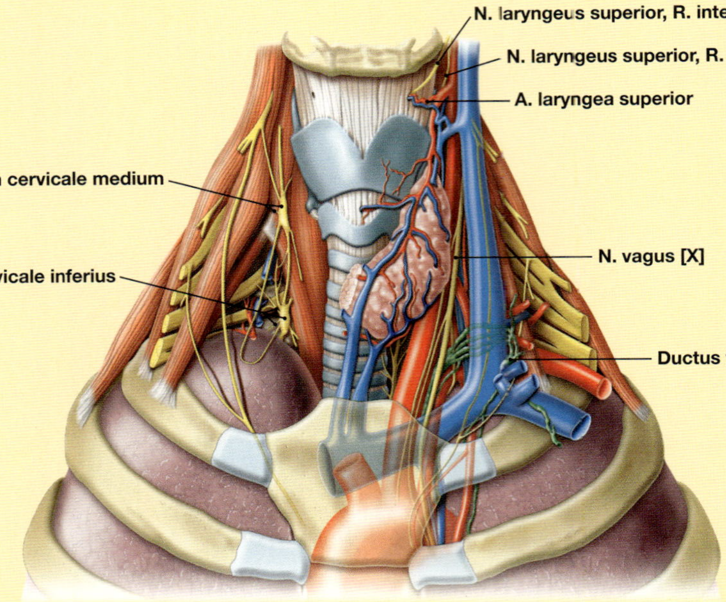


# Der Überblick

Der **Hals** (Collum, Cervix) verbindet den Kopf mit dem Rumpf. Echte Verbindungen, die den Hals als Transitstrecke nutzen, sind der Luft- und der Speiseweg, Leitungsbahnen und das Zentralnervensystem. Knöcherne Grundlage ist die Halswirbelsäule, auf welcher der Kopf sitzt und die eine freie Drehung gegenüber dem Rumpf um fast 180° erlaubt. Im Hals sind mehrere Organe (Schilddrüse, Epithelkörperchen, Unterkieferspeicheldrüsen und der Kehlkopf als spezialisierte Einrichtung des Atemtrakts) untergebracht. Von außen wird der Hals in eine vordere und eine seitliche Halsregion sowie in die Nackenregion (Nucha) eingeteilt. Obere Grenze des Halses sind der Unterrand der Mandibula, der Proc. mastoideus und die Linea nuchalis superior bis zur Protuberantia occipitalis externa. Unten reicht der Hals bis an das Manubrium sterni, die Clavicula und die Verbindungslinie zwischen Acromion, Spina scapulae und Dornfortsatz des 7. Halswirbels. Für die Beweglichkeit von Kopf, Halshaut, des im Hals gelegenen Zungenbeins, von Kehlkopf und Halswirbelsäule sorgen zahlreiche verschiedene Muskeln. Halsfaszien gliedern die Halseingeweide in Kompartimente. Das äußere Erscheinungsbild des Halses hängt nicht nur von den formgebenden Strukturen, vom Körperbautyp und Alter ab, sondern es wird insbesondere durch die Hals- und Nackenmuskulatur sowie die Menge und Verteilung des Unterhautfettgewebes geprägt.

# Die wichtigsten Themen

*In Anlehnung an die Lernziele des Nationalen Kompetenzbasierten Lernzielkatalogs Medizin/Zahnmedizin (NKLM/NKLZ) finden Sie hier eine Zusammenfassung der wichtigsten Themen dieses Kapitels. Nach Bearbeitung dieses Kapitels sollten Sie in der Lage sein:*

- die Inhaltsstrukturen des Halses zu benennen und den anatomischen Aufbau zu beschreiben;
- die Begrenzungen des Halses und seine Regionen topographisch korrekt zu benennen;
- den passiven Bewegungsapparat des Halses in einen funktionellen Zusammenhang mit dem aktiven Bewegungsapparat zu bringen;
- die Halsfaszienblätter, ihre Grenzen und die von ihnen eingeschlossenen Strukturen anzugeben;
- die Spatien des Halses zu benennen und ihre Grenzen zu beschreiben;
- die Leitungsbahnen im Hals zu klassifizieren, deren Innervationsgebiete und unterschiedlichen Versorgungsgebiete nachzuvollziehen;
- die Skelettelemente und den Bandapparat des Kehlkopfs zu benennen;
- die Kehlkopfgelenke und -muskeln sowie deren Funktionen zu beschreiben;
- wesentliche Funktionen, die Blutversorgung, Lymphabflüsse und die Innervation des Kehlkopfs zu erläutern;
- eine Einteilung des Kehlkopfs in Etagen sowie innere Begrenzungen und Räume vorzunehmen;
- Begriffe wie Stell- und Spannapparat oder Phonations- und Respirationsstellung zu erläutern;
- Blutgefäße und Nerven des Kehlkopfs zu den umgebenden Strukturen in Beziehung zu setzen und wichtige Landmarken zu benennen;
- Grundlagen der Kehlkopfentwicklung wiederzugeben;
- die Entwicklung der Schilddrüse und der Nebenschilddrüsen aus dem Schlunddarm zu erklären;
- die Funktionen von Schilddrüse und Nebenschilddrüsen zu erläutern;
- die obere Speiseröhrenenge zu beschreiben und muskelschwache Dreiecke am Übergang vom Schlund in die Speiseröhre zu benennen.

# Der Bezug zur Klinik

*Um bei den vielen anatomischen Details nicht den Bezug zum späteren Klinikalltag zu verlieren, wird im Folgenden ein typischer Fall geschildert, der zeigt, warum die Inhalte dieses Kapitels so wichtig sind.*

## Supraglottisches Plattenepithelkarzinom

### Anamnese

Ein 58-jähriger Maurer stellt sich wegen seit 3 Monaten anhaltender Heiserkeit, Husten, Kratzen im Hals und kloßiger Stimme bei seinem Hausarzt vor.

***Jede Heiserkeit, die länger als 3 Wochen dauert, sollte HNO-ärztlich abgeklärt werden.***

In letzter Zeit hat er auch manchmal Schmerzen im Hals, die zum rechten Ohr ausstrahlen. Er sei die Erkältung leid und hätte endlich gern ein Medikament, das ihm hilft. Die Heiserkeit störe ihn nicht besonders, aber so richtig fit sei er auch nicht. Der Hausarzt kennt den Patienten kaum. Er erfährt nun, dass dieser seit vielen Jahren raucht und bei der Arbeit gern mal ein Bier mit seinen Kollegen trinkt, obwohl das verboten ist. Die Stimme des Maurers klingt rau, tief und heiser. Schluckstörungen und Atemnot hat er nicht. Der Maurer erzählt, er habe in letzter Zeit etwas Gewicht verloren, da er kaum Hunger habe. Das sei ihm aber ganz recht, da er sowieso ein bisschen abnehmen müsse.

***Die B-Symptomatik (Begleitsymptomatik) umfasst Fieber, Nachtschweiß und Gewichtsverlust und muss bei allen Krebserkrankungen erfasst werden.***

Der Hausarzt überweist den Patienten zu einem Hals-Nasen-Ohren-Fachkollegen, um eine schnelle Diagnostik in die Wege zu leiten.

### Untersuchungsbefund

Der HNO-Arzt liest auf dem Überweisungsschein: Heiserkeit seit 3 Monaten, Ausschluss Larynxtumor. Nach eingehender Anamnese untersucht er den Maurer sorgfältig (Untersuchung der Ohren, der Nase und des Halses) unter Einschluss der Lymphknotenstationen des HNO-Gebiets. Die Laryngoskopie zeigt einen schon weiter fortgeschrittenen Tumor der Supraglottis mit teilweise ulzerierter Oberfläche sowie aufgeworfenem exophytischem Rand (→ Abb. a). Auf der rechten Halsseite tastet der Arzt in Höhe des Kehlkopfs einen leicht vergrößerten, nicht druckschmerzhaften Lymphknoten im Bereich der V. jugularis interna.

Er bespricht den Befund mit dem Patienten und vereinbart einen Termin in der Kopfklinik des Universitätsklinikums, um die Entnahme von Probebiopsien und weitere Schritte für die kommende Woche zu veranlassen.

### Diagnostik

In der HNO-Klinik wird unter Narkose eine Mikrolaryngoskopie durchgeführt, bei der zahlreiche Probeexzisionen (PEs) verdächtiger Tumorareale entnommen und die übrigen Räume des oberen Aerodigestivtrakts endoskopisch untersucht werden (Panendoskopie). Dabei kann ein Zweitkarzinom anderer Lokalisation ausgeschlossen werden. Mikrolaryngoskopisch ist der Tumor auf den gut beweglichen Larynx begrenzt; allerdings infiltriert er bereits die Postkrikoidregion, den rechten Aryknorpel und die mediale Wand des Sinus piriformis. Die pathologische Befundung der eingesandten PEs ergibt ein wenig verhorntes Plattenepithelkarzinom. Daraufhin wird der Patient einem weiteren Staging zugeführt. Das Röntgenbild des Thorax und die Sonographie des Abdomens sind unauffällig. Eine Computertomographie des Halses zeigt 2 vergrößerte und veränderte Halslymphknoten auf der rechten Seite.

### Diagnose

Supraglottisches Plattenepithelkarzinom rechts, cT3 cN2b cM0 (→ Abb. a)

### Therapie

Die Wahl des Therapiekonzepts wird von der Tumorgröße und -lokalisation sowie vom Status der regionären Halslymphknoten bestimmt. Aufgrund der Tumorgröße und der vorhandenen Lymphknotenmetastasen muss der Larynx des Patienten komplett entfernt werden. Im Rahmen der Primärtumortherapie und zur Prognoseverbesserung wird außerdem eine Neck-Dissection des regionären Lymphabflussgebiets durchgeführt. Hierzu werden auf der rechten Halsseite die Lymphknotenregionen II, III und IV ausgeräumt (→ Abb. 11.94).

### Weiterer Verlauf

Die vollständige Resektion des Kehlkopfs (Laryngektomie) ist ein schwerwiegender Eingriff. Der Kehlkopf erlaubt nicht nur die Laut- und Stimmbildung, sondern trennt beim Schlucken auch den Luft- vom Speiseweg. Im Rahmen einer Laryngektomie wird ein dauerhaftes Tracheostoma angelegt, d. h., die Luftröhre mündet im Bereich der Fossa jugularis nach außen. Dadurch werden der Luft- und der Speiseweg vollständig voneinander abgekoppelt. Der Patient kann nicht mehr über die Nase atmen.

### Aus dem Präpsaal

Bösartige Kehlkopferkrankungen sind die fünfthäufigsten bösartigen Tumorerkrankungen weltweit und damit kein seltener Befund. Im Präparierkurs sollte aus diesem Grund großer Wert auf das Verständnis der Lymphknotenstationen am Hals gelegt werden, da ihre Kontrolle zu jeder körperlichen Untersuchung dazugehört.

***Stell dir beim Präparieren vor, dass du deine erste Neck-Dissection durchführst. Achte auf die Topographie der Blutgefäße und Nerven.***

Außerdem ist die Einteilung des Larynx in Supraglottis, Glottis und Subglottis vor allem für die bildgebende Diagnostik im Rahmen des Stagings und für die anschließende Auswahl der Therapie unabdingbar. Aus dem Sitz des Tumors lässt sich leicht erklären, warum Glottistumoren im Gegensatz z. B. zu supraglottischen Karzinomen häufig frühzeitig erkannt werden (führendes Symptom: Heiserkeit).

### Zurück in der Klinik

Durch eine vollständige Laryngektomie verliert der Patient seine Stimme. Das ist für den Maurer eigentlich „das Schlimmste an der ganzen Operation", schreibt er der Logopädin auf ein Blatt Papier. Laryngektomierte Patienten können eine „Ersatzstimme" durch verschiedene Stimmersatzverfahren im Rahmen einer Stimmrehabilitation erlangen. Eine Methode ist die Ösophagusersatzstimme.

***Die Ösophagusersatzstimme wird umgangssprachlich auch als „Ructus-Stimme" bezeichnet.***

Durch verschiedene Übungen entwickelt sich im Bereich des Ösophaguseingangs ein Schleimhautwulst, der die Funktion der Stimmlippen übernimmt. Die Ersatzstimme entsteht durch willkürlich steuerbare Luftbewegungen im Ösophagus und den neu gebildeten Stimmlippenwulst. Andere Verfahren setzen bevorzugt auf Stimmprothesen für die Patienten.

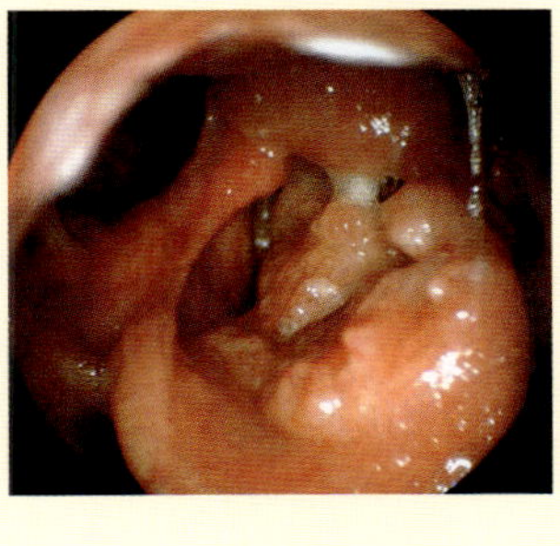

**Abb. a Supraglottisches Larynxkarzinom, rechts,** das man auf der zum Betrachter gerichteten Epiglottis gut erkennen kann. [S700-T872]

## Regionen des Halses



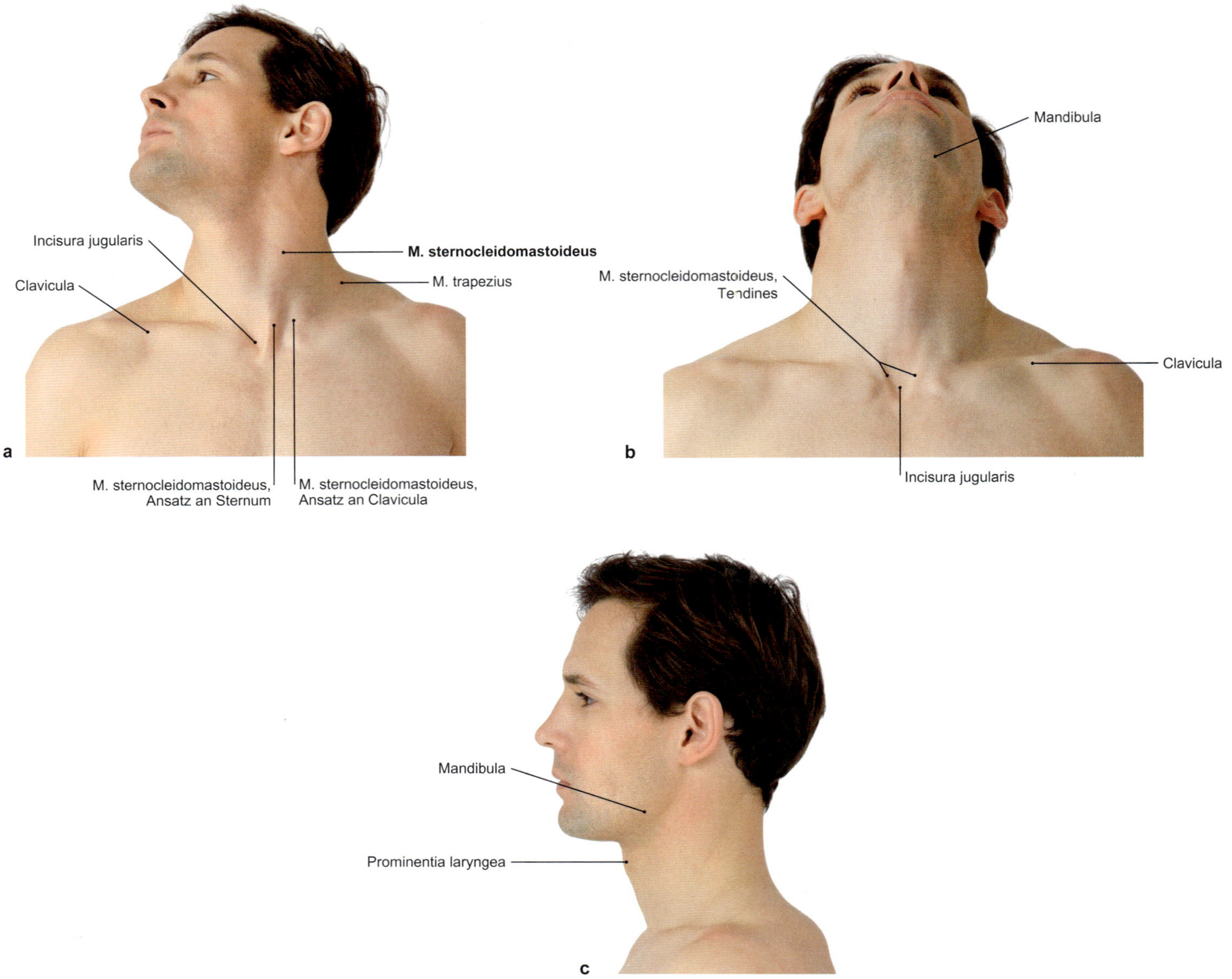


**Abb. 11.1a–c Oberflächenanatomie der vorderen und seitlichen Halsregion, Regiones cervicales anterior et lateralis.** [S701-J803]

**a** Ansicht von vorne bei nach rechts oben gedrehtem Kopf.
**b** Ansicht von vorne bei nach oben gehobenem Kopf.
**c** Ansicht von linkslateral.

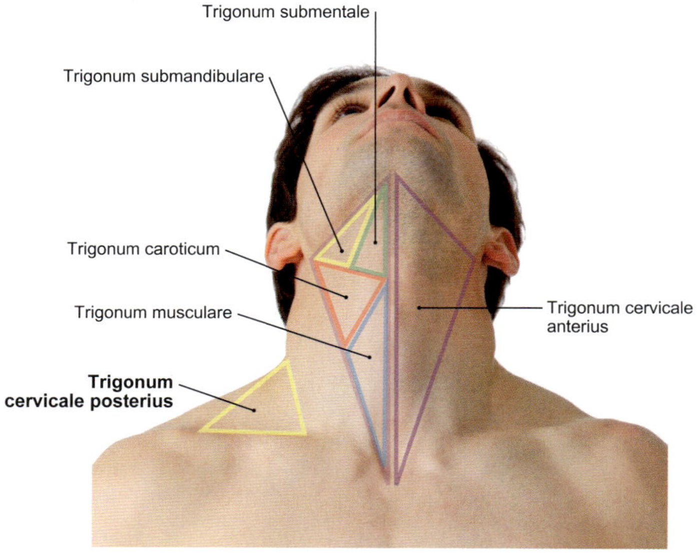


**Abb. 11.2 Lage des vorderen und hinteren Halsdreiecks und Unterteilung der Regio cervicalis anterior;** Ansicht von vorne. [S701-J803-L126]
Das vordere Halsdreieck (violett) wird weiter unterteilt in Trigonum submentale (grün), Trigonum submandibulare (gelb), Trigonum caroticum (rot) und Trigonum musculare (blau).

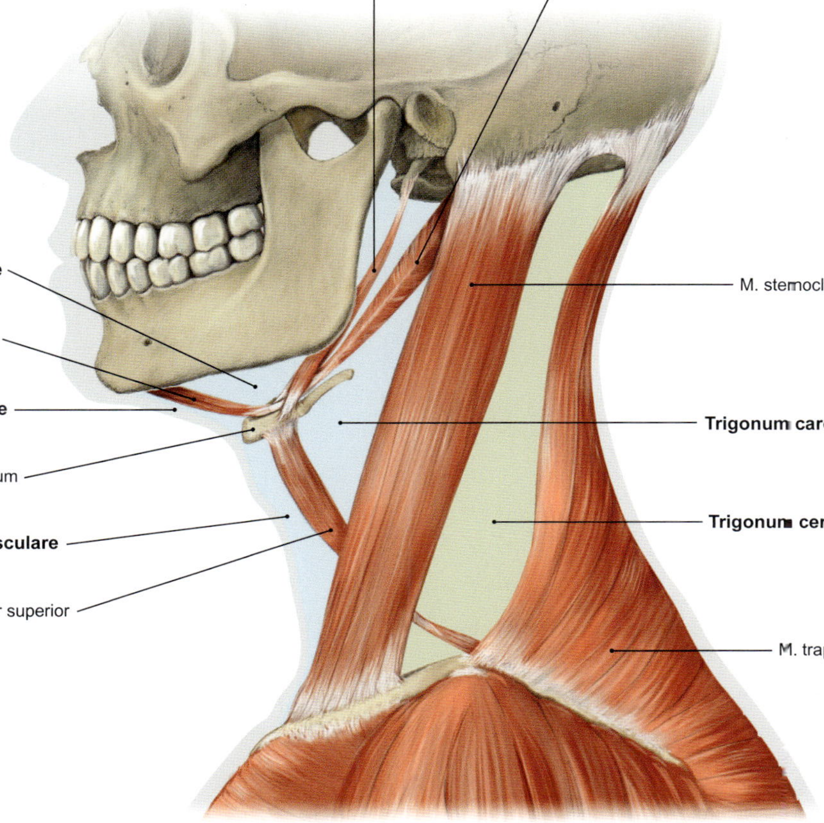


**Abb. 11.3 Vordere und seitliche Halsregion, Regiones cervicales anterior et lateralis, links;** Ansicht von lateral. [S700-L266]
Begrenzungen des **vorderen Halsdreiecks** (Regio cervicalis anterior [Trigonum cervicale anterius]) sind der Unterrand der Mandibula, der Vorderrand des M. sternocleidomastoideus und die Linea mediana cervicis. Im vorderen Halsdreieck liegen das Trigonum submandibulare (Begrenzungen: Unterrand der Mandibula, Venter anterior und Venter posterior des M. digastricus), das Trigonum submentale (Begrenzungen: Os hyoideum, Venter anterior des M. digastricus, Linea mediana cervicis), das Trigonum musculare (Begrenzungen: Os hyoideum, Venter superior des M. omohyoideus, M. sternocleidomastoideus, Mittellinie des Halses) und das Trigonum caroticum (Begrenzungen: Venter superior des M. omohyoideus, der unterste Teil des M. stylohyoideus, Venter posterior des M. digastricus, M. sternocleidomastoideus).
Begrenzungen des **hinteren Halsdreiecks** (Regio cervicalis posterior [Trigonum cervicale posterius]) sind der Hinterrand des M. sternocleidomastoideus, der Vorderrand des M. trapezius, der Oberrand der Clavicula und das Os occipitale.

## Halsmuskeln

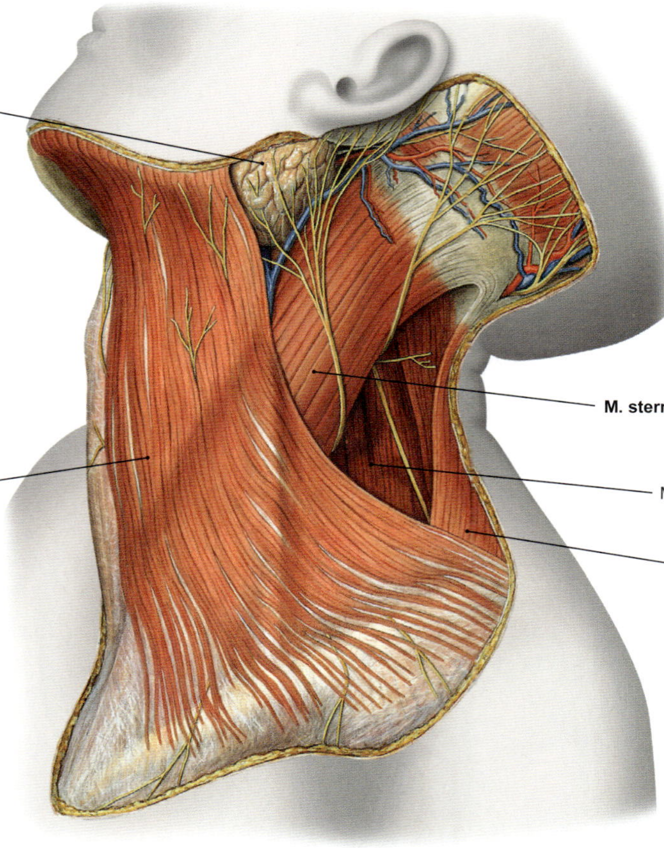


**Abb. 11.4 Muskeln der vorderen und der seitlichen Halsregion, Regiones cervicales anterior et lateralis, oberflächliche Schicht; links;** Ansicht von lateral. [S700]
Oberflächlich erstreckt sich das Platysma (mimischer Muskel ohne Faszie) als dünne flache Muskelplatte direkt unter der Haut von der Mandibula über die Clavicula bis auf den Thorax. Lateral hinten ist die oberflächliche Halsfaszie entfernt. Man sieht den oberen Anteil des M. sternocleidomastoideus, der als Orientierungsstruktur bei operativen Eingriffen dient, und hinten unten den Vorderrand des M. trapezius. Zwischen Platysma und M. sternocleidomastoideus liegt der untere Pol der Glandula parotidea, der sich variabel in den Hals erstreckt. In der Tiefe des hinteren Halsdreiecks erkennt man den M. levator scapulae.

→ T 1.6, T 9

### Klinik

Zur Eröffnung der Trachea, Luftröhre, stehen verschiedene Möglichkeiten zur Verfügung:

- Bei der **Koniotomie** wird das Lig. cricothyroideum medianum (Lig. conicum, * in der → Abbildung) zwischen Schildknorpel und Ringknorpel durchtrennt. Dabei wird der Kehlkopfbinnenraum knapp unterhalb der Stimmfalten erreicht.
- Bei der **Tracheotomie** können ein oberer Zugang oberhalb des Schilddrüsenisthmus (** in der → Abbildung), ein mittlerer Zugang nach Durchtrennung des Isthmus und ein unterer Zugang unterhalb des Isthmus der Schilddrüse (*** in der → Abbildung) gewählt werden (s. a. → Abb. 11.64).

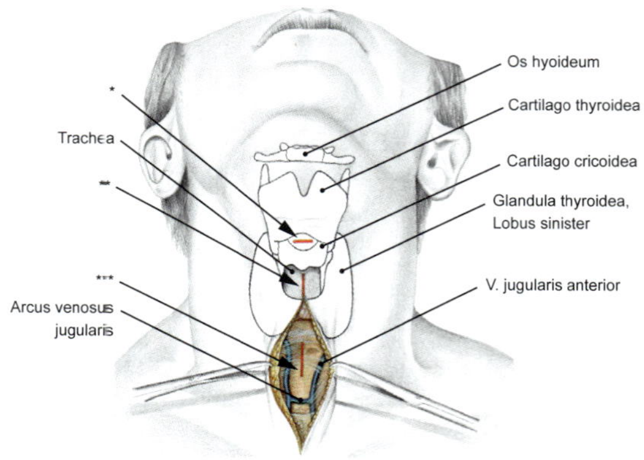


**Chirurgische Zugänge zur Eröffnung der Luftröhre;** Ansicht von ventral; Hals weit nach dorsal überstreckt. [S700]

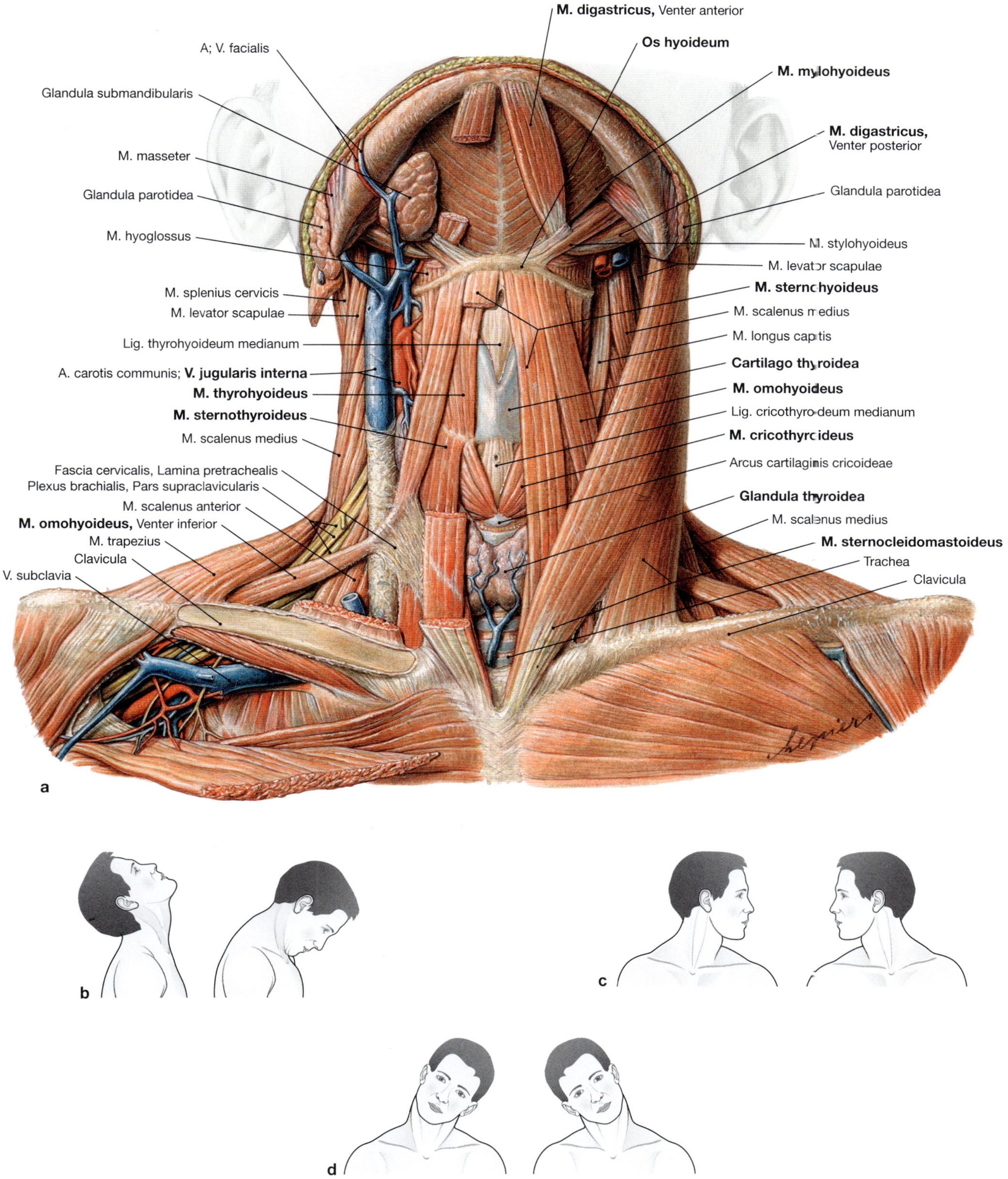


**Abb. 11.5a–d Halsmuskeln, Mm. colli, und Bewegungen des M. sternocleidomastoideus.**

**a** Ansicht von ventral; Kinn angehoben. **Oberflächlich** zieht der M. sternocleidomastoideus mit 2 Ursprüngen (Caput sternale und Caput claviculare) zum Proc. mastoideus. Mit seiner kaudalen Partie bedeckt er den Ursprung der **infrahyalen Muskulatur** mit den Mm. sternohyoideus, sternothyroideus, thyrohyoideus und omohyoideus, die sich zwischen Brustbein, Schildknorpel, Zungenbein und Schulterblatt (M. omohyoideus) erstrecken. Der M. omohyoideus besitzt 2 Bäuche und eine Zwischensehne, über die er an das Bindegewebe der Karotisscheide (Vagina carotica) fixiert ist und so das Lumen der V. jugularis interna offen hält. Unter den infrahyalen Muskeln sieht man von unten nach oben u.a. den Schilddrüsenisthmus, den paarigen M. cricothyroideus (einen äußeren Kehlkopfmuskel), den Schildknorpel und das Zungenbein. Oberhalb vom Zungenbein wird der Mundboden vom M. mylohyoideus gebildet. [S700]

**b–d** Funktionell richtet der **M. sternocleidomastoideus** bei beidseitiger Aktivität den Kopf auf und beugt die Halswirbelsäule nach dorsal (→ Abb. 11.5b); eine einseitige Aktivität führt zur Kopfdrehung zur kontralateralen Seite (→ Abb. 11.5c) und zur Seitneigung auf der ipsilateralen Seite (→ Abb. 11.5d). [S700-L126]

→T 9–T 12

## Halsmuskeln

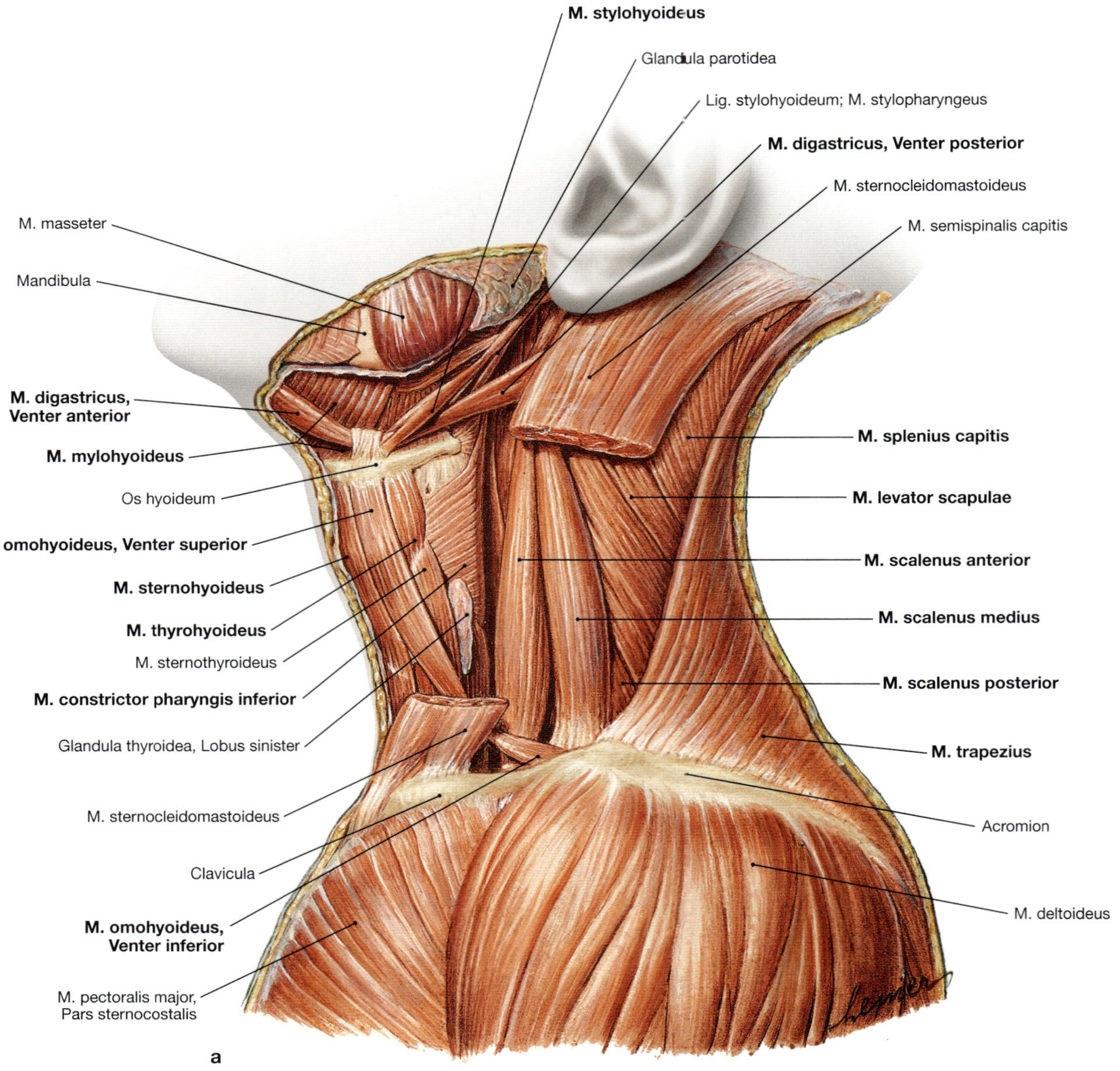


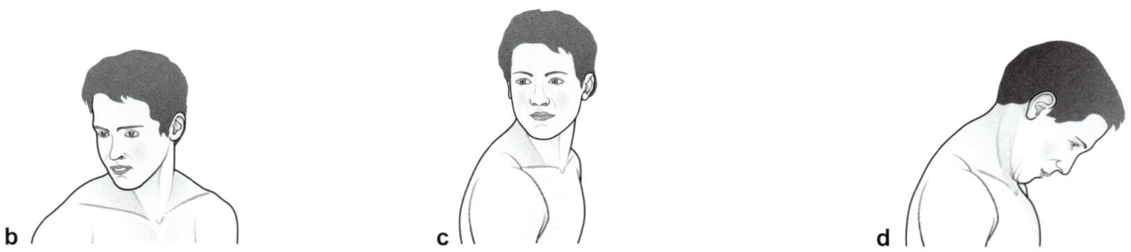


**Abb. 11.6a–d Halsmuskeln, Mm. colli, und Bewegungen.**
**a** Ansicht von lateral. Sämtliche Muskelfaszien und das Platysma sind entfernt, der mittlere Anteil des M. sternocleidomastoideus ist reseziert. Man erkennt von vorne nach hinten: die **infrahyalen Muskeln** mit Mm. sternohyoideus, omohyoideus (Venter superior; der Venter inferior verläuft oberhalb der Clavicula im lateralen Halsdreieck), thyrohyoideus und sternothyroideus, Anteile der Schlundschnürer (M. constrictor pharyngis inferior), die Mm. scaleni (anterior, medius und posterior), den M. levator scapulae, den M. splenius capitis und den M. trapezius. Oberhalb des Zungenbeins sieht man 3 **suprahyale Muskeln** (M. digastricus mit Venter anterior und Venter posterior, M. mylohyoideus und M. stylohyoideus). [S700]
**b–d** Kombinierte beidseitige oder einseitige Muskelkontraktionen der oberflächlichen Halsmuskeln ermöglichen komplexe Bewegungen des Kopfes wie das Senken des Kinns bei gleichzeitiger Seitrotation (→ Abb. 11.6b), Rotationsbewegungen für den Blick über die Schulter (→ Abb. 11.6c) oder das Senken des Kinns auf die Brust (→ Abb. 11.6d). [S700-L126]

→ T 9–T 12

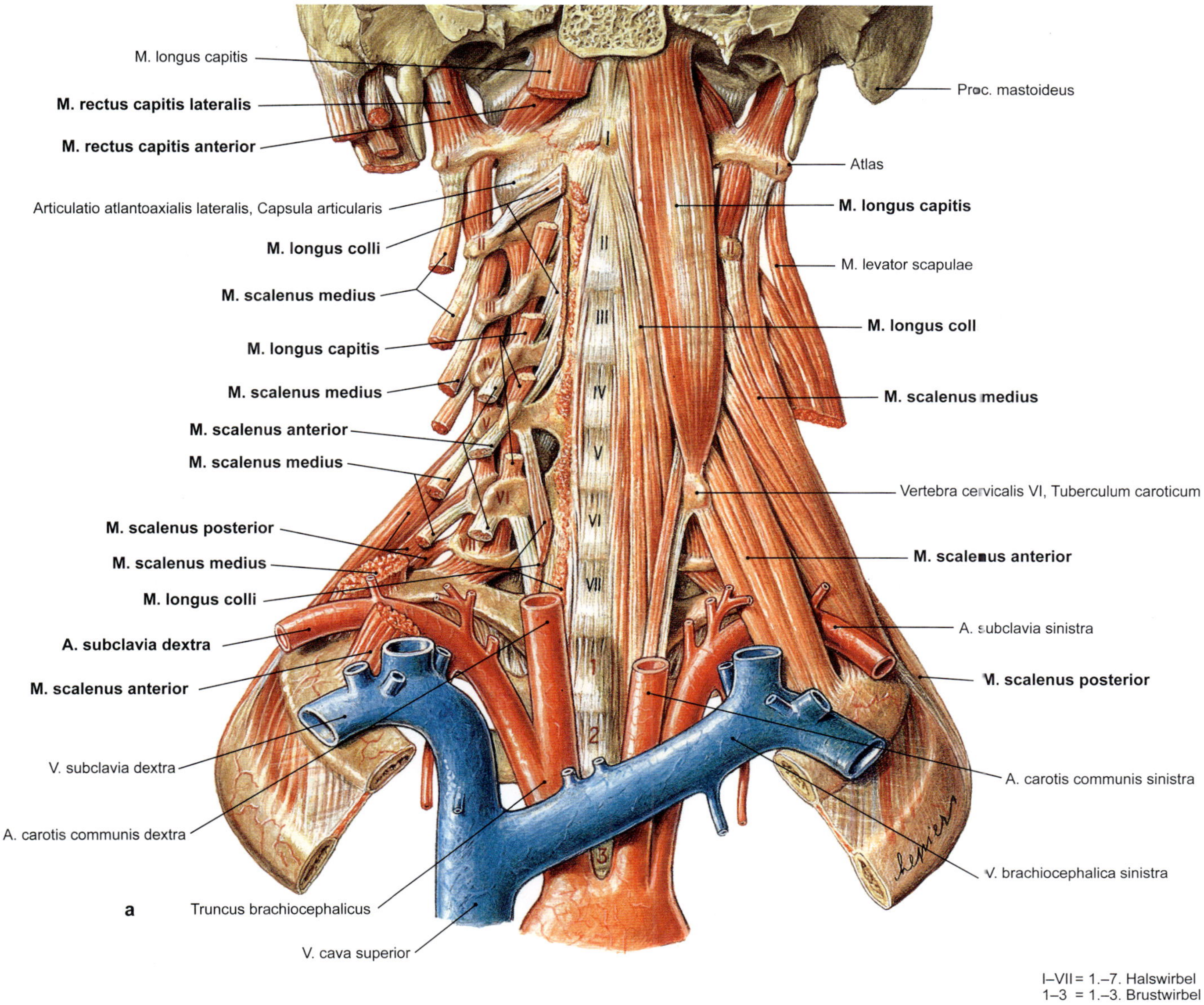


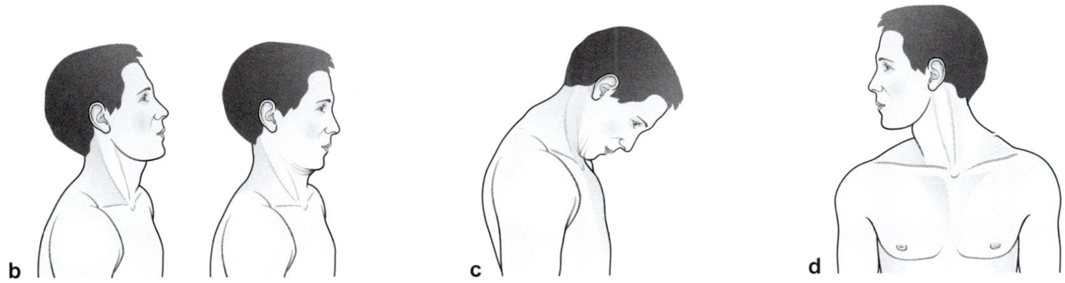


**Abb. 11.7a–d Prävertebrale Muskeln und Mm. scaleni.**
**a** Ansicht von ventral. Die **prävertebralen Muskeln** liegen rechts und links von den Wirbelkörpern der Hals- und der oberen Brustwirbelsäule und werden von der Lamina prevertebralis der Fascia cervicalis bedeckt. Die vorderen seitlichen Anteile von Atlas und Axis verbindet der kurze M. rectus capitis anterior. Außer diesem gehören zu den prävertebralen Muskeln der M. longus capitis und der M. longus colli. Der M. rectus capitis lateralis gehört zur eingewanderten ventrolateralen Muskulatur.
Die **Mm. scaleni** anterior, medius und posterior verlaufen bis zu den oberen Rippen und bilden seitlich der Halswirbelsäule eine dreiseitige Muskelplatte. M. scalenus anterior und M. scalenus medius bilden gemeinsam mit dem Oberrand der ersten Rippe die **Skalenuslücke,** durch die die A. subclavia und der Plexus brachialis (nicht dargestellt) hindurchtreten. Manche Autoren unterscheiden eine vordere von einer hinteren Skalenuslücke. Dabei ist mit der vorderen Skalenuslücke der Verlauf der V. subclavia vor dem M. scalenus anterior über die erste Rippe gemeint, mit der hinteren Skalenuslücke der Durchtritt von A. subclavia und Plexus brachialis zwischen den Mm. scaleni anterior und medius über die erste Rippe. Da die sog. vordere Skalenuslücke keine echte Lücke ist, sollte man nur von der Skalenuslücke sprechen – dem Bereich zwischen M. scalenus anterior und M. scalenus medius. [S700]
**b–d** Die tiefen Halsmuskeln helfen, präzise Bewegungen des Kopfes und der Halswirbelsäule zu steuern, wie z. B. die Stabilisierung des Kopfes und der Halswirbelsäule (→ Abb. 11.7b), die Beugung des Kopfes nach vorne (Kinn auf die Brust, → Abb. 11.7c) und Rotationsbewegungen für den Blick über die Schulter (→ Abb 11.7d). [S700-L126]

→ T 12, T 13

## Halsfaszien

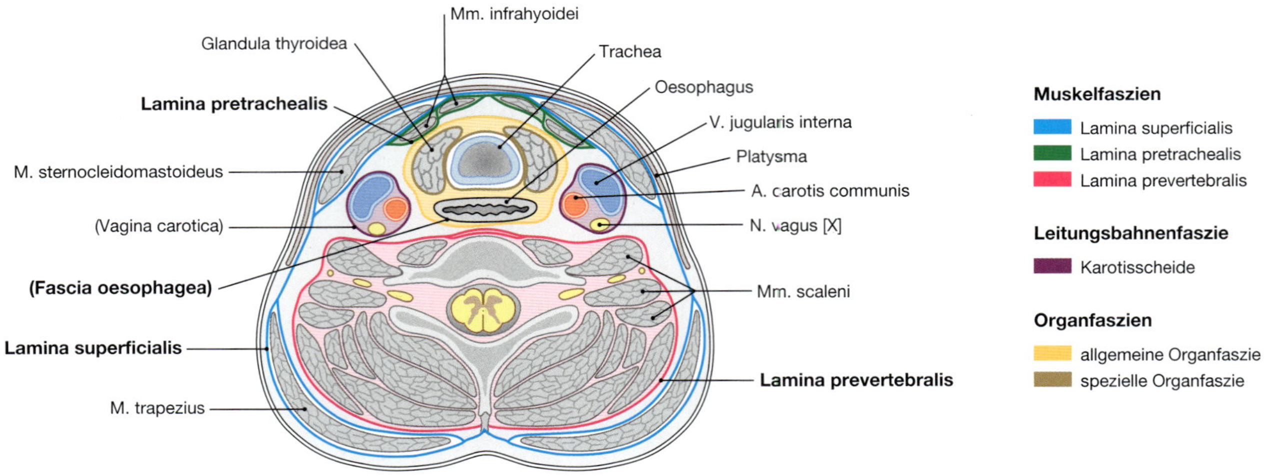


**Abb. 11.8 Halsfaszien, Fasciae cervicales;** Transversalschnitt durch den Hals. [S700-L126]
Man unterscheidet eine Muskelfaszie mit 3 Blättern, eine Leitungsbahnenfaszie und eine Organfaszie mit 2 Blättern.

**Muskelfaszien:**
- Lamina superficialis (oberflächliches Blatt, umhüllt den ganzen Hals und umscheidet M. sternocleidomastoideus sowie Mm. levator scapulae und trapezius im Halsbereich)
- Lamina pretrachealis (mittleres Blatt, umhüllt infrahyale Muskeln)
- Lamina prevertebralis (tiefes Blatt, umscheidet Mm. scaleni, prävertebrale Muskeln, M. rectus capitis lateralis und geht über in die Faszie der autochthonen Rückenmuskulatur)

**Leitungsbahnenfaszie:**
- Karotisscheide (umhüllt Aa. carotides communis, interna und externa, V. jugularis interna, N. vagus [X])

**Organfaszien:**
- Allgemeine Organfaszie (umscheidet alle Halseingeweide, wie Pharynx, Larynx, Schilddrüse, Nebenschilddrüsen, oberen Abschnitt der Trachea, Oesophagus mit Pars cervicalis, gemeinsam)
- Spezielle Organfaszie = Organkapsel (umscheidet jedes einzelne Halseingeweideorgan, z. B. Fascia oesophagea)

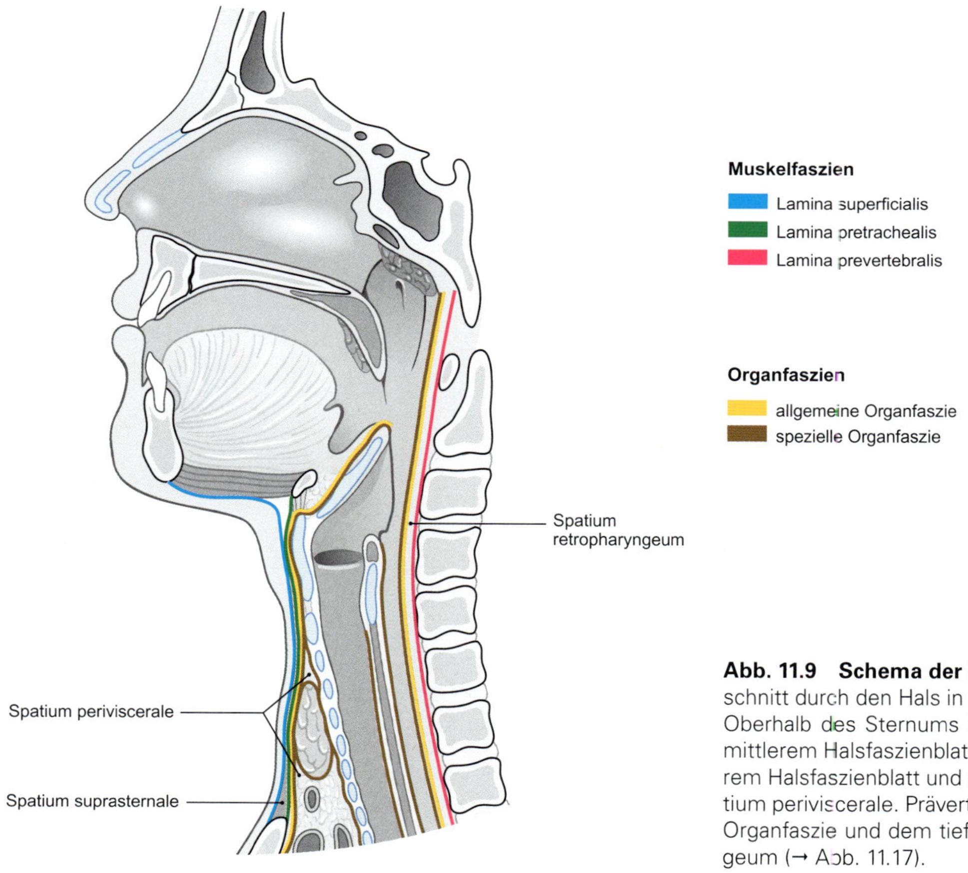


**Abb. 11.9 Schema der Halsfaszien, Fasciae cervicales;** Sagittalschnitt durch den Hals in Höhe des Kehlkopfs. [S700-L126]
Oberhalb des Sternums befindet sich zwischen oberflächlichem und mittlerem Halsfaszienblatt das Spatium suprasternale, zwischen mittlerem Halsfaszienblatt und allgemeiner Organfaszie liegt ventral das Spatium periviscerale. Prävertebral befindet sich zwischen der allgemeinen Organfaszie und dem tiefen Halsfaszienblatt das Spatium retropharyngeum (→ Abb. 11.17).

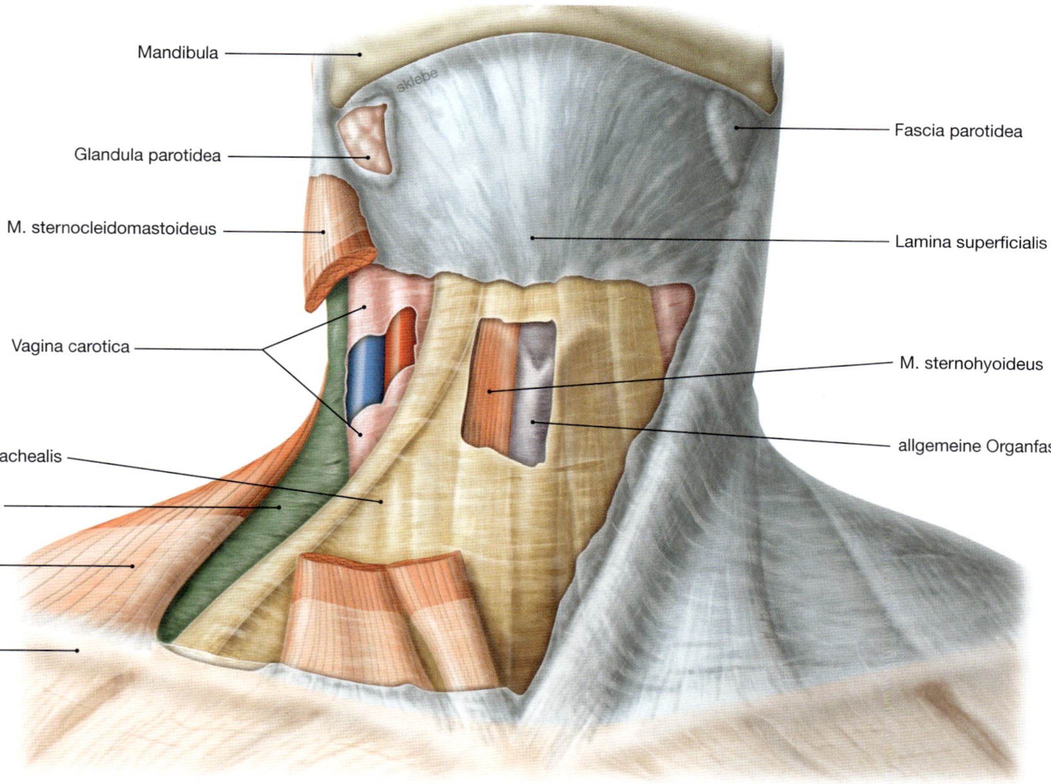


**Abb. 11.10 Muskelfaszien des Halses, Fasciae cervicales;** Ansicht von ventral. [S700-L238]
Das Platysma ist auf beiden Seiten abgelöst. Auf der rechten Seite ist das oberflächliche Halsfaszienblatt intakt und umscheidet den M. sternocleidomastoideus. Links sind der Muskel und das oberflächliche Halsfaszienblatt größtenteils abgetragen. Über dem Kehlkopf ist ein kleiner Teil der mittleren Halsfaszie entfernt und gibt den Blick auf den von der mittleren Halsfaszie umscheideten M. sternohyoideus sowie die darunterliegende allgemeine Organfaszie frei. Am Hinterrand des M. omohyoideus sieht man die Karotisscheide, die an einer Stelle eröffnet ist, sowie das tiefe Blatt der Halsfaszie.

## Klinik

Im Rahmen von operativen Halseingriffen (z.B. einer Neck-Dissection) dienen die Halsfaszienblätter und die von ihnen abgegrenzten Bindegeweberäume als Leitstrukturen. Zwischen den Halsfaszienblättern können sich innerhalb der Bindegeweberäume Blutungen und Abszesse ausbreiten und kaudalwärts in das Mediastinum absenken **(Senkungsabszess).** Aufgrund der geringen Wandstärke des Pharynx werden Keime besonders häufig in den Para- oder Retropharyngealraum verschleppt (**Parapharyngeal-** [Peripharyngeal-], → Abbildung, oder **Retropharyngealabszess**).

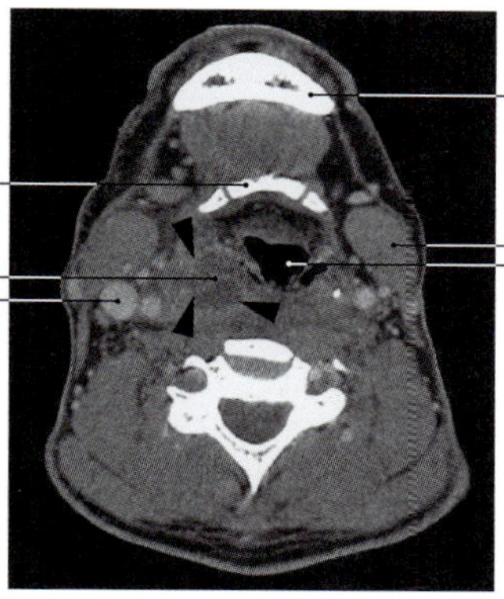


**Parapharyngealabszess** rechts mit Ausbreitung (schwarze Pfeilspitzen) innerhalb des anatomisch festgelegten Spatiums (Spatium lateropharyngeum); computertomographischer Horizontalschnitt. [R242]

## Halsfaszien

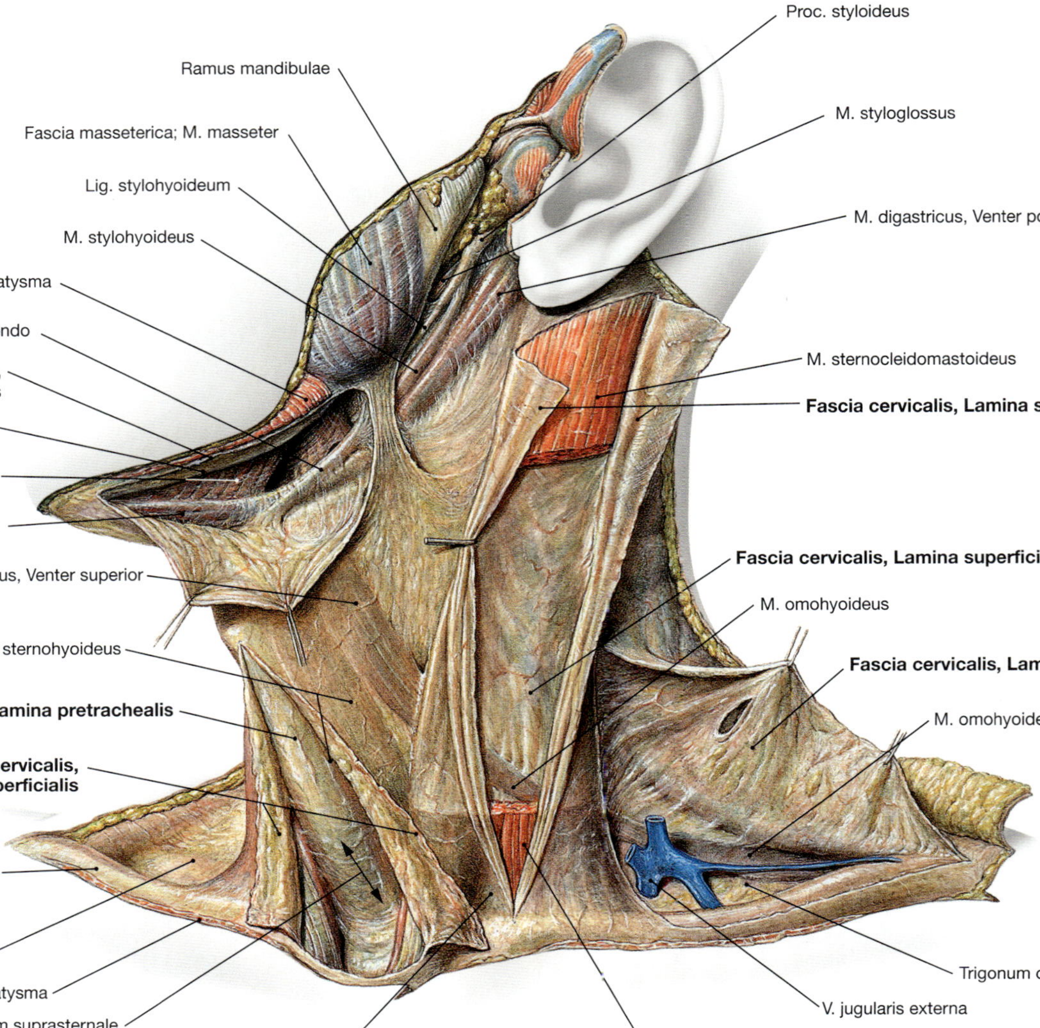


**Abb. 11.11 Halsfaszie, Fascia cervicalis, links;** Ansicht von ventral lateral. [S700]
Die oberflächliche Halsfaszie (Fascia cervicalis, Lamina superficialis) ist an mehreren Stellen eröffnet oder abgelöst. Auch ist das den M. sternocleidomastoideus umscheidende oberflächliche Halsfaszienblatt eröffnet und der M. sternocleidomastoideus im mittleren Abschnitt entfernt. Dadurch blickt man in den Faszienschlauch und sieht den tiefen Anteil der oberflächlichen Halsfaszie. Über der Incisura jugularis des Sternums ist die oberflächliche Halsfaszie schlitzförmig bis zum Adamsapfel des Kehlkopfs durchtrennt und jeweils zur Seite geschlagen. Damit ist das Spatium suprasternale eröffnet. Nach Ausräumung des Fettgewebes (häufig trifft man hier auch auf den Arcus venosus jugularis, → Abb. 11.78) sieht man auf das mittlere Halsfaszienblatt (Fascia cervicalis, Lamina pretrachealis), das die Rückwand des Spatium suprasternale bildet. Ferner ist die oberflächliche Halsfaszie an der Mandibula abgelöst und nach unten geklappt. Darunter sind die Sehne des M. stylohyoideus, der M. mylohyoideus und der Venter anterior des M. digastricus zu erkennen. Im hinteren Halsdreieck ist die oberflächliche Halsfaszie von der Clavicula abgelöst und nach oben geschlagen. Man sieht darunter die V. jugularis externa und angedeutet den von der mittleren Halsfaszie umscheideten Venter inferior des M. omohyoideus.

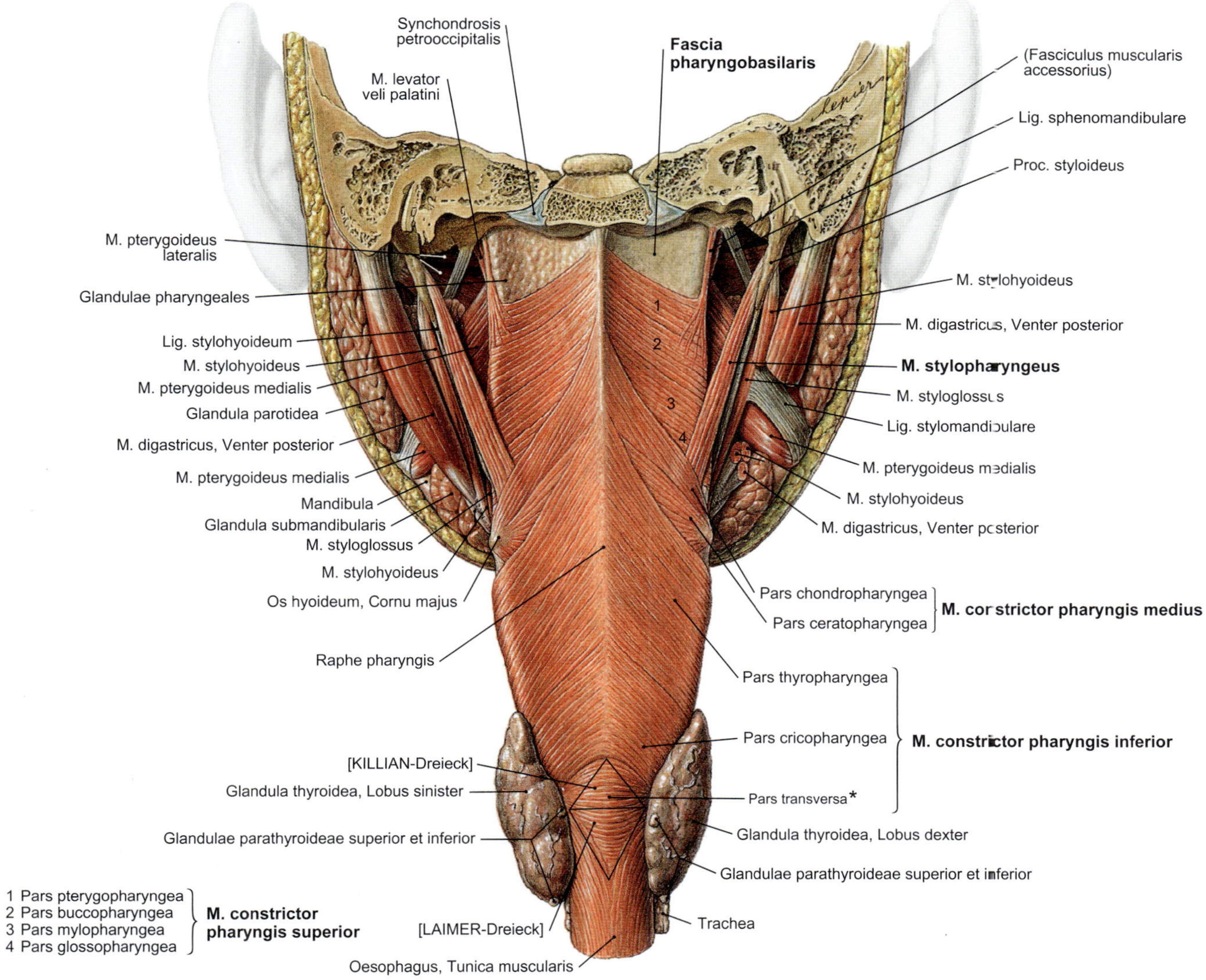


**Abb. 11.12 Rachenmuskeln, Mm. pharyngis;** Ansicht von dorsal. [S700]

Die Rachenmuskulatur (Tunica muscularis pharyngis) besteht aus den Schlundschnürern (Mm. constrictores pharyngis) und aus 3 paarig angelegten Schlundhebern (Mm. levatores pharyngis). Im muskelfreien oberen Abschnitt der Rachenwand schließen sich Tela submucosa und Tunica adventitia zur Fascia pharyngobasilaris zusammen. Schlundschnürer und -heber wirken hauptsächlich beim Schluckakt, beim Würgen sowie beim Sprechen und Singen.

Die **Mm. constrictores pharyngis** superior, medius und inferior, die aus verschiedenen Anteilen bestehen, umschließen hufeisenförmig das Rachenlumen und überlappen sich, wobei der untere Muskel den Unterrand des oberen Muskels geringfügig überdeckt. Die Pars cricopharyngea des unteren Schlundschnürers besitzt 2 Muskelanteile, die zusammen ein muskelschwaches Dreieck (KILLIAN-Dreieck) begrenzen. Am Übergang von der Pars fundiformis des unteren Schlundschnürers zum Oesophagus wird dorsal durch die einstrahlende Speiseröhrenmuskulatur ebenfalls ein Muskeldreieck (LAIMER-Dreieck) gebildet. Dieses steht zum KILLIAN-Dreieck auf dem Kopf. Die Pars fundiformis (der Pars cricopharyngea des M. constrictor pharyngis inferior) bildet für beide Dreiecke die Basis.

Die Schlundheber sind die **Mm. palatopharyngeus, salpingopharyngeus** und **stylopharyngeus.**

* Pars fundiformis der Pars cricopharyngea (KILLIAN-Schleudermuskel)

→ T 6, T 7

## Klinik

Das muskelschwache KILLIAN-Dreieck kann besonders bei Männern im fortgeschrittenen Lebensalter eine Schwachstelle sein. Die Pharynxwand stülpt sich aufgrund eines erhöhten intraluminalen Drucks durch die muskuläre Schwachstelle als **Pulsionsdivertikel** (ZENKER-Divertikel, pharyngoösophageales Divertikel, → Abbildung) in den Retropharyngealraum vor und kann mit Speisebrei gefüllt werden, was zur Regurgitation (Zurückwürgen) unverdauter Nahrung in die Mundhöhle führt.
[S700-L127]

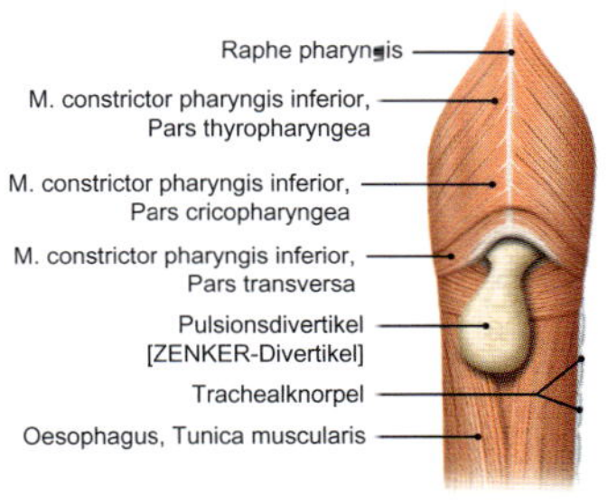

## Ansatzzone und Gefäßversorgung des Rachens

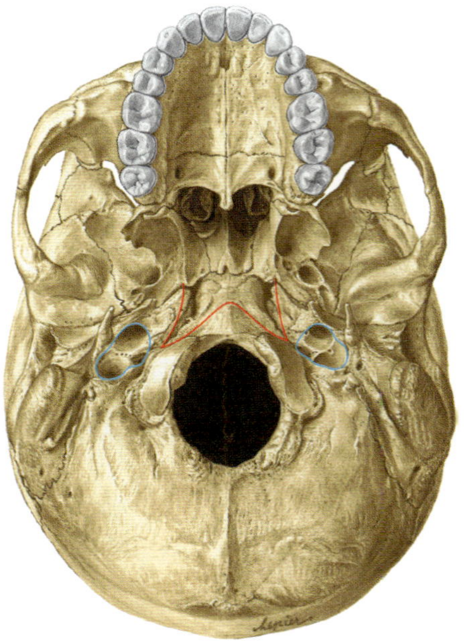

**Abb. 11.13 Äußere Schädelbasis, Basis cranii externa, mit Ansatzzone der Fascia pharyngobasilaris und Durchtrittsstellen zum Spatium lateropharyngeum;** Ansicht von kaudal. [S700]
Der über die **Fascia pharyngobasilaris** (rote Linie) aufgehängte Schlund liegt unmittelbar vor der Halswirbelsäule. Die Fascia pharyngobasilaris ist damit direkt vor den Schädelkondylen und seitlich etwa an der Grenze zwischen Os sphenoidale und Os occipitale an der Schädelbasis befestigt. Lateral davon befinden sich die Durchtrittsstellen für die A. carotis interna, die V. jugularis und die Nn. glossopharyngeus [IX], vagus [X] und accessorius [XI] sowie für den Sympathicus (als Plexus caroticus internus), die aus dem Spatium lateropharyngeum (blaue Kreise) oder in das Spatium lateropharyngeum durch die Schädelbasis übertreten (→ Abb. 11.21, → Abb. 11.22 und → Abb. 11.24).

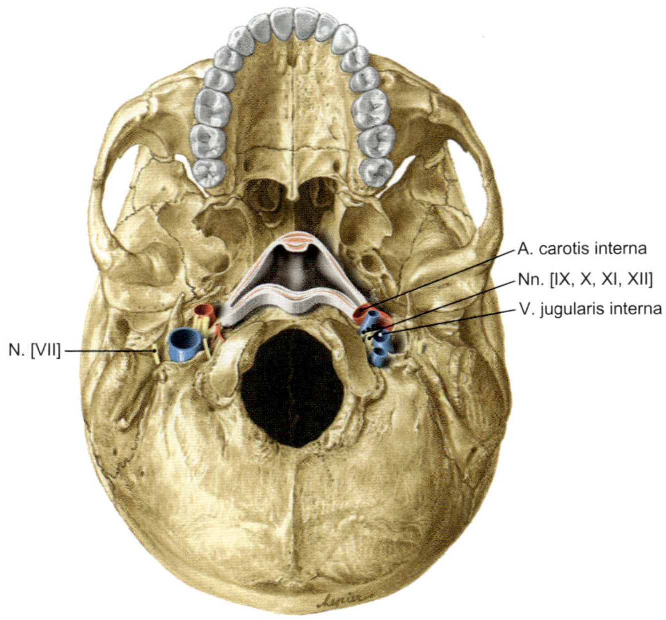


**Abb. 11.14 Durchtritt von Gefäßen und Nerven des Rachens und Anheftung des Rachens, Pharynx, im Bereich der Schädelbasis;** Ansicht von kaudal. [S700-L127]
Die Anheftung des Pharynx an der Schädelbasis liegt direkt vor dem Foramen magnum. Seitlich treten die Gefäße und Nerven durch die Schädelbasis, die den Pharynx begleiten (s. a. → Abb. 11.18, → Abb. 11.19).

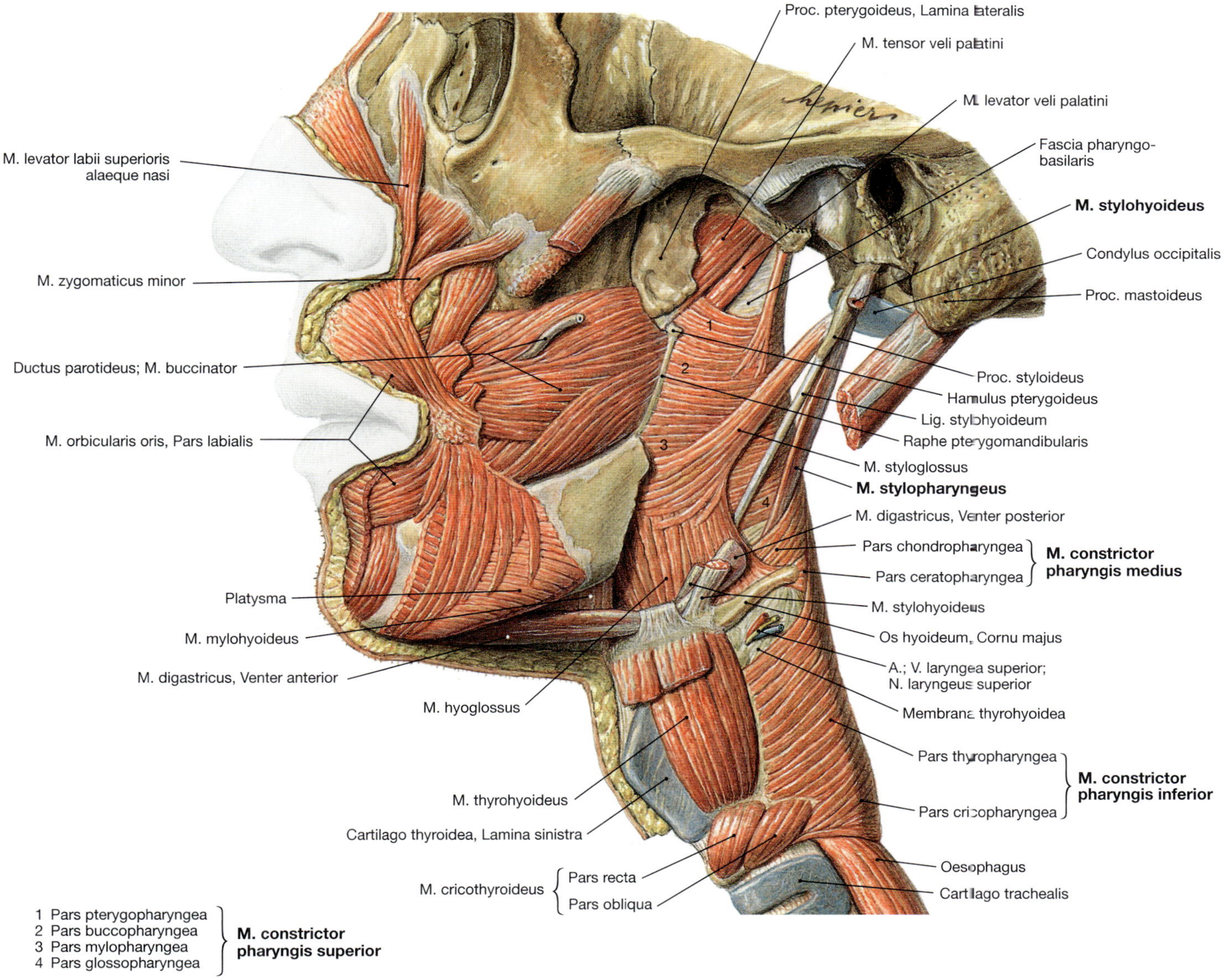


**Abb. 11.15 Rachenmuskeln, Mm. pharyngis, und Gesichtsmuskeln, Mm. faciei, links;** Ansicht von lateral. [S700]
Die Rachenmuskeln werden unterteilt in Schlundschnürer (Konstriktoren, Mm. constrictores pharyngis superior, medius und inferior) und in Schlundheber (Levatoren, Mm. stylopharyngeus, salpingopharyngeus und palatopharyngeus). In der Seitansicht sieht man die verschiedenen Anteile der Mm. constrictores pharyngis und den M. stylopharyngeus.

→T 1.5, T 6, T 7

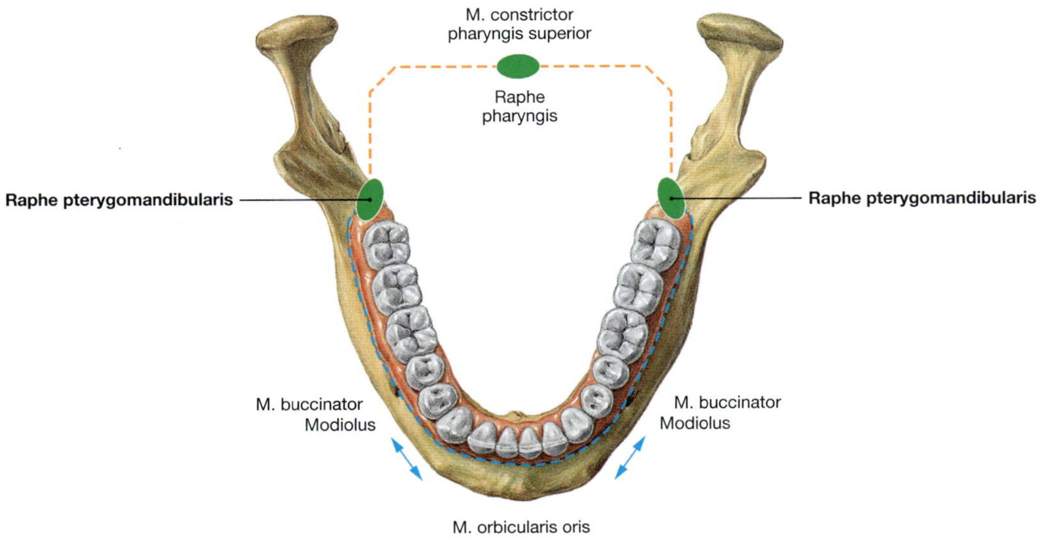


**Abb. 11.16 Oropharyngeales Muskelsystem;** Ansicht von oben. [S700-L127]
Die Muskeln, die die Mundhöhle umgeben (M. orbicularis oris, Mm. buccinatores) bilden mit dem oberen Schlundschnürer (M. constrictor pharyngis superior) ein gegenläufiges Muskelsystem, dem für das Schlucken entscheidende Bedeutung zukommt. Dabei bilden die Muskeln einen geschlossenen Ring. Fixationspunkte sind die sich zwischen Proc. pterygoideus (Lamina lateralis), Hamulus pterygoideus und Mandibula ausspannende paarige **Raphe pterygomandibularis** sowie okzipital die **Raphe pharyngis.**

## Topographie



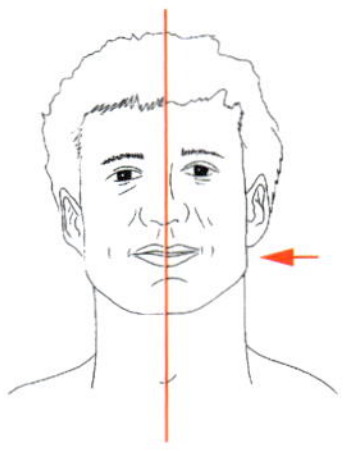

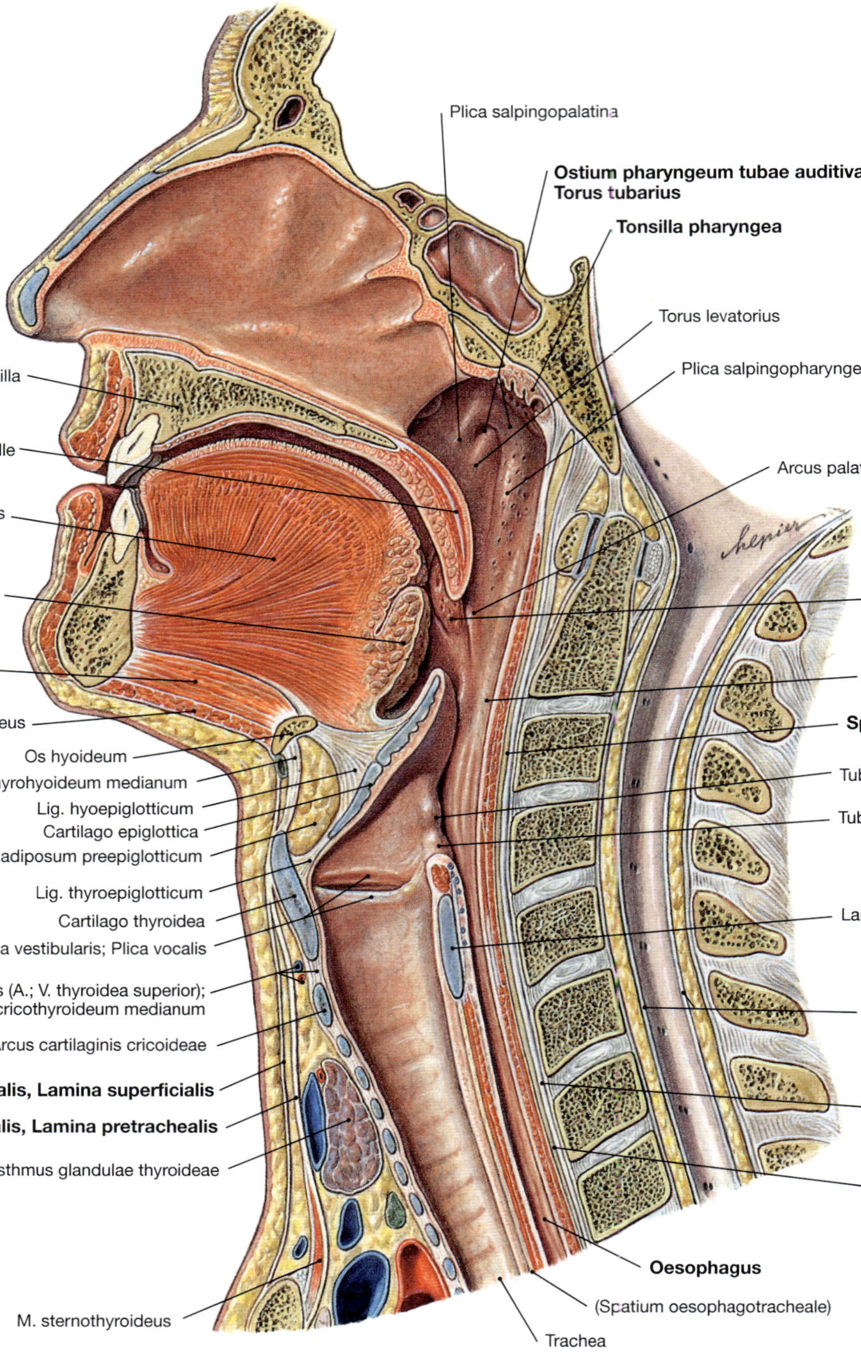


**Abb. 11.17 Mundhöhle, Cavitas oris, Rachen, Pharynx, und Kehlkopf, Larynx;** Mediansagittalschnitt. [S700]
Beziehung der Pharynxetagen zu den Nachbarstrukturen:

- Der **Nasopharynx** (Epipharynx, Pars nasalis pharyngis) steht über die Choanen mit der Nasenhöhle und über die Tuba auditiva mit dem Mittelohr in Verbindung.
- Der **Oropharynx** (Mesopharynx, Pars oralis pharyngis) stellt den Übergang zwischen oberer und unterer Etage her und ist über den Isthmus faucium mit der Mundhöhle verbunden.
- Der **Laryngopharynx** (Hypopharynx, Pars laryngea pharyngis) steht vorne mit dem Kehlkopf über den Aditus laryngis in Verbindung und setzt sich kaudal in der Speiseröhre fort. Innerhalb des Rachens kreuzen Luft- und Speiseweg.

Am Übergang von Nasen- und Mundhöhle zum Pharynx sitzt der WALDEYER-Rachenring aus lymphoepithelialem Gewebe, der der Immunabwehr dient. Er wird von den Tonsillae pharyngea, tubariae (nicht dargestellt), palatinae und lingualis sowie den Seitensträngen (lymphatisches Gewebe auf den Plicae salpingopharyngeae) gebildet.

### Klinik

**Verschluckte Fremdkörper** gelangen häufig in die Valleculae epiglotticae am Zungengrund und können durch Druck auf den Kehldeckel die Atemwege verlegen oder zum **Bolustod** (reflektorischer Herz-Kreislauf-Stillstand durch vagale Reizung des empfindlichen Nervengeflechts von Pharynx und Larynx durch einen Fremdkörper) führen, wenn sich beim Schlucken ein großer Bissen (Bolus) im Laryngopharynx so verklemmt, dass er auch durch starkes Husten nicht mehr gelöst werden kann. Kleine spitze Fremdkörper, wie Gräten oder Teile von Geflügelknochen, bleiben meistens in der Tonsilla palatina stecken.

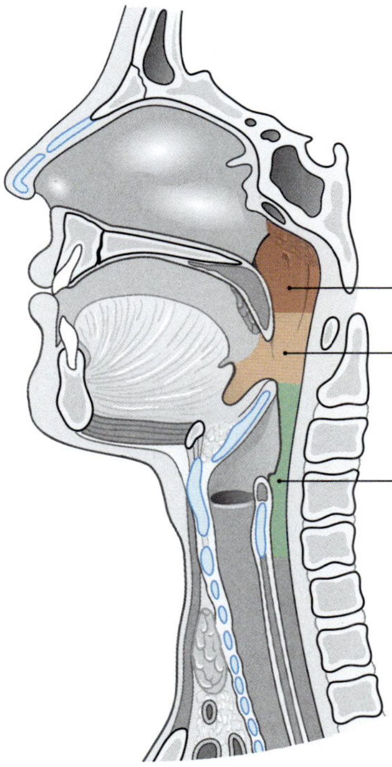


**Abb. 11.18 Einteilung des Rachens, Pharynx, in Etagen;** Mediansagittalschnitt. [S700-L126]
Der Pharynx wird entsprechend seinen Öffnungen in 3 Etagen gegliedert:

- **Obere Etage:** Pars nasalis pharyngis, Epipharynx, Nasopharynx (Schädelbasis bis zum Oberrand des Dens axis)
- **Mittlere Etage:** Pars oralis pharyngis, Mesopharynx, Oropharynx (Oberrand des Dens axis bis zum höchsten Punkt der Epiglottis)
- **Untere Etage:** Pars laryngea pharyngis, Hypopharynx, Laryngopharynx (höchster Punkt der Epiglottis bis zum Oesophaguseingang)

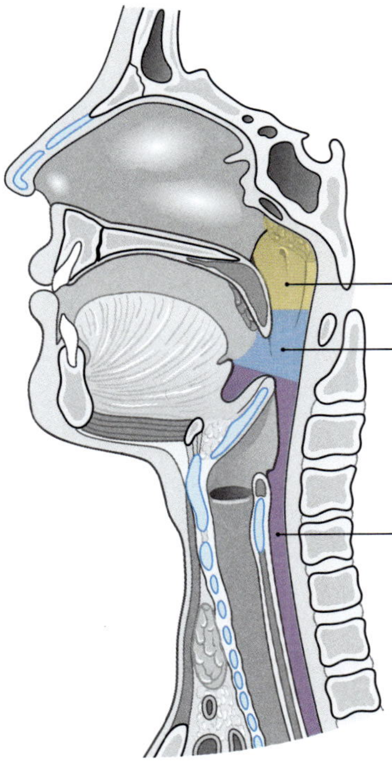


**Abb. 11.19 Sensible Innervation des Rachens, Pharynx;** Mediansagittalschnitt. [S700-L126]
An der Innervation des Nasopharynx sind Fasern des 2. Trigeminusastes (R. pharyngeus, ein Ast der Rr. ganglionares [Nn. pterygopalatini] des N. maxillaris [V/2]) beteiligt. Der übrige Pharynx wird von Ästen des N. glossopharyngeus [IX] und des N. vagus [X] (N. laryngeus superior) innerviert. Die Fasern bilden gemeinsam mit vegetativen Fasern des Truncus sympathicus außen auf der Rachenwand ein Nervengeflecht **(Plexus pharyngeus).** Die afferenten und efferenten Fasern des Plexus pharyngeus sind Glieder des lebenswichtigen Schluck- und Abwehrreflexes, die auch im Schlaf erhalten bleiben. Die Koordination der Reflexabläufe erfolgt in der Medulla oblongata.

## Schluckakt

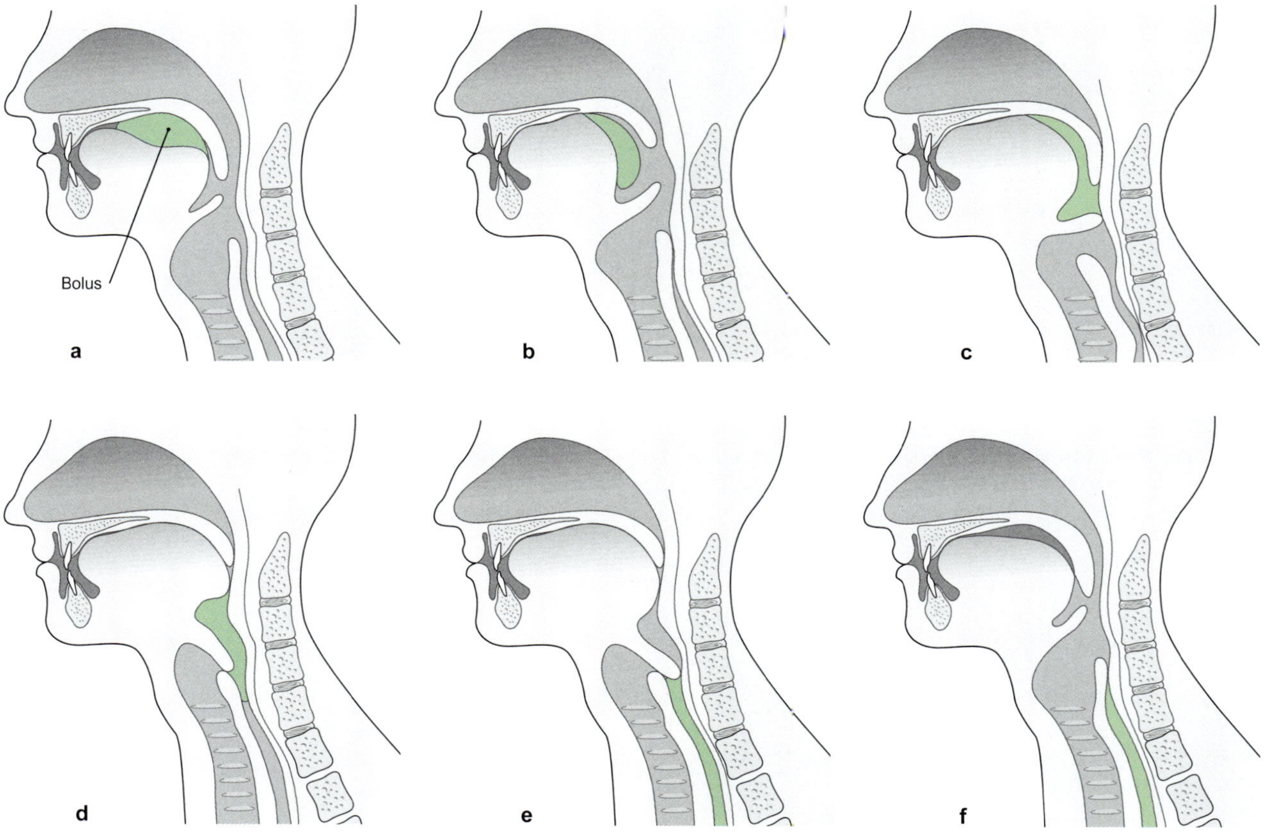


**Abb. 11.20a–f Schluckakt;** Mediansagittalschnitt. [R389-L106]
Der Schluckakt lässt sich in 3 Phasen einteilen:

- **Orale Phase (1):** Hierbei wird die Nahrung (grün) in der Mundhöhle willkürlich zerkleinert und eingespeichelt (→ Abb. 12.20a). Anschließend wird die Zunge durch Kontraktion der Mundbodenmuskulatur gegen den Gaumen gepresst und der Speisebolus (grün) in Richtung Isthmus faucium befördert (→ Abb. 12.20b).
- **Pharyngeale Phase (2):** Ab hier läuft der Schluckvorgang reflektorisch ab und kann nicht mehr unterbrochen werden. Dabei werden die Atemwege durch den koordinierten Transport des Bissens gesichert. Zunächst kontrahieren der M. tensor veli palatini und der M. constrictor pharyngis superior und formen den PASSAVANT-Ringwulst, der den Zugang zum Nasopharynx verschließt (→ Abb. 12.20c). Zurück in die Mundhöhle kann der Bolus aufgrund der Kontraktion des muskulären Sphinktersystems im Bereich des Isthmus faucium und der Zunge nicht mehr und wird in den Hypopharynx gepresst (→ Abb. 12.20d). Zusätzlich werden der Kehlkopfeingang und die Stimmritze verschlossen.
- **Ösophageale Phase (3):** Es kommt zur peristaltischen Kontraktion der Pharynxmuskulatur von kranial nach kaudal (→ Abb. 12.20e). Gleichzeitig heben die Schlundheber den Kehlkopf an. Dadurch wird der Pharynx gewissermaßen über den Speisebolus gezogen. Flüssigkeiten werden bei aufrechtem Stand durch ruckartige Kontraktion des Mundbodens und des M. constrictor pharyngis superior als „Spritzschluck“ in den Magen befördert. Feste Nahrungsbestandteile wie im gezeigten Beispiel werden durch peristaltische Kontraktionswellen transportiert (→ Abb. 12.20f).

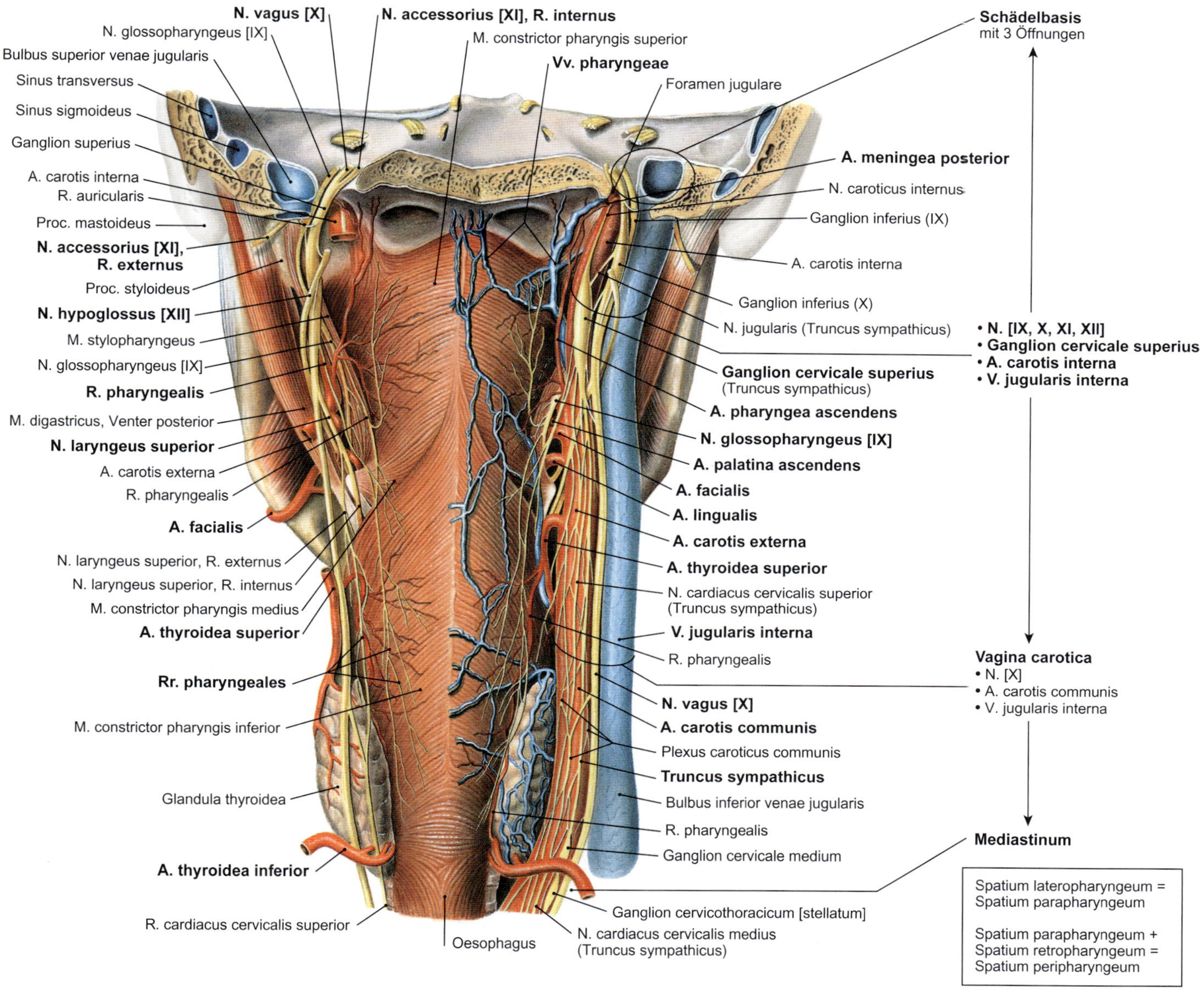


**Abb. 11.21 Gefäße und Nerven des Rachens, Pharynx, und des Parapharyngealraums, Spatium lateropharyngeum;** Ansicht von dorsal. [S700]

Die **Blutversorgung** erfolgt hauptsächlich über die A. pharyngea ascendens. Die Arterie verläuft im parapharyngealen Bindegewebe medial vom Gefäß-Nerven-Strang des Halses aufwärts bis zur Schädelbasis; ihr Endast, die A. meningea posterior, tritt meist durch das Foramen jugulare in die hintere Schädelgrube. Zuflüsse bestehen ferner im Bereich der Tubenmündung über die A. palatina ascendens und im Hypopharynx über die A. thyroidea inferior.

Die gesamte Submukosa des Rachens wird von einem Venenplexus (Plexus pharyngeus) durchzogen. **Venöse Abflüsse** bestehen über die Vv. pharyngeae in die V. jugularis interna und im Bereich des Nasopharynx in die Vv. meningeae.

Der **Lymphabfluss** erfolgt von der Tonsilla pharyngea und der Rachenwand zu den Nodi lymphoidei retropharyngeales und zu den Nodi lymphoidei cervicales profundi (nicht dargestellt).

**Innervation:** Außer dem Plexus pharyngeus und dem N. pharyngeus des N. maxillaris [V/2] (sensible Innervation des Pharynx → Abb. 11.19 und → Abb. 12.141) innerviert der N. glossopharyngeus [IX] den oberen und einen Teil des mittleren Schlundschnürers sowie die Schlundheber motorisch; der untere Anteil des mittleren Schlundschnürers und der untere Schlundschnürer werden vom N. vagus [X] innerviert.

## Gefäße und Nerven des Parapharyngealraums

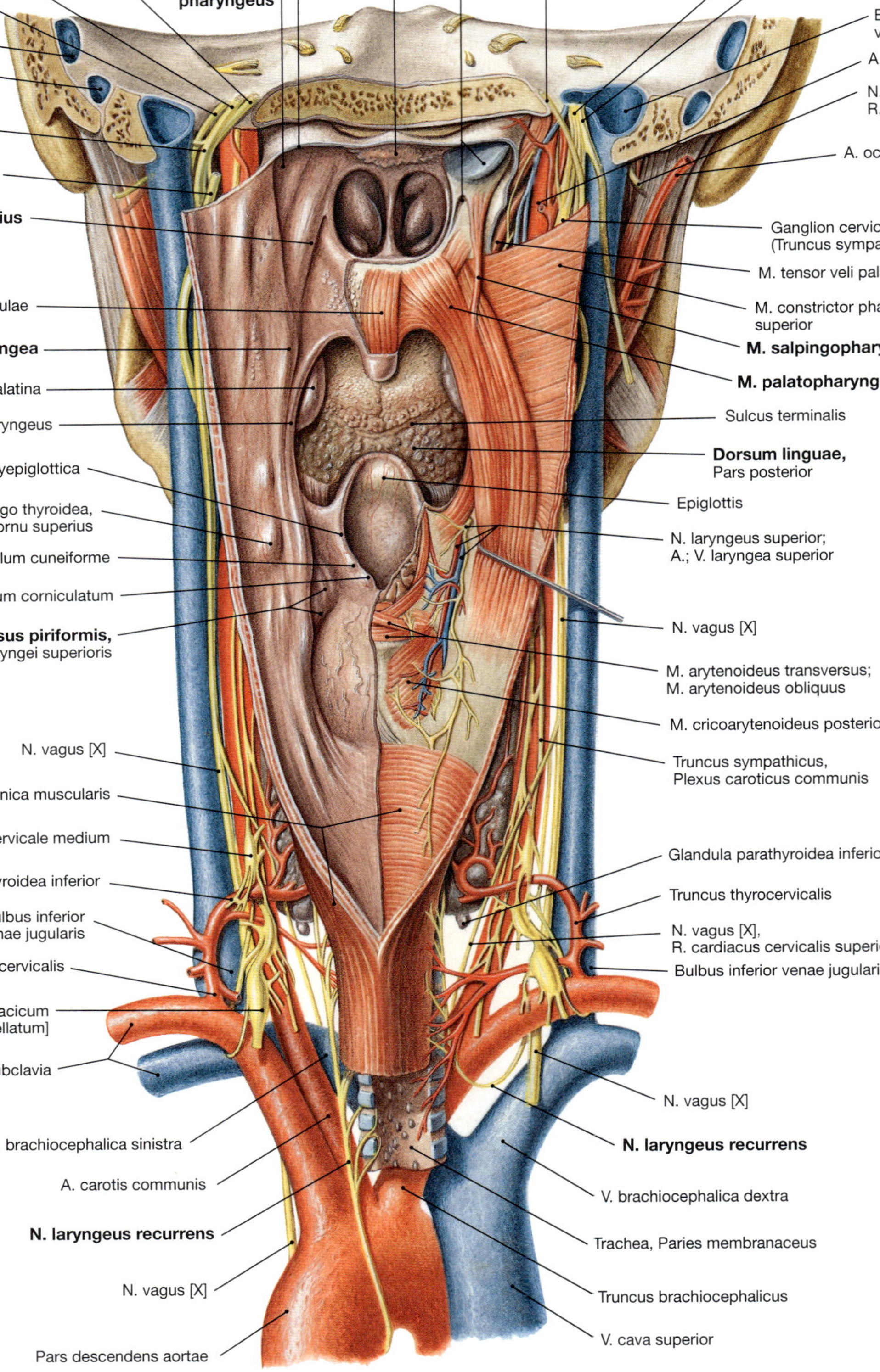


**Abb. 11.22 Gefäße und Nerven von Rachen, Pharynx, und Parapharyngealraum, Spatium lateropharyngeum;** Ansicht von dorsal; Rachen von dorsal eröffnet. [S700]

Etwa in Höhe des unteren Nasengangs liegt in der Seitenwand der Pars nasalis pharyngis die Mündung der Ohrtrompete (Ostium pharyngeum tubae auditivae). Sie wird hinten und oben vom Tubenwulst **(Torus tubarius)** umrahmt. Kaudal setzt sich der Tubenwulst als längliche Schleimhautfalte (Plica salpingopharyngea) fort, die durch den M. salpingopharyngeus hervorgerufen wird. Der untere Abschnitt des Ostium pharyngeum tubae auditivae wird durch den Levatorwulst **(Torus levatorius)** begrenzt, dessen Grundlage der M. levator veli palatini ist. Die Tubenmündung ist der Eingang in die Ohrtrompete (Tuba auditiva [auditoria], EUSTACHIO-Röhre), die die Pars nasalis pharyngis mit der Paukenhöhle verbindet. Direkt hinter dem Torus tubarius liegt eine Vertiefung (Recessus pharyngeus [FOSENMÜLLER-Grube]), die sich kranialwärts bis zum Rachendach ausdehnt. Den seitlichen Rand des Isthmus faucium bildet der M. palatopharyngeus. Man blickt von dorsal ferner auf den Zungengrund (Dorsum linguae), auf die Rückseite des Kehlkopfs und sieht den Eingang in die Speiseröhre. An der hinteren Kehlkopfwand befindet sich beidseits der Recessus piriformis. Zu beachten ist der seitendifferente Verlauf des N. laryngeus recurrens auf der linken Körperseite um den Arcus aortae und auf der rechten Seite um die A. subclavia.

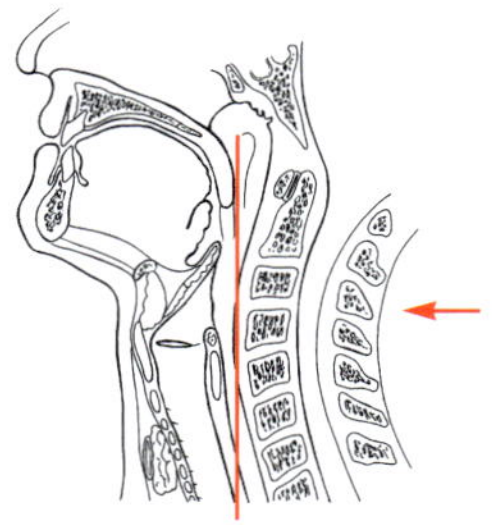

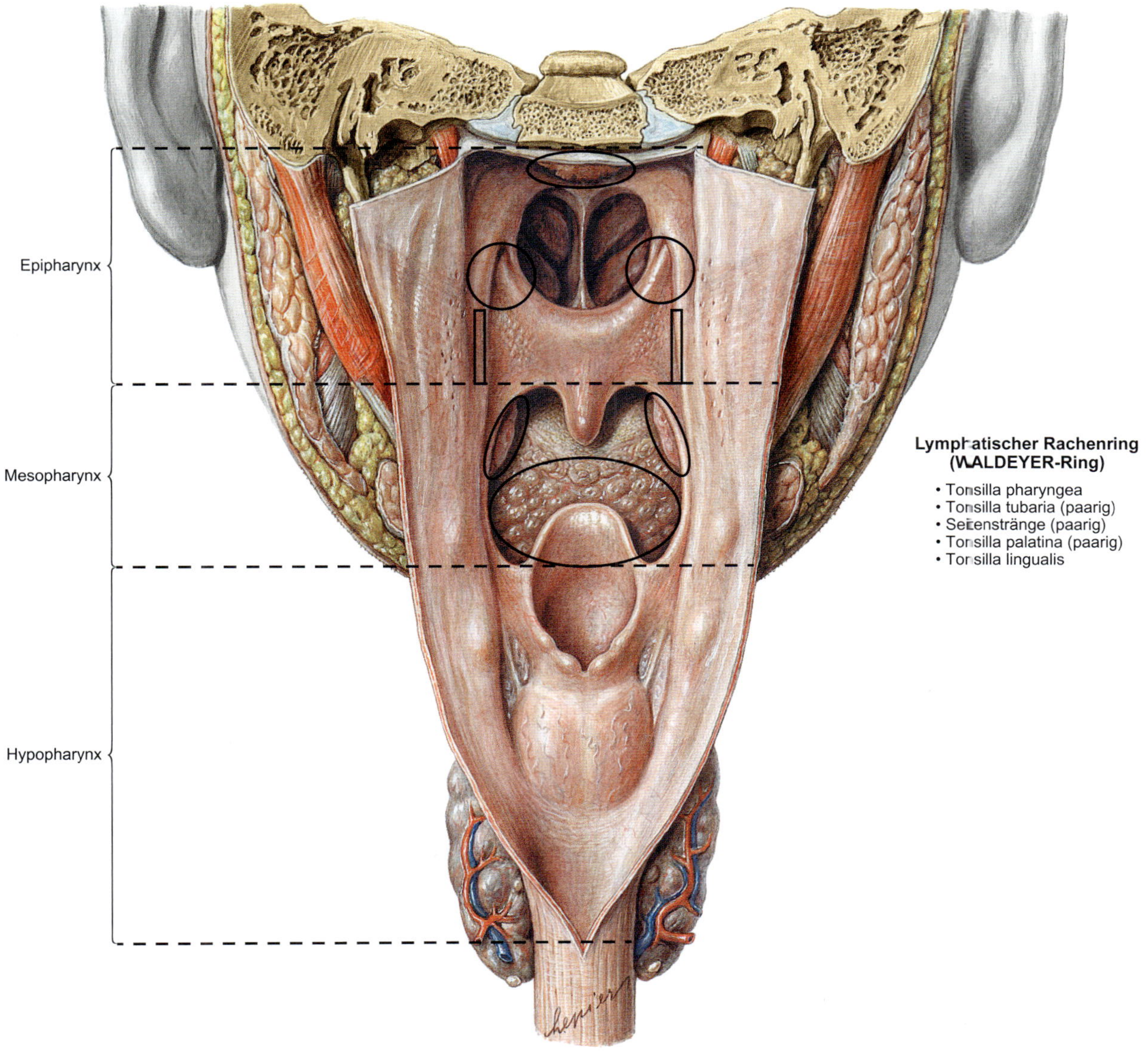


**Abb. 11.23 Lymphatisches Gewebe im Bereich des Rachens, Pharynx;** Ansicht von dorsal; Rachen von dorsal eröffnet. [S700]
Im Bereich des Rachens ist lymphatisches Gewebe in Form eines lymphatischen Rings (lymphatischer Rachenring, WALDEYER-Rachenring) angeordnet. Dabei handelt sich um eine Gruppe lymphoepithelialer Gewebe, die am Übergang von Mund- und Nasenhöhle zum Rachen lokalisiert sind. Der lymphatische Rachenring steht im Dienst der Immunabwehr und gehört zum mukosaassoziierten lymphatischen Gewebe (MALT, „mucosa associated lymphatic tissue"). Der lymphatische Rachenring umfasst die Zungenmandel (Tonsilla lingualis, unpaar), die Gaumenmandel (Tonsilla palatina, paarig), den Seitenstrang (paarig), die Tubenmandel (Tonsilla tubaria, paarig) und die Rachenmandel (Tonsilla pharyngea, unpaar, vergleiche Tabelle unter → Abb. 8.227).

## Spatium peripharyngeum

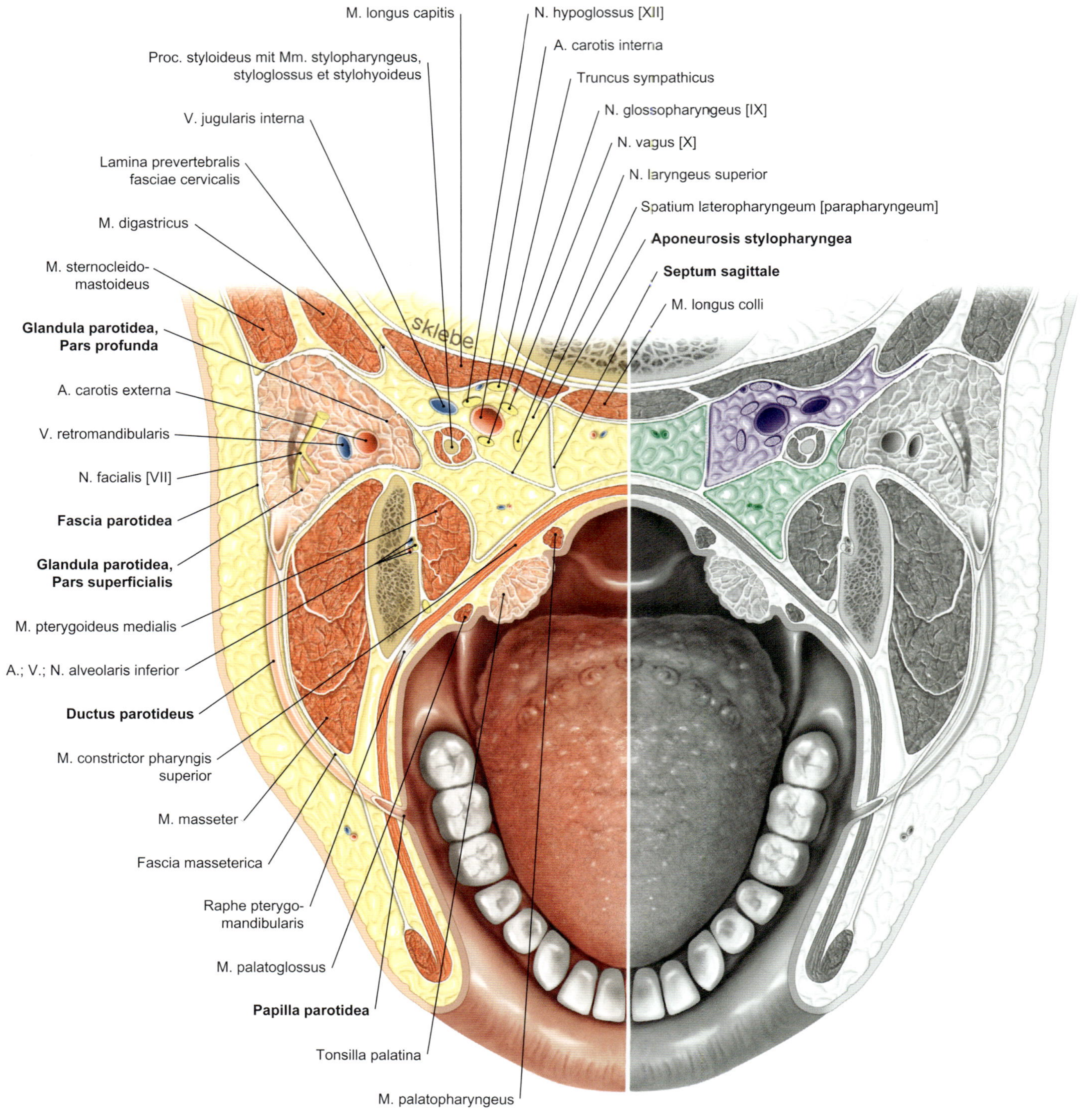


**Abb. 11.24 Spatium lateropharyngeum und Spatium retropharyngeum;** Horizontalschnitt in Höhe der Mundhöhle. [S700-L238]/[G1086]
Zwischen Pharynx (M. constrictor pharyngis superior) und prävertebraler Halsmuskulatur (M. longus colli, M. longus capitis) liegt das **Spatium peripharyngeum** (grün + lila). Es beinhaltet das **Spatium lateropharyngeum** (lila) und das **Spatium retropharyngeum** (grün), die durch das Septum sagittale sowie die Aponeurosis stylopharyngea voneinander getrennt sind. Das Spatium retropharyngeum ist in 2 Kompartimente unterteilt. Lateral grenzt der tiefe Anteil der Glandula parotidea (Pars profunda) an das Spatium peripharyngeum sowie die Mm. pterygoideus medialis und M. digastricus (Venter posterior). Im Spatium lateropharyngeum verlaufen die A. carotis interna, die V. jugularis interna sowie die Nn. glossopharyngeus [IX], vagus [X] (sowie nach seinem Abgang der N. laryngeus superior), accessorius [XI] (verlässt das Spatium schon kurz unterhalb der Schädelbasis) und hypoglossus [XII]. Der Truncus sympathicus verläuft im oberen Teil des Halses gemeinsam mit den genannten Hirnnerven im Spatium lateropharyngeum, durchbricht etwa in der Mitte des Halses das prävertebrale Halsfaszienblatt und verläuft in der unteren Hälfte auf den prävertebralen Halsmuskeln. Zwischen Spatium lateropharyngeum und Spatium retropharyngeum liegt der Proc. styloideus mit den an ihm ansetzenden Mm. stylopharyngeus, styloglossus und stylohyoideus.

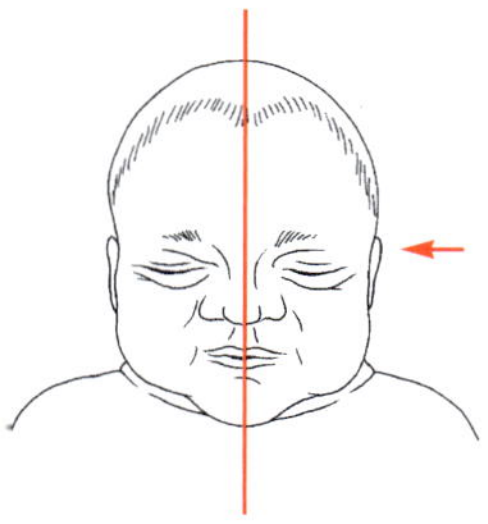

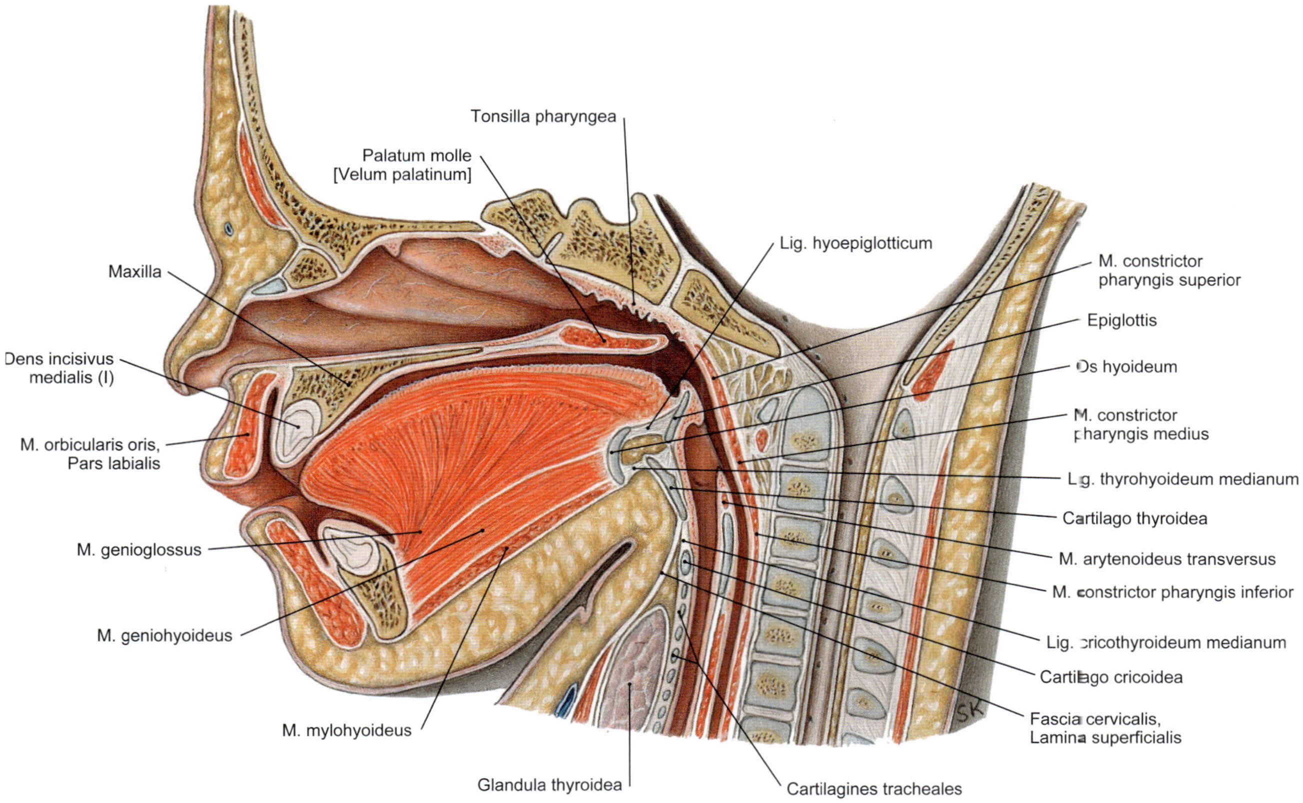


**Abb. 11.25 Gesichtsanteil von Kopf, Caput, und Hals, Collum, eines Neugeborenen;** Sagittalschnitt rechts paramedian, Blick von medial auf die rechte Seite. [S700-L238]
Der Kehlkopf steht beim Neugeborenen und beim Säugling viel höher als beim Erwachsenen (→ Abb. 11.17). Im Gegensatz zum Erwachsenen und zum Kind kann der Säugling gleichzeitig trinken und atmen (→ Abb. 11.26), allerdings beginnen sich Atmung und Schlucken wenige Tage bis Wochen nach der Geburt zu synchronisieren und aufeinander abzustimmen im Sinne eines Wechsels zwischen Atmung und Schlucken.

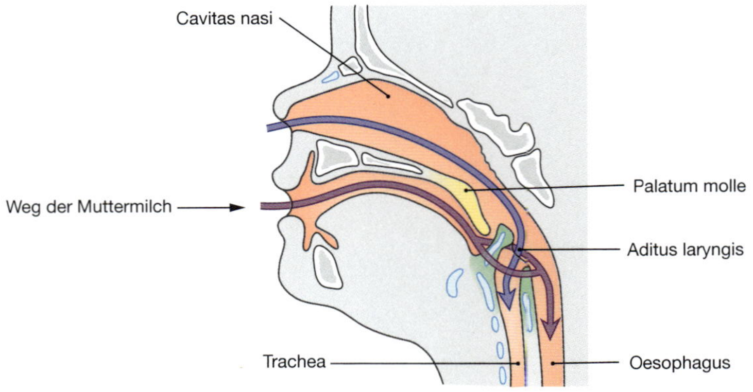


**Abb. 11.26 Kopf eines Säuglings;** Mediansagittalschnitt auf Höhe von Nase und Kehlkopf. [S700-L126]/[E402-004]

Der Säugling kann gleichzeitig trinken und atmen. Da der Kehlkopf noch relativ hoch steht (→ Abb. 11.25), reicht die Epiglottis bis an den Nasopharynx heran. Die Flüssigkeiten (Muttermilch) fließen durch die Recessus piriformes des Kehlkopfs in die Speiseröhre und gelangen nicht in die unteren Atemwege. Allerdings kommt es im Rahmen von Koordinationsvorgängen zwischen den verschiedenen Muskelgruppen der Mundhöhle und des Rachens sowie der Atemmuskulatur innerhalb von Tagen bis Wochen nach der Geburt zu einer Synchronisation zwischen Atmung und Schluckvorgang im Sinne eines koordinierten Wechsels, so dass das durch das Wachstum bedingte Tiefertreten des Kehlkopfs für den Schluckvorgang keine Rolle spielt.

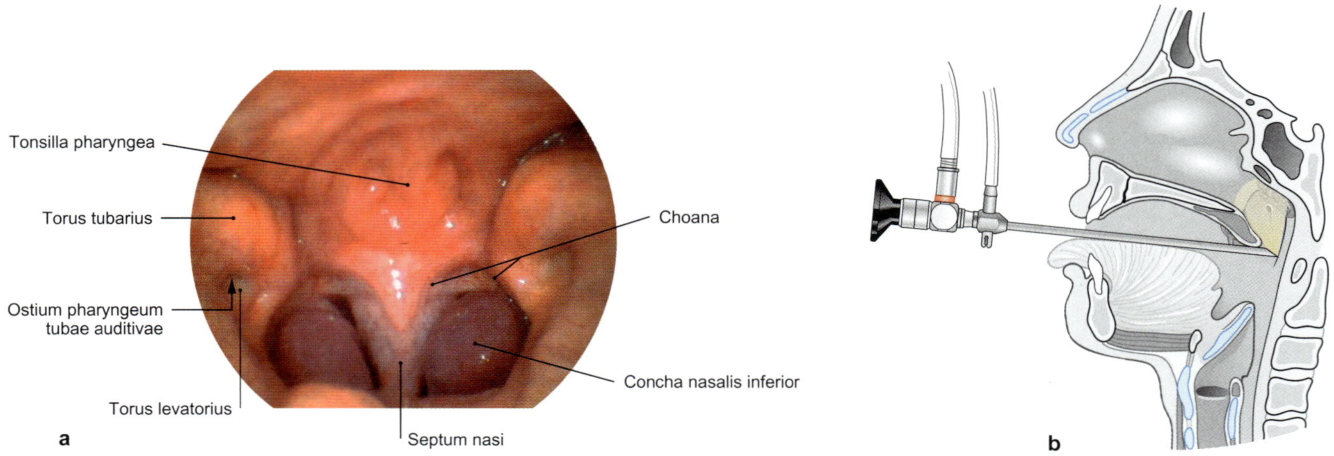


**Abb. 11.27a und b Nasopharynx;** Endoskopie des Nasopharynx.
**a** Ansicht von hinten auf Choanae, beidseitige Öffnung der Tuba auditiva und die Tonsilla pharyngea. [S700-T720]
**b** Lage und Blickwinkel des Endoskops. [S700-L126]

Der Blick mit dem Endoskop von hinten in den Nasen-Rachen-Raum zeigt jeweils die hinteren Enden der unteren Nasenmuschel und den Eingang in die Tuba auditiva [auditoria] (Ostium pharyngeum tubae auditivae). Am Rachendach befindet sich die unauffällige Rachenmandel (Tonsilla pharyngea).

## Klinik

Bei Säuglingen liegt die Tubenöffnung im Verhältnis zu Erwachsenen ca. 1 cm tiefer und damit etwa in Höhe des harten Gaumens. Insbesondere bei Flaschenfütterung, wenn das Kind in der Horizontalen gefüttert wird, kann es durch Milchübertritt in die Paukenhöhle zu einer **Otitis media** kommen.
Hyperplasien der Rachenmandel **(Adenoide)** sind im Kindesalter häufig und führen durch eine Verlegung des Tubenostiums nicht selten zu rezidivierenden Mittelohrentzündungen. Einschränkung des Hörvermögens und daraus resultierende Entwicklungsverzögerungen können die Folge sein. In solchen Fällen ist eine Entfernung der Rachenmandel **(Adenektomie)** angezeigt.
Vor der Tonsilla pharyngea kann an der Unterfläche des Keilbeins im Bindegewebe eine Rachendachhypophyse **(Hypophysis pharyngealis)** als Rest des Stiels der embryonalen RATHKE-Tasche vorhanden sein. Die Hypophysis pharyngealis kann in der Jugend Ausgangspunkt eines **Kraniopharyngeoms** werden.

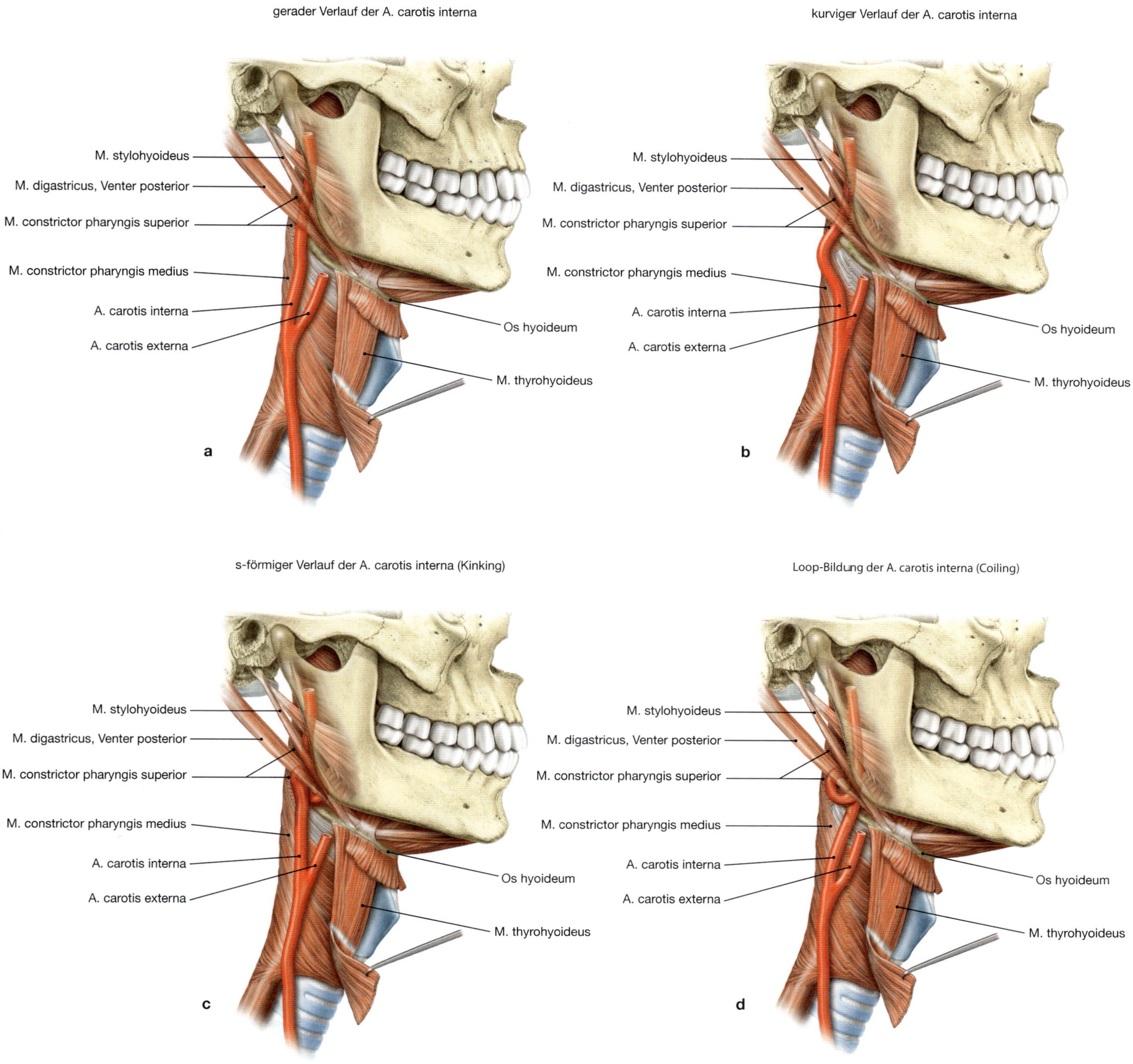


**Abb. 11.28a–d Verlaufsvarianten der Pars cervicalis der A. carotis interna in Bezug zur hinteren Pharynxwand.** [S700-L238]
**a** Gerader Verlauf (Häufigkeit 66 %).
**b** Kurviger Verlauf (Häufigkeit 26,2 %).
**c** S-förmiger Verlauf (Häufigkeit 6 %, davon 2,8 % mit Beziehung zur Pharynxwand), gilt als **gefährliche Karotisschleife.**
**d** Loop-Bildung (Häufigkeit 1,8 %, davon 0,7 % mit Beziehung zur Pharynxwand), gilt als **gefährliche Karotisschleife.**

## Klinik

Aufgrund der engen Beziehung von A. carotis interna und Tonsillenbett (Lage der Tonsilla palatina am Hinterrand des Isthmus faucium) kann es bei Vorliegen einer sog. **gefährlichen Karotisschleife** mit Verletzungsgefahr der A. carotis interna zu einer tödlichen Blutung bei Tonsillektomie oder bei Eröffnung eines Peritonsillarabszesses kommen.

# Kehlkopf

## Kehlkopfskelett

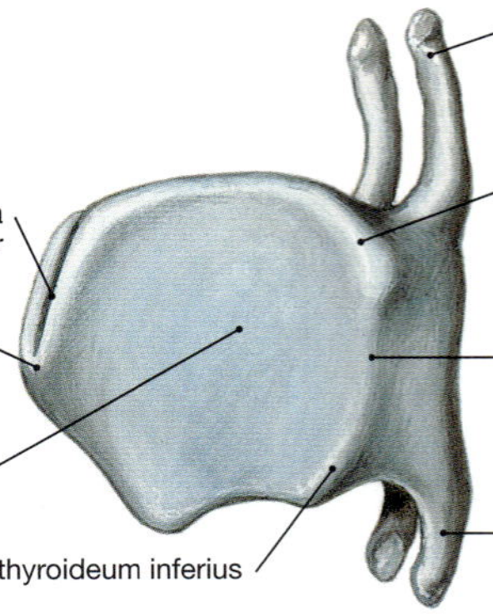


**Abb. 11.29 Schildknorpel, Cartilago thyroidea;** Ansicht von links. [S700]
Der Schildknorpel besteht aus 2 Platten (Lamina dextra und Lamina sinistra), die dorsal jeweils ein oberes und ein unteres Horn besitzen.

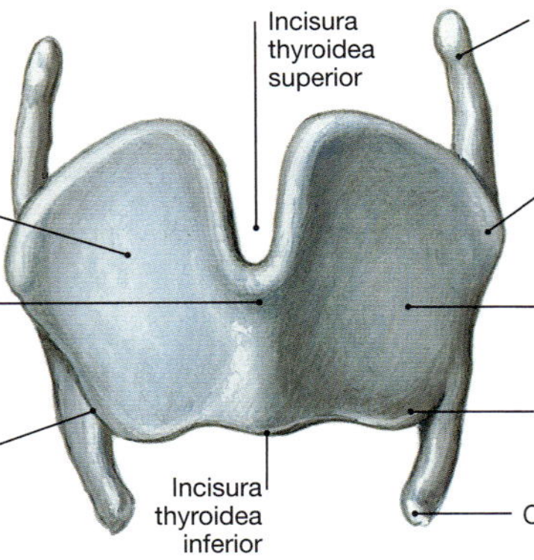


**Abb. 11.30 Schildknorpel, Cartilago thyroidea;** Ansicht von ventral. [S700]
Die beiden Schildknorpelplatten stoßen bei Männern in einem Winkel von ca. 90°, bei Frauen von ca. 120° zusammen.

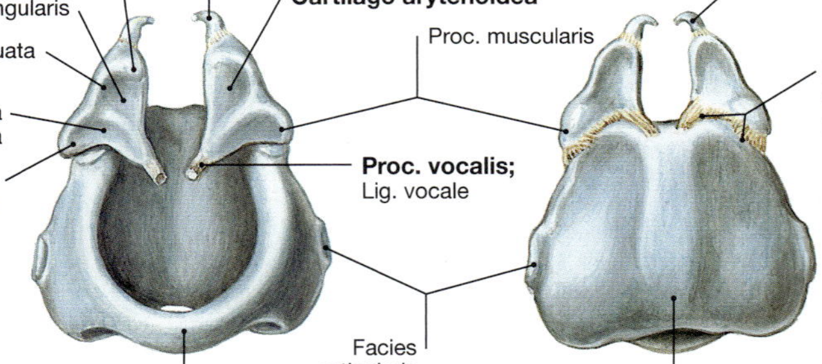


**Abb. 11.31 Ringknorpel, Cartilago cricoidea, und Stellknorpel, Cartilagines arytenoideae;** Ansicht von ventral und von dorsal. [S700]
Von dorsal sieht man zwischen Ring- und Stellknorpel das Lig. cricoarytenoideum posterius (Zügelband).

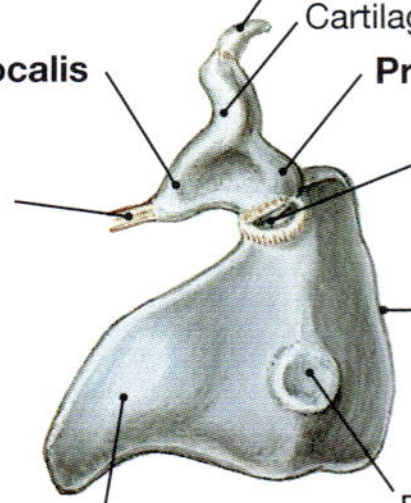


**Abb. 11.32 Ringknorpel, Cartilago cricoidea, und Stellknorpel, Cartilago arytenoidea;** Ansicht von links. [S700]
Ringknorpel und Stellknorpel stehen über die Articulatio cricoarytenoidea, eine Diarthrose, miteinander in Verbindung.

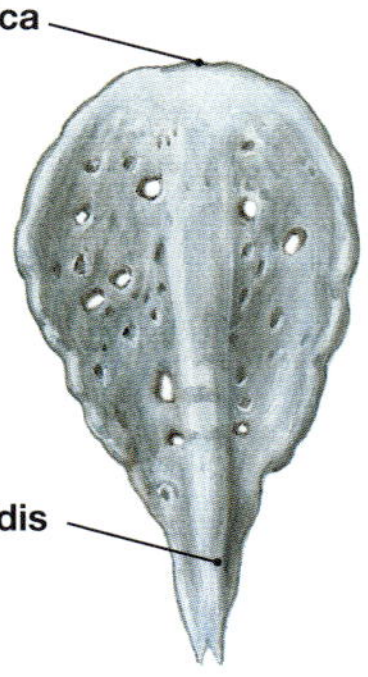


**Abb. 11.33 Kehldeckelknorpel, Cartilago epiglottica;** Ansicht von dorsal. [S700]
Die Epiglottis besteht im Gegensatz zu den anderen großen hyalinen Kehlkopfknorpeln aus elastischem Knorpel.

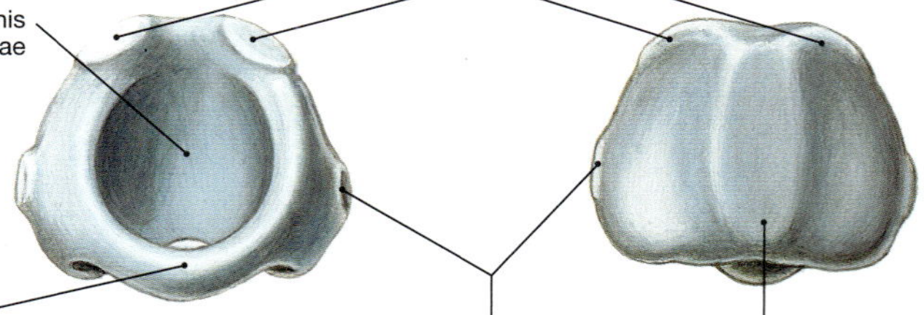


**Abb. 11.34 Ringknorpel, Cartilago cricoidea;** Ansicht von ventral und von dorsal. [S700]
Der Ringknorpel hat eine Siegelringform.

### Klinik

Ab etwa dem 30. Lebensjahr kommt es mit fortschreitendem Alter zu einer geschlechtsdifferenten Verknöcherung der hyalinen Kehlkopfknorpel (Schild-, Ring- und Stellknorpel), die beim Mann sehr ausgeprägt ist. **Frakturen des Kehlkopfskeletts** (z. B. nach Verkehrsunfällen) können zu schweren Obstruktionen der Atemwege mit Phonationsstörungen bis hin zu Erstickungsgefahr führen.

Bei operativer Exzision von Knochengewebe aus dem Schildknorpel, beispielsweise anlässlich einer **Hemilaryngektomie** aufgrund eines Larynxkarzinoms, lassen sich die verbliebenen Teile der Schildknorpelplatten durch Osteosynthesematerial schienen.
In seltenen Fällen können die Kehlkopfknorpel bei der Geburt zu weich sein **(Laryngomalazie)**, was mit Atemstörungen (Dyspnoe) einhergehen kann.

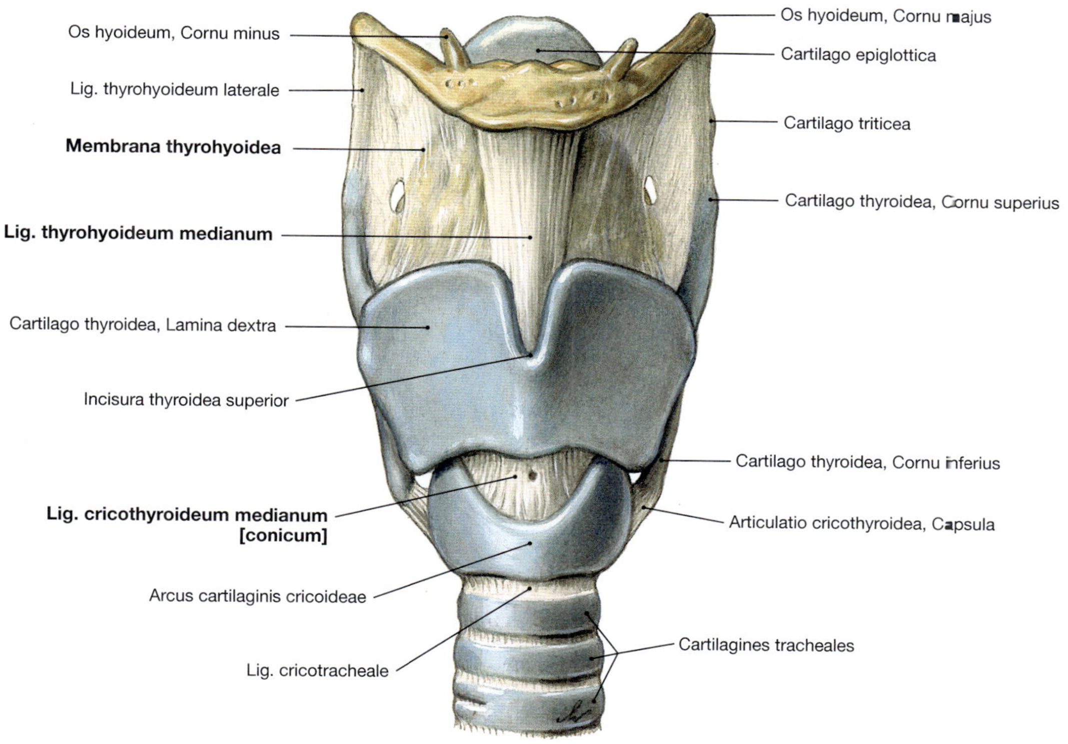


**Abb. 11.35 Kehlkopf, Larynx, und Zungenbein, Os hyoideum;** Ansicht von ventral. [S700]
Entwicklungsgeschichtlich und funktionell hat das Zungenbein eine enge Beziehung zum Kehlkopfskelett. Die einzelnen Skelettelemente des Kehlkopfs stehen untereinander durch Bandhaften **(Syndesmosen)** oder über echte Gelenke **(Diarthrosen)** in Verbindung.

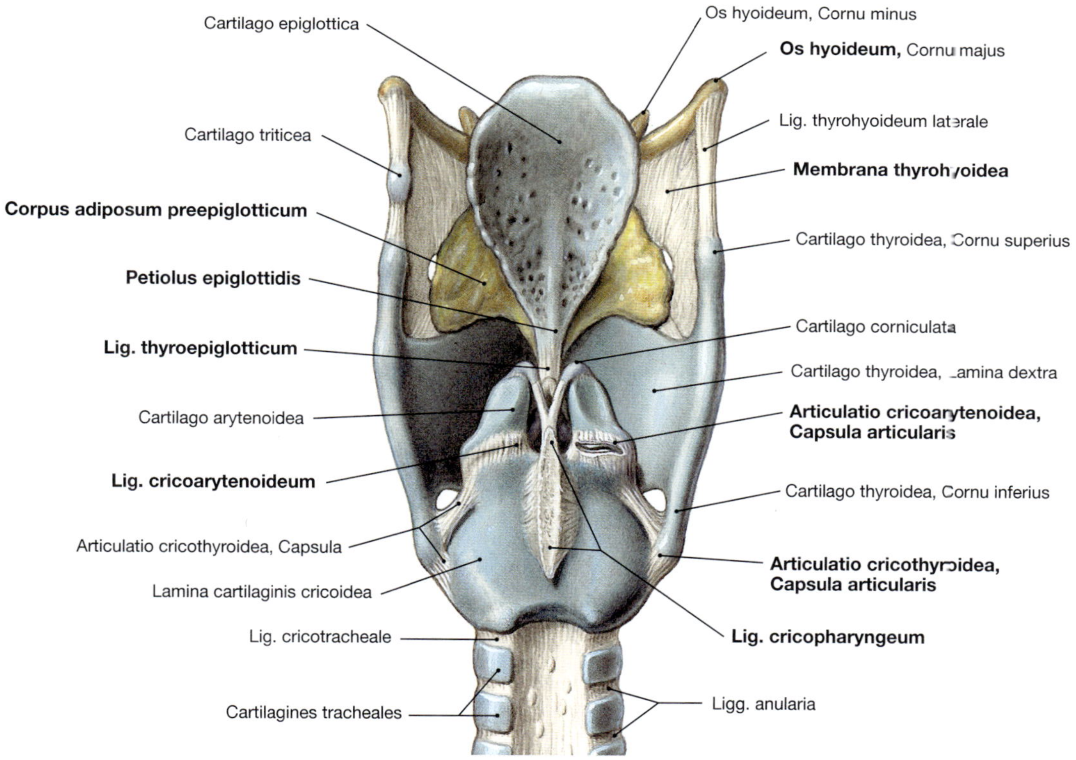


**Abb. 11.36 Kehlkopfknorpel, Cartilagines laryngis, und Zungenbein, Os hyoideum;** Ansicht von dorsal. [S700]
Hinter der Membrana thyrohyoidea befindet sich ein Fettkörper (Corpus adiposum preepiglotticum), der kranial das Lig. hyoepiglotticum und dorsal kaudal die Vorderfläche der Epiglottis erreicht. Die Epiglottis ist mit ihrem Stiel (Petiolus epiglottidis) über das Lig. thyroepiglotticum an die Innenseite des Schildknorpels geheftet.

Echte Gelenke des Kehlkopfs sind die **Articulatio cricothyroidea,** das paarige Gelenk zwischen dem Ringknorpel (Cartilago cricoidea) und den unteren Hörnern des Schildknorpels (Cartilago thyroidea), sowie die **Articulatio cricoarytenoidea** zwischen Ringknorpel und Stellknorpel (Cartilago arytenoidea). Der Stellknorpel wird dorsal durch das Lig. cricoarytenoideum und das Lig. cricopharyngeum gezügelt.

## Kehlkopfskelett

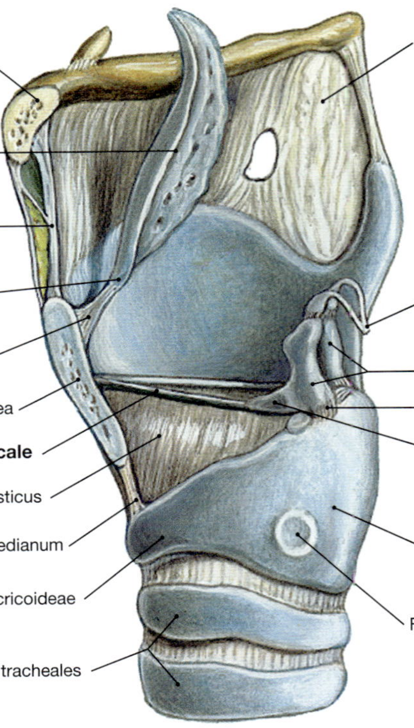


**Abb. 11.37 Kehlkopf, Larynx, und Zungenbein, Os hyoideum;** Ansicht von links auf Lig. vocale und Stellknorpel; linke Schildknorpelplatte entfernt. [S700]
In der Articulatio cricoarytenoidea artikulieren Ringknorpel (Cartilago cricoidea) und Stellknorpel (Aryknorpel; Cartilago arytenoidea). Die Gelenkflächen auf dem Ringknorpel sind konvex und oval (zylinderförmig, → Abb. 11.34); die Gelenkfläche des Stellknorpels ist konkav gewölbt und runder. Außer der Form der artikulierenden Skelettanteile wird die Führung des Gelenks durch eine dorsale Kapselverstärkung, das Lig. cricoarytenoideum (posterius) gewährleistet. Funktionell führt das Band den Stellknorpel und wirkt den elastischen Kräften des Lig. vocale entgegen.

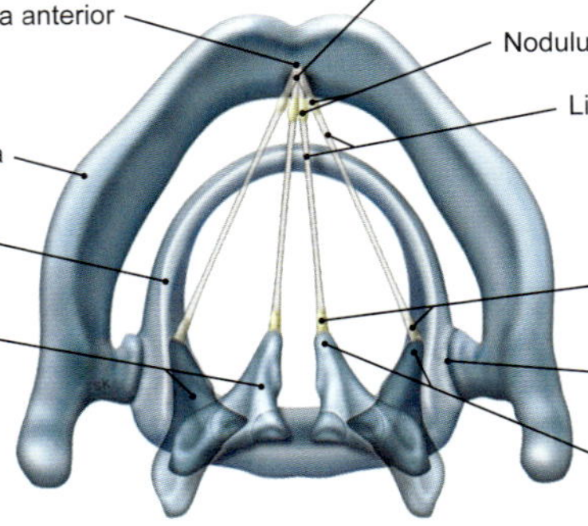


**Abb. 11.38 Kehlkopf, Larynx; Medianschnitt;** Ansicht von oben. [S700-L238]
Das Krikoarytenoidgelenk lässt Scharnier- und Gleitbewegungen parallel zur Zylinderachse zu, die in erster Linie der Öffnung und Schließung der Stimmritze (Glottis, Rima glottidis) und in zweiter Linie der Stimmfaltenspannung (Lig. vocale) dienen. Drehung der Stellknorpel in Form einer Scharnierbewegung nach außen führt zur Anhebung und Abduktion des Proc. vocalis und konsekutiv zur **Öffnung der Stimmritze.** Drehung über das Scharnier nach innen sowie Senkung und Adduktion des Proc. vocalis führen zum **Schluss der Stimmritze.** Die Scharnierbewegungen können mit Gleitbewegungen gekoppelt sein. Dabei werden die Stellknorpel bei Ab- oder Adduktion nach ventral bzw. nach dorsal verschoben. Stell- und Schildknorpel stehen über das Lig. vocale und das Lig. vestibulare miteinander in Kontakt.

### Klinik

Nach endotrachealer Intubation und Extubation, Laryngoskopie oder Bronchoskopie kann es zur Dislokation des Stellknorpels in dorsolateraler oder in medioventraler Richtung kommen. Hierbei wird von **Aryluxation** gesprochen. Der Patient ist heiser, da die Stimmlippe auf der betroffenen Seite unbeweglich ist. Die Verlagerung des Aryknorpels geht dabei auf Einblutungen in die Gelenkhöhle oder einen Reizerguss nach Verletzung von Synovialmembranfalten zurück. Die Stellungsanomalie wird durch Muskelkontrakturen aufrechterhalten. In deren Folge kann es aufgrund von Verklebungen der Gelenkflächen zur Ankylose kommen. Die Aryluxation muss von einer Nervenläsion abgegrenzt werden.

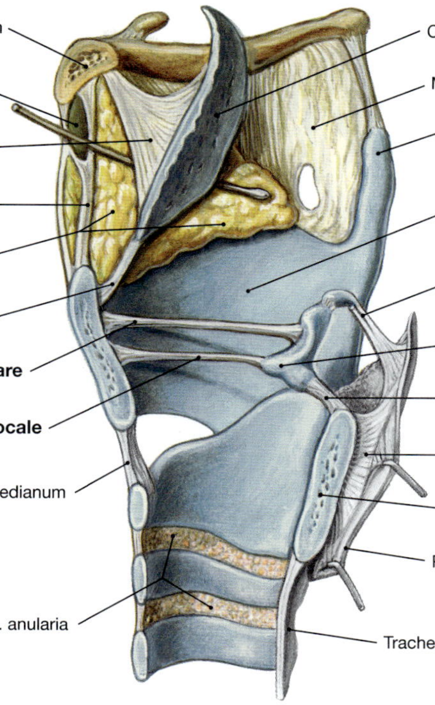


**Abb. 11.39 Kehlkopf, Larynx, und Zungenbein, Os hyoideum;** Medianschnitt, Ansicht von medial. [S700]
Schild- und Ringknorpel stehen über die Articulationes cricothyroideae in Verbindung. Ring- und Stellknorpel artikulieren über die Articulatio cricoarytenoidea. Stell- und Schildknorpel stehen über das Lig. vocale und das Lig. vestibulare miteinander in Kontakt. Der Stellknorpel wird dorsal durch das Lig. cricoarytenoideum und das Lig. cricopharyngeum gezügelt. Seitlich und vor der Epiglottis sieht man das Corpus adiposum preepiglotticum.

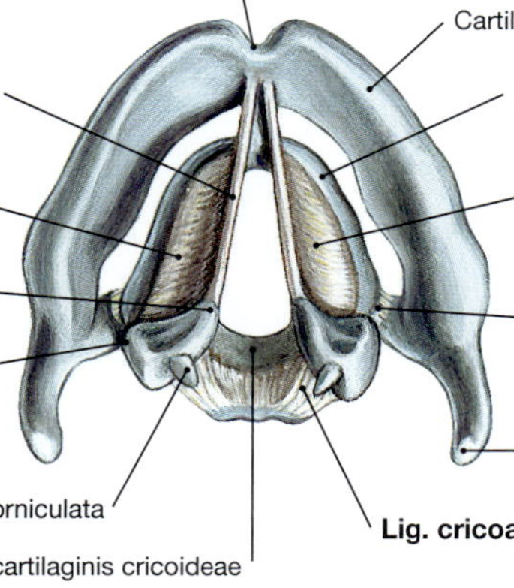


**Abb. 11.40 Kehlkopfknorpel, Cartilagines laryngis, und Stimmband, Lig. vocale;** Ansicht von oben. [S700]
Das paarige Lig. vocale erstreckt sich zwischen dem Proc. vocalis des Stellknorpels (Aryknorpel, Cartilago arytenoidea) und der Schildknorpelinnenseite knapp unterhalb der Incisura thyroidea superior. Zwischen Lig. vocale und Ringknorpeloberkante spannt sich der Conus elasticus, eine elastische Membran, aus, die den Luftstrom aus den Lungen in Richtung der Ligg. vocalia lenkt. Dorsal hinter dem Stellknorpel sieht man das kräftige Lig. cricoarytenoideum.

## Klinik

Da das Krikoarytenoidgelenk eine den Extremitätengelenken vergleichbare Extrazellularmatrix besitzt, können die gleichen Erkrankungen wie in den großen Extremitätengelenken auftreten. So kommt es im höheren Lebensalter häufig zu degenerativen Knorpelveränderungen **(Arthrose),** die zu einer Verringerung des Stimmlippenschlusses im Rahmen der Phonation und damit zu Veränderungen in der Stimmqualität beitragen. Auch kommen Gelenkinfektionen **(Arthritis)** oder Rheuma **(rheumatoide Arthritis)** vor.

## Kehlkopfmuskeln

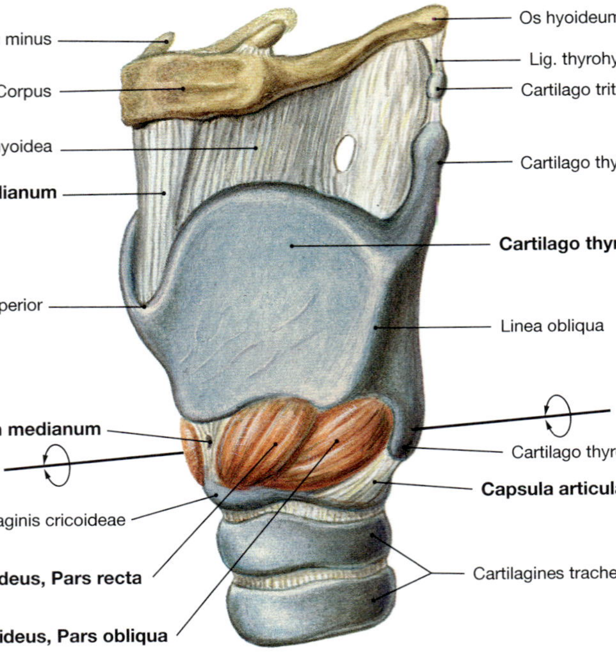


**Abb. 11.41 Äußerer Kehlkopfmuskel, M. cricothyroideus;** Ansicht von ventral links. [S700]
In der linken und rechten Articulatio cricothyroidea artikulieren der Ringknorpel (Cartilago cricoidea) und der Schildknorpel (Cartilago thyroidea) miteinander. Es handelt sich dabei um Kugelgelenke mit straffer Gelenkkapsel. Im Gelenk sind Scharnierbewegungen um eine transversale Achse sowie geringe Translationsbewegungen (Verschiebebewegungen) um eine sagittale Achse möglich. Bei Kontraktion des M. cricothyroideus kommt es zu einer Grobspannung der Stimmfalten (→ Abb. 11.42).

→T 7

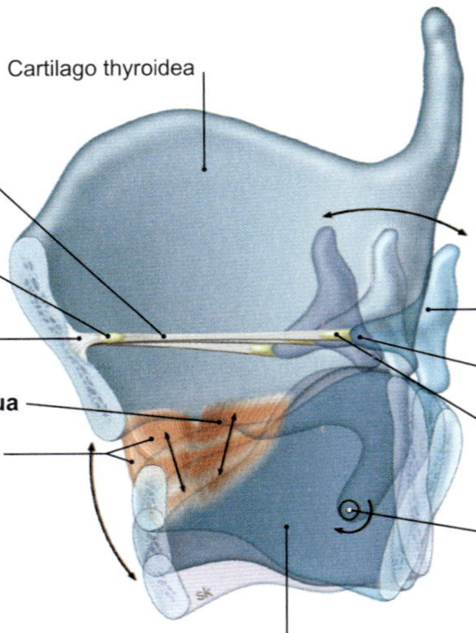


**Abb. 11.42 Äußerer Kehlkopfmuskel, M. cricothyroideus;** Ansicht von lateral. [S702-L238]
Bei der Kontraktion des M. cricothyroideus kippt der Vorderrand des Schildknorpels (Cartilago thyroidea) in Richtung des Bogens des Ringknorpels (Arcus cartilaginis cricoideae). In noch stärkerem Ausmaß wird der vordere Anteil des Ringknorpels auf die vorderen Unterkanten des Schildknorpels zu gezogen (Grobspannung der Stimmfalten durch Stimmbandverlängerung). Die Stellknorpel (Cartilagines arytenoideae) werden bei dieser Bewegung durch den M. cricoarytenoideus posterior und das Lig. cricoarytenoideum stabilisiert.

**Biomechanik der Stimmfalten:** Die Strukturen des Insertionsbereichs der Stimmbänder (**Noduli elastici anteriores** und **posteriores** sowie die Stimmbandsehne, → Abb. 11.63) erfüllen biomechanische Funktionen im Rahmen des Schwingvorgangs der Plicae vocales, indem sie die unterschiedlichen Elastizitätsmodule von Sehne sowie Knorpel und Knochen angleichen, sodass es beim Schwingvorgang nicht zum Ausriss der Stimmbänder aus ihrer Verankerung kommen kann.

→T 7

### Klinik

Gutartige und bösartige **Veränderungen im Bereich der Stimmfalten** führen zu einem unvollständigen Verschluss der Stimmritze und gehen mit Heiserkeit und im fortgeschrittenen Stadium mit Atemnot einher. Das sich zwischen Schild- und Ringknorpel ausspannende und dort gut tastbare Lig. cricothyroideum medianum [Lig. conicum] kann im Notfall zur Aufrechterhaltung der Atemfunktion und zum Einführen von Beatmungskanülen durchtrennt werden (→ Klinikkasten unter → Abb. 11.5).

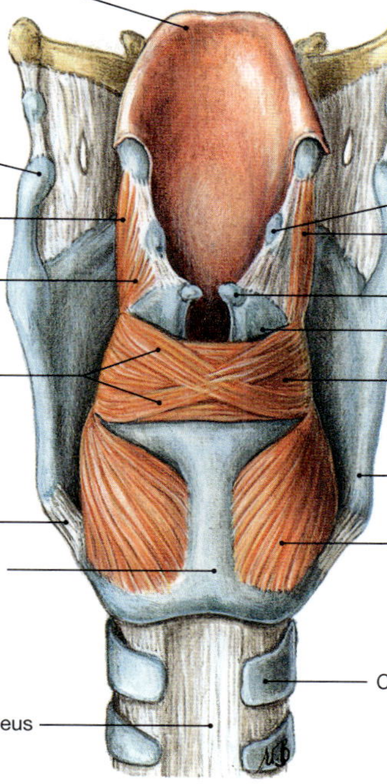


**Abb. 11.43 Kehlkopfmuskeln, Mm. laryngis;** Ansicht von dorsal. [S700]
Die Strukturen, die auf die Form der Stimmritze (Glottis, Rima glottidis) einwirken, bilden den Stellapparat, jene, die auf die Spannung einwirken, den Spannapparat. Hauptmuskel des Stellapparats ist der **M. cricoarytenoideus posterior („Postikus"),** der zur Abduktion und Hebung des Proc. vocalis des Stellknorpels und damit zur Öffnung der Stimmritze im Rahmen der Inspiration führt. Weitere Muskeln des Stellapparats, die allerdings auf den Schluss der Stimmlippen einwirken, sind der **M. arytenoideus transversus** und der **M. arytenoideus obliquus** sowie die **Mm. cricoarytenoidei laterales** (→ Abb. 11.44).
Der M. cricoarytenoideus lateralis hat auch einen Einfluss auf die Stimmritzenöffnung; bei isolierter Kontraktion ist der Muskel für die Bildung des sog. **Flüsterdreiecks** (eines dreieckigen Spalts im hinteren Stimmritzenbereich, → Abb. 11.56) verantwortlich.

→T 7

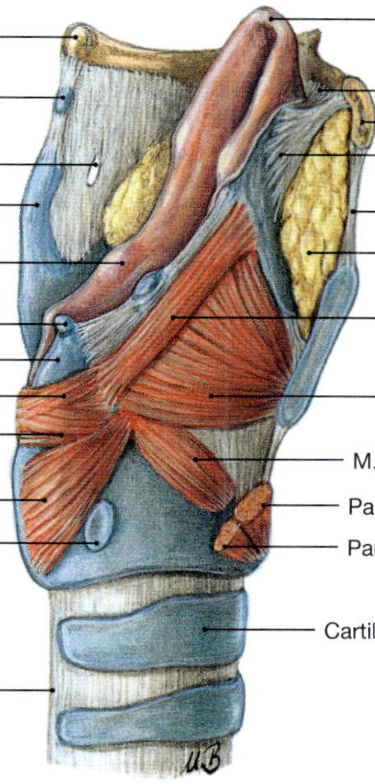


**Abb. 11.44 Kehlkopfmuskeln, Mm. laryngis;** Ansicht von schräg dorsal rechts, der hintere Anteil der rechten Schildknorpelplatte mit den Hörnern ist entfernt. [S700]
Durch die Entfernung des seitlichen hinteren Anteils der Schildknorpelplatte sieht man den **M. thyroarytenoideus** mit seiner kräftigen Pars externa (→ Abb. 11.46) und der darüber liegenden Pars thyroepiglottica, die **Pars aryepiglottica,** die beim Senken des Kehldeckels mitwirkt, sowie als muskuläre Variante einen M. thyroarytenoideus superior. Unten verläuft von der Außenseite des Krikoids kommend der **M. cricoarytenoideus lateralis** zum Proc. muscularis des Aryknorpels.
* Durchtrittsstelle für Vasa laryngea superiora und R. internus des N. laryngeus superior

→T 7

## Klinik

Nach isolierter, einseitiger **Lähmung des „Postikus"** steht die Plica vocalis in Paramedianstellung; eine doppelseitige Lähmung führt aufgrund der verengten Stimmritze zu Atemnot bis hin zum Tod.

Unter **Dysphonie** versteht man alle erkrankungsbedingten Veränderungen bei der Lautbildung. Hierzu gehört auch Heiserkeit bei einseitiger „Postikusparese". **Aphonie** bezeichnet die vollständige Stimmlosigkeit.

## Kehlkopfmuskeln

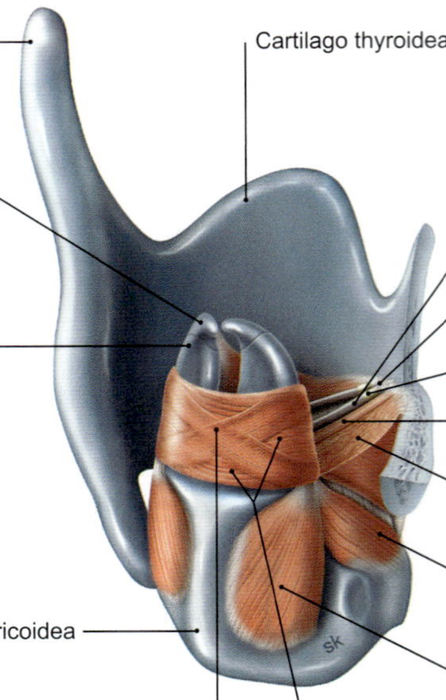


**Abb. 11.45 Kehlkopfmuskeln, Mm. laryngis;** Ansicht von dorsal. [S702-L238]
In dieser Ansicht sieht man den M. cricoarytenoideus lateralis und die Pars interna des M. thyroarytenoideus (M. vocalis). Der M. cricoarytenoideus lateralis gehört zum Stellapparat, er verengt die Stimmritze. Die **„Feinspannung" der Stimmfalten** stellt der **M. vocalis** (Pars interna des M. thyroarytenoideus) ein, dessen Muskelfasern parallel zum Lig. vocale und zur Stimmfalte verlaufen. Der Muskel bildet ein Polster, das als Mundstück des Anblasrohrs dient. Die Spannung des Mundstücks kann durch isometrische Kontraktion des Muskels reguliert und die Länge durch isotonische Kontraktion verkürzt werden. Der M. vocalis hat damit entscheidenden Einfluss auf die Tonqualität im Rahmen der Stimmbildung.

→T 7

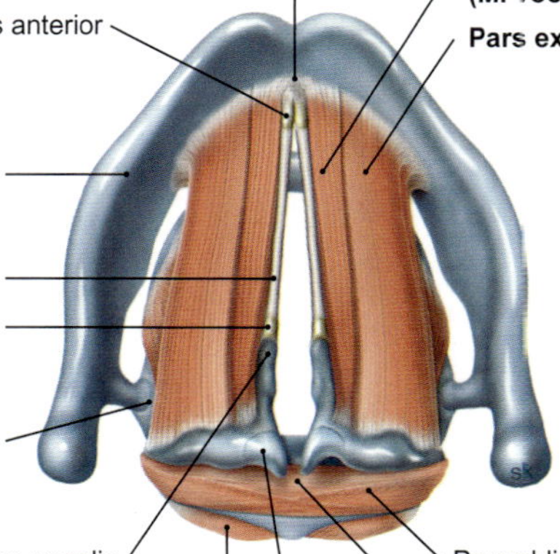


**Abb. 11.46 Kehlkopfmuskeln, Mm. laryngis;** Ansicht von oben. [S702-L238]
Lateral des M. vocalis (Pars interna des M. thyroarytenoideus) liegt die kräftige Pars externa des M. thyroarytenoideus, die bei Kontraktion zur Adduktion und Senkung des Proc. vocalis des Stellknorpels führt und dadurch die Pars intermembranacea der Stimmritze (→ Abb. 11.50b) verschließt.

→T 7

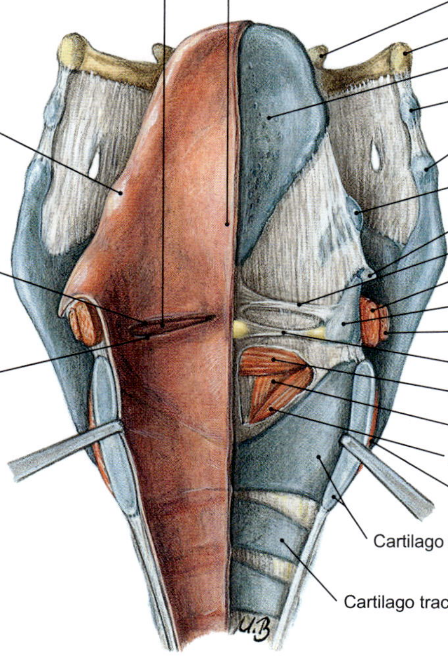


**Abb. 11.47 Kehlkopf, Larynx;** Ansicht von dorsal; Kehlkopf dorsal in der Medianebene gespalten und durch Haken auseinandergezogen. [S700]
Auf der linken Seite ist das Schleimhautrelief, auf der rechten Seite sind die Kehlkopfmuskeln (Mm. vocalis [= Pars interna des M. thyroarytenoideus], cricothyroideus und cricoarytenoideus lateralis), die Knorpel (Epiglottis, Stell-, Ring- und Schildknorpel sowie die kleinen Kehlkopfknorpel) und die Schleimhautfalten (Plicae vestibularis und vocalis) dargestellt.

→T 7

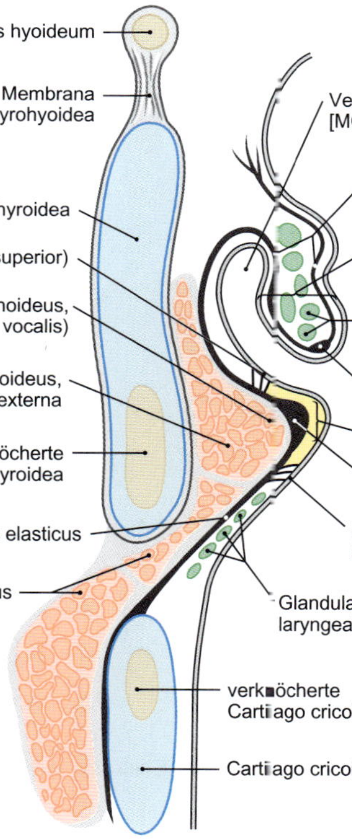


**Abb. 11.48 Kehlkopf, Larynx;** Frontalschnitt durch einen sagittal halbierten Kehlkopf, schematische Darstellung. [S702-L126]
Im Frontalschnitt sieht man das elastische Gewebe (schwarz) des Kehlkopfs, das sich als **Conus elasticus** vom Oberrand des Ringknorpels bis zum **Lig. vocale** der Stimmfalte erstreckt und von hier weiter als **Membrana quadrangularis** unterhalb der Schleimhaut des Ventriculus laryngis bis in Höhe der Oberkante der Schildknorpelplatte reicht. In der Taschenfalte ist die Membrana quadrangularis zum **Lig. vestibulare** verdickt. Unterhalb der Stimmlippenschleimhaut liegt sehr lockeres Bindegewebe. Es reicht kranialwärts bis zur **Linea arcuata superior,** kaudalwärts bis zur **Linea arcuata inferior** und bildet den **REINKE-Raum.** Das lockere Bindegewebe ist die Grundlage für die im Rahmen der Phonation stattfindenden Randkantenverschiebungen (→ Abb. 11.52). In der Taschenfalte und unterhalb der Schleimhaut der Subglottis liegen zahlreiche Drüsenpakete, die einen seromukösen Schleim bilden und der Stimmlippenbefeuchtung dienen.

## Klinik

Flüssigkeitsansammlungen im REINKE-Raum rufen an den Stimmlippen eine Schwellung hervor, die in die Stimmritze hineinragen und mit Heiserkeit bis hin zu Atemnot einhergehen kann **(REINKE-Ödem).** Das REINKE-Ödem muss vom **„Glottisödem"** abgegrenzt werden. Letzteres bezeichnet eine Flüssigkeitseinlagerung in der Lamina propria der Schleimhaut des supraglottischen Raums (z. B. bei allergischen Reaktionen) und breitet sich somit oberhalb der Glottis aus. Es kommt zu einem pfeifenden Atemgeräusch durch Verengung des Kehlkopflumens und zu Heiserkeit bis hin zu hochgradiger Atemnot.

## Innenrelief des Kehlkopfs

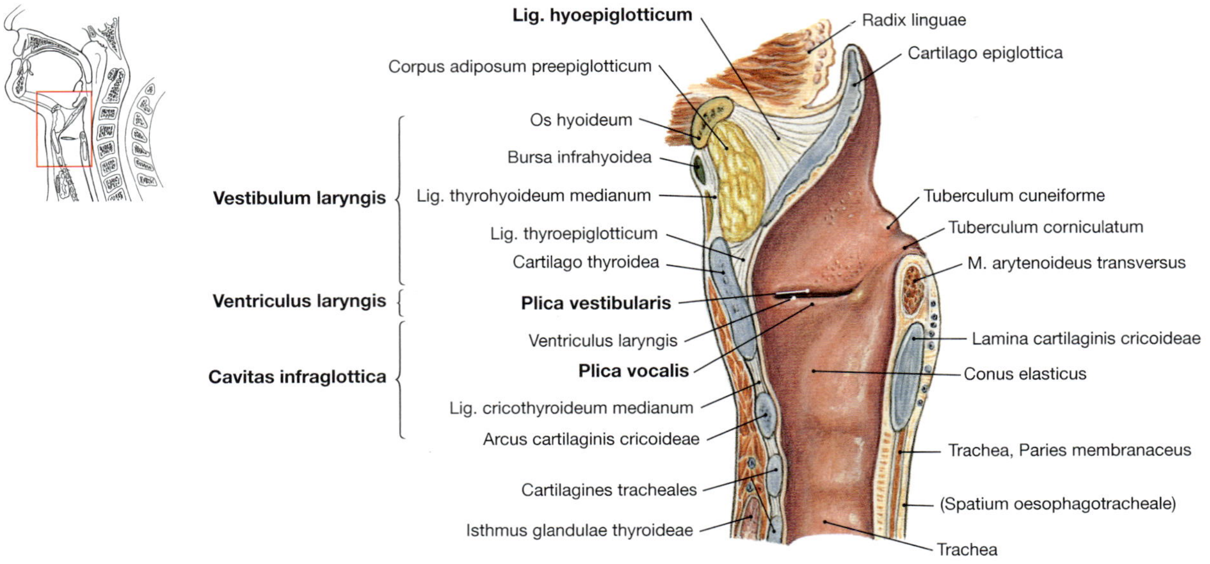


**Abb. 11.49 Kehlkopf, Larynx;** Mediansagittalschnitt. [S700]
Die paarige Stimmfalte (Stimmlippe, Plica vocalis) liegt unterhalb der paarigen Taschenfalte (Plica vestibularis) in der mittleren Kehlkopfetage. Der größte Teil des Kehlkopflumens (Cavitas laryngis) ist von **respiratorischem Epithel** ausgekleidet. Außerdem kommen an einigen Stellen regelmäßig, an anderen allerdings individuell sehr unterschiedlich Areale von mehrschichtigem, **unverhorntem Plattenepithel** vor. Regelmäßig findet man es an den Stimmfalten über dem Lig. vocale. Es breitet sich weiter in der Schleimhaut über den Stellknorpeln aus und geht kontinuierlich in das Plattenepithel des Hypopharynx über. Die linguale Epiglottisfläche ist mit Plattenepithel bedeckt. Die Verteilung beider Epithelarten kann auf den Plicae vestibulares sowie im gesamten übrigen Bereich der Cavitas laryngis individuell stark variieren. Die Ausdehnung der Plattenepithelareale verändert sich im Lauf des Lebens. Mit zunehmendem Lebensalter nimmt die Menge an Plattenepithel zu.

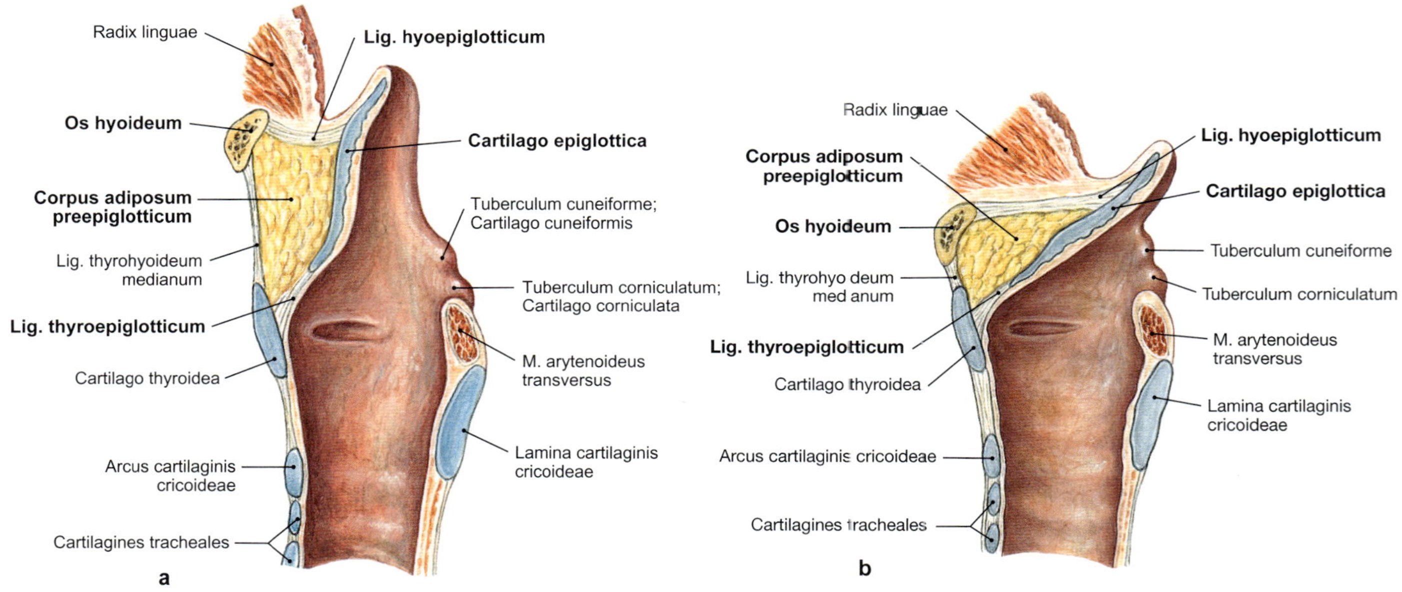


**Abb. 11.50a und b Kehlkopf, Larynx, Stellung des Kehldeckels;** Mediansagittalschnitte. [S700]
**a** Kehldeckel in Ruhe.
**b** Kehldeckel beim Schlucken.

Im Rahmen des Schluckvorgangs verlagern sich die Strukturen des Kehlkopfeingangs. Die Epiglottis wird durch den Bissen nach unten gedrückt. Dies wird durch den M. aryepiglotticus (→ Abb. 11.44) unterstützt. Der präepiglottische Fettkörper wird nach dorsal verlagert, der Aditus laryngis wird verschmälert.

### Klinik

Der im Klinikalltag verwendete Begriff „Stimmbänder" ist anatomisch nicht korrekt; der Begriff sollte ausschließlich der Beschreibung des Lig. vocale dienen.

Das Plattenepithel, das im Lauf des Lebens innerhalb des Kehlkopfs zunimmt, kann Ausgangspunkt von **Plattenepithelkarzinomen** des Larynx sein.

**Abb. 11.51 Etagen (Kompartimente) des Kehlkopfs, Larynx.** [S700-L238]

In der Klinik werden folgende Räume des Kehlkopfs unterschieden:

**Supraglottischer Raum (Supraglottis):** Er dehnt sich vom Aditus laryngis bis in Höhe der Taschenfalten (Plicae vestibulares) aus und kann unterteilt werden in:

- Epilarynx: laryngeale Fläche der Epiglottis, Plicae aryepiglotticae und Stellknorpelhöcker
- Vestibulum laryngis: Petiolus epiglottidis, Plicae vestibulares = ventriculares, Ventriculus laryngis = MORGAGNI-Ventrikel

**Glottischer Raum (Glottis):** Die Glottis wird als Bereich des freien Stimmfaltenrandes dem „transglottischen Raum" gegenübergestellt, der den Raum im Bereich der Glottis, der Taschenfalten und der Ventriculi laryngis umfasst. Der anteriore Bereich der Glottis mit der vorderen Kommissur (Commissura anterior) wird als Pars intermembranacea bezeichnet; der dorsale Bereich der Glottis zwischen den Stellknorpeln ist die Pars intercartilaginea (→ Abb. 11.56). Sie macht etwa zwei Drittel der Rima glottidis aus. Die Stimmfalten enden im dorsalen Abschnitt am Übergang der Pars intercartilaginea in die Plica interarytenoidea (→ Abb. 11.56).

**Subglottischer Raum (Subglottis):** Die Subglottis ist der Bereich unterhalb der Stimmfalten bis zur Unterkante des Ringknorpels (Cartilago cricoidea). Es handelt sich um einen konisch geformten Raum zwischen freiem Stimmlippenrand, Stimmlippenabhang und Unterrand des Ringknorpels. Als kraniale Grenze wird die makroskopisch lokalisierbare Linea arcuata inferior (→ Abb. 11.48) der Plica vocalis festgelegt. Die kaudale Grenze liegt in Höhe des Unterrandes des Ringknorpels. Kraniolateral stellt der Conus elasticus, weiter kaudal der Ringknorpel die Begrenzung dar. Ferner verjüngt sich der subglottische Raum, der kaudal eine zylindrische Form hat, der Form des Conus elasticus entsprechend nach kranial. Als ventrale Grenze ist das Lig. cricothyroideum medianum [Lig. conicum], als dorsale Grenze der Ringknorpel definiert.

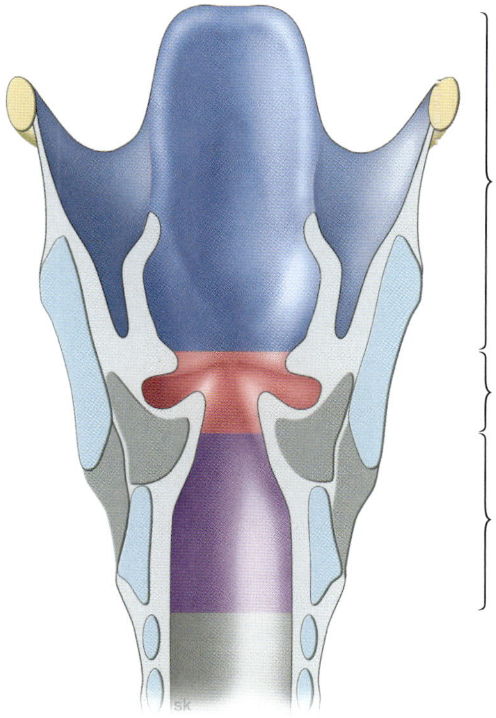


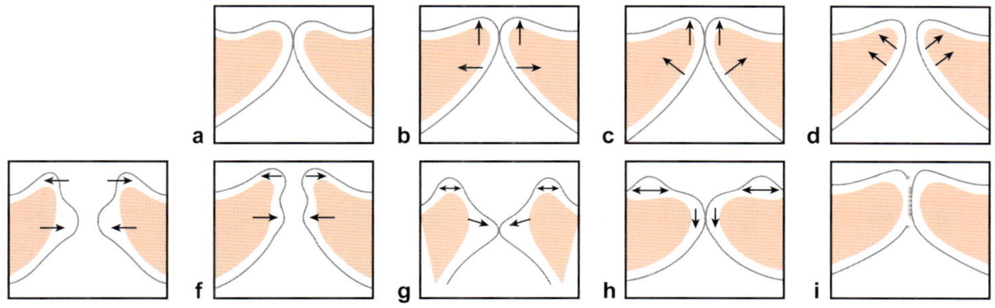


**Abb. 11.52a–i Randkantenverschiebung der Stimmlippenschleimhaut während der Öffnungs- und Schließungsphase;** schematische Darstellung. [S702-L126]

Zur Phonation wird die Schleimhaut der Stimmlippen durch den aus der Lunge forcierten Luftstrom, der durch die Form des Conus elasticus noch gebündelt wird, in Bewegung versetzt. Dabei laufen die Stimmlippenschwingungen regelmäßig harmonisch ab. Grundlage hierfür ist das lockere Bindegewebe des REINKE-Raums. Hier kommt es bei ausreichender Grundspannung der Stimmlippen zu **Randkantenverschiebungen** durch das wellenförmige Abrollen der Schleimhaut am freien Stimmlippenrand. Rollt die „Schleimhautwelle" in Richtung Subglottis und von dort wieder zurück, treffen die Schleimhäute beider Seiten kurzfristig aufeinander und unterbrechen den Luftstrom vollständig. Der dadurch weiter ansteigende Strömungsdruck presst sie dann wieder auseinander. Dadurch kommt es zu einem ständigen Wechsel von Unterbrechung und Freigabe des Luftstroms (Vibration): Die Stimmfalten schwingen im Luftstrom.

**a** Ausgangsposition mit geschlossenen Stimmlippen.

**b–d** Der ansteigende subglottische Druck erreicht einen Schwellenwert, der die Stimmlippen auseinanderpresst. Ihre Ränder trennen sich von unten beginnend immer weiter nach oben, bis beide Stimmlippen vollständig voneinander getrennt sind.

**e–h** Nun gelangt die Atemluft (wie bei einer Düse) in die Supraglottis und den Pharynx. Der Luftstrom führt seitlich zu einer Sogwirkung (BERNOULLI-Effekt), der die Randkantenverschiebung zur Folge hat; das Epithel und das lockere Bindegewebe des REINKE-Raums (→ Abb. 11.48) werden angesaugt und zusammengezogen. Die unteren Ränder schließen sich und die oberen Ränder folgen, sobald der Luftstrom aus der Subglottis abgeschnitten ist (Rollen des Epithels auf dem Lig. vocale von unten nach oben).

**i** Der subglottische Druck presst die Stimmfalten wieder auf, und ein neuer Zyklus beginnt. Wiederholte Zyklen führen zu regelmäßigen Vibrationen.

## Klinik

Die in → Abb. 11.51 beschriebene Einteilung des Kehlkopfs ist für die bildgebende Darstellung im Rahmen des Stagings zur **Ermittlung einer Tumorausbreitung** relevant. Für die bildgebende Diagnostik des Larynx wird als Standardverfahren die Spiral-Computertomographie (CT) in dünner Schichtführung empfohlen. Die Magnetresonanztomographie (MRT) besitzt die höchste Sensitivität aller bildgebenden Verfahren beim Tumorstaging, kann jedoch mit erheblichen Bewegungsartefakten einhergehen.

## Kehlkopfspiegelung

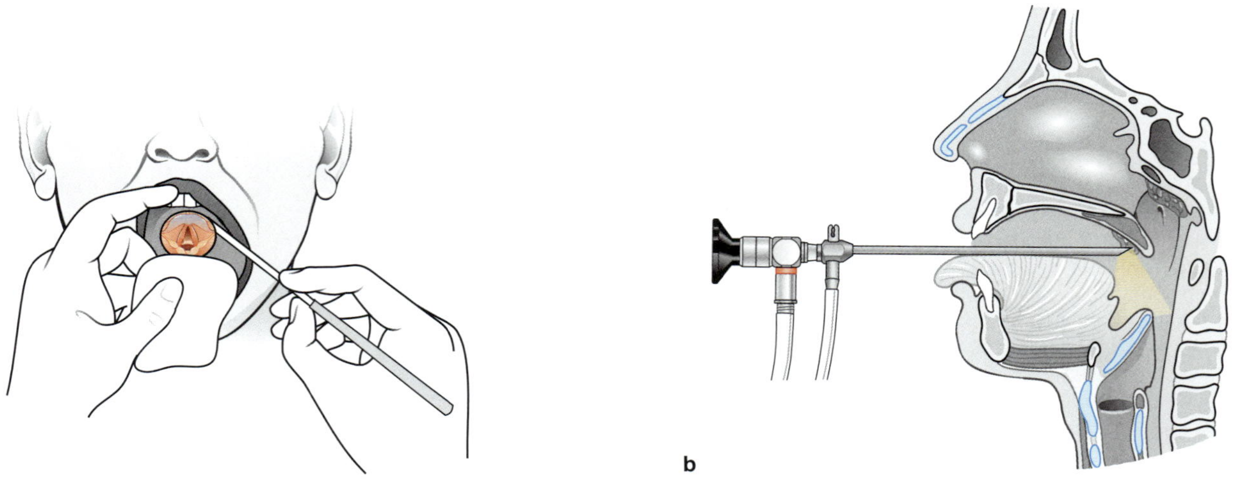


**Abb. 11.53a und b Kehlkopfspiegelung, Laryngoskopie.** [S700-L126]
**a** Indirekte Kehlkopfspiegelung.
**b** Direkte, endoskopische Kehlkopfspiegelung.

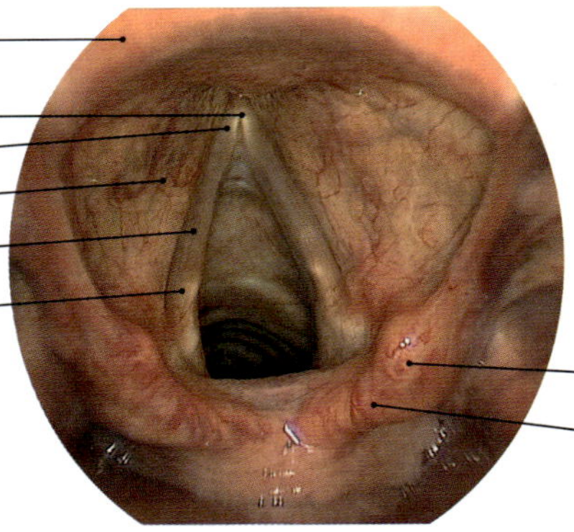


**Abb. 11.54 Direkte Kehlkopfspiegelung, Laryngoskopie;** Respirationsstellung. [S700-T719]

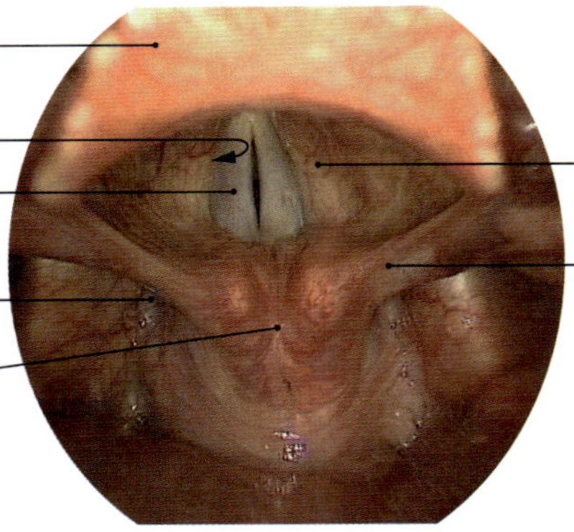


**Abb. 11.55 Direkte Kehlkopfspiegelung, Laryngoskopie;** Phonationsstellung. [S700-T719]

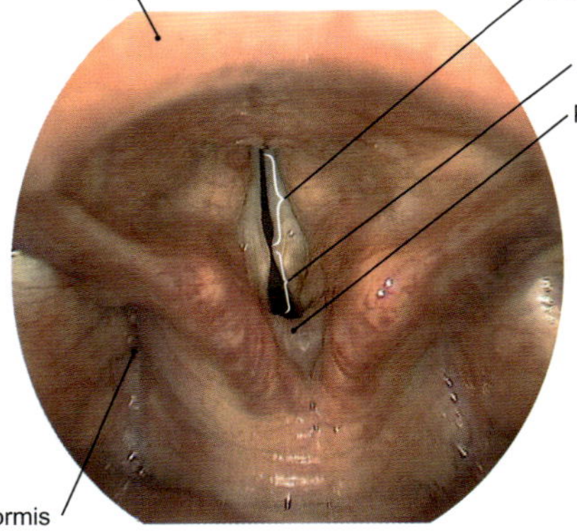


**Abb. 11.56 Direkte Kehlkopfspiegelung, Laryngoskopie;** Flüsterstellung. Man erkennt gut das durch die Partes intercartilagineae und die Plica interarytenoidea gebildete (Flüster-)Dreieck. [S700-T719]

### Klinik

Überbeanspruchung (Sprechberufe) oder Fehlbelastung der Stimme kann zur Ausbildung von **Schrei- oder Sängerknötchen** am freien Stimmlippenrand führen. Bei einer Schwäche des M. arytenoideus kann die Pars intercartilaginea der Stimmfalte nicht mehr richtig geschlossen werden (offenes Flüsterdreieck). Die Stimme klingt dadurch hauchig.

Die häufigsten gutartigen Tumoren der Plica vocalis sind **Polypen;** bösartige Tumoren sind am häufigsten **Plattenepithelkarzinome.** Bei längerfristiger Intubation können sich **Intubationsgranulome** im Bereich der Pars intercartilaginea bilden.

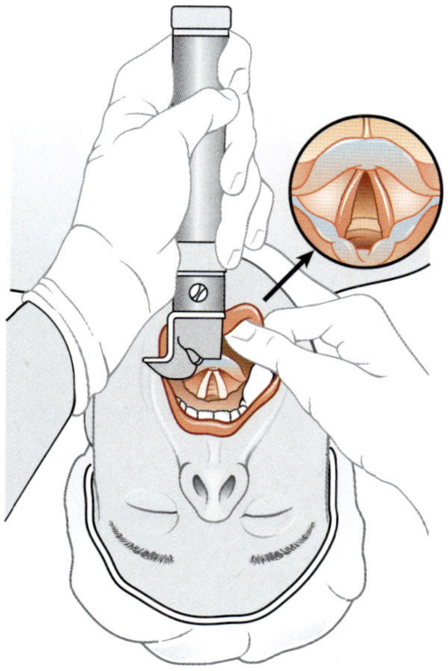

**Abb. 11.57 Ansicht des Kehlkopfes unter Einsatz eines Laryngoskops zur Vorbereitung einer endotrachealen Intubation.** [S701-L126]

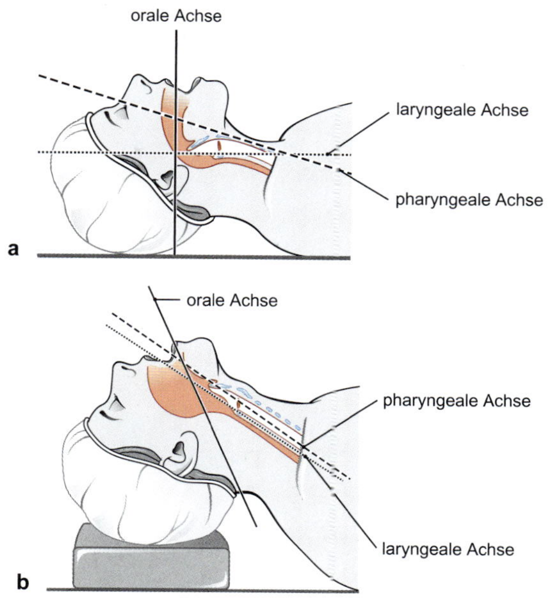


**Abb. 11.58a und b Kopfposition während einer endotrachealen Intubation.** [S701-L126]
**a** Normale Kopfposition im Liegen.
**b** Für die endotracheale Intubation muss der Kopf (durch Lagerung auf einem Polster) in eine gestreckte Position gebracht werden, damit Pharynx, Larynx und Mundhöhle in einer Achse liegen. Auf diese Weise kann der Endotrachealtubus unter Sicht und ohne Strukturen zu verletzen in die Trachea eingeführt werden.

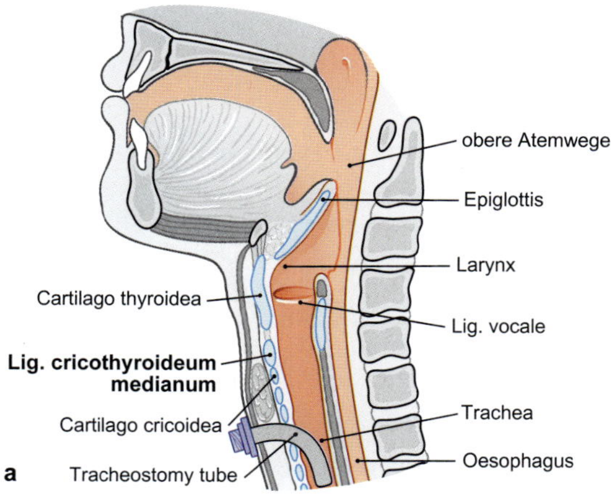


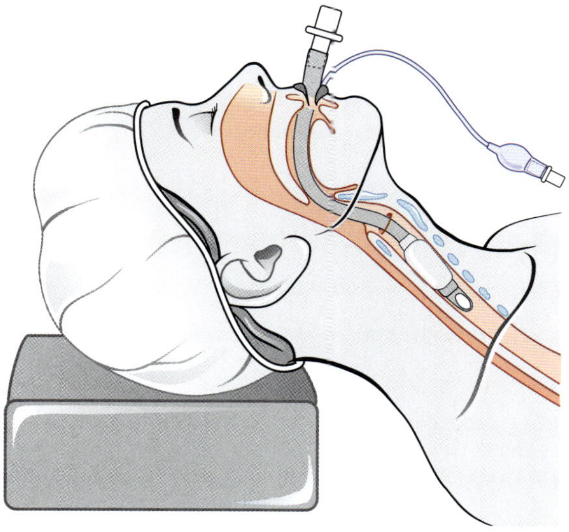

**Abb. 11.59 Korrekte Platzierung des Endotrachealtubus** (mit aufgeblasenem Ballon in der Trachea). [S701-L126]

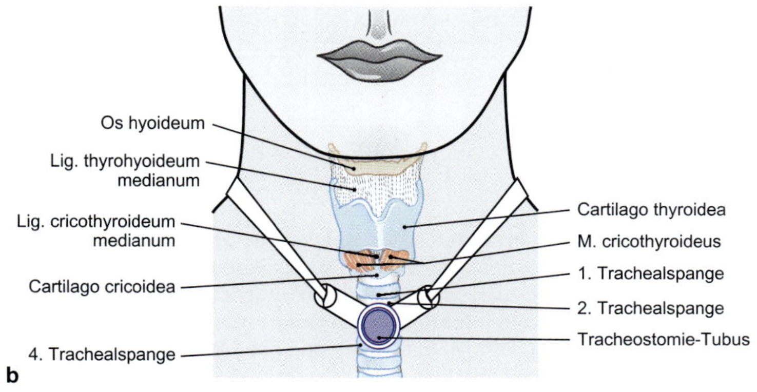


**Abb. 11.60a und b Anlage eines Tracheostomas.** [S701-L126]
**a** Ansicht von lateral.
**b** Ansicht von vorne.
Der Trachealtubus wird unterhalb des Kehlkopfes auf Höhe der 3. und 4. Trachealspange platziert (untere Tracheotomie). Eine Tracheotomie kann erforderlich sein, wenn die oberen Atemwege verlegt sind (z. B. durch ein Kehlkopfkarzinom oder bei assistierter Beatmung der Lungen). Bei einer Koniotomie wird im Gegensatz dazu das Lig. cricothyroideum medianum durchtrennt (→ Klinikkasten unter → Abb. 11.5).

## Kehlkopf, Transversalschnitte

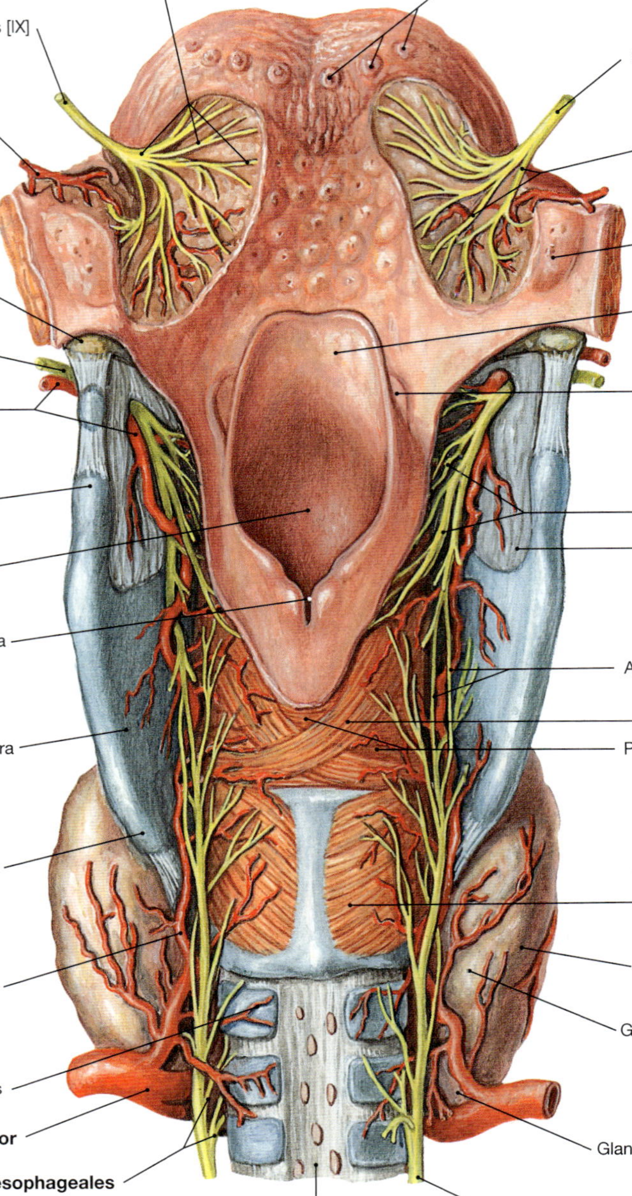


**Abb. 11.61 Arterien und Nerven des Kehlkopfs, Larynx, und der Zungenwurzel, Radix linguae;** Ansicht von dorsal. [S700]
Aus der A. thyroidea superior entspringt die A. laryngea superior. Sie durchbricht unterhalb des Cornu majus des Zungenbeins die Membrana thyrohyoidea und verzweigt sich unter der Schleimhaut des Recessus piriformis. Dort bildet sie zahlreiche Anastomosen und Kollateralverbindungen mit der A. laryngea inferior.
Der Kehlkopf wird bilateral über **2 Äste des N. vagus [X]** innerviert:

- Der **N. laryngeus superior** teilt sich in einen R. internus und einen R. externus auf (→ Abb. 11.100). Der R. internus verläuft in der Pharynxwand nach lateral und zieht zusammen mit der A. laryngea superior durch die Membrana thyrohyoidea in den Kehlkopf. Hier innerviert er die supraglottische Schleimhaut sowie die Schleimhaut der Valleculae epiglotticae und der Epiglottis sensibel. Die sensible Innervation der Kehlkopfschleimhaut ist sehr dicht (Hustenreflex). Der N. laryngeus superior führt außer motorischen und sensiblen Nervenfasern auch zahlreiche parasympathische Fasern (Drüseninnervation).
- Die Innervation der inneren Kehlkopfmuskeln erfolgt motorisch über den **N. laryngeus recurrens** [inferior]. Man sieht hier die Innervation der beiden dorsal liegenden Mm. cricoarytenoideus posterior und arytenoideus. Die Verbindung zwischen N. laryngeus superior und N. laryngeus inferior wird Ansa GALENI (GALEN-Anastomose) genannt. Zum Verlauf der Nn. laryngei recurrentes → Abb. 11.22 und → Abb. 11.72.

### Klinik

**Schädigungen des N. laryngeus superior** gehen mit Sensibilitätsstörungen (häufiges Verschlucken) und der Lähmung des M. cricothyroideus einher. Durch mangelhafte Grobspannung der Stimmfalten resultiert ein ungenügender Glottisschluss mit Stimmstörungen.

**Akute Ödeme im Bereich des Kehlkopfeingangs** (z. B. durch eine allergische Reaktion) können sich im lockeren Bindegewebe stark ausdehnen und zu ausgeprägter Atemnot führen.
**Akute bakterielle Infektionen der Epiglottis** treten besonders bei Kindern auf und können durch Verlegung der Atemwege in sehr kurzer Zeit eine lebensbedrohliche Situation herbeiführen.

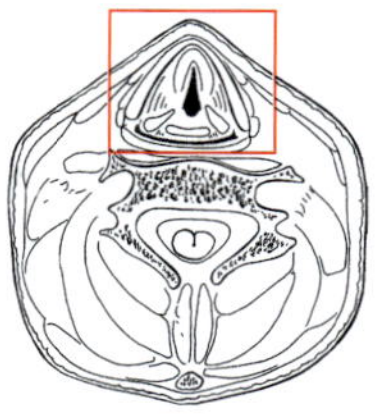

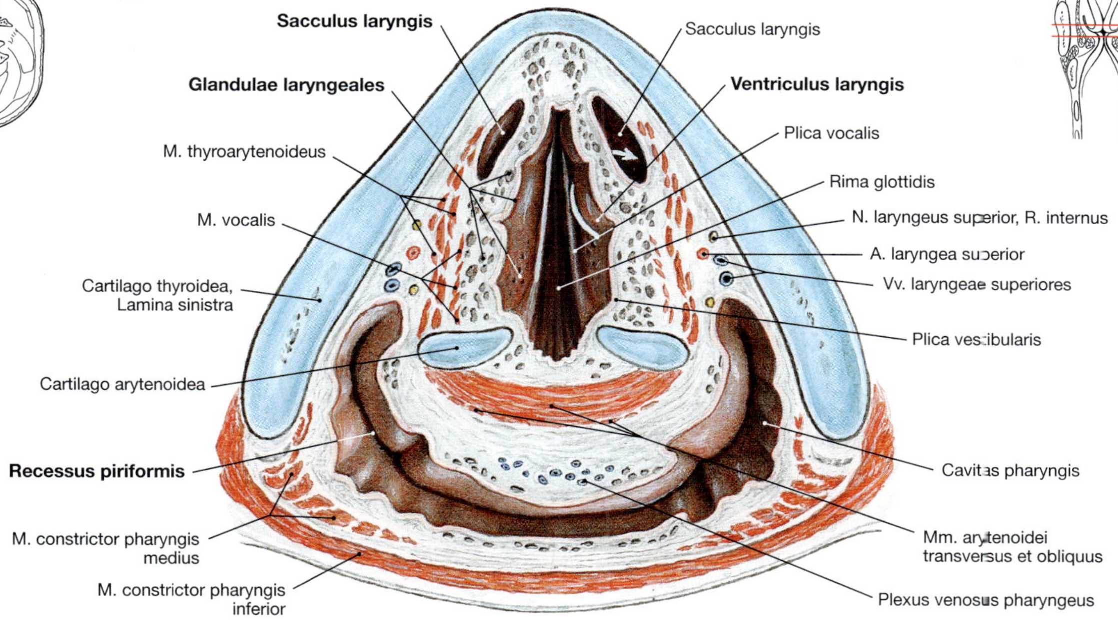


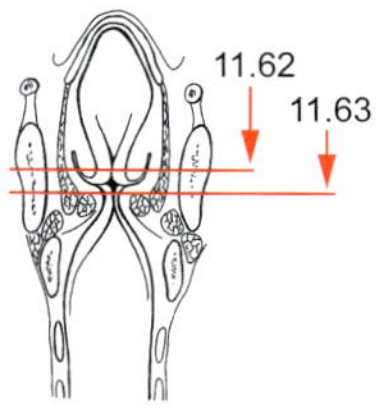


**Abb. 11.62 Kehlkopf, Larynx;** Transversalschnitt auf Höhe der Taschenfalten. [S700]
Die Taschenfalten (Plicae vestibulares) besitzen viele seromuköse Drüsen (Glandulae laryngeales), deren Sekret der Befeuchtung der Stimmfalten dient. Der weiße Pfeil zeigt den Übergang vom Ventriculus laryngis zum Sacculus laryngis. Hinter dem Kehlkopf ist der Laryngopharynx mit dem Recessus piriformis sichtbar.

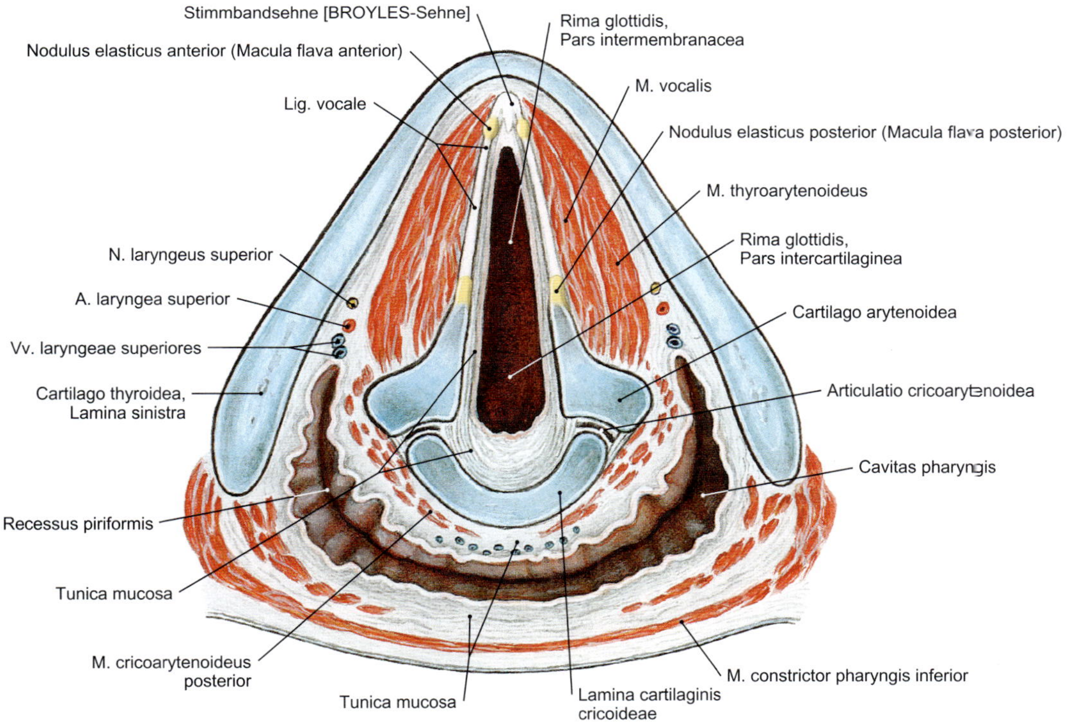


**Abb. 11.63 Kehlkopf, Larynx;** Transversalschnitt auf Höhe der Stimmfalten, Plicae vocales. [S700]
Der Schnitt auf Höhe der Stimmritze (Glottis, Rima glottidis) zeigt die Schleimhaut (Tunica mucosa) der Stimmfalten. Von innen nach außen schließen sich an: das Stimmband (Lig. vocale), der M. vocalis (Pars interna des M. thyroarytenoideus) und die Pars externa des M. thyroarytenoideus. Der knorpelfreie Bereich der Stimmfalte ist die Pars intermembranacea, der Abschnitt zwischen den beiden Stellknorpeln ist die Pars intercartilaginea (→ Abb. 11.56). Die Stimmfalten laufen vorne auf den Schildknorpel zu. Der Ansatzbereich wird als vordere Kommissur bezeichnet. Hier inserieren die Stimmfalten über die Noduli elastici anteriores und die Stimmbandsehne (BROYLES-Sehne) im Schildknorpel. Dorsal inseriert das Lig. vocale über den Nodulus elasticus posterior am Proc. vocalis des Stellknorpels.

# Schilddrüse

## Schilddrüse und Kehlkopf, Frontalschnitt

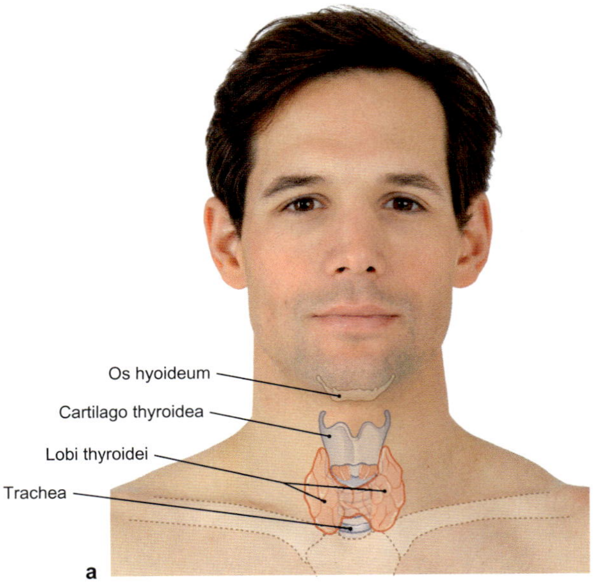


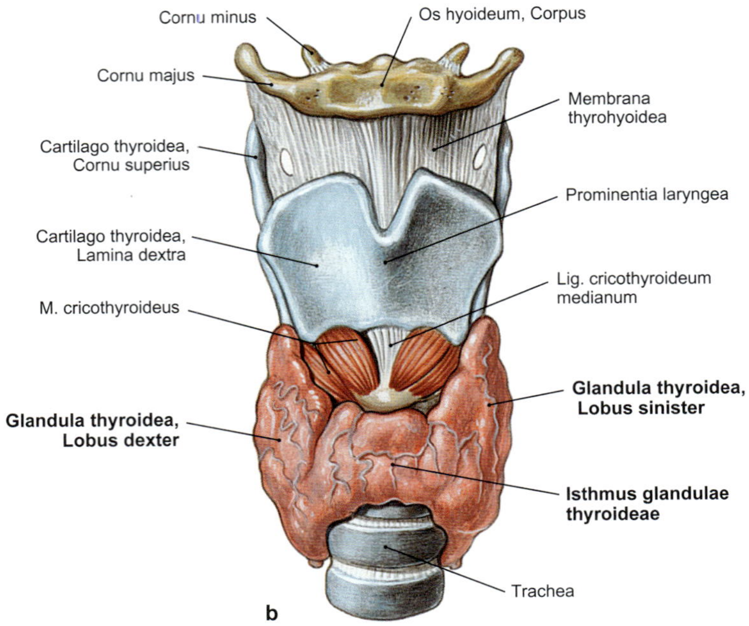


**Abb. 11.64a und b Lage der Schilddrüse, Glandula thyroidea;** Ansicht von ventral.
**a** Lage der Schilddrüse in Projektion auf den Hals und das Zungenbein. [S700-J803-L126]

**b** Lage der Schilddrüse unterhalb des Kehlkopfs. Die Schilddrüse (Gewicht beim Erwachsenen 20–25 g) ummantelt den oberen Abschnitt der Trachea seitlich je mit einem Lappen (Lobus dexter und Lobus sinister) sowie vorne mit einem Isthmus. [S700]

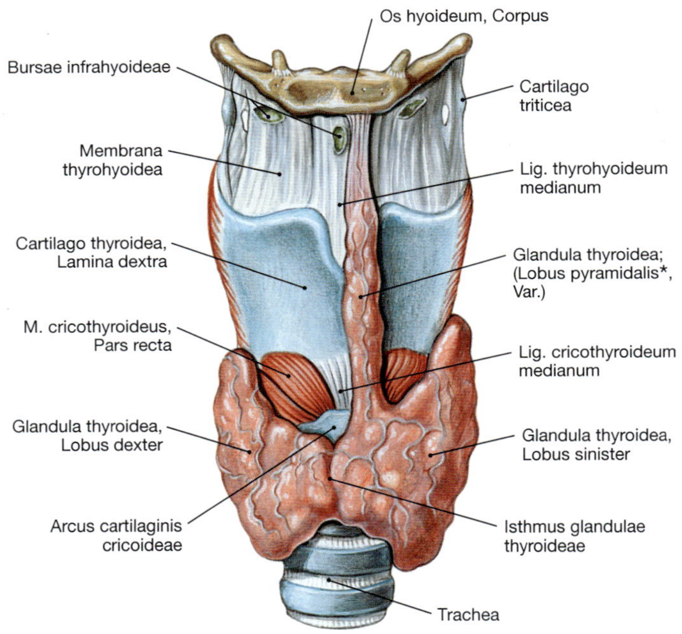


**Abb. 11.65 Lage der Schilddrüse, Glandula thyroidea, mit Lobus pyramidalis;** Ansicht von ventral. [S700]
Als embryologisches Relikt des Schilddrüsenabstiegs bleibt häufig ein Lobus pyramidalis bestehen, der sich nahezu mittig erstreckt und mit einem Bindegewebsstreifen am Zungenbein befestigt ist. Er kann im Rahmen einer Koniotomie (→ Klinikkasten unter → Abb. 11.5) ein Risikofaktor für unerwartet starke Blutungen sein.

*embryonales Relikt des Ductus thyroglossalis, kommt bei ca. 30 % der Bevölkerung vor

### Klinik

Unter **Lobektomie** versteht man die Entfernung eines Schilddrüsenlappens, die beispielsweise zur Entfernung eines Schilddrüsenknotens notwendig sein kann; eine vollständige Schilddrüsenentfernung (totale Thyreoidektomie) wird z. B. bei Patienten mit Schilddrüsenkrebs durchgeführt.

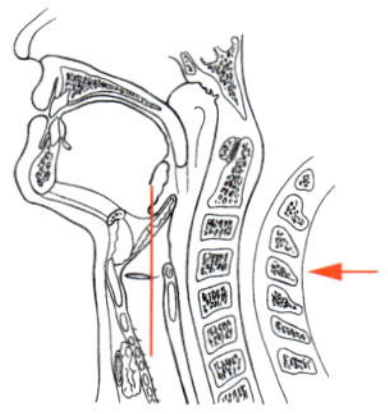

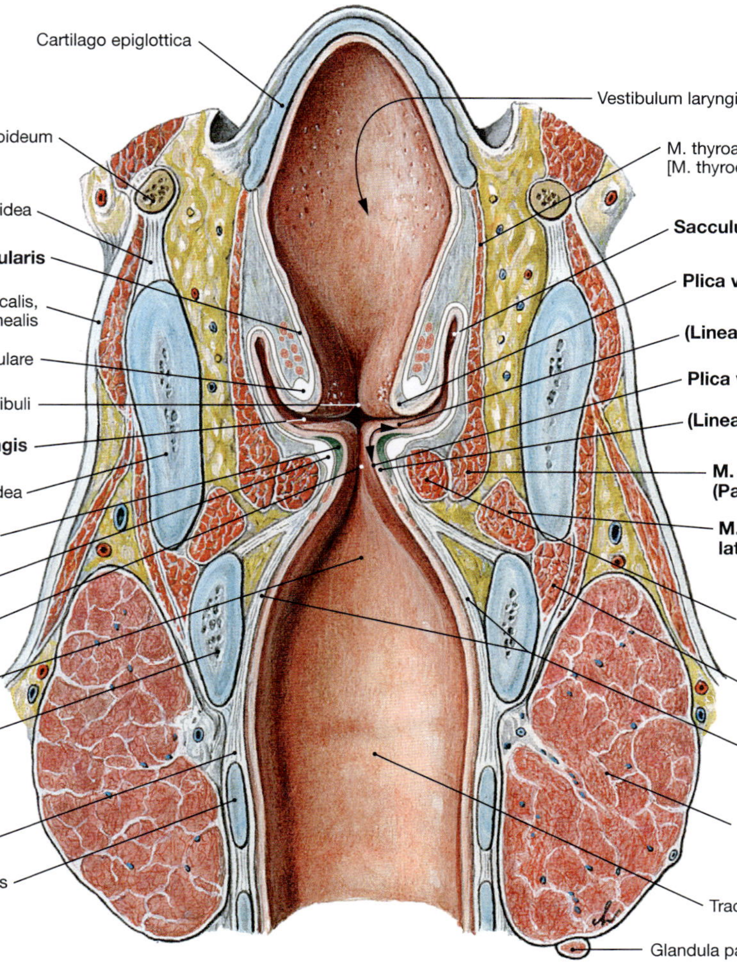


**Abb. 11.66 Schilddrüse, Glandula thyroidea, und Kehlkopf, Larynx;** Frontalschnitt. [S700]

Die beiden Lappen der Schilddrüse liegen am Übergang zwischen Ringknorpel (Cartilago cricoidea) und oberen Trachealknorpelspangen.

Die Stimmfalten (Plicae vocales) ragen normalerweise weiter in das Kehlkopflumen hinein als die Taschenfalten (Plicae vestibulares), sodass sie im Rahmen der Kehlkopfspiegelung (→ Abb. 11.53) beurteilt werden können. Die Stimmfalten bestehen aus Schleimhaut, dem Lig. vocale und dem sich anschließenden Conus elasticus sowie vor allem aus dem M. vocalis (Pars interna des M. thyroarytenoideus) und der Pars externa des M. thyroarytenoideus. Jeweils lateral schließt sich der M. cricoarytenoideus lateralis an. Gemeinsam begrenzen die beiden Stimmfalten die Stimmritze (Glottis, Rima glottidis), den stimmbildenden Teil des Kehlkopfs.

Subepitheliales, lockeres Bindegewebe über dem Lig. vocale zwischen Linea arcuata superior und Linea arcuata inferior ermöglicht eine Verschieblichkeit (REINKE-Raum, Doppelpfeil). Zwischen Stimmfalten und Taschenfalten dehnt sich der Ventriculus laryngis aus. Bindegewebige Grundlage der Taschenfalten ist die elastische Membrana quadrangularis.

## Entwicklung der Schilddrüse und Klinik

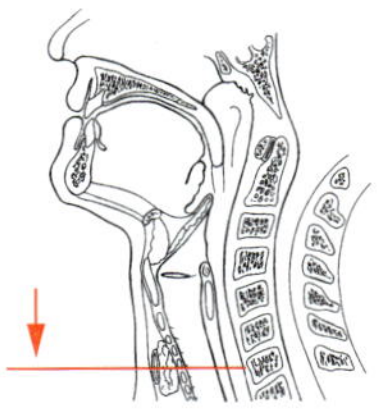

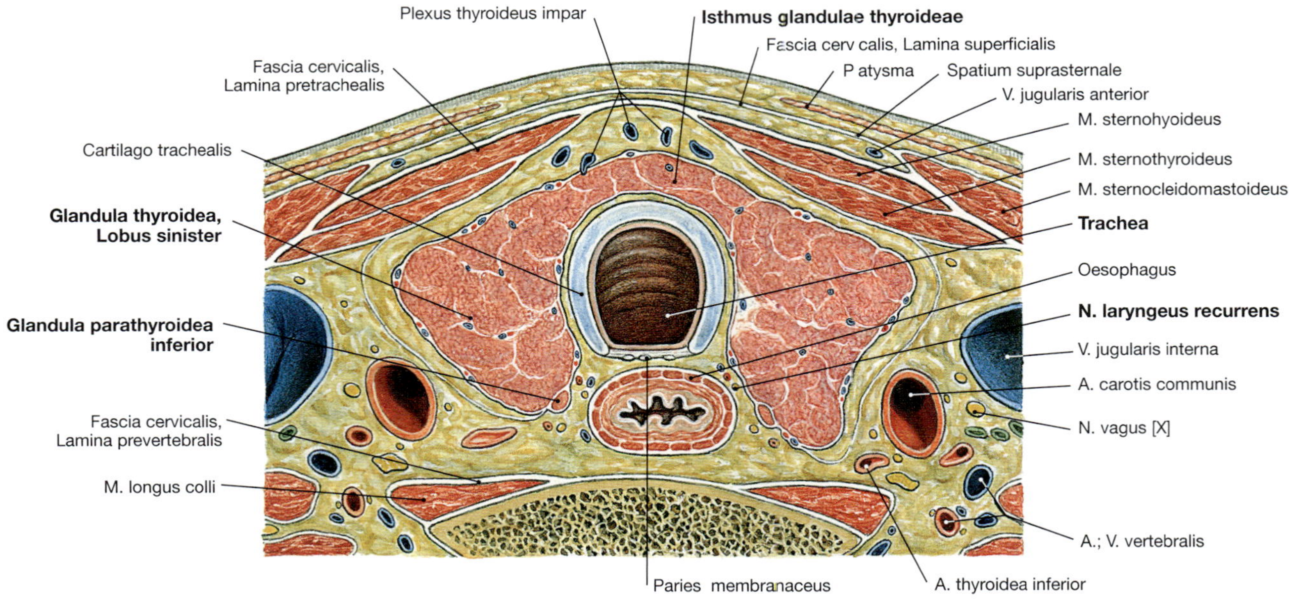


**Abb. 11.67 Schilddrüse, Glandula thyroidea;** Horizontalschnitt. [S700]
Die Schilddrüse ummantelt den oberen Abschnitt der Trachea lateral und ventral. Sie ist die größte endokrine Drüse des Körpers und bildet die Hormone Thyroxin (Tetrajodthyronin, T4), Trijodthyronin (T3) und Kalzitonin. Sie ist von einer eigenen Organkapsel umgeben und liegt gemeinsam mit Kehlkopf, Trachea, Speiseröhre und Pharynx in der allgemeinen Organfaszie.

Auf der Rückseite der Schilddrüsenlappen befinden sich sehr variabel die 4 jeweils 12–50 mg schweren, weizenkorngroßen Epithelkörperchen (Nebenschilddrüsen, **Glandulae parathyroideae**), 2 auf jeder Seite, die Parathormon bilden. In der Rinne zwischen Trachea und Speiseröhre verläuft auf beiden Seiten der **N. laryngeus recurrens.** Er verläuft außerhalb der speziellen Organfaszien, aber innerhalb der allgemeinen Organfaszie.

### Klinik

Bei **Schilddrüsenoperationen** müssen von ventral die Fascia pretrachealis und die gemeinsame Faszie aus spezieller und allgemeiner Organfaszie auf der Vorderseite der Schilddrüse durchtrennt werden. Chirurgen sprechen hier von äußerer (Fascia pretrachealis) und innerer (Organfaszien) Schilddrüsenkapsel.

Durch Hyperplasien, Adenome oder Karzinome der Epithelkörperchen kann es zu einer Überfunktion im Sinne eines **primären Hyperparathyreoidismus** kommen. Die vermehrte Bildung von Parathormon führt zur Erhöhung der Serumkalziumkonzentration und verursacht charakteristische Beschwerden an den Knochen, den Nieren und im Gastrointestinaltrakt.

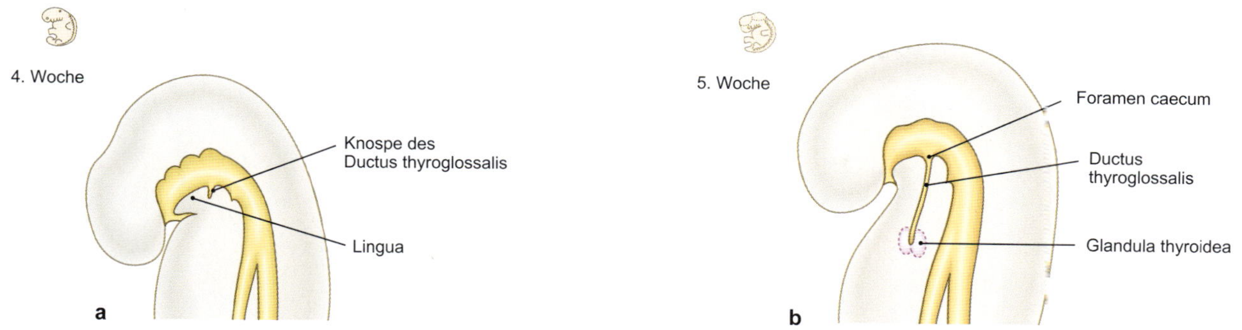


**Abb. 11.68a und b Entwicklung der Schilddrüse.** [E838]
**a** Entwicklung der Schilddrüse in der 4. Woche. Ab dem 24. Tag sprosst Epithel von der ektodermalen Mundbucht kaudalwärts in der Medianebene am Zungenbein und am Kehlkopf vorbei aus und formt den **Ductus thyroglossalis.**
**b** Entwicklung der Schilddrüse in der 5. Woche. Aus dem Ductus thyroglossalis entstehen in der 7. Woche, wenn er seine endgültige Position am Schildknorpel des Larynx erreicht hat, der Isthmus und die beiden Schilddrüsenlappen.

Kranial bildet sich der Ductus thyroglossalis im weiteren Verlauf zurück. Am Übergang zum Zungengrund verbleibt lediglich das **Foramen caecum** hinter dem Sulcus terminalis und oft ein **Lobus pyramidalis** (Schilddrüsengewebe) entlang dem ehemaligen Ductus thyroglossalis (→ Abb. 8.258).
Aus der 5. Schlundtasche wölbt sich das ultimobranchiale Körperchen vor, aus dem die C-Zellen (Kalzitonin-Bildner) hervorgehen und in die Schilddrüse einwandern. Die Epithelkörperchen (Parathormon-Bildner) entstehen aus dem Gewebe der 3. und der 4. Schlundtasche.

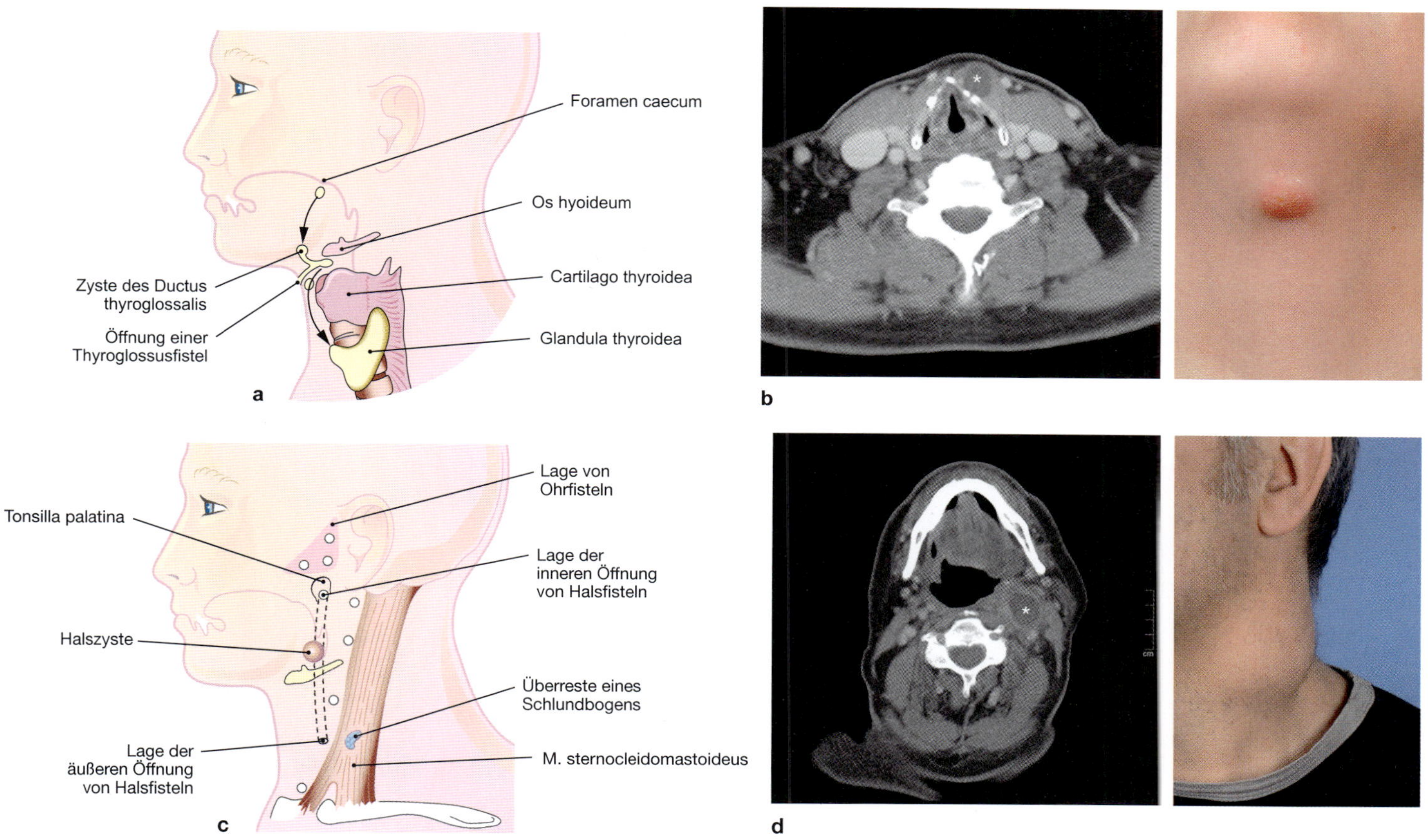


**Abb. 11.69a–d Halszysten und Halsfisteln.** a, c [E347-09], b, d [S700-T882]
**a** Mögliche Lokalisationen von Zysten des Ductus thyroglossalis (die Pfeile zeigen den Verlauf des Ductus thyroglossalis während des Deszensus der Schilddrüse vom Foramen caecum bis zu ihrer endgültigen Lage in der vorderen Halsregion).
**b** Mediale Halszyste in der Computertomographie (linkes Bild, * = Halszyste) und klinisch mit Halsschwellung (rechtes Bild).
**c** Mögliche Lokalisationen von Halszysten und Halsfisteln
**d** Laterale Halszyste in der Computertomographie (linkes Bild, * = Halszyste) und klinisch mit Halsschwellung (rechtes Bild).

## Klinik

Es kann sein, dass ein Teil des Ductus thyroglossalis in Form einer **medianen Halszyste** oder bei einer Verbindung nach außen in Form einer **medianen Halsfistel** persistiert (→ Abb. 11.69a und b). Beide sind ohne klinische Bedeutung, solange sie sich nicht entzünden. Laterale Halszysten entstehen, wenn die Kiemenfurchen oder der Sinus cervicalis nicht vollständig obliterieren. **Laterale Halsfisteln** münden meist am vorderen Rand des M. sternocleidomastoideus (→ Abb. 11.69c); **laterale Halszysten** machen sich durch Flüssigkeitseinlagerung als Vorwölbung seitlich am Hals bemerkbar (→ Abb. 11.69d).

## Bildgebung und Klinik

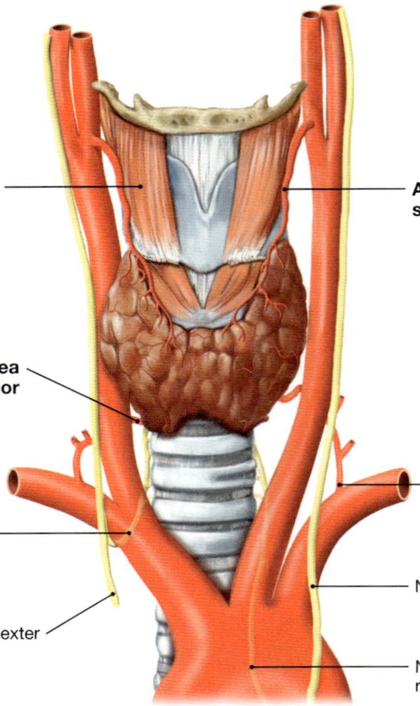


**Abb. 11.70 Arterien der Schilddrüse, Glandula thyroidea;** Ansicht von ventral. [S700-L266]
Als endokrines Organ ist die Schilddrüse sehr gut durchblutet. Sie erhält Blut über die **A. thyroidea superior** (mit Rr. glandulares anterior und posterior) aus der A. carotis externa sowie über die **A. thyroidea inferior** aus dem Truncus thyrocervicalis. Gelegentlich beteiligt sich eine kleine A. thyroidea ima aus dem Truncus brachiocephalicus oder dem Arcus aortae an der Blutversorgung (nicht dargestellt). Die Blutgefäße versorgen die Epithelkörperchen mit (→ Abb. 11.72).

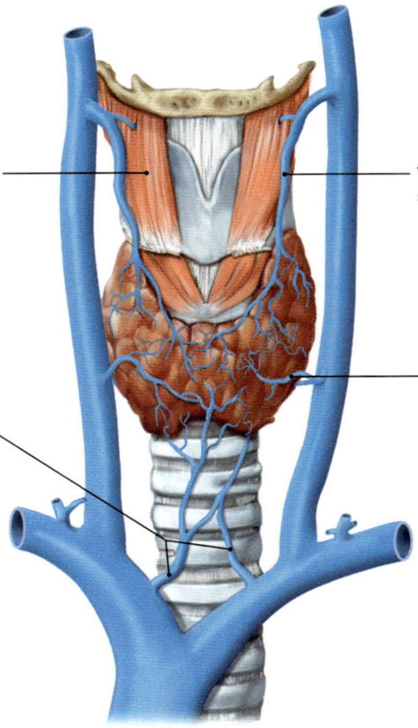


**Abb. 11.71 Venen der Schilddrüse, Glandula thyroidea;** Ansicht von ventral. [S700-L266]
Drei paarige Venen sammeln das Blut der Schilddrüse. Die **Vv. thyroideae superior und media** drainieren in die V. jugularis interna, die **V. thyroidea inferior** führt ihr Blut in die linke V. brachiocephalica.

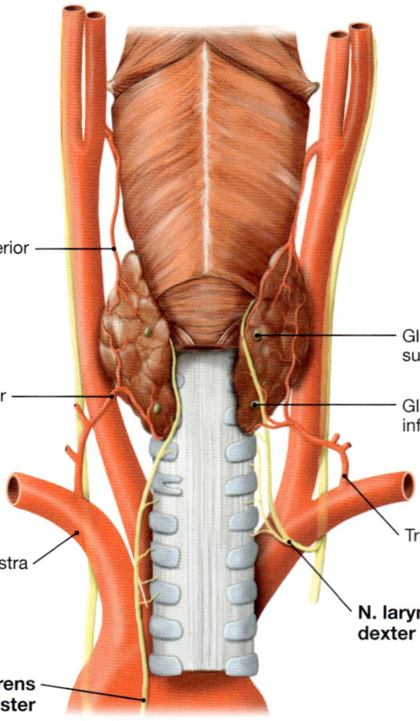


**Abb. 11.72 Aa. thyroideae superior und inferior sowie Nn. laryngei recurrentes sinister und dexter;** Ansicht von dorsal. [S700-L266]
Die Schilddrüse hat enge topographische Beziehungen zu den Nn. laryngei recurrentes (Nn. laryngei inferiores). Die Nerven verlaufen in der Rinne zwischen Luft- und Speiseröhre kranialwärts bis in den Kehlkopf (→ Abb. 11.61).

### Klinik

Häufigste Ursachen für **Lähmungen der Kehlkopfmuskeln** sind Strumaoperationen (Thyroidektomie, meist als subtotale Strumektomie durchgeführt). Durch die Vergrößerung der Schilddrüse ist die normale Topographie des N. laryngeus recurrens aufgehoben. Da er auch bei einer **Struma** die enge Beziehung zur Schilddrüse und zur A. thyroidea inferior beibehält, aber nicht mehr so leicht zu lokalisieren ist, ist der Nerv stark gefährdet. Eine vergrößerte Schilddrüse kann die Luftröhre verengen und im fortgeschrittenen Stadium zu Atemnot führen. Oft ist deshalb eine Operation unumgänglich.

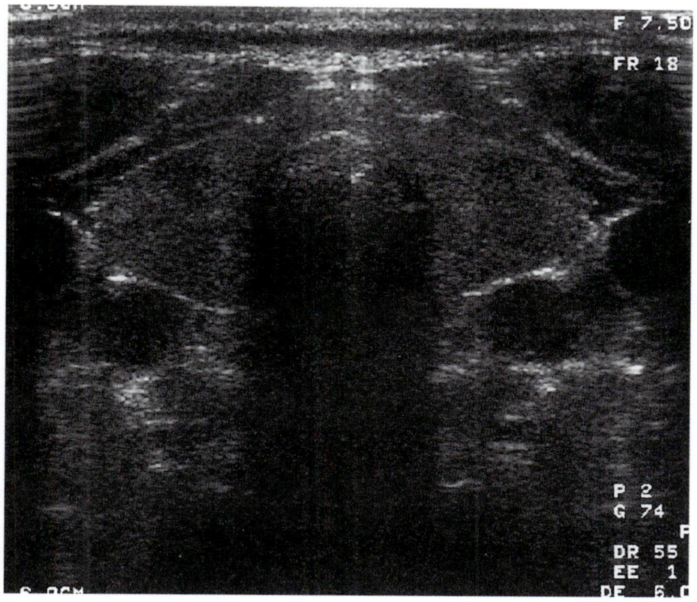


**Abb. 11.73 Schilddrüse, Glandula thyroidea;** Sonogramm; Transversalschnitt in Höhe des Schilddrüsenisthmus. [R316-007]
Normalbefund.

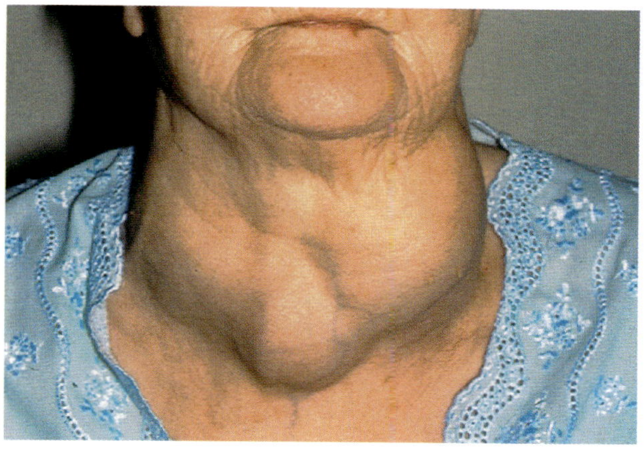

**Abb. 11.74 Vergrößerung der Schilddrüse (Struma multinodosa).** [S700-T908]
Die Schilddrüse ist stark vergrößert (links mehr als rechts) und knotig verändert (Knotenstruma).

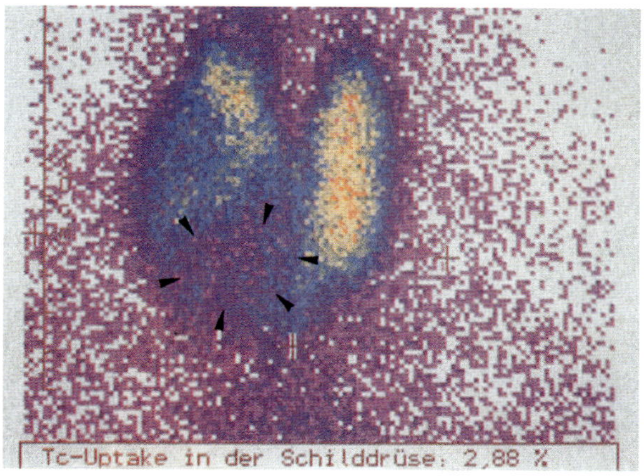


**Abb. 11.75 Schilddrüse, Glandula thyroidea;** Szintigramm, Ansicht von ventral. [R236]
Die Schilddrüsenszintigraphie ist ein funktionstopographisches Untersuchungsverfahren. Die Aufnahme wurde 20 Minuten nach intravenöser Injektion von Technetium-99m-Pertechnetat gemacht und zeigt einen „kalten Knoten" (Pfeilspitzen) im rechten Schilddrüsenlappen, der auf den Isthmus übergreift. Im linken Schilddrüsenlappen sieht man eine homogene Nuklidbelegung. Im „kalten Knoten" befindet sich kein aktives Schilddrüsengewebe.

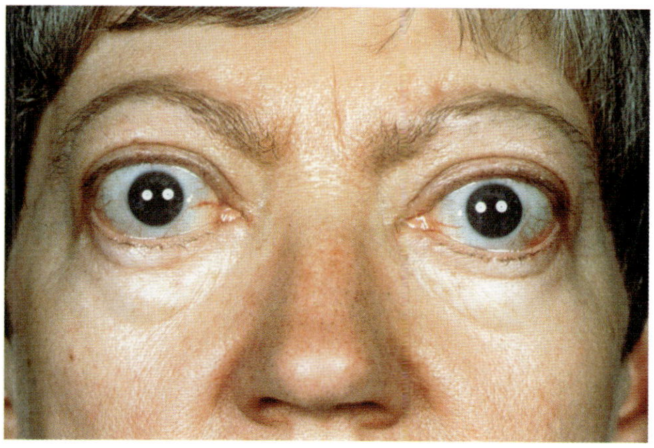

**Abb. 11.76 Patientin mit Ophthalmopathie:** Exophthalmus und Retraktion des Oberlids bei Hyperthyreose. [S700-T127]

## Klinik

Die Pathologie der Schilddrüse ist äußerst komplex. Prinzipiell unterscheidet man **diffuse** (→ Abb. 11.74) und **fokale** (→ Abb. 11.75) **Schilddrüsenveränderungen.** Für beide gibt es zahlreiche Ursachen. Ferner kann es zur Unter- **(Hypothyreose)** oder Überproduktion **(Hyperthyreose)** der Hormone Thyroxin und Trijodthyronin kommen. Als ein Beispiel sei die Hyperthyreose bei diffuser Struma **(Morbus BASEDOW)** angeführt, die auf einen immunologischen Prozess zurückzuführen ist. Sie ist häufig mit einer Orbitopathie vergesellschaftet, die wahrscheinlich auf zirkulierende Antikörper gegen ein Antigen der Augenmuskeln zurückgeht. Die Antikörper zeigen eine Kreuzreaktion mit der mikrosomalen Fraktion der Follikelepithelzellen der Schilddrüse. Ein **Exophthalmus** entsteht durch ein retrookuläres Ödem, Ablagerungen von Glykosaminoglykanen, lymphozytäre Infiltrate und eine zunehmende Fibrose (→ Abb. 11.76).

## Gefäße und Nerven des Halses

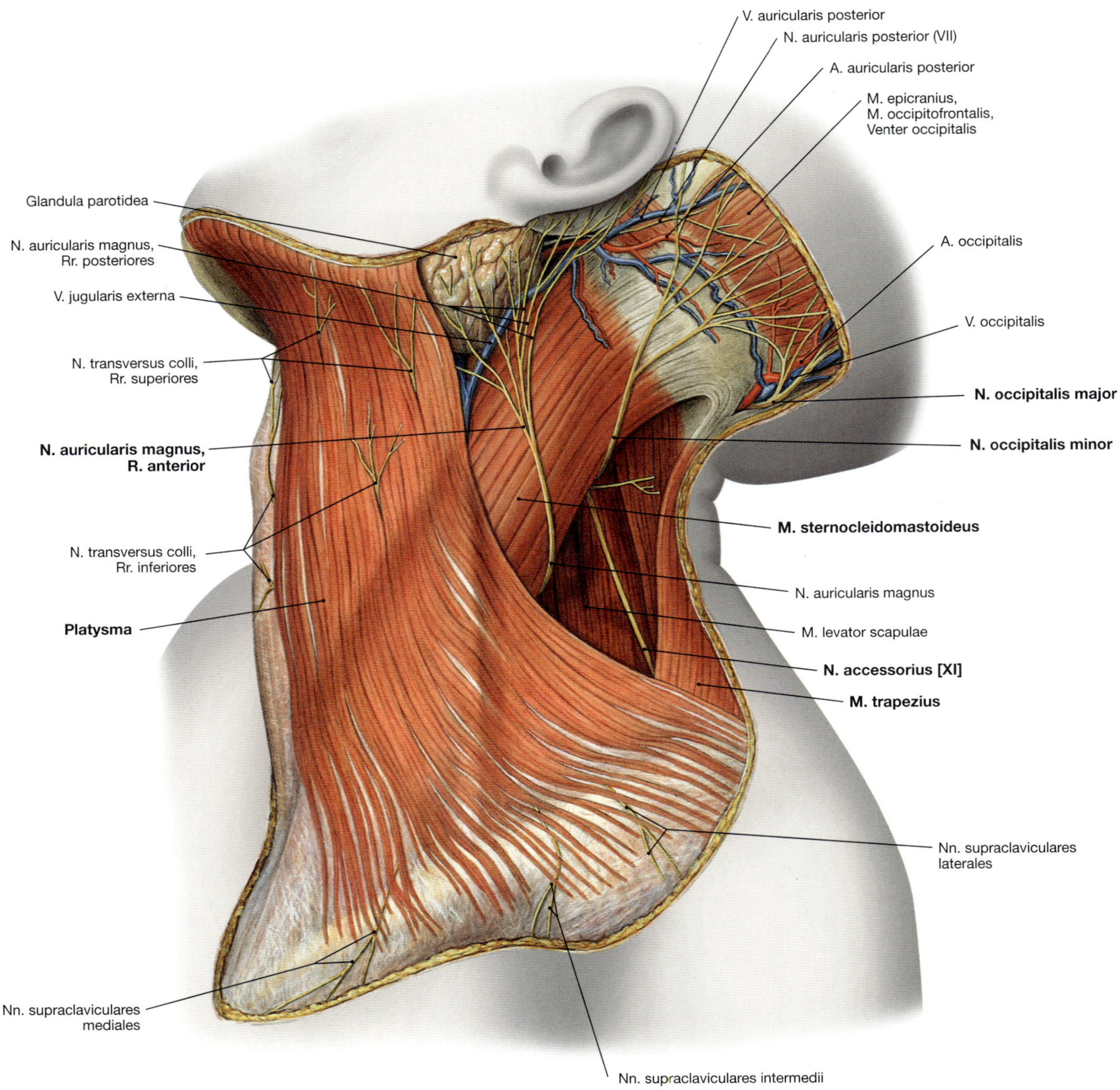


**Abb. 11.77 Gefäße und Nerven der vorderen und der seitlichen Halsregion, Regiones cervicales anterior et lateralis;** Ansicht von lateral. [S700]

Die oberflächliche Halsfaszie ist dorsal des Platysmas entfernt. **N. auricularis magnus** und **N. occipitalis minor** umschlingen von hinten nach vorne oben den M. sternocleidomastoideus. Beide sind sensible Nerven aus dem Plexus cervicalis (C1–C4) und innervieren die Haut vor und unter der Ohrmuschel bis zum Hinterhaupt. Der **N. occipitalis major** zieht d rch den sehnigen Ursprung des M. trapezius an der Linea nuchalis superior und setzt die sensible Innervation der Haut des Hinterhaupts fort. Er ist der R. dorsalis des Spinalnervs C2. Der **N. accessorius [XI]** verläuft durch das laterale Halsdreieck auf dem M. levator scapulae vom M. sternocleidomastoideus zum M. trapezius und innerviert die beiden Muskeln. Er hat seinen Ursprung im Hirnstamm und im oberen Ha smark (→ Abb. 12.169).

### Klinik

Bei operativen Eingriffen in der seitlichen Halsregion (z. B. Entfernung eines Halslymphknotens oder im Rahmen einer Neck-Dissection) ist der **N. accessorius [XI]** gefährdet. Verletzungen des Nervs in diesem Bereich führen meist nur zur Parese des M. trapezius. Der Arm kann nicht mehr über die Horizontale eleviert werden.

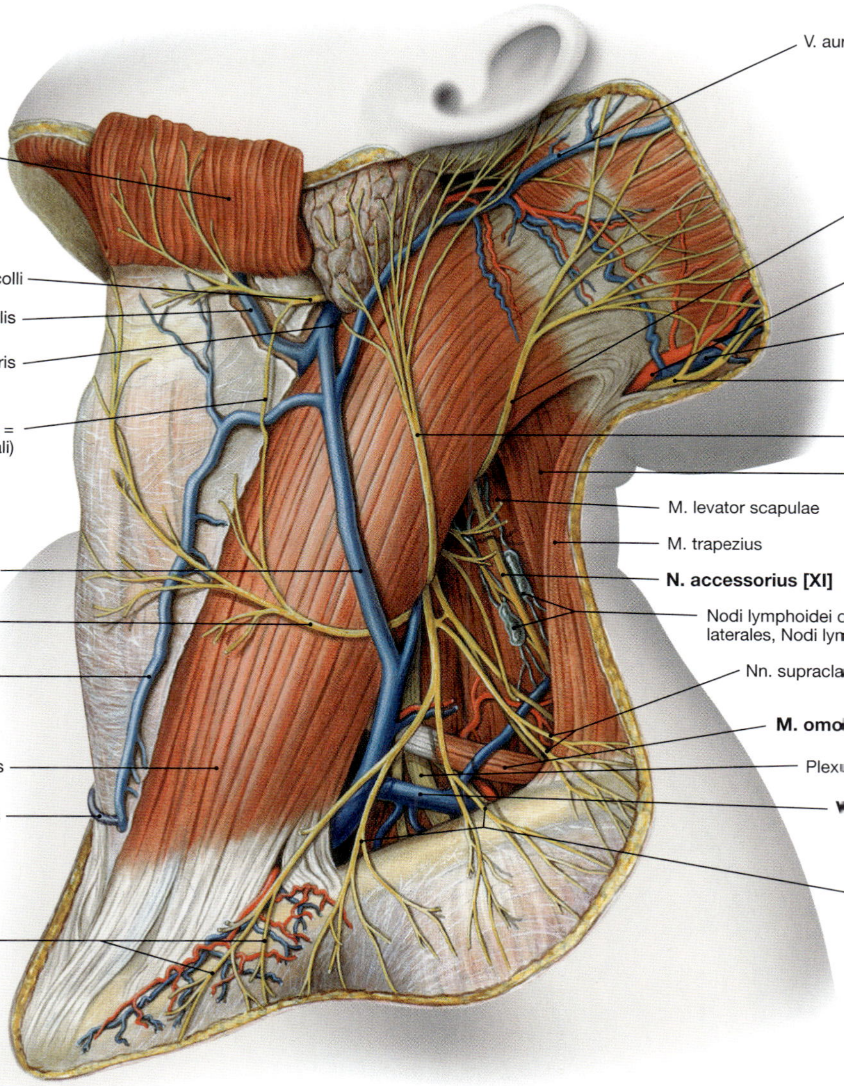


**Abb. 11.78 Gefäße und Nerven der seitlichen Halsregion, Regio cervicalis lateralis, links;** Ansicht von lateral. Teile des Platysmas nach oben geschlagen, Lamina superficialis der Fascia cervicalis größtenteils entfernt. [S700]
Die sensiblen Nerven des Plexus cervicalis treten am Hinterrand des M. sternocleidomastoideus durch die oberflächliche Halsfaszie. Für die Nn. supraclaviculares, den N. transversus colli und den N. auricularis magnus liegen die Durchtrittsstellen dicht gedrängt etwa in der Mitte des Muskels. Dieser Ort wird als **Punctum nervosum** (ERB-Punkt) bezeichnet. Das Punctum nervosum umfasst auch noch die Durchtrittsstelle des N. occipitalis minor, auch wenn sie deutlich weiter kranial liegt. Im hinteren Halsdreieck sieht man ferner den N. accessorius [XI], den M. omohyoideus und die V. transversa colli, die in die variabel auf dem M. sternocleidomastoideus verlaufende V. jugularis externa drainiert.

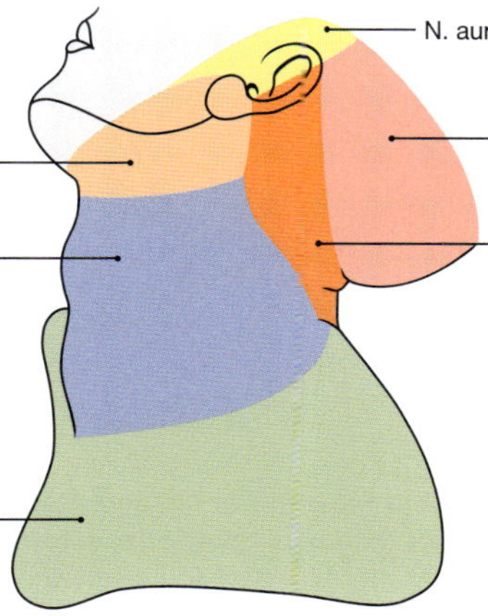


**Abb. 11.79 Sensible Innervation der Haut des Halses (Hautnerven).** [S700-L126]
Die sensible Innervation der Haut des Halses erfolgt durch die Nn. supraclaviculares, transversus colli, auricularis magnus, occipitalis minor, occipitalis major und occipitalis tertius (nicht sichtbar).

## Gefäße und Nerven des Halses

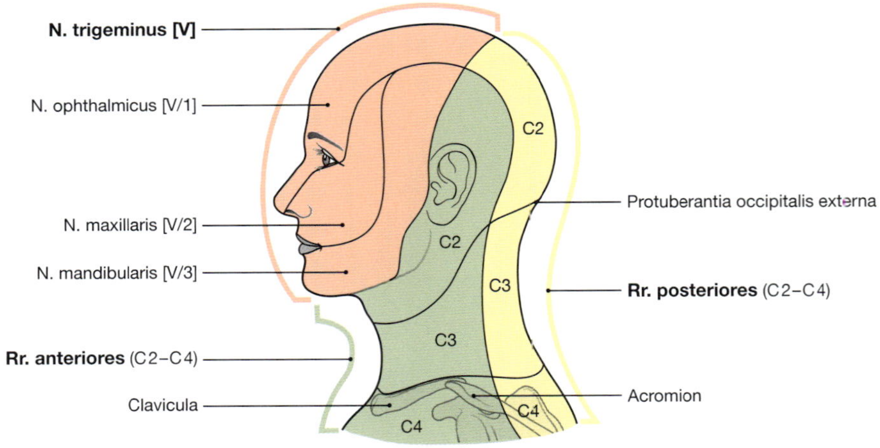


**Abb. 11.80 Sensible Innervation der Haut von Hals und Kopf sowie segmentale Zuordnung der Hautareale.** [S700-L126]
Die Haut des Halses wird aus den zervikalen Segmenten C2, C3 und C4 innerviert. Die Rr. anteriores der Spinalnerven innervieren den ventralen Halsabschnitt, die Rr. posteriores sind für den dorsalen Abschnitt zuständig.

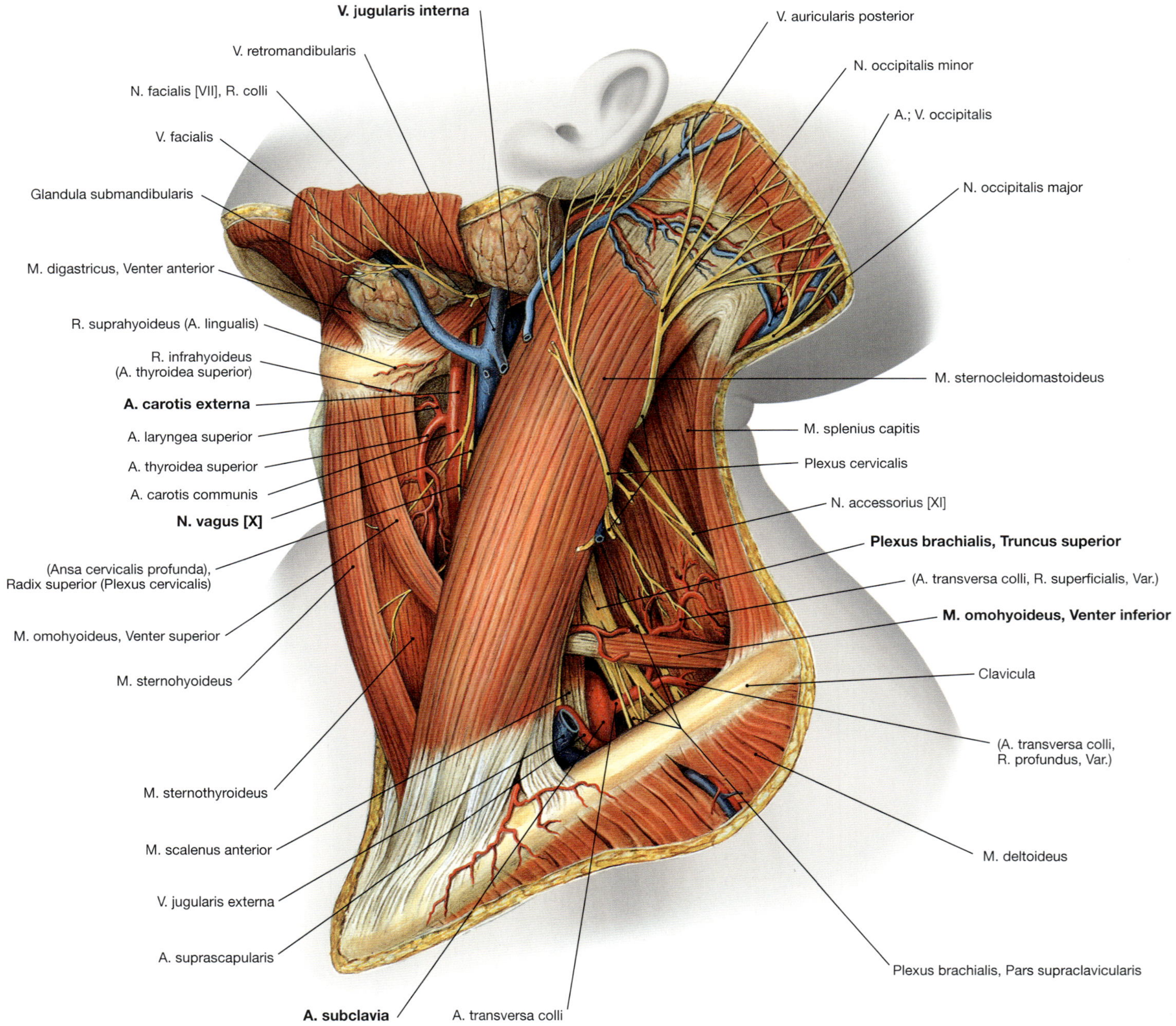


**Abb. 11.81 Gefäße und Nerven der vorderen und der seitlichen Halsregion, Regiones cervicales anterior et lateralis, links;** Ansicht von lateral; nach Entfernung der oberflächlichen und der mittleren Halsfaszie. [S700]

Im vorderen Halsdreieck sind die Strukturen sichtbar, die normalerweise von der Karotisscheide eingehüllt werden (A. carotis externa, N. vagus [X], V. jugularis interna); im hinteren Halsdreieck sieht man den Plexus brachialis und die A. subclavia in der Skalenuslücke, die vom Venter inferior des M. omohyoideus überkreuzt werden.

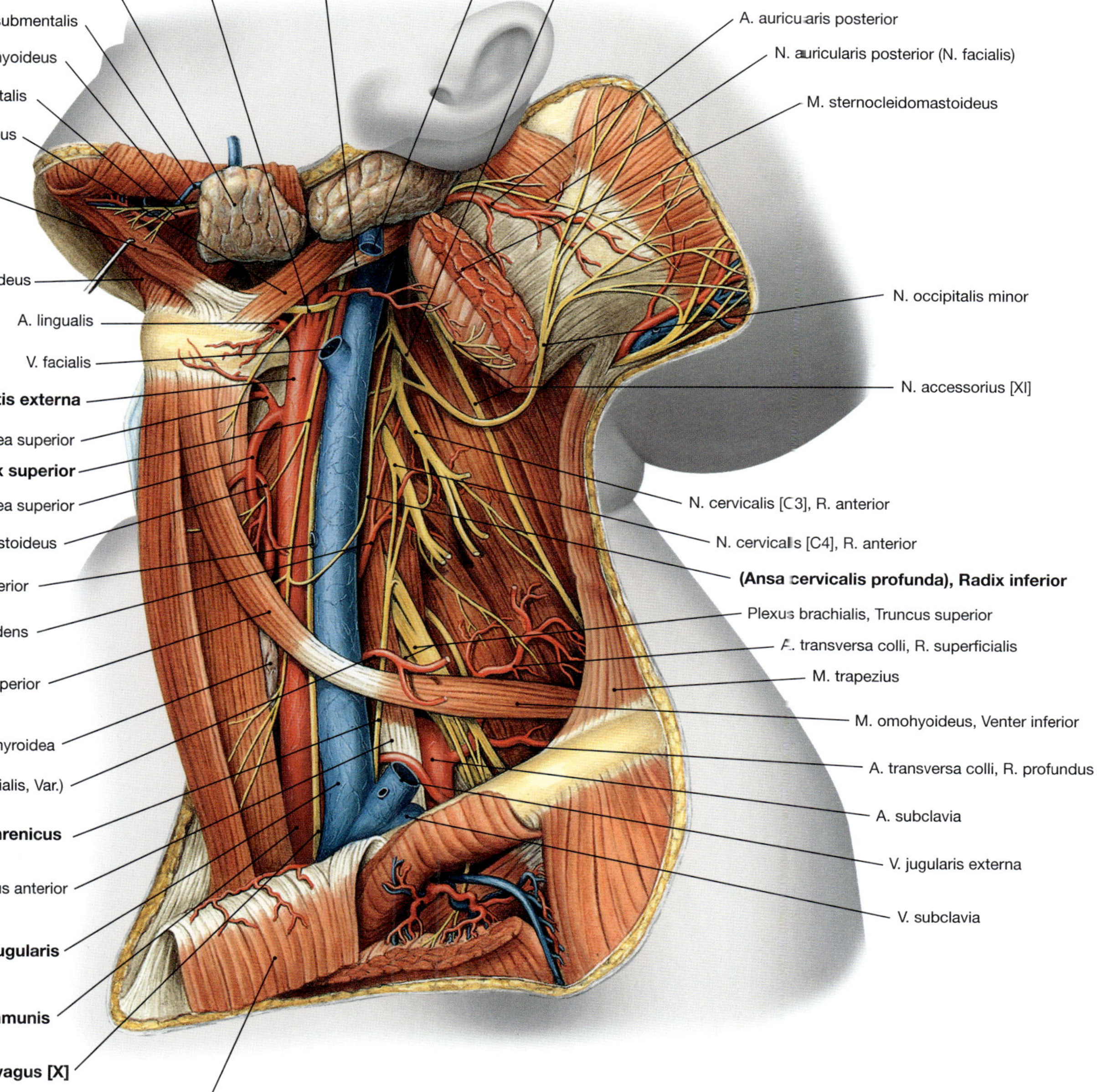


**Abb. 11.82 Gefäße und Nerven der seitlichen Halsregion, Regio cervicalis lateralis, links;** Ansicht von lateral; nach weitgehender Entfernung des M. sternocleidomastoideus. [S700]

Nach Entfernung des M. sternocleidomastoideus ist der Blick auf die **A. carotis communis** im unteren Halsabschnitt und die **A. carotis externa** im oberen Halsabschnitt sowie auf **N. vagus [X]** und **V. jugularis interna** frei. Um die V. jugularis interna legt sich im oberen Halsanteil die **Ansa cervicalis (profunda)** mit ihren Radices superior und inferior. Aus Letzteren gehen Äste zu den infrahyalen Muskeln ab. Lateral der Vene geht der **N. phrenicus** aus dem Plexus cervicalis hervor und verläuft im unteren Halsabschnitt quer über den M. scalenus anterior zur oberen Thoraxapertur. Im oberen Halsabschnitt zieht der **N. hypoglossus [XII]** nach vorne über die A. carotis externa im Bereich des Abgangs der A. lingualis und verschwindet unter dem M. stylohyoideus.

## Gefäße und Nerven des Halses

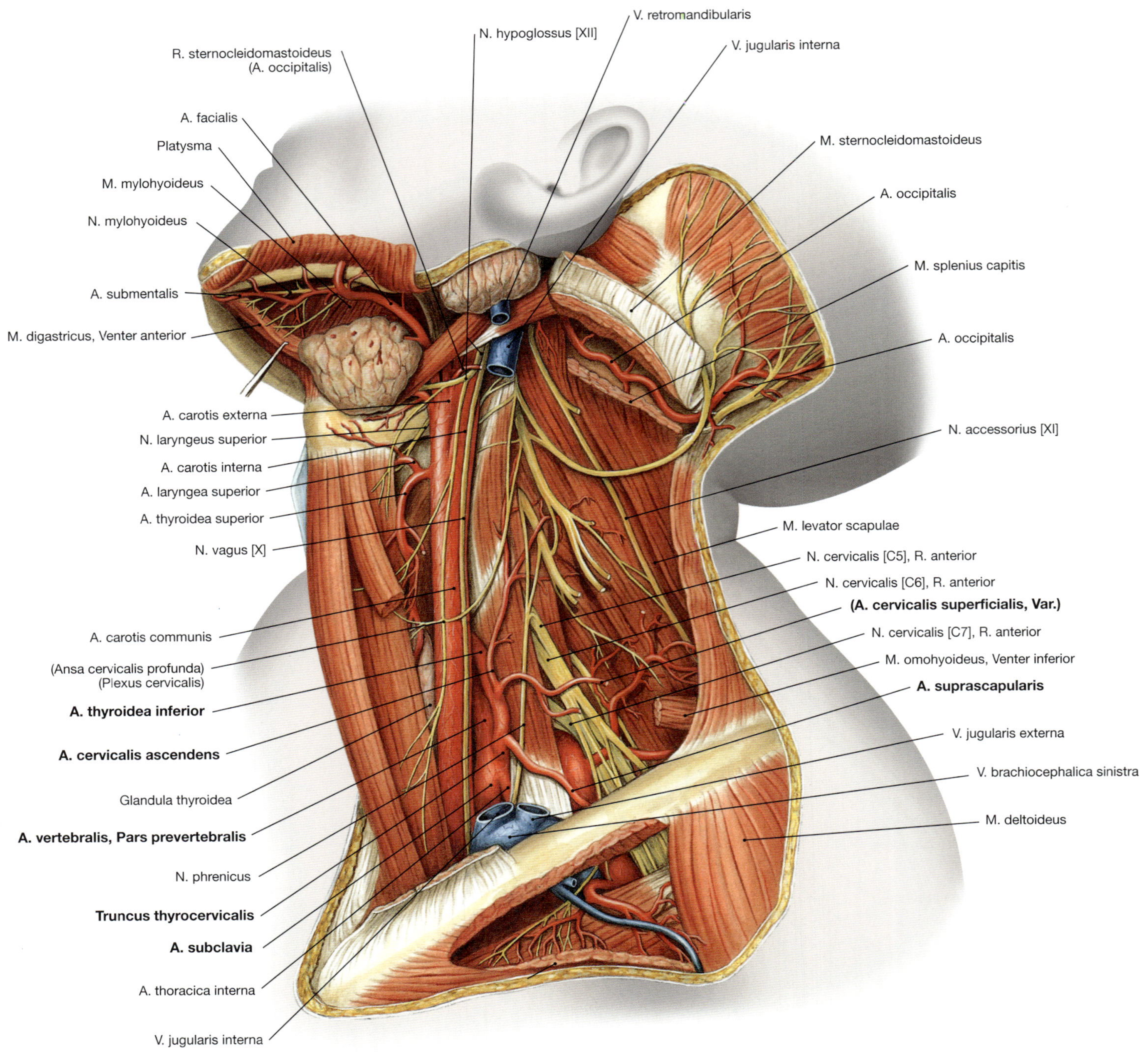


**Abb. 11.83 Gefäße und Nerven der seitlichen Halsregion, Regio cervicalis lateralis, tiefe Schicht, links;** Ansicht von lateral. [S700]
Nach Entfernung der V. jugularis interna sieht man medial die **A. subclavia,** die **A. vertebralis** und den aus der A. subclavia entspringenden **Truncus thyrocervicalis.** Die A. subclavia verläuft dorsal vom M. scalenus anterior und tritt gemeinsam mit dem Plexus brachialis durch die Skalenuslücke.

| Äste des Truncus thyrocervicalis | |
|---|---|
| • A. thyroidea inferior<br>– A. laryngea inferior<br>– Rr. glandulares<br>– Rr. pharyngeales<br>– Rr. oesophageales<br>– Rr. tracheales | • A. suprascapularis<br>– R. acromialis<br>• A. transversa colli<br>– R. superficialis<br>– R. profundus |
| • A. cervicalis ascendens<br>– Rr. spinales | • (A. dorsalis scapulae) |

### Klinik

Eine hochgradige Stenose im Abgangsbereich der A. subclavia sinistra, seltener der A. subclavia dextra, kann bei starker körperlicher Belastung des Arms zu einer Strömungsumkehr in der A. vertebralis der betroffenen Seite führen **(Subclavian-Steal-Syndrom).** Dabei kann es durch Minderperfusion des Gehirns zu Schwindel und Kopfschmerzen kommen.

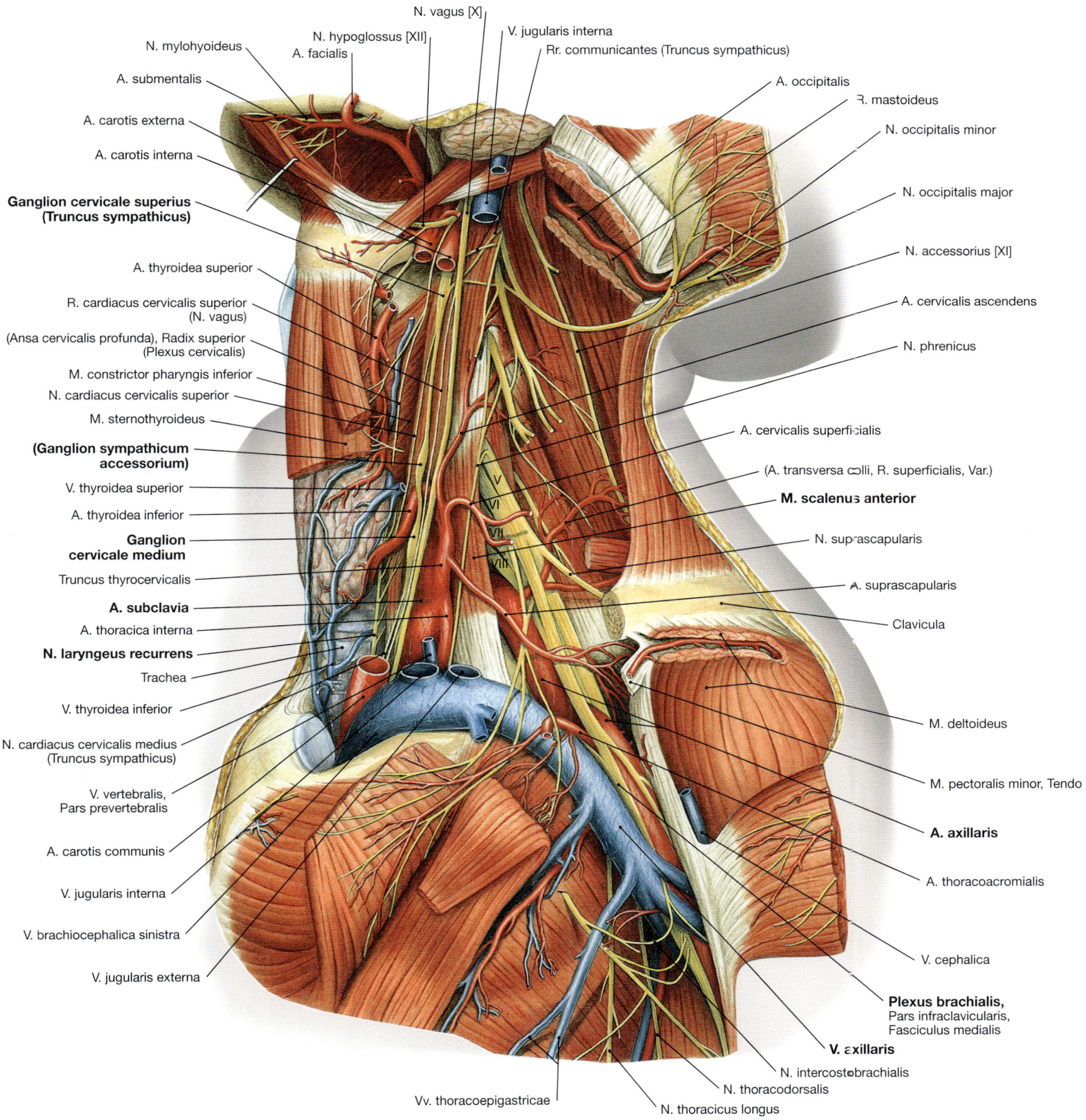


**Abb. 11.84 Gefäße und Nerven der seitlichen Halsregion, Regio cervicalis lateralis, und der Achselregion, Regio axillaris.** [S700]
Die Zahlen V bis VIII bezeichnen die ventralen Äste der entsprechenden Zervikalnerven.
Nach Entfernung der vorderen zwei Drittel der Clavicula sieht man den Übertritt des **Plexus brachialis** und der **A. subclavia** durch die Skalenuslücke (zwischen M. scalenus anterior und M. scalenus medius) sowie der V. subclavia (vor dem M. scalenus anterior) und deren Verlauf über die I. Rippe zur oberen Extremität. Gelegentlich können die oberen Abschnitte des Plexus brachialis auch durch den M. scalenus medius hindurchtreten. Im Halsbereich gibt der Plexus brachialis mehrere kleinere Äste ab und ordnet sich schließlich nach mehrfachem Faseraustausch zu Faszikeln um, die alle noch kurz unterhalb der Clavicula lateral von der A. subclavia liegen. Erst in der Mitte der Axilla werden sie ihrer topographischen Bezeichnung gerecht.
Auf den tiefen Halsmuskeln sieht man den Grenzstrang **(Truncus sympathicus)** mit den Ganglia cervicalia superius und medium (er verläuft in der oberen Halshälfte innerhalb der allgemeinen Organfaszie, in der unteren Halshälfte zwischen Fascia prevertebralis und allgemeiner Organfaszie, nicht dargestellt). Zwischen Luft- und Speiseröhre ist unterhalb der Schilddrüse der **N. laryngeus recurrens** sichtbar.

## Plexus cervicalis

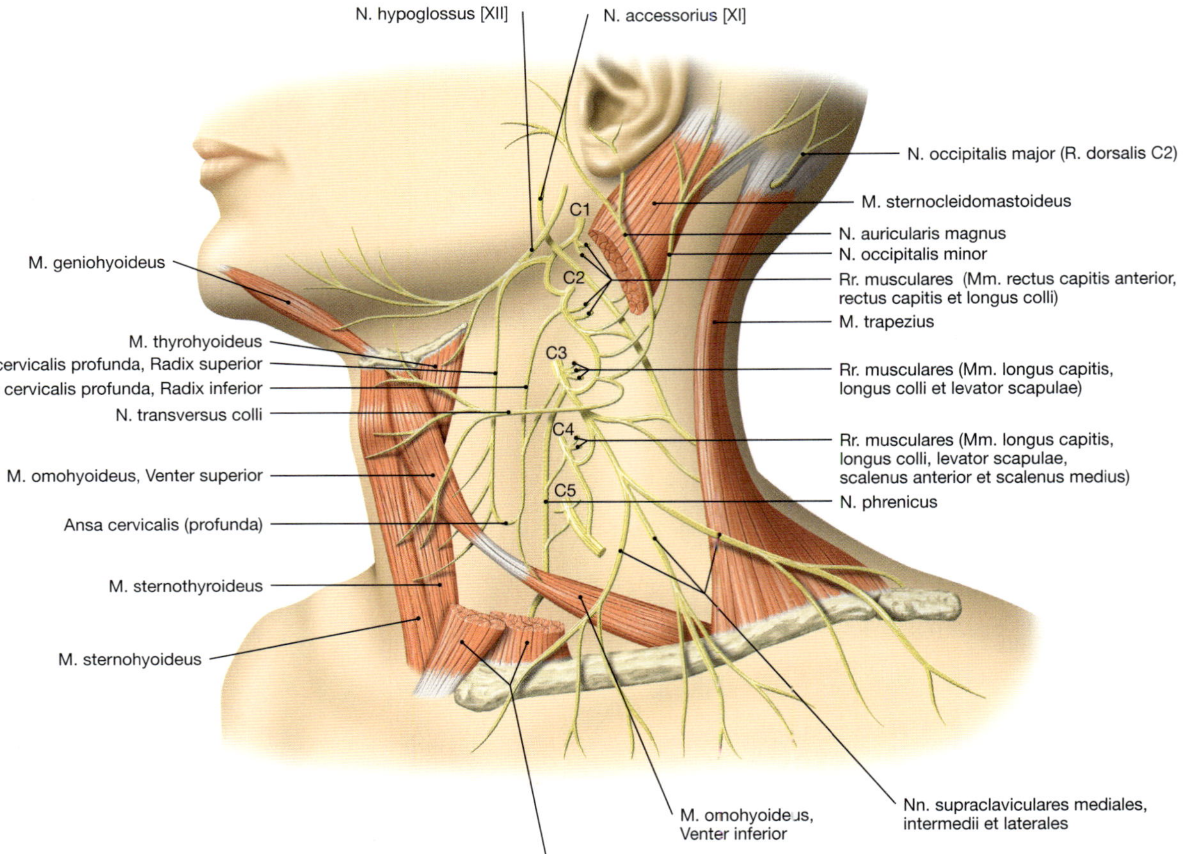


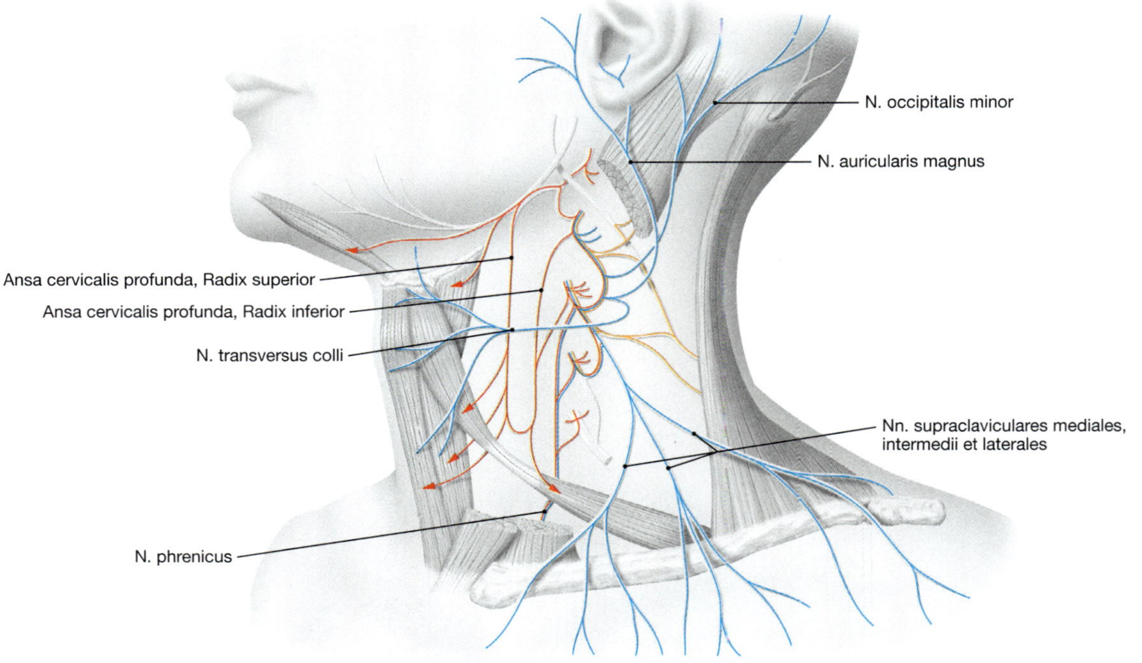


**Abb. 11.85a und b Plexus cervicalis, sensible und motorische Äste.** Schematische Darstellung. [S700-L127]
**a** Darstellung der Äste.
**b** Darstellung der Funktionen.
Aus didaktischen Gründen sind Nerven, Muskeln und Knochen in der Abbildung ohne Rücksicht auf topographische Schichten auf die Körperoberfläche projiziert. Dadurch liegt beispielsweise der M. geniohyoideus scheinbar außen auf der Mandibula und der N. hypoglossus sieht wie ein Hautnerv aus.
Motorische Äste des Plexus cervicalis sind die Ansa cervicalis profunda und der N. phrenicus. Die **Ansa cervicalis profunda** kommt mit einer Radix superior aus C1 und einer Radix inferior aus C2 und C3 und dient der Innervation der infrahyalen Muskeln (Mm. thyrohyoideus, sternohyoideus, sternothyroideus und omohyoideus). Weitere motorische Äste innervieren den suprahyalen M. geniohyoideus, die prävertebralen Muskeln, den M. rectus capitis anterior, die Mm. scaleni anterior und medius sowie teilweise den M. levator scapulae. Der **N. phrenicus** entstammt den Segmenten C3 bis C5, verläuft kaudalwärts und tritt über die obere Thoraxapertur in den Brustkorb ein.

→ T 8

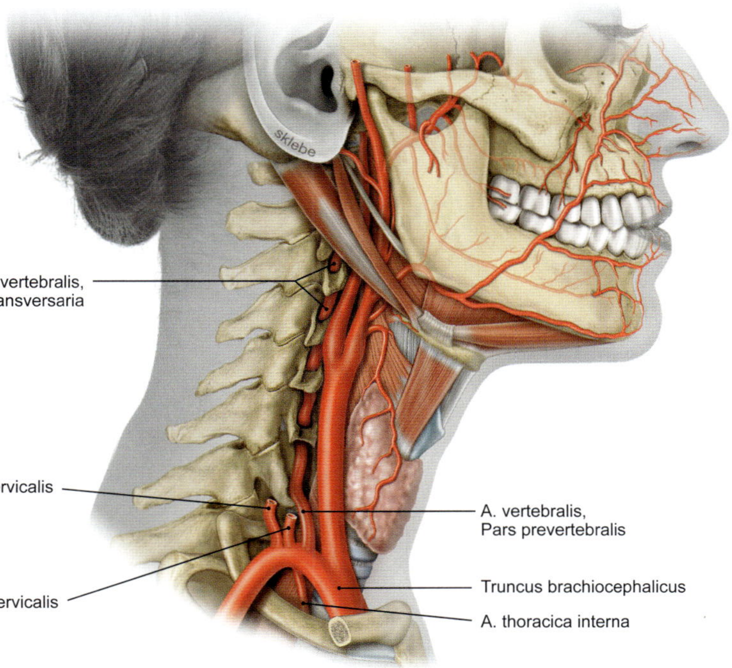


**Abb. 11.86 Äste der A. subclavia mit A. vertebralis, Truncus thyrocervicalis und Truncus costocervicalis;** Ansicht von rechts lateral. [S703-L238]

Für den kranialen Anteil der A. vertebralis → Abb. 12.48.

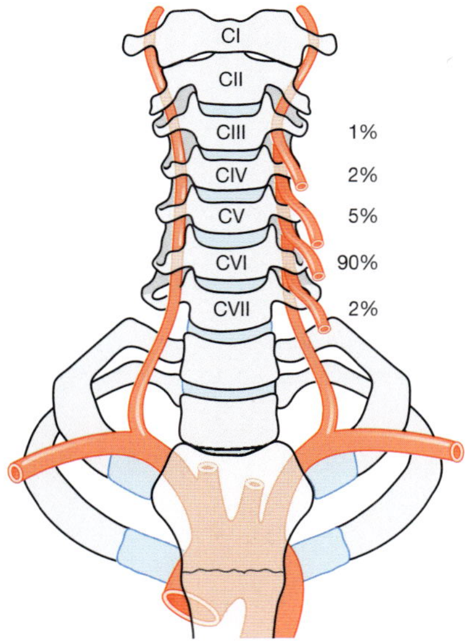


**Abb. 11.87 Varianten der Eintrittshöhe der A. vertebralis in die Foramina transversaria.** [S700-L126]

| Äste der A. vertebralis |
|---|
| • Pars prevertebralis |
| • Pars transversaria [cervicalis]<br>– Rr. spinales<br>  – Rr. radiculares<br>  – Aa. medullares segmentales<br>– Rr. musculares |
| • Pars atlantica |
| • Pars intracranialis<br>– Rr. meningei<br>– A. inferior posterior cerebelli<br>  – A. spinalis posterior<br>  – R. tonsillae cerebelli<br>  – R. choroideus ventriculi quarti<br>– A. spinalis anterior<br>– Rr. medullares mediales et laterales |

## A. vertebralis, Truncus thyrocervicalis, Truncus costocervicalis

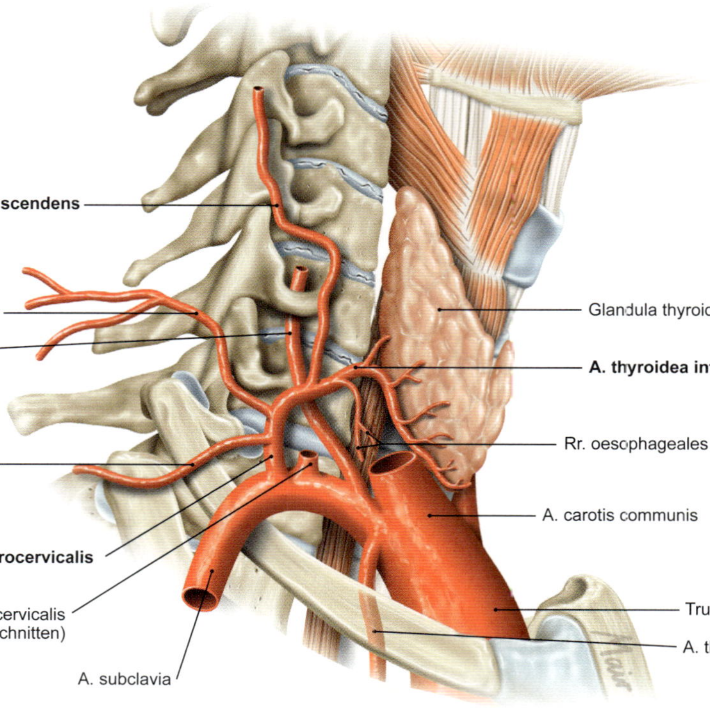


**Abb. 11.88 Truncus thyrocervicalis, links;** Ansicht von lateral. [S703-L127]

Der **Truncus thyrocervicalis** geht aus der A. subclavia hervor und gibt üblicherweise die A. suprascapularis, die A. transversa colli [cervicis], die A. cervicalis ascendens und die A. thyroidea inferior (→ Tabelle) in der erwähnten Reihenfolge ab.

| Äste des Truncus thyrocervicalis | | | | |
|---|---|---|---|---|
| • A. suprascapularis<br>– R. acromialis | • A. transversa colli<br>– R. superficialis<br>– R. profundus | • A. cervicalis ascendens<br>– Rr. spinales | • A. thyroidea inferior<br>– A. laryngea inferior<br>– Rr. glandulares<br>– Rr. pharyngeales<br>– Rr. oesophageales<br>– Rr. tracheales | • (A. dorsalis scapulae) |

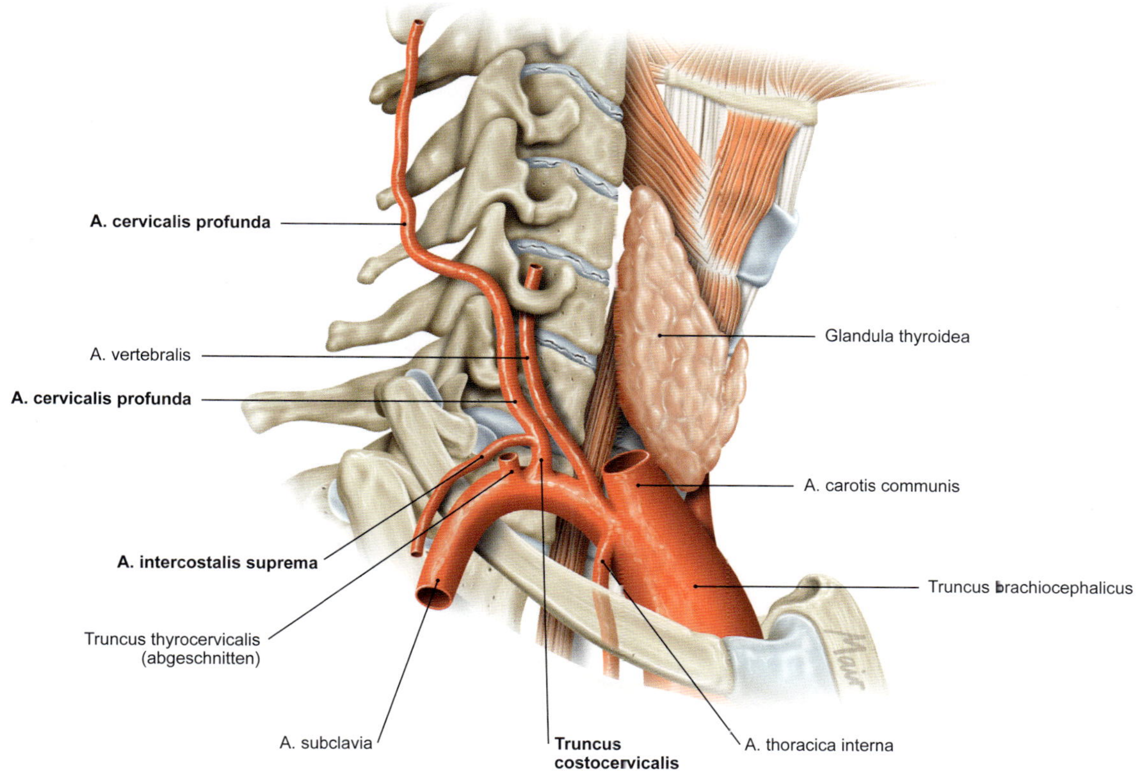


**Abb. 11.89 Truncus costocervicalis mit Beziehung zum Kopf, links;** Ansicht von lateral. [S703-L127]
Der **Truncus costocervicalis** entspringt üblicherweise hinten aus der A. subclavia auf Höhe des M. scalenus anterior. Aus ihm gehen die A. cervicalis profunda und die A. intercostalis suprema (→ Tabelle) in der erwähnten Reihenfolge ab.

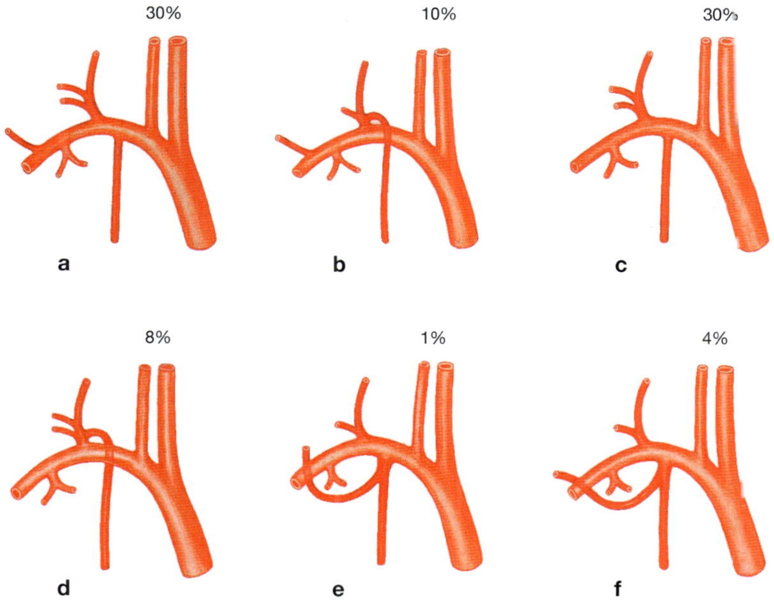


**Abb. 11.90a–f Varianten der Truncusbildung von A. thyroidea inferior, A. suprascapularis, A. transversa colli und A. thoracica interna bei getrenntem Abgang von A. vertebralis und Truncus costocervicalis.** [S700]

| Äste des Truncus costocervicalis | |
|---|---|
| • A. cervicalis profunda | • A. intercostalis suprema<br>– A. intercostalis posterior prima<br>– A. intercostalis posterior secunda<br>  – Rr. dorsales<br>  – Rr. spinales |

## Venen des Halses

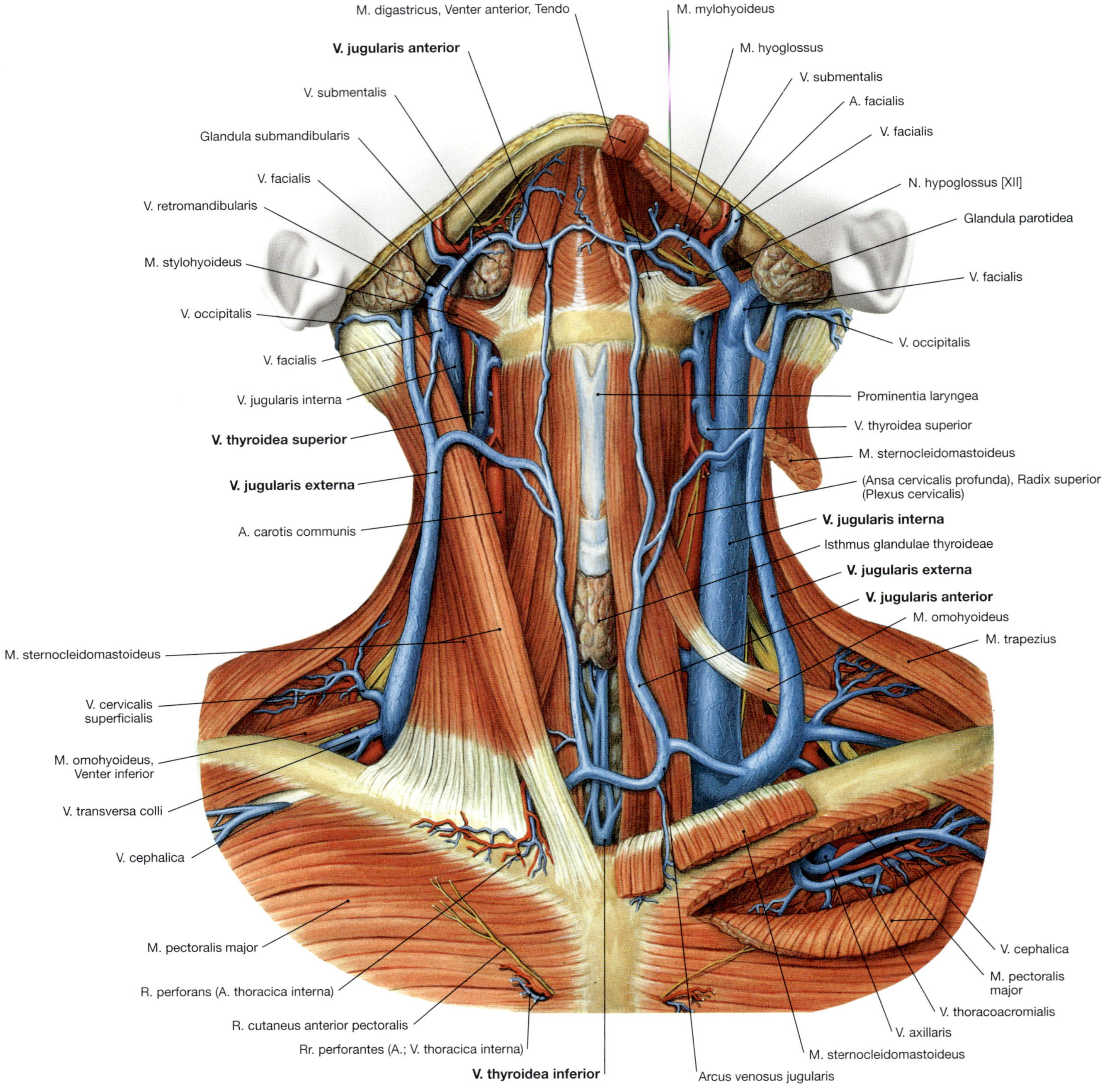


**Abb. 11.91 Venen des Halses, Collum;** Ansicht von ventral. [S700]
Auf der linken Seite ist der M. sternocleidomastoideus größtenteils entfernt. Sämtliche Halsfaszien sind entfernt.
**Oberflächliche** Venen des Halses sind die Vv. jugulares anteriores sowie die Vv. jugulares externae, die venöses Blut in die Vv. jugulares internae, subclaviae und brachiocephalicae drainieren. Zu den **tiefen** Halsvenen gehören die Vv. jugulares internae und thyroideae superiores, die V. thyroidea inferior und der Plexus thyroideus impar (nicht sichtbar). Der Verlauf der oberflächlichen Halsvenen ist äußerst variabel.

### Klinik

Die Schaffung eines **intravenösen Zugangs** ist die am häufigsten angewandte invasive Technik in der präklinischen Notfallversorgung. Eine gute Möglichkeit der Venenpunktion auch bei schlechten Venenverhältnissen bietet die V. jugularis externa. In den Reanimationsrichtlinien wird dieser Zugang als erste Wahl empfohlen.

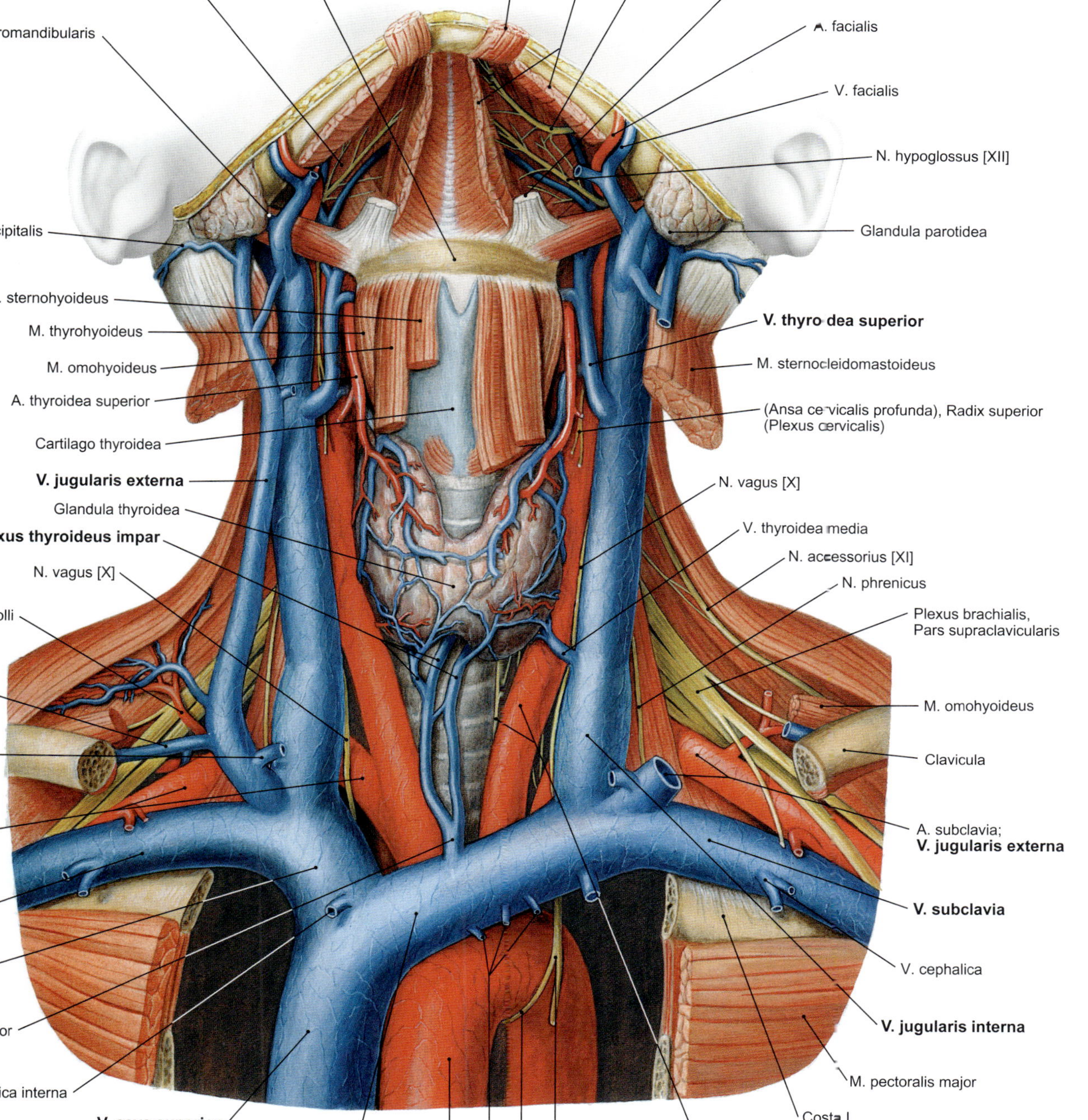


**Abb. 11.92 Gefäße und Nerven des Halses, Collum, und der oberen Thoraxöffnung, Apertura thoracis superior;** Ansicht von ventral. [S700]
Sternum, Teile der Claviculae, die Mm. sternocleidomastoidei und Teile der infrahyalen Muskeln sind entfernt.
Darstellung des venösen Einzugsgebiets der **V. cava superior** (Vv. brachiocephalicae, jugulares internae, jugulares externae und subclaviae) mit besonderer Berücksichtigung der venösen Drainage der Glandula thyroidea (→ Abb. 11.71). Man erkennt ferner den Durchtritt des Plexus brachialis sowie von A. und V. subclavia zwischen Clavicula und I. Rippe, den Verlauf des N. phrenicus auf dem M. scalenus anterior und den Verlauf des linken N. laryngeus recurrens um den Aortenbogen.

## Lymphknoten und Lymphgefäße des Halses

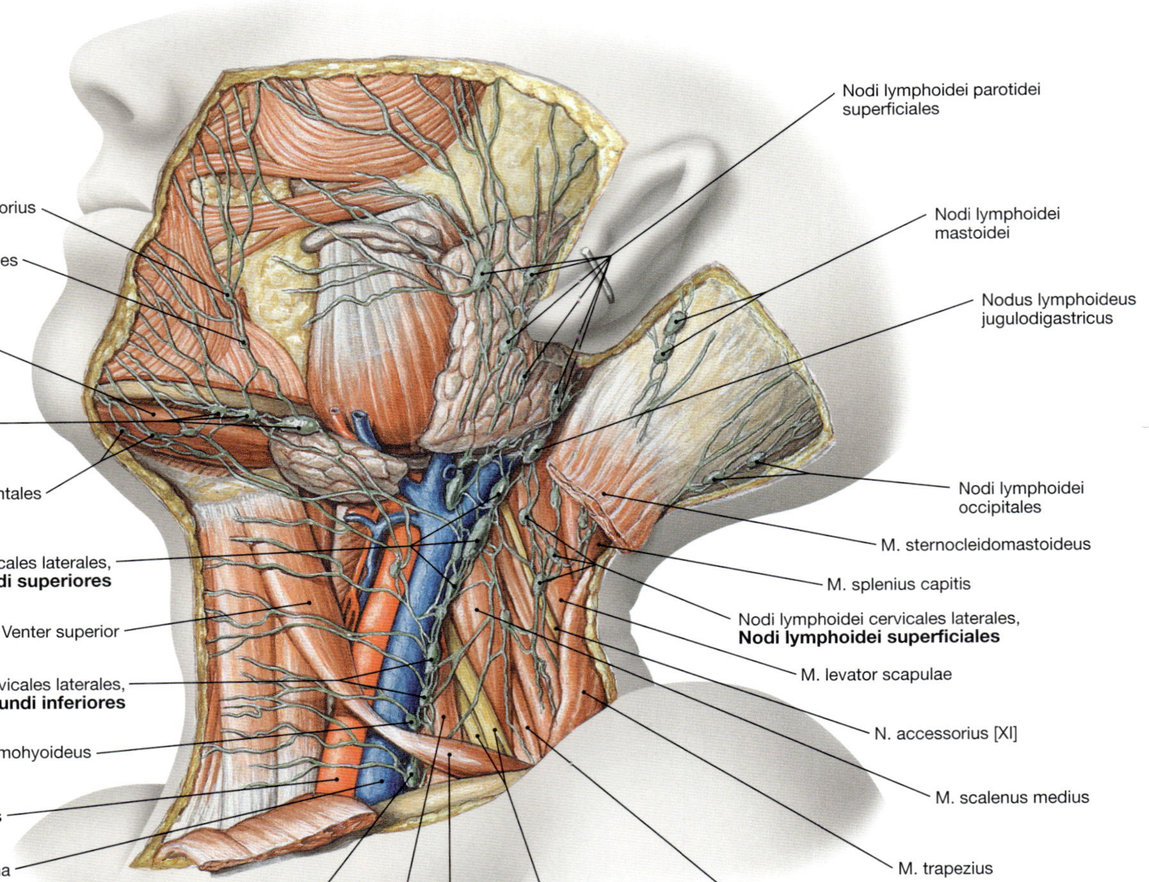


**Abb. 11.93 Oberflächliche Lymphgefäße, Vasa lymphatica superficialia, und Lymphknoten, Nodi lymphoidei, von Kopf und Hals eines Kindes.** [S700]
Der Hals besitzt zwischen 200 und 300 Lymphknoten. Der größte Teil davon ist entlang des Gefäß-Nerven-Strangs angeordnet (→ Tabelle, → Abb. 8.106).

Die Lymphe der rechten Kopf- und Halshälfte wird in den **Ductus lymphaticus dexter** (→ Abb. 8.107), die der linken Kopf- und Halshälfte in den **Ductus thoracicus** drainiert. Zur Einmündung des Ductus thoracicus in den linken Venenwinkel → Abb. 11.100.

| **Lymphknoten des Halses (Nodi lymphoidei cervicales)** | |
|---|---|
| **Nodi lymphoidei cervicales anteriores** | **Nodi lymphoidei cervicales laterales** |
| • Nodi lymphoidei superficiales | • Nodi lymphoidei superficiales |
| • Nodi lymphoidei profundi<br>– Nodi lymphoidei infrahyoidei<br>  – Nodi lymphoidei prelaryngei<br>– Nodi lymphoidei thyroidei<br>– Nodi lymphoidei pretracheales<br>– Nodi lymphoidei paratracheales<br>– Nodi lymphoidei retropharyngeales | • Nodi lymphoidei profundi superiores<br>– Nodus lymphoideus jugulodigastricus<br>– Nodus lymphoideus lateralis<br>– Nodus lymphoideus anterior<br>• Nodi lymphoidei profundi inferiores<br>– Nodi lymphoidei juguloomohyoidei<br>– Nodus lymphoideus lateralis<br>– Nodi lymphoidei anteriores<br>• Nodi lymphoidei supraclaviculares<br>• Nodi lymphoidei accessorii<br>– Nodi lymphoidei retropharyngeales |

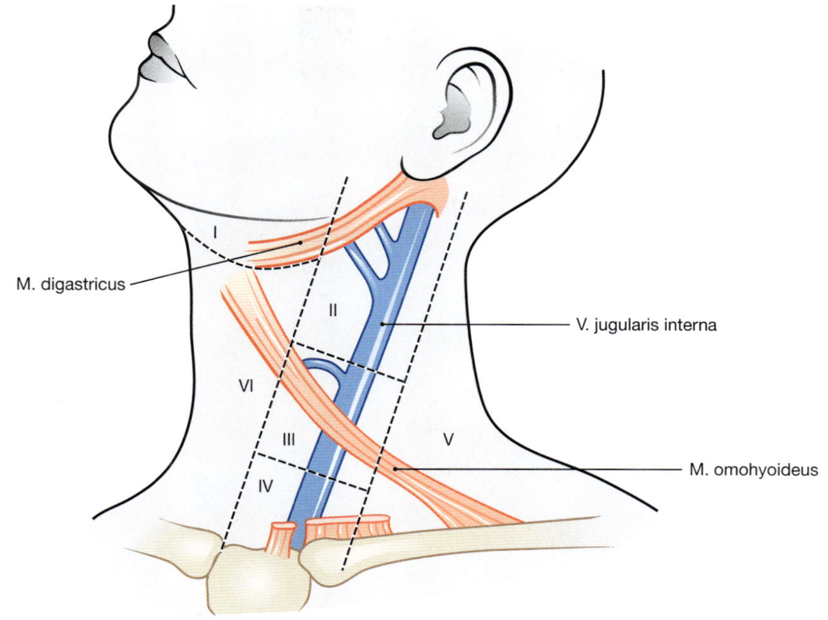


**Abb. 11.94 Einteilung der Kopf-Hals-Drainagegebiete in Kompartimente;** entsprechend der Klassifikation des American Joint Committee of Cancer (AJCC). [S700-L126]

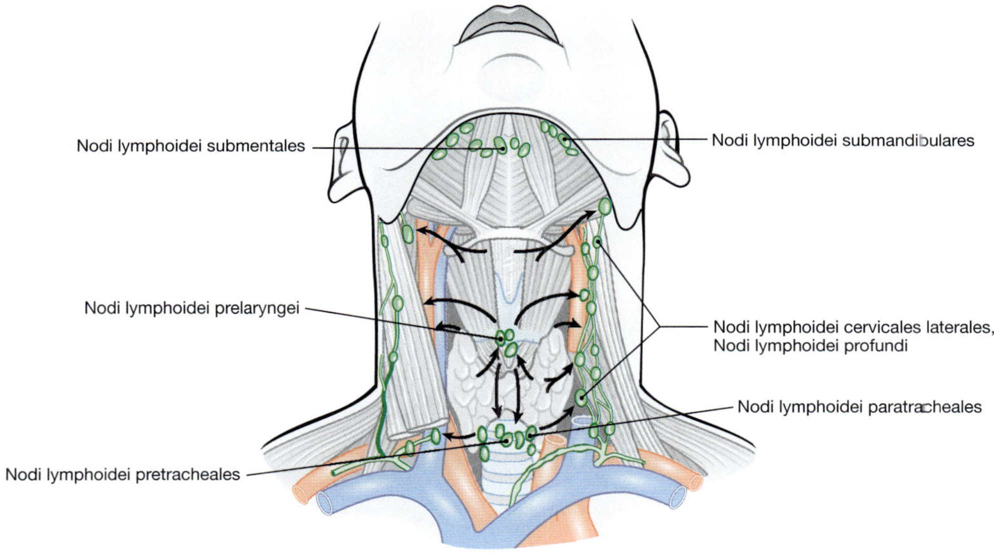


**Abb. 11.95 Lymphgefäße und Lymphknoten von Kehlkopf, Larynx, Schilddrüse, Glandula thyroidea, und Luftröhre, Trachea;** Ansicht von ventral. [S700-L126]
Alle 3 Organe drainieren in die tiefen Halslymphknoten.

## Klinik

Entsprechend einer Klassifikation des American Joint Committee of Cancer (AJCC) werden die Halslymphknoten regional entsprechend dem Auftreten von **Lymphknotenmetastasen** in 6 Kompartimente **(Kompartimente I–VI)** eingeteilt (→ Abb. 11.94). Die Zonen werden bei Vorliegen lymphogener Metastasen von bösartigen Tumoren im Kopf-Hals-Bereich zur elektiven Halslymphknotenausräumung (Neck-Dissection) herangezogen.
Verletzungen des Ductus thoracicus bei operativen Halseingriffen können zur Bildung einer **Chylusfistel** führen.

## Gefäße und Nerven des Trigonum submandibulare

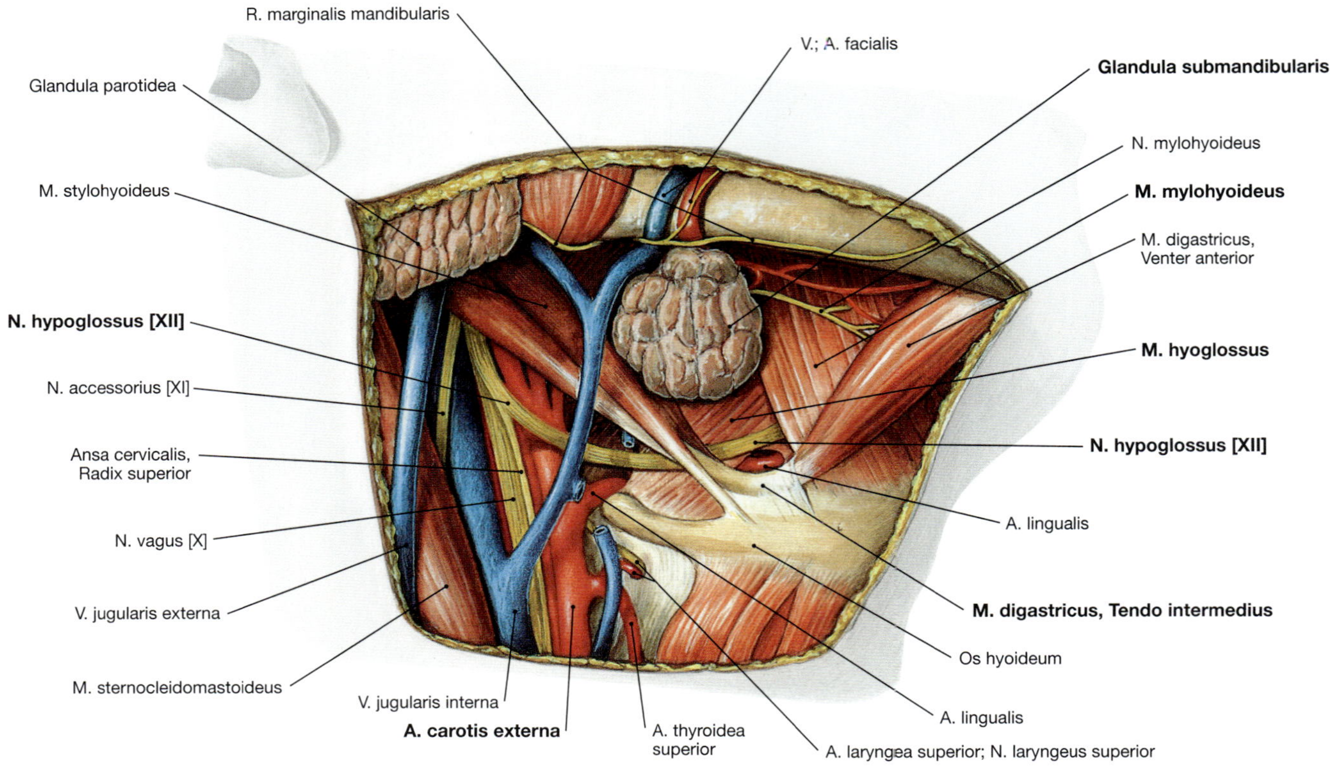


**Abb. 11.96 Gefäße und Nerven des Trigonum submandibulare;** Ansicht von lateral unten. [S700]
Nach Freilegung der Unterkieferspeicheldrüse (Glandula submandibularis) und der Leitungsbahnen mit Entfernung aller Faszien sieht man den bogenförmigen Verlauf des **N. hypoglossus [XII],** der sich aus dem Gefäß-Nerven-Strang im Parapharyngealraum löst, nach vorne über die A. carotis externa und zwischen M. hyoglossus und Zwischensehne des M. digastricus zieht, bis er unter dem M. mylohyoideus verschwindet.

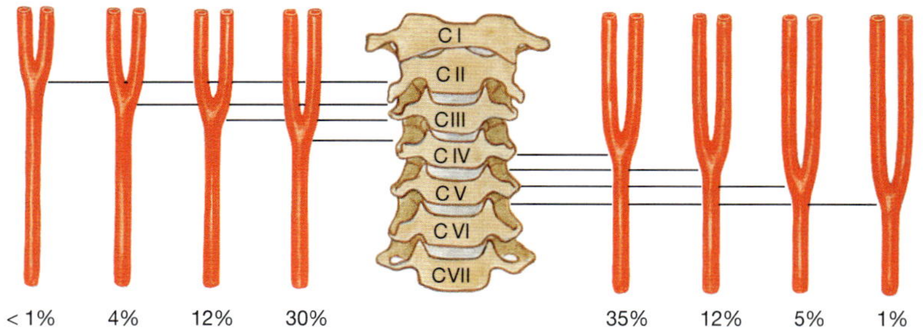


**Abb. 11.97 Höhe der Aufzweigung der A. carotis communis, bezogen auf die Halswirbelsäule;** Ansicht von vorne. [S700]
Meist befindet sich die Aufzweigung der A. carotis communis zwischen CIII und CIV. In seltenen Fällen kann sie auch hoch (CII) oder tief (Unterrand CV) liegen.

### Klinik

Entzündungen im Bereich der unteren Seitenzähne können sich als **Abszesse in der Faszienloge der Glandula submandibularis** und der sublingualen Loge ausbreiten oder, wenn sie von den Weisheitszähnen ausgehen, auch in die Faszienloge der Fossa retromandibularis ausdehnen, von hier weiter über die Halsfaszien bis in das Mediastinum gelangen und einen lebensbedrohlichen Infekt verursachen.
Eine **Schädigung des N. hypoglossus [XII],** z. B. durch Tumorinfiltration einer Halslymphknotenmetastase, ist leicht zu diagnostizieren: Die Zunge weicht beim Herausstrecken zur erkrankten Seite ab, da die Muskulatur, die sie auf der gesunden Seite herausschiebt, auf der erkrankten Seite keinen Gegenspieler mehr hat.

Die Karotisgabel ist häufig Sitz von **Gefäßveränderungen** (extrakranielle Arteriosklerose: Plaques, Stenosen, Obliteration). In der Karotisgabel liegt das Glomus caroticum (in der → Abb. 11.96 nicht dargestellt), das als Paraganglion Chemorezeptoren enthält, die auf Änderungen des pH-Werts, des Sauerstoff- und Kohlendioxidgehalts des Blutes reagieren.
Unter einem **Karotissinussyndrom** versteht man eine Überempfindlichkeit der Pressorezeptoren des Karotissinus, die dazu führt, dass schon bei Drehbewegungen des Kopfes ein Reflex ausgelöst wird, der die Herzfrequenz stark herabsetzt (vasovagaler Reflex). Dadurch kann es zum Kreislaufzusammenbruch und Herzstillstand kommen.

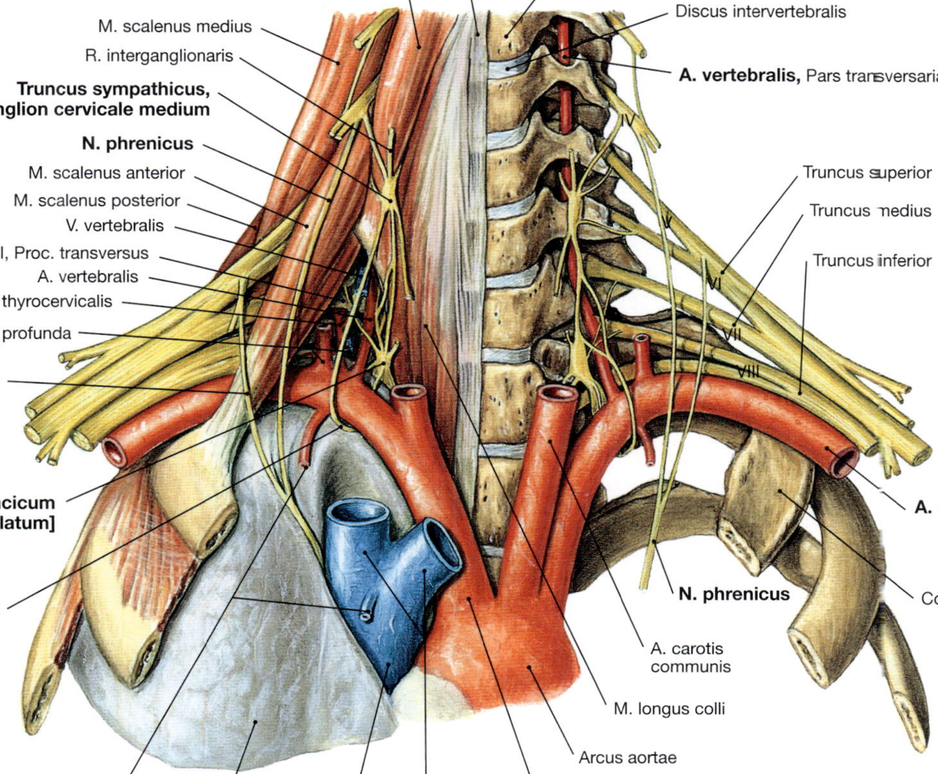


**Abb. 11.98 Gefäße und Nerven am Übergang vom Hals zum Thorax und zur oberen Extremität.** [S700]
Man sieht die Pleurakuppel mit Skalenuslücke, unterem und mittlerem Grenzstrangganglion (Ganglion cervicale inferius/cervicothoracicum/stellatum auf dem Köpfchen der I. Rippe und Ganglion cervicale medium auf dem M. longus colli), den Verlauf des N. phrenicus und der A. vertebralis sowie Trunci des Plexus brachialis und A. subclavia.
Die Zahlen IV bis VIII bezeichnen die ventralen Äste der entsprechenden Spinalnerven.

## Bildgebung und Klinik

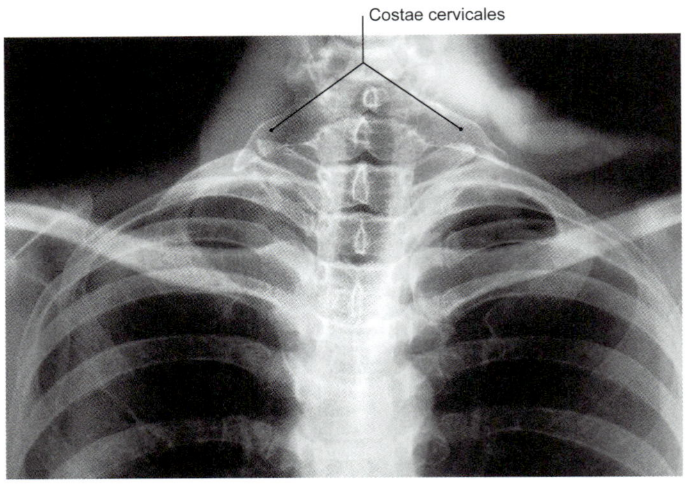


**Abb. 11.99 Hals, Collum;** Röntgenbild im anteroposterioren (ap) Strahlengang. [E402]
Man erkennt beidseits eine Halsrippe (Costa cervicalis).

### Klinik

Anatomische Varianten im Bereich der Skalenuslücke (Halsrippe, enge Skalenuslücke, akzessorischer M. scalenus minimus, aberrierende Muskelfasern) können ein Engpasssyndrom **(Skalenusengpasssyndrom)** hervorrufen, das mit Kompression des Plexus brachialis und der A. subclavia einhergeht.
In der Skalenuslücke kann eine **interskalenäre Blockade** zur Regionalanästhesie des Plexus brachialis vorgenommen werden.

### Klinik

Der Begriff **PANCOAST-Tumor** (apikaler Sulkustumor) beschreibt ein rasch wachsendes Bronchialkarzinom im Bereich der Lungenspitze, Apex pulmonis (**a** schematisch, **b** MRT, **c** Röntgenbild), das infiltrierend in die benachbarten Rippen, Halsweichteile, den Plexus brachialis und die Wirbel vordringt. Weitere betroffene Strukturen können der N. phrenicus, der N. laryngeus recurrens, die A. und/oder die V. subclavia sowie das Ganglion stellatum sein. Wenn das Ganglion stellatum betroffen ist, resultiert meist ein HORNER-Syndrom mit der Trias Enophthalmus, Miosis, enge Lidspalte (→ Abb. 12.213).
a [S701-L275], b [H034-001], c [E329]

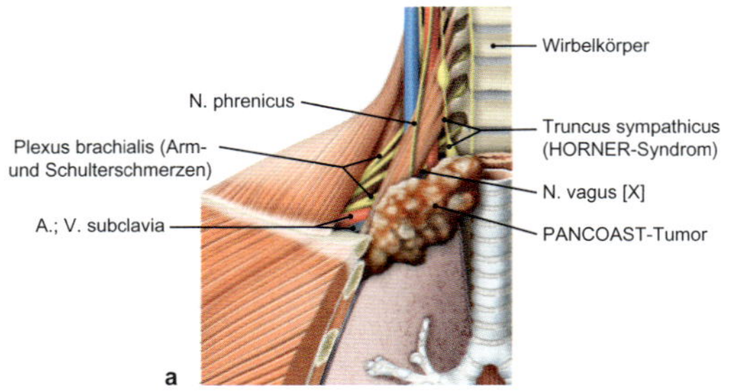


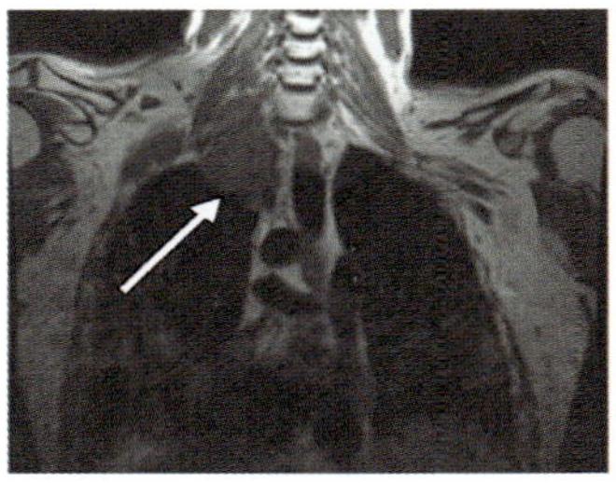


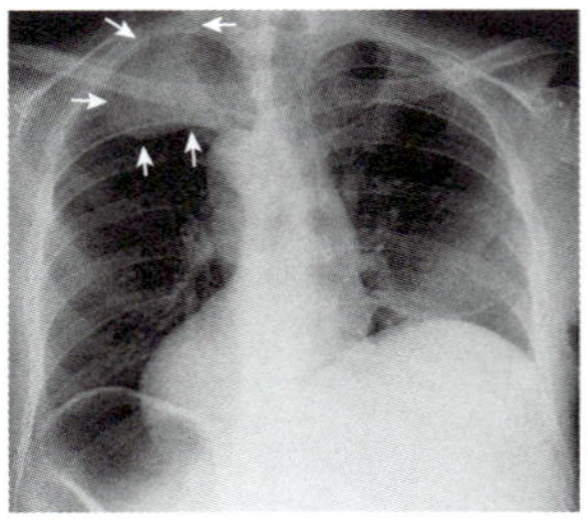

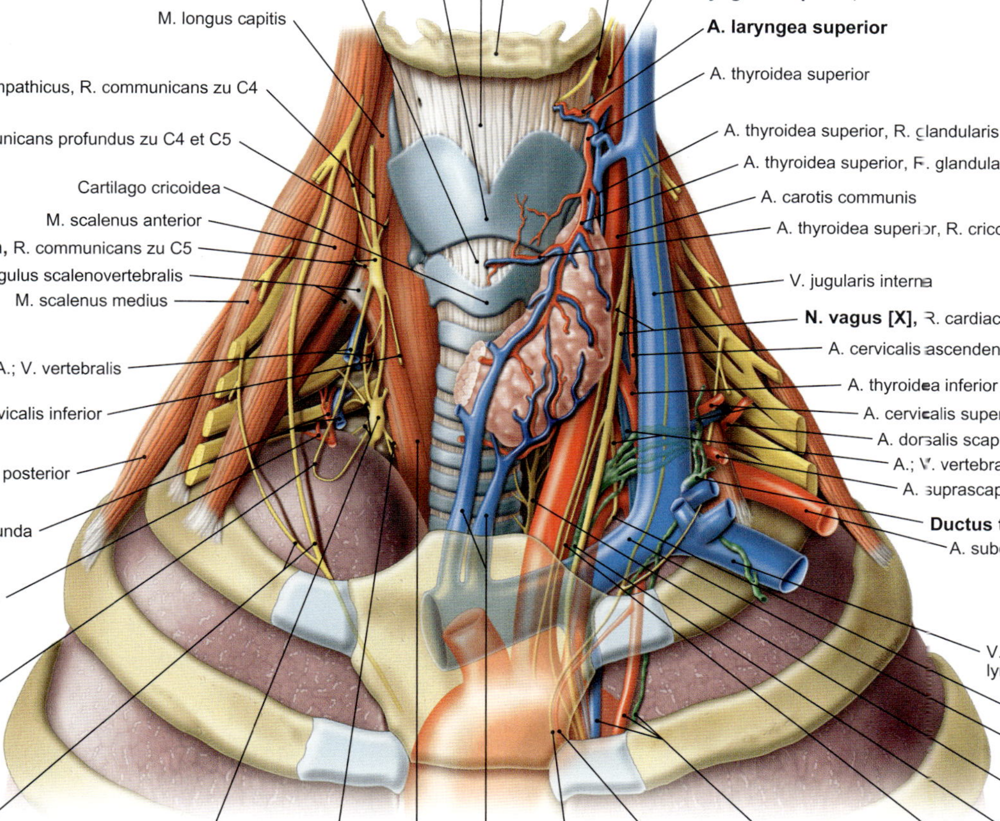


**Abb. 11.100 Prä- und paravertebrale Strukturen des Halses und der oberen Thoraxapertur;** Ansicht von ventral. [S700-L238]/[O300]
Auf der rechten Körperseite wurden zur Darstellung der Pleurakuppel und des Grenzstrangs die großen Gefäße entfernt. Man sieht das **Ganglion cervicale inferius** (Ganglion cervicothoracicum [stellatum]) auf dem Köpfchen der I. Rippe sowie das **Ganglion cervicale medium** auf dem M. longus colli. Die Pleurakuppel überragt die obere Thoraxapertur. Auf der linken Seite wurden die großen Gefäße und der linke Schilddrüsenlappen belassen. Man sieht die Gefäßversorgung der Schilddrüse, den R. internus des N. laryngeus superior und die Vasa laryngea superiora, die Einmündung des Ductus thoracicus im linken Venenwinkel sowie den Verlauf des N. vagus [X] zwischen A. carotis communis und V. jugularis interna.

# Beispielfragen aus der Prüfung

*Damit Sie überprüfen können, ob Sie die Inhalte dieses Kapitels verinnerlicht haben, werden hier exemplarisch Fragen aus einer mündlichen Anatomieprüfung aufgelistet.*

**Bitte erläutern Sie den Aufbau des Halses:**

- Welche Halsregionen kennen Sie, und wie werden sie begrenzt?
- Wie wird die Regio cervicalis anterior eingeteilt, und wo liegen die Grenzen?
- Welche knöchernen Skelettelemente liegen im Hals?
- Welche Funktion hat das Zungenbein?
- Gibt es mimische Muskeln am Hals?
- Erläutern Sie Verlauf, Funktion, Blutversorgung und Innervation des M. sternocleidomastoideus.
- Wo liegt die infrahyale Muskulatur? Welche Funktion hat sie und wie wird sie innerviert?
- Welche suprahyalen Muskeln kennen Sie? Erläutern Sie deren Lage, Funktion und Innervation.
- Welche Funktion hat die prävertebrale Muskulatur, wo liegt sie, wie heißen die Muskeln und wie werden sie innerviert?

**Bitte beschreiben Sie den Aufbau der Halsfaszien:**

- Wie kann man die Halsfaszien einteilen?
- Nennen Sie Muskeln, die von der oberflächlichen Halsfaszie eingeschlossen werden.
- Welche Strukturen liegen in der Karotisscheide?
- Welche Halsorgane besitzen eine eigene Faszie (Organfaszie)?
- Nennen Sie virtuelle Bindegewebsräume innerhalb des Halses, die durch das Aneinanderliegen von Faszien zustande kommen.
- Welche Strukturen liegen im Spatium lateropharyngeum?
- Bis wohin erstreckt sich das Spatium retropharyngeum nach kranial und nach kaudal?
- Was versteht man unter dem Spatium peripharyngeum?

**Beschreiben Sie die Leitungsbahnen des Halses:**

- Welche Äste gehen üblicherweise aus dem Truncus thyrocervicalis hervor, welche aus dem Truncus costocervicalis?
- Wie verläuft die A. vertebralis durch den Hals?
- Auf welcher Höhe liegt üblicherweise die Bifurcatio carotidis? Welches Organ findet man in der Bifurcatio?
- Nennen Sie Äste der A. carotis externa.
- Welche großen Venen befinden sich im Hals?

**Erläutern Sie den Verlauf von Nerven im Hals:**

- Was ist der ERB-Punkt? Wo liegt er, und welche Äste gehen aus ihm hervor? Wie nennt man ihn noch?
- Was versteht man unter der Ansa cervicalis?
- Schildern Sie den Verlauf des N. phrenicus durch den Hals.
- Welche motorischen Äste besitzt der Plexus cervicalis?
- Welcher Muskel wird aus dem Plexus cervicalis über eine Anastomose mit dem N. hypoglossus innerviert?
- Was ist die Skalenuslücke? Was tritt hindurch?
- Beschreiben Sie den Verlauf des N. accessorius. Welche Muskeln innerviert er, was ist deren Funktion?
- Wo verläuft der Truncus sympathicus am Hals? Welche Ganglien kennen Sie im Bereich des Halses?
- Beschreiben Sie den Verlauf des N. hypoglossus. Was innerviert er?
- Beschreiben Sie den Verlauf des N. vagus ab seinem Durchtritt durch die Schädelbasis. Welche Äste verlaufen im Bereich des Halses? Was innervieren sie hier?

**Erläutern Sie die Lymphabflussbahnen des Halses:**

- Wie viele Lymphknoten kommen etwa im Bereich des Halses vor?
- Welche Lymphknotengruppen gibt es im Bereich des Halses?
- Warum wird der Hals in Lymphdrainagegebiete (Kompartimente) eingeteilt?
- Welche Strukturen drainieren ihre Lymphe in die Halslymphknoten?

**Beschreiben Sie den Aufbau der Schilddrüse und der Nebenschilddrüsen:**

- Erläutern Sie Lage, Aufbau und Funktion der Schilddrüse.
- Wie entwickelt sich die Schilddrüse?
- Was ist ein Lobus pyramidalis? Wobei kann er stören?
- Was kann sich entwickeln, wenn ein Teil des Ganglumens des Ductus thyroglossalis im Rahmen der Entwicklung persistiert? Wovon muss man diese abgrenzen?
- Wie wird die Schilddrüse mit Blut versorgt?
- Wo liegen üblicherweise die Nebenschilddrüsen?
- Welche Struktur ist bei Schilddrüsenoperationen besonders gefährdet?

**Erläutern Sie die Lage und den Aufbau des Kehlkopfs:**

- Wie ist der Kehlkopf aufgebaut?
- Welche Muskeln sind an der Spannung der Stimmfalten beteiligt?
- Wie wird der Kehlkopf mit Blut versorgt?
- Beschreiben Sie die Kehlkopfinnervation.
- Was ist eine Koniotomie? Wo führt man sie durch?
- Welcher Muskel wird bei kräftiger In- und Exspiration besonders betätigt?
- Was ist der Conus elasticus, was die Membrana quadrangularis?
- Welche Strukturen bilden die Stimmfalte?
- Was ist der REINKE-Raum?
- Welche Funktion hat die Plica vocalis?
- Welche Funktion hat die Plica vestibularis?
- Was versteht man unter Randkantenverschiebung?
- Welche Kehlkopfetagen kennen Sie?
- Von wo nach wo reicht der transglottische Raum?
- Was innerviert der N. laryngeus superior?
- Beschreiben Sie den Verlauf des N. laryngeus recurrens/inferior auf der linken und auf der rechten Seite.
- Wie ist die Epiglottis aufgebaut, und wo ist sie befestigt? Gibt es Muskeln, die an der Bewegung der Epiglottis beteiligt sind?
- Kennen Sie Veränderungen der Kehlkopfstrukturen, die zu Stimmveränderungen mit zunehmendem Alter beitragen?
- Zeigen Sie den Recessus piriformis.

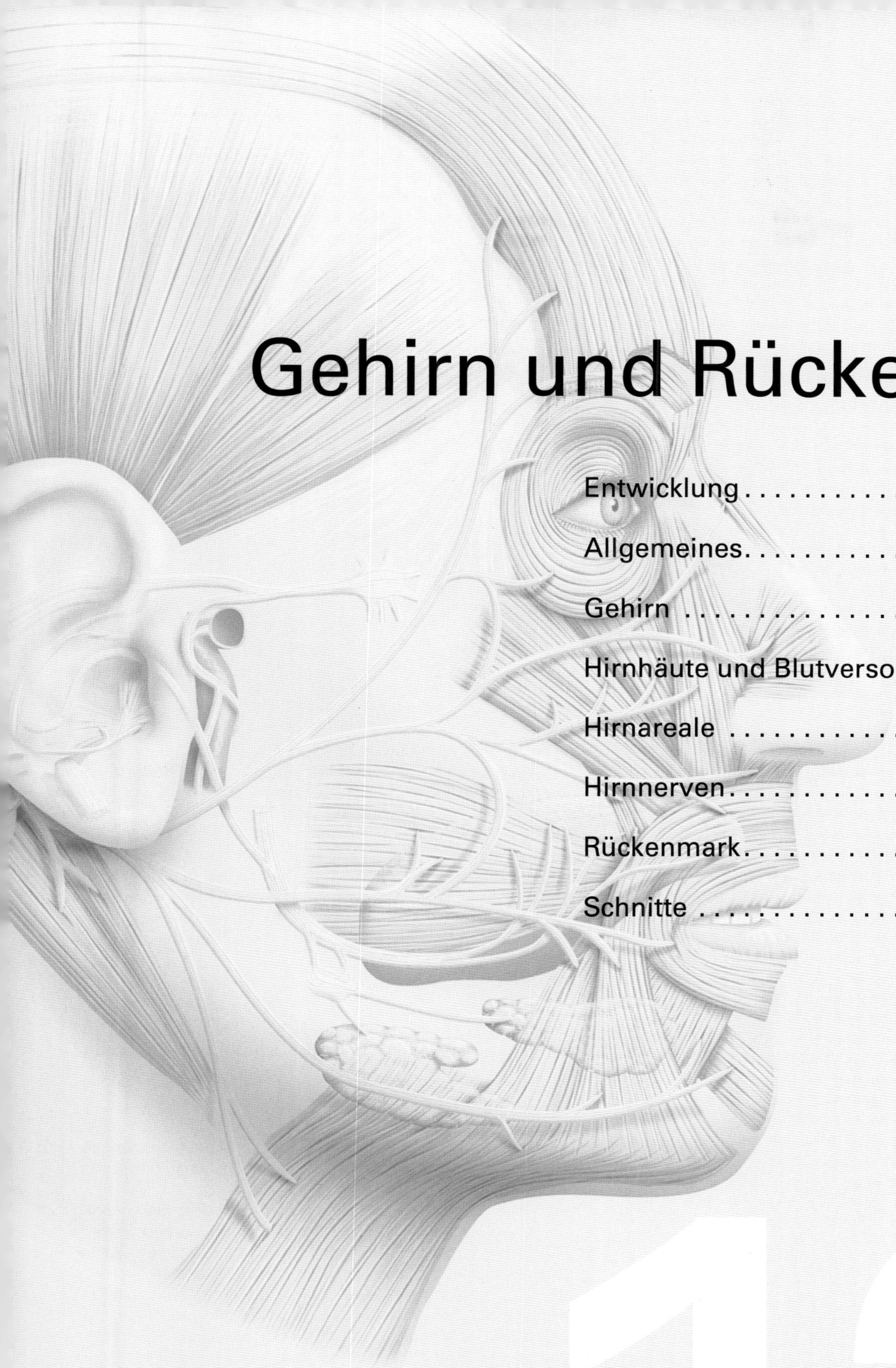

# Gehirn und Rückenmark



12

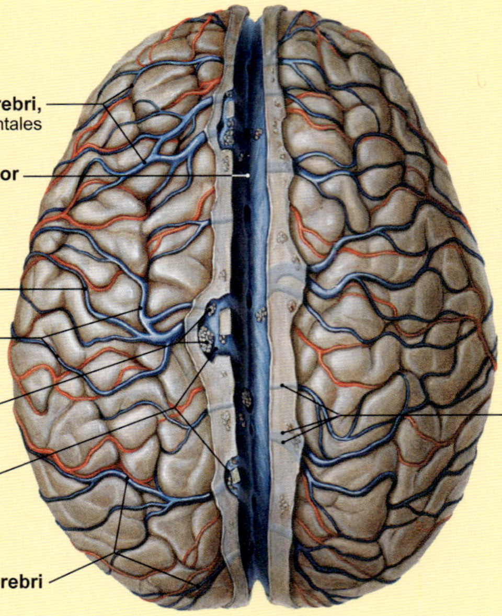


# Der Überblick

Das Nervensystem des Menschen besteht aus 30–40 Milliarden Nervenzellen, die durch Synapsen miteinander in Kontakt treten. Funktionell trennt man das somatische (willkürliche) Nervensystem vom vegetativen (unwillkürlichen) Nervensystem. Das **somatische Nervensystem** steuert alle Vorgänge, die Bewusstsein und Willen unterliegen; das **vegetative Nervensystem** regelt über Sympathicus, Parasympathicus und enterales Nervensystem vor allem Aktivitäten und Funktionen der inneren Organe bei körperlicher Anstrengung, bei der Verdauung, in Ruhephasen, aber auch in Notfallsituationen. Topographisch unterscheidet man zentrales Nervensystem (ZNS) und peripheres Nervensystem. Das ZNS besteht aus **Rückenmark** (Medulla spinalis) und **Gehirn** (Encephalon). Letzteres gliedert sich von kranial nach kaudal in 5 Abschnitte: **End- oder Großhirn** (Telencephalon oder Cerebrum), **Zwischenhirn** (Diencephalon), **Mittelhirn** (Mesencephalon), **Brücke** (Pons) und **„verlängertes Mark"** (Medulla oblongata oder Myelencephalon). Dorsal des Pons befindet sich das **Kleinhirn** (Cerebellum), das gemeinsam mit Medulla oblongata und Pons das **Rhombencephalon** bildet. Der **Hirnstamm** umfasst Medulla oblongata, Pons und Mesencephalon. Mit Ausnahme von 2 Hirnnerven gehören alle Nerven, die außerhalb von Rückenmark und Gehirn liegen, zum peripheren Nervensystem (PNS).

# Die wichtigsten Themen

*In Anlehnung an die Lernziele des Nationalen Kompetenzbasierten Lernzielkatalogs Medizin/Zahnmedizin (NKLM/NKLZ) finden Sie hier eine Zusammenfassung der wichtigsten Themen dieses Kapitels. Nach Bearbeitung dieses Kapitels sollten Sie in der Lage sein:*

- Grundlagen der Entwicklung des Nervensystems zu erläutern;
- an Hirnschnitten die innere Struktur des Telencephalons einschließlich der Kerngebiete zu benennen;
- die Hirnhäute zu benennen, sie in Beziehung zu Gehirn und Rückenmark sowie den umgebenden knöchernen Strukturen zu setzen, ihre Innervation und Blutversorgung zu erläutern;
- das Liquorsystem in seinen Einzelheiten zu erläutern;
- die großen Blutgefäße für die Hirnversorgung zu identifizieren, sie in Abschnitte zu gliedern, ihren Verlauf zu beschreiben sowie wesentliche Abgänge und Endäste aufzufinden und zu benennen;
- den an der Hirnbasis gelegenen Circulus arteriosus aufzuzeichnen und seine Gefäße zu benennen;
- funktionelle Hirnrindenareale mit den Versorgungsgebieten der Hirnarterien in Relation zu setzen;
- die Gefäße der Capsula interna zu benennen;
- das venöse System aus Sinus durae matris, Brückenvenen und Hirnvenen sowie Venenanastomosen zu erläutern;
- Faserverbindungen des Gehirns und deren Funktion zu erläutern;
- Anteile des Neocortex zu beschreiben;
- die zur Hippocampusformation gehörenden Regionen zu beschreiben und die Beziehungen zum Ventrikelsystem zu erläutern;
- die einzelnen Anteile des zingulären Cortex sowie die Gebiete des Paleocortex und olfaktorische Rindenareale zu zeigen und Funktionen zu erläutern;
- Verbindungen zwischen Paleocortex und anderen Hirnregionen, insbesondere dem limbischen System, zu erläutern;
- Anordnung, Lage und Funktion der zentralen subkortikalen Kerne zu erläutern;
- Bestandteile, Organisationsstruktur und Funktionen des Diencephalons, des Thalamus, des Hypothalamus und des Epithalamus zu erläutern;
- die Anteile des Hirnstamms zu erläutern und seine funktionellen Systeme einschließlich wichtiger Hirnstammreflexe zu beschreiben;
- Oberfläche, Aufbau, Blutversorgung, Funktion, Kerngebiete sowie Schalt- und Fasersysteme des Kleinhirns zu erläutern;
- die 12 Hirnnervenpaare, ihre Kerngebiete, ihre Austrittsstellen, ihren Verlauf, ihre Faserqualitäten, die besondere Stellung der Hirnnerven I und II, die jeweiligen Erfolgsorgane sowie ihre topographische Lage korrekt zu benennen;
- eine Gliederung des Rückenmarks vorzunehmen;
- das pyramidale und extrapyramidale Systems zu definieren;
- verschiedene neuronale Funktionssysteme zu kennen;
- die Riechbahn und das gustatorische System wiederzugeben;
- zentrale Kenntnisse über verschiedene Formen des Schmerzes vorzustellen;
- die Verschaltung der Viszeromotorik zu beschreiben, den Aufbau von Sympathicus und Parasympathicus einschließlich para- und prävertebraler Ganglien zu benennen und am Präparat zu zeigen;
- das enterale Nervensystem zu erläutern;
- die Viszerosensorik und ihre Bedeutung für vegetative Reflexbögen und Regelkreise zu beschreiben;
- Teile des vegetativen Nervensystems zu nennen, die Lokalisation der Zentren wie Atemzentrum und Herz-Kreislauf-Zentrum zu demonstrieren sowie den Hypothalamus zu beschreiben;
- das limbische System einschließlich Verbindungen zu erläutern.

# Der Bezug zur Klinik

*Um bei den vielen anatomischen Details nicht den Bezug zum späteren Klinikalltag zu verlieren, wird im Folgenden ein typischer Fall geschildert, der zeigt, warum die Inhalte dieses Kapitels so wichtig sind.*

## Meningeom

### Anamnese

Eine 48-jährige erfolgreiche Projektmanagerin aus der Finanzbranche war bislang nur selten beim Arzt gewesen. Doch weil sie seit mehreren Wochen an Kopfschmerzen litt, die zeitweise überhaupt nicht mehr aufhören wollten, war sie zu ihrem Hausarzt gegangen. Nach eingehender Anamnese und körperlicher Untersuchung hatte er ihr ein potentes Schmerzmedikament verschrieben und ihr geraten, beruflich ein wenig kürzerzutreten und, wenn möglich, Sport zu treiben. Durch das Schmerzmedikament besserte sich die Symptomatik, war aber nicht verschwunden. Zwei Monate nach dem Arztbesuch konnte sie sich Urlaub nehmen und dem Rat ihres Hausarztes nachkommen, Sport zu treiben (Jogging). Trotzdem hörten die Kopfschmerzen immer noch nicht auf. Während einer Radtour mit ihrem Mann fiel sie plötzlich vom Rad und blieb mit zuckender Muskulatur liegen. Ihr Mann rief sofort den Notarzt, da sie nicht ansprechbar war. Als der Notarzt eintraf, war die Frau bereits wieder ansprechbar, aber noch sehr wackelig auf den Beinen. Der Rettungswagen brachte sie in das nächstgelegene Krankenhaus, der Ehemann fuhr mit.

### Untersuchungsbefund

Bei der Untersuchung im Rettungswagen gibt die Frau an, außer Kopfschmerzen und 2 schmerzhaften Abschürfungen am Kinn und rechten Unterarm, keine Beschwerden zu haben. Sie ist aber noch leicht benommen. Dem diensthabenden Arzt im Krankenhaus fällt bei der Erstuntersuchung auf, dass die Frau anscheinend spontan Urin gelassen hat. Er befragt den Ehemann zum Sturzhergang und zu vorbekannten Erkrankungen. Dieser berichtet von dem „Zucken" seiner Frau nach dem Sturz, die aber ansonsten immer gesund gewesen sei. In den letzten Monaten habe sie häufig über starke Kopfschmerzen geklagt, weil sie sehr viel arbeite, und sei deswegen auch schon beim Hausarzt gewesen, der ihr ein Schmerzmedikament verschrieben habe. Der Arzt veranlasst eine Computertomographie des Kopfes, nachdem er die Frau eingehend körperlich untersucht und dabei Frakturen sowie innere Verletzungen ausgeschlossen hat.

### Diagnostik

Im CT zeigt sich eine runde, glatt begrenzte Raumforderung mit einer kräftigen und homogenen Kontrastmittelaufnahme, die an einen Schneeball erinnert (→ Abb. a). Sie ist an der Schädelkalotte parasagittal rechts im mittleren Drittel des Sinus sagittalis superior lokalisiert. Andere Pathologien oder ein durch den Sturz mit dem Fahrrad bedingtes Trauma können ausgeschlossen werden. Der Radiologe stellt vor dem Hintergrund des CT-Befundes und des Krampfanfalls die Verdachtsdiagnose Meningeom.

### Diagnose

Meningeom.

### Therapie

Aufgrund der Lokalisation, Größe und Symptomatik sowie des guten Allgemeinzustands der Patientin rät man ihr zu einer umgehenden operativen Entfernung des Tumors. Sie stimmt zu und wird in die Neurochirurgie verlegt, aufgeklärt und am nächsten Tag operiert. Die Neurochirurgen können einen abgekapselten, rundlichen, grau-weißen Tumor mit derber Konsistenz nach Eröffnung der Schädelkapsel einschließlich der infiltrierten Dura mater resezieren und so das Rezidivrisiko minimieren. Das Resektat wird zur Diagnosesicherung in die Pathologie gebracht.

Histopathologisch zeigen sich in der HE-Färbung gruppierte uniforme Tumorzellen, die von Zellen der Arachnoidea ausgehen und durch kollagene Septen ummantelt sind.

*Viele Meningeome enthalten kleine Verkalkungsherde.*

Die pathologisch-anatomische Begutachtung ergibt ein Meningeom WHO-Grad I vom meningotheliomatösen Typ. Diese Tumoreinteilung ist vor allem für die Prognose von Bedeutung. 90 % der Meningeome gehören zu diesem Typ, d. h., sie wachsen sehr langsam, infiltrieren das Gehirn nicht und bilden keine Metastasen. Der Tumor wird damit als gutartig eingestuft.

### Aus dem Präpsaal

Eine Vorstellung über die Lage der Meningen kann am besten im Präpariersaal gewonnen werden. Die 3 Hirnhäute (Dura mater, Arachnoidea mater und Pia mater) sind sehr eng miteinander verbunden. Die Betrachtung der Hirnhäute zeigt, wie und wo ein Meningeom aus den Zellen der Arachnoidea entstehen kann. Da die Arachnoidea auch das Rückenmark umschließt, kommen Meningeome in der gesamten kraniospinalen Achse vor.

*9 % aller Patienten haben multiple Meningeome.*

Folgende intrakranielle Prädilektionsstellen eines Meningeoms sollten beim Präparieren aufgesucht werden: Falx cerebri, Sinus sagittalis superior, Alae ossis sphenoidalis, Tuberculum sellae, Olfaktoriusrinne und N. opticus.

*Die Blutversorgung ist über meningeale Äste der A. carotis externa gewährleistet.*

### Zurück in der Klinik

Die Indikation zur Operation hängt von verschiedenen Faktoren wie Lokalisation, Größe, Symptomatik und dem Gesundheitszustand des Patienten ab. Wegen ihres meist gutartigen Charakters und langsamen Wachstums müssen sehr kleine Meningeome ohne klinische Symptomatik häufig nur kontrolliert werden. Bei stärkerem Wachstum oder beginnender klinischer Symptomatik wie bei der erwähnten Patientin wird die Indikation zur Operation gestellt.

*Weitere Behandlungsmöglichkeiten sind die fraktionierte oder stereotaktische Bestrahlung (Radiatio) oder das Gamma-Knife.*

Die Prognose ist insbesondere bei einem Grad-I-Meningeom sehr gut. Nach einer kompletten Entfernung des Tumors beträgt die Rezidivwahrscheinlichkeit über die nächsten 5 Jahre ca. 9 %. Oft reicht eine langfristige Beobachtung mittels MRT aus. Die Projektmanagerin hat das Krankenhaus bereits verlassen und wird jetzt in einer Reha-Klinik betreut. In 8 Wochen kann sie voraussichtlich wieder ins Berufsleben zurückkehren.

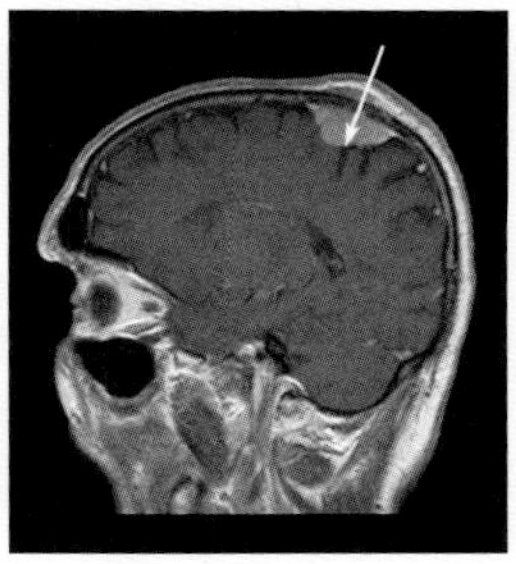

**Abb. a Paramedianes CT rechts,** Sagittalebene. Der Pfeil zeigt auf eine runde, glatt begrenzte Raumforderung, die homogen Kontrastmittel einlagert. [R261-T534]

## Entwicklung des Nervensystems und des Gehirns

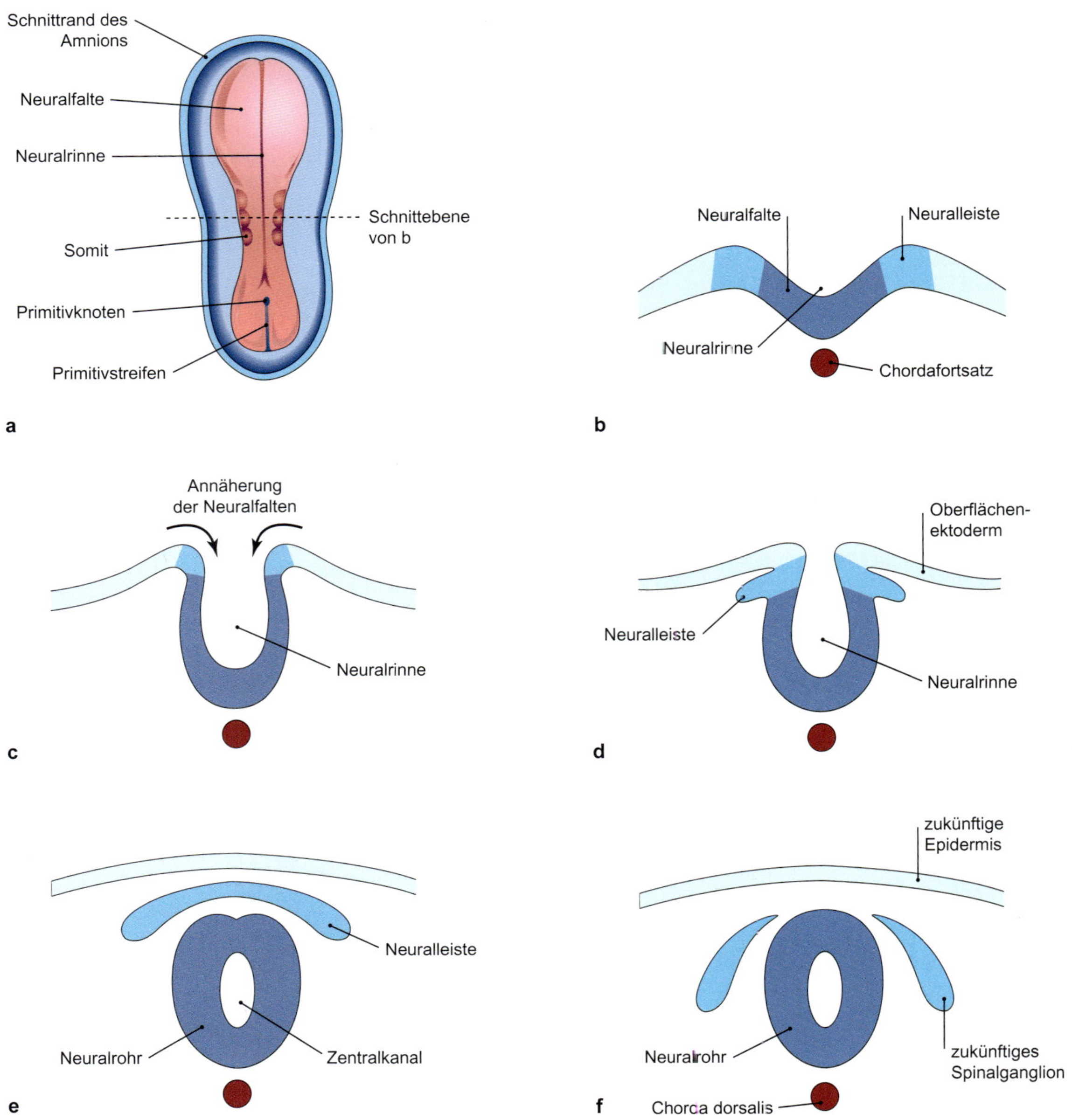


**Abb. 12.1a–f Bildung von Neuralrinne, Neuralfalten, Neuralrohr und Neuralleisten.** [E347-09]
**a** Aufsicht nach Entfernung der Amnionhöhle.
**b–f** Transversalschnitte durch Embryonen aufeinanderfolgender Entwicklungsstadien.
ZNS und PNS entstammen dem Ektoderm. Das ZNS entwickelt sich über eine Neuralplatte, aus der sich eine Neuralrinne sowie rechts und links davon 2 Neuralfalten und Neuralleisten ausbilden. Während sich die Neuralrinne vertieft, nähern sich rechte und linke Neuralfalte einander an und verschmelzen kurz darauf zum Neuralrohr (beginnend zwischen dem 4.–6. Somiten), das den Zentralkanal umschließt. Das Neuralrohr ist zunächst noch über den Neuroporus anterior (rostralis) und den Neuroporus posterior (caudalis) zur Amnionhöhle hin geöffnet. Am 24. Tag verschließt sich der Neuroporus anterior, am 26. Tag der Neuroporus posterior. Rechte und linke Neuralleiste nähern sich ebenfalls einander an und verschmelzen oberhalb des Neuralrohrs zur Neuralleiste, um sich kurz darauf wieder zu trennen. Aus den Neuralleistenzellen differenziert sich das PNS.

### Klinik

Verschließt sich das Neuralrohr im rostralen Abschnitt nicht (offener Neuroporus rostralis), bleibt die regelrechte Entwicklung der 3 Hirnbläschen aus. Durch fehlgeleitete Induktionsvorgänge entsteht lediglich eine diffuse Ansammlung von Nervengewebe. Das Ausbleiben der Hirnentwicklung hat zur Folge, dass sich auch die Schädelkapsel nicht entwickelt. Es entsteht lediglich ein Gesichtsschädel ohne Gehirn und Hirnschädel **(Anencephalus).** Diese Fehlbildung verläuft in jedem Fall letal.

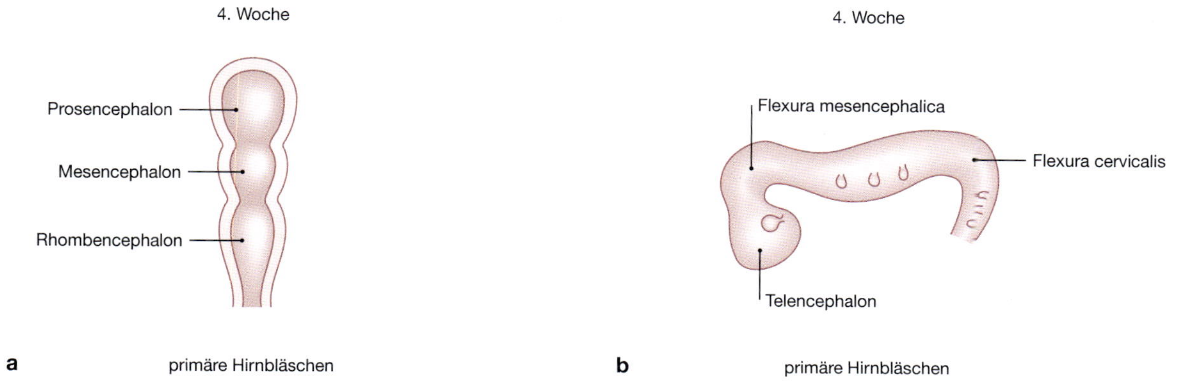


**Abb. 12.2a und b Entwicklung des Gehirns: primäre Hirnbläschen.** [E838]
**a** Schematischer Frontalschnitt. In der **4. Woche** ist das Neuralrohr an beiden Enden verschlossen. Das rostrale Ende beginnt sich zu erweitern und bildet die 3 hintereinanderliegenden **primären Hirnbläschen:** Vorderhirn (Prosencephalon), Mittelhirn (Mesencephalon) und Rautenhirn (Rhombencephalon).

**b** Schematische Seitansicht. **Ebenfalls** in der **4. Woche** entstehen zwischen Vorder- (Prosencephalon) und Mittelhirn (Mesencephalon) die **Scheitelbeuge** (Flexura mesencephalica) und zwischen Rautenhirn (Rhombencephalon) und Rückenmark die **Nackenbeuge** (Flexura cervicalis).

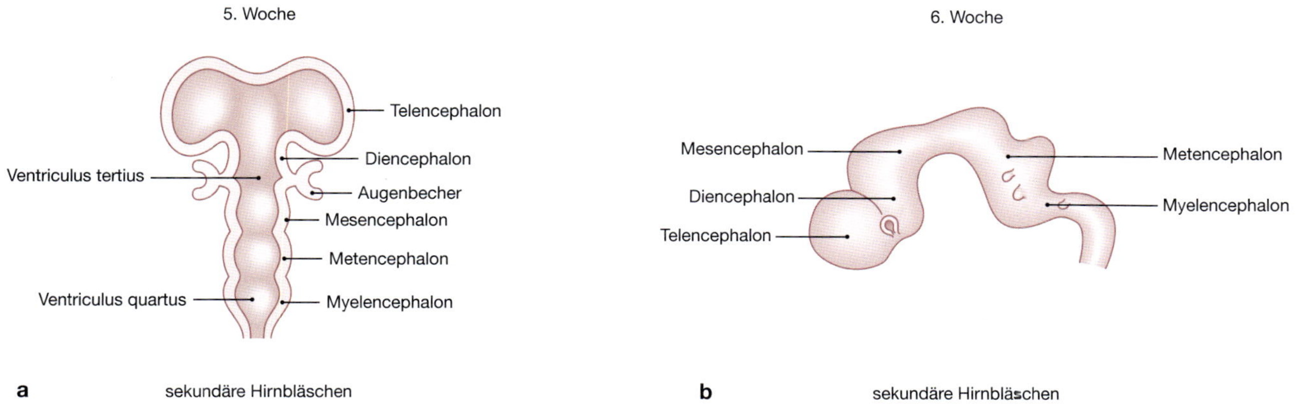


**Abb. 12.3a und b Entwicklung des Gehirns: sekundäre Hirnbläschen.** [E838]
**a** Schematischer Frontalschnitt. In der **5. Woche** erweitert sich ein Teil des Prosencephalons rechts und links der Mittellinie zum **Endhirn** (Telencephalon), aus dem die Großhirnhemisphären hervorgehen. Außerdem geht aus dem Prosencephalon das Zwischenhirn (Diencephalon) hervor. Zwischen Di- und Mesencephalon bildet sich der III. Ventrikel. Unter dem Mesencephalon formiert sich das **Hinterhirn** (Metencephalon), dessen Hauptbestandteile später Brücke (Pons) und Kleinhirn (Cerebellum) sind. Kaudal schließt sich das **Nachhirn** (Myelencephalon) an, das den IV. Ventrikel sowie die Medulla oblongata umfasst und in das Rückenmark übergeht.

Aus den 3 primären Hirnbläschen sind die 6 **sekundären Hirnbläschen** entstanden (die paarigen Bläschen vor Telencephalon sowie Di-, Mes-, Met- und Myelencephalon).
**b** Schematische Seitansicht. In der **6. Woche** sind Telencephalon, Diencephalon, Mesencephalon, Metencephalon und Myelencephalon schon deutlich abgrenzbar. Man sieht zwischen Telencephalon und Diencephalon den Augenbecher. Die Entwicklung des Kleinhirns beginnt mit einer lateralen Erweiterung im Rhombencephalon. Am Metencephalon sieht man dorsal bereits das sich bildende Kleinhirn.

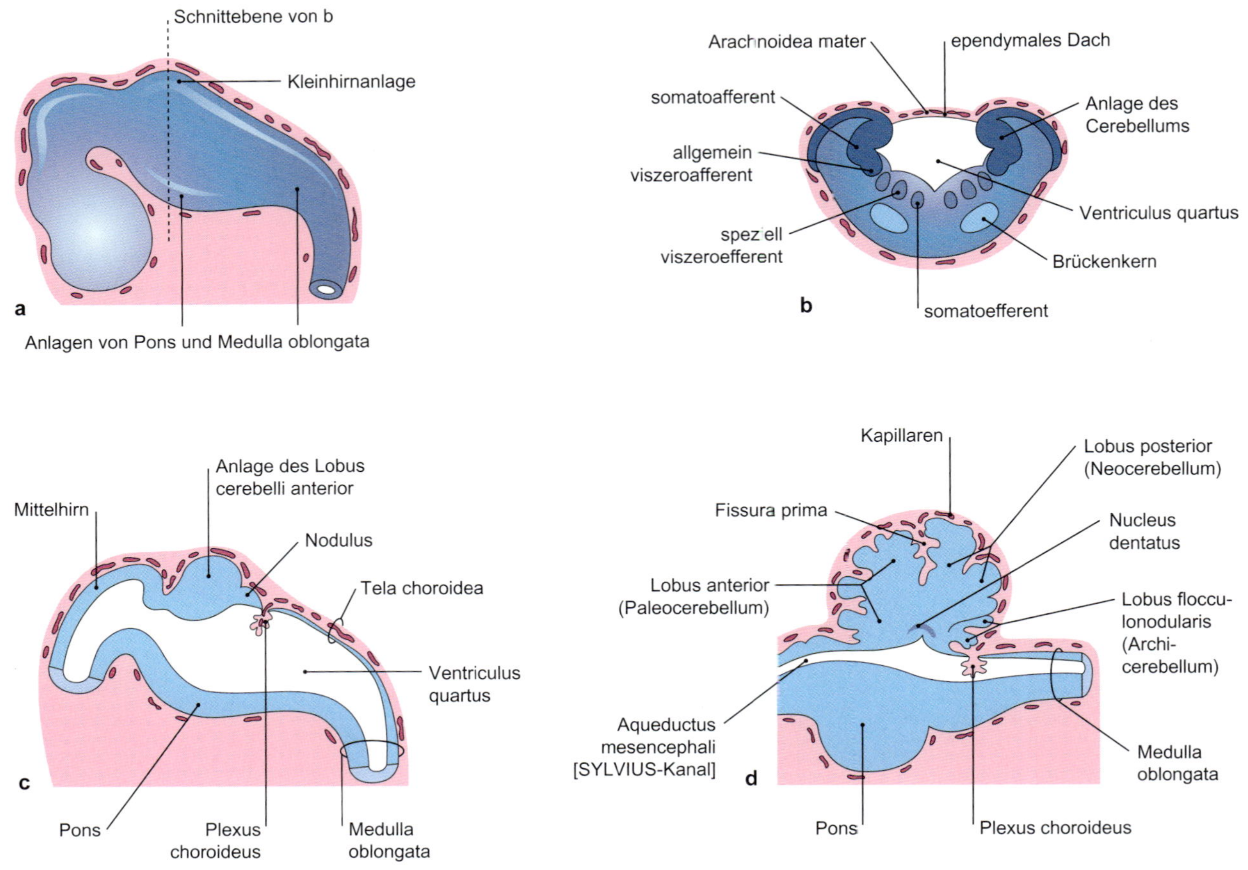


**Abb. 12.4a–d Entwicklung des Gehirns.** [E347-09]
**a** Schematische Seitansicht. In der **5. Woche** kommt es zur Anlage von Pons, Medulla oblongata und Kleinhirn (aus dem Myelencephalon-Bläschen).
**b** Schematischer Transversalschnitt. Im Rhombencephalon erweitert sich der Canalis centralis und die dorsalen Flügelplatten klappen auf, sodass nur die dünne Deckplatte noch den Kanal wie ein Dach überlagert (Entstehung der Rautengrube). Dabei kommen Flügel- und Grundplatten getrennt durch den Sulcus limitans nebeneinander zu liegen. Die späteren Kerngebiete der Hirnnerven werden symmetrisch nebeneinander positioniert. In der Folge dehnen sich die Anlagen des Cerebellums immer weiter nach dorsal aus und umschließen später die Rautengrube, indem sie sich in der Mittelline vereinigen (nicht dargestellt).
**c, d** Schematische Sagittalschnitte. Im Sagittalschnitt durch das Rhombencephalon in der **6. Woche (c)** und in der **17. Woche (d)** erkennt man deutlich die fortschreitende Entwicklung von Pons und Cerebellum.

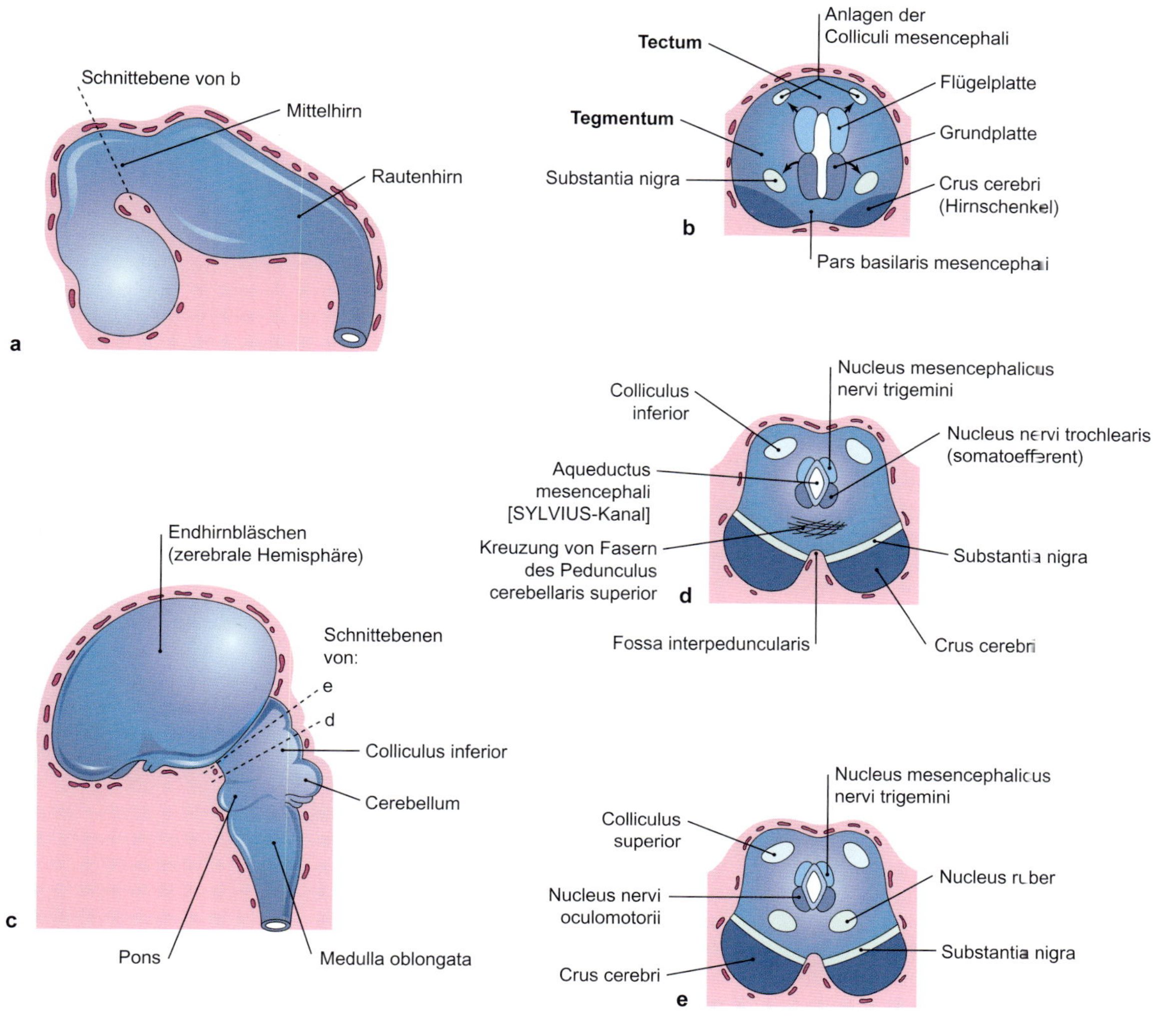


**Abb. 12.5a–e Entwicklung des Mittelhirns.** [E347-09]
**a** Schematische Seitansicht. In der **5. Woche** kommt es im Bereich der Flexura mesencephalica zur Anlage des Mesencephalons. Im Verhältnis zu den anderen Abschnitten des Gehirns macht der Bereich des Mesencephalon-Bläschens die geringsten Veränderungen durch.
**b** Schematischer Transversalschnitt. Das zentral gelegene Lumen verengt sich, da die Seitenwände stark wachsen. Dadurch bildet sich der im Verhältnis zu anderen inneren Abschnitten des Liquorsystems dünne Aqueductus mesencephali (SYLVIUS-Kanal), der den III. Ventrikel mit dem IV. Ventrikel verbindet. Das umgebende Gewebe gliedert sich in eine Deckplatte **(Tectum)** sowie einen größeren vorderen Abschnitt **(Tegmentum),** dessen vorderster Abschnitt als **Pars basilaris mesencephali** die Crura cerebri umfasst. Aus den Flügelplatten, die aus den dorsolateralen Anteilen des Neuralrohrs entstanden sind, wandern Neuroblasten aus, die in das Tectum mesencephali einwandern und hier die paarigen Colliculi superiores und inferiores bilden. Umstritten ist, ob sich der Nucleus ruber und die Substantia nigra aus Neuroblasten der Flügel- oder der Deckplatten differenzieren (dargestellt ist die Bildung der Substantia nigra aus den Grundplatten).
**c–e** Schematischer Sagittalschnitt **(c)** sowie schematische Transversalschnitte **(d, e)** in der **11. Woche** durch das Mesencephalon. Aus den ehemaligen Grundplatten wandern Neuroblasten in das Tegmentum mesencephali ein und bilden hier motorische Kerngruppen (z. B. Nucleus nervi oculomotorii). In der 11. Woche hat die Struktur des Mittelhirns bereits ihre endgültige Ausprägung erreicht.

## Entwicklung des Gehirns

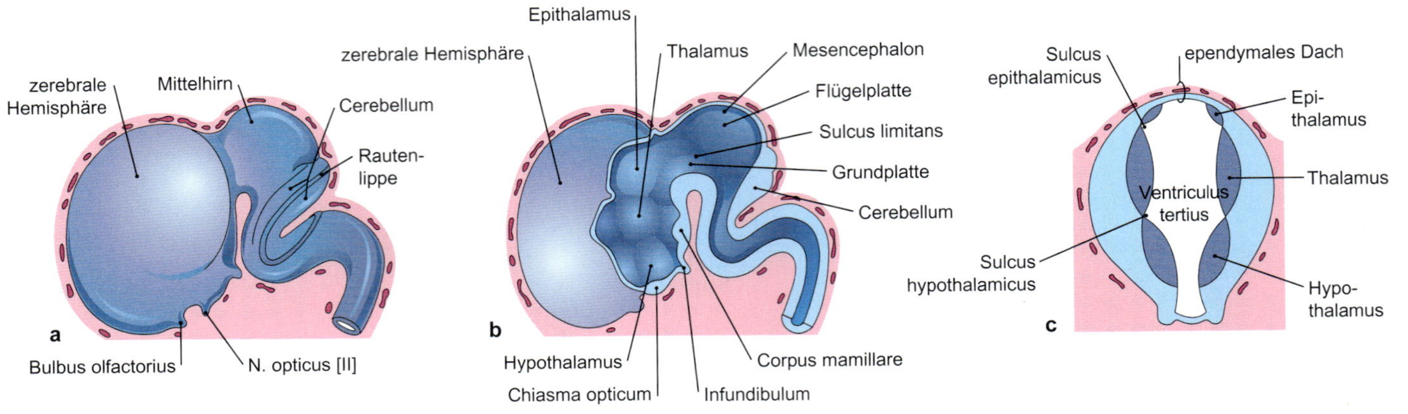


**Abb. 12.6a–c Entwicklung des Gehirns in der 7. Woche.** [E347-09]
**a** Schematische Oberflächenansicht des Gehirns. Aufgrund der zunehmenden Größe/Ausdehnung des Telencephalons ist das Diencephalon von außen nur noch an wenigen Stellen sichtbar.
**b** Schematischer Medianschnitt mit Pros- und Mesencephalon. Das ehemalige Diencephalon-Bläschen differenziert sich weiter in die Anteile des Diencephalons, zu denen Hypothalamus mit Hypophyse, Thalamus, Epithalamus und Subthalamus gehören. Auch die Augenanlage geht aus dem Diencephalon hervor.
**c** Schematischer Transversalschnitt durch das Diencephalon. Das zentral gelegene Lumen erweitert sich zum III. Ventrikel. In der lateralen Wand des Neuralrohrs differenzieren sich Epithalamus, Thalamus und Hypothalamus. Zwischen den Kerngebieten bilden sich Vertiefungen (Sulcus epithalamicus, Sulcus hypothalamicus).

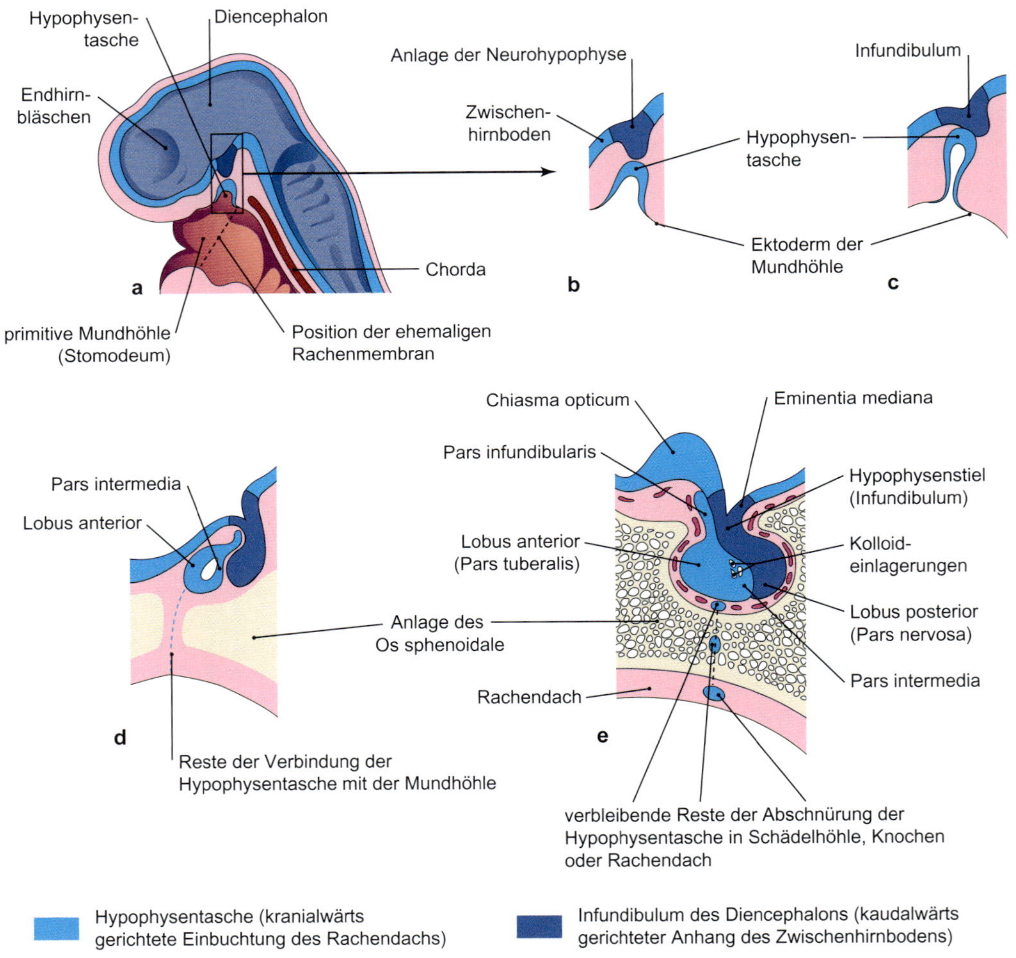


**Abb. 12.7a–e Entwicklung der Hypophyse.** [E347-09]
**a** Schematischer Überblick im Medianschnitt mit Rachendach und Boden des Diencephalons.
**b–d** Einfaltung des Rachendachepithels (RATHKE-Tasche, spätere Adenohypophyse) und Zusammenwachsen mit dem Infundibulum (spätere Neurohypophyse). Die Hypophyse geht aus 2 Geweben hervor: (1) Um den 36. Entwicklungstag faltet sich das ektodermale Epithel des Rachendachs zu einer Duplikatur ein (sog. RATHKE-Tasche), aus der die Adenohypophyse hervorgeht. Sie wächst auf (2) die Anlage der Neurohypophyse, das Infundibulum, zu und verschmilzt kurze Zeit später mit dieser zur Hypophyse.
**e** Lage der Hypophyse in der Sella turcica.

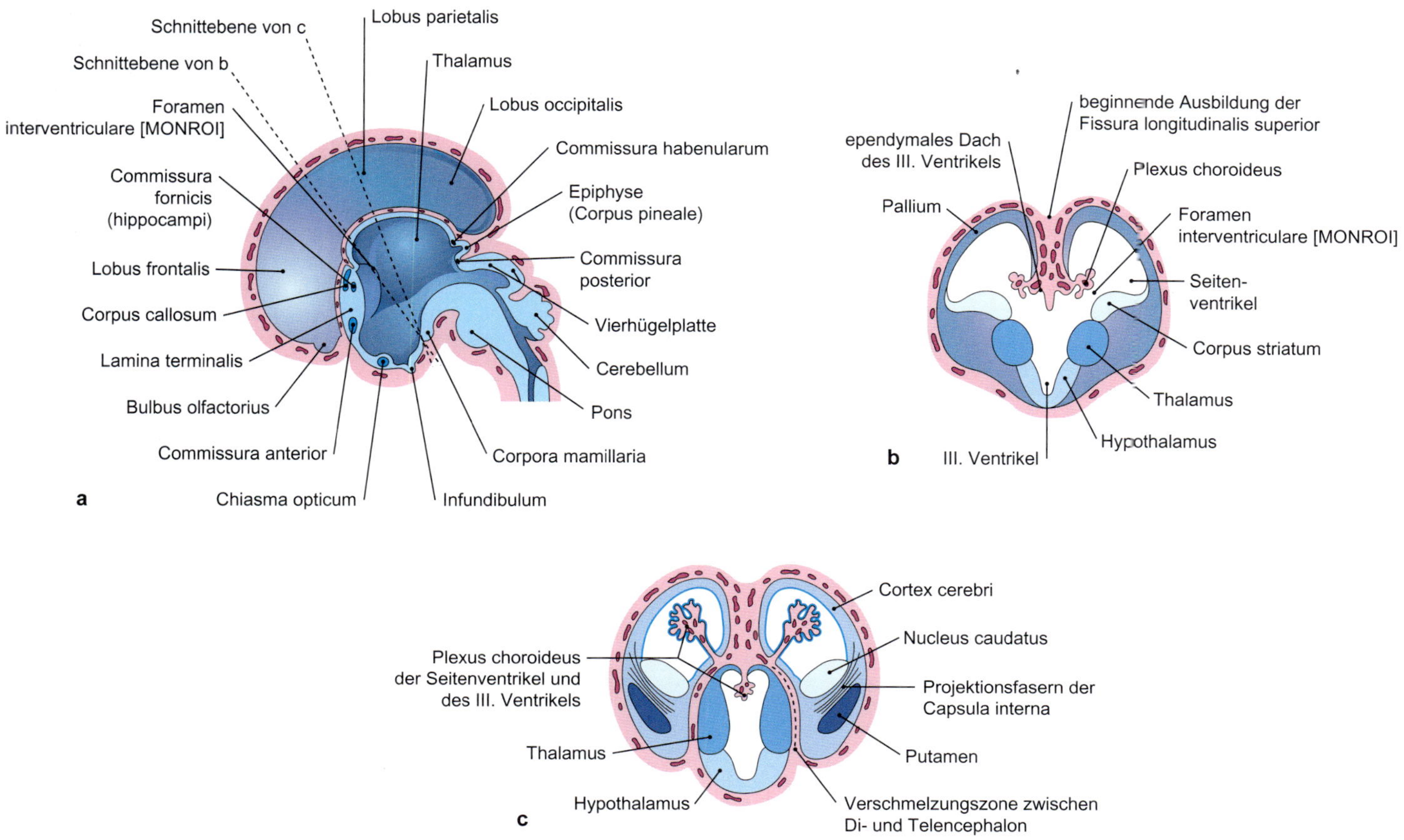


**Abb. 12.8a–c Entwicklung des Vorderhirns.** [E347-09]
**a** Schematische Seitansicht der medialen Oberfläche des Vorderhirns in der 10. Woche. Aus dem Telencephalon-Bläschen gehen ein medianer Anteil und 2 laterale Anhänge hervor. Letztere differenzieren sich zu den späteren Großhirnhemisphären.
**b** Transversalschnitt des Vorderhirns in Höhe der Foramina interventricularia, der das Corpus striatum und den Plexus choroideus der Seitenventrikel zeigt. Durch das deutlich langsamere Wachstum der Deckplatte wölben sich die schnell wachsenden Großhirnhemisphären über die Deckplatte. Zwischen ihnen entsteht dadurch die Fissura longitudinalis superior; die ehemalige Deckplatte liegt im Bereich des späteren Balkens (Corpus callosum). Boden- und Flügelplatten werden zur grauen Substanz und bilden das Pallium. Verdickungen der Grundplatte bilden am Boden der Seitenventrikel die Basalganglien. Aus dem Lumen des Neuralrohrs gehen die inneren Liquorräume hervor. Durch schnelleres und langsameres Wachstum in den einzelnen Abschnitten entstehen die Ventrikel und Verbindungsschläuche zwischen ihnen. Im Telencephalon führt die C-förmige Wachstumsrichtung der beiden Großhirnhemisphären zur typischen Struktur des I. und II. Ventrikels. Der Plexus choroideus geht für beide Seitenventrikel und den III. Ventrikel aus der Deckplatte hervor.
**c** Vergleichbarer Schnitt in der 11. Woche. Durch das Einwachsen der Capsula interna teilt sich das Corpus striatum in Putamen und Nucleus caudatus auf. Alle zum oder vom Telencephalon ziehenden Bahnen müssen durch das Diencephalon. Ein Großteil der Bahnen ist so als Capsula interna sichtbar. Die dort liegenden Kerngebiete des Subthalamus werden durch die Bahnen abgedrängt. Diese lateralen Anteile des Diencephalons heißen Globus pallidus (Pallidum). Sie liegen im Telencephalon, entstammen aber der dienzephalen Grundplatte.

## Entwicklung des Gehirns



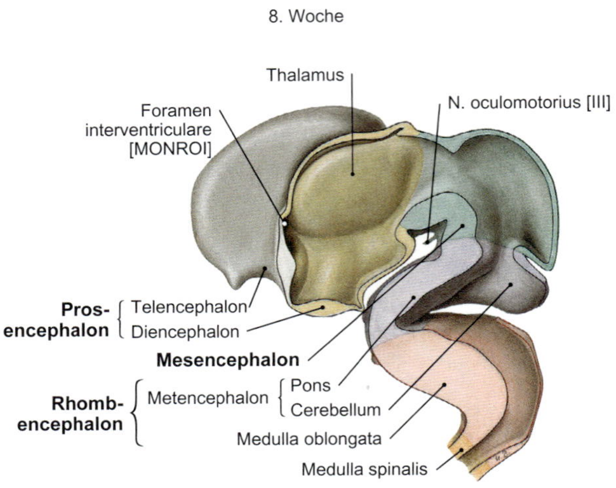


**Abb. 12.9 Entwicklung des Gehirns;** Medianschnitt. [S700]
In der **8. Woche** sind die einzelnen Hirnstrukturen schon gut abgrenzbar. Aus dem Prosencephalon sind Tel- und Diencephalon hervorgegangen. Man kann den Thalamus im Diencephalon bereits erkennen. Im Mesencephalon sieht man den Austritt des N. oculomotorius [III]. Das Rhombencephalon hat sich zu Metencephalon und Medulla oblongata (Myelencephalon) differenziert. Aus dem Metencephalon gehen Pons und Cerebellum hervor. An die Medulla oblongata schließt sich die Medulla spinalis an.

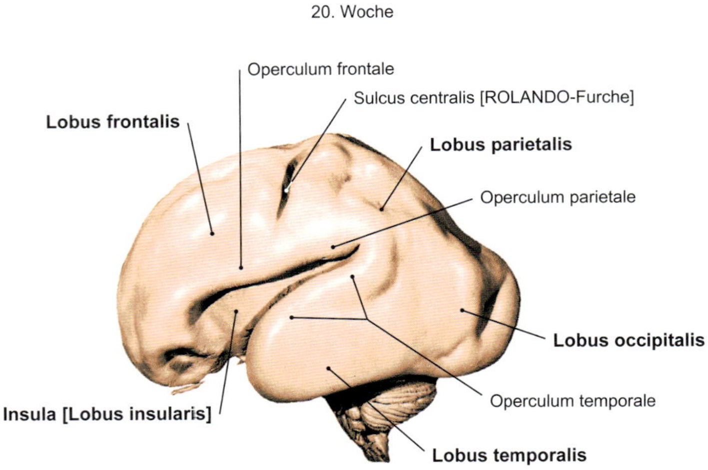


**Abb. 12.10 Entwicklung des Gehirns;** Ansicht von links. [S700]
Das Wachstum des Telencephalons ist in der **20. Entwicklungswoche** (Scheitel-Steiß-Länge 20 cm) schon weit fortgeschritten. Im Bereich der Großhirnhemisphären haben sich bereits die Lobi frontalis, parietalis, occipitalis und temporalis gebildet. Der Lobus insularis ist allerdings noch nicht komplett von den Lobi frontalis, parietalis und temporalis überwachsen. Vom Hirnstamm sind nur noch Teile des Pons und des Kleinhirns sowie die Medulla oblongata sichtbar.

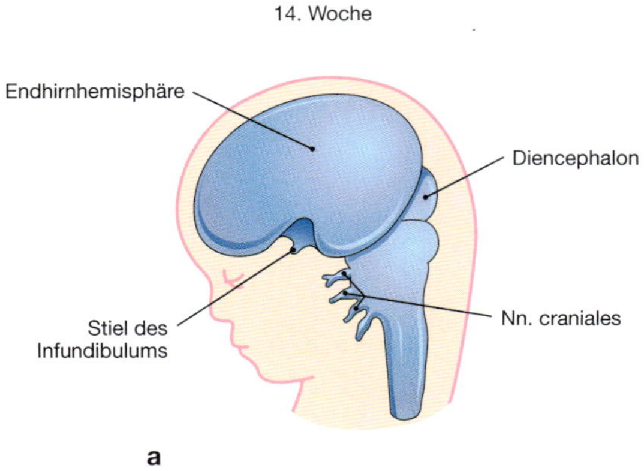


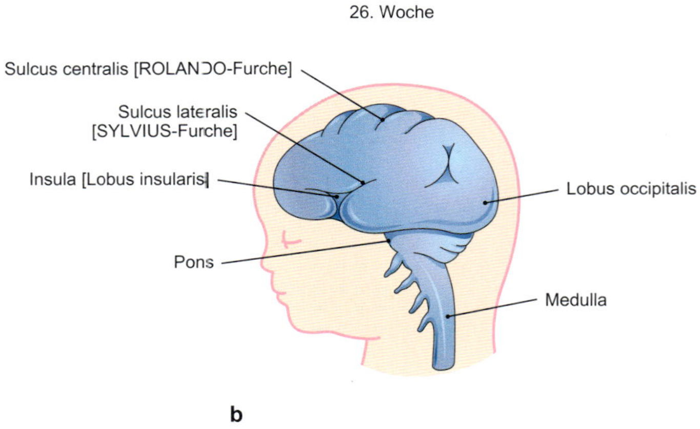


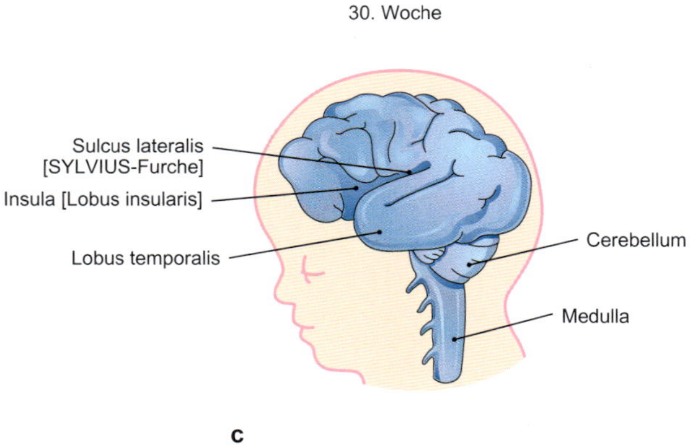


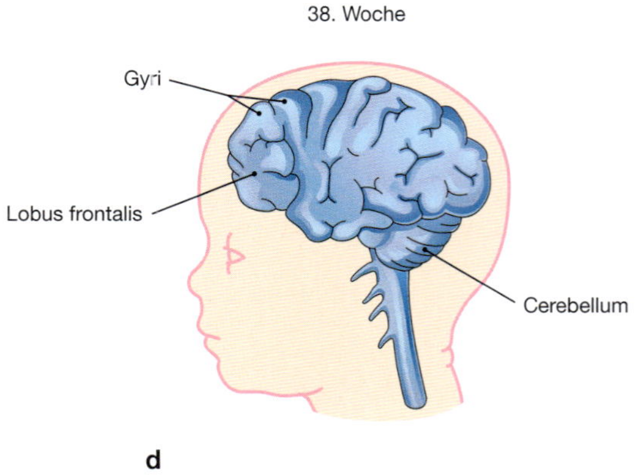


**Abb. 12.11a–d Entwicklung von linker Endhirnhemisphäre, Diencephalon und Hirnstamm;** schematische Darstellung; Ansicht von lateral. [E347-09]
**a** Entwicklung in der 14. Woche. In der 14. Woche ist die Oberfläche des Endhirns (Telencephalon) noch ganz glatt.
**b–d** Entwicklung in der 26., 30. und 38. Woche. Zunehmend entwickeln sich Gyri und Sulci (**Gyrifizierung,** Oberflächenvergrößerung), die Insula bildet sich aus und wird mehr und mehr durch die Lobi frontalis, parietalis und temporalis überlagert.

## Klinik

Unter dem Begriff **Enzephalozele** (Hernia cerebri, Hirnbruch, äußerer Hirnprolaps, Cranium bifidum) werden Hemmungsfehlbildungen mit medianer Schädellücke (an Nasenwurzel, Stirn, Schädelbasis oder Hinterkopf) zusammengefasst (→ Abb. a), durch die sich Anteile der Meningen **(Meningozele)** (→ Abb. b) oder Hirnteile **(Meningoenzephalozele)** (→ Abb. c) ohne Beteiligung der Hirnliquorräume **(Kenenzephalozele)** oder mit Hirnventrikelanteilen **(Enzephalozystozele, Meningohydroenzephalozele)** (→ Abb. d) vorstülpen können.

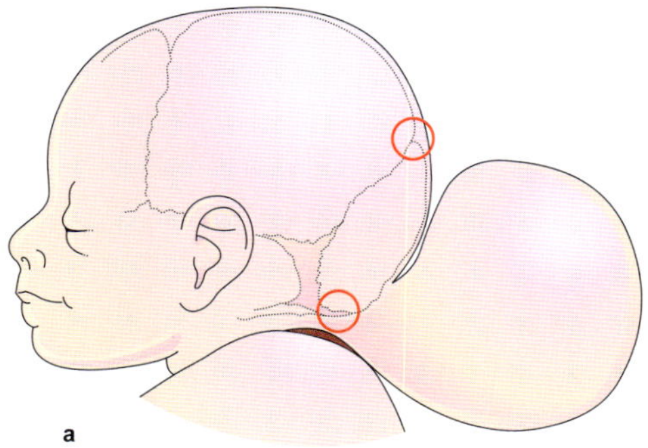
a

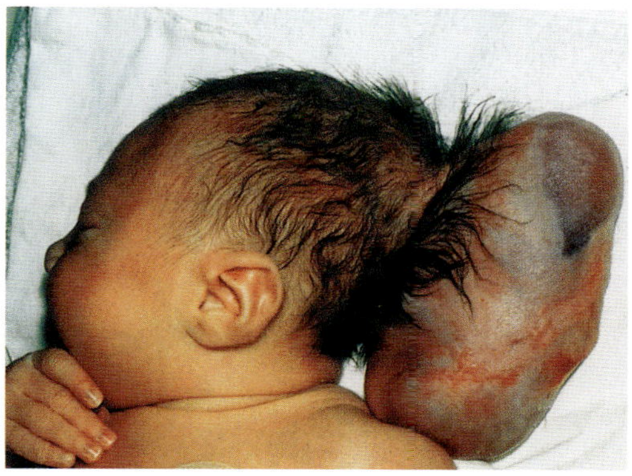

Kopf eines Neugeborenen mit einer großen Aussackung in der Okzipitalregion. Der obere rote Kreis in der Zeichnung ist der Defektbereich an der kleinen Fontanelle, der untere rote Kreis zeigt den Defekt am Foramen magnum. [E347-09]

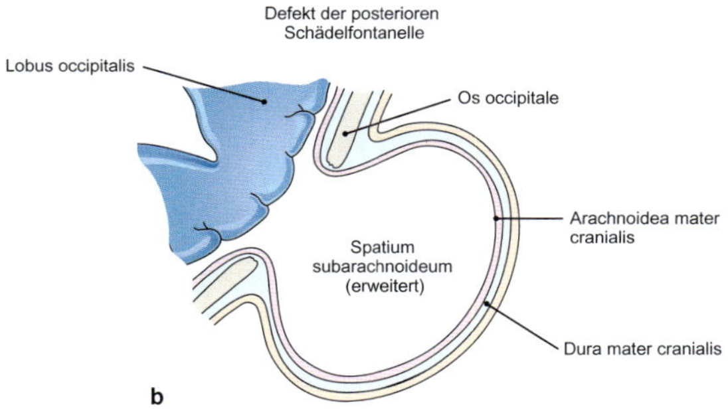

b

Bei einer **Meningozele** wird der Bruchsack von Haut und Meningen gebildet und ist mit Liquor gefüllt. [E347-09]

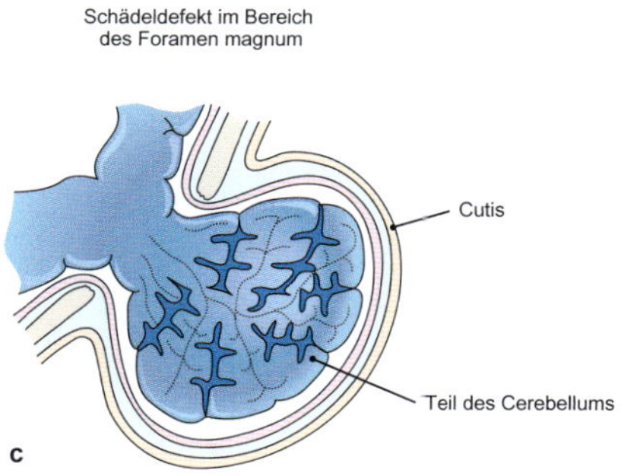

c

Bei einer **Meningoenzephalozele** enthält der Bruchsack Teile des Gehirns (hier des Cerebellums) und ist von Meningen und Haut bedeckt. [E347-09]

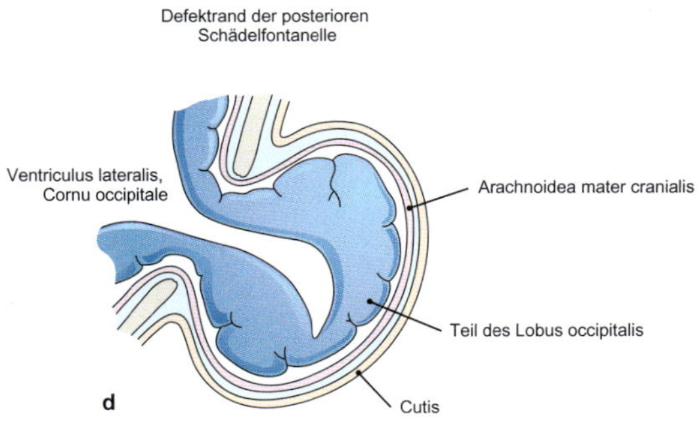

d

Bei dieser **Enzephalozystozele** wird der Bruchinhalt von Teilen des Lobus occipitalis und einem Teil des Hinterhorns des Seitenventrikels gebildet. [E347-09]

## Entwicklung des Rückenmarks

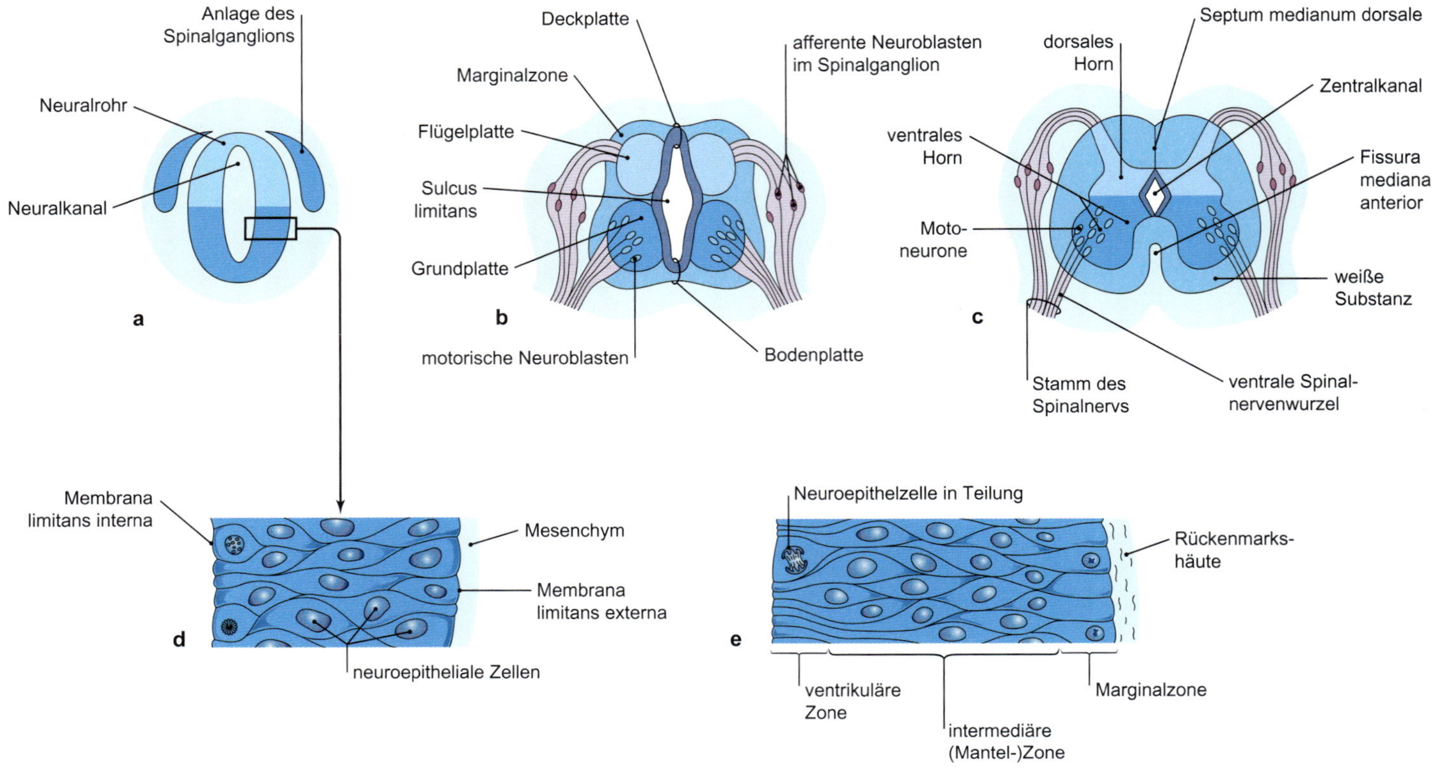


**Abb. 12.12a–e Entwicklung des Rückenmarks** aus dem kaudalen Anteil des Neuralrohrs, schematische Darstellung. [E347-09]
**a** 23. Tag. Im Bereich des kaudalen Anteils des Neuralrohrs verdicken sich die lateralen Anteile der Flügel- und Grundplatten.
**b** 6. Woche. Aus der Grundplatte (später motorisches Vorderhorn) gehen die efferenten Fasern hervor und bilden die Radix anterior. Afferente Fasern lagern sich in Richtung der Flügelplatte zusammen (später sensibles Hinterhorn) und bilden die Radix posterior.
**c** 9. Woche. Wachstumsvorgänge anderer Strukturen bei gleichzeitigem Zurückbleiben der Boden- und Deckplatten führen dazu, dass Letztere in die Tiefe verlagert werden. Dadurch entstehen die Fissura mediana anterior und der Sulcus medianus posterior. Das Lumen des Neuralrohrs vergrößert sich kaum und bleibt als Zentralkanal (Canalis centralis) übrig.
**d, e** Die Wand des Neuralrohrs verdickt sich **(d)** und differenziert sich in 3 Zonen **(e):** (1) ventrikuläre Zone, (2) intermediäre (Mantel-)Zone, (3) Marginalzone.

## Klinik

Die **Spina bifida** ist eine angeborene Spaltbildung der Wirbelsäule und des Rückenmarks, die durch Teratogene (z. B. Alkohol, Medikamente) oder durch fehlende Induktion der Chorda dorsalis entsteht. Bei der **Spina bifida occulta** (→ Abb. a) sind nur die Wirbelbögen betroffen. Meist unterbleibt bei 1–2 Wirbeln die Verschmelzung, daraus resultiert eine Wirbelspalte. Über dem Defektbereich ist die Haut häufig behaart und stärker pigmentiert. Meist treten keine Symptome auf.
Bei der **Spina bifida cystica** (→ Abb. b) unterbleibt der Verschluss mehrerer benachbarter Wirbel; die Rückenmarkshäute stülpen sich zystenartig in den Defekt vor (Meningozele). Kommen in der Zyste zusätzlich Rückenmark und Nerven vor, handelt es sich um eine Meningomyelozele (geht meist mit Ausfallerscheinungen einher).
Die **Spina bifida aperta** (Rachischisis, Myeloschisis, Myelozele; → Abb. c) ist die schwerste Form einer Verschlussstörung der Wirbelbogen, die mit einem Ausbleiben des Zusammenwachsens der Neuralfalten kombiniert ist. Hierbei liegt die undifferenzierte Neuralplatte ohne bedeckende Haut frei am Rücken. Neugeborene mit einem solchen Defekt versterben meist kurz nach der Geburt. Reicht der Defekt bis zum rostralen Ende der Neuralrinne, unterbleibt sogar die Ausbildung des Gehirns (Anenzephalie).
a, b [E347-09], c [G617]

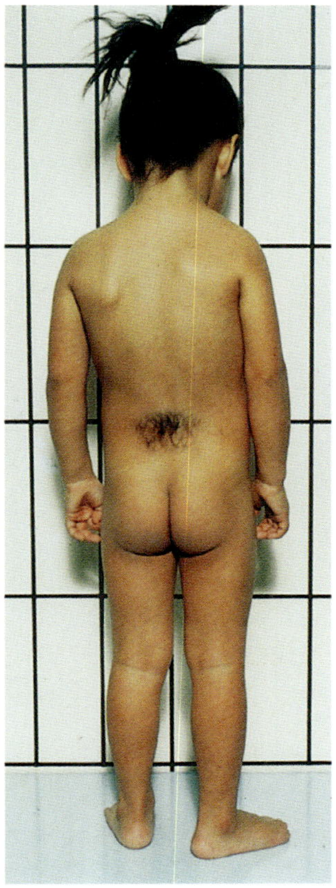

a

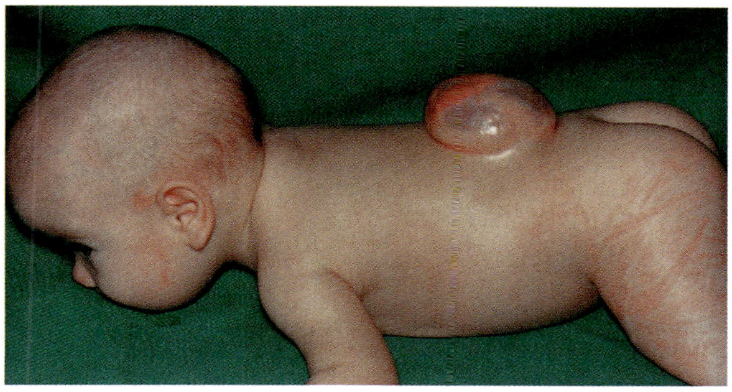

b

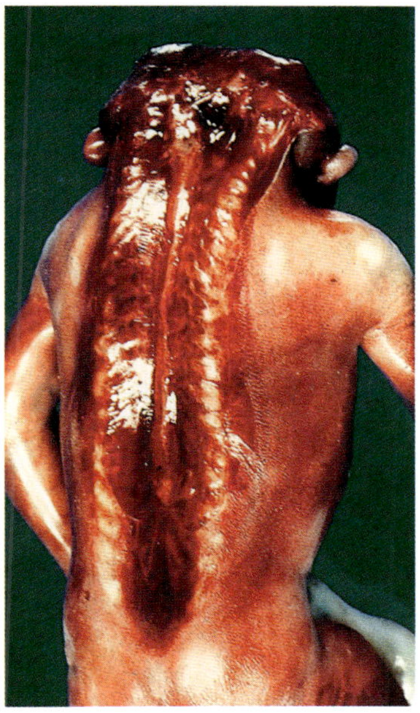

c

## Nervensystem, Gliederung



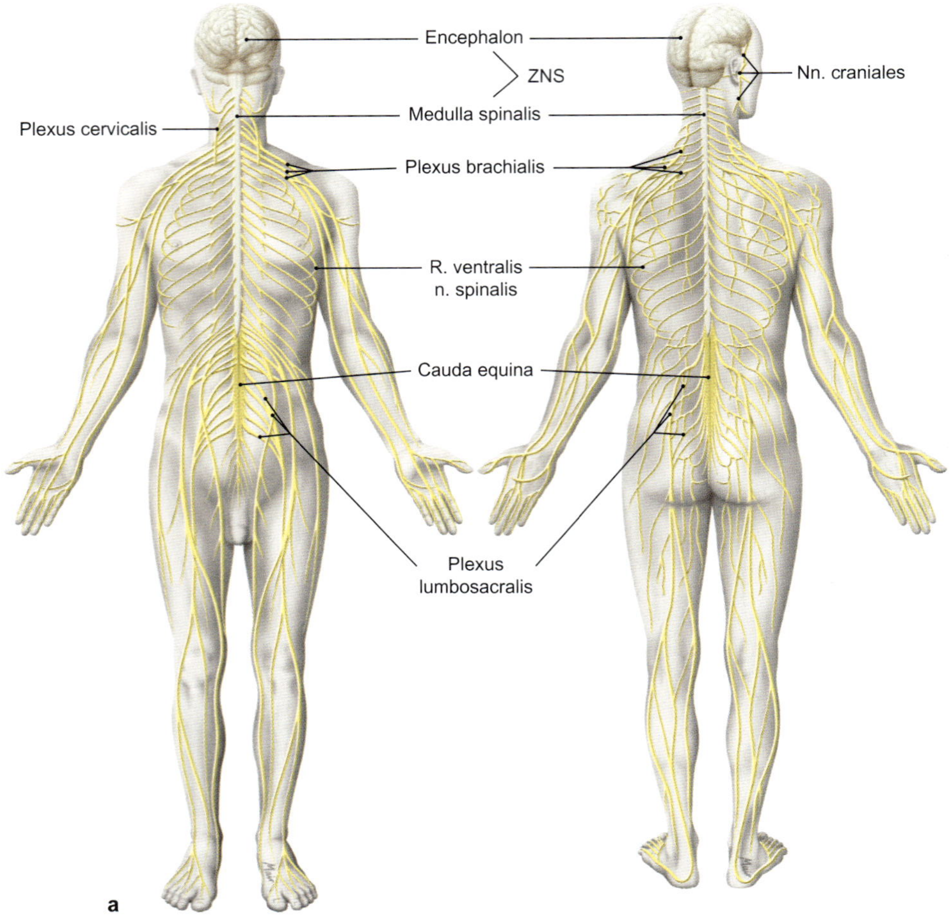


a

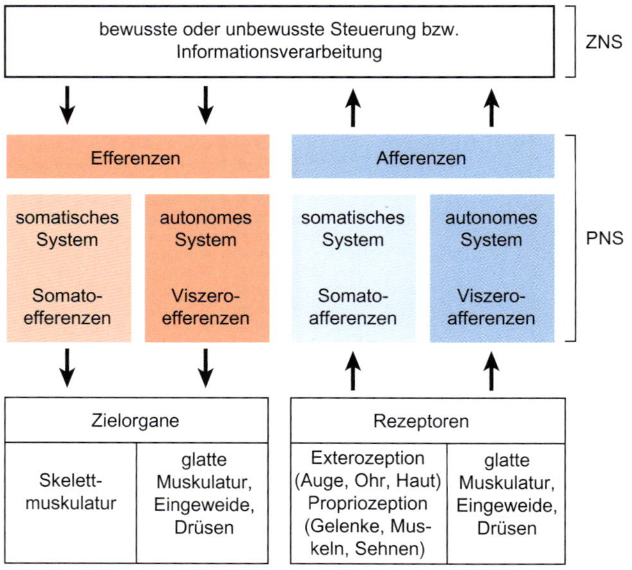


b

**Abb. 12.13a und b Gliederung des Nervensystems, Systema nervosum.**
**a** Morphologische Gliederung, Ansicht von ventral und von dorsal. Das Nervensystem wird in das zentrale (ZNS) und das periphere Nervensystem (PNS) eingeteilt. Das **ZNS** besteht aus Gehirn und Rückenmark und erfüllt komplexe Funktionen wie Speicherung von Erfahrung (Gedächtnis), Entwicklung von Vorstellungen (Denken) sowie Emotionen und dient der schnellen Anpassung des Gesamtorganismus an Veränderungen der Außenwelt und des Körperinneren. Es ist in der Schädelhöhle und im Canalis vertebralis gut geschützt. Das **PNS** setzt sich vor allem aus Spinalnerven (mit Verbindung zum Rückenmark) und Hirnnerven (mit Verbindung zum Gehirn) zusammen. Es sorgt für die Kommunikation zwischen den Organen und dem ZNS, steuert die Tätigkeit von Muskulatur und Eingeweiden und dient der Kommunikation zwischen Umwelt und Körperinnerem. Die Strukturen des PNS verlassen den schützenden Wirbelkanal an den Foramina intervertebralia der Wirbelsäule. [S702-L127]
**b** Funktionelle Gliederung. Funktionell teilt man das Nervensystem in ein **autonomes** (vegetatives, viszerales, zur Steuerung der Eingeweidetätigkeit, weitgehend unbewusst) und in ein **somatisches** (animalisches, Innervation von Skelettmuskulatur, bewusste Wahrnehmung von Sinneseindrücken, Kommunikation mit der Umwelt) Nervensystem ein. Beide Systeme sind eng miteinander verflochten und beeinflussen sich gegenseitig. Die funktionelle Gliederung ist nicht in allen Abschnitten identisch zur morphologischen.
Außer dem Nervensystem ist auch das endokrine System an der Steuerung des Gesamtorganismus beteiligt. [S702-L126]

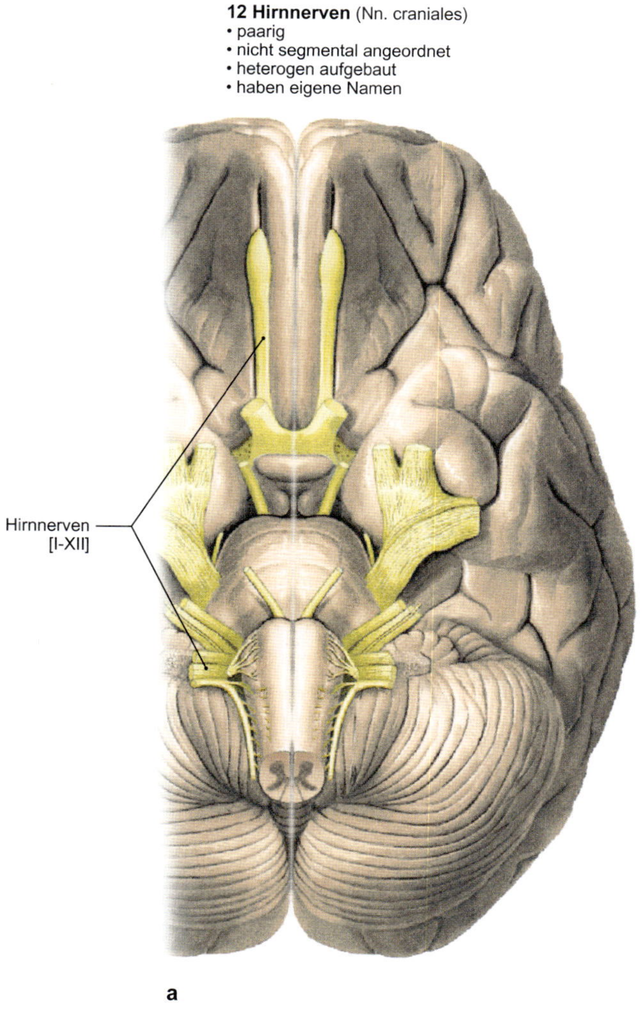


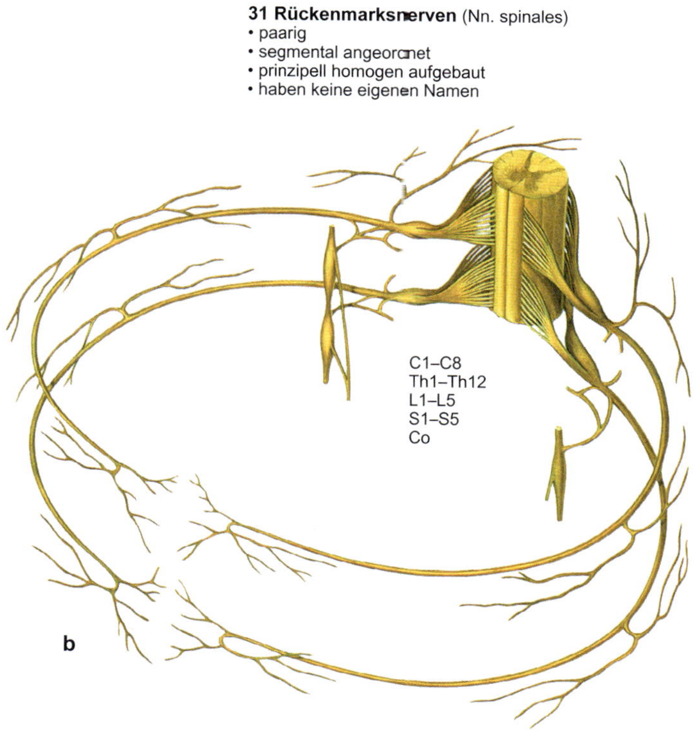


**Abb. 12.14a und b Gegenüberstellung Hirnnerven, Nn. craniales, und Rückenmarksnerven, Nn. spinales.** [S700]
**a** Ansicht von ventral kaudal auf die Hirnbasis.
**b** Ansicht von schräg links oben auf 2 Spinalnerven mit entsprechendem Rückenmarksanteil.

Es gibt 12 paarige **Hirnnerven, Nn. craniales,** die nicht segmental angeordnet und heterogen aufgebaut sind und eigene Namen besitzen. Die 31 **Rückenmarksnerven, Nn. spinales,** sind ebenfalls paarig angelegt, aber im Gegensatz zu den Hirnnerven segmental angeordnet, prinzipiell homogen aufgebaut und haben keine eigenen Namen.

## Richtungs- und Lagebezeichnungen

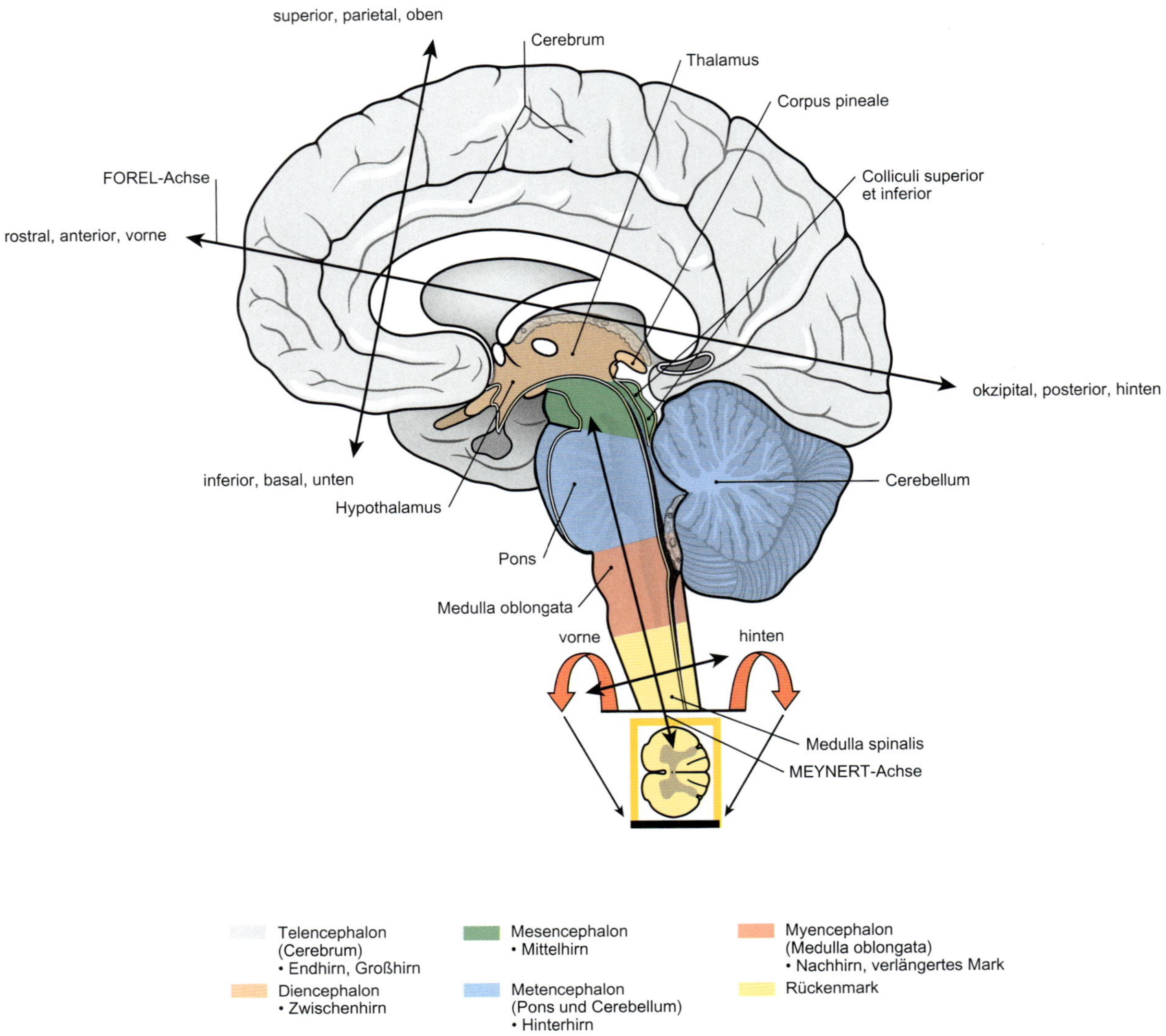


**Abb. 12.15 Richtungs- und Lagebezeichnungen an ZNS und Rückenmark;** Medianschnitt. [S700-L126]
Im Verlauf der Hirnentwicklung kommt es zu einem Abknicken des Neuralrohrs. Dabei wird die Längsachse des Vorderhirns (Prosencephalon = Diencephalon und Telencephalon) nach vorne verkippt. Durch die Verkippung hat sich eine eigene Nomenklatur für das Hirn entwickelt, die in der Abbildung dargestellt ist. So sind beispielsweise ehemals okzipital gelegene Anteile, z. B. das Metencephalon, nach parietal verlagert worden und werden dennoch weiterhin als okzipital bezeichnet.
Die topographische Achse von End- (Telencephalon) und Zwischenhirn (Diencephalon) wird als **FOREL-Achse,** die Achse durch den Hirnstamm (Truncus encephali) als **MEYNERT-Achse** bezeichnet.

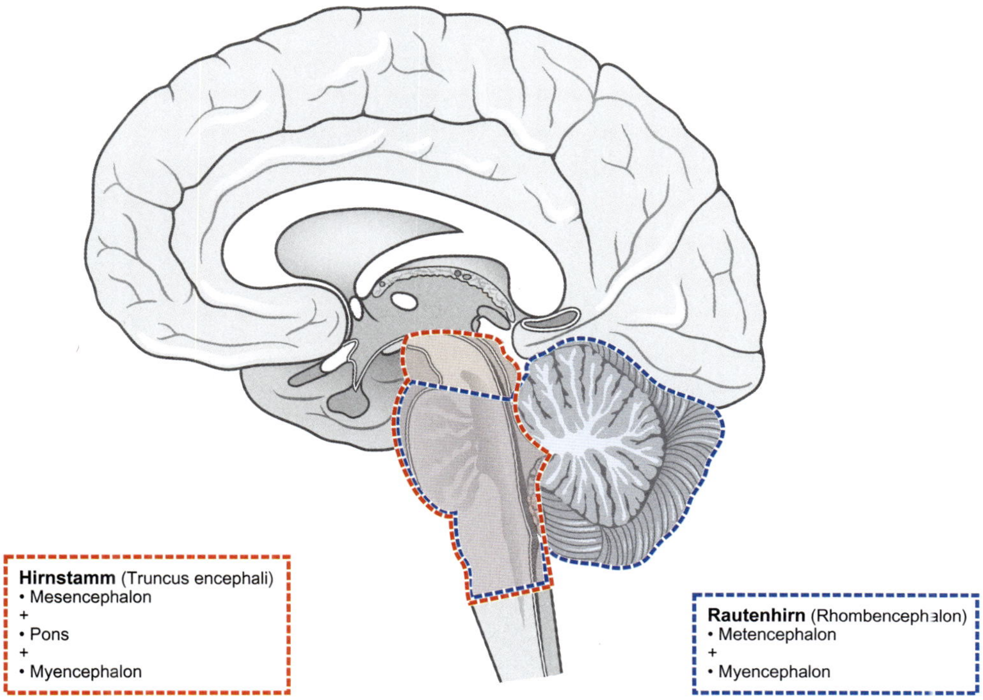


**Abb. 12.16 Gliederung Hirnstamm, Truncus cerebri, Truncus encephali, versus Rautenhirn, Rhombencephalon;** Medianschnitt. [S700-L126]
Der Hirnstamm, Truncus cerebri oder Truncus encephali, umfasst das Mittelhirn, Mesencephalon, die Brücke, Pons, und das Markhirn, Myelencephalon (rote gestrichelte Linie). Das Rautenhirn, Rhombencephalon, setzt sich aus dem Hinterhirn, Metencephalon, und dem Markhirn, Myelencephalon, zusammen (blaue gestrichelte Linie).

## Klinik

Die **klinisch-neurologische Untersuchung** umfasst neben der körperlichen Untersuchung eine Anamnese, die insbesondere Informationen zu neurologischen Vorerkrankungen, stattgehabten Schädel-Hirn-Traumen, neurologisch-familiären Erbkrankheiten, Risikofaktoren und vegetativen Körperfunktionen beinhaltet. Ergänzt wird diese durch eine symptomorientierte Anamnese sowie spezielle Untersuchungstechniken zu den entsprechenden funktionellen Systemen und Hirnnerven. Außerdem muss sich der Arzt eine orientierende Einschätzung des Bewusstseins, des Orientierungszustands zu Raum, Zeit, Gedächtnisleistung, Konzentrationsfähigkeit und Grundstimmung des Patienten verschaffen. **Bewusstseinsstörungen** werden dabei klinisch eingeteilt in **Somnolenz** (abnorme Schläfrigkeit, allerdings leicht erweckbar, verzögerte Reaktion auf verbale Ansprache, unmittelbare Reaktion auf Schmerzreize), **Sopor** (abnorm tiefe Schläfrigkeit, schwer erweckbar, verzögerte, aber gerichtete Abwehr auf Schmerzreize) und **Koma** (durch äußere Reize nicht mehr erweckbar). Eine quantitative Abschätzung einer Bewusstseinsstörung, z. B. im Rahmen einer Verlaufskontrolle, kann mittels **Glasgow-Koma-Skala** erreicht werden. Dabei wird der Schweregrad der Bewusstseinsstörung des Patienten quantitativ beurteilt, indem anhand des Spontanverhaltens, der Reaktion auf verbale Aufforderung und auf Schmerzreize Punkte vergeben werden. Desorientiertheit, Verwirrtheit und Wahrnehmungsstörungen (z. B. im Rahmen eines alkoholischen oder medikamentösen Deliriums) können zu inhaltlichen Störungen des Bewusstseins führen.

## Endhirn, Hirnrinde

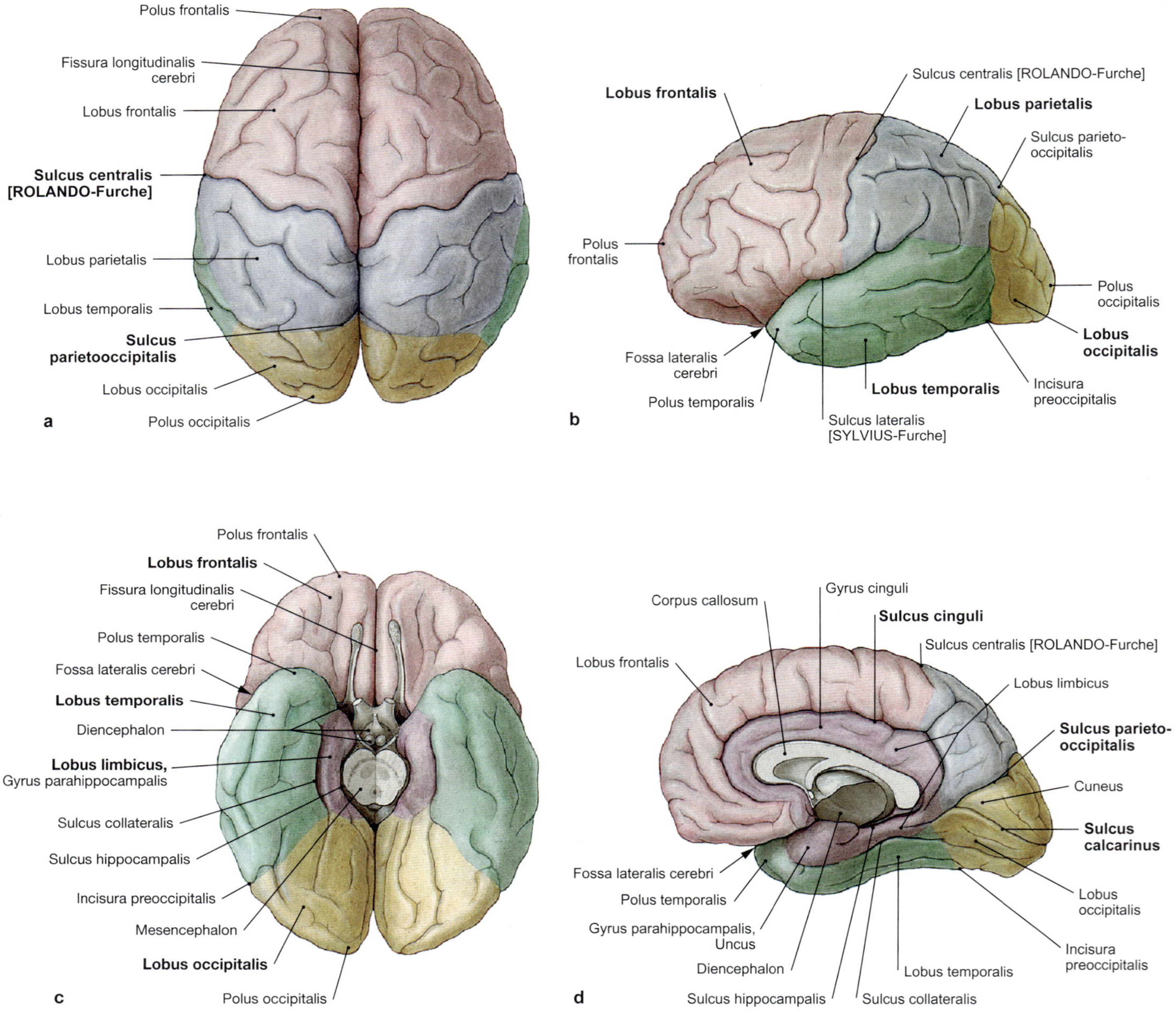


**Abb. 12.17a–d Lappen des Großhirns, Lobi cerebri.** [S700]
**a** Ansicht von oben.
**b** Ansicht von links seitlich außen.
**c** Ansicht von unten.
**d** Ansicht von links auf die sagittalisierte rechte Hirnhälfte.

Etwa gegen Ende des 8. Embryonalmonats sind die Primärfurchen des Telencephalons ausgebildet. Sie kommen bei allen Menschen regelmäßig vor. Jede Großhirnhemisphäre wird in **4 Lappen** unterteilt:

- Frontallappen (Lobus frontalis)
- Parietallappen (Lobus parietalis)
- Temporallappen (Lobus temporalis)
- Okzipitallappen (Lobus occipitalis)

Außer den 4 Lappen des Großhirns werden noch der **Lobus limbicus** (seinen Hauptanteil macht der Gyrus cinguli aus, ferner gehört der Gyrus parahippocampalis mit dem Uncus dazu) und der **Lobus insularis** (Insel, nicht sichtbar, da von den Opercula der Frontal-, Parietal- und Temporallappen verdeckt) (→ Abb. 12.18) unterschieden. Sekundär- und Tertiärfurchen bilden sich am Telencephalon individuell variabel aus. Die Grenzen zwischen den einzelnen Lappen sind an vielen Stellen meist willkürlich (z. B. Incisura preoccipitalis).

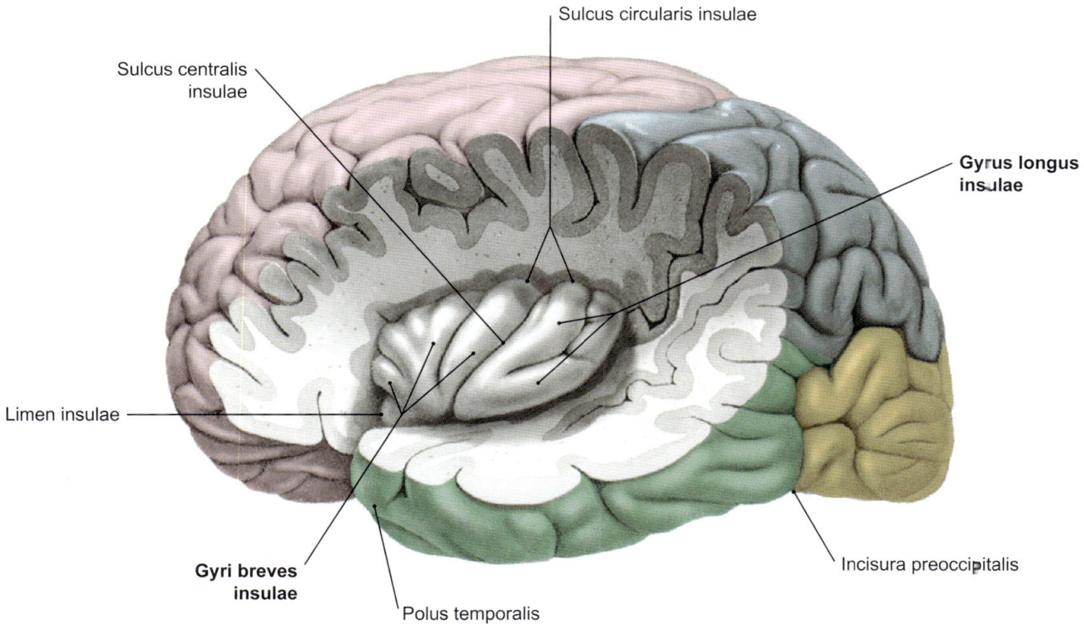


**Abb. 12.18 Windungen, Gyri, und Furchen, Sulci, der Großhirnhemisphären;** Ansicht von links; nach Abtragung der die Insel bedeckenden Anteile von Stirn-, Scheitel- und Schläfenlappen. [S700-L238]

Die Rindengebiete der Lobi frontalis, parietalis und temporalis, die den Sulcus lateralis umgeben und zur Darstellung der Insel entfernt wurden, werden als Opercula bezeichnet (→ Abb. 12.17). Die Insel dient der Verarbeitung olfaktorischer, gustatorischer und viszeraler Informationen. Sie wird meist als eigenständiger Lobus angesehen.

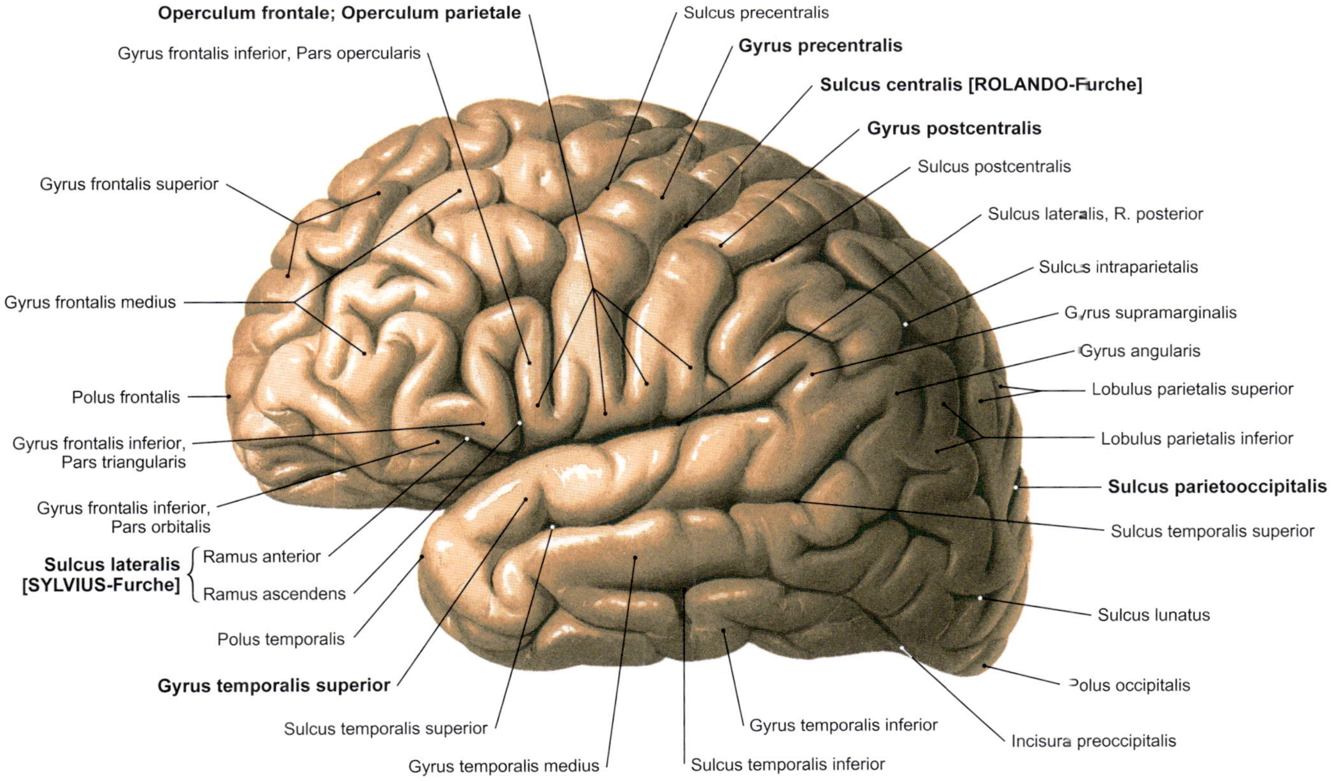


**Abb. 12.19 Windungen, Gyri, und Furchen, Sulci, der Großhirnhemisphären;** Ansicht von links. [S700]
Die bezeichneten Gyri und Sulci können zwar an jedem menschlichen Gehirn identifiziert werden (z. B. Sulcus centralis, Sulcus lateralis oder Gyrus temporalis superior), dennoch besitzen nicht einmal die beiden Hemisphären desselben Gehirns ein und dasselbe Muster von Gyri und Sulci. Die Hirnoberfläche ist in ihrer individuellen Einzigartigkeit mit einem Fingerabdruck vergleichbar.

## Endhirn, Hirnrinde



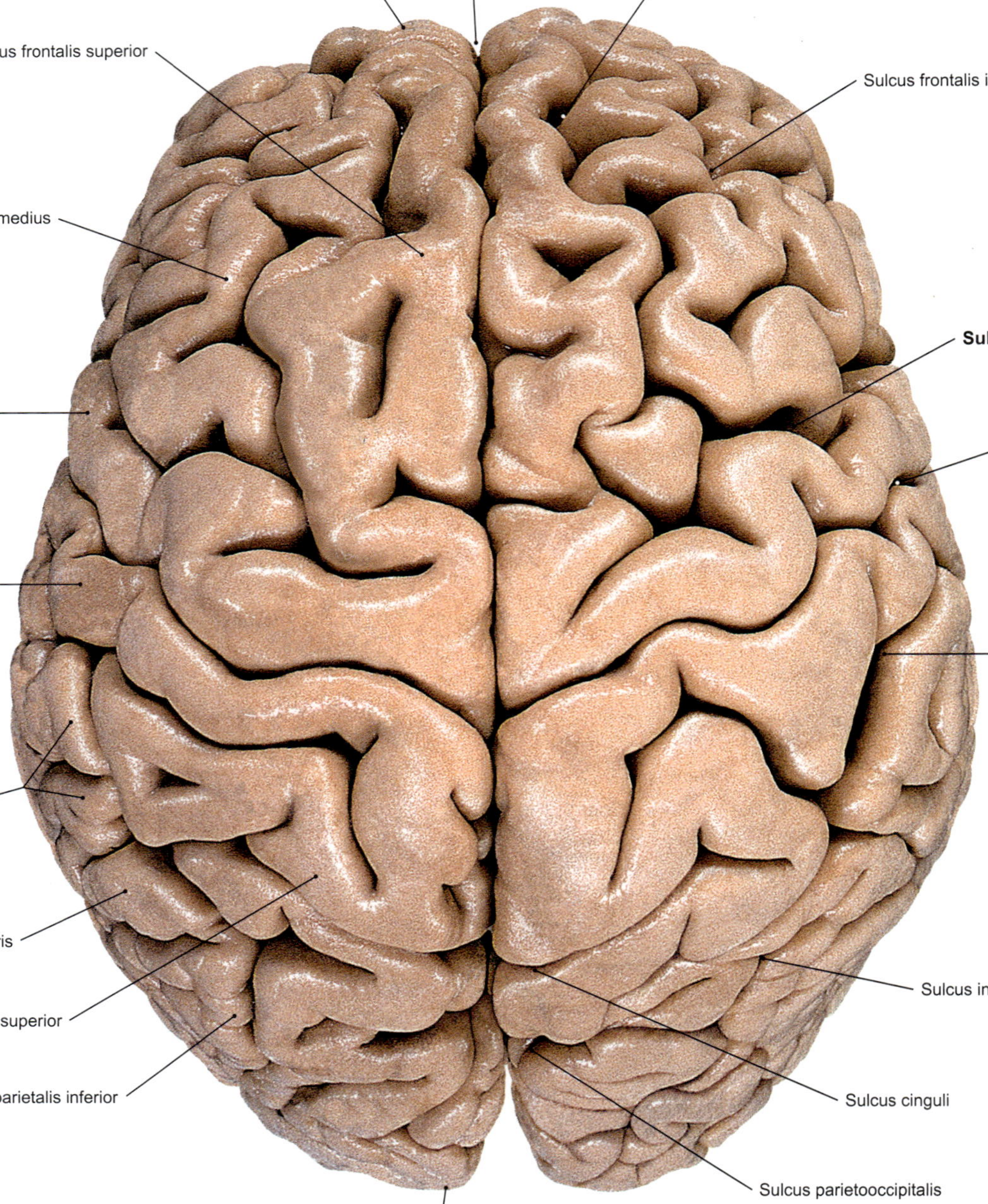


**Abb. 12.20 Großhirn, Cerebrum;** Ansicht von oben; nach Ablösung der weichen Hirnhäute. [S700]
Das Großhirn bildet den größten Teil des Gehirns. Es besteht aus **2 Hemisphären,** die durch die **Fissura longitudinalis cerebri** getrennt sind. Während der frühen Entwicklung ist die Hirnoberfläche noch glatt. Das starke Wachstum führt zur sehr variablen Ausbildung von Furchen **(Sulci)** und Windungen **(Gyri).** Durch die Auffaltung ist die Hirnoberfläche stark vergrößert. Zwei Drittel der Hirnoberfläche sind dadurch von außen gar nicht sichtbar.

### Klinik

Im fortgeschrittenen Lebensalter kommt es zu einer **Atrophie des Gehirns.** Damit gehen eine Verbreiterung der Sulci und eine Verschmälerung der Gyri einher. Die mit zunehmendem Alter abnehmende Gedächtnisleistung hängt allerdings nicht unmittelbar mit der Hirnatrophie, sondern vor allem mit einer verkürzten Dauer der Tiefschlafphasen zusammen. Mit zunehmendem Alter nimmt der Tiefschlafanteil deutlich ab. Bis zum 26. Lebensjahr werden noch 19 % des Schlafs im Tiefschlaf verbracht. Zwischen 36 und 50 Jahren sinkt dieser Anteil auf 3 %. Studien haben gezeigt, dass damit auch die Gedächtnisleistung erheblich nachlässt.

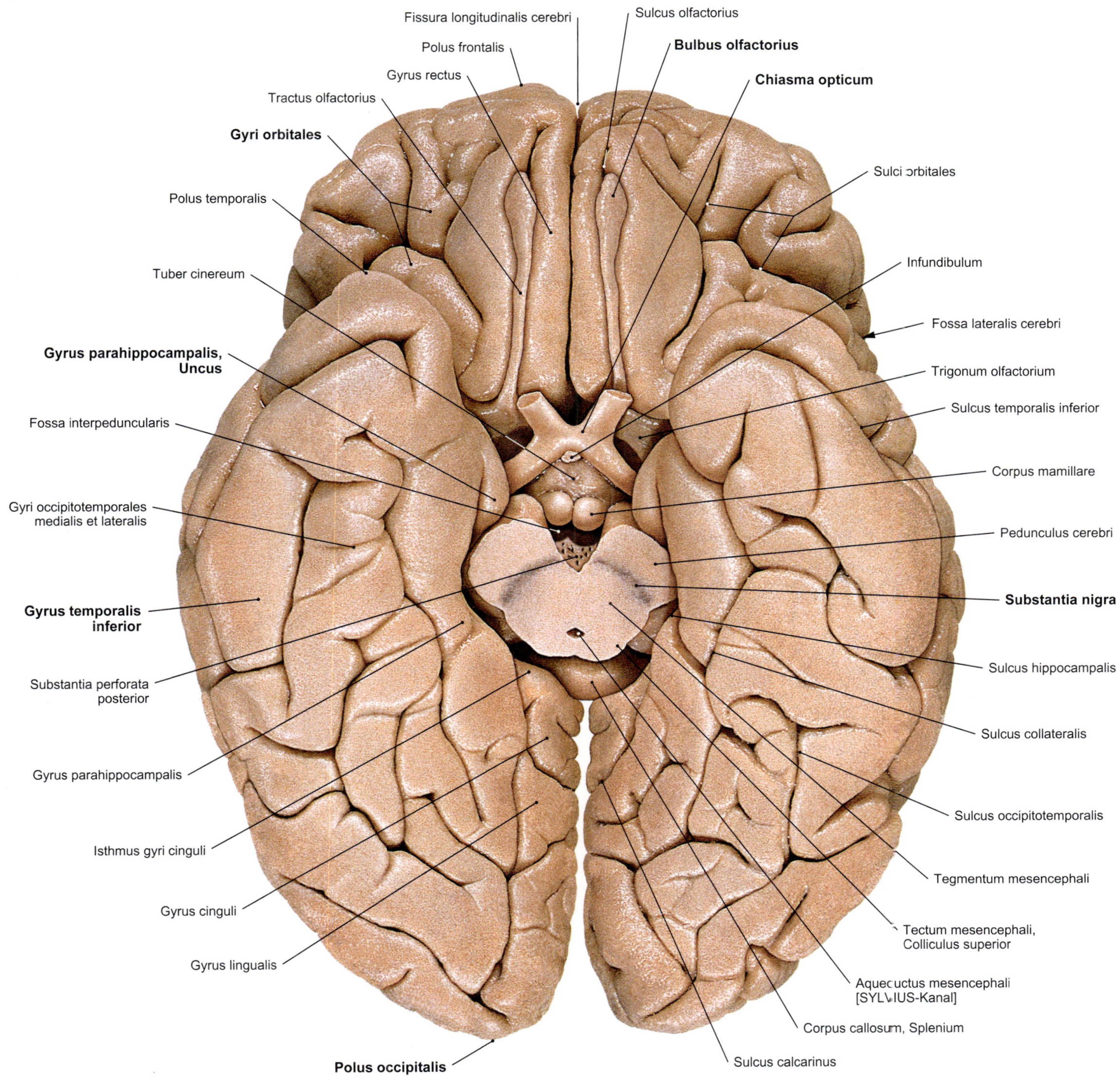


**Abb. 12.21 Windungen, Gyri, und Furchen, Sulci, der Großhirnhemisphären;** Ansicht von unten; nach Durchtrennung des Mittelhirns. [S700]
Das Telencephalon nimmt den größten Teil der Hirnbasis ein. Hier befinden sich die Gyri orbitales mit den daraufliegenden Bulbi und Tractus olfactorii. Ferner sieht man das Chiasma opticum, den Gyrus parahippocampalis im Lobus temporalis mit seiner charakteristischen vorderen Abknickung, dem Uncus, die Gyri temporales und den Polus occipitalis. Im Mittelhirn grenzt sich deutlich die schwärzliche Substantia nigra ab.

## Endhirn, Hirnrinde

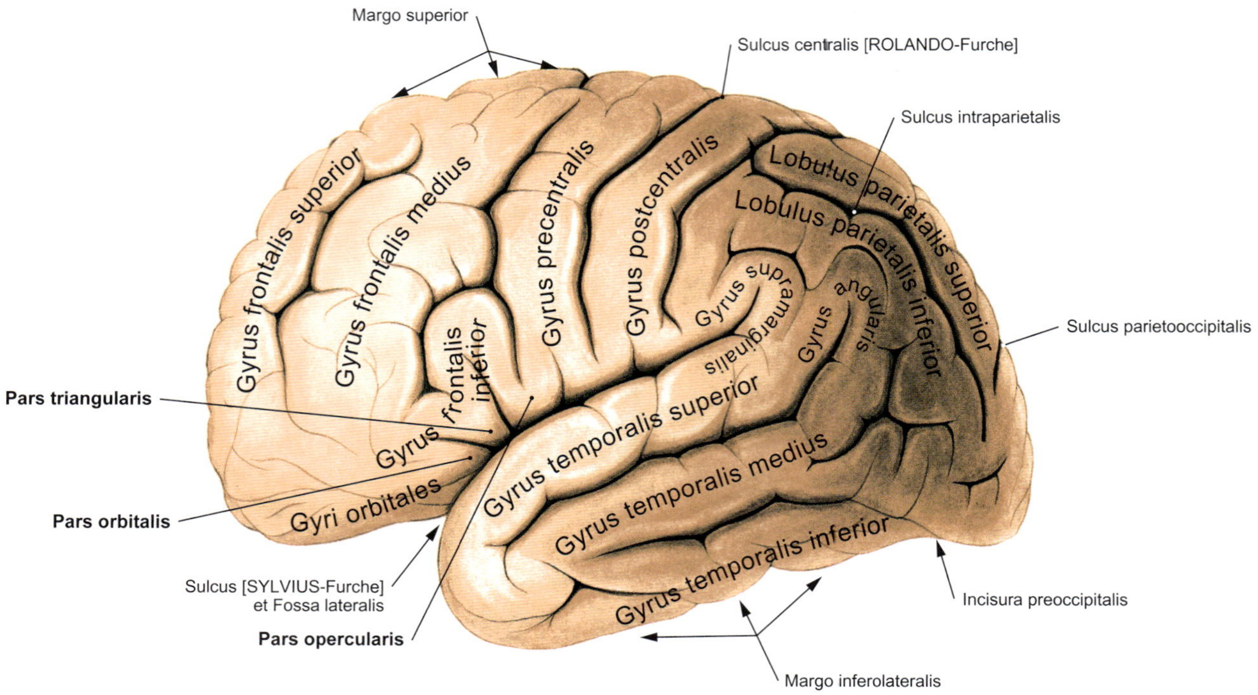


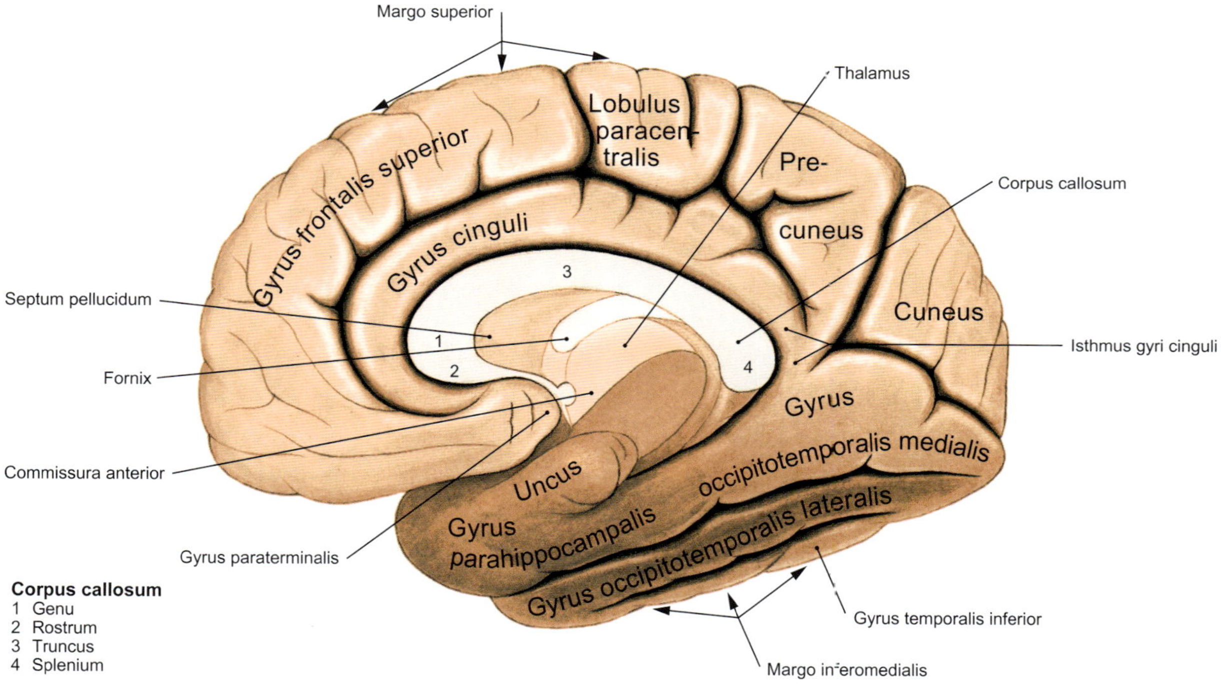


**Abb. 12.22a und b Windungen, Gyri, der Großhirnhemisphären.** [S700]
**a** Ansicht von links. Der Gyrus frontalis inferior wird in eine Pars orbitalis, eine Pars triangularis und eine Pars opercularis unterteilt.
**b** Ansicht von medial. Das Corpus callosum besteht aus Rostrum, Genu, Truncus und Splenium. Ferner sieht man den Fornix, die Commissura anterior, den Thalamus und das Septum pellucidum.

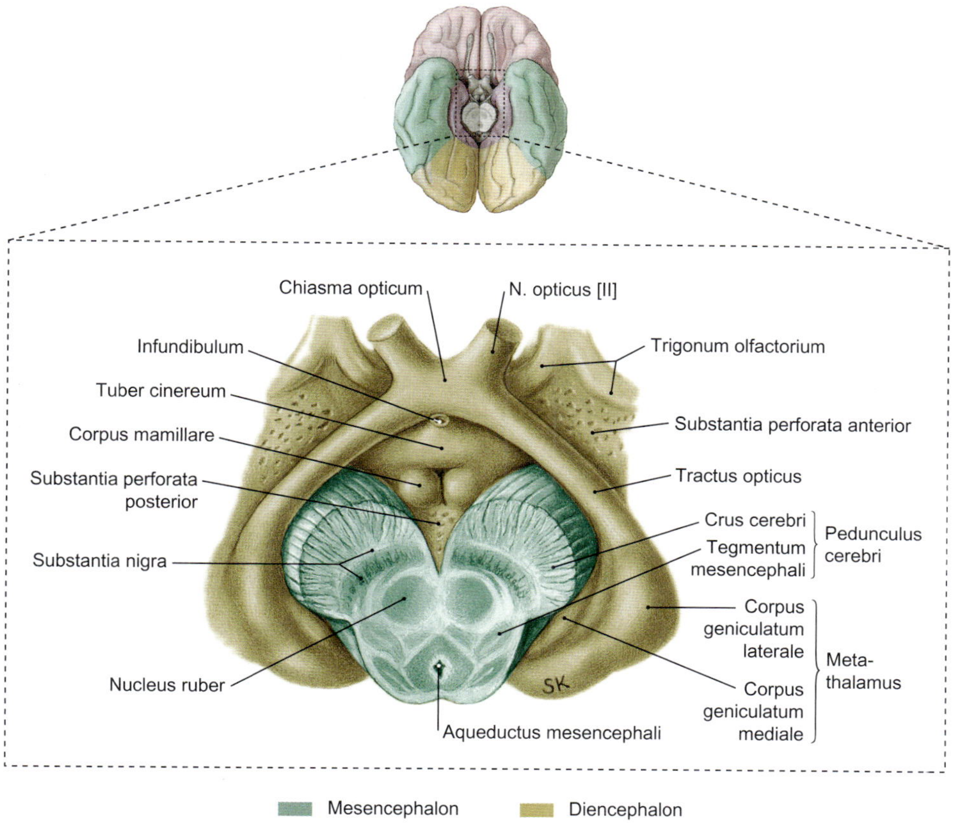


**Abb. 12.23 Zwischenhirn, Diencephalon;** Ansicht von unten; der Hirnstamm wurde auf Höhe des Mittelhirns (gestrichelte Schnittführung in → Abb. 12.24) abgetrennt. [S702-L238]
Das Diencephalon ist nicht nur Schaltstelle zwischen Hirnstamm und Großhirn, sondern koordiniert darüber hinaus neuronales und endokrines System. Es ist von außen kaum sichtbar, da es embryologisch bedingt nahezu komplett vom Telencephalon ummantelt wird. Nur in der Ansicht von unten sind einige seiner Anteile sichtbar, wie N. opticus [II], Chiasma opticum, Tractus opticus, Corpus geniculatum laterale, Corpus geniculatum mediale, Substantia perforata anterior, Infundibulum der Hypophyse (Hypophysenstiel), Tuber cinereum und Corpora mamillaria.

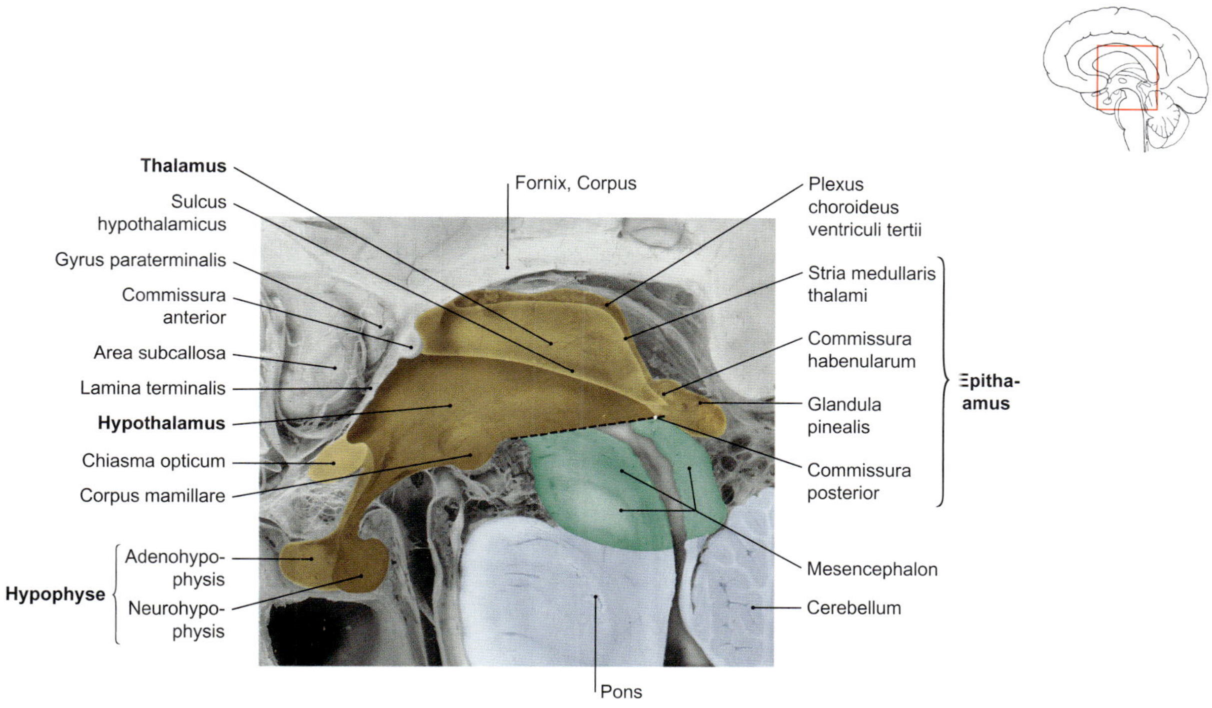


**Abb. 12.24 III. Ventrikel (Ventriculus tertius) und Etagengliederung des Zwischenhirns, Diencephalon;** Medianschnitt. [S700]
Das Diencephalon kann in Etagen unterteilt werden:

- Epithalamus
- Thalamus
- Hypothalamus
- Subthalamus

Der Subthalamus ist auf dem Schnitt nicht sichtbar, da er mehrere Ansammlungen von Nervenzellkörpern umfasst, die im Rahmen der Entwicklung vom III. Ventrikel weg nach lateral abgedrängt wurden (→ Abb. 12.8).

## Mittelhirn und Hirnstamm

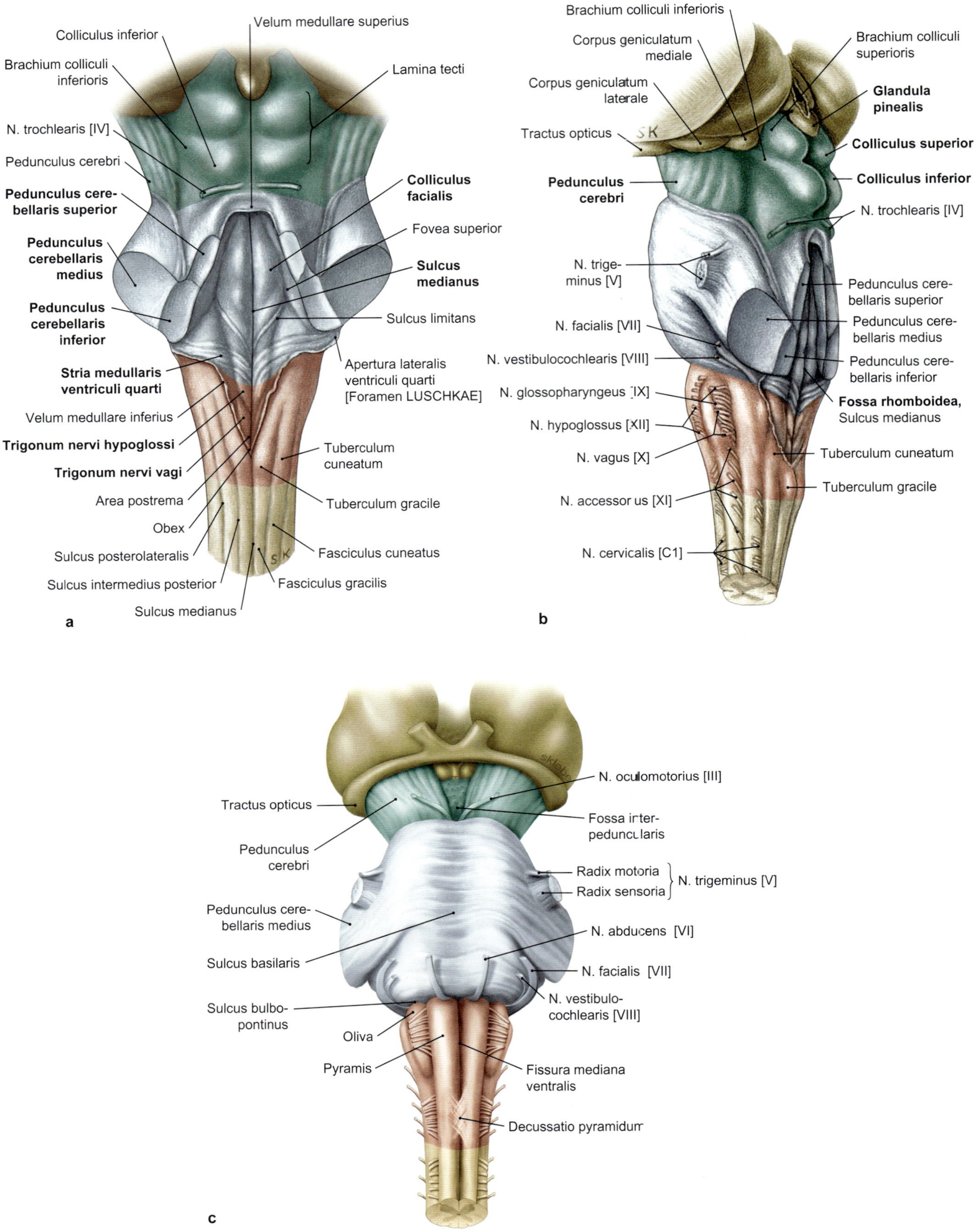


**Abb. 12.25a–c Hirnstamm, Truncus encephali.** [S702-L238]
**a** Ansicht von dorsal.
**b** Ansicht von lateral.
**c** Ansicht von ventral.
Der Hirnstamm setzt sich aus dem **Mittelhirn** (Mesencephalon, grün), der **Brücke** (Pons, blau) und dem **verlängerten Mark** (Medulla oblongata, rot) zusammen. Das **Mittelhirn** erstreckt sich vom Zwischenhirn bis zum Oberrand des Pons.
Das **Kleinhirn** ist an den Kleinhirnstielen (Pedunculi cerebellares) abgesetzt. Man sieht ferner die Austrittsstellen der Hirnnerven III bis XII, die ihre Kerngebiete im Hirnstamm haben.

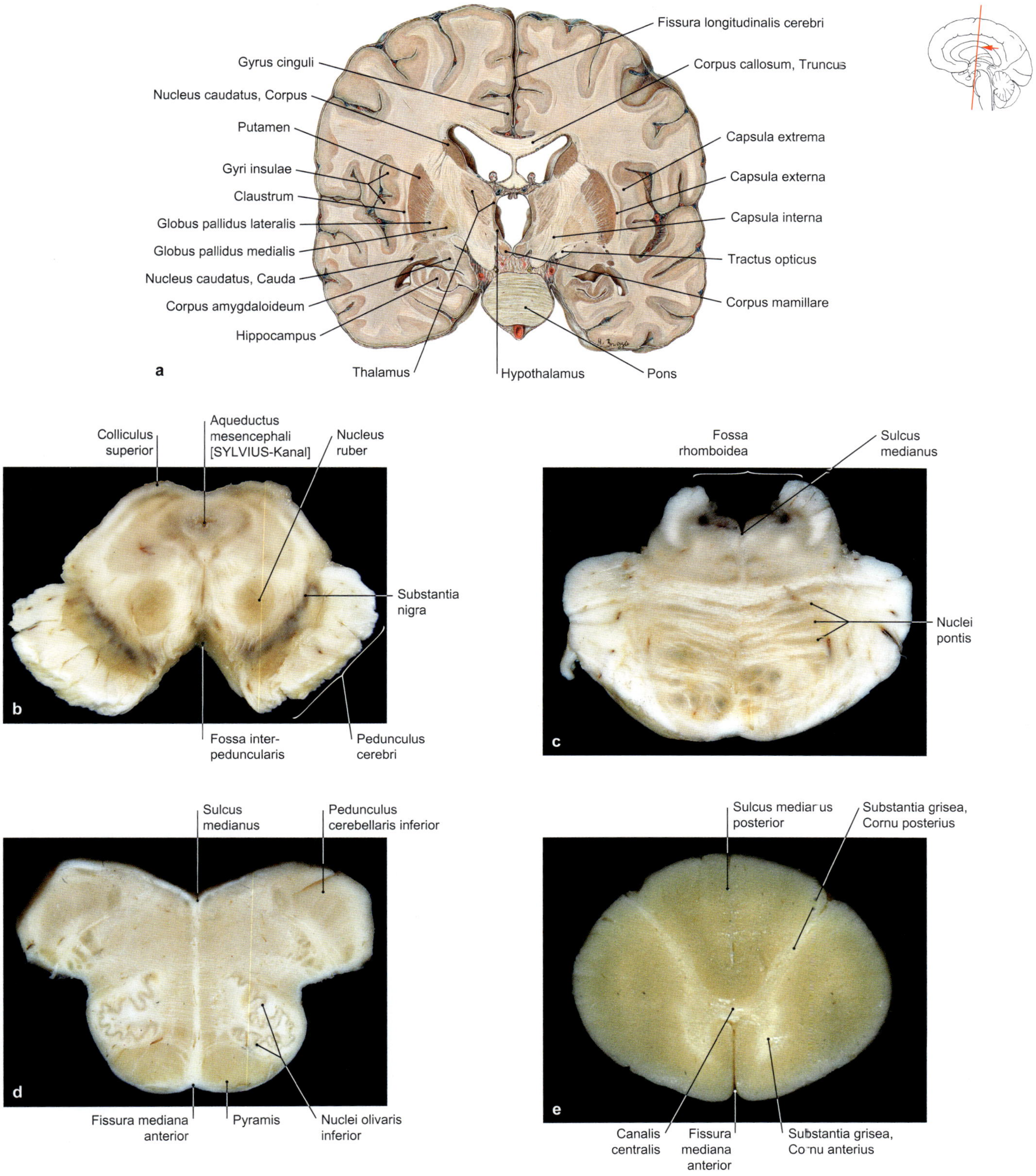


**Abb. 12.26a–e Verteilung der Substantiae grisea et alba im ZNS.**
a [S700], b–e [R247-L318]
**a** Telencephalon (Frontalschnitt in Höhe der Corpora mamillaria).
**b** Mesencephalon.
**c** Pons.
**d** Medulla oblongata.
**e** Medulla spinalis.

Entlang der Gyri und Sulci des Telencephalons befindet sich eine ca. 0,5 cm breite Schicht grauer Hirnsubstanz (Substantia grisea), die als Cortex cerebri bezeichnet wird. Die neuronalen Perikarya und Gliazellen sind hier in 6 Schichten angeordnet, dem Isocortex. Diesem steht der Allocortex mit nur 3–4 Schichten gegenüber. Letzterer ist für die entwicklungsgeschichtlich älteren Anteile des Gehirns wie Paleo- (z. B. Riechrinde) und Archicortex (z. B. Hippocampus) charakteristisch. An die 0,5 cm breite Schicht lagert sich innen die weiße Substanz (Substantia alba) an. In die weiße Substanz des Telencephalons sind in der Tiefe Kerngebiete (Nucleus caudatus, Claustrum, Putamen, Globus pallidus und Amygdala) oder im Diencephalon der Thalamus eingelagert. Im Hirnstamm sind in die außen liegende weiße Substanz Ansammlungen grauer Substanz eingelagert, so z. B. im Mesencephalon die Substantia nigra und der Nucleus ruber, im Pons die Nuclei pontis, in der Medulla oblongata der Nucleus olivaris inferior. Im Hirnstamm sind weiße und graue Substanz mehr oder weniger klar voneinander abgrenzbar in Zonen angeordnet: ventrale Fasern (weiße Substanz, z. B. Crura cerebri), in der Mitte Hirnnervenkerne und dorsal übergeordnete Reflexzentren (Tectum, Cerebellum). Im Mesencephalon spricht man daher von Basis, Tegmentum und Tectum.

## Assoziations- und Kommissurenbahnen

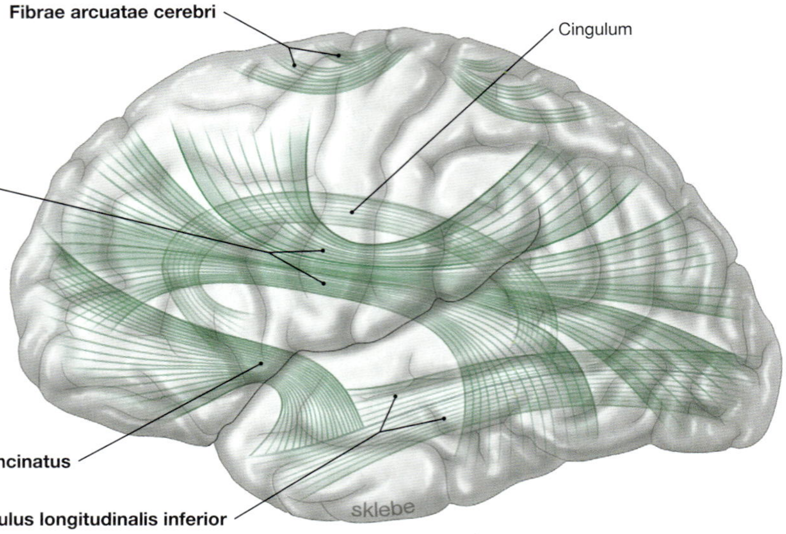


**Abb. 12.27 Assoziationsbahnen, Neurofibrae associationes, und Bogenfasern, Fibrae arcuatae;** Übersicht; Ansicht von links. [S700-L238]

Assoziationsfasern (→ Tabelle bei → Abb. 12.29) machen den größten Teil der Fasern der weißen Substanz aus. Sie verbinden unterschiedliche Gebiete einer Hirnhemisphäre miteinander und ermöglichen so assoziative und integrative Funktionen durch Vernetzung der funktionell verschiedenen Areale.

**Kurze Assoziationsfasern** werden auch als Bogenfasern (Fibrae arcuatae cerebri) bezeichnet. Sie liegen cortexnah und verbinden U-förmig benachbarte Windungen. **Lange Assoziationsfasern** liegen tiefer im Mark und verbinden die Lappen miteinander.

Die funktionell wichtigsten **Assoziationsfaserbündel** sind die Fasciculi longitudinalis superior, longitudinalis inferior und uncinatus sowie die Fibrae arcuatae cerebri und das Cingulum.

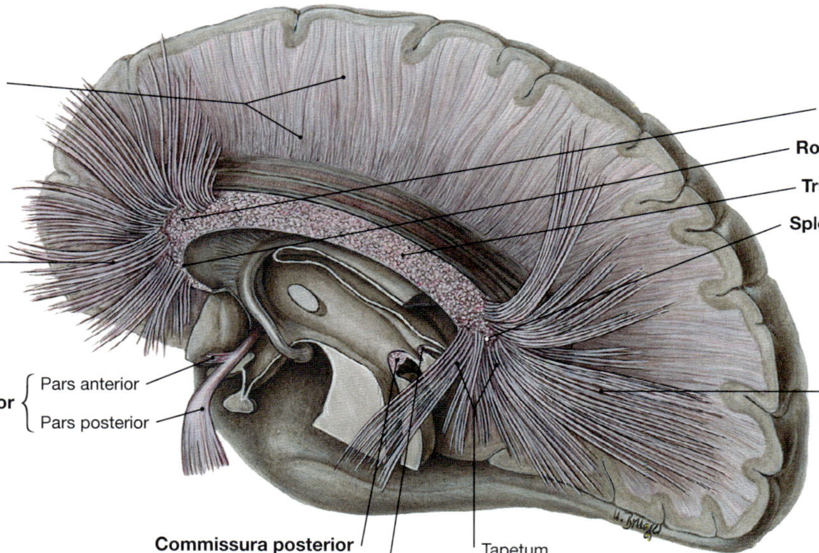


**Abb. 12.28 Kommissurenbahnen, Neurofibrae commissurales;** räumliche Übersicht; Ansicht von links; Balken neben der Medianebene weitgehend durchtrennt, einzelne Balkenfasern dargestellt. [S700]

Kommissurenfasern (→ Tabelle bei → Abb. 12.29) dienen dem Informationsaustausch zwischen den beiden Hirnhemisphären, um z. B. die zu beiden Hirnseiten geleiteten visuellen Informationen zu einem visuellen Gesamteindruck zu verarbeiten. **Homotope** Kommissurenfasern verbinden dabei korrespondierende Hirnabschnitte, **heterotope** dienen dem Austausch zwischen nicht korrespondierenden Hirnarealen.

Jeder phylogenetische Großhirnanteil besitzt seine eigene Kommissur: der Paleocortex besitzt die Commissura anterior, der Archicortex die Commissura fornicis und der Neocortex den Balken (Corpus callosum). Letzterer besteht aus Rostrum, Genu, Truncus und Splenium. Weil der Balken kürzer ist als die Hemisphären, strahlen seine Fasern rostral und okzipital fächerförmig in die jeweiligen Lappen (**Radiatio corporis callosi,** Balkenstrahlung mit Forceps minor und Forceps major) ein.

Es gibt aber auch homotope Hirnareale, die nicht durch Kommissurenfasern verbunden sind. Hierzu gehören die primäre Sehrinde, die primäre Hörrinde und die somatosensiblen Felder für die Hand und den Fuß.

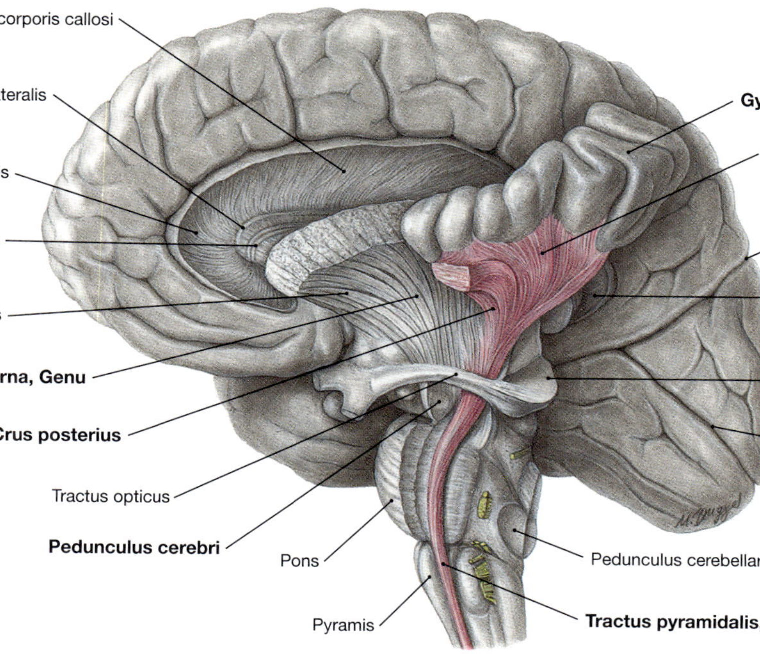


**Abb. 12.29 Projektionsbahnen, Neurofibrae projectiones;** Ansicht von links; nach Freilegung der inneren Kapsel und der Pyramidenbahn. [S700]

Projektionsbahnen bestehen aus Projektionsfasern, die den Cortex mit tiefer liegenden Strukturen des ZNS (z. B. Thalamus, Hirnstamm) verbinden. Die Fasern müssen im Bereich von Striatum und Pallidum Engstellen passieren, in denen die Fasern konvergieren. Diese Stellen sind die Capsula interna und die Capsula externa zwischen Nucleus lentiformis und Claustrum sowie die Capsula extrema zwischen Inselrinde und Claustrum. Die **Capsula interna** ist Hauptpassageort von Projektionsfasern, die **Capsula externa** und die **Capsula extrema** werden im Gegensatz dazu hauptsächlich von langen Assoziationsfasern passiert. Die zwischen Hirnrinde und Capsula interna strahlenförmig angeordneten Projektionsfasern werden **Corona radiata** genannt.

| **Fasersysteme der Substantia alba** | |
|---|---|
| **Fasersystem** | **Verbindung** |
| **Assoziationsfasern** | |
| Fasciculus longitudinalis superior | Lobus frontalis mit Lobus parietalis und Lobus occipitalis |
| Fasciculus longitudinalis inferior | Lobus occipitalis mit Lobus temporalis |
| Fasciculus arcuatus | Lobus frontalis mit Lobus temporalis (BROCA-Zentrum mit WERNICKE-Zentrum) |
| Fasciculus uncinatus | Lobus frontalis mit basalem Lobus temporalis |
| Cingulum | untere Abschnitte des Lobus frontalis mit unteren Abschnitten des Lobus parietalis und dem Lobus parahippocampalis |
| **Kommissurenfasern** | |
| Corpus callosum | Frontal-, Parietal- und Okzipitallappen beider Hemisphären |
| Commissura anterior | Tracus olfactorius; vordere Anteile des Lobus temporalis (Amygdala; Gyrus parahippocampalis) beider Hemisphären |
| Commissura posterior | Nuclei commissurae posteriores beider Hemisphären |
| Commissura fornicis | Hippocampus beider Hemisphären |
| **Projektionsfasern** | |
| Tractus corticospinalis | Cortex (insbesondere Gyrus precentralis) mit Rückenmark |
| Tractus corticopontinus | Cortex mit Kerngebieten des Pons |
| Tractus corticonuclearis | Cortex mit Kerngebieten der Hirnnerven in Mesencephalon, Pons und Medulla oblongata |
| Fornix | Hippocampus mit Anteilen des limbischen Systems und des Diencephalons |
| Fasciculi thalamocorticales | Thalamus mit Cortex |

## Klinik

Die **fehlende Anlage (Agenesie) des Corpus callosum** ist mit 3–7 Fällen/1.000 Geburten eine relativ häufige Fehlbildung beim Menschen. Sie kann vielfältige Ursachen haben und mit dem Fehlen oder einer Unterentwicklung von Verbindungen zwischen linker und rechter Hemisphäre verbunden sein, ohne dass dies zwangsläufig zu Verhaltensveränderungen führt. Die Symptomatik hängt sehr von der Ursache ab. Häufig kommt es zu neuropsychiatrischen Defiziten und Schwierigkeiten im Problemlöseverhalten, im Verständnis von Sprache und Grammatik oder in der wörtlichen Beschreibung von Emotionen (Alexithymie).

Zur Behandlung therapieresistenter Epilepsien kann das Corpus callosum neurochirurgisch durchtrennt werden **(Kallosotomie);** heute wird dies nur noch in Ausnahmefällen praktiziert. Die so behandelten Patienten **(Split-Brain-Patienten)** können Informationen, die in der rechten Hirnhälfte verarbeitet werden, nicht mehr an die linke, dominante Hemisphäre und damit an das Sprachzentrum übermitteln. Sie sehen solche Informationen und können sie auch beschreiben, aber nicht mehr benennen.

## Hirnhäute



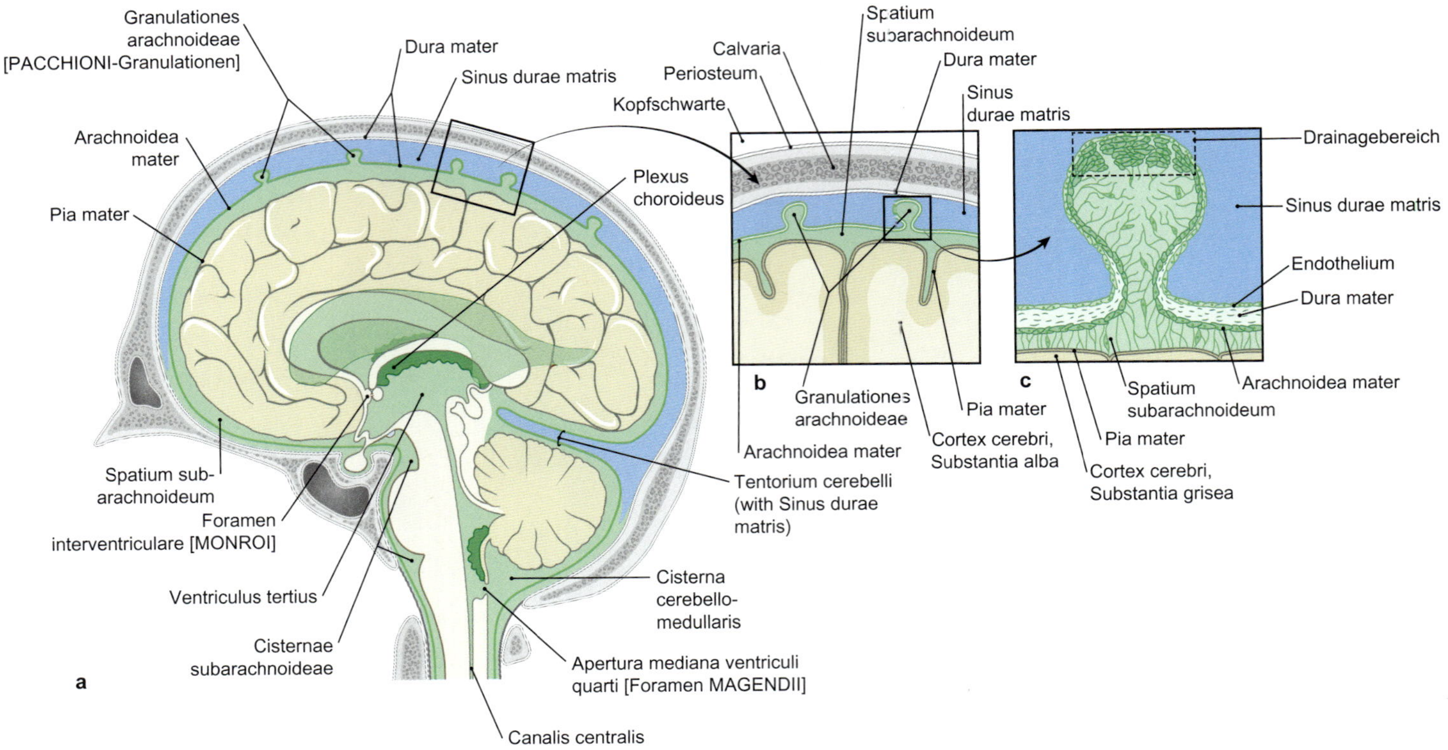


**Abb. 12.30a–c Lagebeziehungen der Hirnhäute, Meninges, innerhalb des knöchernen Schädels;** Sagittalschnitt, Ansicht von medial. a, b [S700-L126], c [S700-L126~F1082-001]

Gehirn und Rückenmark sind von einem bindegewebigen Hüllsystem umgeben, den Meningen (Hirnhäute, Rückenmarkhäute). Die Meningen setzen sich aus einem festen **(Pachymeninx)** und einem weichen **(Leptomeninx)** Anteil zusammen; die Leptomeninx gliedert sich in 2 weitere Bestandteile. Ganz außen befindet sich die aus straffem, geflechtartigem Bindegewebe bestehende harte Hirnhaut (**Dura mater**, Pachymeninx), die im Schädel mit dem Periost verwachsen ist. Die Leptomeninx schließt sich darunter an. Sie besteht aus einem komplexen System aus Meningealzellen und dünnen Kollagenfasern. Da sich innerhalb der Leptomeninx entwicklungsgeschichtlich ein Spaltraum gebildet hat, unterscheidet man zwischen einem äußeren Blatt **(Arachnoidea mater),** das sich direkt an die Dura mater anschließt, und einem inneren Blatt **(Pia mater)**, das dem Hirngewebe direkt anliegt und auch in alle Gyri und Sulci mit hineinzieht. Der Spaltraum zwischen Arachnoidea und Pia ist der mit Liquor gefüllte **Subarachnoidalraum, Spatium subarachnoideum,** der von Arachnoideatrabekeln durchzogen wird. Dadurch sind Gehirn und Rückenmark vollständig von Liquor umgeben. Aus dem Spatium subarachnoideum stülpen sich besonders entlang des Sinus sagittalis superior pilz- bis zottenartige **Arachnoidalgranulationen** (Granulationes arachnoideae) in das Sinuslumen und teilweise bis zum Schädelknochen aus. Entgegen früherer Annahmen, dass die Granulationen den wichtigsten Abflussweg des Liquors in das venöse System bilden, gibt es viele fundierte Hinweise, dass der Hauptabfluss des Liquors perineural über die extrakranialen Anteile der Hirnnerven und der Spinalnerven (nahe der Hinterwurzelganglien) in das Lymphsystem erfolgt oder sogar direkt über meningeale Lymphgefäße in der Dura mater. Einige Autor*innen sehen in den Granulationes arachnoideae daher intrakranielle Druckventile, die sich als eine Art „Sicherheitsventile" bei erhöhtem intrakraniellem Druck öffnen können **(c).** Weitere Evidenzen stehen hierzu allerdings aus.

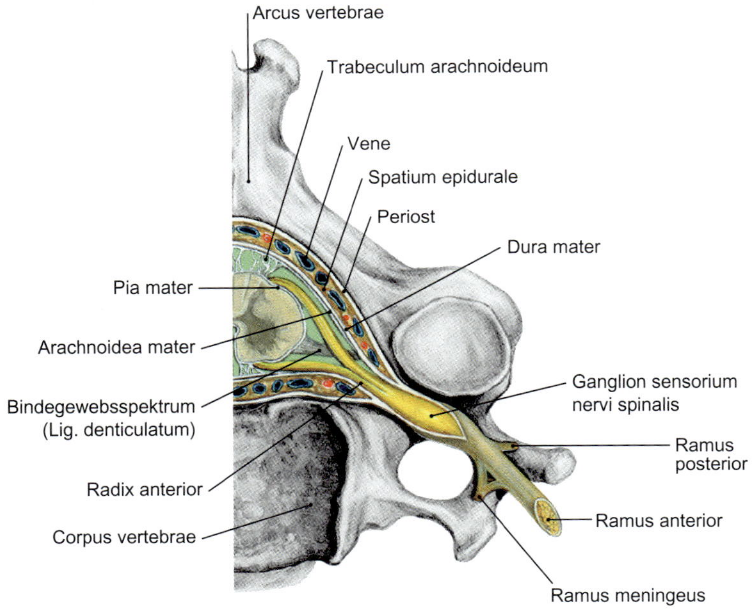


**Abb. 12.31 Lagebeziehungen der Rückenmarkshäute, Meninges, innerhalb des Wirbelkanals;** Transversalschnitt in Höhe des IV. Halswirbels. [S700-L126]

Im Gegensatz zum Schädel, in dem die Dura mater mit dem Periost der Schädelkapsel verwachsen ist (→ Abb. 12.30), bildet die Dura mater des Rückenmarks (Dura mater spinalis) einen schlauchförmigen Sack, der das Rückenmark umgibt und mit Ausnahme seiner Verankerung im Bereich des Foramen magnum und des Os sacrum nicht mit dem knöchernen Wirbelkanal verwachsen ist. Der Durasack befindet sich im mit Fettgewebe und einem dichten Venenplexus (Plexus venosus vertebralis internus) ausgefüllten Epiduralraum (Spatium epidurale, syn. Periduralraum, Spatium peridurale).

### Klinik

Im Rahmen eines Schädel-Hirn-Traumas können Dura mater und Arachnoidea mater z. B. im Bereich der Nase oder des Ohrs einreißen. Dabei kann eine **Liquorfistel** entstehen, bei der Liquor cerebrospinalis aus der Nase **(Rhinoliquorrhö)** oder dem Ohr **(Otoliquorrhö)** läuft. Um zu überprüfen, ob es sich tatsächlich um eine Liquorfistel handelt, fängt man etwas Sekret auf und bestimmt das Glykoprotein $\beta_2$-Transferrin, das in dieser Isoform nur im Liquor vorkommt.

In der Anästhesie ist die **Periduralanästhesie (PDA)** eine Standardmethode. Dabei wird mittels Kanüle in den Epi-/Periduralraum eingestochen (ohne die Dura zu penetrieren) und ein Lokalanästhetikum verabreicht. Das Anästhetikum wirkt auf die Spinalwurzeln und Spinalganglien. Die PDA dient der Schmerzausschaltung, z. B. im Rahmen von Operationen, bei denen eine Vollnarkose nicht möglich oder nicht nötig ist, wie etwa in der Geburtshilfe.

**Abb. 12.32 Dura mater cranialis und Durasepten;** Ansicht von lateral. [S700]
Im Schädel besteht die Dura mater aus 2 aufeinanderliegenden Blättern: (1) der mit dem Periost verwachsenen **Lamina externa** und (2) der der Arachnoidea mater zugewandten **Lamina interna.** In mehreren Bereichen sind die beiden Blätter in längliche, mit Endothel ausgekleidete Hohlräume aufgespalten **(Sinus durae matris)**, in die das venöse Blut des Gehirns drainiert wird. Die Sinus bilden ein Gefäßsystem, das das Gehirn umgibt und das venöse Blut zum größten Teil der V. jugularis interna zuleitet. Außerdem bildet die Lamina interna kräftige plattenartige Durasepten, die einzelne Hirnanteile voneinander trennen und das Gehirn in seiner Gesamtheit im Schädel stabilisieren. Zu den Durasepten/Duraduplikaturen gehören: **Falx cerebri** (Großhirnsichel), **Tentorium cerebelli** (Kleinhirnzelt), **Falx cerebelli** (Kleinhirnsichel) und **Diaphragma sellae.** Zwischen den Schenkeln des Tentorium cerebelli (Tentoriumschenkel) ist für den Durchtritt des Hirnstamms ein schlitzförmiger Spalt ausgebildet (Tentoriumschlitz, **Incisura tentorii**).

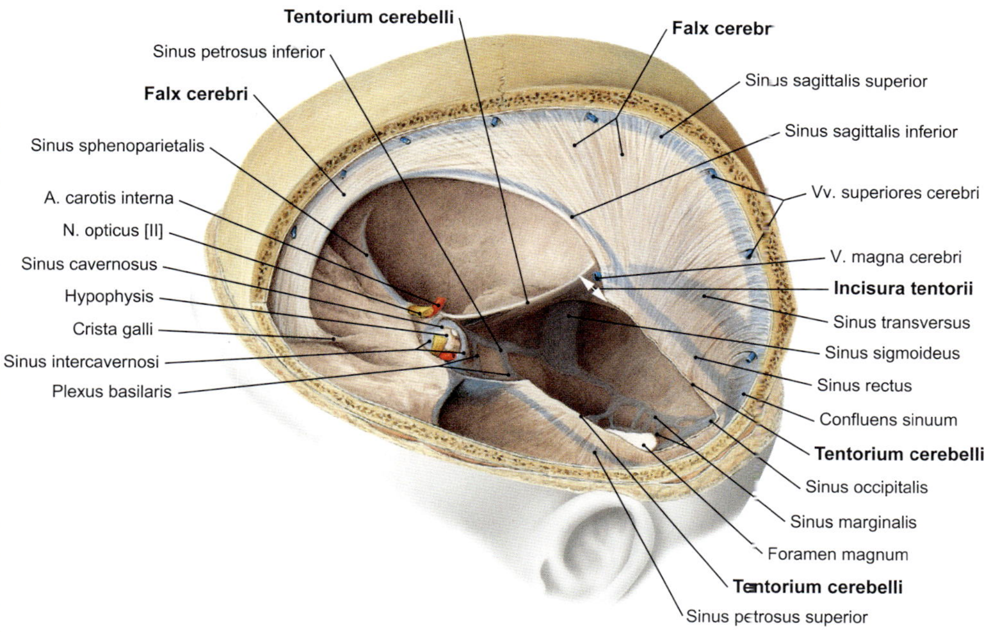


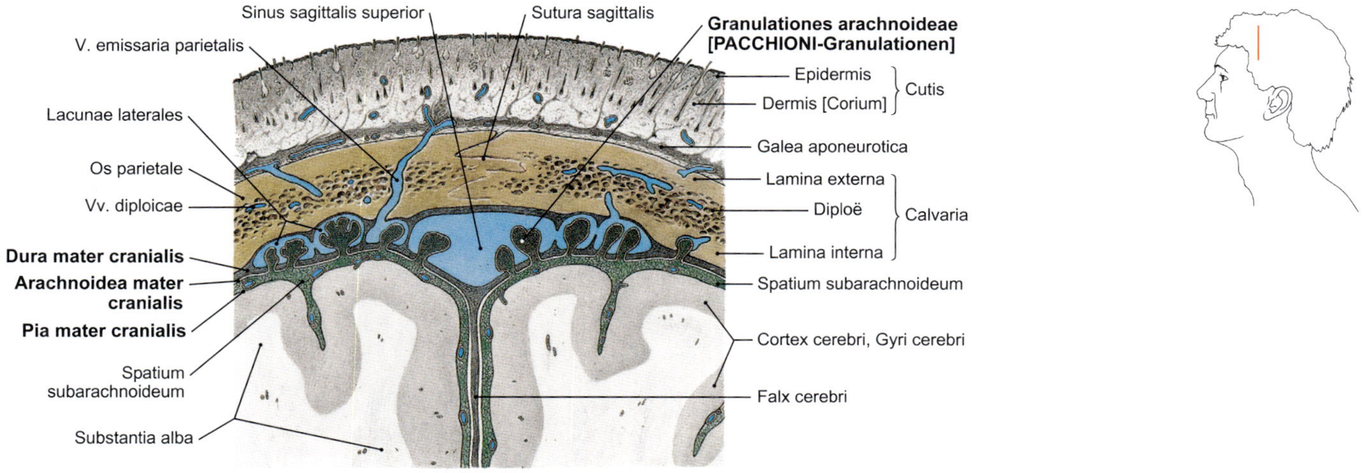


**Abb. 12.33 Schädeldach, Calvaria, Hirnhäute, Meninges, und Venensinus, Sinus durae matris;** Frontalschnitt. [S700]
Die Rückresorption des Liquor cerebrospinalis erfolgt beim Erwachsenen zum Großteil über die **PACCHIONI-Granulationen** (Granulationes arachnoideae, Ausstülpungen der Arachnoidea in den Sinus sagittalis superior oder die Lacunae laterales) entlang des Sinus sagittalis superior (→ Abb. 12.30), darüber hinaus auch über die Lymphscheiden der kleinen Gefäße der Pia mater und über die Perineuralscheiden der Hirn- und Rückenmarknerven (nicht dargestellt).

**Abb. 12.34 Hirnhäute, Meninges;** Ansicht von schräg oben. [S701-L285]
Das Gehirn ist von einem bindegewebigen Hüllsystem umgeben, das sich in einen harten **(Pachymeninx)** und einen weichen **(Leptomeninx)** Anteil gliedert. Die Pachymeninx liegt außen und besteht hauptsächlich aus der **harten Hirnhaut, Dura mater.** Sie ist als äußere, derbe, reißfeste, glänzende Haut eng mit dem Periost des Schädels verwachsen. Um das Rückenmark sind die Verhältnisse etwas anders (→ Abb. 12.31, s.a. → Abb. 2.144). Die Leptomeninx schließt sich innen an die Dura mater an und besteht aus der **Spinngewebshaut, Arachnoidea mater,** und der dem Nervengewebe direkt anhaftenden **weichen Hirnhaut, Pia mater.** Zwischen Arachnoidea und Pia mater befindet sich der **Subarachnoidalraum, Spatium subarachnoideum,** der mit Hirnwasser, Liquor cerebrospinalis, gefüllt ist.

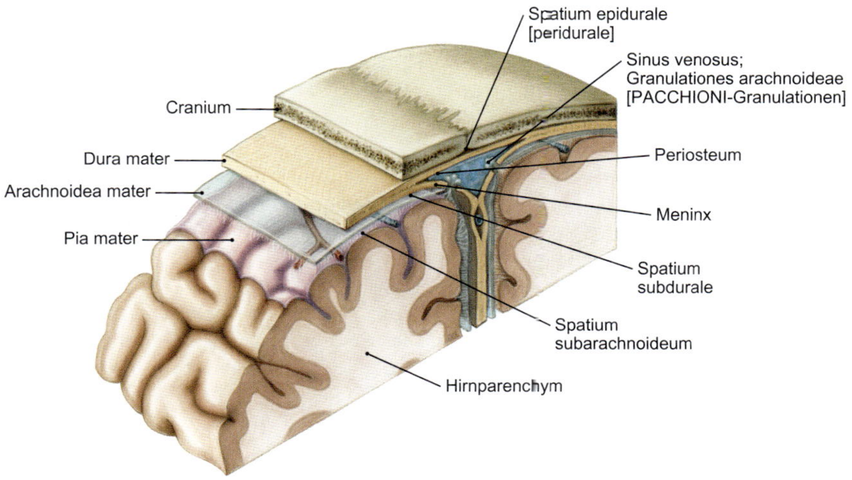

## Weiche Hirnhaut



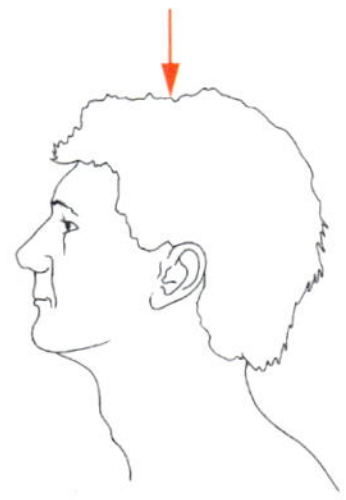

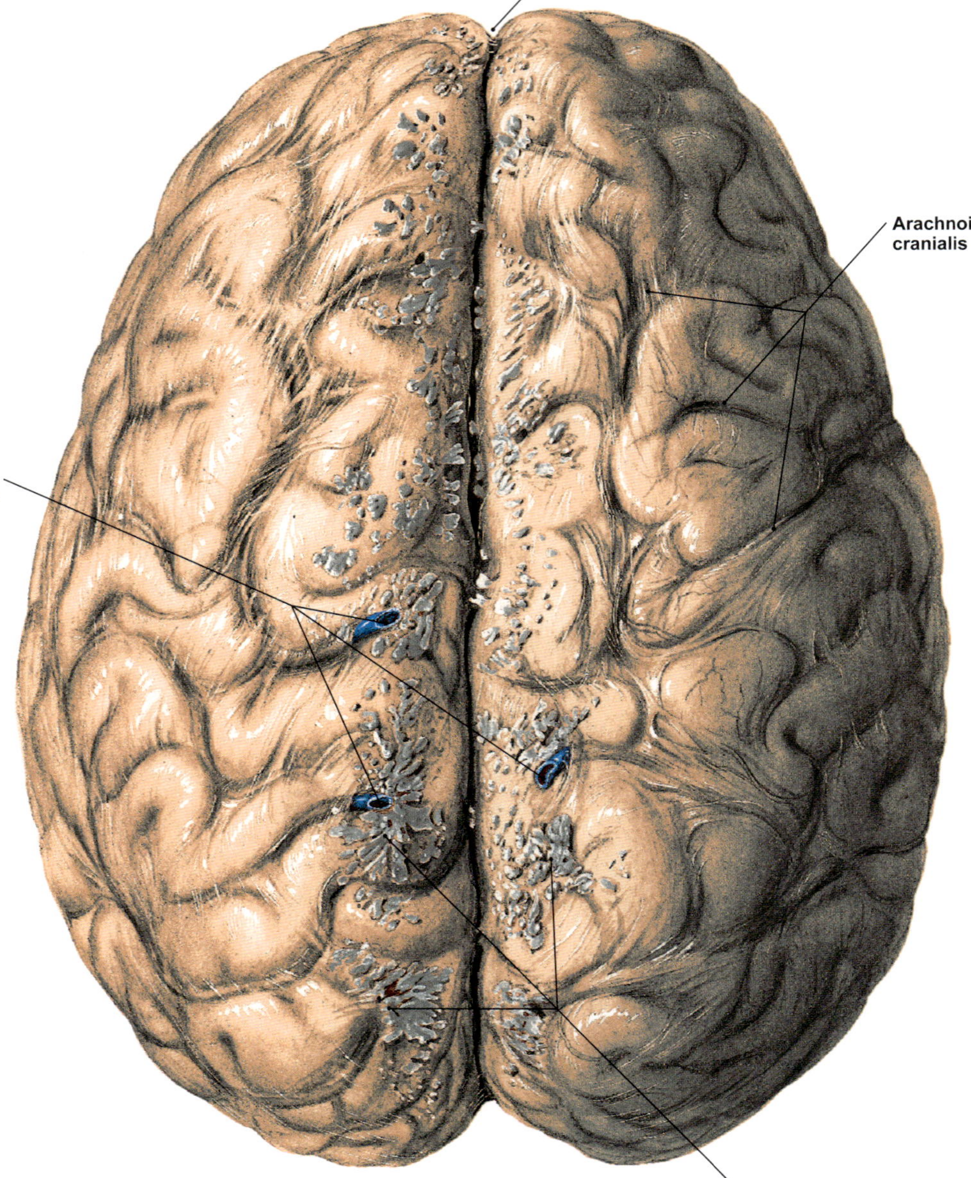


**Abb. 12.35 Gehirn, Encephalon, mit Spinngewebshaut, Arachnoidea mater cranialis;** Ansicht von oben. [S700]
Das Gehirn ist von der Arachnoidea überzogen. In der **Fissura longitudinalis cerebri** liegt normalerweise die Falx cerebri (eine Duplikatur der Dura mater cranialis; → Abb. 12.32), die die beiden Großhirnhemisphären in eine rechte und eine linke Hälfte unterteilt und bis zum Balken (Corpus callosum, nicht dargestellt) hinabreicht. Seitlich von der Fissura longitudinalis cerebri sieht man zahlreiche PACCHIONI-Granulationen (Granulationes arachnoideae), die über das Niveau der Arachnoidea hinausreichen. Außerdem sieht man mehrere Hirnvenen (Vv. superiores cerebri, Vv. parietales), die bei der Entnahme des Gehirns aus dem Schädel von den Brückenvenen (kleine Venen, die durch die Dura mater cranialis in den Sinus sagittalis superior übertreten) abgerissen wurden.

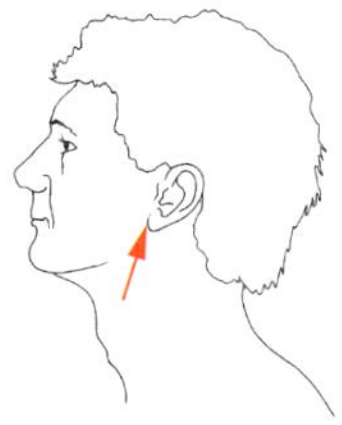

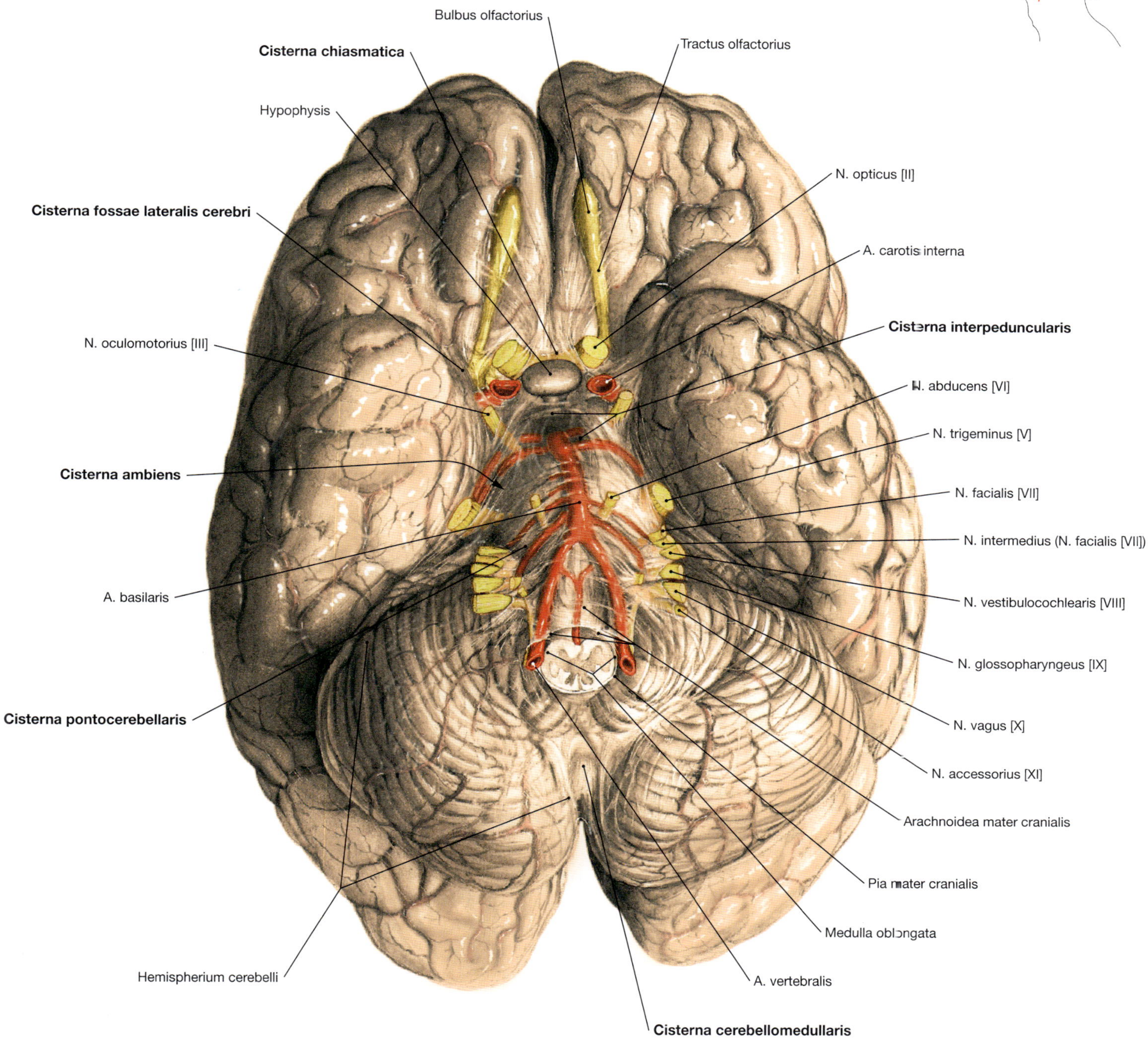


**Abb. 12.36 Gehirn, Encephalon, mit Spinngewebshaut, Arachnoidea mater cranialis;** Ansicht von unten. [S700]

Das Gehirn ist von der Arachnoidea umgeben. Die Nerven und Gefäße verlaufen im Spatium subarachnoideum. Man blickt von unten auf die Frontal-, Temporal- und Okzipitallappen sowie auf das Kleinhirn. Der Circulus arteriosus cerebri [WILLISII] (→ Abb. 12.51) ist erhalten, jedoch nur partiell sichtbar. Die Arachnoidea überspannt das Gehirn nicht überall in einem gleichmäßigen Abstand, sodass durch Unregelmäßigkeiten an der Hirnoberfläche oder Hirnbasis Erweiterungen des Subarachnoidalraums entstehen. Stellen, an denen der Subarachnoidalraum besonders weit ist, werden Zisternen (Liquorzisternen) genannt. Die wichtigsten Zisternen sind:

- Cisterna cerebellomedullaris (Cisterna magna)
- Cisterna chiasmatica
- Cisterna interpeduncularis
- Cisterna ambiens
- Cisterna fossae lateralis cerebri
- Cisterna pontocerebellaris

## Hirnventrikel

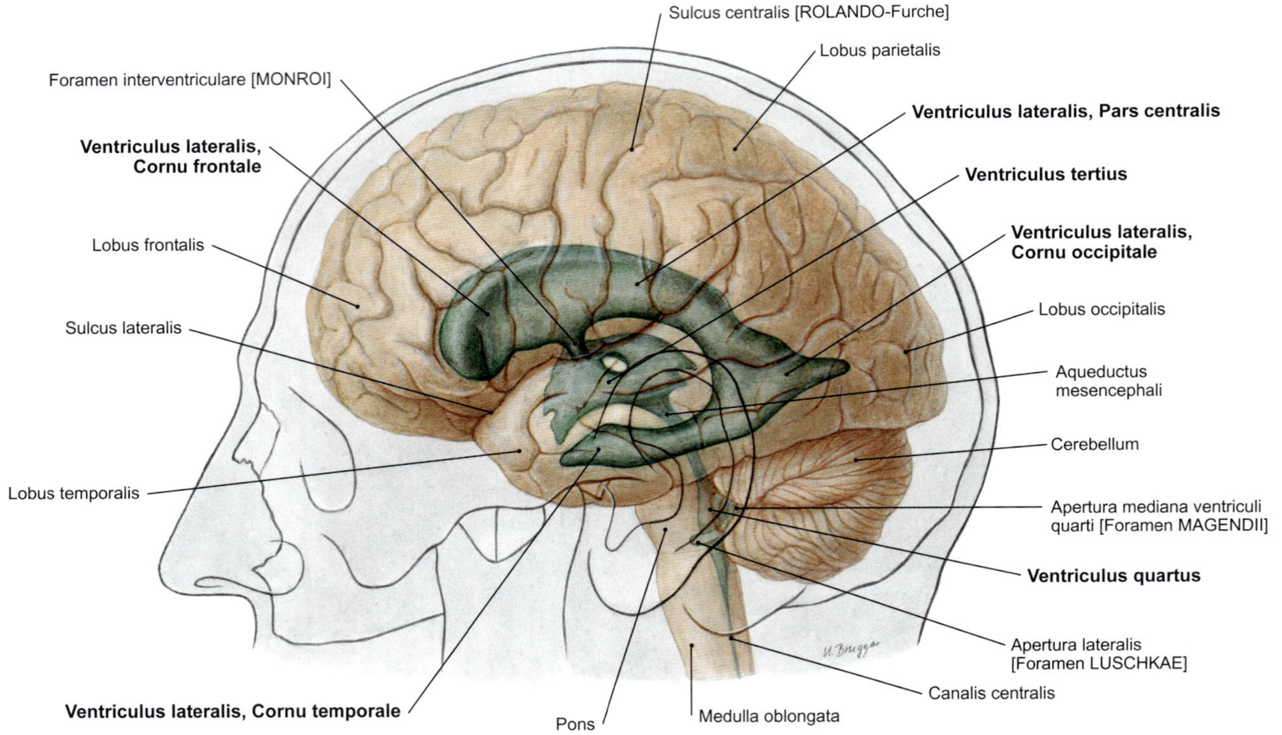


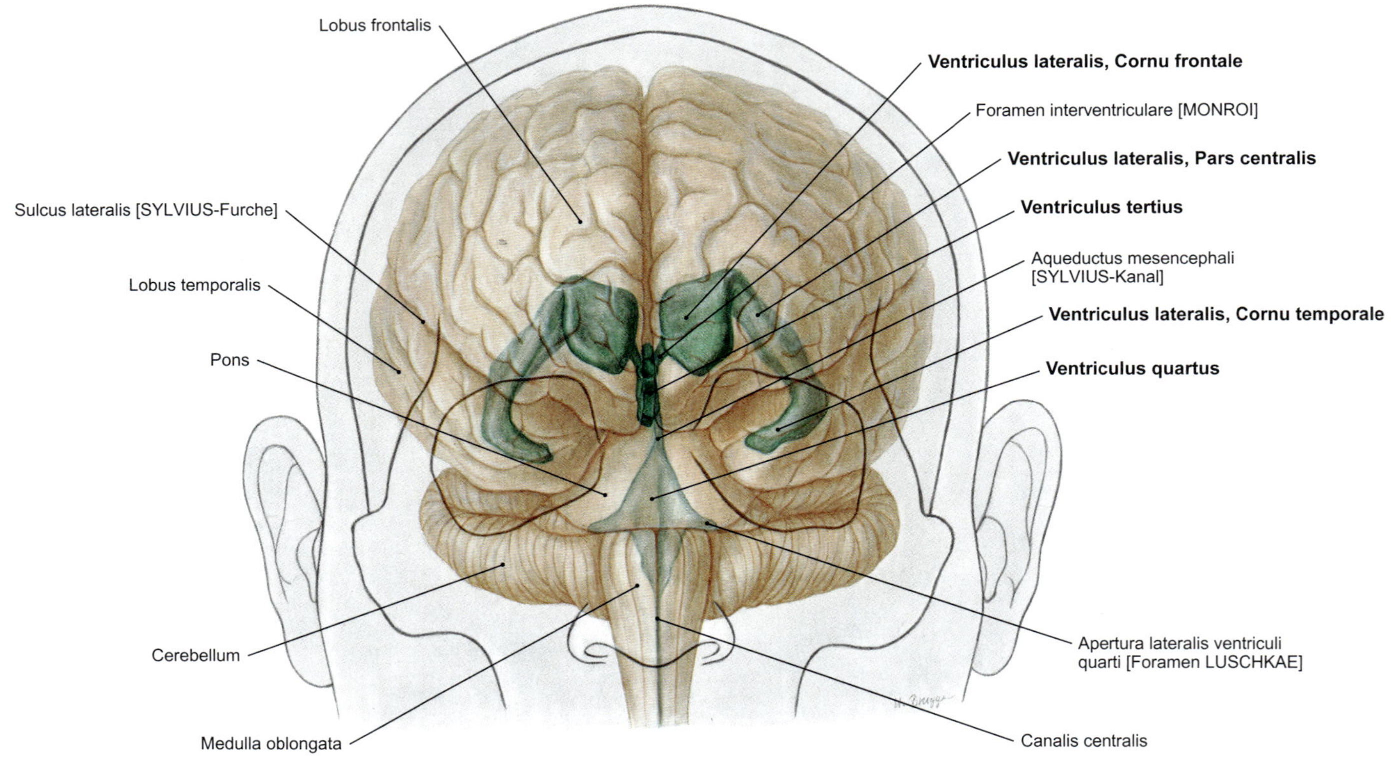


**Abb. 12.37a und b Ventrikel des Gehirns, Ventriculi encephali.** [S700]
**a** Ansicht von links. Der innere Liquorraum besteht aus dem Ventrikelsystem und dem Zentralkanal (Canalis centralis) des Rückenmarks. Das Ventrikelsystem setzt sich aus dem **paarigen Seitenventrikel** (Ventriculi laterales) mit Cornu frontale, Pars centralis, Cornu occipitale und Cornu temporale, dem **III. Ventrikel** (Ventriculus tertius), dem Aqueductus mesencephali und dem **IV. Ventrikel** (Ventriculus quartus) zusammen.
**b** Ansicht von vorne. Die Ansicht von vorne zeigt die paarigen Seitenventrikel sowie den in der Mitte liegenden III. und IV. Ventrikel in der Projektion auf das Gehirn.

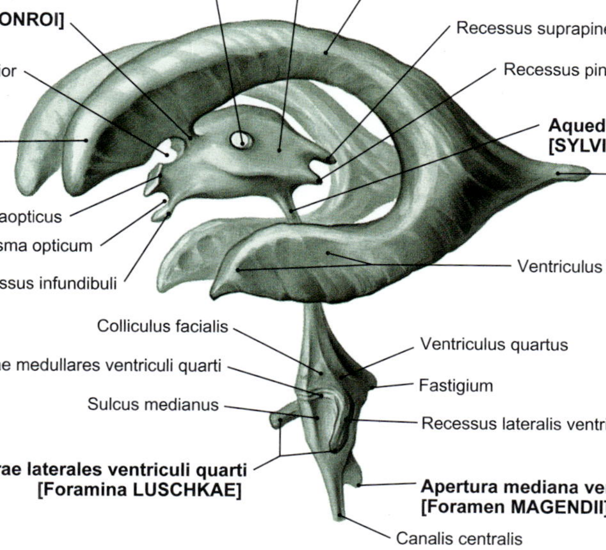


**Abb. 12.38 Innere Liquorräume, Ventriculi encephali;** Ausgusspräparat; Ansicht von schräg links. [S700]
Jeder Seitenventrikel steht jeweils über ein **Foramen interventriculare [MONROI]** mit dem III. Ventrikel in Verbindung. Der III. Ventrikel kommuniziert mit dem IV. Ventrikel über den **Aqueductus mesencephali** [SYLVIUS-Kanal]. Der IV. Ventrikel besitzt 3 Öffnungen (Aperturae), die in den äußeren Liquorraum münden: die Apertura mediana (Foramen MAGENDII) und die beiden Aperturae laterales (Foramina LUSCHKAE).

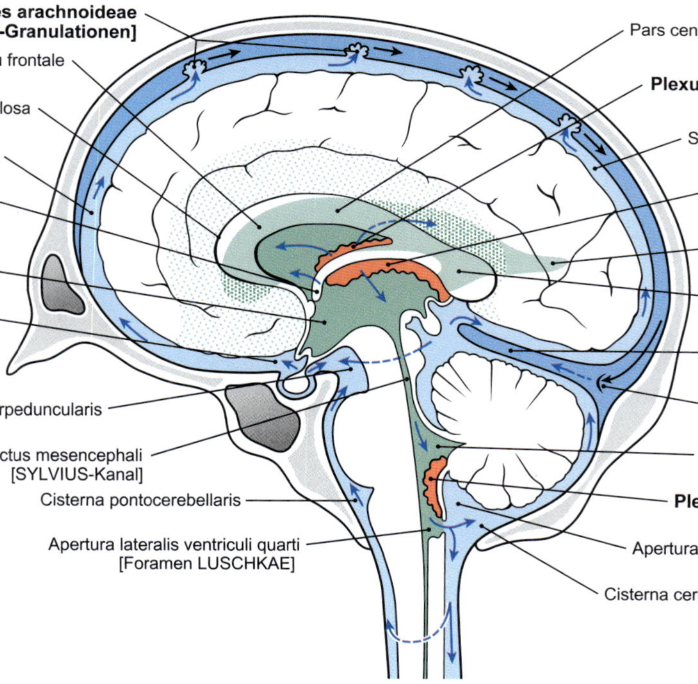


**Abb. 12.39 Hirnventrikel, Ventriculi encephali, und Subarachnoidalraum, Spatium subarachnoideum;** Schema der Zirkulation (Pfeile) der Hirnflüssigkeit vom inneren zum äußeren Liquorraum (Subarachnoidalraum). [S700-L126]/[G1060-003]
Der äußere Liquorraum befindet sich zwischen Arachnoidea und Pia mater. Er umgibt sowohl das Gehirn als auch das Rückenmark. Die Hirnflüssigkeit (Liquor cerebrospinalis) wird zum größten Teil von den Plexus choroidei in den Ventrikeln sezerniert.
Das zirkulierende Liquorvolumen (150 ml) wird permanent ausgetauscht (tägliche Bildungsrate ca. 500 ml).
**Funktionell** dient der Liquor als Schutzkissen des ZNS vor mechanischen Einwirkungen, der Gewichtsreduktion des ZNS (der Auftrieb durch den Liquor führt zu einer 97-prozentigen Gewichtsreduktion von ca. 1.400 g auf 45 g), dem Stoffwechse des ZNS, der Entfernung schädlicher Stoffe und dem Transport von Hormonen (z. B. Leptin).

## Gefäßversorgung der harten Hirnhaut

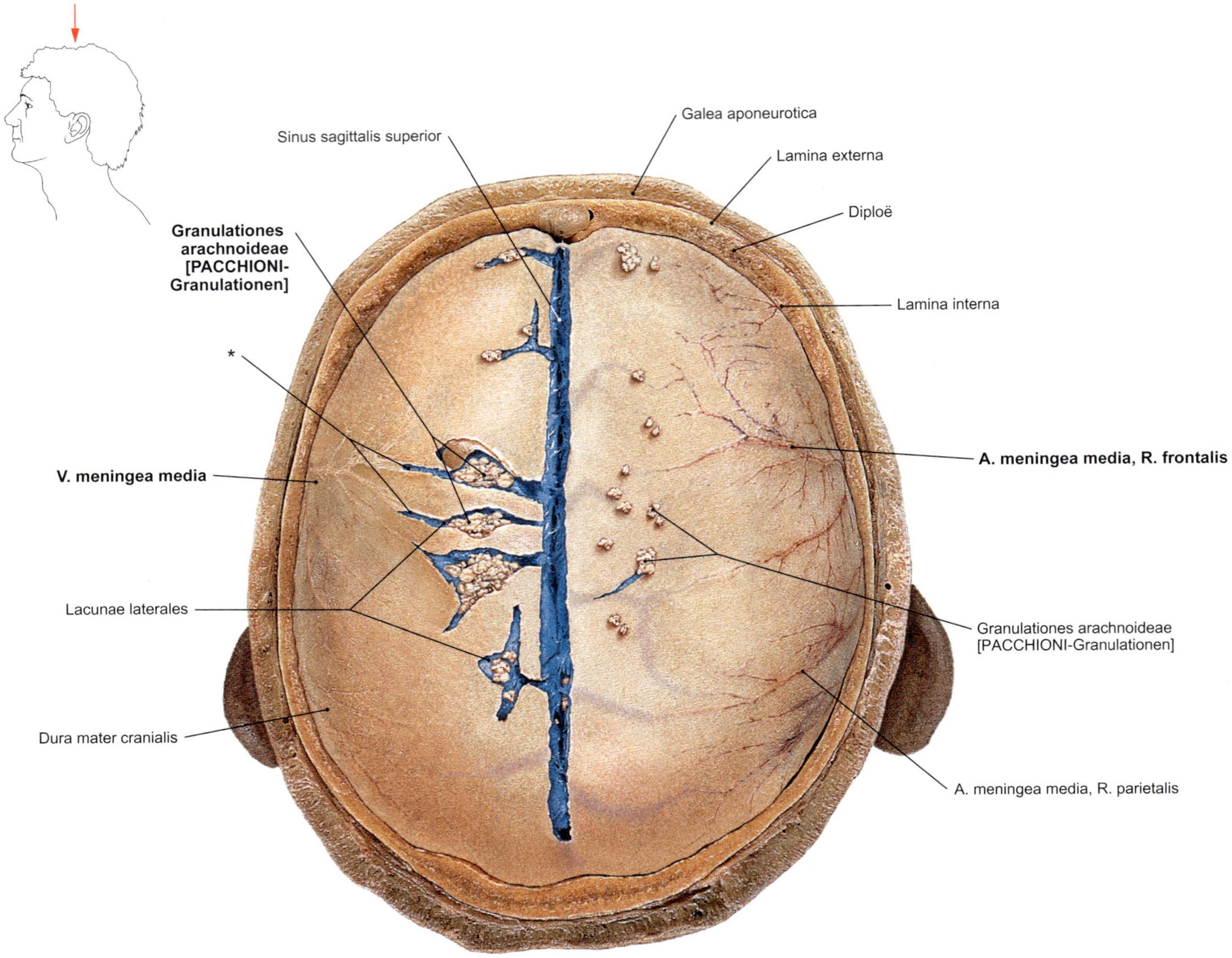


**Abb. 12.40 Harte Hirnhaut, Dura mater cranialis, und Sinus sagittalis superior mit einigen Lacunae laterales;** Ansicht von oben. [S700]

Die Schädelkalotte ist abgetragen, die Dura mater cranialis ist auf der linken Körperseite entlang der **Lacunae laterales** eröffnet, und man sieht die Einmündung der **Vv. meningeae mediae** in die Lakunen. In den Lakunen liegen die PACCHIONI-Granulationen (Granulationes arachnoideae). Auf der rechten Körperseite sieht man Granulationes arachnoideae, die sich über das Niveau der Dura erheben. Letztere erstrecken sich in den Knochen der Schädeldecke hinein, wo sie Abdrücke hinterlassen und mit den Vv. diploicae in Kontakt stehen.

*Mündungen der Vv. meningeae mediae in die Lacunae laterales

### Klinik

**Meningeome** sind langsam wachsende, meist gutartige intrakranielle Tumoren. Sie treten vor allem im Bereich der PACCHIONI-Granulationen (Granulationes arachnoideae) entlang der Falx cerebri, im Bereich der Keilbeinflügel und an der Olfaktoriusrinne auf. Sie gehen meist von arachnoidalen Deckzellen aus. Oft bleiben sie zunächst unbemerkt, da sich das umgebende Gewebe an ihre Wachstumsgeschwindigkeit anpassen kann. So können sie eine beträchtliche Größe erreichen, bevor sie z. B. durch einen plötzlichen Krampfanfall oder zunehmende Kopfschmerzen symptomatisch werden. Ist eine operative Entfernung möglich, ist die Prognose sehr gut.
Im Gegensatz zu Gehirn und Rückenmark sind die **Meningen** außerordentlich gut innerviert und dadurch sehr schmerzempfindlich. Dies wird besonders bei einer Meningitis deutlich, bei der die Patienten an starken Kopfschmerzen leiden, die von einer Nackensteifigkeit mit Überstreckung der Wirbelsäule begleitet sind **(Meningismus)**. Mithilfe zweier Testverfahren kann ein Meningismus überprüft werden:
(1) Beugt man den Kopf des auf dem Rücken liegenden Patienten passiv nach vorne und winkelt der Patient reflektorisch zur Schmerzentlastung die Beine an (Entlastung der Hirnhäute), ist das **BRUDZINSKI-Zeichen positiv.**
(2) Beim positiven **KERNIG-Zeichen** kommt es nach passivem Anheben des gestreckten Beins aufgrund der gereizten Hirnhäute zu einer aktiven Beugung im Kniegelenk.

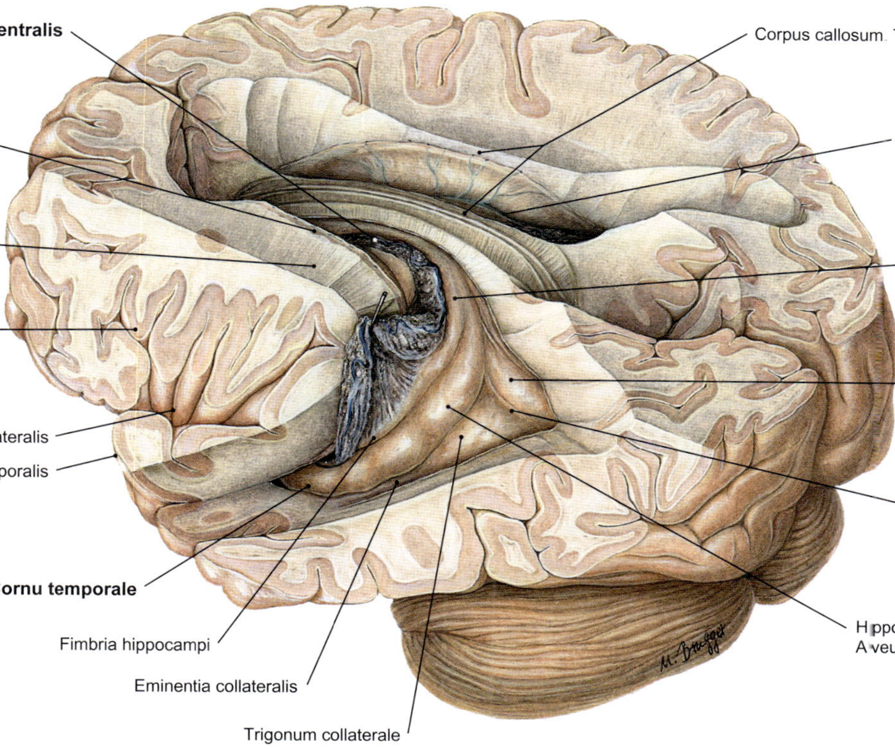


**Abb. 12.41 Seitenventrikel, Ventriculi laterales;** Ansicht von links hinten oben; nach Abtragung der oberen Teile der Großhirnhemisphären. [S700]
Man blickt in beide Seitenventrikel. Im linken Seitenventrikel sieht man den Verlauf des **Plexus choroideus,** der am Übergang von der Pars centralis zum Cornu temporale des Seitenventrikels mit einer Sonde angehoben ist. Der Plexus choroideus dient der **Liquorproduktion.**
Die begrenzenden Wände der Ventrikel sind in der → Tabelle dargestellt.

**Topographie der Seitenventrikel**

| Ventrikel, Abschnitt | Wand | angrenzende Strukturen | Plexus choroideus |
|---|---|---|---|
| **Ventriculi laterales, Cornu frontale** | Dach | Corpus callosum (Truncus) | nein |
| | vordere Wand | Corpus callosum (Genu) | |
| | mediale Wand | Septum pellucidum | |
| | laterale Wand | Caput nuclei caudati | |
| **Ventriculi laterales, Pars centralis** | Dach | Corpus callosum | ja |
| | Boden | Thalamus | |
| | mediale Wand | Septum pellucidum, Fornix | |
| | laterale Wand | Corpus nuclei caudati | |
| **Ventriculi laterales, Cornu occipitale** | Dach | Marklager des Lobus occipitalis | nein |
| | Boden | Marklager des Lobus occipitalis | |
| | mediale Wand | Calcar avis | |
| | laterale Wand | Radiatio optica | |
| **Ventriculi laterales, Cornu temporale** | Dach | Cauda nuclei caudati | ja |
| | Boden | Hippocampus | |
| | mediale Wand | Fimbria hippocampi | |
| | laterale Wand | Cauda nuclei caudati | |
| | Vorderwand | Amygdala | |
| **Ventriculus tertius** | Dach | Tela choroidea ventriculi tertii | ja |
| | Boden | Hypothalamus | |
| | Vorderwand | Lamina terminalis ventriculi tertii | |
| | laterale Wand | Thalamus, Epithalamus | |
| **Ventriculus quartus** | Dach | Velum medullare superius cerebelli und Velum medullare inferius cerebelli | ja |
| | Boden | Fossa rhomboidea | |
| | laterale Wand | Pedunculi cerebelli | |

## Ventrikeldarstellung



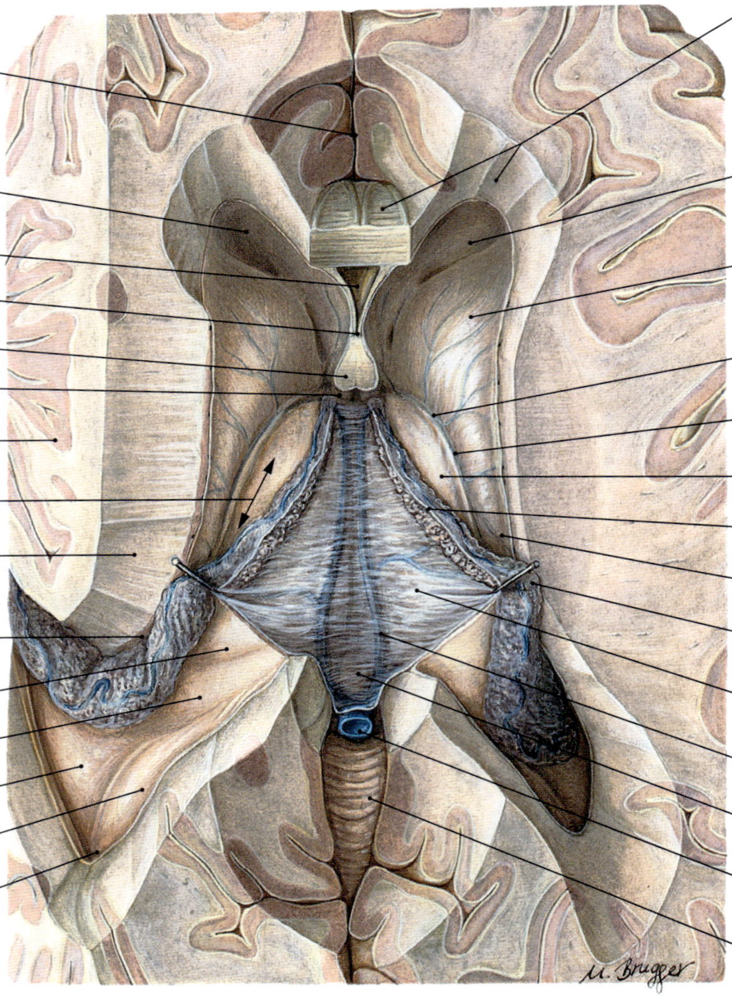


**Abb. 12.42 Seitenventrikel, Ventriculi laterales;** Ansicht von oben; nach Entfernen des mittleren Teils des Balkens und der Schenkel des Fornix. [S700]
Man sieht die den III. Ventrikel überspannende **Tela choroidea.** Die Vv. internae cerebri schimmern durch; sie drainieren zur V. magna cerebri. Von den Seitenventrikeln sieht man Cornu frontale, Pars centralis und Cornu occipitale. Seitlich setzt sich der **Plexus choroideus** auf dem Hippocampus im Cornu temporale fort.

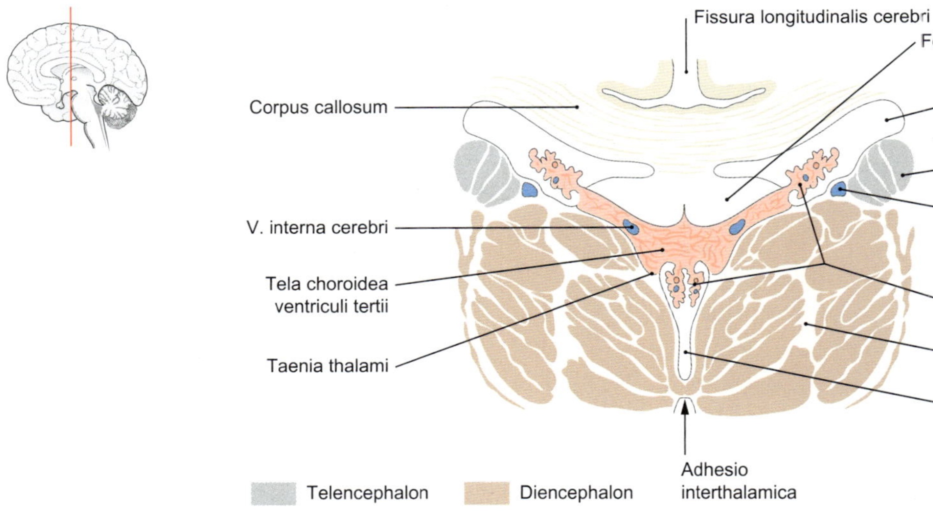


**Abb. 12.43 Plexus choroideus in den Seitenventrikeln, Ventriculi laterales, und im III. Ventrikel, Ventriculus tertius;** schematisierter Frontalschnitt. [S702-L126]/[B500-M282-L132]
Ein **Plexus choroideus,** in dem Liquor cerebrospinalis gebildet wird, kommt in den paarigen Seitenventrikeln (linker I. und rechter II. Seitenventrikel), im III. und im IV. Ventrikel (nicht dargestellt) vor. In den Plexus choroidei sind Kapillarblut und Liquorraum durch eine **Blut-Liquor-Schranke** getrennt.

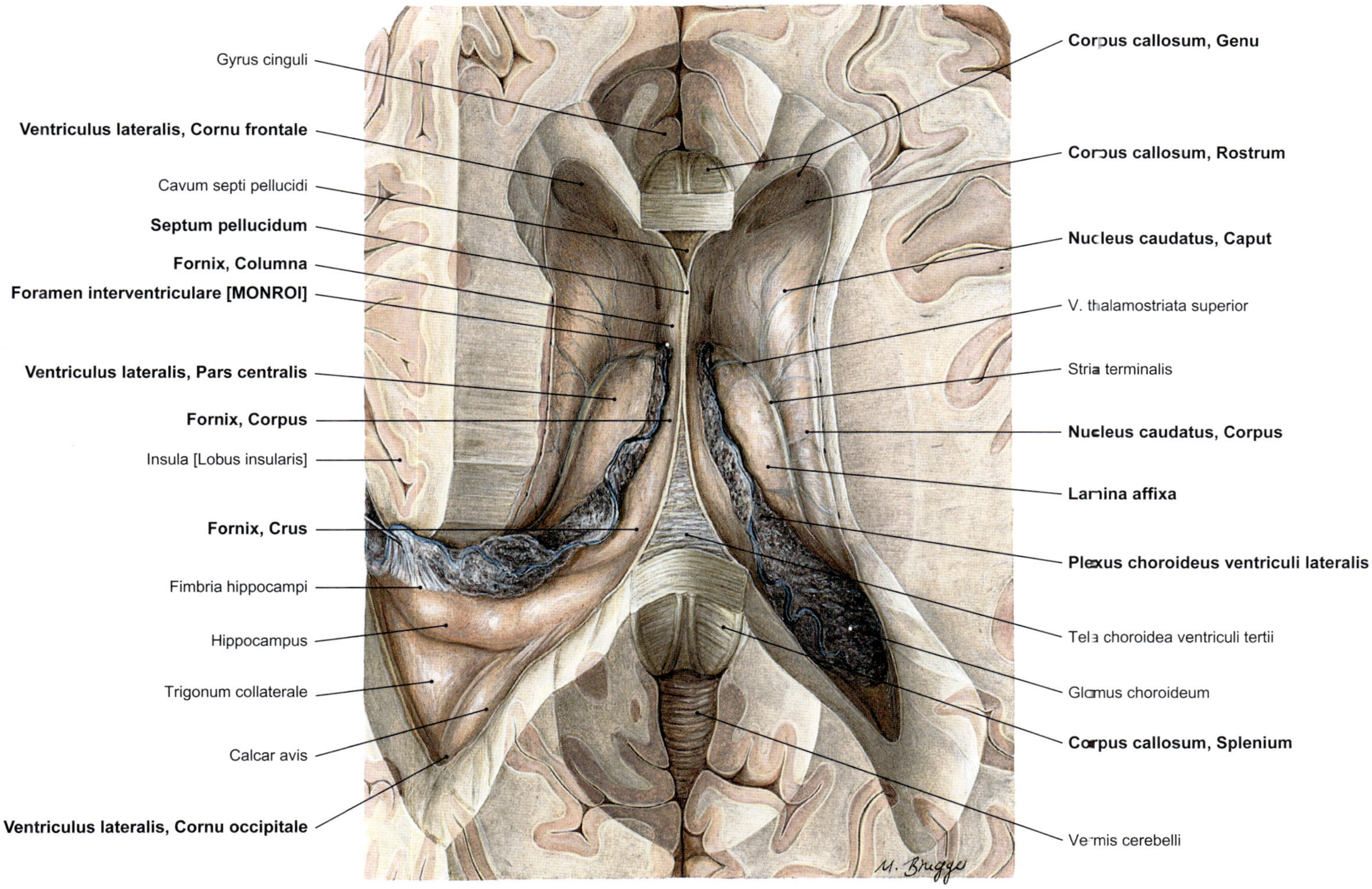


**Abb. 12.44 Seitenventrikel, Ventriculi laterales;** Ansicht von oben; nach Abtragung des oberen Anteils der Großhirnhemisphären und des mittleren Teils des Balkens. [S700]
Die Ansicht zeigt das Cornu frontale, die Pars centralis und das Cornu occipitale sowie den Übergang zum Cornu temporale der beiden Seitenventrikel. Begrenzungen des **Cornu frontale** sind das Genu des Corpus callosum (Vorderwand), der Truncus des Corpus callosum (Dach, nicht sichtbar, da das Corpus callosum am Genu und am Splenium abgetrennt wurde), das Septum pellucidum (mediale Wand), das Caput des Nucleus caudatus (laterale Wand) sowie das Rostrum des Corpus callosum (Boden). Ferner sieht man im Cornu frontale die **Foramina interventricularia [MONROI].** Das Dach der **Pars centralis** wird wie das Dach der Pars frontalis vom Truncus des Corpus callosum gebildet (entfernt). Die mediale Wand bilden das Crus des Fornix und das Septum pellucidum, die laterale Wand das Corpus des Nucleus caudatus und den Boden die Lamina affixa des Plexus choroideus sowie das Crus des Fornix.

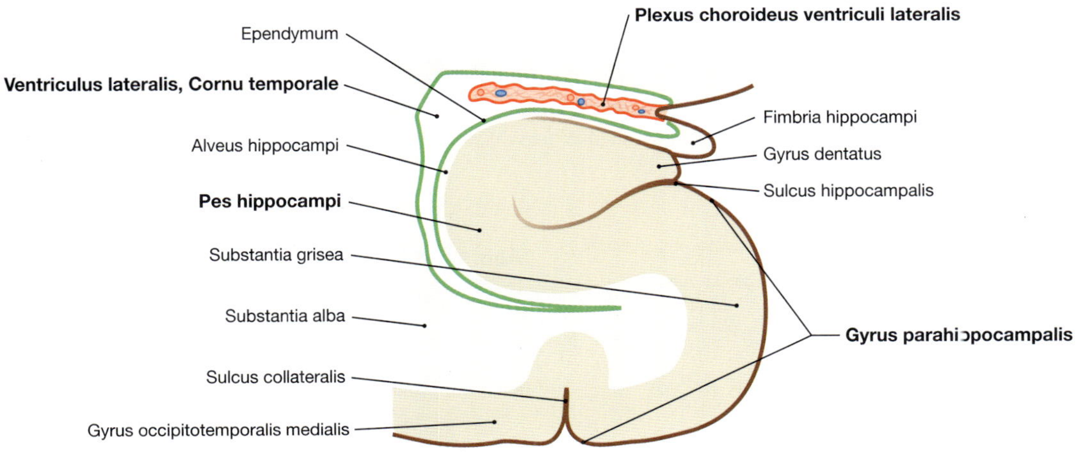


**Abb. 12.45 Unterhorn, Cornu temporale, des Seitenventrikels, Ventriculus lateralis;** schematisierter Frontalschnitt. [S700-L126]
Das Schema zeigt, wie der Seitenventrikel um die Hippocampusformation angeordnet ist. Der Plexus choroideus ragt in den Seitenventrikel hinein. Die Wände des Ventrikels sind als hellgrüne Linien dargestellt, der Liquor bzw. der Ventrikelbinnenraum ist weiß.

## Ventrikeldarstellung

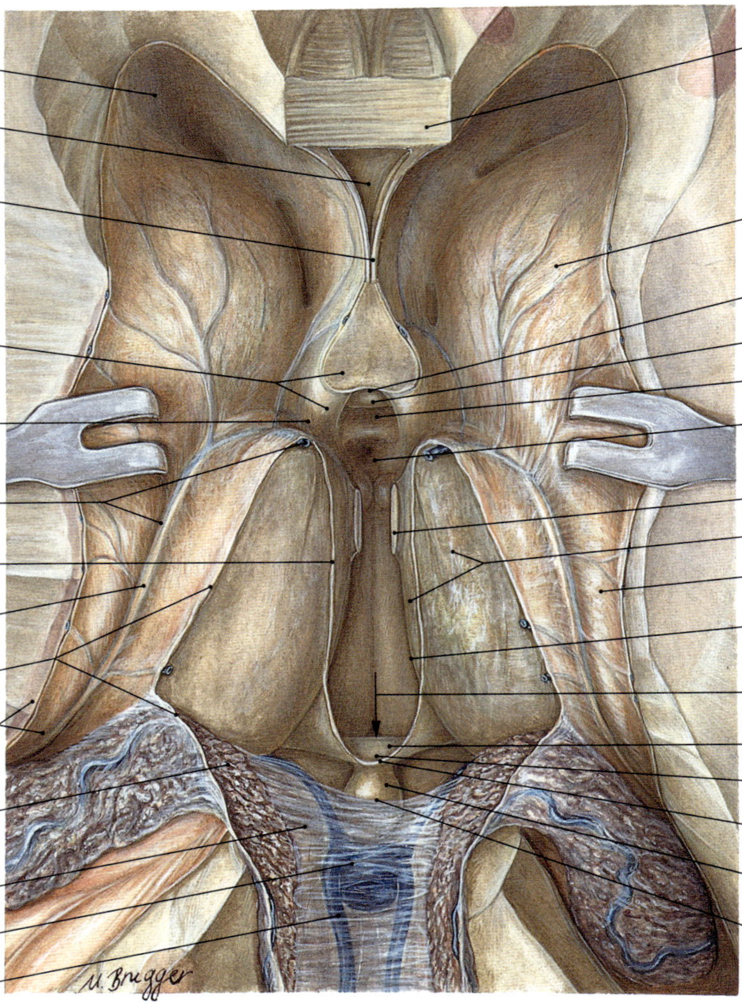


**Abb. 12.46 Seitenventrikel, Ventriculi laterales, und III. Ventrikel, Ventriculus tertius;** Ansicht von oben; nach Abtragung eines Teils der Großhirnhemisphären, des mittleren Teils des Balkens, des Fornix sowie des Plexus choroideus und nach Zurückklappen der Tela choroidea des III. Ventrikels. [S700]

**Begrenzungen des III. Ventrikels** sind in der → Tabelle bei → Abb. 12.41 aufgeführt.

* Adhesio interthalamica in der Medianebene durchtrennt

| Arterielle Versorgung der Plexus choroidei (→ Abb. 12.61) | |
|---|---|
| **Ventrikel** | **Arterie** |
| Ventriculi laterales | A. choroidea anterior (aus der A. carotis interna)<br>A. choroidea posterior lateralis (aus der A. cerebri posterior) |
| Ventriculus tertius | A. choroidea posterior medialis (aus der A. cerebri posterior) |
| Ventriculus quartus | A. inferior posterior cerebelli (aus der A. vertebralis)<br>A. inferior anterior cerebelli (aus der A. basilaris) |

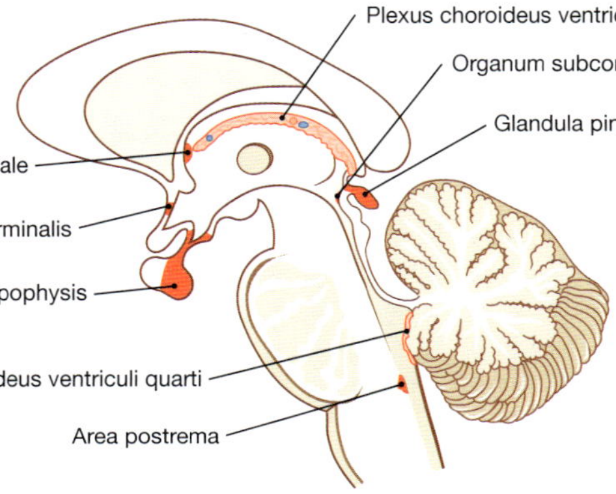


**Abb. 12.47 Zirkumventrikuläre Organe;** Mediansagittalschnitt. [S700-L126]/[B500~T1189-L316]
Zirkumventrikuläre Organe (ZVO) zeichnen sich durch eine starke Vaskularisierung, ein modifiziertes Ependym (Tanyzyten mit Tight Junctions) und die Ausbildung einer Blut-Liquor-Schranke anstelle einer Blut-Hirn-Schranke aus. Man unterteilt die ZVO in sensorische und sekretorische Organe: Zu den sekretorischen ZVO gehören die Neurohypophyse, die Eminentia mediana des Hypophyseninfundibulums sowie die Zirbeldrüse (Glandula pinealis). Sensorische ZVO im engeren Sinne sind das Organum vasculosum laminae terminalis und das Organum subfornicale (beide: Regulation von Blutvolumen und Blutdruck, Abgabe von Hormonen wie Angiotensin, Somatostatin, Auslösen von Fieber), das Organum subcommissurale (nur in der Fetal- und Neugeborenenphase vorhanden; Abgabe eines glykoproteinreichen Sekrets) und die Area postrema (Triggerzone für Brechreiz).

## Klinik

Aufgrund der Ausbildung einer Blut-Liquor-Schranke anstelle einer Blut-Hirn-Schranke dienen die zirkumventrikulären Organe als pharmakologische Zugangswege. So wirkt beispielsweise **Azetylsalizylsäure (ASS)** als Cyclooxygenasehemmer über Verminderung der Prostaglandinbildung fiebersenkend. Bei Fieber ist die Empfindlichkeit temperatursensitiver Neurone des Organum vasculosum laminae terminalis gegenüber körpereigenen Prostaglandinen vermindert. Diese Neurone setzen normalerweise Abkühlmechanismen in Gang, was bei Fieber aber nur noch vermindert oder gar nicht mehr funktioniert. ASS vermindert die Prostaglandinbildung und erhöht damit die Empfindlichkeit der Neurone. Dadurch wird die fieberbedingte Sollwertverstellung wieder an den Normwert angepasst – und es kommt zur Fiebersenkung. Zentrales Erbrechen (Emesis), z. B. nach Gabe von Opioiden, kann durch **Neuroleptika** behandelt werden, die an Dopaminrezeptoren der Area postrema binden und darüber antiemetisch wirken.

## Klinik

**Liquorabflussbehinderungen** (→ Abb. a CT) können durch Tumoren, Fehlbildungen, Blutungen oder aufgrund anderer Ursachen entstehen und über eine Erhöhung des Hirndrucks zu Kopfschmerzen, Übelkeit und einer Stauungspapille (→ Abb. c Augenhintergrund) führen. Bei Blockade im inneren Liquorraum kommt es zur Ausbildung eines **Hydrocephalus internus,** bei Abflussstörung im Bereich des Subarachnoidalraums zu einem **Hydrocephalus externus.** Von einem **Hydrocephalus e vacuo** spricht man, wenn die Ventrikelgröße als Folge eines Verlusts von Hirnsubstanz, z. B. bei Morbus ALZHEIMER, deutlich zunimmt. Die zirkumventrikulären Organe (→ Abb. 12.47) sind aufgrund der **fehlenden Blut-Hirn-Schranke** in der Lage, das Plasma-Blut-Milieu zu überprüfen, und dadurch nicht nur pharmakologisch von Interesse. So besitzt die Area postrema sehr viele Dopamin- und Serotoninrezeptoren. Mittels Dopamin- oder Serotoninantagonisten können sehr gute antiemetische Effekte erzielt werden. Ferner stellt die Erregbarkeit von Chemorezeptoren im Bereich der Area postrema einen Schutzmechanismus für den gesamten Körper dar, wenn beispielsweise nach Aufnahme verdorbener Nahrung zentral ein Erbrechen ausgelöst und der größte Teil der potenziell schädlichen Stoffe wieder aus dem Körper entfernt wird.

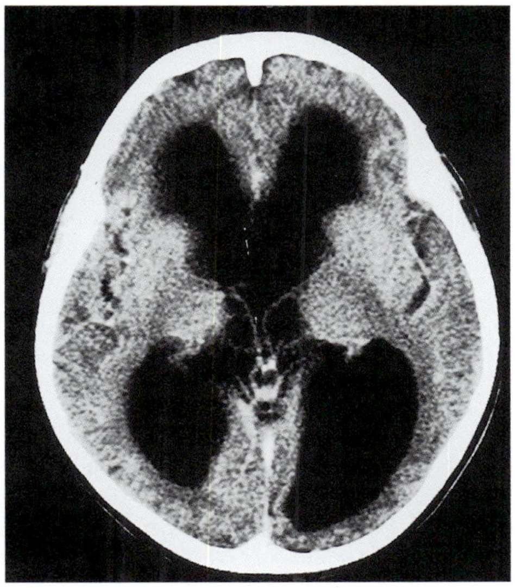

a

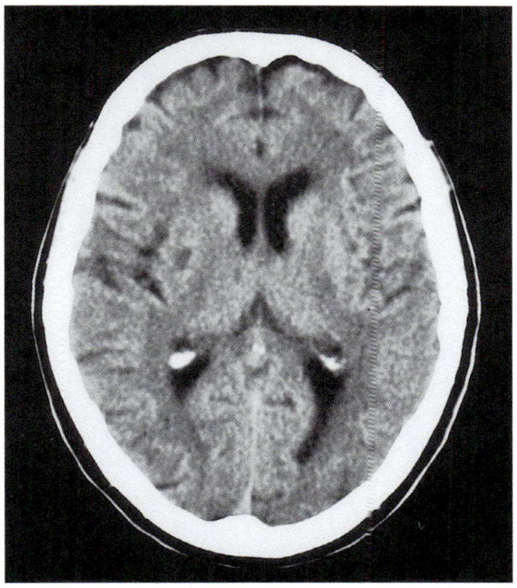

b

**Computertomographischer Querschnitt durch den Kopf** bei einer Patientin mit Liquorabflussstörung (→ Abb. a) durch Verengung des Aqueductus mesencephali [SYLVIUS-Kanal]. Die Hirnventrikel sind auf Kosten des Hirnparenchyms stark erweitert (Hydrozephalus). Die Patientin zeigte massive intellektuelle Einbußen und erhebliche Gangstörungen. Zum Vergleich ist ein Computertomogramm einer gesunden Person abgebildet (→ Abb. b). [R317]

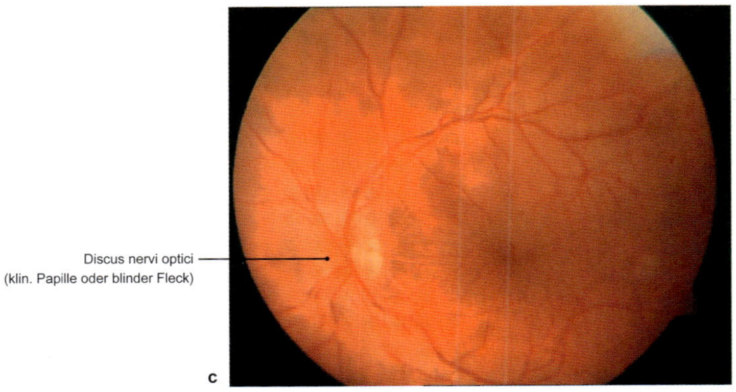


c

**Augenhintergrund, Fundus oculi; links;** Ansicht von vorne; ophthalmoskopisches Bild des zentralen Bereichs mit gestauter Sehnervenpapille bei erhöhtem Hirndruck. Am Augenhintergrund ist eine gestaute Papilla nervi optici bei intraventrikulärem Neurozytom WHO-Grad II sichtbar. Da der N. opticus [II] von Meningen und Liquor umgeben ist, wölbt sich die Sehnervenpapille in den Augenbulbus vor. [S700]

## Arterien des Kopfes



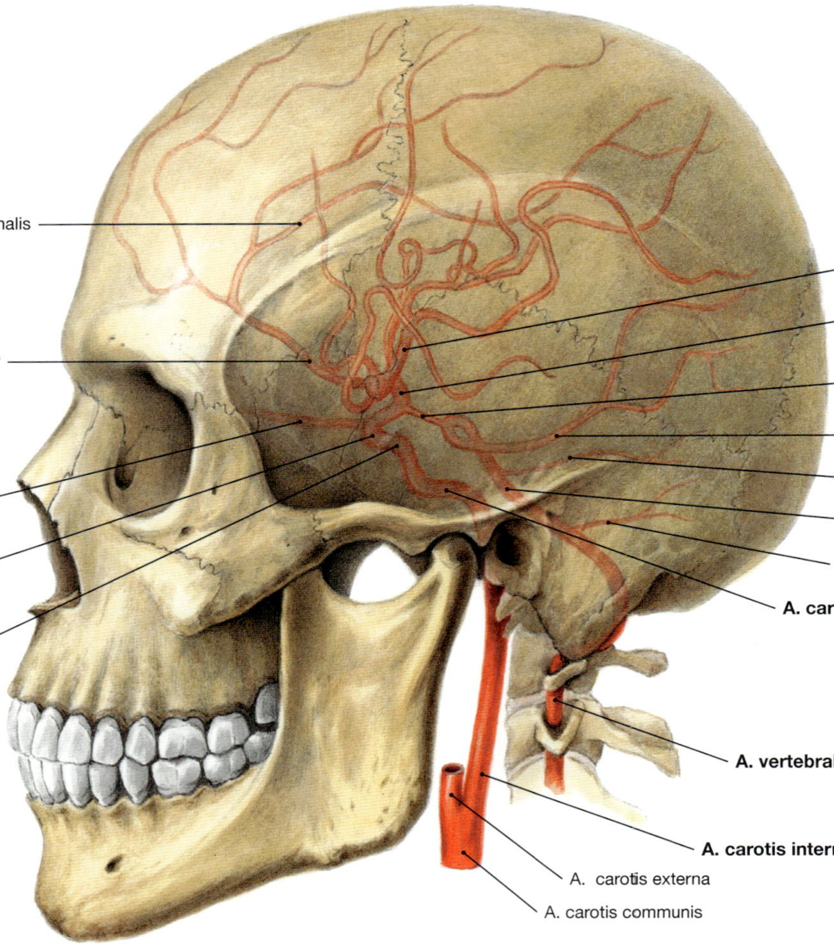


**Abb. 12.48 Innere Arterien des Kopfes.** [S700]
Die Blutversorgung des Gehirns erfolgt über 4 große Arterien: die beiden Aa. carotides internae und die beiden Aa. vertebrales. Die 4 Gefäße speisen den an der Hirnbasis lokalisierten **Circulus arteriosus cerebri [WILLISII]** (→ Abb. 12.56), der eine Anastomose zwischen den Aa. carotides internae und den Aa. vertebrales bildet und aus dem die paarigen Hirnarterien Aa. cerebri anterior, cerebri media und cerebri posterior abgehen.
Die Anastomosengefäße des Circulus arteriosus cerebri [WILLISII] sind oft so dünn, dass über sie kein nennenswerter Blutaustausch stattfindet. Meist wird jede Hirnhemisphäre unter normalen intrakraniellen Druckverhältnissen von der gleichseitigen **A. carotis interna** und der gleichseitigen **A. cerebri posterior** mit Blut versorgt. In ca. 10 % der Fälle entspringen beide Aa. cerebri anteriores aus der A. carotis interna einer Seite. In ebenfalls 10 % der Fälle geht die A. cerebri posterior über die A. communicans posterior aus der A. carotis interna ab. Die A. carotis interna geht gemeinsam mit der A. carotis externa aus der A. carotis communis hervor. An ihrer Aufzweigungsstelle sitzt das Glomus caroticum.

### Klinik

Die Hirndurchblutung ist von großer klinischer Relevanz. Die Zeit, bis das Hirngewebe bei einem Sauerstoffmangel irreversibel geschädigt wird **(Ischämietoleranz)**, beträgt maximal 7–10 min. Dies ist im Rahmen von Reanimationen bei Patienten mit Herzstillstand zu beachten. Die Bedeutung der Hirndurchblutung wird schon beim plötzlichen Aufrichten des Körpers deutlich, wenn kurzfristig nicht genug Blut zum Hirn gelangt und einem „schwarz vor Augen" wird. Vergleichbares geschieht bei einer Ohnmacht (Synkope). Dem Gehirn steht nicht ausreichend Blut zur Verfügung, es fällt aus, der Patient sackt zu Boden. Durch die liegende Position verbessert sich die Hirndurchblutung wieder und die Hirnfunktionen kehren zurück.
Die Karotisgabel ist häufig Sitz von **Gefäßveränderungen** (extrakranielle Arteriosklerose: Plaques, Stenosen, Obliteration). In der Karotisgabel liegt das Glomus caroticum (in → Abb. 12.48 nicht dargestellt, → Abb. 12.158), das als Paraganglion Chemorezeptoren enthält, die auf Änderungen des pH-Werts und des Sauerstoff- und Kohlendioxidgehalts des Blutes reagieren.
Unter einem **Karotissinussyndrom** versteht man eine Überempfindlichkeit der Pressorezeptoren des Karotissinus, wodurch oft schon bei Drehbewegungen des Kopfes ein Reflex ausgelöst wird, der die Herzfrequenz stark herabsetzt (vasovagaler Reflex). Dadurch kann es zum Kreislaufzusammenbruch und Herzstillstand kommen.

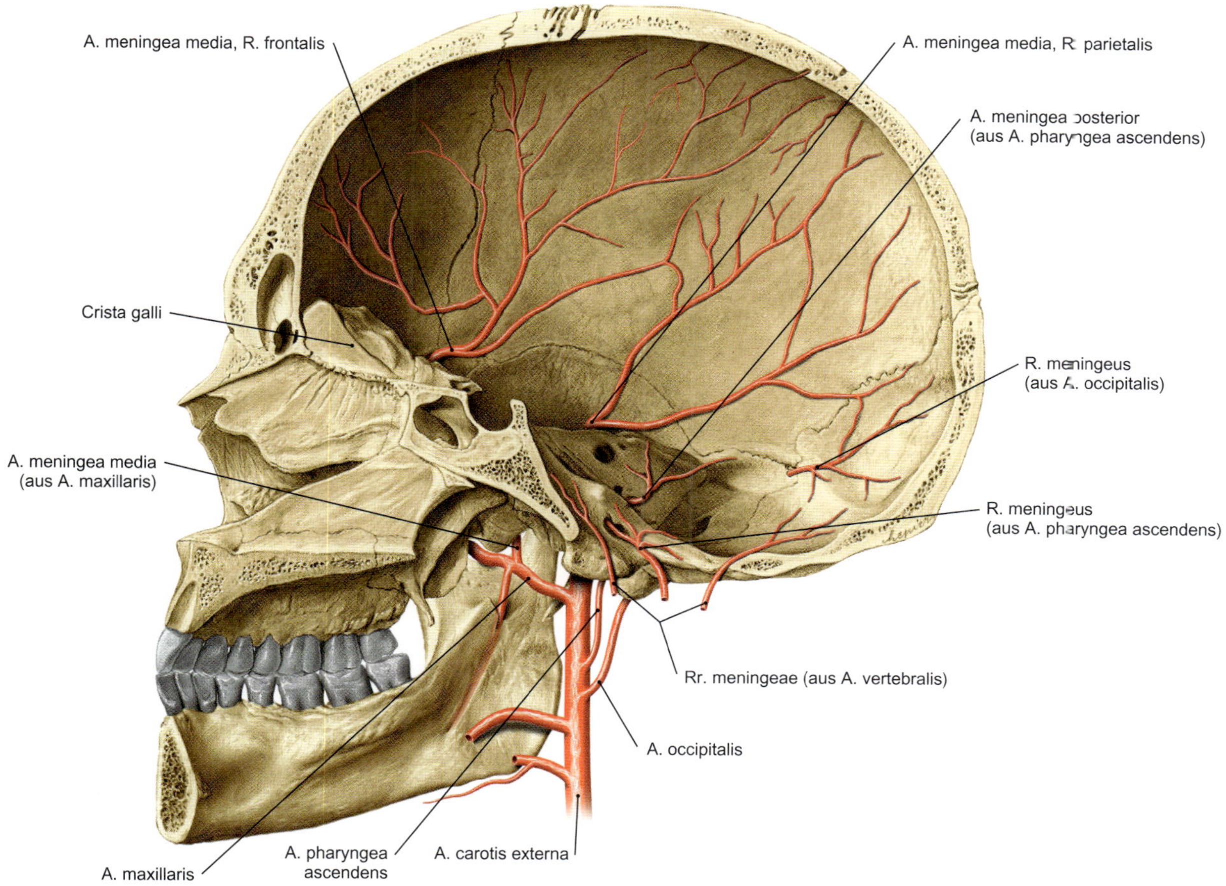


**Abb. 12.49 Innere Arterien des Kopfes;** sagittalisierter Schädel, Ansicht von medial. [S700-L127]

Die Blutversorgung der Hirnhäute, Meningen, erfolgt hauptsächlich über Äste der A. carotis externa.

## Innere Arterien des Kopfes

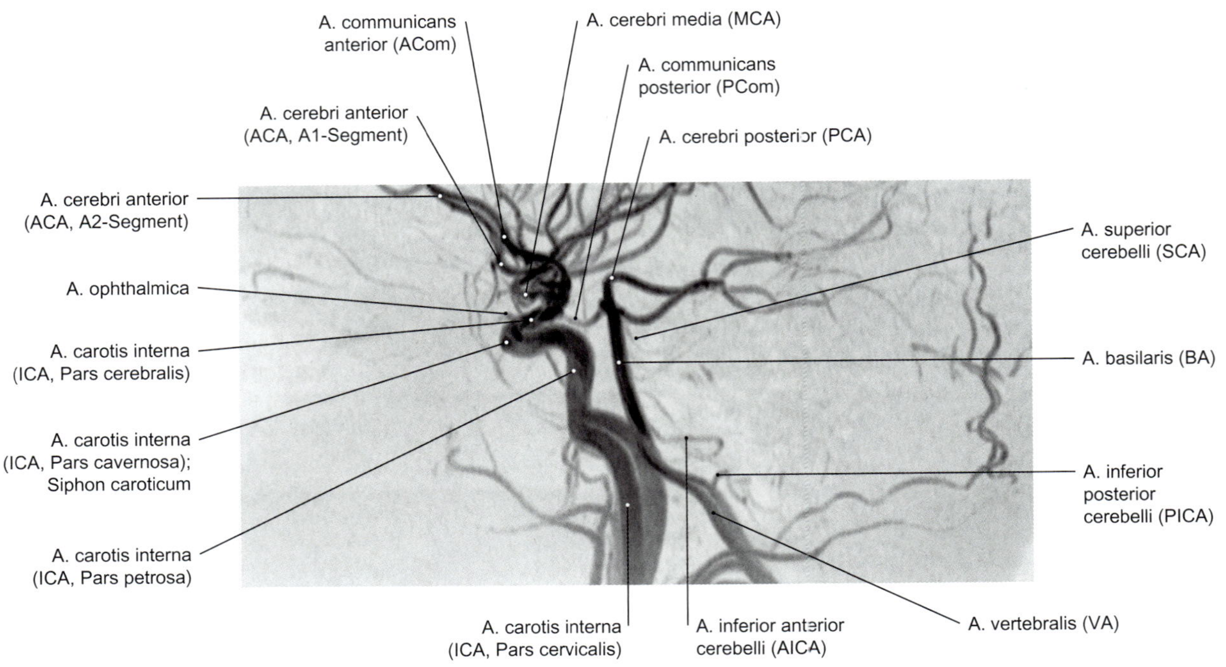


**Abb. 12.50 MR-Angiographie der hirnversorgenden Arterien;** Ansicht von lateral. [S702-T786]

Die Abbildung zeigt den Karotissiphon (Siphon caroticum; → Abb. 12.52).

**Klinische (radiologische) Bezeichnungen der Gefäßabschnitte der großen hirnversorgenden Gefäße**

| Arterie | Segment | Topographie/anatomische Strukturen |
|---|---|---|
| **A. carotis interna, ICA = „internal carotid artery"** | C1 – „Cervical" | Pars cervicalis |
| | C2 – „Petrous" | Pars petrosa bis zum Ende des Canalis caroticus |
| | C3 – „Lacerum" | bis zu einem Band zwischen Lingula sphenoidalis und dem Apex des Os petrosum („Lig. petrolingualis") |
| | C4 – „Cavernous" | im Sinus cavernosus bis zum Duraaustritt unterhalb des Proc. clinoideus |
| | C5 – „Clinoid" | zwischen Proc. clinoideus anterior und der Basis des Os sphenoidale |
| | C6 – „Ophthalmic" | bis zum Abgang der A. communicans posterior; Abgang der A. ophthalmica |
| | C7 – „Communicating" | bis zur Bifurkation der ACI in die Aa. cerebri anterior et media |
| **A. cerebri anterior, ACA = „anterior cerebral artery"** | A1 | Pars precommunicalis; von ihrem Beginn bis zum Abgang der A. communicans anterior |
| | A2 | Pars postcommunicalis; vom Abgang der A. communicans anterior bis zum Abgang der A. callosomarginalis; auch: Pars infracallosa |
| | A3 | Pars postcommunicalis; distal des Abgangs der A. callosomarginalis (A. pericallosa); von einigen Autoren werden noch weitere Segmente (A4 und A5) unterschieden |
| **A. cerebri media, MCA = „middle cerebral artery"** | M1 | Pars sphenoidalis; von ihrem Abgang bis zur Aufzweigung in 2 bzw. 3 Hauptäste |
| | M2 | Pars insularis; in der Fossa lateralis, über der Insula |
| | M3 | Pars opercularis; in der Fossa lateralis nach lateral verlaufende Äste zur kortikalen Oberfläche |
| | M4 | Pars terminalis; nach Austritt der Gefäße aus dem Sulcus lateralis |
| **A. cerebri posterior, PCA = „posterior cerebral artery"** | P1 | Pars precommunicalis; von ihrem Abgang bis zur A. communicans posterior; verläuft durch die Cisterna interpeduncularis |
| | P2 | Pars ambiens; von der A. communicans posterior bis zum Abgang der Rr. temporales anteriores (Höhe Cisterna ambiens) |
| | P3 | Pars quadrigeminalis; von den Rr. temporales anteriores bis zur Aufspaltung in die Aa. occipitales medialis et lateralis (Höhe Cisterna quadrigeminalis) |
| | P4 | Pars calcarina; Endäste: A. occipitalis medialis und A. occipitalis lateralis |
| **A. vertebralis, VA = „vertebral artery"** | V1 | Pars prevertebralis |
| | V2 | Pars transversaria |
| | V3 | Pars atlantica |
| | V4 | Pars intracranialis |

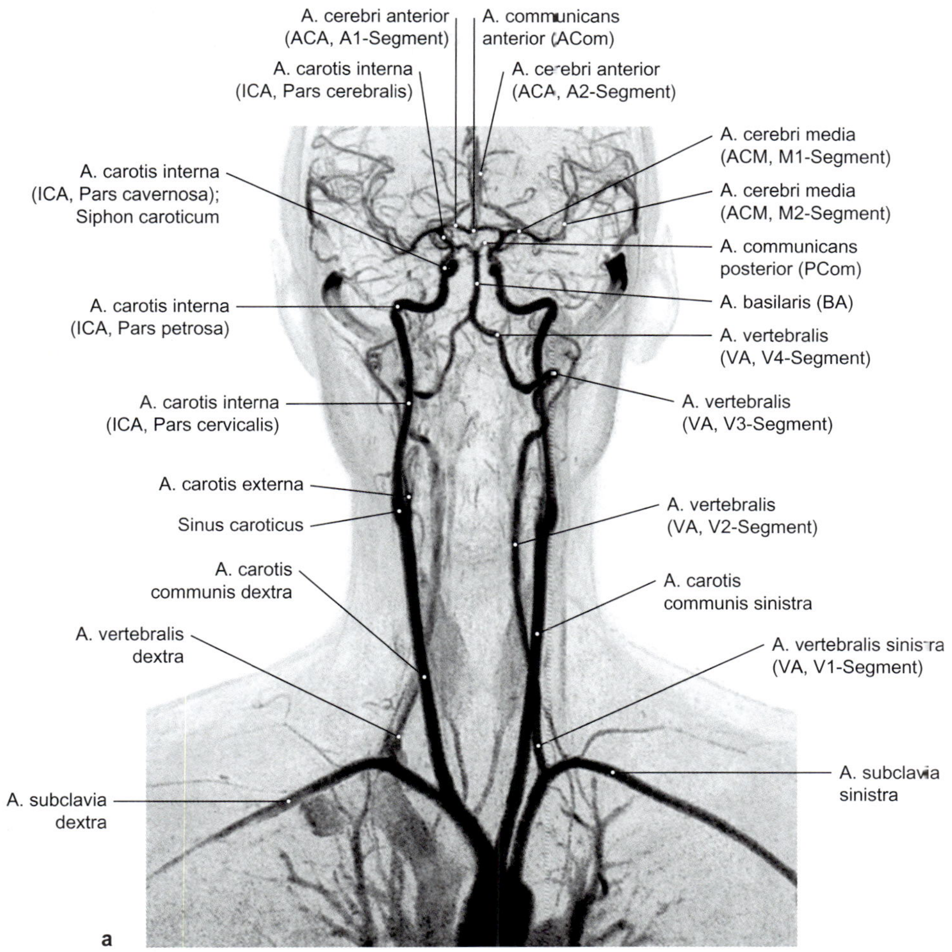


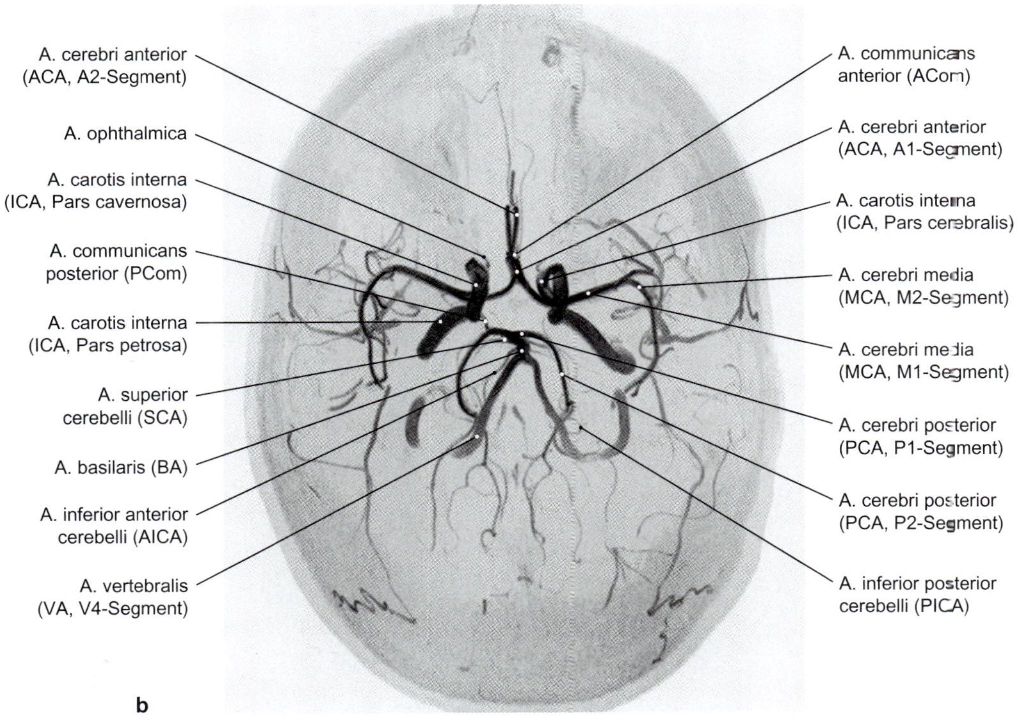


**Abb. 12.51a und b MR-Angiographie der hirnversorgenden Arterien.** [S702-T786]

**a** Ansicht von frontal.
**b** Ansicht von kaudal.

## Sinus cavernosus

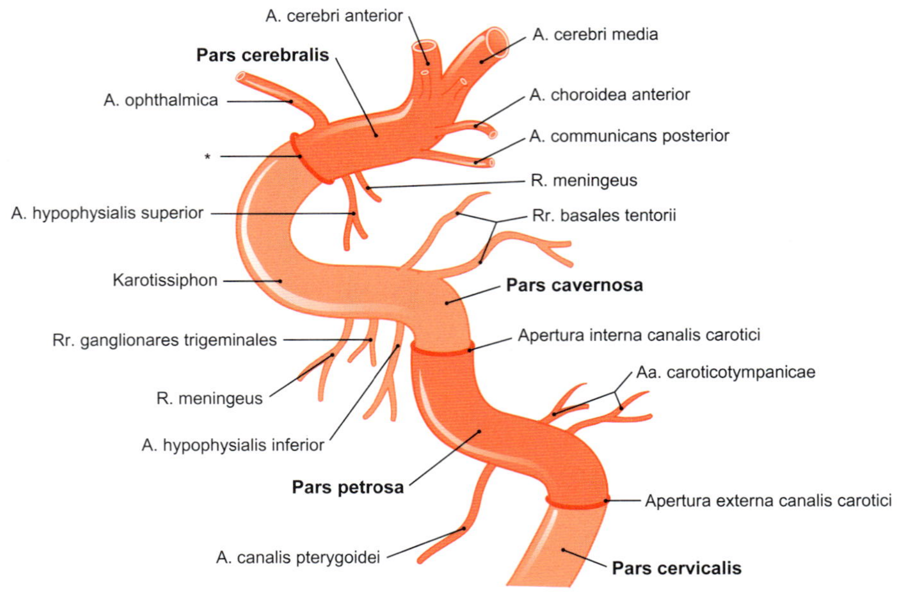


**Abb. 12.52 Abschnitte der A. carotis interna.** [S700-L126]/[E633-003]
Die A. carotis interna bildet ein S-förmiges Schleifensystem (Siphon caroticum) und wird in 4 Abschnitte unterteilt: Pars cervicalis, Pars petrosa, Pars cavernosa und Pars cerebralis. In ihrem Verlauf durch die Schädelbasis tritt die A. carotis interna durch die Apertura externa canalis carotici, die Apertura interna canalis carotici und durch die Dura mater. In der Pars cervicalis gehen keine Gefäße ab. Der erste größere Gefäßast ist die A. ophthalmica. Am Ende zweigt sich die A. carotis interna in die A. cerebri anterior und A. cerebri media auf. Sie versorgt die Hypophyse, das Ganglion trigeminale (Ganglion semilunare, klin.: Ganglion GASSERI), das Auge und die vorderen End- und Zwischenhirnabschnitte. Der Abgang der A. canalis pterygoidei aus der Pars petrosa der A. carotis interna ist eine häufige Gefäßvariante. In den meisten Fällen entspringt die A. canalis pterygoidei aus der Pars sphenopalatina der A. maxillaris.

* Durchtritt durch die Dura mater cranialis im Bereich des Diaphragma sellae

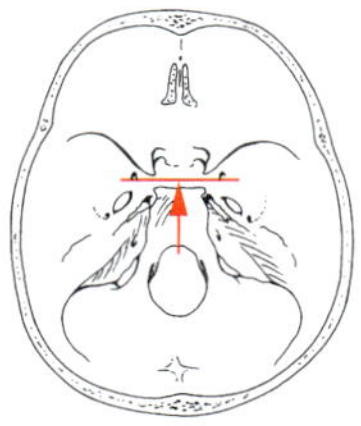

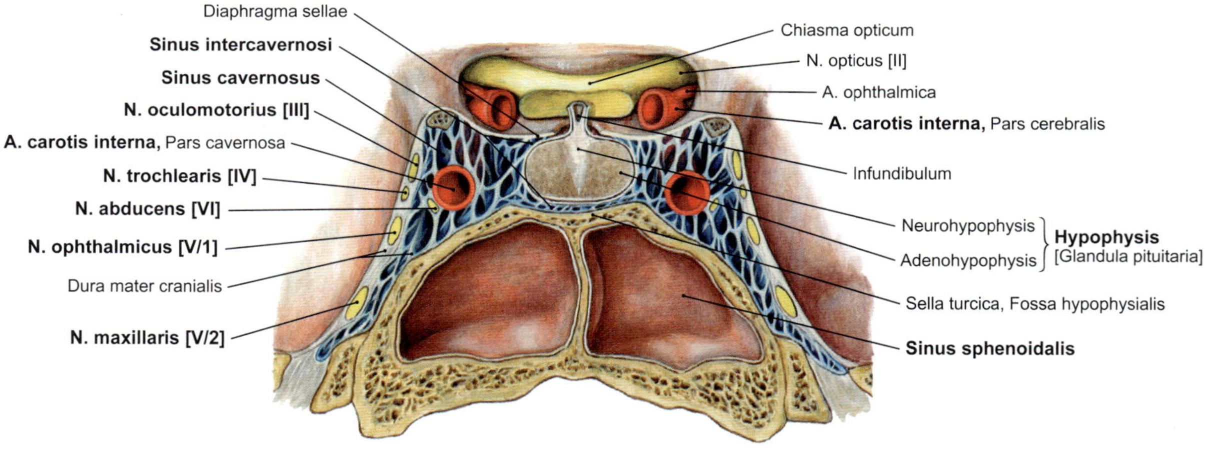


**Abb. 12.53 A. carotis interna, Pars cavernosa;** Frontalschnitt; Ansicht von hinten. [S700]
Die Hypophyse ist vom linken und rechten Sinus cavernosus umgeben, die über die Sinus intercavernosi miteinander kommunizieren. Die Pars cavernosa der A. carotis interna und lateral davon der N. abducens [VI] verlaufen jeweils zentral durch den Sinus cavernosus; Nn. oculomotorius [III], trochlearis [IV], ophthalmicus [V/1] und maxillaris [V/2] liegen in seiner Wand. Unterhalb der in der Sella turcica gelegenen Hypophyse befindet sich der Sinus sphenoidalis.

## Klinik

**Arteriosklerotische Wandveränderungen** kommen vergleichsweise häufig am Abgang der A. carotis interna aus der A. carotis communis sowie in der Pars cavernosa vor.
Über 90 % der **Hirnaneurysmen** treten in den Hirnbasisgefäßen des Circulus arteriosus cerebri [WILLISII] auf (→ Abbildung). Am häufigsten sind die A. communicans anterior (ACA, bis zu 40 %) und die A. carotis interna (ICA) betroffen. Bei operativer Abtragung eines Aneurysmas der A. communicans anterior muss auf die A. centralis longa (Synonyme: A. striata medialis distalis, A. striata longa, A. recurrens, HEUBNER-Arterie) geachtet werden. Dabei handelt es sich um einen Ast, der in der Regel vom proximalen A2-Segment oder vom distalen A1-Segment der A. cerebri anterior (→ Abb. 12.63) rückläufig lateralwärts entspringt und antiparallel zu ihr verläuft. Darüber hinaus sind auch die anderen Äste der A. communicans anterior zu schonen, da es sonst zu postoperativen Störungen des Gedächtnisses kommen kann (A.-communicans-anterior-Syndrom).
[G749]
Normalerweise (→ Abb. a) fließt das Blut von kaudal (Aortenbogen) über die hirnversorgenden Arterien beider Seiten (schwarze Pfeile) nach kranial zum Circulus arteriosus cerebri [WILLISII]. Bei einem Patienten mit **Subclavian-Steal-Syndrom** (→ Abb. b) liegt meist eine proximale hochgradige Stenose der linken A. subclavia vor, die insbesondere bei intensiver körperlicher Aktivität des linken Arms zu einem retrograden (umgekehrten) Blutfluss in der linken A. vertebralis (betroffene Seite rote Pfeile, → Abb. b) führen kann. Dadurch wird das Gehirn weniger gut mit Blut versorgt (dünne Pfeile, → Abb. b), was mit Schwindel und Kopfschmerzen einhergehen kann. Das Subclavian-Steal-Syndrom betrifft meist die A. subclavia sinistra.
[S701-L126]

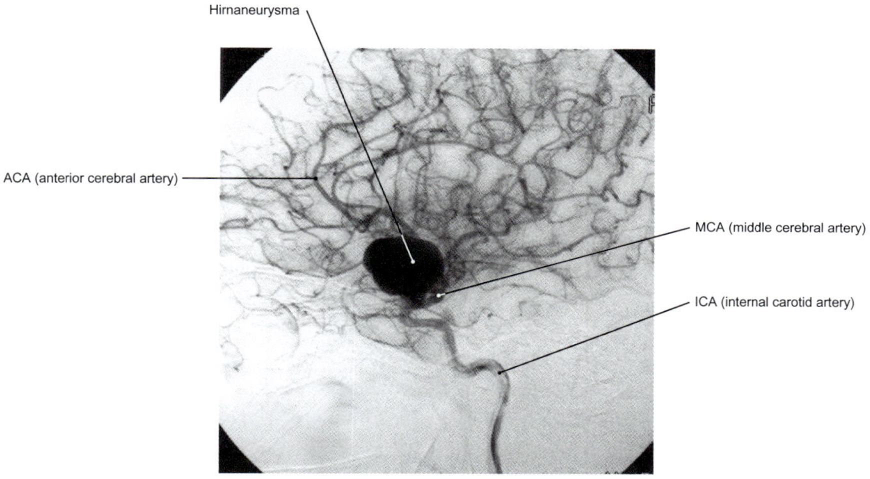


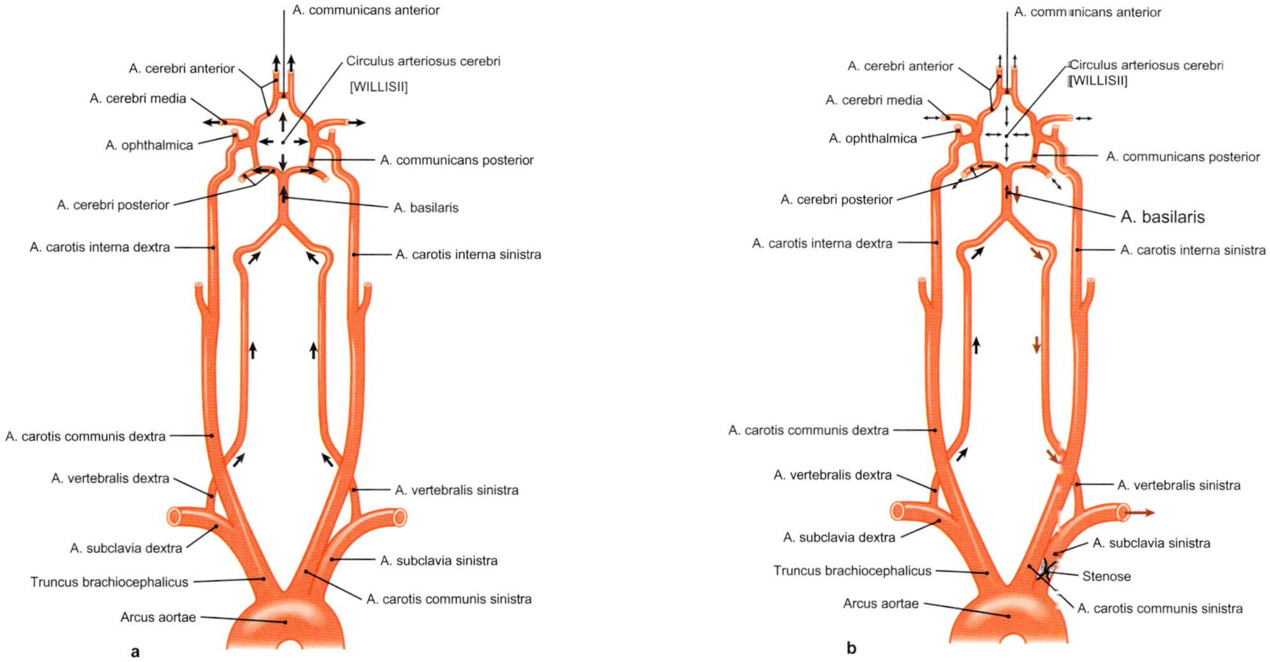

## Arterien der Hirnbasis

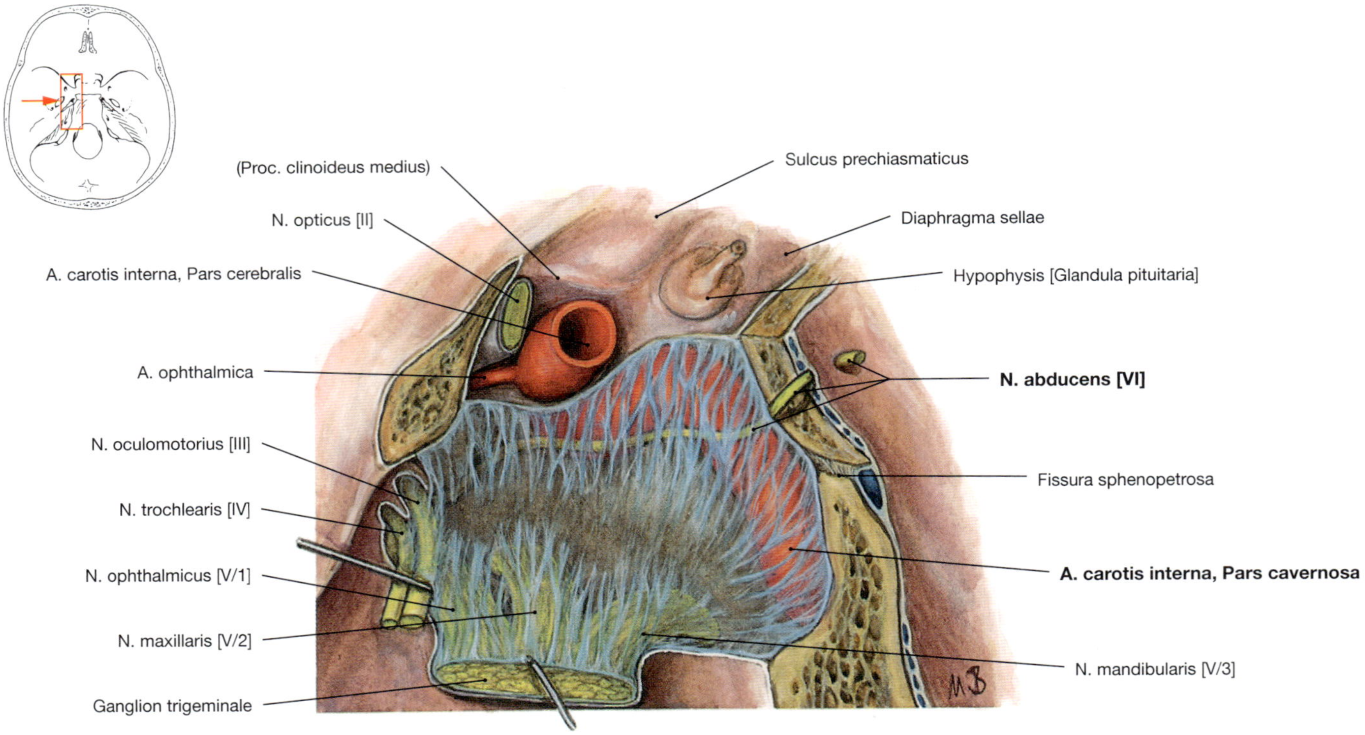


**Abb. 12.54 A. carotis interna, Pars cavernosa, und Sinus cavernosus, links;** Ansicht von lateral; nach Abtragung des lateral wandbildenden Anteils der harten Hirnhaut; Ganglion trigeminale (Ganglion semilunare, klin.: Ganglion GASSERI) nach lateral geklappt. [S700]
Man sieht den Verlauf der Pars cavernosa der A. carotis interna und des N. abducens [VI] durch den Sinus cavernosus.

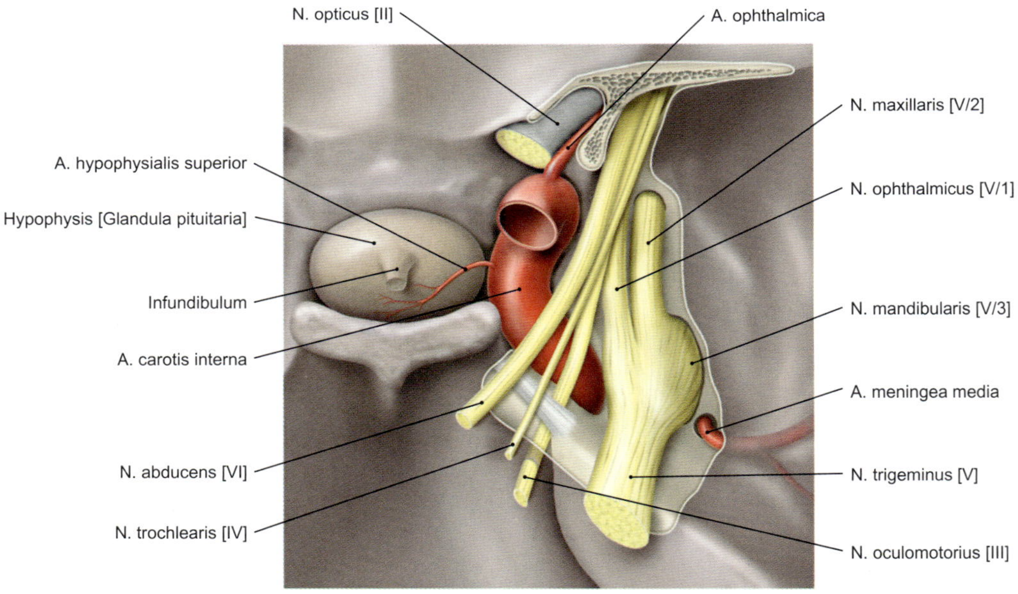


**Abb. 12.55 A. carotis interna, Pars cavernosa, rechts;** Ansicht von kranial; Sinus cavernosus entfernt und dadurch Blick auf die im und am Rande des Sinus verlaufenden Strukturen. [S700-L275]

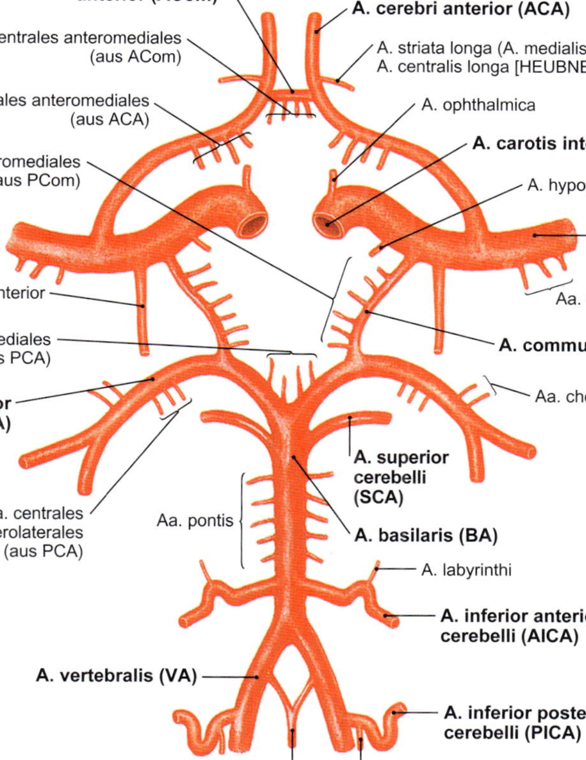


**Abb. 12.56 Arterienring des Gehirns, Circulus arteriosus cerebri [WILLISII];** Ansicht von oben. [S702-L127]
Die Aa. communicantes posteriores verbinden auf beiden Seiten die Aa. cerebri posteriores mit den Partes cerebrales der Aa. carotides internae. Vorne verbindet die A. communicans anterior die beiden Aa. cerebri anteriores miteinander. Auf diese Weise entsteht ein geschlossener arterieller Ring, über den die Aa. carotides internae untereinander und mit dem Vertebralis-Stromgebiet kommunizieren.

## Klinik

Die meisten Hirnaneurysmen sind kongenitale Defekte der Tunica media der Gefäßwand an Astabgängen. Oft sind die Aneurysmen mit anderen Erkrankungen, wie polyzystischen Nieren oder fibromuskulären Dysplasien, assoziiert. Hirnaneurysmen sind meist asymptomatisch. Allerdings kann der Druck des Aneurysmasacks zu einer Hirnnervenkompression führen. Hirnaneurysmen neigen zur **Ruptur** und sind die häufigste Ursache für eine Subarachnoidalblutung. Bei einer Ruptur kommt es zu plötzlichen schweren Kopfschmerzen, die mit Erbrechen und Bewusstseinsveränderungen einhergehen.

## Arterien des Gehirns

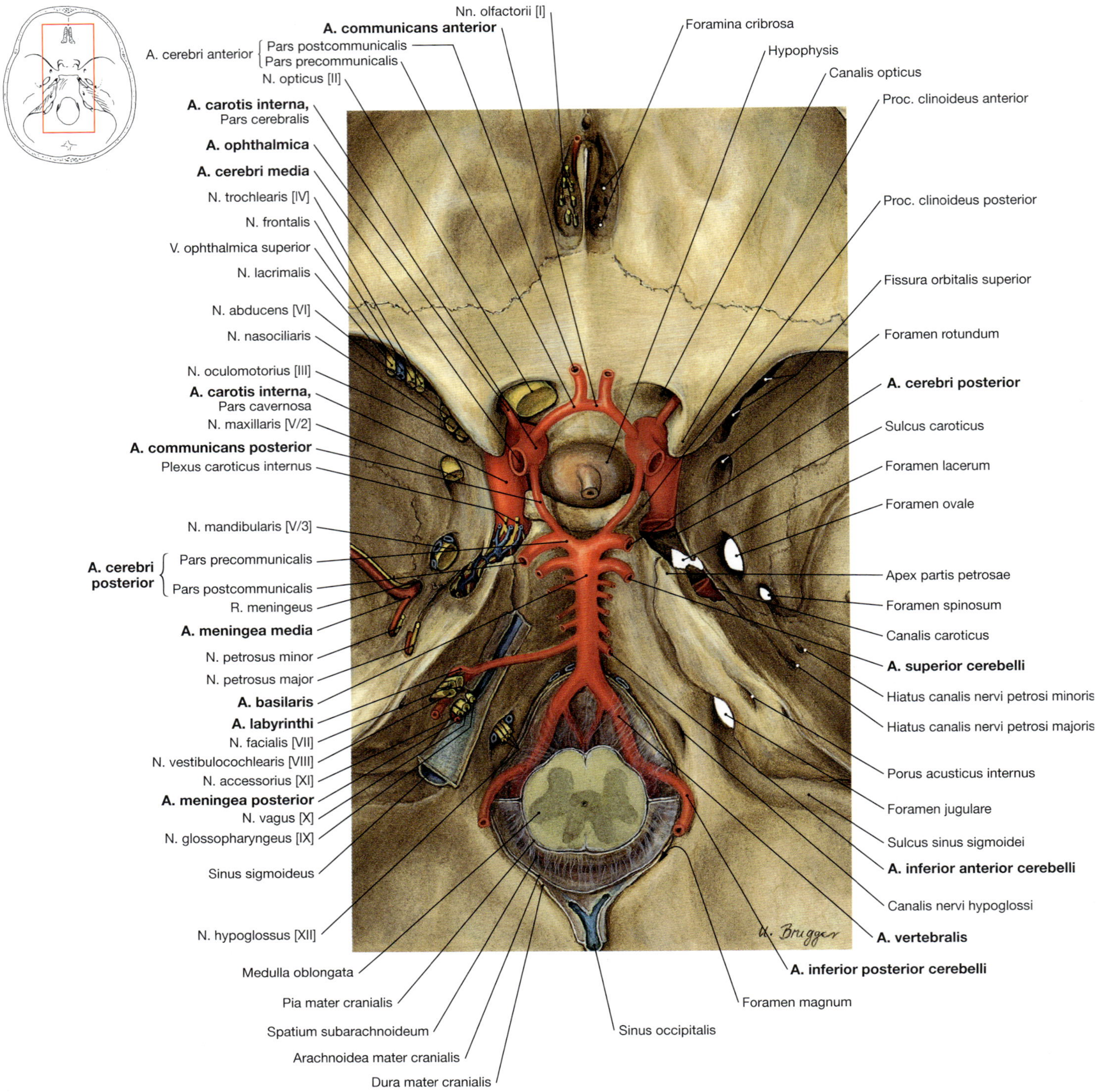


**Abb. 12.57 Durchtrittsstellen von Gefäßen und Nerven durch die innere Schädelbasis, Basis cranii interna, und Arterienring des Gehirns, Circulus arteriosus cerebri [WILLISII];** Ansicht von oben. [S700]

Der Circulus arteriosus cerebri projiziert sich von oben um die Fossa hypophysialis. Aus der **A. carotis interna** entspringt am Canalis nervi optici die A. ophthalmica, die durch den knöchernen Kanal gemeinsam mit dem N. opticus [II] in die Orbita gelangt. Die **A. basilaris** verläuft auf dem Clivus. Die aus der A. basilaris abgehende **A. inferior anterior cerebelli** zieht am Porus acusticus internus vorbei oder schlaufenförmig in ihn hinein und gibt hier die **A. labyrinthi** ab.

Zur Übersicht der Durchtrittsstellen durch die Schädelbasis → Abb. 8.22 und → Abb. 8.23.

### Klinik

Die Ausbildung der hirnversorgenden Gefäße weist eine vergleichsweise große Variabilität mit einer entsprechenden Variabilität im Versorgungsgebiet der Gefäße auf. Durchblutungsstörungen in solchen **„atypischen" Gefäßen** können daher zu einer Schlaganfallsymptomatik führen, die sich aus der normalen Lehrbuchanatomie nicht erklären lässt. Nicht umsonst gilt: „Die Variante ist die Regel."

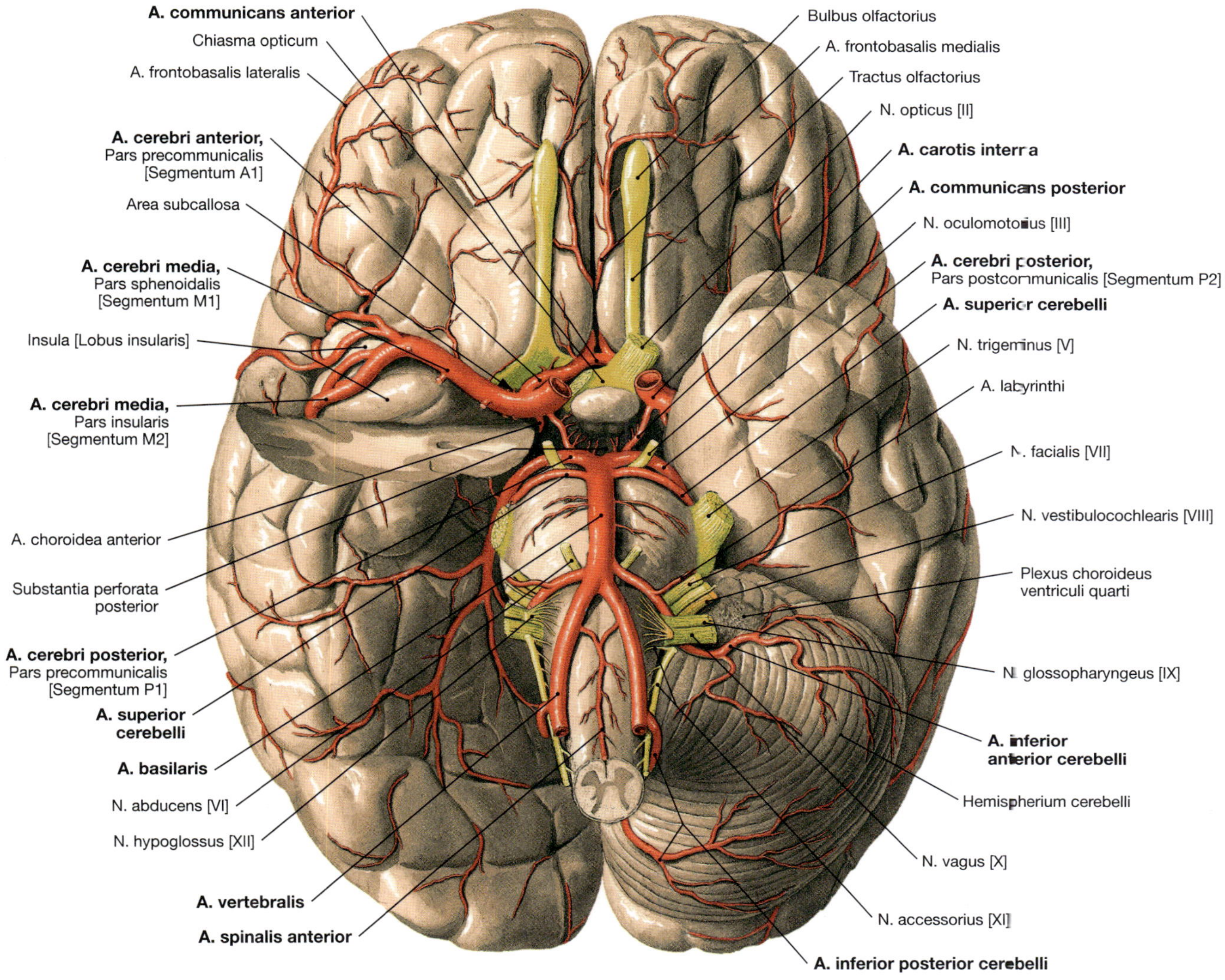


**Abb. 12.58 Arterien des Gehirns;** Ansicht von unten. [S700]
Die Abbildung zeigt die Lage der Arterien auf der Hirnbasis. Die Aa. vertebrales schließen sich zur A. basilaris zusammen, aus der die Aa. cerebri posteriores sowie die Gefäße für den Hirnstamm, das Kleinhirn und das Innenohr hervorgehen (sog. **Vertebralis-Stromgebiet**). Die Aa. cerebri posteriores stehen über kleine Verbindungsarterien (Aa. communicantes posteriores) mit den beiden Aa. carotides internae in Verbindung. Aus Letzteren gehen jeweils eine A. cerebri media und eine A. cerebri anterior hervor, die gemeinsam den größten Teil der Hemisphären mit Blut versorgen (sog. **Karotis-Stromgebiet**). Die beiden Aa. cerebri anteriores stehen über die A. communicans anterior miteinander in Verbindung. Die Aa. cerebri anterior, media und posterior werden unter klinischen Aspekten in Segmente eingeteilt (→ Tabelle bei → Abb. 12.50). Einige der Segmente sind in der Abbildung sichtbar.

## Klinik

Eine der häufigsten Formen zerebraler Durchblutungsstörungen im Vertebralis-Stromgebiet ist das **WALLENBERG-Syndrom** (dorsolaterales Medulla-oblongata-Syndrom). Hierbei kommt es zu einem Verschluss oder zu einer Durchblutungsstörung der A. inferior posterior cerebelli (PICA = „posterior inferior cerebellar artery") mit vielfältigen Symptomen wie Nystagmus, Gleichgewichtsstörungen, Schwindel (Nuclei vestibulares, untere Olive), ipsilaterale Hemiataxie (Pedunculus cerebellaris inferior, Kleinhirn), kontralaterale dissoziierte Empfindungsstörung (Nuclei gracilis et cuneatus, Tractus spinothalamicus), Schluckstörungen, salvenartiger Singultus (Schluckauf) und Dysphonie (Nucleus ambiguus), HORNER-Syndrom und schneller Puls (zentraler Sympathicus und Herz-Kreislauf-Zentrum der rostroventrolateralen Medulla oblongata) sowie Atemstörungen (Atemzentrum der ventrolateralen Medulla oblongata mit Prä-BÖTZINGER-Komplex).

## Arterien des Gehirns



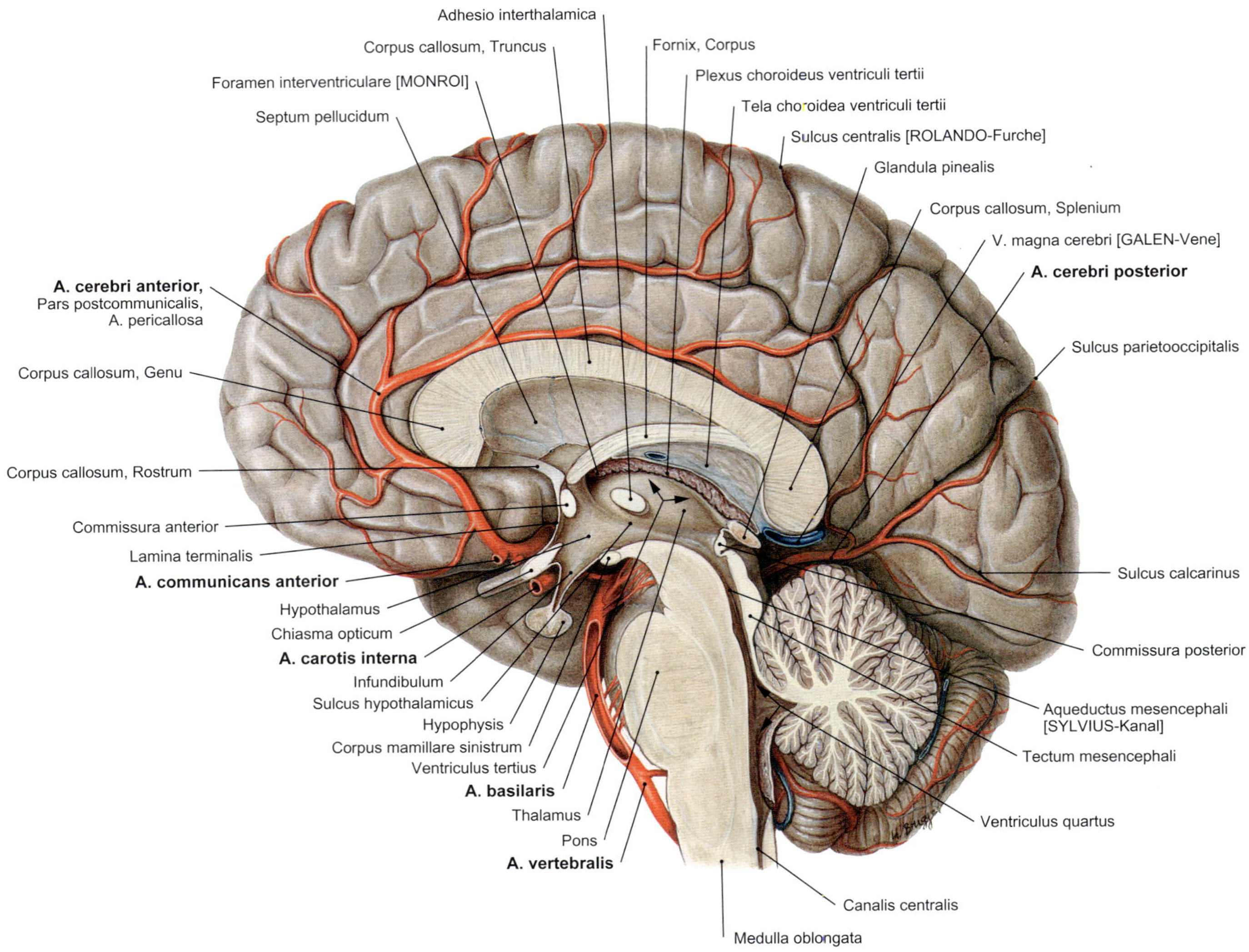


**Abb. 12.59 Mediale Fläche des Gehirns, Facies medialis hemispherii cerebri, Zwischenhirn, Diencephalon, und Hirnstamm, Truncus encephali;** vorne gestufter Medianschnitt; Ansicht von links. [S700]

Die **A. cerebri anterior** verläuft nach Abgabe der A. communicans anterior mit ihrer Pars postcommunicalis (A. pericallosa) um das Rostrum und das Genu des Corpus callosum entlang der Oberfläche des Balkens. Ihre Ausläufer erreichen den Sulcus parietooccipitalis. Sie versorgt die mediale Fläche von Frontal- und Parietallappen sowie die Kante der Hemisphäre und ein kleineres, die Kante begleitendes Gebiet der Hirnkonvexität (→ Abb. 12.66).

Die **A. cerebri posterior** zieht zum Okzipitallappen, zum basalen Teil des Temporallappens, zum unteren Abschnitt vom Striatum (nicht sichtbar) und zum Thalamus.

### Klinik

Ein **Schlaganfall** basiert am häufigsten auf einer akuten Durchblutungsstörung eines kleineren oder größeren Hirnareals im Versorgungsgebiet der betroffenen Hirnarterie (Ischämie, Hirninfarkt, 80–90 % der Fälle). Akute Blutungen im Gehirn (intrazerebrale Hämorrhagien) machen ca. 10 % aller Schlaganfälle aus, gefolgt von Subarachnoidalblutungen (ca. 3 %). Erste diagnostische Maßnahme zur Abklärung, ob es sich um eine Blutung, eine Ischämie oder eine ganz andere Ursache der neurologischen Symptomatik handelt, ist eine **CT des Gehirns.** Ihr großer Vorteil gegenüber der MRT ist die kurze Dauer. Eine CT des Gehirns kann mit modernen Geräten mittlerweile in deutlich weniger als einer halben Minute durchgeführt werden. Ist die Ischämie durch einen Thrombus verursacht, kann eine pharmakologische Auflösung versucht werden **(Thrombolyse).** Der Erfolg hängt sehr von der Dauer seit Eintreten des Schlaganfalls ab („time is brain"). Viele größere Kliniken besitzen daher spezialisierte Schlaganfallabteilungen (Stroke Units). Bei einer intrazerebralen Hämorrhagie ist eine Thrombolyse kontraindiziert. Die zügige Diagnostik spielt daher beim Schlaganfall eine entscheidende Rolle.

In der Fetalzeit werden alle 3 Hirnarterien jeweils aus der gleichseitigen A. carotis interna gespeist. Nach Verbindung der **A. cerebri posterior** mit dem Vertebralis-/Basilaris-Stromgebiet verkümmert der ursprüngliche Gefäßstamm zu der meist dünnen A. communicans posterior. In 20 % der Fälle unterbleibt dies allerdings, sodass man bei diesen Erwachsenen (wie beim Fetus) eine aus der A. carotis interna gespeiste A. cerebri posterior findet.

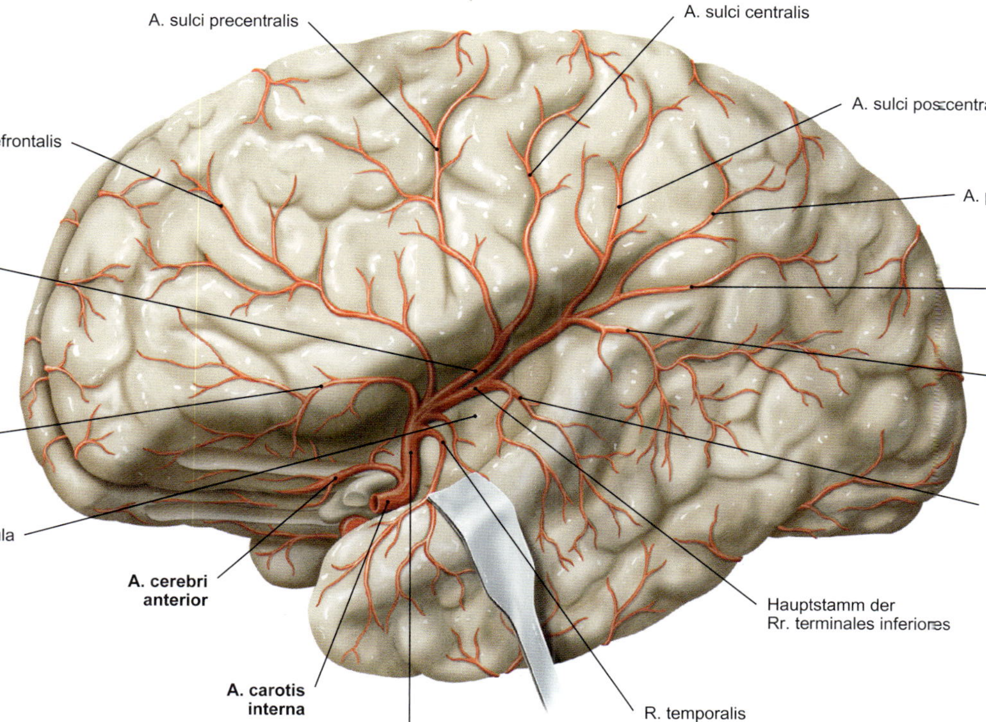


**Abb. 12.60 A. cerebri media auf der Facies lateralis cerebri;** Ansicht von links. [S702-L127]/[B500]

Die **A. cerebri media** versorgt den größten Teil der seitlichen Hemisphärenoberfläche, die Insel und mit zentralen Ästen die Capsula interna (Teile des Crus anterius, Genu) sowie die Basalganglien.

## Klinik

Verschlüsse im Abgangsbereich der A. cerebri media durch Arteriosklerose oder eine Embolie führen zum **Hirninfarkt** (Schlaganfall, Apoplex) mit schwerwiegenden Ausfallerscheinungen. Es kommt zu einer brachiofazial betonten kontralateralen Halbseitenlähmung mit Hypästhesie (umschriebene oder allgemeine Verminderung der Berührungs- und Drucksensibilität der Haut). Ist die dominante Hemisphäre betroffen, resultieren ferner Aphasie (Sprachstörung), Agraphie (Unfähigkeit, Wörter und Text zu schreiben, obwohl die dafür notwendige Beweglichkeit der Hand sowie die intellektuelle Fähigkeit vorhanden sind) und Alexie (Unvermögen zu lesen). Bei Patienten mit Bluthochdruck (Hypertonie) kann es infolge von Wandveränderungen der Hirnarterien zur Zerreißung mit nachfolgender Einblutung in das Hirnparenchym (bis hin zu Massenblutungen) kommen. Hiervon sind besonders häufig die Stammganglien betroffen.
Arteriosklerotische Gefäßwandveränderungen finden sich häufig in der A. carotis interna. Aus diesen können kleine Thromben abgehen, die über die A. ophthalmica zu einem Verschluss der A. centralis retinae und zu einer plötzlichen schmerzlosen einseitigen Erblindung führen. Löst sich der Thrombus nach kurzer Zeit wieder auf und ist er damit nur „flüchtig" vorhanden, spricht man von **Amaurosis fugax** (kurzfristige Erblindung). Als häufiges Zeichen zerebraler Durchblutungsstörungen kann sie Vorbote eines größeren Schlaganfalls sein.

## Arterien des Gehirns

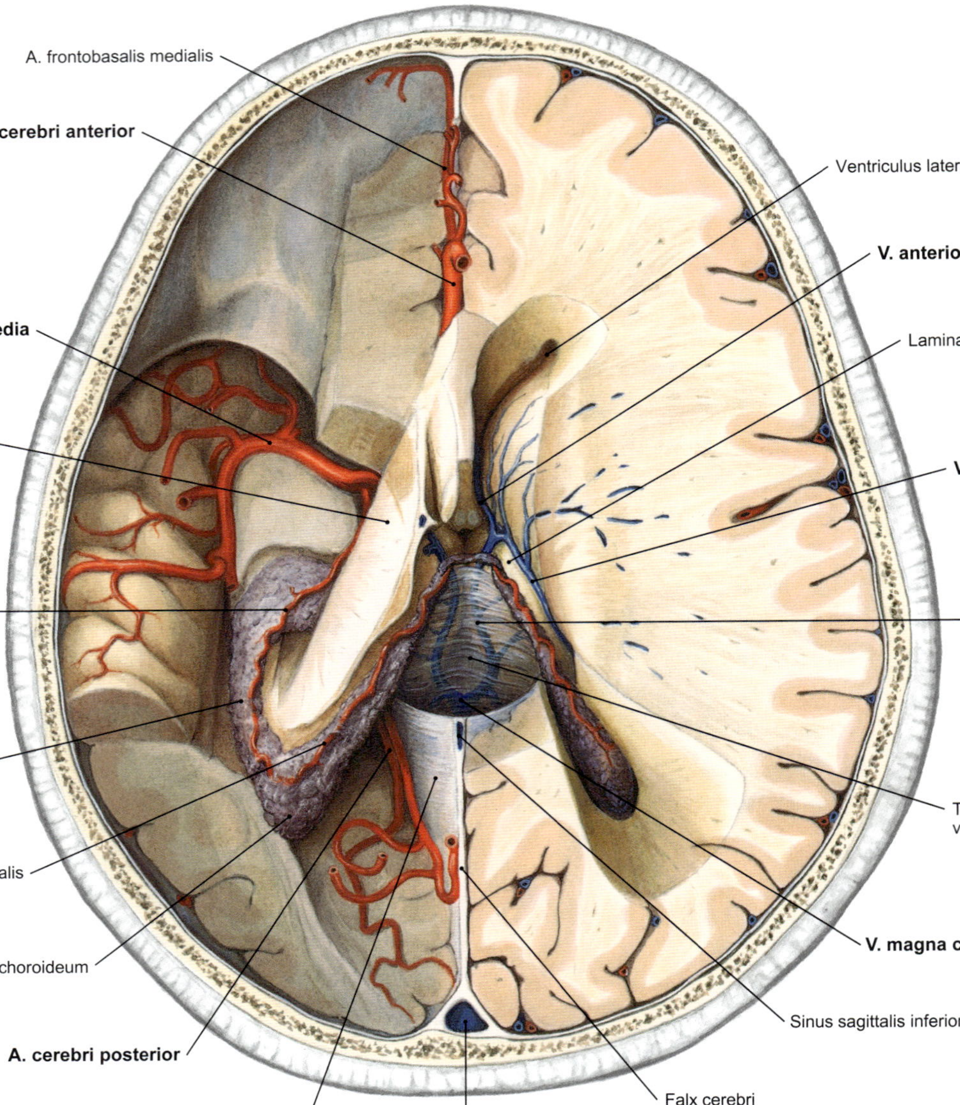


**Abb. 12.61 Verzweigung der A. cerebri media im Bereich der Insel und an der äußeren Großhirnoberfläche, Choroidalarterien und innere Venen des Gehirns;** Abtragung großer Hirnbereiche mit Eröffnung der Fossa lateralis (links) und der Seitenventrikel. [S700]

Die **A. cerebri media** zieht lateralwärts in die Fossa lateralis und teilt sich in 4 Abschnitte (→ Abb. 12.58):

- Die **Pars sphenoidalis** (M1), aus ihr geht die A. choroidea anterior ab (→ Tabelle)
- Die **Pars insularis** mit kurzen Ästen für die Inselrinde (M2)
- Die **Pars opercularis** für die Rinde des Temporallappens (Aa. frontobasalis lateralis und temporales; M3)
- Die **Pars terminalis** (M4) mit den Rr. terminales inferiores und superiores für die Rinde im Bereich des Sulcus centralis und des Parietallappens

In den Seitenventrikeln bilden **A. choroidea anterior** (von vorne unten kommend; aus der A. cerebri interna) und **Aa. choroideae posteriores laterales** (von dorsal oben kommend; aus der A. cerebri posterior) einen Gefäßkranz. Außerdem ist auf der rechten Seite das innere Venensystem in der Umgebung der Tela choroidea des III. Ventrikels dargestellt.

**Choroidalgefäße**

| Gefäß | Ursprung | Strömungsgebiet |
|---|---|---|
| A. choroidea anterior | A. carotis interna | • Tractus opticus<br>• Capsula interna (Crus posterius)<br>• Anteriorer Hippocampus<br>• Crura cerebri, Tegmentum mesencephali<br>• Plexus choroideus |
| Aa. choroideae posteriores | A. cerebri posterior | • Corpus geniculatum laterale<br>• Hippocampus und Fornix<br>• Thalamus (posteriore Abschnitte)<br>• Dorsales Mittelhirn<br>• Glandula pinealis |

### Klinik

Das **Arteria-choroidea-anterior-Syndrom** geht auf Durchblutungsstörungen im Bereich dieser Arterie zurück und ist mit einer Symptomentrias aus motorischen, sensorischen und visuellen Ausfällen verbunden: Hemiplegie (Ausfall der motorischen Bahnen in den Crura cerebri), hemisensorische Störungen (Ausfall des Crus posterius der Capsula interna) und Hemianopsie (Ausfall des Tractus opticus und von Teilen der Radiatio optica).

**Durchblutungsstörungen der A. cerebri posterior** führen besonders zu visuellen Ausfällen, können aber auch mit vorübergehenden Gedächtnisproblemen (Amnesie) einhergehen, da auch Teile der Hippocampusformation von hier mit Blut versorgt werden (→ Abb. 12.81).

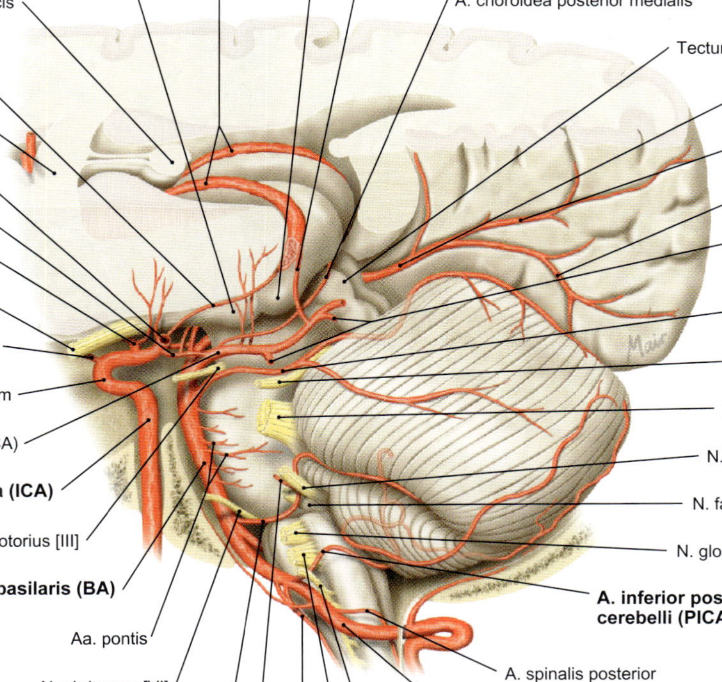


**Abb. 12.62 Arterien der hinteren Schädelgrube: A. vertebralis, A. basilaris und ihre Äste;** Ansicht von links. [S702-L127]/[G343]

Die hinten gelegenen Abschnitte des Cortex, des Cerebellums und des Truncus encephali werden hauptsächlich über Gefäße des Vertebralis/Basilaris-Stromgebiets mit Blut versorgt. Die **A. vertebralis** entsteht als Ast der A. subclavia in Höhe des 1. Brustwirbels und gliedert sich in 4 Abschnitte (→ Tabelle nach → Abb. 12.63):

- Die **Pars prevertebralis** (V1), vom Abgang aus der A. subclavia (in Höhe 1. Brustwirbel) bis zum Foramen transversarium des 4. Halswirbels
- Die **Pars transversaria** (V2) innerhalb der Foramina transversaria des 6.–2. Halswirbels
- Die **Pars atlantica** (V3) vom Übergang zum Atlas und Atlasbogen bis zum Durchtritt durch das Foramen magnum
- Die **Pars intracranialis** als (V4) intrakranieller Abschnitt bis zur Vereinigung zur A. basilaris

In ihrem Verlauf gibt die A. vertebralis zahlreiche Äste zu den Halsmuskeln, den Meningen, zum Kleinhirn und zum Rückenmark ab. Die beiden wichtigsten Äste sind die **A. inferior posterior cerebelli** (aus der häufig eine A. spinalis posterior abgeht) und die A. spinalis anterior. Die beiden Aa. vertebrales verschmelzen in Höhe des pontomedullären Übergangs zur unpaaren, mittig verlaufenden **A. basilaris** (→ Abb. 12.58). Sie verläuft in der Mitte des Pons und versorgt mit ihren Ästen große Teile des Hirnstamms und des Kleinhirns. Äste der A. basilaris sind die **A. inferior anterior cerebelli** (aus der die A. labyrinthi zur Blutversorgung des Innenohrs abgeht), die Aa. pontis und die A. superior cerebelli. Etwa in Höhe des Mittelhirns (Cisterna interpeduncularis) spaltet sich die A. basilaris in die Aa. cerebri posteriores auf. Letztere versorgen große Teile des Mittelhirns sowie okzipitotemporale Anteile der Hemisphären. Äste der **A. cerebri posterior** sind die **Aa. centrales posteromediales,** die **Aa. centrales posterolaterales** (→ Tabelle nach → Abb. 12.63) und die **Aa. choroideae posteriores** (→ Tabelle bei → Abb. 12.61).

## Klinik

Die Untersuchung der A. vertebralis ist im Bereich des sog. Vertebralisdreiecks (→ Abb. 2.92) zwischen M. obliquus capitis superior, M. obliquus capitis inferior und M. rectus capitis posterior major möglich, um bei vorgebeugtem Kopf mittels **Doppler-Ultraschall-Untersuchung** den Blutfluss zu bestimmen.

Bei einem Schlaganfall können sich aufgrund der Blutversorgung bestimmter Regionen sehr ausgefallene Symptomatiken ausbilden. So kann es z. B. bei **Durchblutungsstörungen der Aa. pontis** zu Ausfällen motorischer Faserbahnen in ventralen Anteilen der Brücke kommen, die mit einer akuten Querschnittlähmung einhergehen. Da die dorsalen Anteile der Brücke von Ästen der A. superior cerebelli versorgt werden, bleiben wichtige Regionen für das Bewusstsein wie die Formatio reticularis und auch die Augenbewegungen intakt. Die Betroffenen **(Locked-in-Patienten)** sind trotz Querschnittlähmung bei vollem Bewusstsein und kognitiv nicht eingeschränkt. Sie können sich aber nur durch Augenbewegungen und Blinzeln verständigen.

## Arterien des Gehirns

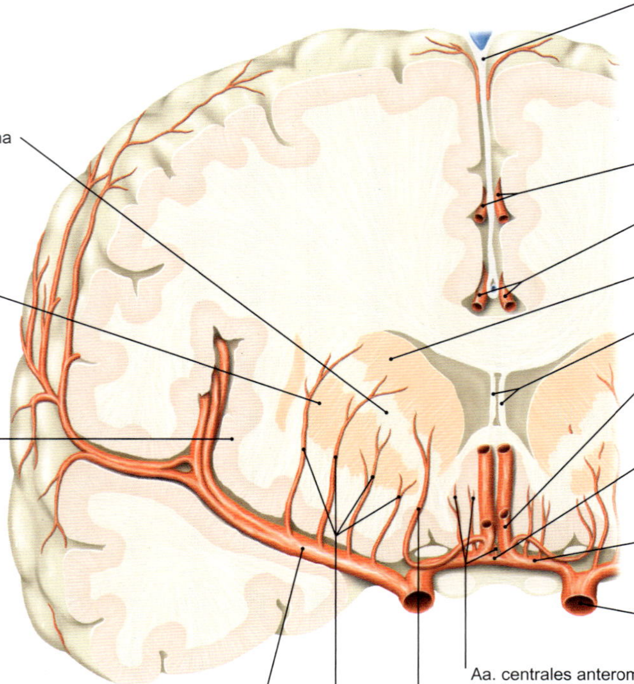


**Abb. 12.63 Zentrale Arterien;** Frontalschnitt in Höhe der Aufzweigung der A. carotis interna. [S702-L127]/[G343]

Die sog. zentralen Arterien versorgen das Innere des Vorderhirns mit den subkortikalen Kernen, das Marklager einschließlich der Capsula interna und das Zwischenhirn. Diese penetrierenden Gefäße treten in Gefäßgruppen an der Hirnbasis ein und perforieren das Gewebe dadurch (Substantia perforata; → Tabelle). Sie versorgen als:

- Anteromediale Gefäße (Aa. centrales anteromediales) die anteromedial gelegenen Strukturen wie den Nucleus caudatus
- Anterolaterale Gefäße (Aa. centrales anterolaterales = Aa. lenticulostriatae) die anterolateral gelegenen Strukturen wie den Globus pallidus und das Putamen
- Posteriore Gefäße (Aa. centrales posteromediales und Aa. centrales posterolaterales) die posterioren Strukturen wie den Thalamus und den Hypothalamus

Außerdem werden Abschnitte im Hirninneren von den Choroidalgefäßen mit Blut versorgt (→ Tabelle bei → Abb. 12.61). Die Choroidalgefäße der Seitenventrikel stehen über den Plexus choroideus miteinander in Verbindung und bilden einen Gefäßkranz (→ Abb. 12.61), der das Stromgebiet der A. carotis interna mit dem der A. vertebralis/basilaris verbindet.

**Gefäßversorgung der Capsula interna**

| Capsula interna | Arterien | Ursprung |
|---|---|---|
| Crus anterius | Aa. centrales anteromediales | A. cerebri anterior |
| | A. striata longa (A. centralis longa [HEUBNER], A. striata medialis distalis, A. recurrens) | A. cerebri anterior |
| | Aa. centrales anterolaterales | A. cerebri media |
| Genu | Aa. centrales anterolaterales | A. cerebri media |
| Crus posterius | Aa. centrales anterolaterales | A. cerebri media |
| | A. choroidea anterior | A. carotis interna |

### Klinik

Da die **Aa. centrales anterolaterales** nahezu rechtwinklig aus der A. cerebri media abgehen, kommt es hier besonders leicht zu Strömungsturbulenzen und sekundär zur Ausbildung arteriosklerotischer Veränderungen. Bei Patienten mit Bluthochdruck (Hypertonie) finden sich daher häufig **Verschlüsse** an diesen Gefäßabgängen. Gefäßverschlüsse führen ebenso wie **Blutungen** aus diesen Gefäßen zu einem Gewebeuntergang im Bereich der Endhirnkerne (Basalganglien) und der Capsula interna mit resultierender Hemiplegie (kontralaterale Halbseitenlähmung). **Schädigungen der Endhirnkerne** führen je nach Lokalisation zu schweren hyper- oder hypokinetischen Bewegungsstörungen (Dystonien).

| Topographie der hirnversorgenden Arterien | |
|---|---|
| **Arterie** | **Topographie und Besonderheiten** |
| A. carotis interna (ICA, „internal carotid artery“) | • 4 topographisch-anatomisch definierte Abschnitte: Pars cervicalis, Pars petrosa, Pars cavernosa, Pars cerebralis<br>• Austritt aus Sinus cavernosus lateral des Chiasma opticum |
| A. ophthalmica | • Erstes größeres Gefäß der A. carotis interna<br>• Entspringt unterhalb des N. opticus [II] und zieht durch den Canalis nervi optici in die Augenhöhle<br>• Anastomose (A. dorsalis nasi) mit A. facialis (A. angularis) |
| A. choroidea anterior | • Gefäßast der A. carotis interna<br>• Zieht entlang des Tractus opticus zum Unterhorn des Seitenventrikels |
| A. cerebri anterior (ACA, „anterior cerebral artery“) | • Verläuft lateral des Chiasma opticum nach rostral<br>• Zieht in die Fissura longitudinalis cerebri<br>• Verlauf oberhalb des Balkens nach okzipital |
| A. communicans anterior (ACom, „anterior communicating artery“) | • Zwischen Aa. cerebri anteriores<br>• Lage vor dem Chiasma opticum |
| A. cerebri media (MCA, „middle cerebral artery“) | • Zieht um den Polus temporalis zur Fossa lateralis cerebri<br>• Aufzweigung über der Insula, Austritt aus dem Sulcus lateralis und Verlauf der Äste auf der lateralen Oberfläche des Endhirns |
| A. vertebralis (VA, „vertebral artery“) | • 4 topographisch-anatomisch definierte Abschnitte: Pars prevertebralis, Pars transversaria, Pars atlantis, Pars intracranialis<br>• Zieht nach ventral und bildet die A. basilaris (etwa Unterrand Pons) |
| A. inferior posterior cerebelli (PICA, „posterior inferior cerebellar artery“) | • Austritt aus A. vertebralis auf Höhe der Olive (kann aber fehlen)<br>• Schleife in Höhe der Kleinhirntonsillen (radiologisches Merkmal)<br>• Eintritt in das Kleinhirntal (Vallecula cerebelli) über den Vermis |
| A. basilaris (BA, „basilar artery“) | • Verlauf im Sulcus basilaris des Pons<br>• Aufteilung in die Aa. cerebri posteriores (etwa Höhe Mittelhirn) |
| A. inferior anterior cerebelli (AICA, „anterior inferior cerebellar artery“) | • Austritt aus dem unteren Abschnitt der A. basilaris, ventral der Hirnnerven VI, VII, VIII<br>• Verlauf zum Meatus acusticus internus mit Abgabe der A. labyrinthi (Regelfall) und von dort zur Unterseite des Kleinhirns |
| A. superior cerebelli (SCA, „superior cerebellar artery“) | • Entsteht kaudal des N. oculomotorius [III] aus der A. basilaris<br>• Verlauf unterhalb des Tentorium cerebelli<br>• Zieht nach posterior zur Kleinhirnoberfläche |
| A. cerebri posterior (PCA, „posterior cerebral artery“) | • Entsteht kranial des N. oculomotorius [III]<br>• Verlauf oberhalb des Tentorium cerebelli<br>• Zieht nach posterior zur okzipitobasalen Oberfläche des Endhirns |
| A. communicans posterior (PCom, „posterior communicating artery“) | • Verbindung von A. carotis interna und A. cerebri posterior<br>• Verläuft lateral von Hypophyse und Corpora mamillaria |

| Zentrale Gefäße | | | |
|---|---|---|---|
| **Gefäß/Gefäßgruppe** | **Durchtritt** | **Ursprung** | **Versorgungsgebiet (u. a.)** |
| Aa. centrales anteromediales | Substantia perforata anterior | • A. cerebri anterior<br>• A. communicans anterior | • Caput nuclei caudati<br>• Globus pallidus<br>• Commissura anterior<br>• Capsula interna |
| Aa. centrales anterolaterales (Aa. lenticulostriatae) | Substantia perforata anterior | • A. cerebri media | • Nucleus caudatus<br>• Putamen<br>• Globus pallidus<br>• Capsula interna (mediale Gefäße) |
| Aa. centrales posteromediales | Substantia perforata posterior | • A. cerebri posterior<br>• A. communicans posterior | • Thalamus<br>• Hypothalamus<br>• Globus pallidus |
| Aa. centrales posterolaterales | Substantia perforata posterior | • A. cerebri posterior (Pars postcommunicalis) | • Thalamus<br>• Corpus geniculatum mediale<br>• Colliculi<br>• Glandula pinealis |

## Arterien des Gehirns

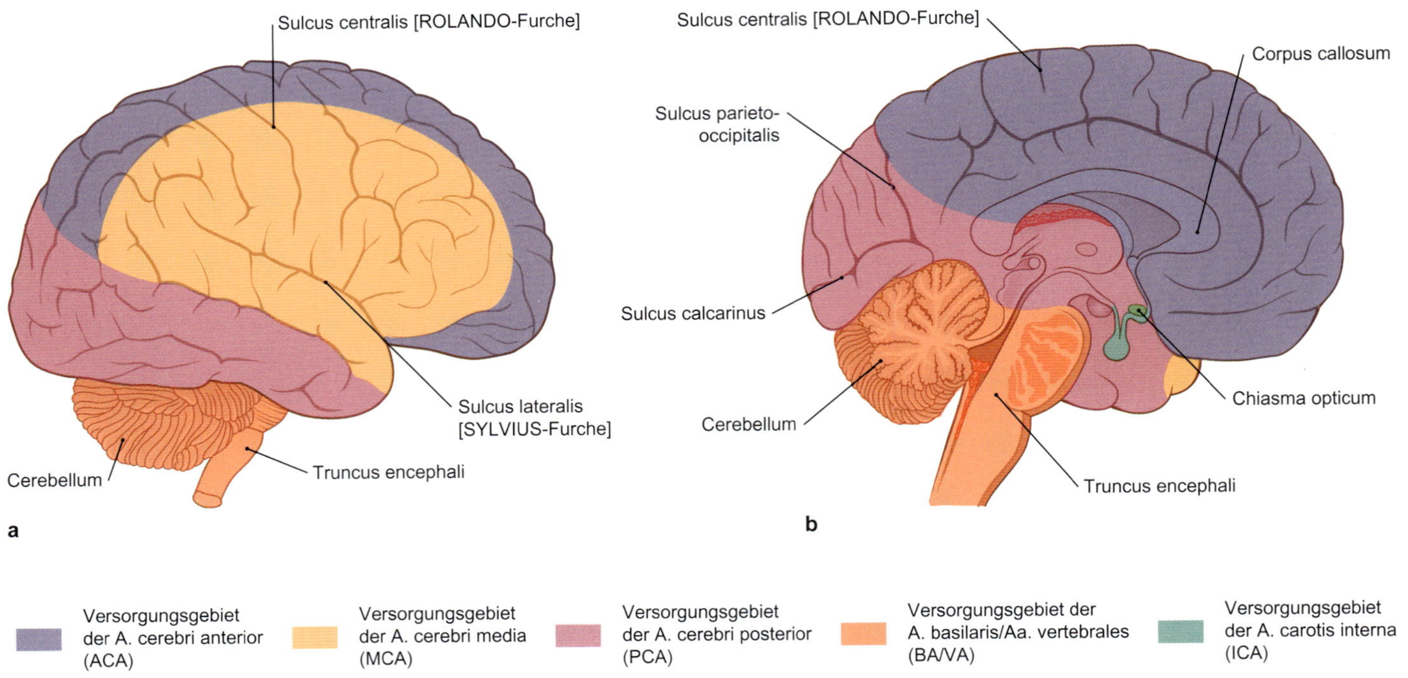


**Abb. 12.64a und b Versorgungsgebiete der Hirnarterien (Endhirn).** [S702-L126]/[R247-L318]
**a** Ansicht von lateral außen. Die **A. cerebri anterior** versorgt die Hirnrinde im Frontal- und Parietalbereich ca. 1 cm über die Mantelkante hinaus (→ Tabelle nach → Abb. 12.63). Die **A. cerebri posterior** speist den Okzipitalpol und den Unterrand des Temporallappens mit Blut. Der übrige Bereich wird auf der Außenseite von der **A. cerebri media** mit Blut versorgt. Im Bereich der Gyri pre- und postcentralis erfolgt somit die Blutversorgung z. T. über die A. cerebri anterior und zum anderen Teil über die A. cerebri media.
**b** Ansicht von medial auf ein sagittalisiertes Gehirn. In der Ansicht von medial versorgt die A. cerebri anterior die mediale Fläche des Frontal- und Parietallappens über die Mantelkante hinaus bis zum Sulcus parietooccipitalis. Okzipitallappen und Basis des Temporallappens werden über die **A. cerebri posterior** mit Blut versorgt. Das Kleinhirn und der Hirnstamm erhalten ihre Blutversorgung aus dem Vertebralis-/Basilaris-Stromgebiet.

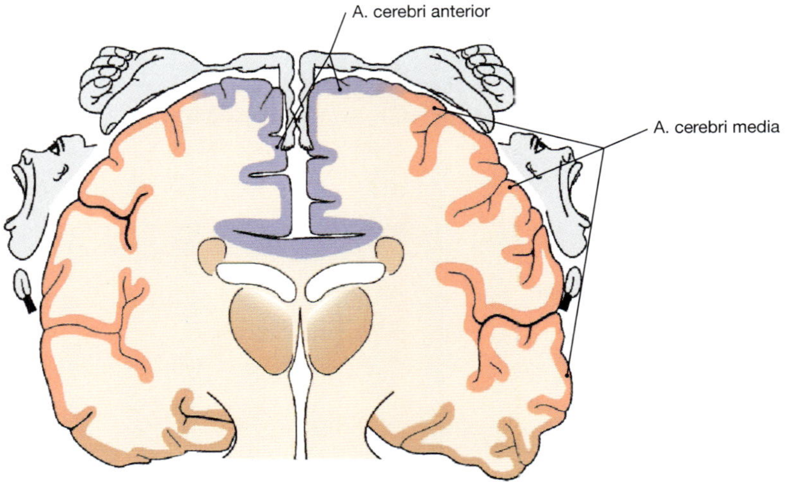


**Abb. 12.65 Arterien im Bereich des Gyrus precentralis und Übertragung auf den Homunkulus des primären Motorcortex.** [S700-L238]
Die **A. cerebri anterior** versorgt die Rinde des Gyrus precentralis bis ca. 1 cm über die Mantelkante hinaus mit Blut und übernimmt damit die Repräsentationsgebiete der unteren Extremität, des Beckens und des Brustkorbs. Die Repräsentationsgebiete der oberen Extremität und des gesamten Kopfes werden über die **A. cerebri media** versorgt.

### Klinik

Aufgrund der Blutversorgung im Bereich des Gyrus precentralis gehen Durchblutungsstörungen der A. cerebri anterior mit **beinbetonten Paresen** bzw. Durchblutungsstörungen der A. cerebri media mit **brachiofazial betonten Paresen** einher. Das klinische Bild des Patienten (bein- oder brachiofazial betonte Parese) lässt daher Rückschlüsse auf das betroffene Gefäß zu.

**Schlaganfälle oder Blutungen im Bereich der Capsula interna** gehen meist auf die A. striata longa (A. striata medialis distalis, A. centralis longa, HEUBNER-Arterie, A. recurrens) als Ast der A. cerebri anterior (gehört zu den Aa. centrales anteromediales) oder auf die A. lenticulostriata als Ast der A. cerebri media (gehört zu den Aa. centrales anterolaterales) zurück (→ Abb. 12.63).

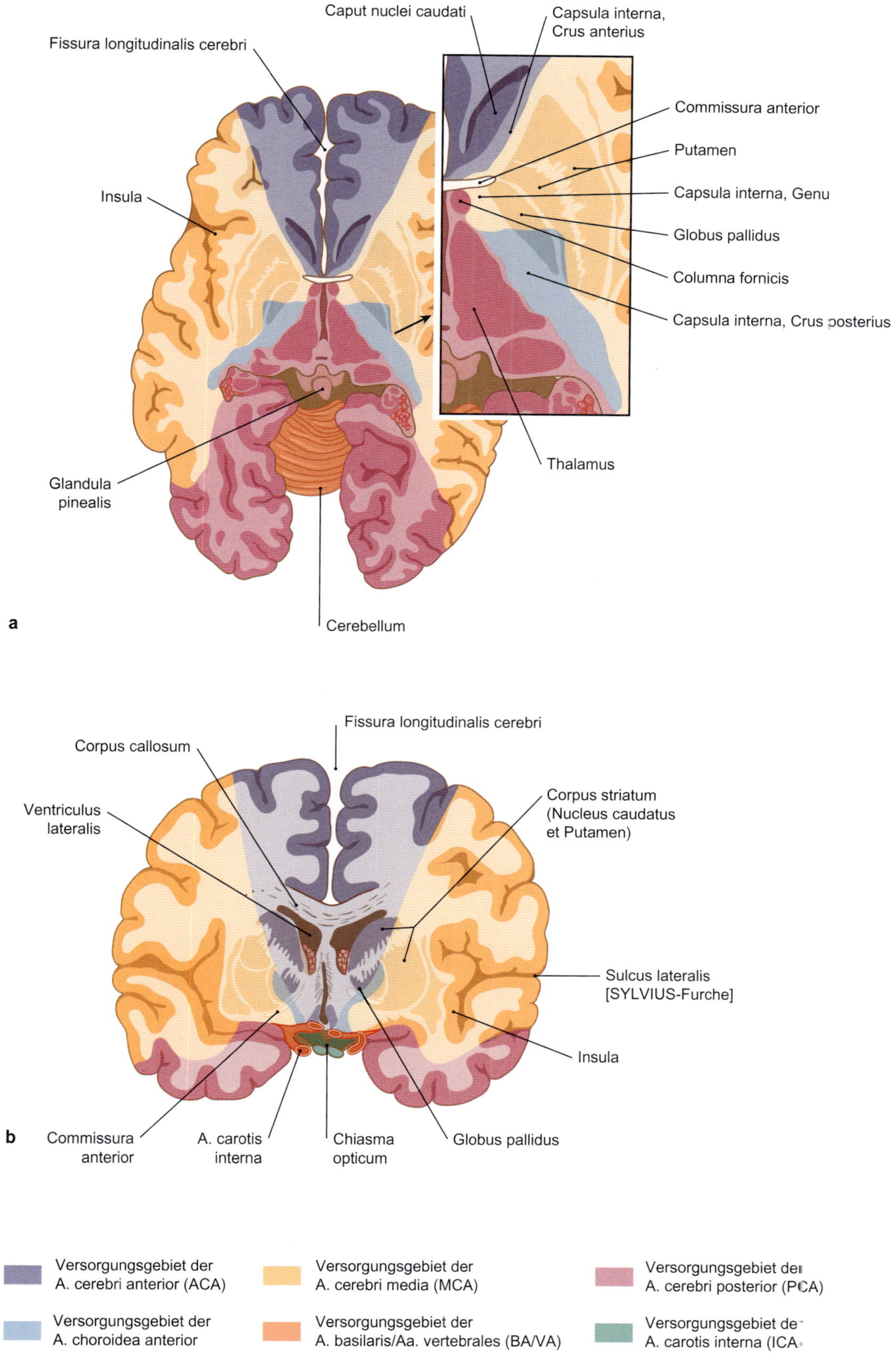


**Abb. 12.66a und b Versorgungsgebiete der Hirnarterien (Endhirn).** [S702-L126]/[R247-L318]

**a** Horizontalschnitt.
**b** Frontalschnitt.

## Arterien des Gehirns

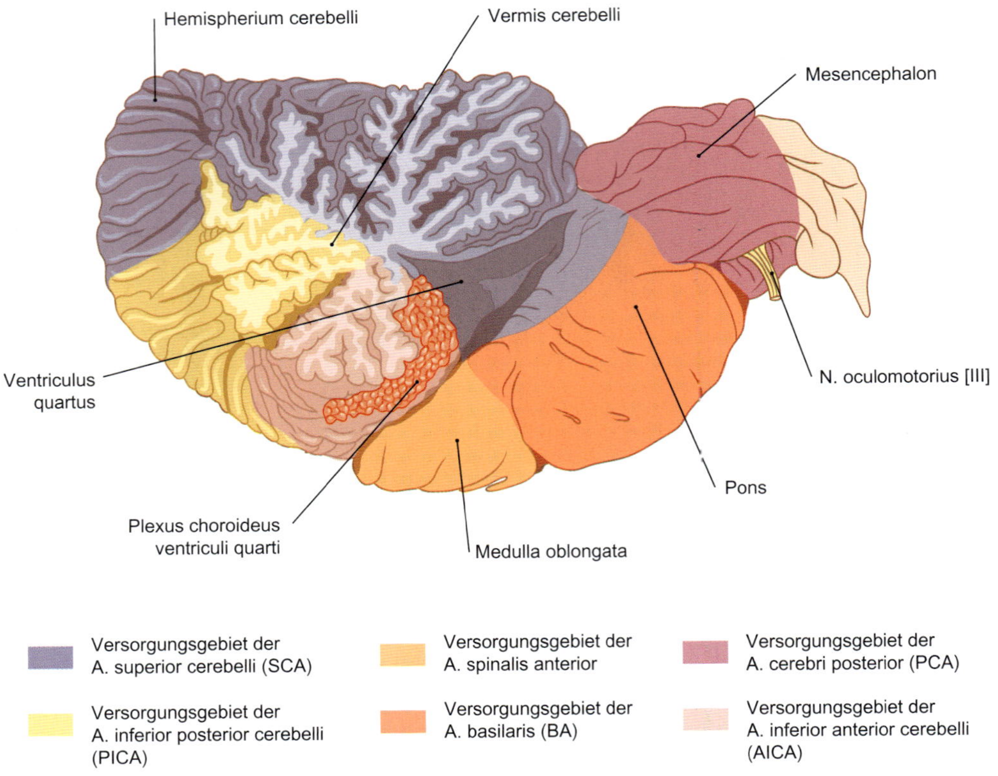


**Abb. 12.67 Versorgungsgebiet der Hirnarterien (Hirnstamm und Kleinhirn);** Sagittalschnitt. [S702-L126]/[R247-L318]

**Arterielle Versorgung des Hirnstamms**

| Hirnstammabschnitt | Mediales Versorgungsgebiet | Laterales Versorgungsgebiet |
|---|---|---|
| Mesencephalon | A. cerebri posterior | • A. superior cerebelli<br>• A. cerebri posterior |
| Pons | A. basilaris (Aa. pontis) | • A. superior cerebelli<br>• A. inferior anterior cerebelli (sehr variabel) |
| Medulla oblongata | • Aa. vertebrales<br>• A. spinalis anterior<br>• Aa. spinales posteriores | A. inferior posterior cerebelli |

**Arterielle Versorgung des Kleinhirns**

| Arterie | Klinische Bezeichnung | Kortikales Gebiet | Zentrales Gebiet | Weitere Versorgungsgebiete | Ursprung |
|---|---|---|---|---|---|
| A. superior cerebelli | SCA (konstant) | Großteil der Kleinhirnrinde, oberer Anteil des Vermis | Nucleus dentatus | oberer Anteil des Pons | A. basilaris |
| A. inferior anterior cerebelli | AICA (variabel) | Teil der vorderen Kleinhirnhemisphären | | seitlicher Pons, in 85 % Abgabe der A. labyrinthi zum Innenohr | A. basilaris |
| A. inferior posterior cerebelli | PICA (variabel) | größter Teil der unteren Kleinhirnhemisphären, Flocculus | Nuclei emboliformis, globosus und fastigii | hintere und seitliche Medulla oblongata | A. vertebralis |

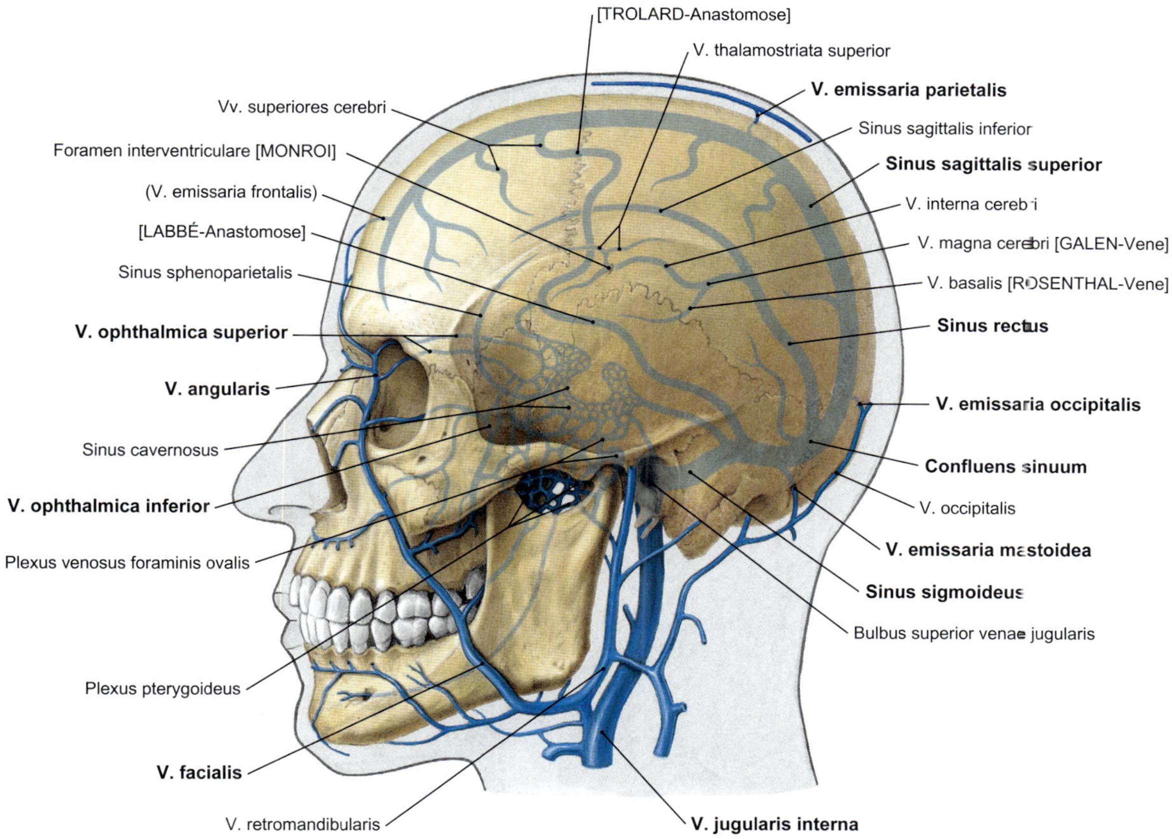


**Abb. 12.68 Innere und äußere Venen des Kopfes.** [S700]
Die inneren und die äußeren Venen des Kopfes stehen über zahlreiche Anastomosen miteinander in Verbindung. Hierzu gehören die Vv. emissariae und ophthalmicae sowie die Plexus venosi.

**Durchtrittsstellen der Vv. emissariae durch den Schädel**

| V. emissaria | Durchtrittsstelle |
|---|---|
| V. emissaria parietalis | Foramen parietale |
| V. emissaria mastoidea | Foramen mastoideum |
| V. emissaria occipitalis | Öffnung im Bereich der Protuberantia occipitalis externa |
| V. emissaria condylaris | Canalis condylaris |
| Plexus venosus canalis nervi hypoglossi | Canalis nervi hypoglossi |
| Plexus venosus foraminis ovalis | Foramen ovale |
| Plexus venosus caroticus internus | Canalis caroticus |

## Klinik

Verletzungen der Kopfschwarte können aufgrund des Fehlens von Venenklappen in diesem Bereich zur Stromumkehr und damit zur **Verschleppung von Keimen über die Vv. emissariae** und die in der Diploë liegenden Vv. diploicae (→ Abb. 12.69) in die Sinus durae matris und damit in das Schädelinnere führen.

**Verlauf der Sinus durae matris**

| Sinus durae matris | Verlauf und Charakteristika |
|---|---|
| Sinus sagittalis superior | • Verlauf von anterior-posterior im Sulcus sinus sagittalis der Schädelknochen<br>• Brückenvenen münden in ihn oder seine seitlichen Lacunae ein<br>• Fließt zum Confluens sinuum |
| Sinus sagittalis inferior | Verlauf am Unterrand der Falx zum Sinus rectus |
| Sinus rectus | Entstehung an Verbindungsstelle von Falx und Tentorium aus Sinus sagittalis inferior und V. magna cerebri |
| Confluens sinuum | Zusammenfluss von Sinus rectus, sagittalis superior und occipitalis und Abfluss von hier in die Sinus transversi |
| Sinus occipitalis | Fließt zum Confluens sinuum |
| Sinus marginalis | • Umgibt Foramen magnum<br>• Mit Sinus occipitalis und Plexus venosus vertebralis internus verbunden |
| Sinus transversus | Zieht vom Confluens sinuum nach lateral zum Sinus sigmoideus |
| Sinus sigmoideus | S-förmiger Verlauf über Pars mastoidea des Os temporale zum Foramen jugulare und zur V. jugularis |
| Sinus cavernosus | • Gekammerter venöser Raum beidseits der Sella turcica<br>• Steht über den Plexus basilaris mit dem Sinus cavernosus der Gegenseite in Verbindung |
| Sinus petrosi superior et inferior | • Verlauf an der oberen bzw. unteren Kante der Pars petrosa ossis temporalis<br>• Verbindung des Sinus cavernosus mit dem Sinus sigmoideus |

## Venen des Kopfes

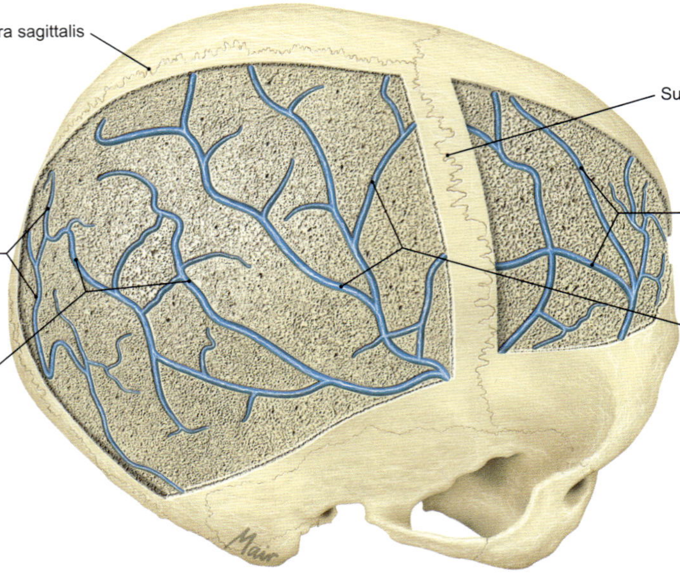


**Abb. 12.69 Kanäle, Canales diploici, und Venen, Vv. diploicae, des Schädeldachs, rechts;** Ansicht von schräg oben; nach Abtragung der Außenschicht der Knochen des Schädeldachs. [S700-L127]

Die Diploë ist von Venenkanälen durchzogen, in denen die Vv. diploicae verlaufen. Sie stehen mit den Vv. emissariae und mit den Sinus durae matris in Verbindung.

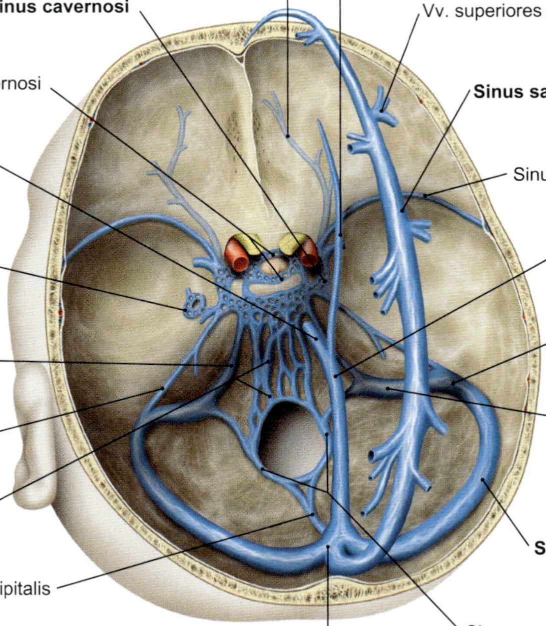


**Abb. 12.70 Sinus durae matris in Projektion auf die Schädelbasis;** Ansicht von schräg oben; nach Abtragung des Schädeldachs. [S700-L127]/[B500]

Die Sinus durae matris sind die aus Duraduplikaturen hervorgegangenen großen venösen Blutleiter um das Gehirn (→ Abb. 12.33 und → Tabelle bei → Abb. 12.68).

### Klinik

Unter der **Höhenkrankheit** versteht man das plötzliche Auftreten von Kopfschmerzen, Schwindel und Übelkeit bei Personen, die sich ohne Akklimatisation in kurzer Zeit auf eine Höhe von 2.500 m begeben (z. B. Reise von Deutschland nach La Paz/Bolivien mit einer Höhe von 3.600 m). Betroffen sind davon bis zu 25 % aller Menschen. Als Ursache vermutet man, dass aufgrund des niedrigeren Sauerstoffpartialdrucks in großer Höhe die arterielle Durchblutung des Gehirns gesteigert wird, um es mit mehr Sauerstoff zu versorgen. Um die größere Blutmenge abtransportieren zu können, müssen sich die Hirnvenen stark erweitern, können dies aber nur begrenzt; das Blut staut sich, was zu der Symptomatik führt.
Eine **Sinusthrombose** (eine Thrombose in einem Sinus durae matris) ist immer eine schwerwiegende Erkrankung. Ursache können z. B. verschleppte Entzündungen aus dem Gesicht (Sinus-cavernosus-Thrombose) oder eine Mittelohrentzündung (Sinus-sigmoideus-Thrombose) sein (septische Sinusthrombosen) oder auch eine gesteigerte Blutgerinnungsneigung. Die Patienten leiden unter Kopfschmerzen, Krampfanfällen, Lähmungen und Bewusstseinseintrübungen.

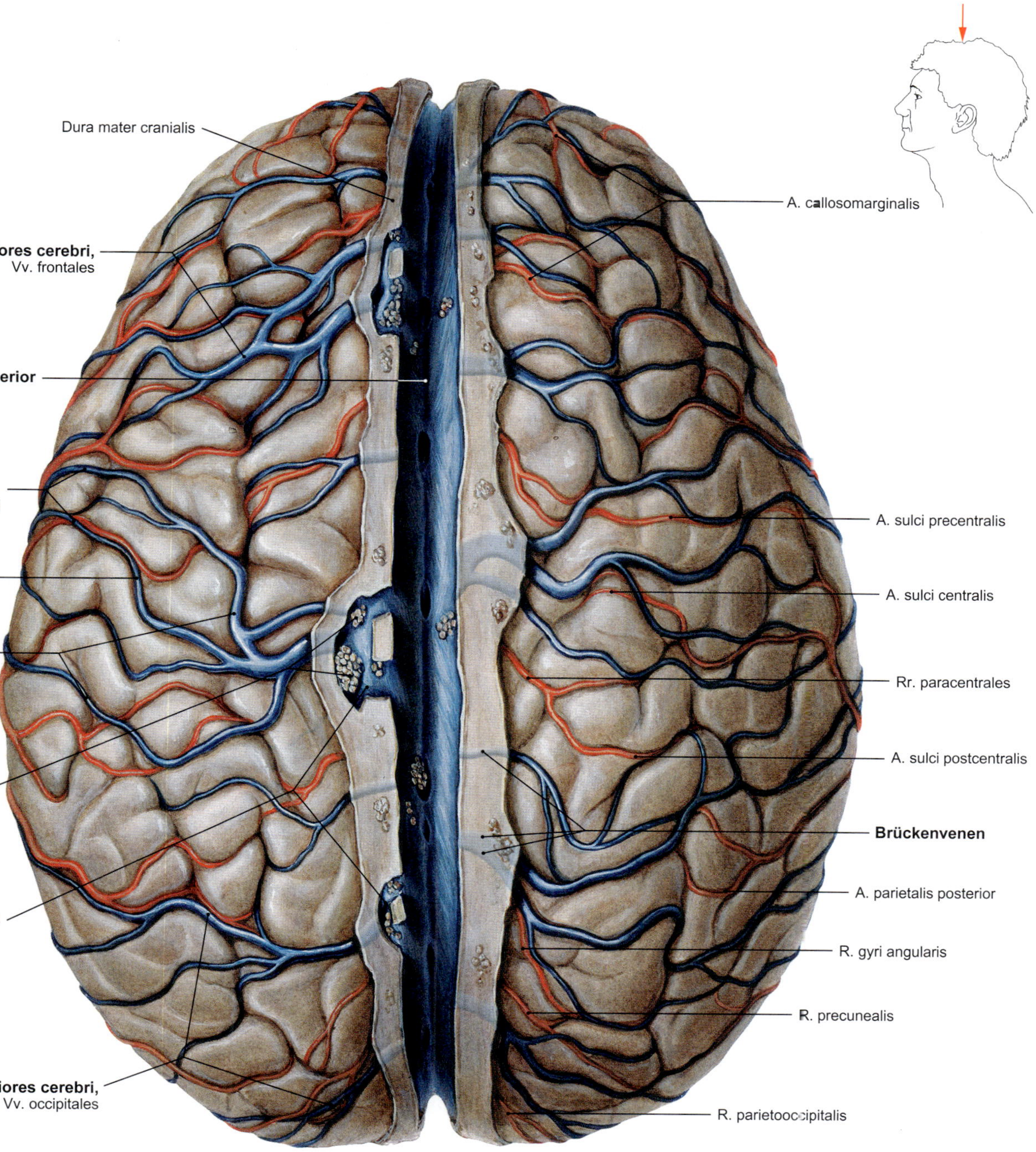


**Abb. 12.71 Oberflächliche Arterien und Venen des Gehirns;** Ansicht von oben; nach Abtragung der harten Hirnhaut und Eröffnung des Sinus sagittalis superior, Spinngewebshaut entfernt. [S700]

Die oberflächlichen Arterien und Venen versorgen den Großhirncortex und das darunterliegende Marklager. Zu den oberflächlichen Venen gehören die Vv. superiores cerebri, die V. media superficialis cerebri und die Vv. inferiores cerebri (im Bild nicht sichtbar). Die großen Venen stehen in der Regel über Anastomosen miteinander in Verbindung (V. anastomotica superior [TROLARD-Vene] und V. anastomotica inferior [LABBÉ-Vene]; → Abb. 12.68). Die Vv. superiores cerebri münden über kleine Brückenvenen, die durch die Dura mater cranialis hindurchtreten, in den Sinus sagittalis superior ein oder gelangen über Brückenvenen in Lacunae laterales, die ihrerseits in den Sinus sagittalis superior münden.

## Klinik

**Verletzungen der Brückenvenen** können zur Einblutung zwischen Dura und Arachnoidea führen und ein subdurales Hämatom auslösen (→ Klinikkasten nach → Abb. 12.74). Besonders ältere Patienten neigen aufgrund einer altersbedingten Hirnatrophie mit brüchigen Brückenvenen dazu, ein **chronisches subdurales Hämatom** auszubilden, das aufgrund einer schleichend verlaufenden venösen Blutung und des oft für den Patienten nicht mehr erinnerbaren Bagatelltraumas leicht übersehen werden kann.

## Venen des Gehirns

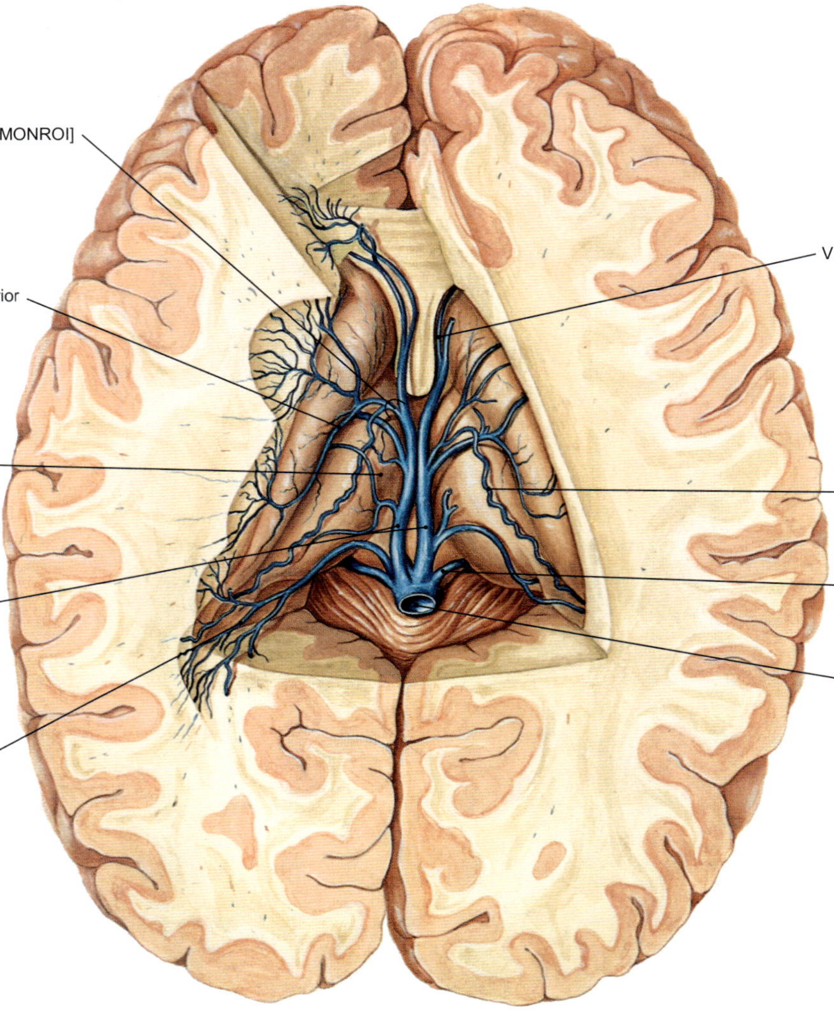


**Abb. 12.72 Tiefe Hirnvenen, Vv. profundae cerebri;** Ansicht von oben. [S700]
Die Vv. internae cerebri verlaufen in der Tela choroidea ventriculi tertii. Zu den tiefen Hirnvenen gehören auch die Venen des Ventrikelsystems, der Basalganglien und der inneren Kapsel. Das Blut aus diesen Strukturen wird über die Vv. thalamostriatae superiores den Vv. internae cerebri zugeführt und gelangt von hier in die V. magna cerebri [GALEN-Vene].

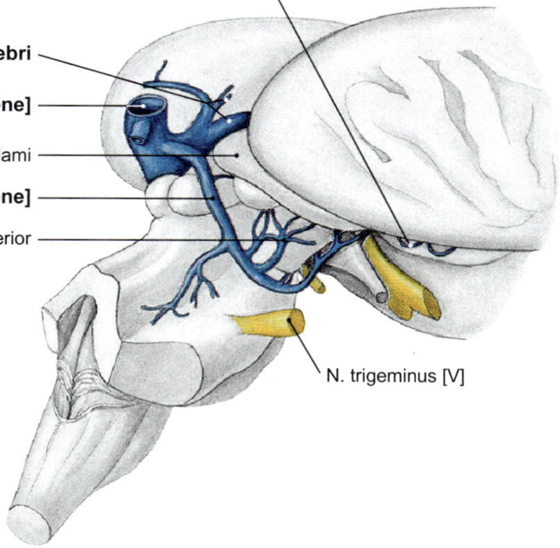


| Venöse Zuflüsse zur V. magna cerebri | | |
|---|---|---|
| **Vene** | **Wichtigste Zuflüsse** | **Hirngebiete** |
| V. interna cerebri | V. choroidea superior | Plexus choroideus, Hippocampus |
| | V. septi pellucidi | Septum pellucidum |
| | V. thalamostriata | Nucleus caudatus |
| V. basalis [ROSENTHAL-Vene] | V. anterior cerebri | Balken und benachbarte Gyri |
| | V. profunda cerebri | Putamen, Globus pallidus |

**Abb. 12.73 Tiefe Hirnvenen, Vv. profundae cerebri;** Ansicht von rechts hinten. [S700]
Nach Abtragung des Kleinhirns sieht man die basalen Hirnvenen, die venöses Blut von Rautenhirn, Mittelhirn und Insel drainieren. Venöse Gefäße dieser Region sind die paarig angelegte V. media profunda cerebri und die V. basalis [ROSENTHAL-Vene], die wie die Vv. internae cerebri das Blut in die V. magna cerebri [GALEN-Vene] drainieren.

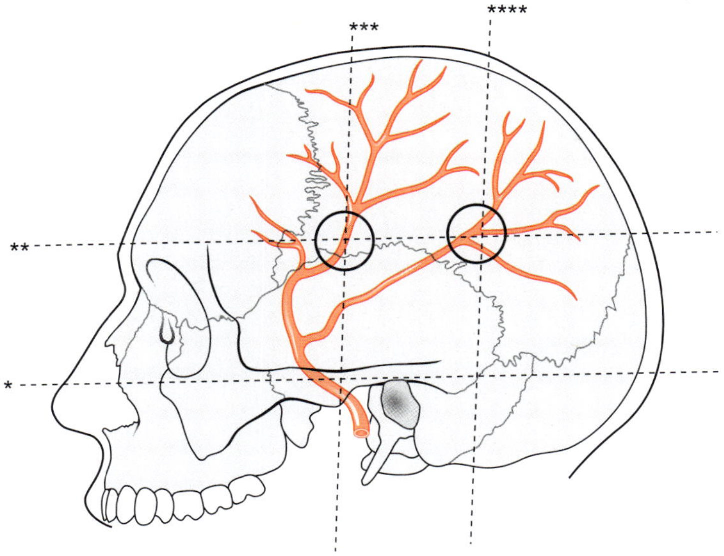


**Abb. 12.74 Projektion der Rr. frontalis und parietalis der A. meningea media auf die laterale Schädelwand.** Kreise markieren die Projektion der Hauptäste der A. meningea media. [S700-L127]
An den Schnittstellen der oberen Horizontalen mit der Vertikalen durch die Jochbogenmitte und der Vertikalen durch den hinteren Abschnitt des Proc. mastoideus verlaufen die Hauptäste der A. meningea media.

- * klin.: Linea horizontalis auriculoorbitalis (Frankfurter [Deutsche] Horizontale)
- ** klin.: Linea horizontalis supraorbitalis
- *** Vertikale durch die Mitte des Arcus zygomaticus
- **** Vertikale durch den hinteren Anteil des Proc. mastoideus

## Klinik

Stumpfe Schädeltraumen, die von der Seite auf den Schädel einwirken, führen häufig im Bereich der oben (→ Abb. 12.74) gekennzeichneten Schnittstellen zu **Frakturen der Schädelkalotte.** Dabei kann es leicht zu einer Zerreißung des R. frontalis oder R. parietalis der A. meningea media kommen, die die Dura mater mit Blut versorgt. Der Patient hat oft keine offensichtlichen Verletzungen oder zeigt in den ersten 30 Minuten keine Beschwerden. Die arterielle Blutung führt zur Ablösung der Dura mater von der Schädelkalotte und zur Ausbildung eines **epiduralen Hämatoms** (→ Abbildung), das zu einer Verlagerung von Teilen des Gehirns und Druck auf Gehirn, Hirnstamm und Hirnnerven führen kann. Gravierende Ausfallerscheinungen mit pathologischen Reflexen können die Folge sein. In der kranialen CT (cCT) zeigt sich ein hyperdenses (d. h. dichter als das umgebende Gewebe) Areal mit bikonvexer Form, das sich nicht über die Suturen ausbreitet. Letzteres basiert auf den Anheftungsstellen der Dura mater an den Suturen. Die möglichst frühzeitige Operation mit Unterbindung des blutenden Gefäßes und Entlastung der Hirndrucksymptomatik ist ein entscheidender prognostischer Faktor.

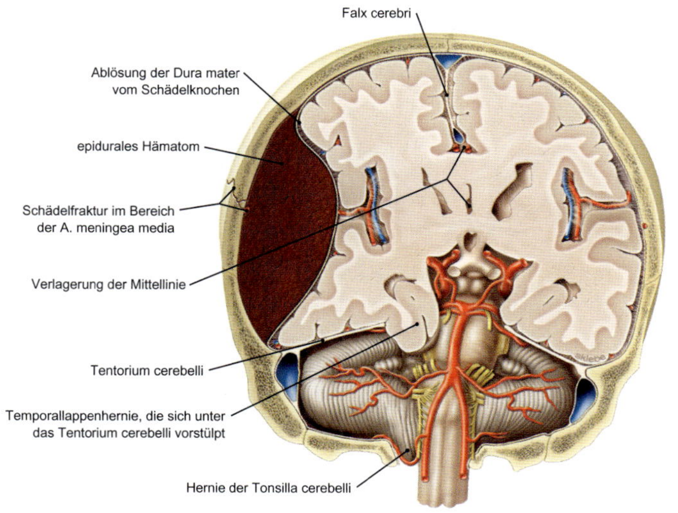


**Epidurales Hämatom; Frontalschnitt;** Ansicht von vorne. Nach Verletzung der A. meningea media auf der rechten Körperseite ist es zu einer arteriellen Blutung zwischen Schädelkalotte und Dura mater gekommen. Das Hämatom verschiebt die Mittellinie, außerdem ist der Temporallappen teilweise durch die Incisura tentorii unter das Tentorium cerebelli geschoben worden. [S700-L238]

## Intrakranielle Blutungen



### Klinik

Da die Venen älterer Personen im Vergleich zu denen jüngerer weniger widerstandsfähig sind, können bereits Bagatellverletzungen zu Ab- oder Einrissen der Brückenvenen (Verbindungsvenen zwischen Hirnvenen und Sinus durae matris) mit Ausbildung eines **subduralen Hämatoms** führen (→ Abbildungen). Dabei sammelt sich venöses Blut akut oder schleichend (manchmal über Wochen) zwischen Dura mater und Arachnoidea an, verbunden mit unspezifischen Symptomen wie Schwindel, Kopfschmerz, Müdigkeit, Antriebslosigkeit oder Verwirrtheit. Subdurale Hämatome können aber auch mit intrazerebralen Einblutungen und entsprechenden akuten Ausfallerscheinungen einhergehen (z. B. Kopfschmerzen, Erbrechen, Bewusstseinsveränderungen bis hin zum Koma, Hemiplegie). In der CT sind subdurale Hämatome hyperdens, sichelförmig und breiten sich über die Suturen aus. Therapeutisch wird bei einem operativen Eingriff eine Ablaufdrainage eingebracht.

**Subarachnoidale Hämatome** gehen meist auf Rupturen von Aneurysmen (pathologische Aussackungen von Arterien) zurück. Diese kommen besonders häufig im Bereich des Circulus arteriosus cerebri [WILLISII] vor und bluten bei Rupturen in den Subarachnoidalraum ein. Auch Subarachnoidalblutungen zeigen sich in der CT als hyperdense Areale, allerdings beschränkt auf die betroffenen Abschnitte des Subarachnoidalraums, insbesondere sieht man sie gut in den beteiligten Zisternen. Prognostisch wichtig ist wiederum die möglichst frühzeitige Operation mit Verschluss der Blutungsquelle.

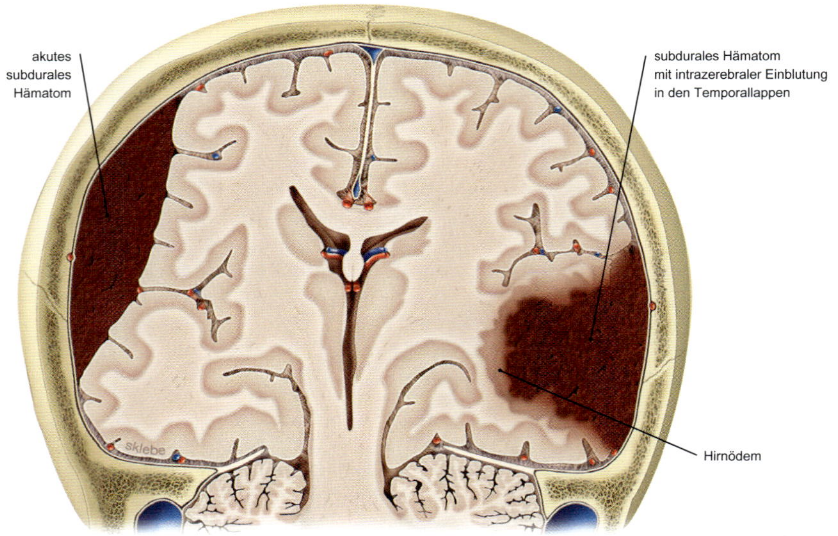


**Subdurales Hämatom und intrazerebrale Einblutung;** Frontalschnitt, Ansicht von vorne. Abrisse der Brückenvenen haben auf der rechten Körperseite zu einem akuten subduralen Hämatom geführt und links zu einem subduralen Hämatom mit intrazerebraler Einblutung in den Temporallappen. [S700-L238]

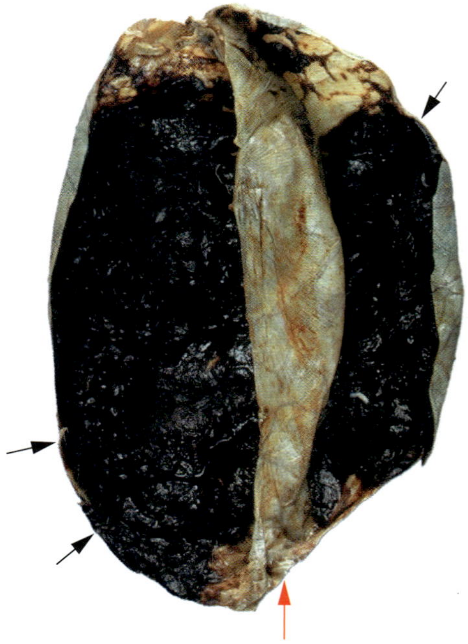

**Subdurale Hämatome;** Ansicht von oben auf das Gehirn. Ausgedehnte bilaterale frische traumatische Subduralhämatome (Pfeile) auf der Innenseite der Dura mater (roter Pfeil = Falx cerebri). Die Dura über dem Hämatom ist hochgeschlagen. [R235]

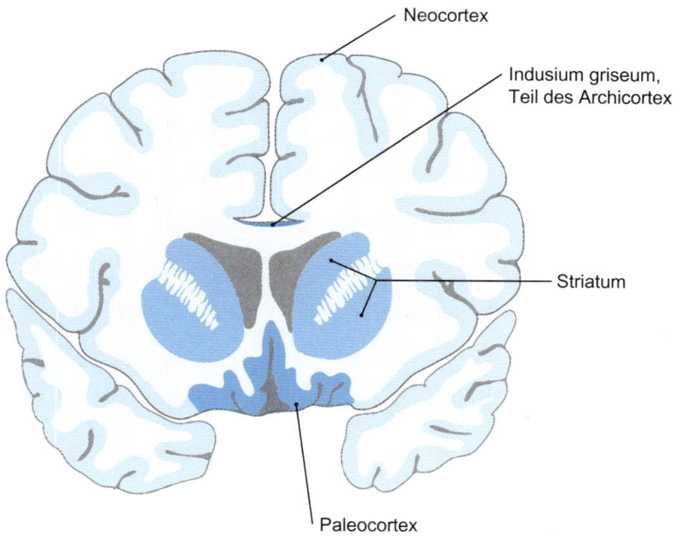


**Abb. 12.75 Anteile des Telencephalons;** Frontalschnitt, Schema. [S702-L126]/[R317]
Die kortikalen Anteile des Telencephalons werden in 3 Teile gegliedert:
- Neocortex – er besteht überwiegend aus 6 Schichten und macht den größten Teil aus.
- Archicortex – er umfasst die meist dreischichtigen Anteile (Allocortex) des limbischen Systems.
- Paleocortex – er ist ebenfalls meist dreischichtig (Allocortex) und umfasst im Wesentlichen das Riechhirn.

Ferner gehören die subkortikalen Kerne zum Telencephalon, z. B. das Striatum.

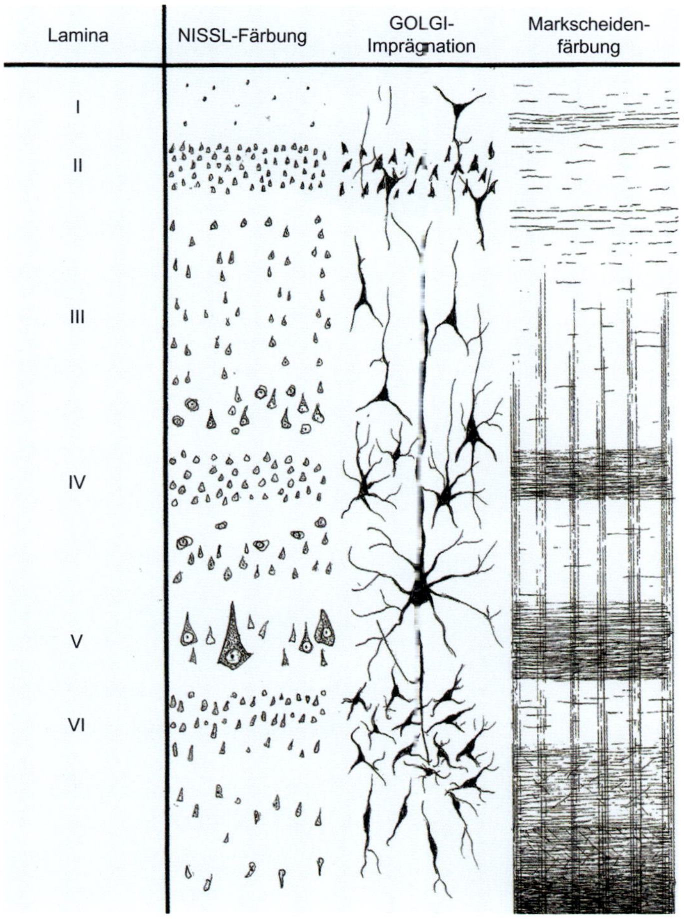


**Abb. 12.76 Lamination des Isocortex (Neocortex);** Schema. [R170-5-L240]/[H234-001]
Der sechsschichtige laminäre Aufbau der Großhirnrinde, die meist ca. 4 mm (in der primären Sehrinde aber z. B. nur 2 mm) dick ist, wird in histologischen Präparaten deutlich, die senkrecht zur Hirnoberfläche geschnitten sind. Die Schichten werden von außen nach innen nummeriert:
- Lamina I – Molekularschicht (Lamina molecularis) – wenig Neurone, keine Pyramidenzellen, aber CAJAL-RETZIUS-Zellen
- Lamina II – äußere Körnerschicht (Lamina granularis externa) – dicht gepackte, kleine „Nichtpyramidenzellen" (Körnerzellen), wenige glutamaterge Pyramidenzellen
- Lamina III – äußere Pyramidenschicht (Lamina pyramidalis externa) – besteht aus 3 Sublaminae und kleinen Pyramidenzellen
- Lamina IV – innere Körnerschicht (Lamina granularis interna) – kleine, dicht gepackte „Nichtpyramidenzellen" (Körnerzellen)
- Lamina V – innere Pyramidenschicht (Lamina pyramidalis interna) – Pyramidenzellen unterschiedlicher Größe einschließlich BETZ-Riesenzellen
- Lamina VI – multiforme Schicht (Lamina multiformis) – oft bestehend aus zelldichterer Lamina VIa und neuronenärmerer Lamina VIb mit kleinen Pyramidenzellen

## Endhirn, Neocortex



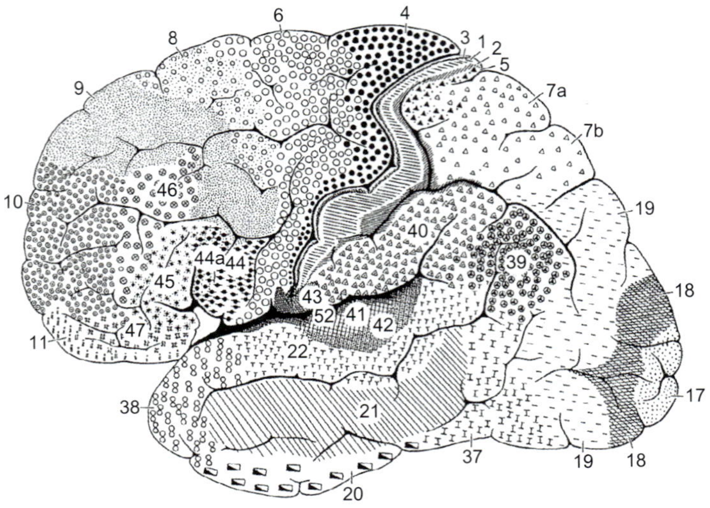


**Abb. 12.77 BRODMANN-Areae;** Ansicht von links, Schema. [G1085] Das Gehirn wird nach histologischen Kriterien in sog. BRODMANN-Areae eingeteilt. Der sechsschichtige Aufbau des Isocortex variiert je nach Region außerordentlich. Der Schichtenaufbau wurde in der Vergangenheit aufwendig analysiert und zu BRODMANN-Rindenfeldern kartiert. Die Nummerierung beginnt am Gyrus postcentralis. Die einzelnen Rindenfelder sind nicht nur histologisch ähnlich, sondern übernehmen auch funktionell vergleichbare Aufgaben.

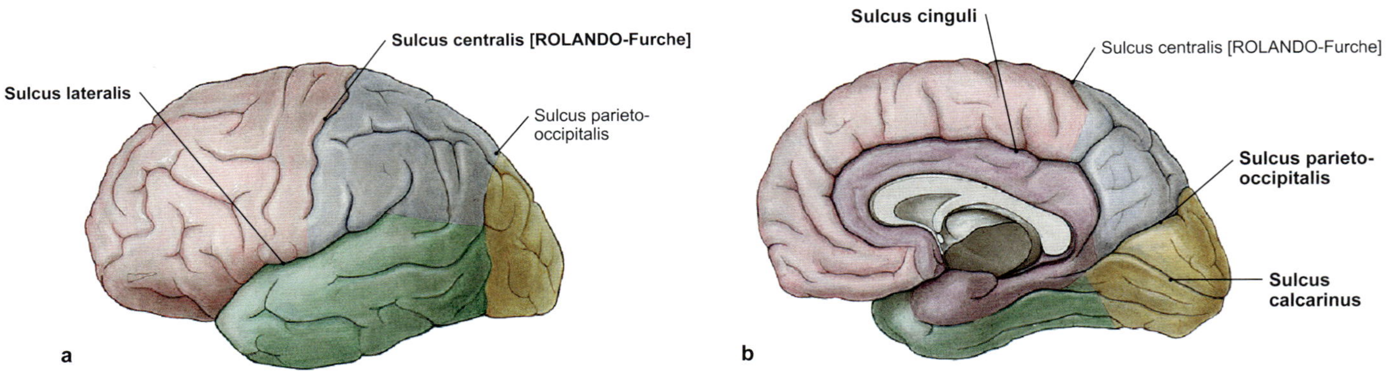


**Abb. 12.78a und b Primärfurchen der Hirnrinde.** [S700]
**a** Ansicht von links.
**b** Ansicht von medial.

Primärfurchen (→ Tabelle) und damit Sulci, die an jedem Gehirn ausgebildet und identifizierbar sind, teilen den Neocortex in 5 von außen sichtbare Lobi.

| Primärfurchen der Hirnrinde | |
|---|---|
| **Sulcus** | **Lage/Verlauf** |
| Sulcus centralis [ROLANDO-Furche] | verläuft zwischen Frontal- und Parietallappen; trennt damit den (motorischen) Gyrus precentralis vom (sensiblen) Gyrus postcentralis |
| Sulcus lateralis [SYLVIUS-Furche] | trennt Frontal-, Parietal- und Temporallappen voneinander; in der Tiefe liegen Fossa lateralis und Insula |
| Sulcus parietooccipitalis | verläuft von der Mantelkante an der medialen Hemisphärenfläche bis zum Sulcus calcarinus; trennt Parietal- und Okzipitallappen |
| Sulcus calcarinus | verläuft wie der Sulcus parietooccipitalis an der medialen Fläche und begrenzt mit ihm den Cuneus |
| Sulcus cinguli | trennt den Gyrus cinguli (Lobus limbicus) vom Frontal- und Parietallappen |

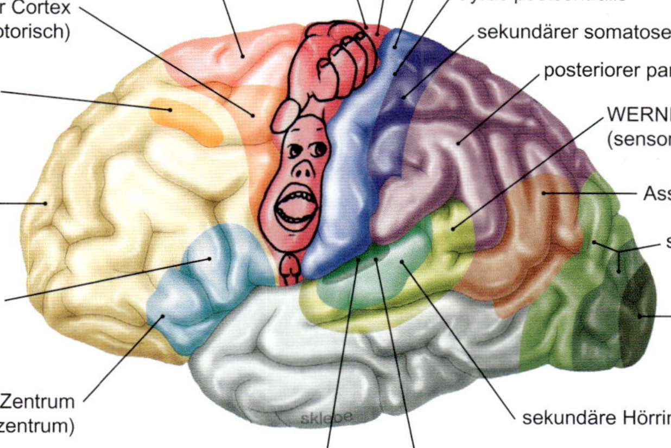


**Abb. 12.79a und b Funktionelle Rindenfelder der Großhirnhemisphären.** [S702-L238]
**a** Ansicht von links. Der Homunkulus (eingezeichnete Figur) spiegelt die somatotopische Gliederung im primären somatomotorischen Cortex grob wider.
**b** Ansicht von medial. Primäre und sekundäre Hörrinde sowie das WERNICKE-Zentrum erstrecken sich über die Oberkante des Temporallappens hinweg auf dessen Innenfläche.
Nur durch das Zusammenspiel diverser Cortexareale sind höhere kortikale Funktionen wie die Sprache möglich. Am Neocortex werden Primärfelder (z. B. Gyrus precentralis, primärer somatomotorischer Cortex) von Sekundär- und Assoziationsfeldern (z. B. prämotorischer Cortex, supplementär motorischer Cortex) unterschieden. Primär- und Sekundärfelder dienen einer bestimmten Sinnesfunktion (z. B. Wahrnehmung und Interpretation visueller Impulse durch den visuellen Cortex im Okzipitallappen), Assoziationsfelder (z. B. präfrontaler Assoziationscortex) nehmen den größten Teil des Neocortex ein und stehen im Dienst der Integration unterschiedlicher komplexer Informationen.

## Klinik

Zu einer **BROCA-Aphasie** kommt es bei Ausfall des BROCA-Sprachzentrums (z. B. im Rahmen eines Hirninfarkts). Zwar ist die Sprachproduktion stark eingeschränkt, die Fähigkeit zur Objektbenennung sowie das Sprachverständnis bleiben jedoch oft erhalten. Der Satzbau ist meist nicht mehr korrekt und mischt sich mit fehlerhaften Lautbildungen.
Bei einer **Schädigung der primären Hörrinde** kommt es bei einseitigem Ausfall zu Beeinträchtigungen des Richtungshörens sowie Problemen bei der Unterscheidung von Frequenzen und Intensitäten. Ist das benachbarte WERNICKE-Areal betroffen, hat dies starke Auswirkungen auf das Sprachverständnis **(WERNICKE-Aphasie)**. Sprachproduktion und Sprachmelodie sind zwar erhalten, das Gesprochene ist allerdings oft sinnlos und ohne Satzstruktur.
**Schädigungen der primären Sehrinde** einer Seite führen zur **Rindenblindheit** mit einer homonymen Hemianopsie. Das Gesichtsfeld der Gegenseite fällt vollständig aus. Sind die sekundären Rindenfelder betroffen, kann der Patient zwar die visuellen Reize aufnehmen, aber nicht deuten und zuordnen **(visuelle Agnosie).** Läsionen im frontalen Augenfeld, die mit einem Ausfall der Area 8 einhergehen, haben eine Blickdeviation beider Augenbulbi zur betroffenen Seite zur Folge **(Déviation conjuguée).**

## Endhirn, Archicortex



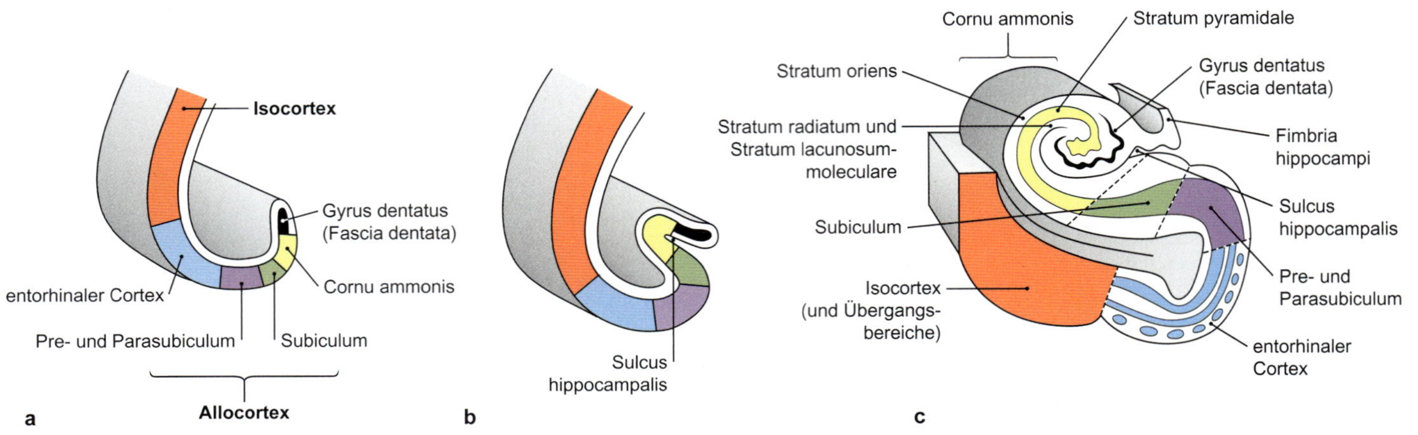


**Abb. 12.80a-c Entwicklung der Hippocampusformation;** schematische Frontalschnitte. [S702-L126]

Der Hippocampus wird unter dem Oberbegriff **Hippocampusformation** geführt, der mehrere kortikale Regionen zusammenfasst: Area entorhinalis (entorhinaler Cortex), Fascia dentata (Gyrus dentatus), Cornu ammonis (CA1, Hippocampus proprius), Subiculum sowie Pre- und Parasubiculum. Die Hirnareale sind weitgehend unidirektional miteinander verbunden und bilden eine funktionelle Einheit. Die Hippocampusentwicklung beginnt bereits in der 9. Schwangerschaftswoche (→ Abb. 12.80a). Es kommt zu einer S-förmigen Einfaltung der mediobasalen Rinde, die aufgrund ihrer Ähnlichkeit zu dem Meeresungeheuer Hippocamp (einer Art Seepferd) benannt wurde (→ Abb. 12.80b+c). In der Fascia dentata können das ganze Leben über neue Nervenzellen gebildet werden (neurogene Nische mit bis zu 700 neuen Nervenzellen/Tag). Der **Archicortex** ist Teil des limbischen Systems und funktionell für Lern- und Gedächtnisprozesse von Bedeutung. Über das limbische System ist er intensiv mit Hirnarealen verbunden, die für die Steuerung von vegetativen und emotionalen Prozessen wichtig sind.

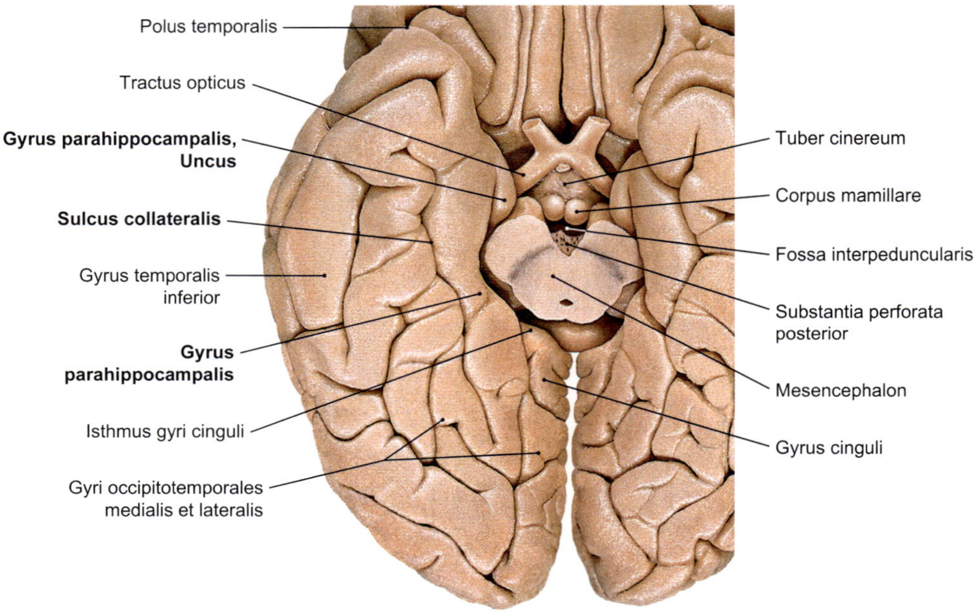


**Abb. 12.81 Funktionelle Rindenfelder des Hippocampus;** Ansicht von unten; nach Durchtrennung des Mittelhirns. [S700]

Aufgrund ihrer Einfaltung (→ Abb. 12.80) lässt sich die Lage der Hippocampusformation durch eine Betrachtung der Hirnoberfläche von kaudal oder von dorsomedial (→ Abb. 12.82) nur teilweise verstehen. Erst nach Eröffnung des Unterhorns des Seitenventrikels ist der Hippocampus makroskopisch erkennbar (→ Abb. 12.83). Der Blick von unten auf die Gyri und Sulci der Großhirnhemisphären zeigt den Gyrus parahippocampalis mit dem Uncus und den benachbarten Sulcus collateralis.

### Klinik

Dem **Hippocampus** kommt aus klinischer Sicht große Bedeutung zu. So spielt er bei neurodegenerativen Erkrankungen mit Gedächtnisverlust (z.B. Morbus ALZHEIMER), bei neuropsychiatrischen Krankheitsbildern (z.B. Schizophrenie, Depression, Autismus) und bei Temporallappenepilepsien (häufigste Form der Epilepsien) eine wichtige Rolle.

Die **Temporallappenepilepsie** beginnt meist mit einer Aura (Missempfindung, die einen Anfall ankündigt, z.B. das Sehen von Lichtblitzen), gefolgt von motorischen Symptomen (bei herdförmigen Anfällen z.B. in Form schmatzend-kauender Mundbewegungen bis hin zu Bewegungen des ganzen Körpers) und Bewusstseinsverlust. Die Therapie erfolgt mit Medikamenten, und bei Therapieresistenz kommt auch die Entfernung des Hippocampus einer Seite infrage.

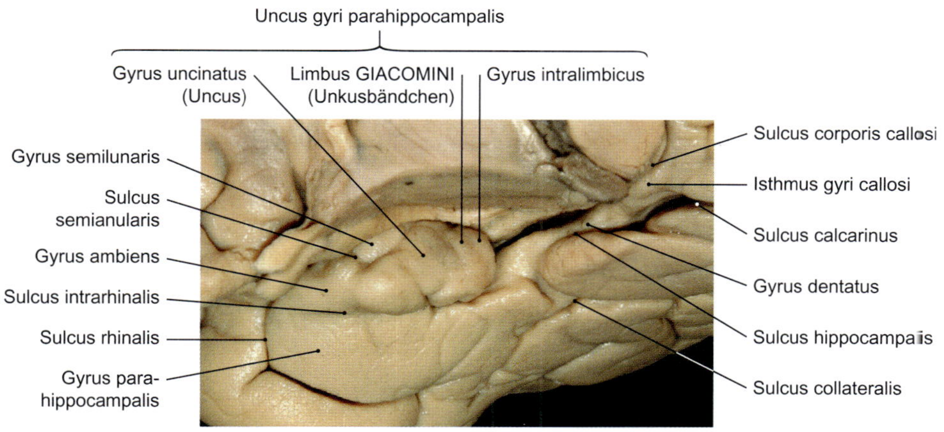


**Abb. 12.82 Funktionelle Rindenfelder des Hippocampus;** Temporallappen in der Ansicht von dorsomedial. [R247-L318]

Aufgrund ihrer Einfaltung (→ Abb. 12.80) lässt sich die Lage der Hippocampusformation durch eine Betrachtung der Hirnoberfläche von dorsomedial oder von kaudal (→ Abb. 12.81) nur teilweise verstehen. Erst nach Eröffnung des Unterhorns des Seitenventrikels ist der Hippocampus makroskopisch erkennbar (→ Abb. 12.83). Der Blick von dorsomedial zeigt den Uncus mit seinen Anteilen, den Gyrus dentatus, den Gyrus semilunaris, den Gyrus ambiens, den Gyrus parahippocampalis und die benachbarten Sulci.

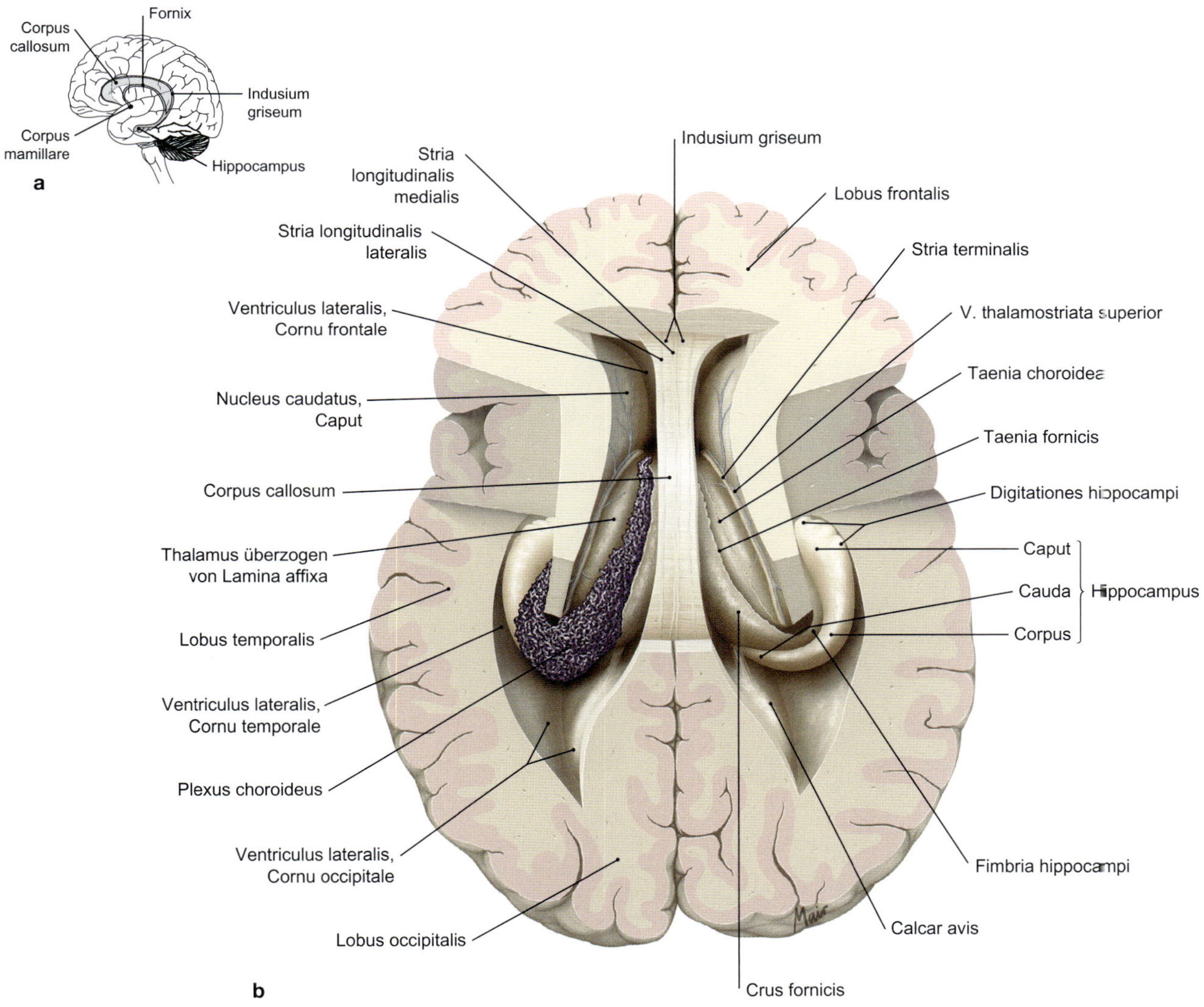


**Abb. 12.83a und b Eröffneter Seitenventrikel mit Hippocampus.** [S702-L127]

**a** Ansicht von links. Das Gehirn ist zur Veranschaulichung des dreidimensionalen Verlaufs des Hippocampus durchsichtig dargestellt.

**b** Ansicht von oben nach Eröffnung der Seitenventrikel von dorsal und lateral.

Die Hippocampusformation liegt im medialen Temporallappen und bogenförmig oberhalb des Balkens. In Abhängigkeit von den Beziehungen zum Corpus callosum unterscheidet man 3 makroskopische Abschnitte:

- Hippocampus retrocommissuralis (Temporallappenrinde) = „Hippocampus" im eigentlichen Sinn und im klinischen Sprachgebrauch
- Hippocampus supracommissuralis (oberhalb des Corpus callosum)
- Hippocampus precommissuralis (unterhalb des Genu corporis callosi)

Der Hippocampus mit Caput, Corpus und Cauda liegt am Boden des Unterhorns des Seitenventrikels und ist links vom Plexus choroideus bedeckt. Auf der rechten Seite wurde dieser entfernt.

## Endhirn, Archicortex

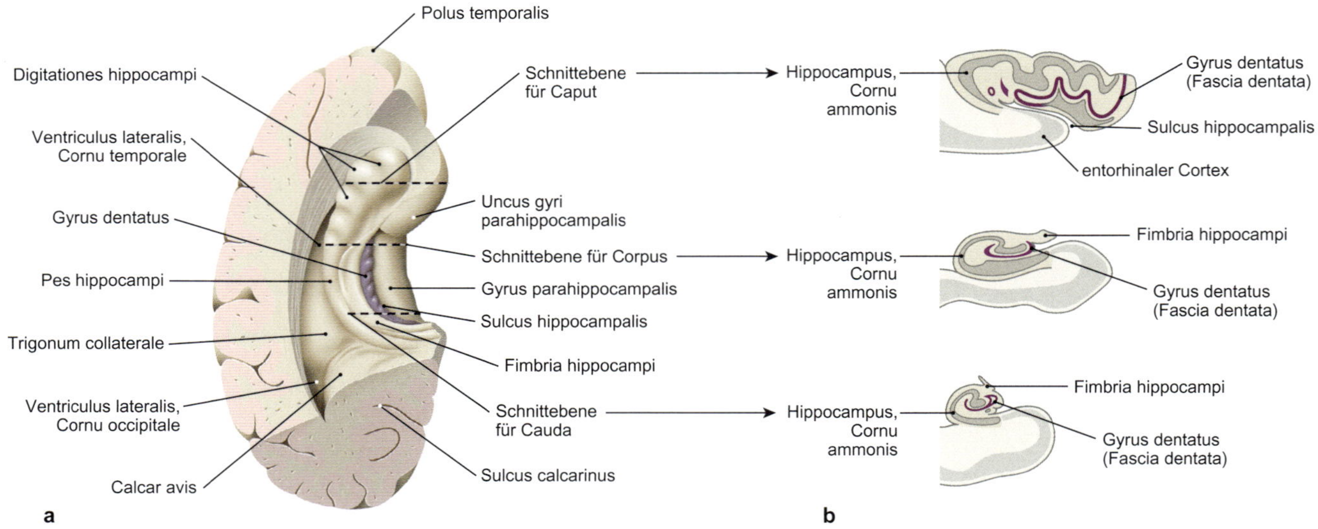


**Abb. 12.84a und b Hippocampus.** [S700-L127]
**a** Ansicht von hinten oben auf das Unterhorn des eröffneten Seitenventrikels.
**b** Querschnitte durch den Hippocampus im Bereich von Kopf, Körper und Schwanz (Caput, Corpus, Cauda).

Im Gyrus dentatus (violett) erkennt man deutliche Unterschiede in der Anordnung der Prinzipalzellen. Bei Frontalschnitten im vorderen Bereich sind die Regionen des Hippocampus mehrfach getroffen; im Bereich von Körper und Schwanz ist die „klassische" Anordnung der Hippocampusregionen zu sehen.

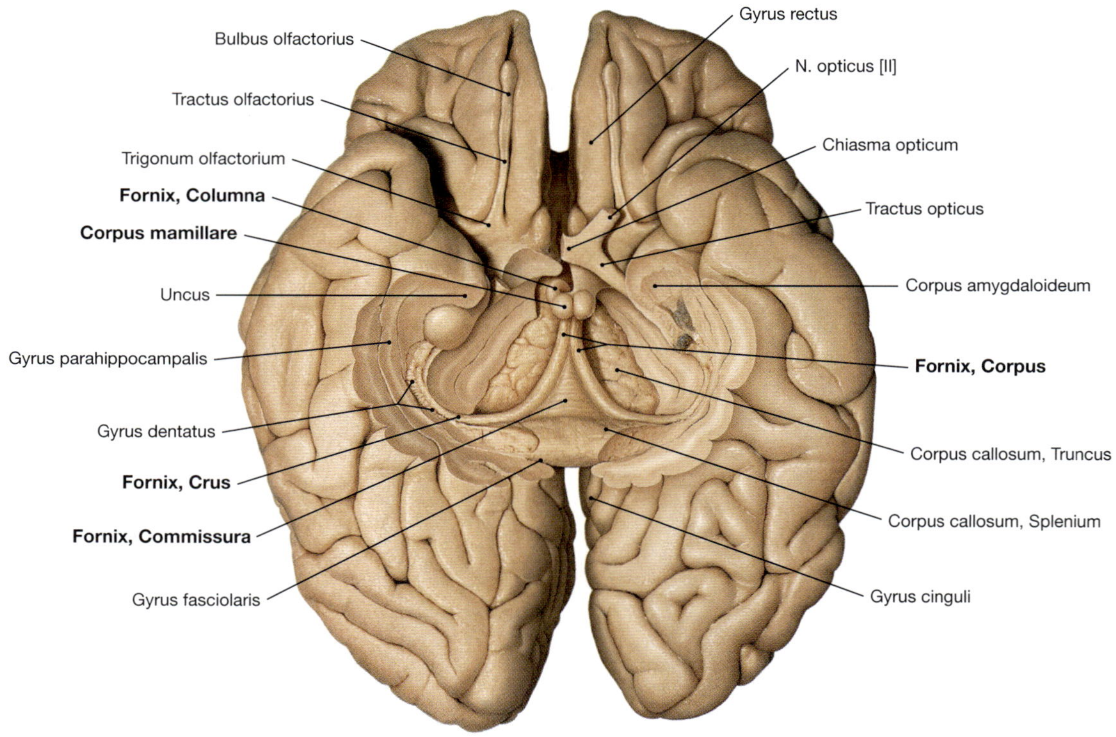


**Abb. 12.85 Gewölbe, Fornix;** Ansicht von unten; nach Abtragung der basalen Gehirnanteile. [S700]
Der Fornix ist eine paarige Struktur, die sich aus Crus, Commissura, Corpus und Columna zusammensetzt. Von seinem Ursprung am Hippocampus und Subiculum im Temporallappen zieht er bogenförmig über den III. Ventrikel zum Corpus mamillare. Vor Erreichen der Corpora mamillaria verbinden sich die beiden Fornices (Commissura fornicis). An dieser Stelle findet ein **Faseraustausch** zwischen den beiden Seiten statt (→ Abb. 12.86).

### Klinik

**Neurodegenerative Erkrankungen** gehen mit einem schleichenden Untergang von Nervenzellen einher. Ist die Hippocampusformation betroffen, kommt es zu Störungen des räumlichen Gedächtnisses und der Orientierungsfähigkeit. Es können auch keine neuen Erlebnisse und kein neues Wissen mehr abgespeichert werden. Der **Morbus ALZHEIMER** ist die bekannteste neurodegenerative Erkrankung. Dabei bilden sich im Gehirn extrazelluläre Proteinablagerungen („Amyloid-Plaques") sowie intrazelluläre Proteinaggregate. Schon früh ist die Hippocampusformation betroffen. Neben räumlicher Desorientiertheit kommt es zum Verlust der Merkfähigkeit. Wird der Neocortex später mit einbezogen, werden auch noch die vorhandenen Erinnerungen gelöscht. Im fortgeschrittenen Stadium kann sich der Patient dadurch weder an sich als Person noch an Ereignisse aus seinem Leben erinnern.

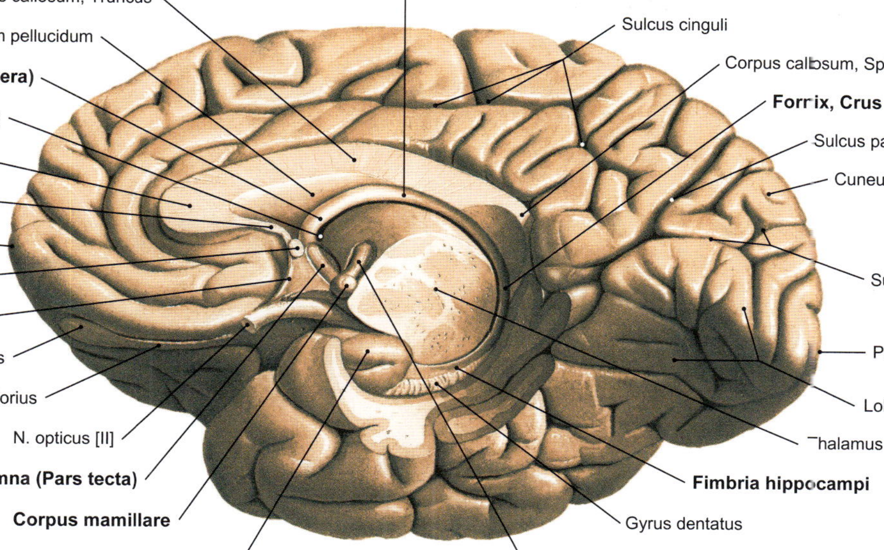


**Abb. 12.86 Gewölbe, Fornix;** Ansicht von medial unten. [S700]
Der Fornix ist eine wichtige Bahn des limbischen Systems. **Faserverbindungen** bestehen zu den vorderen Hypothalamuskernen, dem Thalamus und den Habenulae. Die Abbildung zeigt die topographischen Beziehungen des Fornix.

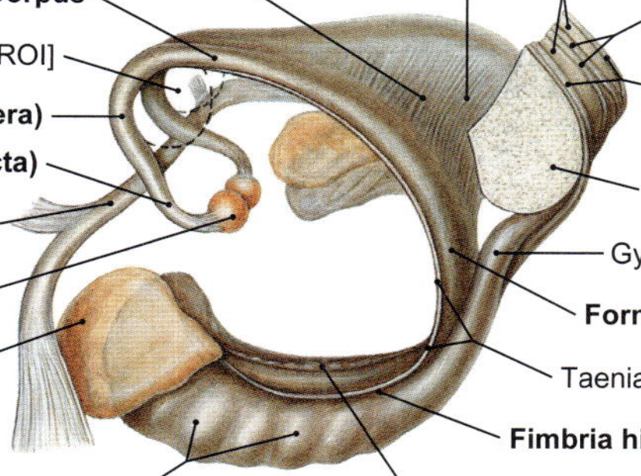


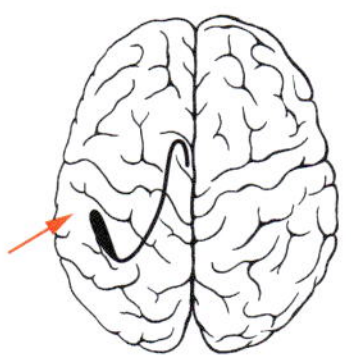

**Abb. 12.87 Vordere Kommissur, Commissura anterior, Gewölbe, Fornix, und Hippocampusformation, Indusium griseum;** Ansicht von links. [S700]
Die dargestellten Strukturen gehören zum **limbischen System,** einem funktionellen Konzept mit Beteiligung zahlreicher Hirnstrukturen im Tel-, Di- und Mesencephalon. Die wichtigsten Strukturen sind die beiden Hippocampi, die Corpora amygdaloidea, die Gyri cinguli und die Nuclei septales. Das limbische System steuert Funktionen wie Antrieb, Lernen, Gedächtnis, Emotionen, aber auch vegetative Regulationen der Nahrungsaufnahme, Verdauung und Fortpflanzung.
Die **Commissura anterior** (→ Abb. 12.28 und → Tabelle bei → Abb. 12.29) ist ein Fasersystem (Kommissurenfasern), das aus einer Pars anterior und einer Pars posterior besteht. Die Pars anterior verbindet die Tractus olfactorii und die Riechrinden beider Seiten. Die Pars posterior verbindet die vorderen Anteile der Temporallappen (besonders Cortex und Corpora amygdaloidea). Das Corpus amygdaloideum steht mit dem Hippocampus in Kontakt.
Vom **Hippocampus** sieht man die Digitationes hippocampi des Pes hippocampi und die Fimbria hippocampi, die in das Crus des Fornix übergehen. Im Bereich der Columna findet ein Faseraustausch zwischen beiden Seiten statt. Rostral setzt sich der Fornix über die Corpora in die Columnae fort, die jeweils aus einer Pars libera und einer Pars tecta bestehen. Die Pars tecta hat Verbindung zum Corpus mamillare.

## Klinik

Die Corpora mamillaria gehören wie der Fornix und der Hippocampus zum limbischen System. Sie spielen vermutlich bei Gedächtnisleistungen eine Rolle. Genaueres ist allerdings nicht bekannt. Ein Mangel an Thiamin (Vitamin $B_1$), z. B. durch chronischen Alkoholabusus, kann zur Zerstörung der Corpora mamillaria mit schwersten Gedächtnisstörungen **(Amnesie),** Störungen der Bewegungskoordination **(Ataxie)** sowie Desorientiertheit und Erzählen von objektiv unwahren Geschichten **(Konfabulationen)** führen **(WERNICKE-KORSAKOW-Syndrom).** Die Patienten versuchen, Gedächtnislücken durch „Hinzudichten" zu überbrücken.

## Endhirn, Archicortex

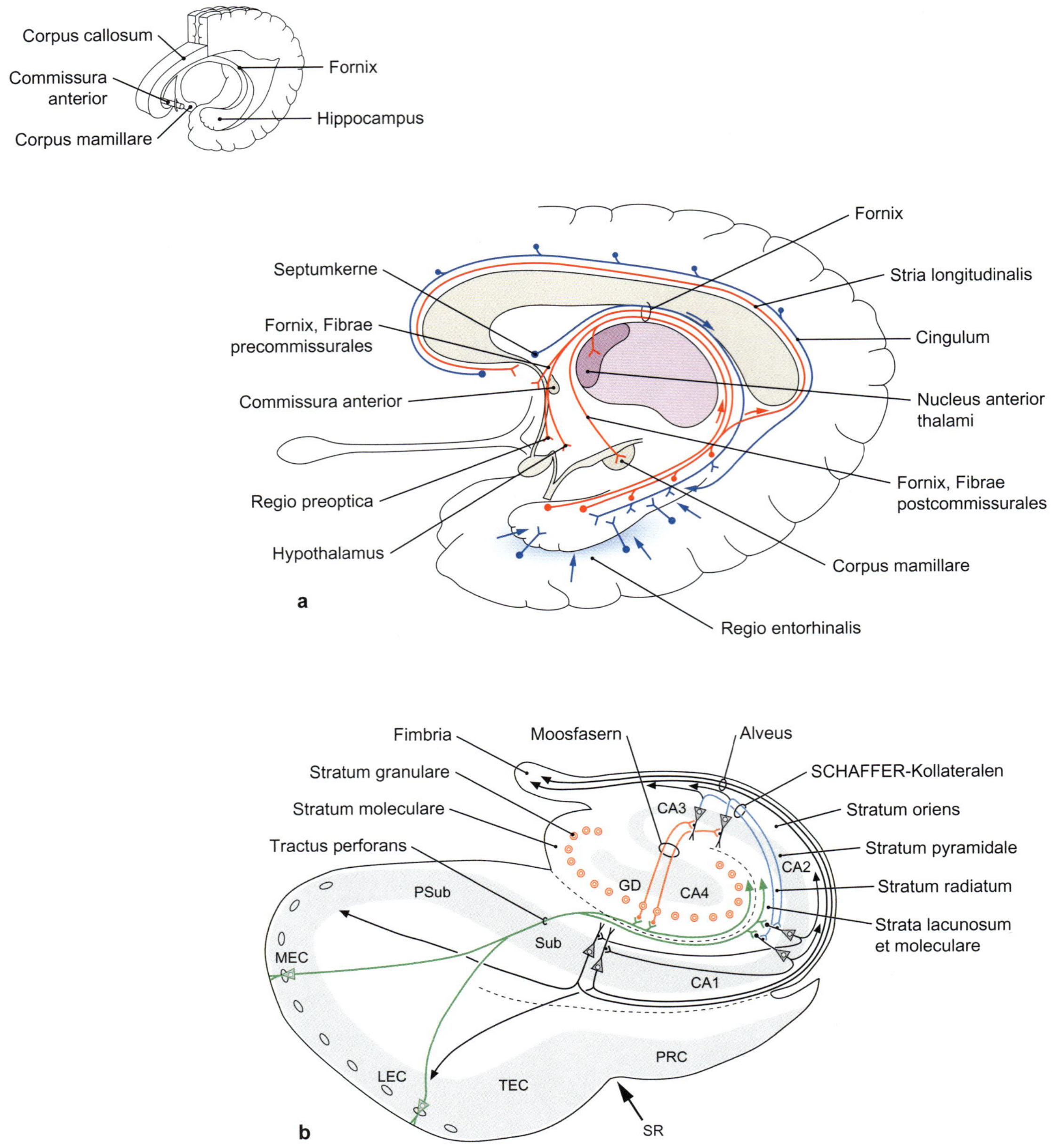


**Abb. 12.88a und b Verbindungen der Hippocampusformation.**
**a** PAPEZ-Kreis. [S702-L127]
**b** Regionen der Hippocampusformation und ihre intrinsischen Verschaltungen. Frontalschnitt durch das Corpus des Hippocampus. [S702-L141]/[B500-T1190-T1189]
CA = Cornu ammonis, GD = Gyrus dentatus, Sub = Subiculum, PSub = Presubiculum, MEC/LEC = medialer/lateraler entorhinaler Cortex, TEC = transentorhinaler Cortex, PRC = perirhinaler Cortex, SR = Sulcus rhinalis.
Verbindungen der Hippocampusformation sind:
- Neokortikale Verbindungen (via entorhinalen Cortex, das „Tor zum Hippocampus"; Subiculumkomplex)
- Intrinsische Verbindungen (entorhinaler Cortex – Fascia dentata – CA3 – CA1 – Subiculumkomplex – entorhinaler Cortex)
- Kommissurale Verbindungen (besonders entorhinaler Cortex und Subiculum)
- Subkortikale Verbindungen (Septumkerne, Corpora mamillaria, Amygdala, Hirnstamm u. a.)

Grob gesagt verläuft der Neuronenkreis **(PAPEZ-Kreis)** vom Hippocampus über den Fornix zu den Corpora mamillaria, weiter über das mamillothalamische Bündel zum Nucleus anterior des Thalamus und weiter zum Gyrus cinguli. Der Gyrus cinguli projiziert über das Cingulum zur Regio entorhinalis des Gyrus parahippocampalis und diese wiederum über den Tractus perforans zum Hippocampus, sodass der Kreis geschlossen ist. Man geht heute davon aus, dass der PAPEZ-Kreis der Speicherung von Gedächtnisinhalten dient, indem Inhalte des Primärgedächtnisses in Formen des Sekundär- und Tertiärgedächtnisses überführt werden.

### Klinik

Manchmal werden zur Behandlung einer schweren und medikamentös **therapieresistenten Temporallappenepilepsie** die betroffenen Anteile der Hippocampusformation auf einer Seite operativ entfernt. Während dies nicht zu offensichtlichen Gedächtnisstörungen führt, geht die Entfernung beider Hippocampi mit einer schweren, überwiegend anterograden Amnesie (Unfähigkeit, neue Gedächtnisinhalte abzuspeichern und sich an diese zu erinnern) einher.
**Schädigungen cingulärer Rindenareale** führen zu kognitiven Veränderungen, wie sie auch bei komplexen neuropsychiatrischen Krankheitsbildern auftreten (Depressionen, Schizophrenie, Angststörungen, Antriebsstörungen).

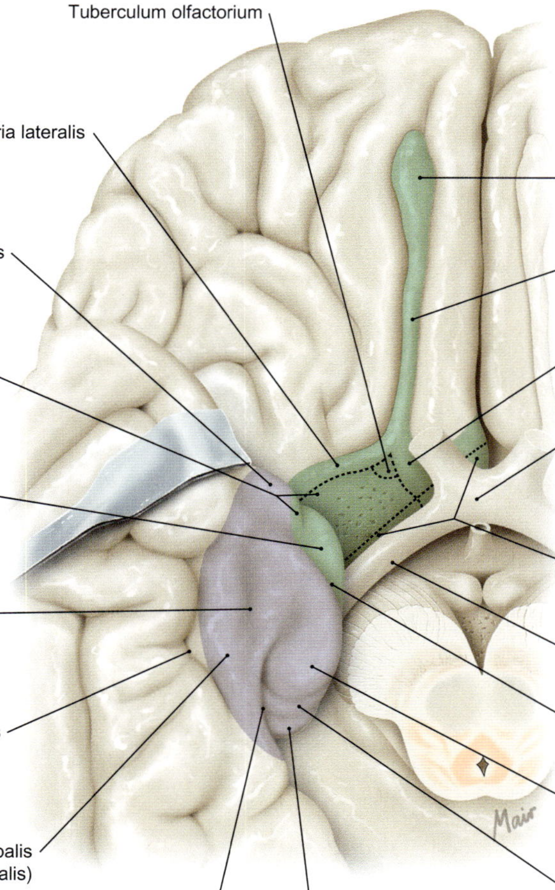


**Abb. 12.89 Paleokortikale (grün) und benachbarte archikortikale (violett) Strukturen.** Ansicht von unten. [S702-L127]/[E633-002]
Der Paleocortex ist phylogenetisch der älteste Cortexanteil. Zu ihm gehören Bulbus olfactorius, Tractus olfactorius, Nucleus olfactorius anterior, Tuberculum olfactorium, die Septumkerne, Regio periamygdalaris und Regio prepiriformis. Bulbus und Tractus olfactorius unterscheiden sich histologisch sehr deutlich vom sechsschichtigen Isocortex. Sie gehören damit zum Allocortex (allo = anders, anders als der sechsschichtige Isocortex). Der Paleocortex ist für den Geruchssinn zuständig. Von den Rezeptorzellen in der Nasenschleimhaut (→ Abb. 12.127) gelangen die Riecheindrücke über den Bulbus olfactorius zur primären Riechrinde, ohne vorher im Thalamus umgeschaltet zu werden. Dies unterscheidet den Geruchssinn von allen anderen Sinneseindrücken. Dennoch bestehen enge Verbindungen zu verschiedenen Teilen des limbischen Systems. Über weitere Verbindungen zum Thalamus und zur Inselregion wirken olfaktorische Rindenareale auf die anderen Bereiche des Gehirns ein.

## Klinik

Da **neurodegenerative Erkrankungen** wie Morbus ALZHEIMER und Morbus PARKINSON oft zu einem frühen Zeitpunkt mit Störungen des Geruchssinns einhergehen, wird die Testung des Geruchssinns mittels standardisierter Riechtests als diagnostischer Frühmarker für diese Erkrankungen diskutiert.

## Endhirn, subkortikale Kerne

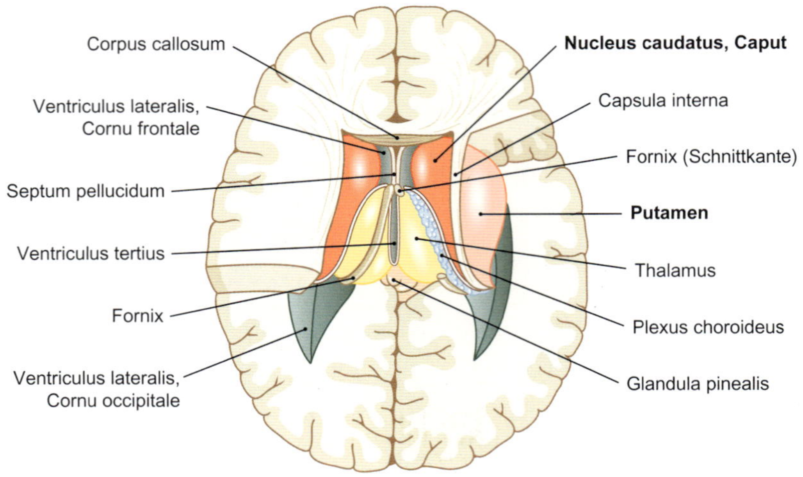


**Abb. 12.90 Endhirnkerne (Basalganglien), Thalamus und Seitenventrikel;** Übersicht; Ansicht von oben nach Eröffnung der Seitenventrikel von dorsal und lateral. [S702-L126]/[G1084]
Die Basalganglien gehören zur Gruppe der subkortikalen Kerne. Weitere subkortikale Kerne sind die Amygdala und der Nucleus basalis MEYNERT (beide nicht dargestellt). Die Kerngebiete sind an der Ausgestaltung von Bewegungsabläufen sowie an der Regulation höherer Hirnfunktionen wie Lernen, Erinnerung, Motivation und Emotion beteiligt. Sie gehören in erster Linie zum extrapyramidalmotorischen System (EPMS).
Die Basalganglien umfassen:
- Striatum (Corpus striatum) bestehend aus Nucleus caudatus und Putamen
- Pallidum (Globus pallidus; nicht sichtbar)

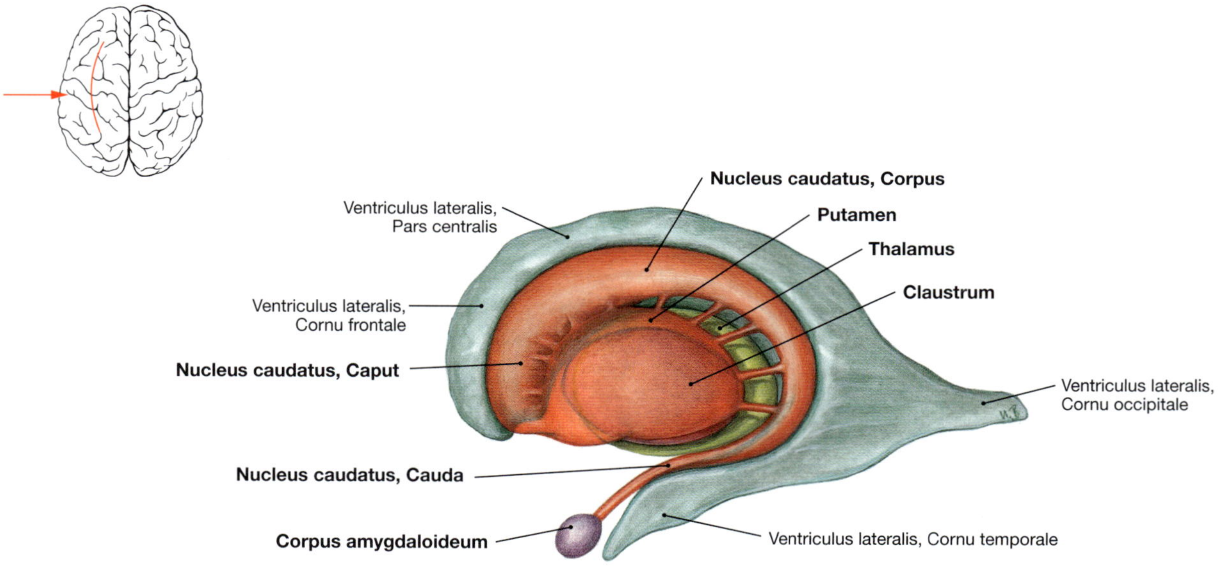


**Abb. 12.91 Endhirnkerne und Thalamus;** Ansicht von links. [S700]
Die Abbildung zeigt die Beziehung von Ventriculus lateralis, Nucleus caudatus, Amygdala, Putamen, Globus pallidus und Thalamus. Viele der Endhirnkerne werden unter dem Sammelbegriff **Basalganglien** zusammengefasst. Hierzu gehören sowohl das dargestellte Striatum (Nucleus caudatus und Putamen) und das nicht dargestellte Pallidum als auch die ebenfalls nicht dargestellten Nucleus subthalamicus und Substantia nigra im Mesencephalon.

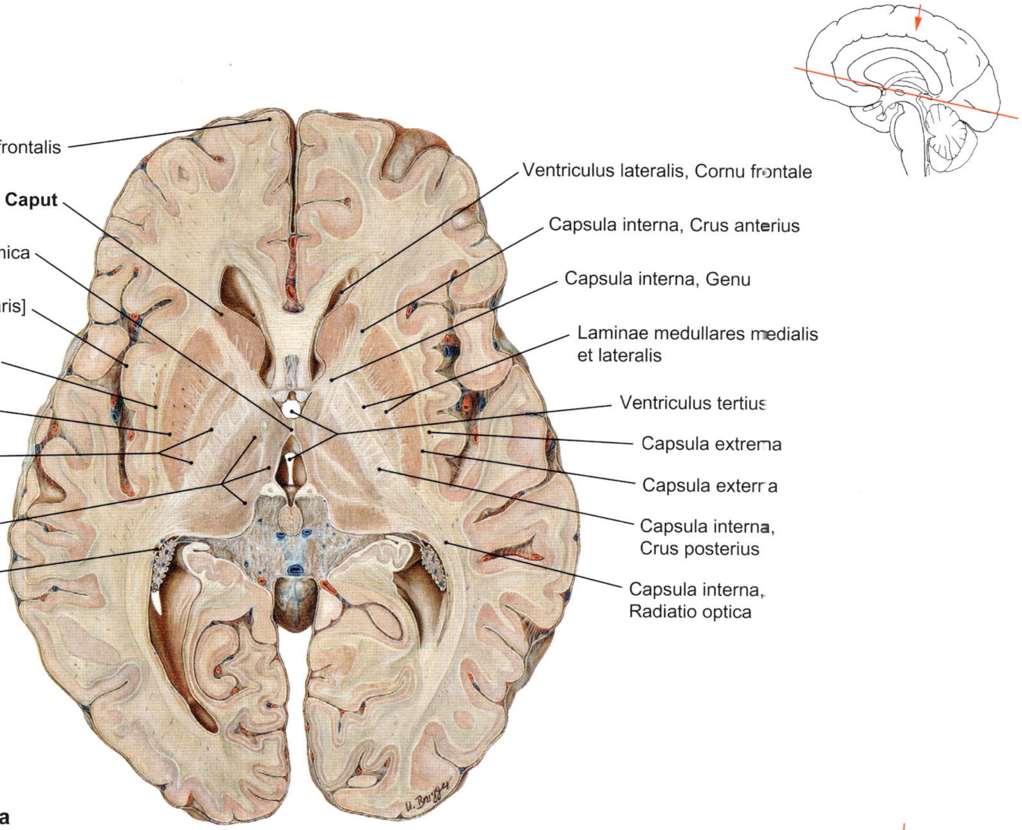


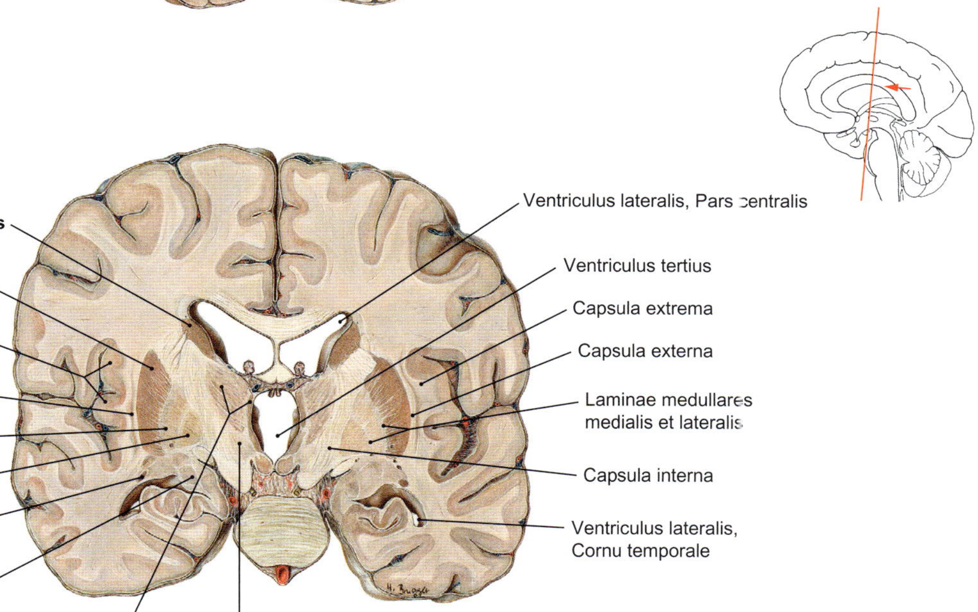


**Abb. 12.92a und b Subkortikale Kernstrukturen.** [S700]
**a** Horizontalschnitt durch die Mitte des III. Ventrikels.
**b** Frontalschnitt auf Höhe der Corpora mamillaria.

## Klinik

Der **Morbus PARKINSON** (PARKINSON-Krankheit) geht auf eine Degeneration dopaminerger Neurone und damit auf einen Verlust nigrostriataler Fasern (Fasern zwischen Substantia nigra und Striatum) zurück. Resultat ist eine allgemeine Hemmung der motorischen Aktivität mit Einschränkungen des Bewegungsantriebs (von Hypokinese bis Akinese = Bewegungsarmut). Diese äußert sich durch kleine trippelnde Schritte und fehlende Mitbewegung der Arme. Ferner bestehen ein in der Regel einseitiger, in Ruhe auftretender Tremor (Zittern einer Hand, Pillendreher-Tremor) sowie eine allgemeine Muskelsteifheit (Rigor, z. B. fehlende Gesichtsmimik). Außerdem leiden die Patienten an vermehrter Speichel-, Tränen-, Schweiß- und Talgdrüsensekretion (Salbengesicht), auch psychisch sind sie verlangsamt und affektlabil. Die Erkrankung betrifft ca. 1 % der über 60-Jährigen. PARKINSON-ähnliche Erkrankungen können nach Enzephalitis, Vergiftungen, langfristiger Einnahme von Psychopharmaka u. a. vorkommen.

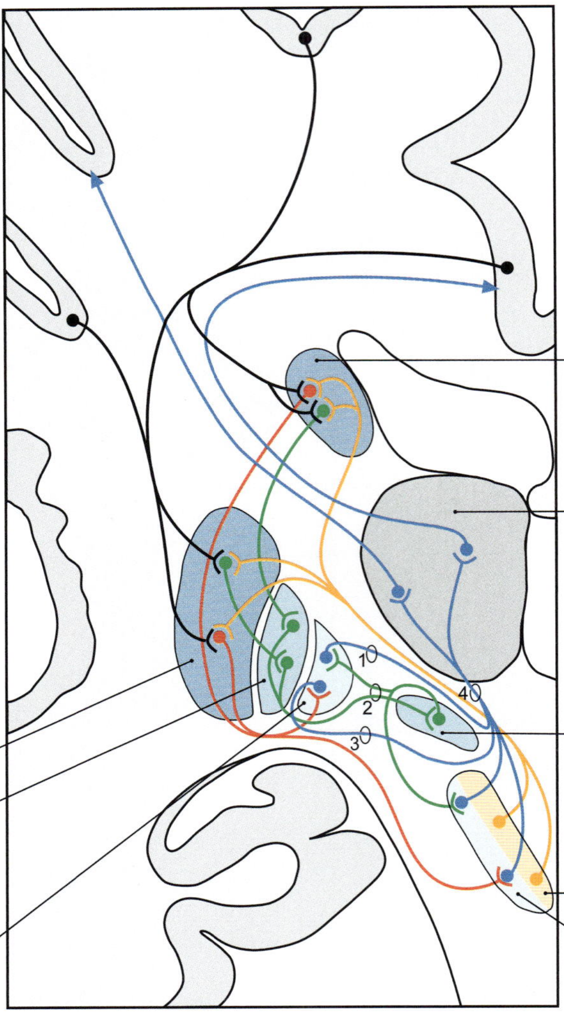


**Abb. 12.93 Neuronale Verschaltungen der subkortikalen Kernstrukturen;** Schema, Frontalschnitt. [B500-T1189-L316]
Innerer Aufbau und Faserverbindungen der Basalganglien. Das Striatum ist die Haupteingangsstation in die Basalganglien (→ Abb. 12.94).

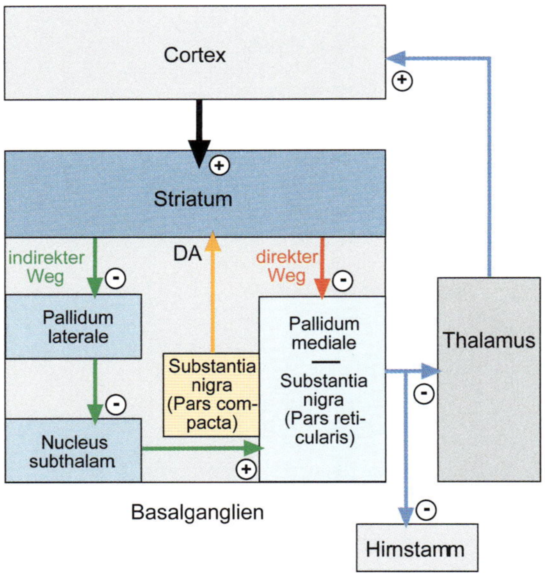


**Abb. 12.94 Neuronale Verschaltungen der subkortikalen Kernstrukturen;** Schema. [B500-T1189-L316]
Die Basalganglien sind über die Einbindung in verschiedene kortikale Rückkopplungsschleifen (Cortex – Basalganglien – Thalamus – Cortex) an der **Erstellung von Bewegungsprogrammen** beteiligt. Ihre Hauptaufgabe ist dabei die Modulation von Bewegungen (Kraft, Richtung, Auslenkung). Die in den Basalganglien eintreffenden Impulse werden auf einem direkten, motorikfördernden Weg und einem indirekten, motorikhemmenden Weg verarbeitet.
DA = Dopamin

## Klinik

Veränderungen im Huntingtin-Gen führen zur autosomal-dominant vererbten **Chorea HUNTINGTON.** Die neurodegenerative Erkrankung geht mit einer Degeneration striataler GABAerger Projektionsneurone insbesondere des indirekten Wegs einher, die zu unwillkürlich auftretenden überschießenden Bewegungen mit verringertem Muskeltonus führt (choreatische Hyperkinese).

**Schädigungen des Nucleus subthalamicus** bewirken Störungen des indirekten Wegs. Die Patienten führen proximal betonte, blitzartige, schleudernde Bewegungen **(Hemiballismus)** auf der kontralateralen Körperseite (Extremität) durch.

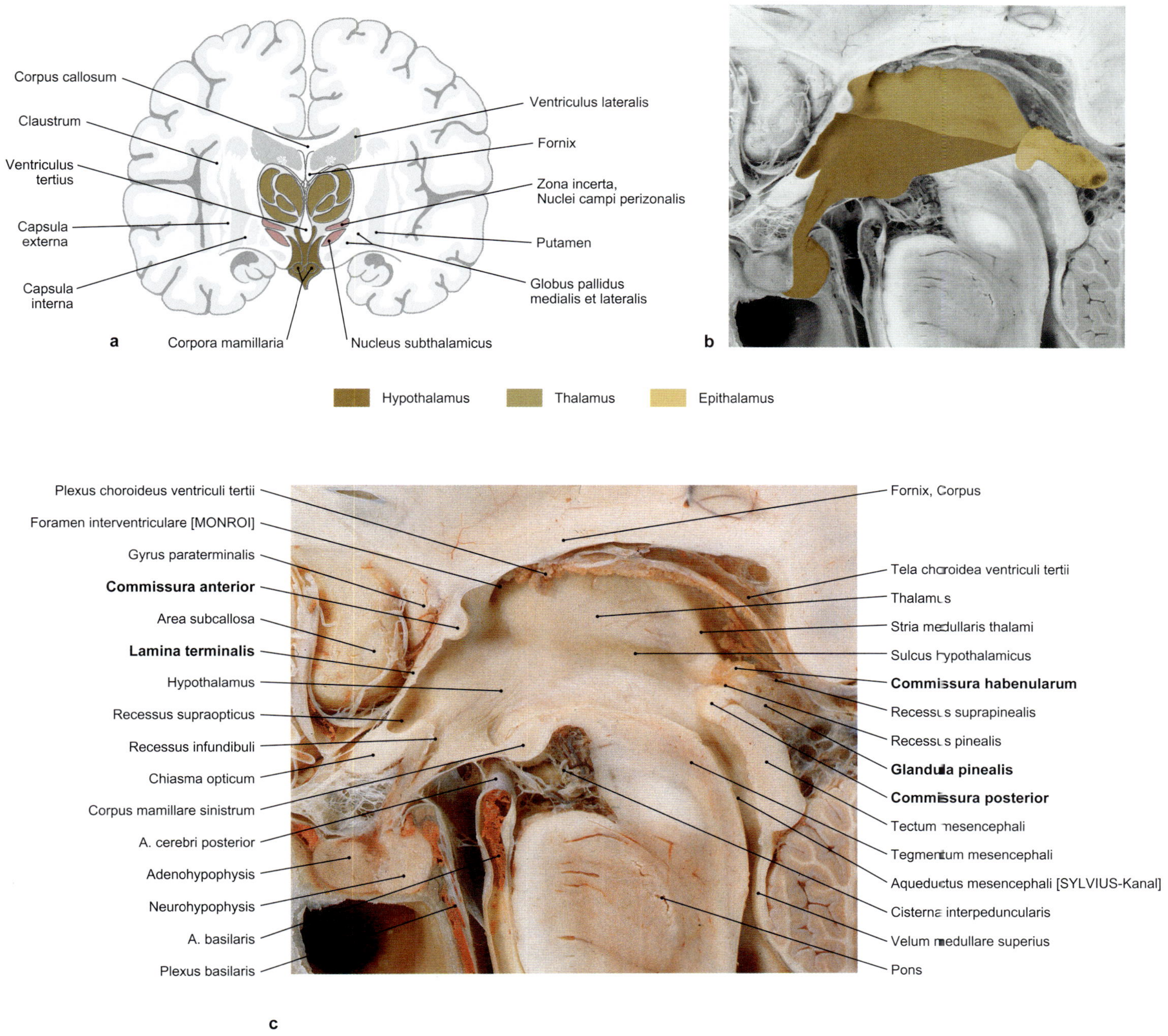


**Abb. 12.95a–c Anteile des Zwischenhirns, Diencephalon.**
**a** Frontalschnitt, Schema. [S702-L126]/[(B500-T1189-L316)/G1081)]
**b** Mediansagittalschnitt.[S700]
**c** Originalbild von b.[S700]

Das Diencephalon wird strukturell und funktionell in 4 Etagen gegliedert:

- Epithalamus (obere Etage, liegt auf dem Thalamus, hierzu gehören Pinealorgan, Habenulae und Commissura posterior)
- Thalamus dorsalis (großer, dicht gepackter Kernkomplex, erstreckt sich bohnenförmig beidseits des III. Ventrikels; die Corpora geniculata = Metathalamus gehören dazu)
- Subthalamus (Thalamus ventralis, Übergangszone zwischen Di- und Mesencephalon, motorische Zone des Zwischenhirns, Kerngebiete zur Steuerung der Motorik wie Globus pallidus und Nucleus subthalamicus)
- Hypothalamus (unterste Etage, Kerngebiete und Faserbahnen am Boden des III. Ventrikels und im Bereich der unteren Anteile der Seitenventrikel)

Das Diencephalon gehört entwicklungsgeschichtlich zum Prosencephalon und liegt zwischen Tel- und Mesencephalon. Es umschließt den III. Ventrikel. Rostral wird das Zwischenhirn von der Commissura anterior und der Lamina terminalis begrenzt (Commissura anterior bis Chiasma opticum). Die hintere Grenze bilden die Commissura posterior, die Commissura habenularum und die Zirbeldrüse (Glandula pinealis).

## Diencephalon, Epithalamus und Thalamus

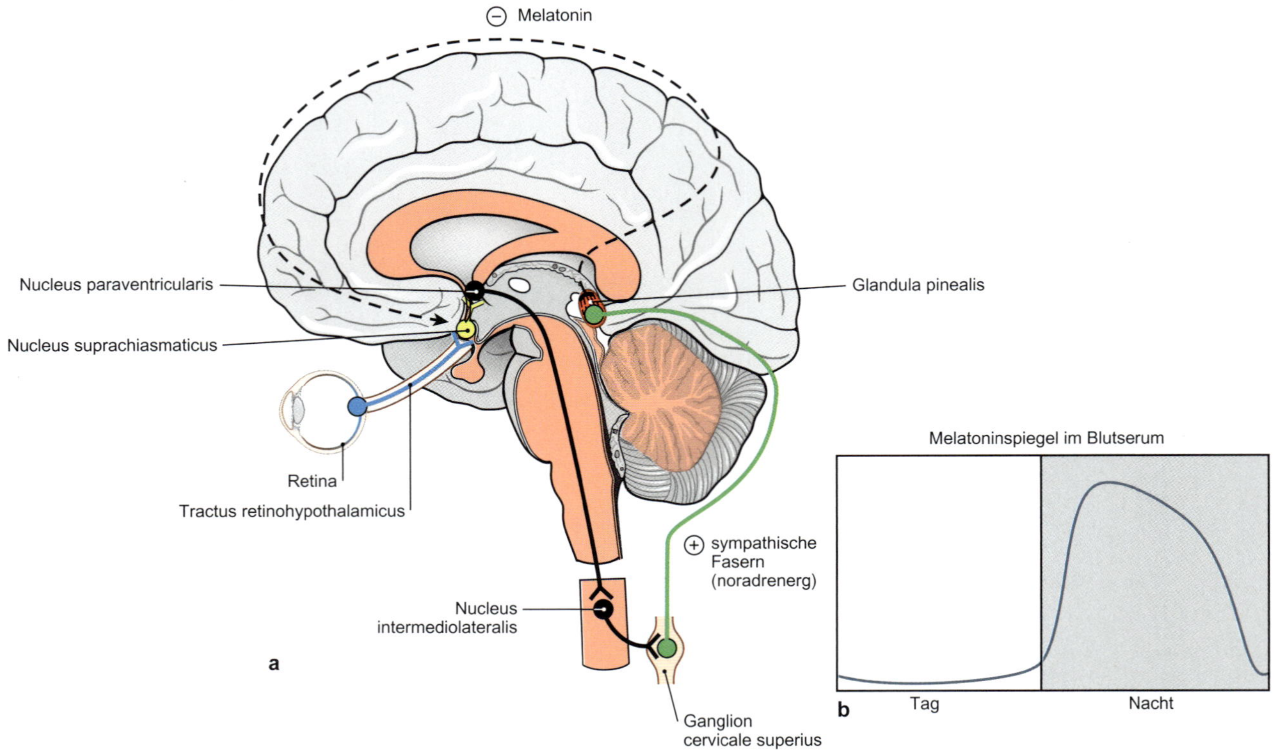


**Abb. 12.96a und b Schaltkreis zur Steuerung der Zirbeldrüse, Glandula pinealis;** schematischer Medianschnitt. [S700-L126]~[B500-T1188]

Der Epithalamus umfasst die Striae medullares thalami, die Habenulae, die Nuclei habenulares, die Commissura habenularum, die Commissura posterior (epithalamica), die Area pretectalis und die Glandula pinealis. Die Glandula pinealis synthetisiert mit organtypischen Pinealozyten lichtabhängig **Melatonin,** das den zirkadianen Rhythmus über die Wirkung auf andere endokrine Organe reguliert. Außerdem wirkt Melatonin rückkoppelnd auf den Nucleus suprachiasmaticus, der endogene Rhythmen mit Rhythmen der Umwelt synchronisiert.

Der **Schaltkreis** beginnt an den Photorezeptoren der Retina **(a),** die Signale zum Nucleus suprachiasmaticus im Hypothalamus (Tractus retinohypothalamicus) leiten. Von dort gelangt die Information über den Nucleus paraventricularis des Hypothalamus zum Ganglion cervicale superius des Sympathicus und weiter zu den Pinealozyten der Glandula pinealis. Melatonin wird vermehrt bei Dunkelheit gebildet **(b).**

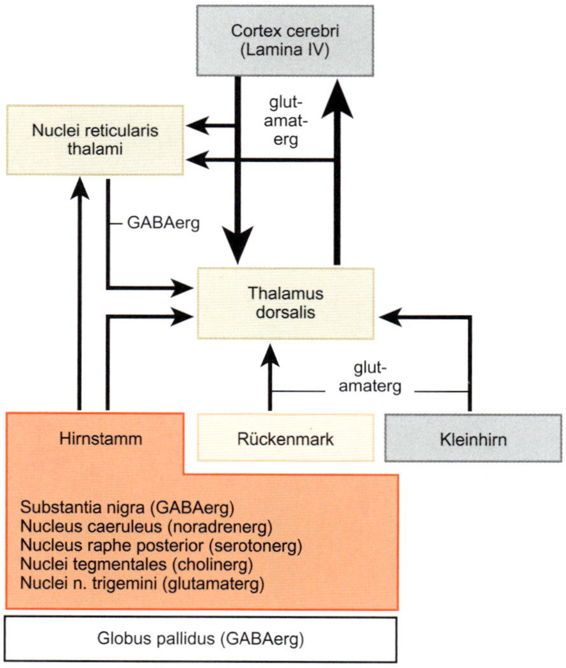


**Abb. 12.97 Afferente und efferente Verbindungen des Thalamus dorsalis;** Schema. [S702-L126]/[B500-M492-L316]

Der Thalamus dorsalis nimmt wesentliche Aufgaben bei der Kommunikation von Cortexarealen mit der Peripherie und von der Peripherie zu zentralen Hirnregionen **(„Tor zum Bewusstsein")** wahr. Alle Sinneswahrnehmungen mit Ausnahme des Riechsystems werden im Thalamus umgeschaltet. Außerdem sind spezialisierte Kerngebiete an der Steuerung der Motorik beteiligt und in verschiedene subkortikale Regelkreise eingebunden wie das limbische System. Schließlich beteiligt sich der Thalamus an vegetativen und motorischen Vorgängen.

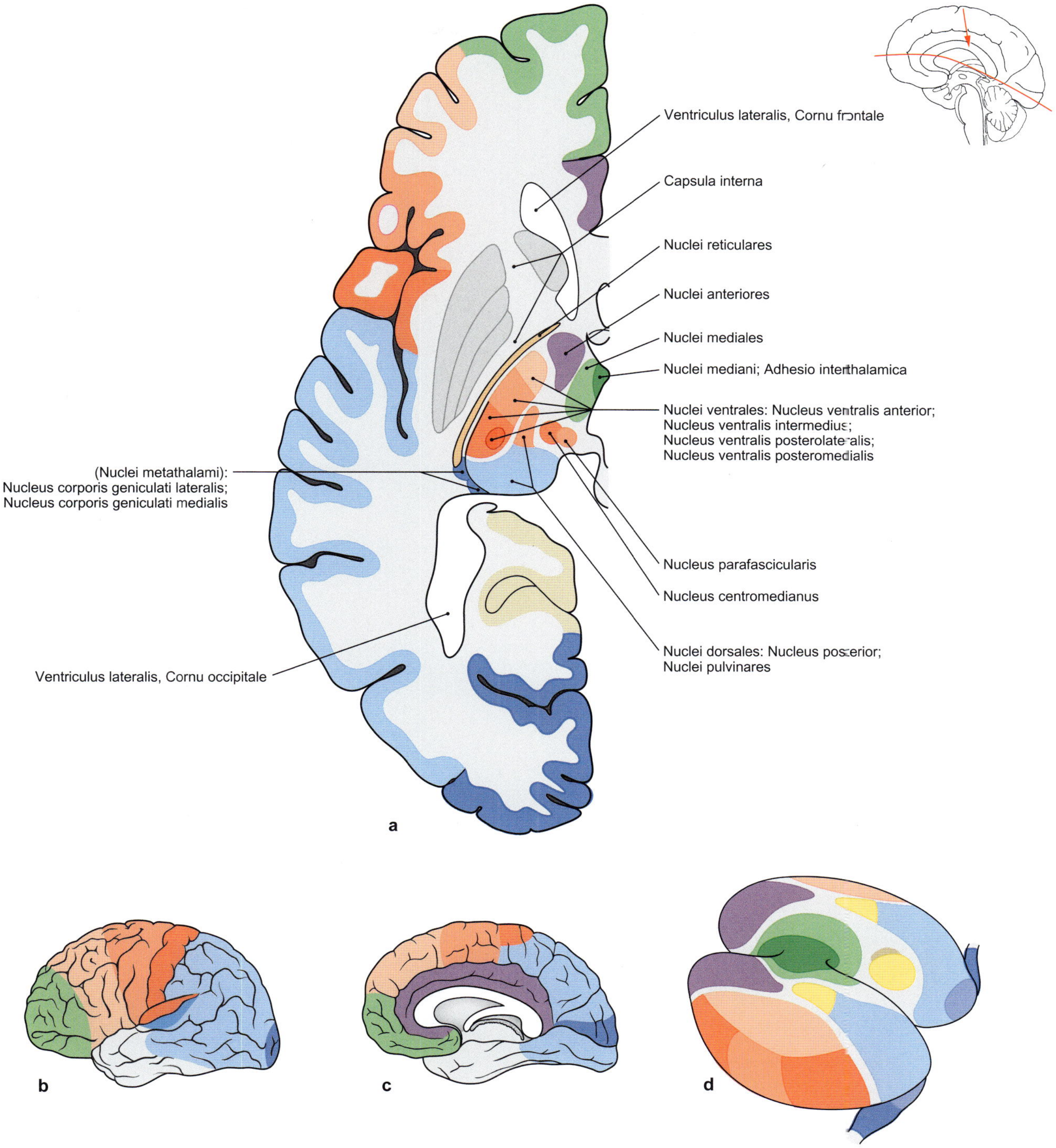


**Abb. 12.98a–d Kerne und Rindenprojektion des Thalamus.** Die zusammengehörigen Kern- und Rindengebiete sind jeweils durch dieselben Farben gekennzeichnet. [S700-L126]
**a** Horizontalschnitt durch die linke Großhirnhemisphäre.
**b** Linke Großhirnhemisphäre von links.
**c** Rechte Großhirnhemisphäre von medial.
**d** Aufsicht auf die beiden Thalami von schräg oben.

Im Thalamus gehen sämtliche sensiblen Impulse aus dem Körper ein, werden hier umgeschaltet (Ausnahme: Riechen), integriert und an den Cortex weitergeleitet. Darüber hinaus beteiligt sich der Thalamus an vegetativen und motorischen Vorgängen. Seine diversen Kerngruppen werden anhand von Lamellen **(Lamina medullaris medialis interna)** strukturell in 3 Kerngebiete eingeteilt:

- Ventrolaterale Gruppe **(Nuclei ventrolaterales)**
- Mediale Gruppe **(Nuclei mediani)**
- Anteriore Gruppe **(Nuclei anteriores)**

Außerdem werden die in die Lamina medullaris medialis interna eingelassenen Nuclei mediani, das okzipital liegende Pulvinar und die Nuclei reticulares unterschieden. Die jeweiligen Kerngruppen können in kleinere funktionelle Einheiten unterteilt werden (mehr als 100 Kerngebiete). Spezifische Kerne (Palliothalamus) steuern dabei definierte Cortexareale an (primäre Projektions- und Assoziationsfelder); unspezifische Kerne (Truncothalamus) projizieren zum Hirnstamm und einigen eher diffusen Cortexarealen.

## Klinik

**Schädigungen im Bereich der unspezifischen Thalamuskerne,** z. B. im Rahmen von Durchblutungsstörungen, führen oft zu einer Herabsetzung des Bewusstseins mit gestörter Aufmerksamkeit. Sind die **spezifischen Thalamuskerne** geschädigt, kommt es je nach Lokalisation zu Sensibilitätsstörungen (Nucleus ventralis posterolateralis), Hemianopsie, Schmerzen (Thalamusschmerz), motorischen Störungen wie Paresen, Ataxien (Nucleus anterior ventrolateralis) sowie Persönlichkeitsveränderungen.

## Diencephalon, Thalamus und Hypothalamus



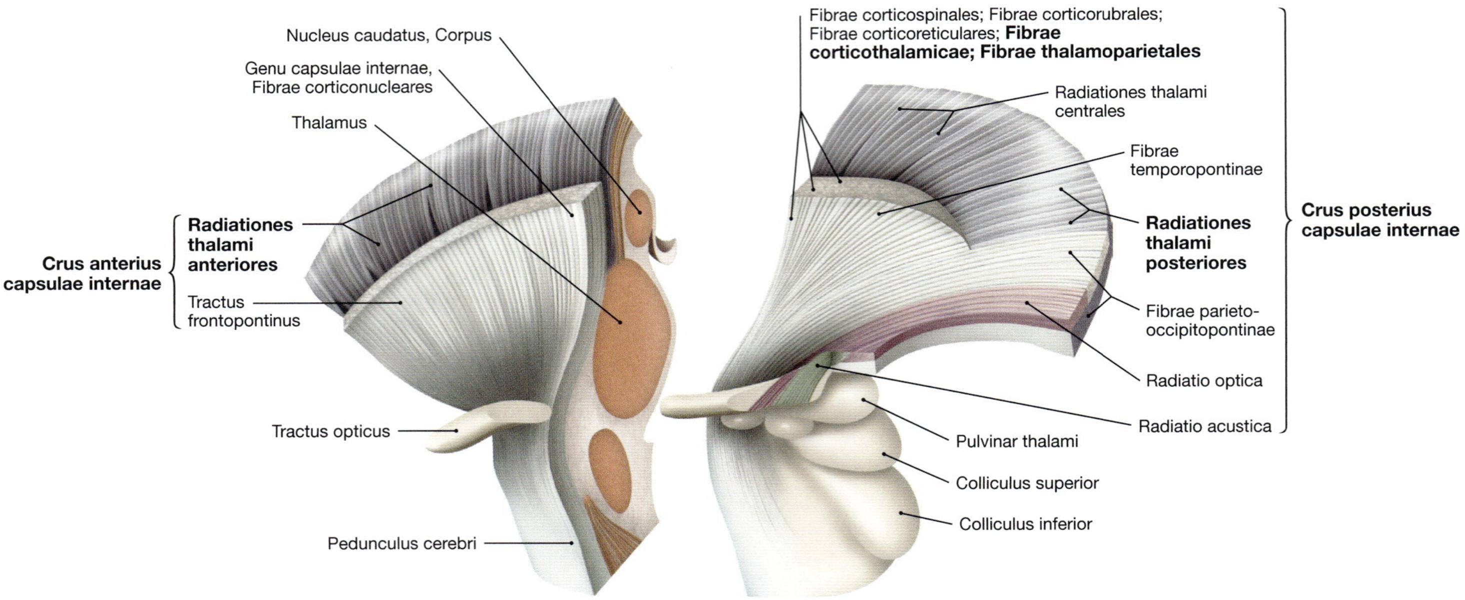


**Abb. 12.99 Thalamusstrahlung, Radiationes thalami, und innere Kapsel, Capsula interna;** Ansicht von links; durch einen Frontalschnitt in 2 Anteile getrennt. [S700-L275]
Die Thalamuskerne projizieren größtenteils zum Cortex. Ihre Bahnen bilden Teile des Crus anterius und des Crus posterius der Capsula interna. Zu den Bahnen gehören die Radiationes thalami anteriores und posteriores. Weitere Bahnen sind die Fibrae corticothalamicae und die Fibrae thalamoparietales.

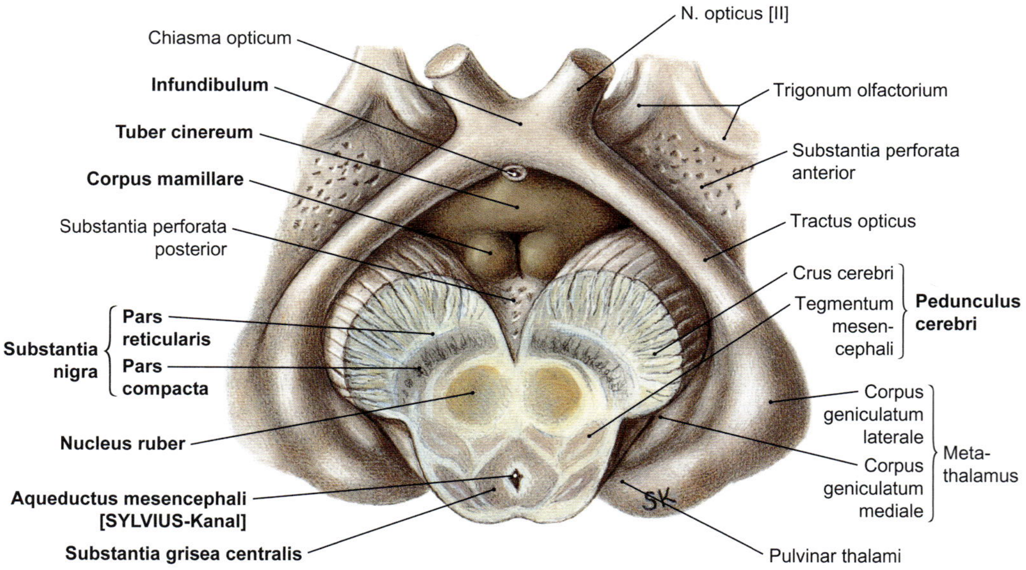


**Abb. 12.100 Anteile des Hypothalamus;** Ansicht von basal. [S700-L238]

Von der Hirnbasis aus sieht man Teile des Hypothalamus, der sich zwischen Chiasma opticum, den Tractus optici und den Corpora mamillaria erstreckt.

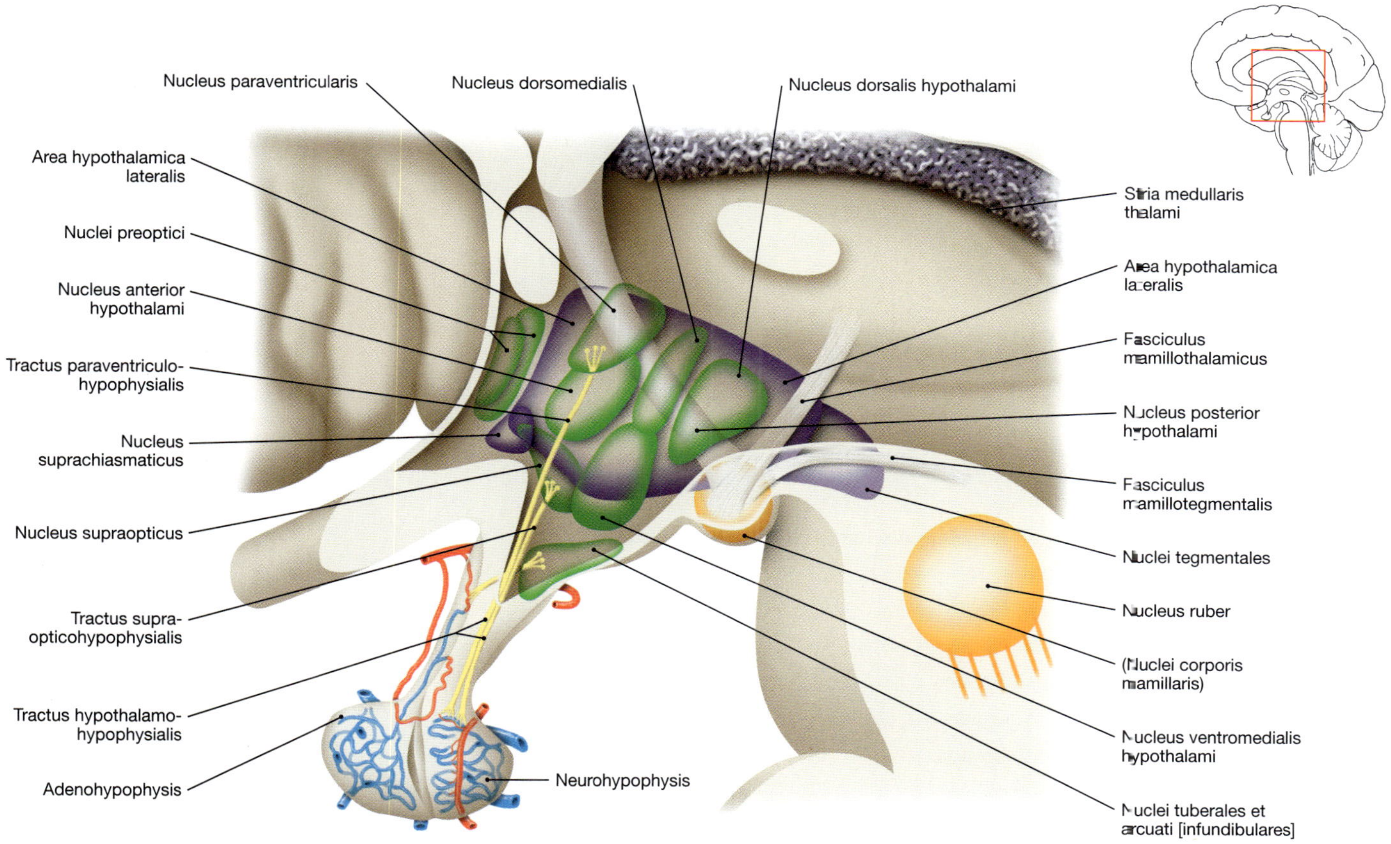


**Abb. 12.101 Hypothalamus;** Ansicht von medial; Übersicht, Kerngebiete durchscheinend gezeichnet. [S700-L127]

Der Hypothalamus bildet den Boden des Diencephalons und ist ein übergeordnetes Steuerzentrum des vegetativen Nervensystems.

Der Hypothalamus besitzt zahlreiche Kerngebiete, die nach ihrer Lage in vordere, mittlere und hintere Kerngruppen gegliedert werden:

- Die **chiasmatische Kerngruppe** (vordere Kerngruppe) umfasst den Nucleus suprachiasmaticus (zentraler Schrittmacher für zirkadianen Rhythmus, Schlaf-wach-Zyklus, Körpertemperatur, Blutdruck), die Nuclei paraventricularis und supraopticus (Produktion von antidiuretischem Hormon [ADH] und Oxytozin und axonaler Transport [Tractus hypothalamohypophysialis] in die Neurohypophyse) und die Nuclei preoptici (Beteiligung an der Regulation von Blutdruck, Körpertemperatur, Sexualverhalten, Menstruationszyklus, Gonadotropin).
- Zur **intermediären Kerngruppe** (mittleren Kerngruppe) gehören die Nuclei tuberales, dorsomedialis, ventromedialis und arcuatus [infundibularis = semilunaris] (Produktion und Sekretion von Releasing- und Release-Inhibiting-Hormonen, Beteiligung am Regelkreis von Wasser- und Nahrungsaufnahme).
- Zur **posterioren Kerngruppe** (hinteren Kerngruppe) gehören die Nuclei corporis mamillaris in den Corpora mamillaria, die durch Afferenzen aus dem Fornix und Efferenzen zum Thalamus (Fasciculus mamillothalamicus) in das limbische System integriert sind. Sie beeinflussen Sexualfunktionen und spielen für Gedächtnisleistungen und Emotionen eine wichtige Rolle. Über den Fasciculus mamillotegmentalis stehen sie mit dem Tegmentum mesencephali in Verbindung.

Der Hypothalamus setzt sich nach unten über das Infundibulum in der Hypophyse fort, die aus Neuro- und Adenohypophyse besteht. Der Pfortaderkreislauf der Hypophyse erhält sein Blut aus der A. hypophysialis superior, einem Ast der Pars cerebralis der A. carotis interna. Das Blut wird anschließend über 2 venöse Stromgebiete geleitet. Das erste befindet sich an der Eminentia mediana des Hypothalamus (Gebiet neurosekretorischer Axonendigungen parvozellulärer Neurone). Hier geben diese ihre Statine und Liberine (= Releasing- und Inhibiting-Hormone) in das venöse Blut ab. Das zweite venöse System liegt in der Adenohypophyse, um die hier produzierten Hormone (→ Tabelle unten) aufzunehmen und in den Körper zu tragen.

**Gliederung des Hypothalamus in Regionen, Zonen, wichtige Areae und Nuclei**

| Periventrikuläre Zone | Mediale Zone | Laterale Zone |
|---|---|---|
| **präoptische/chiasmatische Region** | | |
| • Nucleus preopticus medianus<br>• Nuclei periventriculares, preopticus et anterior hypothalami<br>• Nucleus suprachiasmaticus | • Area preoptica medialis (Nucleus preopticus medialis)<br>• Area hypothalamica anterior (Nucleus anterior hypothalami)<br>• Nucleus paraventricularis<br>• Nucleus supraopticus<br>• Nuclei interstitiales hypothalami anteriores | • Area preoptica lateralis<br>• Area hypothalamica lateralis<br>• Nuclei interstitiales hypothalami anteriores |
| **intermediäre (tuberale) Region** | | |
| • Nucleus arcuatus | • Nucleus ventromedialis<br>• Nucleus dorsomedialis | • Area hypothalamica lateralis<br>• Nuclei tuberales laterales<br>• Nucleus tuberomamillaris |
| **posteriore (mamilläre) Region** | | |
| • Nucleus periventricularis posterior<br>• Area hypothalamica posterior (Nucleus posterior hypothalami) | • Nuclei mamillares medialis et lateralis | • Area hypothalamica lateralis<br>• Nucleus tuberomamillaris |

## Diencephalon, Hypothalamus und Hypophyse

| Afferenzen und Efferenzen des Hypothalamus | |
|---|---|
| **Wichtige Afferenzen des Hypothalamus** | **Wichtige Efferenzen des Hypothalamus** |
| • Limbisches System<br>• Hippocampus<br>• Corpus amygdaloideum<br>• Septumregion<br>• Riechrinde<br>• Formatio reticularis, Hinterhorn des Rückenmarks, sensible Hirnnervenkerne<br>• Retina<br>• Innerhalb des Hypothalamus<br>• Inselrinde | • Großhirnrinde, thalamische Kerngebiete<br>• Hirnnervenkerne, Formatio reticularis<br>• Rückenmark<br>• Innerhalb des Hypothalamus<br>• Im Rahmen des magnozellulären Systems zur Neurohypophyse |

**Hormone der Adenohypophyse**

| Hormon | Färbecharakteristik | Funktion | Hypothalamische Regulation über |
|---|---|---|---|
| **Pars distalis** | | | |
| Prolaktin (PRL) | azidophil | Milchsynthese | Prolaktostatin (Dopamin) |
| Wachstumshormon (GH, STH) | azidophil | Wachstum | GHRH (Somatoliberin) |
| Kortikotropin (ACTH) | basophil | Stimulation der Nebenniere | CRH (Kortikoliberin) |
| Melanotropin (α-MSH) | basophil | Pigmentierung der Haut | CRH (Kortikoliberin) |
| β-Endorphin | basophil | Opioidrezeptoren | CRH (Kortikoliberin) |
| follikelstimulierendes Hormon (FSH) | basophil | Reifung von Eizelle/Spermium | GnRH |
| luteinisierendes Hormon (LH) | basophil | Eisprung, Gelbkörperbildung | GnRH |
| Thyreotropin (TSH) | basophil | Stimulation der Schilddrüsenzellen | TRH (Thyreoliberin) |
| **Pars intermedia** | | | |
| Kortikotropin (ACTH) | basophil | Stimulation der Nebenniere | CRH (Kortikoliberin) |
| Melanotropin (MSH) | basophil | Pigmentierung der Haut | CRH (Kortikoliberin) |
| β-Endorphin | basophil | bindet an Opioidrezeptoren | CRH (Kortikoliberin) |
| **Pars tuberalis** | | | |
| Pars-tuberalis-spezifische Zellen | chromophob | zirkadiane/zirkannuale Rhythmik | ? (Melatonin) |

### Klinik

Schädigungen des Nucleus paraventricularis und besonders des Nucleus supraopticus führen zu einem Mangel an **antidiuretischem Hormon (ADH = Vasopressin)** mit daraus resultierender fehlender Wasserrückresorption in den Sammelrohren der Niere. Dies wird als **zentraler Diabetes insipidus** bezeichnet. Dabei scheidet der Patient bis zu 20 l Urin täglich aus.
Die Adenohypophyse kann von verschiedenen Tumoren betroffen sein. Am häufigsten sezernieren solche Tumoren Prolaktin, Wachstumshormon (GH) und Kortikotropin (CRH). Prolaktinome (Prolaktin-sezernierende Adenome) führen bei der Frau zum Ausbleiben der Regelblutung (Amenorrhö), zu Milchbildung der Brustdrüse (Galaktorrhö) und zur Infertilität mit Zeichen einer Vermännlichung. Unter **Akromegalie** versteht man die ausgeprägte Vergrößerung von Körpergliedern oder vorspringender Körperstrukturen (Akren) wie Händen, Füßen (→ Abbildung), Kinn, Unterkiefer, Ohren, Nase, Augenbrauenwülsten oder Geschlechtsteilen. Ursache ist eine Überproduktion des Wachstumshormons **GH** im Hypophysenvorderlappen, meist durch einen gutartigen, seltener durch einen bösartigen Tumor. Kommt es noch vor Abschluss des Längenwachstums zur Ausbildung eines GH-produzierenden Tumors im Hypophysenvorderlappen, resultiert ein **Gigantismus** (hypophysärer Riesenwuchs). Nach dem Epiphysenfugenschluss kommt es lediglich zur Vergrößerung der Akren.

Die eher seltenen Kortikotropin-produzierenden Tumoren führen zum **CUSHING-Syndrom** (mit Hypertonie, Striae, Stammfettsucht und Wangenrötung).
Tumoren der Hypophyse können das Chiasma opticum (bitemporale Hemianopsie; → Abb. 12.130) oder Nerven im Sinus cavernosus (→ Abb. 12.53) komprimieren.

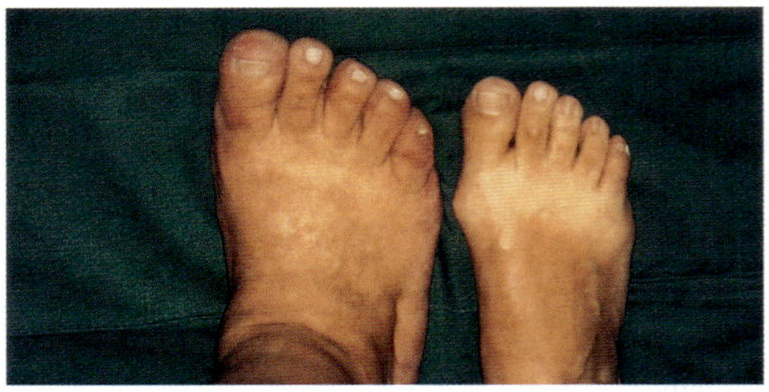

**Fuß einer an Akromegalie erkrankten Patientin (links) im Vergleich zum Fuß einer gesunden Person mit gleicher Körpergröße.** Die Erkrankung basiert auf einer Überproduktion des Wachstumshormons Somatotropin (STH) im Hypophysenvorderlappen. Ursache ist meist ein gutartiger Tumor im Vorderlappen der zum Diencephalon gehörenden Hypophyse. [R236]

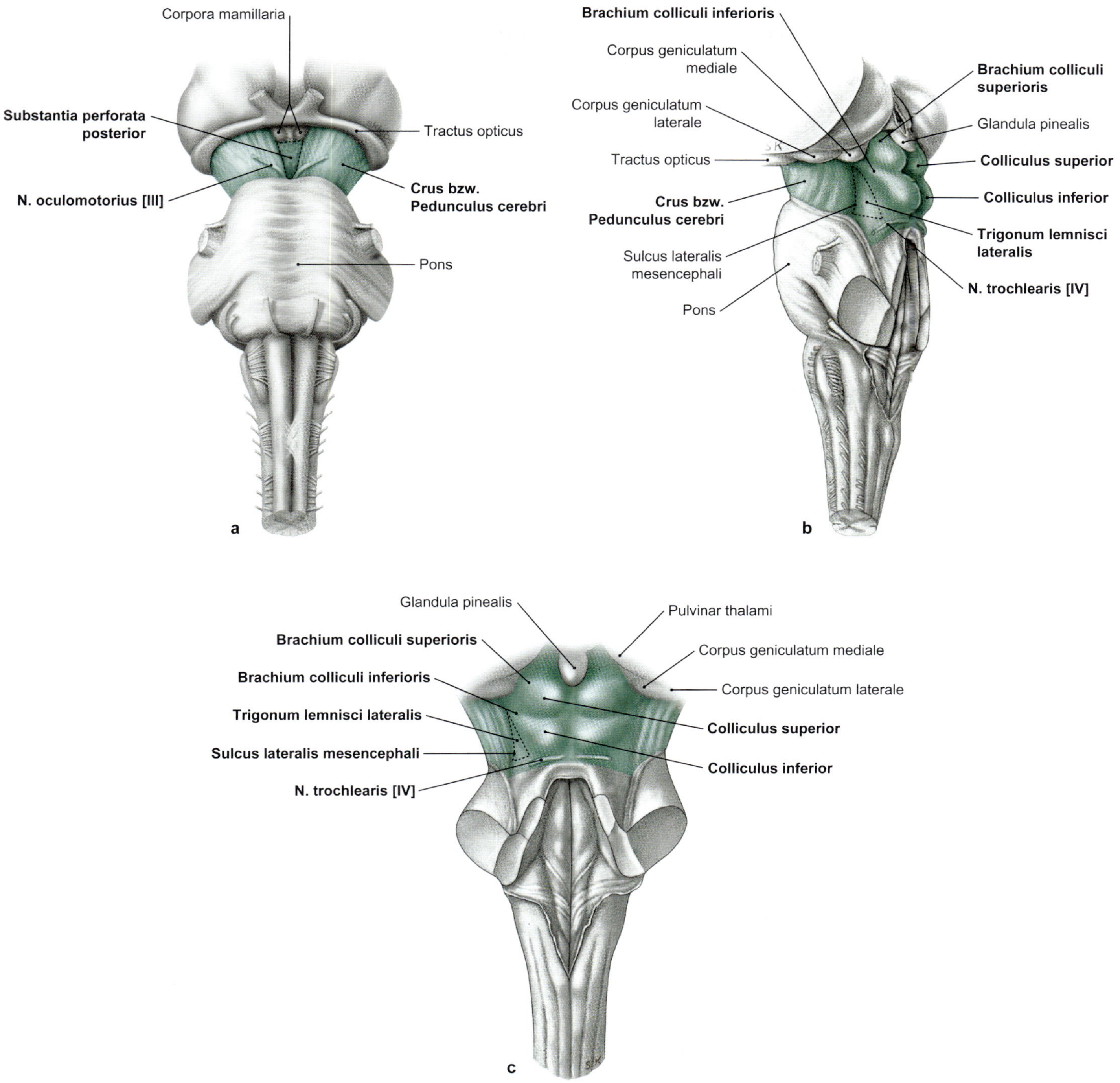


**Abb. 12.102a–c Mittelhirn, Mesencephalon.** [S702-L238]
**a** Ansicht von vorne.
**b** Ansicht von lateral.
**c** Ansicht von hinten.
Das Mittelhirn ist der oberste Abschnitt des Hirnstamms. Nach oben grenzt es an das Diencephalon, nach unten an die Brücke. An der Vorderseite verlaufen die Pedunculi cerebri. An der Dorsalseite liegen die Colliculi superiores und inferiores des Tectum mesencephali, das aufgrund seiner Gestalt als Vierhügelplatte (Lamina tecti [Lamina quadrigemina]) bezeichnet wird. Oberhalb der Vierhügelplatte liegt die Glandula pinealis, die zum Diencephalon gehört, und unter dem Mesencephalon schließt sich der IV. Ventrikel an, der in Höhe von Pons und Medulla oblongata liegt.

## Klinik

Bei supratentoriellen (oberhalb vom Tentorium cerebelli gelegenen) raumfordernden Prozessen (z. B. Blutungen, Tumoren) können mediale Anteile eines oder beider Temporallappen in den Spaltraum zwischen Mesencephalon und Tentorium cerebelli hineingepresst werden **(obere Einklemmung).** In der Folge kann es zum Ausfall des ipsilateralen N. oculomotorius [III] mit Mydriasis, zur Kompression der Pyramidenbahn in den Crura cerebri mit begleitenden motorischen Ausfällen, Streckkrämpfen der Extremitäten und übersteigerten Eigenreflexen sowie zu einer Kompression innerer Bahnsysteme und der vegetativen Zentren der Substantia grisea centralis des Mesencephalons kommen. Letzteres kann zur Kreislaufdysregulation, zu vegetativer Entgleisung und zum Bewusstseinsverlust führen **(Mittelhirnsyndrom).**
Körpereigene Endorphine entfalten ihre Wirkung über Opiatrezeptoren – ebenso wie Opiate (z. B. Morphin und seine Derivate), die daher im Rahmen einer **zentralen Schmerztherapie** eingesetzt werden können. Sie stimulieren Neurone in der Substantia grisea centralis, die das endogene schmerzhemmende System aktivieren.

## Mesencephalon

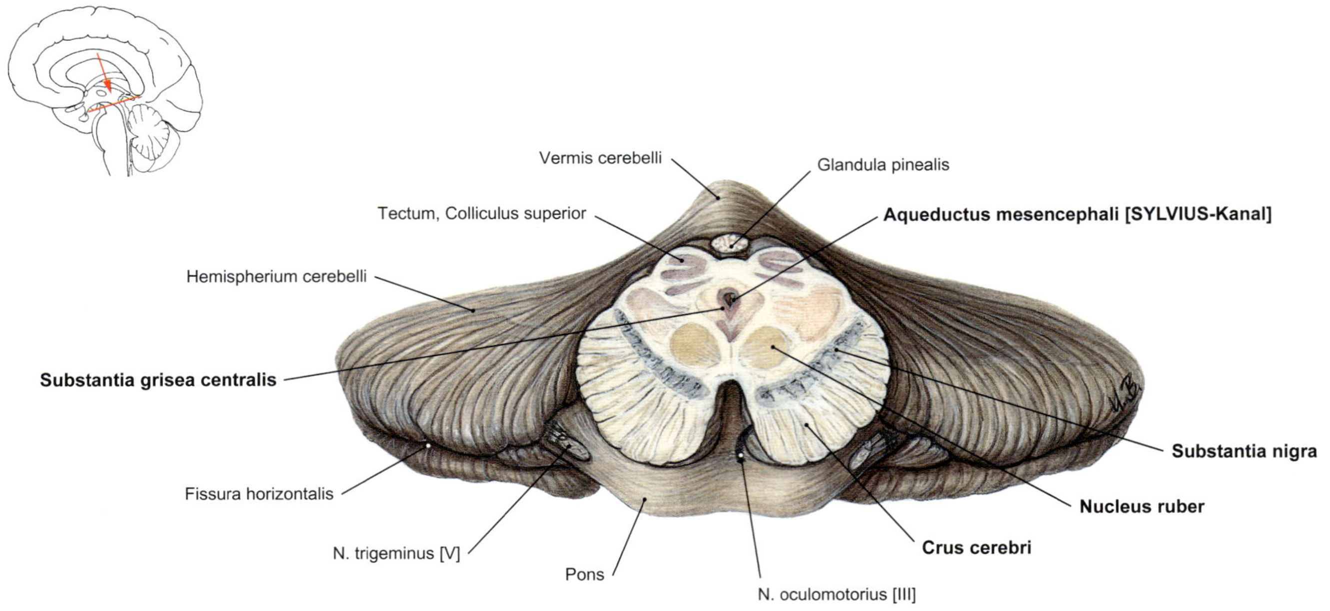


**Abb. 12.103 Mittelhirn, Mesencephalon;** Querschnitt in Höhe der Colliculi superiores; Ansicht von vorne. [S700]

Das Mittelhirn wird vom Aqueductus mesencephali [SYLVIUS-Kanal] durchzogen und gliedert sich in Basis, Tegmentum und Tectum. Tegmentum und Basis werden als Pedunculus cerebri zusammengefasst.

Die **Basis** umfasst die Hirnschenkel (Crura cerebri), in denen verschiedene Bahnen (z. B. Fibrae corticonucleares) verlaufen.

Zum **Tegmentum mesencephali** gehören die Substantia grisea centralis, die den Aqueductus mesencephali umgibt (Beteiligung an zentraler Schmerzunterdrückung, Vermittlung von Angst- und Fluchtreflexen, Regulation vegetativer Vorgänge), und die Substantia nigra, die zu den Basalganglien gehört. Ferner gehören der Nucleus ruber zum Tegmentum mesencephali, der eine wichtige Station des motorischen Systems ist, sowie mesenzephale Anteile der Formatio reticularis, die Kerne der Hirnnerven III und IV sowie auf- und absteigende Bahnen.

Das **Tectum mesencephali** (Lamina tecti [Lamina quadrigemina]) umfasst die Colliculi superiores und inferiores, die wichtige Schaltstationen für optische Reflexe (Colliculi superiores) und die Hörbahn (Colliculi inferiores) sind.

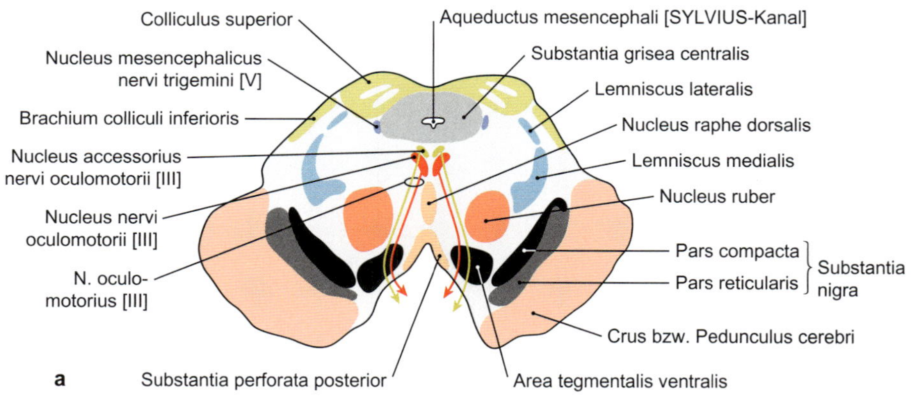


a

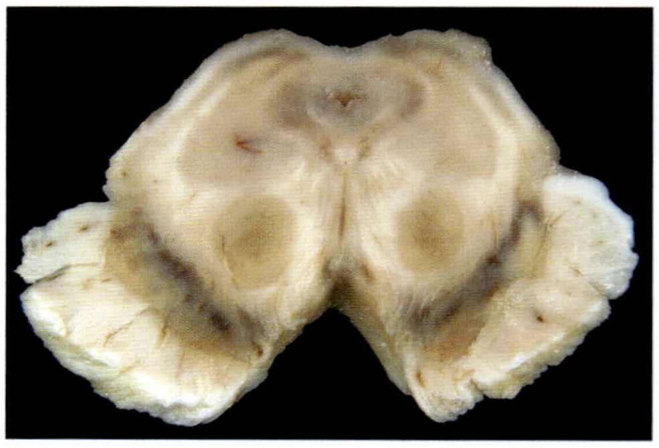

b

**Abb. 12.104a und b Mittelhirn, Mesencephalon;** Querschnitt durch das rostrale Mesencephalon in Höhe des Austritts des N. oculomotorius [III].

**a** Schema. [S700-L126]/[R47-L318]

**b** Anatomisches Präparat. [R247-L318]

Das Mittelhirn beinhaltet wichtige Kerngebiete wie Nucleus nervi oculomotorii, Nucleus nervi trochlearis, Nucleus accessorius nervi oculomotorii [EDINGER-WESTPHAL], Nucleus mesencephalicus nervi trigemini, Nucleus ruber, Substantia nigra und Formatio reticularis und wird von mehreren wichtigen Bahnen durchquert, von denen nur einige dargestellt sind: Tractus corticospinalis, Tractus spinothalamici anterior und lateralis, Tractus tegmentalis centralis, Lemnisci medialis und lateralis, Fasciculi longitudinales medialis und dorsalis, Fibrae corticopontinae, Fibrae corticonucleares, Fibrae temporopontinae.

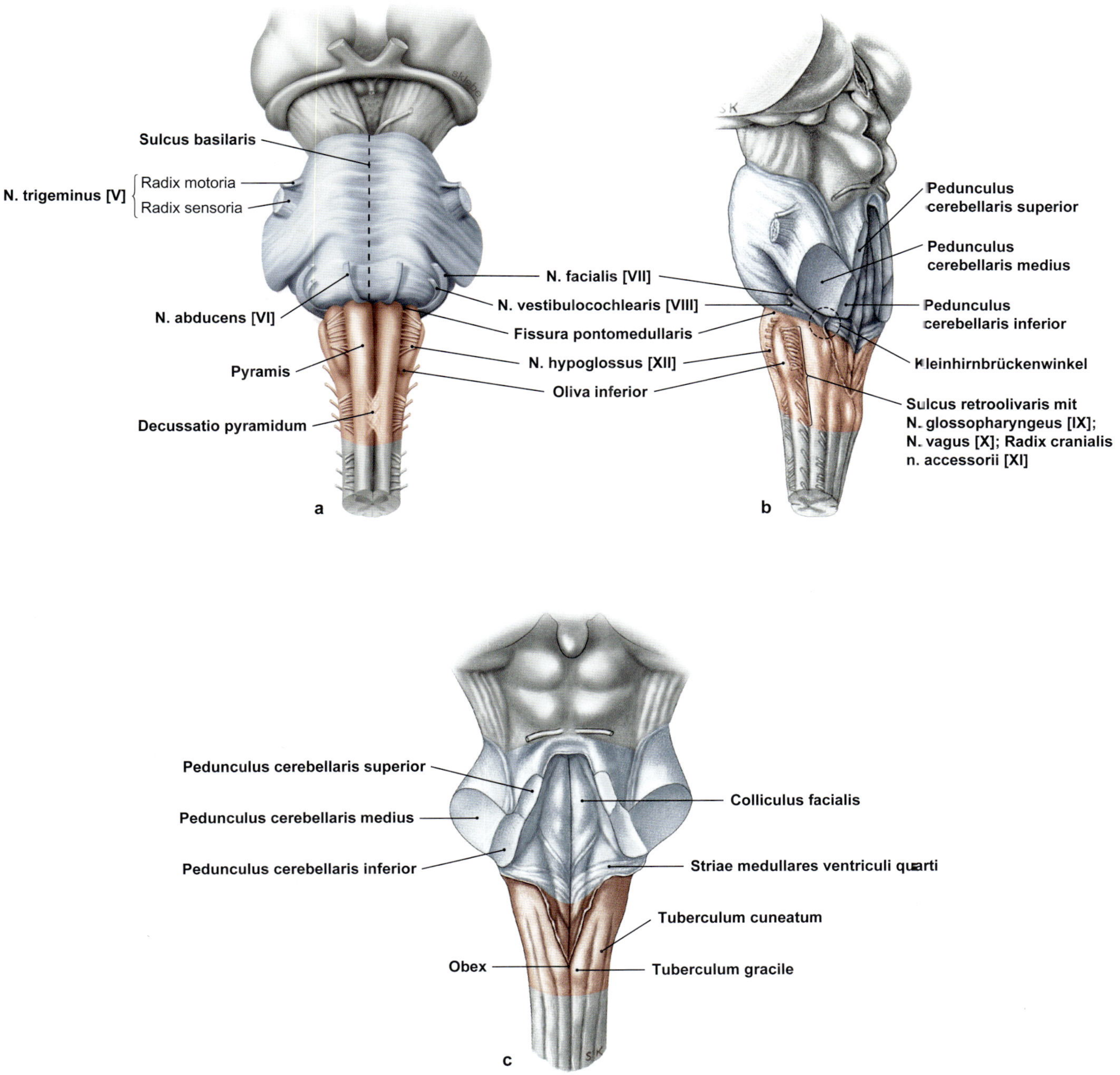


**Abb. 12.105a–c Brücke, Pons, und verlängertes Mark, Medulla oblongata.** [S702-L238]
**a** Ansicht von vorne.
**b** Ansicht von lateral.
**c** Ansicht von dorsal.
Pons und Medulla oblongata gehören zusammen mit dem Kleinhirn zum Rautenhirn (Rhombencephalon). Der Name geht auf die Rautengrube (Fossa rhomboidea) zurück. Sie stellt den Boden des IV. Ventrikels dar und wird von den Kleinhirnstielen (Pedunculi cerebellares), dem Pons und der Medulla oblongata begrenzt. Innerhalb der Fossa rhomboidea lassen sich der Sulcus medianus, der Colliculus facialis (Fasern des N. facialis [VII]) und die zur Hörbahn gehörenden Striae medullares ventriculi quarti unterscheiden.

## Pons und Medulla oblongata

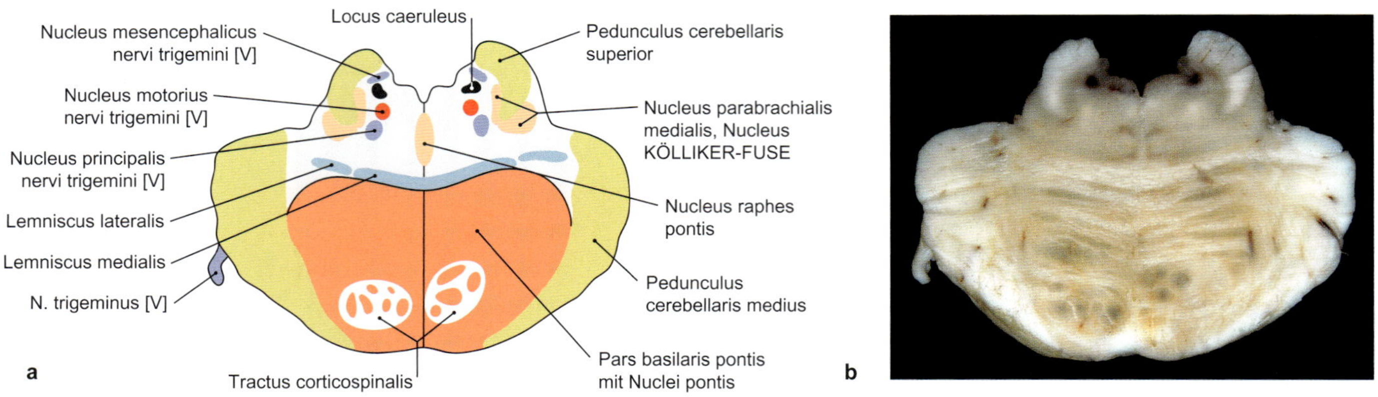


**Abb. 12.106a und b Brücke, Pons;** Querschnitt durch den rostralen Pons in Höhe des Austritts des N. trigeminus [V].
**a** Schema. [S702-L126]/[R247-L318]
**b** Anatomisches Präparat. [R247-L318]
Im Bereich der Fossa rhomboidea liegen in Pons und Medulla oblongata wichtige Kerngebiete für die Kreislaufregulation sowie die Kerne (→ Abb. 12.125, → Abb. 12.126) der Hirnnerven V bis X und teilweise XI, XII. Der Pons nimmt vor allem vom inneren Gehörgang und vom Gesicht sensorische Informationen auf und leitet diese an das Kleinhirn weiter.

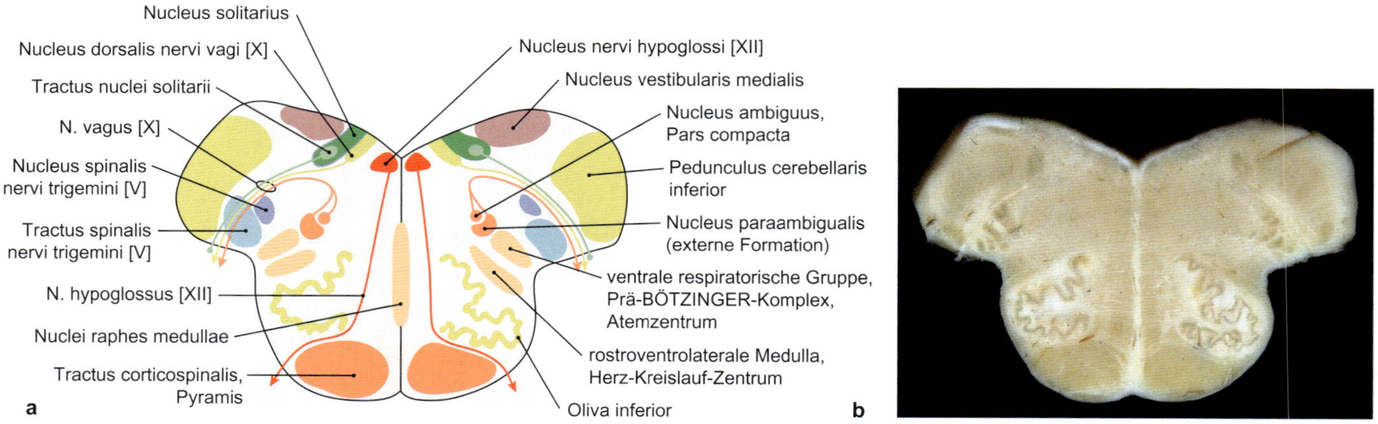


**Abb. 12.107a und b Verlängertes Mark, Medulla oblongata;** Querschnitt durch die rostrale Medulla oblongata in Höhe des Austritts des N. vagus [X].
**a** Schema. [S702-L126]/[R247-L318]
**b** Anatomisches Präparat. [R247-L318]
In der Medulla oblongata werden funktionell 3 Abschnitte unterschieden: Tegmentum, Pyramis und Olive. Das Tegmentum mit den Hirnnervenkernen liegt im dorsalen Bereich, Pyramis und Olive befinden sich ventral. Die Medulla oblongata beinhaltet die wichtigen neuronalen Zentren für die Kontrolle des Blutkreislaufs, das Atemzentrum, das Brechzentrum und die Reflexzentren für den Nies-, Husten-, Schluck- und Saugreflex. Darüber hinaus sitzen hier die Rezeptoren für die Regulation des Säure-Basen-Haushalts (→ Tabelle bei Abb. → Abb. 12.108).

### Klinik

Die **Bulbärparalyse** ist eine beidseitige Schädigung aller motorischen Hirnnervenkerne in der Medulla oblongata. Dabei kommt es zur Lähmung der Zungen- und Schlundmuskulatur mit nachfolgender Atrophie, Schluck- und Sprechstörungen (verwaschene Sprache). Ursache kann z. B. eine neurodegenerative Motoneuronerkrankung wie die amyotrophe Lateralsklerose (ALS) sein.

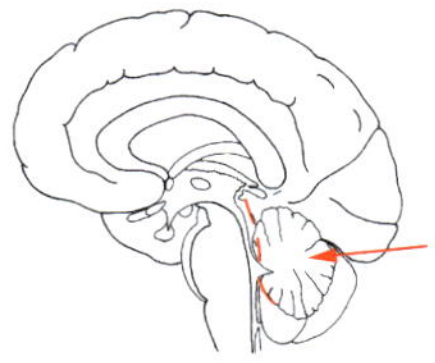

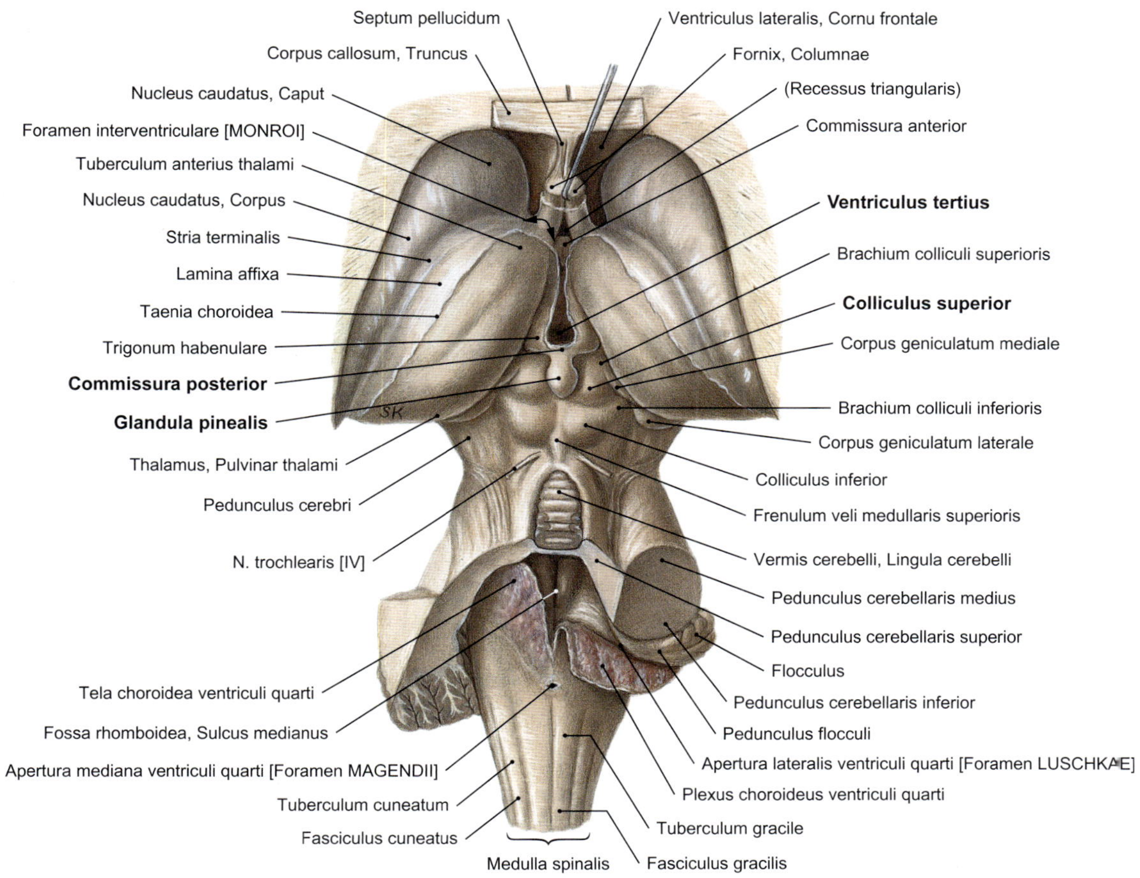


**Abb. 12.108 Hirnstamm, Truncus encephali;** Ansicht von hinten oben; nach Entfernung des Balkens und des Großteils des Kleinhirns, Tela choroidea des vierten Ventrikels in der Mitte gespalten und rechts zurückgeklappt. [S700-L238]

Im Hirnstamm liegen wichtige funktionelle **Zentren** (→ Tabelle).

**Überblick zur funktionellen Anatomie des Hirnstamms**

| Zentrum/System | Funktion/Reflex | Kerngebiet bzw. Hirnregion | Beteiligte afferente Hirnnerven | Beteiligte efferente Hirnnervenkerne bzw. Rückenmark |
|---|---|---|---|---|
| **Auge/Sehen** | Pupillenreflex | Area pretectalis | N. opticus [II] | Nucleus accessorius nervi oculomotorii [III] |
| | Okulomotorik | präokulomotorische Zentren, Colliculi superiores | N. opticus [II] | Nucleus nervi oculomotorii [III], Nucleus nervi trochlearis [IV], Nucleus nervi abducentis [VI] |
| | Kornealreflex, Lidschluss | | Nucleus principalis nervi trigemini [V] | Nucleus nervi facialis [VII] |
| **Ohr/Hören** | Richtungshören, Kopfbewegung zur Schallquelle | Nucleus olivaris superior, Corpus trapezoideum, Colliculi inferiores | Nuclei cochleares [VIII] | Rückenmark (zervikales Vorderhorn) |
| **Gleichgewicht** | Körperhaltung, Raumorientierung | Nucleus olivaris inferior, Cerebellum | Nuclei vestibulares [VIII] | Rückenmark |
| **Nase** | Niesreflex | Atemzentrum, ventrolaterale Medulla oblongata | Nucleus principalis nervi trigemini [V/2] | Nucleus ambiguus (IX, X), Rückenmark (Vorderhorn) |
| **Gastrointestinaltrakt** | Geschmack, Speichel | | rostraler Anteil des Nucleus tractus solitarii (VII, IX, X) | Nucleus salivatorius superior [VII] und Nucleus salivatorius inferior [IX] |
| | Schlucken | Schluckzentrum, ventrolaterale Medulla oblongata | Nucleus principalis nervi trigemini (V/2, V/3), medialer Nucleus tractus solitarii (IX, X) | Nucleus motorius nervi trigemini [V/3], Nucleus nervi facialis [VII], Nucleus ambiguus (IX, X), Nucleus nervi hypoglossi [XII] |
| | Erbrechen | Area postrema | medialer Nucleus tractus solitarii [X] | Nucleus dorsalis nervi vagi [X] |
| | Verdauung (Säfte und Peristaltik) | | medialer Nucleus tractus solitarii [X] | Nucleus dorsalis nervi vagi [X] |
| **Atmung** | Atemreflexe (u. a. Lungendehnungsreflex, Hustenreflex) | Atemzentrum, ventrolaterale Medulla oblongata | lateraler Nucleus tractus solitarii [X] | Nucleus ambiguus (IX, X), Nucleus nervi hypoglossi [XII], Rückenmark (Vorderhorn) |
| **Herz/Kreislauf** | Kreislaufreflexe (u. a. Baro- und Chemorezeptorreflex) | Kreislaufzentrum, rostrale ventrolaterale Medulla oblongata (RVLM) | dorsolateraler Nucleus tractus solitarii (IX, X) | Nucleus ambiguus, externe Formation [X], Sympathicus, Rückenmark (Seitenhorn) |

## Truncus encephali und Cerebellum

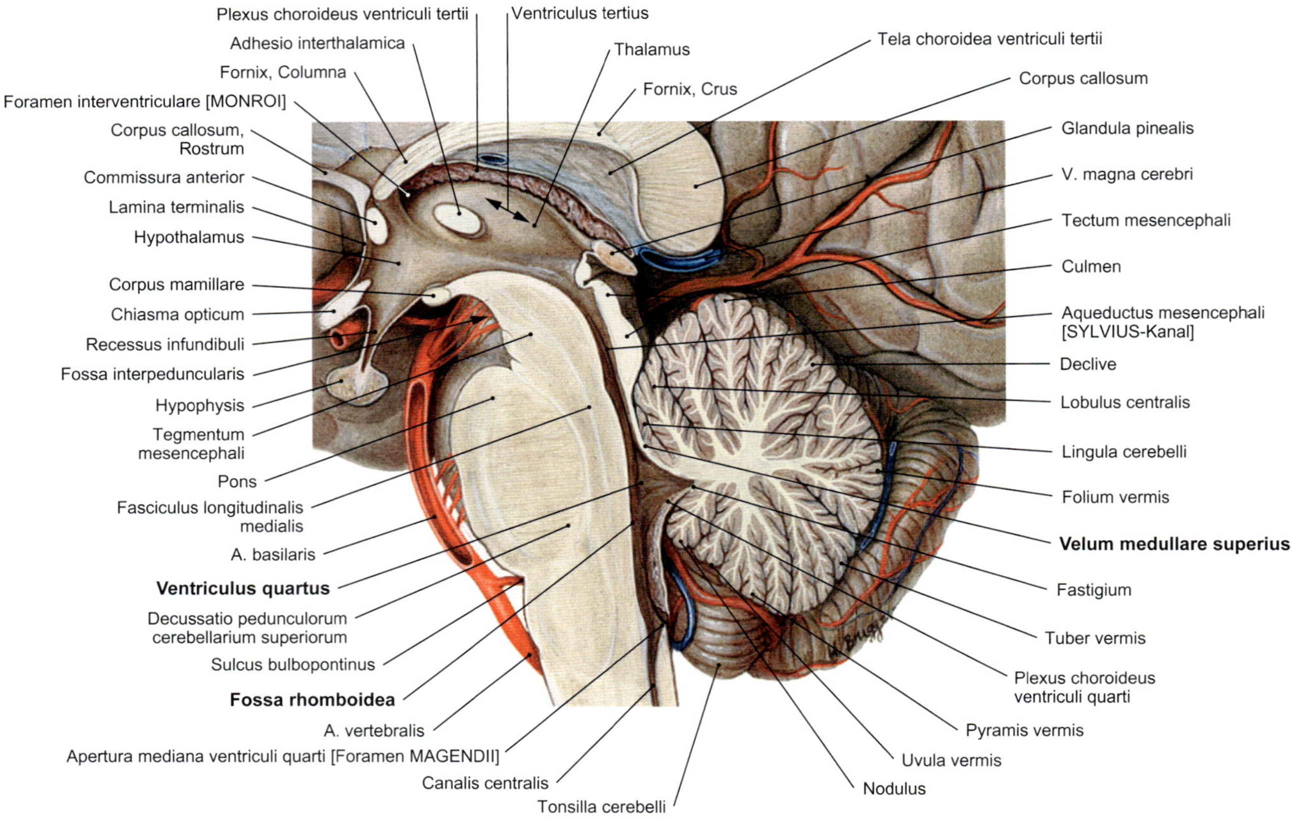


**Abb. 12.109 Hirnstamm, Truncus encephali, mit IV. Ventrikel, Ventriculus quartus, und Kleinhirn, Cerebellum;** Medianschnitt. [S700]
Im Hirnstamm liegen wenige, relativ kleine Kerngebiete, die das serotonerge und andere monoaminerge Systeme nutzen (z. B. dopaminerges, histaminerges und noradrenerges System), von wo aus durch weitverzweigte axonale Fasern große Anteile des Gehirns und Rückenmarks erreicht werden (→ Tabelle).
Außer dem Hirnstamm zeigt der Medianschnitt die charakteristische Struktur des sog. Lebensbaums **(Arbor vitae)** des Kleinhirns, die durch die ausgeprägten Einfaltungen (Oberflächenvergrößerung) der zerebellaren Rinde zustande kommt.
Vor dem Kleinhirn liegt die Fossa rhomboidea, die den Boden des IV. Ventrikels bildet. Davor liegt der Hirnstamm mit Mesencephalon, Pons und Medulla oblongata, noch weiter vorne verläuft die A. basilaris auf dem Hirnstamm. Im Medianschnitt sieht man, wie sich die Rückwand des IV. Ventrikels aus dem Kleinhirn als Velum medullare superius in der Vierhügelplatte (Lamina tecti [Lamina quadrigemina]) fortsetzt. Darüber liegen die Zirbeldrüse (Glandula pinealis) und der Balken (Corpus callosum).

**Monoaminerge Neurotransmittersysteme des Hirnstamms**

| Name des Kerngebiets | Lokalisation im Hirnstamm | Verwendeter Neurotransmitter | Projektionsziele |
|---|---|---|---|
| Substantia nigra, Pars compacta | Grenze zwischen Basis und Tegmentum mesencephali | Dopamin | Striatum |
| Area tegmentalis ventralis (VTA) | Tegmentum mesencephali | Dopamin | zerebraler Cortex, limbisches System, Nucleus accumbens |
| Nucleus bzw. Locus caeruleus | Teil der Formatio reticularis im Tegmentum pontis | Noradrenalin | zerebraler Cortex, limbisches System, Thalamus, Hypothalamus, Cerebellum |
| Raphekerne | Kerngruppen im Bereich der Raphe vom Mesencephalon bis zur Medulla oblongata | Serotonin | gesamtes ZNS |

### Klinik

**Affektive Störungen** wie z. B. Depressionen sind häufige psychiatrische Erkrankungen. Nach heutigem Kenntnisstand kommt den noradrenergen Projektionen des Nucleus caeruleus sowie den serotonergen Projektionen der Raphekerne in diesem Zusammenhang Bedeutung zu. Man geht davon aus, dass die Ursache in einem Mangel an Noradrenalin und/oder Serotonin im synaptischen Spalt liegt, da sich bei vielen Patienten eine deutliche Besserung der Symptomatik zeigt, wenn der Mangel durch die kontinuierliche Gabe von selektiven Noradrenalin- und/oder selektiven Serotoninwiederaufnahmehemmern antagonisiert wird.

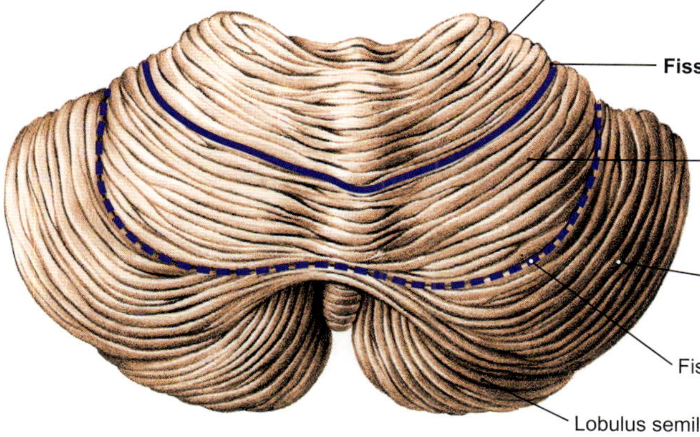


**Abb. 12.110 Kleinhirn, Cerebellum;** Ansicht von hinten oben (superiore Oberfläche). [S700]

Das Kleinhirn wird in den **Kleinhirnwurm** (Vermis cerebelli) und in 2 **Hemisphären** gegliedert. Vom Kleinhirnwurm sieht man das Tuber, das Folium, das Declive und das Culmen sowie den Lobulus centralis und die Lingula cerebelli. Die Kleinhirnhemisphären werden jeweils in **3 Lappen** unterteilt (→ Abb. 12.116):

- Lobus cerebelli anterior
- Lobus cerebelli posterior
- Lobus flocculonodularis (Nodulus + Flocculus, → Abb. 12.112)

Die Lappen werden weiter in Läppchen wie den Lobulus quadrangularis anterior, den Lobulus quadrangularis posterior (Lobulus simplex) sowie die Lobuli semilunares superior und inferior unterteilt.

Die superiore Oberfläche ist dem Tentorium cerebelli zugewandt. Man kann deutlich die Fissura prima und die Fissura horizontalis erkennen. Die Fissura horizontalis ist zwar keine funktionelle Grenze, bildet aber eine Trennlinie zwischen superiorer und inferiorer Oberfläche.

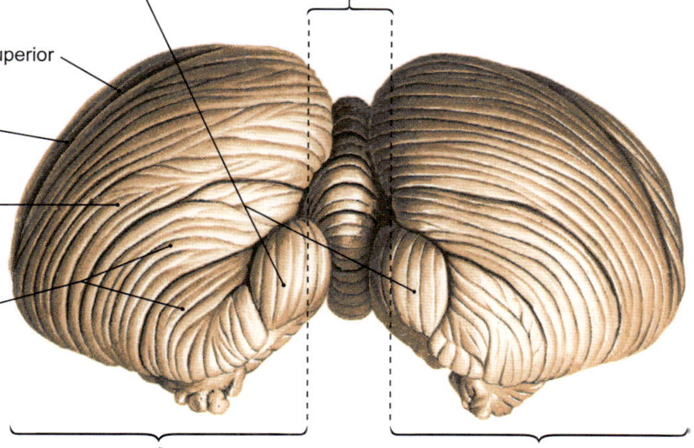


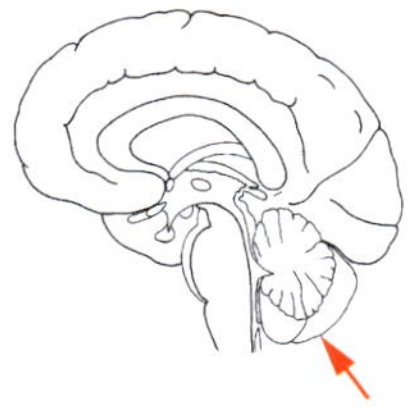

**Abb. 12.111 Kleinhirn, Cerebellum;** Ansicht von hinten unten (inferiore Oberfläche). [S700]

Die inferiore Oberfläche liegt dem Os occipitale und der Cisterna cerebellomedullaris gegenüber. In dieser Ansicht sieht man den Vermis und die beiden Kleinhirnhemisphären. Ferner erkennt man die paarige Kleinhirntonsille (Tonsilla cerebelli) sowie die Lobuli semilunares superior und inferior, die durch die Fissura horizontalis getrennt werden. Unterhalb vom Lobulus semilunaris inferior schließt sich der Lobulus biventer an.

## Klinik

Als am weitesten unten liegende Strukturen des Kleinhirns können die Kleinhirntonsillen bei gesteigertem intrakraniellem Druck (z. B. durch Tumor oder Blutungen) im Bereich des Foramen magnum zwischen Knochen und Medulla oblongata eingeklemmt werden. Der daraus resultierende Druck auf die Medulla oblongata kann zum Ausfall lebenswichtiger Strukturen, beispielsweise des Atemzentrums, und bis zum Tod führen. Diese **untere Einklemmung** wird der **oberen Einklemmung** (Einklemmung des Mittelhirns in der Incisura tentorii) mit möglicher Ausbildung eines Mittelhirnsyndroms (Ausfall der Formatio reticularis sowie der kortikobulbären und rubrospinalen Bahnsysteme) gegenübergestellt. Letztere geht der unteren Einklemmung voraus.

## Cerebellum

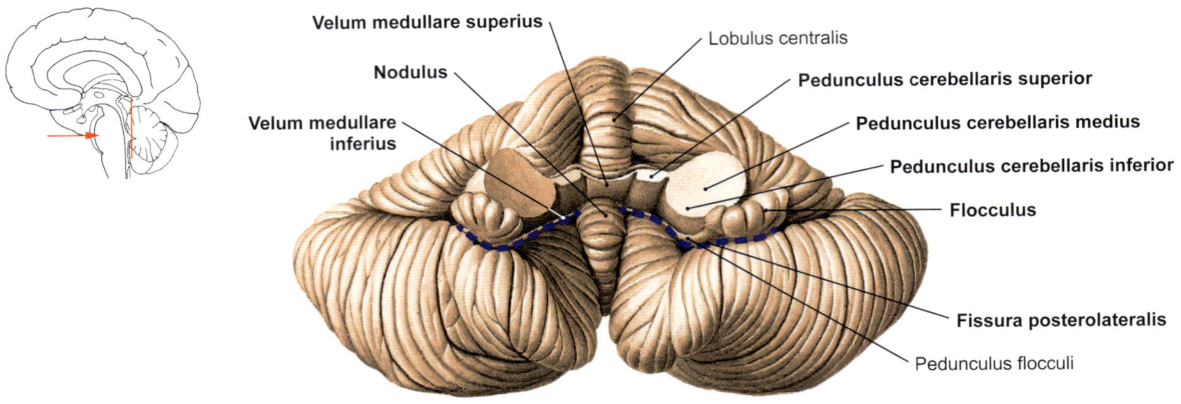


**Abb. 12.112 Kleinhirn, Cerebellum;** Ansicht von vorne; nach Durchtrennung der Kleinhirnstiele (anteriore Oberfläche). [S700]
Die Vorderfläche zeigt die Kleinhirnstiele, an denen das Kleinhirn vom Hirnstamm abgetrennt wurde: Pedunculi cerebellares superior, medius und inferior. Der Kleinhirnwurm (Vermis cerebelli) wird vom Velum medullare superius unterbrochen, das die beiden Kleinhirnstiele miteinander verbindet. Das paarige Velum medullare inferius liegt links und rechts des Nodulus und setzt sich auf beiden Seiten bis zum Flocculus fort. Außen liegen die Kleinhirnhemisphären.

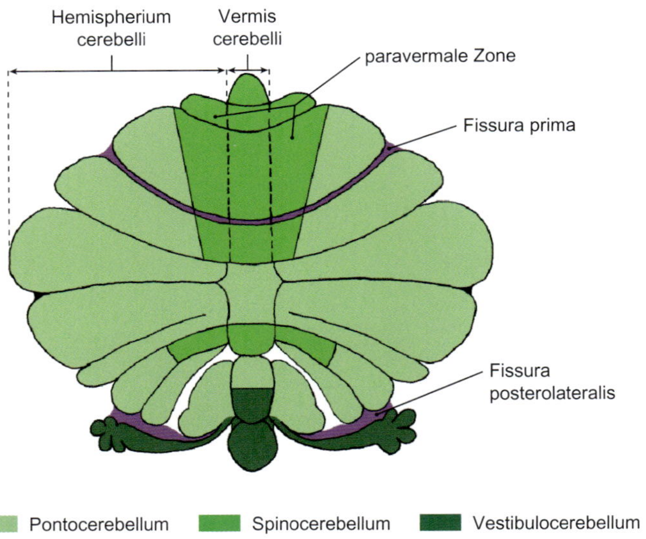


**Abb. 12.113 Kleinhirn, Cerebellum;** Schema, funktionell-anatomische Einteilung der ausgebreiteten Kleinhirnrinde. [R247-L318]
Funktionell wird das Kleinhirn in 3 Anteile gegliedert:

- **Pontocerebellum** (Koordination von präziser Zielmotorik und Sprechmuskulatur)
- **Spinocerebellum** (Regulation des Muskeltonus und gemeinsam mit Vestibulocerebellum Steuerung der Stützmotorik)
- **Vestibulocerebellum** (Steuerung der Stützmotorik = Stabilisierung von Stand und Gang, Feinabstimmung von Augenbewegungen sowie Koordination beider Funktionen mit dem Gleichgewichtsorgan = Aufrechterhaltung des Gleichgewichts)

### Klinik

Typisch für **Schädigungen des Pontocerebellums** ist ein Intentionstremor bei der Ausführung einer Zielbewegung. Dieser Tremor in den Extremitäten wird umso ausgeprägter, je näher die Extremität dem Ziel kommt. Die gestörte Muskelkoordination geht mit Asynergien einher, die sich als Dysmetrien (Störungen von willkürlichen Bewegungsabläufen) und Dysdiadochokinese (Unfähigkeit, einen schnellen Wechsel antagonistischer Bewegungen durchzuführen) äußert.
**Läsionen des Spinocerebellums** führen zu Störungen der Abstimmung von Bewegungsabläufen, die kaum korrigiert werden können. Eine fehlende bzw. stark eingeschränkte Koordination zwischen Muskelagonisten und -antagonisten geht dabei mit Stand- und Gangataxie sowie überschießenden und zu kurzen Bewegungen (Dysmetrien) einher.
**Schädigungen des Vestibulocerebellums** gehen vor allem mit Gleichgewichtsstörungen einher. Die Patienten sind nur noch eingeschränkt imstande, über vestibuläre Informationen sowohl Augenbewegungen bei Bewegungen des Kopfes als auch Rumpf- und Extremitätenmuskeln im Stehen, Gehen oder Sitzen zu kontrollieren (Rumpf-, Gang- und Standataxie, Störungen der Bewegungskoordination). Störungen bei der Koordination der Blickmotorik führen unter anderem zu einem Spontannystagmus und ruckartigen Blickfolgebewegungen.

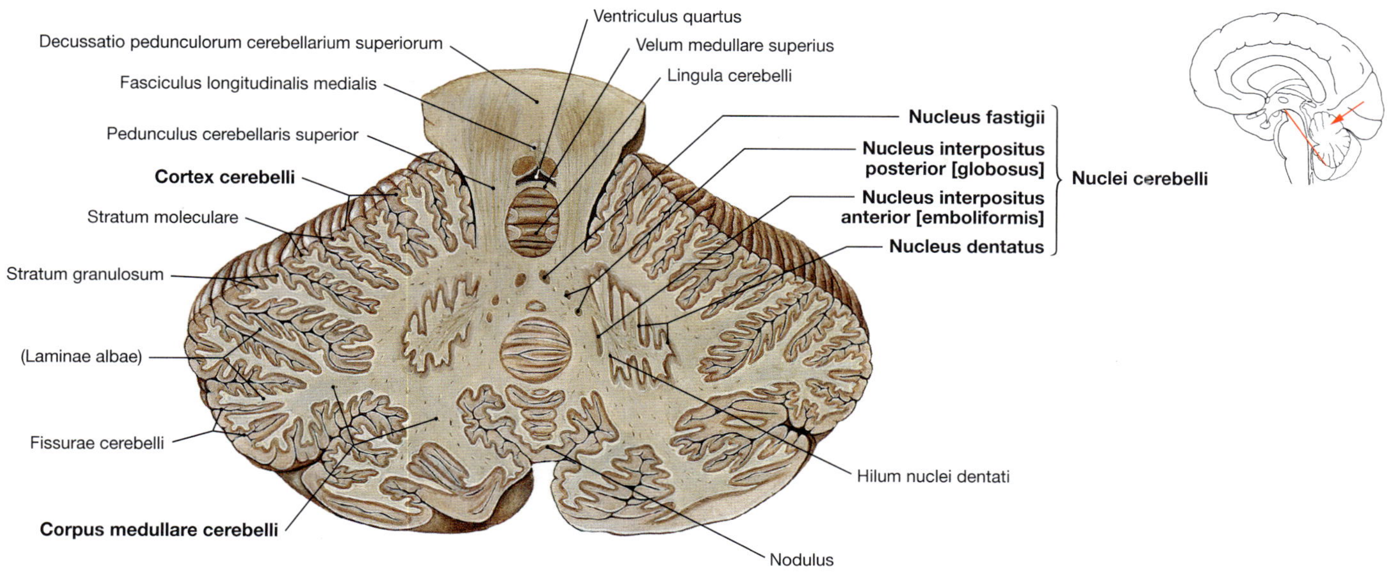


**Abb. 12.114 Kleinhirn, Cerebellum, mit Kleinhirnkernen, Nuclei cerebelli;** Flachschnitt durch die oberen Kleinhirnstiele; Ansicht von hinten. [S700]

Das Kleinhirn besteht aus dem **Marklager** (Corpus medullare cerebelli), in das die Kleinhirnkerne eingebettet sind, sowie aus der **Kleinhirnrinde** (Cortex cerebelli), die das Mark umgibt. Im Flachschnitt sieht man alle 4 Kleinhirnkerne der beiden Kleinhirnhemisphären (Pontocerebellum). Der **Nucleus dentatus** (Zahnkern) ist u-förmig und gezackt. Medial vom Nucleus dentatus liegt der **Nucleus emboliformis** (Pfropfkern) und noch weiter medial der **Nucleus globosus** (Kugelkern), die beide als **Nucleus interpositus** zusammengefasst werden. Beide Kerne sind funktionell sehr ähnlich und haben Verbindung mit der paravermalen und vermalen Zone des Kleinhirns (Spinocerebellum). Im Marklager des Vermis befinden sich der rechte und der linke **Nucleus fastigii** (Dach-/First-/Giebelkern), die funktionell mit der Rinde des Lobus flocculonodularis (Vestibulocerebellum) in enger Verbindung stehen. Die Kleinhirnkerne enthalten vor allem multipolare Nervenzellen, die efferent in andere Hirnregionen projizieren.

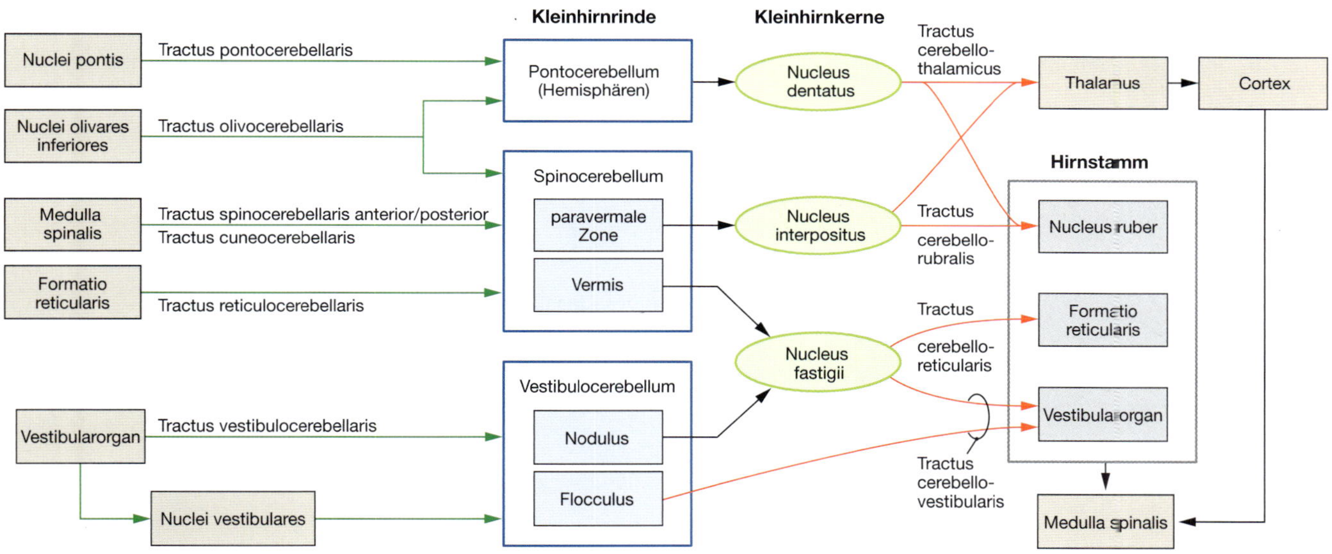


**Abb. 12.115 Darstellung der Kleinhirnkompartimente mit dazugehörigen afferenten und efferenten Verbindungen.** [R254]

## Klinik

Früher ging man davon aus, dass das Cerebellum und seine Schaltkreise nichts mit höheren Hirnleistungen wie z. B. sozialer Interaktion und Kommunikation zu tun haben. Aufgrund zerebellarer Fehlfunktionen weiß man aber heute, dass dem nicht so ist. So spielt wohl die Integrität der für das Kleinhirn charakteristischen PURKINJE-Zellen eine wichtige Rolle. Im Gehirn ehemaliger **Autismus**-Patienten zeigte sich bei Sektionen eine verminderte Anzahl der PURKINJE-Zellen in bestimmten Rindenabschnitten des Cerebellums.
Bei Alkoholikern **(chronischer Alkoholabusus)** kann es zu dauerhaften Schäden des Kleinhirns, besonders zur Atrophie des Vermis cerebelli, kommen. Dabei gehen Teile des Nodulus (Vestibulocerebellum) sowie des Vermis und der paravermalen Zone (Spinocerebellum) zugrunde. Die Betroffenen können ihre Augenbewegungen nicht mehr aufeinander abstimmen und leiden an Gleichgewichtsstörungen (Stand- und Gangbildstörungen mit Schwanken und Fallneigung).
**Läsionen des Nucleus ruber** führen aufgrund seiner Einbindung in die Kette „Kleinhirn – Nucleus ruber – Kleinhirn – Olive – Kleinhirn" zu Symptomen, die auch bei Kleinhirnläsionen vorkommen, wie ein Intentionstremor und ein verminderter Muskeltonus.

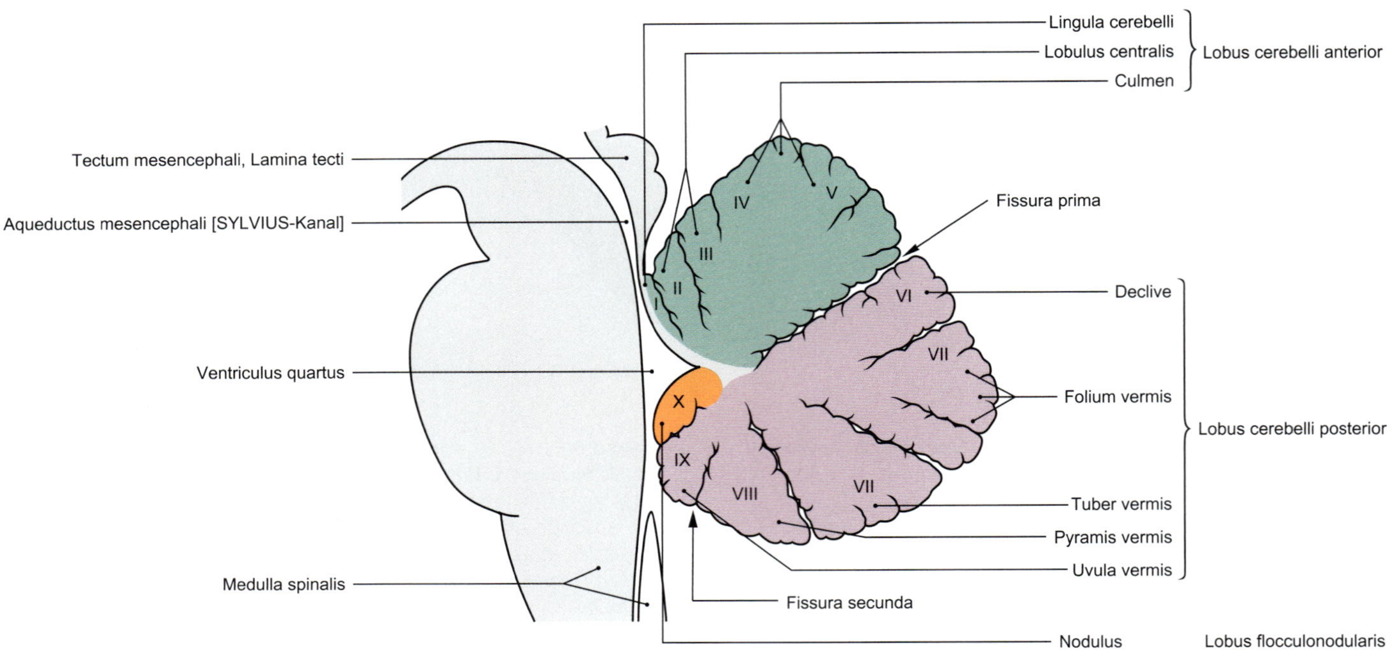


**Abb. 12.116 Teile des Kleinhirnwurms, Vermis cerebelli, I bis X;** Medianschnitt; Übersicht. [S700]

Der Vermis cerebelli ist der unpaare mittlere Anteil des Kleinhirns, über den die beiden Kleinhirnhemisphären (Hemispheria cerebelli) miteinander in Verbindung stehen.

| **Gliederung des Kleinhirnwurms, Vermis cerebelli (römische Zahlen in der Klassifikation nach LARSELL)** | |
|---|---|
| I | Lingula cerebelli |
| II, III | Lobus centralis |
| IV, V | Culmen |
| **Fissura prima** | |
| VI | Declive |
| VII A | Folium vermis |
| **Fissura horizontalis** | |
| VII B | Tuber vermis |
| VIII | Pyramis vermis |
| **Fissura secunda** | |
| IX | Uvula vermis |
| **Fissura posterolateralis** | |
| X | Nodulus |

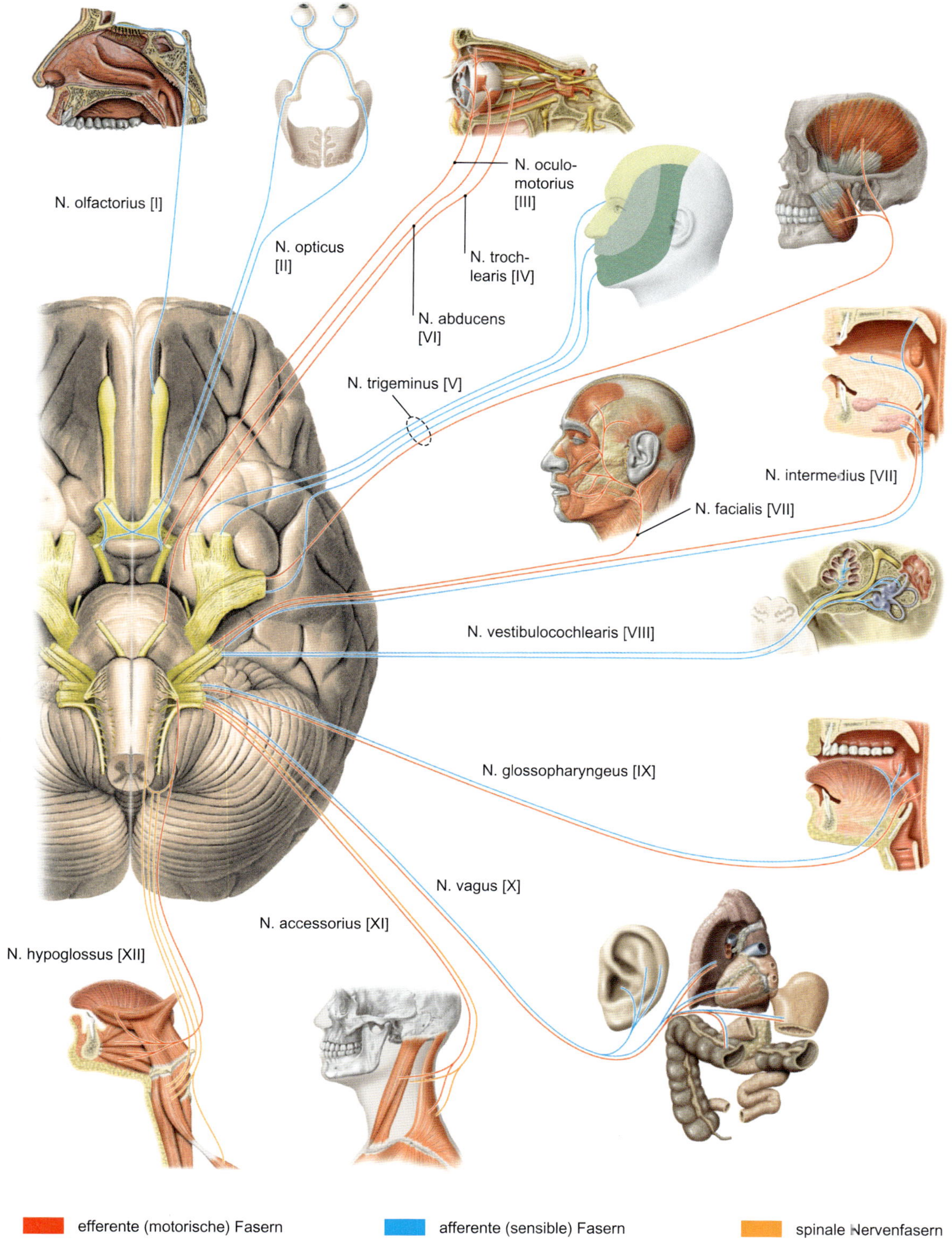


**Abb. 12.117 Hirnnerven, Nn. craniales;** funktionelle Übersicht über Großhirn, Cerebrum, Hirnstamm, Truncus encephali, und Kleinhirn, Cerebellum; Ansicht von unten. [S702-L127]

An der Hirnbasis treten 12 Hirnnervenpaare aus, die in der Reihenfolge ihres Austritts von vorne nach hinten mit römischen Ziffern (I–XII) durchnummeriert werden. Der I. Hirnnerv wird von den Fila olfactoria, die als **N. olfactorius [I]** zusammengefasst werden, gebildet. Die bipolaren olfaktorischen Neurone (das in der Riechschleimhaut befindliche sensible Ganglion besitzt keinen Namen) projizieren über die Fila in den Bulbus olfactorius, einen während der Entwicklung vorverlagerten Teil des Großhirns. Der Bulbus ist somit Nucleus terminationis für den N. olfactorius [I], nur dass er nicht im Hirnstamm, sondern vorverlagert auf der Lamina cribrosa liegt. Somit unterscheidet sich der I. Hirnnerv von den anderen dadurch, dass seine Neurone sehr kurz sind und dass der Nucleus terminationis nicht im Hirnstamm liegt. Eine Ausnahmestellung kommt auch dem **N. opticus [II]** zu, der das 3. oder gar 4. Neuron in der Sehbahn führt und im Gegensatz zu allen anderen Hirnnerven eine vorgelagerte Ausstülpung des Zwischenhirns und im engeren Sinne kein peripherer Nerv ist.

→ T 58, T 60

## Übersicht



**Übersicht über die 12 Hirnnerven und ihre wichtigsten Innervationsorte** [R254]

**Eine detailliertere Darstellung der Innervationsorte für jeden Hirnnerv ist in den → Abb. 12.127 bis → Abb. 12.174 zu finden. ASA: allgemein somatoafferent; ASE: allgemein somatoefferent; AVA: allgemein viszeroafferent; AVE: allgemein viszeroefferent; SSA: speziell somatoafferent; SVA: speziell viszeroafferent; SVE: speziell viszeroefferent**

| Hirnnerv | Qualitäten | Wichtigste Innervationsgebiete |
|---|---|---|
| N. olfactorius [I] | (SVA) | Riechschleimhaut |
| N. opticus [II] | (SSA) | Netzhaut |
| N. oculomotorius [III] | ASE, AVE | innere und äußere Augenmuskulatur |
| N. trochlearis [IV] | ASE | äußere Augenmuskulatur |
| N. trigeminus [V] | SVE, ASA | Kaumuskulatur, Gesichtshaut |
| N. abducens [VI] | ASE | äußere Augenmuskulatur |
| N. facialis [VII] | AVE, SVE, SVA, ASA | mimische Muskulatur, Geschmacksorgan, Drüsen |
| N. vestibulocochlearis [VIII] | SSA | Gleichgewichts- und Hörorgan |
| N. glossopharyngeus [IX] | AVE, SVE, ASA, AVA, SVA | Schlundmuskulatur, Ohrspeicheldrüse |
| N. vagus [X] | AVE, SVE, ASA, AVA, SVA | Schlundmuskulatur, Kehlkopf, innere Organe |
| N. accessorius [XI] | SVE | Mm. trapezius und sternocleidomastoideus |
| N. hypoglossus [XII] | ASE | Zungenmuskulatur |

**Übersicht über die Hirnnerven mit 2 oder mehreren Kerngebieten im Hirnstamm** [R254]

**Die Nn. trochlearis [IV], abducens [VI], accessorius [XI] und hypoglossus [XII] besitzen jeweils nur einen gleichnamigen Kern und werden daher hier nicht genannt.**

| Hirnnerv | Dazugehörige Kerne |
|---|---|
| N. oculomotorius [III] | • Nucleus nervi oculomotorii<br>• Nucleus accessorius nervi oculomotorii |
| N. trigeminus [V] | • Nucleus motorius nervi trigemini<br>• Nucleus mesencephalicus nervi trigemini<br>• Nucleus pontinus (sensorius principalis) nervi trigemini<br>• Nucleus spinalis nervi trigemini |
| N. facialis [VII] | • Nucleus nervi facialis<br>• Nucleus salivatorius superior<br>• Nucleus spinalis nervi trigemini<br>• Nuclei tractus solitarii |
| N. vestibulocochlearis [VIII] | • Nuclei vestibulares<br>• Nuclei cochleares |
| N. glossopharyngeus [IX] | • Nucleus salivatorius inferior<br>• Nucleus ambiguus<br>• Nucleus spinalis nervi trigemini<br>• Nuclei tractus solitarii |
| N. vagus [X] | • Nucleus dorsalis nervi vagi<br>• Nucleus ambiguus<br>• Nucleus spinalis nervi trigemini<br>• Nuclei tractus solitarii |

**Übersicht über die Hirnnervenkerne mit Kerngebieten für 2 oder mehr Hirnnerven** [R254]

**Alle anderen Kerngebiete lassen sich jeweils einem Hirnnerv zuordnen.**

| Kern | Dazugehörige Nerven |
|---|---|
| Nucleus ambiguus | • N. glossopharyngeus [IX]<br>• N. vagus [X]<br>• N. accessorius [XI] (Radix cranialis) |
| Nuclei tractus solitarii | • N. facialis [VII]<br>• N. glossopharyngeus [IX]<br>• N. vagus [X] |
| Nucleus spinalis nervi trigemini | • N. trigeminus [V]<br>• N. facialis [VII]<br>• N. glossopharyngeus [IX]<br>• N. vagus [X] |

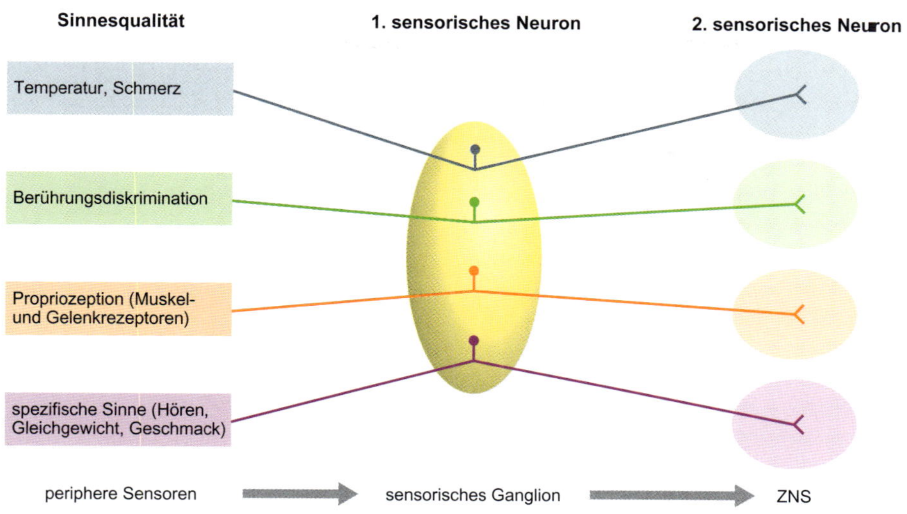


**Abb. 12.118 Organisation der Sinnesganglien von Hirnnerven;** Schema. [S701-L127]

Grundlegende Organisation der Sinnesganglien und ihre Rolle bei der Verbindung verschiedener peripherer Sinnessysteme mit definierten Sinneszellkernen im ZNS (s. einzelne Hirnnerven für Details).

**Übersicht über die Hirnnerven mit sensiblen/sensorischen Faserqualitäten**

| Hirnnerv | Sensorisches Ganglion | Ganglionzelltyp | Funktion |
|---|---|---|---|
| N. trigeminus [V] | Ganglion trigeminale (Ganglion semilunare, klin.: Ganglion GASSERI) | pseudounipolar | Wahrnehmungen in Gesicht, Mundhöhle, Nasenhöhle, in den Sinus und den supratentoriellen Meningen |
| N. facialis [VII] | Ganglion geniculi | pseudounipolar | Geschmackswahrnehmung der vorderen zwei Drittel der Zunge, Berührungen am äußeren Gehörgang |
| N. vestibulocochlearis [VIII] | Ganglion spirale | bipolar | Hören |
| | | bipolar | Gleichgewicht |
| N. glossopharyngeus [IX] | Ganglion superius nervi glossopharyngei | pseudounipolar | Meatus acusticus externus, Mittelohr, Pharynx, Geschmackswahrnehmung und sensibel hinteres Drittel der Zunge |
| | Ganglion inferius nervi glossopharyngei | pseudounipolar | Meatus acusticus externus, Mittelohr, Pharynx, Geschmackswahrnehmung und sensibel hinteres Drittel der Zunge, Glomus caroticum |
| N. vagus [X] | Ganglion superius nervi vagi | pseudounipolar | Ohr, Pharynx, infratentorielle Meningen |
| | Ganglion inferius nervi vagi | pseudounipolar | Geschmackswahrnehmung Pharynx und Epiglottis sowie Wahrnehmung Larynx, Herz, Aortenbogen, Atemwege, Lunge, Organe des Abdomens bis zur Flexura coli sinistra (CANNON-BÖHM-Punkt) |

## Struktur und Funktion

Ganglien von Hirnnerven mit sensibler Faserqualität (ASA und SSA) beherbergen die Perikarya der 1. afferenten Neurone. Meistens handelt es sich dabei um pseudounipolare Neurone (ASA); nur die vestibulokochleären Neurone sind bipolar (SSA). Die afferenten Fasern leiten Impulse von peripheren Sinnesrezeptoren zum Gehirn, wo ihre Fasern mit jeweils dem 2. Neuron der Sinnesbahn in Kontakt treten. Die Hirnnerven, die über sensible Ganglien verfügen, sind in der oben stehenden Tabelle aufgeführt.

## Parasympathische Kopfganglien

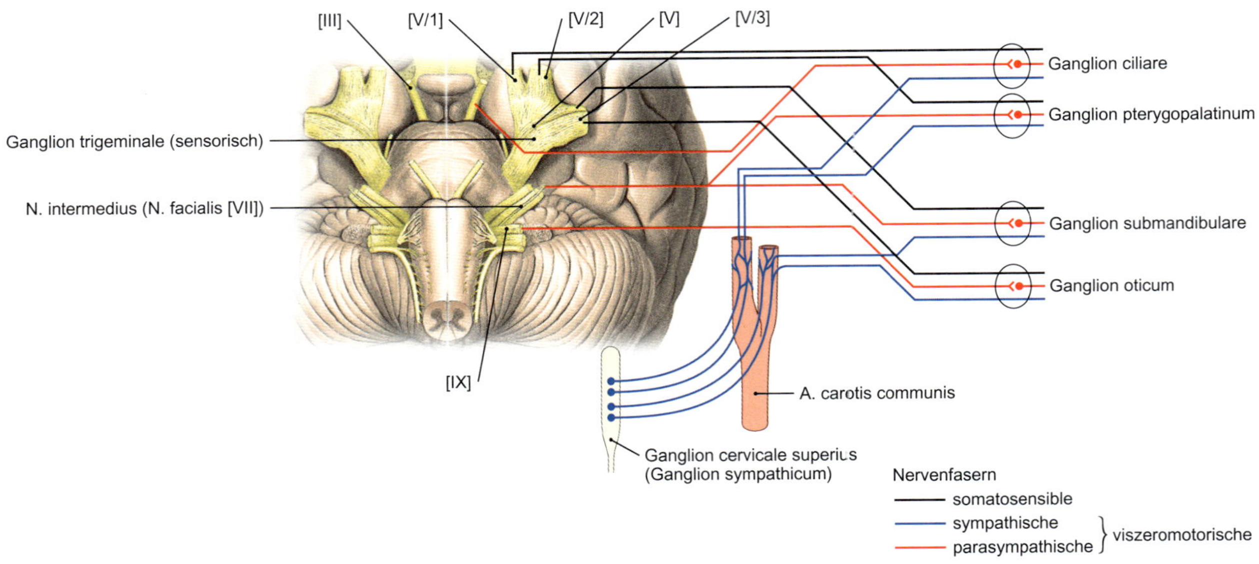


**Abb. 12.119 Organisation der Sinnesganglien von Hirnnerven;** Schema. [S701-L127]
In den 4 parasympathischen Kopfganglien treten präganglionäre parasympathische efferente Fasern der Hirnnerven [III, VII und IX] mit postganglionären parasympathischen Neuronen, deren Axone die Zielorgane erreichen, in Kontakt (→ Tabelle). Sensible Fasern des N. trigeminus [V] (ASA) und sympathische postganglionäre Fasern, die im Ganglion cervicale superius von prä- auf postganglionär umgeschaltet wurden, durchlaufen die parasympathischen Ganglien ohne Umschaltung.

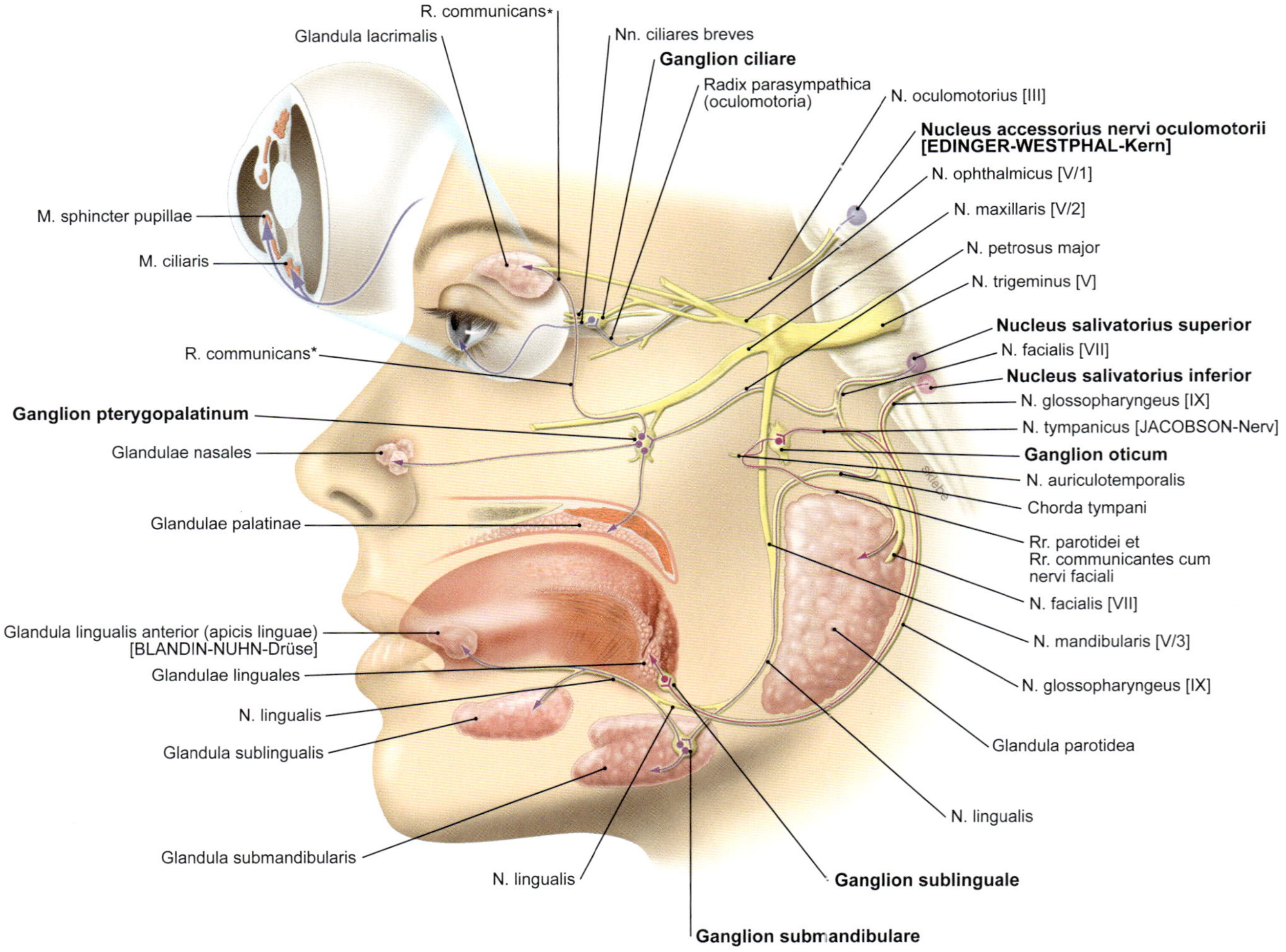


**Abb. 12.120 Innervation der Drüsen des Kopfes mit vegetativen Kopfganglien;** schematische Darstellung. [S700-L238]
Darstellung der parasympathischen Kopfganglien mit Verlauf der parasympathischen Fasern aus den entsprechenden Hirnnervenkerngebieten.
* Tränendrüsenanastomose

| Übersicht über die Hirnnerven mit parasympathischen Ganglien | | | |
|---|---|---|---|
| **Parasympathische Nuclei im Hirnstamm (1. Neuron)** | **Hirnnerv mit parasympathischen Fasern** | **Parasympathisches Ganglion (2. Neuron)** | **Funktion** |
| Nucleus accessorius nervi oculomotorii [EDINGER-WESTPHAL-Kern] | N. oculomotorius [III] | Ganglion ciliare | Miosis (M. sphincter pupillae), Akkommodation (M. ciliaris) |
| Nucleus salivatorius superior | N. intermedius (N. facialis [VII]) | Ganglion sphenopalatinum | Tränendrüse, Schleimhautdrüsen von Nase, Rachen, Nasennebenhöhlen |
| | | Ganglion submandibulare | Glandula submandibularis, Glandula sublingualis, Glandula lingualis anterior [BLANDIN-NUHN-Drüse] |
| Nucleus salivatorius inferior | N. glossopharyngeus [IX] | Ganglion oticum | Glandula parotidea |
| | | Ganglion sublinguale | Glandulae linguales |
| Nucleus ambiguus* | Plexus cardiacus | Herz | |
| Nucleus dorsalis nervi vagi | N. vagus [X] | • Plexus myentericus (AUERBACH) und submucosus (MEISSNER)<br>• Organspezifische Plexus, z. B. der Lunge | Atemwege, Lunge, Oesophagus, Niere, Gastrointestinaltrakt bis zur Flexura coli sinistra (CANNON-BÖHM-Punkt) |

* zusätzlich zu seinen Motoneuronen für die Innervation der Muskeln am weichen Gaumen, Pharynx und Larynx enthält der Nucleus ambiguus auch cholinerge parasympathische Neuronen, die den parasympathischen Plexus cardiacus bilden

## Struktur und Funktion

Es besteht ein wesentlicher Unterschied zwischen den Ganglien des autonomen Nervensystems und des sensiblen Systems (ASA, SSA). In sympathischen und parasympathischen Ganglien des autonomen Nervensystems treten präganglionäre Axone mit postganglionären Neuronen in Kontakt. In Ganglien des sensiblen Systems kommt es zu keiner Synapsenbildung, sondern die Ganglien beherbergen die Perikarien der 1. afferenten Neurone.

## Topographie



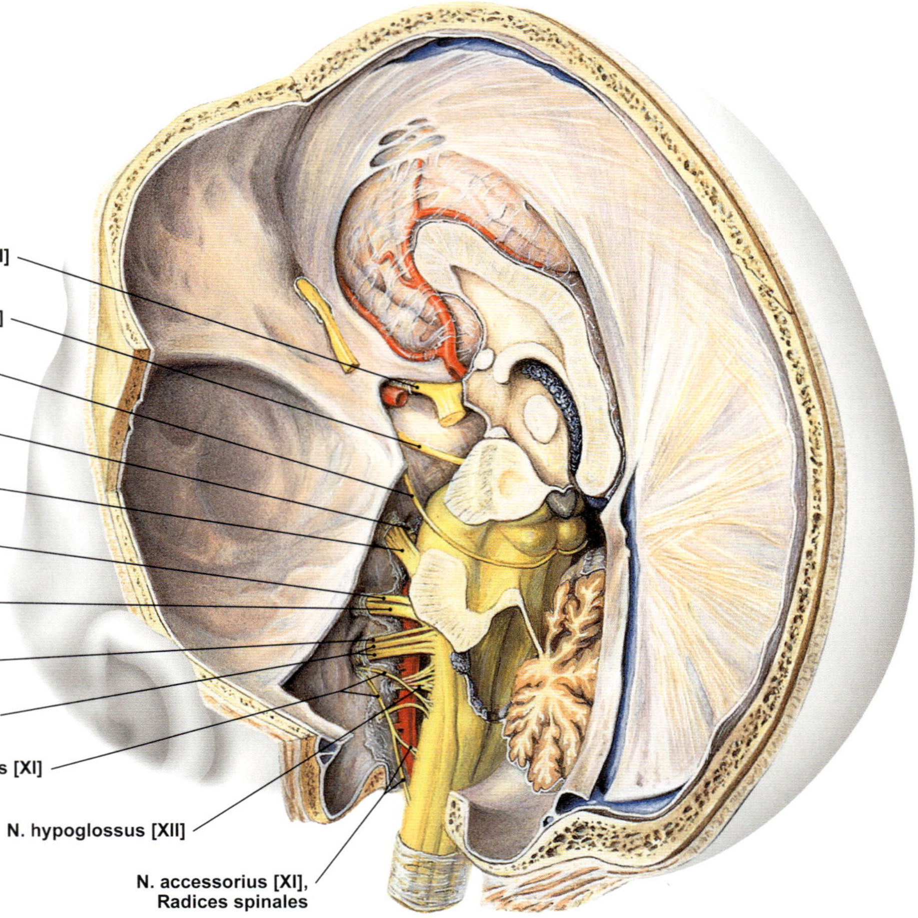


**Abb. 12.121 Verlauf der Hirnnerven, Nn. craniales, im Subarachnoidalraum;** Ansicht von links hinten oben; nach Abtragung der linken Hälften von Groß- und Kleinhirn sowie des Tentorium cerebelli. [S700]
Die Hirnnerven III bis XII treten entsprechend ihrer Reihenfolge von oben nach unten aus dem Hirnstamm aus. Teilweise treten sie als Wurzelbündel aus, die sich erst zum eigentlichen Hirnnerv zusammenschließen (IX–XII). Der N. trochlearis [IV] ist der dünnste Hirnnerv und tritt als einziger hinten am Hirnstamm aus. Der N. abducens [VI] hat bis zu seiner Durchtrittsstelle durch die Schädelbasis den längsten intraduralen Verlauf.

→ T 60

| **Kennzeichen der Hirnnerven im Vergleich zu Spinalnerven** | |
|---|---|
| **Spinalnerven** | **Hirnnerven** |
| segmentale Anordnung | nicht segmentale Anordnung |
| (meist) 31 paarige Spinalnerven | 12 paarige Hirnnerven |
| Austritt aus der Medulla spinalis | Austritt aus dem Truncus encephali |
| Durchtritt durch segmental angeordnete Foramina intervertebralia | Durchtritt durch nicht segmental angeordnete Öffnungen der Schädelbasis |
| 4 funktionelle Faserqualitäten | 7 funktionelle Faserqualitäten |
| Zielorgane primär unterhalb der oberen Thoraxapertur | Zielorgane primär oberhalb der oberen Thoraxapertur |

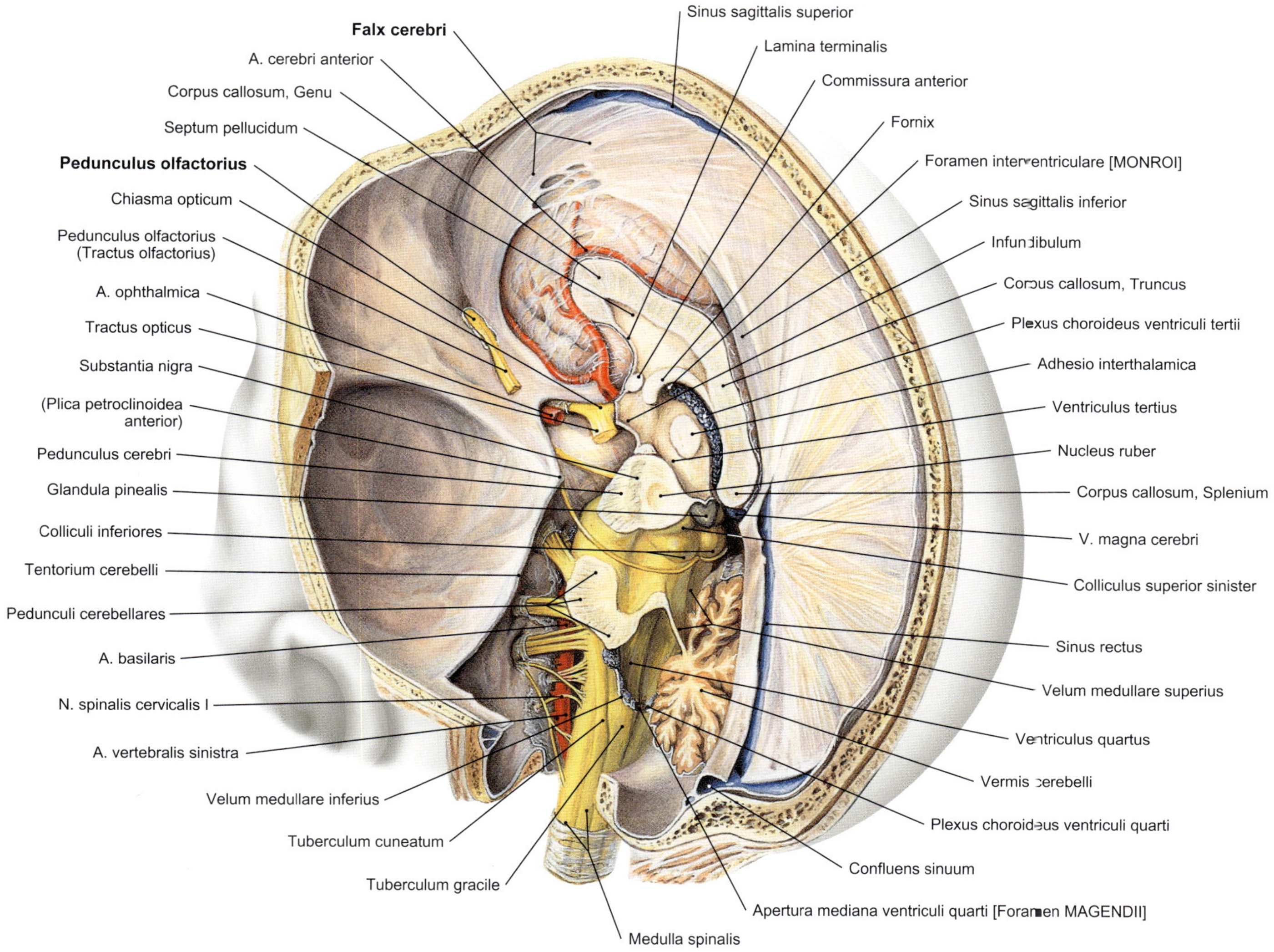


**Abb. 12.122 Verlauf der Hirnnerven, Nn. craniales, im Subarachnoidalraum;** Ansicht von links hinten oben; nach Abtragung der linken Hälften von Groß- und Kleinhirn sowie des Tentorium cerebelli. [S700]

Im Gegensatz zu → Abb. 12.121 sind sämtliche Strukturen mit Ausnahme der Hirnnerven benannt.

→ T 60

Gehirn und Rückenmark

## Hirnnervenkerne

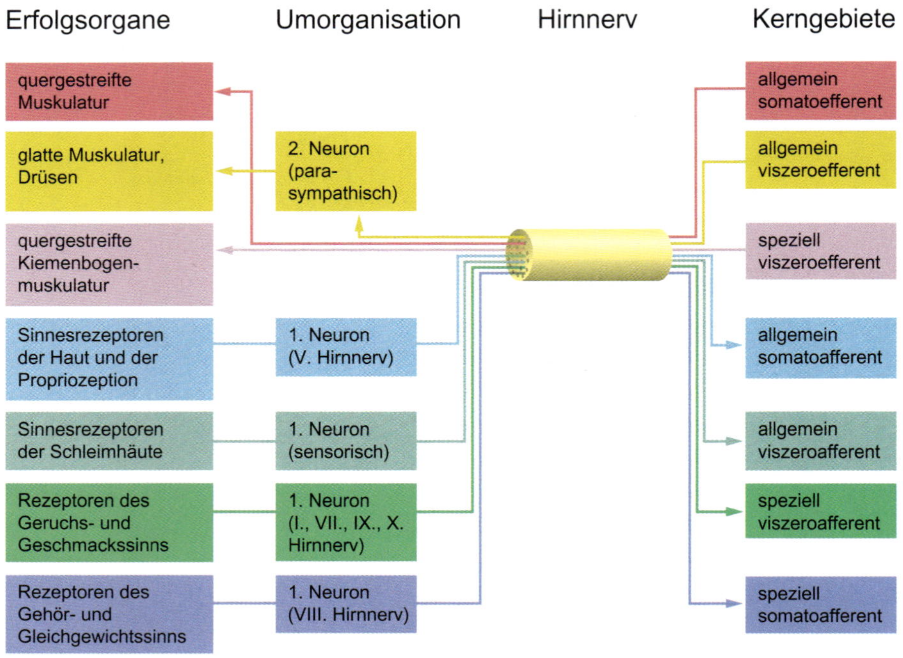


**Abb. 12.123 Faserqualitäten der Hirnnerven(kerne);** farbige Darstellung der Faserqualitäten der Hirnnerven(kerne) mit möglichen Verschaltungen bzw. Umorganisationsstellen und den jeweiligen Erfolgsorganen. [S702-L127]

In den Hirnnerven lassen sich 7 verschiedene Faserqualitäten unterscheiden (→ Tabelle), wobei nicht jeder Hirnnerv alle Faserqualitäten enthält.

| **Faserqualitäten, unterschieden nach Efferenzen und Afferenzen** | |
|---|---|
| **Faserqualität** | **Innervation** |
| **Efferenzen** | |
| allgemein somatoefferent | motorisch: Skelettmuskulatur |
| allgemein viszeroefferent | parasympathisch: Drüsen, glatte Muskulatur |
| speziell viszeroefferent | branchiomotorisch: Schlundbogenmuskulatur |
| **Afferenzen** | |
| allgemein somatoafferent | propriozeptiv (Gelenke, Muskeln) und exterozeptiv (Sensibilität Haut) |
| allgemein viszeroafferent | enterozeptiv (Sensibilität Schleimhaut; Blutgefäße) |
| speziell viszeroafferent | Geruchs- und Geschmacksorgan |
| speziell somatoafferent | sensorisch: Seh-, Hör- und Gleichgewichtsorgan |

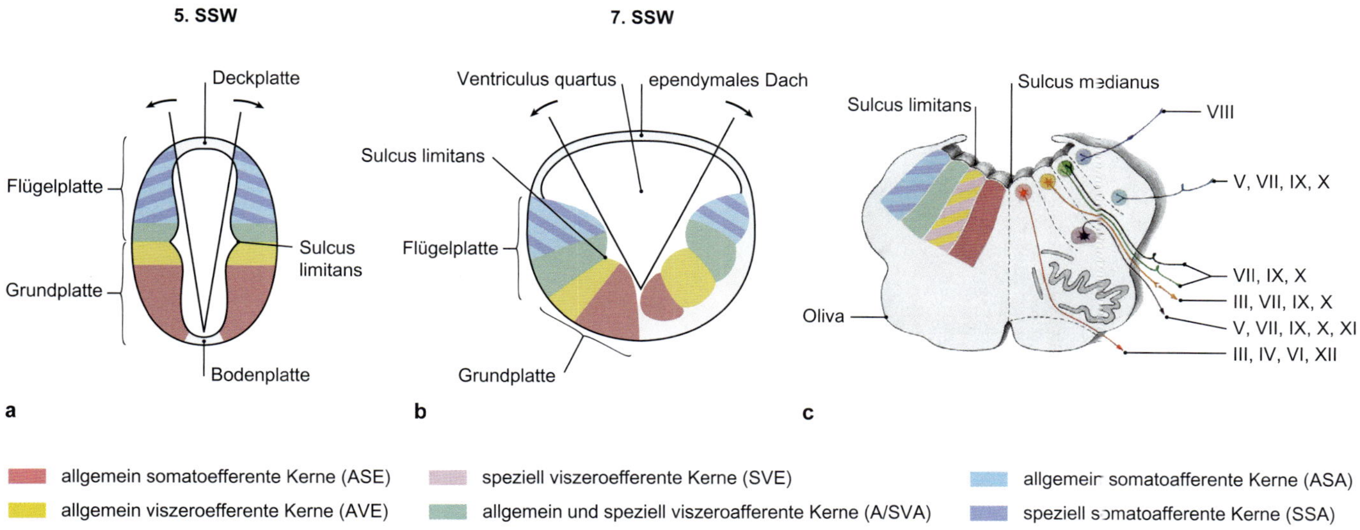


**Abb. 12.124a–c Entwicklung des Rhombencephalons und der mediolateralen Anordnung der Hirnnervenkerne entsprechend ihrer Funktion.**
**a** Ursprünglich besteht eine dorsoventrale Anordnung im Neuralrohr (5. Entwicklungswoche). [S702-L126]/[R247-L318]
**b** Diese Anordnung verändert sich mit der Erweiterung des Canalis centralis zum IV. Ventrikel (7. Entwicklungswoche) in eine mediolaterale Anordnung. [S702-L126]/[R247-L318]
**c** Den einzelnen Faserqualitäten sind die jeweiligen Hirnnervenkerne zuzuordnen. [S700]

Im Hirnstamm sind Kerngebiete, die gleiche Funktionen haben, übereinander von oben nach unten angeordnet. Aufgrund der räumlichen Enge liegen die Kerngebiete in Form von 4 longitudinal ausgerichteten **Kernsäulen** nebeneinander. Dies sind von medial nach lateral eine somatoefferente, eine viszeroefferente, eine viszeroafferente und eine somatoafferente Kernsäule. Innerhalb der viszeroefferenten, der viszeroafferenten und der somatoafferenten Kernsäule werden allgemeine und spezielle afferente Kerne unterschieden.

**Zuordnung der wichtigsten Hirnnerven zu den jeweiligen Schlundbögen und den zugehörigen branchiogenen Muskeln**

| Schlundbogen | Schlundbogennerv | Muskeln |
|---|---|---|
| 1. Schlundbogen (Mandibularbogen) | N. trigeminus [V]; N. mandibularis [V/3] | • Kaumuskulatur<br>• M. mylohyoideus<br>• Venter anterior musculi digastrici<br>• M. tensor tympani<br>• M. tensor veli palatini |
| 2. Schlundbogen (Hyoidbogen) | N. facialis [VII] | • Mimische Muskulatur<br>• M. stylohyoideus<br>• Venter posterior musculi digastric<br>• M. stapedius |
| 3. Schlundbogen (Pharyngealbogen) | N. glossopharyngeus [IX] | • Pharynxmuskulatur<br>• M. stylopharyngeus<br>• M. levator veli palatini |
| 4. Schlundbogen (Laryngealbogen) | N. vagus [X] mit N. laryngeus superior | • Larynxmuskulatur<br>• Pharynxmuskulatur: M. cricothyroideus |
| 5. Schlundbogen | – bildet sich zurück – | – bildet sich zurück – |
| 6. Schlundbogen | N. vagus [X] mit N. laryngeus inferior (N. recurrens) | • Innere Larynxmuskulatur<br>• Obere Ösophagusmuskulatur |

## Hirnnervenkerne

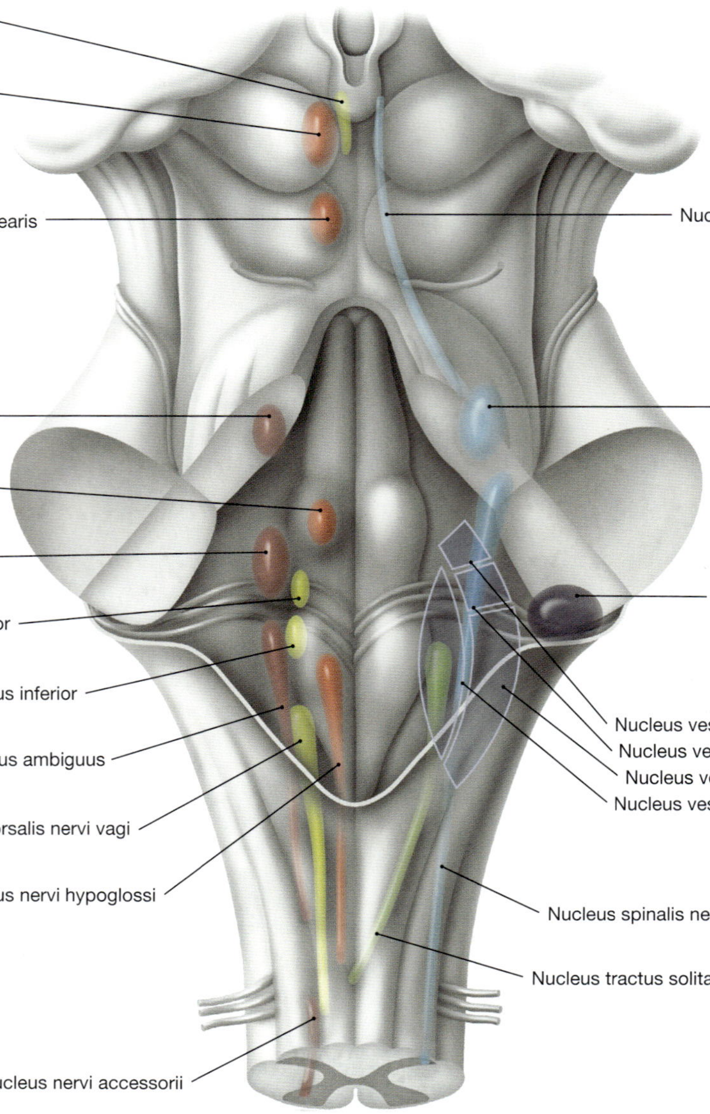


**Abb. 12.125 Hirnnerven, Nn. craniales;** räumliche Übersicht der Kerne; Ansicht von hinten. [S700-L275]/[S700-L238]

Mit Ausnahme der Hirnnerven I und II besitzen alle Hirnnerven (III–XII) Kerne (Nuclei) im Hirnstamm. Die **Kerngebiete** für den III. und IV. Hirnnerv liegen im Mesencephalon, die des V. bis VII. Hirnnervs im Pons und die des VIII. bis XII. Hirnnervs in der Medulla oblongata.

Die Anordnung der Hirnnervenkerne lässt sich leichter verstehen, wenn man ihre Einteilung in funktionelle Kernsäulen (→ Abb. 12.124) nachvollzieht. Links sind die Ursprungskerne (Nuclei originis), in denen die Perikarya der in die Peripherie ziehenden efferenten Neurone liegen, dargestellt. In den Endkernen (Nuclei terminationis) auf der rechten Seite enden die afferenten Fasern aus der Peripherie und werden auf das 2. Neuron der sensiblen Bahn umgeschaltet.

* klin.: Nucleus sensorius principalis nervi trigemini

→ T 59

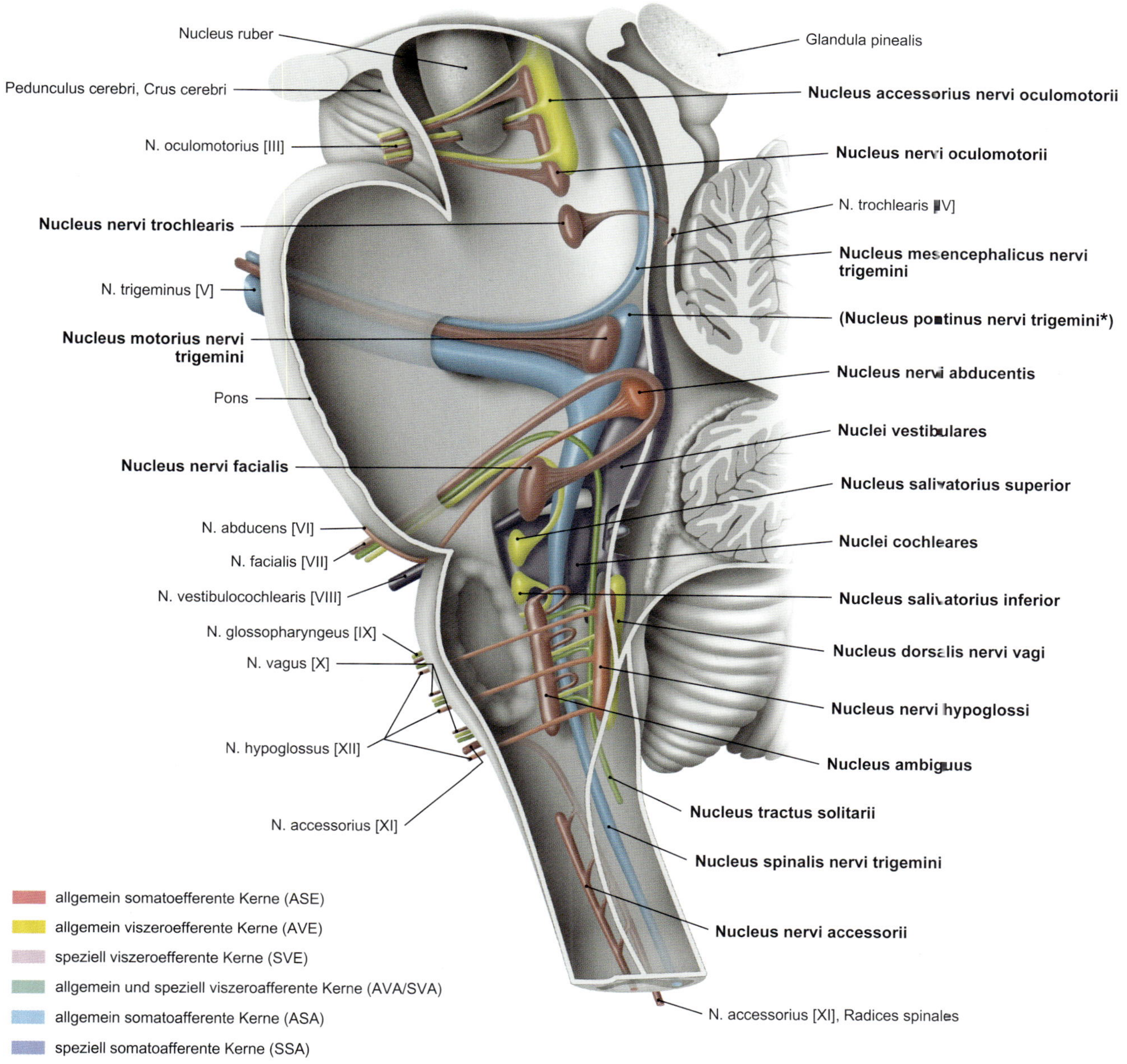


**Abb. 12.126 Hirnnerven, Nn. craniales;** räumliche Übersicht der Hirnnervenkerne III bis XII von der Medianebene aus. [S700-L275]/[S700-L238]

**Ursprungskerne** mit den Zellkörpern der efferenten bzw. motorischen Fasern werden unterteilt in:

- Allgemein somatoefferente Kerne (Nuclei nervi oculomotorii [III, äußere Augenmuskeln], trochlearis [IV, M. obliquus superior], abducentis [VI, M. rectus lateralis] und hypoglossi [XII, Zungenmuskulatur])
- Allgemein viszeroefferente Kerne (Nuclei accessorius nervi oculomotorii [III, Mm. sphincter pupillae und ciliaris], salivatorius superior [VII, Glandulae submandibularis, sublingualis, lacrimalis, nasales und palatinales], salivatorius inferior [IX, Glandula parotidea], dorsalis nervi vagi [X, Eingeweide])
- Speziell viszeroefferente Kerne (Nuclei motorius nervi trigemini [V, Kaumuskeln, Mundbodenmuskeln], nervi facialis [VII, mimische Muskulatur], ambiguus [IX, X, Radix cranialis von XI, Schlund- und Kehlkopfmuskulatur] und Nucleus nervi accessorii [XI, Radix spinalis, Schultermuskulatur])

**Endkerne** (Nuclei terminationis), in denen die afferenten bzw. sensiblen Fasern enden, werden unterteilt in:

- Allgemein viszeroafferente Kerne (Nucleus tractus solitarii, Pars inferior [IX, X, sensible Innervation der glatten Muskulatur (Eingeweide)])
- Speziell viszeroafferente Kerne (Nuclei tractus solitarii, Pars superior [VII, IX, X], Geschmacksfasern)
- Allgemein somatoafferente Kerne (Nuclei mesencephalicus nervi trigemini [V, Propriozeption der Kaumuskulatur], pontinus (sensorius principalis) nervi trigemini [V, Berührung, Vibration, Stellung des Kiefergelenks], spinalis nervi trigemini [V, Schmerz- und Temperaturempfinden im Kopfbereich])
- Speziell somatoafferente Kerne (Nuclei vestibulares superior, lateralis, medialis und inferior [VIII, Vestibularisanteil, Gleichgewicht] sowie cochleares anterior und posterior [VII , Cochlearisanteil, Hören]

* klin.: Nucleus sensorius principalis nervi trigemini

→ T 59

## N. olfactorius [I]

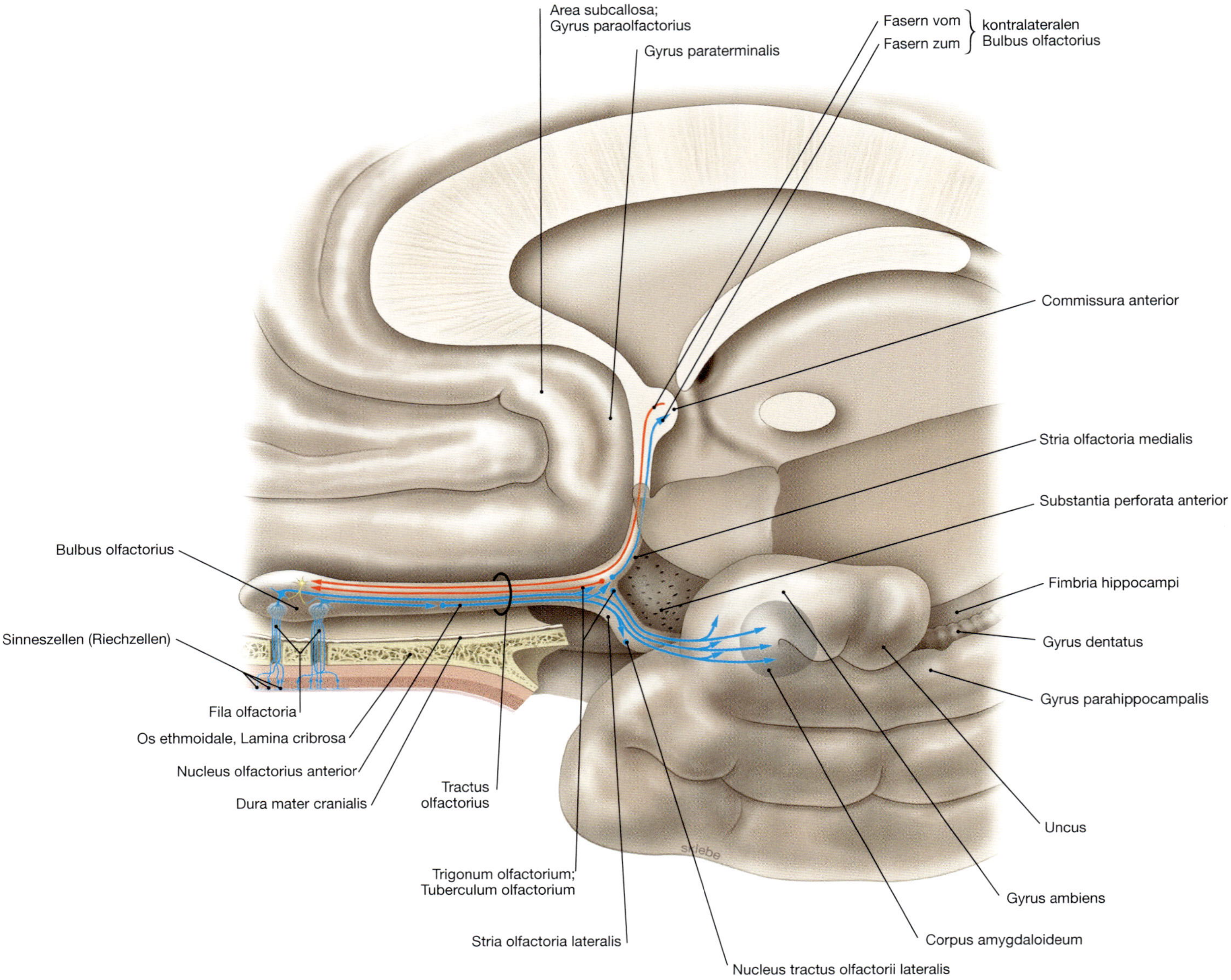


**Abb. 12.127 N. olfactorius [I], mit den Riechnerven, Nn. olfactorii (Fila olfactoria), und der Riechleitung;** Ansicht von links. [S700-L238]
Im Dach der Nasenhöhle befindet sich beidseits auf einer Fläche von je 3 $cm^2$ die Riechschleimhaut (Regio olfactoria). Sie beherbergt ca. 30 Millionen Rezeptorzellen (Riechsinneszellen), die auf chemische Reize reagieren. Es handelt sich dabei um bipolare Nervenzellen (olfaktorische Neurone, 1. Neuron, SVA), die auf der einen Seite mit der Außenwelt in Kontakt stehen und auf der anderen Seite mit ihren Axonen die **Fila olfactoria** bilden. Sie haben nur eine Lebensdauer von 30–60 Tagen und werden zeitlebens ständig durch neuronale Stammzellen ersetzt. Die Fila olfactoria bezeichnet man insgesamt als N. olfactorius [I]. Sie konvergieren in jedem Bulbus auf ca. 1.000 **Glomeruli.** Von dort wird die Geruchsinformation zu verschiedenen Arealen der Hirnbasis und des Temporallappens (primär olfaktorische kortikale Areale) weitergeleitet. Von hier aus gelangt sie über direkte und indirekte Verbindungen zu sekundär olfaktorischen kortikalen Arealen und anderen Hirnregionen, wie dem Hypothalamus. Hier werden die Gerüche bewusst wahrgenommen und mit anderen Sinneseindrücken verknüpft.

→ T 60.1

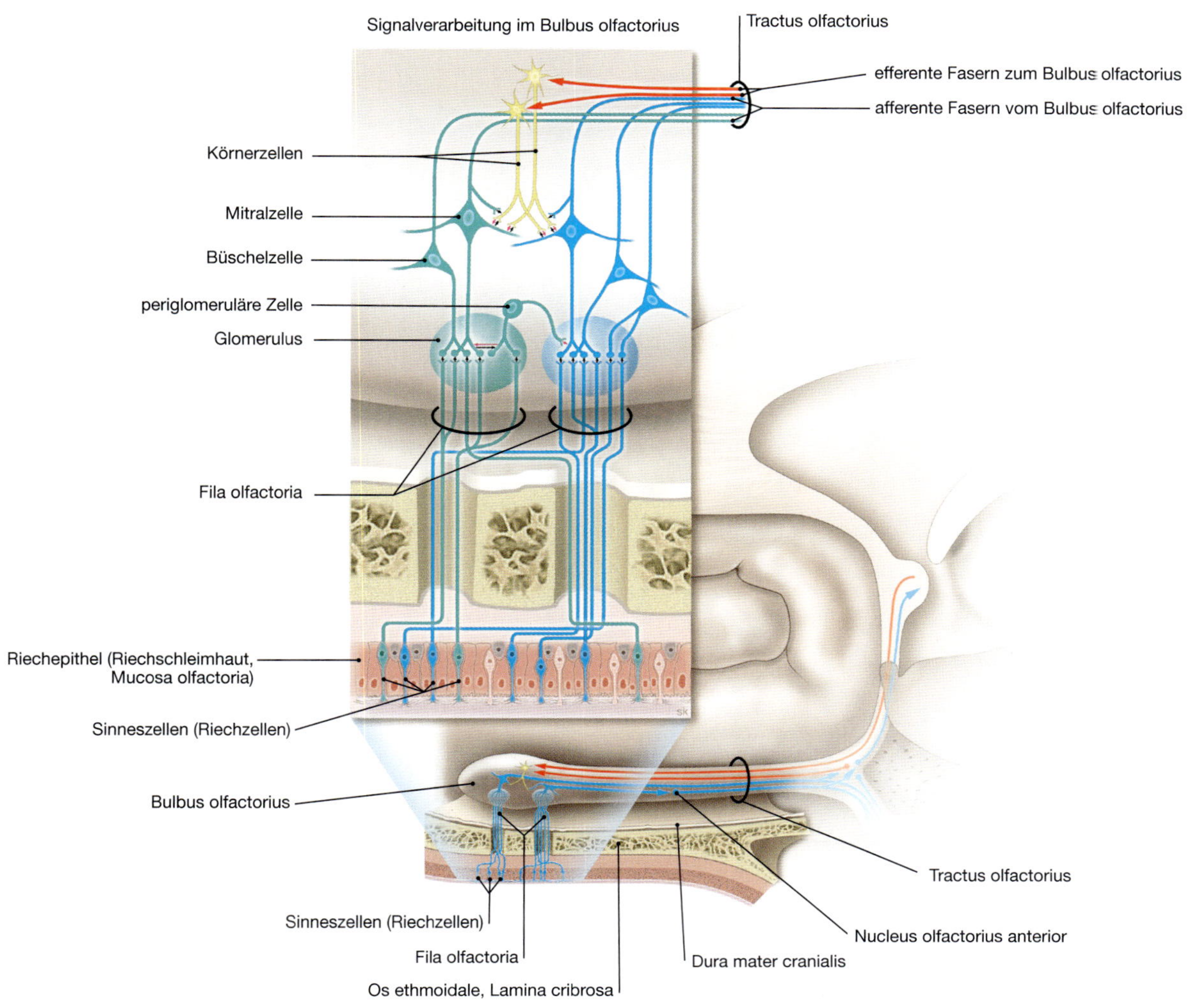


**Abb. 12.128 Projektions- und Verschaltungsschema der Fila olfactoria;** Ansicht von links. [S700-L238]
Alle Fila olfactoria konvergieren in jedem Bulbus auf ca. 1.000 **Glomeruli** (in der Abbildung sind exemplarisch 2 Glomeruli dargestellt), die gemeinsam den Tractus olfactorius bilden. In den Glomeruli wird über zahlreiche Synapsen auf **Mitralzellen** (2. Neuron) umgeschaltet. Dabei erreichen alle Neurone, die den gleichen Geruchsrezeptor haben, mit ihren Axonen den Glomerulus, der für genau diesen einen der insgesamt ca. 1.000 Geruchsrezeptoren spezifisch ist. Die Mitralzellen projizieren zu verschiedenen Arealen der Hirnbasis und des Temporallappens (→ Abb. 12.127). Zur besseren Reizdifferenzierung gibt es Rückkopplungsmechanismen, die auf Körnerzellen zwischen den Mitralzellen wirken.

## Klinik

Virusinfektionen, chronische Sinusitiden, Obstruktionen infolge Verlegung der Luftwege zur Riechschleimhaut, z.B. bei Allergie, Medikamentennebenwirkungen, Hirntumoren oder Schädel-Hirn-Traumata mit Verletzung der Riechnerven bei Durchtritt durch die Lamina cribrosa, können zu **Hyposmie** (verminderte Riechempfindung) oder **Anosmie** (fehlende Riechempfindung) führen.

## N. opticus [II]

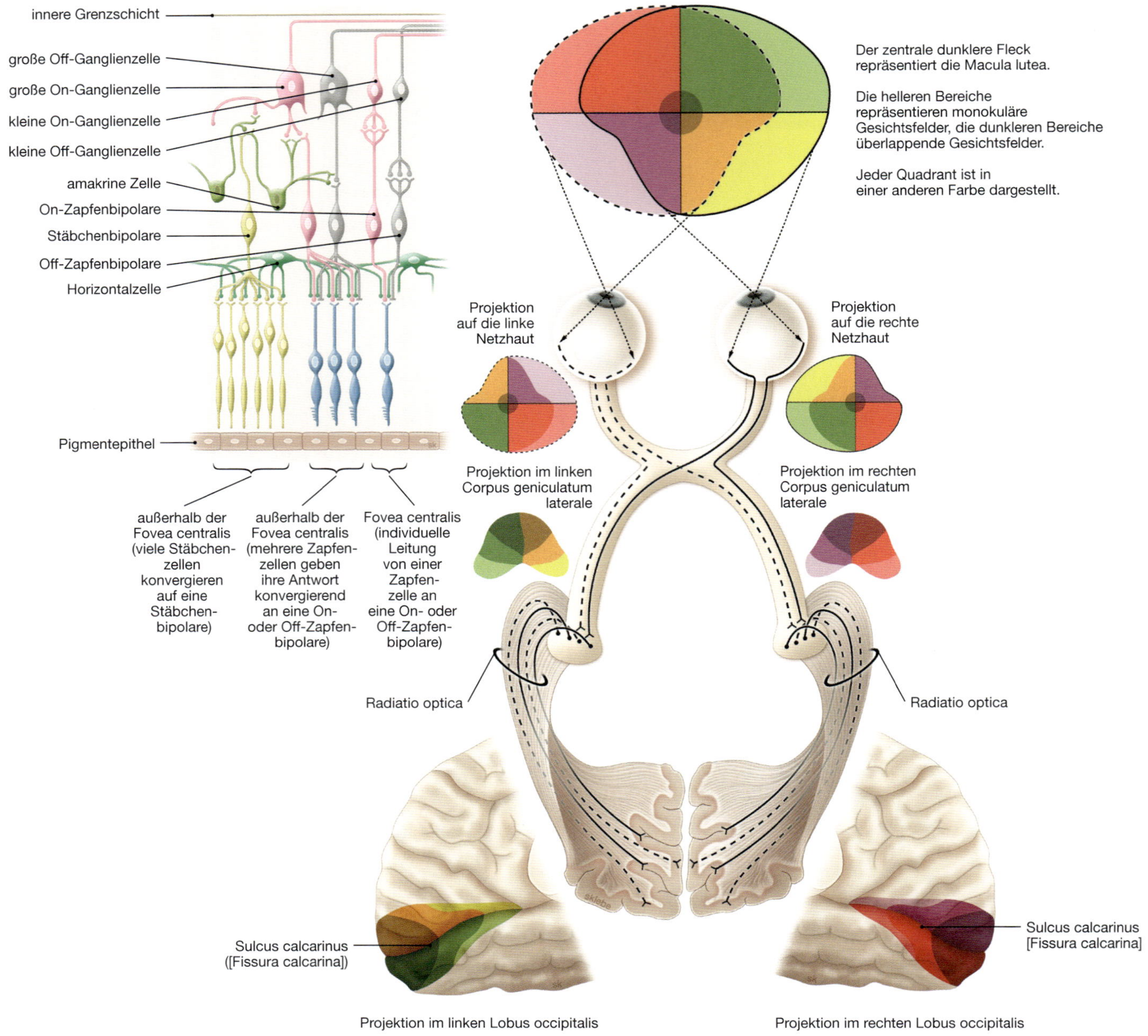


**Abb. 12.129 Neuronale Verschaltung in der Netzhaut, Retina, und Darstellung der Sehbahn;** stark vereinfachtes Schema. [S700-L238]
**Zapfenzellen** (1. Neuron) leiten die Information an **Zapfenbipolare** (2. Neuron) und von hier an eine **Ganglienzelle** (3. Neuron) weiter. Auf die Informationsweiterleitung haben Horizontalzellen und amakrine Zellen eine modifizierende Wirkung. Die Axone der Ganglienzellen schließen sich zum N. opticus [II] zusammen. Die dargestellte Verschaltung einer **intraretinalen Kette** aus 3 Neuronen gilt nur für Zapfenzellen (für Stäbchenzellen → Abb. 9.79 und Lehrbücher der Histologie). Zur Sehbahn → Abb. 9.79 und → Abb. 9.81.

→ T 60.2

### Klinik

Ein plötzlicher, potenziell reversibler einseitiger Visusverlust kann Hinweis auf eine akute Entzündung des Sehnervs sein **(Neuritis nervi optici, retrobulbäre Neuritis).** Dass das Auge selbst wenig bis gar nicht betroffen ist, sieht der untersuchende Arzt nicht. Auch der Patient kann mit dem betroffenen Auge nichts sehen. In ca. einem Drittel der Fälle ist die Neuritis nervi optici Erstsymptom einer multiplen Sklerose (MS), einer relativ häufigen Autoimmunerkrankung des ZNS.

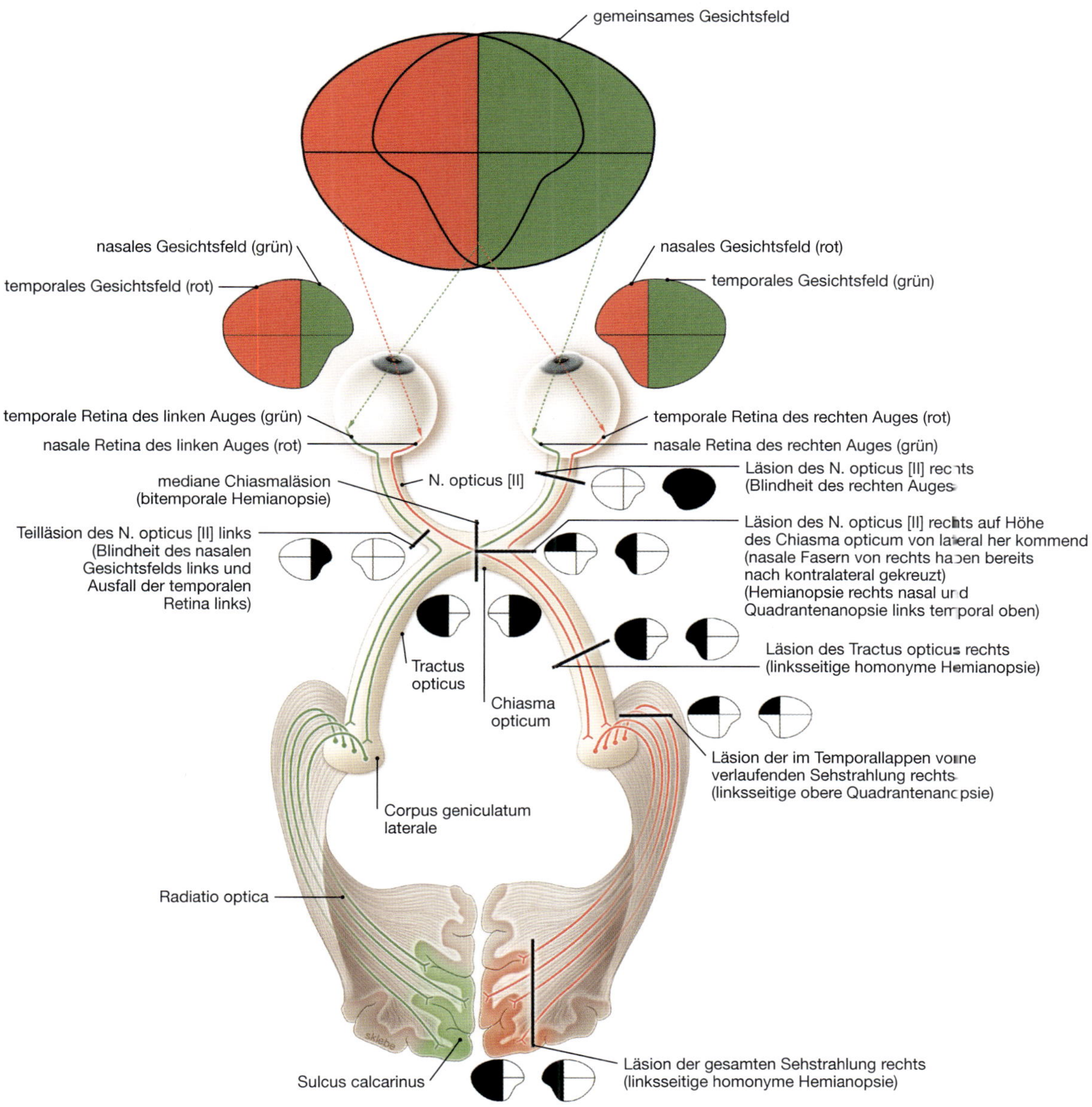


**Abb. 12.130 N. opticus [II] und Sehbahn.** [S700-L238]/[R317]
Die Sehbahn beginnt innerhalb der Netzhaut (Retina). Hier liegen die ersten 3 Projektionsneurone und Interneurone (Horizontalzellen, amakrine Zellen) der Sehbahn (→ Abb. 9.81).
Jeweils bis zu 40 **Stäbchenzellen** übertragen ihr Signal an eine **Stäbchenbipolare** und von dieser erfolgt die Weiterleitung auf indirektem Weg unter Vermittlung von Amakrinen (auch von diesen gibt es je nach Literatur bis jetzt 20–50 verschiedene Typen) an eine **Ganglienzelle** (bei den Stäbchenzellen befinden sich somit die ersten 4 Neurone in der Retina). Die Axone der Ganglienzellen verlaufen im N. opticus [II] zum **Chiasma opticum.** Hier kreuzen die Fasern vom nasalen Anteil der Retina zur Gegenseite (rot). Fasern vom temporalen Anteil kreuzen nicht (grün).
An das Chiasma schließt der Tractus opticus an, in dem dann jeweils Fasern verlaufen, die Informationen aus den kontralateralen Gesichtsfeldhälften vermitteln. Zum überwiegenden Teil (Radix lateralis) werden sie im Corpus geniculatum laterale umgeschaltet. Einige Fasern (Radix medialis) zweigen bereits vorher ab und ziehen in die Area pretectalis, in den Colliculus superior und in den Hypothalamus. Vom Corpus geniculatum laterale geht es über die **GRATIOLET-Sehstrahlung** (Radiatio optica) in das Gebiet um den Sulcus calcarinus zu den Areae 17 und 18 der Großhirnrinde (Area striata).

## Klinik

- Läsionen des N. opticus [II] vor dem Chiasma opticum, z. B. nach Schädel-Hirn-Traumata, führen zur Erblindung des betroffenen Auges (→ Abb. 12.130).
- Läsionen des N. opticus [II] in Höhe des Chiasma opticum von lateral (nasale Fasern von rechts haben bereits nach kontralateral gekreuzt), z. B. durch einen Tumor, führen zur **Hemianopsie** rechts nasal und zur **Quadrantenanopsie** links temporal oben (→ Abb. 12.130).
- Mediane Chiasmaläsionen, meist durch einen Hypophysentumor bedingt, führen zur bitemporalen Hemianopsie (→ Abb. 12.130).
- Läsionen des Tractus opticus (im Beispiel rechts), z. B. durch eine Einblutung, führen zur linksseitigen homonymen Hemianopsie (→ Abb. 12.130).
- Läsionen der im Temporallappen vorne verlaufenden Sehstrahlung (im Beispiel rechts), z. B. durch eine Ischämie, führen zur linksseitigen oberen Quadrantenanopsie (→ Abb. 12.130).
- Läsionen der gesamten Sehstrahlung (im Beispiel rechts), z. B. durch eine Massenblutung, führen zu einer linksseitigen homonymen Hemianopsie (→ Abb. 12.130).

## N. oculomotorius [III], N. trochlearis [IV], N. abducens [VI]

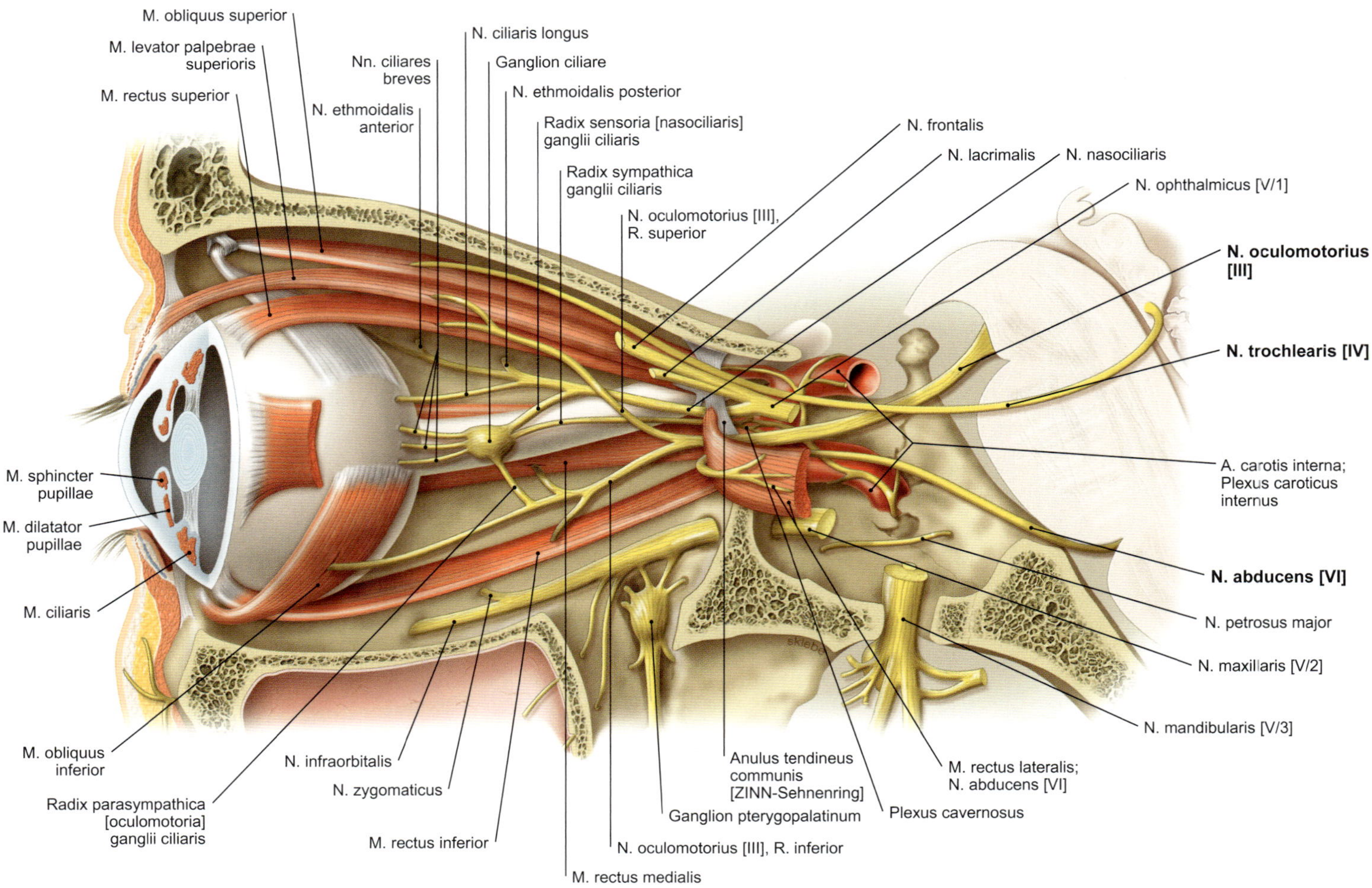


**Abb. 12.131 N. oculomotorius [III], N. trochlearis [IV] und N. abducens [VI], links;** Ansicht von lateral; Orbita eröffnet, orbitales Fettgewebe entfernt, M. rectus lateralis kurz hinter seinem Ansatz durchtrennt und nach hinten geschlagen. [S700-L238]

Der N. oculomotorius [III] innerviert die äußeren Augenmuskeln mit Ausnahme des M. obliquus superior (N. trochlearis [IV]) und des M. rectus lateralis (N. abducens [VI]). Der III. Hirnnerv zieht außerdem mit seinen parasympathischen Anteilen zum M. sphincter pupillae und zum M. ciliaris (2 innere Augenmuskeln).

→ T 60.3, T 60.4, T 60.6

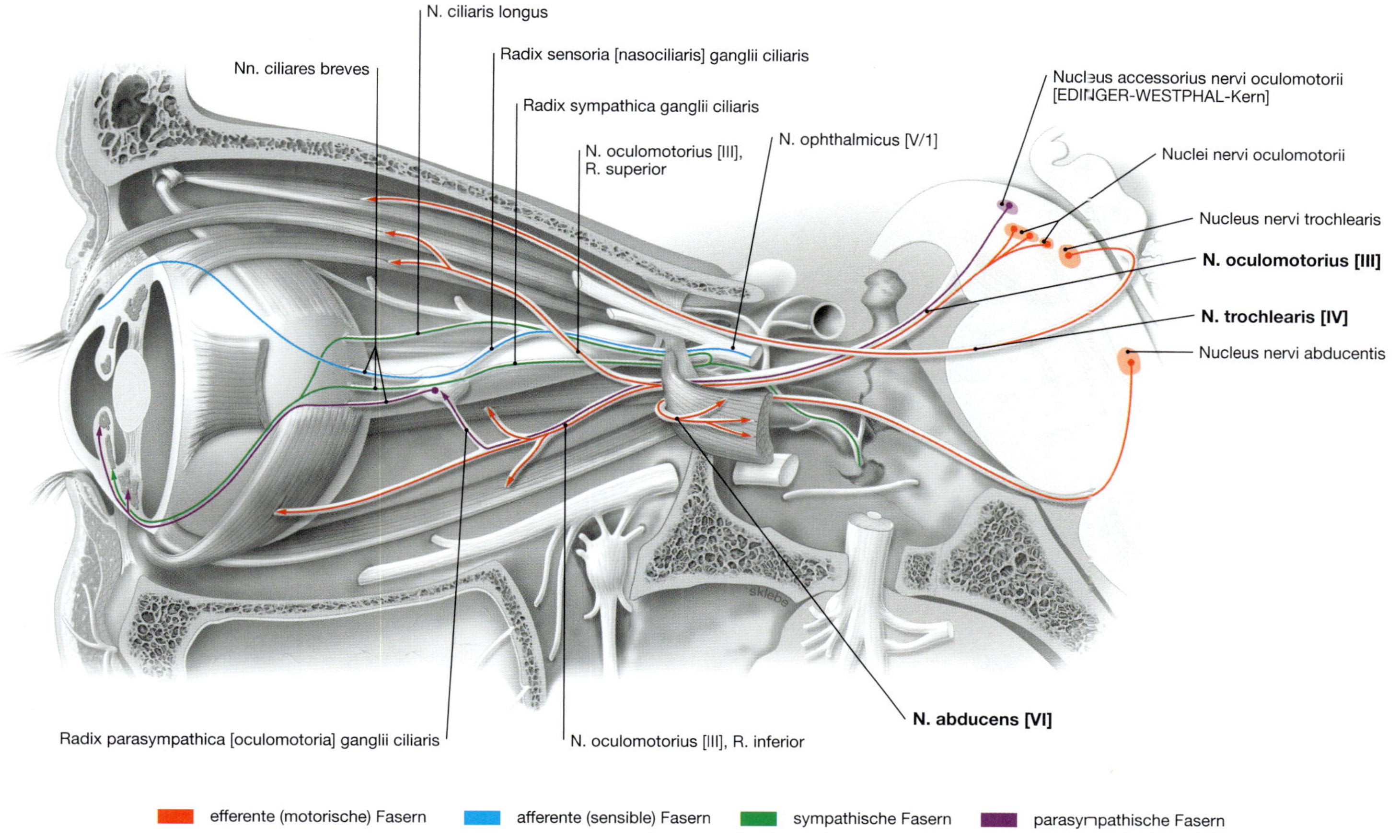


**Abb. 12.132 Faserqualitäten der Nn. oculomotorius [III], trochlearis [IV] und abducens [VI], links;** Ansicht von lateral. [S700-L238]
Der **N. oculomotorius [III]** führt motorische Fasern (ASE) vom Nucleus nervi oculomotorii zum größten Teil der Augenmuskeln. Innerhalb der Orbita teilt sich der Nerv in einen R. superior, der die Mm. rectus superior und levator palpebrae superioris innerviert, und in einen R. inferior, der die Mm. rectus medialis, rectus inferior und obliquus inferior innerviert. Parasympathische Fasern (AVE) kommen vom Nucleus accessorius nervi oculomotorii [EDINGER-WESTPHAL] und gelangen über den R. inferior sowie eine Radix parasympathica (oculomotoria) zum Ganglion ciliare. Hier werden die präganglionären parasympathischen Fasern auf postganglionäre Fasern umgeschaltet, verlaufen mit den Nn. ciliares breves zum Bulbus oculi und erreichen über dessen Wände die Mm. ciliaris und sphincter pupillae.
Der **N. trochlearis [IV]** führt motorische Fasern (ASE) vom Nucleus nervi trochlearis im Hirnstamm zum M. obliquus superior.
Der **N. abducens [VI]** führt motorische Fasern (ASE) vom Nucleus nervi abducentis zum M. rectus lateralis.

## Klinik

**Läsionen der einzelnen Augenmuskelnerven** führen zu Paresen der entsprechenden Augenmuskeln mit Fehlstellungen der Augäpfel, deren Richtung und Ausmaß vom Übergewicht der noch intakten Muskeln (und damit der noch intakten Nerven) gegenüber den gelähmten Muskeln abhängen. Für mehr Details → Abb. 9.48.
Unilaterale Abduzens- und Okulomotoriusparesen in Kombination mit Sensibilitätsstörungen im ersten Trigeminusast (N. ophthalmicus [V/1]) weisen auf eine Erkrankung des Sinus cavernosus (**Sinus-cavernosus-Syndrom;** Sinus-cavernosus-Thrombose, Tumor, Metastase, Aneurysma der A. carotis interna, entzündliche Infiltration) hin. Wenn die Symptomatik akut beginnt und Zeichen einer Drainagestörung wie venöse Stauung des Orbitainhalts mit Lid- und Bindehautschwellung sowie eine Protrusio bulbi hinzukommen, muss von einer venösen Thrombose und/oder einer Fistel zwischen der A. carotis interna und dem Sinus cavernosus ausgegangen werden.

## N. oculomotorius [III]

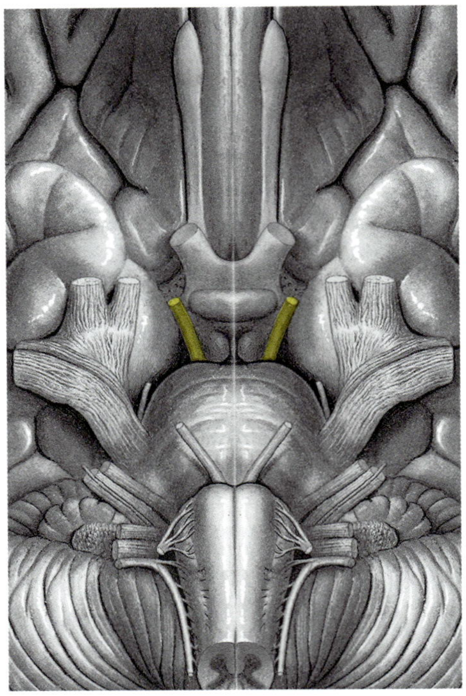

**Abb. 12.133 Austrittsstelle des N. oculomotorius [III] am Hirnstamm;** Ansicht von unten. [S700]
Der III. Hirnnerv tritt direkt oberhalb des Pons aus.

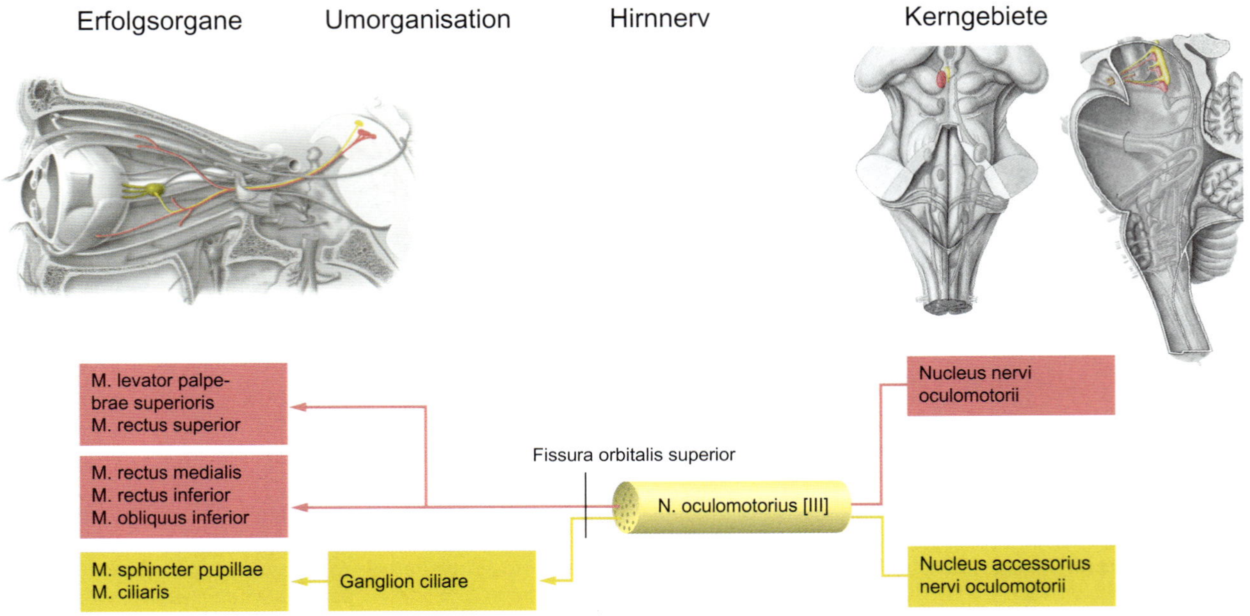


**Abb. 12.134 Verlauf, Äste und Faserqualitäten des N. oculomotorius [III];** Ansicht von lateral. [S700-L127-L238] Vgl. → Abb. 12.132

### Klinik

Bei einer vollständigen **Okulomotoriusparese** kommt es durch Ausfall des M. levator palpebrae superioris zum Herabhängen des Oberlids über die Blickachse **(Ptose).** Durch die Lähmung der Mm. rectus superior, rectus medialis, rectus inferior und obliquus inferior ist der **Bulbus oculi nach außen und unten gerichtet** (was auf dem Zug der noch intakten Mm. rectus lateralis und obliquus superior beruht). Da auch der M. sphincter pupillae gelähmt ist, ist die Pupille durch Überwiegen des sympathisch innervierten M. dilatator pupillae weit gestellt **(Mydriasis).** Außerdem funktionieren durch Ausfall des M. ciliaris die Nahakkommodation und durch Ausfall des M. rectus medialis auf einer Seite die Konvergenzreaktion nicht mehr. Die Patienten berichten über Doppelbilder, sobald das betroffene Augenlid durch den Untersucher oder vom Patienten selbst hochgezogen wird.

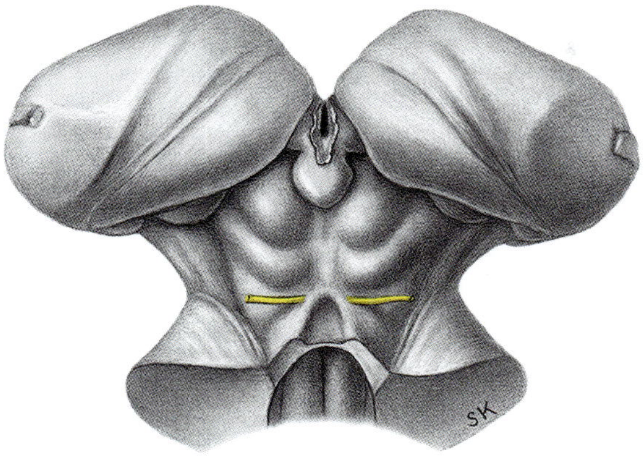

**Abb. 12.135 Austrittsstelle des N. trochlearis [IV] am Hirnstamm;** Ansicht von dorsal. [S700-L238]

Der IV. Hirnnerv tritt unterhalb der Colliculi inferiores aus.

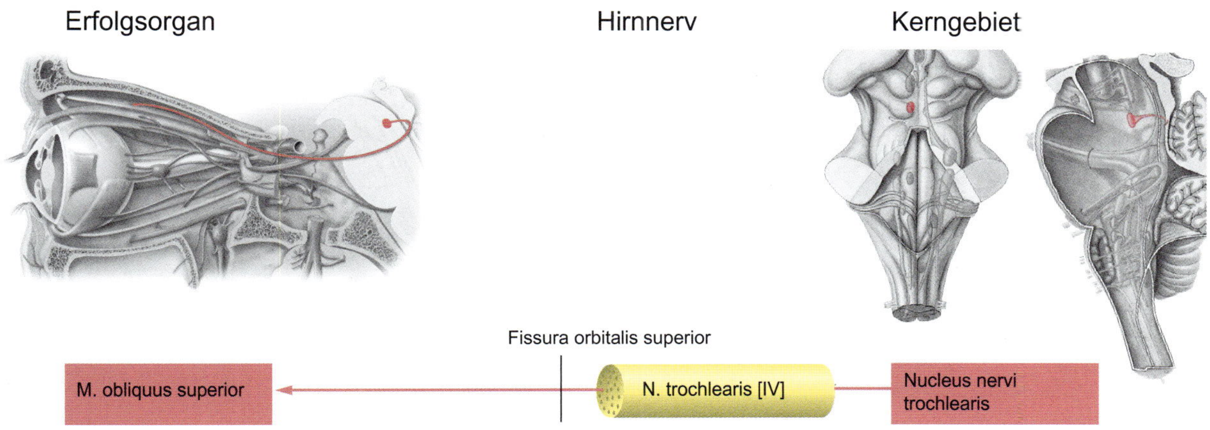


**Abb. 12.136 Verlauf, Äste und Faserqualitäten des N. trochlearis [IV];** Ansicht von lateral. [S700-L127-L238] Vgl. → Abb. 12.132

## Klinik

Bei einer **Trochlearisparese** kommt es durch Ausfall des M. obliquus superior und Überwiegen aller anderen äußeren Augenmuskeln zur Drehung des Bulbus nach nasal oben. Betroffene berichten über Doppelbilder, besonders beim Blick nach nasal unten. Dies versuchen sie durch eine Kopfschiefhaltung zur gesunden Seite auszugleichen.

## N. trochlearis [IV]

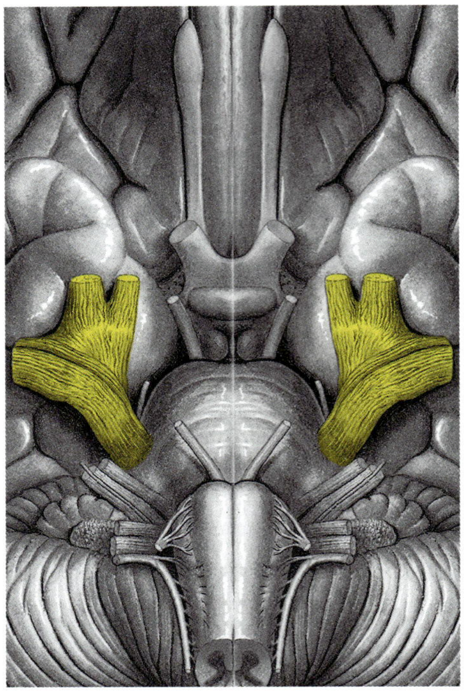

**Abb. 12.137 Austrittsstelle des N. trigeminus [V] am Hirnstamm;** Ansicht von unten. [S700]
Der V. Hirnnerv tritt an der Außenseite des Pons aus.

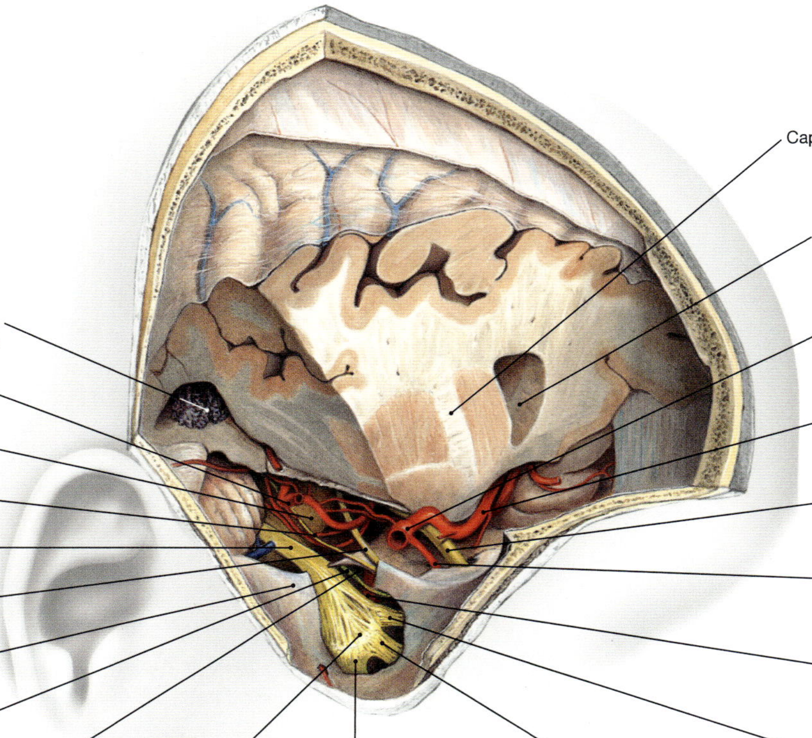


**Abb. 12.138 Verlauf des N. trigeminus [V] in der mittleren Schädelgrube, Fossa cranii media;** Ansicht von rechts. [S700]
Große Teile des Frontal- und des Temporallappens sind entfernt und geben den Blick auf die darunter liegende Schädelbasis frei. Darüber hinaus ist das Cavum trigeminale [MECKEL-Höhle] eröffnet. Darin liegt das Ganglion trigeminale (Ganglion semilunare, klin.: Ganglion GASSERI), von dem die 3 Hauptäste des N. trigeminus (N. ophthalmicus [V/1], N. maxillaris [V/2], N. mandibularis [V/3]) abgehen. Außer dem N. trigeminus [V] sieht man im Bereich der Schädelbasis einen Teil des Verlaufs der Nn. opticus [II], oculomotorius [III] und trochlearis [IV] sowie Arterien, die aus der Pars cerebralis der A. carotis interna hervorgehen (A. ophthalmica, A. cerebri anterior).

→ T 60.5

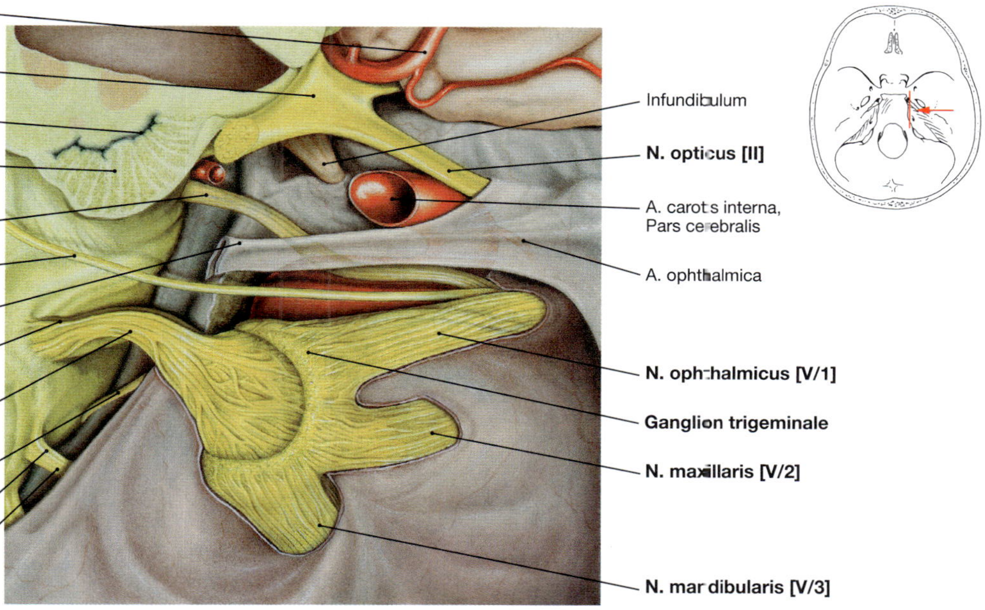


**Abb. 12.139 Arterien und Nerven im Bereich der Sella turcica und des Sinus cavernosus;** Ansicht von rechts. [S700]
Das Cavum trigeminale [MECKEL-Höhle] ist nach Entfernung der Dura mater cranialis und der Arachnoidea mater an dieser Stelle eröffnet. Man sieht das Ganglion trigeminale (Ganglion semilunare, klin.: Ganglion GASSERI) mit der Aufzweigung in die 3 Trigeminusäste. Ferner sieht man den Verlauf der Hirnnerven III, IV und VI bis VIII nach Austritt aus dem Hirnstamm bis zu ihrem Eintritt in die Schädelbasis. Die Pars cavernosa der A. carotis interna geht in die Pars cerebralis über und liegt hier am N. opticus [II]. Oberhalb des Hypophysenstiels (Infundibulum) liegt das Chiasma opticum.

→ T 60

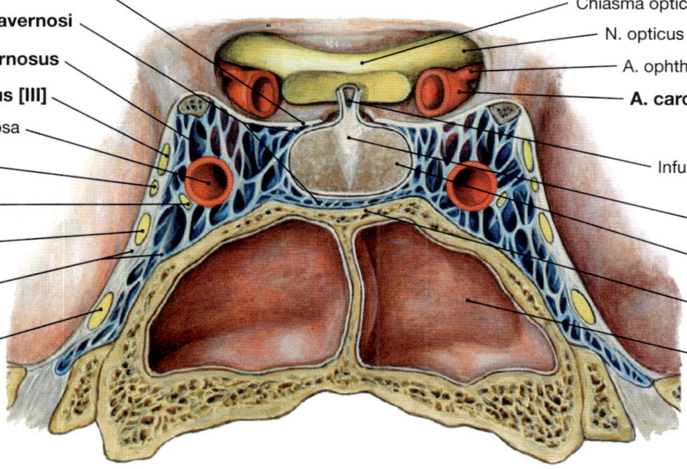


**Abb. 12.140 Arterien und Nerven im Bereich der Sella turcica und des Sinus cavernosus;** Frontalschnitt; Ansicht von hinten. [S700]
Die Nn. ophthalmicus [V/1] und maxillaris [V/2] liegen gemeinsam mit den Nn. oculomotorius [III] und trochlearis [IV] in der Wand des Sinus cavernosus; der N. abducens [VI] und die A. carotis interna verlaufen auf beiden Seiten zentral durch den Sinus cavernosus; die Hypophyse liegt in der Mittellinie und ist vom linken und rechten Sinus cavernosus umgeben.

## Klinik

Mechanische, aber auch visuelle (starkes Licht) oder akustische Reize lösen den **Kornealreflex** (Lidschlussreflex, Orbicularis-oculi-Reflex, Blinkreflex, Schutzmechanismus des Auges) aus. Es handelt sich um einen Fremdreflex, der bei peripheren Nervenläsionen, aber auch im Rahmen schwerer Hirnstammläsionen fehlen kann. Er wird üblicherweise durch Berühren der Hornhaut mittels Wattestäbchen geprüft. Die erregenden Impulse gelangen über Fasern des N. ophthalmicus [V/1] zum Trigeminuskernkomplex. Der Reflexbogen läuft polysynaptisch über die Colliculi superiores, die Formatio reticularis und den Kernkomplex des N. facialis [VII] ab, dessen motorische Fasern den M. orbicularis oculi aktivieren und dadurch den Lidschluss auslösen.

## N. trochlearis [IV]

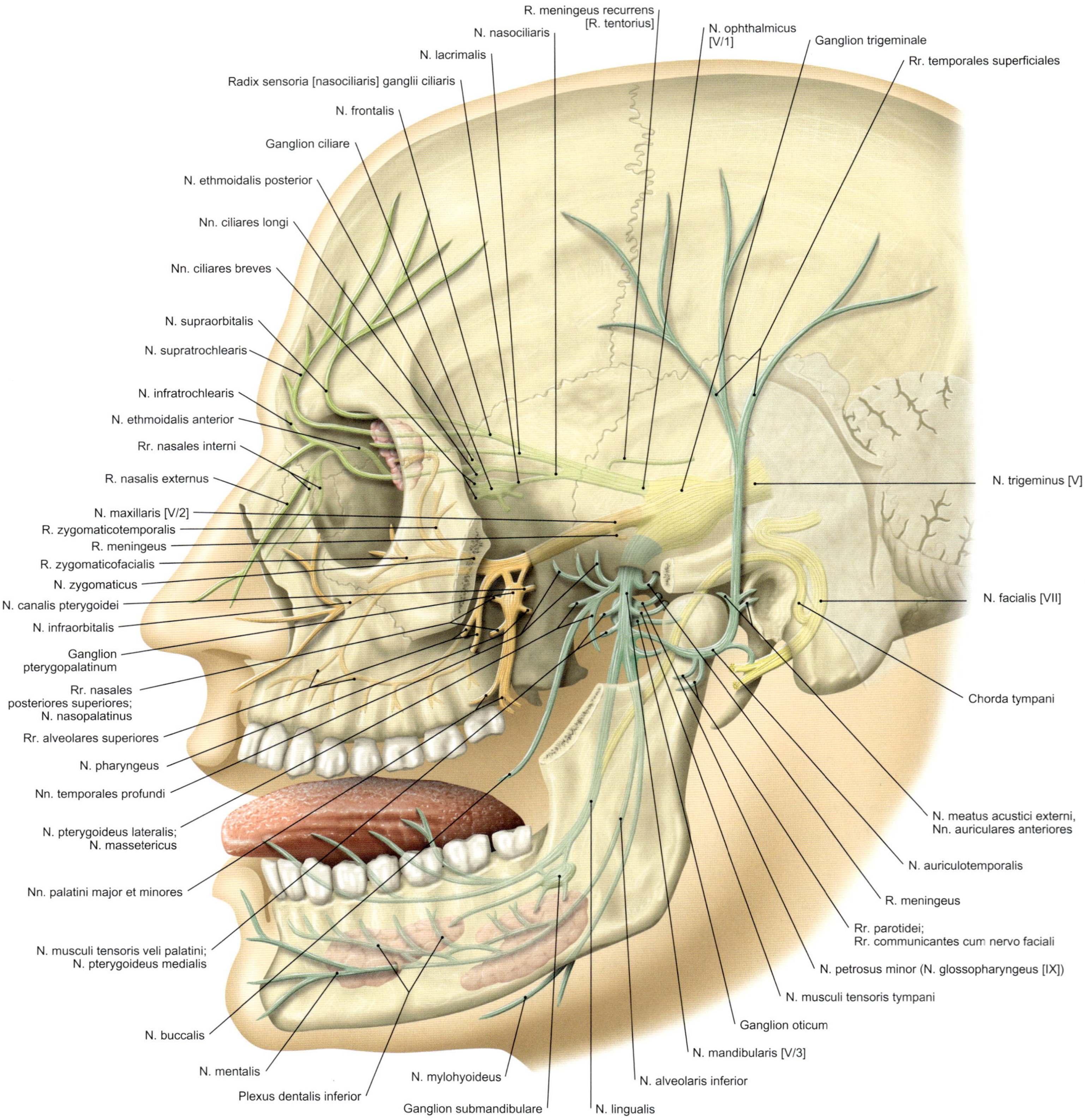


**Abb. 12.141 N. trigeminus [V], links;** Ansicht von lateral. [S700-L127]

Der Drillingsnerv [V] ist der erste Kiemenbogennerv und setzt sich aus seinen 3 Hauptästen N. ophthalmicus [V/1] (hellgrün), N. maxillaris [V/2] (orange) und N. mandibularis [V/3] (türkis) zusammen. Er führt vor allem allgemein somatoafferente Fasern (ASA). Daneben kommen speziell viszeroefferente (SVE) Fasern vor.

Der **N. ophthalmicus [V/1]** innerviert das Auge (inkl. Hornhaut und Bindehaut), die Haut des oberen Augenlids, der Stirn, des Nasenrückens und die Schleimhäute der Nasen- und Nasennebenhöhlen. Parasympathische Fasern zur Innervation der Tränendrüsen begleiten ihn in seinem peripheren Verlauf.

Der **N. maxillaris [V/2]** innerviert die Haut der vorderen Schläfenregion und die oberen Wangen sowie die Haut unterhalb des Auges. Ferner innerviert er sensibel den Gaumen, die Oberkieferzähne, das Zahnfleisch und die Schleimhaut des Sinus maxillaris.

Der **N. mandibularis [V/3]** innerviert die Kaumuskeln, 2 Mundbodenmuskeln (M. mylohyoideus und Venter anterior des M. digastricus) sowie die Mm. tensor veli palatini und tensor tympani. Außerdem ziehen seine sensiblen Äste zur Haut der hinteren Schläfenregion, der Wange und des Kinns und innervieren die Unterkieferzähne und das Zahnfleisch des Unterkiefers. Seine Äste nehmen parasympathische Fasern für die großen Mundspeicheldrüsen und Geschmacksfasern für die Zunge auf, deren vordere zwei Drittel er ebenfalls sensibel innerviert.

→ T 60.5

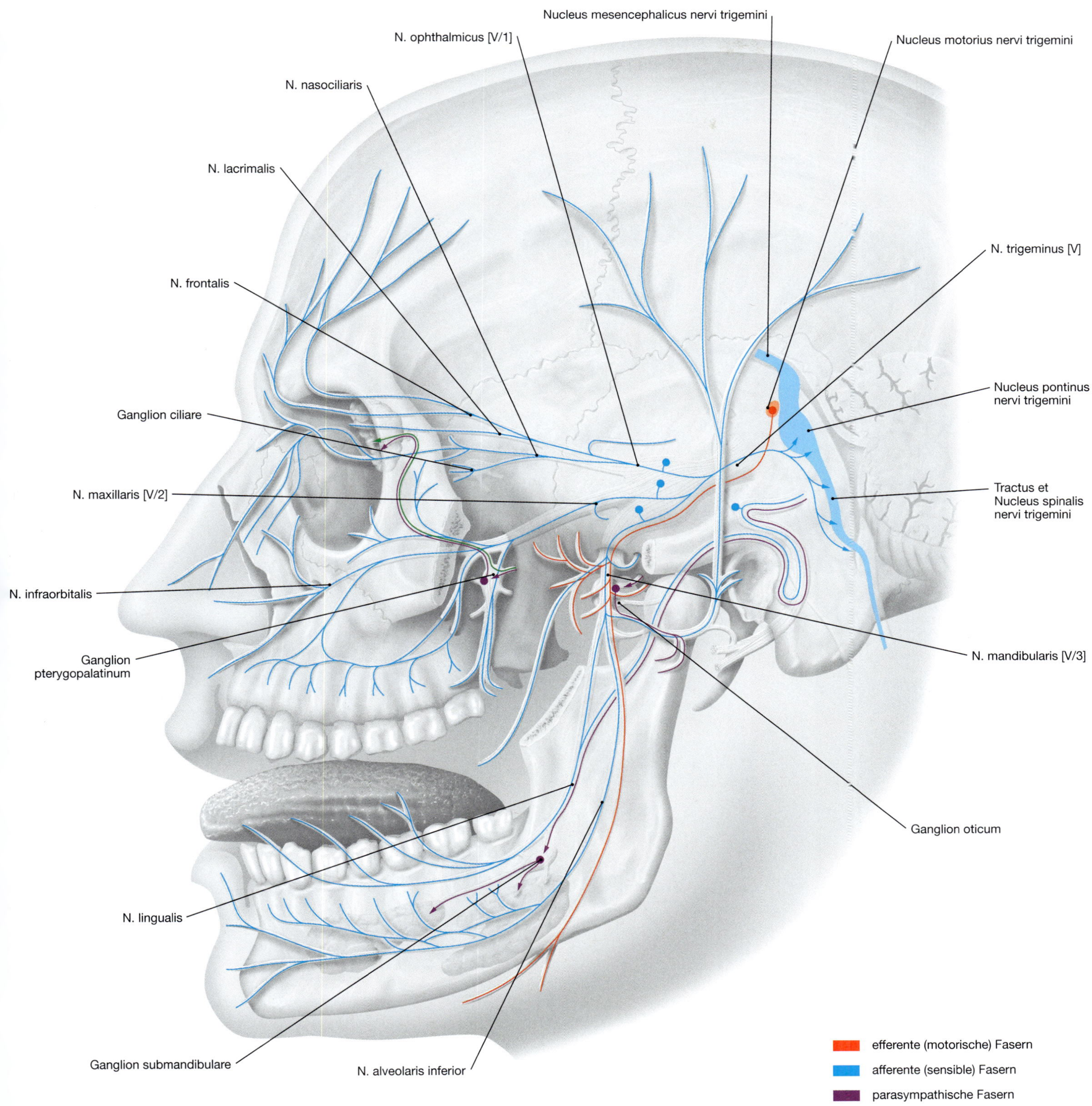


**Abb. 12.142 Faserqualitäten des N. trigeminus [V], links;** Ansicht von lateral. [S700-L127]

**Ursprungs-** und **Endkerne** des N. trigeminus [V] sind der Nucleus mesencephalicus nervi trigemini (somatosensibel), der Nucleus pontinus (sensorius principalis) nervi trigemini (somatosensibel), der Nucleus spinalis nervi trigemini (allgemein somatoafferent, ASA) und der Nucleus motorius nervi trigemini (speziell viszeroefferent, SVE).

Der N. trigeminus [V] besteht aus einer **Radix sensoria** (Portio major) und einer **Radix motoria** (Portio minor). Nach Austritt aus dem Pons zieht der Drillingsnerv über die Felsenbeinkante zum Ganglion trigeminale (Ganglion semilunare, klin.: Ganglion GASSERI, enthält pseudounipolare Nervenzellen, die protopathische und epikritische Sensibilitäten zu den Nuclei pontinus und spinalis nervi trigemini leiten) und teilt sich danach in seine 3 Hauptäste Nn. ophthalmicus [V/1], maxillaris [V/2] und mandibularis [V/3] auf.

## N. trochlearis [IV]



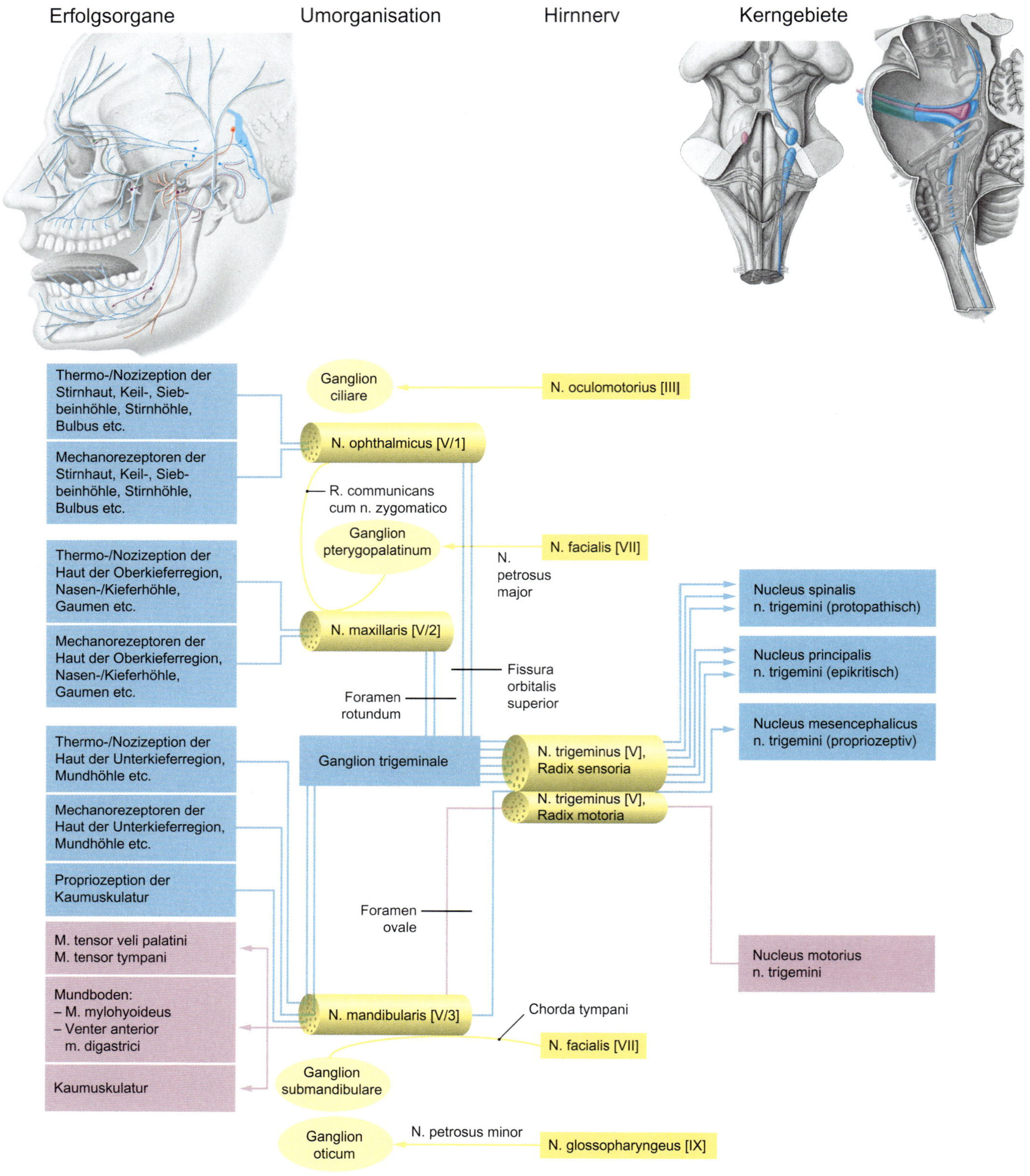


**Abb. 12.143 Faserqualitäten, Hirnnervenkerne und Erfolgsorgane des N. trigeminus [V];** Ansicht von lateral. [S700-L127-L238]

| Äste des N. ophthalmicus [V/1] (rein somatoafferent) | | |
|---|---|---|
| **Ast** | **Unteräste** | **Innervationsgebiet** |
| R. meningeus recurrens [R. tentorius] | | Teile der Hirnhäute |
| N. frontalis | N. supraorbitalis | Haut der Stirn und Schleimhaut der Stirnhöhle |
| | N. supratrochlearis | Haut und Bindehaut des nasalen Augenwinkels |
| N. lacrimalis | | Tränendrüse (zur sekretorischen Innervation lagern sich postganglionäre parasympathische Fasern aus dem N. zygomaticus an), Haut und Bindehaut des temporalen Augenwinkels |
| N. nasociliaris | (→ Tabelle unten) | Nasennebenhöhlen, vorderer Teil der Nasenhaupthöhle sowie Iris, Corpus ciliare, Hornhaut des Auges (→ Tabelle unten) |

| Äste des N. nasociliaris (aus V/1) | | |
|---|---|---|
| **Ast** | **Verlauf** | **Innervationsgebiet** |
| Radix sensoria ganglii ciliaris [R. communicans cum ganglio ciliari] | steuert die sensible Komponente für das Ganglion ciliare bei, aus dem die Nn. ciliares breves kommen | Augapfel und dessen Bindehaut (zusammen mit den Nn. ciliares longi) |
| Nn. ciliares longi | lagern sich dem N. opticus [II] an und ziehen mit den Nn. ciliares breves aus dem Ganglion ciliare zum Bulbus oculi; außerdem schließen sich ihnen sympathische Fasern aus dem Plexus caroticus an | Augapfel (Bulbus oculi) und dessen Bindehaut; die sympathischen Fasern innervieren den M. dilatator pupillae |
| N. ethmoidalis posterior | zieht durch das gleichnamige Foramen zu den hinteren Siebbeinzellen und der Keilbeinhöhle | Schleimhaut der hinteren Siebbeinzellen und der Keilbeinhöhle |
| N. ethmoidalis anterior | zieht durch das gleichnamige Foramen zurück in die vordere Schädelgrube und von dort aus durch die Lamina cribrosa in die Nasenhöhle; er endet mit den Rr. nasales externi in der Haut des Nasenrückens | Schleimhaut der vorderen Nasenhöhle und der vorderen Siebbeinzellen, Haut des Nasenrückens |
| N. infratrochlearis | zieht unterhalb der Trochlea zum inneren Augenwinkel | Haut des inneren Augenwinkels |

| Äste des N. maxillaris [V/2] (rein somatoafferent) | | |
|---|---|---|
| **Ast** | **Unteräste** | **Innervationsgebiet** |
| R. meningeus | | Teile der Hirnhäute |
| N. zygomaticus | R. zygomaticotemporalis | Haut im Bereich der Schläfe |
| | R. zygomaticofacialis | Haut im Bereich der oberen Wangenregion; zur sekretorischen Innervation der Tränendrüse verlaufen postganglionäre parasympathische Fasern mit dem N. zygomaticus, die er an den N. lacrimalis abgibt |
| Rr. ganglionares ad ganglion pterygopalatinum | (→ Tabelle nächste Seite oben) | steuern sensible Fasern für das Ganglion pterygopalatinum bei; Innervation von Gaumen und Nase (→ Tabelle nächste Seite oben), es schließen sich sympathische und parasympathische Fasern für die Glandulae nasales und palatinae (speziell viszeroefferent) sowie Geschmacksfasern an |
| N. infraorbitalis | Nn. alveolares superiores mit Rr. alveolares superiores posteriores, medii und anteriores | Schleimhaut der Kieferhöhle, der Oberkieferzähne und der zugehörigen Gingiva |
| | | Haut und Bindehaut des Unterlids, Haut lateral der Nasenflügel, Haut der Oberlippe und seitlicher Wangenbereich zwischen Unterlid und Oberlippe |

## N. trochlearis [IV]



| Äste der Rr. ganglionares ad ganglion pterygopalatinum (aus V/2) | | |
|---|---|---|
| **Ast** | **Verlauf** | **Innervationsgebiet** |
| N. palatinus major | zieht über den Canalis palatinus major durch das Foramen palatinum majus | Schleimhaut des harten Gaumens, Glandulae palatinae, Geschmacksknospen im Gaumen |
| Nn. palatini minores | verlassen den Canalis palatinus major durch die Foramina palatina minora | Schleimhaut des weichen Gaumens, Tonsilla palatina, Glandulae palatinae, Geschmacksknospen im Gaumen |
| Rr. nasales posteriores superiores laterales et mediales | ziehen durch das Foramen sphenopalatinum in die Nasenhöhle und geben den N. nasopalatinus ab, der durch den Canalis incisivus zum harten Gaumen gelangt | Schleimhaut der Nasenmuscheln, Nasenseptum, vorderer Teil der Schleimhaut des harten Gaumens, obere Schneidezähne mit Zahnfleisch, Glandulae nasales |

| Äste des N. mandibularis [V/3] (somatoafferent und viszeroefferent) | | |
|---|---|---|
| **Ast** | **Unteräste** | **Innervationsgebiet** |
| R. meningeus | | Teile der Hirnhäute |
| N. massetericus | | M. masseter |
| Nn. temporales profundi | | M. temporalis |
| N. pterygoideus lateralis | | M. pterygoideus lateralis |
| N. pterygoideus medialis | | M. pterygoideus medialis |
| N. musculi tensoris veli palatini | | M. tensor veli palatini |
| N. musculi tensoris tympani | | M. tensor tympani |
| N. buccalis | | Haut und Schleimhaut der Wange sowie Gingiva des Unterkiefers |
| N. auriculotemporalis | Rr. parotidei | postganglionäre parasympathische Fasern aus dem Ganglion oticum schließen sich an und innervieren die Ohrspeicheldrüse |
| | Rr. communicantes cum nervo faciali | postganglionäre parasympathische Fasern aus dem Ganglion oticum schließen sich an und innervieren die Ohrspeicheldrüse |
| | N. meatus acustici externi | äußerer Gehörgang, Trommelfell |
| | Nn. auriculares anteriores | Haut vor der Ohrmuschel |
| | Nn. temporales superficiales | Haut des hinteren Anteils der Schläfenregion |
| N. lingualis | Rr. isthmi faucium | Haut des weichen Gaumens |
| | N. sublingualis | Schleimhaut des Mundbodens |
| | | sensible Innervation der vorderen zwei Drittel der Zunge, Geschmacksfasern der vorderen zwei Drittel der Zunge unter Mitnahme von präganglionären parasympathischen Fasern aus der Chorda tympani und deren Abgabe zum Ganglion submandibulare |
| N. alveolaris inferior | | Unterkieferzähne und Gingiva des Unterkiefers |
| | N. mylohyoideus | M. mylohyoideus und Venter anterior des M. digastricus |
| | N. mentalis | Haut des Kinns |

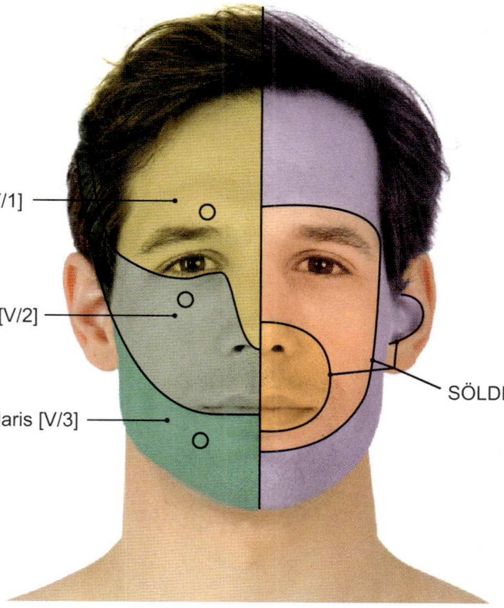


**Abb. 12.144 Innervationsgebiete der Gesichtshaut, Nervenaustrittspunkte und protopathische Sensibilität.** [S700-J803]
Auf der rechten Gesichtshälfte ist die somatotope Gliederung der protopathischen Sensibilität dargestellt. Auf der linken Gesichtshälfte sieht man die Innervationsgebiete und Nervenaustrittspunkte der 3 Trigeminusäste.

## Klinik

Besonders im Rahmen von Durchblutungsstörungen kann es zu **Läsionen** des N. trigeminus [V] kommen. Sie betreffen meist nur einzelne Kerngebiete selektiv oder partiell und selten den ganzen N. trigeminus [V]. Solche Läsionen können sich beispielsweise als ipsilaterale Lähmung der Kaumuskulatur oder als selektiver Ausfall der epikritischen Sensibilität äußern. Die afferenten Fasern der protopathischen Sensibilität erreichen den Nucleus spinalis nervi trigemini in somatotoper Anordnung (→ Abb. 12.144). Ein bestimmter Abschnitt des Nucleus spinalis nervi trigemini innerviert ein konzentrisches Areal der Gesichtshaut. Um das Ausmaß einer Läsion des Kerns zu bestimmen, testet man daher die protopathische Sensibilität entlang der konzentrischen **SÖLDER-Linien.**

## Klinik

Sensibilitätsausfälle im Innervationsgebiet eines Trigeminusasts deuten meist auf eine **periphere Läsion** des Nervs hin. Ursachen hierfür sind mit Bezug auf den N. ophthalmicus [V/1] und den N. maxillaris [V/2] eine Thrombose des Sinus cavernosus (→ Klinikkasten bei → Abb. 12.132), Schädelbasistumoren und -frakturen. Sensibilitätsstörungen im Bereich der Mandibula oder Lähmungen der Kaumuskulatur sind oft iatrogen (durch den Zahnarzt) hervorgerufen.
Bei der häufigen und bis heute nicht völlig verstandenen **Trigeminusneuralgie** (man geht ursächlich häufig von einem pathologischen Gefäß-Nerven-Kontakt zwischen der A. superior cerebelli und dem N. trigeminus [V] an seinem Austritt aus dem Hirnstamm aus) kommt es durch Überempfindlichkeit des N. trigeminus [V] immer wieder zu plötzlichen starken, einschießenden Schmerzen im sensiblen Innervationsgebiet des betroffenen Trigeminusasts. Schon kleinste Berührungen an den entsprechenden Nervenaustrittspunkten (→ Abb. 12.144) können die außerordentlich starken und stechenden Schmerzattacken auslösen.
Eine Neuralgie des N. ophthalmicus [V/1] kann als Post-Zoster-Neuralgie (nach **Zoster ophthalmicus**), einer Infektion des ersten Trigeminusasts mit dem Varicella-Zoster-Virus (→ Abbildung), auftreten.

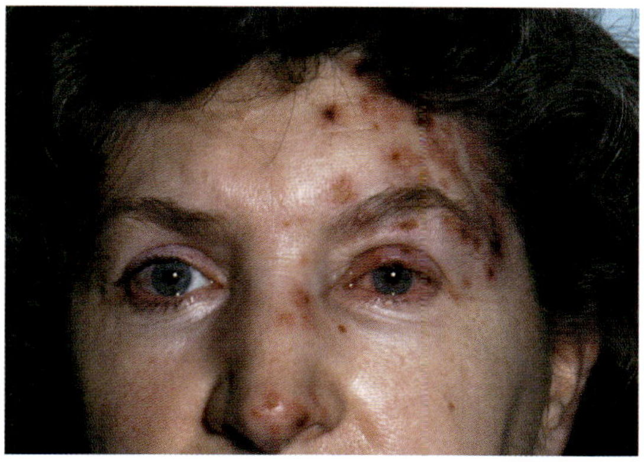

**Zoster ophthalmicus.** Patientin mit Zoster ophthalmicus (Befall der Haut im Versorgungsgebiet des ersten Trigeminusasts mit Varicella-Zoster-Viren, Gesichtsrose). Besonders gefährlich (Erblindungsgefahr) und schmerzhaft ist der Mitbefall der Augenoberflächenepithelien (Hornhaut und Bindehaut). Man sieht eine deutliche Rötung der Bindehaut sowie eine verengte Lidspalte. [E943]

## N. abducens [VI]

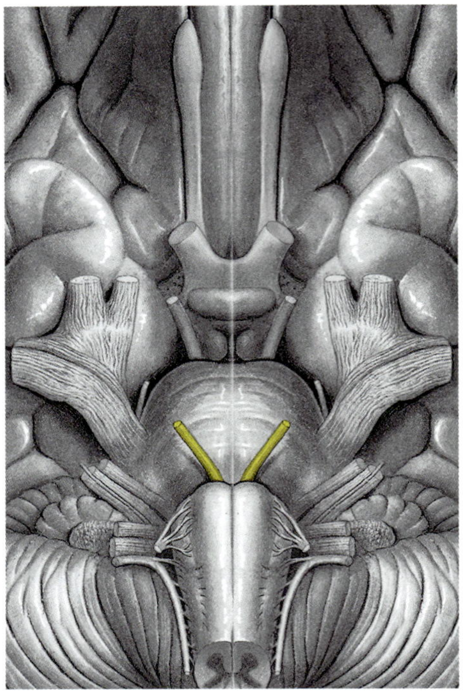

**Abb. 12.145 Austrittsstelle des N. abducens [VI] am Hirnstamm;** Ansicht von unten. [S700]
Der VI. Hirnnerv tritt unterhalb des Pons aus.

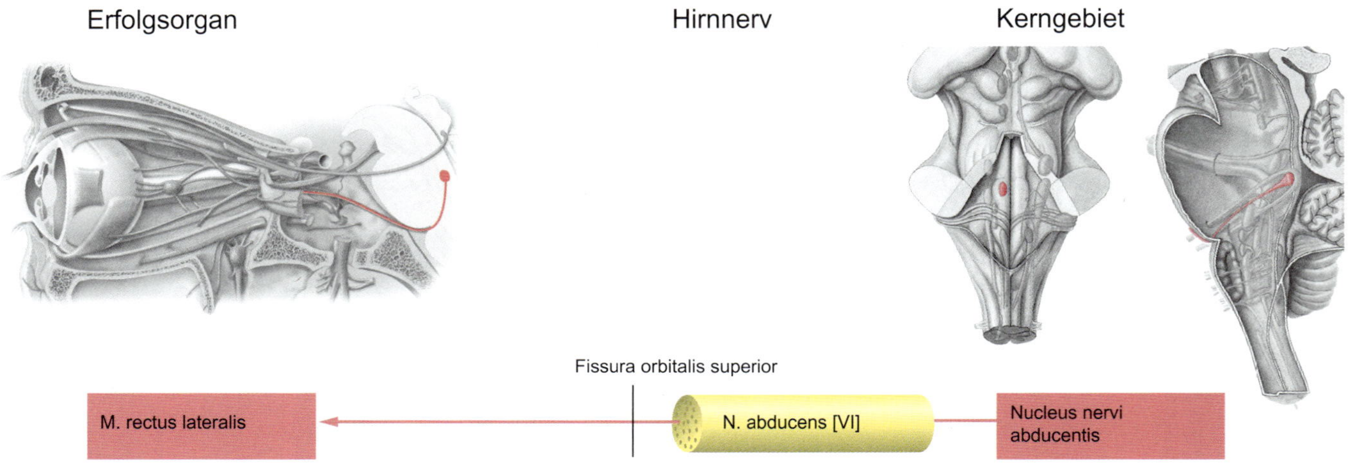


**Abb. 12.146 Verlauf, Äste und Faserqualitäten des N. abducens [VI];** Ansicht von lateral. [S700-L127-L238] Vgl. → Abb. 12.132

### Klinik

**Abduzensparesen** sind aufgrund des langen extraduralen Verlaufs des N. abducens [VI] entlang des Clivus (bei Schädelbasisfrakturen) und seines Durchtritts durch den Sinus cavernosus (Thrombose des Sinus cavernosus) besonders häufig. Wird der Patient aufgefordert, mit dem betroffenen Auge nach temporal zu sehen, bleibt der Bulbus weiter geradeaus gerichtet, da der M. rectus lateralis gelähmt ist. Der Patient hat dann Doppelbilder.

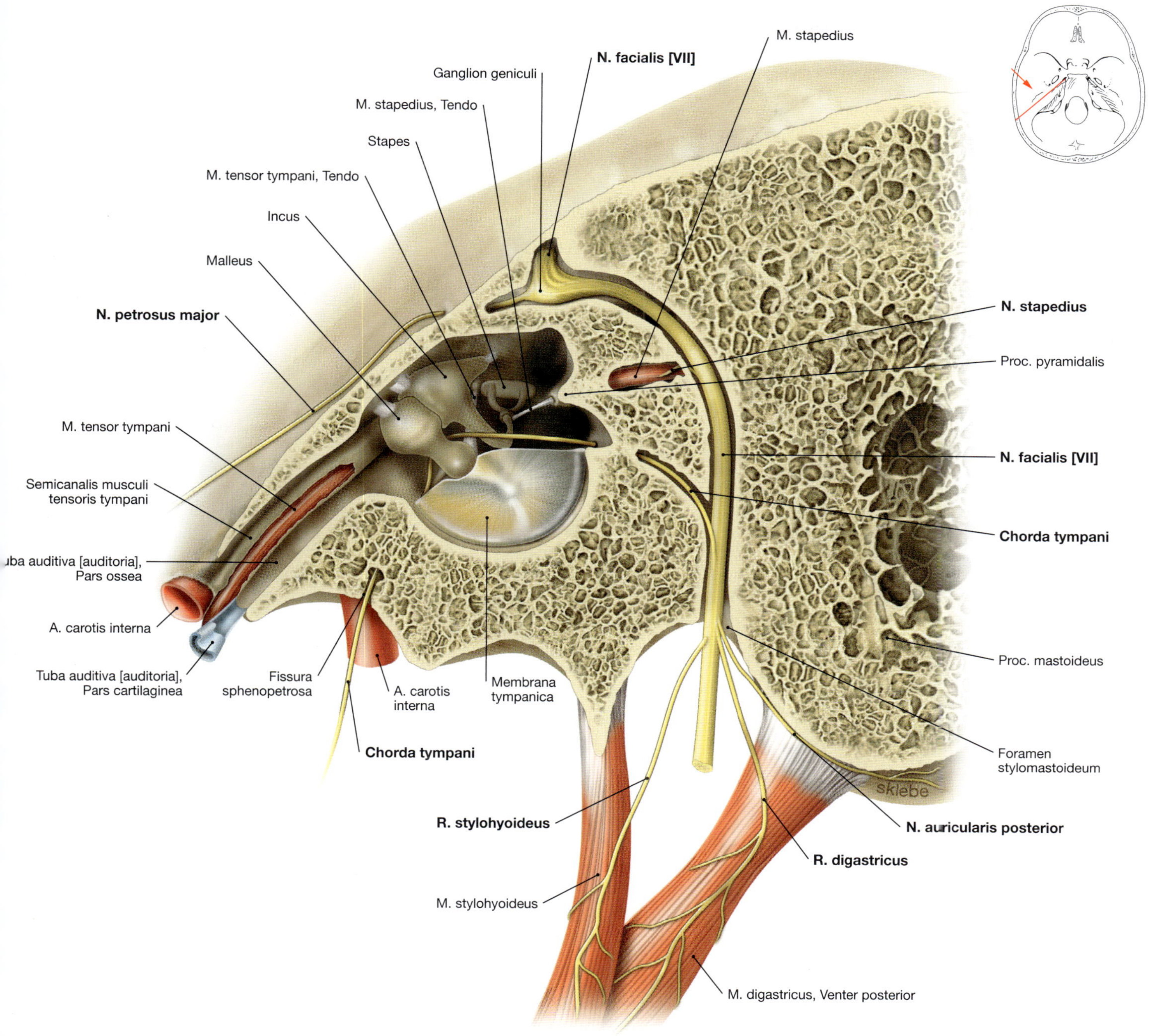


**Abb. 12.147 Verlauf des N. facialis [VII];** vertikaler Schnitt durch den Canalis nervi facialis; Ansicht von links. [S700-L238]
Etwa 1 cm nach Eintritt in das Felsenbein durch den Porus acusticus internus (nicht dargestellt) bildet der N. facialis [VII] das äußere Fazialisknie (Ganglion geniculi). Der Hauptstamm des Nervs verläuft in einem knöchernen Kanal zum Foramen stylomastoideum. Auf dem Weg im Felsenbein gibt der N. facialis [VII] die Nn. petrosus major, stapedius und die Chorda tympani (→ Tabelle bei → Abb. 12.151) ab.

→ T 60.7

## Klinik

Aufgrund der engen topographischen Beziehung des Canalis facialis zur Paukenhöhle kann der N. facialis [VII] im Rahmen von Felsenbeinfrakturen, Mittelohrentzündungen, Mastoiditiden sowie bei operativen Eingriffen am Mittel- und Innenohr geschädigt werden. Die Symptome hängen von der Schädigungslokalisation ab. Liegt die **Schädigung im Bereich des oder vor dem Ganglion geniculi,** sind sämtliche mimischen Muskeln paretisch. Ferner kommt es zum Ausfall des M. stapedius (Hyperakusis), zu Geschmacksstörungen und Beeinträchtigungen von Tränen-, Nasen- und Speicheldrüsensekretion. Liegt die **Schädigung unterhalb des Abgangs des N. stapedius,** fallen außer den mimischen Muskeln die von der Chorda tympani geleiteten Geschmacks- und Sekretionsfunktionen aus. Die **Chorda tympani** kann auch bei Mittelohrentzündungen (→ Klinikkasten bei → Abb. 10.30) oder bei operativen Eingriffen an Mittel- und Innenohr aufgrund ihres ungeschützten Verlaufs zwischen Hammer und Amboss separat geschädigt werden.
Das größte Problem bei einer peripheren Fazialisparese ist ein **Lagophthalmus** (das Auge kann durch Ausfall des M. orbicularis oculi nicht mehr geschlossen werden; → Abb. 12.152c) mit resultierender Austrocknung der Hornhaut (Erblindung durch fehlenden Lidschlag und verminderte Produktion von Tränenflüssigkeit).

## N. facialis [VII]

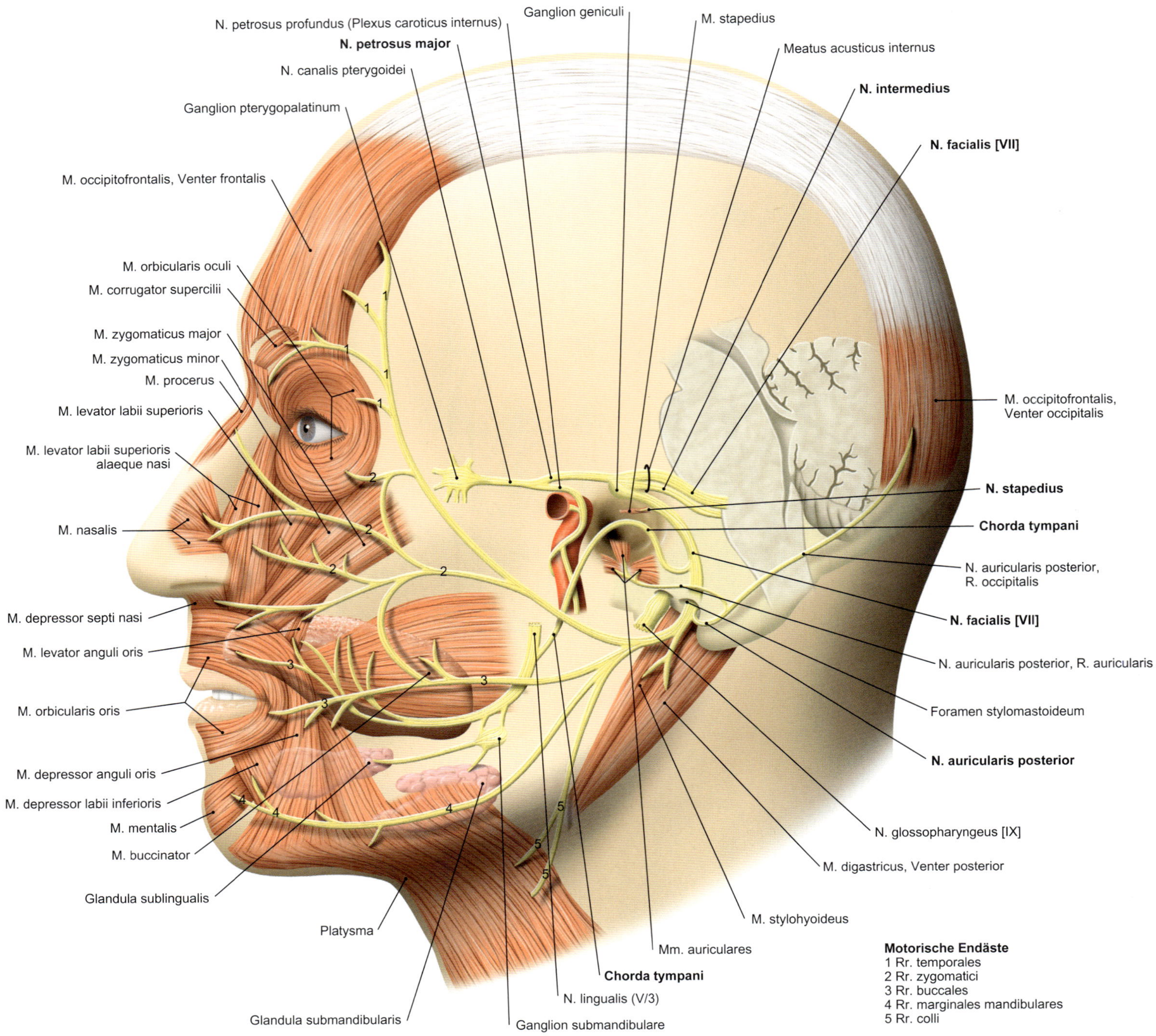


**Abb. 12.148 N. facialis [VII], links;** Ansicht von lateral. [S700-L127]

Der N. facialis [VII] tritt am Kleinhirnbrückenwinkel gemeinsam mit dem N. intermedius (einem Anteil des N. facialis [VII], der oft auch als eigenständiger Nerv gesehen wird) und dem N. vestibulocochlearis [VIII] aus. Der N. intermedius vereinigt sich nach kurzer Strecke mit dem N. facialis [VII]. N. facialis [VII] und N. vestibulocochlearis [VIII] laufen auf die Pars petrosa des Os temporale zu und treten über den Porus und den Meatus acusticus internus in den Knochen ein. Nach Abgang der Nn. cochlearis und vestibularis zieht der N. facialis [VII] in den Canalis facialis (→ Abb. 12.147). Dort biegt er fast rechtwinklig nach hinten unten um (äußeres Fazialisknie). Kurz vor der Umwendestelle liegt das Ganglion geniculi. In seinem weiteren Verlauf im Canalis facialis gibt der Hirnnerv mehrere Äste ab (→ Tabelle bei → Abb. 12.151). Nach Austritt aus der Schädelbasis am Foramen stylomastoideum wendet er sich nach rostral, gibt weitere Äste ab und tritt anschließend in die Glandula parotidea ein, wo er sich in seine motorischen Endäste aufteilt (Plexus intraparotideus; → Tabelle bei → Abb. 12.151).

→ T 60.7

### Klinik

Eine Läsion der parasympathischen Fasern, die das Gehirn als Teil des N. facialis [VII] verlassen und schließlich mit Ästen des N. ophthalmicus [V/1] zur Tränendrüse ziehen, kann zu einer verminderten Flüssigkeitsproduktion der Tränendrüse und damit zu einem **trockenen Auge** führen.

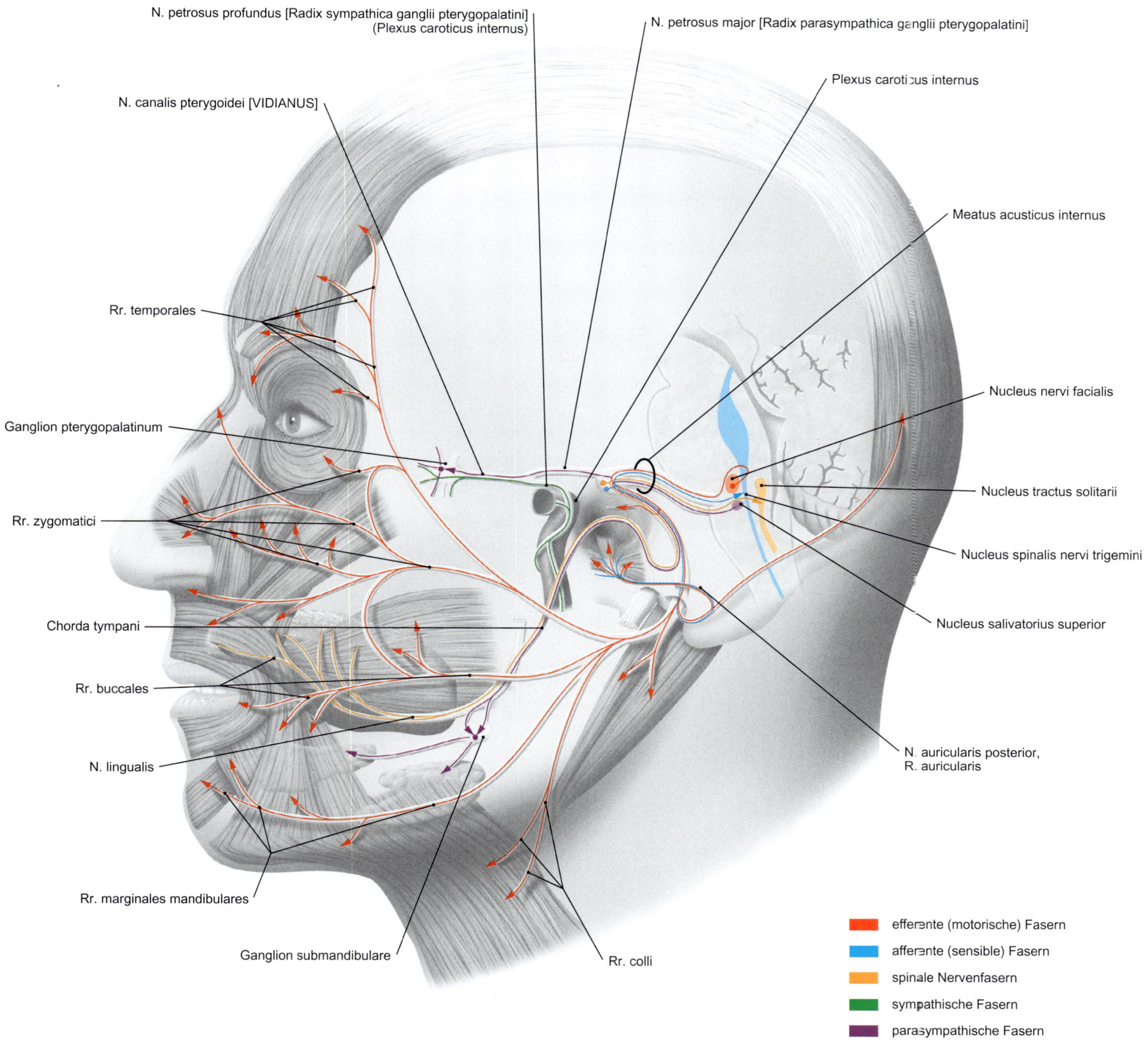


**Abb. 12.149 Faserqualitäten des N. facialis [VII], links;** Ansicht von lateral. [S700-L127]

Der N. facialis [VII] ist der 2. Kiemenbogennerv. Er ist ein zusammengesetzter Nerv. Seine **motorischen Fasern** (speziell viszeroefferent, SVE) entstammen dem **Nucleus nervi facialis.** Diese ziehen hinten in einem Bogen um den Nucleus nervi abducentis (inneres Fazialisknie) herum. Im oberen Anteil des Kerns sind die Neurone für die mimische Stirn- und Augenmuskulatur lokalisiert, der untere Kernanteil beherbergt die Neurone für die mimischen Muskeln unterhalb des Auges. Der obere Kernabschnitt hat eine Doppelinnervation von beiden Hemisphären (→ Abb. 12.153). Er erhält somit kortikonukleäre Fasern von der ipsi- und der kontralateralen Seite. Der untere Kernabschnitt wird nur von kortikonukleären Fasern der kontralateralen Seite erreicht.

**Präganglionäre parasympathische Fasern** entspringen dem **Nucleus salivatorius superior** (allgemein viszeroefferent, AVE). Sie verlaufen mit dem Intermediusanteil über den N. facialis [VII], ziehen dann via N. petrosus major bis zum Ganglion pterygopalatinum oder schließen sich der Chorda tympani an, gelangen von hier in den N. lingualis (aus V/3) und erreichen das Ganglion submandibulare. In den Ganglien erfolgt die Umschaltung auf **postganglionäre Fasern.** Diese ziehen dann weiter zu den Tränen-, Nasen- und Gaumendrüsen sowie zu den Glandulae sublingualis und submandibularis (→ Tabelle zum N. trigeminus [V], nach → Abb. 12.143).

Der obere Kernabschnitt des **Nucleus tractus solitarii** wird von speziell viszeroafferenten Fasern (SVA) der vorderen zwei Drittel der Zunge erreicht, die Geschmacksempfindungen vermitteln. Die Fasern gelangen mit dem N. lingualis via Chorda tympani in den N. facialis [VII] und von hier zum Hirnstamm.

Allgemein somatoafferente Fasern (ASA) aus der Gehörgangshinterwand sowie teilweise auch von hinter dem Ohr, der Ohrmuschel und dem Trommelfell verlaufen ein Stück weit mit dem N. vagus [X] (R. communicans cum nervo vago), verlassen diesen aber bereits in der Pars petrosa und legen sich dem N. facialis [VII] an. Die Perikarya dieser Fasern liegen wie die Perikarya der Geschmacksfasern im Ganglion geniculi. Sie erreichen über den Intermediusanteil des N. facialis [VII] den Nucleus spinalis nervi trigemini.

## N. facialis [VII]

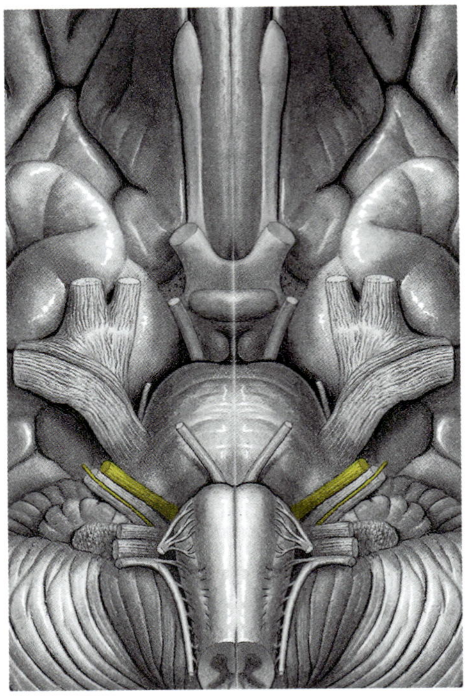

**Abb. 12.150 Austrittsstelle des N. facialis [VII] am Hirnstamm;** Ansicht von unten. [S700]
Der VII. Hirnnerv tritt im Kleinhirnbrückenwinkel aus. Auch der N. intermedius auf dem N. vestibulocochlearis [VIII] ist gelb eingefärbt.

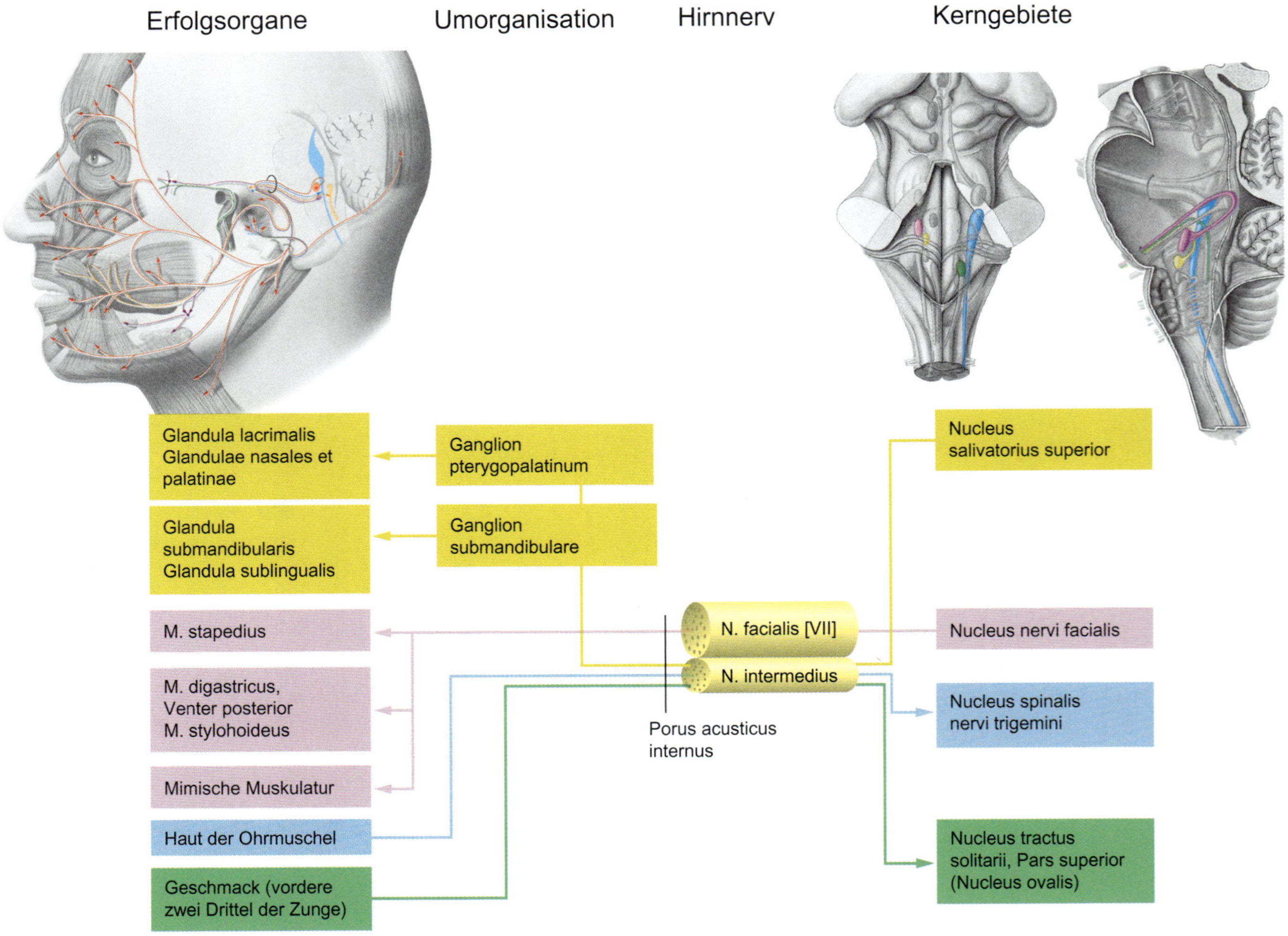


**Abb. 12.151 Verlauf, Äste, Faserqualitäten, Hirnnervenkerne und Erfolgsorgane des N. facialis [VII];** Ansicht von lateral. [S700-L127-L238]

| Äste des N. facialis [VII] | | |
|---|---|---|
| **Ast** | **Verlauf** | **Innervationsgebiete** |
| N. petrosus major [Radix parasympathica ganglii pterygopalatini] | zieht vom äußeren Fazialisknie durch den Canalis nervi petrosi majoris in die mittlere Schädelgrube; gelangt über das Foramen lacerum in den Canalis pterygoideus, in dem er gemeinsam mit dem sympathischen N. petrosus profundus als N. canalis pterygoidei zum Ganglion pterygopalatinum zieht (Umschaltung der parasympathischen Fasern) | **AVE** (über Äste des N. maxillaris [V/2]): Glandulae lacrimalis, nasales, palatinae, pharyngeales<br>**SVA** (über Äste des N. mandibularis [V/3]): Geschmacksknospen des Gaumens |
| N. stapedius | Abgang im unteren Teil des Canalis facialis | **SVE:** M. stapedius |
| Chorda tympani | zieht kurz vor dem Ende des Canalis facialis rückläufig durch einen eigenen Knochenkanal zur Paukenhöhle, die sie ohne knöchernen Schutz hinter dem Trommelfell zwischen Hammergriff und langem Amboss-Schenkel durchquert; lagert sich nach Durchtritt durch die Fissura sphenopetrosa dem N. lingualis (aus V/3) an | **AVE** (über den N. lingualis, Umschaltung im Ganglion submandibulare): Glandulae submandibularis und sublingualis<br>**SVA** (über N. lingualis): vordere zwei Drittel der Zunge |
| N. auricularis posterior | Abgang kurz nach Austritt aus dem Canalis facialis | **SVE:** M. occipitofrontalis, Ohrmuskeln |
| Rr. digastricus und stylohyoideus | kleine Muskeläste | **SVE:** M. digastricus, Venter posterior, M. stylohyoideus |
| Plexus intraparotideus | Die motorischen Endäste zur mimischen Muskulatur zweigen sich in der Glandula parotidea in eine Pars temporofacialis und eine Pars cervicofacialis auf, die ihrerseits fächerförmig in 5 Endäste übergehen: Rr. temporales, Rr. zygomatici, Rr. buccales, Rr. marginales mandibulares, R. colli (oder Rr. colli, → Abb. 8.102) | **SVE:** mimische Muskulatur einschließlich M. buccinator und Platysma |

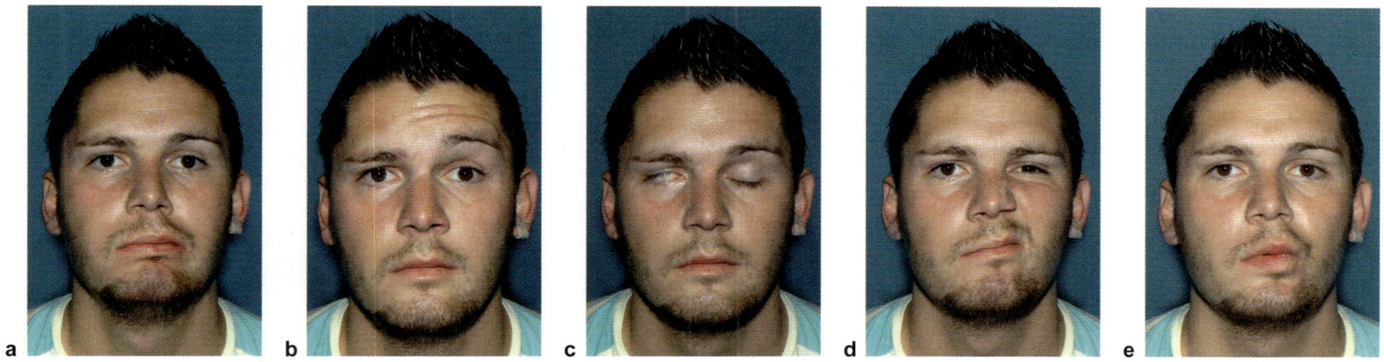


**Abb. 12.152a–e Periphere Parese des N. facialis [VII], rechts.** [S700-T887]
**a** Aufnahmebefund des Patienten. Die Hautfalten der rechten Gesichtshälfte sind verstrichen.
**b** Nach Aufforderung, die Augenbrauen hochzuziehen, legt sich nur die linke Stirnseite in Falten (Ausfall des M. occipitofrontalis, Hinweis auf eine periphere Fazialisparese).
**c** Nach Aufforderung, beide Augen fest zu verschließen, gelingt dies auf der geschädigten Seite nicht (Lagophthalmus). Der Augenbulbus dreht sich beim Schluss der Augen automatisch nach oben. Da das Augenlid nicht mehr schließt, sieht man die weiße Sclera auf der betroffenen Seite (BELL-Phänomen).
**d** Nach Aufforderung, die Nase zu rümpfen, gelingt dies auf der rechten Gesichtsseite nicht.
**e** Nach Aufforderung zu pfeifen kommt kein Ton zustande, die Luft entweicht durch die Lippen auf der gelähmten Seite.

## Klinik

Im Rahmen einer **supranukleären Läsion** (Läsion der kortikonukleären Fasern, z. B. durch einen Infarkt in der Capsula interna) kommt es zur **zentralen Fazialisparese** (sog. untere Fazialisparese). Durch die Doppelinnervation der mimischen Augen- und Stirnmuskulatur ist im Unterschied zur infranukleären Läsion nur die untere kontralaterale Gesichtshälfte von den motorischen Ausfällen betroffen (→ Abb. 12.153).
Bei einer **infranukleären Läsion** (Läsion unterhalb des Fazialiskerns), z. B. durch einen bösartigen Parotistumor, kommt es zum Ausfall aller motorischen Endäste des N. facialis [VII] auf der gleichen Seite **(periphere Fazialisparese).**
Ein **Akustikusneurinom** (→ Klinikkasten bei → Abb. 12.157) geht von den SCHWANN-Zellen des N. vestibulocochlearis [VIII] oder des N. facialis [VII] aus. Der gutartige Tumor wächst langsam verdrängend und führt früher oder später zur Schädigung beider Nerven. Am N. facialis [VII] äußert sich dies als periphere Fazialisparese. Alle Tests in der Topodiagnostik (s. o.) fallen negativ aus. Die Diagnosestellung erfolgt mittels MRT oder CT.

Gehirn und Rückenmark

## N. facialis [VII]

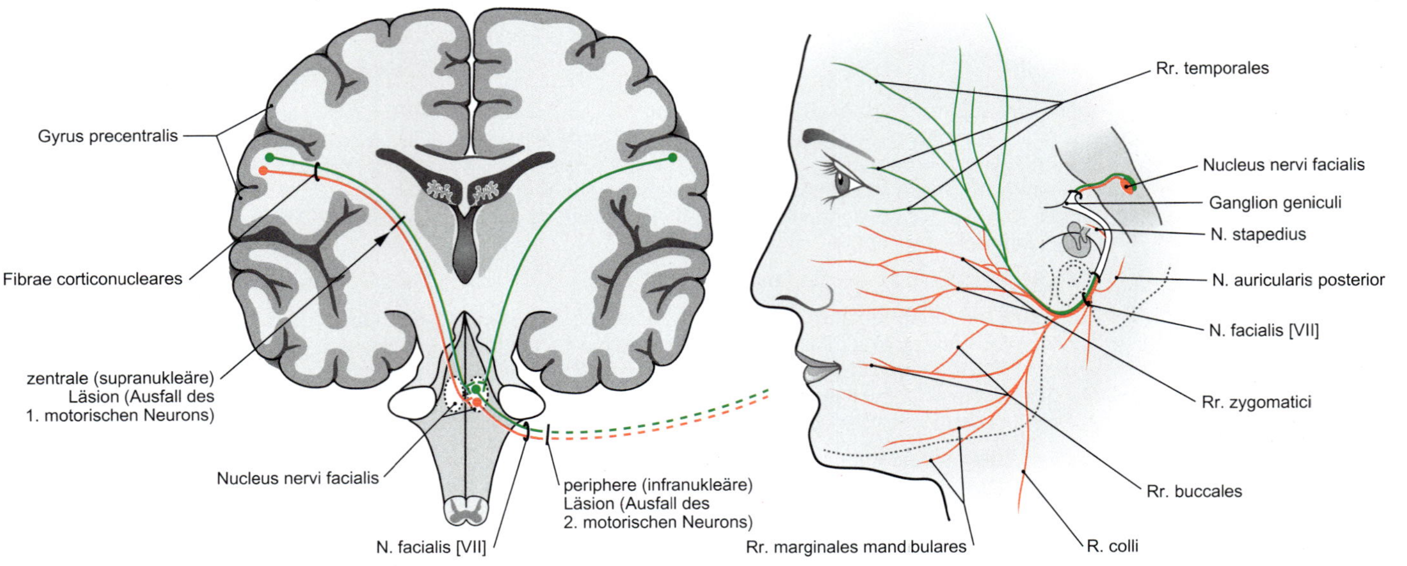


**Abb. 12.153 Kortikonukleäre Verbindungen und peripherer Verlauf des N. facialis [VII].** [S700-L126]/[B500-M282-L232]
Links sind in vereinfachter Form die zentralen Verbindungen zum Nucleus nervi facialis dargestellt. Die kortikonukleären Bahnen zum oberen Kernabschnitt (für Rr. temporales; grün) kommen aus beiden Hemisphären. Der untere Kernabschnitt (für Rr. zygomatici, buccales, marginales mandibulares und R. colli) wird nur von der kontralateralen Hemisphäre erreicht (rot).
Rechts sind die vom oberen und unteren Kernabschnitt abgehenden Fasern (SVE) bis in die Peripherie entsprechend dargestellt.

## Klinik

**Schädigungslokalisation bei peripherer Fazialisparese**
Die klassische Topodiagnostik hat ihre Bedeutung mit der modernen hochauflösenden Bildgebung weitgehend verloren, da im Vergleich zur Elektrodiagnostik die Aussage zu Prognose und Heilungsdauer bei Fazialisparese meist unspezifisch und unsensibel ist. Dennoch kommt einzelnen Tests klinische Bedeutung zu.

- Der SCHIRMER-Test lässt eine Aussage über die Normalität der Tränenflüssigkeitsproduktion zu (→ Klinikkasten nach → Abb. 9.28).
- Die Stapediusreflexprüfung misst die Funktion des N. stapedius.
- Mittels Gustometrie (Geschmackstestung) kann eine Aussage über die Intaktheit der Chorda tympani getroffen werden.
- Die mimischen Muskeln können durch Nervenerregbarkeitstests elektrisch stimuliert werden.
- Mithilfe der Elektroneurographie kann ferner die Leitungsgeschwindigkeit zwischen gesunder und geschädigter Seite verglichen werden.

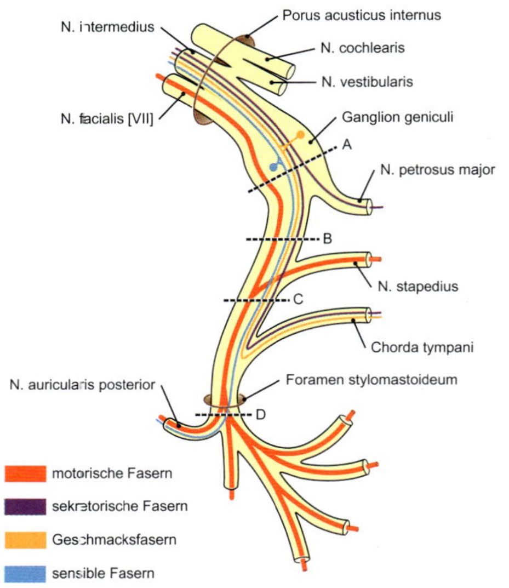


[S700-L126]

| Schädigungsort | Topodiagnostik | Schädigungsursache |
|---|---|---|
| unterhalb des Kerngebiets im Hirnstamm (A in → Abbildung) | MRT, CT, SCHIRMER-Test (Funktionstest der Tränendrüse) | z. B. Akustikusneurinom |
| nach Abgang des N. petrosus major (B in → Abbildung) | Stapediusreflexprüfung | z. B. Otitis media |
| nach Abgang der Chorda tympani (C in → Abbildung) | Gustometrie (Geschmacksprüfung) | z. B. Otitis media |
| nach Austritt aus dem Foramen stylomastoideum (D in → Abbildung) | Testung der Gesichtsmotorik | z. B. bösartiger Parotistumor |

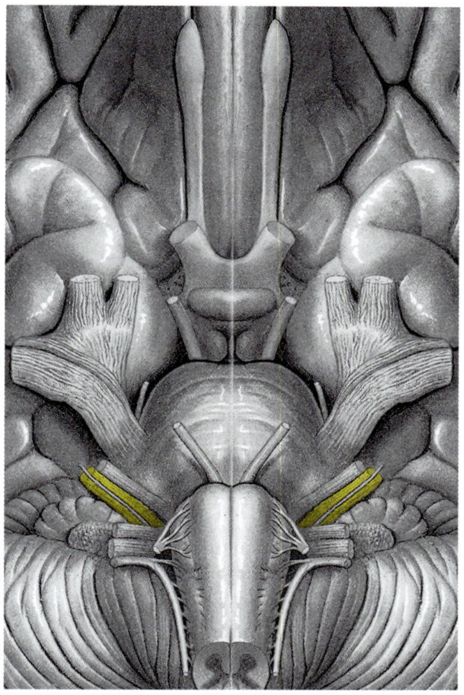

**Abb. 12.154 Austrittsstelle des N. vestibulocochlearis [VIII] am Hirnstamm;** Ansicht von unten. [S700]
Der VIII. Hirnnerv tritt im Kleinhirnbrückenwinkel aus.

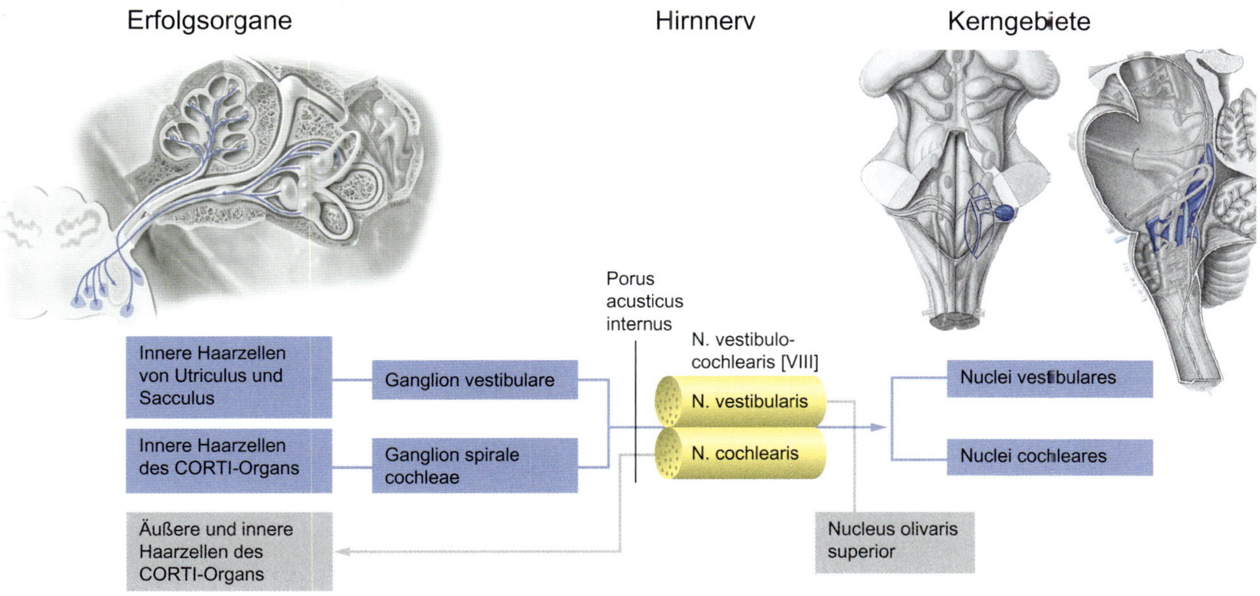


**Abb. 12.155 Verlauf, Äste und Faserqualitäten des N. vestibulocochlearis [VIII];** Ansicht von lateral. [S700-L127-L238]

## N. vestibulocochlearis [VIII]

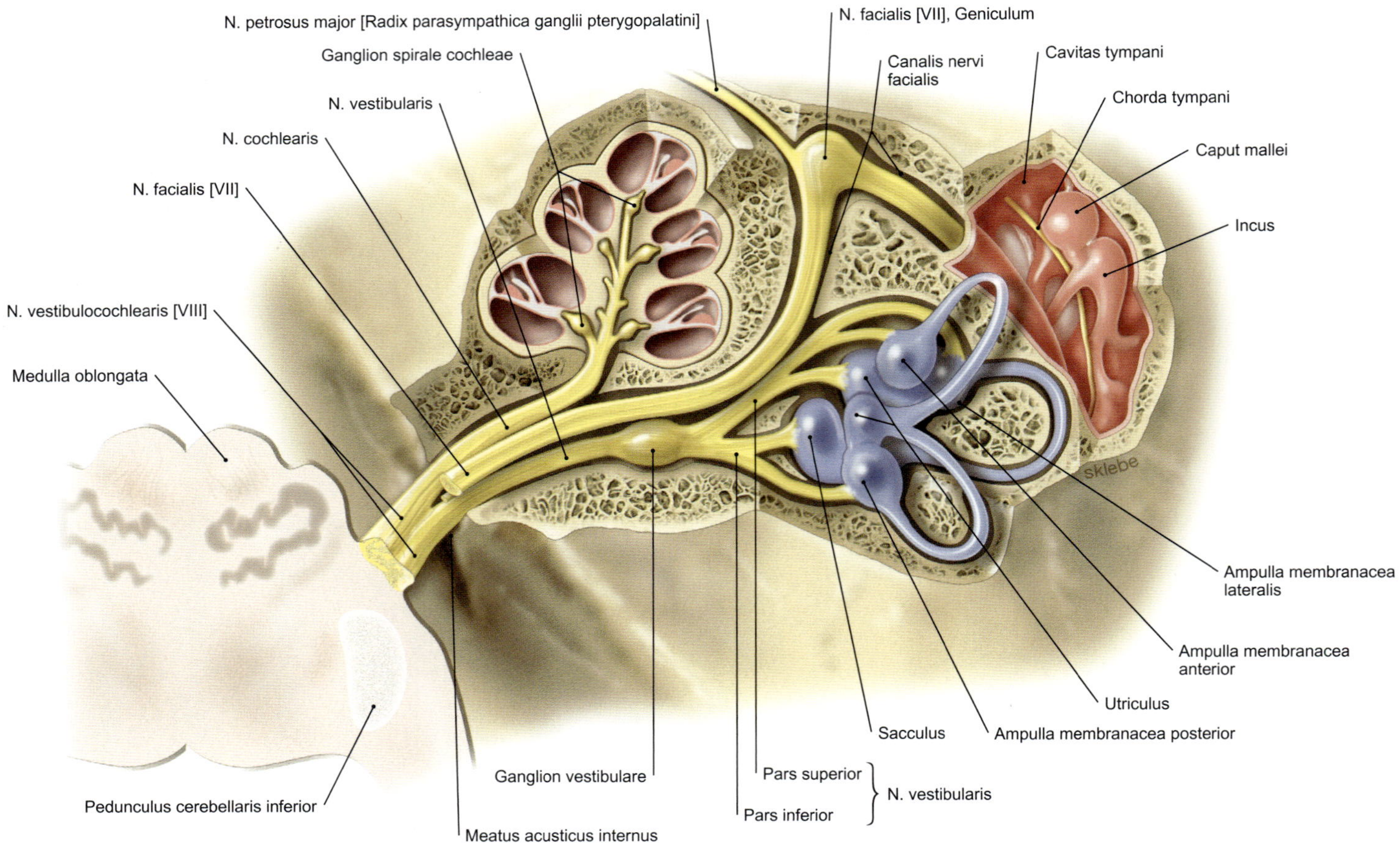


**Abb. 12.156 N. vestibulocochlearis [VIII], Verlauf in der Pars petrosa des Os temporale;** Ansicht von oben; Pars petrosa eröffnet. [S700-L238]

Die Nervenfasern, aus denen sich der **N. cochlearis** bildet, entspringen im CORTI-Organ der Cochlea. Ihre Nervenzellkörper liegen im Ganglion spirale cochleae innerhalb des Modiolus (bipolare Nervenzellen). Die zentralen Zellfortsätze bilden anschließend den N. cochlearis. Auch das Gleichgewichtsorgan besitzt bipolare Neurone. Sie nehmen wie die Neurone der Hörbahn die Informationen von Haarzellen auf. Ihre Zellkörper liegen im Ganglion vestibulare, das sich am Boden des inneren Gehörgangs befindet. Die zentralen Fortsätze der Neurone bilden den **N. vestibularis,** der sich am Meatus acusticus internus mit dem N. cochlearis zum N. vestibulocochlearis [VIII] (klin. häufig N. statoacusticus) zusammenschließt und am Kleinhirnbrückenwinkel in den Hirnstamm eintritt.

Mit dargestellt ist der Verlauf des N. facialis [VII] im inneren Gehörgang und anschließend im Canalis facialis. Ferner sieht man das Ganglion geniculi, den Abgang des N. petrosus major und den Verlauf des N. facialis [VII] in der Paukenhöhlenwand. Zwischen Hammer und Amboss tritt die Chorda tympani hindurch.

→ T 60.8

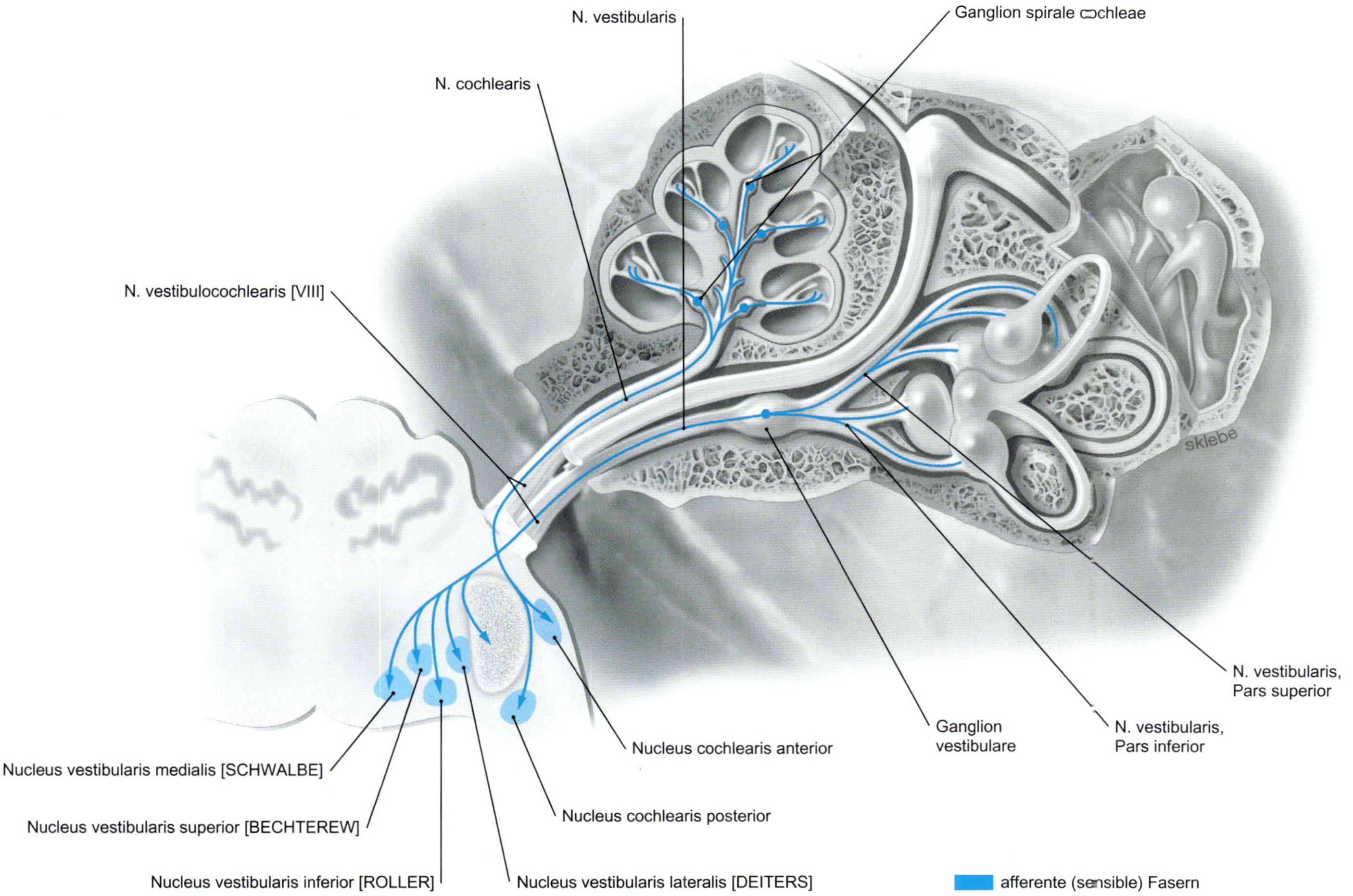


**Abb. 12.157 Faserqualitäten des N. vestibulocochlearis [VIII];** Ansicht von oben; Pars petrosa des Os temporale eröffnet. [S700-L238]
Innere Haarzellen des CORTI-Organs und Haarzellen in den Bogengängen sowie Utriculi und Sacculi des Vestibularapparats übertragen Erregungen an speziell somatoafferente Nervenfasern (SSA). Diese Fasern sind die peripheren Fortsätze bipolarer Neurone (1. Neuron der Hör- bzw. Gleichgewichtsbahn). Die Perikarya der bipolaren Neurone sitzen im Ganglion spirale cochleae bzw. im Ganglion vestibulare. Die **zentralen Fortsätze** des **Ganglion spirale** schließen sich zum **N. cochlearis** zusammen, ziehen durch den inneren Gehörgang und erreichen über den Kleinhirnbrückenwinkel den Hirnstamm. Hier gelangen sie zu den Nuclei cochleares anterior und posterior. Die **zentralen Fortsätze des 1. Neurons der Gleichgewichtsbahn** (SSA) schließen sich zum **N. vestibularis** zusammen und erreichen ebenfalls über den Kleinhirnbrückenwinkel die Medulla oblongata. Hier projizieren sie in die Nuclei vestibulares medialis [SCHWALBE], superior [BECHTEREW], inferior [ROLLER] und lateralis [DEITERS].

## Klinik

Plötzliche Hörminderung, Ohrgeräusche, Gleichgewichtsstörungen und Schwindelanfälle können erste Hinweise auf ein **Akustikusneurinom** sein. Es handelt sich dabei um einen gutartigen Tumor aus Binde- und Nervengewebe, der meist von den SCHWANN-Zellen des vestibulären Anteils des N. vestibulocochlearis [VIII] ausgeht **(Vestibularis-Schwannom)** und im Kleinhirnbrückenwinkel oder im inneren Gehörgang liegt. In 5 % der Fälle kommt ein Akustikusneurinom beidseitig vor. Durch den gemeinsamen Verlauf mit dem N. facialis [VII] kann es zu einer peripheren Fazialisparese kommen.
**a** MRT, axiale Schichtung, 1,5 Tesla (T2-Wichtung)
**b** MRT, frontale Schichtung, 3 Tesla (T1-Wichtung)
[S700-O534]

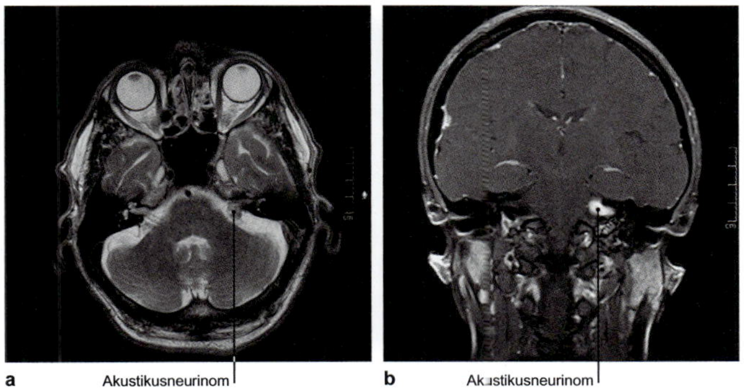

## N. glossopharyngeus [IX]

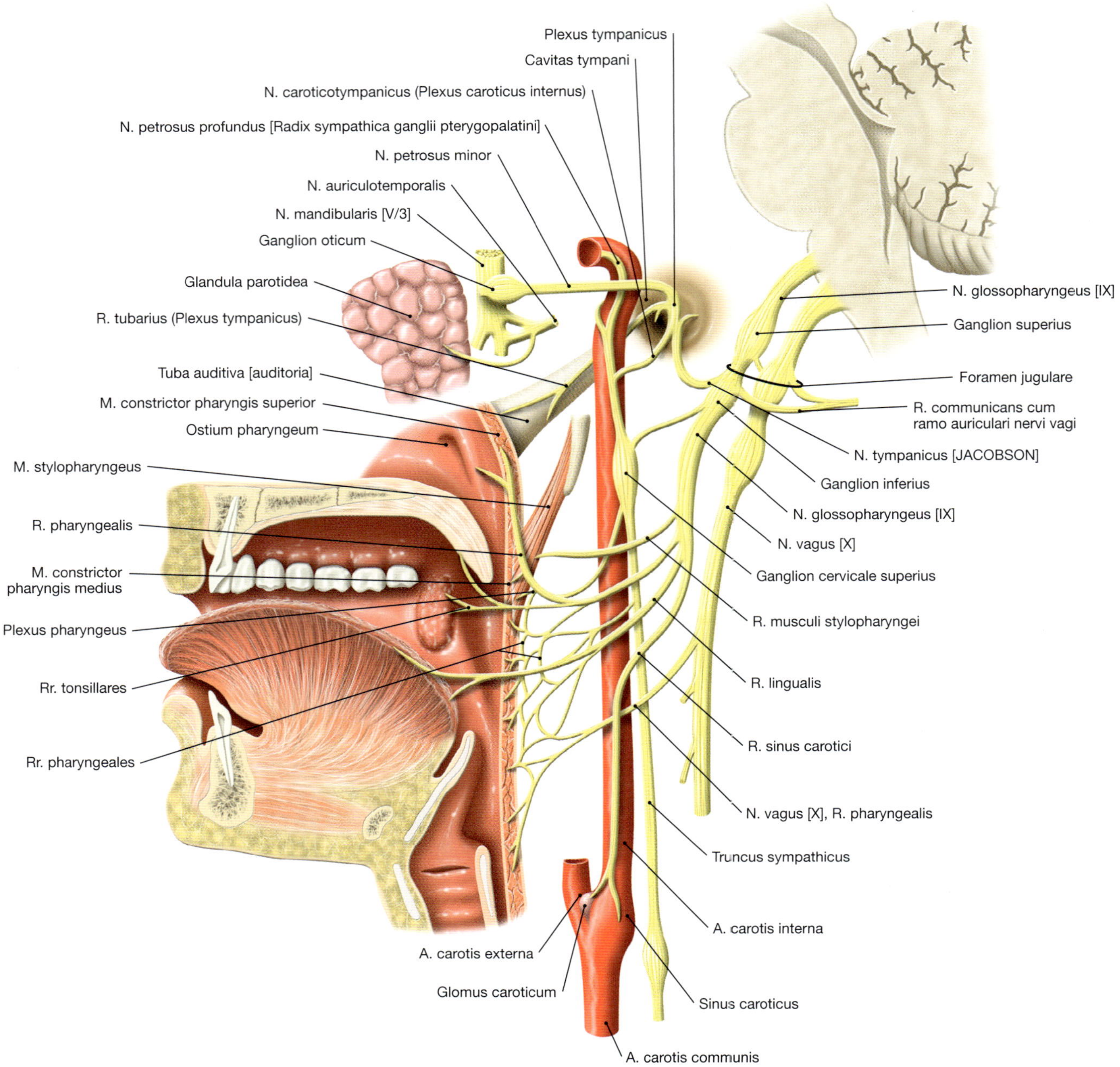


**Abb. 12.158 N. glossopharyngeus [IX];** schematischer Medianschnitt; Ansicht von links. [S700-L127]

Der N. glossopharyngeus [IX] verlässt gemeinsam mit dem N. vagus [X] und dem N. accessorius [XI] im Sulcus retroolivaris den Hirnstamm und tritt über das Foramen jugulare mit den anderen beiden Nerven durch die Schädelbasis. Innerhalb des Foramens sitzt sein kleineres Ganglion superius, unmittelbar darunter das Ganglion inferius. Anschließend verläuft der Nerv zwischen V. jugularis interna und A. carotis interna nach unten und tritt bogenförmig zwischen den Mm. stylopharyngeus und styloglossus von hinten in die Zungenwurzel ein. In seinem Verlauf gibt er den **N. tympanicus** ab, der zur Paukenhöhle zieht, sich in der Schleimhaut zum Plexus tympanicus aufteilt und anschließend als **N. petrosus minor** die Paukenhöhle wieder verlässt. Der N. petrosus minor verläuft neben dem N. petrosus major an der Vorderfläche des Felsenbeins, gelangt durch das Foramen lacerum und erreicht das Ganglion oticum. Über dieses Ganglion innerviert der N. glossopharyngeus [IX] die Ohrspeicheldrüse.

Weitere **Äste** sind der R. musculi stylopharyngei zum M. stylopharyngeus und die Rr. pharyngeales zu den Mm. constrictor pharyngis superior, palatoglossus und palatopharyngeus sowie sensible Fasern zur Pharynxschleimhaut und zu den Glandulae pharyngeales.

Mit dem Grenzstrang und dem N. vagus [X] bilden weitere Fasern den **Plexus pharyngeus,** der die Mm. constrictor pharyngis inferior, levator veli palatini und uvulae innerviert.

Die Rr. tonsillares versorgen die Tonsilla palatina und die Schleimhaut des Isthmus faucium sensibel, die Rr. linguales führen Geschmacksfasern für das hintere Drittel der Zunge. Der R. sinus carotici leitet Erregungen von Mechano- und Chemorezeptoren des Sinus caroticus und Glomus caroticum zum Hirnstamm.

→ T 60.9

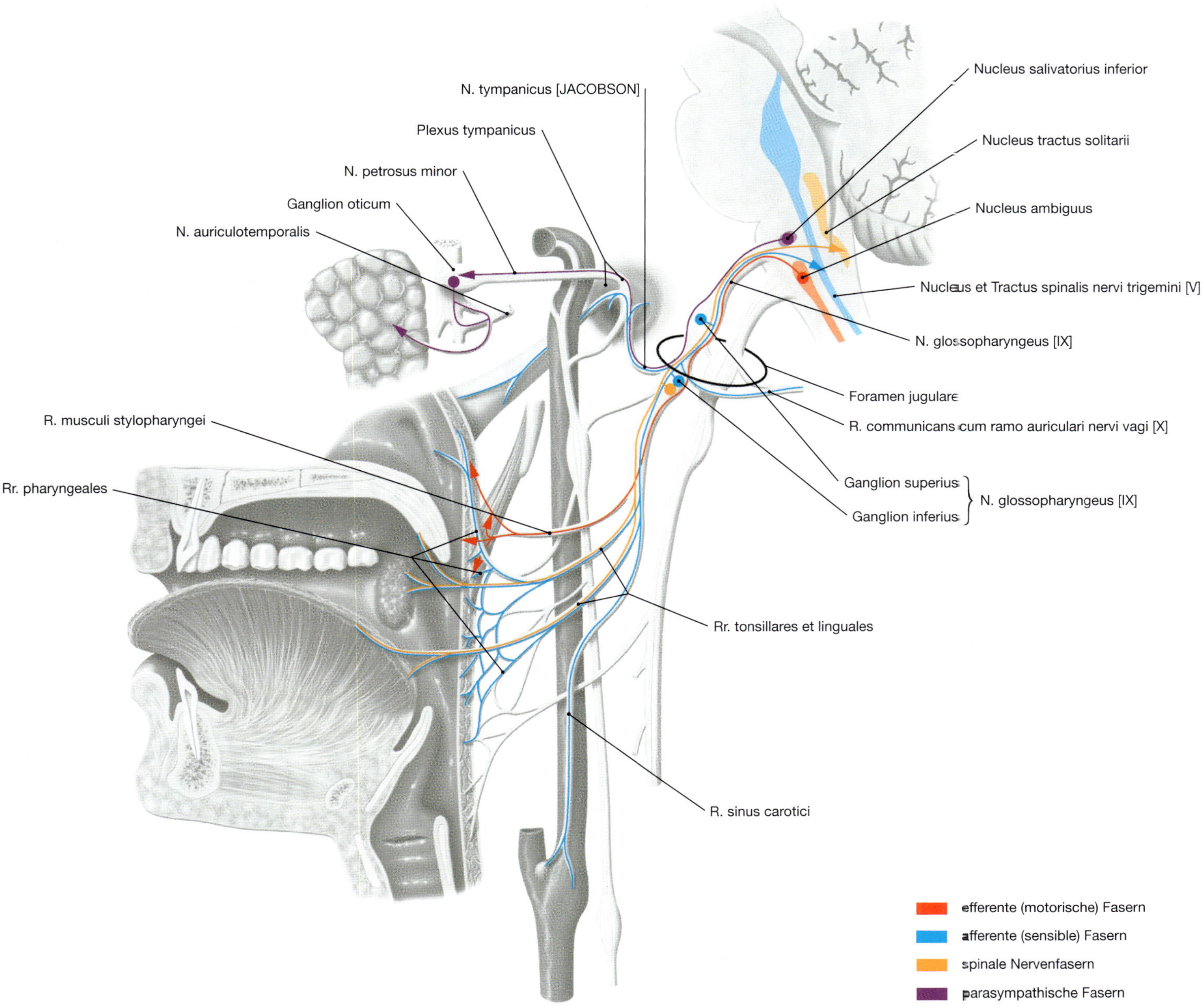


**Abb. 12.159 Faserqualitäten des N. glossopharyngeus [IX];** schematischer Medianschnitt; Ansicht von links. [S700-L127]

**Motorische** Fasern (SVE) des N. glossopharyngeus [IX] aus dem Nucleus ambiguus innervieren gemeinsam mit motorischen Fasern des N. vagus [X] (ebenfalls aus dem Nucleus ambiguus, SVE) die Rachenmuskulatur und die Muskulatur des weichen Gaumens.

**Parasympathische** Fasern (AVE) kommen vom Nucleus salivatorius inferior und gelangen via N. tympanicus, Plexus tympanicus und N. petrosus minor zum Ganglion oticum, wo von prä- auf postganglionäre Fasern umgeschaltet wird. Die **postganglionären** Fasern gelangen über den N. auriculotemporalis (aus V/3) und den N. facialis [VII] zur Glandula parotidea. Weitere parasympathische Fasern (AVE) erreichen die Rachendrüsen.

Zahlreiche **allgemein somatoafferente** Fasern (ASA), die zum Nucleus spinalis nervi trigemini projizieren, kommen von der Paukenhöhle, der Rachenschleimhaut und vom hinteren Drittel der Zunge.

**Allgemein viszeroafferente** Fasern (AVA) übermitteln Erregungen von Mechanorezeptoren im Sinus caroticus (messen den Blutdruck) und von Chemorezeptoren im Glomus caroticum (messen den $O_2$- und $CO_2$-Partialdruck sowie den pH-Wert des Blutes). Die Impulse gelangen zum Hirnstamm. Hier führen sie reflektorisch zu einer Änderung der Atemfrequenz und des Blutdrucks.

**Speziell viszeroafferente** Fasern (SVA) leiten Geschmacksempfindungen vom hinteren Drittel der Zunge zum Nucleus und Tractus solitarius.

## Klinik

**Schädigungen des N. glossopharyngeus [IX]** führen zu Schluckstörungen (Lähmung des M. constrictor pharyngis superior, fehlende Ausbildung des PASSAVANT-Ringwulstes), Abweichungen der Uvula zur gesunden Seite (Lähmung der Mm. levator veli palatini, palatoglossus, palatopharyngeus und uvulae), Sensibilitätsstörungen im Pharynxbereich (fehlender Würgereflex), fehlender Geschmacksempfindung im hinteren Zungendrittel sowie zu gestörter Sekretion der Glandula parotidea. Meist ist der N. glossopharyngeus [IX] nicht allein betroffen. Frakturen, Aneurysmen, Tumoren oder Thrombosen von Hirngefäßen im Bereich des Foramen jugulare schädigen oft ebenfalls die Nn. vagus [X] und accessorius [XI].

## N. glossopharyngeus [IX]

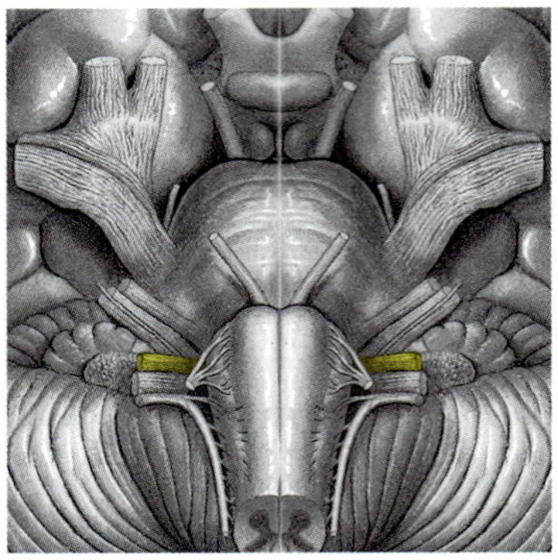

**Abb. 12.160 Austrittsstelle des N. glossopharyngeus [IX] am Hirnstamm;** Ansicht von unten. [S700]
Der IX. Hirnnerv tritt im Sulcus retroolivaris zwischen Olive und dem unteren Kleinhirnstiel in der Medulla oblongata aus.

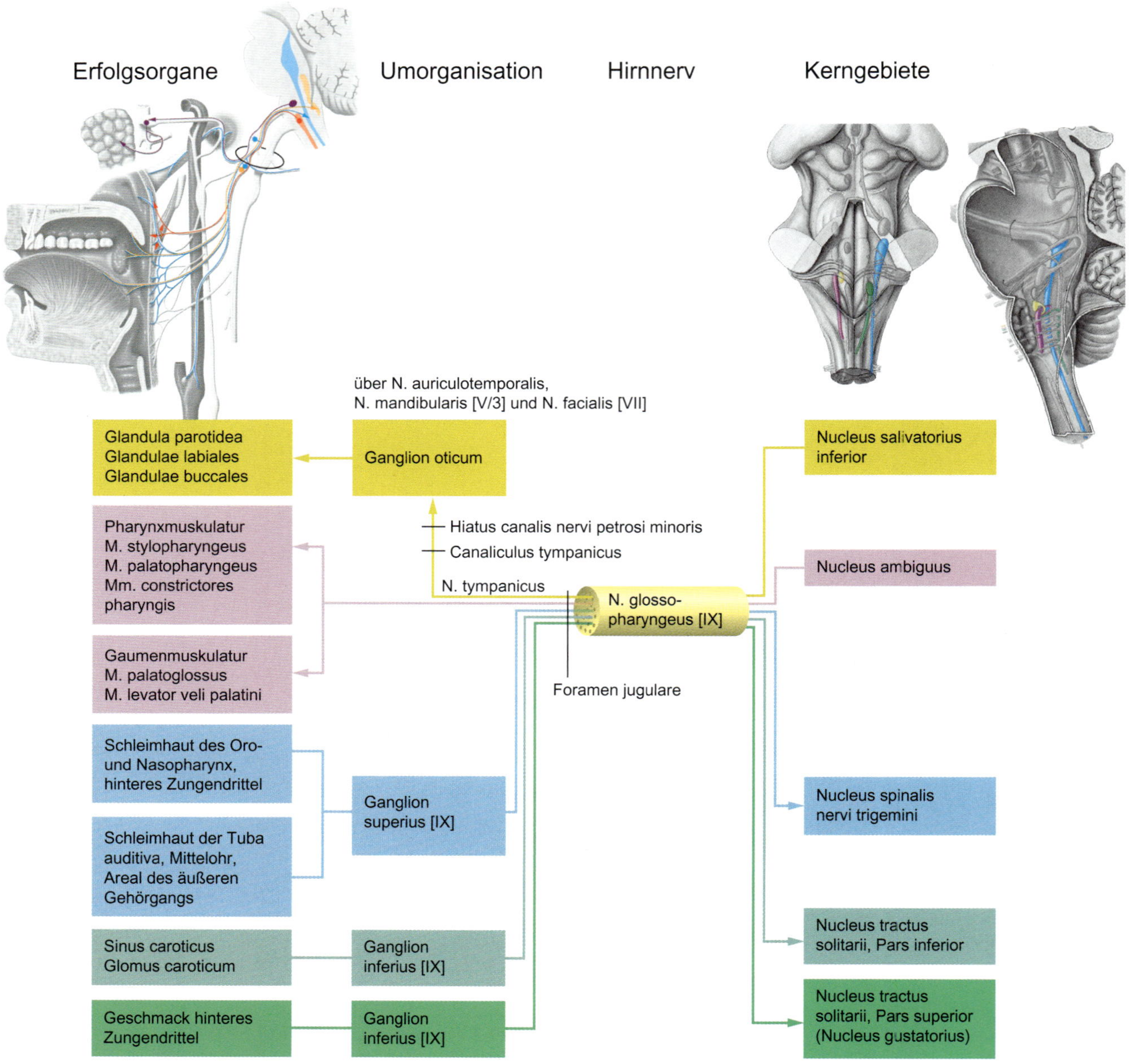


**Abb. 12.161 Faserqualitäten, Hirnnervenkerne und Erfolgsorgane des N. glossopharyngeus [IX];** Ansicht von lateral. [S700-L127-L238]

### Klinik

Bei aberrierendem Verlauf der A. inferior anterior cerebelli, z. B. zwischen den Austrittsstellen des N. glossopharyngeus [IX] und des N. vagus [X] hindurch, kann der Arterienpuls den N. glossopharyngeus [IX] reizen. Daraus können attackenartige einseitige Schmerzen in der Zunge, des weichen Gaumens oder des Rachens mit Trink- und Schluckbeschwerden resultieren **(Glossopharyngeusneuralgie).** Auch der N. vagus [X] kann in seltenen Fällen betroffen sein **(Vagusneuralgie)** mit Reflexbradykardie oder -asystolie (Herzstillstand).

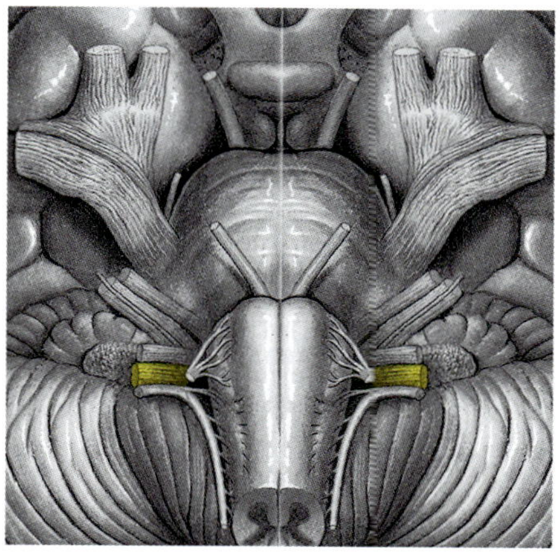

**Abb. 12.162 Austrittsstelle des N. vagus [X] am Hirnstamm;** Ansicht von unten. [S700]
Der X. Hirnnerv tritt im Sulcus retroolivaris zwischen den Austrittsstellen des N. glossopharyngeus [IX] (kranial) und des N. accessorius [XI] (kaudal) aus.

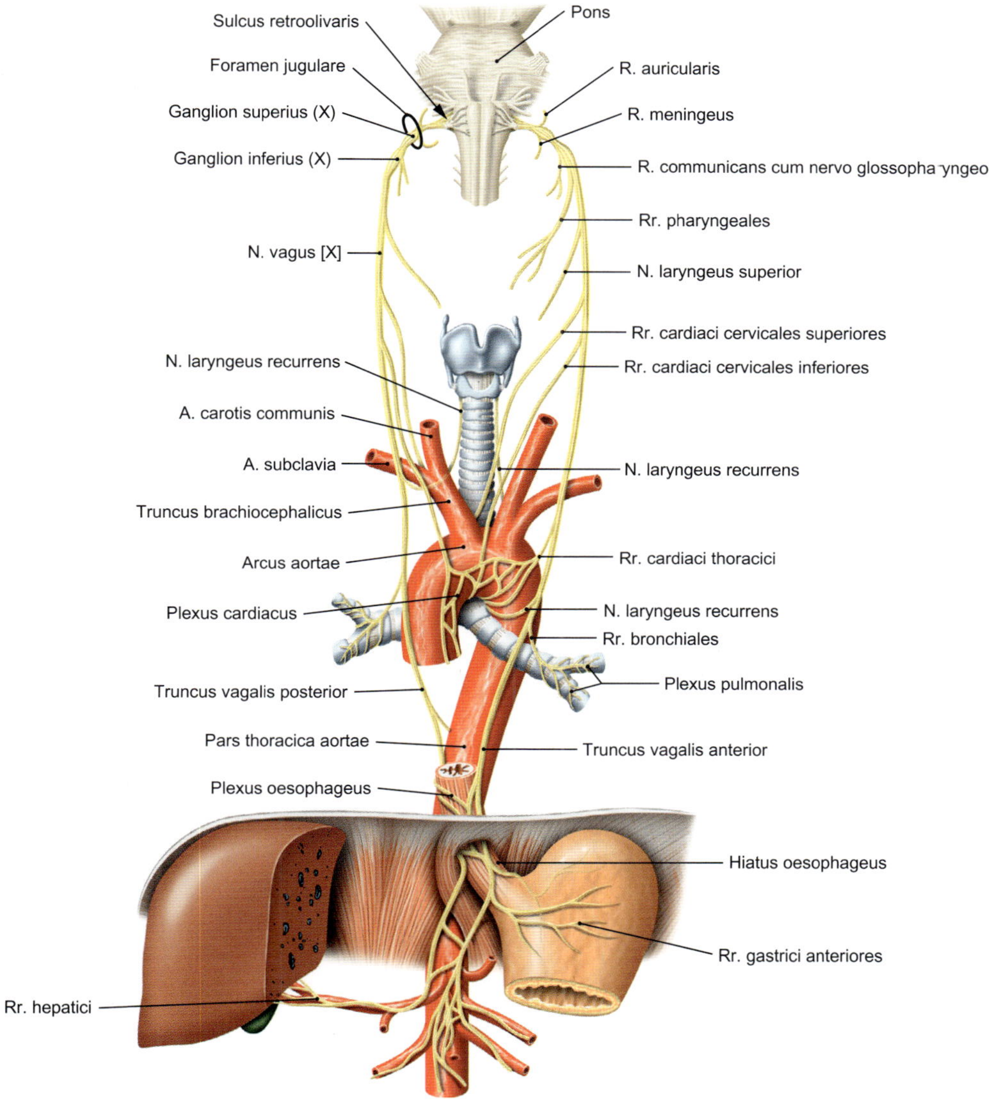


**Abb. 12.163 N. vagus [X]; beide Nervenäste;** Ansicht von vorne. [S700-L127]

Die Abbildung demonstriert die etwas unterschiedlichen Verläufe der Nn. vagi dexter und sinister sowie den Verlauf der beiden abgehenden Äste bis zum Übergang in die Bauchhöhle.

→ T 60.10

## Klinik

Komplette **Schädigungen des N. vagus [X]** treten meist im Bereich des Foramen jugulare auf. Meist sind dann auch die Nn. glossopharyngeus [IX] und accessorius [XI] betroffen. Je nach Lokalisation der Schädigung kann es zu Schluckbeschwerden und Abweichen der Uvula zur gesunden Seite kommen (Schädigung des Plexus pharyngeus), zu sensiblen Ausfällen im Pharynx und in der Epiglottis (fehlender Würgereflex, Geschmacksstörungen), zu Heiserkeit (Lähmung der Kehlkopfmuskeln) und zu Tachykardien und Arrhythmien (Herzinnervation). Einseitige Schädigungen beeinträchtigen die vegetativen Funktionen kaum. Beidseitige Schädigungen können allerdings zu schwersten Atem- und Kreislaufproblemen bis hin zum Tod führen.

## N. vagus [X]

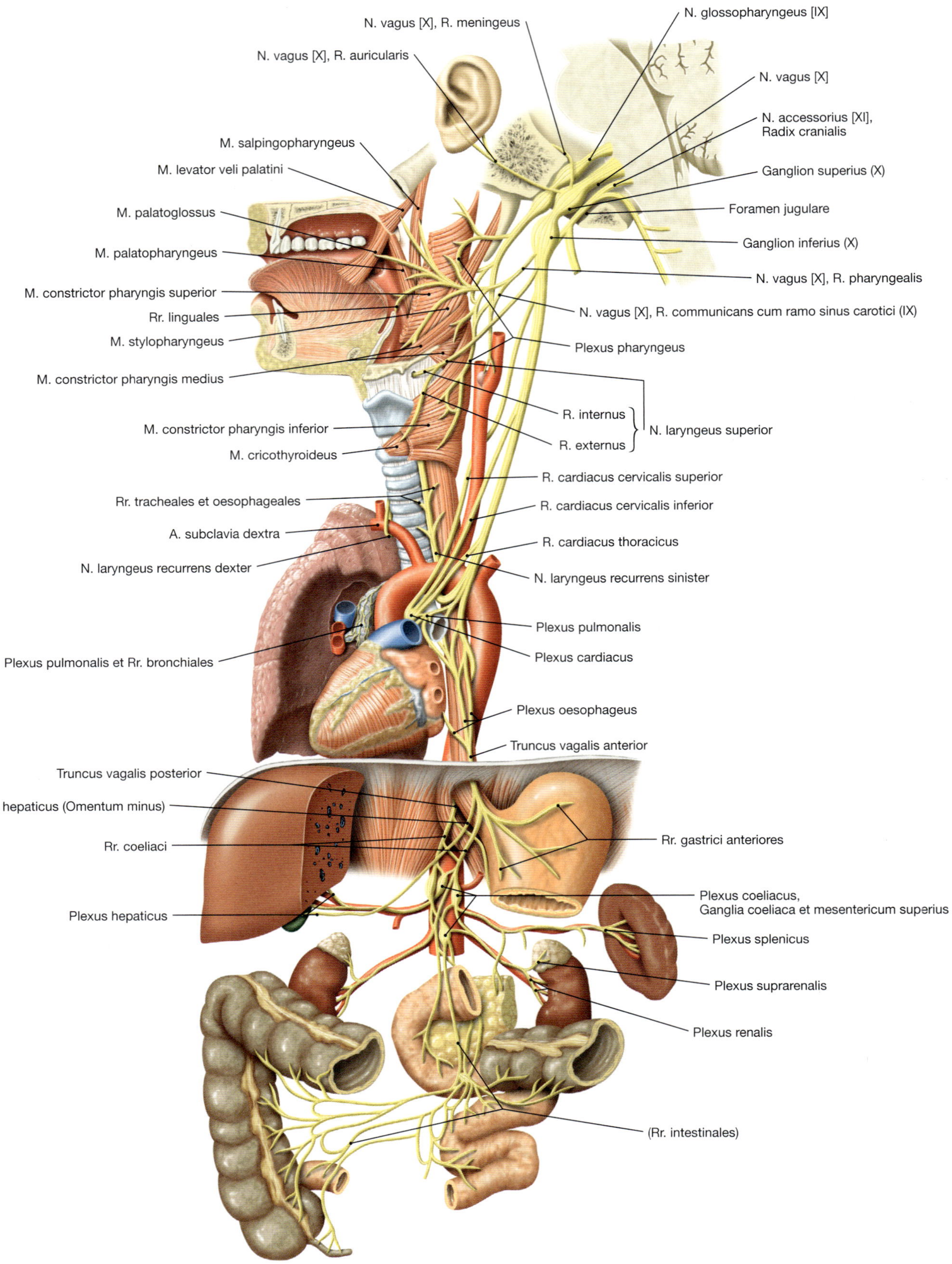


**Abb. 12.164 N. vagus [X];** schematischer Medianschnitt im Kopfbereich. [S700-L127]

Ausführliche Beschreibung des Verlaufs des N. vagus [X] auf übernächster Seite.

→ T 60.10

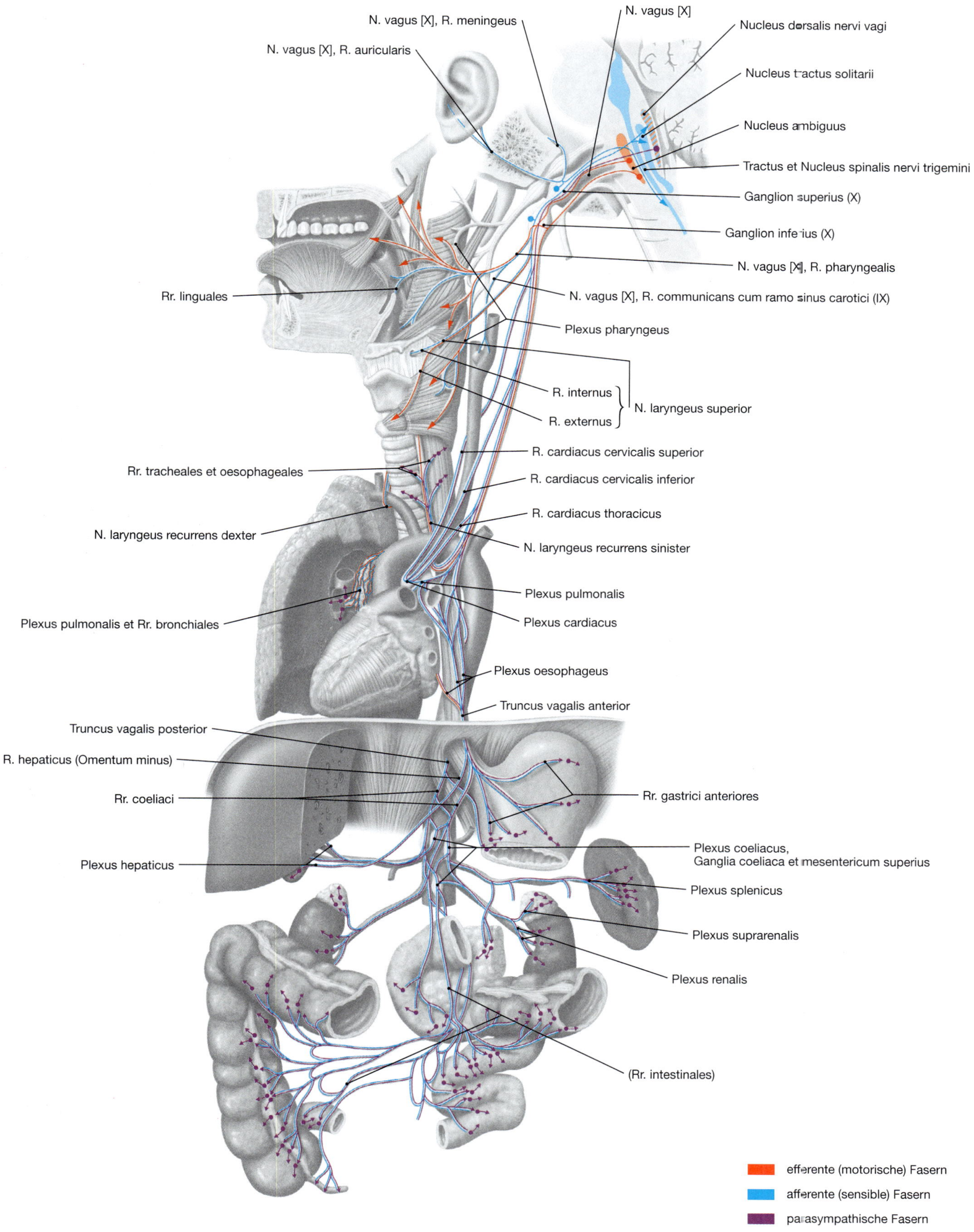


**Abb. 12.165 Faserqualitäten des N. vagus [X];** schematischer Medianschnitt im Kopfbereich. [S700-L127]

**Faserqualitäten im N. vagus [X] s.a.** → Abb. 12.166 und auf nächster Seite.

## N. vagus [X]

**N. vagus [X] → Abb. 12.164**
Der N. vagus [X] verlässt gemeinsam mit den Nn. glossopharyngeus [IX] und accessorius [XI] im Sulcus retroolivaris den Hirnstamm und tritt über das Foramen jugulare durch die Schädelbasis. Im Foramen jugulare sitzt sein **Ganglion superius,** aus dem ein R. meningeus rückläufig zur sensiblen Innervation der Meningen in der hinteren Schädelgrube abgeht. Außerdem zweigt ein R. auricularis für die Innervation von Teilen der Gehörgangswand und auch teilweise der Ohrmuschel und Teilen des Trommelfells ab. Knapp unterhalb des Foramen jugulare befindet sich das **Ganglion inferius.**
Der N. vagus [X] durchquert den Hals sowie die Brusthöhle und tritt in die Bauchhöhle ein. In seinem Verlauf verliert der N. vagus [X] immer mehr sein Aussehen als einheitlicher Nerv. Ab der Speiseröhre sind noch 2 Gefäßstämme (Trunci vagales anterior und posterior) abgrenzbar, ab dem Magen verzweigen sich die Fasern immer mehr und gelangen über zahlreiche **Plexus** zu Leber, Bauchspeicheldrüse, Milz, Nieren, Nebennieren, Dünndarm und Dickdarm. Auf Höhe des CANNON-BÖHM-Punkts (linke Kolonflexur) enden die Fasern des N. vagus [X].
Im Verlauf durch den **Hals** gehen vom N. vagus [X] Rr. pharyngeales ab, die gemeinsam mit dem N. glossopharyngeus [IX] und sympathischen Fasern den **Plexus pharyngeus** bilden (Innervation der Mm. constrictores pharyngis medius und inferior, levator veli palatini, uvulae – motorisch [SVE], der Glandulae pharyngeales – parasympathisch [AVE] sowie der Pharynxschleimhaut – sensibel [AVA]). Ferner gehen der R. lingualis (Geschmacksfasern von Zungenwurzel und Epiglottis, SVA), der N. laryngeus superior (mit R. externus für die Mm. cricothyroideus und constrictor pharyngis inferior sowie R. internus zur sensiblen Innervation der Kehlkopfschleimhaut oberhalb der Stimmlippen) und die Rr. cardiaci cervicales superiores und inferiores zum Plexus cardiacus am Herz ab (darüber wird auch der Blutdruck reguliert).
Im **Brustteil** zweigt aus dem N. vagus [X] der N. laryngeus recurrens ab. Er schlingt sich links um den Aortenbogen, rechts um die A. subclavia und zieht rückläufig zum Kehlkopf. Dort innerviert er sämtliche Kehlkopfmuskeln (mit Ausnahme des M. cricothyroideus) und die Schleimhaut unter den Stimmlippen. Ferner gehen im Brustbereich Rr. cardiaci thoracici zum Plexus cardiacus am Herz ab. Die Rr. bronchiales erreichen den Plexus pulmonalis und innervieren Muskulatur und Drüsen des Bronchialbaums. Der Spannungszustand der Lungen wird über den N. vagus [X] registriert und die Atmung reflektorisch angepasst.
Rechter und linker N. vagus [X] bilden um den mittleren Abschnitt der Speiseröhre ein weitmaschiges Geflecht (Plexus oesophageus), aus dem schließlich der Truncus vagalis anterior (vor allem Fasern aus dem linken N. vagus [X]) und der Truncus vagalis posterior (vor allem Fasern aus dem rechten N. vagus [X]) hervorgehen. Beide Trunci ziehen mit der Speiseröhre durch das Zwerchfell in die **Bauchhöhle.** Ab dem Magen verzweigen sich die Trunci immer weiter und gelangen über zahlreiche Plexus zu den oben genannten Bauchorganen.

**Faserqualitäten im N. vagus [X] → Abb. 12.165 und → Abb. 12.166**
**Parasympathische** Fasern (AVE) des N. vagus [X] kommen vom Nucleus dorsalis nervi vagi in der Medulla oblongata und innervieren Drüsen und glatte Muskulatur der Eingeweide.
**Allgemein viszeroafferente** Fasern (AVA) derselben Organe projizieren in den Nucleus dorsalis nervi vagi und in den Nucleus tractus solitarii.
**Speziell viszeroefferente** Fasern (SVE) kommen vom Nucleus ambiguus und innervieren die quergestreifte Muskulatur von Gaumen, Rachen, Kehlkopf und Speiseröhre.
**Allgemein viszeroafferente** Fasern (AVA) aus der Schleimhaut derselben Strukturen projizieren in den Nucleus dorsalis nervi vagi und in die Nuclei tractus solitarii.
**Allgemein somatoafferente** Fasern (ASA) vom äußeren Gehörgang und von den Meningen der hinteren Schädelgrube projizieren in den Nucleus spinalis nervi trigemini.
**Geschmacksfasern** (SVA) der Zungenwurzel und der Epiglottis gelangen zum Nucleus tractus solitarii.

| **N. vagus [X]** | |
|---|---|
| Kerne (Qualität) | • Nucleus ambiguus (SVE)<br>• Nucleus tractus solitarii (SVA, AVA)<br>• Nucleus spinalis nervi trigemini (ASA)<br>• Nucleus dorsalis nervi vagi (AVE, AVA) |
| Austrittsstelle am Gehirn | Medulla oblongata: Sulcus retroolivaris |
| Lage im Subarachnoidalraum | Cisterna basalis |
| Durchtritt durch die Schädelbasis | Foramen jugulare |
| Versorgungsgebiete | **motorisch:**<br>• Pharynxmuskeln (kaudaler Anteil), M. levator veli palatini, M. uvulae<br>• Larynxmuskeln<br>**sensorisch:**<br>Zungengrund<br>**sensibel:**<br>• Dura der Fossa cranii posterior<br>• Meatus acusticus externus (sichelförmiger tiefer Anteil)<br>• Membrana tympanica (außen)<br>**parasympathisch:**<br>Hals-, Thorax- und Bauchorgane bis zum CANNON-BÖHM-Punkt |

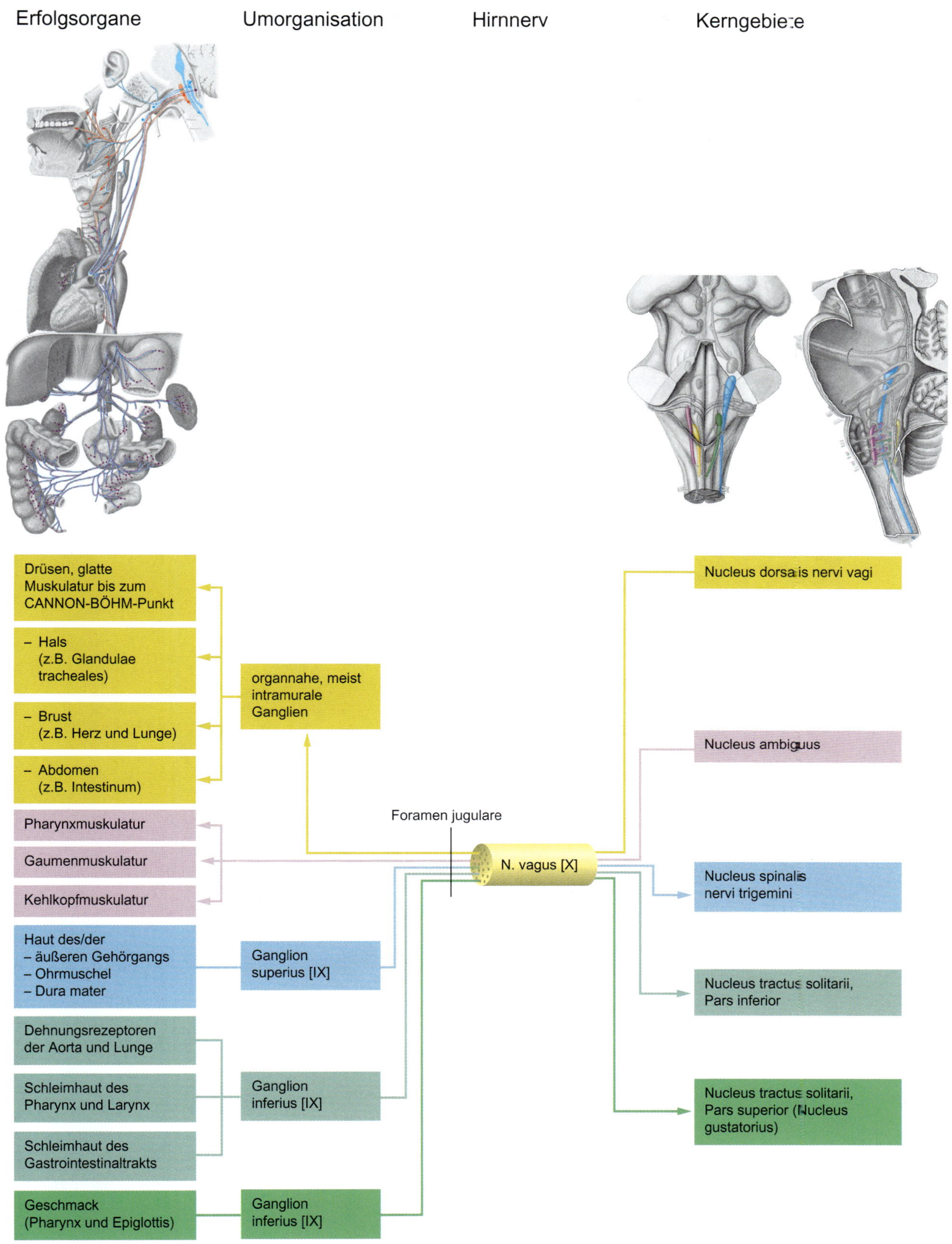


**Abb. 12.166 Faserqualitäten, Hirnnervenkerne und Erfolgsorgane des N. vagus [X];** Ansicht von lateral. [S700-L127-L238]

## N. accessorius [XI]

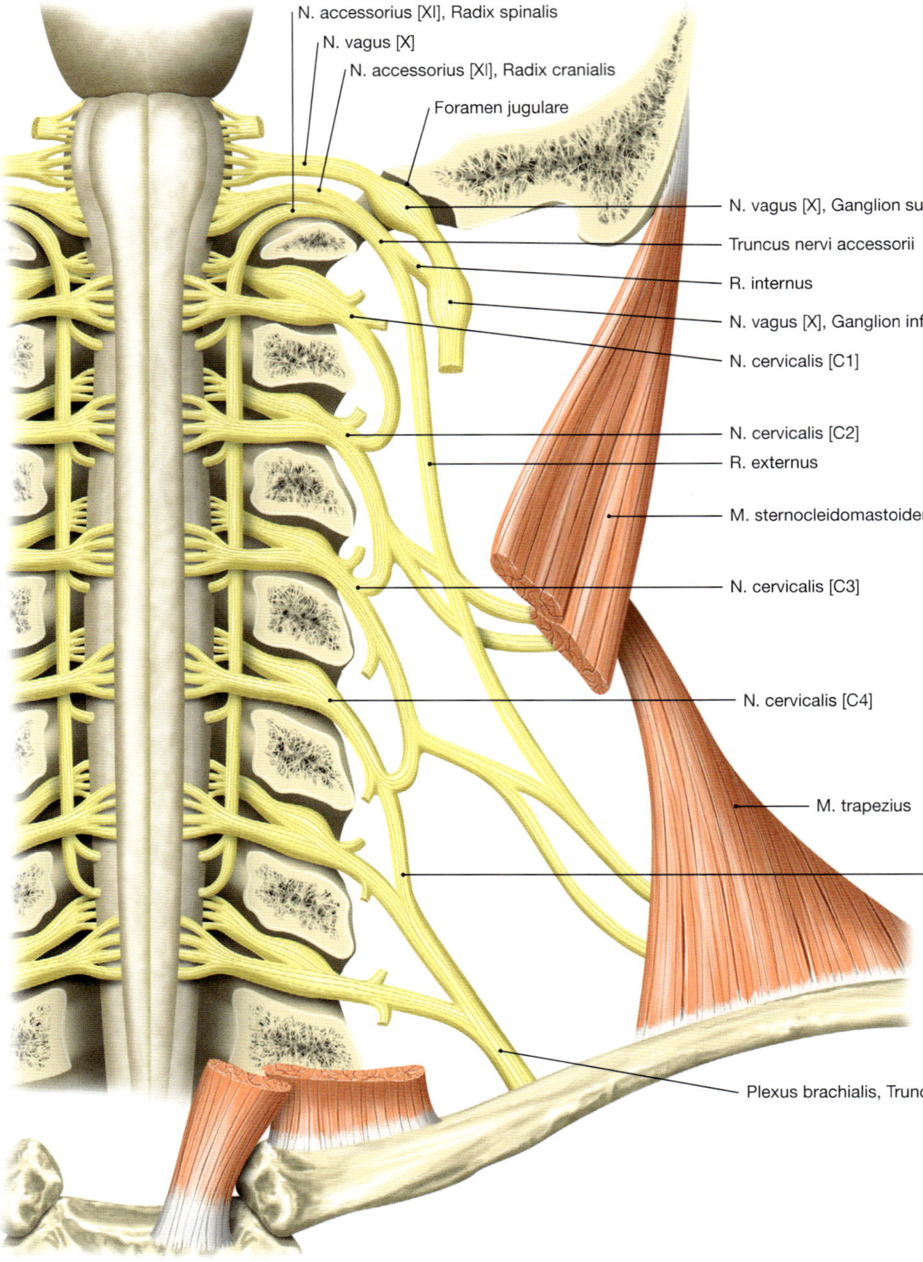


**Abb. 12.167 N. accessorius [XI];** Ansicht von vorne; Wirbelkanal und Schädel sind eröffnet. [S700-L127]

Der N. accessorius [XI] verlässt gemeinsam mit dem N. glossopharyngeus [IX] und dem N. vagus [X] im Sulcus retroolivaris den Hirnstamm und tritt über das Foramen jugulare mit den anderen beiden Nerven durch die Schädelbasis. Seine Fasern stammen aus 2 Wurzeln. Die **Radix cranialis** des N. accessorius [XI] entspringt aus dem Nucleus ambiguus in der Medulla oblongata. Sie schließt sich auf Höhe des Foramen jugulare mit der **Radix spinalis** des N. accessorius [XI] zusammen, deren Fasern zwischen Vorder- und Hinterwurzel aus dem zervikalen Rückenmark segmental entspringen. Allerdings diskutiert man, ob es sich beim N. accessorius [XI] tatsächlich um einen echten Hirnnerv handelt, da sein spinales Kerngebiet (Nucleus nervi accessorii) in zervikalen Vorderhornzellen des Rückenmarks liegt, während sich das kraniale Kerngebiet dem basalen Abschnitt des Nucleus ambiguus und damit dem N. vagus [X] zuordnen lässt. Dementsprechend werden die von C1–7 stammenden Fasern zu einer **Radix spinalis nervi accessorii** und die Fasern aus dem Nucleus ambiguus zu einer **Radix cranialis nervi accessorii** zusammengefasst. Nach Lehrbuchmeinung treten die Fasern der Radix cranialis unterhalb des Foramen jugulare als R. internus zum N. vagus [X] über (neueren Erkenntnissen zufolge hat der N. accessorius [XI] allerdings keine kraniale Wurzel und keine Verbindung zum N. vagus [X], weitere Untersuchungen hierzu stehen noch aus). Die Radix cranialis beteiligt sich an der Innervation der Pharynx- und Larynxmuskulatur und ist daher, genau genommen, nicht dem N. accessorius [XI] zuzuordnen. Die Fasern der Radix spinalis ziehen kaudalwärts zum M. sternocleidomastoideus, innervieren diesen und verlaufen dann weiter durch das laterale Halsdreieck zum Vorderrand des M. trapezius, den sie ebenfalls innervieren.

→ T 60.11

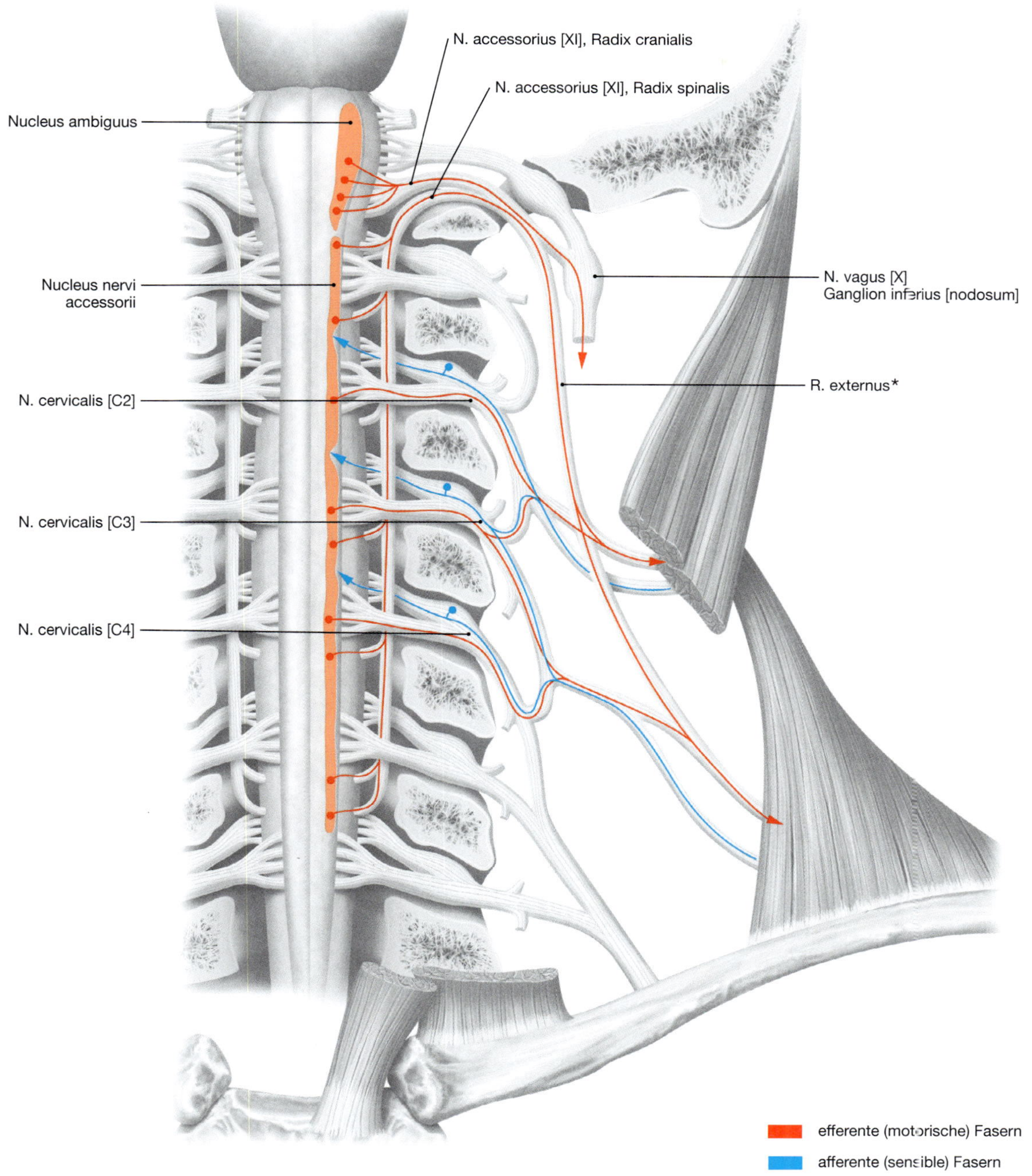


**Abb. 12.168 Faserqualitäten des N. accessorius [XI];** Ansicht von vorne, Wirbelkanal und Schädel eröffnet. [S700-L127]

Der N. accessorius [XI] innerviert die Mm. sternocleidomastoideus und trapezius. Sein Kerngebiet ist der Nucleus nervi accessorii, aus dem **speziell viszeroefferente** Fasern (SVE) kommen.

* für M. sternocleidomastoideus und M. trapezius

## Klinik

**Verletzungen des N. accessorius [XI]** sind aufgrund seines relativ oberflächlichen Verlaufs im lateralen Halsdreieck häufig. Sie sind besonders häufig iatrogen (durch den Arzt) verursacht (z. B. nach Lymphknotenexstirpation) oder kommen nach Halsverletzungen vor. Ist der N. accessorius [XI] oberhalb des M. sternocleidomastoideus geschädigt, kann der Patient den Kopf nicht mehr zur gesunden Seite drehen (Lähmung des M. sternocleidomastoideus). Außerdem ist er nicht mehr in der Lage, den Arm über die Horizontale anzuheben (gestörte Elevation des Arms, Parese des M. trapezius). Meist liegt die Nervenschädigung aber unterhalb des Abgangs der Äste für den M. sternocleidomastoideus im lateralen Halsdreieck. Die Folgen sind Schultertiefstand und Schwierigkeiten, den Arm über die Horizontale anzuheben.

## N. accessorius [XI]

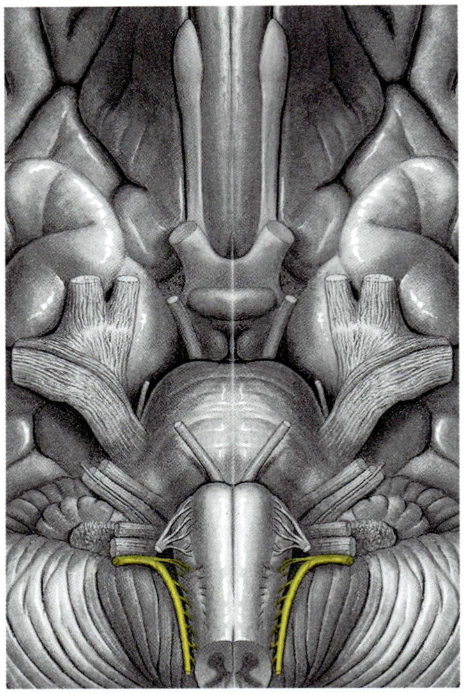

**Abb. 12.169 Austrittsstelle des N. accessorius [XI] am Hirnstamm;** Ansicht von unten. [S700]
Der XI. Hirnnerv tritt an der Ventralseite des Hirnstamms dorsal der Olive aus.

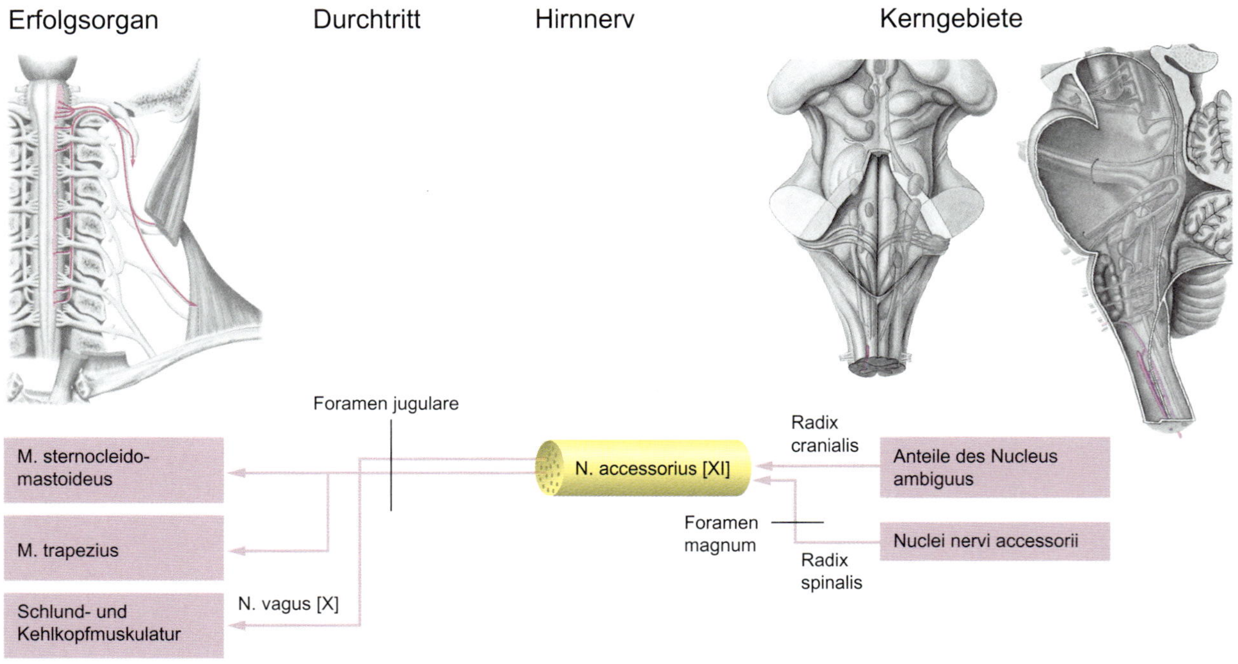


**Abb. 12.170 Faserqualitäten, Hirnnervenkerne und Erfolgsorgane des N. accessorius [XI];** Ansicht von vorn, Wirbelkanal und Schädel eröffnet. [S700-L127-L238]

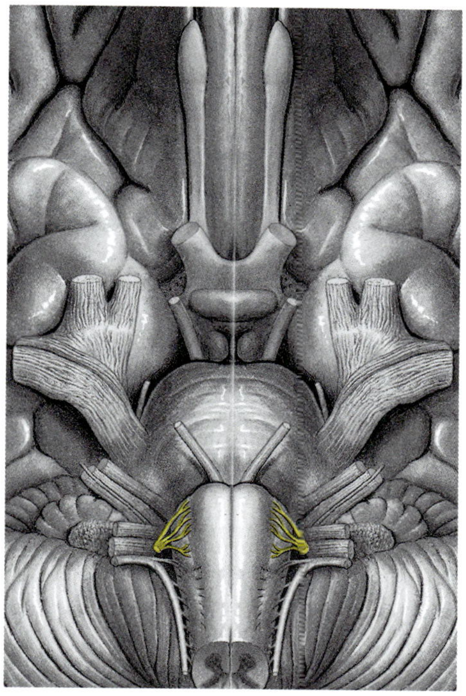

**Abb. 12.171 Austrittsstelle des N. hypoglossus [XII] am Hirnstamm;** Ansicht von unten. [S700]
Der XII. Hirnnerv tritt an der Ventralseite des Hirnstamms im Sulcus anterolateralis zwischen Olive und Pyramide aus (Sulcus preolivaris).

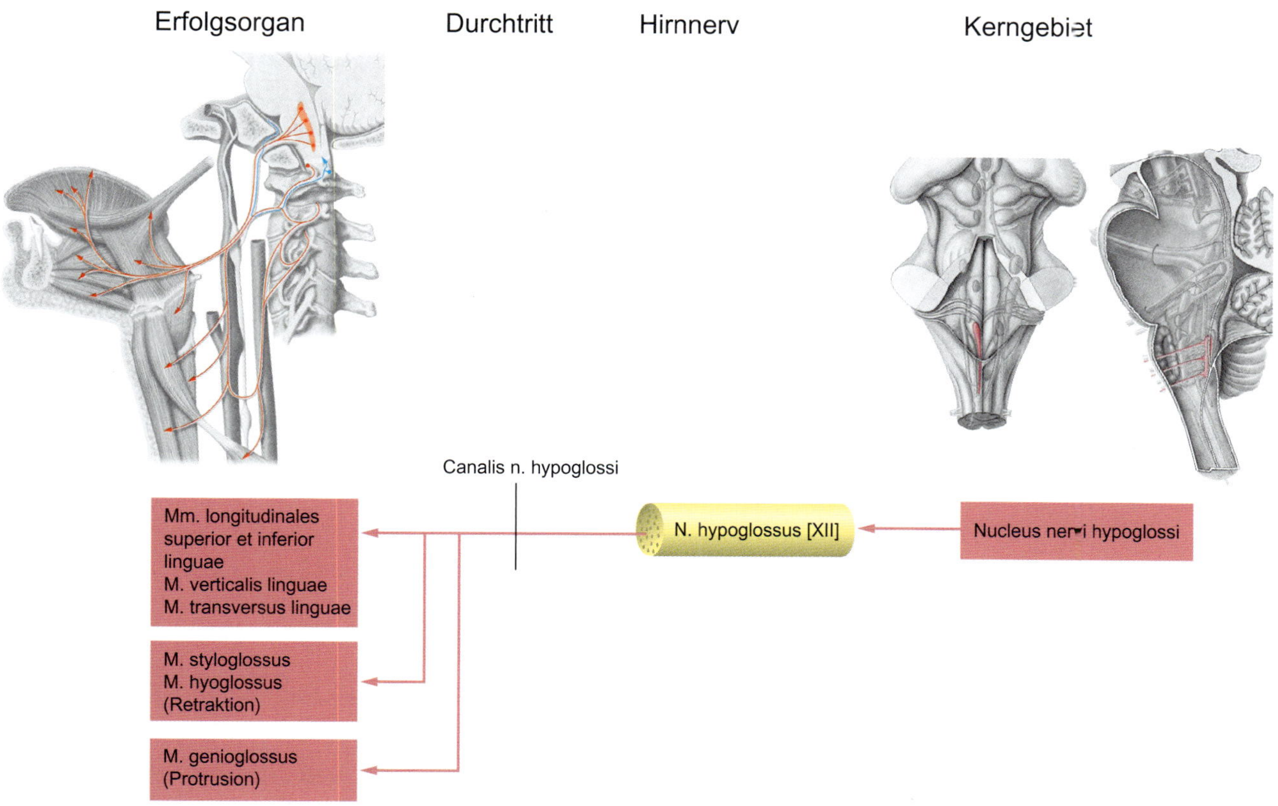


**Abb. 12.172 Faserqualitäten, Hirnnervenkerne und Erfolgsorgane des N. hypoglossus [XII];** Ansicht von links. [S700-L127-L238]

## N. hypoglossus [XII]

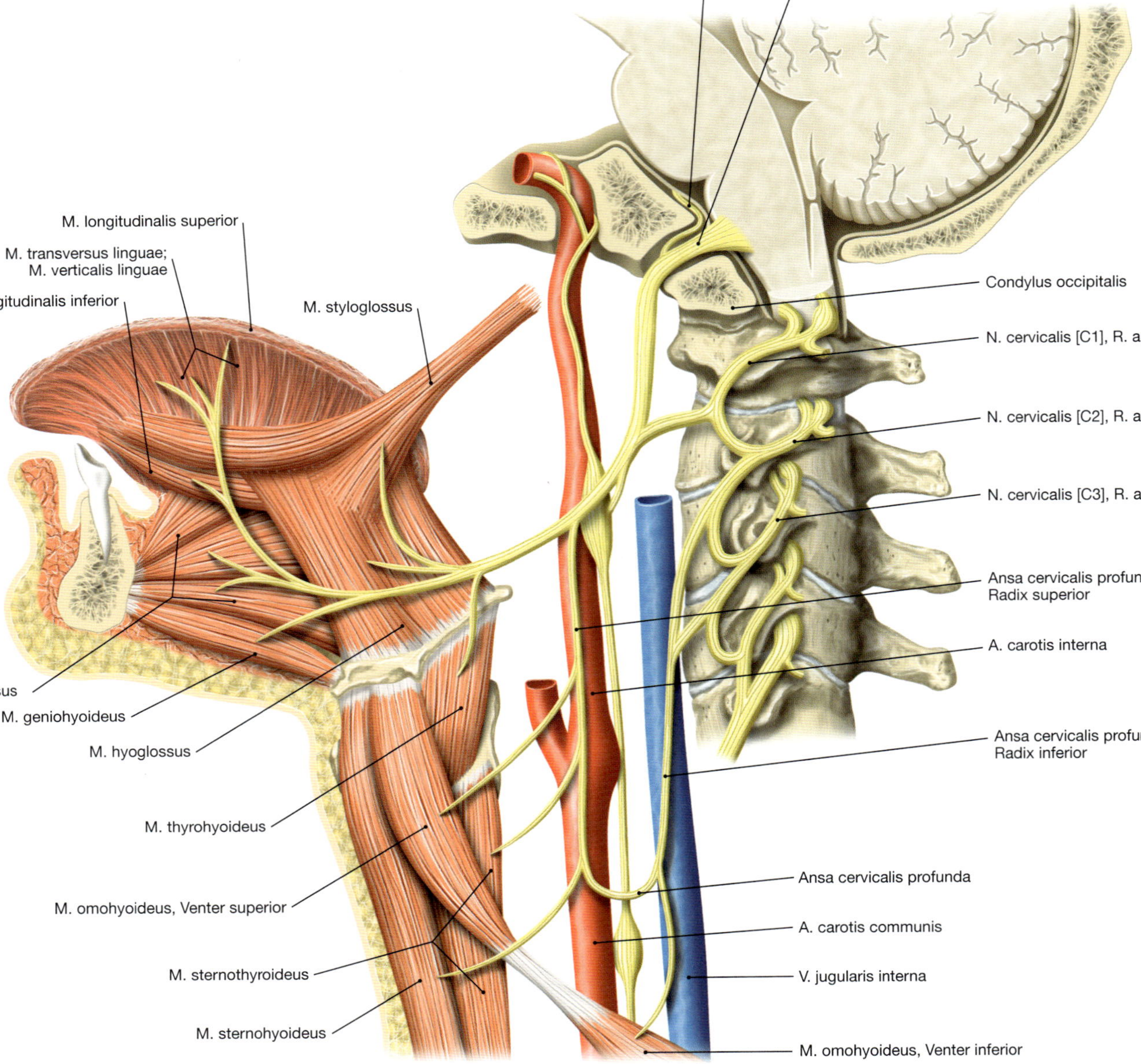


**Abb. 12.173 N. hypoglossus [XII];** schematischer Medianschnitt; Ansicht von links. [S700-L127]
Die Fasern des N. hypoglossus [XII] kommen vom Nucleus nervi hypoglossi in der Medulla oblongata und treten in Form mehrerer Wurzelbündel zwischen Pyramide und Olive im Sulcus anterolateralis aus. Nach Zusammenschluss der Fasern zum N. hypoglossus [XII] tritt der Nerv durch den **Canalis nervi hypoglossi.** Unterhalb der Schädelbasis lagern sich Fasern der Spinalnerven C1 und C2 an, die den N. hypoglossus [XII] ein kleines Stück begleiten und dann wieder verlassen. Sie bilden mit anderen Fasern aus C2 und C3 die **Ansa cervicalis profunda** und innervieren darüber hinaus den M. geniohyoideus. Der N. hypoglossus [XII] zieht hinter dem N. vagus [X] im Gefäß-Nerven-Strang hinter dem Pharynx nach unten und wendet sich dann bogenförmig um 90° nach rostral-medial. Er verläuft am Oberrand des Trigonum caroticum, überkreuzt die A. carotis externa an der Abgangsstelle der A. lingualis und erreicht zwischen M. hyoglossus und M. mylohyoideus die Zunge, deren Binnenmuskulatur er komplett innerviert, ebenso wie die Mm. styloglossus, hyoglossus und genioglossus.

→ T 60.12

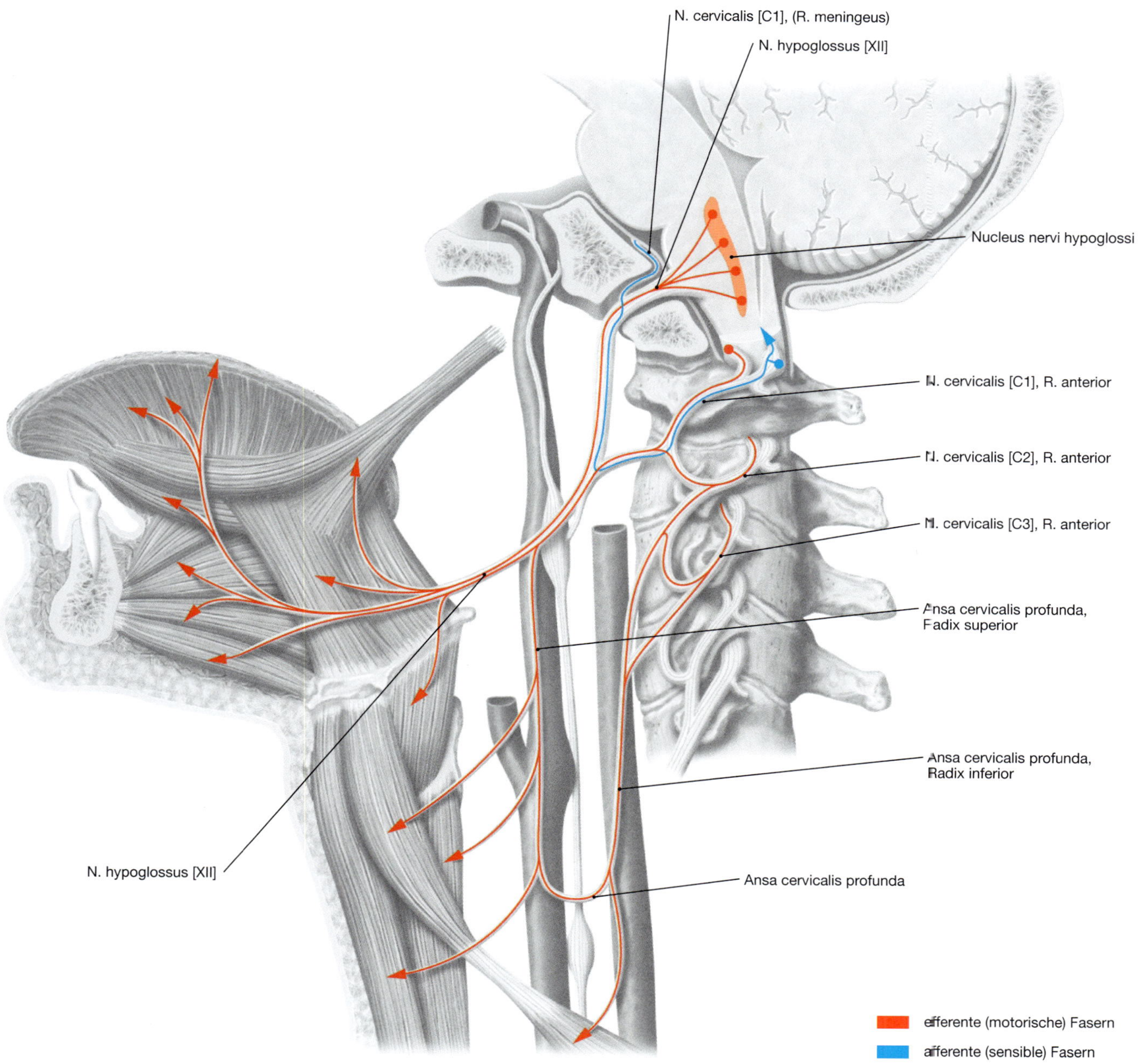


**Abb. 12.174 Faserqualitäten des N. hypoglossus [XII];** schematischer Medianschnitt; Ansicht von links. [S700-L127]

Der N. hypoglossus [XII] besteht aus **allgemein somatoefferenten** Fasern (ASE) aus dem Nucleus nervi hypoglossi, mit denen er die Zungenbinnenmuskulatur sowie die Mm. styloglossus, hyoglossus und genioglossus innerviert.

## Klinik

Eine einseitige periphere **Schädigung des N. hypoglossus [XII]** oder seines Hirnnervenkerns, z. B. durch eine Schädelbasisfraktur, führt zum Abweichen der Zunge zur betroffenen Seite, da die noch intakte Zungenmuskulatur der Gegenseite die Zunge zur paretischen Seite drückt (→ Abbildung). Besteht die Parese bereits länger, erkennt man Zeichen einer Muskelatrophie auf der paretischen Seite. Durch den Ausfall der Zungenmuskulatur kommt es ferner zu Dysphagie (Schluckstörung) und Dysarthrie (Sprechstörung). Bei supranukleärer Läsion ist die kontralaterale Zungenmuskulatur gelähmt, sodass der Schädigungsort auf der noch intakten Zungenseite im Gehirn liegt. Aufgrund der engen paramedianen Lage ist eine beidseitige Schädigung der Hypoglossuskerne im Hirnstamm häufig.

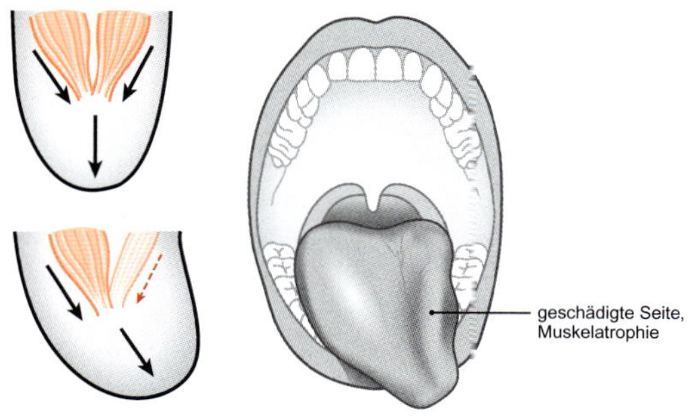


[S700-L126]

## Rückenmarksegmente

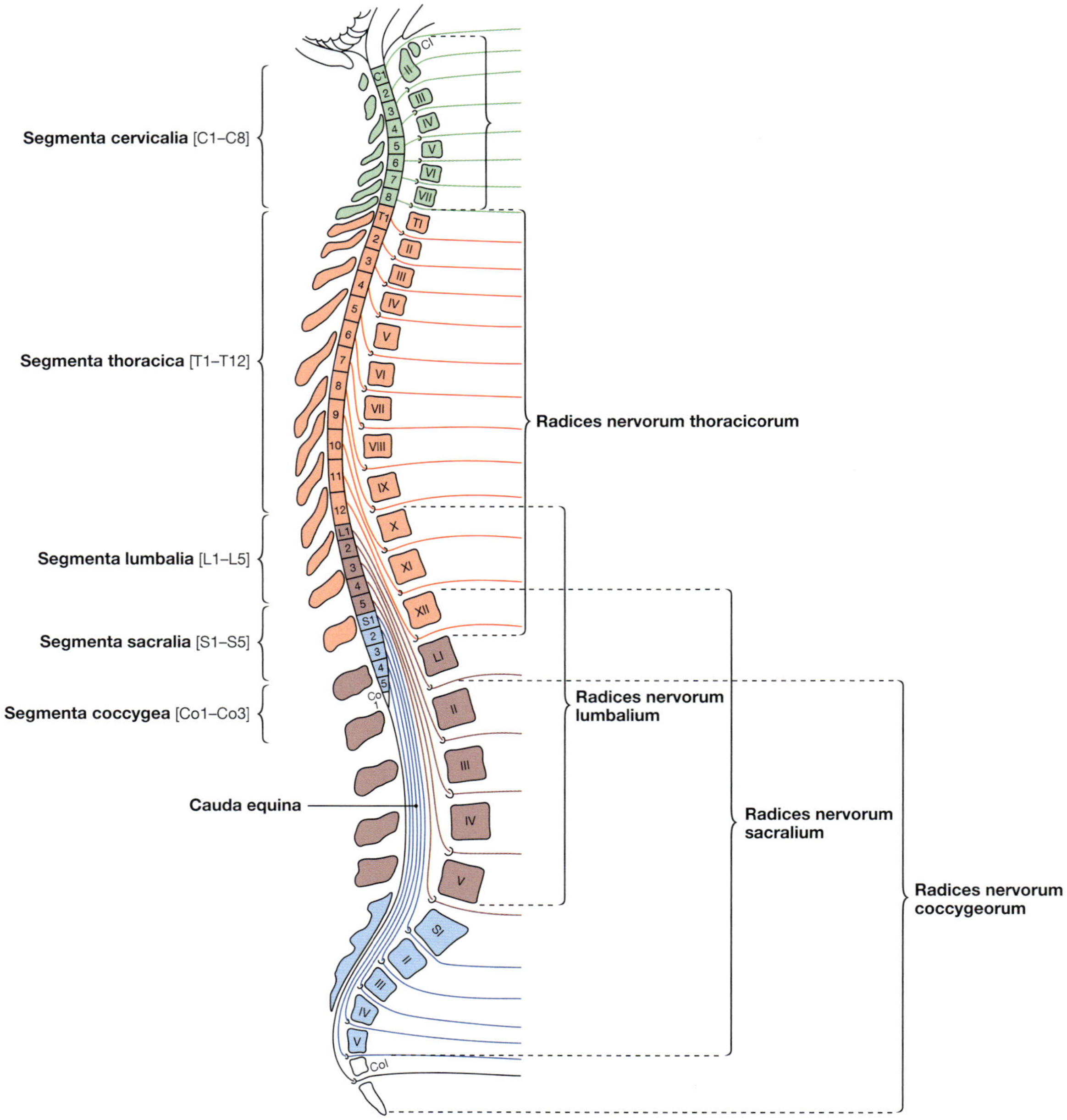


**Abb. 12.175 Rückenmarksegmente, Segmenta medullae spinalis;** schematischer Medianschnitt; Ansicht von links; regionale Abschnitte durch Farben hervorgehoben. [S700-L126]/[(B500~M492-L316)/G1083]

Das Rückenmark setzt sich aus 8 Zervikalsegmenten (Segmenta cervicalia [C1–C8]), 12 Thorakalsegmenten (Segmenta thoracica [T1–T12]), 5 Lumbalsegmenten (Segmenta lumbalia [L1–L5]), 5 Sakralsegmenten (Segmenta sacralia [S1–S5]) und 1–3 Kokzygealsegmenten (Segmenta coccygea [Co1–Co3]) zusammen. Das Rückenmark reicht beim Erwachsenen nur bis auf Höhe der Lumbalwirbel LI–LII.

Die segmentalen Spinalnervenwurzeln (Radices nervorum) treten durch ihre jeweiligen Foramina intervertebralia. Da das Rückenmark, bedingt durch das schnellere Wachstum des Wirbelkanals, viel höher endet als das zur entsprechenden Spinalnervenwurzel gehörende Foramen im Wirbelkanal, wird der Verlauf der Spinalnervenwurzeln im Wirbelkanal von kranial nach kaudal immer länger. Unterhalb von LI–LII bilden die im Wirbelkanal verlaufenden Spinalnervenwurzeln den sog. Pferdeschweif (Cauda equina).

### Klinik

Einengungen des Wirbelkanals jeglicher Art bedingen Störungen der segmental beteiligten Nervenzellen. Tumoren (→ Abbildung) oder mediane Bandscheibenvorfälle unterhalb des Rückenmarksegments S3 können zu einem **Konussyndrom** (Läsion der Rückenmarksegmente S3–Co3) oder einem **Kaudasyndrom** (Schädigung der Spinalnervenwurzeln im Bereich der Cauda equina) führen. Dabei kommt es zu Sensibilitätsstörungen (Reithosenanästhesie), schlaffen Lähmungen, Inkontinenz und Impotenz.
[R317]

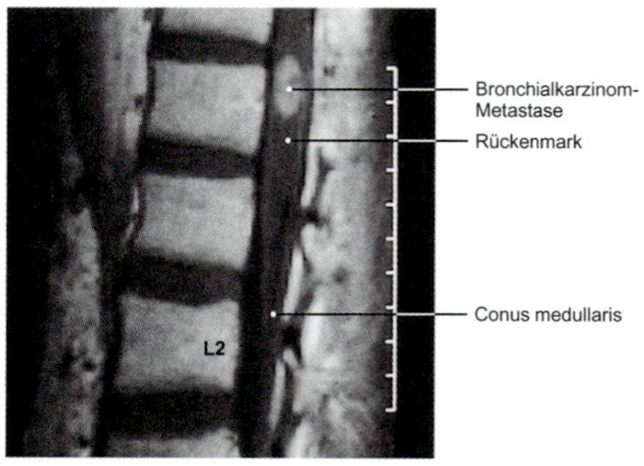

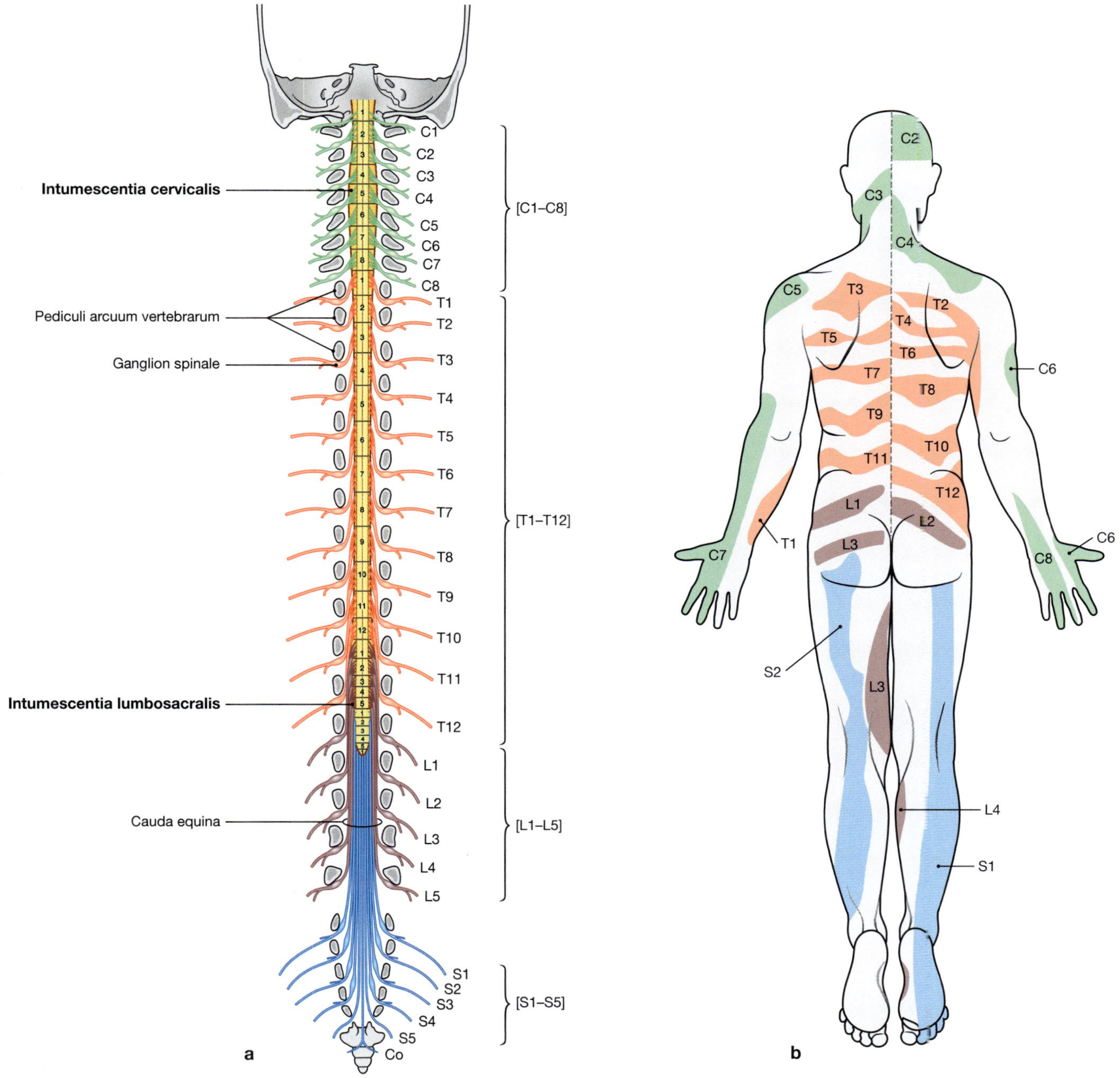


**Abb. 12.176a und b Rückenmarksegmente, Segmenta medullae spinalis, und die ihnen zugeordneten Dermatome.**
**a** Schematischer Frontalschnitt; Ansicht von ventral. [S700-L126]/[E402-004]
**b** Schematische Darstellung der aus den entsprechenden Rückenmarksegmenten innervierten Dermatome. [S700-L126]/[F1067-001]
Da das Rückenmark, bedingt durch das langsamere Wachstum während der Entwicklung, wesentlich kürzer als die Wirbelsäule ist, werden die Spinalnervenwurzeln von kranial nach kaudal immer länger und verlaufen nach lateral hin immer schräger. Beim Erwachsenen endet das Rückenmark etwa auf Höhe LI/LII (es kann auch schon auf Höhe TXII enden oder bis LII/LIII reichen). Daher liegen die Radices anteriores und posteriores in höheren Abschnitten der Wirbelsäule, als der zugehörige Spinalnerv aus dem Wirbelkanal austritt. Unterhalb des Conus medullaris verlaufen die Radices anteriores und posteriores lumbaler, sakraler und kokzygealer Nerven gebündelt nach kaudal, um ihre Austrittsstellen aus dem Wirbelkanal zu erreichen. Diese Ansammlung von Nervenwurzeln wird als Cauda equina bezeichnet. Auf der rechten Seite sind die Hautbereiche der Körperrückseite dargestellt, die von den sensiblen Fasern der Spinalnerven der entsprechenden Rückenmarksegmente (Spinalnervenwurzeln) autonom innerviert werden.

## Klinik

Unter **übertragenem Schmerz** versteht man eine Fehlinterpretation von Eingeweideschmerzen durch das Gehirn. Dabei werden viszerale Schmerzen nicht an ihrem Entstehungsort, sondern in davon entfernten Hautarealen **(HEAD-Zonen)** wahrgenommen. Normalerweise kommt es zum übertragenen Schmerz, wenn die Schmerzinformation aus einer Region wie dem Darm kommt, die eine geringe Menge an sensiblen Afferenzen besitzt. Diese konvergieren auf Höhe desselben Rückenmarklevels gemeinsam mit Afferenzen eines bestimmten Hautareals, das eine große Menge sensibler Afferenzen besitzt. Dadurch lokalisiert das Gehirn den Eingeweideschmerz in die korrespondierende Hautregion. Ein typisches Beispiel ist die Übertragung von Schmerzen in den linken Arm bei Angina pectoris oder Herzinfarkt.

## Rückenmarksegmente



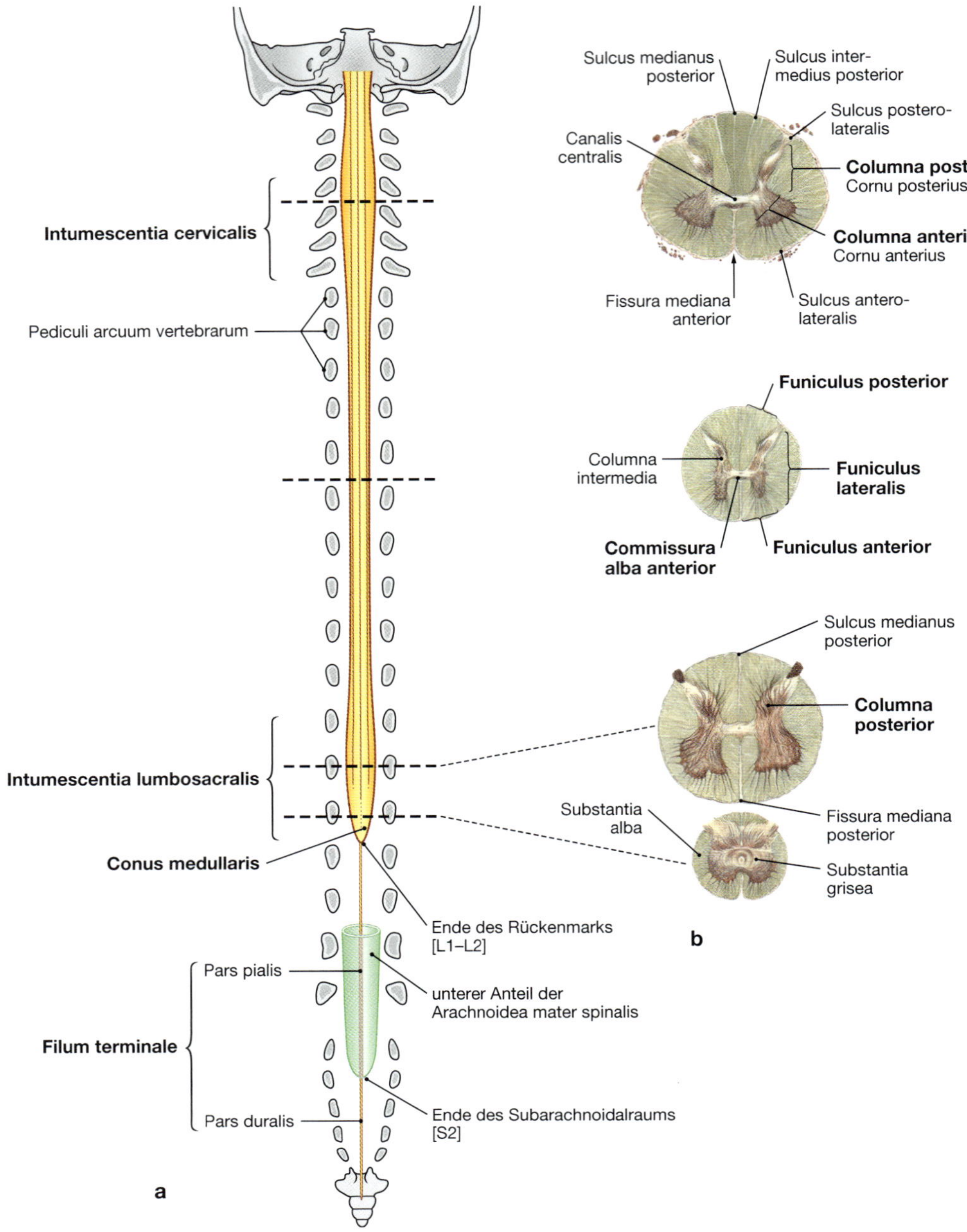


**Abb. 12.177a und b Rückenmark, Medulla spinalis, Segmente und Querschnitte.**
**a** Ansicht von ventral. [S700-L126]
**b** Querschnitte auf Höhe der gestrichelten Linien in der Pars cervicalis, Pars thoracica, Pars lumbalis und Pars sacralis. [S700]
Das Rückenmark ist der in den oberen zwei Dritteln des Wirbelkanals lokalisierte Anteil des ZNS. Es erstreckt sich beim Erwachsenen vom Foramen magnum bis etwa auf Höhe von LI/LII. Beim Neugeborenen reicht das Rückenmark bis auf Höhe von LIII oder sogar bis LIV. Das distale Ende hat die Form eines Kegels (Conus medullaris). Am Conus medullaris ist ein feines Bindegewebenetzwerk (Filum terminale) aus Anteilen der Pia mater aufgehängt, das sich kaudalwärts im Wirbelkanal fortsetzt. Im Bereich der Spinalnervenwurzeln für die Extremitäten ist der Rückenmarkdurchmesser verbreitert. Die obere Verbreiterung (Intumescentia cervicalis, C5–T1) enthält Nervenzellen für die Innervation der oberen Extremitäten, die untere Verbreiterung (Intumescentia lumbosacralis) liegt auf Höhe der Spinalnervenwurzeln L1–S3 und dient der Innervation der unteren Extremitäten. Die Querschnitte durch die Medulla spinalis machen die typische Verteilung von grauer und weißer Substanz sichtbar. Im Gegensatz zum Gehirn liegt die Substantia grisea im Rückenmark schmetterlingsförmig im Zentrum und wird von Substantia alba umhüllt.

**Die am häufigsten klinisch untersuchten Rückenmarksegmente, Segmenta medullae spinalis, und ihnen zugeordnete Kennmuskeln**

| Rückenmarksegment | Kennmuskel | Dermatom |
|---|---|---|
| C5 | M. deltoideus | lateraler Oberarm; Schulterregion |
| C6 | M. biceps brachii; M. brachioradialis | Daumen; Thenarregion |
| C7 | M. triceps brachii | Mittelfinger |
| C8 | Mm. interossei der Hand | Digitus minimus; Hypothenarregion |
| L3 | M. quadriceps femoris; M. iliopsoas | Knieinnenseite |
| L4 | M. tibialis anterior | mediale Unterschenkelseite |
| L5 | M. extensor hallucis longus | Großzehenregion |
| S1 | M. triceps surae | laterale Fuß- und Unterschenkelregion |

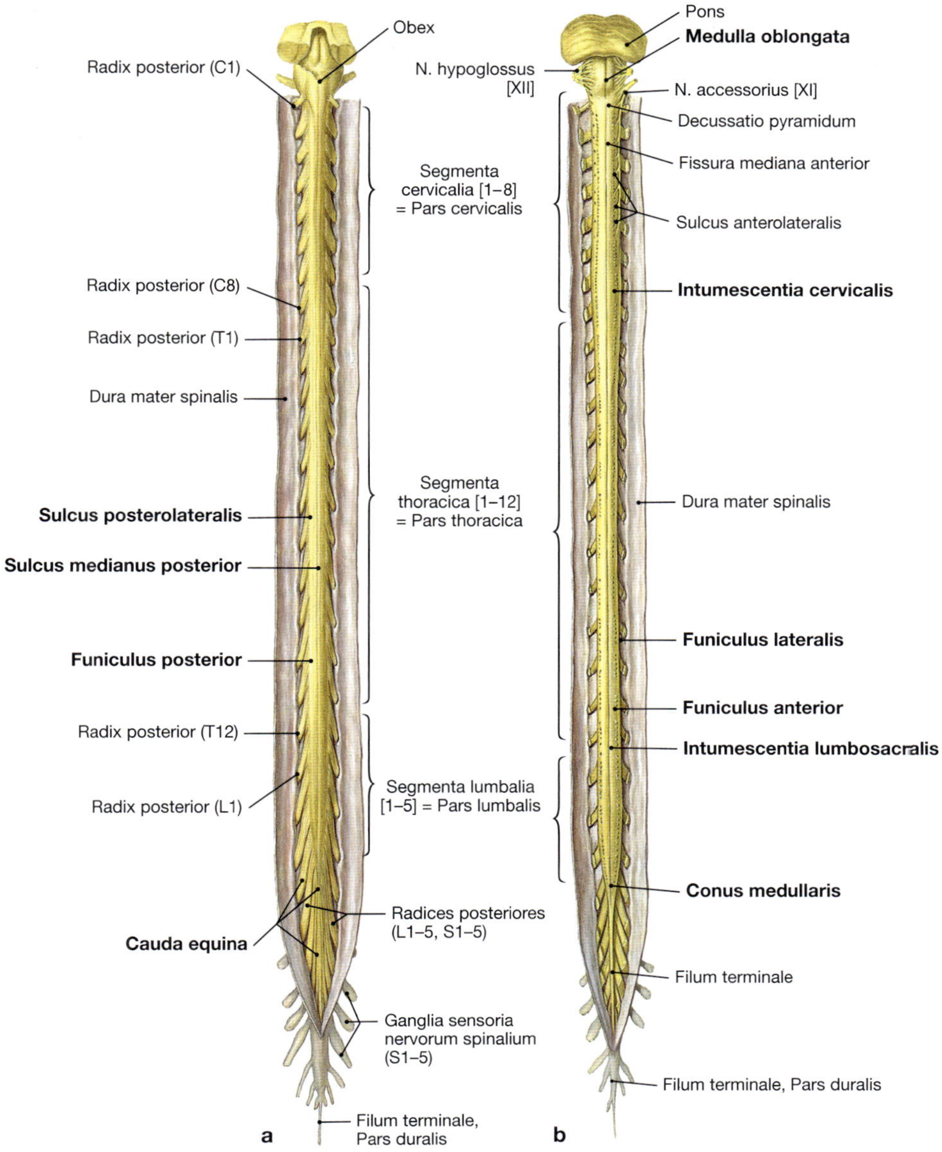


**Abb. 12.178a und b Rückenmark, Medulla spinalis, und Spinalnerven, Nn. spinales,** nach Eröffnung des Wirbelkanals und des Duralsacks. [S700]
**a** Ansicht von dorsal.
**b** Ansicht von ventral.
Das Rückenmark ist schwertförmig und hat einen Durchmesser von 1–1,5 cm. Es schließt sich kaudal an die Medulla oblongata des Hirnstamms an. Im Zervikal- und im Lumbalbereich ist es zur Intumescentia cervicalis (C5–T1) und zur Intumescentia lumbosacralis (L2–S3) verdickt. An diesen Stellen liegen zahlreiche Neurone und Nervenfasern, die hauptsächlich an der Innervation der Extremitäten beteiligt sind. Kaudal läuft das Rückenmark als Conus medullaris spitz aus.
Die Rückenmarkoberfläche ist durch **Längsfurchen** charakterisiert. Ventral verläuft in der Mitte die Fissura mediana anterior, auf der Rückseite der Sulcus medianus posterior. Lateral der Fissura mediana anterior verläuft auf beiden Seiten der Funiculus anterior. Daran schließt sich der Sulcus ventrolateralis an, der den Funiculus anterior vom Funiculus lateralis abgrenzt. Dorsal liegen rechts und links vom Sulcus medianus posterior die Funiculi posteriores, die durch die Sulci posterolaterales von den Funiculi laterales getrennt sind.

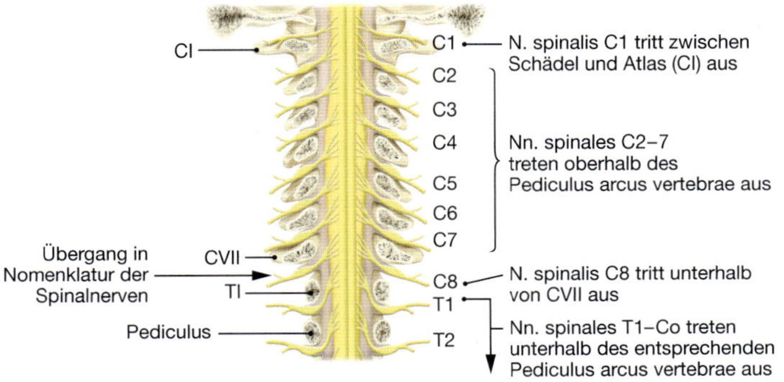


**Abb. 12.179 Nomenklatur der Spinalnerven.** [S700-L284]
Anders als in den übrigen Rückenmarksegmenten stimmt im Zervikalmark die Zahl der Rückenmarksegmente nicht mit der Zahl der Wirbel überein. Im **Zervikalbereich** treffen 8 Zervikalsegmente auf nur 7 Halswirbel. Das 1. Zervikalnervenpaar tritt zwischen Schädel und Atlas (CI) aus. Die Spinalnervenpaare C2–C7 treten jeweils **oberhalb** des entsprechenden Pediculus arcus vertebrae aus. Am Übergang vom 7. Halswirbel zum 1. Brustwirbel wechselt die Nomenklatur, da der 8. Spinalnerv unterhalb des 7. Halswirbels austritt. Alle darauf folgenden Spinalnervenpaare T1–Co treten nun immer **unterhalb** des entsprechenden Wirbelbogens aus.

## Somatische und viszerale Nervenplexus

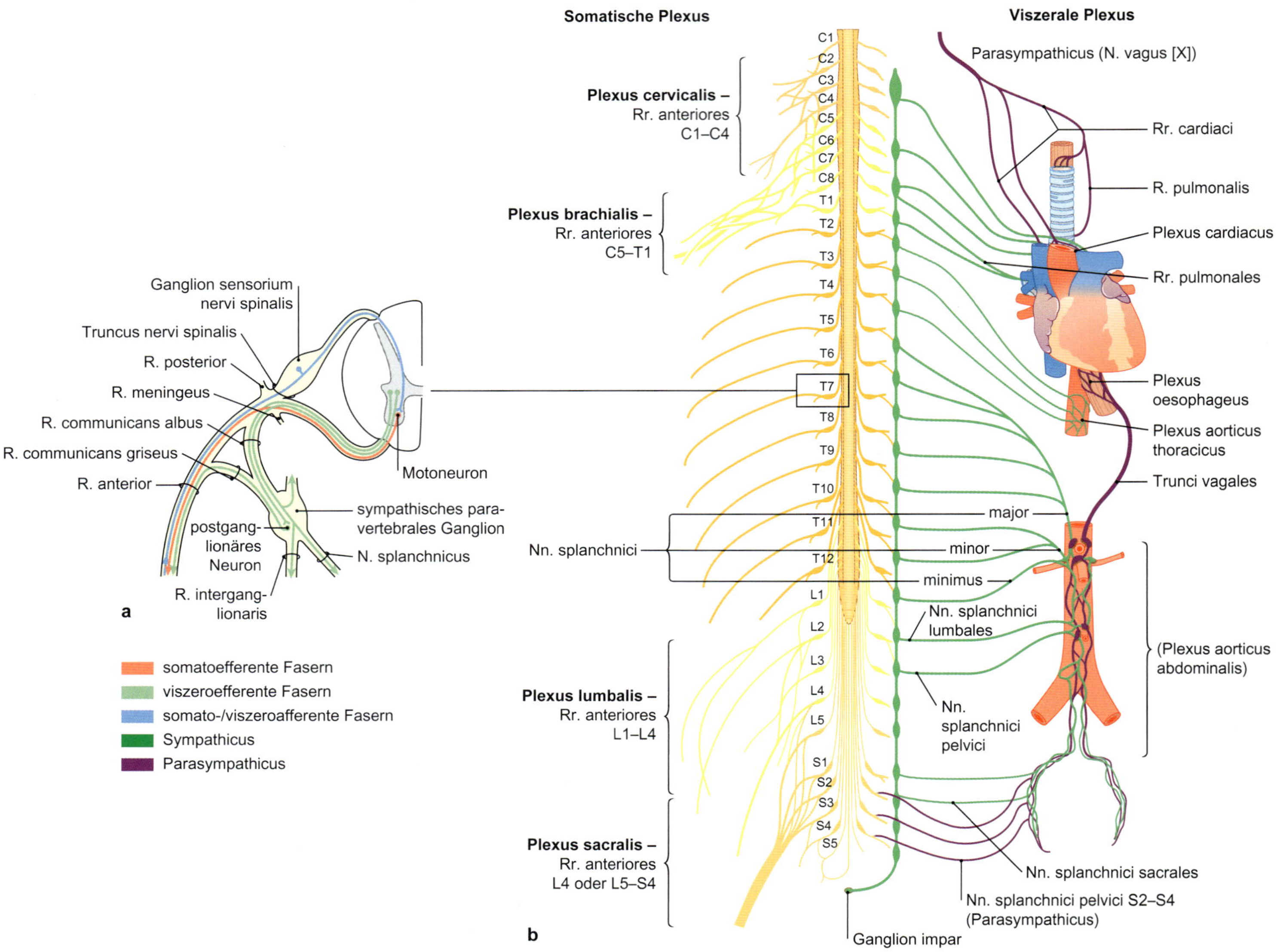


**Abb. 12.180a und b Spinalnerv und Nervenplexus.**
**a** Zusammensetzung und Verzweigung eines thorakalen Spinalnervs. [S700-L126]/[B500-M492-L316]
**b** Somatische (linke Bildhälfte) und autonome (rechte Bildhälfte) Nervenplexus. [S700-L126]/[E402-004]

**Spinalnerven** setzen sich aus den Fila radicularia der vorderen und hinteren Nervenwurzeln zusammen, die das Rückenmark als **Radix anterior** (Radix motoria, Axone der Motoneurone) am Sulcus anterolateralis verlassen bzw. als **Radix posterior** (Radix sensoria, Axone pseudounipolarer Nervenzellen des Spinalganglions, Ganglion sensorium nervi spinalis, liegt im Bereich des Foramen intervertebrale) in das Rückenmark von dorsal eintreten. Die Fasern der Radices anterior und posterior vereinigen sich zum Stamm des Spinalnervs, der dadurch gemischte Faserqualitäten (somatomotorisch, somatosensorisch, autonom) enthält. Der Spinalnervenstamm teilt sich sofort wieder in seine Endäste auf: **R. meningeus, R. posterior, R. anterior** sowie im thorakolumbalen Bereich in einen **R. communicans albus** zum Grenzstrang und einen **R. communicans griseus** zur Leitung sympathischer Impulse.

**Nervenplexus (b)** können somatisch (links im Bild) oder viszeral (rechts im Bild) sein und aus Fasern unterschiedlicher Qualitäten und Levels bestehen. Aus den Plexus gehen Nerven zu verschiedenen Zielgeweben und -organen ab. Die Plexus des enterischen Nervensystems generieren unabhängig vom ZNS Reflexaktivitäten.
Die großen **somatischen Plexus** gehen aus den Rr. anteriores der Spinalnerven hervor: Plexus cervicalis (C1–C4), Plexus brachialis (C5–T1), Plexus lumbalis (L1–L4), Plexus sacralis (L4–S4) und Plexus coccygeus (S5–Co). Mit Ausnahme von T1 haben alle thorakalen Spinalnerven unabhängig verlaufende Rr. anteriores, die sich nicht an der Plexusbildung beteiligen.
Die **viszeralen Nervenplexus** bilden sich gemeinsam mit den Eingeweiden und enthalten normalerweise efferente (sympathische und parasympathische) sowie afferente Anteile. Zu den viszeralen Plexus gehören im Brustkorb die Plexus cardiacus und pulmonalis sowie im Abdomen der Plexus aorticus abdominalis vor der Aorta, der sich kaudal bis zu den lateralen Beckenwänden erstreckt. Der Plexus aorticus abdominalis leitet Efferenzen zu allen Bauch- und Beckeneingeweiden und nimmt Afferenzen aus ihnen auf.

### Klinik

Reizungen oder Schädigungen einzelner Nervenwurzeln fasst man unter dem Begriff **Radikulopathie** zusammen. Häufigste Ursache ist ein mediolateraler Bandscheibenvorfall (→ Abb. 12.189). Besonders häufig sind die Segmente C4–C7 der Halswirbelsäule und L4/L5 sowie L5/S1 des lumbosakralen Übergangs betroffen. Die Patienten klagen typischerweise über Sensibilitätsausfälle, Muskelschwäche oder gar -lähmung. Die Muskeleigenreflexe sind abgeschwächt. Klinisch muss sehr genau zwischen radikulären und peripheren Läsionen unterschieden werden. Radikuläre Störungen machen sich entsprechend der segmentalen Gliederung des Rückenmarks bemerkbar. Schädigungen distal der Plexus machen sich entsprechend dem Innervationsmuster der betroffenen peripheren Nerven bemerkbar.

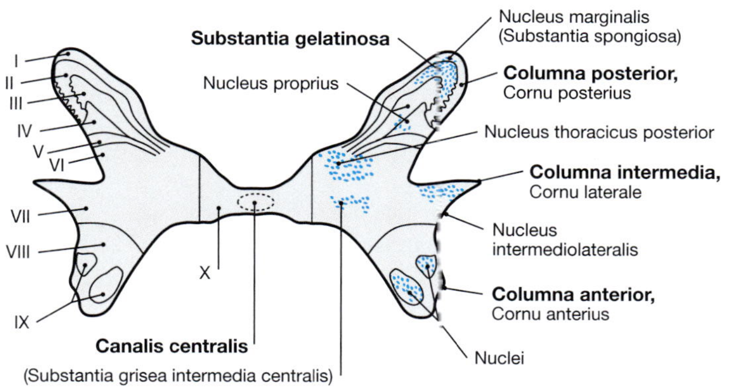


**Abb. 12.181 Rückenmark, Medulla spinalis;** laminäre Gliederung der grauen Substanz nach zytoarchitektonischen Gesichtspunkten (nach REXED, 1952) am Beispiel eines Brustsegments (T10). [B500-L238]

Histologisch (zytoarchitektonisch) wird die graue Substanz (Substantia grisea) in mehrere **Schichten** (Laminae) eingeteilt, die von dorsal nach ventral mit I bis X durchnummeriert werden (Ausbildung und Anzahl der Laminae variieren in den einzelnen Rückenmarkabschnitten). Ferner werden verschiedene **Nervenkerne** (Nuclei) abgegrenzt. Die Kerne können sich allerdings über mehrere zytoarchitektonische Nervenzellschichten erstrecken. Die Einteilung in Kerngebiete basiert auf einer funktionellen Gliederung.

In den **Hinterhörnern** (Laminae I–VI: Nucleus thoracicus posterior [STILLING-CLARK-Säule], Nucleus proprius, Substantia gelatinosa) liegen Neurone für sensible Afferenzen (Hautreize, Tiefensensibilität, Schmerzreize aus der Peripherie), die von hier aus weiterverschaltet und weitergeleitet werden. Die **Seitenhörner** (Lamina VII) beherbergen Neurone (Nucleus intermediolateralis) für die vegetativen Efferenzen. In den **Vorderhörnern** (Columna anterior, Cornu anterius; Laminae VIII, IX) sind die Neurone (somatoefferente Wurzelzellen) für die Efferenzen zur Muskulatur lokalisiert.

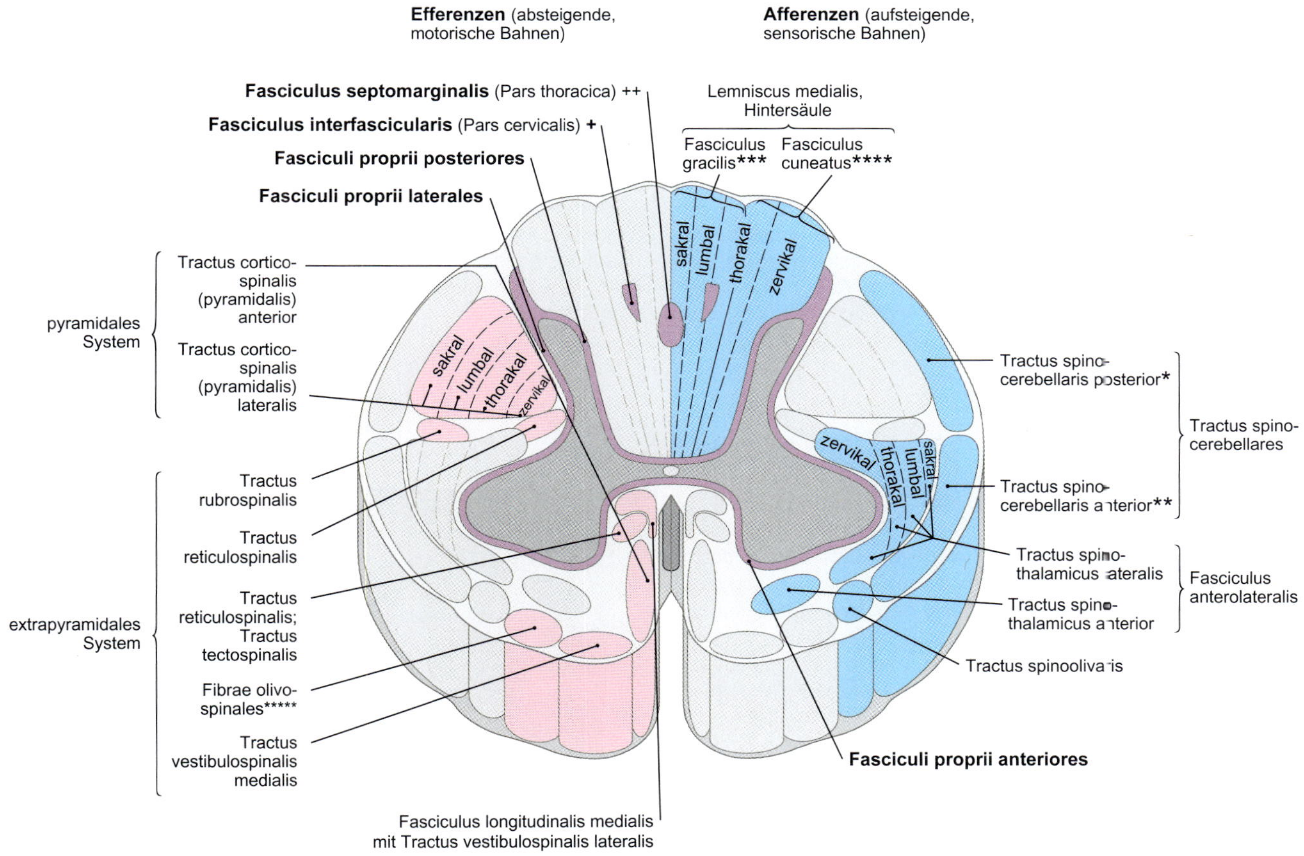


**Abb. 12.182 Rückenmark, Medulla spinalis;** schematisierte Gliederung der weißen Substanz am Beispiel eines unteren Halssegments. [S700-L127]/[B500-M492-L316]

Afferente (= aufsteigende) Bahnen sind blau, efferente (= absteigende) Bahnen rot dargestellt.

In den mit + und ++ gekennzeichneten Bereichen liegen absteigende Kollateralen der Hinterstrangbahnen.

* klin.: FLECHSIG-Bündel
** klin.: GOWERS-Bündel
*** klin.: GOLL-Strang
**** klin.: BURDACH-Strang
***** klin.: tatsächliches Vorhandensein dieser Fasern noch nicht endgültig geklärt

\+ SCHULTZE-Komma (Pars cervicalis)
++ ovales FLECHSIG-Feld (Pars thoracica)

Der Fasciculus gracilis leitet epikritische Empfindungen der unteren Extremitäten bis zum Rückenmarkssegment T6. Ab T6 verlaufen die epikritischen Empfindungen einschließlich der oberen Extremität über den Fasciculus cuneatus. Protopathische Empfindungen werden durch die Tractus spinothalamici anterior und lateralis geleitet. Die unbewusste Propriozeption wird über die Tractus spinocerebellares anterior und posterior zum Kleinhirn geleitet. Motorische-Efferenzen (absteigend) sind für Muskelkontraktionen des Körpers zuständig. Die efferenten Fasern der Pyramidenbahn für den Zervikalbereich liegen ganz innen. Sie sind die ersten, die mit den α-Motoneuronen in der Halsregion in Kontakt treten und so die Halsmuskulatur aktivieren. Es folgen nach außen die Faserbahnen für die Thorakal-, Lumbal- und Sakralregion.

## Klinik

| Efferente und afferente Bahnsysteme des Leitungsapparats der Substantia alba des Rückenmarks | | |
|---|---|---|
| **Typ** | **Bahnen/Systeme** | **Tractus/Fasciculi** |
| **Absteigende (efferente) Bahnsysteme** | | |
| vegetative Fasern | | |
| motorische Nervenfasern | pyramidale Bahnen | • Tractus corticospinalis lateralis<br>• Tractus corticospinalis anterior |
| | extrapyramidale Bahnen | • Laterale Bahn: Tractus rubrospinalis<br>• Mediale Bahnen:<br>– Tractus tectospinalis<br>– Tractus reticulospinalis<br>– Tractus vestibulospinales medialis et lateralis |
| **Aufsteigende (afferente) Bahnsysteme** | | |
| propriozeptive Fasern | Hinterstrangsystem | • Fasciculus gracilis<br>• Fasciculus cuneatus |
| schmerzleitende Fasern | spinothalamisches System | • Tractus spinothalamicus lateralis<br>• Tractus spinothalamicus anterior<br>• Tractus spinoreticularis<br>• Tractus spinotectalis |
| | spinozerebelläres System | • Tractus spinocerebellaris posterior<br>• Tractus spinocerebellaris anterior<br>• Tractus spinocerebellaris superior<br>• Tractus spinoolivaris |

### Klinik

Aufgrund eines konsequent durchgeführten Impfprogramms (zunächst mit Lebendimpfstoff und seit 1998 mit Totimpfstoff) gilt die **Kinderlähmung** (Poliomyelitis) in Deutschland als weitgehend ausgerottet. Aus einer Infektion mit dem Poliovirus resultiert ein isolierter Untergang der α-Motoneurone (2. Neuron des motorischen Bahnsystems). Es kommt zu einer schlaffen Muskellähmung und zum Ausfall der Muskeleigenreflexe bei erhaltener Sensibilität. Das 1. Motoneuron im Gyrus precentralis ist intakt, aber die Motoneurone des Rückenmarks und die motorischen Hirnnervenkerne werden durch das endemisch auftretende Poliovirus geschädigt. In 95 % der Fälle verläuft die Infektion asymptomatisch, in 5 % kommt es zur Kinderlähmung.

### Klinik

Zur **Schädigung oder Kompression des Rückenmarks** kann es durch intra- (→ Klinikkasten bei → Abb. 12.175) oder extramedulläre Tumoren, durch mediale Bandscheibenvorfälle (→ Abbildung), durch dorsale Spondylophyten oder als Unfallfolge kommen. Bei kompletter **Querschnittslähmung** fallen unterhalb der Läsionsstelle sämtliche Qualitäten der Sensibilität, Motorik und vegetative Funktionen aus. Zu Beginn tritt eine schlaffe Lähmung unterhalb der Läsion auf (spinaler Schock), die nach einiger Zeit in eine spastische Parese übergeht.
Als **BROWN-SÉQUARD-Syndrom** bezeichnet man eine spinale Halbseitenlähmung, bei der es unterhalb der Läsionsstelle zu spastischen Paresen und zu einer dissoziierten Sensibilitätsstörung mit Ausfall der Tiefensensibilität (Hinterstränge) auf der betroffenen Seite sowie zum Ausfall von Schmerz- und Temperaturempfindung auf der Gegenseite (Seitenstränge; → Klinikkasten nach → Abb. 12.203) kommt.

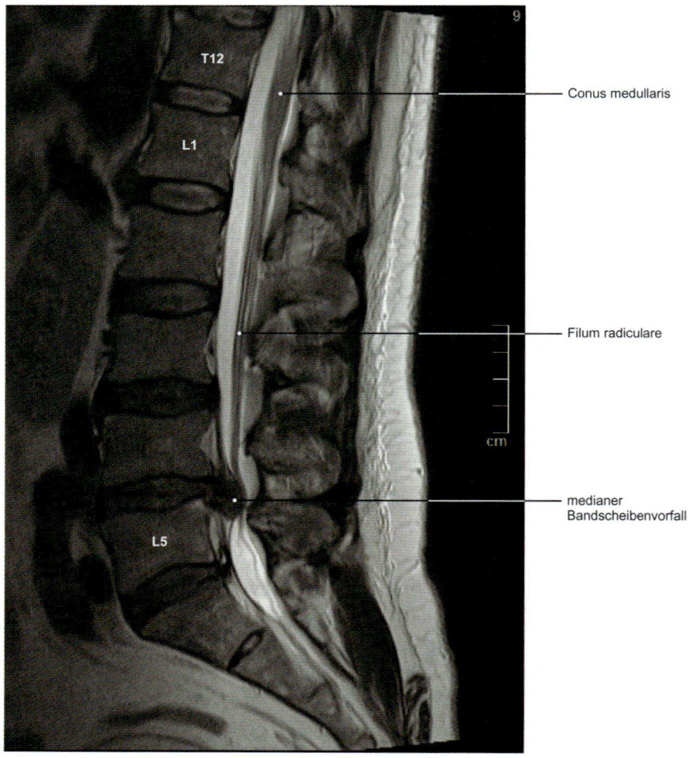


**MRT der Lendenwirbelsäule** mit thorakolumbalem und lumbosakralem Übergang (T2-Bild). Medianer Bandscheibenvorfall, bei dem klinisch eine L5-Symptomatik mit Großzehenheberschwäche und Rückenschmerzen auf der linken Seite im Vordergrund stand.
[S700-O534]

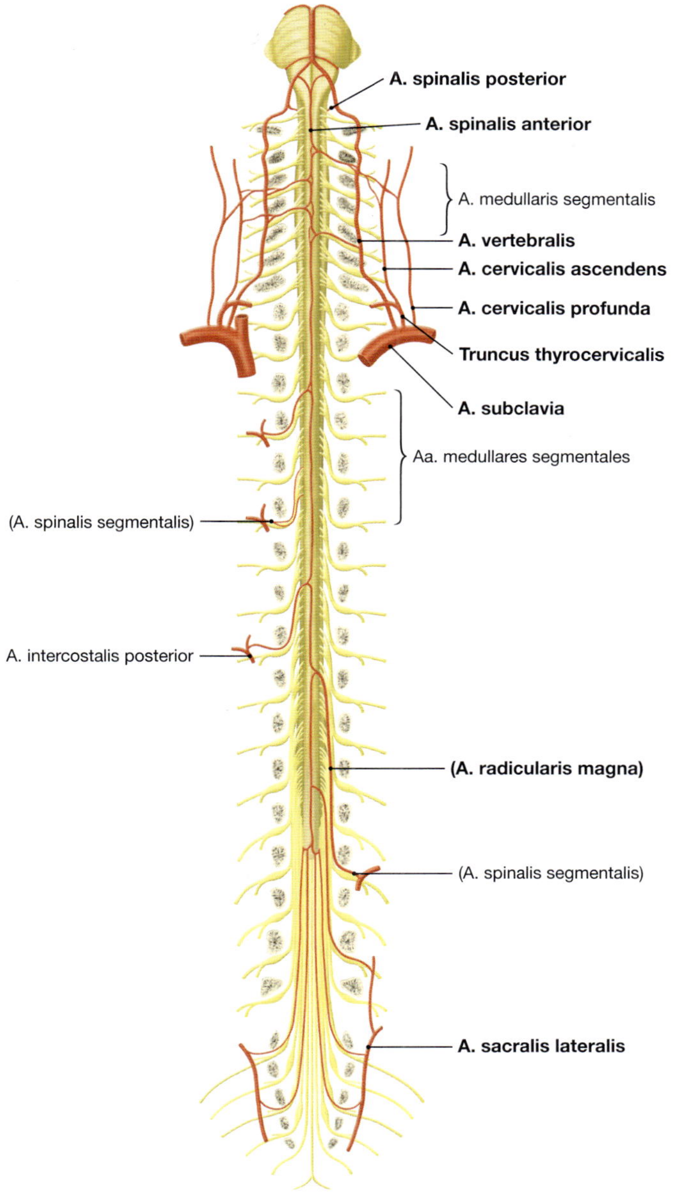


**Abb. 12.183 Arterien des Rückenmarks, Medulla spinalis;** Ansicht von ventral; nicht alle segmentalen Spinalarterien dargestellt. [S700-L284]

Die arterielle Versorgung des Rückenmarks erfolgt über 3 Quellen:

- Über die **A. subclavia** (zervikal) via A. spinalis anterior sowie Rr. radiculares anteriores und posteriores aus den Aa. vertebralis, cervicalis ascendens und cervicalis profunda
- Über die **Aorta thoracica** (thorakal) via A. intercostalis suprema und Aa. intercostales posteriores
- Über die **Aorta abdominalis** (lumbosakral) via Aa. lumbales

Die A. iliaca interna versorgt über die Aa. iliolumbalis und sacralis lateralis die Cauda equina. Alle genannten Arterien geben Rr. spinales ab. Der größte R. spinalis ist die **A. radicularis magna** [ADAMKIEWICZ], die zwischen T8 und L3 vorkommt: in 50 % der Fälle in Höhe von T9/T10, in 75 % der Fälle auf der linken Seite. Zusätzliche radikulomedulläre Arterien kommen in 43 % der Fälle vor.

## Klinik

Verschlüsse der A. spinalis anterior (Versorgungsgebiet → Abb. 12.184) können durch Thrombosen, Tumoren etc. verursacht werden und im Versorgungsgebiet zu einem **Spinalis-anterior-Syndrom** führen. Auf Höhe des Verschlusses werden dabei die Vorderhörner geschädigt, sodass sich eine schlaffe Lähmung der von diesem Rückenmarkabschnitt innervierten Muskeln und Muskelteile entwickelt. Gleichzeitig fallen die Leitungsbahnen im Funiculus anterolateralis aus. In den Körperbereichen, die vom Rückenmark unterhalb des Verschlusses innerviert werden, kommt es zu spastischen Paraparesen, zum Ausfall der Schmerz- und Temperaturempfindung (bei erhaltener Berührungsempfindung) sowie zu Miktions-, Defäkations- und Sexualfunktionsstörungen (→ Abb. 12.208).

Eine Unterbrechung der Blutzufuhr aus dem größten der vorderen radikulären Gefäße führt zu einem **A.-radicularis-magna-Syndrom.** Hierbei entsteht je nach Höhenlokalisation eine Querschnittssymptomatik im unteren thorakalen oder im oberen lumbalen Bereich, bei dem die Funktion der gesamten kaudal liegenden Rückenmarksubstanz ausfällt.

## Arterien und Häute des Rückenmarks

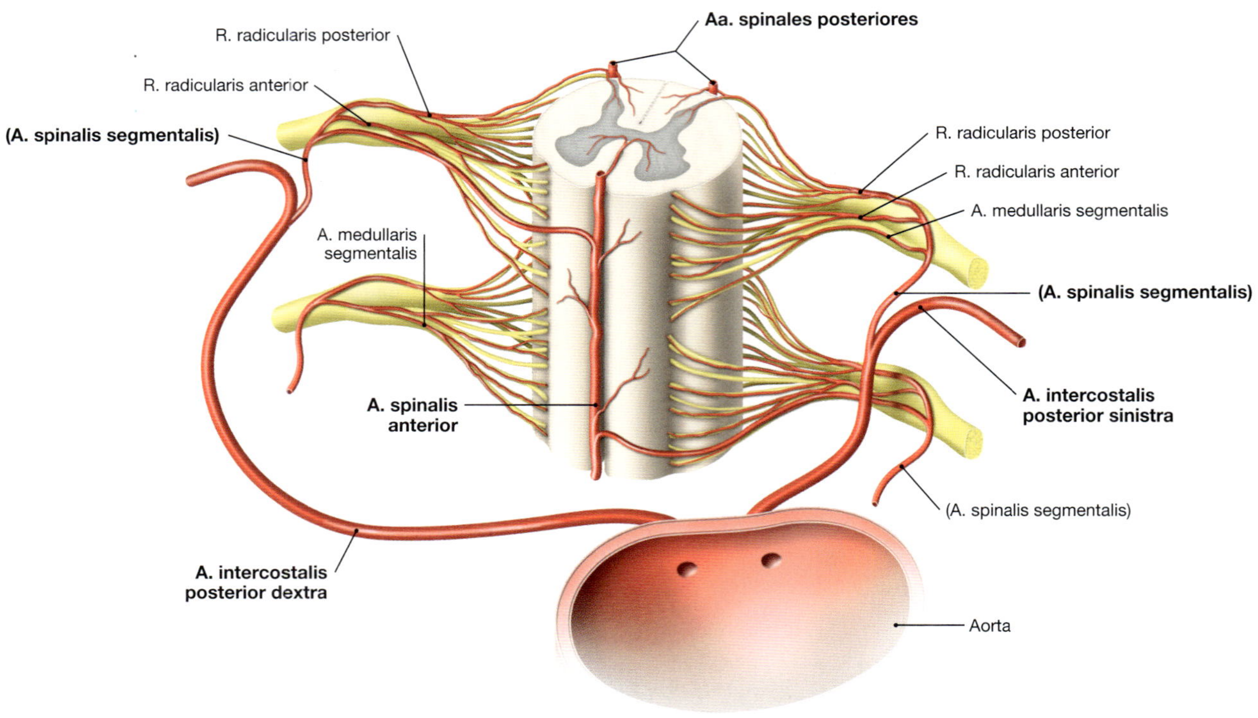


**Abb. 12.184 Segmentale arterielle Versorgung des Rückenmarks.** [S700-L275]
Die Blutversorgung des Rückenmarks erfolgt über die **A. spinalis anterior** und die **Aa. spinales posteriores,** die als longitudinal entlang dem Rückenmark angeordnete Gefäße im Zervikalbereich entspringen, sowie über Versorgungsarterien (spinale Segmentarterien aus den Aa. vertebrales, den tiefen Zervikalarterien, den Aa. intercostales und den Aa. lumbales), die über die Foramina intervertebralia in den Wirbelkanal eintreten. Nach Durchtritt durch die Foramina intervertebralia spalten sich die Arterien auf der jeweiligen Rückenmarkebene in **Rr. radiculares anteriores** und **posteriores** auf, folgen den Radices anteriores und posteriores der Spinalnerven und versorgen sie. Auf verschiedenen Höhen gehen aus den spinalen Segmentarterien segmentale **Aa. medullares** ab, die direkt zu den longitudinal angeordneten Arterien ziehen und mit ihnen anastomosieren.

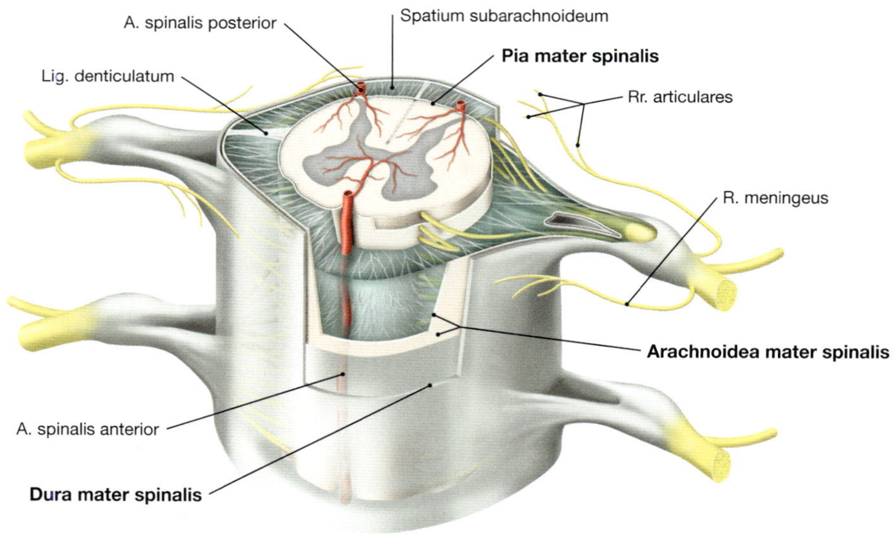


**Abb. 12.185 Häute des Rückenmarks, Meninges;** Ansicht von schräg ventral. [S700-L275]
Wie das Gehirn umgeben die 3 Hirnhäute auch das Rückenmark, schützen es und sorgen für eine schwebende Aufhängung im Wirbelkanal.
Die **Dura mater spinalis** ist am kräftigsten und liegt am weitesten außen. Die seitlich austretenden Spinalnerven und ihre Wurzeln sind von tubulären Durascheiden umgeben, die in die Nervenscheiden (Epineurium) der Spinalnerven einstrahlen und mit ihnen verschmelzen. Die Arachnoidea liegt von innen der Dura an. Sie ist von der Pia mater spinalis durch den Subarachnoidalraum getrennt, der den Liquor cerebrospinalis enthält. Durch zarte Bindegewebezüge (Trabeculae arachnoideae, nicht dargestellt) ist die Arachnoidea auf der einen Seite mit der Pia mater spinalis auf der anderen Seite verbunden. Das Bindegewebe ummantelt auch die im Subarachnoidalraum liegenden Blutgefäße.
Die **Pia mater spinalis,** die das Rückenmark umgibt, ist eine gefäßreiche Membran, die fest mit der Oberfläche des Rückenmarks verbunden ist. Sie zieht in die Fissura mediana anterior mit hinein, ummantelt scheidenförmig die Radices posteriores und anteriores der Spinalnerven und begleitet sie auf ihrem Weg durch den Subarachnoidalraum. Im Aus- bzw. Eintrittsbereich der Radices geht die Pia mater spinalis in die **Arachnoidea mater spinalis** über. Auf beiden Seiten des Rückenmarks setzen sich Ausziehungen der Pia mater spinalis lateralwärts als Ligg. denticulata zur Arachnoidea und Dura fort. Sie dienen der Fixierung des Rückenmarks im Zentrum des Subarachnoidalraums.

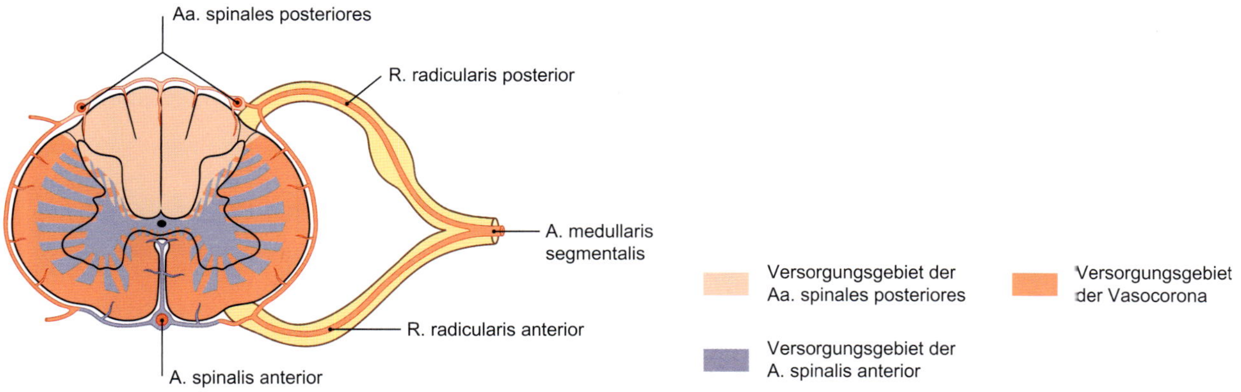


**Abb. 12.186 Versorgungsgebiete des Rückenmarks;** Querschnitt. [S700-L126]/[R247-L318]

Die Blutversorgung des Rückenmarks wird in die Bereiche der A. spinalis anterior, der Aa. spinales posteriores und der Vasocorona eingeteilt.

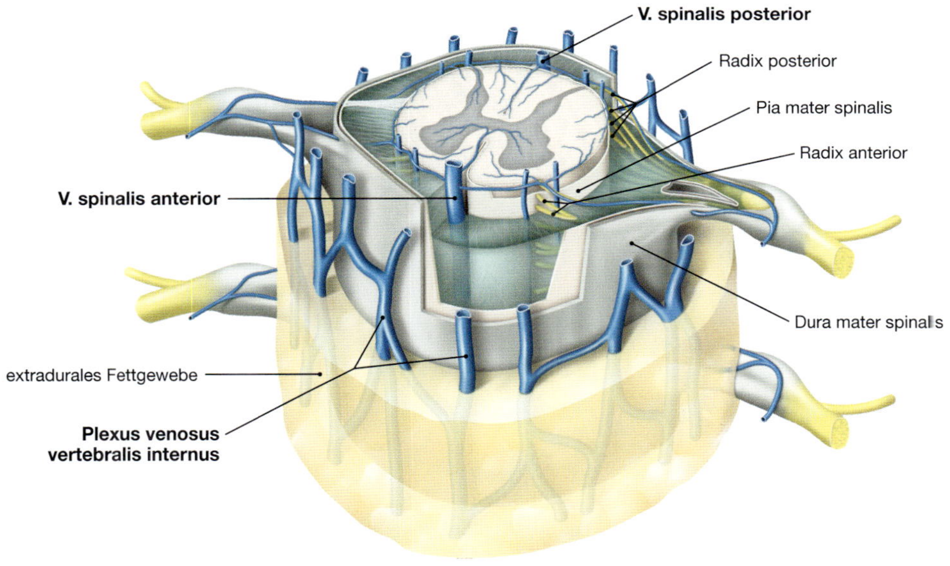


**Abb. 12.187 Venen des Wirbelkanals, Canalis vertebralis;** Ansicht von schräg ventral. [S700-L275]

Die Venen, die das Rückenmark drainieren, bilden größtenteils longitudinal ausgerichtete Gefäßstämme. Zwei longitudinal verlaufende Venenpaare umlagern auf beiden Seiten den Aus- bzw. Eintritt von Radix anterior und Radix posterior aus dem bzw. in das Rückenmark. Darüber hinaus verläuft die **V. spinalis anterior** entlang der Fissura mediana anterior und die **V. spinalis posterior** entlang des Sulcus medianus posterior. Diese Venen drainieren ihr Blut in den **Plexus venosus vertebralis internus** im Epiduralraum des Wirbelkanals. Dieser Plexus ist über segmental angeordnete Venen mit den großen Venenstämmen des Körpers, wie dem Azygossystem, verbunden und kommuniziert auch mit den intrakraniellen Venen.

## Reflexe des Rückenmarks

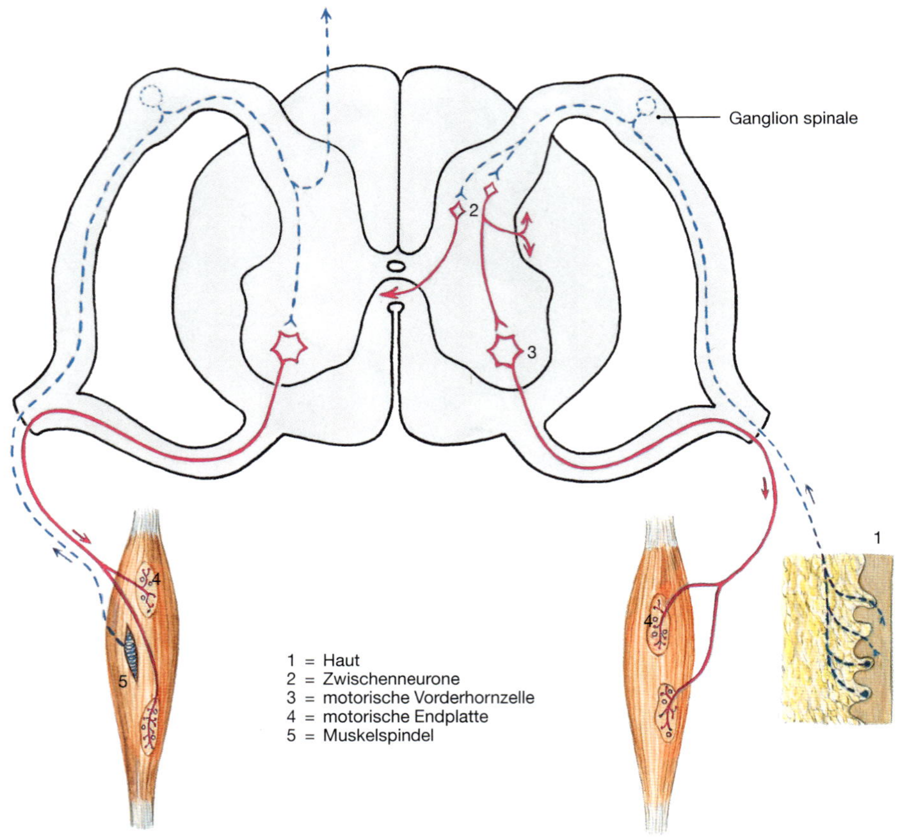


**Abb. 12.188 Reflexe des Rückenmarks, Medulla spinalis.** [S700]
Das Rückenmark hat einen **Verbindungsapparat,** der es mit supraspinalen Zentren verbindet, und einen **Eigenapparat,** über den unter Umgehung des Gehirns spinale Reflexe ablaufen. Spinale Reflexe dienen beispielsweise der Konstanthaltung des Muskeltonus im Stand und Gang oder dem Schutz des Organismus (z. B. reflektorisches Zurückziehen einer Extremität bei Kontakt mit starker Hitze).

Aufgrund der Verschaltung und Komplexität werden 2 **Reflexformen** unterschieden: monosynaptische (Eigenreflexe) und polysynaptische Reflexe (Fremdreflexe). Besonders die polysynaptischen Reflexe können von supraspinalen Zentren beeinflusst werden.
Links im Bild: Verschaltung eines Eigenreflexes (monosynaptisch, bineuronal, propriozeptiv; z. B. Patellar-, ACHILLES-Sehnenreflex).
Rechts im Bild: Verschaltung eines Fremdreflexes (polysynaptisch, polyneuronal; z. B. Bauchdecken-, Kremaster-, Fußsohlenreflex).

**Somatische Eigen- und Fremdreflexe mit entsprechender Zuordnung der Rückenmarksegmente für die klinisch-neurologische Diagnostik**

| Reflex | Auslösender Reiz | Reflexantwort | Rückenmarksegmente |
|---|---|---|---|
| **Eigenreflexe** | | | |
| Bizepssehnenreflex | Schlag auf die Bizepssehne | Kontraktion des M. biceps brachii (Flexion im Ellenbogengelenk, Supination) | C6 (C5–C6) |
| Trizepssehnenreflex | Schlag auf die Trizepssehne | Kontraktion des M. triceps brachii (Extension im Ellenbogengelenk) | C7 (C6–C8) |
| Patellarsehnenreflex | Schlag auf das Lig. patellae | Kontraktion des M. quadriceps femoris (Extension im Kniegelenk) | L3 (L2–L4) |
| ACHILLES-Sehnenreflex | Schlag auf die ACHILLES-Sehne | Kontraktion des M. triceps surae (Plantarflexion des Fußes) | S1 (L5–S2) |
| **Fremdreflexe** | | | |
| Kremasterreflex | Bestreichen der Haut an der Oberschenkelinnenseite | Kontraktion des M. cremaster (Hochziehen des Hodens an den Rumpf) | L1–L2 |
| Bauchhautreflex | Bestreichen der lateralen Bauchhaut | Kontraktion der ipsilateralen Bauchwandmuskulatur (z. B. M. obliquus externus abdominis) | T6–T12 |
| Analreflex | Bestreichen der Analhaut | Kontraktion des M. sphincter ani externus | S3–S5 |

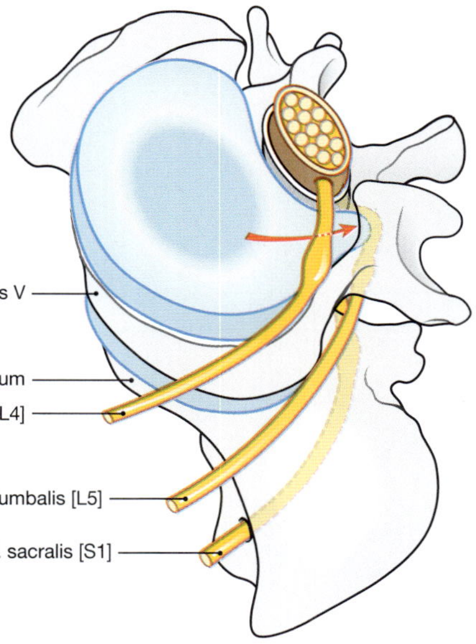


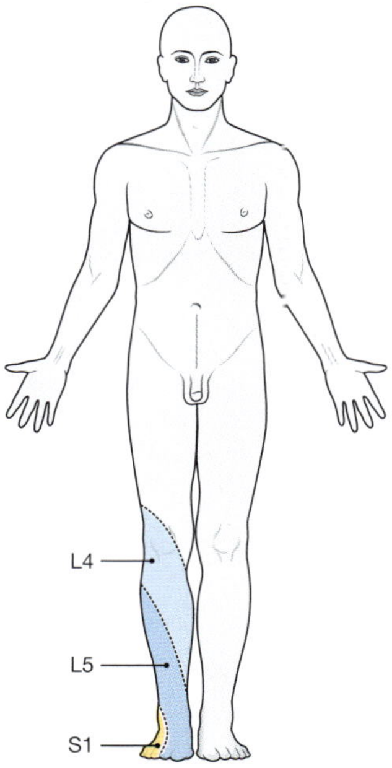


**Abb. 12.189 Mediolateraler Bandscheibenvorfall zwischen 4. und 5. Lendenwirbelkörper (Schema);** Ansicht von oben lateroventral. [S700-L126]/[R317]
Durch den Bandscheibenprolaps kommt es zur Kompression der ein Segment tiefer austretenden Spinalnervenwurzel L5; die im gleichen Segment austretende, aber weiter medial liegende Wurzel L4 bleibt unbeeinträchtigt.

**Abb. 12.190 Gestörte Hautinnervation bei Schädigung einzelner besonders häufig betroffener Spinalnerven.** [S700-L126]
Die Spinalnerven L4, L5 und S1 sind im Rahmen von Bandscheibenvorfällen besonders häufig betroffen.

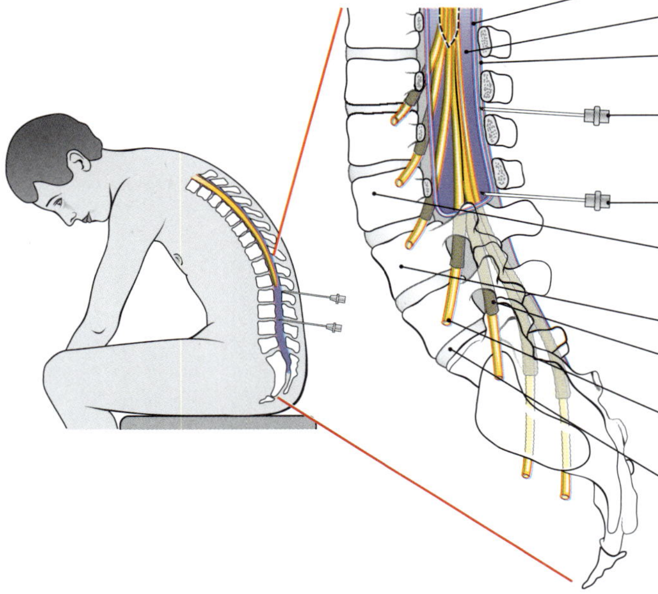


**Abb. 12.191 Epidural-(Peridural-)Anästhesie und Spinalanästhesie.** [S700-L126]/[R317]
Zur selektiven Betäubung einzelner Spinalnerven wird das Anästhetikum in den Epiduralraum injiziert (Epi- oder Periduralanästhesie). Durch das hier vorhandene Fettgewebe kann sich das Anästhetikum nur wenig auf andere Rückenmarksegmente ausbreiten.
Im Gegensatz zur Epiduralanästhesie wird das Narkotikum bei der **Spinalanästhesie** in den Subarachnoidalraum appliziert. Das Medikament vermischt sich mit dem Liquor, allerdings, der Schwerkraft folgend, nur unterhalb der Einstichstelle (bei aufrecht sitzendem Patienten) und betäubt dadurch auch nur die unterhalb der Einstichstelle verlaufenden Nervenfortsätze.
Bei der **Lumbalpunktion** wird (bei stark gebeugtem Rücken) mit der Punktionsnadel meist zwischen den Dornfortsätzen der Lendenwirbel III und IV oder IV und V eingestochen. Die Nadel wird anschließend langsam so weit vorgeschoben, bis die Dura mater spinalis durchstochen ist und sich die Nadelspitze im Subarachnoidalraum befindet. Jetzt kann zu diagnostischen Zwecken Liquor entnommen oder ein Anästhetikum appliziert werden.

## Rückenmark und Wirbelkanal, Bildgebung

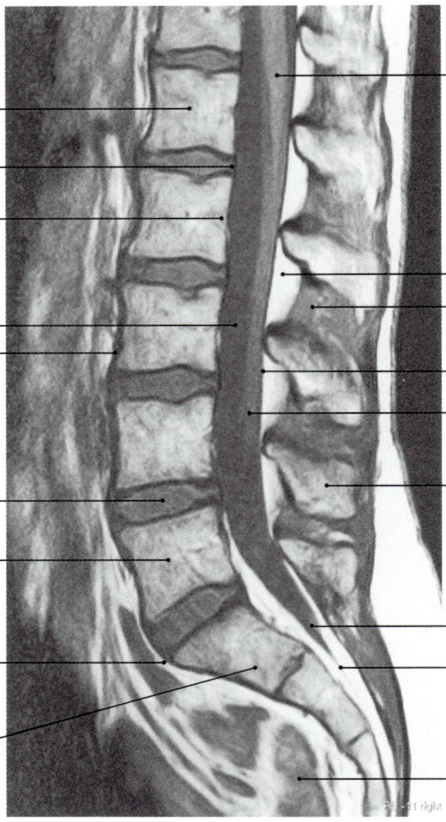


**Abb. 12.192 Lendenwirbelsäule;** magnetresonanztomographischer Medianschnitt (MRT) der Lenden- und unteren Brustwirbelsäule, T1-gewichtet. [R316-007]

Man kann deutlich erkennen, dass das Rückenmark auf von Höhe LI/LII endet und die Cauda equina den Wirbelkanal nur noch partiell ausfüllt.

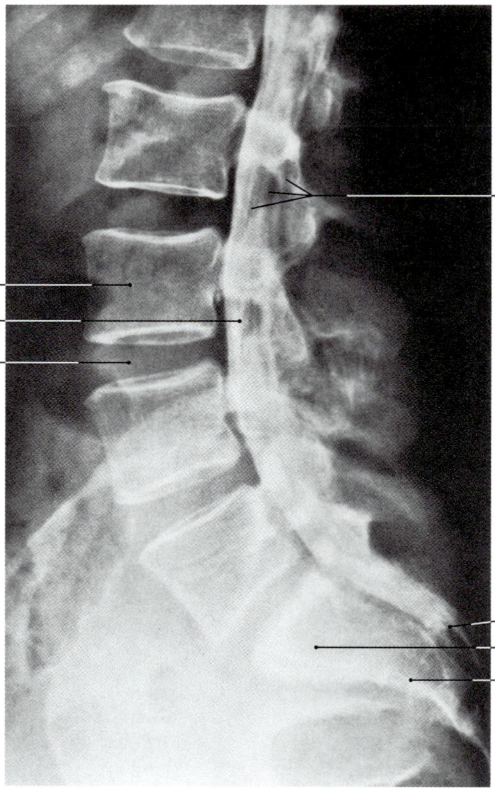


**Abb. 12.193 Myelographie des lumbosakralen Übergangs;** Röntgenbild im lateralen Strahlengang. [R316-007]

Das Kontrastmittel hat sich im Subarachnoidalraum verteilt. Der Duralsack (Liquorraum, Subarachnoidalraum) endet auf Höhe des 2. Sakralwirbels.

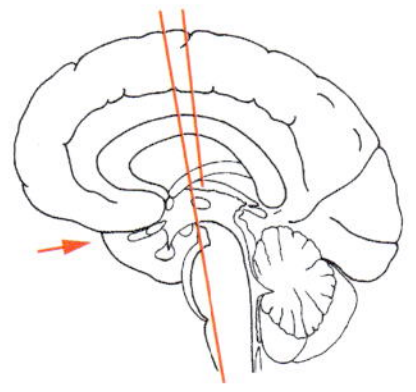

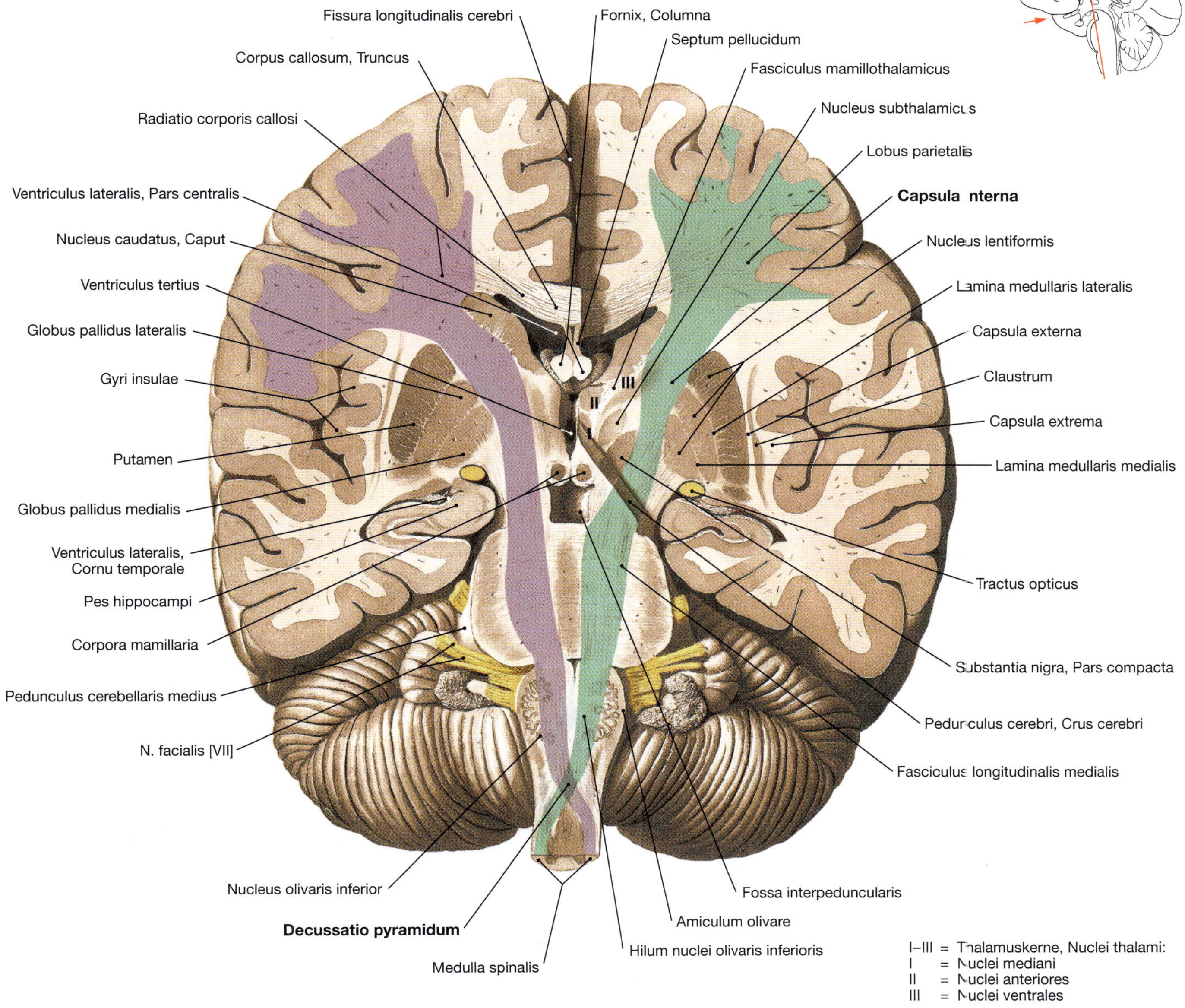


**Abb. 12.194 Pyramidenbahn, Tractus pyramidalis, und Basalganglien, Nuclei basales;** schräger Stufenschnitt durch den hinteren Schenkel der inneren Kapsel, die Großhirnstiele und das verlängerte Mark; Ansicht von vorne; Pyramidenbahnen farblich hervorgehoben, rechts: rosa, links: grün. [S700]

Die Pyramidenbahn leitet Befehle aus dem motorischen Cortex an die motorischen Hirnnervenkerne (Fibrae corticonucleares) und an die Motoneurone im Vorderhorn des Rückenmarks (Fibrae corticospinales). Die Fasern **entspringen** im Gyrus precentralis, in Sekundärfeldern und in somatosensiblen Cortexarealen. Sie **konvergieren** in der Corona radiata und ziehen in somatotoper Anordnung durch Genu und Crus posterius der Capsula interna (→ Abb. 12.196). Im weiteren Verlauf passieren sie die **Crura cerebri** im Mittelhirn. Im Bereich des Hirnstamms verlassen die Fibrae corticonucleares auf verschiedenen Höhen die Pyramidenbahn. In der Pyramidenbahnkreuzung **(Decussatio pyramidum)** kreuzt dann der größte Teil der verbliebenen Fasern (Fibrae corticospinales) zur Gegenseite, ein geringerer Teil verläuft auf der gleichen Seite weiter nach unten und kreuzt erst im Rückenmark.

## Klinik

**Läsionen der Pyramidenbahn** führen zunächst zu einer schlaffen Lähmung der Muskulatur auf der kontralateralen Seite, obwohl die Erregungsleitung im peripheren Nervensystem und in der Muskulatur noch funktionstüchtig ist. Hiervon ist besonders die Feinmotorik von Hand und Fuß betroffen. Massenbewegungen der proximalen Extremitätenbereiche und des Rumpfes sind meist noch gut möglich. Im Rahmen der Schädigung treten die von der Pyramidenbahn unterdrückten primitiven Reflexe wieder auf. Solche Reflexe lassen sich bei gesunden Kindern noch bis zu einem Alter von 2 Jahren auslösen, da hier die Nervenfasern der Pyramidenbahn noch nicht vollständig myelinisiert sind. So ist beispielsweise der **BABINSKI-Reflex** (Bestreichen der lateralen Fußsohle führt zur Dorsalflexion der großen Zehe) wieder auslösbar.

Später stellen sich bei einer Läsion der Pyramidenbahn ein erhöhter Muskeltonus, gesteigerte Eigenreflexe sowie abgeschwächte oder ausbleibende Fremdreflexe ein. Dieses Syndrom der spastischen Lähmung kommt jedoch durch Mitschädigung der retikulospinalen (extrapyramidalen) Bahnen zustande.

## Pyramidenbahn

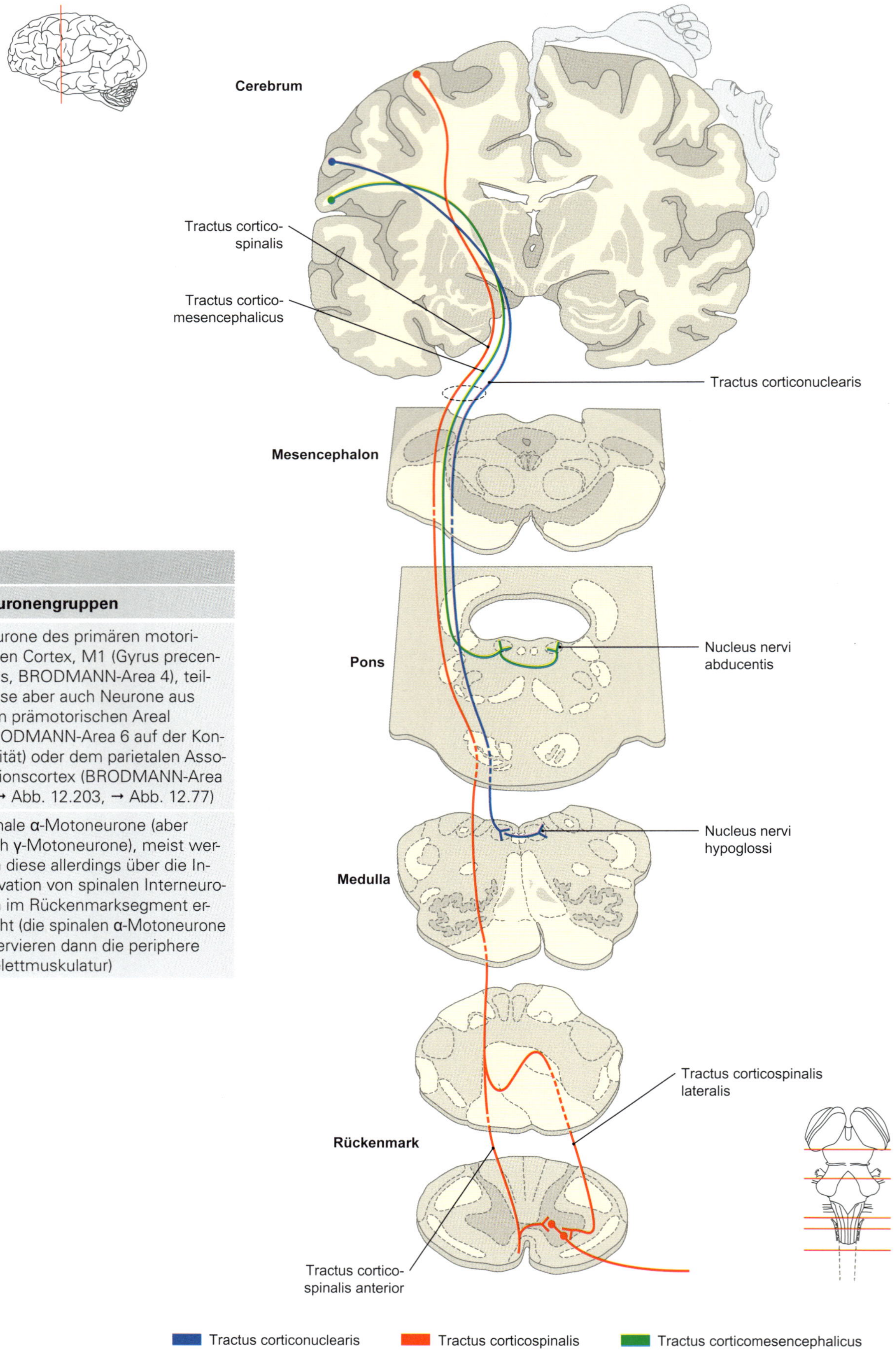


| Pyramidales System | |
|---|---|
| **Neuronenkette** | **Neuronengruppen** |
| 1. Neuron | Neurone des primären motorischen Cortex, M1 (Gyrus precentralis, BRODMANN-Area 4), teilweise aber auch Neurone aus dem prämotorischen Areal (BRODMANN-Area 6 auf der Konvexität) oder dem parietalen Assoziationscortex (BRODMANN-Area 5; → Abb. 12.203, → Abb. 12.77) |
| 2. bzw. 3. Neuron | spinale α-Motoneurone (aber auch γ-Motoneurone), meist werden diese allerdings über die Innervation von spinalen Interneuronen im Rückenmarksegment erreicht (die spinalen α-Motoneurone innervieren dann die periphere Skelettmuskulatur) |

**Abb. 12.195 Anteile und Verlauf der Pyramidenbahn;** Schema. [S702-L127]/[G1081]
Der Tractus corticospinalis (rot) zieht durch die Capsula interna und bildet in Höhe der Pyramiden die Tractus corticospinales anterior und lateralis. Der Tractus corticonuclearis endet gekreuzt und ungekreuzt an den motorischen Hirnnervenkernen. Zum Tractus corticomesencephalicus (grün) gehören die Fasern aus dem zentralen Augenfeld, die an den motorischen Kernen der Hirnnerven III, IV und VI enden (z. B. hier dargestellt: Nucleus nervi abducentis).

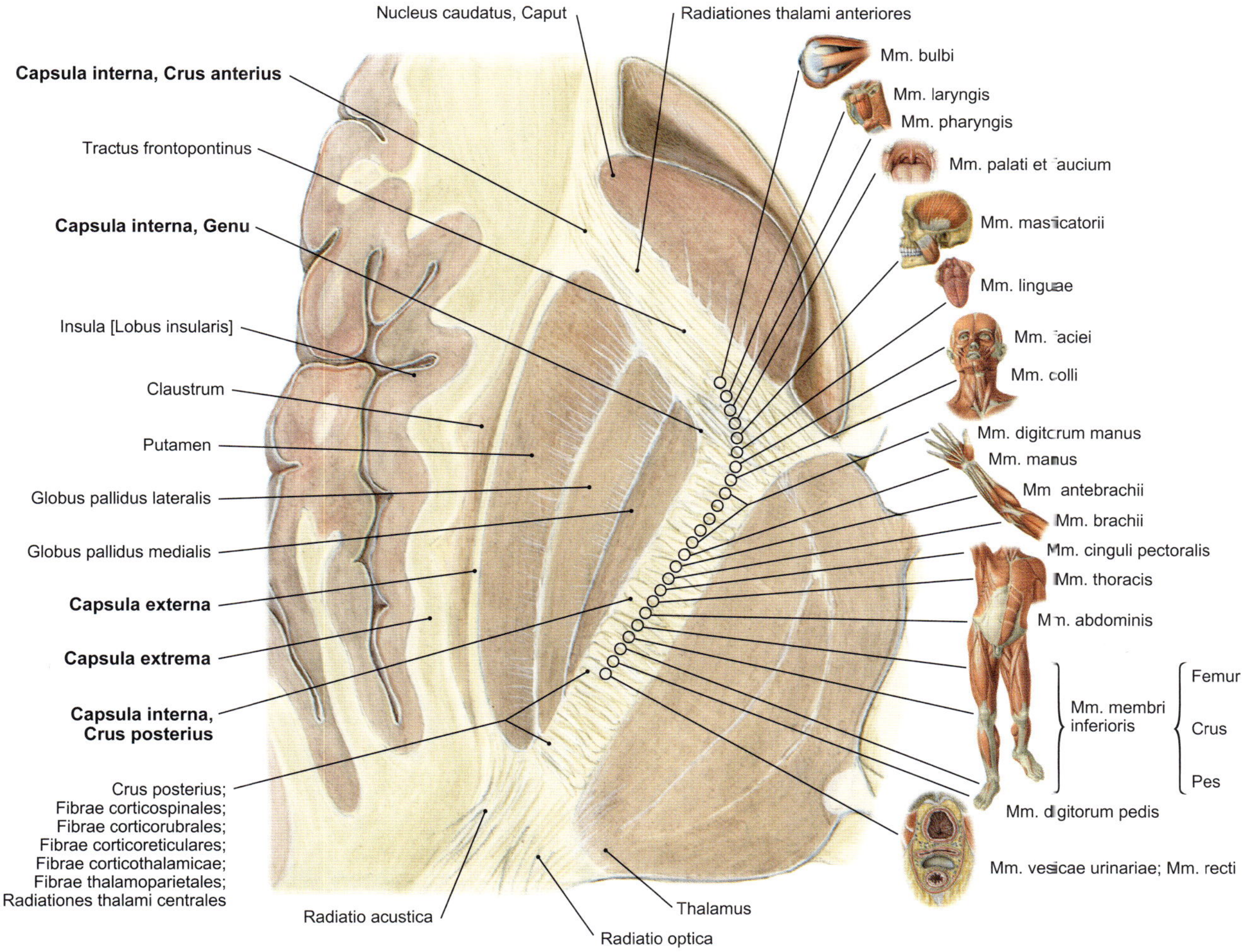


**Abb. 12.196 Innere Kapsel, Capsula interna;** funktionelle Gliederung. [S700]

Die Capsula interna ist klinisch besonders relevant, da hier auf engem Raum nahezu alle **kortikalen Projektionsbahnen** verlaufen. Medial vorne wird die Capsula interna vom Nucleus caudatus, medial hinten vom Thalamus und lateral von Globus pallidus und Putamen begrenzt. Im Horizontalschnitt ist die Capsula interna abgewinkelt. Man unterscheidet einen vorderen Schenkel (Crus anterius), ein Knie (Genu) und einen hinteren Schenkel (Crus posterius). Innerhalb der Capsula interna sind die absteigenden Bahnen somatotopisch gegliedert. Die kortikonukleären Fasern verlaufen im Genu, die kortikospinalen Fasern für obere Extremität, Rumpf und untere Extremität sind somatotop von vorne nach hinten im Crus posterius angeordnet.

**Bahnen und arterielle Gefäßversorgung der Capsula interna**

| Lokalisation | Bahnen* | Blutversorgung |
|---|---|---|
| vorderer Schenkel (Crus anterius) | • Tractus frontopontinus (vom Frontallappen zum Pons)<br>• Radiatio thalami anterior (vom Thalamus zum frontalen Cortex) | Aa. centrales anteromediales (aus A. cerebri anterior) |
| Knie (Genu) | Tractus corticonuclearis (Teil der Pyramidenbahn) | Aa. centrales anterolaterales (aus A. cerebri media) = Aa. lenticulostriatae |
| hinterer Schenkel (Crus posterius) | • Tractus corticospinalis<br>• Tractus corticorubralis und Tractus corticoreticularis<br>• Radiatio centralis thalami (von rostralen Thalamuskernen zum Motocortex)<br>• Radiatio thalami posterior (vom Corpus geniculatum laterale und von weiteren Thalamuskernen zum Parietal- und Okzipitallappen)<br>• Tractus parietotemporopontinae und Tractus occipitopontinus (vom Lobus temporalis bzw. Lobus occipitalis zum Pons)<br>• Radiatio optica (Sehstrahlung; vom Corpus geniculatum laterale zum Okzipitallappen)<br>• Radiatio acustica (Hörstrahlung; vom Corpus geniculatum mediale zum Temporallappen) | Rr. capsulae internae (aus A. choroidea anterior) |

* Hier sind analog zum klinischen Sprachgebrauch Fibrae mit Tractus gleichgesetzt.

## Klinik

Die Blutgefäße zur Capsula interna stellen Endarterien dar. **Gefäßverschlüsse** und **Massenblutungen** nach Zerreißen eines Gefäßes (besonders Aa. centrales anterolaterales) mit Kapseleinblutung sind nicht selten. Infolge der Zerstörung der Faserbahnen kommt es zum **Apoplex** (Schlaganfall). Dessen Ausprägung hängt von der Lokalisation in der Capsula interna ab. Häufige Symptome sind kontralaterale Lähmung (Hemiplegie), Empfindungsstörungen und Ausfall der kontralateralen Gesichtsfeldhälfte (Hemianopsie).

## Extrapyramidalmotorisches System

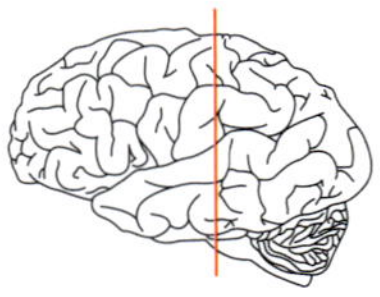

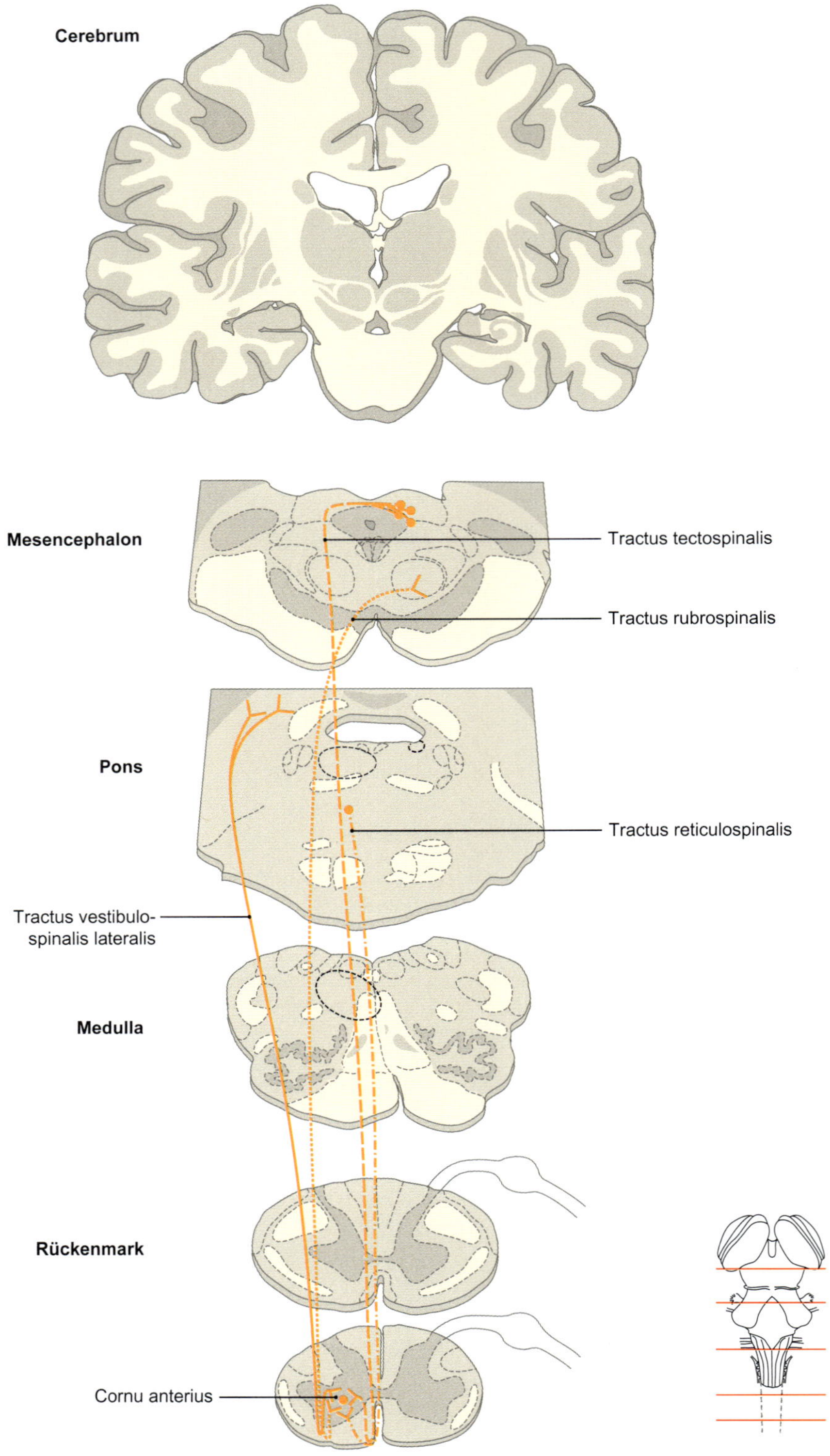


**Abb. 12.197 Extrapyramidalmotorisches System (EPMS);** Schema. [S702-L127]
Das extrapyramidalmotorische System (EPMS) ist im Vergleich zum Pyramidenbahnsystem phylogenetisch älter und besteht aus absteigenden Fasersystemen, die in unterschiedlichen Kerngebieten des Hirnstamms entspringen. Sie verlaufen gekreuzt oder ungekreuzt im Vorderseitenstrang des Rückenmarks. Kerngebiete sind die Formatio reticularis (Tractus reticulospinalis), der Nucleus ruber (Tractus rubrospinalis), das Tectum (Colliculi superiores, Tractus tectospinalis) sowie die Nuclei vestibulares lateralis und medialis (Tractus vestibulospinalis). Die Kerngebiete erhalten Afferenzen aus dem Kleinhirn und vom Cortex und stehen in enger Verbindung zu den Basalganglien (besonders zum Striatum). Sie wirken bei der Kontrolle bewusster und unbewusster Bewegungen mit, indem sie Bewegungsabläufe koordinieren, meist unwillkürliche Bewegungen steuern und den Muskeltonus und das Gleichgewicht sichern. Tractus reticulospinalis, Tractus vestibulospinalis und Tractus tectospinalis gehören funktionell-anatomisch zum medialen System, das der Innervation der Rumpf- und Beinmuskulatur dient (u. a. Standmotorik); im Gegensatz dazu gehört der Tractus rubrospinalis zum lateralen System, das überwiegend der Innervation der oberen Extremitäten bei Bewegungsmustern von Armen und Händen dient.

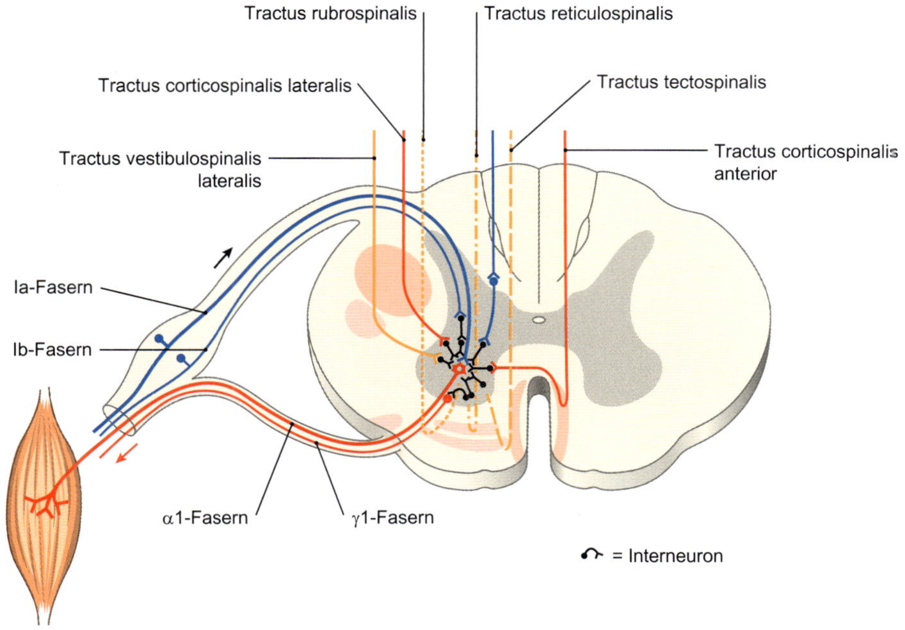


**Abb. 12.198 Motorische Endstrecke und motorische Einheit;** Schema. [S702-L127]
α- und γ-Motoneurone im Rückenmark werden (meist über Interneurone) von unterschiedlichen Faserbahnen des pyramidalen und extrapyramidalen Systems innerviert. Einzelne Motoneurone (Vorderhornzellen), deren Axone und die davon innervierten Muskelfasern bezeichnet man als **motorische Einheit.** Über afferente Fasern erhalten die Motoneurone ebenfalls Informationen von den entsprechenden Muskelfasern (z. B. über Dehnungsrezeptoren).

## Klinik

Läsionen der motorischen Einheit führen zu einer **schlaffen Lähmung.** Dabei kommt es zur Herabsetzung der groben Kraft, zur Hypo- oder Atonie der Muskulatur, zur Hypo- oder Areflexie sowie zur Muskelatrophie.
Sind zentrale motorische Bahnen geschädigt, bildet sich eine **spastische Lähmung** aus. Dabei sind Kraft und Feinmotorik herabgesetzt, der Muskeltonus ist spastisch erhöht, die Dehnungsreflexe sind gesteigert, Fremdreflexe sind abgeschwächt und **pathologische Reflexe** treten auf (z. B. BABINSKI-Reflex, OPPENHEIM-Reflex) bei initial erhaltener Muskulatur. In der Anfangsphase einer Schädigung der zentralen Bahnen entsteht zunächst eine schlaffe Lähmung, da die Dehnungsreflexe unterdrückt werden. Diese geht aber schnell in eine spastische Lähmung über.
**BABINSKI-Reflex** positiv: Bestreichen der lateralen Fußsohle führt zur Bewegung der Großzehe nach dorsal bei gleichzeitiger Plantarbewegung der übrigen Zehen (bei Neugeborenen ist der Reflex noch vorhanden und physiologisch, verliert sich dann aber im Lauf der frühen neuronalen Reifung).
**OPPENHEIM-Reflex** positiv: identische Bewegungen der Zehen wie beim BABINSKI-Reflex, allerdings nach Bestreichen der Tibiavorderkante.
Im englischen Sprachraum wird bei neurodegenerativen Erkrankungen (wenn Motoneurone betroffen sind) zwischen **„upper motoneuron disease"** und **„lower motoneuron disease"** unterschieden. Wie oben ausgeführt, ergibt sich bei Läsionen des 1. Motoneurons eine spastische Lähmung (z. B. bei Schlaganfall, multipler Sklerose, Schädel-Hirn-Trauma). Ausnahmen sind isolierte Schädigungen des 1. Motoneurons, die zu einer schlaffen Lähmung führen. Bei Läsionen des 2. Motoneurons kommt es zu einer schlaffen Lähmung (z. B. bei **Poliomyelitis, GUILLAIN-BARRÉ-Syndrom,** Plexusschädigung oder Schädigung eines peripheren Nervs). Daneben gibt es Motoneuronenerkrankungen mit einer Schädigung beider Motoneurone (z. B. **amyotrophe Lateralsklerose,** die sich als Mischbild aus spastischer und schlaffer Lähmung äußert). Auch Erkrankungen in Zentren, die für die Motorik eine Rolle spielen, können zu auffälligen Pathologien führen (z. B. **Morbus PARKINSON, Chorea HUNTINGTON, Hemiballismus**).

## Willkürbewegungen

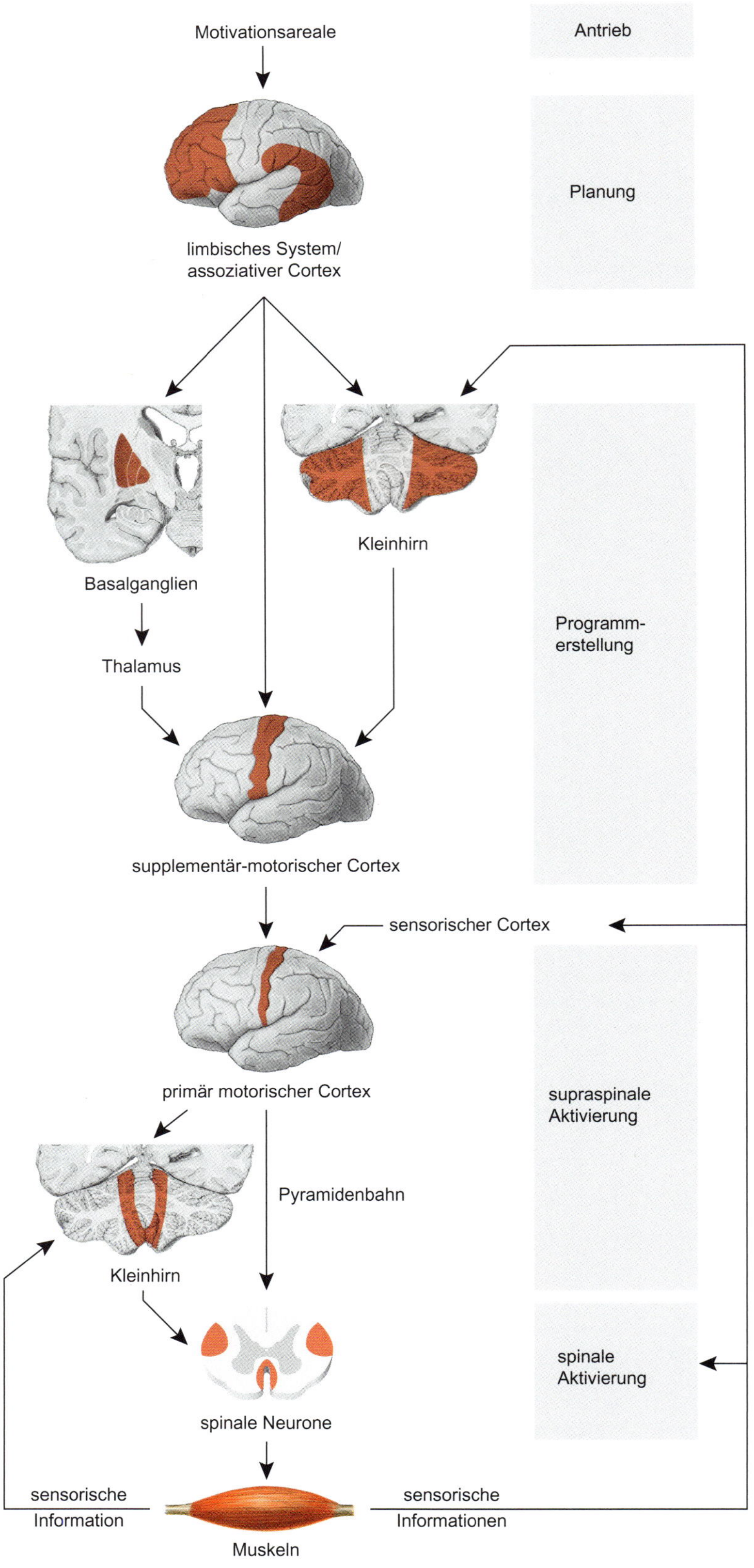


**Abb. 12.199 Planung und Ausführung von Willkürbewegungen;** Schema. [S702-L127]
Die im Schema dargestellten Strukturen wirken bei der Ausführung willkürlich gesteuerter Bewegungen eng zusammen. Es handelt sich um eine Abfolge von Prozessen, die zeitlich so dicht gekoppelt sind, dass sie wie ein einzelner Vorgang wirken.

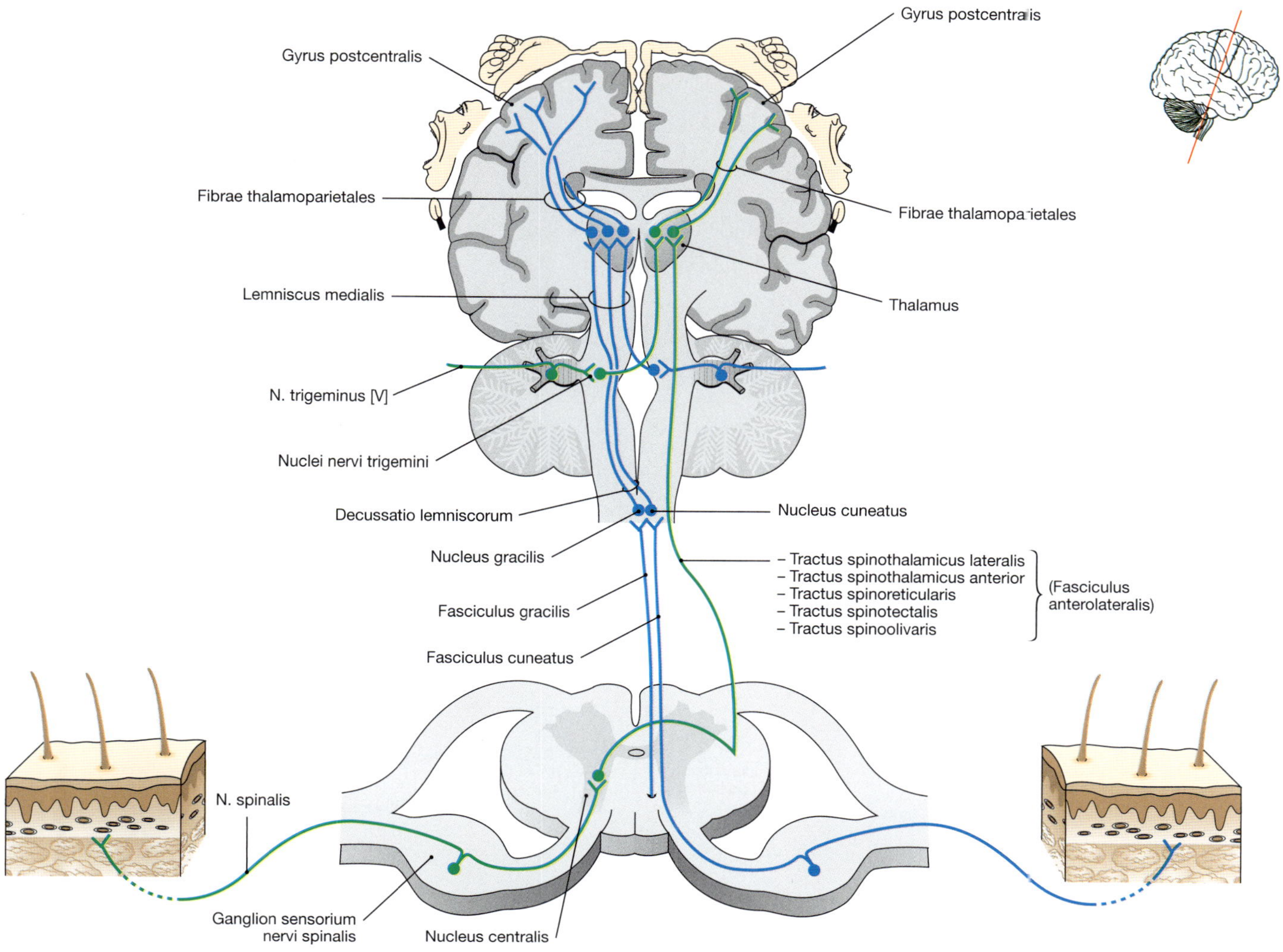


**Abb. 12.200 Leitung der epikritischen Sensibilität und Verlauf des Hinterstrangsystems (blau), des spinoafferenten und trigeminoafferenten Systems;** Leitung von Schmerz/Temperatur und Verlauf des neospinothalamischen Systems (grün). [S700]
Verschaltung der epikritischen Sensibilität (somatosensibles System; → Tabelle), Verschaltung der **protopathischen Sensibilität** (Schmerzbahn, dient der Empfindung von Schmerz, Temperatur und der allgemeinen Druckempfindung):

- **1. Neuron** (ungekreuzt): von Rezeptoren (Exterozeptoren) der Haut, der Schleimhäute etc. zum Hinterhorn, Laminae I bis V (Wurzelzellen, Perikarya in den Spinalganglien)
- **2. Neuron** (gekreuzt, einige Fasern evtl. ungekreuzt): vom Hinterhorn zum Thalamus, in die Formatio reticularis und zum Tectum mesencephali (Tractus spinothalamici anterior und lateralis, Tractus spinoreticularis, Tractus spinotectalis; Perikarya in der Hintersäule)
- **3. Neuron** (ungekreuzt): vom Thalamus u.a. zur Großhirnrinde, besonders zum Gyrus postcentralis (thalamokortikale Fasern, Perikarya im Thalamus)

| **Somatosensibles System** | |
|---|---|
| **Neuronenkette** | **Lokalisation** |
| 1. Neuron | Perikarya pseudounipolarer Ganglienzellen im Ganglion spinale oder Ganglion trigeminale (Ganglion semilunare, klin.: Ganglion GASSERI) |
| 2. Neuron | • im Cornu posterius<br>• im Nucleus cuneatus oder Nucleus gracilis der Medulla oblongata<br>• im Nucleus dorsalis thalami<br>• im Nucleus spinalis nervi trigemini |
| 3. Neuron | Perikarya im kontralateralen Nucleus ventralis posterolateralis des Thalamus |
| 4. Neuron | primär somatosensibler Cortex: Gyrus postcentralis und Lobulus paracentralis |
| 5. Neuron | sekundär somatosensibler Cortex: Operculum parietale |

## Somatosensibles System



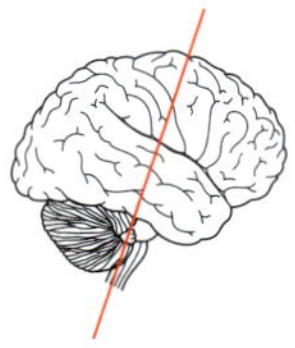

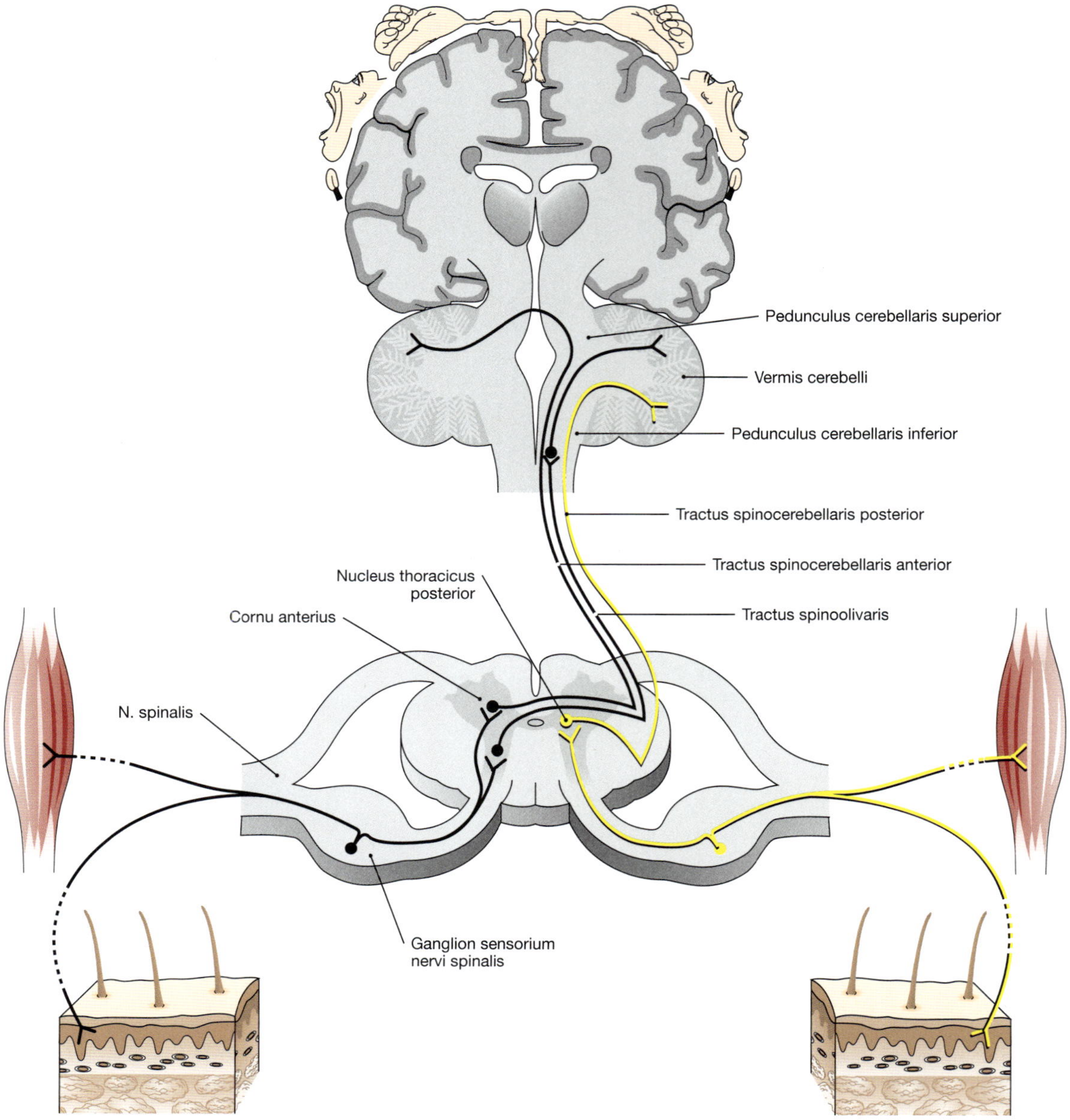


**Abb. 12.201 Leitung der unbewussten Tiefensensibilität (afferente Leitungsbahn).** Vordere Kleinhirnstrangbahn (Tractus spinocerebellaris anterior, schwarz) und hintere Kleinhirnstrangbahn (Tractus spinocerebellaris posterior, gelb). [S700]

Stellungs-, Bewegungs- und Kraftsinn des Körpers werden über die Propriozeption (Tiefensensibilität) wahrgenommen. Dabei wird die unbewusste Tiefensensibilität (unbewusste, aber exakte räumliche Differenzierung als Voraussetzung für die Bewegungskoordination durch das Kleinhirn) über die **vordere Kleinhirnseitenstrangbahn** (Tractus spinocerebellaris anterior, schwarz) geleitet:

- **1. Neuron** (ungekreuzt): von Rezeptoren (Propriozeptoren) in Muskeln, Sehnen und im Bindegewebe zu den Kernen der Zona intermedia und zur Vordersäule (Wurzelzellen, Perikarya in den Spinalganglien)
- **2. Neuron** (2-fach gekreuzt): vom Vorderhorn als Tractus spinocerebellaris anterior im Vorderseitenstrang und weiter durch den Pedunculus cerebellaris superior zum Kleinhirn (Strangzellen, Perikarya in der Zona intermedia und im Vorderhorn)

Zum anderen erfolgt die Leitung der unbewussten Tiefensensibilität über die **hintere Kleinhirnseitenstrangbahn** (Tractus spinocerebellaris posterior, gelb):

- **1. Neuron** (ungekreuzt): von den Endorganen (Propriozeptoren) in Muskeln, Sehnen und im Bindegewebe zu den Kernen der Hintersäule und zum Nucleus thoracicus (Wurzelzellen, Perikarya in den Spinalganglien)
- **2. Neuron** (ungekreuzt): vom Hinterhorn und vom Nucleus thoracicus als Tractus spinocerebellaris posterior im Seitenstrang und weiter durch den Pedunculus cerebellaris inferior zum Kleinhirn (Strangzellen, Perikarya im Nucleus thoracicus und an der Basis der Hintersäule)

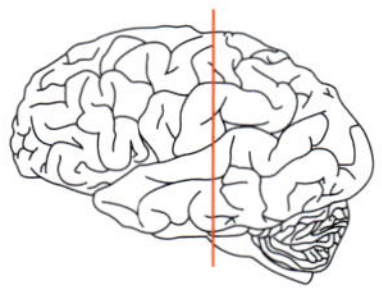

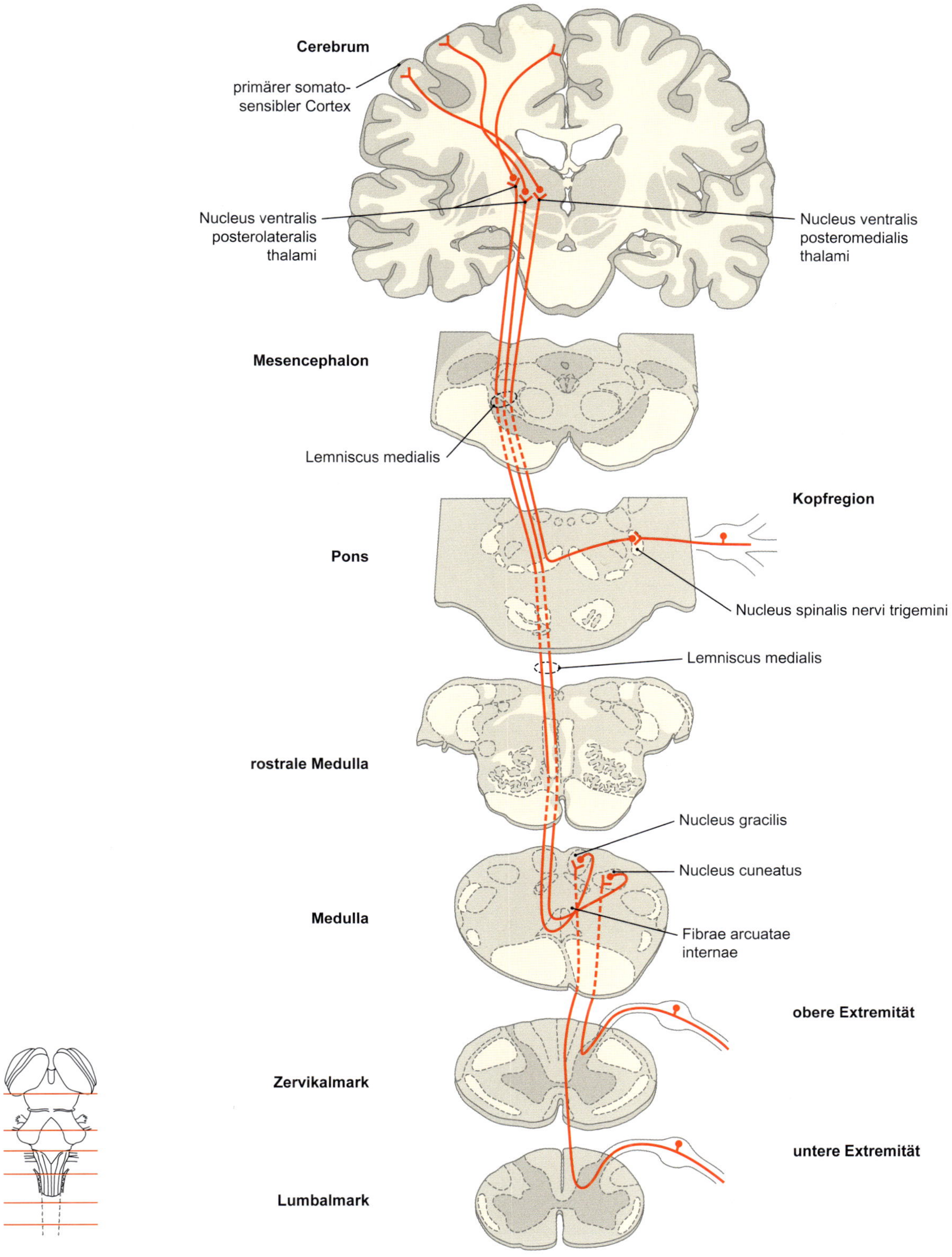


**Abb. 12.202 Epikritische Sensibilität des spinoafferenten Hinterstrangsystems bzw. für die Kopfregion des trigeminoafferenten Systems.** [S702-L127]/[G1081]

Das Hinterstrangsystem ist dadurch gekennzeichnet, dass seine Fasern ohne Umschaltung und ohne Kreuzung auf die Gegenseite im ipsilateralen Funiculus posterior nach kranial zu den Nuclei cuneatus und gracilis verlaufen. Erst nach Umschaltung in den beiden Kerngebieten in der Medulla oblongata kreuzen die Axone (des 2. Neurons) als **Fibrae arcuatae internae** in der Decussatio lemnisci medialis auf die Gegenseite. Im gesamten weiteren Verlauf als Tractus bulbothalamicus im **Lemniscus medialis** (mediales Schleifenband) bis zum Nucleus ventralis posterolateralis im Thalamus, bei der erneuten Umschaltung und im Verlauf als thalamokortikale Fasern (Fibrae thalamoparietales) durch das Crus posterius der Capsula interna bis in die primär somatosensiblen Rindenareale (Gyrus postcentralis des Parietallappens) bleibt die somatotope Anordnung (Somatotopie) erhalten. Für den N. trigeminus [V] liegt die erste Umschaltstelle im Nucleus spinalis nervi trigemini im Pons. Die Fasern schließen sich dem Tractus bulbothalamicus im Lemniscus medialis an und werden im Nucleus ventralis posteromedialis des Thalamus umgeschaltet, bevor sie als thalamokortikale Fasern ihre entsprechenden Rindengebiete erreichen. Auch hier bleibt die Somatotopie im gesamten Verlauf erhalten.

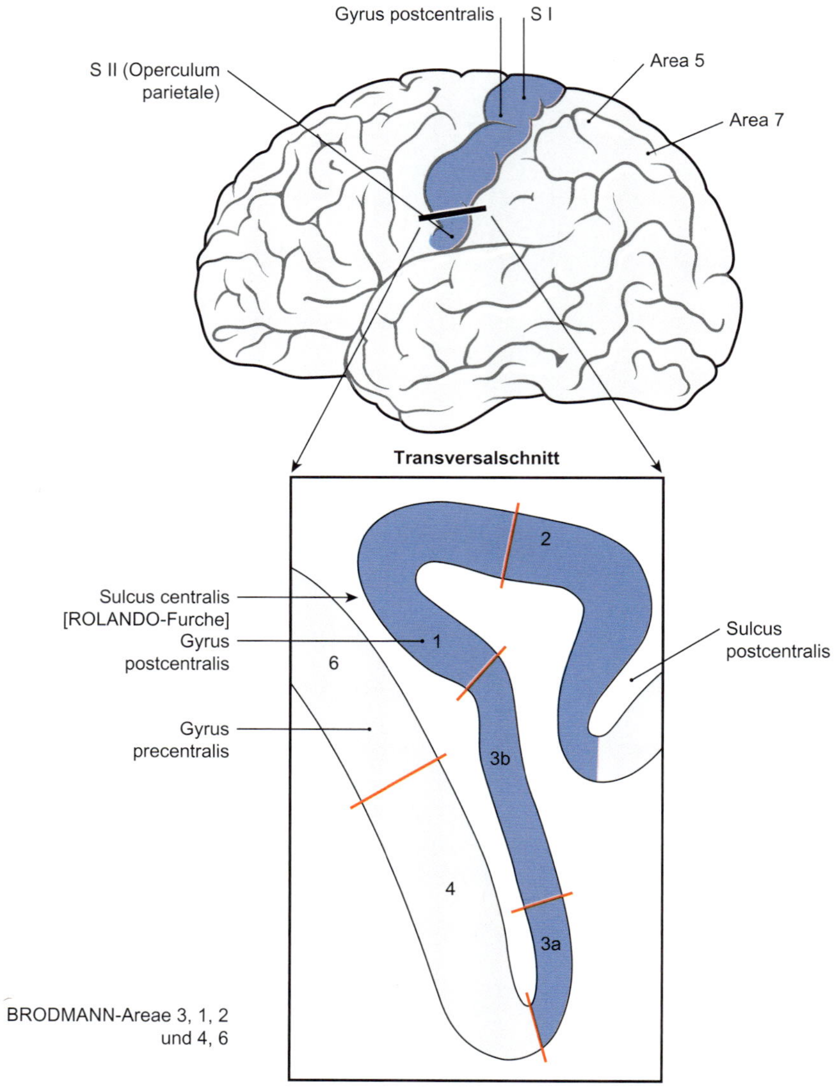


**Abb. 12.203 Primär somatosensibles Rindenfeld (S I: BRODMANN-Areae 3, 1, 2), sekundär somatosensibles Rindenareal im Operculum parietale (S II) und somatosensibler Assoziationscortex (BRODMANN-Areae 5 und 7) des Lobus parietalis.** [S702-L126]/[(B500~M492-L316)/G1077]

Im primär somatosensiblen Cortex findet außer der primären Wahrnehmung der Sinnesempfindungen auch bereits eine subjektive Sinneswahrnehmung statt. Allerdings erfolgt die wesentliche Interpretation der somatosensiblen Informationen erst im sekundären somatosensiblen Cortex. Dabei handelt es sich um ein kleines Areal am Sulcus lateralis [SYLVIUS-Furche], dem Operculum parietale. Hier werden Reize aus beiden Körperhälften (über das Corpus callosum) zusammengeführt. Von den sekundär somatosensiblen Cortexarealen gelangen Fasern in die somatosensiblen Assoziationsfelder (postparietaler Cortex, BRODMANN-Areae 5 und 7) sowie zur Inselregion und zum limbischen System. Die Assoziationsfelder vereinigen die eingegangenen somatosensiblen Reize mit visuellen Reizen und nehmen über efferente Fasern zur Präzentralregion Einfluss auf die motorische Steuerung.

## Klinik

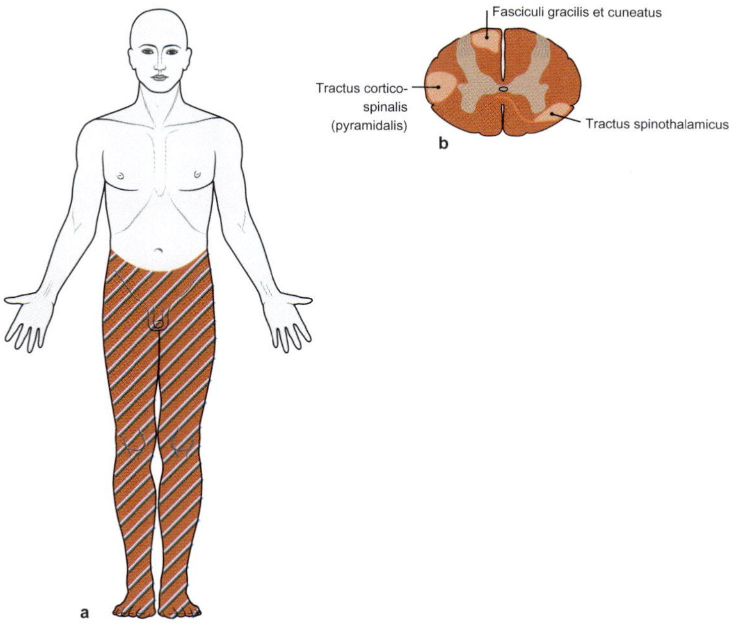


**Vollständige Querschnittslähmung auf Höhe des 11. Thorakalsegments.** [S700-L126]

**a** Es kommt zum Ausfall der gesamten Motorik und der gesamten Sensibilität im schraffierten Areal.
**b** Querschnitt des Rückenmarks, Schädigung hervorgehoben.

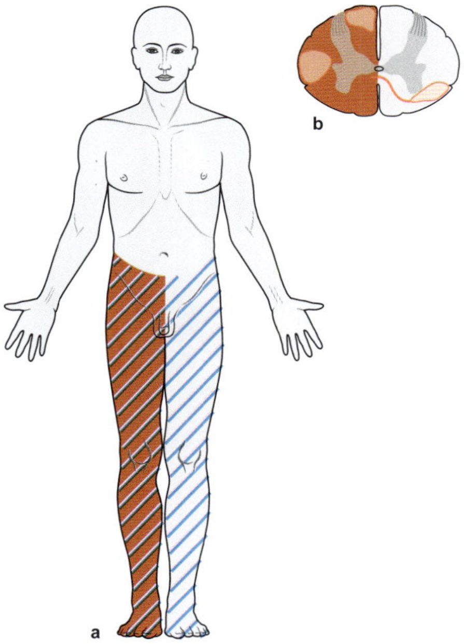


**Halbseitenlähmung (BROWN-SÉQUARD), bedingt durch eine rechts(halb)seitige Unterbrechung des Rückenmarks auf Höhe des 11. Thorakalsegments.** [S700-L126]
**a** Auf der rechten Seite (homolateral) resultiert eine zunächst schlaffe, später spastische Lähmung der Motorik. Ferner fallen die feine Tastempfindung, der Lage- und der Vibrationssinn aus (die grobe Berührungsempfindung bleibt allerdings erhalten). Auf der linken Seite (kontralateral) fallen die Schmerz- und die Temperaturempfindung aus (→ Abb. 12.200).
**b** Querschnitt des Rückenmarks, Schädigung hervorgehoben.

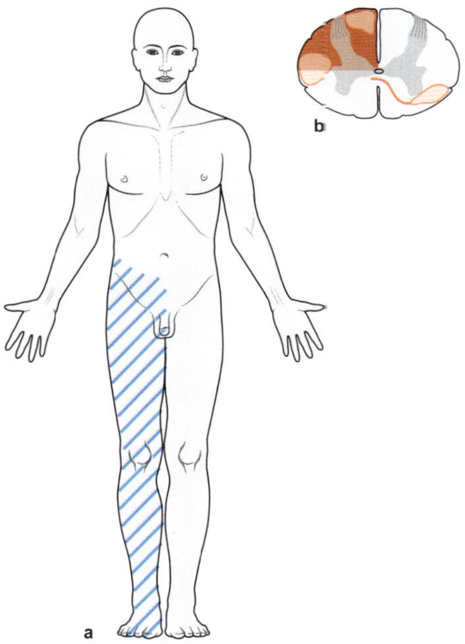


**Schädigung der rechten Hinterstrangbahnen auf Höhe des 11. Thorakalsegments.** [S700-L126]
**a** Die feine Tastempfindung, der Lage- und der Vibrationssinn fallen aus (die grobe Berührungsempfindung bleibt allerdings erhalten).
**b** Querschnitt des Rückenmarks, Schädigung hervorgehoben.

## Klinik

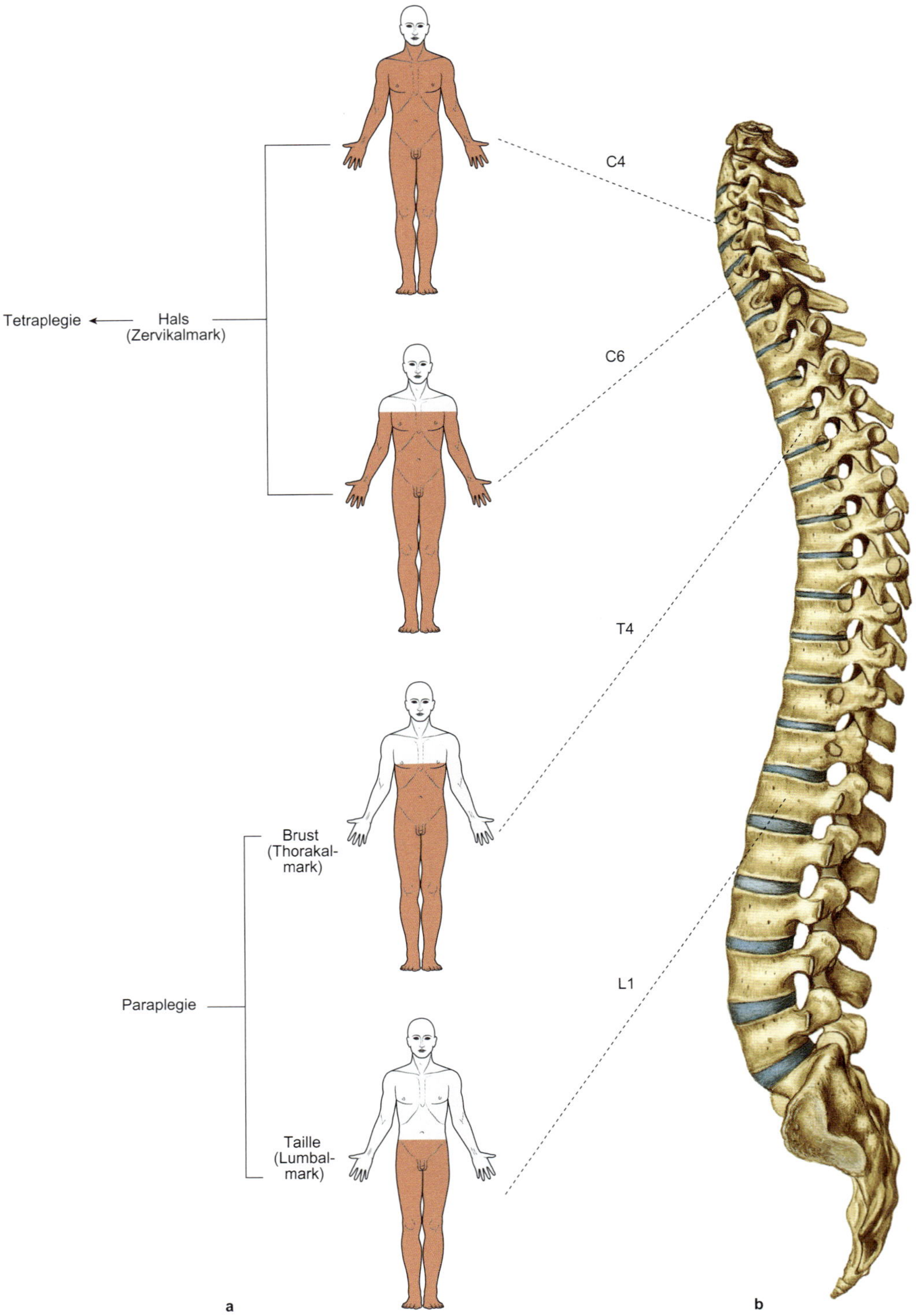


**Beziehung zwischen dem Ausmaß der Lähmung und dem Ort der Rückenmarksverletzung.**
**a** Ausmaß der Lähmung. Rote Bereiche stellen gelähmte Körperregionen dar. [S701-L126]
**b** Korrespondierender Ort der Rückenmarksverletzung. [S700]
Unter **Tetraplegie** oder Quadriplegie versteht man die vollständige Lähmung (Plegie) aller Extremitäten, z. B. bei einer Querschnittslähmung der Rückenmarksegmente C1–C7.
Unter **Paraplegie** wird die vollständige Lähmung beider Beine z. B. bei einer Querschnittslähmung verstanden. Tetraplegie und Paraplegie können vollständig (in der Regel mit Verlust sowohl der motorischen als auch der sensiblen Funktionen) oder inkomplett (nur Bereiche mit vorwiegend motorischer oder sensibler Beeinträchtigung) sein.
Von der Tetraplegie wird die **Tetraparese** (Quadriparese) abgegrenzt, die sich auf eine spastische oder schlaffe Muskelschwäche aller 4 Extremitäten bezieht, z. B. bei Schlaganfall oder GUILLAIN-BARRÉ-Syndrom.
Eine **Hemiplegie** ist der Verlust der motorischen und/oder sensiblen Funktionen auf einer Körperseite.
Eine **Monoplegie** bezeichnet die vollständige Lähmung einer Muskelgruppe oder eines Körperteils, meist die Lähmung eines Arms oder eines Beins.

Klinik

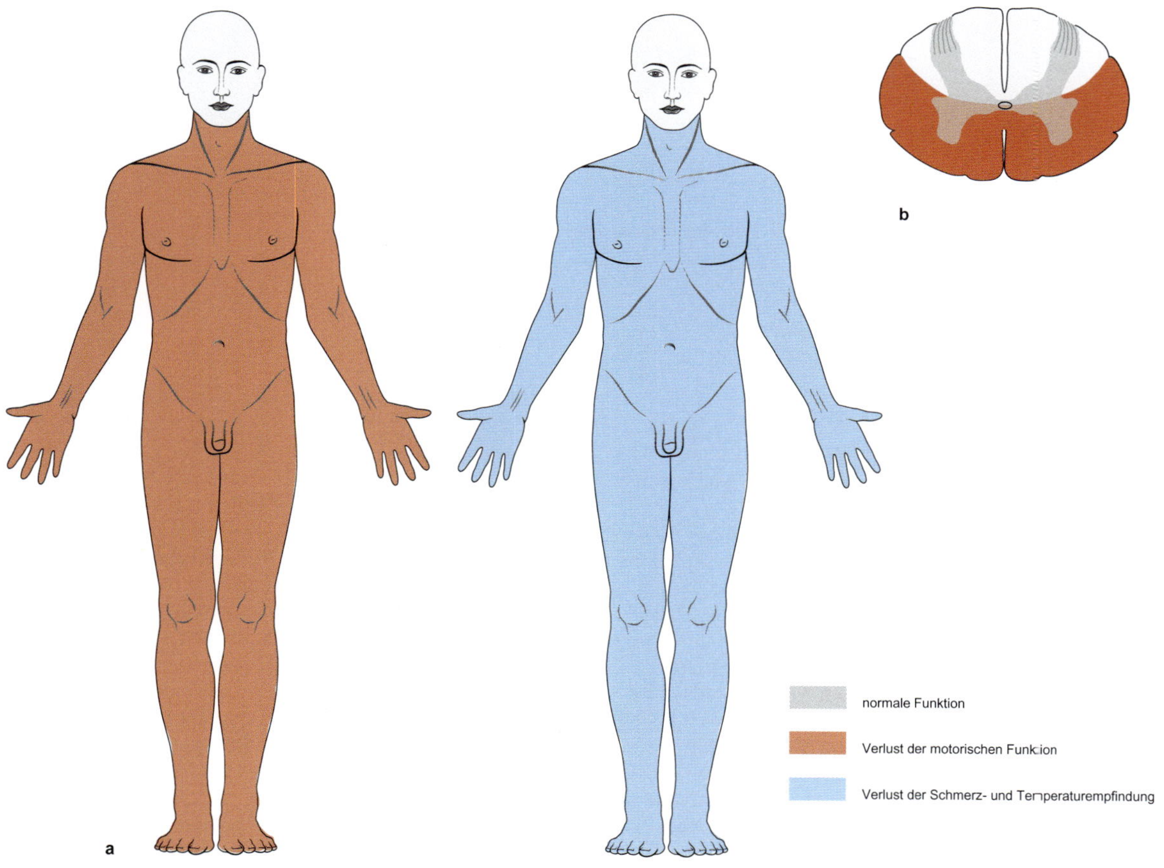


**Spinalis-anterior-Syndrom.** [S701-L126]
**a** Läsion in Höhe von C4.
**b** Querschnitt durch das Rückenmark, Schädigung hervorgehoben.
Das **Spinalis-anterior-Syndrom** umfasst eine Gruppe von Symptomen, die durch einen verminderten Blutfluss über die A. spinalis anterior gekennzeichnet sind, z. B. bei Arteriosklerose, Thrombose, Embolie oder Traumen. Unterhalb der Rückenmarkverletzung gehen die motorischen Funktionen verloren (Paraparese mit Störungen der Blasen- und Mastdarmfunktion). Ferner imponiert eine dissoziierte Sensibilitätsstörung kaudal der Läsion mit Verlust der Schmerz- und Temperaturempfindung (protopathische Sensibilität) bei intakter epikritischer Sensibilität (Lage-, Vibrations- und Berührungsempfinden sind normal).

## Gustatorisches System

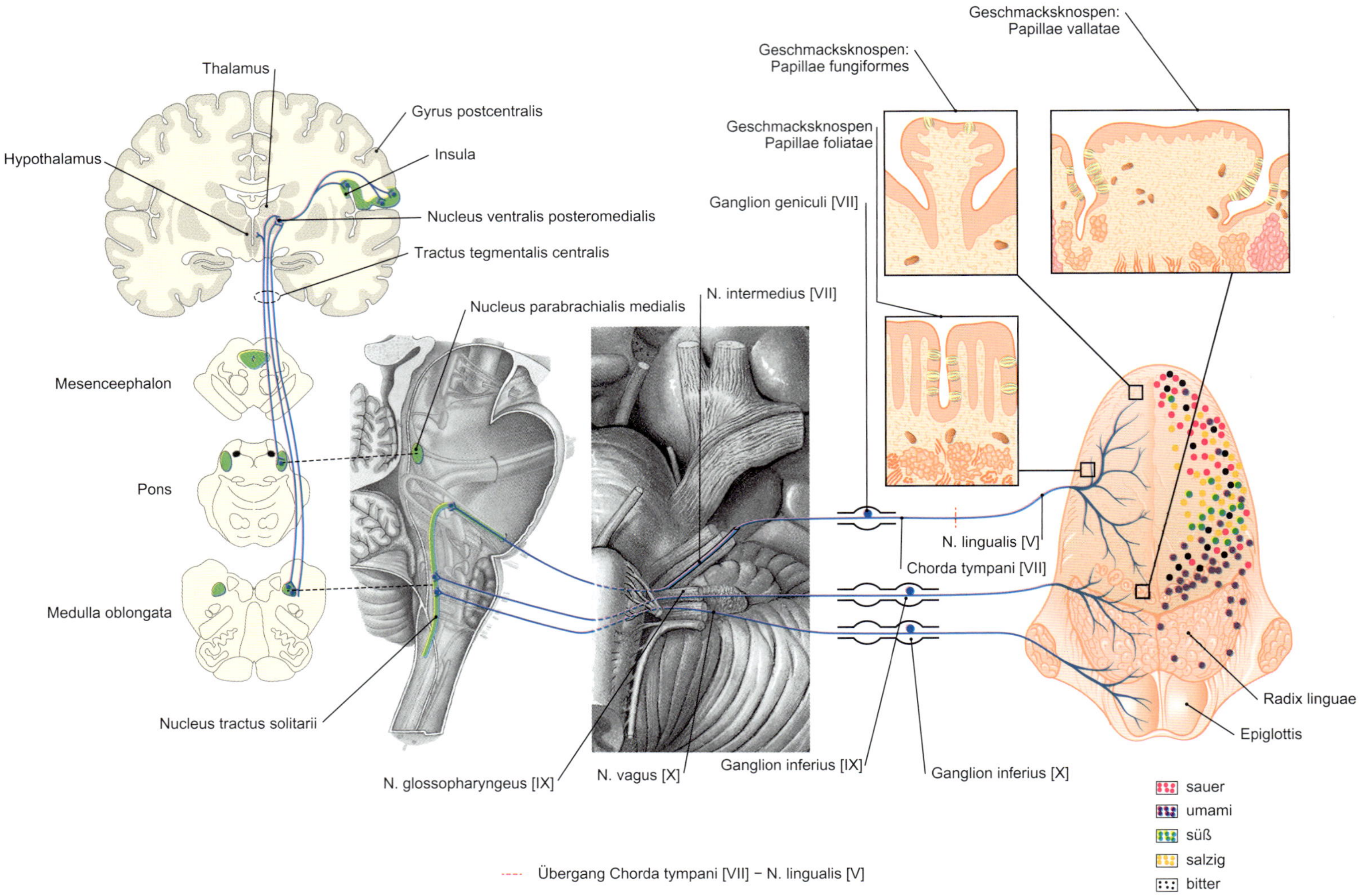


**Abb. 12.204 Zunge des Menschen mit Epiglottis und Geschmacksbahn.** [S700-L126] /L238

Der Mensch besitzt ca. 2.000 **Geschmacksknospen (Caliculi gustatorii)** auf der Zunge (in den **Papillae vallatae, fungiformes und foliatae**), am weichen Gaumen und an der Epiglottis. Jede Geschmacksknospe besitzt verschiedene Zelltypen. Die eigentlichen Rezeptorzellen sind epitheliale Sinneszellen, die 5 primäre Geschmackskategorien (→ Abb. 8.229) – süß, sauer, salzig, bitter, umami – (möglicherweise als 6. Kategorie auch noch fettig) wahrnehmen. Die Geschmackssinneszellen bilden mit Axonplexus an der Basalseite der Geschmacksknospen Synapsen. Man spricht auch von **sekundären Sinneszellen,** da die Sinneszellen kein Aktionspotenzial auslösen, sondern dieses erst an der Synapse mit dem 1. afferenten Neuron entsteht. Entsprechend ihrer Lage wird die Information dem in der Medulla oblongata liegenden **Nucleus tractus solitarii zugeleitet:**

- Von den vorderen zwei Dritteln der Zunge über den N. facialis [VII] (Pars intermedia)
- Vom hinteren Drittel der Zunge und vom weichen Gaumen über den N. glossopharyngeus [IX]
- Von der Epiglottis und vom weichen Gaumen über den N. vagus [X]

Die Perikarya des 1. Neurons befinden sich entsprechend dem jeweiligen Nerv im **Ganglion geniculi [VII],** im **Ganglion inferius [IX]** (Ganglion petrosum) oder im Ganglion inferius [X] (Ganglion nodosum).
Im Hirnstamm kommt es in der **Pars gustatoria (Nucleus gustatorius)** zur Umschaltung auf das 2. Neuron. Die Axone des 2. Neurons ziehen ipsilateral im **Tractus tegmentalis centralis** (angelagert an den Lemniscus medialis) zum **Nucleus ventralis posteromedialis des Thalamus,** wo die Umschaltung auf das 3. Neuron erfolgt. Als thalamokortikale Fasern erreichen diese (entsprechend der Lage des Homunkulus, → Abb. 12.79) streng somatotop gegliedert untere Abschnitte des Gyrus postcentralis sowie **anteriore Regionen der Inselrinde** des Temporallappens und das Operculum des Frontallappens. In diesen Gebieten kommt es zur bewussten Geschmackswahrnehmung. Einige Axone ziehen direkt vom Thalamus oder indirekt vom Nucleus tractus solitarii über den **Nucleus parabrachialis medialis** auch zum Hypothalamus und zur Amygdala (Einfluss auf autonome Körperfunktionen wie Appetit, Sättigung, Verknüpfung mit Emotionen).

### Klinik

Da die Erregungsschwelle zur Entstehung eines Aktionspotenzials an den Geschmacksrezeptoren mit zunehmendem Alter ansteigt, ist die Geschmackswahrnehmung altersabhängig. Eine Einschränkung des Geschmackssinns wird als **Hypogeusie,** ein Verlust als **Ageusie** bezeichnet. Ein gemeinsames sekundäres Rindenfeld im orbitofrontalen Cortex zeigt die enge funktionelle Vergesellschaftung von Geschmacks- und Geruchssystem.

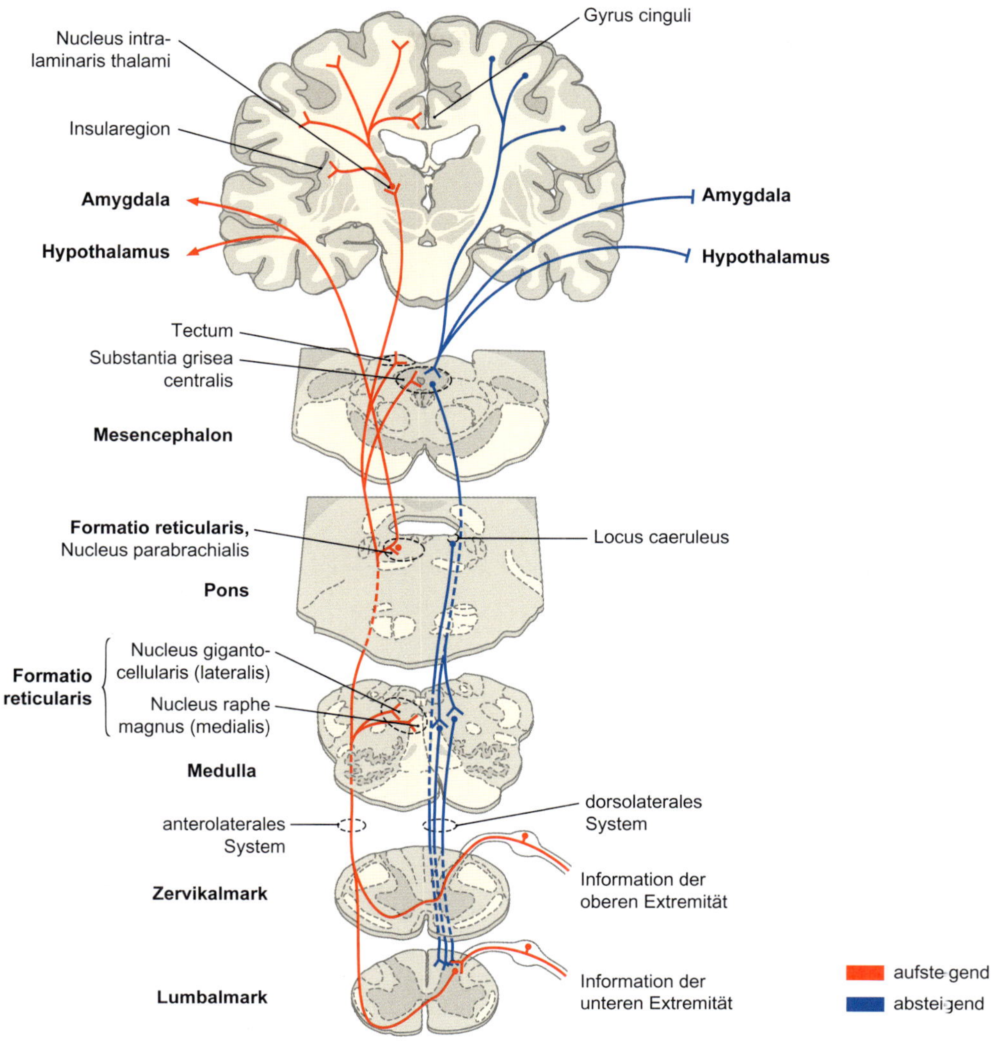


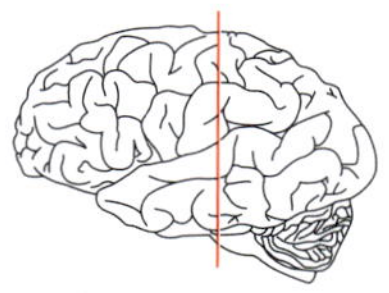

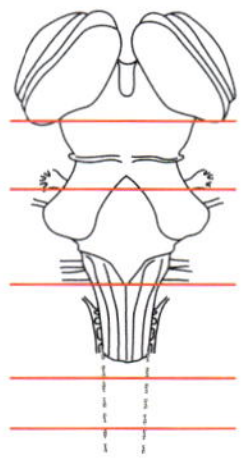

**Abb. 12.205 Aufsteigende Bahnen des paleospinothalamischen Trakts der Schmerzleitung (linke Bildhälfte) und absteigende schmerzmodulierende Faserbahnen (rechte Bildhälfte);** vereinfachtes Schema. [S702-L127]

Schmerz ist eine subjektive Wahrnehmung, die durch eine komplexe neuronale Schmerzverarbeitung und -modulation bestimmt wird. Man unterscheidet **akuten und chronischen Schmerz, peripher ausgelösten Schmerz** (oberflächlich somatisch durch Nozizeptoren in Haut und Muskeln; tief somatisch aus Gelenken und Sehnen; viszeral durch chemische Reize, Dehnung viszeraler Hohlorgane oder Spasmen glatter Eingeweidemuskulatur) und **zentral vermittelten Schmerz** (thalamischer Schmerz, psychosomatischer Schmerz, übertragener Schmerz auf spinaler Ebene). Schmerz ist für das Überleben und den Erhalt des Körpers unverzichtbar. Man unterscheidet 3 aufsteigende Schmerzbahnen:

- Archispinothalamischer Trakt (→ Tabelle) (verläuft hauptsächlich im Eigenapparat des Rückenmarks, vermittelt über kollaterale Faserbahnen zu Hypothalamus und limbischem System viszerale, emotionale und vegetative Schmerzreaktionen)
- Paleospinothalamischer Trakt (dumpf wahrgenommener langsamer somatischer und tiefer Schmerz, der häufig mit vegetativen Reaktionen verbunden ist)
- Neospinothalamischer Trakt (klassischer, als scharf und schnell wahrgenommener somatischer Schmerz aus Haut und Muskeln der oberen und unteren Extremität)

Die zentralen Neurone enden im Cornu posterius (Lamina I) (→ Abb. 12.181 und → Abb. 12.182) und werden nach Umschaltung und Faserkreuzung in der Commissura anterior als Tractus spinothalamicus lateralis zum Thalamus geleitet. Somatotopisch gegliedert erfolgt die Weiterleitung über thalamokortikale Fasern zum sensorischen Cortex (Gyrus postcentralis), wo der Schmerz bewusst lokalisiert wird. Aus Kopf und Hals geht es über das Ganglion trigeminale zum Nucleus spinalis nervi trigemini in der Medulla oblongata und den kontralateralen Tractus trigeminothalamicus im Lemniscus medialis zum Nucleus ventralis posteromedialis des Thalamus. Von hier ziehen die Fasern weiter zu den entsprechenden Hirnregionen am Gyrus postcentralis.

| Stationen des nozizeptiven Systems | |
|---|---|
| **Neuronenkette** | **Neuronengruppen** |
| 1. Neuron | Perikarya pseudounipolarer Ganglienzellen im Ganglion spinale oder Ganglion trigeminale (Ganglion semilunare, klin.: Ganglion GASSERI) |
| 2. Neuron | im Cornu posterius (Laminae II, IV–VIII) oder Nucleus spinalis nervi trigemini |
| 3. Neuron | Perikarya des Thalamus:<br>• Ipsilateraler Nucleus ventralis posterolateralis (für den Tractus spinothalamicus)<br>• Kontralateraler Nucleus ventralis posteromedialis (für den Tractus trigeminothalamicus)<br>• Perikarya intralaminärer Kerne |
| 4. Neuron | • Primär somatosensibler Cortex: Gyrus postcentralis<br>• Hypothalamus, limbisches System<br>• Hirnstamm (Substantia grisea centralis, Tectum, Formatio reticularis) |

## Vegetatives Nervensystem

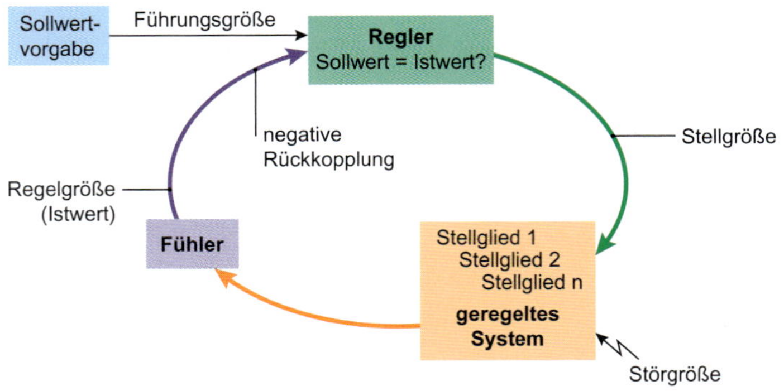


**Abb. 12.206 Homöostatischer Regelkreis; Schema.** [S701-L127]/[E984]
Im Körper muss ein konstantes inneres Milieu aufrechterhalten werden **(Homöostase)**. Hierzu misst ein **Sensor** (Fühler, z. B. Chemorezeptoren) den Istwert und gibt diese Information an einen Regler (z. B. Atemzentrum im Hirnstamm) weiter. Der **Regler** vergleicht den Istwert mit einem physiologischen Sollwert und wirkt über geeignete **Stellglieder** (z. B. Atemantrieb) der gemessenen Abweichung entgegen, um eine Angleichung von Ist- und Sollwert zu erzeugen. Diese Form der Regelung ist die **negative Rückkopplung.**

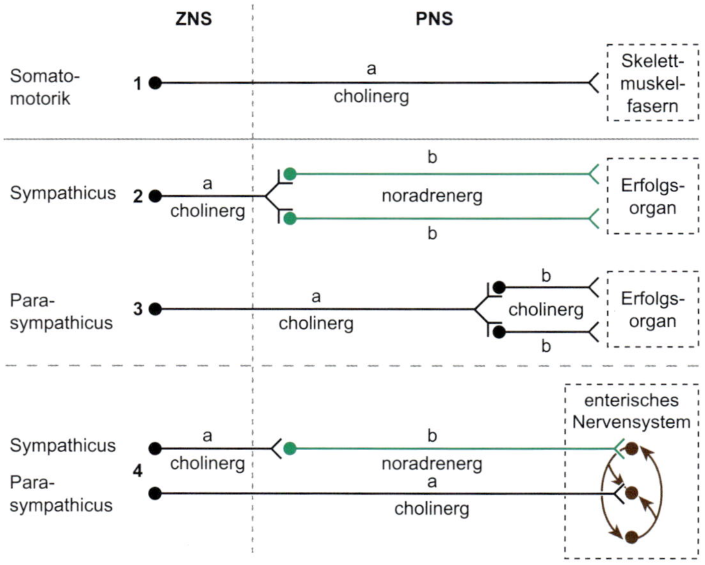


**Abb. 12.207 Schaltschema der peripheren motorischen Innervation im somatischen und vegetativen Nervensystem.** 1 = somatomotorisches Neuron, 2 = viszeromotorisches Neuron des Sympathicus, 3 = viszeromotorisches Neuron des Parasympathicus, 4 = viszeromotorische Neurone und ihr Einfluss auf das enterale Nervensystem; a = 1. Neuron, b = 2. Neuron. [S701-L141]
Die somatomotorische Innervation einer Skelettmuskelfaser erfolgt unmittelbar (ohne weitere Verschaltung) über die Axone der α-Motoneurone des Rückenmarks. Im Gegensatz dazu werden viszeromotorische Axone mindestens einmal in einem vegetativen Ganglion umgeschaltet (Ausnahme: Nebennierenmark). Beim Sympathicus und beim Parasympathicus liegt das 1. Neuron **(präganglionäres Neuron)** im ZNS (Hirnstamm oder Rückenmark). Das entsprechende Axon **(präganglionäres Axon)** zieht zu einem vegetativen Ganglion. Dort erfolgt die Umschaltung auf das 2. Neuron (postganglionäres Neuron). Letzteres zieht zum Zielorgan.

### Klinik

Auf **negativen Stress (Distress)** reagiert der Körper mit einer verstärkten Aktivierung des sympathischen Nervensystems und erhöhter Anspannung. Länger dauernde Stresssituationen können dazu führen, dass das sympathische Nervensystem dauerhaft verstärkt aktiviert wird. Dies geht mit einer erhöhten Ausschüttung von „Stresshormonen" wie Glukokortikoiden (z. B. Kortisol) und Katecholaminen (z. B. Adrenalin) einher. Es kommt zu funktionellen vegetativen Begleitsymptomen wie Erhöhung der Herzfrequenz, Erhöhung des Blutdrucks, Herzrhythmusstörungen, Nervosität und innerer Unruhe, die von den Betroffenen wahrgenommen und als zusätzliche Belastung empfunden werden. Dauert dieser Zustand (Aktivierung des Sympathicus und lang anhaltende erhöhte Ausschüttung von Stresshormonen) an, kann daraus eine **körperliche und seelische Erschöpfung (Burn-out)** resultieren.

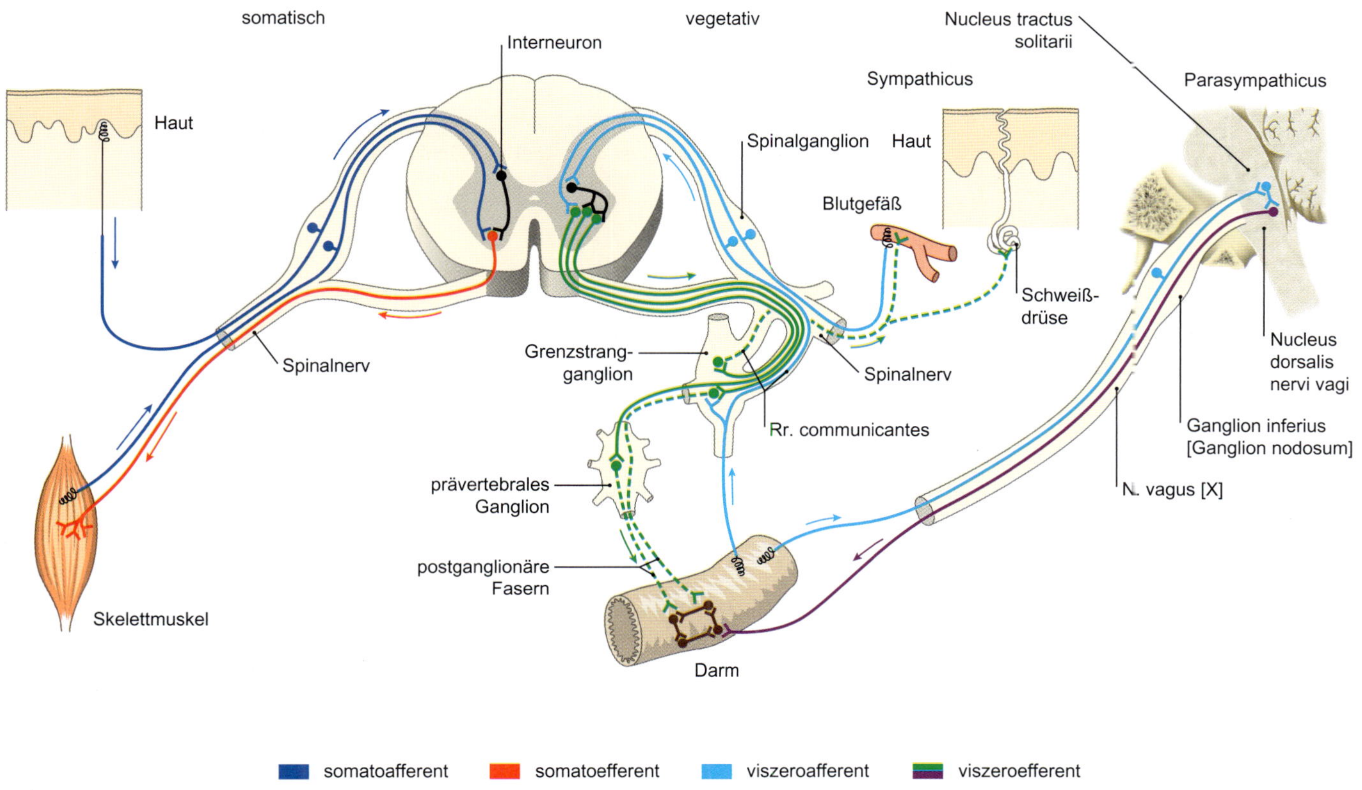


**Abb. 12.208 Organisation von somatischem und vegetativem Nervensystem im Vergleich (Rückenmark und PNS);** Schema. [S702-L127]/[G1076]

Im **somatischen Nervensystem** (linke Seite) gelangen afferente Informationen über die Fortsätze der Spinalganglienzellen direkt (monosynaptischer Reflexbogen) oder indirekt zu den α-Motoneuronen des Vorderhorns.

Beim **Sympathicus** (rechte Seite) gelangen viszeroafferente Informationen über Spinalganglienzellen zunächst zu Interneuronen des Rückenmarks. Über eine oder mehrere Schaltstationen gelangen sie schließlich zu viszeroefferenten Neuronen des Seitenhorns. Von hier erreichen präganglionäre viszeroefferente Axone (grün, durchgezogene Linie) die paravertebralen Ganglien des Grenzstrangs oder die prävertebralen Ganglien nahe der Aorta. Nach Umschaltung in den Ganglien erreichen die postganglionären Axone (grün, gestrichelte Linie) ihr Zielorgan. Beim **Parasympathicus** (im Beispiel N. vagus [X]) gelangen viszeroafferente Informationen über das Ganglion inferius [Ganglion nodosum] des N. vagus [X] zum Nucleus tractus solitarii im Hirnstamm und werden dort auf den Nucleus dorsalis nervi vagi umgeschaltet. Über den N. vagus [X] ziehen die viszeromotorischen Fasern zurück in die Körperperipherie (vasovagaler Reflexbogen).

## Vegetatives Nervensystem, Übersicht der Funktionen

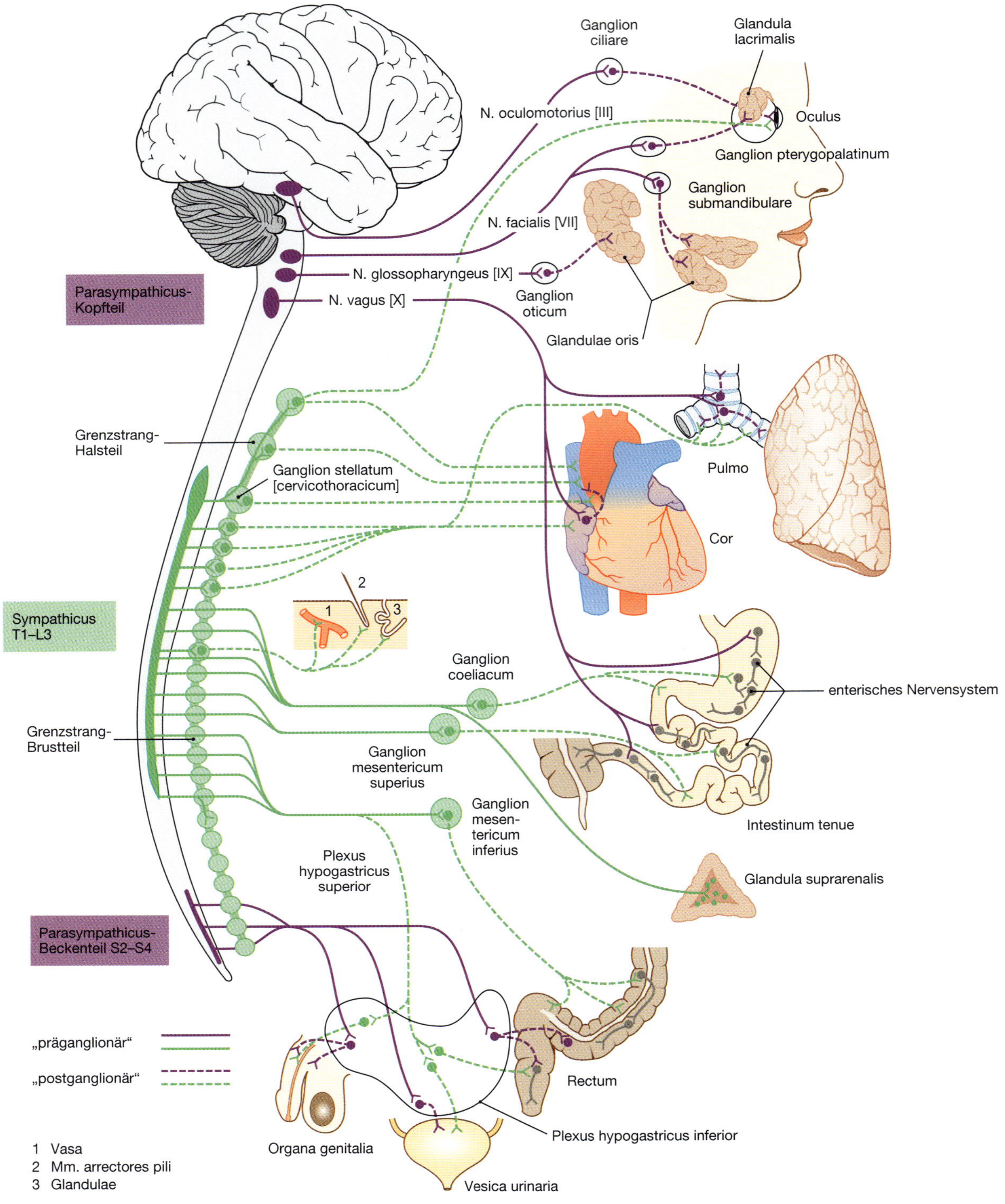


**Abb. 12.209 Vegetatives (autonomes) Nervensystem (Sympathicus und Parasympathicus).** [S130-6-L106]~[L126]
Das autonome Nervensystem setzt sich aus Sympathicus (grün), Parasympathicus (lila) und enterischem Nervensystem zusammen.
Die Neurone des **Sympathicus** sind im Seitenhorn des Thorakolumbalmarks lokalisiert. Ihre Axone projizieren zu den Grenzstrangganglien und zu den Ganglien des Magen-Darm-Trakts. Hier erfolgt die Umschaltung auf postganglionäre Neurone, die zu den Erfolgsorganen projizieren. Sympathicuserregung führt zur Mobilisierung des Körpers bei Aktivität sowie in Notfallsituationen. Zum Sympathicus gehört auch das Nebennierenmark, das Adrenalin und Noradrenalin freisetzen kann.
Kerngebiete des **Parasympathicus** liegen im Hirnstamm und im Sakralmark. Die Axone erreichen Ganglien in der Nähe der Erfolgsorgane, die sich im Kopf, im Thorax und in der Bauchhöhle befinden. Hier wird auf postganglionäre Neurone umgeschaltet, die über kurze Axone die Erfolgsorgane erreichen. Der Parasympathicus steht im Dienst der Nahrungsaufnahme und -verarbeitung sowie der sexuellen Erregung und ist Gegenspieler des Sympathicus.
Das **enterische Nervensystem** reguliert die Darmaktivität und steht unter dem Einfluss von Sympathicus und Parasympathicus.

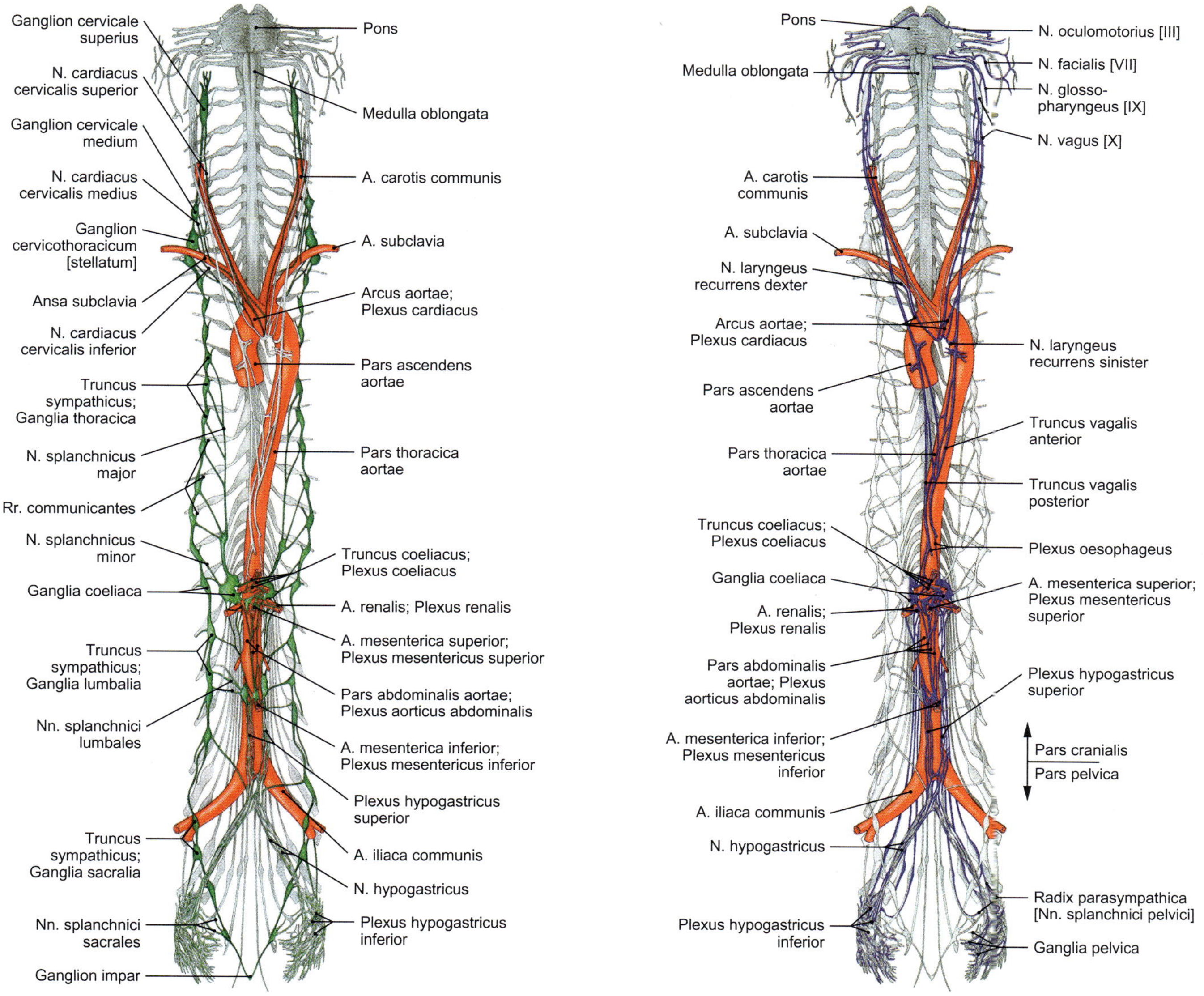


a b

**Abb. 12.210a und b Sympathicus und Parasympathicus.** Halbschematische Darstellungen in einem topographisch-anatomischen Zusammenhang. [S700]

**a Sympathicus.** Sympathische Axone treten mit den Nn. spinales aus dem Rückenmark aus, erreichen Ganglien im Grenzstrang und ziehen schließlich mit Gefäßen oder Nerven zu den Zielorganen.

**b Parasympathicus.** Parasympathische Axone im Kopfbereich gelangen mit Hirnnerven zu parasympathischen Ganglien und von dort weiter zu ihren Zielorganen im Kopf. Die Brust- und Bauchorgane werden überwiegend vom N. vagus [X] innerviert. Nur der letzte Darmabschnitt und die Beckenorgane erhalten ihre parasympathische Innervation aus dem Sakralmark.

## Vegetatives Nervensystem

| Kranialer Parasympathicus (Hirnnerven III, VII, IX) | | | |
|---|---|---|---|
| **Hirnnerv** | **1. Neuron** | **2. Neuron** | **Zielorgane** |
| N. oculomotorius [III] | Nucleus accessorius nervi oculomotorii [EDINGER-WESTPHAL] | Ganglion ciliare | • M. ciliaris<br>• M. sphincter pupillae |
| N. facialis [VII] | Nucleus salivatorius superior | Ganglion pterygopalatinum | • Glandula lacrimalis<br>• Schleimhäute |
| | | Ganglion submandibulare | • Glandula submandibularis<br>• Glandula sublingualis<br>• Schleimhäute |
| N. glossopharyngeus [IX] | Nucleus salivatorius inferior | Ganglion oticum | • Glandula parotidea<br>• Schleimhäute |

| Parasympathicus | | | |
|---|---|---|---|
| **Hirnnerv** | **1. Neuron** | **2. Neuron** | **Zielorgane** |
| **Kranialer Parasympathicus** | | | |
| N. vagus [X] | Nucleus ambiguus (externe Formation) | intramurale Ganglien | Halseingeweide, Herz und Lunge |
| | Nucleus dorsalis nervi vagi | intramurale Ganglien | Bauchdrüsen |
| | | Ganglien des enteralen Nervensystems | Darm |
| **Sakraler Parasympathicus** | | | |
| sakraler Parasympathicus | | Ganglia pelvica | Geschlechtsorgane |
| | | intramurale Ganglien | distales Colon, Rectum, Blase, Teile des Ureters |

| Viszerosensorische Afferenzen zum Hirnstamm | | | |
|---|---|---|---|
| **Nerv** | **Ganglion** | **Zentraler Kern** | **Ursprungsorgane** |
| N. glossopharyngeus [IX] | Ganglion inferius | Nucleus tractus solitarii | • Glomus caroticum<br>• Sinus caroticus |
| N. vagus [X] | Ganglion inferius [Ganglion nodosum] | Nucleus tractus solitarii | • Glomera im Hals- und Brustbereich<br>• Brusteingeweide<br>• Magen-Darm-Trakt |

| Kerngebiete des Hypothalamus und ihre homöostatischen Funktionen | | |
|---|---|---|
| **Areal** | **Kerngebiet** | **Funktion** |
| Area hypothalamica anterior | Nucleus suprachiasmaticus | zirkadiane Rhythmik |
| | Nuclei preoptici | Steuerung der Gonadotropinfreisetzung in der Adenohypophyse |
| | Nucleus supraopticus | ADH, Oxytozin-Sekretion |
| | Nucleus paraventricularis | ADH, Oxytozin-Sekretion, Nahrungsaufnahme; Regulation der Stresshormonsekretion via CRH |
| Area hypothalamica intermedia | Nucleus infundibularis [arcuatus], periventrikuläre Nervenzellen | Steuerung der Adenohypophyse; Nahrungsaufnahmeverhalten |
| | Nucleus ventromedialis hypothalami, Nucleus dorsomedialis hypothalami | Regulation des Nahrungs- und Flüssigkeitsaufnahmeverhaltens |
| Area hypothalamica posterior | Nucleus hypothalamicus posterior, Corpora mamillaria | Thermoregulation, vegetative Steuerung |
| Area hypothalamica lateralis | | Nahrungsaufnahmeverhalten |

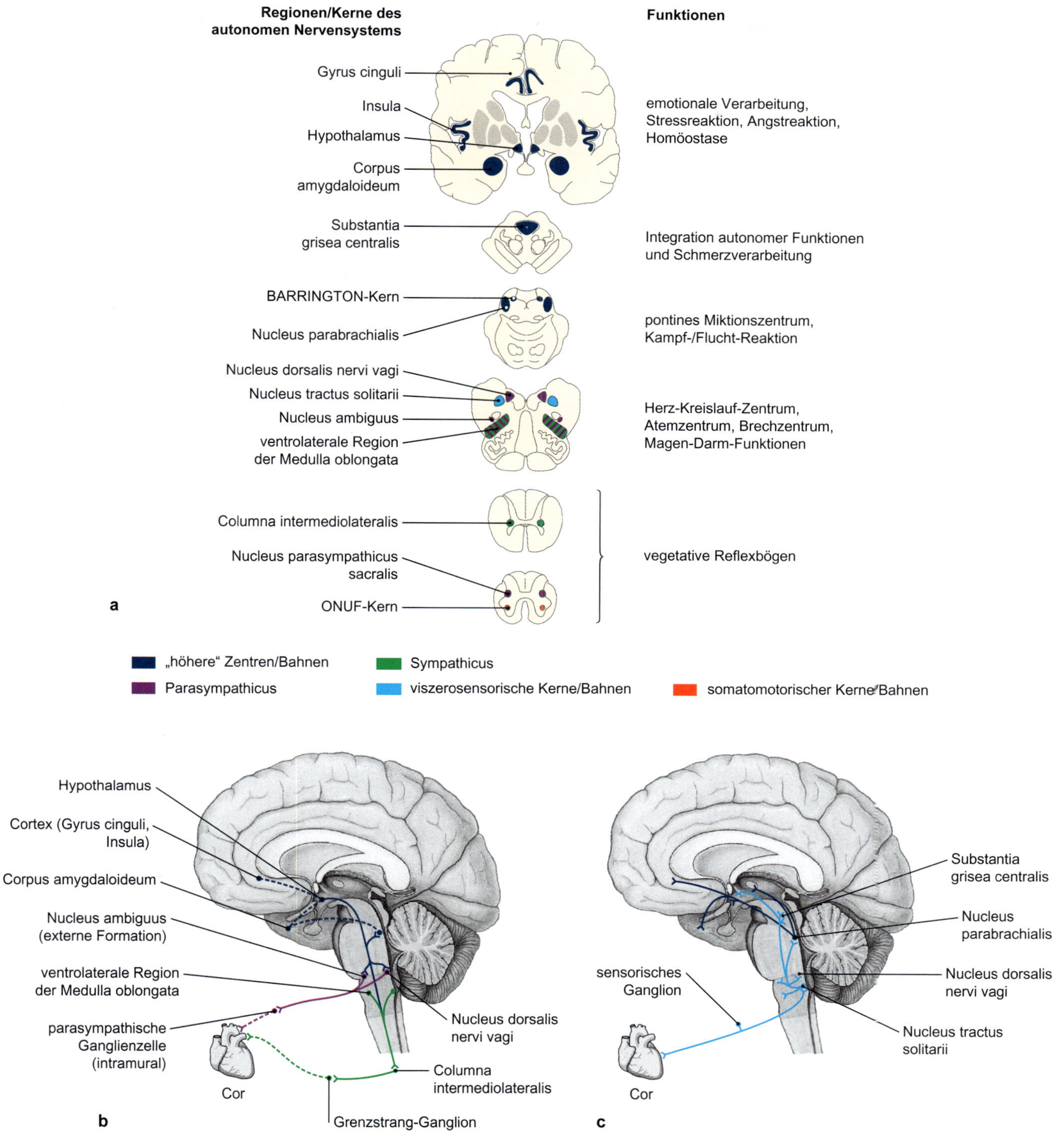


**Abb. 12.211a–c Zentrale vegetative Hirnregionen und Kerngebiete.** [S702-L127]/[G1091]
Auf verschiedenen Ebenen des ZNS liegen Kerne und Nervenzellgruppen, die an der zentralen Kontrolle des vegetativen Nervensystems beteiligt und eng miteinander verschaltet sind.
**a** Sowohl im Rückenmark, im Hirnstamm, im Zwischenhirn als auch im Vorderhirn liegen vegetative Nervenzellen. Bis auf die Ebene des unteren Hirnstamms kann die Unterscheidung in sympathische und parasympathische Neurone nachverfolgt werden; in darüber liegenden Ebenen sind die beiden Anteile nicht mehr klar voneinander abgrenzbar.
**b** Beispiel für das Zusammenspiel viszeromotorischer Neurone bei der Steuerung innerer Organe. Neurone im Hypothalamus, der wichtigsten zentralnervösen vegetativen Schaltstelle, und Neurone in Kerngebieten des Hirnstamms erreichen mit ihren Axonen direkt oder über eine zwischengeschaltete Neuronenkette die vegetativen Zentren in der Medulla oblongata oder im Rückenmark. Von hier gelangen präganglionäre parasympathische Axone über die Hirnnerven (im Beispiel N. vagus [X]) zu ihren Zielorganen. Dieselben Zentren können über absteigende Fasern auch sympathische Neurone im Seitenhorn des Rückenmarks beeinflussen. Auf diese Weise wird das vegetative Nervensystem in 2 Richtungen gesteuert.
**c** Beispiel für viszerosensorische Afferenzen zu den zentralen Kerngebieten. Viszerosensorische Informationen gelangen über den Nucleus tractus solitarii zum Gehirn. Im Nucleus tractus solitarii werden sie umgeschaltet und ziehen entweder direkt zu den Zentren im unteren Hirnstamm (vegetative Reflexbögen auf Hirnstammebene) oder über aufsteigende Neuronenketten zu weiter zentral gelegenen Hirnregionen.

## Klinik

### Klinik

Nervenläsionen des Sympathicus gehen auf der betroffenen Seite mit einem **HORNER-Syndrom** (HORNER-Trias, BERNARD-HORNER-Syndrom) einher. Es ist durch die Trias

- Enge Lidspalte (Ausfall des M. tarsalis ),
- Miosis (enge Pupille durch Ausfall des M. dilatator pupillae) und
- (Pseudo-)Enophthalmus (Ausfall des M. orbitalis)

gekennzeichnet (→ Abb. b). Je nach Schädigungslokalisation unterscheidet man (→ Abb. a):

- Zentrale Schädigungen (Schädigung des 1. Neurons, das vom Hypothalamus durch den Hirnstamm, das Halsmark und Rückenmark zum Centrum ciliospinale verläuft), z. B. bei Hirnstamminfarkten wie dem WALLENBERG-Syndrom oder bei traumatischen Halsmarkläsionen. Sie gehen zusätzlich mit neurologischen Ausfällen, Anhidrose im Gesicht und am Arm einher.
- Präganglionäre Schädigungen (Schädigung zwischen Centrum ciliospinale über Ganglion stellatum zum Ganglion cervicale superius), z. B. bei Bronchialkarzinomen, Mammakarzinomen, PANCOAST-Tumoren. Präganglionäre Schädigungen gehen ebenfalls häufig mit Anhidrose im Gesicht und am Arm einher.
- Postgänglionäre Schädigungen (Schädigung zwischen Ganglion cervicale superius und M. dilatator pupillae), z. B. bei Dissektionen der A. carotis interna und Tumoren. Ein zusätzliches Symptom kann eine Gesichtsanhidrose sein.

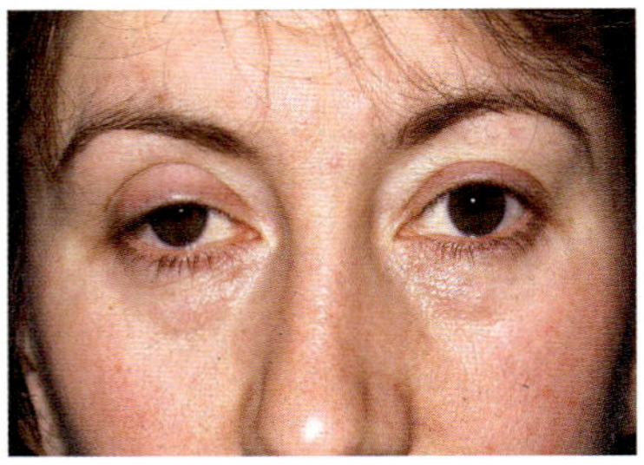


**a** Klinisches Bild.
[F276-007]

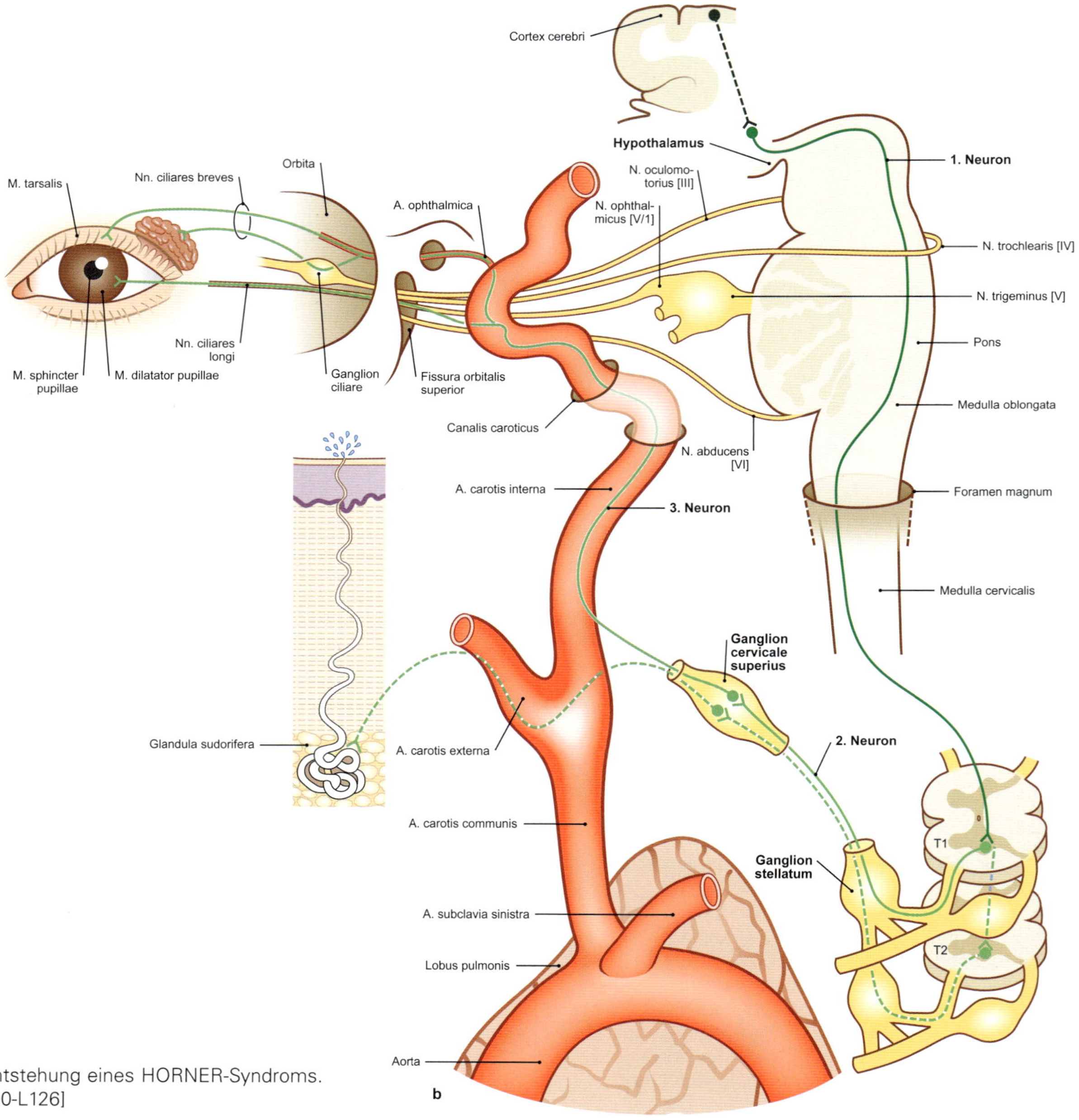


**b** Entstehung eines HORNER-Syndroms.
[S700-L126]

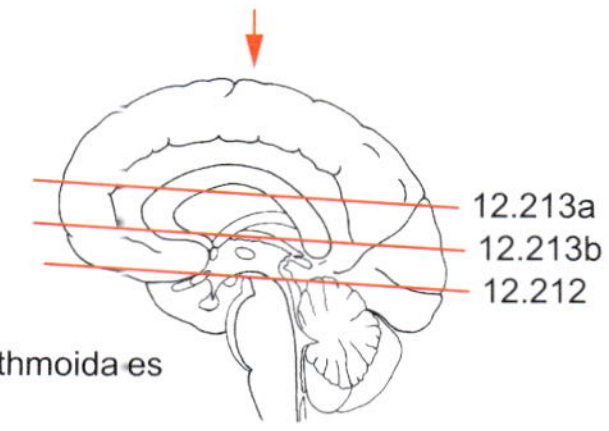


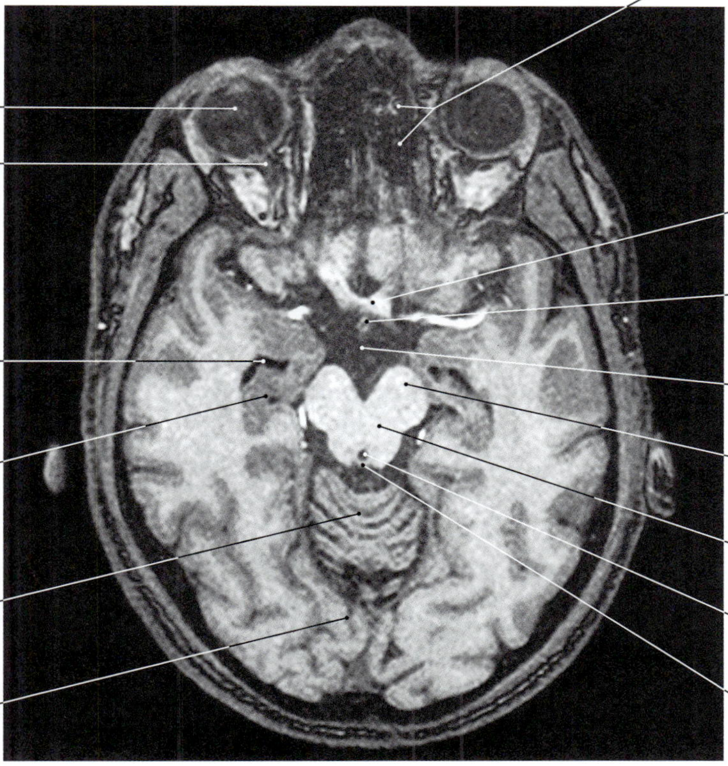


**Abb. 12.212 Gehirn, Encephalon;** magnetresonanztomographischer Horizontalschnitt (MRT) auf Höhe des Mittelhirns und der Hinterhörner der Seitenventrikel; Ansicht von oben. [S700-T906]

Man sieht das Chiasma opticum und die Pedunculi cerebri des Mesencephalons. Auch der Kleinhirnwurm (Vermis cerebelli) liegt in der angeschnittenen Ebene. Im Okzipitallappen sieht man den Sulcus calcarinus.

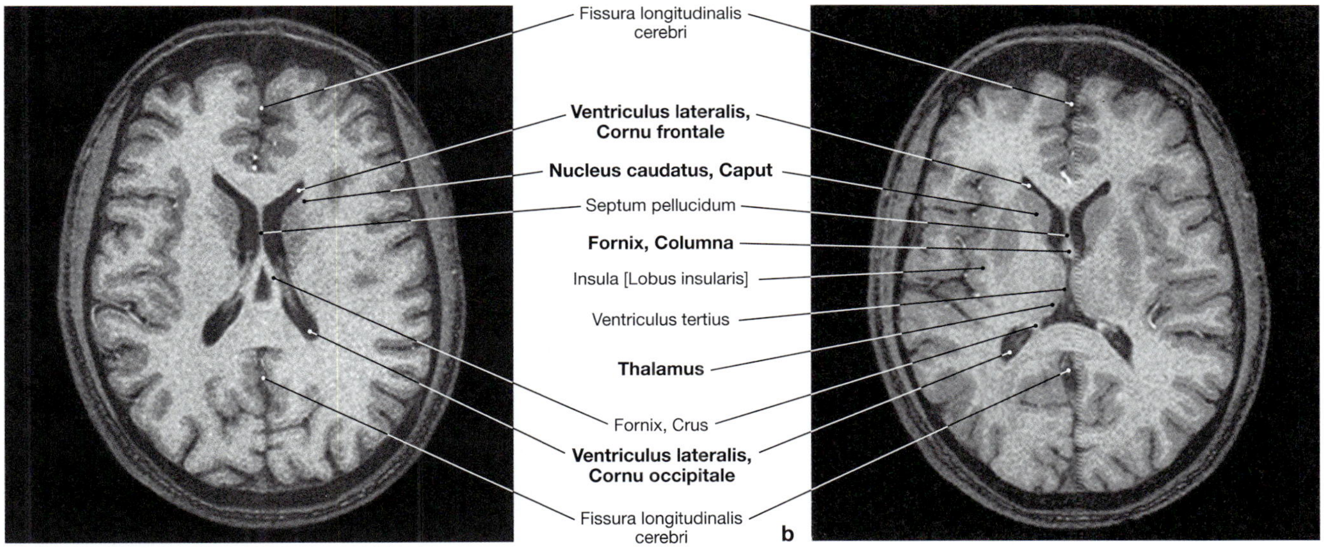


**Abb. 12.213a und b Gehirn, Encephalon.**

**a** Magnetresonanztomographischer Horizontalschnitt (MRT) auf Höhe des Bodens der Mittelteile der Seitenventrikel; Ansicht von oben. Man sieht die Cornua frontale und occipitale, das Septum pellucidum und das Crus des Fornix. Auf der linken Bildseite lässt sich auch der Lobus insularis abgrenzen. [S700-T906]

**b** Magnetresonanztomographischer Horizontalschnitt (MRT) auf Höhe des III. Ventrikels und des Abgangs der Unterhörner der Seitenventrikel; Ansicht von oben. Außer den Lobi insulares und den in **a** bereits genannten Strukturen sind der Thalamus und die Columna des Fornix zu sehen. [S700]

## Gehirn, MRT

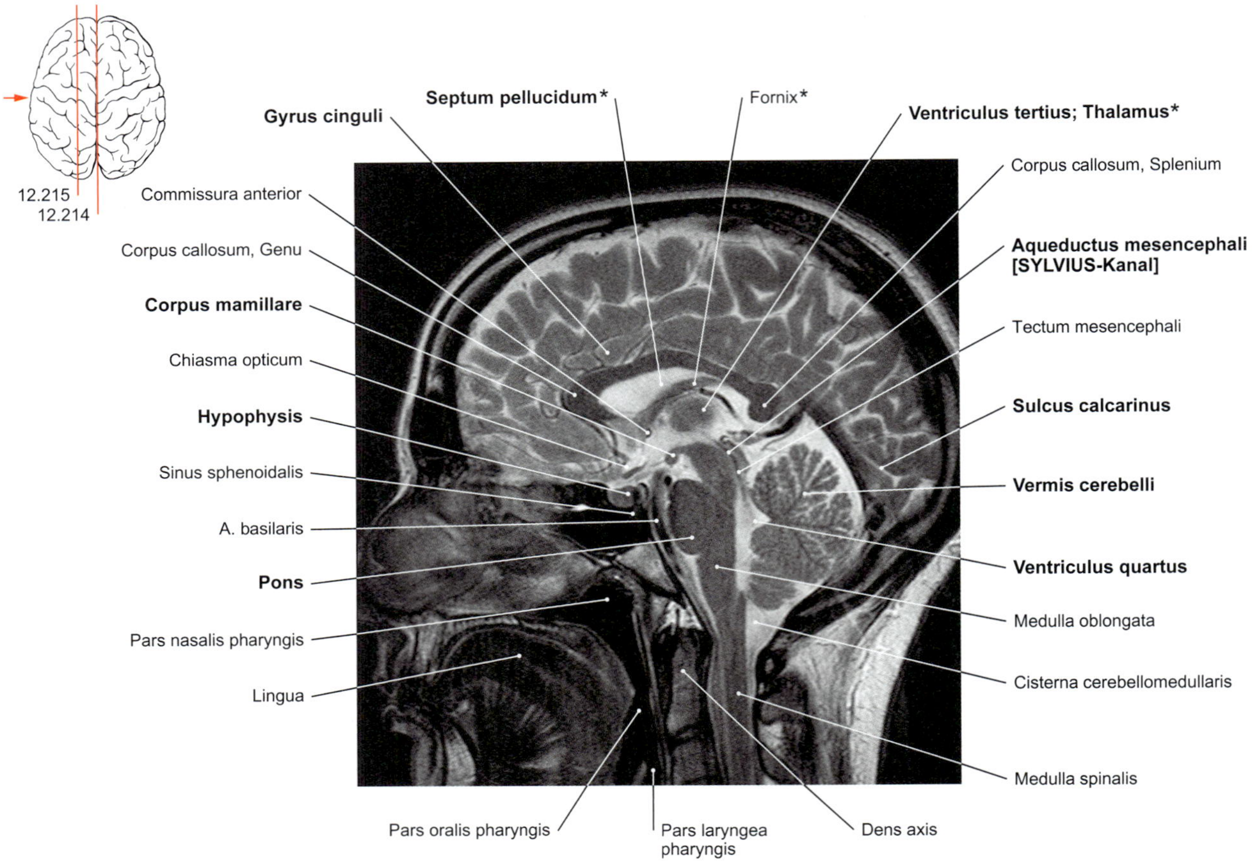


**Abb. 12.214 Gehirn, Encephalon;** magnetresonanztomographischer Medianschnitt (MRT). [S700]
In der MRT sind sämtliche Hirnstrukturen sehr gut abgrenzbar, wie z. B. Gyrus cinguli, Septum pellucidum, III. Ventrikel, Thalamus, Aqueductus mesencephali [SYLVIUS-Kanal], Corpus mamillare, Hypothalamus, Hypophyse, Mittelhirn, Pons, Kleinhirn und Medulla oblongata.
Aufgrund des „Partial-Volume-Effekts" ist die Kontur der mit * gekennzeichneten Strukturen etwas verfälscht.

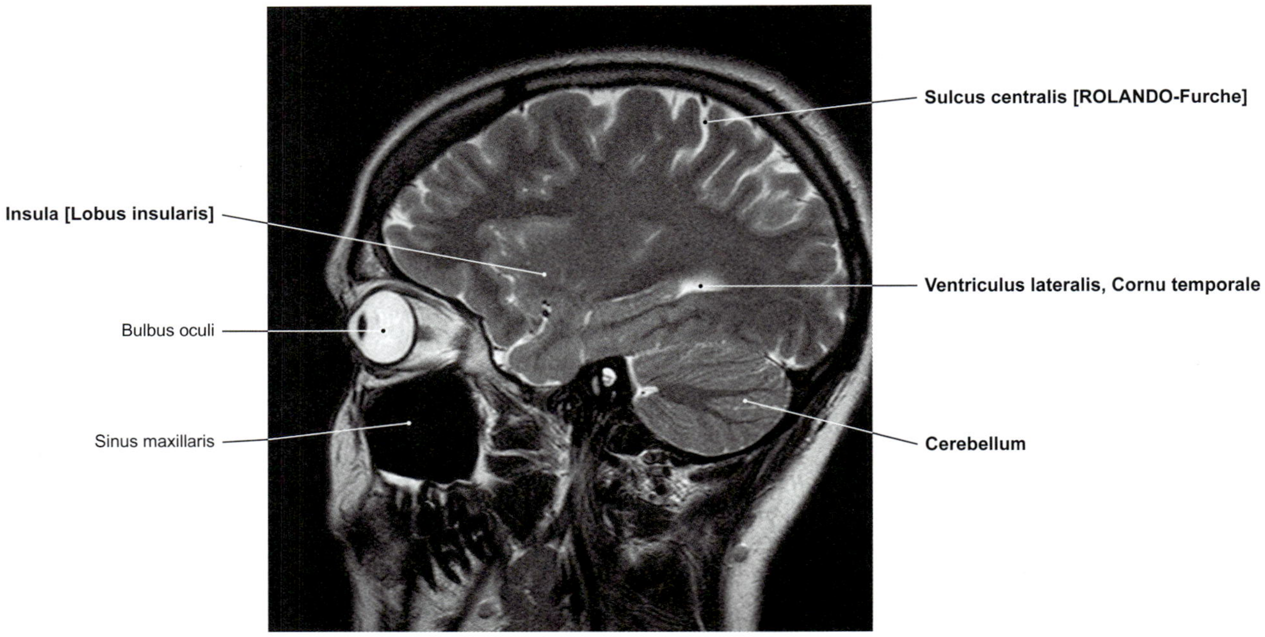


**Abb. 12.215 Gehirn, Encephalon;** magnetresonanztomographischer Sagittalschnitt (MRT) auf Höhe des Mittelhirns und der Unterhörner der Seitenventrikel; Ansicht von links. [S700]
Der Sagittalschnitt trifft das Kleinhirn und den Sulcus centralis. Ein kleiner Abschnitt des Cornu temporale des Seitenventrikels liegt ebenfalls in der Abbildungsebene.

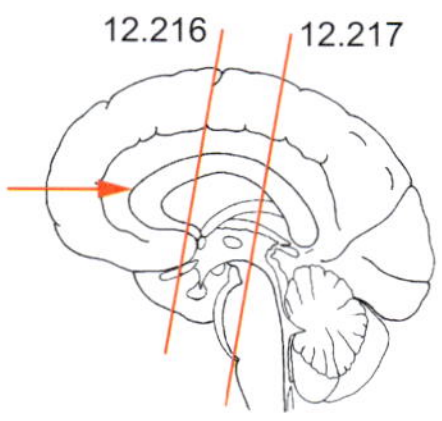


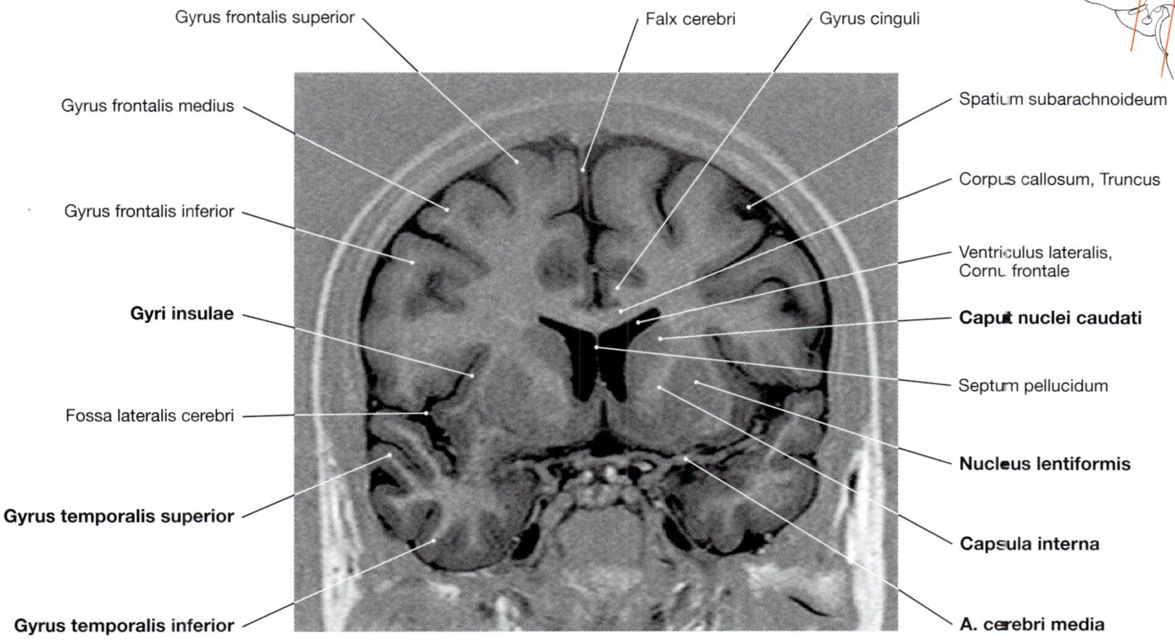


**Abb. 12.216 Gehirn, Encephalon;** magnetresonanztomographischer Frontalschnitt (MRT) auf Höhe des vorderen Anteils des dritten Ventrikels; Ansicht von vorne. [S700-T906]
Der Verlauf der A. cerebri media in Richtung des Sulcus lateralis ist rechts zu erkennen. Beidseits sind die großen Gyri von Lobus frontalis und Lobus temporalis zu sehen. Im Bereich der Endhirnkerne lassen sich mit dieser Aufnahmetechnik der Nucleus caudatus, die Capsula interna und der Nucleus lentiformis abgrenzen.

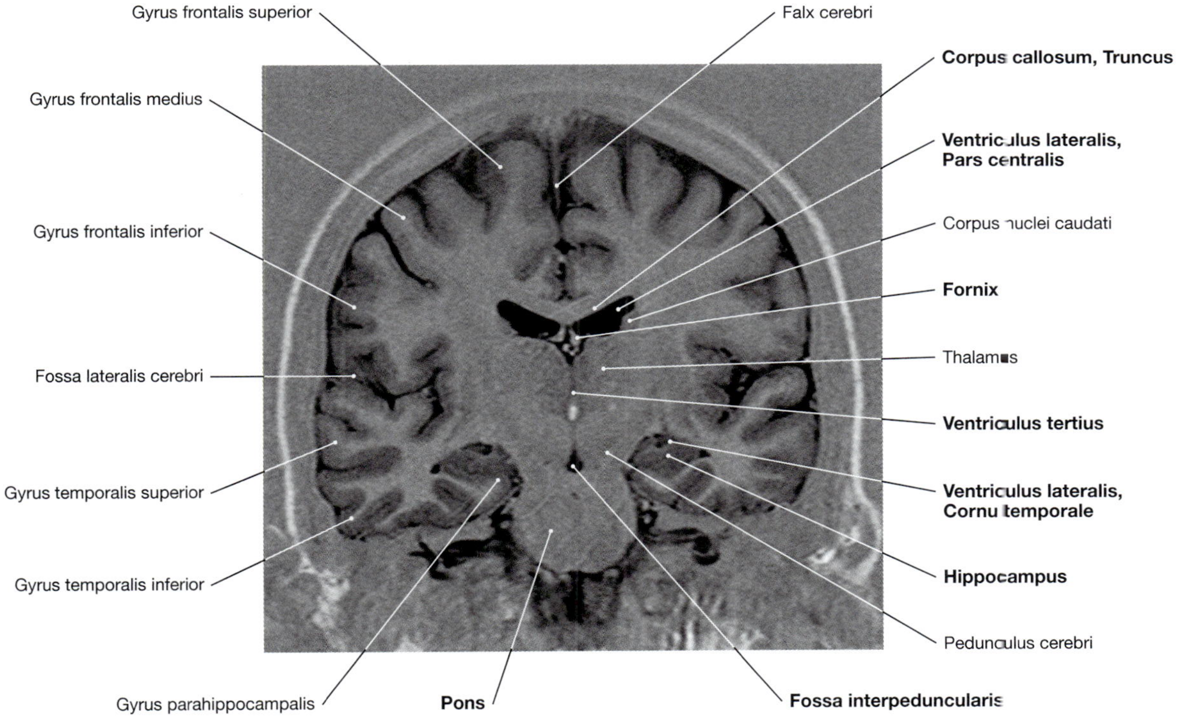


**Abb. 12.217 Gehirn, Encephalon;** magnetresonanztomographischer Frontalschnitt (MRT) auf Höhe des Thalamus; Ansicht von vorne. [S700-T906]
Die Aufnahme zeigt das Cornu temporale der Seitenventrikel und den Hippocampus. Weiter oben ist die Pars centralis der Seitenventrikel angeschnitten. In der Mittellinie lassen sich von oben nach unten der Truncus corporis callosi, der Fornix, der III. Ventrikel, die Fossa interpeduncularis des Hirnstamms und der Pons abgrenzen.

# Schnitte

## Gehirn, Frontalschnitte

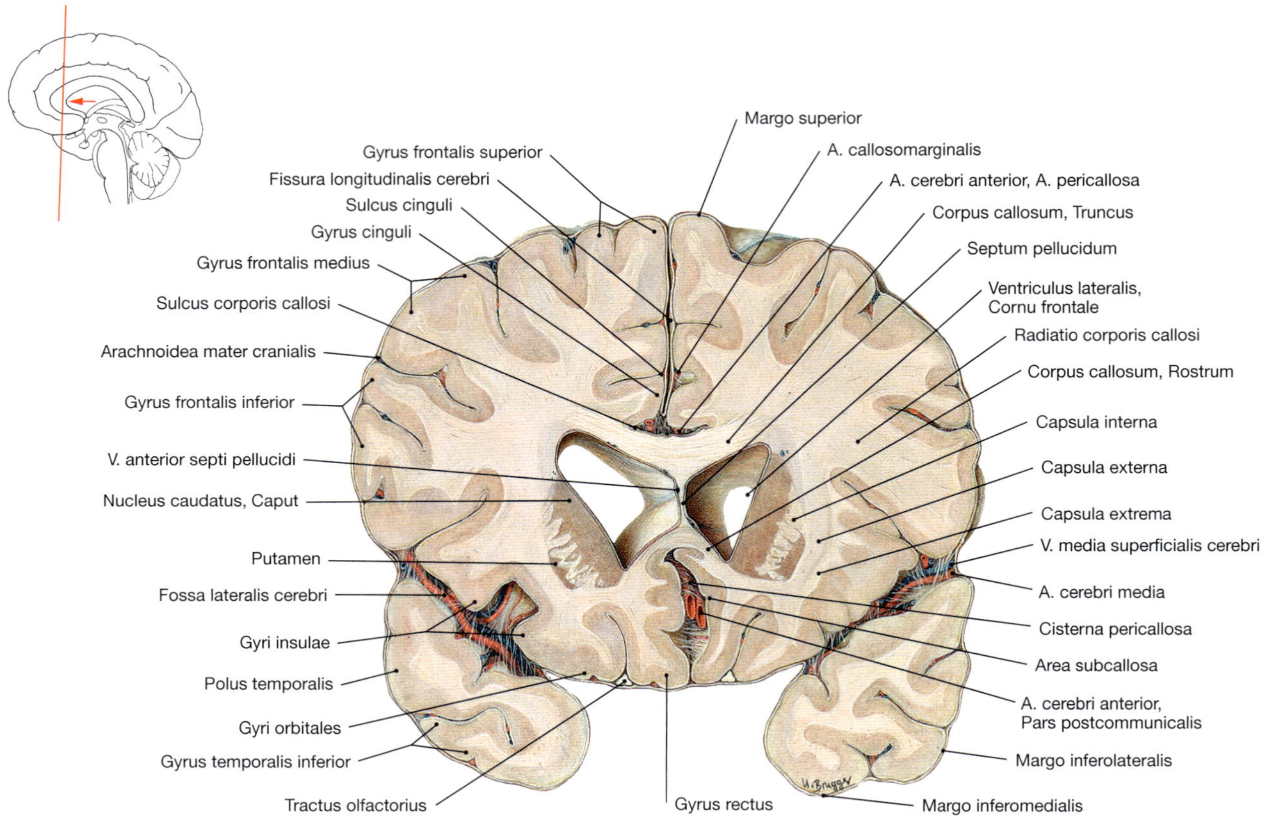


**Abb. 12.218 Gehirn, Encephalon;** Frontalschnitt auf Höhe des vorderen Anteils der Vorderhörner der Seitenventrikel; Ansicht von hinten. [S700]

Man sieht die beiden Ventriculi laterales, darüber das Corpus callosum und lateral von den Ventriculi laterales das Caput des Nucleus caudatus sowie das Putamen.

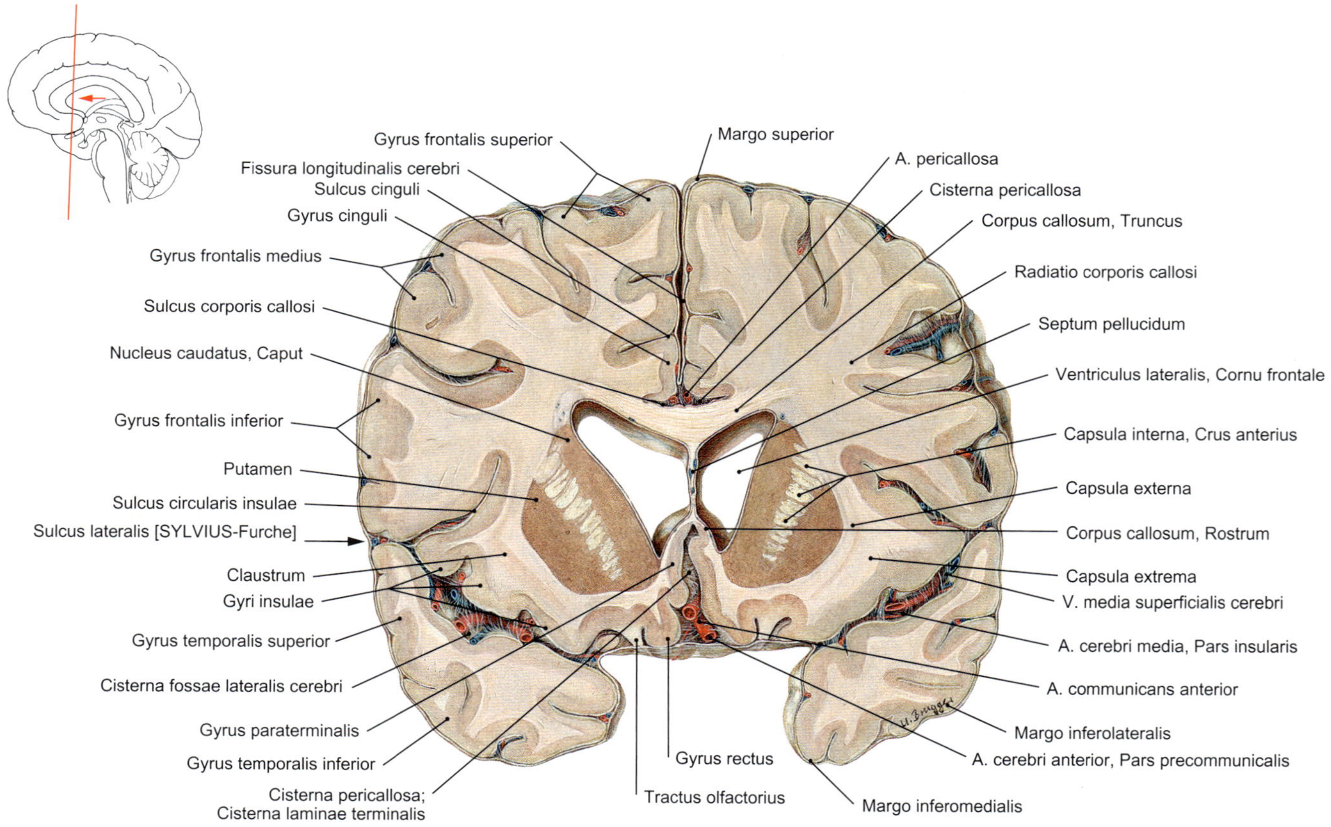


**Abb. 12.219 Gehirn, Encephalon;** Frontalschnitt auf Höhe des hinteren Anteils der Vorderhörner der Seitenventrikel; Ansicht von hinten. [S700]

Über den Ventriculi laterales sieht man den Truncus des Corpus callosum, lateral der Ventriculi laterales das Caput des Nucleus caudatus, das Putamen und dazwischen das Crus anterius der Capsula interna.

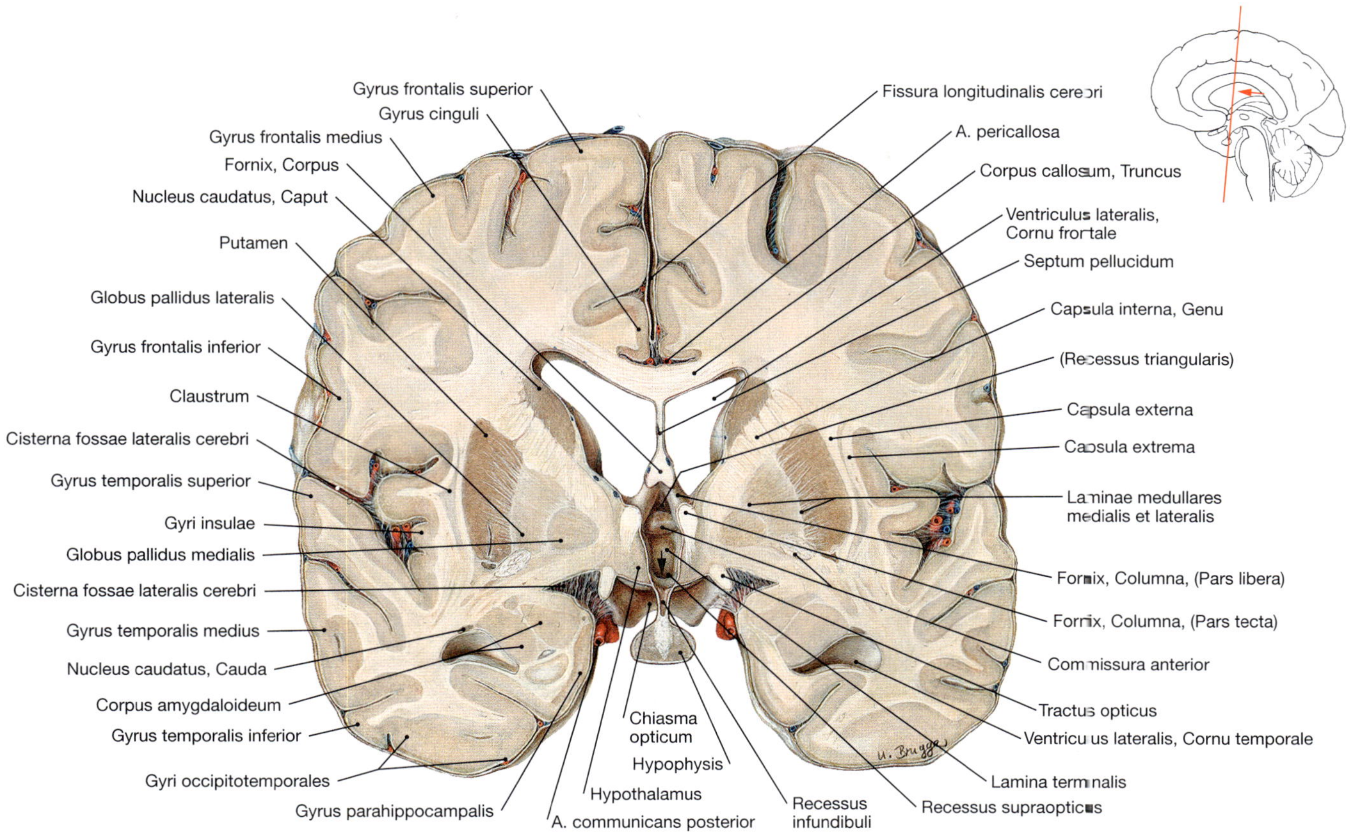


**Abb. 12.220 Gehirn, Encephalon;** Frontalschnitt auf Höhe der Foramina interventricularia; Ansicht von hinten. [S700]

Der Schnitt geht genau durch die Hypophyse. Unterhalb der Ventriculi laterales sieht man das Caput des Nucleus caudatus, die Capsula interna, den Globus pallidus, das Putamen, das Claustrum und einige Gyri insulae.

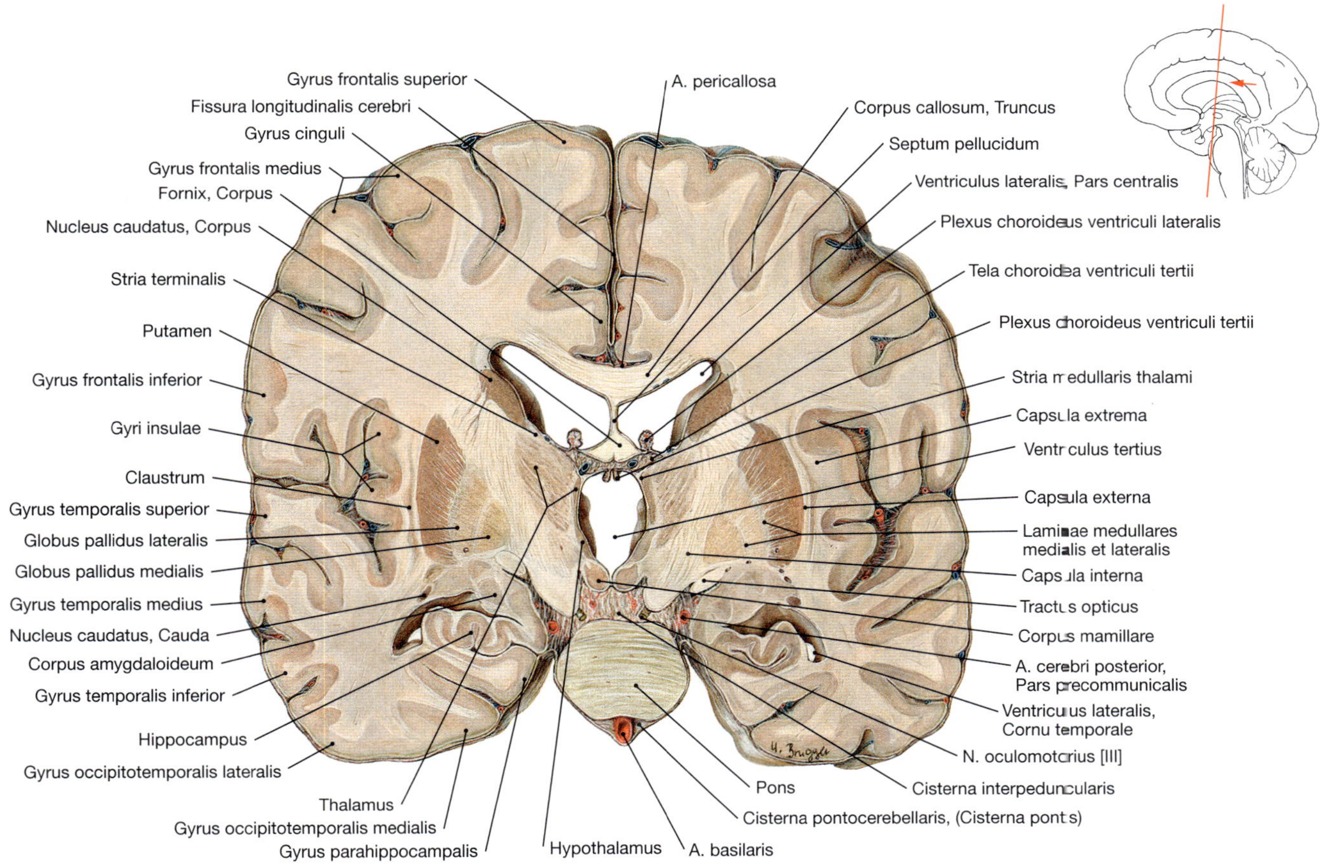


**Abb. 12.221 Gehirn, Encephalon;** Frontalschnitt auf Höhe der Corpora mamillaria; Ansicht von hinten. [S700]

Auf Höhe der Corpora mamillaria sieht man unterhalb der Ventriculi laterales das Lumen des Ventriculus tertius. Lateral davon liegen von innen nach außen Thalamus, Capsula interna, Globus pallidus, Putamen, Capsula externa, Claustrum, Capsula extrema und Gyri insulae.

## Gehirn, Frontalschnitte

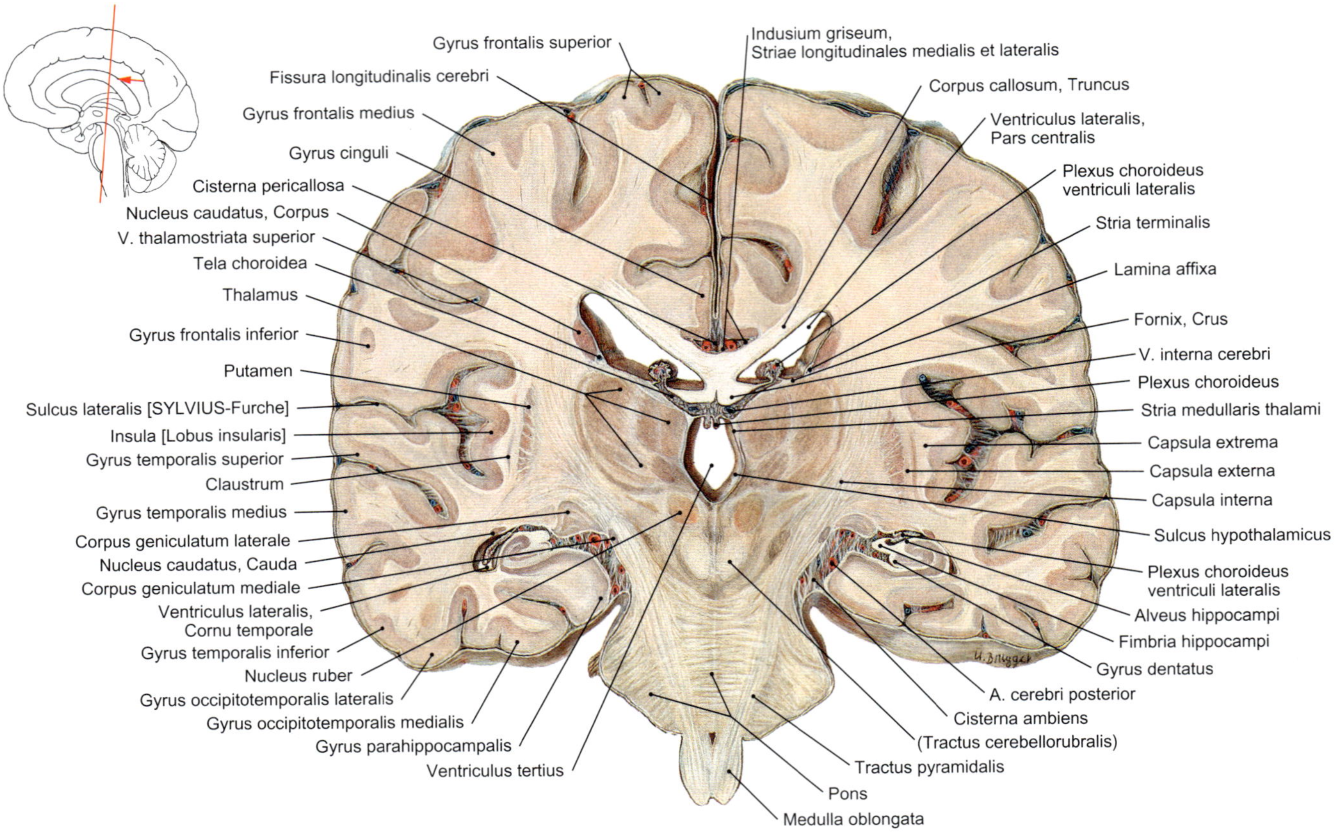


**Abb. 12.222 Gehirn, Encephalon;** Frontalschnitt auf Höhe der Mitte des III. Ventrikels; Ansicht von hinten. [S700]
In vielen Fällen sind rechter und linker Thalamus auf dieser Höhe durch die Adhesio interthalamica quer miteinander verbunden. Unterhalb des Thalamus erkennt man gut den Nucleus ruber. Im Hirnstamm hebt sich im Pons der Tractus pyramidalis ab.

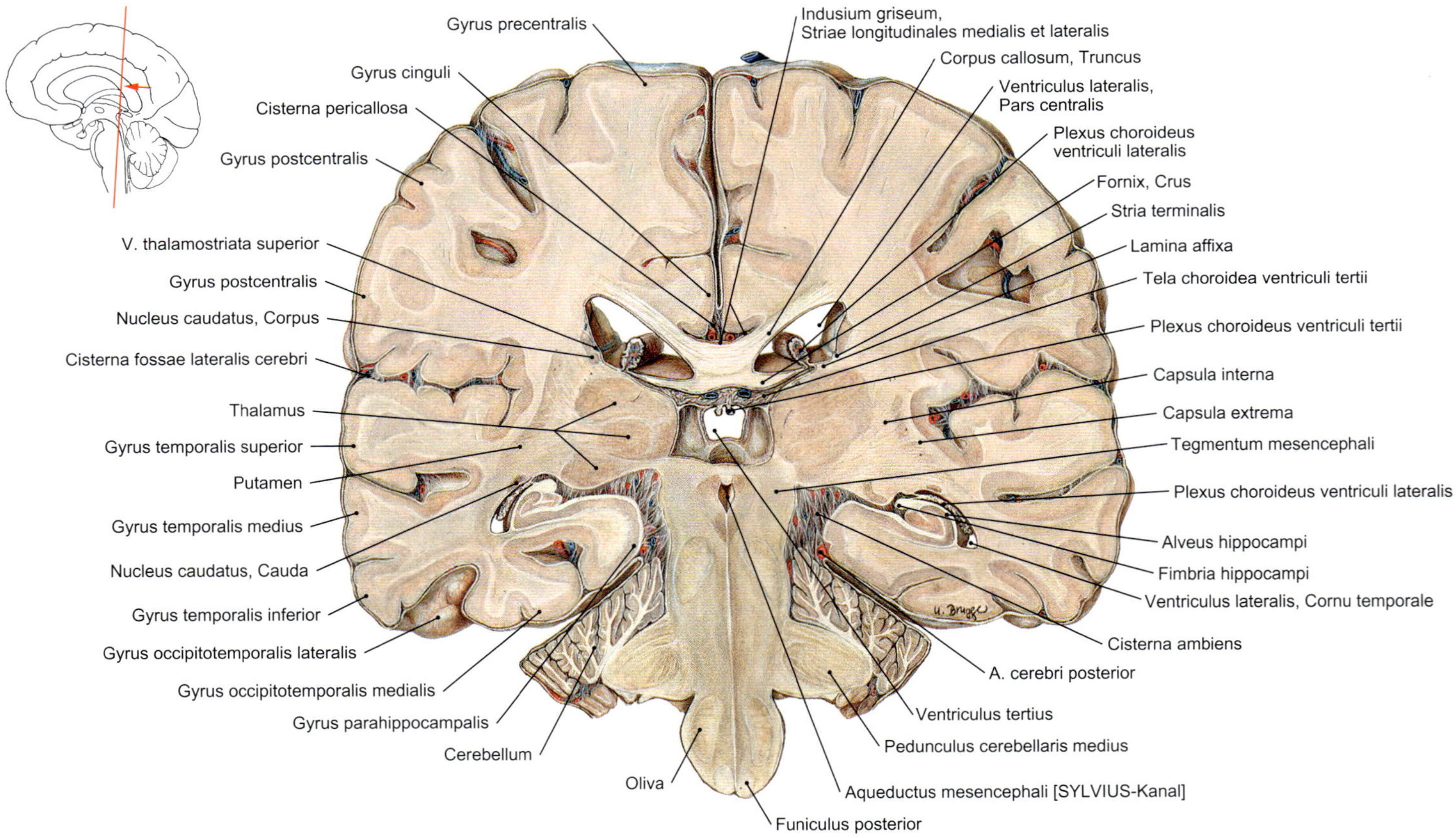


**Abb. 12.223 Gehirn, Encephalon;** Frontalschnitt auf Höhe der Hinterwand des III. Ventrikels; Ansicht von hinten. [S700]
Unterhalb der Ventriculi laterales sieht man verschiedene Thalamuskerne, darunter ist der okzipitale Abschnitt des Hippocampus sichtbar. Der Hirnstamm ist auf Höhe des Aqueductus mesencephali [SYLVIUS-Kanal] angeschnitten.

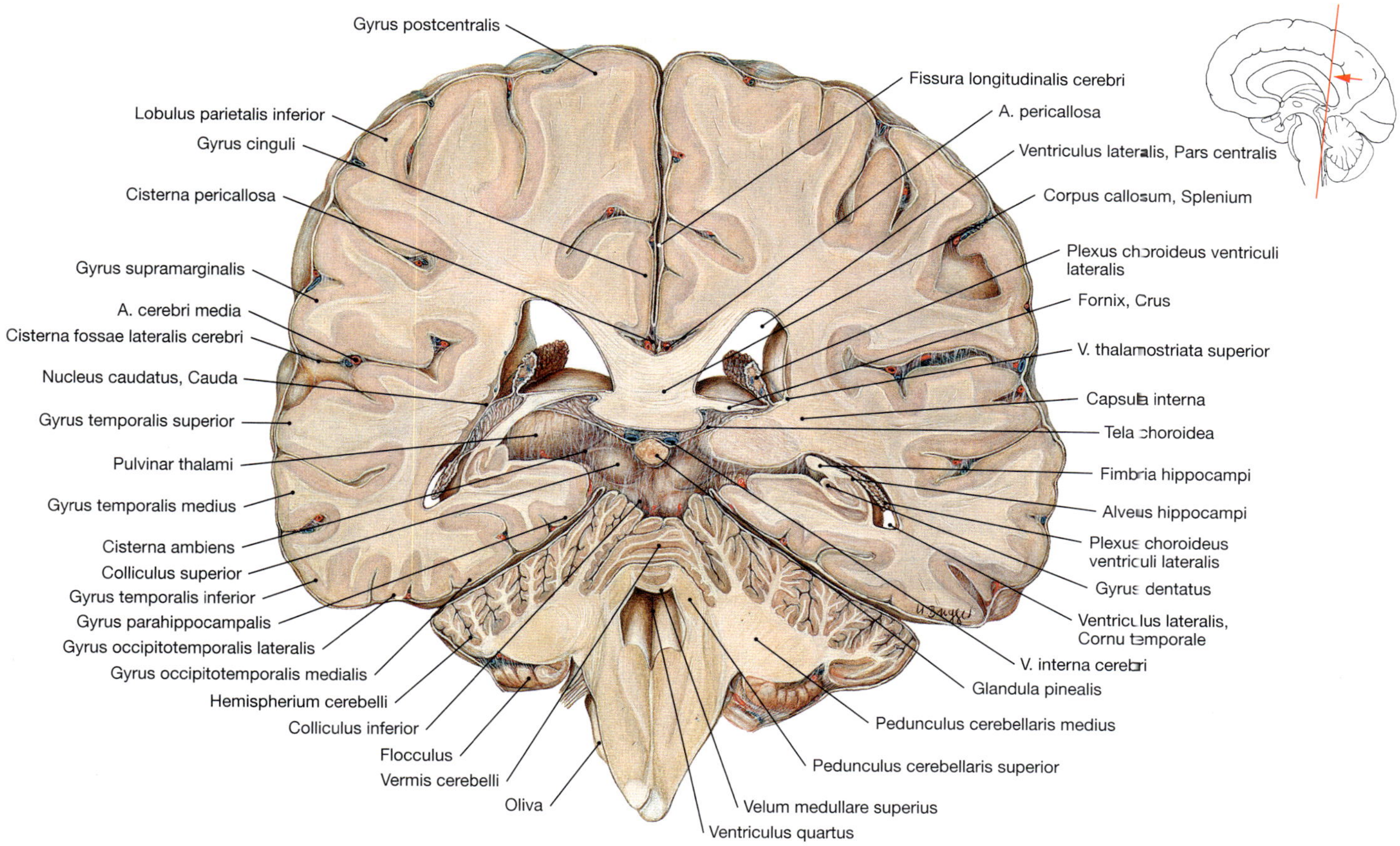


**Abb. 12.224 Gehirn, Encephalon;** Frontalschnitt auf Höhe der Zirbeldrüse und des IV. Ventrikels; Ansicht von hinten. [S700]
Zentral im Bild imponieren das Splenium des Corpus callosum, die Glandula pinealis, seitlich davon die Colliculi superiores und das Pulvinar thalami. Im Hirnstamm sieht man seitlich und leicht oberhalb vom Ventriculus quartus die Pedunculi cerebellares superiores.

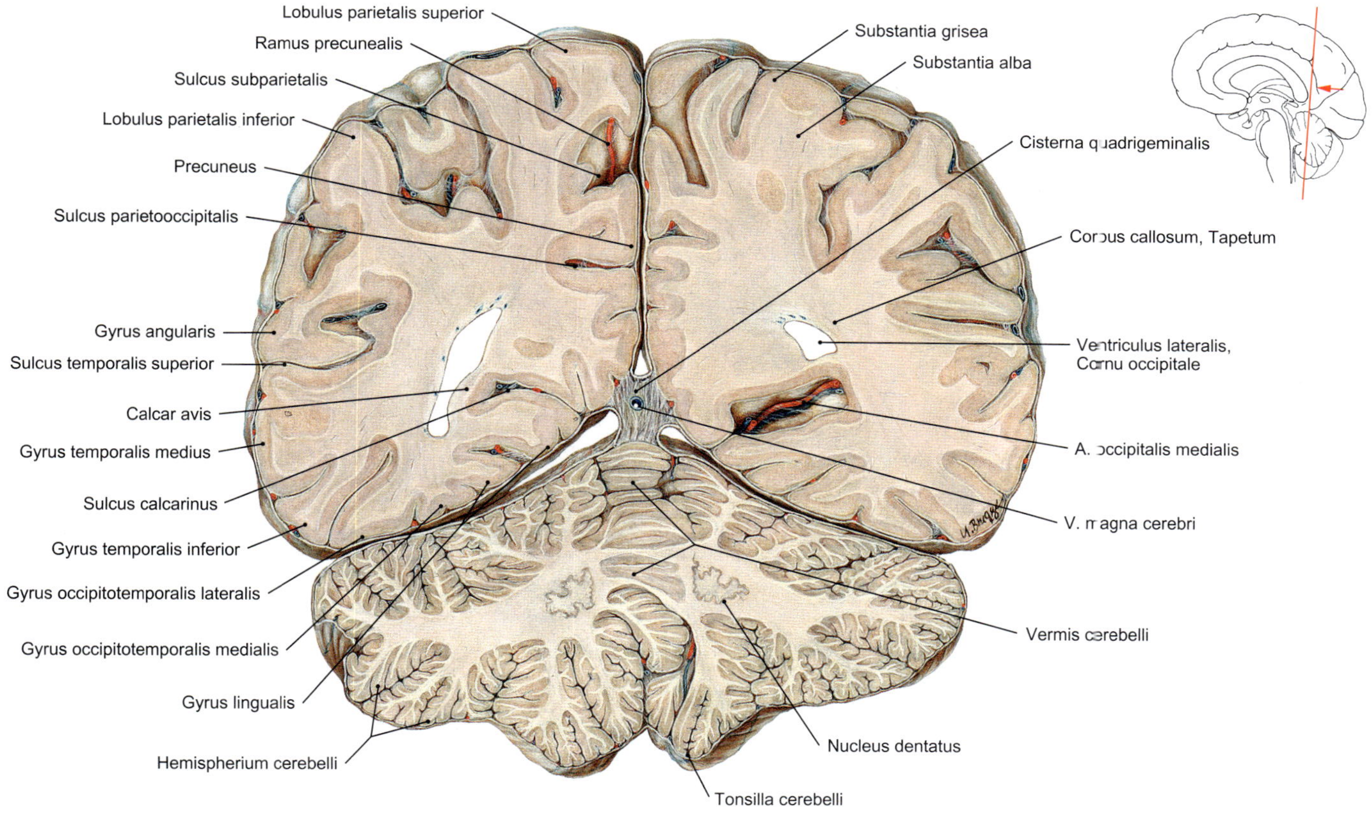


**Abb. 12.225 Gehirn, Encephalon;** Frontalschnitt auf Höhe der Hinterhörner der Seitenventrikel; Ansicht von hinten. [S700]
Im Kleinhirn sieht man den Nucleus dentatus sowie große Anteile des Vermis cerebelli.

## Gehirn, Horizontalschnitt

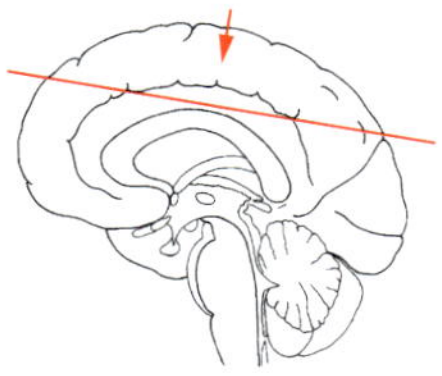

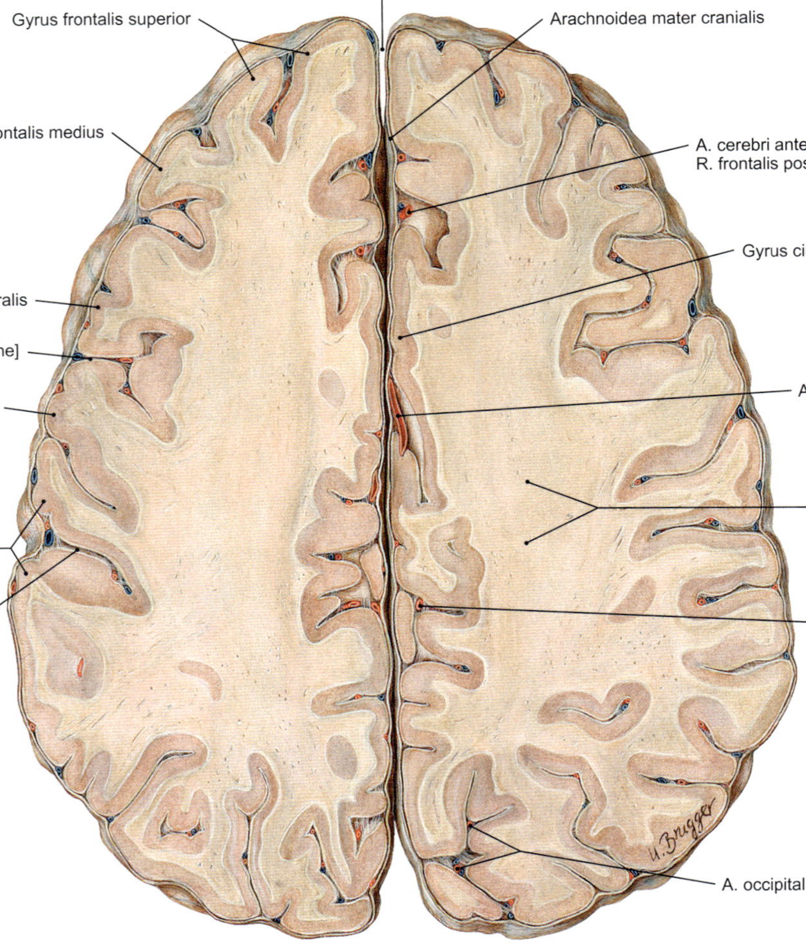


**Abb. 12.226 Gehirn, Encephalon;** Horizontalschnitt knapp oberhalb des Balkens; Ansicht von oben. [S700]
Der Schnitt liegt direkt oberhalb des Balkens (Corpus callosum). In dieser Ebene sind noch keine Kerngebiete sichtbar. In der breit wirkenden weißen Substanz mischen sich vom Thalamus zur Großhirnrinde ausstrahlende Bahnen (Corona radiata) mit den beide Hemisphären verbindenden Fasern des Corpus callosum (Radiatio corporis callosi). Dazu kommen (nicht sichtbar) die zur Capsula interna nach unten konvergierenden Bahnen (→ Abb. 12.28 und → Abb. 12.29). Aufgrund altersbedingter Atrophie des Gehirns erscheint der Subarachnoidalraum erweitert (→ Abb. 12.227 bis → Abb. 12.236).

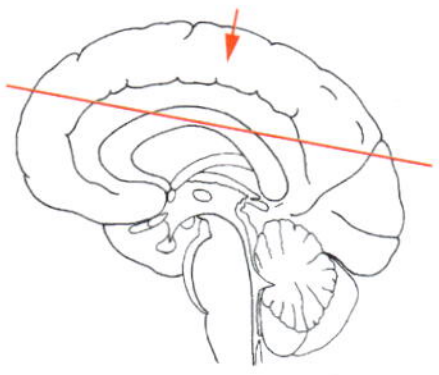

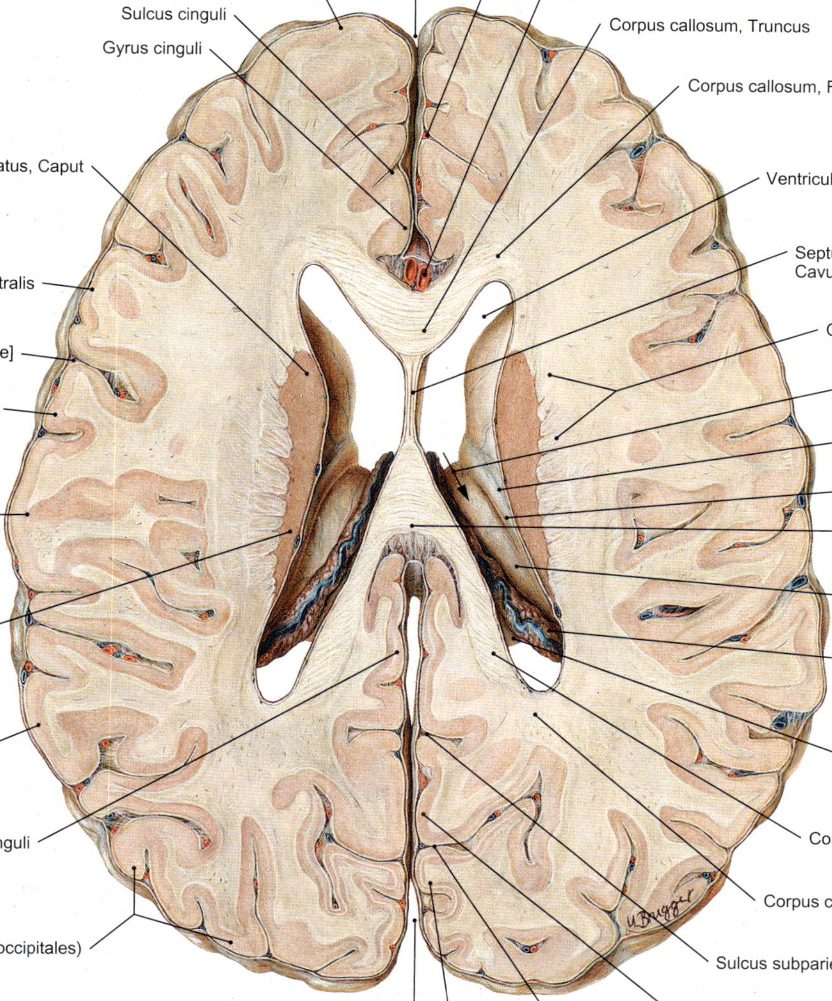


**Abb. 12.227 Gehirn, Encephalon;** Horizontalschnitt auf Höhe des Mittelteils der Seitenventrikel; Ansicht von oben. [S700]
Die Ventriculi laterales sind durch das Septum pellucidum getrennt, das sich zwischen Truncus und Fornix (nicht sichtbar) des Corpus callosum ausspannt. Lateral der Ventriculi laterales sind das Caput und das Corpus des Nucleus caudatus angeschnitten, noch weiter lateral liegt die Capsula interna.

## Gehirn, Horizontalschnitt



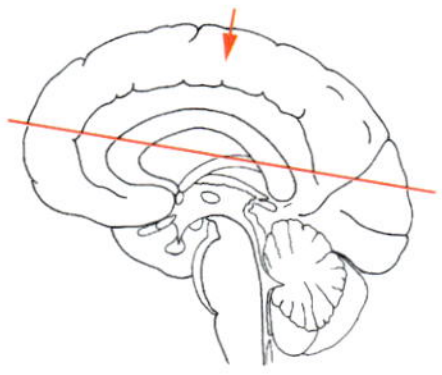

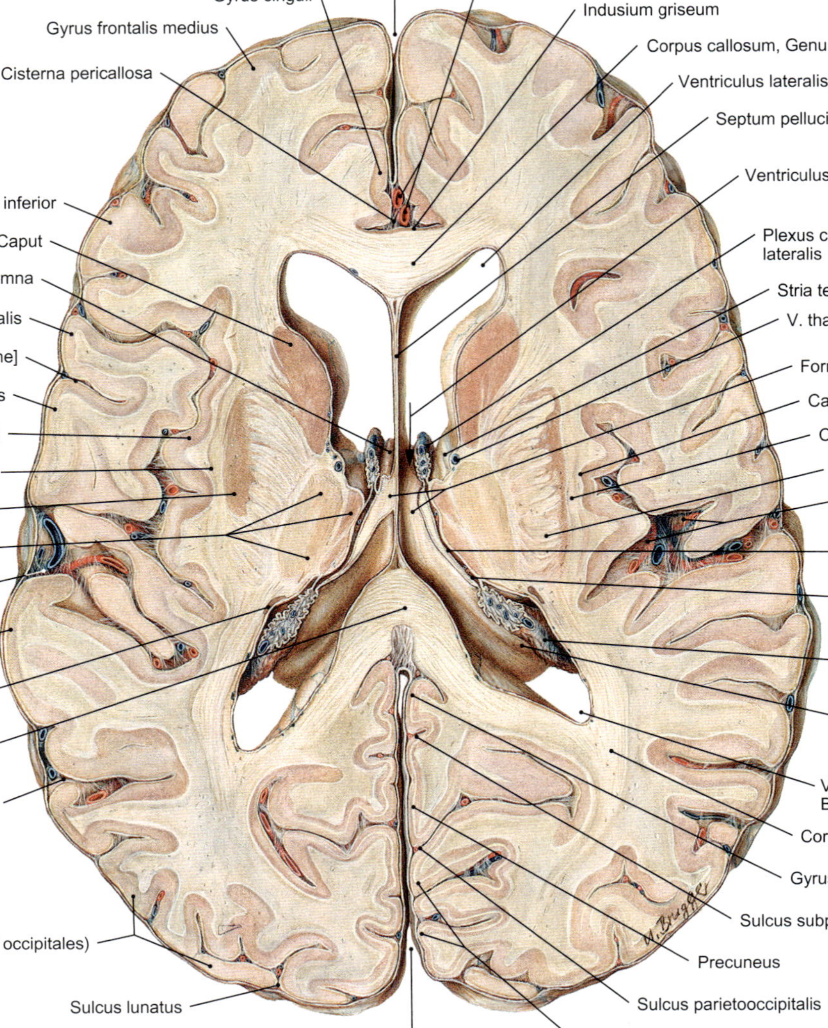


**Abb. 12.228 Gehirn, Encephalon;** Horizontalschnitt auf Höhe des Bodens des Mittelteils der Seitenventrikel; Ansicht von oben. [S700] Der zentral gelegte Schnitt zeigt lateral der Ventriculi laterales Anschnitte des Thalamus. Davor sieht man das Caput, dahinter als kleines Areal die Cauda des Nucleus caudatus. Lateral des Thalamus folgen von medial nach lateral Capsula interna, Putamen, Capsula externa, Claustrum, Capsula extrema und Gyri insulae. Vom Corpus callosum sieht man in der Mittellinie vorne das Genu und hinten das Splenium.

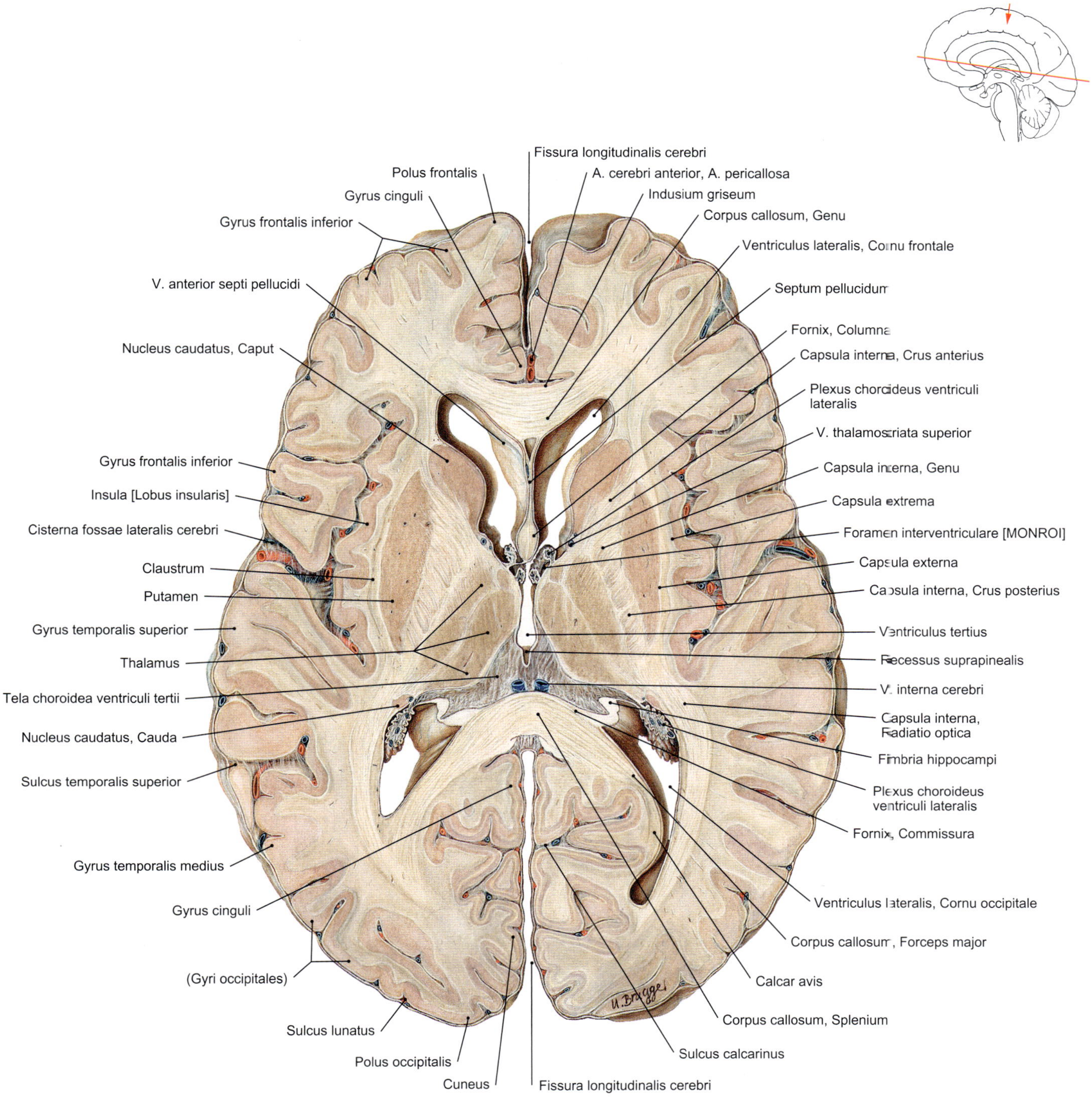


**Abb. 12.229 Gehirn, Encephalon;** Horizontalschnitt auf Höhe der oberen Zone des dritten Ventrikels; Ansicht von oben. [S700]
Zentral im Bild liegt der Ventriculus tertius, davor und dahinter sieht man Anschnitte der Ventriculi laterales sowie das Genu bzw. das Splenium des Corpus callosum. **Kerngebiete** sind Caput und Cauda des Nucleus caudatus, Thalamus, Putamen und Claustrum. Zwischen den großen Kernen verläuft die Capsula interna mit ihrem charakteristischen Genu. Außerdem sieht man die Radiatio optica der Capsula interna.

## Gehirn, Horizontalschnitt

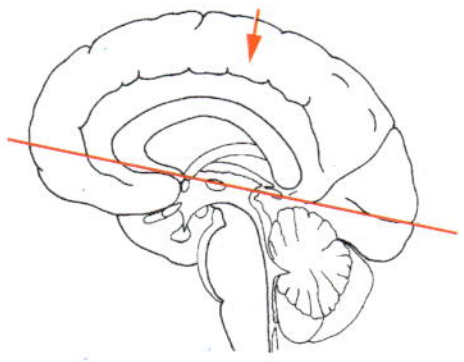

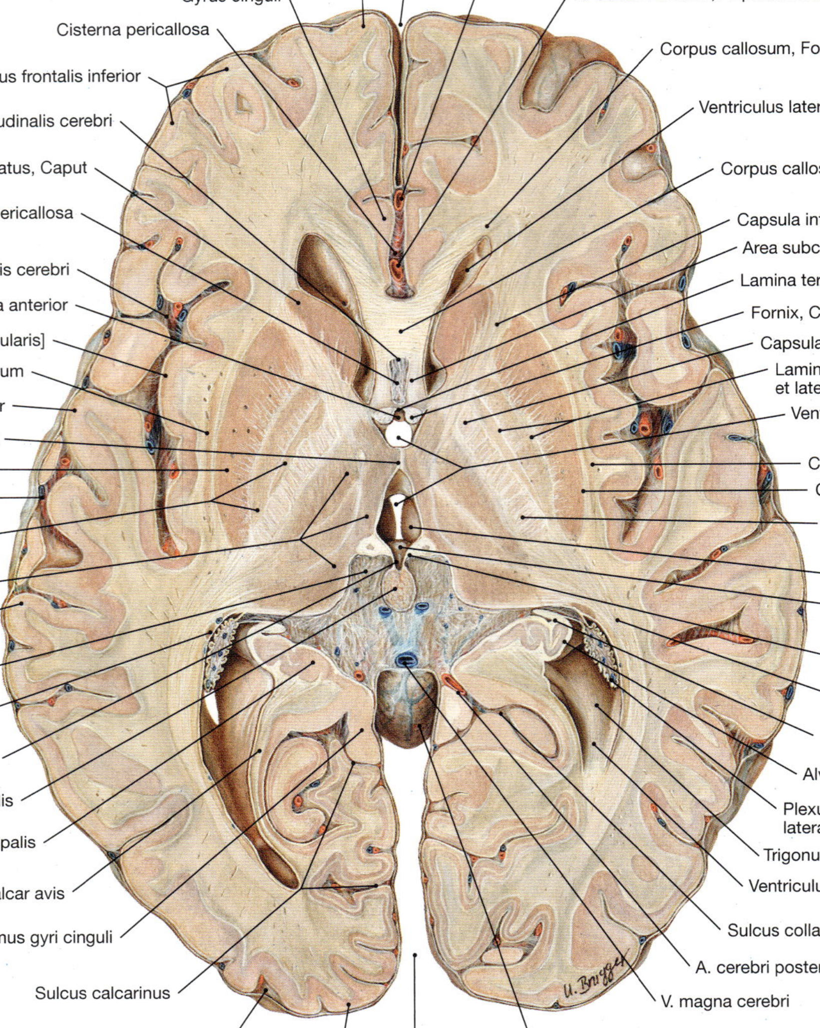


**Abb. 12.230 Gehirn, Encephalon;** Horizontalschnitt durch die Mitte des III. Ventrikels auf Höhe der Adhesio interthalamica; Ansicht von oben. [S700]

Der Schnitt geht genau durch die Glandula pinealis und die Adhesio interthalamica. Seitlich davon liegen Thalamus, Capsula interna, Globus pallidus, Putamen, Capsula externa, Claustrum, Capsula extrema und Lobus insularis. Ferner sieht man die Fimbria hippocampi, den Alveus hippocampi und den Gyrus parahippocampalis

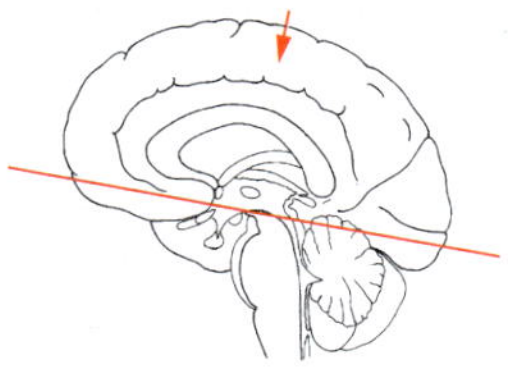

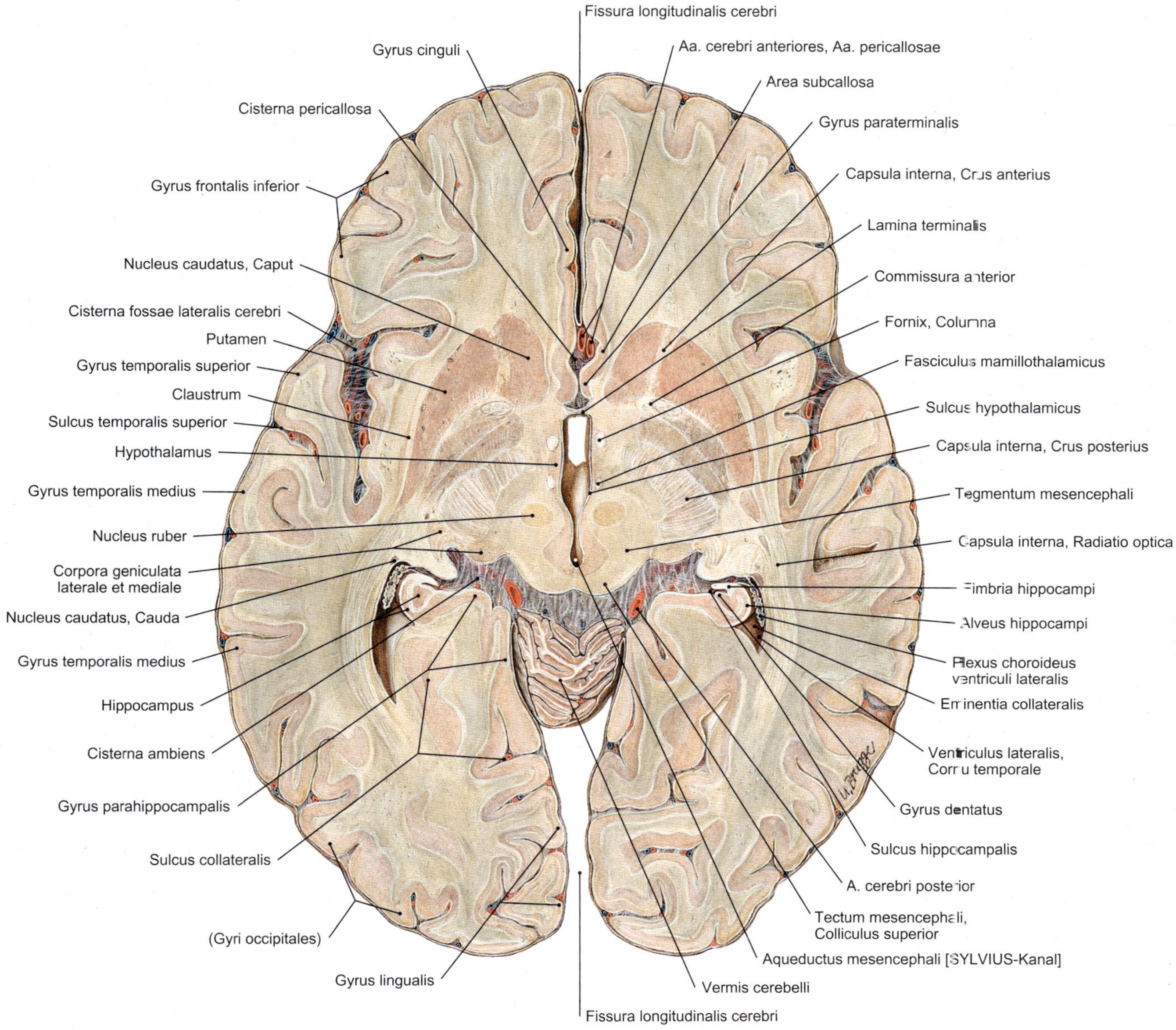


**Abb. 12.231 Gehirn, Encephalon;** Horizontalschnitt durch den III. Ventrikel, auf Höhe des Abgangs des Aqueductus mesencephali; Ansicht von oben. [S700]

In dieser Schnittebene sticht der Nucleus ruber aufgrund seiner rötlichen Farbe auffällig hervor. Man erkennt ferner die enge Nachbarschaft von Nucleus caudatus und Putamen. Zwischen beiden verläuft das Crus anterius der Capsula interna. Der Schnitt befindet sich am Übergang vom Ventriculus tertius in den Aqueductus mesencephali [SYLVIUS-Kanal]. Beide Strukturen sind angeschnitten. Außerdem trifft der Schnitt den Oberrand des Vermis cerebelli.

## Gehirn, Horizontalschnitt

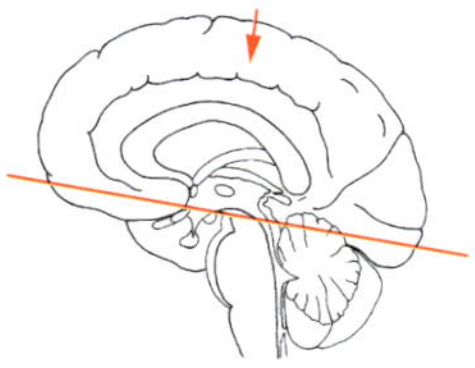

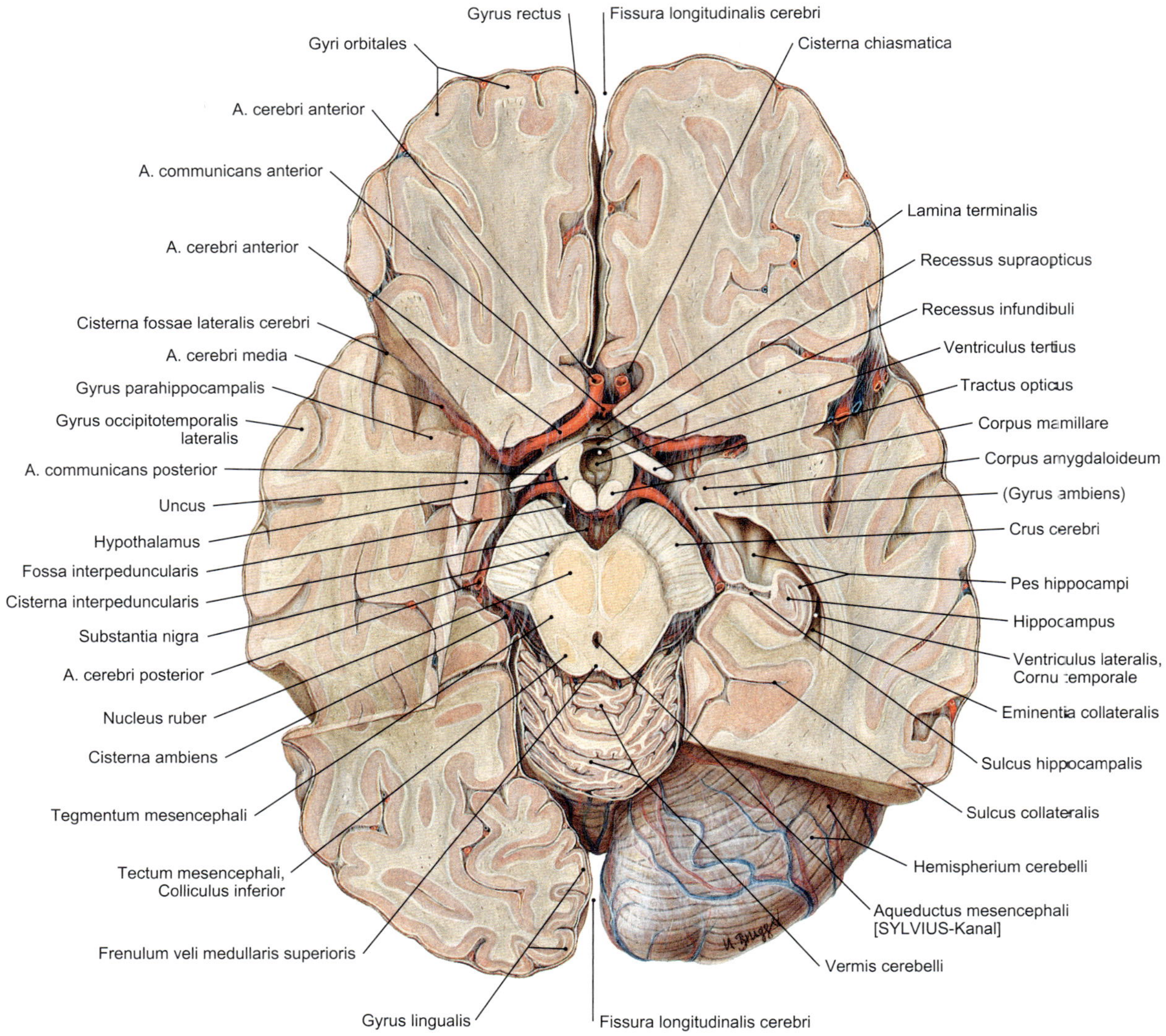


**Abb. 12.232 Gehirn, Encephalon;** gestufter Horizontalschnitt durch den Boden des dritten Ventrikels auf Höhe der Corpora mamillaria; Ansicht von oben. [S700]
Der Schnitt führt durch die Tractus optici, die Hypothalami, die Corpora mamillaria, die Crura cerebri, die Nuclei rubri und die Colliculi inferiores des Tectum mesencephali. Auf der rechten Seite erkennt man den Hippocampus, links sind Anschnitte der grauen und weißen Substanz des Temporal- und des Okzipitallappens zu sehen. Die Entfernung des Okzipitalpols auf der rechten Seite gibt den Blick auf das Hemispherium cerebelli frei.

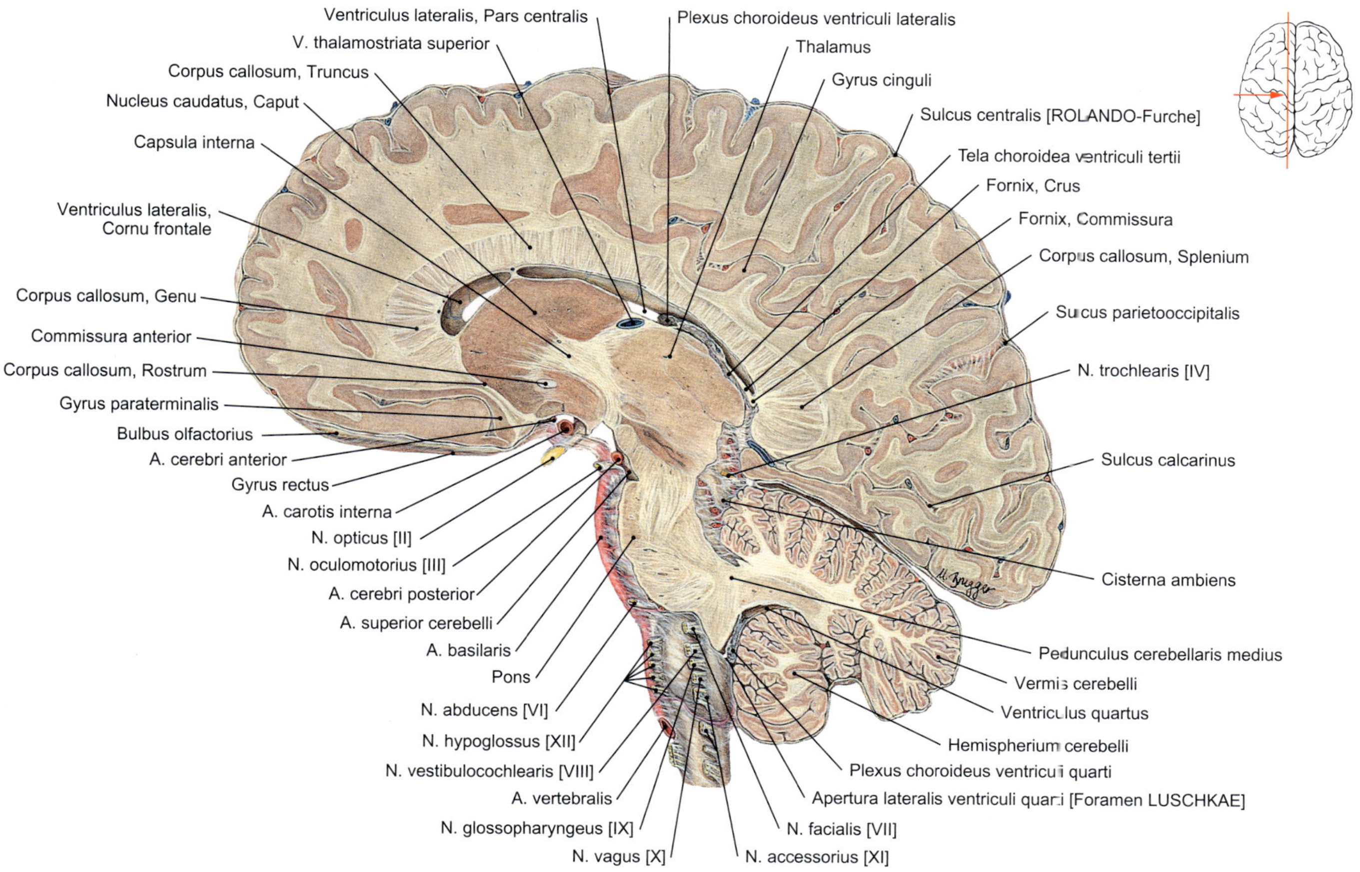


**Abb. 12.233 Gehirn, Encephalon;** Sagittalschnitt durch die linke Hirnhälfte auf Höhe des Caput des Nucleus caudatus; Ansicht von links. [S700]

Der nahe der Mittellinie gelegene Schnitt zeigt das Corpus callosum in voller rostrookzipitaler Ausdehnung. Darunter liegt der Ventriculus lateralis und noch weiter unten schließen sich Nucleus caudatus, Thalamus, Capsula interna und N. opticus [II] an. Vor dem Hirnstamm verläuft die A. basilaris. Man sieht als Übergang vom Pons zum Cerebellum den Pedunculus cerebellaris medius.

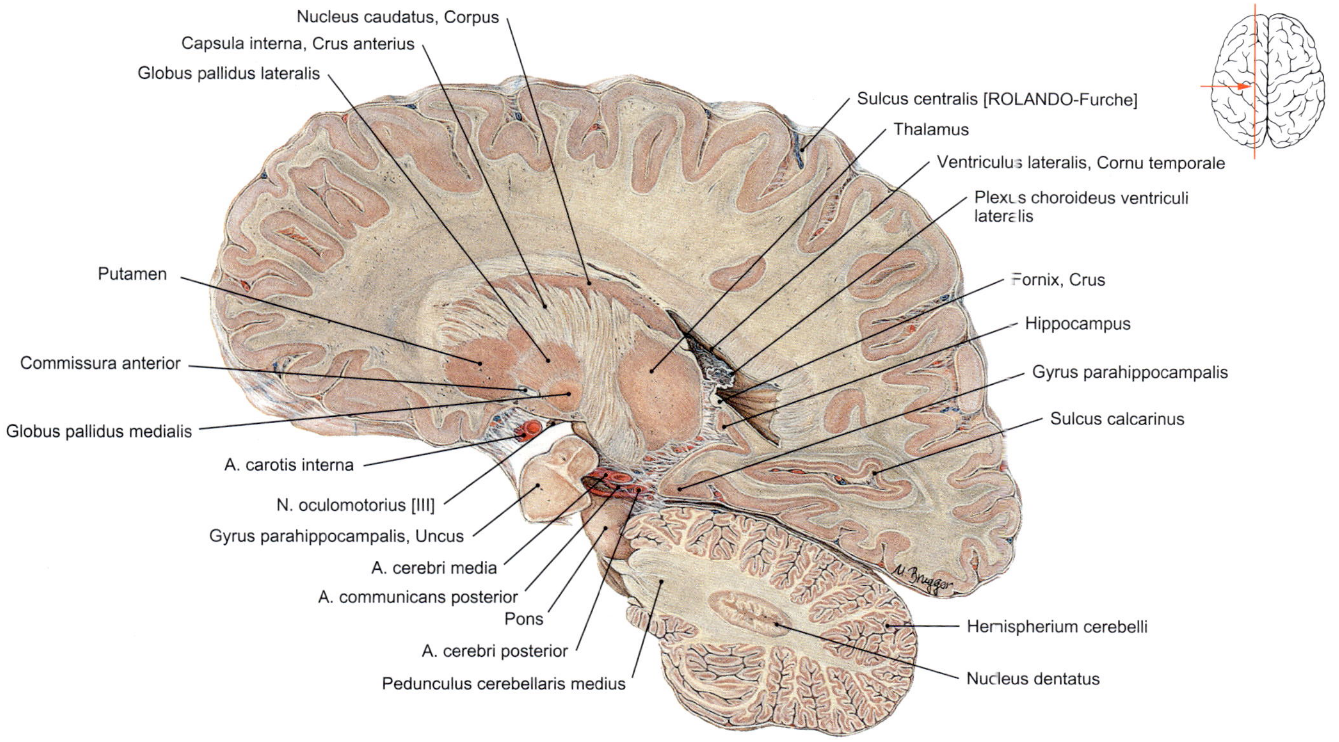


**Abb. 12.234 Gehirn, Encephalon;** Sagittalschnitt durch die linke Hirnhälfte auf Höhe des Corpus des Nucleus caudatus; Ansicht von links. [S700]

Außer dem Corpus des Nucleus caudatus sind das Crus anterius der Capsula interna, der Thalamus, das Putamen, der Globus pallidus und der Uncus des Gyrus parahippocampalis angeschnitten. Im Cerebellum verläuft die Schnittebene durch den Nucleus dentatus.

## Gehirn, Sagittalschnitte

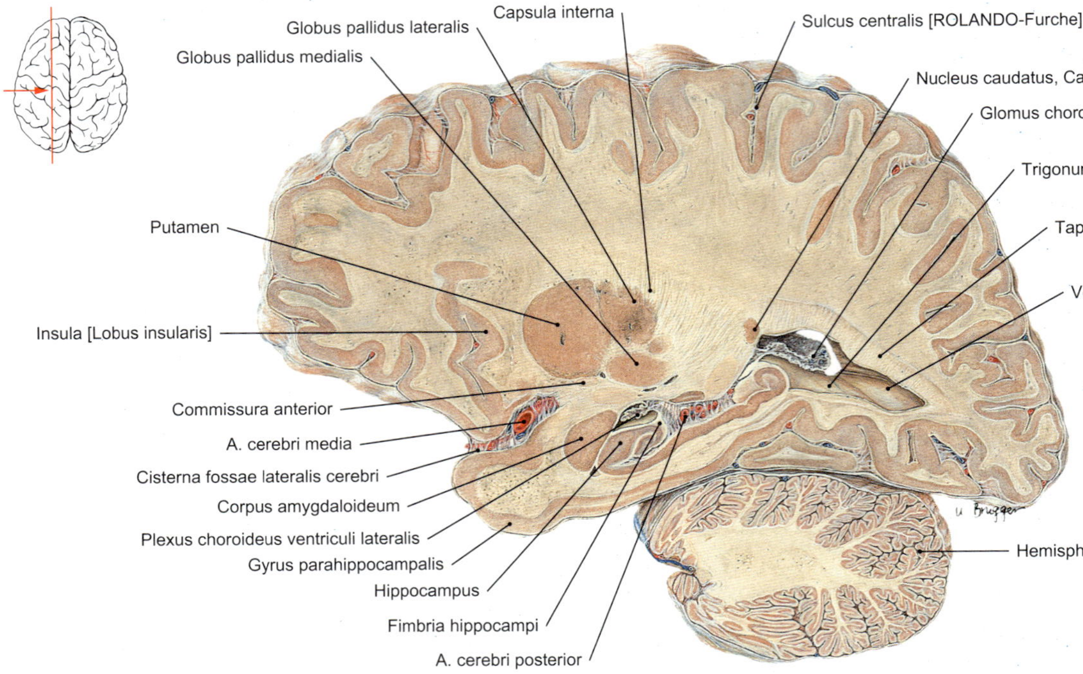


**Abb. 12.235 Gehirn, Encephalon;** Sagittalschnitt durch die linke Hirnhälfte auf Höhe des Corpus amygdaloideum; Ansicht von links. [S700]

Hinter dem Corpus amygdaloideum sind der Hippocampus, die Fimbria hippocampi und die Cauda des Nucleus caudatus angeschnitten. Ferner sieht man das Putamen, den Globus pallidus und die Capsula interna. Unten verläuft der Schnitt durch das Hemispherium cerebelli.

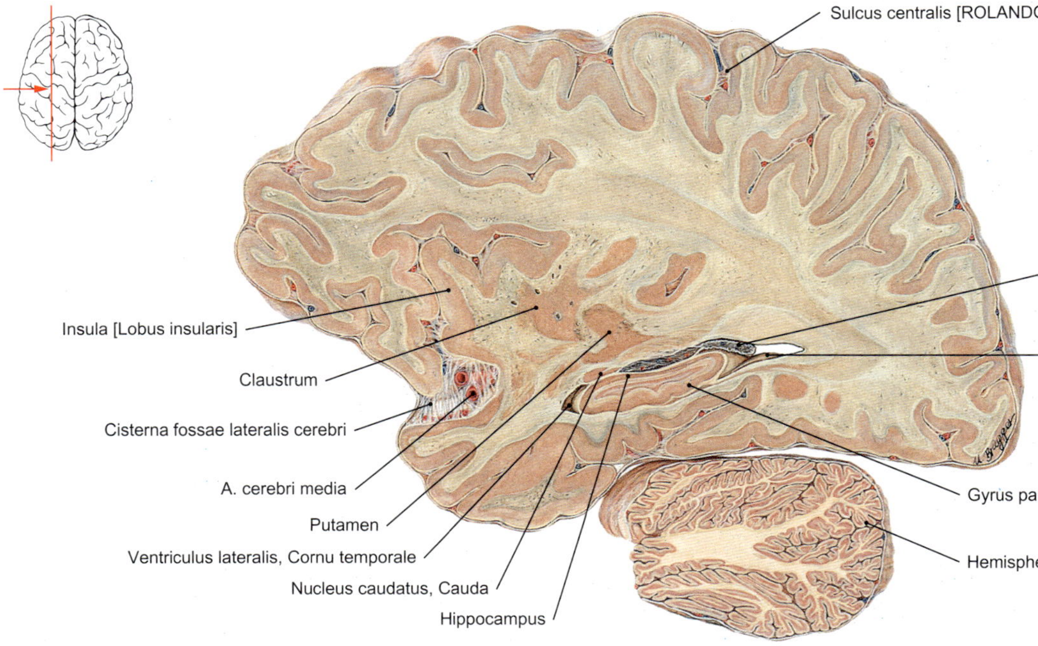


**Abb. 12.236 Gehirn, Encephalon;** Sagittalschnitt durch die linke Hirnhälfte auf Höhe der Spitze des Cornu temporale des Ventriculus lateralis; Ansicht von links. [S700]

Der abgebildete Schnitt liegt so weit lateral, dass der Lobus insularis getroffen ist. Ferner sieht man den Hippocampus mit dem Gyrus parahippocampalis, das Claustrum und das Putamen.

# Beispielfragen aus der Prüfung

*Damit Sie überprüfen können, ob Sie die Inhalte dieses Kapitels verinnerlicht haben, werden hier exemplarisch Fragen aus einer mündlichen Anatomieprüfung aufgelistet.*

**Bitte erläutern Sie die Entwicklung des Nervensystems:**

- Aus welchem Keimblatt entwickeln sich ZNS und PNS?
- Woraus differenziert sich das ZNS?
- Woraus differenziert sich das PNS?
- Beschreiben Sie die Entwicklung des Mittelhirns.
- Wie entwickelt sich die Hypophyse?
- Was entsteht aus dem Vorderhirn?
- Woraus differenzieren sich die inneren Liquorräume?
- Erläutern Sie die Entwicklung des Rückenmarks.

**Bitte beschreiben Sie die Gliederung des Nervensystems:**

- Aus welchen Abschnitten setzt sich das Gehirn zusammen?
- Wie gliedert sich das Nervensystem morphologisch, wie gliedert es sich funktionell?
- Welche Lappen besitzt das Telencephalon? Bitte zeigen Sie sie.
- Beschreiben Sie die Grenzen des Zwischenhirns; welche Abschnitte werden zum Zwischenhirn gerechnet?
- Beschreiben Sie die Funktion des Thalamus.
- Wie ist die graue Substanz im Gehirn verteilt, wie im Rückenmark?
- Welche Aufgaben hat der Hypothalamus?
- Welche Anteile hat der Truncus encephali?
- Nennen Sie die wichtigsten Fasersysteme des ZNS.

**Beschreiben Sie den Aufbau der Meningen:**

- Wo ist die Dura mater am Schädel befestigt? Was sind Tentorium cerebelli und Falx cerebri?
- Wie sind die Meningen mit Blut versorgt?
- Was ist das Spatium subarachnoideum?
- Welche Nerven sind an der Innervation der Meningen beteiligt?
- Was versteht man unter Brückenvenen?
- Wie werden epidurale, subdurale und subarachnoidale Blutungen unterschieden?

**Erläutern Sie den Aufbau des Ventrikelsystems:**

- Was sind innere Liquorräume?
- Beschreiben Sie den Liquorfluss.
- Wo wird Liquor gebildet?
- Was ist das BOCHDALEK-Blumenkörbchen?
- Welche Strukturen bilden die Wände der Seitenventrikel?
- Wo bestehen im Liquorsystem physiologische Engstellen?
- Wo findet die Liquorrückresorption statt?
- Wie viel Liquor wird täglich gebildet und wie viel Liquor wird täglich resorbiert?
- Wo befinden sich Erweiterungen der äußeren Liquorräume?
- Wo führt man typischerweise eine Liquorpunktion durch? Warum dort?
- Was sind zirkumventrikuläre Organe?
- Was sind Tanyzyten und wo kommen sie vor?

**Erläutern Sie den Verlauf der Hirngefäße:**

- Malen Sie den typischen Circulus arteriosus cerebri [WILLISII] auf.
- Beschreiben Sie den Verlauf der Aa. cerebri anterior, media und posterior.
- Nennen Sie Endarterien, die aus der A. basilaris oder ihren Ästen abgehen.
- Welche Abschnitte besitzt die A. carotis interna?
- Ein Patient kommt mit einer beinbetonten Hemiparese. Durchblutungsstörungen in welcher Hirnarterie könnten die Ursache dafür sein?
- Welche Abschnitte besitzt die A. vertebralis?
- Was ist ein Aneurysma? Wo kommen Aneurysmen besonders häufig vor?
- Beschreiben Sie die Blutversorgung des Kleinhirns.
- Welche Hirnarterie ist mit ihren Ästen für die Blutversorgung der Capsula interna verantwortlich? Wie heißen die blutversorgenden Gefäße?
- Welche Gefäße versorgen das Rückenmark mit Blut?
- Was versteht man unter der A. radicularis magna; wo ist sie typischerweise lokalisiert? Warum ist ihre Kenntnis von großer klinischer Bedeutung?
- Zeigen Sie die Versorgungsgebiete der Aa. cerebri posterior, media und anterior.
- Wie wird das venöse Blut von der Hirnoberfläche drainiert?
- Wo stehen intrakranielle mit extrakraniellen Venen in Verbindung? Wo gibt es venöse Verbindungen zwischen Hirn- und Gesichtsschädel?
- Wie heißen die tiefen Hirnvenen? Zeigen Sie sie bitte.

**Beschreiben Sie den Aufbau des Telencephalons:**

- Wie teilt man das Telencephalon ein?
- Welche Fasersysteme gibt es im Telencephalon?
- Zeigen und benennen Sie funktionelle Rindenfelder der Großhirnhemisphären.
- Wo liegt die primäre Hörrinde, wo die sekundäre?
- Was ist die Insel? Zeigen Sie sie.
- Was ist die Hippocampusformation? Wo liegt sie?
- Mit welchen Strukturen steht der Hippocampus in Verbindung? Nennen Sie Verbindungen der Hippocampusformation.
- Was ist der PAPEZ-Kreis?
- Was versteht man unter dem kortikalen Riechzentrum?
- Wozu gehören der Gyrus ambiens und der Gyrus semilunaris?
- Wo befindet sich die Area prepiriformis?
- Was sind die Basalganglien? Zeigen Sie die dazugehörigen Kerngebiete.
- Wie kommunizieren die Basalganglien untereinander?
- Was ist die Ursache des Morbus PARKINSON? Wie äußert sich die Erkrankung? Was ist das anatomisch-pathologische Korrelat hierfür?

**Erläutern Sie den Aufbau des Diencephalons:**

- Welche „Etagen" besitzt das Zwischenhirn?
- Welche Strukturen gehören zum Epithalamus? Bitte zeigen Sie sie.
- Beschreiben Sie afferente und efferente Verbindungen des Thalamus.
- Erläutern Sie einen Thalamuskern mit seiner zugehörigen Rindenprojektion.
- Welche Regionen besitzt der Hypothalamus?
- Welche wichtigen hypothalamischen Kerngebiete und neuronalen Verbindungen kennen Sie?
- Nennen Sie Hormone der Adenohypophyse und der Neurohypophyse.
- Was versteht man unter einer Akromegalie? Was kann die Ursache sein?

**Erläutern Sie den Aufbau von Mesencephalon, Pons und Medulla oblongata:**

- Wo liegt das Mittelhirn? Welche Strukturen gehören zum Mittelhirn? Bitte zeigen Sie sie.
- Bitte beschriften Sie Horizontalschnitte durch das Mittelhirn, den Pons und die Medulla oblongata.
- Welche Hirnnervenkerne befinden sich im Mittelhirn, welche im Pons und welche in der Medulla oblongata?
- Welche funktionellen Systeme sind im Hirnstamm untergebracht?
- Wo liegt die Rautengrube? Bitte zeigen Sie sie.
- Was versteht man unter Hirnstammreflexen?

**Erläutern Sie den Aufbau des Cerebellums:**

- Beschreiben Sie den Aufbau des Kleinhirns.
- Welche Kleinhirnkerne kennen Sie? Bitte zeigen Sie sie.
- Welche afferenten und efferenten Verbindungen hat das Kleinhirn?
- Was ist die Hauptfunktion des Kleinhirns?
- Erläutern Sie die Blutversorgung des Kleinhirns.

**Erläutern Sie Kerngebiete, Verlauf, Faserqualitäten, Zielorgane und Funktionen der 12 Hirnnervenpaare:**

- Wo treten die einzelnen Hirnnerven oder ihre Äste durch die Schädelbasis?
- Wo liegt/liegen das oder die Kerngebiete der einzelnen Hirnnerven?
- Beschreiben Sie Ausfallerscheinungen der einzelnen Hirnnerven.
- Welche Hirnnerven haben parasympathische Anteile?

**Erläutern Sie den Aufbau des Rückenmarks:**

- Was sind Intumeszenzien?
- Auf welcher Höhe endet das Rückenmark?
- Wie ist das Rückenmark im Wirbelkanal fixiert?
- In welchen Abschnitten des Rückenmarks findet man Anteile des Sympathicus, in welchen Abschnitten Anteile des Parasympathicus?
- Wie ist die graue Substanz im Rückenmark gegliedert, wie die weiße Substanz?
- Wie ist die unbewusste Tiefensensibilität verschaltet?
- Was ist der Periduralraum? Was befindet sich darin?
- Welche Reflexe werden auf Rückenmarkebene verschaltet?
- Was ist der Unterschied zwischen einem Eigenreflex und einem Fremdreflex?

**Erläutern Sie das somatomotorische System:**

- Nennen und zeigen Sie Cortexareale, die an der Koordination der Motorik beteiligt sind.
- Beschreiben Sie den Verlauf der Pyramidenbahn. Welche Bahnen bilden die Pyramidenbahn?
- Erläutern Sie die funktionelle Gliederung der Capsula interna.
- Was ist das extrapyramidalmotorische System (EPMS)?
- Was versteht man unter der motorischen Endstrecke und der motorischen Einheit?
- Wie wird eine Willkürbewegung geplant und ausgeführt?

**Erläutern Sie das somatosensible System:**

- Beschreiben Sie die Leitung der epikritischen Sensibilität des spinoafferenten Hinterstrangsystems und für die Kopfregion des trigeminoafferenten Systems.
- Wie wird die unbewusste Tiefensensibilität geleitet?
- Beschreiben Sie das BROWN-SÉQUARD-Syndrom bei Hemisektion des Rückenmarks auf Höhe von z. B. T11.

**Erläutern Sie das olfaktorische, das gustatorische und das nozizeptive System:**

- Beschreiben Sie die Stationen der Riechbahn.
- Erläutern Sie die Geschmacksbahn und ihre Verschaltungen.
- Erläutern Sie die Neuronenkette des nozizeptiven Systems.
- Welche auf- und absteigenden Bahnen gehören zum nozizeptiven System?

**Erläutern Sie das vegetative Nervensystem:**

- Wo sind Sympathicus und Parasympathicus lokalisiert?
- Wie ist das vegetative Nervensystem organisiert?
- Beschreiben Sie die Verschaltung inklusive der jeweiligen Neurotransmitter.
- Erläutern Sie den kranialen Parasympathicus.
- Erläutern Sie den sakralen Parasympathicus.
- Was ist der Grenzstrang?
- Nennen Sie zentrale vegetative Hirnregionen und Kerngebiete.

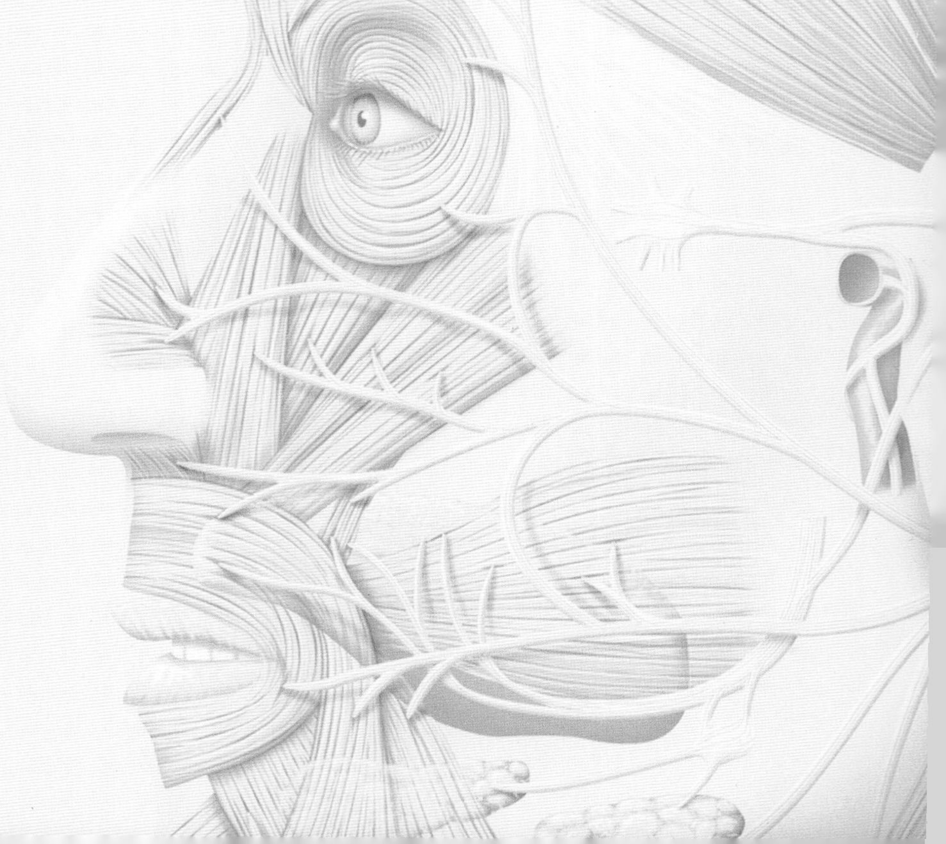

# Anhang

## Erläuterungen zum Glossar

**Abkürzungen:**

| | |
|---|---|
| f | femininum |
| m | masculinum |
| n | neutrum |
| (Pl) | Plural |
| P.p.a. | Partizip Präsens aktiv |
| P.p.p. | Partizip Präsens passiv |
| Adj. | Adjektiv |
| Dim. | Diminutiv (Verkleinerungsform) |
| Komp. | Komparativ |
| Sup. | Superlativ |
| (ahd) | althochdeutsch |
| (altind) | altindisch |
| (altiran) | altiranisch |
| (altnord) | altnordisch |
| (arab) | arabisch |
| (etrusk) | etruskisch |
| (got) | gotisch |
| (gr) | griechisch |
| (idg) | indogermanisch |
| (l) | lateinisch |
| (lit) | litauisch |
| (mhd) | mittelhochdeutsch |

**Allgemeine, d.h. nicht fachspezifische Vorsilben (Präfixe):**

| | |
|---|---|
| a- (gr) | (verneinendes Präfix) |
| a-, ab-, abs- (l) | von, von...her |
| ac-, ad-, af- (l) | zu, zu...hin, an, bei, heran |
| amphi- (gr) | ringsum, herum, zu beiden Seiten |
| ana- (gr) | auf, hinauf |
| ante- (l) | vor, vorher |
| anti- (l) | gegen |
| apo- (gr) | von...weg, von...her, voran, gleich nach |
| bi- (l) | zweifach |
| circum- (l) | rundum, um...herum |
| co-, col-, con-, com- (l) | mit, zusammen |
| de- (l) | weg, von, herab |
| dia- (gr) | durch, hindurch, auseinander |
| di-, dis- (gr) | zwei |
| e-, ex- (l) | aus, heraus |
| en- (gr) | innen, drin, hinein |
| endo- (gr) | innen, drinnen |
| ep-, epi- (gr) | auf, drauf, über |
| hemi- (gr) | halb |
| hyper- (gr) | über, darüber, oberhalb |
| hypo- (gr) | darunter, unter, unterhalb |
| infra- (l) | unterhalb von, unten, gering |
| in-, im- (l) | hinein |
| inter- (l) | zwischen |
| intra-, intro- (l) | innerhalb von |
| meso- (gr) | mittlere, zwischen; Mitte |
| meta- (gr) | nach, hinter |
| ob-, op- (l) | entgegen, gegenüber |
| par-, para- (gr) | neben, bei |
| per- (l) | durch, hindurch, ganz, völlig |
| peri- (gr) | um, herum, ringsum |
| post- (l) | nach, hinter, hinten |
| prae-, pre- (l) | vor, vorne, wegen, vor...her |
| pro- (l) | vorne hin, voran, für |
| pro-, pros- (gr) | vorwärts, vorne |
| quadri- (l) | vier(fach) |
| re- (l) | hinten, wieder |
| retro- (l) | zurück, dahinter |
| semi- (gr) | halb |
| sub- (l) | unter, unterhalb |
| super- (l) | über, nach oben |
| supra- (l) | oberhalb, über, darüber |
| syn-, sym- (gr) | mit, zusammen |
| tri-, tris- (l) | drei(fach) |

**Allgemeine, d.h. nicht fachspezifische Nachsilben (Suffixe):**

-aris, -e (l), -alis, -e (l), -eus, -a, -um (l): -isch, -ig Herkunft oder Zugehörigkeit ausdrückend)
-ideus, -a, -um (l): -förmig, -artig (Ähnlichkeit ausdrückend)
-icus, -a, -um (l), -ivus, -a, -um (l): (betreffend)
-osus, -a, -um (l): (reich an etwas)
-ulus, -a, -um (l): (Verkleinerungsform)

# Glossar anatomischer Begriffe

**Abdomen, -inis** n *(l)* = Bauch, Unterleib. – abdere (l): wegtun, verbergen.

**abducens, -entis** *(l)* = wegführend. – P.p.a. von abducere (l): wegführen, wegziehen.

**Abductor, -oris** m *(l)* = der Abzieher, Wegführer.

**aberrans** *(l)* = abirrend. – P.p.a. von aberrare (l): abirren, sich irren, abkommen.

**accessorius, -a, -um** *(l)* = hinzukommend, zusätzlich. – accedere (l): dazugeben, dazutreten; cedere (l): treten, gehen, zuteil werden.

**Acetabulum, -i** n *(l)* = Hüftgelenkspfanne; urspr. das Essigschälchen.

**Achilles, -is** m *(l)* = Achilleus: griechischer Held vor Troja; wurde von Paris durch einen von Apoll gelenkten Pfeil an der Ferse tödlich verwundet.

**acromialis, -e** *(l)* = zur Schulterhöhe gehörend. – Adj. zu Acromion, -ii n *(l)*.

**Acromion, -ii** n *(l)* = Akrómion *(gr)*: Schulterhöhe, Schulterspitze. – akros *(gr)*: das Äußerste; ōmos *(gr)*: die Schulter, die höchstgelegene Stelle an der Schulter.

**acusticus, -a, -um** *(l)* = das Hören betreffend. – akoúein *(gr)*: hören.

**Adductor, -oris** m *(l)* = Heranführer, Hinzuziehender. – adducere *(l)*: heranführen, hinzuziehen; ducere *(l)*: führen, ziehen.

**Adhesio, -onis** f *(l)* = Anhaften. – adhaerere *(l)*: an etwas hängen, festhängen, angrenzen, anhaften.

**adiposus, -a, -um** *(l)* = fettreich, fetthaltig. – Adeps, -ipis m u. f *(l)*: weiches Fett.

**Aditus, -us** m *(l)* = Zugang, Eingang. – adire *(l)*: hinzugehen, herangehen.

**Adminiculum, -i** n *(l)* = Stütze, Beihilfe. – Minae, -arum f *(l)*: die Zinnen, die Mauern.

**Aequator [Equator], -oris** m *(l)* = größter Breitenkreis, Äquator.

**afferens, -entis** *(l)* = herbeitragend. – P.p.a. von afferre (ad-ferre) *(l)*: herbeitragen, herbeibringen, herantragen.

**affixus, -a, -um** *(l)* = angeheftet, befestigt. – P.p.p. von affigere (ad-figere) *(l)*: anheften.

**Agger, -eris** m *(l)* = Wall, Damm. – aggerere (ad-gerere) *(l)*: aufdämmen, vermehren.

**aggregatus, -a, -um** *(l)* = zusammengeschart, nahe beieinanderliegend. – P.p.p. von aggregare (ad-gregare) *(l)*: zusammenscharen, beigesellen.

**Ala, -ae** f *(l)* = 1. der Flügel a) als Bewegungsorgan, b) als Ruder der Segelschiffe, c) als Flanken der Legionen; 2. die Achsel: als Reproduktion der Ala (Flügel) des Vogels.

**albicans** *(l)* = weiß schimmernd. – P.p.a. von albicare *(l)*: weiß sein, schimmern.

**albugineus, -a, -um** *(l)* = weiß schimmernd. – Adj. zu Albugo, Tunica albuginea: derbe, weiße Bindegewebshülle.

**Albugo, -inis** f *(l)* = weißer Fleck. – albus *(l)*: weiß.

**albus, -a, -um** *(l)* = weiß, weißglänzend. – Alphós *(gr)*: weißer Ausschlag (Hautausschlag).

**Allantois** f *(gr)* = wurstähnliche Haut, Harnsack. – Állas *(gr)*: Wurst.

**Alveolus, -i** m *(l)* = kleine Mulde, Bienenzelle.

**ambiguus, -a, -um** *(l)* = sich nach zwei Seiten neigend. – ambigere *(l)*: nach zwei Seiten treiben, schwanken.

**Amnion, -ii** n oder **Amnios, -ii** m *(l)* = Schafhaut. – Ámnos *(gr)*: Schaf.

**Amphiarthrosis, -is** f *(l)* = ringsum bebändertes Gelenk. – amphi *(gr)*: ringsum, herum, zu beiden Seiten; Arthron *(gr)*: Glied, Gelenk.

**Ampulla, -ae** f *(l)* = Gefäß aus Ton/Glas mit engem Hals und blasig aufgetriebenem Bauch; kolbenförmige Verdickung. – Amphora, -ae f *(l)*: zweihenkeliger Krug mit engem Hals; Amphoreús *(gr)*: zweihenkeliges Gefäß; nach Hyrtl von Ampha, -ae f *(l)* (Griff) und Bulla, -ae f *(l)* (Blase).

**amygdaloideus, -a, -um** *(l)* = mandelähnlich, zu etwas Mandelähnlichem gehörend. – Amýgdale *(gr)*: Mandel.

**analis, -e** *(l)* = zum After gehörend. – Adj. zu Anus.

**Anastomosis, -is** f *(l)* = Vereinigung oder Verbindung zweier Kanäle. – anastomóein *(gr)*: eine Mündung herstellen, öffnen, eröffnen.

**Anatomia, -ae** f *(l)* = die Kunst des Zergliederns. – anatemnein *(gr)*: zerschneiden, zergliedern.

**anconeus, -a, -um** *(l)* = zum Ellenbogen gehörig. – Ankōn *(gr)*: der gebogene Arm, Ellenbogen.

**Angiologia, -ae** f *(l)* = Gefäßlehre. – Angeion *(gr)*: (Blut-)Gefäß; Logos *(gr)*: Wort, Sprache, Lehre.

**Ansa, -ae** f *(l)* = Öse, Schlinge, Henkel. – Hänia oder Ansia *(gr)*: Zügel, der dem Zugvieh durch die Nase gezogene Zügel.

**ante** *(l)* = 1. Präp.: vor, voran, voraus; 2. Adv.: vorne, vorwärts, vorher.

**Angulus, -i** m *(l)* = Winkel, Ecke. – Etym. unsicher; ankylos *(gr)*: krumm.

**Antebrachium, -ii** n *(l)* = Unterarm, Vorderarm. – **Brachium, -ii** n *(l)*: Arm.

**anterior, -ius** *(l)* = vorderer. – Komp. zu ante *(l)*: vor, vorn gelegen.

**Anthelix, -icis** f *(l)* = Gegenwindung. – antí *(gr)*: gegen; Hélix *(gr)*: Windung.

**Antitragus, -i** m *(l)* = kleiner Höcker gegenüber dem Tragus. – Trágos *(gr)*: Bock.

**Antrum, -i** n *(l)* = Grotte, Höhlung, Höhle. – Ántron *(gr)*: Höhle.

**Anulus, -i** m *(l)* = kleiner Ring.

**Anus, -i** m *(l)* = Kreis, Ring, After(ring).

**Aorta, -ae** f *(l)* = Hauptschlagader. – aéirein *(gr)*: etwas in die Höhe heben, um es zu tragen.

**Apertura, -ae** f *(l)* = Öffnung, Loch. – aperire *(l)*: öffnen, erschließen, aufdecken.

**Apex, -icis** m *(l)* = äußerste Spitze.

**apicalis, -e** *(l)* = zur Spitze gehörend. – Adj. zu Apex.

**apikal** = zur Zahnwurzelspitze gerichtet.

**Aponeurosis, -is** f *(l)* = flächenhafte, platte Sehne. – neuróein *(gr)*: die Sehne anspannen.

**Appendix, -icis** f *(l)* = Anhang, Anhängsel, Zugabe. – pendere: hängen, schweben.

**approximal** = zwischen 2 Zahnkronen gelegen.

**Aqu(a)eductus, -us** m *(l)* = Wasserleitung. – Aqua, -ae f *(l)*: Wasser; Ductus, -us m *(l)*: Zug, Leitung.

**Arachnoidea, -ae** f *(l)* = Spinnwebenhaut. – Aráchne *(gr)*: Spinne.

**Arbor, -oris** f *(l)* = Baum.

**arcuatus, -a, -um** u. **arcualis, -e** *(l)* = bogenförmig gekrümmt. – Adj. zu Arcus.

**Arcus, -us** m *(l)* = Bogen, Kreisbogen.

**Area, -ae** f *(l)* = Bezirk, freie Fläche, Stelle.

**Areola, -ae** f *(l)*: Dim. zu Area.

**Arteria, -ae** f *(l)* = Schlagader, Arterie. – von Áer *(gr)*: Luft u. täreein *(gr)*: enthalten, bewahren.

**Articulatio, -onis** f *(l)* = Gelenk. – Articulus, -i m *(l)*: Fingerglied, Knoten; Dim. zu Artus, -us m *(l)*: Gelenk, Glied; artýein *(gr)*: zusammenfügen, gliedern; Arthron *(gr)*: Glied, Verbindung.

**arytenoideus, -a, -um** *(l)* = dem Schnabel einer Gießkanne ähnlich. – Arytaina *(gr)*: Gießbecken, Gießkanne.

**ascendens** *(l)* = aufsteigend. – P.p.a. von ascendere *(l)*: aufsteigen, sich erheben, emporsteigen.

**asper, -era, -erum** *(l)* = rau, uneben.

**Atlas, -antis** m *(l)* = 1. Halswirbel. – Atlas: griechischer Heros, der die Säulen des Himmels trug. – tlas: P.p.a. von tlenai *(gr)*: tragen; der starke Träger.

**atrioventricularis, -e** *(l)* = zum Vorhof und zur Kammer gehörig. – Atrium, -ii n *(l)*: Vorhof, Vorraum; Ventriculus, -i m *(l)*: Dim. zu Venter: Hohlraum, 1. Magen, 2. Herzkammer, 3. Hirnkammer; ventricularis, -e *(l)*: Adj. zu Ventriculus.

**Atrium, -ii** n *(l)* = Vorhof, Halle. – etrusk. Ursprungs; Atarr *(etrusk)*: befestigtes Gebäude.

**auditivus, -a, -um** *(l)* = das Hören betreffend. – audire: hören.

**Auricula, -ae** f *(l)* = „kleines Ohr". 1. Ohrmuschel, 2. Herzohr. – Dim. zu Auris.

**Auris, -is** f *(l)* = Ohr. – Ous *(gr)*: Ohr.

**autonomicus, -a, -um** *(l)* = unabhängig. – autónomos *(gr)*: selbständig, autonom.

**Avis, -is** f *(l)* = Vogel, Vorbedeutung.

**axillaris, -e** *(l)* = zur Achselhöhle gehörig. – Adj. zu Axilla, -ae f *(l)*: die Achselhöhle; Dim. zu Ala.

**Axis, -is** m *(l)* = 1. Achse, 2. zweiter Halswirbel; er gibt die ruhende Achse an, um welche sich der 1. Halswirbel dreht. – Áxon *(gr)*: Wagenachse, Himmelsachse.

**azygos, -on** *(gr)* = unpaar, nicht gepaart, nicht verbunden.

**basalis, -e** u. **basilaris, -e** *(l)* = zur Basis gehörend, an der Basis liegend. – Adj. zu Basis.

**basilicus, -a, -um** *(l)* = königlich. – basilikos *(gr)*: königlich; *(arab)*: innen. – Basileus *(gr)*: König.

**Basis, -eos** f *(gr)* = Grundfläche, Untergrund, Grundlage, „Basis".

**biceps, -itis** m *(l)* = zweiköpfig. – Caput, -itis n *(l)*: der Kopf.

**Bifurcatio, -onis** f *(l)* = Gabelung. – Furca, -ae f *(l)*: Gabel.

**bilifer, -fera, -ferum** *(l)* = Galle leitend. – Bilis, -is f *(l)*: Galle; ferre *(l)*: tragen, führen.

**biliosus, -a, -um** *(l)* = reich an Galle.

**bipartitus, -a, -um** *(l)* = zweigeteilt. – Pars, -tis f *(l)*: Teil.

**Brachium, -ii** n *(l)* = Arm, Zweig, Stiel. – Brachion *(gr)*: Oberarm, Arm.

**Bregma, -atis** n *(l)* = Vereinigungsstelle von Kranz- und Pfeilnaht. – Brégma *(gr)*: Vorderkopf.

**brevis, -e** *(l)* = kurz, klein, schmal. – brachýs *(gr)*: kurz.

**bronchialis, -e** *(l)* = zum Bronchus gehörend. – Adj. zu Bronchus.

**Bronchus, -i** m *(l)* = Hauptast der Luftröhre. – Bronchós *(gr)*: Luftröhre, Kehle.

**Bucca, -ae** f *(l)* = Wange, Backe, Mund. – byktäs *(gr)*: heulend (vom Wind); bu *(idg)*: aufblasen, schwellen.

**Buccinator** (richtig: **Bucinator**), **-oris** m *(l)* = Hornbläser. – Bucina, -ae f *(l)* = Hirten- und Waldhorn; Bykánä *(gr)*: Horn, Trompete; Bos, bovis m *(l)*: das Rind; canere *(l)*: singen.

**buccopharyngeus, -a, -um** *(l)* = von der Wange zum Pharynx verlaufend.

**bukkal** = zur Wange gerichtet.

**bulbospongiosus, -a, -um** *(l)* = zum schwammigen Schwellkörper gehörend.

**bulbourethralis, -e** *(l)* = zum Schwellkörper und zur Harnröhre gehörig.

**Bulbus, -i** m *(l)* = zwiebel- oder knollenförmige Anschwellung bzw. Verdickung. – Bólbos *(gr):* Anschwellung.

**Bulla, -ae** f *(l)* = Blase, Kapsel, Knospe.

**Bursa, -ae** f *(l)* = Beutel, Tasche, „Börse". – Býrsa *(gr):* abgezogene Haut, Fell, Schlauch.

**Caecum, -i** n *(l)* = das Blinde. – caecus, -a, -um *(l):* blind, dunkel; Kaikias *(gr):* Nordostwind als der dunkle; kaikos *(idg):* blind, einäugig.

**caeruleus, -a, -um** *(l)* = blau, bläulich. – Caelum, -i n *(l):* Himmel.

**Calamus, -i** m *(l)* = Rohr, Schreibfeder, Halm, Stängel. – Kálamos *(gr):* Rohr, Halm.

**Calcaneus, -i** m, auch Calcaneum, -i n *(l)* = Fersenbein. – Calx, -cis f *(l):* Ferse, Fuß; calcare *(l):* mit Füßen treten, stoßen.

**calcaneus, -a, -um** *(l)* = zum Calcaneus gehörig. – Adj. zu Calcaneus.

**Calcar, -aris** n *(l)* = Sporn (z. B. des Hahns). – calcare *(l):* treten, betreten, mit Füßen treten.

**callosus, -a, -um** *(l)* = schwielig, dickkantig. – Callum, -i n *(l):* Schwiele, Schwarte.

**Calvaria, -ae** f *(l)* = Hirnschale, Schädel, Schädeldach. – Calva, -ae f *(l):* Hirnschale. – calvus, -a, -um *(l):* kahl, haarlos.

**Calyx** (richtig: **Calix**)**, -icis** f *(l)* = Kelch, Blumenkelch, Knospe. – Kályx *(gr):* Becher, Trinkbecher.

**Camera, -ae** f *(l)* = Kammer, Gewölbe. – Kamara *(gr):* Gewölbe.

**Canaliculus, -i** m oder Canalicula, -ae f *(l):* Dim. zu Canalis; urspr.: Kánna *(gr):* Rohr.

**canalis, -e** *(l)* = röhrenförmig. – Adj. zu Canna, -ae f *(l):* die Röhre, der Kanal; ebenso

**Canalis, -is** m u. f *(l)* = Röhre, Kanal, Rinne.

**caninus, -a,** -um *(l)* = zum Hunde gehörig. – Canis, -is m u. f. *(l):* Hund.

**Caninus** = Eck- oder Reißzahn im Gebiss von Canis = Hund.

**capitalis, -e** u. **capitatus, -a, -um** *(l):* Adj. zu Caput.

**Capitulum, -i** n *(l)* = Köpfchen. – Dim. zu Caput.

**Capsula, -ae** f *(l)* = kleine Kapsel. – Dim. zu Capsa, -ae f *(l):* Kapsel (für die Bücherrollen); capere *(l):* fassen, packen; Kápsa *(gr):* die Kapsel; káptein *(gr):* fassen, greifen.

**Caput, -itis** n *(l)* = Kopf, Haupt, Hauptsache. – Kephalé *(gr):* Kopf.

**Cardia, -ae** f *(l)* = Magenmund, Öffnung. – Kardía *(gr):* 1. Herz, 2. Magenmund.

**Caries** = Morschheit, Fäulnis, kurz Karies, destruierende Erkrankung von Zahnhartgewebe, Zahnschmelz und Dentin, häufigste Volkskrankheit.

**Carina, -ae** f *(l)* = Kiel; vorspringende Leiste. – Káronon *(gr):* Nuss, Nussbaum.

**Carotis, -idis** f *(l)* = Kopfschlagader. – Kar(a) *(gr):* Kopf; Karos *(gr):* Schwindel; karoein *(gr):* betäuben.

**Carpus, -i** m *(l)* = Handgelenk, Handwurzel, urspr.: Abgepflücktes, Frucht. – carpere (l): pflücken, ernten; karpízesthai *(gr):* ernten; Karpós *(gr):* Stelle, durch welche die Hand mit dem Vorderarm beweglich zusammenhängt.

**Cartilago, -inis** f *(l)* = Knorpel am menschlichen und tierischen Körper sowie an Pflanzen.

**Caruncula, -ae** f *(l)* = Fleischwärzchen, warzenförmige Erhebung. – Dim. zu Caro, carnis f *(l):* das Fleisch; Kréas *(gr):* Fleisch.

**Cauda, -ae** f *(l)* = Schwanz, Schweif; anat.: allgemein Endabschnitt (von allen Organen).

**caudalis, -e** *(l)* = zum Schwanz (nach unten) weisend. – Adj. zu Cauda.

**caudatus, -a, -um** *(l)* = geschwänzt.

**Caverna, -ae** f *(l)* = Höhle, Kaverne. – vgl. Cavum.

**cavernosus, -a, -um** *(l)* = höhlenreich. – Adj. zu Caverna. Corpus cavernosum penis: Penisschwellkörper.

**Cavitas, -atis** f *(l)* = Höhlung.

**Cavum, -i** n, auch Cavus, -i m *(l)* = Hohlraum, Höhlung, Loch. – kóilos *(gr):* hohl.

**Cementum** = Zement, Substantia ossea dentis, Teil des Zahnhalteapparates, der dem Dentin im Zahnwurzelbereich aufliegt.

**centralis, -e** *(l)* = im Mittelpunkt liegend, in der Mitte befindlich. – Adj. zu Centrum, -i n *(l):* Mittelpunkt.

**cephalicus, -a, -um** *(l)* = den Kopf betreffend.

**cerato-** *(l)* = anat. in Zusammensetzungen für das große Zungenbeinhorn und für das untere Horn des Schildknorpels gebrauchte Bezeichnung. – Kéras *(gr):* Horn, Bogen, Geweih.

**ceratopharyngeus, -a, -um** *(l)* = vom Zungenbein zum Pharynx ziehend.

**Cerebellum, -i** n *(l)* = kleines Gehirn, Kleinhirn. – Dim. zu Cerebrum.

**Cerebrum, -i** n *(l)* = Gehirn, Großhirn. – Von Karára und Kára *(gr):* Kopf.

**Cervix, -icis** f *(l)* = Hals, Nacken. – Kerbikárion *(gr):* Kopfbänder, Kopfhalter.

**Chiasma, -atis** n *(l)* = Zeichen eines schiefen Kreuzes ähnlich dem des griechischen Buchstabens Chi: X. – chiazein *(gr):* spalten, ritzen.

**Choana, -ae** f *(l)* = hintere Nasenöffnung. – Choáne *(gr):* Trichter, Schmelzgrube, Schmelztiegel.

**choledochus, -a, -um** *(l)* = galleführend. – Chole *(gr):* Galle; déchesthai *(gr):* aufnehmen, enthalten.

**chondro-** *(gr)*: Vorsilbe, von Chondros *(gr):* Knorpel, Korn, Graupe.

**chondropharyngeus, -a, -um** *(l)* = vom Zungenbein zum Pharynx ziehend; siehe chondro- u. pharyngeus.

**Chorda, -ae** f *(l)* = Darmsaite; anat.: Strang, Saite. – Chórde *(gr):* Darm.

**Choroidea, -ae** f *(l)* = Aderhaut des Auges. – Chórion *(gr):* Haut; -eidés *(gr):* ähnlich; Corium, -i n *(l):* Haut.

**Chylus, -i** m *(l)* = Darmlymphe. – Chylos *(gr):* Saft, Brühe, Feuchtigkeit.

**ciliaris, -e** *(l)* = zum Augenlid, zu den Wimpern gehörend, wimpernähnlich.

**Cilium, -ii** n *(l)* = Wimper; urspr. Augenlid.

**cinereus, -a, -um** *(l)* = aschgrau. – Adj. zu Cinis, -eris m *(l):* Asche, Totenasche; Konis *(gr):* Staub.

**Cingulum, -i** n *(l)* = Gürtel. – Kinklís *(gr):* Gitter, Umfriedung; cingere *(l):* gürten.

**Circulus, -i** m *(l)* = Kreis. – Dim. zu Circus, -i m *(l):* Kreis, Ring; Kirkos *(gr):* Ring, Kreis.

**Circumferentia, -ae** f *(l)* = Umkreis, Umfang. – circum *(l):* Adv. von Circus: im Kreis; Vorsilbe für: ringsumher, ringsum; ferentia von ferre *(l)* u. pherein *(gr):* tragen, bringen.

**circumflexus, -a, -um** *(l)* = umgebogen. – als Subst. (Wölbung) oder als P.p.p. von circumflectere *(l):* umbiegen, umfahren.

**Cisterna, -ae** f *(l)* = Zisterne, unterirdischer Behälter für Ansammlung des Regenwassers. – Cista, -ae f *(l):* die Kiste; Kístä *(gr):* Korb, Kiste.

**Claustrum, -i** n *(l)* = Schloß, Riegel, Schranke. – claúdere *(l):* schließen, zumachen; kleíein *(gr):* absperren.

**Clavicula, -ae** f *(l)* = Schlüsselchen; anat.: Schlüsselbein. – Dim. von Clavis, -is f *(l):* der Schlüssel. Kleis *(gr):* Riegel, hakenförmige Öse, Ruderrolle, Schlüsselbein; kleíein *(gr):* verschließen mit einem Riegel, Balken.

**clinoideus, -a, -um** *(l)* = lagerähnlich, bettlägerig. – klinoeides *(gr):* lagerähnlich; Klínä: Lager, Bett, Sofa; -eidés: ähnlich, -förmig.

**Clitoris, -idis** f *(l)* = Kitzler. – Kleitoris *(gr):* Kitzler.

**Clivus, -i** m *(l)* = Hügel, Abhang. – clivis *(l):* ansteigend, abschüssig, geneigt; klinein *(gr):* neigen, beugen.

**Clunis, -is** m *(l)* = Hinterbacke. – Clunes, -ium (Pl): Gesäß; Klónis *(gr):* Steißbein.

**coccygeus, -a, -um** *(l)* = zum Steißbein gehörend. – Adj. zu Coccyx, -igis m *(l):* der Kuckuck.

**Cochlea, -ae** f *(l)* = Schnecke mit gewundener Schale, Wendeltreppe. – Kochlías *(gr):* Schnecke; Cochlear, -aris m *(l);* Löffel.

**cochlearis, -e** *(l)* = zur Schnecke gehörend. – Adj. zu Cochlea.

**coeliacus, -a, -um** *(l)* = zur Bauchhöhle gehörend. – Koilia *(gr):* Höhle, jede Höhle im menschlichen Leib, Bauchhöhle, Unterleib; koilíakos *(gr):* Adj. zu Koilia.

**colicus, -a, -um** *(l):* Adj. zu Colon.

**collateralis, -e** *(l)* = seitlich, zusammen auf einer Seite. – lateralis, -e *(l):* Adj. zu Latus, -eris n *(l):* Seite, Flanke.

**Colliculus, -i** m *(l)* = kleiner Hügel. – Dim. zu Collis.

**Collis, -is** m *(l)* = Anhöhe, Hügel. – Kolonós *(gr):* Hügel, Gipfel, Spitze.

**Collum, -i** n oder Collus, -i m *(l)* = Hals von Menschen und Tieren. – Kýklos *(gr)* u. Colxs *(got):* Kreis, Hals.

**Colon, -i** n *(l)* = Hauptteil des Dickdarms: der Grimmdarm. Vielleicht von cholázesthai *(gr):* winden, krümmen (Kolikschmerz) oder von kohlýein *(gr):* zurückhalten, wehren.

**Columna, -ae** f *(l)* = kleine Säule, Fuß, Zäpfchen. – Kylindros *(gr):* Rundholz, Walze.

**comitans, -antis** *(l)* = begleitend. – P.p.a. von comitare *(l):* begleiten; Comes, -itis, m u. f *(l):* Begleiter; ire *(l):* gehen.

**Commissura, -ae** f *(l)* = Verbindung. – committere *(l):* zusammenfügen, vereinigen, verbinden.

**communicans:** P.p.a. von communicare *(l):* verbinden.

**communis, -e** *(l)* = gemeinsam, mitleistend, mitpflichtend. – Adj. zu Commune, -is n *(l):* gemeinsames Gut, Gemeingut; co-, com- *(l):* mit, zusammen; Moenia, -ium n *(l):* Leistungen, Pflichten.

**Compages, -is** f *(l)* = Zusammenfügung, Gefüge. – compingere *(l)*: zusammenfügen. Compages thoracis: Brustkorb.

**Concha, -ae** f *(l)* = Muschel, Höhle. – Kónche *(gr):* Muschel, Schnecke.

**Condylus, -i** m *(l)* = Gelenkhöcker, Gelenkkopf. – Kondylos *(gr):* Fingerknöchel, Gelenkkopf; kondos *(gr):* rundlich.

**condyloideus, -a, -um** *(l)* = einem Höcker ähnlich.

**condylaris, -e** *(l)* = höckerig.

**Confluens, -entis** m *(l)* = Zusammenfluss. – confluere *(l):* zusammenfließen, zusammenkommen.

**conicus, -a, -um** *(l)* = kegelförmig, konisch. – Adj. zu Conus.

**Coniotomia, -ae** f *(l)* = Querschnitt durch das Lig. cricothyroideum medianum zwischen Schild- u. Ringknorpel in den Conus laryngis hinein.

**Conjugatio, -onis** m u. Conjugata, -ae f *(l)* = Verbindung. – conjugare = conjungere *(l):* verbinden, zusammenhängen; con- *(l):* zusammen, mit; jugare *(l):* jochen, paaren.

**conjunctivus, -a, -um** *(l)* = der Verbindung dienend. – conjungere *(l):* verbinden, vereinigen.

**connexus, -a, -um** *(l)* = verbunden, verknüpft. – P.p.p. von connectere *(l):* verbinden; con- *(l):* zusammen, mit; nectere *(l):* knüpfen, binden, fassen.

**conoideus, -a, -um** *(l)* = kegelförmig. – konoides *(gr):* kegelähnlich; Kónos: Keil; -eidés: ähnlich.

**Constrictor, -oris** m *(l)* = Zusammenzieher. – constringere *(l):* zusammenziehen, zusammenschnüren.

**contortus, -a, -um** *(l)* = gewunden, schwungvoll, kräftig. – P.p.p. von contorquere *(l):* winden, herumdrehen, schwingen, herumwenden.

**Conus, -i** m *(l)* = Kegel, Konus. – Kónos *(gr):* Kegel.

**Cor, cordis** n *(l)* = Herz als Organ und als Gemüt; anat.: Herz. – Kár *(idg):* Herz, Gemüt.

**coracobrachialis, -e** *(l)* = zum Rabenschnabelfortsatz und zum Arm gehörend.

**coracoideus, -a, -um** *(l)* = rabenschnabelähnlich. – Korax *(gr):* Rabe; -eidés *(gr):* ähnlich.

**Corium, -i** n *(l)* = Haut, Lederhaut, dicke Haut. – Chórion *(gr):* Haut, Leder, besonders die Haut der Eingeweide.

**Cornea** (ergänze Membrana ...) = Hornhaut des Auges. – Cornu, -us n *(l):* Horn.

**corniculatus, -a, -um** *(l)* = mit einem Hörnchen versehen. – Corniculus, -i m *(l):* Hörnchen, Dim. zu Cornu.

**Corona, -ae** f *(l)* = Kranz, Krone, Haken. – Koróne *(gr):* 1. Krähe; 2. Bezeichnung für verschiedene gekrümmte und gerundete Gegenstände; 3. Haken am Ende des Bogens, an welchem die Bogensehne mittels eines Ringes eingehängt wird.

**Corpus, -oris** n *(l)* = Körper, Leib, Rumpf.

**Corrugator, -oris** m *(l)* = Runzeler. – corrugare *(l):* runzelig machen, zusammenrümpfen; cor-, con- *(l):* zusammen, mit; Ruga, -ae f *(l):* Hautfalte.

**Cortex, -icis** m *(l)* = Rinde, Baumrinde, Schale, Kork.

**Costa, -ae** f *(l)* = Rippe.

**costalis, -e** *(l)* = zur Rippe gehörend, die Rippe betreffend. – Adj. zu Costa.

**costodiaphragmaticus, -a, -um** *(l)* = von der Rippe zum Zwerchfell ziehend.

**costomediastinalis, -e** *(l)* = von der Rippe zum Mittelfell ziehend.

**Coxa, -ae** f *(l)* = Hüfte; eigentl. Schenkelbein. – Káksa *(altind):* Achselgrube.

**cranialis, -e** *(l)* = kopfwärts, zum Schädel gehörend oder weisend. – Adj. zu Cranium.

**Cranium, -ii** n *(l)* = Schädel, knöcherner Schädel. – Kránion *(gr):* Schädel, Hirnschale, eigentl.: Helm.

**crassus, -a, -um** *(l)* = dick, fett, stark. – Vielleicht von: krátos *(gr):* stark, hart.

**Cremaster, -eris** m *(l)* = Aufhänger. – kremánnymi *(gr):* aufhängen, schweben lassen.

**crenatus, -a, -um** *(l)* = gekerbt. – Crena, -ae f *(l):* Kerbe, Spalte, Einschnitt.

**cribrosus, -a, -um** *(l)* = siebartig, reich an Sieben. – Cribrum, -i m *(l):* Sieb; cernere *(l)* u. krínein *(gr):* unterscheiden, scheiden, sich entscheiden.

**cricoarytenoideus, -a, -um** *(l)* = vom Ringknorpel zum Gießbeckenknorpel verlaufend; siehe cricoideus u. arytenoideus.

**cricoideus, -a, -um** *(l)* = ringförmig. – Kríkos *(gr):* Ring.

**cricopharyngeus, -a, -um** *(l)* = vom Ringknorpel zum Pharynx verlaufend; siehe cricoideus u. pharyngeus.

**cricothyroideus, -a, -um** *(l)* = vom Ringknorpel zum Schildknorpel verlaufend.

**cricotrachealis, -e** *(l)* = vom Ringknorpel zur Trachea verlaufend; siehe cricoideus u. trachealis.

**Crista, -ae** f *(l)* = Leiste, Kante, Kamm auf dem Helm, eigentl.: Federbusch auf dem Kamm.

**cruciatus, -a, -um** *(l)* = gekreuzt; 1. gemartert; 2. anat.: gekreuzt im Sinne des X. – P.p.p. von cruciare *(l):* kreuzigen, martern; Crux, crucis f *(l):* Kreuz sowohl in Form eines T als auch X (meist T), Marterholz.

**cruciformis, -e** = kreuzähnlich, kreuzförmig. – Crux, crucis f *(l):* Kreuz; Forma, -ae f *(l):* Form.

**Crus, cruris** n *(l)* = 1. Unterschenkel, Bein; 2. Gebilde, die nach Form und Anordnung mit Schenkeln verglichen werden.

**Cubitus, -i** m *(l)* oder Cubitum, -i n *(l)* = Ellenbogen, Ellenbogengelenk, Unterarm. – cubare *(l):* liegen; Kybiton *(gr):* Ellenbogen, Schale, Schüssel, daraus Cubus, -i m *(l):* Kubus, Würfel (Kubik); Kybos *(gr):* Höhlung vor der Hüfte beim Vieh, Wirbelknochen, Würfel, eigentl.: Auge auf dem Würfel.

**cuboideus, -a, -um** *(l)* = würfelförmig.

**Culmen, -inis** n *(l)* = Gipfel, Spitze, der höchste Punkt. – Columna, -ae f *(l):* Säule.

**Cumulus, -i** m *(l)* = Hügel, Masse, Gipfel, Schwall. – cumulare *(l):* anhäufen, zunehmen, wachsen; Kýma *(gr):* Wall; Kymelos *(idg):* Anschwellung, Zuwachs.

**cuneiformis, -e** *(l)* = keilförmig. – Cuneus, -i m *(l):* Keil, keilförmige Anordnung; Forma, -ae f *(l):* Form.

**Cuneus, -i** m *(l)* = Keil, keilförmige Anordnung.

**Cupula, -ae** f *(l)* = Kuppel. – Dim. zu Cupa, -ae f *(l):* die Tonne, das Grab; Kýpae *(gr):* Grube, Gewölbe, Dach in Form einer Halbkugel, Kuppe.

**Curvatura, -ae** f *(l)* = Krümmung, Biegung. – curvare *(l):* krümmen, biegen, beugen; korónos *(gr):* gekrümmt; kýrtos *(gr):* krumm.

**Cuspis, -idis** f *(l)* = Spitze, Spieß, Stachel; anat.: Zipfel, Segel.

**cutaneus, -a, -um**: Adj. zu Cutis.

**Cutis, -is** f *(l)* = Haut, Hülle, Oberfläche. – Kýtos *(gr):* Hülle, Haut, Gefäß, Urne; Skýtos *(gr):* Haut, Leder; vgl. Corium.

**Cymba, -ae** f *(l)* = anat.: nachenartige Vertiefung an der Ohrmuschel. – Kymbe *(gr):* Nachen.

**cysticus, -a, -um** *(l)* = zur Blase gehörend. – Adj. zu Cystis, -is f *(l):* Blase, Gallen-, Harnblase; Kýstis *(gr):* Harnblase.

**dartos** *(gr)* = anat.: in Tunica dartos: Fleischhaut des Hodensacks. – dartós *(gr):* abgehäutet, und zwar abgehäutete Haut; dárein *(gr):* abhäuten, schinden.

**deciduus, -a, -um** *(l)* = abfallend, hinfällig. – decidere *(l):* abfallen, wegfallen.

**Declive, -is** n *(l)* = Abhang. – declivis, -e *(l):* abschüssig; de *(l):* ab, herab; Clivus, -i m *(l):* Hügel, Lehne; clinare *(l)* u. klínein *(gr):* lehnen, sich neigen.

**Decussatio, -ionis** *(l)* = Kreuzung. – decussare *(l):* in die Form eines X bringen.

**decussatus, -a, -um** *(l)* = X-geformt. – P.p.p. von decussare *(l)*.

**deferens, -entis** *(l)* = herabtragend, herabführend. – P.p.a. von deferre *(l):* herabtragen, herabführen, abführen, wegtragen.

**deltoideopectoralis, -e** *(l)* = zum M. deltoideus und M. pectoralis gehörend.

**deltoideus, -a, -um** *(l)* = deltaförmig. – Délta *(gr):* dreieckiger griech. Buchstabe.

**Dens, dentis** m *(l)* = Zahn, Zinke. – Odoús *(gr):* Zahn, Zinke.

**dentalis, -e** *(l)* = zum Zahn gehörend. – Adj. zu Dens.

**dentatus, -a, -um** *(l)* = mit Zähnen versehen.

**denticulatus, -a, -um** *(l)* = mit Zähnchen bzw. Zacken versehen. – Denticulus: Zähnchen, Zacke; Dim. zu Dens.

**Dentinum, -i** n *(l)* = Zahnbein. – Dens, dentis m *(l):* der Zahn; Dentinum ist Substantiv. Adj. dentinus, -a, -um *(l):* zum Zahn gehörig.

**depellatus, -a, -um** *(l)* = hinabgetrieben, weggeführt. – P.p.p. von depellare *(l):* hinabtreiben, weg-, fortleiten; de- *(l):* weg, von, herab; pellere *(l):* treiben.

**Depressor, -oris** m *(l)* = Herabdrücker. – deprimere *(l):* herabdrücken.

**descendens, -entis** *(l)* = herabsteigend. – P.p.a. von descendere *(l):* herabsteigen, herabgehen, sich herablassen.

**Desmodontium** = Wurzelhaut, Periodontium, periodontales Ligament, Desmodont, Alveolardentalmembran, bezeichnet das Bindegewebe des Zahnhalteapparates.

**dexter, -tra, -trum** *(l)* = rechts, günstig, (der, die, das) Rechte. – dexios *(gr):* rechts, günstig.

**diagonalis, -e** *(l)* u. Diagonalis, -is f *(l)* = schräg und die Schräge; diá- *(gr):* durch, hindurch; Gōnia *(gr):* Winkel, Ecke.

**Diameter, -tri** f *(l)* = Durchmesser. – diá- *(gr):* durch, hindurch; Metron *(gr):* Maß.

**Diaphragma, -atis** n *(l)* = Scheidewand, Grenzwand, Zwerchfell. – diaphrássein *(gr):* durch eine Scheidewand trennen; phrássein: abtrennen, umzäunen.

**Diaphysis, -is** f *(l)* = Diaphyse, Mittelstück des Röhrenknochens. – diaphýsthai *(gr):* dazwischenwachsen, durchwachsen, auseinander wachsen.

**Diarthrosis, -is** f *(l)* = freie Gelenkverbindung. – Diárthrosis *(gr):* das Zerlegen in Glieder; Árthron *(gr):* Gelenk, Glied.

**Diencephalon, -i** n *(l)* = Zwischenhirn. – diá- *(gr):* durch, zwischen; Enképhalos *(gr):* das, was im Kopf ist (Gehirn).

**Digastricus, -i** m *(l)* = der Zweibäuchige. – Gastär *(gr):* Bauch, Magen.

**digitalis, -e** *(l)* = zum Finger gehörend. – Adj. zu Digitus.

**Digitatio, -onis** f *(l)* = finger-, (klauen)artige Bildung. – Digitus, -i m *(l):* Finger, zehenförmige Eindrücke.

**digitatus, -a, -um** u. **digitus, -a, -um** = mit fingerartigen Gebilden versehen. – Adj. zu Digitus.

**Digitus, -i** m *(l)* = Finger, Zehe. – Dáktylos *(gr):* Finger, Zehe.

**Dilatator [Dilator], -oris** m *(l)* = Erweiterer, Auseinanderzieher. – dilatare *(l):* erweitern, ausbreiten, ausdehnen.

**Diploe, -oes** f *(l)* = Diploë. – Diplóä *(gr):* Doppelteil, das zwischen den Tafeln Liegende.

**diploicus, -a, -um** *(l)* = zur Diploë gehörend. – Adj. zu Diploë.

**Discus, -i** m *(l)* = (Wurf-)Scheibe. – Diskos *(gr):* Scheibe, Wurfscheibe.

**distal** = zum Ende des Zahnbogens bzw. im Zahnbogen nach hinten gerichtet

**distalis, -e** *(l)* = distal, weiter vom Rumpf entfernt liegend; Gegensatz zu proximal. – di- *(l):* auseinander; stare *(l):* stehen.

**Diverticulum, -i** n *(l)* = Seitenweg, Abzweigung, Herberge, Divertikel; anat.: Ausstülpung umschriebener Wandteile eines Hohlorgans. – divertere *(l):* abwenden, vom Weg gehen, einkehren.

**dorsalis, -e** *(l)* = 1. zum Rücken gehörend; 2. dorsal, zum Rücken hin, rückenwärts. – Adj. zu Dorsum.

**Dorsum, -i** n *(l)* = Rücken, Bergrücken. – De(i)rás *(gr):* Anhöhe, Hügel.

**Ductus, -us** m *(l)* = Führung, Leitung; anat.: Gang, Kanal. – deuco *(idg)* u. ducere *(l):* führen, leiten, ziehen.

**Duodenum, -i** n *(l)* = das Zwölffache; anat.: Zwölffingerdarm. – duodenus *(l):* zwölffach; duodeni *(l):* je zwölf; dodekadáktylon *(gr):* zwölf Finger.

**durus, -a, -um** *(l)* = hart, derb. – Drýs *(gr):* Eiche.

**efferens, -entis** *(l)* = herausführend, abführend. – P.p.a. von efferre *(l):* herausführen, emporsteigen, hervorbringen, abführen.

**ejaculatorius, -a, -um** *(l)* = dem Herausschleudern dienend. – eiaculári *(l):* herausschleudern, auswerfen; eicere *(l):* herauswerfen; vgl.: Ejakulat.

**elasticus, -a, -um** *(l)* = elastisch im Sinne reversibler Dehnbarkeit. – elaúnein *(gr):* treiben, in die Länge ziehen.

**emboliformis, -e** *(l)* = pfropfenförmig. – Émbolos *(gr):* Pfropf; Forma, -ae f *(l):* Gestalt, Form.

**Eminentia, -ae** f *(l)* = Erhöhung, das Hervorragende. – eminere *(l):* hervor-, herausragen; Mons,-tis m *(l):* Berg.

**Emissarium, -ii** n *(l)* = Abflusskanal, Abzugsgraben. – mittere *(l):* schicken, senden.

**enamelum, -i** n *(l)* = Zahnschmelz. – Enamel *(engl):* Schmelz; willkürliche moderne Wortschöpfung über altfranzösisch: esmail und althochdeutsch: smelzen.

**Enamelum** = Zahnschmelz, liegt im Bereich der Zahnkrone auf dem Dentin.

**encephalicus,-a,-um:** Adj. zu Encephalon.

**Encephalon,-i** n *(l)* = Gehirn, was im Kopf ist. – Kephalé *(gr):* Kopf.

**Endocardium,-ii** n *(l)* = Herzinnenhaut, Endokard. – Kardía *(gr):* Herz.

**Endolympha, -ae** f *(l)* = Flüssigkeit innerhalb des häutigen Labyrinths. – Lympha: Quellwasser, klare Flüssigkeit.

**Endometrium, ii** n *(l)* = Schleimhaut der Gebärmutter. – Mắtra *(gr):* Gebärmutter.

**endothoracicus, -a, -um** *(l)* = innerhalb des Brustkorbs gelegen. – Thórax *(gr):* Brustharnisch.

**entericus,-a,-um** *(l)* = zu den Eingeweiden gehörend. – Énteron *(gr):* Darm, Eingeweide.

**Ependyma,-atis** n *(l)* = gliöse Auskleidung der Binnenräume des Zentralnervensystems. – Epéndyma *(gr):* Oberkleid, Überzug; endýein *(gr):* bekleiden.

**Epicardium,-ii** n *(l)* = dem Herz aufliegendes, viszerales, seröses Blatt des Herzbeutels. – Kardía *(gr):* Herz.

**Epicondylus,-i** m *(l)* = der auf dem Condylus liegende Fortsatz. – Kondylos *(gr):* Knorren, Condylus.

**epicranius, -a, -um** *(l)* = auf dem Schädel befindlich. – Kraníon *(gr):* Kopf, Schädel.

**Epidermis, -idis** f *(l)* = Oberhaut, epithelialer Anteil der Haut. – Dérma *(gr):* Haut.

**Epididymis, -idis** f *(l)* = Nebenhoden. – Dídymoi *(gr):* Zwillinge, Hoden.

**epiduralis,-e** *(l)* = auf der Dura mater liegend.

**Epigastrium, -i** n *(l)* = Magengrube. – Gastắr *(gr):* Magen.

**epigastricus,-a,-um** *(l)* = auf dem Magen befindlich, zur Bauchwand gehörend. – gastricus *(l):* Adj. zu Gaster.

**epiglotticus, -a, -um** *(l):* zum Kehldeckel gehörend. – Adj. zu Epiglottis.

**Epiglottis,-idis** f *(l)* = Kehldeckel. – Glỗtta *(gr):* Stimmapparat, Sprache.

**Epipharynx,-yngis** f *(l)* = Nasenrachen.

**Epiphysis, -eos** f *(l)* = 1. Gelenkende des Röhrenknochens; 2. Zirbeldrüse. – Epiphýsis *(gr):* Zuwachs, Ansatz; epiphýomai *(gr):* auf etwas wachsen, anwachsen; phýein: wachsen lassen.

**epiploicus,-a,-um** *(l)* = zum großen Netz gehörend. – Epiplóon *(gr):* das darauf Schwimmende; pleéin *(gr):* schwimmen, segeln.

**episcleralis, -e** *(l)* = auf der Sclera liegend. – Skléra *(gr):* feste Hülle des Augapfels; skléros *(gr):* hart.

**Epistropheus, -ei** m *(l)* = 2. Halswirbel, jetzt Axis.– Epistrópheus *(gr):* Umdreher; stréphein *(gr):* wenden.

**Epithalamus, -i** m *(l)* = auf dem Thalamus liegender Gehirnabschnitt. – Thálamos *(gr):* Schlafgemach, Hohlraum.

**epitympanicus, -a, -um** *(l)* = auf der Paukenhöhle befindlich. – Týmpanon *(gr):* Handpauke, Tamburin.

**Eponychium,-ii** n *(l)* = am hinteren Nagelrand liegender Epithelstreifen. – Ónyx *(gr):* Nagel, Nagelbett, Kralle, Klaue.

**Epoophóron, -i** n *(l)* = Nebeneierstock. – ōophóros *(gr):* Eier tragend; Ōón *(gr):* Ei; phérein *(gr):* tragen, bringen.

**equinus,-a,-um** *(l)* = zum Pferde gehörend. – Equus,-i m *(l):* Pferd; Híppos *(gr):* Pferd.

**Erector, -oris** m *(l)* = Aufrichter (Erektion). – erigere *(l):* aufrichten; regere *(l):* lenken, richten (regieren).

**ethmoidalis, -e** *(l)* = siebähnlich, siebartig. – Éthmos *(gr):* Sieb, Seihetuch.

**Excavatio,-onis** f *(l)* = Aushöhlung. – excavare *(l):* aushöhlen.

**excretorius, -a, -um** *(l)* = der Ausscheidung dienend. – excernere *(l):* ausscheiden, aussondern, absondern.

**Extensor,-oris** m *(l)* = Strecker, Ausspanner. – extendere *(l):* ausstrecken, ausspannen; – tendere *(l):* spannen, strecken, ziehen; teínein *(gr):* spannen, strecken, ziehen.

**externus, -a, -um** *(l)* = äußere, äußerlich. – exter *(l):* außerhalb, außen.

**Extremitas,-atis** f *(l)* = äußerster Punkt, Ende. – extremus, -a, -um *(l):* später, äußerstes Ende, Gliedmaße (extrem).

**facialis,-e** *(l):* Adj. zu Facies.

**Facies,-ei** f *(l)* = Gestalt, Körperbau, Figur, Aussehen, Erscheinung, Gesicht. – facere *(l):* tun, machen, bewirken, hervorbringen.

**falciformis,-e** *(l)* = sichelförmig. – Adj. zu Falx.

**Falx, falcis** f *(l)* = Sichel. – Zánklon *(gr):* Sichel.

**Fascia,-ae** f *(l)* = Binde, Band. – Fascis,-is m *(l):* Bündel, Rutenbündel; Phákelos *(gr):* Bündel.

**Fasciculus,-i** m *(l):* Dim. zu Fascia.

**fasciolaris,-e** *(l)* = zum Band gehörend, bandähnlich. – Adj. zu Fasciola,-ae f *(l):* kleine Binde, Bändchen; Dim. zu Fascia.

**Fastigium,-i** n *(l)* = Giebel, Steigung, Erhebung. – fastigo *(l)* u. farstigo *(idg):* aufsteigen lassen.

**Fauces, faucium** f *(l)* = Schlund, Kehle.

**fazial** = zur Gesichtsseite gerichtet.

**felleus,-a,-um** *(l)* = gallig. – Adj. zu Fel, Fellis n *(l):* Galle.

**femoralis,-e** *(l):* Adj. zu Femur.

**Femur, -oris** n *(l)* = Oberschenkel, Oberschenkelbein.

**Fenestra,-ae** f *(l)* = Fenster, Öffnung, Loch. – phanerós *(gr):* hell, klar, sichtbar, vor allen Augen sichtbar.

**ferrugíneus, -a, -um** *(l)* = schwarz, schwärzlich, dunkel, rostfarbig. – Ferrúgo,-inis f *(l):* Eisenrost, rostbraune Farbe; Ferrum *(l):* Eisen; Aerugo, -inis f *(l):* Grünspan.

**Fetus, -us** m *(l)* = Leibesfrucht, Gebären, Zeugung, Brut, Frucht. – féo *(l):* trächtig sein, ergiebig sein.

**Fibra,-ae** f *(l)* = Faser (Pflanzen-, Wurzelfaser).

**fibrinus, -a, -um** *(l):* Adj. zu Fiber, -bri m *(l):* Biber (Fibrin).

**Fibrocartilago,-inis** m *(l)* = Faserknorpel.

**fibrosus,-a,-um** *(l)* = faserig, fibrös. – Adj. zu Fibra.

**Fibula,-ae** f *(l)* = Spange, Klammer, Schnalle, Wadenbein. – fibulare *(l):* heften; Fibulatio: Verbolzung.

**filiformis,-e** *(l)* = fadenförmig. – Adj. zu Filum: Faden und Forma,-ae f *(l):* Gestalt, Form.

**Filum,-i** n *(l)* = Faden, Saite.

**Fimbria, -ae** f *(l)* = Franse, Haargekräusel. – evtl.: Fibra.

**fimbriatus,-a,-um** *(l):* Adj. zu Fimbria.

**Fissura,-ae** f *(l)* = Spalte, Ritze, Fissur. – findere *(l):* spalten.

**flaccidus,-a,-um** *(l)* = schlaff, welk, mit herabhängenden Ohren, schlapp. – bláx *(gr):* schlaff.

**Flexor, -oris** m *(l)* = Beuger. – flectere *(l):* beugen, biegen.

**Flexura,-ae** f *(l)* = Biegung, Flexur, Krümmung. – flectere *(l):* beugen, biegen, krümmen.

**Flocculus,-i** m *(l)* = (kleine) Flocke. – Dim. zu Floccus,-i m *(l):* Flocke; phlázo *(gr):* zerreißen.

**Flumen,-inis** n *(l)* = Fluss, Strömung, Fluten. – fluere *(l):* fließen, strömen.

**foliatus, -a, -um** *(l)* = mit Blättern versehen, blattähnlich. – Adj. zu Folium,-ii n *(l):* Blatt, Folie; Phýllon *(gr):* Blatt, Laub.

**Folliculus,-i** m *(l)* = kleiner Schlauch, Beutel, Ledersack, Bläschen, Knötchen, Follikel. – Dim. zu Follis, -is m *(l):* Blasebalg; Thýllis *(gr):* Blasebalg.

**Fonticulus,-i** m *(l)* = kleine Quelle. – Dim. zu Fons, fontis m *(l):* Quelle; fundere *(l):* gießen, strömen.

**Foramen,-inis** n *(l)* = Loch, gebohrte Öffnung. – forare *(l):* durchbohren, graben.

**Forceps,-ipis** m u. f *(l)* = Zange, Feuerzange. – Formus *(idg)* u. Thérmes *(gr):* Feuerzange.

**Formatio, -onis** f *(l)* = Bildung; Gestaltung, Formation. – formare *(l):* bilden, gestalten, formen. – anat.: Formatio reticularis.

**Fornix,-icis** m *(l)* = Bogen, Gewölbe, Wölbung. – fórnikos *(idg):* ofenartig gewölbt; Fornus *(idg):* Ofen, Kuppelform des Ofens.

**Fossa,-ae** f *(l)* = Graben, Abzugsgraben, Kanal. – fodere *(l):* stechen, graben, stochern.

**Fossula,-ae** f *(l):* Dim. zu Fossa.

**Fovea, -ae** f *(l)* = (rundliche) Grube, Fallgrube für Wild.

**Frenulum,-i** n *(l)* = kleiner Zügel; Bändchen. – Dim. zu Frenum, -i n *(l):* Zaum, Zügel; frénom *(idg):* das, womit man einhält.

**Frons, frontis** m *(l)* = Stirn, Stirnseite, Vorderseite, Front. – bhront *(idg):* hervorstehen.

**frontalis, -e** *(l)* = 1. zur Stirn gehörig; 2. stirnwärts, frontal. – Adj. zu Frons.

**fundiformis, e** *(l)* = schleuderförmig. – Adj. zu Funda, -ae f *(l):* Schleuder, Schleuderriemen; Forma,-ae f *(l):* Form, Gestalt.

**Fundus,-i** m *(l)* = Boden, Grund (Fundament). – Pythmắn *(gr):* Basis von Körperteilen; Pýndax *(gr):* Grund, Gefäßboden.

**fungiformis,-e** *(l)* = pilzförmig. – Adj. zu Fungus, -i m *(l):* Pilz u. Forma,-ae f *(l):* Gestalt, Aussehen; Spóngos oder Sphóngos *(gr):* Schwamm, Pilz.

**Funiculus,-i** m *(l)* = kleiner Strang. – Dim. zu Funis,-is m *(l):* Seil, Tau, Strick; Dhumis *(idg)* u. Thómis *(gr):* Strick, Schnur, Bogensehne.

**Galea, -ae** f *(l)* = (lederner) Helm, Haube. – Galéā *(gr):* die aus dem Wieselfell gemachte Sturmhaube.

**Gallus,-i** m *(l)* = Hahn.

**Ganglion, -ii** n (l) = 1. Überbein; 2. anat.: Nervenknoten. – Ganglíon *(gr):* Überbein, Nervenknoten.

**Gaster, gastris** f *(l)* = Bauch; anat.: Magen. – Gastắr *(gr):* Magen, Bauch, Unterleib.

**gastricus,-a,-um** *(l)* = mit dem Magen in Verbindung stehend. – Adj. zu Gaster.

**gastrocnemius,-a,-um** *(l)* = zur Wade gehörig. – Gastroknḗmion *(gr):* Wadenmuskel; Gastắr *(gr):* Bauch; Knemä *(gr):* Wade.

**gelatinosus,-a,-um** *(l)* = gallertig. – Gelatina; Gallerte; gelare *(l):* gefrieren; Gelu, -us n *(l)* u. Gelandrón *(gr):* Eis, Frost, Erstarrung.

**Gemellus, -i** m u. **gemellus, -a, -um** *(l)* = Zwillingsbruder; doppelt. – Dim. zu Geminus: Zwilling, zweifach; geminare *(l):* verdoppeln; Etym. unsicher.

**Geniculum,-i** n *(l)* = 1. kleines Knie; 2. Knoten. – Dim. zu Genu.

**genioglossus, -a, -um** *(l)* = vom Kinn zur Zunge verlaufend. – Géneion *(gr):* Kinn u. Glôssa *(gr):* Zunge, Sprache.

**geniohyoideus, -a, -um** *(l)* = vom Kinn zum Zungenbein verlaufend. – Géneion *(gr):* Kinn; hyoeidés *(gr):* ypsilonförmig; anat.: zum Zungenbein gehörend.

**genitalis, -e** *(l)* = zur Zeugung gehörig; anat.: in Zusammensetzungen: genito- = zu den Geschlechtsorganen gehörend. – gignere *(l)* u. gígnomai *(gr):* erzeugen, zeugen, hervorbringen.

**genitofemoralis, -e** *(l)* = von den Geschlechtsteilen zum Oberschenkel verlaufend.

**Genu, genus** n *(l)* = Knie. – Góny *(gr):* Knie.

**Gingiva, -ae** f *(l)* = Zahnfleisch. – Geng *(idg):* Beule, Buckel u. (Sal)iva: Suff.

**Glabella, -ae** f *(l)* = 1. der unbehaarte Raum zwischen den behaarten Augenbrauen über der Nasenwurzel, 2. Stirnglatze.

**Glandula, -ae** f *(l)* = kleine Eichel; anat.: Drüse. – Dim. zu Glans, glandis f *(l):* Eichel, eichelähnliche Früchte.

**Glia, -ae** f *(l)* = Kitt. – Glía *(gr):* Leim, Kitt.

**Globus, -i** m *(l)* = Ball, Kugel, Klumpen. – Gleba, -ae f *(l):* Erdscholle; globosus, -a, -um *(l):* kugelförmig, kugelrund.

**Glomus, -eris** n *(l)* = Knäuel. – glomerare *(l):* zu einem Knäuel zusammenrollen, ballen; Gláma *(gr):* Augenbutter.

**Glomerulus, -i** m u. **Glomerulum, -i** n *(l)* = kleines Knäuel. – Dim. zu Glomus.

**glossoepiglotticus, -a, -um** *(l)* = von der Zunge zum Kehldeckel verlaufend.

**glossopharyngeus, -a, -um** *(l)* = von der Zunge zum Pharynx verlaufend.

**glossus, -a, -um** *(l)* = zur Zunge gehörend. – Glôssa *(gr):* Zunge.

**gluteus, -a, -um** *(l)* = zum Gesäß gehörig. – Gloutós *(gr):* Gesäß, Hinterbacke.

**gracilis, -e** *(l)* = schlank, dünn, zart *(grazil)*. – sicher nicht von Gratia, -ae f *(l):* Anmut.

**Granulatio, -onis** f *(l)* = Körnelung, Granulation.

**Granulum, -i** n *(l)* = Körnchen. – Dim. zu Granum, -i n *(l):* Korn, Kern, Granulat.

**griseus, -a, -um** *(l)* = grau. – gris *(franz):* grau; greis *(mhd):* grau.

**Gubernaculum, -i** n *(l)* = Steuerruder, Lenkung, Leitung. – gubernare *(l):* steuern, lenken; kybernáein *(gr):* steuern.

**gustatorius, -a, -um** *(l)* = dem Schmecken dienend. – gustare *(l):* schmecken; geúein *(gr):* u. geúsein *(idg):* kosten lassen.

**Gyrus, -i** m *(l)* = Windung. – Gýros *(gr):* Krümmung, Kreis, Windung.

**Habenula, -ae** f *(l)* = kleiner Zügel. – Dim. zu Habena, -ae f *(l):* Zügel, Halter; habere *(l):* halten.

**Hallux, -ucis** m *(l)* = Großzehe.

**hamatus, -a, -um** *(l)* = 1. mit Haken versehen; 2. hakenförmig gekrümmt. – Adj. zu Hamus, -i m *(l):* Haken, Angelhaken.

**Hamulus, -i** m *(l)* = kleiner Haken, Häkchen. – Dim. zu Hamus, -i m *(l):* Haken.

**Haustrum, -i** n *(l)* = Schöpfrad, Eimer; Ausbuchtung. – haurire *(l):* schöpfen.

**helicinus, -a, -um** *(l)* = gewunden, geschraubt. – Adj. zu Helix, -icis f *(l):* Spirale, Windung, Schnecke.

**Helicotrema, -atis** n *(l)* = Schneckenloch; Verbindung zwischen Scala vestibuli und Scala tympani. – Hélix *(gr):* Schnecke; Tréma *(gr):* Loch.

**hemiazygos, -on** *(gr)* = der halben Vena azygos entsprechend. – hemí- *(gr):* halb; azygos *(gr):* unpaar.

**Hemispherium, -i** n *(l)* = Halbkugel, Hemisphäre. – Hemisphairion *(gr):* Halbkugel; hemí- *(gr):* halb; Sphaíra *(gr):* Kugel.

**hemorrhoidalis, -e** *(l)* = zur Hämorrhoide gehörig. – Haimorrhoídes *(gr):* Gefäße, in denen Blut fließt; Haíma *(gr):* das Blut; rhéein *(gr):* fließen.

**Hepar, -atis** n *(l)* = Leber. – Hápar *(gr):* Leber.

**hepaticus, -a, -um** *(l)* = zur Leber gehörend. – Adj. zu Hepar.

**Hernia, -ae** f *(l)* = Leibschaden, Bruch, Eingeweidebruch. – Enterokálä *(gr):* Darmbruch, Eingeweidebruch; Énteron *(gr):* Darm, Eingeweide; Kálís *(gr):* Fleck, Schandfleck.

**Hiatus, -us** m *(l)* = klaffende Öffnung. – hiare *(l):* klaffen, offenstehen; chásko *(gr):* gähnen, klaffen.

**Hilus, -i** m *(l)* = Eintrittsstelle, Tor. – Wahrscheinlich von Hilum, -i n *(l):* Faser, Fädchen.

**Hippocampus, -i** m *(l)* = Fabeltier der griechischen Mythologie (mit Pferdevorderleib und geringeltem Fischschwanz). – Híppos *(gr):* Pferd; kámptein *(gr):* biegen.

**Hirci, -orum** *(Pl)* m *(l)* = Achselhaare – Hircus, -i m *(l):* Bock (wegen des spezifischen Geruchs des Achselschweißes).

**horizontalis, -e** *(l)* = horizontal, waagerecht. – Adj. zu Horizon *(gr):* Gesichtskreis, Horizont; horízo *(gr):* die Grenze bestimmen, begrenzen.

**Humerus, -i** m *(l)* = Oberarmbein, Knochen des Oberarms, Oberarm, Schulter. – Ómos *(gr):* Schulter, Bergrücken; vgl. Brachium: der ganze Arm.

**hyaloideus, -a, -um** *(l)* = glasartig, zu etwas Glasartigem gehörend. – Hýalos *(gr):* Glas; -eidés *(gr):* ähnlich.

**Hymen, -enis** n *(l)* = Haut, dünne Haut; anat.: Jungfernhäutchen. – Hýmen *(gr):* Haut, Häutchen, Band.

**hyo-** Vorsilbe *(gr)* = anat. in Zusammensetzungen: zum Zungenbein gehörig. – Hŷs *(gr):* Schwein.

**hyoepiglotticus, -a, -um** *(l)* = vom Zungenbein zum Kehldeckel verlaufend.

**hyoideus, -a, -um** *(l)* = ypsilonförmig, zum Zungenbein gehörig.

**hyothyroideus, -a, -um** *(l)* = vom Zungenbein zur Schilddrüse verlaufend.

**Hypochondrium, -ii** n *(l)* = das unter dem Brustknorpel Befindliche. – hypó- *(gr)* u. sub- *(l):* unter, darunter, unterhalb; Chóndros *(gr):* Knorpel. – Hypochonder: schwermütiger, eingebildeter Kranker.

**hypochondriacus, -a, -um** *(l)* = zum Hypochondrium gehörig. – Adj. zu Hypochondrium.

**Hypogastrium, -i** *(l)* = das unter dem Magen Gelegene. – Gastár *(gr)* = Magen.

**hypogastricus, -a, -um** *(l)* = unterhalb des Magens gelegen, zum Unterbauch gehörend. – hypó- *(gr):* unter; Gastár *(gr):* Magen, Bauch, Unterleib.

**hypoglossus, -a, -um** *(l)* = unter der Zunge liegend. – Glôssa *(gr):* Zunge.

**Hyponychium, -i** n *(l)* = Nagelbett. – Ónyx *(gr):* Nagel.

**Hypopharynx, -yngis** f *(l)* = der hinter dem Kehlkopf gelegene Schlundanteil, die Pars laryngea pharyngis. – Phárynx *(gr):* Rachen, Schlund; vgl. auch Epipharynx.

**Hypophysis, -eos** f *(l)* = Hirnanhangsdrüse, Hypophyse. – phyein *(gr):* wachsen; Hypophysis *(gr):* Anhängsel an der Unterseite.

**Hypothalamus, -i** m *(l)* = unterhalb des Thalamus gelegener Teil des Diencephalon. – hypó- *(gr):* unter; Thálamos *(gr):* Schlafgemach, Hohlraum.

**Hypothenar, -aris** m *(l)* = unterhalb der Handfläche, Kleinfingerballen. – Thénar *(gr):* Handfläche.

**ileocaecalis, -e** *(l)* = vom Krummdarm zum Blinddarm verlaufend.

**Ileum, -ei** n *(l)* = Krummdarm. – Ileus = Darmverschlingung. – eileō *(gr):* winden, krümmen.

**Ilia, ilium** *(Pl)* n *(l)* = Weiche, Unterleib, Eingeweide. – Ilii = Ilia = Ilei *(Nom. Pl)* = die breiten Knochen der Bauchweichen. – Íxys *(gr):* Wechen, Gegend über den Hüften.

**iliacus, -a, -um** *(l)* = zur Weiche, zum Darmbein gehörend. – Adj. zu Ilia.

**Impressio, -onis** f *(l)* = Eindruck, Abdruck, Einstellung. – in- *(l):* hinein; primere *(l):* drücken, pressen.

**imus, -a, -um** *(l)* = unterster, letzter.

**incisivus, -a, -um** *(l)* = zum Schneiden geeignet, zu den Schneidezähnen gehörend.

**Incisura, -ae** f *(l)* = Einschnitt, Abschnitt. – incidere *(l):* einschneiden; in- *(l):* hinein; caedere *(l):* schneiden, graben, meißeln.

**Inclinatio, -onis** f *(l)* = Neigung, Biegung, Zuneigung. – inclinere *(l):* neigen, beugen, hinwenden, hinneigen; klínein *(gr):* neigen, wenden, beugen.

**Incus, -udis** f *(l)* = Amboss, das vom Hammer = Malleus getroffene Gehörknöchelchen. – incudere *(l):* hineinschlagen, hämmern, boxen.

**Index, -icis** m *(l)* = Angeber, Anzeiger, Verräter; anat.: Zeigefinger. – indicare *(l):* anzeigen, melden; vgl.: Indikator.

**Indusium, -ii** n *(l)* = obere Tunika, Schleier. – induere *(l):* anziehen, anlegen.

**inferior, -ius** *(l)* = niedriger, tiefer gelegen, geringer, schwächer. – infra *(l):* unten, unterhalb.

**Infundibulum, -i** n *(l)* = Trichter. – infundere *(l):* hineingießen, hineinschütten.

**Inguen, -inis** m *(l)* = Leistengegend, Schamgegend; eigentl.: die Stelle, wo der Zweig am Stamm sitzt. – inquinare *(l):* besudeln; unguere *(l):* beschmieren.

**inguinalis, -e** *(l):* Adj. zu Inguen.

**Inscriptio, -onis** f *(l)* = Aufschrift, Überschrift; anat.: Einzeichnung (figürlich gemeint). – inscribere *(l):* auf etwas schreiben, betiteln, bezeichnen.

**Insertio, -onis** f *(l)* = Anzeige, Ansatz, Ansatzstelle eines Muskels.

**Insula -ae** f *(l)* = Insel, Eiland.

**Integumentum, -i** n *(l)* = Decke, Hülle. – intégere *(l):* bedecken; anat.: Integumentum commune: die aus drei Schichten bestehende äußere Haut.

**internus, -a, -um** *(l)* = innere, innen befindlich. – inter: zwischen.

**Intersectio, -onis** f *(l)* = Einschnitt; anat.: Zwischenstehne. – intersecare *(l):* ein-, durchschneiden. Intersectiones tendineae: Unterbrechungen des Muskelgewebes (Zwischensehnen).

**Intestinum, -i** n *(l)* = Darmkanal, Eingeweide. – intus *(l):* innen, inwendig, innerlich; Énteron *(gr):* das Innere, Eingeweide.

**intimus, -a, -um** *(l)* = der Innerste, innerst. – Sup. zu inter

**Intumescentia, -ae** f *(l)* = Anschwellung. – intumescere *(l):* anschwellen; Tumor, -oris m *(l):* Geschwulst; Týlä *(gr):* Schwiele, Wulst.

**inzisal** = zur Schneidekante hin.

**iridicus, -a, -um** *(l):* Adj. zu Iris.

**Iris, -idis** f *(l)* = Regenbogenhaut des Auges. – Íris *(gr):* Regenbogen; von Íris: Göttin des Regenbogens.

**ischiadicus, -a, -um** *(l)* = zum Sitzbein gehörig. – Adj. zu Ischium, -ii n: Gesäß, Sitzhöcker, Sitzbein; Íschion *(gr):* Gesäß, Sitzbein, Hinterbacke; Íschias *(gr):* Hüftschmerz.

**ischioanalis, -e** *(l)* = vom Sitzbein zum After verlaufend.

**ischiocavernosus, -a, -um** *(l)* = vom Sitzbein zum Schwellkörper verlaufend.

**Ischium, -ii** n *(l)* = Gesäß, Hüftgelenk. – Íschion *(gr):* Gesäß, Pfanne des Hüftgelenks, Hinterbacke, Sitzhöcker, Sitzbein.

**Isthmus, -i** m *(l)* = enge Stelle, enge Verbindung zwischen zwei Räumen. – Isthmós *(gr):* Landenge, Isthmus, schmale Verbindung.

**jejunalis, -e** *(l)* = zum Jejunum gehörig; Adj. zu Jejunum.

**Jejunum, -i** n *(l)* = Leerdarm. – Substant. Adj. von jejunus, -a, -um: nüchtern, leer, hungrig. – Nâstis *(gr):* Leerdarm.

**jugularis, -e** *(l)* = zur Drosselgrube gehörend. – Adj. zu Jugulum.

**Jugulum, -i** n *(l)* = 1. Grube oberhalb des Schlüsselbeins; 2. Schlüsselbein, verglichen mit einem kleinen Joch; 3. vordere Halsgegend, Kehle. – Dim. zu Jugum, -i n *(l):* Joch; jugulare *(l):* 1. erstechen (Gefäße); 2. erdrosseln (Luftröhre); Zýgon *(gr):* Joch.

**Jugum** *(l)* = Kamm.

**Junctura, -ae** f *(l)* Verbindung. – jungere *(l):* verbinden.

**koronal** = zur Zahnkrone gerichtet.

**labial** = zur Lippe gerichtet.

**Labium, -ii** n *(l)* oder Labrum, -i n *(l)* = 1. Lippe; 2. glatter, umgebogener Rand eines Gefäßes. – lambo *(l):* lecken, berühren; láptō *(gr):* lecken.

**Labyrinthus, -i** m *(l)* = großes Bauwerk mit vielen verschlungenen Gängen, Ohrlabyrinth. – Labýrinthos *(gr):* Labyrinth; Etym. unsicher.

**lacer, -era, -erum** *(l)* = zerrissen, zerfetzt. – Lákis *(gr):* Felsen, Zipfel; lakízō *(gr):* zerreißen; lacerare *(l):* zerreißen.

**lacinatus, -a, -um** *(l)* = in Zipfel auslaufend. – Lacinia, -ae f *(l):* Zipfel, Fetzen; siehe lacer.

**lacrimalis, -e** *(l)* = zu den Tränenorganen gehörend. – Adj. zu Lacrima.

**lactifer, -fera, -ferum** *(l)* = milchführend. – Lac, lactis n *(l):* Milch; ferre *(l):* tragen; Glágos *(gr):* Milch.

**Lacuna, -ae** f *(l)* = Lücke, Loch; speziell eine mit Wasser gefüllte Vertiefung.

**Lacus, -us** m *(l)* = See, Lache. – Lákkos *(gr):* See, Loch, Grube, Teich.

**lambdoideus, -a, -um** oder **lambdoides, -is** *(l)* = lambdaähnlich. – Lambda: 11. Buchstabe des griech. Alphabets.

**Lamella, -ae** f *(l):* Dim. zu Lamina.

**Lamina, -ae** f *(l)* = Platte, Schicht, Scheibe; Lamelle.

**Lanugo, -inis** f *(l)* = Wolle, Wollhaar, Flaum. – Lana, -ae f *(l):* Wolle; Lânos *(gr)* u. Vlana *(idg):* Wolle.

**Laryngotomia, -ae** f *(l)* = Eröffnung des Kehlkopfs durch Schnitt. – Lárynx *(gr):* Kehlkopf; témnein *(gr):* schneiden, aufschneiden.

**Larynx, -yngis** f *(l)* = Kehlkopf. – Lárynx *(gr):* Kehlkopf.

**lateralis, -e** *(l)* = seitlich. – Adj. zu: Latus.

**latissimus, -a, -um** *(l)* = der breiteste. – Sup. zu latus, -a, -um.

**latus, -a, -um** *(l)* = breit. – Adj. zu Latus.

**Latus, -eris** n *(l)* = Seite, Breite, Brust.

**Lemniscus, -i** m *(l)* = Schleife; anat.: Faserzüge im Gehirn. – Lâmnískos *(gr):* Band.

**Lens, lentis** f *(l)* = Linse.

**lenticularis, -e** *(l):* Adj. zu Lens.

**lentiformis, -e** = linsenförmig. – Lens, lentis f *(l):* Linse; Forma, -ae f *(l):* Gestalt, Form.

**Leptomeninx, -ingis** f *(l)* = weiche, zarte Hirnhaut; zusammenfassender Begriff für Arachnoidea mater und Pia mater. – leptós *(gr):* zart; Méninx *(gr):* Hirnhaut.

**Levator, -oris** m *(l)* = Heber. – levare *(l):* heben.

**liber, -era, -erum** *(l)* = frei, ungebunden, offen. – liberare *(l):* befreien.

**Lien, lienis** m *(l)* = Milz.

**ligamentosus, -a, -um** = bänderreich; anat.: bandartig. – Adj. zu Ligamentum.

**Ligamentum, -i** n *(l)* = Band, Binde; anat.: 1. bandartige Struktur; 2. häutige Verbindung zweier Gelenke. – ligare *(l):* binden.

**Limbus, -i** m *(l)* = Saum, Besatzstreifen, Rand.

**Limen, -inis** n *(l)* = Schwelle, Grenzwall. – Leímen *(idg):* Querholz.

**limitans, -antis** *(l)* = begrenzend. – P.p.a. von limitare *(l):* begrenzen; Limes, -itis m *(l):* Grenzrain.

**Linea, -ae** f *(l)* = 1. Linie, Richtschnur; 2. Strich; 3. anat.: Knochenleiste. – Linus oder Linum, -i n *(l):* Lein, Flachs, später: leinener Faden, Schnur.

**Lingua, -ae** f *(l)* = Zunge, Sprache. – lingere *(l)* u. leíchein *(gr):* lecken, schmecken.

**lingual** = zur Zunge gerichtet (nur Mandibula).

**Lingula, -ae** f *(l)* = Zünglein, zungenähnliches Gebilde. – Dim. zu Lingua.

**Liquor, -oris** m *(l)* = Flüssigkeit, flüssiger Zustand. – liquere *(l)* = flüssig, klar sein.

**lobaris, -e** *(l)* = zum Lappen gehörend. – Adj. zu Lobus.

**lobularis, -e** *(l)* = zum Läppchen gehörend. – Adj. zu Lobulus.

**Lobulus, -i** m *(l)* = Läppchen. – Dim. zu Lobus.

**Lobus, -i** m *(l)* = Lappen, Hülse, Schote. – Lóbos *(gr):* Lappen.

**Locus, -i** m *(l)* = Ort, Platz, Stelle. – locare *(l)* = setzen, legen, stellen.

**longitudinalis, -e** *(l)* = längsgerichtet. – Longitudo, -inis f *(l):* Länge.

**longus, -a, -um** *(l)* = lang, weit. – Lónchä *(gr):* Lanze; laggs *(got):* lang. longissimus: Superlativ zu longus.

**lucidus, -a, -um** *(l)* = hell, glänzend, leuchtend. – lucere *(l):* leuchten; Leukos *(gr):* Licht, Helle.

**lumbalis, -e** *(l)* = zur Lende gehörig. – Adj. zu Lumbus *(l):* Lende; Psóas *(gr),* Lentin *(ahd):* Lende.

**lunatus, -a, -um** *(l)* = mondförmig. – Adj. zu Luna, -ae f *(l):* Mond; lucere *(l):* leuchten; Lux *(l):* Licht.

**Lunula, -ae** f *(l)* = kleiner Mond. – Dim. zu Luna, -ae f *(l):* Mond; Luc-sna *(idg):* Mond, Mondschein.

**luteus, -a, -um** *(l)* = gelb. – Lutum, -i n *(l):* Lehm, Kot; luo bzw. polluere (l): verschmutzen.

**Lympha, -ae** f *(l)* = Quellnymphe, klares Wasser; anat.: Lymphe. – Lýmphä *(gr):* Wassergöttin, Wasser.

**lymphaticus, -a, -um** *(l)* = zur Lymphe gehörend. – Adj. zu Lympha.

**Macula, -ae** f *(l)* = Fleck, Makel. – maculare *(l):* beflecken, besudeln.

**maculosus, -a, -um** = reich an Flecken, buntgefleckt, besudelt. – Adj. zu Macula.

**magnus, -a, -um** *(l)* = groß, gewaltig, stark. – mégas *(gr):* groß, gewaltig.

**maior, -oris** = größer, stärker. – Komp. zu magnus.

**Mala, -ae** f *(l)* = Wange, Kinnbacken, eigentl.: Oberkiefer.

**malaris, -e:** Adj. zu Mala.

**mallearis, -e** *(l)* = zum Hammer gehörend. – Adj. zu Malleus, -ei m *(l):* Hammer.

**malleolaris, -e** *(l)* = zum kleinen Hammer gehörend, zum Knöchel gehörend. – Adj. zu Malleolus.

**Malleolus, -i** m *(l)* = 1. kleiner Hammer; 2. Brandpfeil, Ähnlichkeit mit einem rundköpfigen Hammer, Knöchel. – Dim. zu Malleus, -ei m *(l):* 1. Hammer; 2. Gehörknöchelchen.

**Mamilla, -ae** f *(l)* = Brustwarze, Mamille. – Dim. zu Mamma.

**mamillothalamicus, -a, -um** *(l)* = zum Corpus mamillare u. zum Thalamus gehörend. – mamillaris, -e *(l):* brustwarzenähnlich; Thalamus, -i m *(l):* Sehhügel.

**Mamma, -ae** f *(l)* = 1. Mutter, Amme; 2. Mutterbrust, Euter, Zitze; 3. anat.: weibliche Brust(-drüse). – mammare *(l):* säugen, saugen; mammáein *(gr):* nach der Mutterbrust verlangen.

**Mandibula, -ae** f oder **Mandibulum, -i** n *(l)* = Unterkiefer, Kinnlade als Kauwerkzeug. – mandere *(l):* kauen.

**Manubrium, -i** n *(l)* = Griff, Stiel, Henkel; der mit der Hand zu fassende Griff, Handgriff. – Manus, -us f *(l):* Hand.

**Manus, -us** f *(l)* = Hand, eigentl. Arm.

**Margo, -inis** m *(l)* = Rand, Einfassung. – Marka *(got)* u. *(ahd):* Grenze, Mark.

**masculinus, -a, -um** *(l)* = männlich, groß. – **Mas, maris** m *(l):* Mann, männlich.

**Massa, -ae** f *(l)* = Masse, Klumpen. – Máza *(gr):* Teig, Brei aus Gerstenmehl.

**Masseter, -eris** m *(l)* = anat.: der Kaumuskel. – Massetär *(gr):* der Kauende; mássein *(gr):* kauen, kneten.

**masticatorius, -a, -um** *(l)* = dem Kauen dienend. – masticare *(l):* kauen; Mastix, -icis f *(l):* wohlriechendes Harz vom Mastixbaum, das zum Kauen benutzt wurde; Mastichá *(gr):* Mastixbaum.

**mastoideus, -a, -um** *(l)* = brustwarzenähnlich. – Mastós *(gr):* Mutterbrust, Brustwarze, Anhöhe, Hügel; -eidés: ähnlich.

**Mater, -tris** f *(l)* = Mutter, anat.: ernährende u. umschützende Umhüllung. – Mätär *(gr)* u. Muoter *(ahd):* Mutter; nach ali al abbas *(arab):* die beiden Hüllen, die als Mutter des Gehirns bezeichnet wurden: 1. die dickere als Dura mater, die harte Hirnhaut; 2. die dünne als Pia mater, die weiche Hirnhaut.

**Matrix, -icis** f *(l)* = Mutterboden, Matrix. – Mater, -tris f *(l):* Mutter; eigentl. Gebärmutter.

**Maxilla, -ae** f *(l)* = Oberkiefer. – Dim. zu Mala.

**maximus, -a, -um** *(l)* = größte. – Superlativ zu magnus.

**Meatus, -us** m *(l)* = Gang, Durchgang. – meare *(l):* gehen, ziehen, fließen.

**medialis, -e** *(l)* = in der Mitte befindlich, zur Mitte gehörig; anat.: medial, zur Mitte hin; Gegensatz zu lateral. – Mésos *(gr):* mittlerer, Mitte.

**medianus, -a, -um** *(l)* = in der Mitte befindlich, zur Mitte gehörig. – Mésos *(gr):* mittlerer, Mitte.

**Mediastinum, -i** n *(l)* = Mittelfell, Raum zwischen rechter und linker Lunge, eigentl. zwei senkrecht stehende Platten (Pleura), welche die Brusthöhle in eine re. u. li. Hälfte teilen und das Herz zwischen sich enthalten.

**medius, -a, -um** *(l)* = in der Mitte befindlich, zur Mitte gehörig, dazwischenliegend. – Mésos *(gr):* mittlerer, Mitte.

**Medulla, -ae** f *(l)* = Mark, Innerstes. – Wohl von medius abzuleiten.

**Membrana, -ae** f *(l)* = zarte Haut, Häutchen. – Substantiviertes Adj. von Membrum, -i n *(l):* 1. das fleischige Körperglied; 2. Glied, Teil, Extremität.

**meningeus, -a, -um** *(l)* = zur Hirnhaut gehörig. – Adj. zu Meninx.

**Meninx, -ingis** f *(l)* = Hirnhaut. – Mâninx *(gr):* Haut.

**Meniscus, -i** m *(l)* = Halbmond; anat.: Zwischenknorpel. – Menískos *(gr):* kleiner Mond; Dim. zu Meís *(gr):* runde Bedeckung über Statuen, gebogenes Schirmdach, Monat, Mond. Meniscus articularis: halbmondförmige Gelenkzwischenscheibe.

**mentalis, -e** *(l)* = zum Kinn gehörend. – Adj. zu Mentum.

**Mentum, -i** n *(l)* = Kinn, Kinnbart, hervorragende Ecke. – prominere *(l):* hervorragen.

**Mesencephalon, -i** n *(l)* = Mittelhirn. – Mésos *(gr):* Mitte; Enképhalos *(gr):* das, was im Kopf ist (Gehirn).

**Mesenterium, -ii** n *(l)* = Dünndarmgekröse. – Mesenterion *(gr):* mittleres Eingeweide; Mésos *(gr):* Mitte; Énteron *(gr):* Eingeweide.

**mesial** = im Zahnbogen zur Mittellinie bzw. nach vorne gerichtet.

**Mesopharynx, -yngis** f *(l)* = Mundrachen.

**Metacarpus, -i** m *(l)* = Mittelhand, Zwischenhand. – meta- *(gr):* nach, hinter, zwischen, inmitten; Karpós *(gr):* Hand.

**metatarsalis, -e** *(l)* = zum Mittelfuß gehörend. – Adj. zu Metatarsus.

**Metatarsus, -i** m *(l)* = Mittelfuß, Fußwurzel.

**Metencephalon, -i** n *(l)* = Hinterhirn.

**minor, minus** (Gen.:-oris) *(l)* = kleiner, geringer. – Komp. zu parvus *(l):* klein, gering.

**mitralis, -e** *(l)* = einer Mitra ähnlich. – Adj. zu Mitra, -ae f *(l):* Kopfbinde, Turban; Mítra *(gr):* Leibbinde, Hauptbinde.

**Modiolus, -i** m *(l)* = die im Innern ausgehöhlte Schneckenachse. – Dim. zu Modius: Hohlkörper, Radnabe, Zylinder, Scheffel.

**molaris, -e** *(l)* = zum Mahlen gehörend; dem Mahlen dienend. – Adj. zu Mola, -ae f *(l):* Mühlstein, Mühle; molare *(l)* u. mýllein *(gr):* mahlen.

**mollis, -e** *(l)* = weich, lind, sanft; vgl. mollig. – moldvis *(idg):* weich; molliri *(l):* weich machen, zähmen.

**Mons, montis** m *(l)* = Berg, Fels. – men *(idg):* emporragen.

**motorius, -a, -um** *(l)* = anat.: zur Bewegung gehörend, der Bewegung dienend. – movere *(l)* = bewegen, in Bewegung setzen.

**mucosus, -a, -um** *(l)* = schleimig, mukös. – Adj. zu Mucus, -i m oder Muccus, -i m *(l):* Schleim, Rotz; mýssein *(gr):* schneuzen.

**multifidus, -a, -um** *(l)* = vielfach gespalten. – multus, -a, -um *(l):* viel u. findere *(l):* spalten.

**muscularis, -e** *(l)* = zum Muskel gehörend. – Adj. zu Musculus.

**musculocutaneus, -a, -um** *(l)* = zum Muskel und zur Haut gehörend.

**musculotubarius, -a, -um** *(l)* = zum Musculus tensor tympani und zur Ohrtrompete gehörend.

**Musculus, -i** m *(l)* = kleine Maus, Mäuschen, Muskel. – Dim. zu Mus, muris m *(l)* u. Mýs *(gr):* Maus.

**Myelencephalon, -i** n *(l)* = Markhirn, verlängertes Mark; Bezeichnung für Medulla oblongata. – Myelós *(gr):* Mark, Rückenmark.

**myentericus, -a, -um** *(l)* = zur Darmmuskulatur gehörend. – Mýs *(gr):* Maus, Muskel; enterikós *(gr):* zu den Eingeweiden gehörend.

**mylohyoideus, -a, -um** *(l)* = vom Unterkiefer zum Zungenbein verlaufend. – Mýlos *(gr):* Mahlstein, Backenzahn.

**mylopharyngeus, -a, -um** *(l)* = vom Unterkiefer zum Pharynx verlaufend. – Mýlos *(gr):* Mahlstein; Phárynx *(gr):* Rachen.

**myo-** *(gr)* = anat. in Zusammensetzungen: Muskel-. – Mýs *(gr):* Maus, Muskel.

**Myocardium, -ii** n *(l)* = Herzmuskulatur.

**Myologia, -ae** f *(l)* = Muskellehre. – myo- *(gr):* Muskel-; Lógos (gr): Wort, Sprache, Lehre.

**Myometrium, -ii** n *(l)* = Gebärmuttermuskulatur. – myo- *(gr):* Muskel- u. Mắtra *(gr):* Gebärmutter.

**Naris, -is** f *(l)* = Nasenloch.

**nasalis, -e** *(l)* = zur Nase gehörend. – Adj. zu Nasus.

**Nasus, -i** m *(l)* = äußere Nase. – Nasos *(idg)* u. Naris *(l):* Nasenloch.

**navicularis, -e** *(l)* = kahnförmig, schiffförmig. – Adj. zu Navicula, -ae f *(l):* kleines Schiff; Dim. zu Navis, -is f (l): Schiff.

**neonatus, -a, -um** *(l)* = neugeboren. – néos *(gr):* neu; nasci *(l):* geboren werden, entstehen.

**nervosus, -a, -um** *(l)* = nervenreich, zum Nerven gehörig; früher: sehnig, kraftvoll. – Adj. zu Nervus.

**Nervus, -i** m *(l)* = Nerv; früher für alles weißliche Faserige: Sehne, Band, Flechse verwendet. – Neũron *(gr):* Sehne, Band, Nerv.

**Nidus, -i** m *(l)* = Nest, Wohnsitz, Ursprung. – Nidos *(idg):* Ruheplatz.

**niger, -gra, -grum** *(l)* = schwarz, dunkel.

**Nodulus, -i** m *(l)* = kleiner Knoten. – Dim. zu Nodus.

**Nodus, -i** m *(l)* = Knoten, Gelenk, Knorren, Verbindung. – nodere *(l):* in einen Knoten knüpfen; Nódes *(idg):* großes Netz.

**Norma, -ae** f *(l)* = Winkelmaß.

**Nucha, -ae** f *(l)* = Nacken. – Nugrah *(arab):* Nacken, Nackengrube.

**Nucleus, -i** m *(l)* = Nuß, kleiner Kern; 1. Zellkern; 2. Anhäufung von Nervenzellen im ZNS. – Dim. zu Nux, nucis f *(l):* Nuß, Kern.

**nutricius [nutritius], -a, -um** *(l)* = ernährend, aufziehend. – nutrire *(l):* säugen, nähren, aufziehen.

**Obex, -icis** m *(l)* = Riegel, Querbalken, Damm. – obicere *(l):* entgegenwerfen, entgegentreten.

**obliquus, -a, -um** *(l)* = schräg, tief, seitwärts gerichtet. – ob-, op- *(l):* entgegen, gegen, hin; Limen, -inis n (l): Schwelle.

**oblongatus, -a, -um** *(l)* = verlängert.

**oblongus, -a, -um** *(l)* = länglich.

**obturatorius, -a, -um** *(l)* = dem Verstopfen dienend. – obturare *(l):* verstopfen.

**obturatus, -a, -um** *(l)* = verstopft. P.p.p. zu obturare *(l):* verstopfen.

**obtusus, -a, -um** *(l)* = stumpf, schwach. – P.p.p. zu obtúndere *(l):* stumpf machen, stumpf werden.

**occipitalis, -e** *(l)* = zum Hinterhaupt gehörig. – Adj. zu Occiput.

**Occiput, -itis** n *(l)* = Hinterhaupt. – ob- *(l):* entgegen, gegenüber; Caput, -itis n *(l):* Haupt, Kopf.

**octavus, -a, -um** *(l)* = der (die, das) achte (Hirnnerv). – ógodes *(idg):* der Achte.

**oculomotorius, -a, -um** *(l)* = die Augenbewegung betreffend.

**Oculus, -i** m *(l)* = Auge. – Wahrscheinlich Dim. zu Ocus *(idg)*, Okje *(idg)* u. Óktallos oder Ophthalmós *(gr):* Auge, Augenhöhle.

**Oesophagus, -i** m *(l)* = Speiseröhre. – oíso *(gr):* Futur zu phérein: tragen, transportieren; phageîn *(gr):* essen, verdauen.

**okklusal** = auf der Kaufläche gelegen.

**Olecranon, -i** n *(l)* = (Haken-)Fortsatz der Elle, Ellenbogen. – Olékranon *(gr):* Ellenbogenkopf; Olenä/olän *(gr):* Ellenbogen, Unterarm; Kranon *(gr):* Kopf.

**olfactorius, -a, -um** *(l)* = dem Riechen dienend. – ólfacere *(l):* riechen, wittern; olere *(l)* u. ozein *(gr):* riechen.

**Oliva, -ae** f *(l)* = Olive. – Elaía *(gr):* Olive, Ölbaum.

**Omentum, -i** n *(l)* = Netzhaut um die Eingeweide, Fette; Eingeweidenetz.

**omentalis, -e** *(l)* = zum großen Netz gehörig. – Adj. zu Omentum.

**omoclavicularis, -e** *(l)* = von der Schulter zur Clavicula ziehend. – Ômos *(gr):* Schulter; Clavicula: Schlüsselbein.

**omohyoideus, -a, -um** *(l)* = von der Schulter zum Zungenbein ziehend. – Ômos *(gr):* Schulter.

**omphaloentericus, -a, -um** *(l)* = zum Dottergang gehörig. – Omphalós *(gr):* Nabel; Énteron *(gr):* Därme, Eingeweide.

**oóphorus, -a, -um** *(l)* = eitragend. – Ōón *(gr):* Ei; phérein *(gr):* tragen, bringen.

**Operculum -i** n *(l)* = Deckel; anat.: die die Insula bedeckenden Gehirnlappenteile. – operire *(l):* bedecken, verhüllen, zudecken.

**opercularis -e** *(l):* Adj. zu Operculum.

**ophthalmicus, -a, -um** *(l)* = zum Auge gehörig. – Ophthalmós *(gr):* Auge.

**opponens, -entis** *(l)* = gegenüberstehend, gegenüberstellend. – P.p.a. von opponere *(l):* entgegenstellen, entgegensetzen; ob-, op- *(l):* entgegen, gegenüber; ponere *(l):* legen, setzen, stellen.

**opticus, -a, -um** *(l)* = das Sehen betreffend. – Ópsis *(gr):* Sehen.

**Ora, -ae** f *(l)* = Rand, Saum, Küste. – Mit Os, oris n *(l):* Mund verwandt.

**oral** = zur Mundhöhle gerichtet.

**orbicularis, -e** *(l)* = kreisförmig. – Adj. zu Orbiculus, -i m *(l):* kleiner Kreis; Dim. zu Orbis, -is m *(l):* Kreis.

**Orbita, -ae** f *(l)* = Augenhöhle; eigentl.: Kreisbahn, Wagengleis, Rad, Kreisfurche.

**Orificium, -ii** n *(l)* = Öffnung, eigentl.: etwas, das das Aussehen des Mundes hat. – Os, oris n *(l):* der Mund; Facies, -ei f *(l):* Gestalt, Aussehen.

**Os, oris** n *(l)* = Mund, Eingang, Mündung. – ah, asan, ayam *(altind):* Mund, Öffnung.

**Os, ossis** n *(l)* = Knochen, Bein, Gebein. – Ostéon oder Óstion *(gr):* Bein, Knochen.

**Osteologia, -ae** f *(l)* = Knochenlehre. – Ostéon *(gr):* Knochen; Lógos *(gr):* Wort, Lehre.

**Ostium, -ii** n *(l)* = Mündung, Eingang, Tür. – Os, oris n *(l):* der Mund.

**oticus, -a, -um** *(l)* = zum Ohr gehörend. – Oús, otós *(gr):* Ohr

**ovalis, -e** *(l)* = eiförmig, oval. – Adj. zu Ovum.

**Ovarium, -ii** n *(l)* = Eierstock. – Substant. Adj. zu Ovum.

**Ovum, -i** n *(l)* = Ei. – Ōón *(gr):* Ei.

**Pachymeninx, -ingis** f *(l)* = derbe, faserreiche Hirnhaut. – pachýs *(gr):* dick, derb; Mḗninx *(gr):* Hirnhaut.

**palatinal** = zum Gaumen gerichtet (nur Maxilla).

**palatinus, -a, -um:** *(l)* = zum Gaumen gehörend. – Adj. zu Palatum.

**Palato-** *(l)* = vom Gaumen entspringend.

**Palatum, -i** n *(l)* = Gaumen. – Pala *(idg):* Wölbung.

**pallidus, -a, -um** *(l)* = blass, bleich. – pallére *(l):* blass sein, fahl sein; poliós *(gr):* grau.

**Pallium, -i** n *(l)* = Hülle, Mantel; anat.: Hirnmantel. – Palla, -ae f *(l):* das mantelartige Gewand römischer Frauen.

**Palma, -ae** f *(l)* = Handfläche. – Pálamä *(gr):* flache Hand, Hohlhand.

**palmaris, -e** *(l)* = zur Handfläche gehörend. – Adj. zu Palma.

**palmatus, -a, -um** *(l)* = palmenzweigähnlich. – Palma, -ae f *(l):* flache Hand, Palme; Pálamä *(gr):* flache Hand Hohlhand.

**Palpebra, -ae** f *(l)* = Augenlid. – palpitare *(l):* zucken (wegen des Lidschlags) oder palpari *(l):* streicheln (das Lid streichelt sanft über den Augapfel).

**pampiniformis, -e** *(l)* = rankenförmig. – Pampinus, -i m *(l):* die Weinranke; Forma, -ae f *(l):* Gestalt, Form.

**Pancreas, -atis** f *(l)* = Bauchspeicheldrüse. – pân *(gr):* alles, ganz; Kréas *(gr):* Fleisch, Drüsensubstanz.

**Panniculus, -i** m *(l)* = Haut, Schicht. – Dim. zu Pannus, -i m *(l):* Kleid, Tuch, Lappen; Pãnos *(gr):* Zeug, Tuch.

**Papilla, -ae** f *(l)* = warzenförmige Erhebung, Papille (der Haut, Niere und Zunge), urspr. nur Brustwarze. – Papula, -ae f *(l):* Blatter, Bläschen.

**Paradidymis, -idis** f *(l)* = neben dem Hoden liegendes rudimentäres Organ (Urnierenrest), anat.: beiderseits blind endende Kanälchen oberhalb des Nebenhodenkopfs vor dem Samenstrang. – pará *(gr):* neben; Dídymoi *(gr):* Zwillinge, Hoden.

**Parametrium, -i** n *(l)* = Bereich neben der Gebärmutter. – Mấtra *(gr):* Gebärmutter.

**parasympathicus, -a, -um** *(l)* = der Pars sympathica des autonomen oder vegetativen Nervensystems entgegenwirkend.

**Parenchyma, -atis** n *(l)* = organspezifisches Gewebe. – Parénchyma *(gr):* das daneben Hineingegossene; chéein *(gr):* gießen.

**Paries, -etis** m *(l)* = Wand. – Etym. unsicher.

**parietalis, -e** *(l)* = parietal, seitwärts; anat.: zum Os parietale (Scheitelbein) gehörend. – Adj. zu Paries.

**Paroóphoron** *(gr)* = medial vom Eierstock liegendes rudimentäres Organ (Urnierenrest).

**parotideus, -a, -um** *(l)* = zur Ohrspeicheldrüse gehörend. – Adj. zu Parotis.

**Parotis, -idis** f *(l)* = Anschwellung neben dem Ohr (urspr. Mumps); Glandula parotidea = Ohrspeicheldrüse. – Oús *(gr):* Ohr.

**Pars, partis** f *(l)* = Teil, Anteil, Stück, Körperteil, Seite. – partiri *(l):* teilen.

**parvus, -a, -um** *(l)* = klein. – pauros *(gr):* klein, gering, wenig.

**Patella, -ae** f *(l)* = Schale, Opferschale; anat.: Kniescheibe. – Dim. zu Patera, -ae f *(l):* flache Schale; patere *(l):* offenstehen.

**Pecten, pectinis** m *(l)* = Kamm, Grat. – pectare *(l)* u. pékein *(gr):* kämmen.

**pectinatus, -a, -um** u. **pectineus, -a, -um** *(l):* Adj. zu Pecten.

**pectoralis, -e** = zur Brust gehörig. – Adj. zu Pectus.

**Pectus, -oris** n *(l)* = Brust, Herz, Sinn. – Paksa *(altind):* Flügel, Achsel.

**Pedunculus, -i** m u. **Pediculus, -i** m *(l)* = Füßchen, Stiel. – Dim. zu Pes, pedis m *(l):* Fuß.

**pellucidus, -a, -um** *(l)* = durchsichtig. – perlucere *(l):* hervorschimmern, durchsichtig sein; per- *(l):* völlig, hindurch; lucere *(l):* scheinen, leuchten.

**pelvinus, -a, -um** *(l):* Adj. zu Pelvis.

**Pelvis, is** f *(l)* = Becken, Schüssel. – Pellís *(gr):* Schüssel, Becken; Pélla *(gr)* u. Palavi *(altind):* Geschirr.

**Penis, -is** m *(l)* = Schwanz, männliches Glied. – Pés *(gr):* männl. Glied.

**perforans, -tis** *(l)* = durchbohrend. – P.p.a. von perforare *(l):* durchbohren; per- *(l):* durch, hindurch; forare *(l):* bohren, graben.

**perforatus, -a, -um** *(l)* = durchbohrt. – P.p.p. von perforare *(l):* durchbohren.

**Pericardium, -ii** n *(l)* = Herzbeutel.

**Perilympha, -ae** f *(l)* = die das häutige Gehörlabyrinth umgebende Flüssigkeit. – perí- *(gr):* um, herum; Lympha *(l):* Quellwasser.

**Perimetrium, -ii** n *(l)* = Bauchfellüberzug der Gebärmutter. – Mấtra *(gr):* Gebärmutter.

**perinealis, -e** *(l):* Adj. zu Perinéum.

**Perinéum, -i** n *(l)* = Damm, Mittelfleisch, Gegend zwischen After und Scheide bzw. Hodensack. – Vielleicht von perinéin *(gr):* anhäufen, aufschichten.

**Periodontium, -ii** n *(l)* = Wurzelhaut des Zahnes. – Odoús, odóntos *(gr):* Zahn.

**Periorbita, -ae** f *(l)* = das die Augenhöhle auskleidende Periost.

**Periorchium, -ii** n *(l)* = parietales Peritonealblatt des Hodens. – Órchis *(gr):* Hoden.

**Periosteum, -i** n *(l)* = Knochenhaut, Periost. – Os, ossis m *(l):* Knochen.

**Peritoneum, -ii** n *(l)* = Bauchfell. – Peritonáion *(gr):* die über die Därme gespannte Haut; teínein *(gr):* spannen.

**permanens, -entis** *(l)* = bleibend, verbleibend. – P.p.a. von permanere *(l):* bleiben, verbleiben, fortdauern.

**peroneus, -a, -um** u. peronealis, -e *(l)* = zum Wadenbein gehörend, auf der Seite des Wadenbeins gelegen. – Pero, -onis m *(l):* Stiefel aus rohem Leder; Perónä *(gr):* Spange, Stachel.

**perpendicularis, -e** *(l)* = senkrecht, lotrecht. – Perpendiculum, -i n *(l):* Richtblei, Lot; perpendere *(l):* genau abwägen.

**Pes, pedis** m *(l)* = Fuß, Bein. – Poús *(gr):* Fuß, Bein.

**Petiolus, -i** m *(l)* = Stiel, Füßchen. – Dim. zu Pes; statt Pediolus später Petiolus.

**petrosus, -a, -um** *(l)* = felsig, steinig. – Pétra *(gr):* Fels, Stein.

**petrotympanicus, -a, -um** *(l)* = vom Felsenbein zur Paukenhöhle ziehend.

**Phalanx, -angis** f *(l)* = Walze, Stamm, Ballen, Schlachtreihe; anat.: Phalanx, Finger-, Zehenglied. – Phálanx *(gr):* 1. Rundholz, Balken; 2. Finger-, Zehenglied; 3. Schlachtreihe.

**pharyngeus, -a, -um** *(l)* = zum Rachen gehörend. – Adj. zu Pharynx.

**Pharynx, -ngis** m u. f *(l)* = Rachen, Schlund. – Phárynx *(gr):* Rachen, Kehle, Schlund.

**Philtrum, -i** n *(l)* = Nasen-Lippen-Rinne. – Phíltron *(gr):* Liebeszauber, Liebestrunk.

**phrenicus, -a, -um** *(l)* = zum Zwerchfell gehörend. – Phrenes, -um f *(l):* Zwerchfell; Phrȃn *(gr):* Zwerchfell, Sitz des Gemüts.

**Pigmentum, -i** n *(l)* = Farbstoff; Schminke. – pingere *(l):* malen; poíkilos *(gr):* bunt.

**Pilus, -i** m *(l)* = einzelnes Haar. – Pîlos *(gr):* Filz.

**pinealis, -e** (l) = zum Fichtenzapfen gehörend, fichtenzapfenähnlich. – Pinus, -us f *(l)* und picsmus *(idg):* Fichte.

**piriformis, -e** *(l)* = birnenförmig. – Pirum, -i n *(l):* Birne; Forma, -ae f *(l):* Form, Gestalt.

**pisiformis, -e** *(l)* = erbsenförmig. – Pisum, -i n *(l)* u. Píson *(gr):* Erbse; Forma, -ae f *(l):* Form, Gestalt.

**pituitarius, -a, -um** *(l)* = schleimig. – Pituita, -ae f *(l):* der Schleim. – Glandula pituitaria.

**pius, -a, -um** *(l)* = fromm, zart. – Pia mater: weiche Hirnhaut.

**Placenta, -ae** f *(l)* = Mutterkuchen, Nachgeburt, Plazenta. – Plakoûs *(gr):* Kuchen, eigentl.: mit Fläche versehen.

**Planta pedis** *(l)* = Fußsohle. – Planta, -ae f *(l):* Fußfläche; Pes, pedis m *(l):* Fuß; Plátos *(gr):* Breite; platýs *(gr):* breit, weit.

**Planum, -i** n *(l)* = Fläche, Ebene. – placére *(l):* ebnen, glätten; planare *(l):* platzieren, planieren.

**planus, -a, -um** *(l)* = flach, eben, plan.

**Platysma, -atis** n *(l)* = Platte, ausgebreiteter Körper; anat.: großflächiger Hautmuskel am Hals. – platýs *(gr):* breit, weit.

**Pleura, -ae** f *(l)* = Seite, Rippe; anat.: Rippenfell, Brustfell. – Pleurá *(gr):* die Seite eines Gegenstands.

**Plexus, -us** m *(l)* = Geflecht. – plectere *(l)* u. plékein *(gr):* flechten.

**Plica, -ae** f *(l)* = Falte, alle Faltenbildungen. – plicare *(l):* falten; plékein *(gr):* flechten, schlingen oder ptýssein *(gr):* falten.

**Pollex, -icis** m *(l)* = Daumen. – pollere *(l):* vermögen, ausrichten.

**Pons, pontis** m *(l)* = Brücke, Steg. – Paíos *(gr):* Pfad.

**pontinus, -a, -um** = zur Brücke gehörig. – Adj. zu Pons.

**Poples, -itis** m *(l)* = Kniekehle, Kniebeuge.

**popliteus, -a, -um** *(l):* Adj. zu Poples.

**Porta, -ae** f *(l)* = Pforte, Tür, Eingang. – Póros *(gr):* Durchgang; peírein *(gr):* durchdringen.

**Portio, -ionis** f *(l)* = Teil, Abschnitt, Anteil, Portion. – Pars *(l)* u. Époron *(gr):* zugemessener Anteil.

**Porus, -i** m *(l)* = Gang, Kanal, Röhre; anat.: Öffnung eines Gangs. – Póros *(gr):* Öffnung, Weg, Durchgang; peírein *(gr):* durchdringen.

**postcentralis, -e** *(l)* = anat.: hinter der Zentralfurche des Gehirns liegend.

**posterior, -ius** *(l)* = hinterer, späterer, folgender. – Komp. zu post *(l):* hinten, hernach.

**posterolateralis, -e** *(l)* = weiter hinten seitlich.

**praecentralis [precentralis], -e** *(l)* = vor der Zentralfurche des Gehirns gelegen.

**praemolaris [premolaris], -e** *(l)* = prämolar; anat.: Dens premolaris.

**Praeputium [Preputium], -i** n *(l)* = Vorhaut. – Pósthion *(gr)* als Dim. zu Pósthä *(gr):* männliches Glied oder prae- *(l):* vorne u. putare *(l):* beschneiden, ins Reine bringen.

**Princeps, -ipis** m *(l)* = Erster, Wichtigster. – aus primi-ceps: die erste Stelle einnehmend; primus *(l):* Erster; capere (l): nehmen.

**principalis, -e** *(l)* = ursprünglich, Erster. – Adj. zu Princeps.

**procerus, -a, -um** *(l)* = hoch, schlank, gestreckt, lang. – crescere *(l):* wachsen, entstehen.

**Processus, -us** m *(l)* = Fortschritt, Fortgang; anat.: Fortsatz. – procedere *(l):* vorgehen, hervortreten, vorrücken; cedere *(l):* weichen, gehen.

**profundus, -a, -um** *(l)* = tief, bodenlos. – siehe pro- *(l)* u. Fundus, -i m *(l):* in der Nähe des Bodens, in der Tiefe.

**Prominentia, -ae** f *(l)* = Vorsprung, Erhebung, Prominenz. – prominere *(l):* hervorspringen, hervorragen; minere *(l):* ragen, drohen.

**Promontorium, -i** n *(l)* = Vorgebirge, Vorwölbung.

**Pronator, -oris** m *(l)* = Neiger; anat.: Muskeln, die bei Drehung des Unterarms die Handfläche nach unten bzw. dorsal richten. – pronare *(l):* vornüberneigen.

**Pronephros, -i** m *(l)* = Vorniere, die zuerst gebildete Niere. – Néphros *(gr):* Niere.

**pronus, -a, -um** u. **pronatus, -a, -um** = abschüssig, vornüber geneigt. – Adj. zu Pronator.

**proprius, -a, -um** *(l)* = beständig, dauernd, eigen, wesentlich.

**Prosencephalon, -i** n *(l)* = Vorderhirn. – Enképhalos *(gr):* Gehirn.

**Prostata, -ae** f *(l)* = Vorsteherdrüse. – Prostátäs *(gr):* Vordermann, Beschützer, Vorsteher.

**prostaticus, -a, -um** *(l):* Adj. zu Prostata.

**Protuberantia, -ae** f *(l)* = Arten von Hervorragungen u. Erhabenheiten, Protuberanz. – protuberare *(l):* hervorragen.

**proximalis, -e** *(l)* = anat.: näher zum Rumpf gelegen, rumpfwärts, proximal. – proximus, -a, -um *(l):* nächster; Sup. zu prope *(l):* nahe, bei.

**Psoas, psoae** m *(l)* = Lende. – Psóa *(gr):* Lende, Lendengegend, Lendenfleisch.

**pterygoideus, -a, -um** *(l)* = flügelförmig. – Pteryx *(gr):* Flügel: -eidés *(gr):* ähnlich in Gestalt, Form.

**pudendus, -a, -um** *(l)* = zur Scham gehörend, schimpflich, schändlich. – pudére *(l):* sich schämen.

**Pulmo, -onis** m *(l)* = Lunge. – Pleumon, Pneumon *(gr):* die Lunge.

**pulmonalis, -e** *(l):* Adj. zu Pulmo.

**Pulpa, -ae** f *(l)* = Weichheit, Fleisch, anat.: weiche Substanz, Mark, Parenchym; Zahnpulpa = Zahnmark

**pulpal** = zur Zahnpulpa hin.

**Pulvinar, -aris** n *(l)* = Kissen, Polster.

**Pupilla, -ae** f *(l)* = Pupille, Augenstern, Sehloch. – Dim. zu Pupa, -ae f *(l):* Mädchen, Puppe; eigentl.: das verkleinerte Spiegelbild, das man im Auge eines anderen sieht.

**Putamen, -inis** n *(l)* = Schale; anat.: äußerer Teil des Nucleus lentiformis = Linsenkern. – putare *(l):* beschneiden, ins Reine bringen, ordnen.

**Pýelos** *(gr)* = Trog, Mulde, Wanne; anat.: Nierenbecken.

**pyloricus, -a, -um** *(l):* Adj. zu Pylorus.

**Pylorus, -i** m *(l)* = Pförtner, Magenausgang; anat.: Übergang zwischen Magen u. Dünndarm. – Pylōrós *(gr):* Pförtner, Torhüter.

**pyramidalis, -e** *(l):* Adj. zu Pyramis.

**Pyramis, -idis** f *(l)* = Pyramide; anat.: pyramidenähnl. Gebilde. – Pyramís *(gr):* Pyramide.

**quadrangularis, -e** *(l)* = vierwinklig, viereckig. – quattuor *(l):* vier; Angulus, -i m *(l):* Winkel.

**quadratus, -a, -um** *(l)* = viereckig. – quadrare *(l):* rechteckig machen.

**quadriceps, -cipitis** *(l)* = vierköpfig.

**radialis, -e** *(l)* = zur Speiche (Unterarmknochen) gehörig. – Adj. zu Radius.

**Radiatio, -onis** f *(l)* = Ausstrahlung. – Radius, -ii m *(l):* Strahl, Lichtstrahlung.

**radicularis, -e** *(l)* = zur Wurzel gehörend. – Adj. zu Radicula, -ae f *(l):* kleine Wurzel.

**Radius, -ii** m *(l)* = Radspeiche, Halbmesser des Kreises, Sonnenstrahl; anat.: Unterarmknochen: Speiche.

**Radix, -icis** f *(l)* = Wurzel. – Radix *(gr):* Zweig, Rute, Wurzel.

**Ramus, -i** m *(l)* = Ast, Zweig.

**Raphe, -es** f *(l)* = Naht, Hautnaht. – Raphḗ *(gr):* Naht, Kleidernaht; ráptō *(gr):* zusammennähen.

**Recessus, -us** m *(l)* = Zurückgehen, Einbiegung, Vertiefung, Winkel, Nische. – recedere *(l):* zurückweichen; re-: zurück; cedere: weichen, gehen.

**Rectum, -i** n *(l)* = Enddarm, Mastdarm. – rectus *(l):* gerade.

**rectus, -a, -um** *(l)* = gerade. – regere *(l):* richten, lenken.

**recurrens, -entis** *(l)* = zurücklaufend, kreisend. – P.p.a. von recurrere *(l):* zurücklaufen, zurückkommen, kreisen.

**Regio, -onis** f *(l)* = Gegend, Lage, Richtung. – regere *(l):* lenken, richten, regieren; orégō *(gr):* recken, sich recken.

**Ren, renis** m *(l)* = Niere.

**renalis, -e** *(l):* Adj. zu Ren.

**respiratorius, -a, -um** *(l)* = der Atmung dienend. – respirare *(l):* atmen.

**Rete, retis** n *(l)* = Netz, Fischnetz. – ére *(idg)* u. rarus, -a, -um *(l):* dünn, locker, undicht.

**Retina** (ergänze tunica) *(l)* = die Netzhaut des Auges. – evtl.: retinere *(l):* zurückhalten; oder: Rete, retis n *(l):* Netz; retinus *(l):* netzartig.

**Retinaculum, -i** n *(l)* = Halter, Klammer, Seil, das zum Halten dienende Band; anat.: 1. Werkzeug zum Aufheben und Festhalten von Weichteilen; 2. fibröse Gebilde, welche andere festhalten, damit sie nicht aus der Lage abweichen. – retinere *(l):* zurückhalten, festhalten.

**retroperitonealis, -e** *(l)* = hinter dem Bauchfell gelegen.

**Rhinencephalon, -i** n *(l)* = Riechhirn. – Rhís *(gr):* Nase; Enképhalos *(gr):* das, was im Kopf ist (Gehirn).

**Rhombencephalon, -i** n *(l)* = Rautenhirn; nach der Rautengrube benannt. – Rhómbos *(gr):* Raute; Enképhalos *(gr):* das, was im Kopf ist (Gehirn).

**rhomboideus, -a, -um** *(l)* = rautenähnlich. – Rhómbos *(gr):* kreisförmiger Körper, Kreisel, später: Raute; -eidés *(gr):* ähnlich.

**Rima, -ae** f *(l)* = Spalte, Riss, Strich, Ritze. – Rícoma *(idg):* Riss; ereíkein *(gr):* aufreißen.

**risorius, -a, -um** *(l)* = zum Lachen dienend. – ridere *(l):* lachen, grinsen; Risor, -oris m *(l):* Lacher, Spötter.

**rostralis, -e** *(l)* = zum vorderen Körperende hin gelegen.

**Rostrum, -i** n *(l)* = Schnabel, Rüssel. – rodere *(l):* nagen, verzehren.

**Rotator, -oris** m *(l)* = der (Herum-)Dreher; vgl. Rotation. – rotare *(l):* herumdrehen, rotieren; Rota, -ae f *(l):* Rad, Wagenrad.

**rotundus, -a, -um** *(l)* = rund, kugelrund. – Rota, -ae f *(l):* Rad; siehe Rotator.

**ruber, -bra, -brum** *(l)* = rot. – erythrós *(gr):* rot; rubére *(l):* rot sein.

**Ruga, -ae** f *(l)* = Runzel, Hautfalte, Falte. – rúksas *(altind):* rau; rysós *(gr):* runzelig.

**Saccus, -i** m *(l)* = Sack, Tasche. – Sák(k)os *(gr):* Sack.

**sacer, sacra, sacrum** *(l)* = heilig. – Sacrum, -i n *(l):* Heiligtum. – Os sacrum: Kreuzbein.

**sacralis, e** *(l)* = zum Kreuzbein gehörig. – Adj. zu Sacrum.

**sagittalis, -e** *(l)* = in Pfeilrichtung, sagittal, von ventral nach dorsal. – Adj. zu Sagitta, -ae f *(l):* Pfeil.

**salivatorius, -a, -um** *(l)* = zum Speichel gehörig. – Saliva, -ae f *(l):* Speichel, Schleim.

**Salpinx, -ingis** f *(l)* = Trompete; anat.: 1. Eileiter (Tuba uterina [Salpinx]); 2. Ohrtrompete (Tuba auditiva). – Salpinx *(gr):* Trompete.

**saphenus, -a, -um** *(l)* = verborgen. – al safin *(arab):* verborgen, der Verbergende; nicht von saphḗs *(gr):* deutlich, sichtbar.

**sartorius, -a, -um** *(l)* = zum Schneidern dienlich. – Sartor, -oris m *(l):* Schneider; sarcire *(l):* ausbessern.

**Scala, -ae** f *(l)* = Treppe, Stufe. – Scalae, -arum *(Pl):* Treppe, Leiter, Stiege; scand-sla *(idg):* steigen.

**scalenus, -a, -um** *(l)* = schief, ungleichseitig, dreieckig. – skalänós *(gr):* ungerade, schief.

**Scapha, -ae** f *(l)* = Nachen; anat.: die zwischen Helix und Anthelix liegende Furche der Ohrmuschel. – Skáphä *(gr):* ausgehöhlter Körper, Kahn, Boot.

**scaphoideus, -a, -um** *(l)* = kahnförmig. – Skáphä *(gr):* ausgehöhltes, muldenartiges Gefäß, Wanne, Boot; skáptō *(gr):* graben.

**Scapula, -ae** f *(l)* = Schulterblatt, Schulter, Rücken. – Kápetos *(gr):* Grube, Graben.

**Sclera** (ergänze tunica oculi) *(l)* = harte oder feste Augenhaut. – sklärós *(gr):* hart, derb.

**scriptorius, -a, -um** *(l)* = zum Schreiben dienend. – scribere *(l):* schreiben, zeichnen.

**scrotalis, -e** *(l):* Adj. zu Scrotum.

**Scrotum, -i** n *(l)* = Sack, Hodensack. – skrýdda *(altnord):* geschrumpfte Haut.

**secundarius, -a, -um** *(l)* = der (die, das) Zweite. – secundus, -a, -um *(l):* der (die, das) Zweite, Folgende; sequi *(l):* folgen, nachfolgen, nachsetzen.

**segmentalis, -e** *(l):* Adj. zu Segmentum.

**Segmentum, -i** n *(l)* = Abschnitt, Teilbereich, Segment. – secare *(l):* schneiden, teilen.

**Sella, -ae** f *(l)* = Sattel, Stuhl, Sessel. – sedere *(l):* sitzen, setzen; Hélla *(gr):* Sitz.

**Semicanalis, -is** m *(l)* = Halbkanal, Rinne.

**semicircularis, -e** *(l)* = halbkreisförmig.

**semilunaris, -e** *(l)* = halbmondförmig. – semi- *(l):* halb; Luna, -ae f *(l):* Mond.

**semimembranosus, -a, -um** *(l)* = halbhäutig.

**seminalis, -e** *(l)* = zum Samen gehörig. – Adj. zu Semen, -inis n *(l):* Same, Stamm; se, saen *(idg)* u. serere *(l):* säen, pflanzen.

**semiovalis, -e** *(l)* = halbeiförmig.

**semispinalis, -e** *(l)* = zur Hälfte zum Dorn(fortsatz der Wirbel) gehörend; Bezeichnung für Muskeln, die von den Querfortsätzen der Wirbel zu Dornfortsätzen anderer Wirbel ziehen.

**semitendinosus, -a, -um** *(l)* = halbsehnig.

**septalis, -e** *(l):* Adj. zu Septum.

**Septum, -i** n *(l)* = Scheidewand, eigentl. Umzäunung, Einfriedung. – saepire *(l):* umzäunen, umhegen, einfrieden.

**serotinus, -a, -um** *(l)* = spät, spätreif; anat.: Dens serotinus = Weisheitszahn.

**serratus, -a, -um** *(l)* = gezähnt, gesägt. – P.p.p. von serrare *(l):* sägen; Serra, -ae f *(l):* Säge.

**sesamoideus, -a, -um** *(l)* = sesamkornähnlich. – Sḗsamon *(gr):* Schotenfrucht der aus Ägypten und Arabien stammenden Sesampflanze.

**sigmoideus, -a, -um** *(l)* = sigmaähnlich. – Sígma *(gr):* halbmondförmiges Gebilde.

**simplex, -icis** *(l)* = einfach, unvermischt, einzeln. – sém *(idg):* eins.

**sinister, -tra, -trum** *(l)* = links, ungünstig.

**sinuatrialis, -e** *(l)* = zum Sinus venarum cavarum u. zum Vorhof des Herzens gehörend.

**Sinus, -us** m *(l)* = Busen, Vertiefung, Bucht, Biegung, Krümmung. – sinuáre *(l):* krümmen, bogenförmig machen.

**soleus, -a, -um** *(l)* = seezungenähnlich, schollenähnlich. – Solea, -ae f *(l):* Seezunge, Scholle; urspr.: Sandale, Sohle.

**solitarius, -a, -um** *(l)* = alleinstehend, abgesondert, einsam. – solus, -a, -um *(l):* allein.

**Spatium, -ii** n *(l)* = Zwischenraum, Raum, Bahn, Rennbahn. – Spádion, Stadion *(gr):* Rennbahn.

**spermaticus, -a, -um** *(l)* = zum Samen gehörig. – Adj. zu Spérma *(gr):* Same, Keim; speírein *(gr):* aussäen, ausstreuen.

**sphenoidalis, -e** *(l)* = keilförmig. – Sphḗn *(gr):* Keil.

**Sphincter, -eris** m *(l)* = Schnürer, Schnürmuskel. – sphingein *(gr):* zusammenschnüren, würgen, zusammenziehen; Sphinx: zusammenschnürende Todesdämonin.

**Spina, -ae** f *(l)* = Dorn, Rückgrat, Wirbelsäule.

**spinalis, -e** u. **spinosus, -a, -um** *(l):* Adj. zu Spina.

**spinocostalis, -e** *(l)* = vom Rückgrat zur Rippe verlaufend.

**spiralis, -e** *(l)* = gewunden. – Adj. zu Spira, -ae f *(l):* Windung, Spirale; Speīra *(gr):* Windung.

**splanchnicus, -a, -um** *(l)* = zu den Eingeweiden gehörend. – Splánchnon *(gr):* Eingeweide.

**Splanchnologia, -ae** f *(l)* = Eingeweidelehre. – Splánchnon *(gr):* Eingeweide; Lógos *(gr):* Wort, Sprache, Lehre.

**Splen, -enis** m *(l)* = Milz. – Splḗn *(gr):* Milz.

**Splenium, -ii** n *(l)* = Wulst, Bausch, Schönheitspflästerchen. – Splenion *(gr):* Wundverband, Pflasterstreifen, Kompresse.

**splenius, -ia, -ium** *(l)* = pflasterförmig, bauschig.

**spongiosus, -a, -um** *(l)* = schwammig, porös. – Spongiá *(gr):* Schwamm.

**Squama, -ae** f *(l)* = Schuppe (des Fisches, der Schlange). – squaleo *(l):* schuppig, rau sein.

**squamosus, -a, -um** *(l):* Adj. zu Squama.

**stapedius, -a, -um** *(l):* Adj. zu Stapes.

**Stapes, -edis** m *(l)* = Steigbügel, das kleinste der drei Gehörknöchelchen.

**stellatus, -a, -um** *(l)* = sternförmig. – Stella, -ae f *(l):* Stern, Gestirn; Astḗr *(gr):* Stern.

**sternalis, -e** *(l):* Adj. zu Sternum.

**sternoclavicularis, -e** *(l)* = vom Brust- zum Schlüsselbein verlaufend.

**sternocleidomastoideus, -a, -um** *(l)* = Brustbein und Schlüsselbein mit dem Warzenfortsatz verbindend. – Sternum, -i n *(l):* Brustbein; Kleís *(gr):* Riegel, Schlüssel, Schlüsselbein; mastoideus *(l):* brustwarzenähnlich.

**sternocostalis, -e** *(l)* = vom Brustbein zur Rippe verlaufend.

**sternohyoideus, -a, -um** *(l)* = vom Brust- zum Zungenbein verlaufend.

**sternothyroideus, -a, -um** *(l)* = vom Brustbein zur Schilddrüse ziehend.

**Sternum, -i** n *(l)* = Brustbein. – sternere *(l):* ausbreiten, glätten; Stérnon *(gr):* Brust, Brustbein.

**Stratum, -i** n *(l)* = Zone, Decke, Ausgebreitetes, Schicht. – sternere *(l)* u. stórnymi *(gr):* ausbreiten, bedecken.

**Stria, -ae** f *(l)* = Streifen, Furche.

**striatus, -a, -um** *(l)* = gestreift. – Adj. zu Stria.

**styloglossus, -a, -um** *(l)* = vom Griffelfortsatz zur Zunge verlaufend.

**stylohyoideus, -a, -um** *(l)* = vom Griffelfortsatz zum Zungenbein verlaufend.

**styloideus, -a, -um** *(l)* = griffelförmig. – Stŷlos *(gr):* Griffel, Stiel.

**stylomastoideus, -a, -um** *(l)* = vom Griffel- zum Warzenfortsatz verlaufend.

**stylopharyngeus, -a, -um** *(l)* = vom Griffelfortsatz zum Rachen verlaufend.

**subcutaneus, -a, -um** *(l)* = unter der Haut gelegen.

**submucosus, -a, -um** *(l)* = unter der Schleimhaut gelegen.

**Substantia, -ae** f *(l)* = Wesen, Beschaffenheit; anat.: Substanz, stoffliche Grundlage. – substare *(l):* darunter sein, existieren, standhalten.

**Sulcus, -i** m *(l)* = Furche, Einschnitt. – Holkós *(gr):* Zug, Zügel, gezogene Furche; hélkō *(gr):* ziehen.

**Supercilium, -ii** n *(l)* = Augenbraue, das über dem Augenlid Befindliche.

**superficialis, -e** *(l)* = an der Oberfläche liegend, oberflächlich. – Facies, -ei f *(l):* äußere Gestalt.

**superior, -ius** *(l)* = oberer, höher, weiter oben gelegen. – Komp. zu super.

**Supinator, -oris** m *(l)* = Aufwärtsdreher. – supinare *(l):* rücklings beugen, nach oben drehen; durch Drehung des Unterarms wird die Handfläche nach oben bzw. vorne gerichtet; hýptios *(gr):* zurückgelehnt, rücklings.

**supremus, -a, -um** *(l)* = der Oberste, Äußerste, Höchste. – Sup. zu super.

**suralis, -e** *(l)* = zum Wadenbein gehörig. – Adj. zu Sura, -ae f *(l):* Wade, Unterschenkel.

**suspensorius, -a, -um** *(l)* = zum Aufhängen dienend. – suspéndere *(l):* aufhängen, emporheben.

**Sustentaculum, -i** n *(l)* = Stütze, Hilfe, Unterstützung. – sustenare *(l):* unterstützen, aufrechthalten, stützen, helfen.

**Sutura, -ae** f *(l)* = Naht, chirurg. Naht, Nahtverbindung zweier Schädelknochen, Wundnaht.

**sympathicus, -a, -um** *(l)* = sympathisch; anat.: sympathischer Teil des autonomen oder vegetativen Nervensystems. – Páthōs *(gr):* Leiden, Empfindung.

**Symphysis, -eos** u. **-is** f *(l)* = Knochenverbindung durch Faserknorpel, vgl. Junctura cartilaginea. – symphýein *(gr):* zusammenwachsen, vereinigen.

**Synarthrosis, -eos** u. **-is** f *(l)* = Knochenfuge. – Árthron *(gr):* Gelenk.

**Synchondrosis, -eos** u. **-is** *(l)* = knorpelige Knochenverbindung. – Chóndros *(gr):* der Knorpel.

**Syndesmosis, -eos** u. **-is** *(l)* = bindegewebige Knochenverbindung. – Desmós *(gr):* Band, Verbindung.

**Synostosis, -eos** u. **-is** *(l)* = knöcherne Verbindung zweier Knochen. – Ostéon *(gr):* Knochen.

**Synovia, -ae** f *(l)* = Gelenkschmiere.

**Taenia, -ae** f *(l)* = Streifen, schmales Band, Binde. – Tainía *(gr):* Band, Binde; teínein *(gr):* drehen, spannen, strecken.

**talaris, -e** *(l):* Adj. zu Talus.

**talocalcaneonavicularis, -e** *(l)* = vom Sprung- u. Fersenbein zum Kahnbein verlaufend.

**talocruralis, -e** *(l)* = vom Sprungbein zum Unterschenkel ziehend.

**talonavicularis, -e** *(l)* = vom Sprung- zum Kahnbein verlaufend.

**Talus, -i** m *(l)* = Sprungbein; urspr.: der Würfel.

**Tapetum, -i** n *(l)* = Teppich, Vorhang. – Tapes, -itis m *(l)* u. Tāpäs *(altiran):* Teppich.

**tarseus, -a, -um** *(l):* Adj. zu Tarsus.

**tarsometatarsalis, -e** *(l)* = von der Fußwurzel zum Mittelfuß verlaufend.

**Tarsus, -i** m *(l)* = 1. Fußwurzel; 2. Lidplatte. – Tarsós *(gr):* flach ausgebreiteter Gegenstand.

**tectorius, -a, -um** *(l)* = dem Bedecken dienend; zum Decken. – Adj. zu Tectum.

**Tectum, -i** n *(l)* = Dach. – tegere *(l)* u. stégein *(gr):* decken; Tégos *(gr):* Dach; Stégä *(gr):* Haus, Dach; Decchin *(ahd):* Decke.

**Tegmen, -inis** n u. **Tegmentum, -i** n *(l)* = Decke, Haube, Dach. – tegere *(l):* bedecken u. stégein *(gr):* decken, bedecken, verbergen.

**tegmentalis, -e** *(l):* Adj. zu Tegmentum.

**Tela, -ae** f *(l)* = Gewebe, Gewebeschicht. – téxere *(l):* weben, flechten; Téxla *(idg):* Gewebe.

**Telencephalon, -i** n *(l)* = Endhirn. – Télos *(gr):* Ende; Enképhalos *(gr):* das, was im Kopf ist (Gehirn).

**temporalis, -e** *(l):* Adj. zu Tempus.

**Tempus, -oris** n *(l)* = Schläfe; Zeit.

**tendineus, -a, -um** *(l):* Adj. zu Tendo.

**Tendo, -inis** m *(l)* = Sehne. – téndere *(l)* u. teínein *(gr):* ziehen, spannen, strecken.

**Tensor, -oris** m *(l)* = Spanner, Strecker. – téndere *(l)* u. teínein *(gr):* strecken, ziehen, spannen.

**Tentorium, -i** n *(l)* = Zelt. – téndere *(l):* spannen, straff anziehen, zelten, lagern.

**tenuis, -e** *(l)* = dünn, fein. – téndere *(l):* spannen, auseinanderziehen; tánus *(altind)* u. dúnni *(ahd):* dünn, ausgedehnt.

**teres, -etis** *(l)* = rund, gedreht, länglich rund. – terere *(l):* reiben, zerreiben; teírō u. tríbō *(gr):* reiben, zerreiben.

**terminalis, -e** *(l)* = zur Grenze gehörig, die Grenze bzw. das Ende bezeichnend; vgl. Termin. – terminare *(l):* begrenzen, abgrenzen, bestimmen.

**testicularis, -e** *(l):* Adj. zu Testis.

**Testis, -is** m *(l)* = anat.: Hoden.

**thalamicus, -a, -um** *(l):* Adj. zu Thalamus.

**Thalamus, -i** m *(l)* = anat.: sog. Sehhügel. – Thálamos *(gr):* Gemach, Höhle, Schlafgemach.

**Theca, -ae** f *(l)* = Kapsel, Hülle, Kuppel. – Thắkä *(gr)* = Behälter.

**Thenar, -aris** n *(l)* = Daumenballen. – Thénar *(gr):* Handfläche, flache Hand, auch Vertiefung; theínō *(gr):* schlagen.

**thoracicus, -a, -um** *(l):* Adj. zu Thorax.

**thoracoacromialis, -e** *(l)* = vom Brustkorb zur Schulterhöhe verlaufend.

**thoracolumbalis, -e** *(l)* = vom Brustkorb zur Lende ziehend.

**Thorax, -acis** m *(l)* = Brustkorb. – Thṓrax *(gr):* Brustkorb, Brustharnisch, Rüstung, die Brust und Bauch bedeckt.

**thymicus, -a, -um** *(l):* Adj. zu Thymus.

**Thymus, -i** m *(l)* = Thymusdrüse, Bries. – Thymós *(gr):* Leben, Lebenskraft, Gemüt, Mut, Herz, Geist, Verstand.

**thyroarytenoideus, -a, -um** *(l)* = von der Schilddrüse zu den Gießbeckenknorpeln verlaufend.

**thyroepiglotticus, -a, -um** *(l)* = von der Schilddrüse zum Kehldeckel verlaufend.

**thyrohyoideus, -a, -um** *(l)* = von der Schilddrüse zum Zungenbein verlaufend.

**thyroideus, -a, -um** *(l)* = schildförmig. – thyreoídes *(gr):* schildähnlich; Thyreós *(gr):* der lange, viereckige türähnliche Schild.

**thyropharyngeus, -a, -um** *(l)* = von der Schilddrüse zum Pharynx verlaufend.

**Tibia, -ae** f *(l)* = Pfeife, Flöte; anat.: Schienbein.

**tibialis, -e** *(l):* Adj. zu Tibia.

**Tonsilla, -ae** f *(l)* = Mandel im Halse. – Dim. zu Toles, -ium f *(l):* Kropf am Halse; tónsles *(idg):* dehnen, ausdehnen.

**Torus, -i** m *(l)* = Wulst, Polster; ein Teilstrick, aus deren mehreren das Tau zusammengedreht wird.

**Trabecula, -ae** f *(l)* = Bälkchen. – Dim. zu Trabs, -is f *(l):* der Balken.

**Trachea, -ae** f *(l)* = Luftröhre. – trachýs *(gr):* rau.

**tracheobronchialis, -e** *(l)* = zur Luftröhre u. ihren (Haupt-)Ästen gehörig.

**Tractus, -us** m *(l)* = Verlauf, Strang, Bahn; vgl. Traktor. – trahere *(l):* ziehen, schleifen, schleppen.

**Tragus, -i** m *(l)* = anat. die vor der Öffnung des äußeren Gehörgangs liegende Erhebung. – Trágos *(gr):* Bock, Ziegenbock, vgl. Tragi: Ohrhaare.

**transversus, -a, -um** *(l)* = querverlaufend, querliegend. – transvertere *(l):* wenden, sich wenden, hinwenden, von einem zum anderen wenden, hinüberwenden.

**trapezius, -a, -um** *(l)* = trapezförmig, tischförmig. – Trápeza *(gr):* Tisch, Speise, Tafel.

**triangularis, -e** *(l)* = dreieckig. – tres, tri- *(l):* drei; angularis, -e *(l):* winkelig, eckig.

**Triceps, -itis** m *(l)* = dreiköpfig. – tres, tri- *(l):* drei; Caput, -itis n *(l):* Kopf.

**tricuspidalis, -e** *(l)* = mit drei Spitzen oder Zipfeln versehen. – tres, tri- *(l):* drei; Cuspis, -idis f *(l):* Spitze, Zipfel; anat.: Klappensegel einer Segelklappe.

**trigeminus, -a, -um** *(l)* = dreifach; anat.: aus drei Teilen bestehend. – tres, tri- *(l):* drei; geminus *(l):* doppelt, Zwilling.

**Trigonum, -i** n *(l)* = Dreieck. – tres, tri- *(l):* drei; Gōnía *(gr):* Winkel, Ecke.

**Tripus, -odis** m *(l)* = Dreifuß. – tres, tri- *(l):* drei; Poús *(gr):* Fuß.

**triquetrus, -a, -um** *(l)* = dreieckig. – tres, tri- *(l):* drei; quartus bzw. quadrus *(l):* eckig, eigentl.: viereckig.

**triticeus, -a, -um** *(l)* = weizenkornähnlich. – Adj. zu Triticum, -i n *(l):* Weizen.

**Trochanter, -eris** m *(l)* = Rollhügel. – Trochus, -i m *(l):* Rad; Tróchos *(gr):* Lauf, Umlauf; trochazo *(gr):* laufen, rennen, sich im Kreise drehen.

**Trochlea, -ae f** *(l)* = Rolle, Winde. – Trochilía *(gr):* Rolle, Walze, Winde.

**Truncus, -i** m *(l)* = Stamm, Stock, Rumpf eines Menschen. – truncáre *(l):* verstümmeln, der Glieder berauben.

**Tuba, -ae** f *(l)* = Trompete, Tuba.

**tubarius, -a, -um** *(l):* Adj. zu Tuba.

**Tuber, -eris** n *(l)* = Höcker, Knorren, Beule. – tumére *(l):* anschwellen.

**Tuberculum, -i** n *(l):* Dim. zu Tuber.

**Tuberositas, -atis** f *(l)* = Vorsprung, Rauigkeit am Knochen.

**Tunica, -ae** f *(l)* = Hemd, Unterkleid, Tunica, Haut, Hülle; anat.: Gewebeschicht.

**turcicus, -a, -um** *(neulat)* = türkisch. – Sella turcica: Türkensattel.

**tympanicus, -a, -um** *(l)* = zum Trommelfell (Membrana tympanica) oder zur Paukenhöhle (Cavitas tympani) gehörend. – Adj. zu Tympanum.

**Tympanum, -i** n *(l)* = Trommel, Handpauke. – Týmpanon *(gr):* Handpauke, Tamburin.

**Ulna, -ae** f *(l)* = Elle, einer der Unterarmknochen. – Ōlénä *(gr):* ganzer Arm, Elle als Maß, Unterarm.

**umbilicalis, -e** *(l):* Adj. zu Umbilicus.

**Umbilicus, -i** m *(l)* = Nabel, Mittelpunkt. – Omphalós *(gr):* Nabel, nabelähnliche Erhöhung, Mittelpunkt.

**Umbo, -onis** m *(l)* = Buckel, Nabel. – Umbalus *(idg)* u. Omphalós *(gr):* Nabel, Mittelpunkt.

**uncinatus, -a, -um** *(l):* Adj. zu Uncus.

**Uncus, -i** m *(l)* = Haken, Klammer. – Ónkos *(gr):* Haken, Widerhaken.

**unguicularis, -e** *(l):* Adj. zu Unguis (auch unguliformis = hufeisenförmig).

**Unguis, -is** m *(l)* = Nagel, Kralle. – Onyx *(gr):* Kralle, Klaue, Fingernagel.

**Urachus, -i** m *(l)* = Harngang, Verbindung zwischen Blase und Allantois. – Oûron *(gr):* Harn; chéein *(gr):* gießen oder échein *(gr):* enthalten.

**Ureter, -eris** m *(l)* = Harnleiter. – ouréein *(gr):* Harn lassen.

**Urethra, -ae** f *(l)* = Harnröhre. – Ouréthra *(gr):* Harnröhre.

**urethralis, -e** *(l):* Adj. zu Urethra.

**urinarius, -a, -um** *(l)* = zum Harn gehörend. – Adj. zu Urina, -ae f *(l):* Harn.

**urogenitalis, -e** *(l)* = die Harn- und Geschlechtsorgane betreffend. – Oûron *(gr):* Harn, Urin; genitalis *(l):* die Geschlechtsorgane betreffend; genere u. gignere *(l):* zeugen, erzeugen.

**uterinus, -a, -um** *(l)* = zur Gebärmutter gehörend. – Adj. zu Uterus.

**Uterus, -i** m *(l)* = Gebärmutter, Unterleib. – Udáram *(altind):* Bauch.

**Utriculus, -i** m *(l)* = kleiner Schlauch; anat. z. B. Teil des häutigen Labyrinths. – Dim. zu Uter, utris m *(l)* = Schlauch; Hydría *(gr):* Wasserkrug.

**Uvula, -ae** f *(l)* = Zäpfchen. – Dim. zu Uva, -ae f *(l):* Traube; Ů'ga *(lit):* Beere.

**Vagina, -ae** f *(l)* = Scheide des Schwertes, Hülle; anat.: weibl. Scheide.

**vagus, -a, -um** *(l)* = umherschweifend, ungenau, vage.

**vallatus, -a, -um** *(l)* = von einem Wall umgeben. – Adj. zu Vallum, -i n *(l):* Wall; vallare *(l):* umwallen, verschanzen.

**Vallecula, -ae** f *(l)* = kleines Tal; anat.: 1. Einsenkung zwischen Zunge u. Kehldeckel, 2. Einsenkungen am Gehirn. – Dim. zu Vallis, -is f *(l):* das Tal.

**Valvula, -ae** f *(l)* = kleine Klappe. – Dim. zu Valva, -ae f *(l):* Klappe, im Plural Türflügel, Doppeltür.

**Vas, vasis** n *(l)* = Gefäß, Gerät.

**vascularis, -e** *(l)* = zum Gefäß gehörend. – Adj. zu Vasculum, -i n *(l):* kleines Gefäß;– Dim. zu Vas.

**vastus, -a, -um** *(l)* = groß, weit, gewaltig, plump. – vastare *(l):* verwüsten.

**Velum, -i** n *(l)* = Segel, Tuch, Hülle. – velare *(l):* verbergen, verhüllen.

**Vena, -ae** f *(l)* = Blutader, Vene; Blutgefäß, das Blut zum Herzen hinführt.

**Venter, -tris** m *(l)* = Bauch, Magen, Leib, Wanst.

**ventralis, -e** *(l)* = 1. zum Bauch gehörend; 2. bauchwärts liegend, ventral (Gegensatz zu dorsalis). – Adj. zu Venter.

**Ventriculus, -i** m *(l)* = kleiner Magen; anat.: 1. Magen, 2. Herzkammer, 3. Hirnkammer, 4. als Ventriculus laryngis: seitliche Aussackung des Kehlkopfraumes. – Dim. zu Venter.

**vermiformis, -e** *(l)* = wurmförmig. – Vermis, -is f *(l):* Wurm; Forma, -ae f *(l):* Gestalt, Form.

**Vermis, -is** f *(l)* = Wurm; anat.: mittlerer Abschnitt des Kleinhirns.

**Vertebra, -ae** f *(l)* = Wirbel; urspr.: Gelenk. – vertere *(l):* drehen, wirbeln, sich im Kreise drehen.

**verticalis, -e** *(l)* = vertikal, senkrecht, scheitelrecht. – Vertex, -icis f *(l):* Scheitel, Wirbel, Haarwirbel des Hauptes; vertere *(l):* drehen, kreisen.

**Vesica, -ae** *(l)* = Blase. – vesicare *(l):* Blasen werfen.

**vesicalis, -e** *(l):* Adj. zu Vesica.

**Vesicula, -ae** f *(l)* = Bläschen. – Dim. zu Vesica.

**vestibular** = zum Mundvorhof gerichtet.

**vestibularis, -e** *(l)* = zum Vorhof des knöchernen Labyrinths gehörend. – Adj. zu Vestibulum.

**vestibulocochlearis, -e** *(l)* = zum Gleichgewichts- und Hörorgan gehörend.

**Vestibulum, -i** n *(l)* = Vorhof, Vorplatz, Vorraum, Eingang.

**Vibrissae, -arum** *(Pl)* f *(l)* = Schnurrhaare; anat.: Haare im Vestibulum nasi. – vibrare *(l):* zittern, schnurren.

**villosus, -a, -um** *(l)* = zottenreich, zottig. – Adj. zu Villus.

**Villus, -i** m *(l)* = Zotte, zottiges Haar. – Vellus, -eris n *(l):* Wolle, Vlies; vellere (l): zupfen, rupfen.

**Vinculum, -i** n *(l)* = Band, Fessel. – vincire *(l):* binden, fesseln.

**visceralis, -e** *(l)* = zu den Eingeweiden gehörend. – Adj. zu Viscera: Eingeweide.

**Viscus, -eris** (meist im Plural: Viscera) n *(l)* = Eingeweide, die edlen Eingeweide, das Innerste.

**vitreus, -a, -um** *(l)* = gläsern, glasartig. – Adj. zu Vitrum, -i n *(l):* Glas.

**vocalis, -e** *(l)* = tönend, zur Stimme gehörend. – Adj. zu Vox, vocis f *(l):* Stimme, Ton, Laut; Vac *(altind):* Stimme, Sprache; vocare *(l):* rufen, nennen.

**Vomer, -eris** m *(l)* = Pflugscharbein.

**vomeronasalis, -e** *(l)* = vom Pflugscharbein zur Nase verlaufend.

**Vulva, -ae** f *(l)* = 1. Hülle, 2. Gebärmutter; anat.: äußeres weibliches Genitale. – Volva, -ae f *(l):* die Gebärmutter eines zum ersten Mal trächtigen Schweins; vólvere *(l):* wälzen, rollen; letzteres bezieht sich auf die Eihäute.

**xiphoideus, -a, -um** *(l)* = schwertförmig. – Xíphos *(gr):* Schwert.

**Zona, -ae** f *(l)* = Gürtel, Zone. – Zṓnä *(gr):* Gürtel, der das Untergewand am Leibe festhält, Zone.

**Zonula, -ae** *(l)* = kleiner Gürtel. – Dim. zu Zona.

**zygomaticus, -a, -um** *(l)* = zum Jochbogen gehörig. – Adj. zu Zygón *(gr):* Joch, Jochbein.

Seitenzahlen sind **fett** ausgezeichnet, wenn auch die entsprechenden Einträge in der Abbildung fett ausgezeichnet sind.

## A

## B

## C

## D

## E

## G

## H

## I

## J



## K



## L

## M

## N

## O

## P

## Q

## R

## S

## T

## W



## Z